欧氏重症监护手册

Oh's Intensive Care Manual

注　意

在医学这个领域中，专业知识和最佳实践是在不断进步的。由于新的研究和试验（实验）在不断拓展我们的知识，我们也有必要在研究方法、专业实践或医学治疗方面不断改进。开业者和研究者必须根据自己的经验和知识来评估和应用本书述及的任何信息、方法、化合物或试验（实验）。在应用这类信息或方法的过程中，他们应该密切关注自己和他人的安全，包括他们负有责任的群体。

至于本书述及的任何药物或药剂，建议读者核对：(1) 有关操作方法的最新信息；或 (2) 每种产品的生产厂商的最新产品信息，以确认推荐的剂量或处方、服用方法和时间以及禁忌证。确定诊断、决定每位患者的最佳服药剂量和最佳治疗方式以及采取适当的安全预防措施是经治医师的责任，这有赖于他（她）们的个人经验和对每一位患者的了解。

在法律允许的范围内，出版商、作者、参著者或编者均不承担任何作为本书产品责任、疏忽或其他以及应用或实施与本书所包含的任何方法、产品、指示或观点相关的人身损伤或财产损失。

出版者

第 6 版

欧氏重症监护手册

Oh's Intensive Care Manual

原　著　Andrew D Bersten

Neil Soni

主　译　朱　曦

么改琦

北京大学医学出版社
Peking University Medical Press

OUSHI ZHONGZHENG JIANHU SHOUCE

图书在版编目（CIP）数据

欧氏重症监护手册：第6版/（澳）伯思坦（Bersten，A.D.），(英)索尼（Soni,N.）原著；朱曦，么改琦主译.--北京：北京大学医学出版社，2014.10

书名原文：Oh's Intensive Care Manual，Sixth Edition

ISBN 978-7-5659-0801-9

Ⅰ.①欧… Ⅱ.①伯… ②索… ③朱… ④么… Ⅲ.①重症—监护—手册 Ⅳ.①R459.7-62

中国版本图书馆CIP数据核字（2014）第043427号

北京市版权局著作权合同登记号：图字：01-2014-3451

Oh's Intensive Care Manual, Sixth Edition
Andrew D Bersten, Neil Soni
ISBN-13: 978-0-7020-3096-3
ISBN-10: 0-7020-3096-1

Elsevier (Singapore) Pte Ltd.
3 Killiney Road #08-01 Winsland House I, Singapore 239519
Tel: (65) 6349-0200, Fax: (65) 6733-1817
First Published 2014
2014 年初版

欧氏重症监护手册（第6版）

主　　译： 朱曦　么改琦
出版发行： 北京大学医学出版社
地　　址：（100191）北京市海淀区学院路38号　北京大学医学部院内
电　　话： 发行部 010-82802230；图书邮购 010-82802495
网　　址： http://www.pumpress.com.cn
E-mail： booksale@bjmu.edu.cn
印　　刷： 北京佳信达欣艺术印刷有限公司
经　　销： 新华书店
责任编辑： 马联华　郑伯承　刘春艳　谈宁芝　**责任校对：** 金彤文　**责任印制：** 张京生
开　　本： 787mm×1092mm　1/16　**印张：** 83.25　**字数：** 2164千字
版　　次： 2014年10月第1版　2014年10月第1次印刷
书　　号： ISBN 978-7-5659-0801-9
定　　价： 399.00元

中文版序一

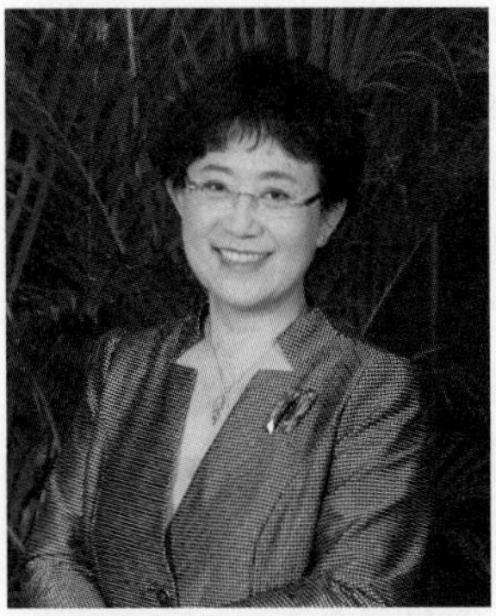

重症医学作为一个年轻而充满活力的学科，正在蓬勃发展。重症医学科（ICU）不但已成为现代化医院救治危重病人的重要平台，而且在国家突发公共卫生事件中（如2003年SARS、2008年汶川大地震等）发挥了重大作用。

在党和政府的直接关怀下，我国各级卫生行政主管部门已充分认识到重症医学的重要性及必要性，重症医学科已在各级医院迅速普及。2009年，卫生部公布相关文件，在《医疗机构诊疗科目名录》中增加了一级诊疗科目“重症医学科”，这标志着国家对重症医学的正式承认。

尽管国内重症医学取得了巨大进步，专业人员梯队业已形成，部分医院的ICU硬件条件甚至已达到国际先进水平，但各地区之间重症医学水平参差不齐，国内总体水平与国外也存在一定差距。

重症医学的相关知识更新较快，如何保持专业知识的先进性显得尤为重要和迫切。为了更好地借鉴和学习国外的先进经验，我院朱曦教授组织危重医学科等相关科室的同事们，经过两年多的辛勤工作，翻译了第6版《欧氏重症监护手册》。该书内容丰富，讲解详细，理论与实践相结合，是一部适合重症医学及其相关专业医护人员阅读的临床参考书，希望能对重症医学及相关专业的同道们有所裨益。

愿我国的重症医学事业兴旺发达。

乔 杰

北京大学第三医院院长

中文版序二

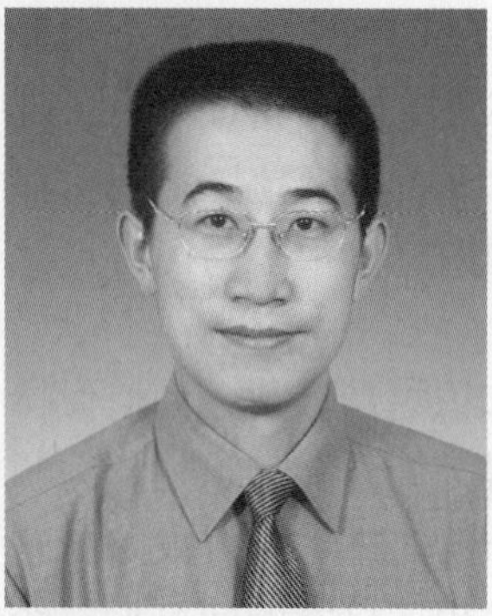

重症医学（critical care medicine，CCM）是一门研究危重症疾病发生、发展规律及其诊治方法的学科。它随着现代医学技术的发展而产生，是现代医学不可或缺的重要组成部分。作为重症医学的临床基地，ICU（intensive care unit）汇聚了医院最高、精、尖的救治设备，同时收治的也是最疑难、最危重的患者。它是现代化医院最高救治水平的集中体现，发挥着不可代替的作用。

经过三十余年、几代人的不懈努力，重症医学在我国从无到有、由弱到强，取得了突飞猛进的进步，有了今天欣欣向荣的局面。随着我国社会经济的迅速发展和重症医学学术本身的巨大进步，过去死亡率极高的病例，今天我们能够救活了；过去我们对某些临床状况束手无策，今天有了更多的方法、手段，治疗起来游刃有余。但同时我们又开始面临更危重、更复杂的疾病状态……

重症医学本身也面临着巨大挑战。随着研究的日益深入，越来越多的新知识、新观念在冲击着我们的头脑，在挑战着我们现有的治疗模式、策略。而越来越多的新装备、新技术、新疗法不断涌现也要求我们必须掌握更多的知识、技能。因此，一路走来，重症医学的同仁们越来越清楚地认识到，无论是对于知识构架，还是对于临床实践、科学研究，知识的更新、保持先进理念显得尤为重要。

在此背景下，北京大学第三医院朱曦教授组织了重症医学科的同道们，经过两年辛勤工作，翻译了第 6 版《欧氏重症监护手册》。该书是世界重症医学专业领域较权威的专著，由著名重症医学专家 Andrew D Bersten 和 Neil Soni 两位教授主编。第 6 版在第 5 版的基础上，结合近 5 年来重症医学领域的最新进展，系统阐述了重症医学及其相关领域的知识和最新进展。希望读者能够通过仔细研读，提高重症医学及相关专业领域的理论水平和临床实践能力，从而提高我国重症医学的整体水平。

邱海波

中华医学会重症医学分会主任委员

译者前言

重症医学（critical care medicine）是现代医学发展的产物，它发展迅速，朝气蓬勃。近年来，国际重症医学界开展了大量大规模多中心临床研究，以循证医学的方法为基础推出并更新了一系列新的指南，大大地改善了患者的预后。

在我国，重症医学事业的发展有着起步晚、发展快的特点。特别是在经历了汶川大地震等一系列重大公共突发事件后，重症医学凸显了它的独特优势和魅力，使得作为重症医学的临床基地——重症医学科（ICU）在我国得以迅速普及和发展。但各地各级医院重症医学科的发展良莠不一，水平参差不齐。

国际学术动态正在预示着重症医学发展的巨大潜力，抓住这样的机遇是我们这一代人义不容辞的责任和义务。如何让国内重症医学从业人员对危重病的认识统一思想，而又紧跟国际前沿，使医疗水平在更高的层面上达成一致的难题就摆在了我们面前。

为此，我们组织了北京大学第三医院、卫计委中日友好医院、首都医科大学附属北京朝阳医院、首都医科大学附属北京地坛医院、中国人民武装警察总医院等医院危重医学科、心脏外科、儿科的临床一线医师、药师，通过两年时间，翻译和校对了第 6 版《欧氏重症监护手册》。

《欧氏重症监护手册》自 1979 年第 1 版发行以来，经过三十余年的反复修改、补充，已成为当今重症医学界最为权威的书籍之一。其作者都是来自全球各国重症医学领域、工作在临床一线、具有丰富的重症患者救治经验的专家。第 6 版是作者在第 5 版的基础上，结合近 5 年来重症医学的最新进展，对大量新指南、新文献进行复习之后，对全书进行了适当的修改、完善，进一步丰富了全书，内容新颖、深入、翔实。全书分为 17 部分，106 章。本书主要的读者对象是从事 ICU、急诊工作的医护人员及其专业的研究生，可作为学习重症医学基本理论、基本技能的重要参考书。对其他专业的医务人员掌握如何对重症患者进行抢救也会有很大帮助。

在翻译的过程中，我们力求译文准确、忠于原著而又符合中文习惯。但由于两种语言间的差异，及译者水平有限，虽经反复校译，书中或仍有不够精准之处，敬请各位同道指正。同时，作为本书的主译，我们衷心感谢为本书的翻译和校对付出辛勤工作的各位同事，并十分感谢北京大学医学出版社给予的支持和帮助。希望通过我们的努力能为中国重症医学事业贡献一份力量。

朱　曦　么改琦

原著第6版前言

自上一版问世后至今的5年间，随着重症医学专业的持续发展，重症医学领域的多个方面有了长足的进步，这包括对正常生物学和疾病的持续关注，并且将这些领域的知识以及与临床实践息息相关的大规模临床研究结果应用于床旁。当前，健康医学专家、病人及亲属前所未有地可以通过互联网获取新的知识。传统手册从大量的可获取的信息中提炼成相关的、可操作的格式，为临床提供有用和可用的信息。网络带来的知识爆炸的确为新版的《欧氏重症监护手册》带来现实挑战，同时也推动此版本更加注重临床的实用性。众多德高望重的临床专家再次携手编辑此版最新著作。我们希望其能为重症医学的临床实践提供重要且实用的贡献。

很多章节有较大的更新，很多新的作者面临众多困难，例如总结他们领域的知识并且选择新的重要的参考文献。尽管我们尽量避免手册变得臃肿冗长，但仍然觉得有必要用一个新的章节来介绍日益重要且贡献巨大的大规模临床研究。虽然本手册涵盖了很多领域的知识，有时候读者仍需要进一步了解更多的细节。倘若此书能为额外细节知识提供清晰框架，并且引用了大多数的重点文献，本手册第6版就取得了巨大的成功。实际上，这都归功于之前几版成功的积累。更重要的是，如果第6版《欧氏重症监护手册》能继续为危重医学领域提供积极贡献，那么我们的努力就非常有意义。

ADB

NS

致　谢

自本书第 5 版发行以来，我们收到了很多来自读者的反馈。我们非常感谢医学生、住院医师、实习医师、同事、护士以及其他医学专业人员给予我们的富有建设性的意见。希望这些问题中的一部分在第 6 版中已经得到解决。感谢各位作者及其同事以及指导人员和出版人员，没有他们的辛苦努力，就不会有第 6 版的问世。我们还要感谢我们的妻子们和孩子们（Libby、Eleanoy、David 和 Ben；Alison、Kate 和 Ben）对我们一如既往的、慷慨的支持。

ADB

NS

著者名单

Rinaldo Bellomo MB BS MD FRACP FCCP
Professor, Director of Intensive Care Research, Department of Intensive Care, Austin and Repatriation Medical Centre, Heidelberg, Victoria, Australia

Andrew D Bersten MB BS MD FANZCA FJFICM
Professor, Department of Critical Care Medicine, Flinders Medical Centre and School of Medicine, Flinders University, Adelaide, Australia

David Bihari FRCP FRACP FJFICM
Associate Professor, University of New South Wales, Lismore Base Hospital, Lismore, NSW, Australia

Stephen Brett MD FRCA
Consultant and Honorary Senior Lecturer in Intensive Care Medicine, Imperial College Healthcare NHS Trust, Department of Anaesthesia and Intensive Care, Hammersmith Hospital, London, UK

Craig Carr MB ChB MSc DA FRCA DICM
Head of Department of Intensive Care Medicine, The Royal Marsden Hospital, London, UK

Jeremy Cohen FRCA MRCP FJFICM
Staff Specialist, Department of Intensive Care, Royal Brisbane and Ipswich Hospitals, University of Queensland, Australia

Frances B Colreavy MBBch FFARCSI FJFICM
Department of Anaesthesia and Intensive Care, Mater Miseriocordiae, University Hospital, Dublin, Ireland

D J (Jamie) Cooper BMBS MD FRACP FJFICM
Professor of Medicine and Surgery, Monash University, Head Trauma Intensive Care, Alfred Hospital, Melbourne, Victoria, Australia

Lester A H Critchley BMedSci MBChB MD FFARCSI FHKAM
Department of Anaesthesia and Intensive Care, Prince of Wales Hospital, Shatin, Hong Kong, The People's Republic of China

Andrew R Davies MBBS FRACP FJFICM
Deputy Director of Intensive Care Unit, The Alfred Hospital, Melbourne, Victoria, Australia

Anthony Delaney MBBS MSc FACEM FJFICM
Senior Lecturer, Northern Clinical School, Faculty of Medicine, University of Sydney; Staff Specialist Intensive Care, Intensive Care Unit, Royal North Shore Hospital, St Leonards, NSW, Australia

Karl D Donovan MB FRACP FRCPI FJFICM
Specialist in Intensive Care, Intensive Care Unit, Royal Perth Hospital, Perth, WA, Australia

Graeme Duke MBBS FJFICM FANZCA
Critical Care Director, Critical Care Department, The Northern Hospital, Epping, Australia

Alan W Duncan MBBS FRCA FANZCA FJFICM
Director, Paediatric Intensive Care, Princess Margaret Hospital for Children, Perth, WA, Australia

Cyrus Edibam MBBS FFANZCA FJFICM
Senior Staff Specialist in Intensive Care, Department of Intensive Care Medicine, Royal Perth Hospital, Perth, WA, Australia

Evan Everest BSc ChB FRACP
Senior Consultant, Department of Critical Care Medicine, Flinders Medical Centre, Bedford Park, Adelaide, Australia

Patricia Figgis MBBS FRACP FJFICM
Staff Specialist, Department of Critical Care Medicine, Prince of Wales Hospital, Randwick, NSW, Australia

Simon Finfer MBBS FRCP FRCA FJFICM
Professor, Faculty of Medicine, University of Sydney; Senior Staff Specialist in Intensive Care, Intensive Care Unit, Royal North Shore Hospital, St Leonards, NSW, Australia

Malcolm McD Fisher AO MB CHB FJFICM FRCA MD
Clinical Professor, Anaesthesia and Medicine, University of Sydney; Senior Staff Specialist, Royal North Shore Hospital of Sydney, St Leonards, NSW, Australia

David Fraenkel BM BS FRACP
Princess Alexandria Hospital, Brisbane

Martyn A H French MB CRB MD FRCPath FRCP FRACP
Consultant Clinical Immunologist and Clinical Associate Professor in Pathology, Department of Clinical Immunology, Royal Perth Hospital, Perth, WA, Australia

Raffaele de Gaudio MD
Professor of Anaesthesiology and Intensive Care, Critical Care, University of Florence; Director of Anaesthesia and Intensive Care Unit, Ospedale di Careggi, Florence, Italy

Tony Gin MBChB BSc MD DipHSM FRCA FANZCA FHKAM
Professor, Department of Anaesthesia and Intensive Care, The Chinese University of Hong Kong, Prince of Wales Hospital, Shatin, Hong Kong, The People's Republic of China

David R Goldhill MA MBBS FRCA MD EDIC
Consultant, Anaesthesia and Intensive Care, The Royal National Orthopedics Hospital, Stanmore, UK

Charles D Gomersall N BSc FRCP FRCA EDIC FJFICM
Associate Professor, Department of Anaesthesia and Intensive Care, The Chinese University of Hong Kong, Shatin, Hong Kong, The People's Republic of China

Munita Grover BSc (Hons) MBBS FRCA
Specialist Registrar, Chelsea and Westminster Hospital, London, UK

Geoff A Gutteridge MBBS FANZCA FJFICM
Director of Intensive Care, Intensive Care Unit, Austin Hospital, Heidelberg, Victoria, Australia

Jonathan Handy BSc MBBS FRCA
Consultant Intensivist, Chelsea and Westminster Hospital; Honorary Senior Lecturer, Imperial College London, London, UK

Felicity Hawker MBBS FJFICM
Director, Intensive Care Unit, Cabrini Hospital, Malvern, Victoria, Australia

Michelle Hayes MD FRCA
Consultant in Anaesthesia and Intensive Care, Chelsea and Westminster Hospital, London, UK

Victoria Heaviside MB BS FRCA
Intensive Care Unit, Chelsea and Westminster Hospital

Peter V van Heerden MBBCh MMed (Anaes) PhD DA(SA) FFARCSI FANZCA FJFICM FCCP
Senior Intensive Care Specialist and Clinical Professor, Department of Intensive Care, Sir Charles Gardiner Hospital, Nedlands, Peryh, WA, Australia

Robert D Henning FRCA FJFICM DCH
Staff Specialist, Intensive Care Unit, Royal Children's Hospital, Parkside, Victoria, Australia

Bernard E F Hockings MB BS MD FRACP
Cardiologist and Clinical Associate, Professor of Medicine, University of Western Australia, Perth, WA, Australia

Andrew Holt MB BS FANZCA FFICANZCA
Critical Care Specialist, Department of Critical Care, Flinders Medical Centre, Bedford Park, Adelaide, Australia

Anwar Hussein BSc BMBCh DPhil FRCA
Consultant in Anaesthesia and Intensive Care Medicine, Epsom and St Helier University Hospitals NHS Trust, Epsom, Surrey, UK

James P Isbister MB BS BSc(Med) FRACP FRCPA
Clinical Professor of Medicine, Haematology and Transfusion Medicine, Sydney University; Clinical Professor of Medicine, Royal North Shore Hospital of Sydney, Sydney, NSW, Australia

Mandy Oade Jones PhD MSc MCSP SRP
Lecturer Physiotherapy, Brunel University, School of Health Science and Social Care, Uxbridge, Middlesex, UK

Gavin M Joynt MBBCh FFA(SA)(Crit Care) FHKCA(IC) FJFICM
Professor, Department of Anaesthesia and Intensive Care, The Chinese University of Hong Kong, Shatin, Hong Kong, The People's Republic of China

James A Judson MB ChB FFARACS FJFICM
Specialist Intensivist, Department of Critical Care Medicine, Auckland City Hospital, Auckland, New Zealand

Richard T Keays MB BS MD FRCP FRCA
Consultant Intensive Care Medicine, Magill Department of Anaesthetics, Chelsea and Westminster Hospital, London, UK

Warwick D Ngan Kee BHB MBChB MD FANZCA FHKCA FHKAM (Anesthesiology)
Professor, Director of Obstetric Anaesthesia, Department of Anaesthesia and Intensive Care, The Chinese University of Hong Kong; Department of Anaesthesia and Intensive Care, Prince of Wales Hospital, Shatin, Hong Kong, China

Angus M Kennedy MB BS MRCP MD
Consultant Neurologist, Chelsea and Westminster Hospital, London, UK

Geoff Knight FRACP FJFICM
Intensive Care Physician, PICU Princess Margaret Hospital for Children, Perth, WA, Australia

Richard Leonard BA MB BChir FRCP FRCA FANZCA FJFICM
Director, Intensive Care Unit, St Mary's Hospital, London, UK

Jeffrey Lipman MBBCh DA FFA(Crit Care) FJICM
Professor and Head, Anaesthesiology and Critical Care, University of Queensland; Director, Department of Intensive Care Medicine, Royal Brisbane and Women's Hospital, Brisbane, Queensland, Australia

David P Mackie MB ChB FRCA
Anesthesiologist/Intensivist, Red Cross Hospital, Beverwijk, The Netherlands

Neil T Matthews MB BS(NSW) FJFICM FANZCA
Senior Lecturer in Paediatrics, University of Adelaide; Director, Department of Paediatric Critical Care Medicine, Women's and Children's Hospital, Adelaide, Australia

Colin McArthur MBChB FANZCA FJFICM
Clinical Director, Department of Critical Care Medicine, Auckland City Hospital, Auckland, New Zealand

Angela McLuckie FRCA FJFICM
Consultant Intensivist and Clinical Lead for Critical Care, Guy's and St Thomas' NHS Foundation Trust, Department of Critical Care, London, UK

Fiona Herris Moffatt MSc BSc (Hons) MCSP SRP
Clinical Specialist Physiotherapist Critical Care Outreach Team, Nottingham University Hospital NHS Trust (Queen's Medical Centre), Ruddington, Nottingham, UK

Cliff J Morgan BM FRCA
Consultant in Critical Care and Anaesthesia, Department of Critical Care and Anaesthesia, Royal Brompton Hospital, London, UK

Thomas John Morgan MBBS FJFICM
Senior Specialist, Intensive Care Unit, Mater Adult Hospital, South Brisbane, Queensland, Australia

Peter T Morley MBBS FRACP FANZCA FJFICM
Clinical Associate Professor, School of Population Health, Faculty of Medicine, Dentistry and Health Sciences, The University of Western Australia, Clinical Associate Professor, Department of Medicine, Royal Melbourne & Western Hospitals, The University of Melbourne; Intensive Care Unit, Royal Melbourne Hospital, Victoria, Australia

Raymond G Morris PhD
Chief Medical Scientist, Associate Professor of Clinical Pharmacology, Department of Clinical Pharmacology, The Queen Elizabeth Hospital, Woodville, South Australia

Blair Munford BMedSc MBChB FANZCA
Senior Retrieval Specialist, NRMA CareFlight, Westmead Hospital, Westmead, Australia

John A Myburgh PhD FJFICM
Professor of Critical Care, University of New South Wales, Department of Intensive Care Medicine, St George Hospital, Sydney, Australia

Michael Mythen MD MBBS FRCA
Smiths Medical Professor of Anaesthesia and Crtitical Care, University College London, London, UK

Matthew T Naughton MD FRACP
Head, General Respiratory and Sleep Medicine, Department of Allergy, Immunology and Respiratory Medicine, Alfred Hospital, Melbourne, Victoria, Australia

Alistair D Nichol BA MB BCh BAO FRCARCSI
Senior Research Fellow, Australian New Zealand Intensive Care Research Center, Department of Epidemiology and Preventative Medicine, Monash University, Melbourne, Victoria, Australia

Helen Ingrid Opdam MBBS FJFICM FRACP
Intensive Care Specialist, Austin Hospital Intensive Care Unit, Victoria, Australia

Simon P G Padley MB BS BSc MRCP FRCR
Consultant Radiologist and Honorary Lecturer, Department of Radiology, Chelsea and Westminster Hospital, London, UK

Mark Palazzo MB ChB FRCA FRCP MD
Chief of Service Critical Care Medicine, Hammersmith Hospitals NHS Trust, London, UK

Marcus Peck MBBS MRCP FRCA
Specialist Registrar in Anaesthesia and Intensive Care Medicine, The National Hospital for Neurology and Neurosurgery, Queen Square, London, UK

Michael E Pelly MSc (Clin TropMed) FRCP DTM+H
Consultant Physician, Chelsea and Westminster Hospital, London, UK

David V Pilcher MBBS MRCP FRACP FJFICM
Consultant in Intensive Care, The Alfred Hospital, Melbourne, Victoria, Australia

Didier Pittet MD MS
Director, Infection Control Program, University of Geneva Hospital, Geneva, Switzerland

Brad Power MBBS FRACP FJFICM
Director of Intensive Care, Joondalup Health Campus, Joondalup, Sir Charles Gairdner Hospital, NedLands Perth, WA, Australia

Raymond F Raper MBBS BA MD FRACP FJFICM
Head, Intensive Care Unit, Royal North Shore Hospital, Sydney, NSW, Australia

Bernard Riley MBE BSc MBBS FRCA
Consultant, Adult Critical Care, Queen's Medical Centre, University Hospital, Nottingham, UK

John E Sanderson MA MD FRCP FACC
Professor of Clinical Cardiology, Department of Cardiovascular Medicine, The Medical School, University of Birmingham, Edgbaston, Birmingham, UK

Hugo Sax MD
Consultant Physician, Infection Control Program, University of Geneva Hospitals, Geneva, Switzerland

Frank A Shann MB BS MD FRACP FJFICM
Professor of Critical Care Medicine, Department of Paediatrics, University of Melbourne; Staff Specialist in Intensive Care, Royal Children's Hospital, Melbourne, Victoria, Australia

Ramachandran Sivakumar MD MRCP
Consultant Physician, Ipswich Hospital, Ipswich, UK

Elizabeth Sizer MBDS FRCA
Senior Trainee in Intensive Care of Anaesthetics, Institute of Liver Studies, King's College Hospital, London, UK

George A Skowronski MBBS(Hons) FRCP FRACP FJFICM
Conjoint Associate Professor, Anaesthetics, Intensive Care and Emergency Medicine, Faculty of Medicine, University of New South Wales; Senior Staff Specialist,

Department of Intensive Care, St George Hospital, Sydney, NSW, Australia

Anthony J Slater BMED SCMB BS FRACP FJFICM
Senior Staff Specialist, Department of Paediatric Critical Care Medicine, North Adelaide, Australia

Martin Smith MBBS FRCA
Consultant in Neuroanaesthesia and Neurocritical Care, The National Hospital for Neurology and Neurosurgery, University College London Hospitals, London, UK

Neil Soni MB CHB FANZCA FRCA MD FJFICM
Consultant in Intensive Care and Anaesthesia, Director and Lead Clinician, Intensive Care Unit, Magill Department of Anaesthesia, Intensive Care and Pain Management; Hon. Senior Lecturer, Imperial College Medical School, Chelsea and Westminster Hospital, London, UK

Stephen J Streat BSc MB CHB, FRACP
Intensivist, Department of Critical Care Medicine; Clinical Director, Organ Donation New Zealand; Honorary Clinical Associate Professor, Department of Surgery, Auckland City Hospital, New Zealand

David J Sturgess MBBS FRACGP
Intensive Care Fellow, Department of Intensive Care, The Wesley Hospital, Brisbane, Queensland, Australia

Joseph J Y Sung MD PHD FRCP FRACP FRCP(EDIN) FRCP (GLAS) FACG FHKAM FHKCP
Professor of Medicine, Department of Medicine and Therapeutics, The Chinese University of Hong Kong; Honorary Consultant, Prince of Wales Hospital, Shatin, Hong Kong, The People's Republic of China

Ian K S Tan MBBS MRCP (UK) FHKCA FHKCA (INT CARE) FANZCA FJFICM
Consultant Intensivist, Director, Critical Care Services, Mount Elizabeth Hospital, Singapore

Chris Theaker RGN
Clinical Research Fellow, Intensive Care, Chelsea and Westminster Hospital, London, UK

James Tibballs MB BS BMEDSCI(HONS) MED MBA MD MHLTH & MEDLAW FANZCA FJFICM FACTM
Associate Professor, Australian Venom Research Unit, Department of Pharmacology and Department of Paediatrics, The University of Melbourne; Associate Director, Paediatric Intensive Care Unit, Royal Children's Hospital, Melbourne, Victoria, Australia

David Treacher MA FRCP
Consultant in Intensive Care, and Clinical Physiology, St Thomas' Hospital, Guy's and St Thomas' NHS Foundation Trust, London, UK

David V Tuxen MB BS FRACP DIPDHM MD FJFICM
Senior Intensivist, Intensive Care Office, The Alfred Hospital, Melbourne, Victoria, Australia

Richard N Upton BSc PHD
Principal Medical Scientist, Royal Adelaide Hospital, Adelaide, Australia

Balasubramanian Venkatesh MBBS MD(INTMED) FRCA FFARCSI MD(UK) FFICANZCA
Professor of Medicine, Princess Alexandra and Wesley Hospitals, University of Queensland, Brisbane, Australia; Department of Intensive Care, Princess Alexandra Hospital, Queensland, Australia

Adrian T J Wagstaff BSc(HONS) MBBS(HONS) MRCP FRCA
Clinical Research Fellow, Magill Department of Anaesthesia, Intensive Care and Pain Management, Imperial College London, London, UK

Carl S Waldmann MA MB BCHIR FRCA EDICM
Consultant in Intensive Care and Anaesthesia, Royal Berkshire Hospital, Reading, UK

John R Welch BSc(HONS) MSc RGN ENB 100
Nurse Consultant, Critical Care, Kingston Hospital, Kingston upon Thames, UK

Julia Wendon MBCHB FRCP
Senior Lecturer and Consultant in Intensive Care, Institute of Liver Studies, King's College Hospital, London, UK

Steve Wesselingh BMBS PHD FRACP
Dean, Monash University, Melbourne, Australia

Ubbo F Wiersema MBBS FRACP FJFICM
Intensivist, Department of Intensive Care Medicine, Middlemore Hospital; Cardiothoracic and Vascular Intensive Care Unit, Auckland City Hospital, Auckland, New Zealand

Duncan LA Wyncoll MB BS FRCA EDIC DIPICM(UK)
Consultant Intensivist Guy's and St Thomas' NHS Foundation Trust, London, UK

Steve M Yentis BSc MBBS FRCA MD MA
Consultant Anaesthetist, Department of Anaesthesia, Chelsea and Westminster Hospital, London, UK

译者名单

主　译　朱　曦　么改琦

副主译　李　刚　李文雄　刘景院　伊　敏　葛庆岗

译　者（按姓名笔画排序）：

么改琦（北京大学第三医院）
王铁华（北京大学第三医院）
白　宇（北京大学第三医院）
朱　曦（北京大学第三医院）
刘　飞（北京大学第三医院）
刘鸿宇（北京市监狱管理局中心医院）
李　刚（卫计委中日友好医院）
李　敏（卫计委中日友好医院）
李文雄（首都医科大学附属北京朝阳医院）
吴丽娟（卫计委中日友好医院）
冷玉鑫（北京大学第三医院）
汤亚楠（北京大学第三医院）
张　喆（北京大学第三医院）
陈秀凯（首都医科大学附属北京朝阳医院）
林　英（北京大学第三医院）
易　丽（卫计委中日友好医院）
姚志渊（北京大学第三医院）
徐　敏（北京大学第三医院）
郭利民（首都医科大学附属北京地坛医院）
黄　超（北京大学第三医院）
黄立锋（首都医科大学附属北京朝阳医院）
隋　峰（首都医科大学附属北京朝阳医院）
韩彤妍（北京大学第三医院）
熊号峰（首都医科大学附属北京地坛医院）
薄世宁（北京大学第三医院）
王书鹏（卫计委中日友好医院）
尹培刚（卫计委中日友好医院）
冯海波（北京大学第三医院）
伊　敏（北京大学第三医院）
刘　薇（首都医科大学附属北京朝阳医院）
刘景院（首都医科大学附属北京地坛医院）
李　涛（卫计委中日友好医院）
李　强（北京大学第三医院）
李宏亮（北京大学第三医院）
宋韩明（卫计委中日友好医院）
汪宗昱（北京大学第三医院）
张　进（首都医科大学附属北京朝阳医院）
陈　晨（北京大学第三医院）
陈德生（卫计委中日友好医院）
杨　钧（中国人民武装警察部队总医院）
郑　悦（首都医科大学附属北京朝阳医院）
顾思超（卫计委中日友好医院）
奚晶晶（北京大学第三医院）
郭枫林（北京大学第三医院）
黄　絮（卫计委中日友好医院）
崔丽娟（北京大学第三医院）
葛庆岗（北京大学第三医院）
焦以庆（首都医科大学附属北京地坛医院）
颜如玉（北京大学第三医院）

秘　书　奚晶晶（北京大学第三医院）

目　录

第 1 部分　组织方面

第 2 部分　休克

第 9 部分 产科急症

第 10 部分 感染与免疫疾病

第 11 部分 严重和多发性创伤

第 1 部分
组织方面

第1章

重症监护病房的设计和组织

Felicity Hawker

重症监护病房（intensive care unit，ICU）是一个由专门的工作人员和特殊设备构成的医院内场所，致力于对患有致命性疾病、损伤或并发症的患者的治疗。ICU从20世纪20年代、30年代和40年代的术后恢复室和呼吸病房（respiratory unit）逐渐发展起来，这段时期一个理念逐渐变得清晰，就是将最严重的患者集中在一个区域进行治疗能够获得益处。间歇性正压通气（intermittent positive-pressure ventilation，IPPV）率先用于1948—1949年的流行性脊髓灰质炎，特别是1952年哥本哈根发生的流行性脊髓灰质炎导致的呼吸衰竭的治疗，当时的IPPV采用了气管内插管和人工呼吸袋[1]。随后，研发出来机械呼吸机，并越来越多地用于胸外科、普通外科、破伤风和“胸部挤压伤”的治疗。

20世纪70年代对重症监护医学的关注达到了空前高度，包括对危重疾病的病理生理过程、治疗措施和预后进行的研究，以及设立专业期刊、培训课程和重症监护的资格认证。现代重症监护或危重症医学并不局限于术后监护或机械通气。尽管ICU培训的某些阶段适用于所有专业，但是其是一个独立的专业，不能再被看做是麻醉科、内科、外科或其他任何学科的“一部分”。

正如下文所述，ICU不仅仅是一个病房，而且是一个具有专门的医疗、护理和相关的卫生人员的部门，按照明确的方针和步骤运行，并有其自己的质量改进、继续教育和科研计划。通过在ICU治疗危重症患者及其外延活动（见第2章），重症医学科为医院提供了综合性服务，如果没有重症医学科的服务，许多工作（如心脏手术、创伤、移植）都将无法开展。

ICU分类和作用的阐述

阐明地方或地区医院的作用对于服务合理化和资源优化是必要的。同样的，每个ICU都应该在其区域范围内发挥作用，并应在其医院中尽职尽责。一般来说，小型医院需要提供基本监护的ICU。需要对其提供复杂治疗以及先进设备检查的危重症患者应在大型三级中心医院的ICU里接受治疗。按照重症医学会（澳大利亚和新西兰）的标准将成人ICU的监护分为三个水平[2]。欧洲重症医学会的分类与之相似[3]。美国危重症医学会也有相似的分类，但使用了逆向编号系统（reversed-numbering system）[4]。应该注意的是，重症医学的全职主任或有认证资格的主任在美国并不多见[5]，但ICU要求连续24小时有专职医生以及主治医师级别的ICU专家进行治疗[6]。

1. **Ⅰ级成人ICU**：Ⅰ级成人ICU在小型区级医院里有一定的作用。它为危重症患者提供了复苏和短期心肺支持，监控和预防“濒临危险”的内、外科患者出现并发症。它能够在有限的时间内提供机械通气支持和简单的侵入性心血管监测。医疗主任应由重症医学专家担任。需要制订转诊和运送计划。

2. **Ⅱ级成人ICU**：Ⅱ级成人ICU位于较大型的综合医院里。它提供高标准的综合重症监护，包括多系统生命支持，与其医院的角色相符（如区域性急诊中心、普通外科中心、创伤中心）。其配有专职医疗主任，并且24小时提供药房和病理学与放射学检查，但是不能开展所有较复杂的治疗和检查（如介入放射学、心外科服务）。医疗主任和至少一位其他主任医师应为重症监护专家。收住的患者由主治级别的重症监护医生进行治疗。需要制订转诊和运送计划。
3. **Ⅲ级成人ICU**：Ⅲ级成人ICU通常设置在大型三级转诊医院里。它提供转诊医院应具备的全天候、全方位的监护治疗。监护病房由专门的重症监护人员以及实习生、重症监护护士、医疗辅助人员和文职人员及科研人员组成。转诊医院能全天候提供复杂的检查、影像和各学科专家支持。所有收住该病房的患者均由主治医师级别的重症监护专家进行治疗。

ICU类型的分级一定不要与整个医院的监护病床相混淆，如英国对重症监护病床的分类（表1.1）。

表1.1 英国危重症治疗床位分类

0级
在急症医院通过普通病房治疗即可满足患者所需
Ⅰ级
患者有病情恶化的危险，或近期从更高的护理级别降下来的，通过危重症医疗组的额外建议和支持在急症病房就能满足所需的
Ⅱ级
患者需要更详尽的观察或治疗干预，包括对单一的器官系统衰竭的支持和术后护理，还有从更高的护理级别递减下来的患者
Ⅲ级
患者需要单一的高级呼吸支持或伴有至少两个器官系统支持的基础呼吸支持。这个级别包括所有需要进行多器官衰竭支持的复杂患者（http://www.ics.ac.uk/icmprof/downloads/icsstandards-levelsofca.pdf）

ICU的类型和规模[2]

在每一类别的ICU中，ICU不可能为所有亚专科提供重症监护，或可能需要更偏重于某一特定的专业领域的ICU（如神经外科、心脏外科、烧伤科或创伤科）。一些机构可能会将重症监护病床设立在多个病房里，由单一学科的专家独立管理，如内科ICU、外科ICU和烧伤ICU。尽管这种做法在某些医院能发挥一些作用，但澳大利亚的经验是更倾向于发展综合性多学科ICU。因此，除了透析病房、心内监护病房（coronary care unit，CCU）和新生儿ICU以外，危重症患者通常被收入医院的综合ICU，接受重症监护专业人员（或儿童医院内的儿科重症监护人员）的治疗。

多学科综合ICU与独立的单学科ICU相比，在经济效益和运行参数上有良好的表现。避免了设备和人力的重复浪费。无论属于内科还是外科范畴，出现相同的病理生理学过程的危重患者，他们都需要用相同的方法对重要器官进行支持。未经重症监护培训的医生缺乏处理多器官衰竭这种复杂问题的经验和专业知识。

一家医院里ICU的床位数一般占总床位数的1% ~ 4%，具体数量取决于ICU的作用和类型。多学科ICU比单学科ICU需要的床位更多，特别是当高依赖性床位被纳入病房里时。床位少于4张的ICU被认为不具有成本效益，并且由于规模太小而无法为医疗和护理人员的技能保持提供足够充分的临床经验。另一方面，ICU拥有26[7]或更多床位的这种趋势造成了极大的管理问题。尽管证据尚不充分，但有一种意见认为，一旦每个医疗组负责的危重症患者数量超过12人，效率就会变差[8]。因此，可能需要两个或以上的医疗组在这些“超级病房”中共同工作。

高度依赖性病房[9-10]

高度依赖性病房（highdependency unit，HDU）是医院里由专门的工作人员和设备构成的病房，提供介于重症监护和普通病房中间水平的监护。虽然 HDU 可能位于专科病房或其附近，但是现在 HDU 越来越多地设置在综合 ICU 内或毗邻而设，其人员构成常常是来自 ICU 的工作人员。

特别是在预计临床恶化的风险较高或未知的情况下，HDU 为发生或可能发生急性（或慢性患者急性发作）单器官衰竭危险的患者提供侵入性监测和支持。当监护等级在普通病房和重症监护病房之间转换时，HDU 起到“承上启下”作用，但是一般不接收需要机械通气的患者。几项以前研究的结果已证实了引入 HDU 带来的益处[9]，而近期的一项研究却对这些发现提出了质疑[11]。

儿科 ICU[2]

儿科 ICU（paediatric ICU，PICU）是医院里的独立区域，能够全天候为新生儿和年龄小于 16 岁的儿童提供复杂的、多系统的生命支持。它是为需要重症监护的儿童设立的三级转诊中心，具有大规模的后备实验室和多方面的临床服务以支持其发挥三级转诊中心的作用。与成人重症监护的同行不同，PICU 里的主任医师是具有专业知识的儿科重症监护专家。所有进入 PICU 的患者均得到主治医师级别的 PICU 专家对其进行治疗。

ICU 的设计[1,3,12]

ICU 应位于最接近相关急症区域的地方，即指靠近手术室、急诊科、CCU、产房和急诊病房以及检查科室（如放射科、心导管室）。应有足够数量的电梯以利于危重症患者安全转入或转出 ICU，并且各种门和通道应足够宽敞以利于病床和设备通行——这是常常被“规划专家”忽略的关键问题。

ICU 应该有单独的入口和出口，由病房接待员陪同进入。绝不允许将货物或人员通过 ICU 穿运至医院的其他场所。ICU 应具有公众接待、患者管理和支持服务的分区和房间。整个病房的大小应为专门用于患者治疗区域的 2.5 ～ 3 倍。

患者区

成人 ICU 里的每个患者床位区均需最小 20 m^2（215 ft^2）的楼面面积，而单个病房的空间应该更大（至少 25 m^2），以同时容纳患者、工作人员和设备而不显得过度拥挤。单间病房床位与开放病房床位的比例取决于 ICU 的作用和类型，但是推荐比例为 1∶6 到 1∶2。应该配备一个 2.5 m^2 的前厅。单间病房对隔离来说是至关重要的，其可以为长期留住的清醒患者保留隐私。近年来世界各地 ICU 里耐药菌株的出现增加了对隔离设施的需求。由肘或足操控开关的无溅洗手池应靠近每张病床，且每张病床均应备有手部消毒设施。

床旁工作电源插座应符合当地标准和要求（包括电力安全和紧急供电，例如，澳大利亚标准，心脏保护状态 AS3003）。

针对Ⅲ级 ICU 推荐的床位空间配置项目为：

- 4 个氧气口
- 3 个空气口
- 3 个吸引口
- 16 ～ 20 个电源插座
- 一个床旁灯
- 一个电话和数据接口

必须有适于临床观察的充足且适当的光线。该项业务如何实现（例如，安在落地柱上、墙上或悬吊在天花板上）取决于个人的喜好。应该留有放置或附加额外便携式监测设备的空间，并尽可能做到设备安放时均能离开地面。应预留存放记录图表、注射器、采样管、枕头、吸引管和患者个人物品的空间，通常存放在一个可移动的床旁小推车里。

所有中心工作人员区和患者区必须有大而

明亮的窗户。没有自然光线和窗户的ICU会导致患者发生定向障碍同时提高患者对所有事物的应激反应。应努力降低声音的传播，从而降低噪声水平，例如，墙和天花板应使用高能吸音材料建造。在任何时间均应保持合适且安全的空气质量。强调应根据患者舒适度来使用空调和采暖。

由于危重症护理是在床旁进行的，所以中心护士站的工作人员不像床旁的人员那样重要。但无论如何，中心站和其他工作区应具有充足的空间让工作人员能够舒适地工作，并在其中就能够看到患者。这种中心站应包括一个中心监视器、附属药房和药品配备区、附属无菌和非无菌物品存放库、电话、带网络连接的计算机、患者病历、参考书以及政策和操作手册。专用于图片存档及通讯系统（picture archive and communication system，PACS）的计算机或多屏显示X线片阅读机应安放在患者治疗区里。

存储和支持服务区

存储区应占所有患者和中心站区域面积总和的25%～30%。其应具有独立的远离患者区的通路以便运送物资，但与患者区的距离不应超过30 m。常用物品（如静脉液体和给药装置、被单和敷料盘）应比不太常用或非患者物品更靠近患者放置。在患者区应设立一个存放抢救和转运设备的区域，并易于到达所有床位。

支持服务区的楼面面积应占患者和中心站区总和的20%～25%。杂物间必须保持清洁并且是独立的，每一间都有自己的通道。污染衣物和废弃物必须有相应的处置，其中包括来自于感染患者的污染物品，并采用单向通行方案。一般在病房实验室里配备用于检测血气、血糖、电解质、血红蛋白、乳酸以及某些时候检测凝血状态的设备。应该有气动导管或其他系统以将标本运送至病理科。良好的电话/内部通话设备的通信网络对快速定位和通知工作人员是至关重要的。适当安排办公室、医生值班室、工作人员休息室（带有餐饮设施）、盥洗室、教研室（研究室）和等候室（见下文）以组成一个完整的病房。

家属区

除了等候室之外，Ⅱ级和Ⅲ级ICU应有独立的房间用于接见和安慰悲伤的患者家属。应配备能泡茶/咖啡的设备，饮水机和卫生间也应位于附近。应提供电视和（或）音乐设施。

人员配置[2-5]

工作人员的水平取决于医院的类型，三级医院的ICU需要配备一个大型团队。无论团队的规模如何，至关重要的是团队成员之间自由交流和合作以及采用真正的多学科综合研究方法。Knaus等[13]在一项经典研究中首先揭示了ICU协作水平和其治疗效率之间的关系。其他研究也已显示出合作和团队精神可以给患者和工作人员带来更好的结果[14-15]。沟通不足是发生医疗事故最常见的根源[16]。

医务人员[17]

重症监护科应有一位具有重症监护医学资格的医疗主任，负责协调本科室的临床、管理和教育活动。主任的职责应包括患者治疗、监督实习生/低年资医生、制订诊疗计划，对所提供治疗的质量、安全以及治疗是否得当负责，并负责教育、培训和科研。建议科室主任为全职人员。

主任应有一组接受过重症监护医学培训的其他专科医师对其提供支持，对患者进行治疗并参与非临床活动。在Ⅱ级或Ⅲ级ICU，必须保证全天至少有一位专业医师值班。专科医师应能保证有效或全职地致力于ICU，其次才是其他方面的临床工作。应该配有足够的工作人员以确保工作时间合理，保证非临床时间和各种原因离开病房时不会对临床工作造成影响。近来ICU外延活动（医疗急救小组调用，门诊复查：见第2章）的增加造成重症监护专业人员工作量增加，在许多医院低年资工作人员的工作量也同样增加，导致的后果就是需要扩大医疗小组的规模。

在Ⅱ级和Ⅲ级 ICU，全天还应该至少有一位具有适当经验的低年资医生值班。ICU 的低年资医疗人员可以是重症监护实习生，但是理论上也应包括其他急症学科的实习生（如麻醉科、内科和外科）。至关重要的是低年资医生应得到充分的监督、指导，并且随时都能找到专科医生。

这种医师人员配置模式已经在澳大利亚和新西兰使用了许多年，但在美国尚不常见。一项系统回顾[18]已经表明，与没有或选择性重症监护人员会诊或开放式 ICU 相比，专职重症监护人员管理的 ICU（或封闭式 ICU——见下文）,其 ICU 和医院的存活率均得到改善，并且患者入住 ICU 时间和住院时间均有缩短。

护理人员

危重症护理见第 6 章。在 ICU，大多数患者的评估、评价和护理工作由床旁护士进行。在有 ICU 支持的三级医院，对所有机械通气的患者均要求 1 : 1 护理，而 HDU 比较合适的比例是 1 名护士照看 2 名患者。一些要求多种设备支持的复杂患者可能需要不止 1 位护士。考虑到各种因素的存在，长期 24 小时对单独一个床位的护理需要配备一个有 6 位护士组成的工作组。已有研究表明 ICU 内患者死亡率增加、护士过度疲劳、对临床后果的不良影响以及工作满意度降低与护士缺乏有关[19-20]。

应该设置一名主管护士，其有权和有责任决定护理适合性，该主管护士不仅应在重症监护护理方面有着丰富的经验，同时还应具有管理经验。在三级医院的 ICU 病房里，主管护士应参加教学、继续教育和科研活动。理论上，所有在 ICU 工作的护士均应接受危重患者护理的培训并获得认证。

联合医疗

大部分 ICU 必须能够 24 小时提供病理学和放射学相关服务。还应配有物理治疗师、营养医师、社会工作者和其他治疗师参与 ICU 病房的工作。专职病房临床药师的价值无法估量，药师参与查房能降低药物的不良事件[21]。呼吸治疗师是联合医疗辅助人员，接受呼吸治疗方面的培训，负责处理呼吸治疗设备和相关临床问题，这是一个在北美被广泛接受但在英国、欧洲大陆以及澳大利亚尚未被接受的概念。技术支持人员[22]，无论是来自 ICU，或是来自生物医学部门，对于维护、修理和研发设备而言都是必不可少的。

其他工作人员

应该提供充分的行政支持[23]。配备运送和“搬抬”的有序小组可以降低护士和医生体力的负担和可能造成的损伤。如果没有配备将标本运送到实验室的机械系统（如空气加压槽），则必须日夜为此项工作提供足够并可靠的运送人员。保洁人员应熟悉 ICU 的环境和感染控制方案。还应该同当地翻译、牧师、神父或所有宗教的负责人保持一些接触，以备有时需要他们提供服务。

临床活动

运行策略[2]

明确的管理方针是发挥 ICU 功能的关键所在。*开放式* ICU 可以供许多医生无限制地使用，自由地收住和管理他们的患者。*封闭式* ICU 的住院、出院和转诊方针则由重症监护专科医师决定。尤其是由重症监护专科医师全权管理 ICU 病房时，这种封闭式 ICU 的成本效益将会改善，并且患者的预后会更好[18,24]。因而如今的 ICU，特别是Ⅱ级和Ⅲ级 ICU，应是由一位医疗专科主任负责管理的封闭式 ICU。尽管 ICU 小组与原科室定期沟通并在适当的时候将患者转交给专科人员进行处理很重要，但所有收住到 ICU 的患者均应由 ICU 主任及其专业人员对其实施治疗。

患者的收住、出院、治疗和转诊必须有明确的标准。必须明确告知所有工作成员其职责的界线，并且必须明确他们的岗位职责。虽然在某些方面，每个组都对各自的医院领导负责，如护理主任，但科主任必须对所有工作人员及其行为有全面的管理权。

护理患者的标准应程序化和标准化。这些方针应该清楚明了，全体工作人员应定期回顾并熟记于心。如感染控制和隔离策略、患者在设施内和设施之间转运的策略、临终策略（如不要复苏操作）以及镇静和约束方案。然而，应该注意到，当涉及复杂问题的方案时（如脱离机械通气），与经验丰富的临床医生的判断相比较，方案可能不太有效[25]。临床处理方案，如喂食和肠道护理，可以层叠放于每张床旁的文件夹或上传到内网里以便随时查询。

设备

不同类型、规模和功能的ICU，其设备的类型和数量也不同，但设备的类型和数量必须与病房的工作量相适应。必须安排检查设备安全性的适宜定期计划。必须针对所有设备的使用制订医疗和护理人员的操作标准和运行培训，包括一旦发生故障时所需执行的操作步骤。还应该有一个合适的系统用于设备的定期维护和检修。重症监护预算应包括在适当的时候替换老旧设备的款项。应有保证消耗品始终供应充足的库存管理系统。ICU 主任应在新设备的购置中发挥主要作用，以保证所购设备适于病房里的各项活动。

患者治疗

ICU 的患者应为多学科管理，医疗、护理和其他人员协作以便为每一位患者提供最好的治疗。危重症护士是床旁监测、管理和支持危重症患者的主要人员（第 6 章）。医疗小组由一名或以上的注册主任、住院医师或具有重症监护专业知识、能够指导医疗护理的人员组成。多学科小组应每天两次正式查房以对患者进行评估，一般是在低年资医务工作人员向下一班人员交班时进行。病房护士以及在更大规模的 ICU 中的联合医疗人员，如药师和营养师，也应参加查房。对每位患者均应进行临床评估（体检、各种观察和病理学、放射学以及其他检查结果），回顾用药记录，判断病程，并制订临时和长期的治疗计划。查房也是一个应用，例如，Fast Hug[26] 这种检查清单评估依从性的机会。显然，不稳定的患者会需要更频繁的评估和干预。

至关重要的是，所有观察、体检发现、检查、医嘱、治疗计划（包括治疗限制）以及与其他医疗组和患者家属的重要交流均应清楚无误地以电子或手写的形式记录在相应的图表或医疗记录里。

只要有可能，临床治疗应以循证医学为基础，并得到 ICU 小组成员的一致赞成，然而，循证医学在应用到重症监护医学上时有其局限性[27]。

对家属的关照[28]

ICU 的治疗包括敏感的亲属问题处理。重要的是早期并反复与患者家属会谈，以减轻家属的压力，并使沟通更加和谐。理想的情况是，一位高年资医生应作为 ICU 代表与一位特定的家属交流。会谈应该是相互而且坦诚的，并尝试对很可能会出现的情况做出预测，特别是对关于预后、可能的并发症以及重症监护治疗所需时间做好心理准备。每次会面的时间、日期及会谈内容应进行记录。应该考虑到文化因素以及精神上的支持，特别是在患者死亡时及死亡前后。开放探视时间内应允许家属最大限度地与他们所爱的家人交流，并营造开放和透明的氛围。

劝解和交代病情对于工作人员来说可能是必需的，特别是在关系到医疗纠纷和（或）意外死亡和悲痛的家属时。

外延

ICU 外延活动在第 2 章中讲述。

非临床活动[2]

ICU 的非临床活动非常重要，因为这种活动可以提高对患者实施的医疗护理的安全性、质量以及认可度。重症医学会推荐，全职重症监护专业人员应保证每周有 3 个半天时间作为非临床时间[29]。护理和联合医疗人员也应有这些时间。

质量改进[30-31]

无论 ICU 的规模和作用如何，对于 ICU 的高年资医疗和护理人员来说，促进质量改进的氛围是很重要的。所有 ICU 均应备有可论证的和有据可查的正式资料，且在正式的多学科论坛中对其过程和结局进行回顾审查。负责收集和处理这些数据的工作人员应有专门的质量改进时间。

质量指标可以在以下三个方面加以考虑：

1. **结构**。结构指标根据 ICU 是否遵循操作指南，是否遵循培训和专业机构的政策进行评估（如临床工作量和病种数量，人员配备公示以及监督级别）。
2. **临床规范**。临床规范指标评估治疗措施。如是否给予预防深静脉血栓形成的治疗，抗生素给药的时间以及血糖控制。
3. **预后**。预后评估的指标包括存活率、存活患者的生活质量以及患者满意度。

质量改进过程包括确认要加以改进的指标[如呼吸机相关肺炎（VAP）的高发病率]，研发出一种改进该指标的方法（如检查清单，如 Fast Hug[26]），实施这种方法以改进该指标（如要求在早晨查房中标记检查清单），对指标进行再评价（如 VAP 发生率）以确保干预措施已经改善预后，最后确保这种方法能够长期保持（如在 ICU 的图表中打印检查清单）。

评估过程包括临床稽核（包括发病率和死亡率讨论和延期转出 ICU），对方案、指南和检查清单的依从性以及严重事件的报告。

评估结果包括利用如急性生理和慢性健康评分 II（APACHE II）评分系统计算风险校正死亡率，以及计算标准化死亡率（第 3 章），测定如中心静脉导管相关性血行感染或严重的药物不良反应等不良事件的发生率，以及总体评价（如患者或家属满意度、ICU 护士升职方面的抱怨）。

风险管理是和 ICU 密切相关的一个领域。在 ICU，可以从危机事件报告、发病率和死亡率回顾以及工作人员、患者或家属的抱怨中识别出风险。使用与质量改进相似的方法，对过程中的风险必须加以识别、评估并进行分析、管理以及再评价。每次重大的患者安全事故应对事故根本原因进行思考[32]。

教育

所有 ICU 应制订针对新员工的书面定向培养计划。对医疗人员应有培训计划，还应有一个正式的护理培训计划。重症监护实习生的培训活动包括讲座、个人辅导、床旁教学和实践考试（书面、临床和口试）。除了临床回顾之外，应定期召开会议学习文献和新进展。一般要求护士每年接受一次高级生命支持方面的测试，有时可有其他评估（如用药安全）。仿真模拟中心越来越多地用于在模拟危急情况下的教学和评估技能及团队合作[33]。许多 ICU 还参与了大学本科生的医学教学。所有工作人员均应参与医院外的继续教育活动（如地方性的、国家级或国际级会议）。

研究

Ⅲ级 ICU 应有主动研究计划，最好有专职的研究人员，但是所有病房均应尝试承担某些科研项目，无论是基于部门研究还是隶属于多中心试验。

未来

在美国，重症医学的消耗被认为占到国内生产总值的 1% ~ 2%[34]，并且在医疗卫生中的作用日益凸显。尽管总的医院数量、医院总床位以及患者住院天数有所下降，但重症监护床位和床天数已经呈现出大幅度增加[35]。有理由预期其他发达国家也会出现这一趋势。虽然 ICU 规模越来越大，ICU 人员越来越多（由于外延活动：见第 2 章），但至关重要的是遵循本章所列的基本原则，并且执行 ICU 设计、人员配备以及临床和非临床活动的标准。

（郭枫林 刘 飞译 朱 曦校）

参考文献

1. Trubuhovich R. On the very first, long-term, large-scale use of IPPV. Albert Bower and V Ray Bennett: Los Angeles, 1948–1949. *Crit Care Resusc* 2007; **9**: 91–100.
2. *Minimum Standards for Intensive Care Units.* Policy document IC-1. Melbourne: Joint Faculty of Intensive Care Medicine; 2003.
3. Ferdinande P and Members of the Task Force of the European Society of Intensive Care Medicine. *Intens Care Med* 1997; **23**: 226–32.
4. Haupt MT, Bekes CE, Brilli RJ *et al.* Guidelines on critical care services and personnel: recommendations based on a system of categorization of three levels of care. *Crit Care Med* 2003; **31**: 2677–83.
5. Brilli RJ, Spevetz A, Branson R *et al.* Critical care delivery in the intensive care unit: defining clinical roles and the best practice model. *Crit Care Med* 2001; **29**: 2007–19.
6. Angus DC, Shorr AF, White A *et al.* Critical care delivery in the United States: distribution of services and compliance with the Leapfrog recommendations. *Crit Care Med* 2006; **34**: 1016–24.
7. Martin J, Anderson T, Turton C *et al. Intensive Care Resources and Activity: Australia and New Zealand 2003–2005.* Melbourne: ANZICS; 2006.
8. Dara SI, Afessa B. Intensivist-to-bed ratio: association with outcomes in the medical ICU. *Chest* 2005; **128**: 567–72.
9. Boots R, Lipman J. High dependency units: issues to consider in their planning. *Anaesth Intens Care* 2002; **30**: 348–54.
10. *Minimum Standards for High Dependency Units Seeking Accreditation for Training in Intensive Care.* Policy document IC-13. Melbourne: Joint Faculty of Intensive Care Medicine; 2000.
11. Bellomo R, Goldsmith D, Uchino J *et al.* A before and after trial of the effect of a high-dependency unit on post-operative morbidity and mortality. *Crit Care Resusc* 2005; 7: 16–21.
12. Society of Critical Care Medicine. Guidelines for intensive care unit design. *Crit Care Med* 1995; **23**: 582–8.
13. Knaus WA, Draper EA, Wagner DP *et al.* An evaluation of outcome from intensive care in major medical centers. *Ann Intern Med* 1986; **104**: 410–18.
14. Baggs JG, Schmitt MH, Mushlin AI *et al.* Association between nurse–physician collaboration and patient outcomes in three intensive care units. *Crit Care Med* 1998; **27**: 1991–8.
15. Reader TW, Flin R, Mearns K *et al.* Interdisciplinary communication in the intensive care unit. *Br J Anaesth* 2007; **98**: 347–52.
16. Joint Commission on Accreditation of Health Care Organizations (JCAHO). *Statistics: Root Cause Statistics – Root Causes of Sentinel Events (All Categories).* Oakbrook Terrace, Ill: JCAHO, 2005.
17. *The Duties of an Intensive Care Specialist in Hospitals Accredited for Intensive Care Training.* Policy document IC-2. Melbourne: Joint Faculty of Intensive Care Medicine; 2000.
18. Pronovost PJ, Angus DC, Dorman T *et al.* Physician staffing patterns and clinical outcomes in critically ill patients. *JAMA* 2002; **288**: 2151–62.
19. Tarnow-Mordi W, Hau C, Warden A *et al.* Hospital mortality in relation to staff workload: a 4-year study in an adult intensive care unit. *Lancet* 2000; **356**: 185–9.
20. Ulrich BT, Lavandero R, Hart KA *et al.* Critical care nurses' work environments: a baseline status report. *Crit Care Nurse* 2006; **26**: 46–57.
21. Leape LL, Cullen DJ, Demspey Clapp M *et al.* Pharmacist participation in physician rounds and adverse drug events in the intensive care unit. *JAMA* 1999; **282**: 267–70.
22. Carter BG, Kiraly N, Hochmann N *et al.* ICU staffing: identification and survey of staff involved in providing technical services to Australian and New Zealand intensive care units. *Anaesth Intens Care* 2007; **35**: 259–65.
23. *Administrative Services to Intensive Care Units.* Policy document IC-7. Melbourne: Joint Faculty of Intensive Care Medicine; 2006.
24. Hanson CW, Deutschman CS, Anderson HL *et al.* Effects of an organised critical care service on outcomes and resource utilization: a cohort study. *Crit Care Med* 1999; **27**: 270–4.
25. Krishnan JA, Moore D, Robeson C *et al.* A prospective, controlled trial of a protocol-based strategy to discontinue mechanical ventilation. *Am J Respir Crit Care Med* 2004; **169**: 673–8.
26. Vincent JL. Give your patient a fast hug (at least) once a day. *Crit Care Med* 2005; **33**: 1225–9.
27. Vincent JL. Evidence-based medicine in the ICU: important advances and limitations. *Chest* 2004; **126**: 592–600.
28. Davidson JE, Powers K, Hedayat KM *et al.* Clinical practice guidelines for the support of the family in the patient-centered intensive care unit: American College of Critical Care Medicine Task Force 2004–2005. *Crit Care Med* 2007; **35**: 605–22.
29. Joint Faculty of Intensive Care Medicine. *Intensive Care Specialist Practice in Hospitals Recognised for Training in Intensive Care Medicine IC-2.* Available online at JFICM australia http://www.anzca.edu.au/jficm/resources/policy/IC-2-2005.pdf.
30. Curtis JR, Cook DJ, Wall RJ *et al.* Intensive care quality improvement: a 'how-to' guide for the interdisciplinary team. *Crit Care Med* 2006; **34**: 211–18.
31. *Quality Assurance.* Policy document IC-8. Melbourne: Joint Faculty of Intensive Care Medicine; 2000.
32. Batty L, Holland-Elliot K, Rosenfeld D. Investigation of eye splash and needlestick incidents from an HIV-positive donor on an intensive care unit using root cause analysis. *Occup Med* 2003; **53**: 147–50.
33. Hammond J. Simulation in critical care and trauma education and training. *Curr Opin Crit Care* 2004; **10**: 325–9.
34. Gipe BT. Financing critical care medicine in 2010. *N Horiz* 1999; 7: 184–97.
35. Halpern NA, Pastores S, Greenstein RJ. Critical care medicine in the United States 1985–2000: an analysis of bed numbers, use and costs. *Crit Care Med* 2004; **32**: 1249–59.

第2章

ICU 功能的外延

David R Goldhill 和 John R Welch

重症监护外延

重症监护的一项重要革新就是发展出了专门的外延服务和医疗急救/快速反应服务以“确保所有重症患者均能获得不受地域限制的公平照顾”[1]。

外延是“在重症监护与其他部门之间多学科的协调与合作，以确保患者的治疗连续性，并提高参与转运的重症监护全体工作人员的技能和理解力”[2]。外延服务的主要关注对象是在普通病房里具有潜在的或明确的重症疾患的患者。这种外延不是重症监护床位不足、病房设施简陋或工作人员配备不当的替代措施。

背景

许多需要重症监护的患者均来自于住院的某个病房。对从急诊直接收入、从手术室/麻醉恢复室转入以及从病房转入重症监护病房的患者的治疗结果进行对比，发现从病房转入的患者死亡率最高[3]。转入重症监护病房前患者住院时间越长，其死亡率越高[4]。许多国家的报道显示，住院患者经常发生不良事件，这些不良事件可以引起重大疾病或死亡[5]。在收入重症监护病房以前不理想的治疗普遍存在，而这种治疗与更糟糕的预后相关联[6]。重要的是，接受不理想治疗的患者的基线特征与接受良好治疗的患者之间的差别并不显著。死亡率之间的差异更应归因于治疗质量之间的差异，而不是患者之间的差异。涉及的因素有很多，包括知识缺乏、没有意识到临床紧迫性以及没能寻求建议，其中又包括了组织不力、通讯不良和上级监督不力。

约有1/4“重症监护患者死亡”发生在患者从重症监护病房转回病房之后。过早转出重症监护病房的患者死亡率升高[7-8]。还有一些外科患者的死亡发生在手术后直接回到病房，他们根本没有转入重症监护病房。

但是，这些濒危的患者还在医院里，因此他们还是可以及时得到治疗。如果这些患者能够被早期识别，迅速干预，他们的预后可能会得到改善。

即使在资源充裕的医疗卫生系统，重症监护病床仍然只在急症病床中占有很小的比例，并且占用率非常高。近几年来，住院时间缩短，住院标准也愈加苛刻。其结果就是，很多病房的患者都有严重的医疗问题，但只有最不稳定的患者才被收入重症监护病房。因此，很多濒危患者在不合适的院区里接受缺乏重症管理经验的医务人员的治疗。

护理教育的改革缩短了在急症和重症监护领域的培训时间，而诸如测量呼吸频率和血压这种关键性的工作则交给未经培训的人员，他们可能并不清楚异常值的重要性。许多医院使用临时工，这些临时工并不稳定，并且无法保证有效的工作。医学教育也存在问题。近来取得资格的医师常无法识别或治疗威胁生命的问题，并且由于培训时间缩短以及培训内容更加专一，会诊医师在管理危重疾病方面可能也缺乏经验。

随着住院时间的缩短和患者病情的复杂，医疗系统必须能够对患者情况的变化作出迅速的反应。对某些患者而言，甚至每天进行一次医疗评估都是不够的。

外延系统

医疗应急团队（MET）的概念最初于1990年在澳大利亚提出。MET将医院心搏骤停小组的角色扩展至包括骤停前期的、具备呼叫标准的角色，这种呼叫标准通常基于生理数值的显著紊乱[9]。在英国，经过2000年对重症监护设备短缺的负面宣传和对重症监护服务的全国性审查后，重症监护外延（CCO）服务变得比较普及[10]。从而为重症监护病床和外延服务划拨了额外资金。其他国家也认识到在特定重症监护区域以外的危重病患的需求，并开始引导各自的医疗系统考虑处理这些问题。

现在，外延服务有许多模式和多种术语[11-12]。有些组织已经热衷于这个概念，而其他一些组织则持保留意见。MET通常由内科医师领导，而CCO团队和快速反应团队（RRT）则主要由护士主导，但是可以包括理疗师和其他医疗辅助人员以及医生。大多数团队对特定的触发机制作出反应，但是有些团队，特别是CCO服务团队，也会主动地服务于已知濒临危险的患者，如从重症监护病房（ICU）转出的患者。

这些系统具有如下的共同特征：

- 是一个鉴别病房危重病患或有可能进展为危重患者的机构
- 具有在满足特定标准时启动反应的触发机制
- 具备所需技能、经验和医疗资源的快速反应工作人员

目的是防止不必要的入住重症监护病房，确保在需要时及时转入重症监护病房，提高转出重症监护病房回到病房后患者的安全，在全院范围内分享重症监护技术并改进监护标准。对于患者及其家人来说，它还起到对门诊患者提供支持的作用（表2.1）。

表2.1 重症监护外延的功能

- 鉴别濒危患者
- 对在病房管理濒危患者和那些正在从危重疾病中恢复患者的工作人员提供支持
- 制订及时、有效的重症监护治疗方案
- 在需要时能够立即获得专业的重症监护及复苏技术
- 在需要时为及时转入的重症监护病房提供便利
- 培训病房工作人员如何识别病情恶化的基础征象，以及如何快速获得适当的帮助
- 患者出院后对患者本人及其家属给予门诊支持
- 在医院和社区发展协调的、互助的、持续性的危重患者及恢复期患者监护机制
- 审查并改进急症和重症监护的基础标准以及外延小组自身，以便在全院范围内减少危重疾病的发病风险并优化危重疾病的治疗

总之，这些元素构成了一个安全的、高质量的治疗监护机制，这个机制是通过对危重疾病进行主动风险管理和及时治疗而实现的

识别危重病

通过回顾病史、体检和化验检查识别危重患者。高度危险性常常与高龄、重大的并存疾病或严重的一般状况有关。预后经常与异常的生理状况有关，并可以通过后者进行预测。很多研究表明，发生类似呼吸心搏骤停这种危重事件的患者在之前常有持续数小时或数天的生理学指标异常[13-18]。然而，在普通病房里测量和记录的生命体征常常不够充分[19]。

应该有特定的生理学基础指标鉴别危重疾病（表2.2）。

表2.2 早期预警（追踪触发）评分系统的理想特性

及时	可测量
可靠	可复现
价格低廉	非侵入性
可重复	安全
精确	不依赖于疾病状态

对住院患者进行有效的早期识别：

- 应能够鉴别异常的生理学数值、生化值或其他疾患因素
- 必须留出足够的时间鉴别患者，并获得专家的帮助
- 早期干预大有益处

生理学指标异常和不良后果

生理学指标异常与疾病不良后果相关联。重症监护严重度评分系统，如急性生理、年龄和慢性健康评分Ⅱ（APACHE Ⅱ）[20]，就是基于此种关联而建立的。发生呼吸、心搏骤停或死于医院内的患者在此前通常有生理学异常指标的记录，正是这样的患者需要转入重症监护病房。

因此，生命体征的变化可以预测多种不良事件。这些要素已经被整合入许多早期预警评分（EWS）系统。这些系统包括了不同的生理学参数的组合、一系列评分方法以及不同的临界值。被纳入一些评分系统的不同参数的实例列于表 2.3。

在英国，这些方法常被称为跟踪触发预警

表 2.3 不同评分系统用于触发重症监护服务的变量

重症监护服务	变量						
	METa[1]	METb[2]	METc[3]	PART[4]	CCLS[5]	EWS[6]	MEWS[7]
气道	√		√				
呼吸							
血气分析		√	√	√	√		
呼吸频率	√	√	√	√	√	√	√
循环							
心率	√	√	√	√	√	√	√
收缩压		√	√	√	√	√	√
神经系统	√	√	√	√	√	√	√
肾		√		√			√
体温						√	√
临床关注度	√	√	√	√			√

MET，医疗急救小组；PART，濒危患者组；CCLS，重症监护联络服务；EWS，早期预警评分；MEWS，修正早期预警评分

[1] Lee A，Bishop G，Hillman DM et al. The medical emergency team. *Anaesth Intens* Care 1995；23: 183–6.

[2] Bellomo R，Goldsmith D，Uchino S et al. A prospective before-and-after trial of a medical emergency team. *Med J Aust* 2003；179: 283–7.

[3] Buist MD，Moore GE，Bernard SA et al. Effects of a medical emergency team on reduction of incidence of and mortality from unexpected cardiac arrests in hospital: preliminary study. *Br Med J* 2002；324: 387–90.

[4] Goldhill DR，Worthington L，Mulcahy A *et al*. The patient-at-risk team: identifying and managing seriously ill ward patients. *Anaesthesia* 1999；54: 853–60.

[5] Hickey C，Allen MJ. A critical care liaison service. *Br J Anaesth* 1998；81: 650P.

[6] Morgan RJM，Williams F，Wright MM. An early warning score for detecting developing critical illness. *Clin Intens Care* 1997；8: 100.

[7] Stenhouse C，Coates S，Tivey M *et al*. Prospective evaluation of a modified Early Warning Score to aid earlier detection of patients developing critical illness on a surgical ward. *Br J Anaesth* 2000；84: 663–4P.

(Reproduced from Bright D, Walker W, Bion J. Clinical review: outreach – a strategy for improving the care of the acutely ill hospitalized patient. *Crit Care* 2004; 8: 33–40.)

系统。大体上可以概括为单参数系统、多参数系统、综合加权评分系统或组合系统（表 2.4）[1]。

在澳大利亚，MET 呼叫标准通常以显著的生理学数值异常为基础，但是病房工作人员的关注也同样是一种预警（表 2.5）[21]。

由 Morgan 等人[22]首先描述了使用生理学指标数值鉴别濒危病房住院患者的多参数 EWS 表格。此类表格有不同格式，但都遵循相似的主旨，即针对不同的生理学功能异常的程度加分（表 2.6）。总分越高，患者“濒危”程度越高。

迄今为止，EWS 的设计均有赖于临床智慧和常识，能否作为预防不良后果的预警器尚待科学的方法加以验证。重要的是，计算出的得分依赖于对正常生理值的定义以及每个测得异常参数的相对重要性。

以生理学指标为基础的 EWS 系统如今被广泛用于鉴别濒危患者。但是关于在鉴别危重疾病时什么是最重要的参数及其确切数值却几乎没有确凿的证据。可能随着时间推移将变化了的参数和对这种改变的分析相结合才是鉴别此类患者最好的方法。

表 2.4 追踪触发预警系统分类

单参数系统
追踪
周期性观察选定的基础体征
触发
1 项或以上的观测值超过阈值
多参数系统
追踪
周期性观察选定的生命体征
触发
2 项或以上观测值超过阈值
综合加权评分系统
追踪
周期性观察选定的基础生命体征，通过对分配给各项生理指标加权评分来计算总分
触发
总分达到预先设定的触发阈值
组合系统
单参数或多参数系统各元素组合在一起并进行合计加权评分

(Definitions taken from Department of Health/Modernisation Agency. Critical Care Outreach 2003 – Progress in Developing Services: National Outreach Report. London: Department of Health, 2003.)

表 2.5 医疗急救小组呼叫标准

气道	呼吸窘迫
	临危气道
呼吸	呼吸频率＜ 6 或＞ 30 次 / 分
	吸氧时 SpO_2 ＜ 90%
	言语困难
循环	收缩压＜ 90 mmHg 无论是否治疗
	心率＞ 130 次 / 分
神经系统	无法解释的意识不清
	躁动或谵妄
	反复或持续抽搐发作
其他	关注患者
	无法控制的疼痛
	对治疗无反应
	无法得到及时的帮助

(Call-out criteria from Buist MD, Moore GE, Bernard SA et al. Effects of a medical emergency team on reduction of incidence of and mortality from unexpected cardiac arrests in hospital: preliminary study. *Br Med J* 2002; 324: 387–90.)

测量结果

外延概念的形成是基于这样的一个前提，即早期发现并治疗危重疾病可以改善患者的预后。一项外延服务的质量评估应针对这些及其他度量措施，包括治疗有效的指标（表 2.7）。

表 2.6　早期预警评分（**EWS**）

变量	分值						
	3	**2**	**1**	**0**	**1**	**2**	**3**
心率（次 / 分）		≤ 40	41 ~ 50	51 ~ 100	101 ~ 110	111 ~ 130	≥ 130
收缩压（mmHg）	< 70	71 ~ 80	81 ~ 100	101 ~ 199			≥ 200
呼吸系统（次 / 分）		< 8		9 ~ 14	15 ~ 20	21 ~ 29	≥ 30
体温（℃）			≤ 35	35.1 ~ 36.5	36.6 ~ 37.4	≥ 37.5	
中枢神经系统				A	V	P	U

This EWS is the one originally published by Morgan RJM, Williams F, Wright MM. An early warning score for detecting developing critical illness. *Clin Intens Care* 1997; 8: 100.

A，警觉；V，对声音的反应；P，对疼痛的反应；U，无反应

表 2.7　可能后果和过程测量

- 大量训练有素的工作人员识别危重疾病并做出适当反应
- 生理数值记录和其他文件记录的完整性
- 对触发器的反应时间
- 恰当及时的干预
- 呼吸心搏骤停，意外死亡和不良事件
- 与重症监护部门的相互关系，如及时将患者转入重症监护病房
- 收入（以及再次收住）重症监护病房的数量
- 重症监护病房及医院的死亡率
- 重症监护病房及医院的住院时间
- 患者和工作人员的满意度

外延系统突显了病房患者治疗护理中的缺陷，促使转变对濒危患者的态度，并给予更多关注。通过增强硬件设施来改善病房监护和完善记录，并宣传重症监护技术。许多无对照的证据表明外延服务有利于个别患者。已经发表的证据表明，外延服务改进了对病房中濒危患者的识别，能够缩短住院时间，降低心搏骤停发生率，以及减少非计划入住重症监护病房的患者数量，并降低此类患者的发病率和死亡率[21,23-26]。然而，也有许多报道称未发现显著效果。事实上，除了两项随机对照试验之外，很少有关于这个问题的高质量研究[26-27]。

有关 ICU 外延服务研究的阳性研究结果包括一项英国的随机试验，该试验阶段性将一个 24 小时外延服务引入一家普通急症医院的 16 个病房[26,28]。外延小组常规随访从重症监护病房转入该院病房的患者，查看病房工作人员通过综合加权评分系统生成的参照。在引入外延服务的医院病房，患者死亡率的下降具有显著统计学意义。相反，澳大利亚进行的一项关于 MET 的大型前瞻性随机试验发现，外延服务对于心搏骤停、非计划性收住重症监护病房或意外死亡的发生率并无改善[27]。这项研究揭示出对危重疾病患者的鉴别和治疗上的许多缺陷。一个可能的结论是，要让外延服务运转，必须有一套完整的系统方法来早期鉴别濒危患者并做出适当、及时、有效的反应。

可能引起争论的是，外延服务在正常运转、资金充裕的第一世界健康卫生系统中可能是不必要的。时间将会告诉我们外延服务是否仅仅是补偿医院系统缺陷的权宜之计。然而，毫无疑问有相当数量的住院患者患有潜在或已经发生的危重疾病，他们应该并能够得到更好的治疗。外延服务系统是解决这些问题的方法。

建立外延服务

几乎在急症医院的每一个区域都能发现潜在或已发生危重疾病的患者，因此应该从组织管理层面制订能够迅速鉴别和治疗濒危患者以及提高医疗团队技术质量的机制。重点是将所

有层面的管理人员和医务人员纳入其中，特别是普通病房的医务人员。尤其重要的是要在外延小组如何与上级/原医疗小组互相配合方面达成共识并明确责任。美国健康改善研究所在建立快速反应小组方面有可资借鉴的经验[29]。

规划外延服务的关键步骤

- 任命高年资临床医师和管理人员领导开展外延服务
- 管理组织需要分析、审查和评估，询问：
  - 哪些患者具有罹患危重疾病的风险？这些患者所处的位置在哪里？
  - 在哪里发生心搏、呼吸骤停和非预期死亡？
  - 造成非计划性收住 ICU 的根源是什么？
  - 由于医疗护理过程导致的实际伤害所引发的不良事件的类型是什么？
  - 还有哪些与临床管理/风险管理相关的问题？如投诉或发病率和死亡率数据？
- 时点患病率研究能够为生理紊乱患者所在的时间位点提供快速的预览
- 回顾分析计划外收住 ICU 的病例能够发现系统的不足，这种回顾包括患者诊疗质量和收住危重症患者的适合度和及时性。实际工作中可以对比当地的或国内/国际上制订的专业的、可以测量的标准文件进行评估
- 这些分析应该突显出对工作人员教育和训练的需求

需要考虑的其他因素包括：

- 患者疾病类型
- 普通病房医务人员目前掌握的技术
- 外延服务的预计时间
- 医院的规模，以及可能的需求
- 现有的服务，如疼痛治疗组、营养组、气管造口术专业医师、呼吸科专家、肾病专家、夜班组
- 对从事护理、医疗及其他工作的临床工作人员进行训练的设施
- 外延服务的地点和设备需求，包括信息技术设施
- 资金

外延小组

应该对外延小组的成员及其各种技能进行规定以满足对这种独立机构制订的特殊需求。最低标准，外延小组应该能够进行评估、诊断、启动复苏以及迅速分检患者到具有更权威的监护中心的能力。某些临床技能，如气道管理技术、静脉穿刺和套管置入术是基本技能，并且这些技术需随时进行教学和培训、研究和审核。还可能需要多学科专家组以确保这些技术切实可行，同时让该小组能够随时联系到全院范围内的所有工作人员。

有计划地、分阶段地实现外延服务应包括：

1. 建立针对普通病房工作人员的关于危重疾病基础监护的教学计划，以便所有工作人员能够识别病情恶化的基本征象，并了解及时获得帮助的必要性和方法。工作人员的技能应每年更新一次。
2. 引入以生理学为依据的追踪触发预警系统，并制订相应的预警反应措施。
3. 开展临床床旁支持——如果有必要——增加小组覆盖临床区域的数量和工作时间。可以包括对从重症监护病房转出的患者进行随访和对经由追踪触发预警系统鉴别出的或由病房工作人员分送的患者做出反应。
4. 外延服务的一项基本工作是采集全面的数据以进行审核和评估，并反馈给病房管理者和临床工作人员。成功案例以及在实际鉴别中可以改进的部分应该突出显示。数据可以包括：
   - 转运和随访患者的数量
   - 疾病发作的日期和时间
   - 患者的详细信息，如年龄、性别、入院日期、住址、急诊/择期入院、内科/外科、复苏情况

- 触发事件，如 EWS、心搏骤停呼叫
- 发现的主要问题
- 已经进行的干预措施
- 患者的结局

（郭枫林 刘 飞译 朱 曦校）

参考文献

1. Department of Health and Modernisation Agency. *The National Outreach Report 2003*. London: Department of Health; 2003.
2. The Intensive Care Society. *Guidelines for the Introduction of Outreach Services*. London: Intensive Care Society; 2002.
3. Goldhill DR, Sumner A. Outcome of intensive care patients in a group of British intensive care units. *Crit Care Med* 1998; **26**: 1337–45.
4. Goldhill DR, McNarry AF, Hadjianastassiou VG *et al*. The longer patients are in hospital before intensive care admission the higher their mortality. *Intens Care Med* 2004; **30**: 1908–13.
5. Vincent C, Neale G, Woloshynowych M. Adverse events in British hospital: preliminary retrospective record review. *Br Med J* 2001; **322**: 517–19.
6. McQuillan P, Pilkington S, Allan A *et al*. Confidential inquiry into quality of care before admission to intensive care. *Br Med J* 1998; **316**: 1853–8.
7. Daly K, Beale R, Chang RW. Reduction in mortality after inappropriate early discharge from intensive care unit: logistic regression triage model. *Br Med J* 2001; **322**: 1274–6.
8. Goldfrad C, Rowan K. Consequences of discharges from intensive care at night. *Lancet* 2000; **355**: 1138–42.
9. Lee A, Bishop G, Hillman KM *et al*. The medical emergency team. *Anaesth Intens Care* 1995; **23**: 183–6.
10. Department of Health. *Comprehensive Critical Care. A Review of Adult Critical Care Services*. London: Department of Health, 2000.
11. DeVita MA, Bellomo R, Hillman K *et al*. Findings of the first consensus conference on medical emergency teams. *Crit Care Med* 2006; **34**: 2463–78.
12. Esmonde L, McDonnell A, Ball C *et al*. Investigating the effectiveness of critical care outreach services: a systematic review. *Intens Care Med* 2006; **32**: 1713–21.
13. Berlot G, Pangher A, Petrucci L *et al*. Anticipating events of in-hospital cardiac arrest. *Eur J Emerg Med* 2004; **11**: 24–8.
14. Buist MD, Jarmolowski E, Burton PR *et al*. Recognising clinical instability in hospital patients before cardiac arrest or unplanned admission to intensive care. A pilot study in a tertiary-care hospital. *Med J Aust* 1999; **171**: 22–5.
15. Harrison GA, Jacques TC, Kilborn G *et al*. The prevalence of recordings of the signs of critical conditions and emergency responses in hospital wards – the SOCCER study. *Resuscitation* 2005; **65**: 149–57.
16. Jacques T, Harrison GA, McLaws ML *et al*. Signs of critical conditions and emergency responses (SOCCER): a model for predicting adverse events in the inpatient setting. *Resuscitation* 2006; **69**: 175–83.
17. Kause J, Smith G, Prytherch D *et al*. A comparison of antecedents to cardiac arrests, deaths and emergency intensive care admissions in Australia and New Zealand, and the United Kingdom – the ACADEMIA study. *Resuscitation* 2004; **62**: 275–82.
18. Cullinane M, Findlay G, Hargraves C *et al*. An acute problem. London: National Confidential Enquiry into Patient Outcome and Death; 2005.
19. Audit Commission. Critical to Success. Audit Commission for Local Authorities and the London: National Health Service in England and Wales; 1999.
20. Knaus WA, Draper EA, Wagner DP *et al*. APACHE II: a severity of disease classification system. *Crit Care Med* 1985; **13**: 818–29.
21. Buist MD, Moore GE, Bernard SA *et al*. Effects of a medical emergency team on reduction of incidence of and mortality from unexpected cardiac arrests in hospital: preliminary study. *Br Med J* 2002; **324**: 387–90.
22. Morgan RJM, Williams F, Wright MM. An early warning score for detecting developing critical illness. *Clin Intens Care* 1997; **8**: 100.
23. Bellomo R, Goldsmith D, Uchino S *et al*. A prospective before-and-after trial of a medical emergency team. *Med J Aust* 2003; **179**: 283–7.
24. Bellomo R, Goldsmith D, Uchino S *et al*. Prospective controlled trial of effect of medical emergency team on postoperative morbidity and mortality rates. *Crit Care Med* 2004; **32**: 916–21.
25. Ball C, Kirkby M, Williams S. Effect of the critical care outreach team on patient survival to discharge from hospital and readmission to critical care: non-randomised population based study. *Br Med J* 2003; **327**: 1014–17.
26. Priestley G, Watson W, Rashidian A *et al*. Introducing critical care outreach: a ward-randomised trail of phased introduction in a general hospital. *Intens Care Med* 2004; **30**: 1398–404.
27. Hillman K, Chen J, Cretikos M *et al*. Introduction of the medical emergency team (MET) system: a cluster-randomised controlled trial. *Lancet* 2005; **365**: 2091–7.
28. Watson W, Mozley C, Cope J *et al*. Implementing a nurse-led critical care outreach service in an acute hospital. *J Clin Nurs* 2006; **15**: 105–10.
29. Institute for Healthcare Improvement. http://www.ihi.org/IHI/Topics/CriticalCare/IntensiveCare/Changes/EstablishaRapidResponseTeam.htm. Accessed 4 December 2006.

第 3 章

危重疾病的严重程度和可能出现的后果

Mark Palazzo

目前，评分系统在预测某些患者的预后方面还不够准确。

疾病严重程度的临床评估是医疗工作的基本组成部分，影响着支持性治疗和特异性治疗的需求和速度。当考虑其他因素时，如合并多种疾病以及危重监护组织管理层面的因素，发病时的剧烈程度可以揭示可能的预后。危重疾病发作时是否可以通过患者生理学参数紊乱的形式和严重程度来预测患者的预后，需要依靠直觉。

最早记录疾病分级的文献也许就是埃及纸草本了，书中按严重程度对头部外伤进行了分级[1]。近来，按照特定的条件将生理学紊乱参数进行群体划分，普及了一种将生理学紊乱与危重疾病后果相联系的方法。这方面的例子包括急性胰腺炎的 Ranson 评分[2]，早期用于接受门体分流术的患者、现在广泛用于终末期肝病的 Pugh 修正 Child-Turcotte 分级[3]，心外科的 Parsonnet 评分[4]以及用于急性头颅损伤的格拉斯哥昏迷评分（Glasgow Coma Score，GCS）[5]。最早试图量化全身性危重疾病严重程度的是 Cullen 等人，他们给疾病设计了一种治疗干预性评分。其后，Knaus 等人于 1981 年引入了急性生理学、年龄和慢性健康评估（APACHE）评分系统[7]。从那以后，大量评分系统被设计出来并在全世界的人群中进行了测试。

量化危重疾病的潜在优势包括：

- 为讨论疾病提供一种共同语言
- 提供了风险调节预期死亡率以易化临床试验中的剧烈程度对比
- 评估预后
- 为检查重症监护临床实践和过程提供了方法

评分系统作为一种用于临床试验中患者分组比较的方法所引起的争议最少。尽管看上去重症监护团体已经广泛接受了这种评分系统，但是对于将同样的系统作为单位之间或者国家之间成果的比较则缺乏热情，除非你的成果较好。尽管最近已经将在适当的情况下 APACHE Ⅱ评分高于 25 分的个体列入重组人活性蛋白 C 治疗严重败血症和感染中毒性休克的用药指南中，但是大多数临床医师仍认为，评分系统在个体患者决策途径中的价值有限。临床医师中大多数持怀疑观点者的理由是多项研究均表明许多设计出来的模型对预后的提示性较差[8-14]。这些评分系统和预后模型的根本问题在于，在模型最初提出的国家其卫生服务基础各不相同，常常难以将该组群患者进行分级。其他校准问题要么是因为使用者没有把握住评分方法的规则，要么是在引入新的技术和治疗后患者预后改善或者引入的新模型没有包含重要的预后变量。例如，就像急性生理学紊乱对预后有影响一样，地方医疗机构、患者就医途径、入院前所在地区以及入院前状态对预后的影响也已经越来越明确[15-16]。

从小范围的具有相似卫生服务系统的国家研发出来的评分系统会有更好的标准一致性。然而这样的评分系统在国际性的临床研究中会受到限制。而从广泛的国际性群体中研发出的评分系统可以改善上述使用的限制；但在用于个别国家时，其校准性差也是意料之中的。简化急性生理功能评分系统 3（SAPS 3：从全球范围研发出来）提供了定制公式以使风险校正预期死亡率能够与病房所在的地理位置相关 [16]。

优势显现的同时，不可避免地出现了问题，风险校正死亡率预测在某些老式模型中已经过时，它会高估预期死亡率 [14,17]，而在另一些模型中则会低估实测死亡率 [18]。评分系统的设计者已经认识到了正在变化的基线特征，并且每隔几年会回顾一次模型。表 3.1 列出了经过升级的评分系统的一些特征。

能够提示发病风险和疾病严重程度的因素可能有助于预估可能出现的后果

- 生理学紊乱的程度
- 引起生理学紊乱的原发病理过程
- 患者生理储备特性、合并疾病状态及年龄
- 收住院患者来源和临床表现形式
- 入院前器官支持
- 病房的组织形式和处理过程

生理学紊乱

损伤对正常器官功能有潜在的影响，通常可以导致器官代偿活动增加以保持重要器官的活性。大多数代偿机制是通过内分泌及自主神经系统介导的，以维持有效循环容量、氧合和酸碱内环境稳定，确保线粒体功能及重要器官功能正常。因此，过度通气、心动过速、血管收缩以及随之而来的少尿——均为代偿的征兆——都是早期未得到治疗的危重疾病的标志。一旦代偿失败，代偿转向失代偿，表现为低血压、进行性昏迷、黄疸和代谢性酸中毒。

罹患全身性疾病时，大部分器官没有太多方式能够表现出其功能异常，例如，脑的反应是逐渐变得糊涂，出现癫痫发作或进行性昏迷，而呼吸功能仅表现为通气过度、通气不足、哮鸣或咳嗽并伴有相应的血气改变。因此，大多数全身性病理过程引起共同的急性生理学紊乱也就不足为奇了。所以疾病的严重程度可以通过有限的生命体征和生化监测加以评估。但是对于确定的损伤应该对应何种量级的反应仍未能明确。因此，大多数情况下疾病严重程度的判定仍然使用传统的生理学反应来分

表 3.1　最常用的国际公认的风险调节死亡率预测模型的修订日期

疾病严重程度模型	年	评分时间	同期组群规模	ICU 单位数量	国家
SAPS	1984	第一个 24 小时	679	8	法国
SAPS 2	1993	第一个 24 小时	13 152	137	欧洲 / 美国
SAPS 3	2005	收住时	16 784	303	欧洲、澳大利亚、南美洲和中美洲
MPM Ⅰ	1987	收住时	1997	1	美国
MPM $Ⅱ_0$	1993	收住时	19 124		美国 / 欧洲
APACHE Ⅰ	1981	第一个 24 小时	805	2	美国
APACHE Ⅱ	1985	第一个 24 小时	5815	13	美国
APACHE Ⅲ	1991	第一个 24 小时	17 440	40	美国
APACHE Ⅳ	2006	第一个 24 小时	110 558	104	美国

ICU，重症监护病房；SAPS，简化的急性生理功能评分系统；MPM，死亡概率模型；APACHE，急性生理、年龄和慢性健康评估

级，而不是损伤范围的大小。生理学反应会被下列因素进一步干扰：

- 患者之间天然存在的个体差异性
- 患者间的生理储备差异性
- 损伤引起的非线性器官功能障碍，例如，肝、肾在绝大部分器官实质功能障碍时也仅表现出生化异常
- 对器官与器官之间功能障碍程度的相同程度认识不足，例如，在判定疾病严重程度时，何种程度的黄疸与心率 130 次 / 分的心动过速对疾病的严重程度影响相同?
- 器官支持对生理学测定的影响，如正性肌力药

有些评分系统，诸如死亡概率模型（MPM II_0）和 SAPS 3 是在患者收入重症监护病房时或即将收入重症监护病房时进行的评估，以避免由支持治疗带来的混杂影响。

原发病理过程

造成收住重症监护病房的原发病对预后有显著的影响。因此，对于某一特定程度的急性生理学紊乱，最严重的原发病或基础疾病可能伴有最差的预后。例如，哮喘患者和血液学恶性肿瘤患者发生程度相似的呼吸困难可以导致不同的后果。而且，原发病理过程的潜在可逆性，无论是疾病自身是可逆的还是经过治疗后可逆，同样会极大地影响后果。例如，糖尿病酮症酸中毒患者状态可以非常不好，但经过胰岛素和容量治疗能够迅速逆转生理学紊乱。

APACHE 和最近的 SAPS 系统均包括不同加权的诊断分类，用以改进医院死亡率计算风险评估的准确率。

生理储备、年龄和合并症

广义来说，生理储备是罹患危重疾病前的年龄及健康状况等多种因素组合的代名词。年龄可能与生理能力减退相关，但不可预测。

- 单独的实际年龄对后果没有很大的影响
- 生物年龄是一个模糊的术语，通常用于暗示患者的生理储备低于根据其实际年龄做出的预期。生物年龄高于实际年龄常见于大量吸烟、酗酒或患有糖尿病和高血压这类具有潜在危险的全身性疾病的患者；一般而言，这些患者中会有一个或多个器官的储备功能减低

慢性健康状况，如免疫抑制、肝硬化、癌症和血液系统恶性肿瘤，均会导致生理储备的显著减低，对预后可能产生极大的影响。任何危重疾病评估中通常都会包括上述状况。

收住来源和表现形式

收入重症监护病房的患者主要来自于急诊或择期外科手术后出现各种问题的患者。极少数患者因为择期性的内科原因入住重症监护病房。急诊入院提示患者病情可能不稳定，并且急性生理学紊乱也正在治疗中。大多数评分系统在量化死亡风险时根据是否急诊收住进行调整。人们已经越来越多地认识到，收住患者的来源同样可能影响疾病的预后。这可能部分归因于从卫生保健环境或其他地方收治的携带耐药菌患者的可能性增加。

收住前的器官支持治疗

许多患者可能在到达 ICU 时就已经接受了机械通气和正性肌力药治疗。在生理异常已经被纠正的情况下评估疾病的严重程度会造成以生理学参数为基础的评估不足。针对这个问题，或者调整到在尚未进行器官支持治疗的时间点进行评估，或者在评估中预留出支持治疗的空间。实现这个目的的方法各有不同，例如，SAPS 3 针对应用正性肌力药的患者进行调整，而 MPM Ⅱ则允许将收住院前后 1 小时的测量值均记录下来。

病房组织及处置

引入 APACHE Ⅱ后不久，人们认识到具备高效的团队、护理和医疗领导、良好的通讯条件并由专业的重症监护专家运作的病房可能会比不具备上述条件的病房在患者治疗方面取得更好的结果[19-21]。

其他因素

某些因素还没有被纳入风险调节死亡率预测模型中，这些因素包括社会经济学变量和遗传变量。但是，可能是因为考虑到区域性因素和健康保健系统的差异，SAPS 3 已经包括了一个模型，可以以定制调整方式对来自世界各地的患者进行校准。

风险调节预期后果及其测定

统计学方法显示生理学紊乱、生理储备、病理过程以及表现形式可以与预期后果相关。临床试验一般采用 ICU 死亡率或 28 天死亡率作为判定预后的方式；然而大多数风险校正预期死亡率使用的模型均基于医院死亡率。由于许多患者遭受严重功能损伤后仍然存活，因此患者患病率可能也被认为是与死亡率同样重要的终点事件[22-23]。由于社会经济原因，将 1 年存活率和恢复正常功能或恢复工作作为终点仍有很大争议[24-25]。但是后一种判定方式与慢性健康状况相关性更密切。

医院死亡率是最常用的后果测量参数，因为这个参数频频作为鉴别指标，并且易于定义和记录。

评分系统设计原则

对独立生理学变量的选择及其时间测定

初始版 APACHE 和 SAPS 系统的设计者们选用了他们认为对急症具有代表性的变量。所选变量均基于专家意见加权一个简易递增型线性标度，该标度的最高值设定为偏离正常的最大生理学异常值[26-27]。发病前情况、年龄、紧急状况和诊断细节均被纳入这种早期模型，根据这些参数可以计算出评分和医院死亡概率风险。其后更新的这些系统，SAP 2、APACHE Ⅲ和 MPM[28]，用逻辑回归分析判定哪些变量可以用以解释实测医院死亡率。变量不再是同等重要，而是采用了不同的加权和一个逻辑回归方程来计算医院死亡概率。最近更多的进展，显示 APACHE Ⅳ和 SAPS 3 继续使用逻辑回归技术确认对住院后果有影响的变量。

在罹患危重疾病期间，生理学紊乱的范围发生了变化。因而评分系统需要预判在什么时候生理学紊乱能够最好地反映出疾病的严重程度，并易于区分可能的幸存患者和无法存活的患者。大多数系统均以收住 ICU 后的最初 24 小时内测量的每个参数的最差生理学异常值为基础。但是诸如 MPM $Ⅱ_0$ 这样的一些系统，则以收住前后 1 小时测得的数值为基础，这样的设计是为了避免可能由于治疗引起的急性生理学数值的偏差[29]。

研发一种评分方法及其验证

所有评分系统均基于一个大型危重病患者数据库，这个数据库通常来自于至少一个国家和几个 ICU（表 3.2）。在对常用评分系统最近的更新中，部分数据用于建立逻辑回归方程，该方程具有两个结果——存活或死亡，而其余数据则用于检测方程的性能。方程包括那些与预后相关的统计学变量。方程式中的每一个变量都分配了权重。回归方程可以用两种方法进行测试，或是利用诸如“刀切法”和“再抽样方法”这样的特殊统计学技术对研发数据集组进行测试，或是对存在于原始数据库中但未被纳入研发数据集组中的新的患者集合——验证数据集组——进行测试。验证的目的是证明数据库的派生模型不仅能够判定疾病严重程度，还能提供住院后果预测。

一旦研究出满意的方程式即可用于计算单个患者的死亡概率。一组患者的总体死亡概率也可以用相似的方式计算出来，但是这种方法

表 3.2　用相似的研究组测试评分系统正确辨别存活患者和死亡患者的能力。数值 1 代表完美预测

评分	ROC 曲线下面积
APACHE Ⅱ	0.85
APACHE Ⅲ	0.90
SAPS 2	0.86
MPM $Ⅱ_0$	0.82
MPM $Ⅱ_{24}$	0.84
SAPS 3	0.84
APACHE Ⅳ	0.88

ROC，工作特征曲线；APACHE，急性生理、年龄和慢性健康评估；SAPS，简化的急性生理功能评分系统；MPM，死亡概率模型

不能揭示同期组群中哪位患者将会死亡。这些模型不足以提供足够准确的辨别力。

完美模型的目标应该是：

- 总体预测后果与实际后果应该一样
- 能够预测患者个体实际发生的死亡或存活

使用同期组群患者而不是研发数据集组建立的死亡率预测模型的性能一般通过两种功能进行判断：第一，预测哪些患者存活和哪些患者死亡的能力（辨别力）；第二，模型正确预测总体实测死亡率的良好程度（校准）。附录列出了评分系统常用的计算方法。

辨别力

模型的辨别能力可以通过定义一系列死亡概率阈值来判定，例如，将阈值设为 50%、70%、80%，如果计算出的死亡风险超过此阈值，患者的预后就会预测为死亡，然后将预期死亡率数值与那些在截止点实测的不同概率值相比较。例如，APACHE Ⅱ系统显示出在截止点概率为 50%、70%、80%、90% 的误分类率（预测患者死亡却存活，而预测患者存活却死亡）分别为 14.4%、15.2%、16.7% 和 18.5%，所谓截止点即是指达到该预期风险程度时，所有患者的预期后果均为死亡。这些数字表明，该模型对存活患者和死亡患者的预测很好，即当假定任何患者死亡风险高于 50% 均被预测为死亡患者时，即可从预测死亡的患者中辨别出可能存活的患者。

显示辨别能力的常用方法是绘制灵敏度曲线图，Y 轴为针对数个预测死亡率截止点的真阳性预测，X 轴为假阳性预测（1- 灵敏度），这种绘图方法将会生成一个受试者工作特征曲线（ROC）（图 3.1）。

ROC 曲线下面积（AUC）概括出了不同截止点下成对的真阳性率和假阳性率（图 3.1），并提供了模型总体辨别能力的曲线。完美的模型应该没有假阳性结果，因此 Y 轴的曲线下面积为 1，无辨别力的模型 AUC 应为 0.5，而辨别力较好的模型 AUC 应大于 0.8。因此，AUC 可以用于比较疾病严重程度预测模型的辨别能力。

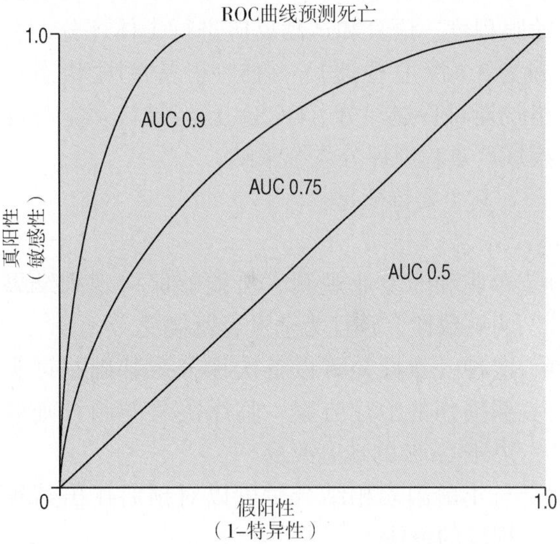

图 3.1　受试者工作特征曲线（ROC）绘制出了在一系列截止点下死亡风险的真性率与假性率曲线。例如，截止点死亡风险为 10% 预示着所有死亡风险大于 10% 的患者均会死亡，而低于此风险值者则可存活。这个曲线图将在同样的患者中与实测结果相对比。如果预测被预期为频繁出错，会在计算真阳性率和假阳性率时反映出来。这些计算代表着 ROC 曲线上的一个点。在不同的截止点重复这种运算，如 15、20、25、30，由此构成一个曲线。构成曲线下面积（AUC）反映出模型正确预测存活率的能力。这是对辨别力的一种测定方法。最好的模型其 AUC 值高于 0.85

校准

具有良好校准的模型是指对于给定的同期组群，预测死亡率百分比应与实测值相近（将模型与患者组进行比较，其 Hosmer Lemeshow 拟合优度指标为 C）[30]。

对许多模型进行的观察均表明，除非测试患者研究组与开发模型时使用的患者研究组相似，否则模型会因校准不良而表现不佳。在对不同国家的患者进行测试后这一现象表现得异常明显[12,16,31-32]。

常用的评分系统

格拉斯哥昏迷评分

格拉斯哥昏迷评分形成于 1974 年，用于量化头部损伤最初 6 小时的意识水平，对最大睁眼程度、语言和运动反应进行个体评分，总分为 3（深度昏迷）~ 15（正常醒觉状态）。格拉斯哥昏迷评分（GCS）已经被许多全身性疾病严重程度评分系统采纳。

其主要特征是：

- 专业和非专业观测人员能够保持观测结果的一致性，并且为全世界所接受
- 这种一致性允许以首次评分为基础制订头部损伤的治疗方案，临床决策的制订则取决于 GCS 的动态改变
- 与年龄因素相结合时可以对预后作出某种程度的评估

GCS 的标准表格不适用于年龄在 5 岁以下的婴幼儿，并且必须根据患者年龄对预期的语言和动作反应作出修正[35]。

治疗干预评分系统（TISS）

该系统诞生于 1974 年，其目的是评估疾病严重程度、ICU 工作人员工作负荷和护理资源分配[6]；尽管已经建议使用简化版的 TISS 28，但仍需要每天对列出的 76 个项目以及主要干预措施或治疗采集数据[36-37]。

其主要特征是：

- 可作为优良的护理和医疗工作的指示器
- 对疾病严重程度的测定较差
- 成功地以一种会计方法计算每个操作点平均花费的分配

急性生理学年龄和慢性健康评估（APACHE）系统 Ⅰ—Ⅳ

1981 年 Knaus 及其同事阐述了 APACHE，这是一种基于生理学的分类系统，用于测定危重病患者的疾病严重程度。他们建议将 APACHE 用于研究组控制、比较预后、评价新疗法以及 ICU 使用状况研究。简化版本 APACHE Ⅱ 于 1985 年[27]推出，尽管被 1991 年推出的 APACHE Ⅲ 所取代，APACHE Ⅱ 仍然是被最广泛研究和使用过的疾病严重程度评分系统。APACHE Ⅳ 于 2006 年推出，与 APACHE 一样为专利系统。在世界范围内，大部分人仍继续使用 APACHE Ⅱ 报告疾病严重程度，而没有采用其后的版本。

APACHE Ⅱ 是利用美国 5030 名收住 ICU 的非冠状动脉旁路移植术患者或烧伤患者建立起来并得以验证的。

其包含的三个组分概要如下：

1. 急性生理学评分（APS）
2. 基于明确的发病前状况的慢性健康评分
3. 基于患者年龄的评分

APS 的 12 个变量及其相对权重由专家意见决定。在收住重症监护病房后的最初 24 小时内采集这些变量的数据，并且应该体现出最差的生理数值。APACHE Ⅱ 评分可以纳入诊断分类系数为 1/50 的逻辑回归方程，该系数代表了收住院的原因和急诊外科因素，为患者个体提供了死亡风险概率。

如预期后那样，当 ICU 患者组群数据与用于研发 APACHE Ⅱ 的原始数据库相似时，

APACHE Ⅱ表现良好，而当用于特定的诊断分类组群或者不在研发数据库中的国家的患者组群时则校准较差。人们已经注意到，随着重症监护管理和机构的改进，该老旧的评分系统有高估预期死亡率的倾向。修正旧的评分系统难以改正校准问题，因此需要利用全新的数据库研发更新的系统。

APACHE Ⅱ的修订

Bion 等人[39]和 Chang 等人[40]分别首次在一个动态评分系统中对使用 APACHE II 的可能性进行了探索。前者在疾病评分系统中使用了修正的 APACHE II，将第 1 天的评分与第 4 天的评分进行对比，以预期死亡风险。Chang 等人则使用每日 APACHE II 和修正的器官衰竭评分相结合的产物，并计算出一个阈值，可预测在此阈值之上的患者个体死亡率[40]。

APACHE Ⅲ

APACHE Ⅲ以更大的参考数据库为基础，于 1991 年提出，设计用于：

- 通过再评估生理、变量的选择和权重改善预后评估
- 判定预后与 ICU 收住患者的选择及其收住时间如何相关
- 明确使用 APACHE 评分系统对按照特定患者群组的死亡风险进行分级与进行个体化死亡评估之间的差别

新系统的特性

- 数据库规模是以前的 3 倍（17 440 名患者），数据来自于 40 家美国医院，均分为研发组和验证组
- 排除标准包括住院时间少于 4 小时、年龄低于 16 岁、烧伤或因胸痛收住院的患者
- 冠状动脉旁路移植术患者单独分为一组
- 通过统计学分析选定 17 项生理变量及其权重。共有 78 个诊断类别
- 收入 ICU 前即刻治疗的场所也包括在内
- 使用了修订版 GCS
- 在合并症中，只有那些可能影响患者免疫状态的疾病被纳入考量范围
- 慢性疾病和年龄因素占总体死亡风险的 15%，其余为急性生理学异常

APACHE Ⅲ优于 APACHE Ⅱ，前者改进了辨别力（ROC 0.9 对 0.85），并具有更好的校准性[38]。

Castella 等人[41]报道，在欧洲和美国 ICU 的 14 745 名患者组成的混合患者组群中，APACHE Ⅱ比 SAPS 和 MPM Ⅰ取得更好的校准结果，但其辨别力或良好校准性不如 APACHE Ⅲ。

APACHE Ⅲ不仅将目标放在根据第 1 天的最差生理值预测死亡风险上，还希望如可以通过对后续住院日的数据进行计算，能够更新死亡率风险。回归方程的系数不是公开的，这就使得对评分系统预测方面的独立评估变得更加困难。

APACHE Ⅳ

APACHE Ⅲ的定制技术没有考虑到亚组分析的观测结果，这预示着可能需要一个全新的模型。进而，APACHE Ⅳ的作者们指出，APACHE Ⅲ修正版的表格用于 2002—2003 年的患者时，其校准测定较差[17]。

2006 年，以从美国 45 家医院 104 个 ICU 汇集而成的新数据库为基础，对 APACHE 系统进行了更进一步的更新。选定的医院均已配备 APACHE Ⅲ计算机化数据采集分析系统。从 131 618 例收住病例采集来的数据汇集而成的数据库分析了 110 558 名患者，其中有 60% 的患者被随机划分入研发数据集组。被分析的患者中排除了那些住院时间少于 4 小时、烧伤患者、年龄低于 16 岁以及接受除肝、肾以外的器官移植的患者。此外，住院时间超过 1 年或在第 1 天没有接受 APS 的患者也被排除在外。只有首次住院的患者被纳入分析，而从其他 ICU 转入的患者则被排除在外。统计学和建模方法包括三次回归样条函数，该函数可以在变量和结果之间建立非线性关系。该技术被应

用于对年龄、急性生理学紊乱和收住 ICU 前住院时间的分析。

APACHE Ⅳ包含的变量

- 年龄
- 保留了 APACHE Ⅲ的变量和加权以及第 1 天采集的最差值
- 慢性健康状况
- 116 项收住原因的诊断分类
- 收住 ICU 前的住院时间和地点
- 急诊手术情况
- 测定 GCS 的能力
- 机械通气
- PaO_2/FiO_2 比值
- 急性心肌梗死的溶栓治疗

为冠状动脉旁路移植术患者建立的模型采用了不同系列的变量。

验证数据资料模型的 ROC 曲线下面积（表 3.2）为 0.88，表明辨别力非常好。

APACHE IV 预期死亡率模型（表 3.3）为公共免费资源，可在 www.criticaloutcomes.cerner.com 网站找到。

APACHE IV 系统尚未在美国以外进行测试，因此可能校准不当。实际上，由于用于数据库的选择单位的缘故，这可能也仅仅是美国境内的适用案例。

简化的急性生理学评分（SAPS 1 ~ 3）

SAPS 最初的数据来源于法国的 ICU，几乎完全建立在急性生理学变量的基础上[26]。

表 3.3 APACHE IV 中预测变量（%）对住院死亡率的相对影响

急性生理状况	65.5
诊断	16.5
年龄	9.4
慢性健康状况	5.0
收住来源及收住前住院时间	2.9
机械通气	0.6

APACHE，急性生理、年龄和慢性健康评估

选定的 14 项生理学变量均源自专家意见，这些变量相对于正常值的偏差所得评分是随意的。尽管在后来可能有关，但是这个评分在诞生之初与死亡概率预测方程毫无关系。与 APACHE Ⅱ不同的是，这个系统并没有将诊断分类或慢性健康状况作为疾病严重程度评估的一部分。

1993 年，以欧洲和北美洲患者数据为基础的 SAPS 2 诞生[43]。数据库包含了 13152 名患者的数据，其中 65% 为研发样本，35% 为验证样本。年龄小于 18 岁、烧伤患者、接受冠心病监护治疗以及心外科手术后的患者均被排除在外。

生理学紊乱参数的加权来自于逻辑回归分析。其中共包括了 12 项生理学变量和特定的慢性健康状况，如合并获得性免疫缺陷综合征（AIDS）、血液学恶性肿瘤、肝硬化和肿瘤转移。与 SAPS 一样，对纳入诊断组的病例没有必要计算住院死亡概率。必要根据 APS 和慢性健康加权建立的逻辑回归方程可以很容易地计算出住院死亡概率。在验证样本中，ROC 的曲线下面积为 0.86。SAPS 2 具有与 APACHE Ⅲ和 MPM Ⅱ相等的校准性和辨别力，其在欧洲是最常用的评分系统。

SAPS 3

SAPS 3 诞生于 2005 年[15-16]，以来自于世界各地的 303 个 ICU 的 16 784 名患者数据库为基础，其中包括了南美洲和中美洲。模型使用了具有 20 个变量的多级逻辑回归方程。

作者将变量分别归入 3 个类别，即与住院前期有关的变量、与住院本身有关的变量和与急性生理学紊乱有关的变量（表 3.4）。这些变量允许计算 SAPS 3 评分，它能够通过逻辑回归方程推导出死亡风险。SAPS 3 的辨别力良好，ROC 的曲线下面积为 0.848；然而，其校准性则随着测试的地理区域改变而改变。常用的 SAPS 3 风险校正模型最适用于北欧患者，而对中美洲和南美洲最不适用，这反映了研发数据集组的患者数来自于总体模型。但是，这种模型可以用其他方程进行定制，以改善全世

表 3.4　SAPS 3 中考虑到的因素

收住前患者特征	收住时情况	收住前后各 1 小时内的急性生理学改变
年龄	计划内或计划外的	GCS
合并症	收住原因（诊断分组）	胆红素
收住 ICU 前住院时间	内科或外科	体温
收住前在医院内的地点	外科手术的解剖部位	肌酐
收住前血管活性药使用情况	外科手术时的急性感染	白细胞
		pH
		收缩压
		氧合及机械通气

SAPS，简化的急性生理功能评分系统；GCS，格拉斯哥昏迷评分；ICU，重症监护病房

界不同地区的校准，作者暗示将来这种定制可以支持同一国家内的模型。

作者发现预测住院死亡率模型以收住前特征为依据时对患者的辨别力达到 50%，而以收住时情况及急性生理学参数为依据时其辨别力分别为 22.5% 和 27.5%。迄今为止，该模型的临床经验仍然有限。

修正预测模型（MPM Ⅰ和Ⅱ）

1985 年，为了采用循证方法建立评分系统[44]，研究者们从美国的一独立学会采集数据，其中包括在收住 ICU 时及收住后的第一个 24 小时内的观测数据。MPM $Ⅰ_0$ 以在收住院时某些生理学或诊断学特征的有无为基础，而 MPM $Ⅰ_{24}$ 作为进一步的预测模型，则以能够反映出在收住 ICU 后第一天结束时的治疗效果的变量为基础。不同于 APACHE 和 SAPS 系统，MPM 不计算评分，而是通过逻辑回归方程根据多种因素的有或无来估算住院死亡风险。

MPM Ⅱ与 SAPS 2 诞生于同样的数据集组[28]。这个系统是拥有四个模型的一个系列，分别对 ICU 患者在收住即刻、收住后 24 小时、48 小时及 72 小时进行后果预测评估。与 APACHE 和 SAPS 系统相同的是，这些模型都排除了烧伤、冠心病重症监护和心脏手术的患者。这些模型是依靠逻辑回归分析技术选定变量并加权而产生的，这些变量还有附加的标准，即必须具备“临床似合理的”。

MPM $Ⅱ_0$ 和 MPM $Ⅱ_{24}$ 与 SAPS 2 的辨别力相似，其 ROC 的曲线下面积分别为 0.82 和 0.84。

MPM Ⅱ、SAPS 2 和 APACHE Ⅲ 与它们早期的版本相比，所有新版本系统均优于各自的既往版本。但是没有任何系统明显优于其他系统[41]。

POSSUM

1991 年，Copeland 等人在英国研制出一种评分系统，用以调校死亡率和发病率风险[45]。用于计算死亡率和发病率的生理学和手术操作严重程度评分（POSSUM）包括 12 项在手术时测量的、划分为 4 级的急性生理学参数，以及与手术严重程度相关的变量（表 3.5）。

POSSUM 系统最初设计用于根据回归分析公式预测 30 天死亡风险。但是，1996 年 Whiteley 等人注意到 POSSUM 系统过高预测了死亡风险，特别是对那些风险极低（10%）的患者，过高预测死亡风险达 6 倍[46]。Whiteley 等人打算通过使用相同的参数不同的逻辑回归方程预测住院死亡风险的方法修正 POSSUM 系统。该修正系统根据其研发地

表 3.5 POSSUM 死亡风险评估用到的因素

外科手术时的急性生理学变量	与手术严重性有关的变量
年龄	存在恶性肿瘤
心脏体征及胸部 X 线所见	手术量级，如小型、中型、大型、大型＋
呼吸体征及胸部 X 线所见	30 天内接受手术的数量
收缩压	每次手术失血量
脉率	腹膜污染
格拉斯哥昏迷评分	手术时间，如择期、急诊手术＜ 2 小时或＜ 24 小时
尿素	
钠	
钾	
血红蛋白	
白细胞计数	

心电图 POSSUM，用于计算死亡率和发病率的生理学和手术操作严重程度的评分

点命名为 Portsmouth-POSSUM（P-POSSUM）。P-POSSUM 方程更常用。

为了对其他形式的手术取得更好的校准，之后又对 POSSUM 逻辑回归方程做了更多改进，如血管手术（V-POSSUM）和结肠癌切除术（Cr-POSSUM）。

POSSUM 不能用于非手术患者，并且因为方程包含手术细节，也不能作为决策是否施行手术的工具。但是当外科医生需要一个风险调节工具以对比其相对性能时，POSSUM 已经成为了非常有用的审查工具。

器官衰竭评分

衰竭器官的数量及其衰竭持续时间是与死亡概率相关的简单预后值。器官系统衰竭（OSF）被定义为五个以“全或无”特性发生衰竭的器官及衰竭器官的数量[47]。突出的表现为：

- 单一 OSF 持续超过 1 天导致的住院死亡率为 40%。
- 两个 OSF 持续超过 1 天（内科和外科），住院死亡率增加到 60%。
- 三个或以上 OSF 持续超过 3 天，死亡率为 98%。
- 年龄较大不仅增加发生 OSF 的概率，而且一旦发生 OSF，死亡率也会增加。

针对功能障碍和支持治疗级别的评分也已设计出来，包括了以 6 个器官系统（呼吸、肾、神经、血液、心血管和肝）的特定术语为基础的多器官功能障碍评分（multiple organ dysfunction，MODS）。进行性器官功能障碍判定的分数范围为 0 ～ 4 分，通过统计学方法以相关死亡率判定每个器官的测定间期。第一天评分的总分（最高为 24 分）与量化模式的死亡率相关[48]。

ICU 死亡率约为：

- 9 ～ 12 分时为 25%
- 13 ～ 16 分时为 50%
- 17 ～ 20 分时为 75%
- ＞ 20 分时为 100%

此评分系统的辨别力良好，研发数据组的 ROC 曲线下面积为 0.936，验证数据组则为 0.928。

序贯性器官衰竭评估

此评分最初与败血症有关，其中包括了 6 个器官（脑、心血管、凝血、肾、肝、呼吸），器官功能的评分从 0 分（正常）到 4 分（极度异常）不等。参数周期由专家定义[49]。

其设计目的是提供器官功能障碍最简单的每日描述用于临床试验。其优点在于包括了支持治疗，并且尽管增长的评分与增长的死亡率相关，但其没有被设计用于对预后概率的评估。这种简单的方式已经被推广用于追踪和描述患者发病率的变化。

逻辑上器官、功能障碍系统（logistic organ dysfunction system，LODS）是一个可以用于住院后果预测的器官衰竭评分[50]。以衍生

出 SAPS 2 和 MPM Ⅱ系统的患者同期组群为基础，对第一天数据使用逻辑回归分析以确定器官衰竭评分。LOD 系统将 6 个器官系统的功能障碍定义为 1 ～ 3 级，严重程度分级则设计为 LOD 评分 1 ～ 5 级。LOD 的最终得分范围为 0 ～ 22 分。其校准性和辨别力良好。LODS 证明了神经系统、心血管及肾功能障碍在预测方面具有最大权重，其次为肺与血液学功能障碍，肝功能障碍权重最小。与 SOFA 系统不同，此系统考虑到器官之间的相对重要程度并通过分配不同权重显示出器官系统的重要程度分级。

损伤和创伤评分

这是一个评估疾病严重程度相对同质的组别。有两种主要方法：

1. 损伤严重程度评分（Injury Severity Score，ISS）按解剖学上损伤的范围进行评分[51]。该评分以简略损伤量表（Abbreviated Injury Scale，AIS）为基础，AIS 为身体的 6 个部位设计了代码并赋值，分值从 1 分（最轻）到 6 分（无法存活），并结合了对钝器伤和穿透伤的修正[52]。对 3 个损伤最严重的身体部位进行 AIS 评分，由每个部位评分中最高分的平方和计算得出 ISS（数据平方的转化与死亡率及其他严重程度评测方法之间产生了一个相对线性的关系）。每个身体部位的最高分为 5 分（6 分为致命性损伤），因此 ISS 的最高分为 75 分（3 × 25）。
2. 重大创伤被定义为 ISS 评分高于 16 分，这种创伤相关死亡风险大于 10%。ISS 为单纯的解剖学评分系统，不考虑生理学紊乱或慢性健康状况。
3. 创伤评分（Trauma Score,TS），是在专业领域应用的以生理学为基础的分类工具，以收缩压、毛细血管充盈度、呼吸频率和胸廓扩张度以及 GCS 为基础。该评分可同时使用解剖学数据和年龄数据[53]。

校正后的创伤评分（Revised Trauma Score，RTS）[54] 以三种变量的紊乱为基础：① GCS；②收缩压；③呼吸频率。每项评分值在 1 ～ 4。利用表明某个器官权重的系数对生理学紊乱进行进一步校正。

ISS 和 RTS 作为预后的指示器各有各的瑕疵，但是 Boyd 等人成功地将二者组合成创伤损伤严重程度评分（Trauma Injury Severity Score，TRISS），并使其成为评估预后的方法。TRISS 的评分方法中也包含了穿透性损伤和年龄[51,54-55]。

该评分系统使用了从 30 000 名伤者数据中衍生出的系数，据以计算创伤受害者个体的预计存活概率。该评分系统还利用预期和实际观测的预后，为创伤中心提供了护理质量对比测定。

创伤严重程度鉴定（A Severity Characterisation of Trauma，ASCOT）的引入是为了纠正 TRISS 存在的问题[56]。除了区域分值以外，还有同一身体部位损伤的更多细节、更多的年龄亚组以及急诊室急性生理学细节的使用。ASCOT 预测存活率优于 TRISS，特别是在钝器伤方面。因为对预测值获益有限却增加了评分复杂性，使得人们不愿使用 ASCOT。

评分系统的应用

标准化死亡率比值（standardized mortality ratio，SMR）是预期死亡率与实测死亡率的比值。这个比值作为良好护理质量的替代证据，正常值为 1，高于 1 为比正常差，低于 1 为比正常好，但是：

- SMR 的标准差并没有明确，因此某个单位是否显著偏离正常值尚未能量化
- SMR 应在研究组和校准性的背景下加以考虑[32]
- 理想的样本应该规模非常大并且与最初研发数据库相比具有相似的研究组

评分系统的引入带来了某种程度的标准化以及一种全新的语言，这种语言能够让临床医生相对准确地描述他们混合病例中出现的生理学紊乱。

这种描述方式产生了大量潜在的应用，包括：

- 临床试验患者分层
- 预测后果与实测后果间的比较
- 目前针对疾病严重程度的相关资源分配
- 预测同期组群的住院时间 [57]

根据评分系统的预测对单个患者制定决策被广泛认为是对评分系统的不适当应用，因为这类系统不能辨别特定条件下的患者预后。逻辑回归方程仅提供了类似死亡或存活这类二歧事件的概率，因而这类系统不具备作为指导单个患者进一步治疗或限制命令的潜在应用价值。当用 APACHE Ⅱ作为同一研究组的单个患者后果预测器时，其最大误分类率为15%[27]。用于不同的研究组时，这些系统的性能可能更差 [58-60]。

对这一问题进行纠正的尝试包括了再校准 APACHE Ⅱ系统 [61] 和使用神经网络。神经网络将正在进行中的患者的数据不断地输入修正指示器方程。这种方法用于特定的研究组时在理论上能越来越接近预测后果，但从未达到完全相符的程度。

评分系统可能易于识别没有存活希望的患者，但患者的治疗决策在可预测的未来可能仍然需要基于临床判断。

有充足的理由不使用严重程度评分预测来指导治疗，但是在临床研究中严重程度评分仍可作为对可比较患者组分层的有效基准方法。这种分层最好以死亡风险评估为基础。

遗憾的是，除非在从重症监护病房采集数据时有严格的协议，以评分系统为基础的性能对比可能会非常容易被误解，特别是在影响校准性的研究组差异的进一步影响下。比起每日采集数据的某个具体 ICU，临床试验能够更容易地控制数据的质量。所以，两个患者组之间的死亡风险和预后的对比可能比较粗糙。

为了对比 ICU 之间的护理效力，必须作出某些基础假设：

- 各个医院所有收住 ICU 前的医疗护理都是相同的，对 ICU 或住院后果没有任何影响
- 不同医院间的患者来自同一人群（研究组）
- 样本量足够大，符合逻辑回归计算的数学原理
- 数据的获取完全符合评分系统的规则，并且在各单位之间均保持一致

尽管在用于单位间的性能对比测试时可能引起误导，SMR 仍然是进行 ICU 内对比的有用工具，因为假定许多引起混杂的因素都是一样的。在这种情况下，当研究组保持一致时，可通过改进 SMR 以显示在 ICU 内病情的变化或收住 ICU 前出现的改善。

在患者治疗的背景下，评分系统可以作为指南使用。一个简单的例子是用 GCS 甄别阈值小于或等于 8 分，其表示患者需要在从损伤现场转运前进行选择性气管插管和机械通气。这有助于降低继发性脑损伤发生率。

更有争议的是最新的重组人活性蛋白 C 给药方案，该方案建议仅对 APACHE II 评分>25 的患者给药 [62]。

（郭枫林 刘 飞 译 朱 曦 校）

参考文献

1. Breasted J. *The Edwin Smith Papyrus.* Chicago: University of Chicago; 1930.
2. Ranson JH, Rifkind KM, Turner JW. Prognostic signs and nonoperative peritoneal lavage in acute pancreatitis. *Surg Gynecol Obstet* 1976; **43**: 209–19.
3. Pugh RN, Murray-Lyon IM, Dawson JL *et al.* Transection of the oesophagus for bleeding oesophageal varices. *Br J Surg* 1973; **60**: 646–9.
4. Parsonnet V, Dean D, Bernstein AD. A method of uniform stratification of risk for evaluating the results of surgery in acquired adult heart disease. *Circulation* 1989; **79**: I3–12.
5. Jennett B, Teasdale G, Braakman R *et al.* Predicting outcome in individual patients after severe head injury. *Lancet* 1976; **1**: 1031–4.
6. Cullen DJ, Civetta JM, Briggs BA *et al.* Therapeutic intervention scoring system: a method for quantitative comparison of patient care. *Crit Care Med* 1974; **2**: 57–60.
7. Knaus WA, Zimmerman JE, Wagner DP *et al.* APACHE – acute physiology and chronic health evaluation: a physiologically based classification system. *Crit*

Care Med 1981; **9**: 591–7.
8. Apolone G, Bertolini G, D'Amico R *et al.* The performance of SAPS II in a cohort of patients admitted to 99 Italian ICUs: results from GiViTI. Gruppo Italiano per la Valutazione degli interventi in Terapia Intensiva. *Intens Care Med* 1996; **22**: 1368–78.
9. Moreno R, Morais P. Outcome prediction in intensive care: results of a prospective, multicentre, Portuguese study. *Intens Care Med* 1997; **23**: 177–86.
10. Moreno R, Miranda DR, Fidler V *et al.* Evaluation of two outcome prediction models on an independent database. *Crit Care Med* 1998; **26**: 50–61.
11. Rowan KM, Kerr JH, Major E *et al.* Intensive Care Society's APACHE II study in Britain and Ireland – II: Outcome comparisons of intensive care units after adjustment for case mix by the American APACHE II method. *Br Med J* 1993; **307**: 977–81.
12. Bastos PG, Sun X, Wagner DP *et al.* Application of the APACHE III prognostic system in Brazilian intensive care units: a prospective multicenter study. *Intens Care Med* 1996; **22**: 564–70.
13. Zimmerman JE, Wagner DP, Draper EA *et al.* Evaluation of acute physiology and chronic health evaluation III predictions of hospital mortality in an independent database. *Crit Care Med* 1998; **26**: 1317–26.
14. Popovich MJ. If most intensive care units are graduating with honors, is it genuine quality or grade inflation? *Crit Care Med* 2002; **30**: 2145–6.
15. Metnitz PG, Moreno RP, Almeida E *et al.* SAPS 3 – from evaluation of the patient to evaluation of the intensive care unit. Part 1: Objectives, methods and cohort description. *Intens Care Med* 2005; **31**: 1336–44.
16. Moreno RP, Metnitz PG, Almeida E *et al.* SAPS 3 – from evaluation of the patient to evaluation of the intensive care unit. Part 2: Development of a prognostic model for hospital mortality at ICU admission. *Intens Care Med* 2005; **31**: 1345–55.
17. Zimmerman JE, Kramer AA, McNair DS *et al.* Acute Physiology and Chronic Health Evaluation (APACHE) IV: hospital mortality assessment for today's critically ill patients. *Crit Care Med* 2006; **34**: 1297–310.
18. Le Gall JR, Neumann A, Hemery F *et al.* Mortality prediction using SAPS II: an update for French intensive care units. *Crit Care* 2005; **9**: R645–52.
19. Zimmerman JE, Rousseau DM, Duffy J *et al.* Intensive care at two teaching hospitals: an organizational case study. *Am J Crit Care* 1994; **3**: 129–38.
20. Zimmerman JE, Shortell SM, Rousseau DM *et al.* Improving intensive care: observations based on organizational case studies in nine intensive care units: a prospective, multicenter study. *Crit Care Med* 1993; **1**: 443–51.
21. Knaus WA, Draper EA, Wagner DP *et al.* An evaluation of outcome from intensive care in major medical centers. *Ann Intern Med* 1986; **104**: 410–18.
22. Connors AF, Dawson NV, Thomas C *et al.* Outcomes following acute exacerbation of severe chronic obstructive lung disease. The SUPPORT investigators (Study to Understand Prognoses and Preferences for Outcomes and Risks of Treatments). *Am J Respir Crit Care Med* 1996; **154**: 959–67.
23. Hamel MB, Goldman L, Teno J *et al.* Identification of comatose patients at high risk for death or severe disability. SUPPORT Investigators. Understand Prognoses and Preferences for Outcomes and Risks of Treatments. *JAMA* 1995; **273**: 1842–8.
24. Ridley S, Plenderleith L. Survival after intensive care. Comparison with a matched normal population as an indicator of effectiveness. *Anaesthesia* 1994; **49**: 933–5.
25. Sage W, Rosenthal M, Silverman J. Is intensive care worth it? An assessment of input and outcome for the critically ill. *Crit Care Med* 1986; **14**: 777–82.
26. Le Gall JR, Loirat P, Alperovitch A *et al.* A simplified acute physiology score for ICU patients. *Crit Care Med* 1984; **12**: 975–7.
27. Knaus WA, Draper EA, Wagner DP *et al.* APACHE II: a severity of disease classification system. *Crit Care Med* 1985; **13**: 818–29.
28. Lemeshow S, Teres D, Klar J *et al.* Mortality Probability Models (MPM II) based on an international cohort of intensive care unit patients. *JAMA* 1993; **270**: 24–86.
29. Boyd O, Grounds M. Can standardized mortality ratio be used to compare quality of intensive care unit performance? *Crit Care Med* 1994; **22**: 1706–9.
30. Lemeshow S, Hosmer DW Jr. A review of goodness of fit statistics for use in the development of logistic regression models. *Am J Epidemiol* 1982; **115**: 92–106.
31. Vazquez Mata G, Rowan K, Zimmerman JE *et al.* International comparisons of intensive care: meeting the challenges of different worlds of intensive care. *Intens Care Med* 1996; **22**: 156–7.
32. Harrison DA, Brady AR, Parry GJ *et al.* Recalibration of risk prediction models in a large multicenter cohort of admissions to adult, general critical care units in the United Kingdom. *Crit Care Med* 2006; **34**: 1378–88.
33. Teasdale G, Jennett B. Assessment of coma and impaired consciousness. A practical scale. *Lancet* 1974; **2**: 81–4.
34. Teasdale G, Knill Jones R, van der Sande J. Observer variability in assessing impaired consciousness and coma. *J Neurol Neurosurg Psychiatry* 1978; **41**: 603–10.
35. Reilly PL, Simpson DA, Sprod R *et al.* Assessing the conscious level in infants and young children: a paediatric version of the Glasgow Coma Scale. *Childs Nerv Syst* 1988; **4**: 30–3.
36. Keene A, Cullen D. Therapeutic Intervention Scoring System: update 1983. *Crit Care Med* 1983; **11**: 1–3.
37. Miranda DR, de Rijk A, Schaufeli W. Simplified Therapeutic Intervention Scoring System: the TISS-28 items – results from a multicenter study. *Crit Care Med* 1996; **24**: 64–73.
38. Knaus WA, Wagner DP, Draper EA *et al.* The APACHE Ⅲ prognostic system. Risk prediction of hospital mortality for critically ill hospitalized adults. *Chest* 1991; **100**: 1619–36.
39. Bion JF, Aitchison TC, Edlin SA *et al.* Sickness scoring and response to treatment as predictors of outcome from critical illness. *Intens Care Med* 1988; **14**: 167–72.
40. Chang RW, Jacobs S, Lee B. Predicting outcome among intensive care unit patients using computerised trend analysis of daily Apache Ⅱ scores corrected for organ system failure. *Intens Care Med* 1988; **14**: 558–66.
41. Castella X, Artigas A, Bion J *et al.* A comparison of severity of illness scoring systems for intensive care unit patients: results of a multicenter, multinational study. The European/North American Severity Study Group. *Crit Care Med* 1995; **23**: 1327–35.
42. Afessa B. Benchmark for intensive care unit length of stay: one step forward, several more to go. *Crit Care Med* 2006; **34**: 2674–6.
43. Le Gall JR, Lemeshow S, Saulnier F. A new Simplified Acute Physiology Score (SAPS II) based on a European/North American multicenter study. *JAMA* 1993; **270**: 2957–63.
44. Lemeshow S, Teres D, Pastides H *et al.* A method for predicting survival and mortality of ICU patients using objectively derived weights. *Crit Care Med* 1985; **13**: 519–25.

45. Copeland GP, Jones D, Walters M. POSSUM: a scoring system for surgical audit. *Br J Surg* 1991; **78**: 355–60.
46. Whiteley MS, Prytherch DR, Higgins B *et al.* An evaluation of the POSSUM surgical scoring system. *Br J Surg* 1996; **83**: 812–15.
47. Knaus WA, Draper EA, Wagner DP *et al.* Prognosis in acute organ-system failure. *Ann Surg* 1985; **202**: 685–93.
48. Marshall JC, Cook DJ, Christou NV *et al.* Multiple organ dysfunction score: a reliable descriptor of a complex clinical outcome. *Crit Care Med* 1995; **23**: 1638–52.
49. Vincent JL, Moreno R, Takala J *et al.* The SOFA (Sepsis-related Organ Failure Assessment) score to describe organ dysfunction/failure. On behalf of the Working Group on Sepsis-Related Problems of the European Society of Intensive Care Medicine. *Intens Care Med* 1996; **22**: 707–10.
50. Le Gall JR, Klar J, Lemeshow S *et al.* The Logistic Organ Dysfunction system. A new way to assess organ dysfunction in the intensive care unit. ICU scoring group. *JAMA* 1996; **276**: 802–10.
51. Baker S, O'Neill B, Haddon Jr W *et al.* The injury severity score: a method for describing patients with multiple injuries and evaluating emergency care. *J Trauma* 1974; **14**: 187–96.
52. American Association for Advancement of Automotive Medicine. The Abbreviated Injury Scale, 1990 revision. Arlington Heights, IL: American Association for Advancement of Automotive Medicine; 1990.
53. Champion HR, Sacco WJ, Carnazzo AJ *et al.* Trauma score. *Crit Care Med* 1981; **9**: 672–6.
54. Champion HR, Sacco WJ, Copes WS *et al.* A revision of the Trauma Score. *J Trauma* 1989; **29**: 623–9.
55. Boyd CR, Tolson MA, Copes WS. Evaluating trauma care: the TRISS method. Trauma Score and the Injury Severity Score. *J Trauma* 1987; **27**: 370–8.
56. Champion HR, Copes WS, Sacco WJ *et al.* A new characterization of injury severity. *J Trauma* 1990; **30**: 539–45.
57. Zimmerman JE, Kramer AA, McNair DS *et al.* Intensive care unit length of stay: benchmarking based on Acute Physiology and Chronic Health Evaluation (APACHE) IV. *Crit Care Med* 2006; **34**: 2517–29.
58. Metnitz PG, Lang T, Vesely H *et al.* Ratios of observed to expected mortality are affected by differences in case mix and quality of care. *Intens Care Med* 2000; **26**: 1466–72.
59. Murphy Filkins R, Teres D, Lemeshow S *et al.* Effect of changing patient mix on the performance of an intensive care unit severity-of-illness model: how to distinguish a general from a specialty intensive care unit. *Crit Care Med* 1996; **24**: 1968–73.
60. Ridley S. Severity of illness scoring systems and performance appraisal. *Anaesthesia* 1998; **53**: 1185–94.
61. Rowan KM, Kerr JH, Major E *et al.* Intensive Care Society's Acute Physiology and Chronic Health Evaluation (APACHE II) study in Britain and Ireland: a prospective, multicenter, cohort study comparing two methods for predicting outcome for adult intensive care patients. *Crit Care Med* 1994; **22**: 1392–401.
62. Bernard GR, Vincent JL, Laterre PF *et al.* Efficacy and safety of recombinant human activated protein C for severe sepsis. *N Engl J Med* 2001; **344**: 699–709.

附录

死亡率预测模型的灵敏度和特异性计算

	实测死亡	实测存活	总计
预测死亡	450	100	550
预测存活	40	410	450
总计	490	510	1000

灵敏度：被正确预测的实测死亡患者的比值（即真阳性）

灵敏度＝450/（490）＝0.92

特异性：预测为存活的存活患者的比例（即真阴性）

特异性＝410/（510）＝0.80

1–特异性是预测为死亡的存活患者的比例（即假阳性）

阳性预测值：实测死亡患者相对于预测死亡患者的百分比＝450/（550）＝0.82

阴性预测值：实测存活患者相对于预测存活患者的百分比＝410/（450）＝0.91

误分类率是错误预测患者的比率：（100＋40）/1000＝14%

正确分类率是被正确预测的患者的比率＝（450＋410）/1000＝86%

假阳性率＝100%–阳性预测值＝18%

假阴性率＝100%–阴性预测值＝9%

总死亡率：490/1000＝49%

第 4 章

危重患者转运

Evan Everest 和 Blair Munford

ICU 患者需要进行转运去做一些在 ICU 不能进行的检查。这些患者生理储备减少或消失，甚至短途行程就可能导致重大的不良事件[1-2]。专业人员参与可以减少这种不良事件的发生[3-4]。

另外，ICU 人员也经常参与将危重患者平稳转运到 ICU 的工作[5]，有些病房还可能参与院外急救转运和医院间转运[6-7]。相对区级或城乡级医院而言，由于专业能力的区别、床位的短缺或者医疗理赔的问题，更多的患者需要依靠更专业的设备转运至三级医院。有些病例中，快速转运或者距离性原因增加了转运的复杂性。所有患者转运都会导致死亡率或发病率上升，但采用拥有正确设备和充分预案的高水平临床人员参与的综合转运方法可以减少不良事件的发生[3-4,6-8]。不建议普通救护车和未经培训的医院人员诊治危重患者。相较于专业转运团队，仅有低年资医师跟随的普通急救车患者低血压、酸中毒和死亡的发生率更高[9]。

未来的医院应该有通过信息系统连接的分散的设备网络和危重转运服务的危重中心[10]。危重转运应该成为地方重症监护网络的一部分，并发布转运最低标准[11-12]。

医院间转运

院内与医院间患者转运涉及的设备、过程中患者的监测和转运后的检查原则上是一致的，但医院间转运由于距离和车辆设施而更加复杂。

ICU 患者转运有两个原因：

- 不能在 ICU 里实施的诊断性影像学检查
- 一些以前在手术室进行但现在越来越多地在 X 线引导下的操作，包括血管栓塞术、血管成形术、经皮穿刺引流术及支架置入术

ICU 患者转运有很高的风险，但是充分的计划和准备可以减少危害甚至无危害。不幸的是，并不是每一次都能安全转运，有许多事情能使转运人员分心而导致监测不到位、输液断开或者呼吸机管路脱开。70% 的转运不良事件发生以下情况：

- 1/3 与设备相关[13]
- 氧合指数（Pao_2/Fio_2）急性恶化也很常见
- 呼吸机相关肺炎明显增加[14-15]

然而管理可以改变 40% ～ 50% 患者的风险，充分告知会很好地整合设备、监测以及接受过培训且对设备及患者病情熟悉的工作人员。越复杂的患者越需要训练有素的团队。对于病情不稳定的患者，转运小组至少应该包括一名接受过适当培训的医生（例如，一名具有对通气患者再插管能力以及能够处理患者出现的任何变化的医生）、主管护士、推床和两位搬运患者的助手。对于病情稳定、并发症少的患者，主管护士和助手可能就已经足够了。

CT 扫描

CT 是迫使患者转运的最常见的诊断性检查。由于属于常规检查，多数情况下几乎不需

要过多的计划及准备。例外的是头部受伤的患者、实施鼻胃管和因胃动力下降而误吸风险增加的患者。对头部损伤患者重复CT扫描是常见的。这些脑部顺应性下降的患者，体位的移动或$PaCO_2$变化可导致显著的颅内压（intracranial pressure，ICP）变化。在转运之前，使用ICU呼吸机的患者应在转运监护仪上监测$EtCO_2$。通过调整分钟通气量，保持一个稳定的$ETCO_2$，能够减少由于转运中呼吸机导致的$PaCO_2$变化而引起的ICP改变。适当镇静也将减少移动导致的ICP升高。理想的情况下，转运中需要监测ICP，但这往往是不可能的。工作人员是留在CT扫描室内还是在外面观察患者和监护仪取决于患者病情的稳定程度。辐射很小，认为没有风险，而且辐射取决于人员与辐射源的距离。

磁共振成像扫描

磁共振成像扫描（magnetic resonance imaging，MRI）对患者危害较大，因为有能发生磁性干扰的输液泵、呼吸机和监测仪，有时是植入患者体内的导管和起搏器。MRI检查的必要性应该权衡其可能获取的信息和危害。转运设备最主要的3个问题是：

1. 金属物体在靠近磁铁时成为反射体
2. MRI设备干扰
3. MRI导致转运设备故障

MRI室依政策不同而不同，从房间内禁止有任何设备，到可有一些尽可能远离磁铁的小设备。患者扫描前必须检测MRI房间内呼吸机和输液泵的功能，因为在此过程中有些现代化转运呼吸机会发生故障。理想的情况是这些设备应该用延长线留在房间外面，但这样会增加管路脱开的危险。有一个报道案例在MRI扫描过程中肺动脉导管的外延部分发生燃烧[16]，这可能是因为射频窝电流形成所导致的。热稀释法肺动脉导管可能是安全的，但是尽管可对内置除颤仪和永久起搏器的患者进行扫描，还是有死亡病例的报道。必须事先与MRI室人员讨论对ICU患者如何进行扫描。

院内转运

组织方面

提供危重患者转运服务应该成为地方ICU服务的一部分。危重转运小组的人员配备取决于工作量，对于一个专门的转运小组来说每年大概300例的转运量，还取决于转运的时间和影响工作时间的因素。其他原因包括当地人口特征、资源和地理位置。科室内部或者其他ICU或急诊部门或者独立的转运服务中心都会将患者转运到特殊的ICU。对每个系统的优点都进行了总结[17]。无论如何选择，工作人员不只是被动安排而应是选择对转运感兴趣的人，并进行适当的训练。聘用初级的没有经验的人员会增加本可以避免的发病率和病死率[8-19]。转运团队人员数量需要与工作强度匹配，包括紧急情况下增加的工作时间。如果转运工作人员还有其他临床任务，他们应能够随时从临床工作中脱离出来。转运设备需要提前检查，转运人员要能够熟练而迅速地行动起来。

一个协调的中心需要拥有包括多请求和转运小组的系统。

人员

转运团队的目的最低是维持现有的照护水平，最好能做到提高。这就要求转运团队有足够的诊断和按程序处理的技能，在转运全程中为患者提供全方位的照护。尽管有非专业团队转运稳定患者的报道[20]，但理想的情况是，转运团队对患者的照护与目的地“一线”临床团队的相当，这就要求转运团队为专业队伍。

转运团队至少2人，建议n个危重患者需要n + 1个转运人员[21]。与单一专业团队人员相比，包括医生、护士和（或）急诊车人员在内的多学科团队更有优势，他们拥有更多的技术和训练。在一些特定情况下还需要其他专业人士，如外科或产科医生的参与[6]。由于对转运环境的熟悉，标准团队增加一名专家会更好更安全。转运人员应具备的一些其他素质包括：良好的团队合作和交流能力，适应能力，健康的身体状况，没有明显的视力、听力损害或晕动症。晕车药如东莨菪碱作用有限，需要提前 4 小时服用，并且可能导致明显的不良反应[22]。

培训围绕以下方面：

- 转运过程中临床照护的原则和实用性
- 熟悉交通工具
- 有效地沟通，安全和急救程序

人员应该具备：

- 适当的个人防护设备
- 轻便的防火工作服或其他服装
- 易于识别和辨认的院前制服

患者选择

危重病转运系统的最佳使用是依据急救车内可利用设备水平，来选择合适的患者。危重病转运的需求包括：

- 对病情恶化潜在危险的诊断
- 生理监测和及时干预的需求
- 转运中原有治疗的延续

接收医院和救护车服务均需要警惕那些被重症监护运输所提到，但未被转运团队所发现的可能情况。建立一套对鉴别患者是否适合的标准化急救车转运的高度敏感和特异的机制是必需的。已出现了帮助选择患者的分类机制和分类表[23-24]。

沟通

为确保需要转运的危重患者得到及时转运，系统的方法是必需的。一个具有进行电话会议能力的单一免费接听电话是比较理想的。具备传真和远程放射学能力也是有价值的。如果需要，对于呼救应提供临床指导，派出转运团队，并为其在合适的医院找到床位。与涉及的接收医院或转运服务能力相符的临床指导最为重要。无论转运团队的反应有多迅速，没有一些临时的处理，伴有主要气道、呼吸或循环系统损害的患者也不会存活[6-7]。在转运团队到达之前，对转运患者的持续指导包括患者的稳定和转运前的准备，都是需要的。为接诊医院提供患者治疗经过和转运前准备会有一定的帮助。

转运团队应与接受医院做好沟通，特别是在患者病情有变化需要变更到达时间、转运后治疗、改变院内目的地或者去往其他中心时。手机使得转运时的沟通发生了重大变革，但是手机也不是任何情况下都能使用的。地面、空中救援和相关医院间的无线电通信是首选的支援手段。

设备

一般需要

重症监护运输的物资、设备和监测的最低标准已经制定出来[10,17]。设备选择在为一切可能的情况提供设备和移动性之间做了折中。目标应该是有一个主要的核心设备，加上特定的场景需要的可选设备，再加上一些重要物资和设备支持项目，如氧气、呼吸道设备和基础循环监测。表 4.1 中为建议的设备列表。在每次使用后对设备进行细致的检查和定期检查是必不可少的。

转运监护仪、输液泵和呼吸机必须能在转运车辆外面工作。这就要求设备有电池供电而且便携。尽管新的监护仪和其他设备有可充电电池以提高其续航能力，但问题仍时有发生。设备检查过程包括不同的充电制度。镍镉（NiCad）电池需要在充电之前完全放电，以减少记忆效应，而记忆效应会降低电池续航能力，而密封式铅酸或锂电池在使用中可以随时充电[25]。

一般不应依赖于内部电池，除非转运时间少于预计电池续航能力的一半。对于远程转运，外部电池或运输车辆的辅助电源应可降低电池的使用，甚至对电池进行充电。使用电源线供电或充电是较可取的。使用备用电池也不

表 4.1　医院间危重病转运设备建议表

呼吸设备

插管工具

- 气管内插管和连接管——成人和儿童型号
- 导引器，导丝，Magill 钳
- 喉镜、刀片、备用物和电池
- 辅助设备：套囊注射器和压力计，止血钳，鹅颈管，热水分交换器 / 过滤器（S），固定带，润滑剂

替代气道：

- 简单：口咽和鼻咽
- 声门上通气道：喉罩和（或）双腔
- 声门下通气管：环甲膜切开术套件和管

氧气面罩（包括高 FiO_2 型），管材，雾化器

抽吸设备：

- 主抽气系统——通常是固定在车上的
- 备用（便携式）负压——手动、O_2 或电池供电
- 吸痰管、手柄、导管和备用储物容器

自我膨胀手动呼吸机，有面罩和呼气末正压（PEEP）阀

有断开和压力过高报警的便携式呼吸机

呼吸机回路和备件

肺活量计和套囊测压计

二氧化碳监测仪 / 二氧化碳图

胸腔引流设备：

- 肋间导管和套管
- 外科切开包和缝线（见下文）
- Heimlich 型阀和引流袋

主供氧系统（通常是车备）配备流量计和标准外壁电源插座

便携式 / 储备供氧系统，流量计和标准插座

循环系统设备

除颤仪 / 监护仪 / 外部起搏器，包括导联、电极和衬垫

静脉液体输注设备：

- 液体类型：等渗晶体，胶体，葡萄糖
- 高流量和可控流量输液装置
- 静脉插管：外周和中心 / 长导管
- 静脉扩充装置，三通和无针注射系统
- 注射器、针头和定制套管
- 皮肤消毒湿巾、静脉敷料和创可贴
- 加压袋（也适用于动脉）

血压监测设备：

- 动脉套管，动脉管及传感器
- 有创和无创（自动）血压监测仪
- 无水银（无汞）血压计和袖带（最好同时兼容非侵入性动脉血压）

脉搏血氧仪，带手指和多点探针

表 4.1　医院间危重病转运设备建议表（续表）

注射器 / 输液泵（最少 2 个）和合适的管路

其他设备

导尿管和引流 / 计量袋

胃管和引流袋

小型外科手术包（肋间导管，中心静脉导管，环甲膜穿刺术等）：

- 无菌工具：手术刀，剪刀，镊子，持针器
- 缝合材料和缝针
- 消毒剂、备皮包和敷料
- 无菌手套（各种尺寸）；无菌衣

颈托，脊柱固定器，夹板

气动防震服装［军事防震裤（MAST）套装］

温度计（无汞）和（或）温度探头 / 显示器

折叠（空间）毯和保温毯

绷带，胶带，重型剪（剪切机）

手套和眼罩

锐器盒和污染物废物盒

笔和文件夹

手电筒和头灯

药物 / 添加标签和记号笔

鼻血管收缩剂（预防气压损伤性中耳炎）

药物准备

中枢神经系统的药物：

- 麻醉和非麻醉镇痛药
- 抗焦虑药 / 镇静剂
- 主要镇静剂
- 抗惊厥药
- 静脉催眠药 / 麻醉剂
- 止吐药
- 局部麻醉药

心血管药物：

- 抗心律失常药物
- 抗胆碱药物
- 正性肌力药 / 血管收缩剂
- 硝酸盐类
- α- 和 β- 受体阻滞剂；其他降血压药

电解质和肾用药：

- 碳酸氢钠
- 钙（氯化钙）
- 镁
- 抗生素
- 催产素
- 钾
- 袢利尿剂
- 渗透性利尿剂

表 4.1　医院间危重病转运设备建议表（续表）

内分泌和代谢药物：
葡萄糖（浓缩型）± 胰高血糖素
胰岛素
类固醇
其他药物：
去极化和非去极化神经肌肉阻断剂：抗胆碱酯酶药（神经肌肉阻滞逆转剂）
麻醉性镇痛药和苯二氮䓬受体拮抗剂
支气管扩张剂
抗组胺药
H_2 受体阻滞剂 / 质子泵抑制剂
抗凝药
血栓溶解剂
维生素 K
宫缩抑制剂
稀释剂（生理盐水及无菌水）
附加 / 可选设备
经静脉临时起搏套件和心脏起搏器
血（通常是 O 阴型）和（或）血液制品
备用输液泵和相关的静脉套装
产科套件
附加儿科设备（依据基本套件的能力而定）
抗蛇毒血清（多价或特异）
特定的药物或拮抗剂

理想，因为很多设备不能在不中断监护或治疗的情况下快速更换电池。

便携有两种方式。一种是作为单个设备或作为模块单元部分，装在车上并可随时拆卸以跟随患者移动[26]。另一种就是，装配在平车上的可移动重症监护模块，这种模块可以装在平车上[27]，也可以作为一种“平车桥”架于患者之上[28]。这种设计现已广泛使用，它将患者与设备组合成一个单元，这样可以减少搬运时间，减少呼吸机和其他设备断开的机会，以及降低遗忘设备的风险。不足之处在于重量的增加（25 ~ 30 千克），相应就得减少可承载患者的最大体重和轻微的头重脚轻。

监测

具有丰富经验人员的临床观察仍然是监测的主体[10]，但一些临床评估，如听诊在运输过程中是不可能的。因此，转运中监护设备应该处于在病房内同一水平或更高的水平。相关机构不应让监护能力较差的团队参与患者转运。提供心电图（ECG），SpO_2，非侵入性和多通道侵入压力测量，二氧化碳监测和温度监测的小型转运监护仪取代了大部分旧技术，如通过触诊测量收缩压和通过无水银连通器测量平均动脉压。这些较旧的技术仍然可以作为备用方法来使用，而心电监护除颤器、小型的手持式脉搏血氧仪和 $EtCO_2$ 探测器也可作为备用。非侵入性血压和脉搏血氧测量设备容易受人工制品的影响[29-30]，这就需要使用有创动脉监测或有防护的脉搏血氧饱和度探头。含汞设备是不合适的，特别是在飞机上。对于较长的转运，或重要生化指标或呼吸紊乱的患者，小型的生化和血气分析仪可能派得上用场[31]。

机械通气和呼吸支持

运输过程中所有机械通气患者均需要使用呼吸机。手动机械通气会占用一个团队成员，并且不能可靠地提供恒定的潮气量和稳定 $EtCO_2$[32]。转运呼吸机是便携性和功能性之间的折中方案。

表 4.2 中列出一个理想的转运呼吸机的特点。目前还没有转运呼吸机符合所有这些条

表 4.2　理想的转运呼吸机的特点

- 体积小，重量轻，坚固耐用，便宜
- 不依赖于外部电源
- 易于使用和清洁，有防止误操作装置，
- 节约耗气量
- 适合用于从新生儿到体型大的成人患者
- FiO_2 可从空气到纯氧连续调节
- 能够提供呼气末正压通气，持续气道正压通气，同步间歇指令通气和压力支持
- 吸呼比可调
- 流量或压力触发模式
- 通过音频和视觉信号整合监测和报警功能
- 高海拔补偿

件，不同型号适合不同的情况，转运呼吸机的选择应考虑到可能的临床要求及操作要求。备用手动呼吸器必须能用。对于一些严重的呼吸系统疾病患者，需要标准的ICU呼吸机。尽管现在一些适用于ICU/转运的新型呼吸机不需要医用空气和交流电源就能进行机械通气，但其他的呼吸机可能还是需要医用空气和交流电源的[33]。体外膜式氧合（extracorporeal membrane oxygenation，ECMO）患者的转运也有类似的需要。

持续气道正压通气（continuous positive airways pressure，CPAP）在转运方面仍然存在问题。“Clapperboard”型系统消耗空气较少，但移动中运行不佳。传统的CPAP系统具有极高的耗气量，使它们只适合短途转运。电子触发CPAP是一些新型转运呼吸机的特性；不过，虽然它们有时能成功使用，但有报道称面罩CPAP表现不佳[34]，有些患者可能需要转换为同步间歇指令通气或间歇正压通气（intermittent positive-pressure ventilation，IPPV）来进行转运。

在转运过程中保持吸入气体的湿化很重要。在很多病例中，加热加湿气体为插管患者提供充分保护[35]。在特殊情况下，例如，在新生儿和囊性纤维化患者中，可能有必要使用主动加湿。

在转运各个环节都需要吸气系统和较好的储备。这些可能是Venturi系统、电气动力泵或手动吸气。Venturi氧气系统轻于电气系统和手动吸气，但氧气消耗量大，> 40L/min[36]。

输液

在转运过程中危重患者往往需要持续输注多种药物。联合使用镇静药物，或者暂时停止某些药物输注并间断推注这些药物可以减少转运中泵的使用。

在转诊过程中，重要的是要确定输注数量，以确保有足够的泵供应。对于大多数药物输注，轻材质注射器比较合适，但如果需要输注大量液体，使用容积泵更有优势。老式的滴数输液泵很容易受到移动和环境变化影响而出现故障，所以不应该使用。大部分转运车使用加压袋，即使不用抬太高也可维持静脉流速。

多种设备

在紧急情况下或短距离转运时，经皮起搏是足够的，但在其他情况下，应该选择经静脉起搏。如果需要，在转运中应携带开启或维持其他特殊治疗的设备。在某些情况下，如主动脉内球囊反搏，可能是庞大的设备，并且可以影响转运车的选择[37]。

Heimlich或类似的单向阀对于胸腔引流是必不可少的，水封系统不适合转运，这是由于可能发生倾斜和（或）虹吸。还需要有维持鼻胃管、尿和伤口引流的设备。

运输方式

通常采用的转运工具有三种：公路、飞机（固定翼）、直升机（旋转翼）。重症监护转运工具的基本要求见表4.3。最理想的情况是，所有交通模式的专用车辆都可以使用，但这却不能满足巨大的工作量需求，所以如果有需要，经常会把可以轻易转换为移动ICU的车辆作为

表4.3 转运车的基本特征

- 可迅速使用
- 充分的操作安全
- 可携带至少一个担架和移动重症监护设备
- 为全体医疗团队人员提供安全座椅，包括在患者的头部和侧面的人员
- 足够的空间和通道以便于对患者进行观察和操作
- 转运途中氧气/其他气体供应充足
- 配备医疗电源合适的电压和电流容量
- 适当的速度，舒适，没有任何方向的过度加速
- 可接受的噪音和振动水平
- 足够的舱内照明，通风和气候控制
- 配备静脉钩和锐器/污物桶
- 简单的上下转运车装置
- 配备适当的收音机和移动电话

第二选择。转运方式的选择取决于转出医院和接收医院之间的距离以及转运团队所处的位置；还取决于病例的紧迫程度，而这通常受转出中心医疗水平的影响。转运车使用应该制订相应指南，但也应该有一些灵活性，如需要考虑工作量、交通拥堵、天气等情况。表 4.4 总结了不同运输方式的特点和局限性。

公路转运

地面救护车仍然是最常用的重症监护车辆。对于时间要求不紧迫的患者和在转运中的护理水平比速度重要的患者，通过公路远距离转运是可行的而且更安全 [38]。

固定翼飞机转运

常规飞机转运最适合长距离运输。两端的救护车转运减慢了飞机转运的速度。比直升机优越的地方包括加压客舱（大多数型号），减少客舱噪声和结冰条件下飞行的能力。

直升机（旋转翼）转运

直升机依然是最有争议的、昂贵且备受瞩目的转运方式，它需要通过临床团队对内部进行改造以使它们能实施对患者的照护。较小的直升机相对或完全不适于作为空中救护车。合适的直升机是多功能的，有能力执行 50 ～ 30 公里的圆形范围内甚至超出上述范围的转运。这种方式最大的价值在于获得较大的工作量，确保临床团队高效运作，并在拥有直升机停机坪的医院之间避免二次搬运。

安全和培训

任何模式的转运都涉及医务人员和患者的风险，也限制了照护。对空中医疗环境不熟悉人员不能很好地执行临床任务 [39]，所以团队必须经过适当训练和装备来保持各种转运模式的高效和安全。他们需要熟练使用各种转运车的氧气、吸痰、医用电源、通信系统，以及其他设备和物品。高级人员应训练并陪同新人完成几次任务。其他专业工作人员应具备很强的安全意识并在组中正规队员的指导下开展工作。航空医学的机组人员培训应包括安全设备、碰撞反应、紧急出口和生存。在任何转运中安全应该是首要考虑的因素。危害陆地和空中安全的活动，如危险驾驶或低于安全高度飞行是不可取的，临床团队必须避免试图强迫驾驶员或飞行员冒险。这已公认可以减少空中救护事故 [40]。

海拔和转运生理

所有转运方式都会增加噪声、振动、湍流和加速度（表 4.4）。人员需要了解可能发生的与航空运输高度相关的并发症。根据道尔顿定律，海拔越高氧分压越低，而按照波义耳定律，气体容积增加或容积变化受限将引起压力相对增加（表 4.5）。更多的介绍 [41-42] 和细节 [43-44] 详见航空生理学教材。

氧疗和缺氧

大气压力的减少对那些依赖于增加 Fio_2 的危重患者有害。需要进一步补充氧气，以维持 Pao_2。只有在特殊或意外的情况下，例如，高山直升机操作或机舱减压，缺氧才将影响医疗成员；然而，他们应该意识到这种风险并警惕相关症状。缺氧的表现其他参考文献中有很好的描述 [37-40]。

气体膨胀

气体膨胀可以表现在：①生理空气空间；②病理空气空间；③含气的设备。

第一类包括中耳、鼻窦和胃肠道。这些表现可以影响工作人员以及患者，因此上呼吸道感染或肠胃不适的员工应该禁飞。

第二类包括气胸、肺气肿性肺囊肿或大疱，眼内或颅内开放伤，肠梗阻或破裂，气栓。运输此类患者应在尽可能最低的机舱或飞行高度，密切监测和加强护理，尤其是在上升阶段。在吸入纯氧过程中由于去氮的作用可以减少截留气体膨胀的效应。

含气设备包括：气管插管和气管切开管套囊，Sengstaken-Blakemore 管，肺动脉导管球囊，充气夹板、气动防震服装［军用防震裤

表 4.4 运输工具的特性

	陆地	直升机	固定翼
启动时间	3 ～ 5 分钟	5 ~ 10 分钟（如果 IFR 时间更长）	30 ～ 60 分钟
速度	10 ～ 120 公里 / 小时依赖于道路和交通情况	120 ～ 150 海里（220 ～ 290 公里 / 小时）直线	140 ～ 180 海里（活塞）230 ～ 270 海里（涡桨）375 ~ 460 海里（民航）
二次转运	不适用	有时	常用
有效范围	0 ～ 100 公里（如果需要可以更长）	50 ～ 300 公里（在特殊情况下可以加长或缩短）	200 ～ 2000 公里
噪音	低，高速例外	适中到高（需要耳机）	低度到中度（巡航）起飞降落时高
振动	依速度和路面情况不同而不同	大多数阶段是中度（根据螺旋桨类型而不同）	巡航时低，起飞降落时中度到高
加速	各方向不定，有时不可预测	极小，通常只有垂直方向加速	起飞和降落时严重（前 / 后）
特殊功能	基本一应俱全	多功能性；点对点的能力	加压舱和各种天气下飞行的能力（多数情况下）
收购成本	最低	高（新机 100 ～ 450 万美元）取决于不用的性能	中等（活塞）非常高（民航）
运营成本	中间	中到高	低到中仪表飞行规则，国际飞行规则

IFR，国际飞行规则

表 4.5 随海拔高度改变

海拔（ft）	压力（mmHg）	肺泡氧分压（P_AO_2）（空气中）	肺泡氧分压（P_AO_2）（100% O_2）	气体体积膨胀	标准温度（8℃）	注意
海平面	760	103	663	–	15	158℃是“参考”平均温度——实际的显著的改变
1000（304.8m）	733	98	636	13.6%	13	直升机转运的最低海拔高度
2000（609.6m）	706	94	609	18%	11	多数直升机飞行的高度
3000（914.4m）	681	89	584	112%	9	多数涡轮螺旋桨发动机空中救护飞机标准飞行的座舱高度
4000（1219.2m）	656	85	559	116%	7	
7000（2133.6m）	586	73	489	129%	1	客机和大多民航飞机空中救援的标准座舱高度
10 000（3048m）	523	61	426	145%	25	直升机飞行的最高限度和普通人低氧阈值
15 000（4572m）	429	45	332	177	214.5	未经训练人员的低氧失代偿阈值
20 000（6096m）	349	34	252	1117	224.5	涡轮螺旋桨发动机飞行器巡航飞行的最高高度，此高度如果没有氧气将迅速造成意识丧失和死亡
25 000（7620m）	282	30	185	1170	234	
40 000（12 192m）	141	10	61	1439	256	客机和民航飞机的最高巡航高度。飞行人员即使使用 100% O_2，也是可存活失代偿的极限

VFR，视觉飞行规则

(MAST) 套装] 以及胸腔、胃和一些伤口引流袋。在飞行过程中需要调整气管插管气囊压力，或者向气囊中充水。随着海拔高度的变化由于空气的作用潮气量增加，呼吸机参数设定也应相应调整[45]。

机舱压力

大多数固定翼空中救护车有加压客舱，可以降低缺氧和气体膨胀。加压舱的压力相当于在较低空飞行时的压力，因此术语称为“座舱压力高度”。可以产生的最大压力差取决于飞机款式。当飞行在 6500 米高空时，大多数的涡轮螺旋桨空中救护车可以提供约 350 毫米汞柱（46. 6 千帕），或座舱压力高度 1000 米的压差。一旦达到最大压力差，就只能通过较低的飞行高度来提供更低的座舱压力高度，这可能是相对或绝对禁忌——例如，较慢且颠簸的飞行或在最低安全高度以下飞行。医疗团队不应该要求比规定更低的座舱压力高度，而且这最终决定权取决于飞行员。客舱增压故障是罕见的，但如果突然发生增压故障将会发生意想不到的后果，团队应遵循程序步骤处理。

其他考量

每增加 300 米温度就下降 2℃。局部水压也会下降而且不能由客舱加压纠正。这种情况下，呼吸和其他暴露的黏膜将会脱水，并最终导致全身性低血容量。对所有插管患者都应进行被动的加湿。在长时间转运中，工作人员也可能受到影响。航空运输名册上的工作人员在接班前至少 24 小时应避免利用压缩空气潜水[46]。

患者转运准备

运输前的准备阶段取决于患者的诊断和身体情况。患者的情况应该尽可能的稳定，可以尝试包括手术在内的操作来达到稳定状态。例外情况是患者需要接收医院的立刻干预。这些转运风险很高，但有可能比试图稳定必然恶化的患者更有用。在任何转运之前，所有患者必须有一个安全的气道，无论是自主呼吸或插管和机械通气，并有静脉液路。任何外部出血应得到控制。在有症状且时间允许时都应进行紧急检查（如 X 线、动脉血气）。患者应固定在担架上，并根据病情稳定程度和转运时间限制连接呼吸机和监护仪。输液应当合理化，并可能需要在旅途中增加镇静。

如果有肋间引流应连接 Heimlich 型活瓣。如果停止肠外营养，应输注适当的葡萄糖液来代替，并定期检测血糖。

适当的文件，包括转介信、检查结果以及医院和救护车观察结果，需要跟随患者一同转运。转运小组应确保遵守任何有关的法律规定，并在可能的情况下，得到转运许可[47]。转运前的最后一步应该是一系列的检查，如表 4.6 中列出。

转运中照护

如果患者准备充分，这个阶段应该是安全的。在转运的初始阶段应特别警惕，因为这是最可能发生生理功能失代偿和技术问题（如连接断开）的时间。一旦已在转运车内，最好进行进一步的检查（表 4.6）。在转运过程中应继续治疗、监测和记录。转运患者很容易受到低温影响，特别是插管和（或）瘫痪和（或）接收多路输液的患者[2,48]。在转运车辆内进行主动加热，上下车时采用被动保温。转运中对转运人员应有所限制。如果发生严重事件迫使转运人员必须离开自己的座位，应告知司机或飞行员。

转运中患者死亡应很少发生[6,7]，如果确实发生，应该考虑距离、亲属的期望和位置来决定是否继续转运到目的地。亲属跟随转运仍然是一个有争议的问题。对清醒患者，尤其是儿童，家庭成员的存在可能会产生有利的效果。对于昏迷患者这个问题没有明确的答案，并且需要考虑转运车上空间和出现问题时家属可能的反应。转运服务在亲属陪同和患者转运死亡中都应作出规定。

教育和研究中的质量保障

重症监护转运公认的标准和准则仍在不断发展[49]。这也意味着随着相应的研究范围和质

表 4.6 出发前核对表的建议

A. 离开医院之前	
患者身份和关系最近的亲属	已记录
转运同意书	已签字
文件和 X 射线	已收集
运输药品	现有和充足的
应急药品 / 设备	可用
医疗设备	整理打包
监护仪、呼吸机和输液器	已连接和开启
连接管、线、引流和导管	安全
海拔高度的要求（如需要）	传达给飞行员
接收单位	联系好和更新
B. 在转运车和离开前	
担架和患者约束	安全和检查
供氧	有和足够
监护仪、呼吸机和输液器	工作正常
应急药物 / 设备	备好方便取用
其他医疗包	备好
静脉输液	高挂通畅
静脉注射口	可用
医疗电源	开启并连接
通信	检查可用
安全带	已检查

量的提高，可能的问题、错误和严重事故依然存在。这需要获得良好的临床数据和业务数据集以及患者的治疗效果。这个方法应该对系统是否存在误差以及患者个体、设备或群体事件敏感。已有报告初步使用了重要事件监测系统的结果[13]。必须告知服务使用者质量保证体系的推荐建议和系统变更。应鼓励涉足这一领域的工作人员进行创新和研究。

特殊运输情况

围生期转运

这包括产前和产后新生儿转运。新生儿转运通常由专业新生儿团队执行[50]，或者部分由常规转运人员和部分新生儿专业人员执行。新生儿转运担架体积大且重量重，要求车辆的动力输出高达 250W 以满足恒温箱和灵敏的加湿装置以及监测、呼吸机和输液泵。还要求供应医用空气保证可以精确调节 FiO_2[51]。转运孕妇需要承担意外分娩的风险，但转运途中的分娩很少发生[52]。尤其是当宝宝是早产儿或有其他风险时，这种情况是不理想的。当分娩不能控制时，应考虑转到指定医院，之后再转运新生儿和产妇。

潜水伤患者的转运

减压病或动脉气体栓塞患者，需迅速转运到加压设施中。必须要考虑到哪怕是很小的周围压力减少，甚至是 10 米海拔高度的增加都可能会使病情恶化[42]。有其他问题的潜水者，如被海洋动物蜇伤或其他医疗状况，他们体内的氮气总量仍然很高，在航空转运中会有发生气体紊乱的风险。可移动高压舱的使用已有报道[53]，但高压舱的使用严重影响了反应速度和运输途中可能的治疗。在接近或处于海平面水平的转运中机舱内氧压为 100% 是常规。

国际间长距离转运

危重患者的国际间转运越来越普遍。返回自己医疗系统的患者往往有复杂的医疗、社会和经济因素。超长距离转运必须考虑到出入境、签证和后勤需求以及医疗问题[54]。与辅助团队相比较，一个医生专业团队很少有药物携带问题。携带充足的资源和轮流监护的医疗人员是长途转运的物流问题。利用便宜的定期客运交通服务，而不是昂贵的空中救护会增加压力。大多数国际航空公司能够接受稳定的能坐在座位上的患者，但对于需要携带担架和相关设备的患者，航空公司的态度有很大差别。这种转运需要周密的计划来安排担架和足够的氧气和电力供应。飞机的紧急氧气系统不允许作为患者的治疗以及在飞行中使用的氧气系统只能提供最高 4 L/min 的氧气供应，这就需要一个独立的供氧系统[50]。医疗设备经常因航空需要而被要求停止使用。需要协调飞机动力或携带足够的电池。空中救护是为紧迫的、传染的或需要较低座舱压力高度的情况下使用的，而心力衰竭后稳定的患者在专业陪同人员下可用商用飞机安全转运[55]。

危重监护的现场反应

危重团队采取广泛的措施以补充标准院前急救，特别是对于重大创伤，包括：镇静/松弛辅助插管、气管切开、胸腔管、静脉穿刺或中心置管、血液管理，以及选择合适的医院[56]。这些团队只对城市患者有用[57]，但联合直升机转运，可以改善农村钝挫伤患者的结局[56,58-59]。在这种情况下，团队应该包括一名有经验的院前急救提供者。通过适当的激活机制，有能力的团队会及时到达或者给在当地医院的患者提供支持。

危重团队也适用于灾害救治[60]。灾难医学的不同之处在于它强调在患者数量多的情况下执行少量的基本生命支持步骤。相比于传统的医院救灾团队，具有转运/院前急救经验的人员可能需要更好的训练和装备来在灾害情况下工作[61]。与传统急救转运一样，优先顺序是：分类，处理，然后转运。

（崔丽娟 郭枫林 译 刘 飞 校）

参考文献

1. Braman S, Dunn S, Amico CA *et al.* Applications of intrahospital transport in critically ill patients. *Ann Intern Med* 1987; **107**: 469–73.
2. Ridley S, Carter R. The effects of secondary transport on critically ill patients. *Anaesthesia* 1989; **44**: 822–7.
3. Duke GJ, Green JV. Outcome of critically ill patients undergoing interhospital transfer. *Med J Aust* 2001; **174**: 122–5.
4. Edge WE, Kantar RK, Weigle CG *et al.* Reduction of morbidity in interhospital transport by specialised paediatric staff. *Crit Care Med* 1994; **22**: 186–91.
5. Hourihan F, Bishop G, Hillman KM *et al.* The medical emergency team: a new strategy to identify and intervene in high risk patients. *Clin Int Care* 1995; **6**: 269–72.
6. Gilligan JE, Griggs WM, Jelly MT *et al.* Mobile intensive care services in rural South Australia. *Med J Aust* 1999; **171**: 617–20.
7. Havill JH, Hyde PR, Forrest C. Transport of the critically ill: example of an integrated model. *NZ Med J* 1995; **108**: 378–80.
8. Flabouris A. Patient referral and transportation to a regional tertiary ICU: patient demographics, severity of illness and outcome comparison with non-transported patients. *Anaesth Intens Care* 1999; **27**: 385–90.
9. Bellingan G, Olivier T, Batson S *et al.* Comparison of a specialist retrieval team with current United Kingdom practice for the transport of critically ill patients. *Intens Care Med* 2000; **26**: 740–4.
10. Goldsmith JC. The US health care system in the year 2000. *JAMA* 1986; **256**: 3371–5.
11. Joint Faculty of Intensive Care, Australian and New Zealand College of Anaesthetists, and Australasian College of Emergency Medicine. Policy document IC10. *Minimum Standards for Transport of Critically Ill Patients*, 2003. Available online at: www.anzca.edu.au/jficm/resources/policy/ic10_2003.
12. Commission on Accreditation of Medical Transport Systems. *Accreditation Standards.* Anderson, SC: CAMTS; 1997.
13. Waydhas C. Intrahospital transport of critically ill patients. *Crit Care* 1999; **3**: R83–9.
14. Predictors of respiratory function deterioration after transfer of critically ill patients. *Intens Care Med* 1998; **24**: 1157–62.
15. Kollef MH, Von Harz B, Prentice D *et al.* Patient transport from intensive care increases the risk of developing ventilator-associated pneumonia. *Chest* 1997; **112**: 765–73.
16. ECRI. A new MRI complication. *Health Devices Alert 1988.* ECRI.
17. Flabouris A, Seppelt I. Optimal interhospital transport systems for the critically ill. In: Vincent JL (ed.) *2001 Yearbook of Intensive Care and Emergency Medicine.* Berlin: Springer-Verlag; 2001: 647–60.
18. Deane SA, Gaudry PL, Woods WPD *et al.* Interhospital transfer in the management of acute trauma. *Aust NZ J Surg* 1990; **60**: 441–6.
19. Gentleman D, Jennett B. Hazards of interhospital transfer of comatose head injured patients. *Lancet* 1981; **2**: 853–5.
20. Beyer AJ IIIrd, Land G, Zaritsky A. Non-physician transport of intubated paediatric patients: a system evaluation. *Crit Care Med* 1992; **20**: 961–6.
21. International Society of Aeromedical Services Australasian chapter. *Aeromedical Standards.* Arncliffe, Sydney: ISAS Australasia; 1993.
22. Benson AJ. Motion sickness. In: Ernsting J, King PF (eds) *Aviation Medicine.* Oxford: Butterworth-Heinemann; 1988: 318–38.
23. Lee A, Lum ME, Beehan SJ *et al.* Interhospital transfers: decision making analysis in critical care areas. *Crit Care Med* 1996; **24**: 618–23.
24. New South Wales Health Department/Ambulance Service. *Guidelines for Retrieval of the Critically Ill.* Sydney: NSW Health Department; 1995.
25. Gates Energy Products Technical Marketing Staff. *Rechargeable Batteries Applications Handbook.* Stoneham, MA: Butterworth-Heinemann; 1992.
26. Noy-Man Y, Papa MZ, Margaliot SZ. Portable air mobile life support unit. *Aviat Space Environ Med* 1985; **56**: 598–600.
27. Grant-Thompson JC. The Mobile Intensive-care Rescue Facility (MIRF): a close look at the intensive care aeromedical evacuation capability. *US Army Med Dept J* 1997; Sept–Oct: 23–6.
28. Wishaw KJ, Munford BJ, Roby HP. The Care Flight stretcher bridge: a compact mobile intensive care module. *Anaesth Intens Care* 1990; **18**: 234–8.
29. Rutten AJ, Isley AH, Skowronski GA *et al.* A compar-

ative study of mean arterial blood pressure using automatic oscillometers, arterial cannulation, and auscultation. *Anaesth Intens Care* 1986; **14**: 58–65.
30. Lawless ST. Crying wolf: false alarms in a paediatric intensive care unit. *Crit Care Med* 1994; **22**: 981–5.
31. Hankins DG, Herr DM, Santrach PJ *et al.* Utilisation of a portable clinical analyser in air rescue. In: *ADAC/International Society of Aeromedical Services AIRMED 96 Congress Report.* Munich: Wolfsfellner Medizin Verlag; 1997: 109–11.
32. Erler CJ, Rutherford WF, Rodman G *et al.* Inadequate respiratory support in head injury patients. *Air Med J* 1993; **12**: 223–6.
33. Wong LS, McGuire NM. Laboratory assessment of the Bird T-Bird VS ventilator performance using a model lung. *Br J Anaesth* 2000; **84**: 811–17.
34. Porges KJ, Kelly SL. A comparison of the imposed work of breathing in continuous positive pressure ventilation mode between three different ventilators. *Emerg Med* 1999; **1**: 111–17.
35. Hedley RM, Allt-Graham J. Heat and moisture exchangers and breathing filters; a review. *Br J Anaesth* 1994; **73**: 227–36.
36. Russell WJ. Venturi suction. In: *Equipment for Anaesthesia and Intensive Care*, 2nd edn. Adelaide, SA: WJ Russell; 1997: 27–9.
37. Mertlich G, Quaal SJ. Air transport of the patient requiring intra-aortic balloon pumping. *Crit Care Nursing Clin North Am* 1989; **1**: 443–58.
38. Schneider NS, Borok Z, Heller M *et al.* Critical cardiac transport: air versus ground. *Am J Emerg Med* 1988; **6**: 449–52.
39. Harris BH. Performance of aeromedical crew members: training or experience? *Am J Emerg Med* 1986; **4**: 409–13.
40. *National Transportation Safety Board (US) Safety Study: Commercial Emergency Medical Services Helicopter Operations.* SS/88/01. USA: NTSB; 1988.
41. Blumen IJ, Callejas S. Transport and physiology: a reference for air medical personnel. In: Blumen IJ, Lemkin DL (eds) *Principles and Direction of Air Medical Transport.* Salt Lake City, UT: Air Medical Physician Association; 2003: 357–77.
42. Martin TE, Rodenberg HD. The physiological effects of altitude. In: Martin TE, Rodenberg HD (eds) *Aeromedical Transportation: A Clinical Guide.* Aldershot, UK: Avebury Aviation; 1996: 37–54.
43. De Hart RL (ed.) *Fundamentals of Aerospace Medicine.* Philadelphia: Lea & Febiger; 1985.
44. Ernsting J, King PF (eds) *Aviation Medicine.* Oxford: Butterworth-Heinemann; 1988.
45. Thomas G, Brimacombe J. Function of the Drager Oxylog ventilator at high altitude. *Anaesth Intens Care* 1994; **22**: 276–80.
46. Edmonds C, Lowry C, Pennefather J (eds) *Diving and Subaquatic Medicine*, 3rd edn. Oxford, UK: Butterworth-Heinemann; 1992: , 434–6.
47. Dunn JD. Legal aspects of transfers. *Problems Crit Care* 1990; **4**: 447–8.
48. Fiege A, Rutherford WF, Nelson DR. Factors influencing patient thermoregulation in flight. *Air Med J* 1996; **15**: 18–23.
49. Robinson KJ, Kamin R. Quality improvement for transport programs. In: *Principles and Direction of Air Medical Transport.* Salt Lake City, UT: Air Medical Physician Association; 2003: 148–56.
50. American Academy of Pediatrics Task Force on Interhospital Transport. *Guidelines for Air and Ground Transport of Neonatal and Pediatric Patients.* Elk Grove, IL: American Academy of Pediatrics; 1993.
51. James AG. Neonatal resuscitation, stabilisation and emergency neonatal transportation. *Intens Care World* 1995; **11**: 53–7.
52. Low RB, Martin D, Brown C. Emergency air transport of pregnant patients: the national experience. *Am J Emerg Med* 1988; **6**: 41–8.
53. Gilligan JE, Gorman DF, Millar I. Use of an airborne recompression chamber and transfer under pressure to a major hyperbaric facility. In: Shields TG (ed.) *Proceedings of the XIV Meeting of the European Undersea Biomedical Society.* Aberdeen, UK: European Undersea Biomedical Society; 1988; abstract (paper no. 5).
54. Munford BJ, Roby HP, Xavier X. Considerations in international air medical transport. In: *Principles and Direction of Air Medical Transport.* Salt Lake City, UT: Air Medical Physician Association; 2003: 59–75.
55. Essebag V, Lutchmedial S, Churchill-Smith M. Safety of long distance aeromedical transport of the cardiac patient: a retrospective study. *Aviat Space Environ Med* 2001; **72**: 182–7.
56. Garner A, Rashford S, Lee A *et al.* Addition of physicians to paramedic helicopter services decreases blunt trauma mortality. *Aust NZ J Surg* 1999; **69**: 697–700.
57. Hanrahan BJ, Munford BJ. Air medical scene response to the entrapped trauma patient. In: *AIRMED 96. ADAC/International Society of Aeromedical Services Congress Report.* Munich: Wolfsfellner Medizin Verlag; 1997: 375–80.
58. Baxt WG, Moody P. The impact of a physician as part of the aeromedical prehospital team in patients with blunt trauma. *JAMA* 1987; **257**: 3246–50.
59. Schmidt U, Scott BF, Nerlich ML *et al.* On-scene helicopter transport of patients with multiple injuries – comparison of a German and American system. *J Trauma* 1992; **33**: 548–55.
60. Nocera A, Dalton AM. Disaster alert! The role of physician staffed helicopter emergency medical services. *Med J Aust* 1994; **161**: 689–92.
61. Garner A, Nocera A. Should New South Wales hospital disaster teams be sent to major incident sites? *Aust NZ J Surg* 1999; **69**: 702–7.

第 5 章

物理疗法在重症监护中的应用

Fiona H Moffat 和 Mandy O Jones

从历史上看，在重症监护病房（ICU）的物理治疗常规用于治疗所有患者的呼吸问题。循证实践已经证明，日常的物理治疗不再只局限于 ICU 一个地方 [1]。理疗干预应该基于以下的临床推理，即在全面的系统评估下发现的物理治疗能够处理的问题。

关于 ICU 内的物理治疗师确切的职责可能有不同的争论。[2] 但其主要职责包括：

- 优化心肺功能
- 协助患者摆脱机械通气支持和氧疗
- 辅助患者进行早期辅助性的康复训练以防止强迫体位引起的并发症
- 指导患者保持功能位以避免关节功能的丧失，减低潜在的肌肉、软组织萎缩和神经损伤
- 优化脑损伤患者体位以维持肌张力
- 优化随意运动以促进功能的独立性和改善运动耐受性
- 处理出现的肌肉骨骼病理现象
- 对家属及照料者的指导和教育
- 就后续的工作联系医疗和护理工作人员以及监督已制订的理疗计划的实施情况

心肺物理治疗

优化心肺功能的理疗类型

重症患者可能存在继发于潜在病理的改变和用于治疗目的的干预措施导致的心肺生理功能的受损。针对不同的患者，理疗师可能选择个性化的理疗技术用以改善通气 / 血流比例（V/Q）的紊乱、增加肺容量、减少呼吸功和去除呼吸道分泌物。尽管鼓励和支持患者在插管最早期接受治疗，理疗类型可能会因为气管内导管的存在而改变。每种干预类型很少会单独使用，往往是作为一个有效治疗计划的一部分。有些理疗技术可能在短期内对呼吸功能有利，而其他的一些技术还没有明确的证据证明其效果（表 5.1）。

手工充气扩肺术

手工充气扩肺术（manual hyperinflation，MHI）是使用一个自动膨胀的装置通过气管内插管或气管切开导管往气道内送进超过 50% 潮气量（V_T）容量的气体。通过侧管通气增加 V_T 可能能使不张的肺复张，因为此法能减少气道阻力和增加人机协调性 [3]。通过增加呼气流速和（或）刺激咳嗽，可以排出支气管分泌物 [4]。然而，呼吸机扩肺术，通过呼吸机输送增加的 V_T，在去除呼吸道分泌物和维持静态肺顺应性方面与 MHI 同样有效 [5]。同时，它还能够避免与呼吸机管路断开和呼气末正压（positive end-expiratory pressure，PEEP）降低相关的心肺不稳定。在紧急情况下，一个简易呼吸器与面罩就可以用来在自主呼吸患者中进行 MHI。然而，当在呼吸机治疗期间需要增加 V_T 时，应该考虑选择其他技术比如间歇正压通气（intermittent positive-pressure，IPPB）（表 5.2）。

表 5.1 优化心肺功能的治疗方式

有创机械通气患者	无创机械通气 / 自主呼吸患者
手工充气扩肺术（MHI）	主动循环式呼吸技术（ACBT）
吸痰	人工技术
人工技术	体位
体位	间歇正压通气（IPPB）
运动 / 康复	持续气道正压（CPAP）
	无创机械通气（NIV）
	经口 / 鼻吸痰
	呼气正压（PEP）面罩、翼形阀
	运动 / 康复

表 5.2 手工充气扩肺术的潜在优点和并发症

潜在优点
逆转急性肺叶不张 [3]
通过并行的通气通道进行肺泡复张 [3]
改善动脉血氧
调动呼吸道分泌物 [5]
改善静态肺顺应性 [5]
当联合应用合适的体位和人工技术时其有效性能增加 [1]
潜在并发症
绝对禁忌证包括未进行胸腔闭式引流的气胸和不能解释的咯血
心血管和血流动力学不稳定 [6]
呼气末正压（PEEP）降低，包括低氧和潜在的肺损伤。在呼气末正压（PEEP）依赖患者中可以通过联合使用呼气末正压（PEEP）控制阀减少危害
容积伤、气压伤和气胸的风险 [7]，这可以通过在环路中加入气压计来减少
增加颅内压的风险
增加患者的压力和焦虑

PEEP，呼气末正压

肺复张法

肺复张法可以被用来逆转急性肺损伤（acute lung injury，ALI）/ 急性呼吸窘迫综合征（acute respiratory distress syndrome，ARDS）患者存在的低氧血症。肺复张法是利用一个短暂增加的气流以增加跨肺压从而尝试复张并维持那些膨胀不全的肺泡 [8]。现在还没有肺复张的标准方法；然而，常规的选择包括：应用没有潮气量丢失的更高水平的持续气道正压（continuous positive airways pressure，CPAP），通过附加的 V_T 而增加的呼吸末正压，应用间断大容量“叹息样”呼吸。随机研究显示，尽管肺复张术可以短暂地改善氧合，但是还没有证据证实其有利于最终的预后 [9]。

吸痰

吸痰用于在咳嗽反射受损或消失时清除大气道内的分泌物。吸痰管通过气管内插管、气管切开导管或者口鼻通道到达隆突，这可能能够刺激没有完全麻痹的患者进行咳嗽（表 5.3）。撤出吸痰管时每退出 1cm 进行吸痰。如果没有

表 5.3 吸痰的潜在优点和并发症

潜在优点
当咳嗽反射受损时通过机械刺激喉部、气管和大气道而引发咳嗽
当咳嗽无效或缺失时清除大气道内分泌物
潜在并发症
气管内吸痰是一种侵入性的操作，应该仅在有明确指证时进行
吸痰的绝对禁忌证为不能解释的咯血、严重的凝血功能障碍、严重的支气管痉挛、喉喘鸣、颅底骨折和心血管系统不稳定
吸痰可继发出现低氧血症，这可以通过吸痰前后的氧疗减低
在缺氧的情况下心律失常更容易出现
气管内刺激可能导致交感神经系统兴奋性增加或者出现血管迷走神经反射而引起心律失常和低血压

气体吸入，吸痰所带入的负压可能会超过胸内负压，所以吸痰管直径应该不超过其所经气道直径的 50%。在吸痰之后接着进行有效的 MHI 可以优化分泌物清除效果[10]。在吸痰之前滴入生理盐水仍然是有争议的，然而，它可以刺激咳嗽、增加分泌物的活动性和清除效果。

人工技术

胸部摇动和振荡

胸部摇动和振荡是在呼气期间进行振幅大小不等的振荡运动，这被认为能增加呼气流速，辅助黏膜纤毛的清除运动[11]。在高水平肺容量时使用这个技术被认为会更有效。

胸壁压迫

压迫胸壁可以被用来增加呼气量，比如“喷气”[见下文主动循环式呼吸（active cycle of breathing technique，ACBT）部分]或者通过触觉的刺激引发咳嗽，或者用于保护伤口。

胸部叩击

胸部叩击是指有节奏地叩击胸部特定区域，它可以通过传递胸壁的机械性振动继发地调动呼吸道分泌物。然而，目前只有少量的证据支持这种观点。

呼吸的神经生理学康复（NPF）

呼吸的神经生理的康复（neurophysiological facilitation，NPF）是一整套设计用于治疗神经损伤的技术。通过对胸部、腹部和嘴进行外部的人工刺激，可以用来刺激增加 V_T、咳嗽反射、增加腹部肌肉的收缩力或者改善患者的意识水平[12-13]。

体位

体位的简单改变对心肺生理功能有重大的影响[14-15]（表 5.4）。同样的，一般使用体位来达到以下几个不同的目标：通过重力辅助体位（gravity-assisted positioning，GAP）引流来排除分泌物、减少呼吸功、改善呼吸困难、或者优化 V/Q 匹配。

表 5.4　动员的潜在优点和并发症

潜在优点	
从仰卧位到直立位	**调动**
↑肺容量	↑通气量
↑肺顺应性	↑通气 / 血流匹配性
↓气道关闭	↑肺泡复张
↑ PaO_2	↑表面活性成分的产生和分布
↓呼吸功	↑分泌物的调动
↑分泌物的调动	↑心肺的健康和运动耐受力
潜在并发症	
心血管 / 神经 / 血液系统的不稳定	
增加氧气 / 机械通气需求	

(Adapted from Dean E: The effects of positioning and mobilization on oxygen transport. In: Pryor JA, Webber BA (eds) Physiotherapy for Respiratory and Cardiac Problems, 2nd edn. Edinburgh: Churchill Livingstone; 1998: 125.)

重力辅助体位引流

GAP 引流通过不同的体位使特定的支气管肺部分垂直于重力从而帮助排出过多的支气管内分泌物（表 5.5）。这个技术常常不是单独使用，而是在自主呼吸患者中与呼吸机辅助增加 V_T、MHI 或者 ACBT 等联合应用。基于支气管树的解剖结构，每一个支气管肺部分都存在特定的引流体位[16]；然而，在重症监护室内这可能需要一定的修正。

减少呼吸功

减少呼吸功和缓解呼吸困难可以通过将患者安置于能优化膈肌长度 - 张力关系、促进肩胛部和上胸部放松和便于进行呼吸控制的体位而达到[17]。这个方法与无创通气（non-invasive ventilation，NIV）联合使用时更加有效。支撑合适的高坐卧位是促进呼吸困难患者缓解的一

表 5.5 体位引流（GAP）的潜在优点和并发症

潜在优点
当联合应用主动循环式呼吸技术时可最大化的清除过多的支气管分泌物
允许精确地治疗特定的支气管肺段
出院患者包括自我治疗的家庭计划
潜在并发症
当存在心血管 / 神经系统不稳定、咯血或胃反流时，需要调整体位

个有效体位。此外，它能减少呼吸辅助肌的过度使用从而减少能量消耗。一些患者喜欢向前倾斜，同时双臂放置于身前高桌的体位。在这种体位中，因为腹腔内脏器向前移位，膈肌的长度 - 张力关系继发性地得到优化。

通气 / 灌注

患者合适的体位能使 V/Q 达到最大[18]。在自主呼吸的成人中，肺内 V/Q 从非重力依赖区到重力依赖区逐渐增加[19]。然而，在接受正压通气的患者中，肺力学被改变了，导致了 V/Q 的不等。在这种情况下，非重力区域优先通气，而重力依赖区域优先被灌注；基于此，推荐有规律地改变体位。

在极端的情况下，已经使用俯卧位来改善 ALI/ARDS 患者的顽固性低氧血症。这种改善背后的机制是复杂的，但是很可能是在因俯卧位而出现的肺血流灌注的重新分配和更加均匀分布的肺通气综合作用下，引起了 V/Q 匹配的改善。尽管俯卧位能改善 70% 的 ALI/ARDS 患者的氧合，但它在改善最终预后中的作用仍然是有争议的[20]。

主动循环式呼吸技术

ACBT 是一种呼吸练习的循环用以去除过多的呼吸道分泌物（表 5.6）。循环练习应根据每个患者目前潜在的病理变化和出现的临床症状而进行调整，这包括：

表 5.6 主动循环式呼吸康复疗法（ACBT）的潜在优点和并发症

潜在优点
调动和清除过多支气管分泌物[21-22]
改善肺功能[23]
减少呼吸功
可以使用 / 着重个性化组合循环疗法以解决特定的目标问题
可以联合使用其他人工技术、体位引流、通气 / 血流匹配技术、体位改变来减少正常情况下和运动（如步行）期间的呼吸困难
可以进行居家的自我治疗计划
潜在并发症
如果没有合适的呼吸控制周期，可能发生支气管痉挛和缺氧
缺乏技术可能导致治疗的无效和不必要的能量消耗

- 呼吸控制 ×4 ～ 6 次呼吸
  - 使用下胸部进行正常潮气量呼吸
  - 最小化辅助呼吸肌的使用
  - 促进放松
- 减少胸廓的扩张 ×4 ～ 6 次呼吸
  - 伴随或不伴随吸气维持
- 用力呼气技术
  - 打开声门进行呼气（“喷气”），同时进行呼吸控制

尽管这种技术主要使用于自主呼吸患者，但警觉的、合作的机械通气患者也可以参与到这种技术中。在需要调动气道分泌物和气道清理的平静的和通气的患者中，可以通过 MHI 进行 ACBT。

机械辅助技术

间歇正压通气

IPPB 是一种患者触发、压力循环机械装置，其主要用于自主呼吸患者中，通过增加 V_T 来增加通气、调动支气管分泌物和复张肺组织[24]（表 5.7）。整个吸气过程维持气道内正压，而

表 5.7 间断正压通气（IPPV）、持续气道正压（CPAP）和无创机械通气（NIV）的场所和执行

	IPPV	CPAP	NIV
肺容量的影响	↑潮气量（V_T）	↑功能残气量（FRC）	↑潮气量（V_T）和功能残气量（FRC）
功能	帮助去除过多支气管分泌物	逆转肺不张	通气支持

呼气过程是被动的。IPPB 要求经常地调整压力水平和流速，并仔细地进行患者监测以维持其有效性和保证患者配合良好。当与体位疗法、ACBT 和人工技术联合应用时，其效果会加强[24]（表 5.8）。

持续气道正压

CPAP 在整个吸气和呼气过程中维持气道正压。它既可以在插管患者也可以在自主呼吸患者中使用，通过使不张的肺组织复张它可以增加或者恢复功能残气量（functional residual capacity，FRC）。临床上，增加 FRC 随之而来的就是改善肺顺应性、改善氧合和减少呼吸做功[24]。当与合适的体位联合应用时，其效果会更好。能自主呼吸的患者必须能够自行产生一个合适的 V_T，并且不会因使用 CPAP 而增加（表 5.7）。

无创机械通气

近年来，NIV 已经在 ICU 内扮演越来越多角色，包括防止慢性阻塞性肺疾病[25]、肺水肿和免疫低下患者进行有创机械通气，用于从机械通气中撤离患者的早期支持，以及可能防止那些遭受拔管失败的患者再次插管。此外，在物理治疗期间或者调动患者时 V_T 可能增加以去除呼吸道分泌物（表 5.7）。在患者接受体位治疗以优化 V/Q 的时候使用 NIV 可以达到改善氧合的作用（表 5.8）。

表 5.8 间断正压通气（IPPV）、持续气道正压（CPAP）和无创机械通气（NIV）的潜在优点和并发症

潜在优点
改善肺容量
改善气体交换
减少呼吸功
IPPV 和 NIV 可以通过改善潮气量来动员过多的支气管分泌物
IPPV 和 NIV 可以改善肺和胸壁的顺应性
CPAP 可以通过减少透壁压力梯度来减少左心室后负荷
在 CPAP 和某些 NIV 模式下患者可以被调动起来。通过逐步修改呼吸机参数可以在治疗期间增加患者的潜在 / 活动的耐受力
呼吸机设置可以随着物理治疗的增加调整，比如，增加吸气气道正压以辅助去除分泌物
潜在并发症
绝对禁忌证包括严重的支气管痉挛、未行胸腔闭式引流的气胸、纵隔气肿、不能解释的咯血和颌面部骨折。在先前存在肺大疱疾病的患者中谨慎使用
血流动力学 / 神经系统不稳定
使用 CPAP 和 NIV 有减少尿量的风险
使用 CPAP 增加二氧化碳潴留的风险
误吸的危险

IPAP，吸气气道正压

物理治疗辅助物和技术

正压呼气面罩和鼓翼装置是在某些慢性肺疾病患者中使用的专门的黏膜纤毛清理装置。这个装置很少在 ICU 系统内被介绍。

急重症康复

去功能化对心血管（表 5.9）、呼吸（表 5.10）和神经肌肉系统（表 5.11）的影响已经被很好地证实了[26-28]。这个现象的发生是限制体力活动和减少活动能力的结果。甚至相当短期的不活动就能发生去功能化，并且明显受年龄、发病前身体条件、疾病/损伤的性质和药理学因素的影响。去功能化的后果会显著影响患者的预后、住院时间、康复时间以及随后在社区独立生活的能力[29]。去功能化在心理上的影响也不应该被低估。缺乏进行正常水平活动

表 5.9　去功能化与心血管系统[26,28,30]

心血管系统
↓每搏输出量——心室重塑和前负荷下降（见↓血容量）
↑心率（休息状态和运动状态）：↓迷走神经张力，↑交感神经释放儿茶酚胺和↑心脏 β- 受体活性
↓心输出量和全身运输氧的能力
↓ VO_{2max} 最大摄氧量：很大程度上与持续时间、防止功能减低的静态训练的有效性有关，与中心（心输出量）和外周（氧的运输和利用）改变相关
↓血容量：继发地引起体内液体的转移和肾素 - 血管紧张素 - 醛固酮系统的活性的改变导致↓直立耐受性
直立性低血压在老年人或存在心血管病理改变的人中发展地更快常常恢复很慢
增加血液黏稠度和血液淤滞：易发血栓
改变心血管反射：认为会减弱压力反射介导的交感神经兴奋性和增强心肺系统受体介导的交感抑制，一定程度上增强直立性低血压的耐受性
改变动静脉血管功能

表 5.10　去功能化和呼吸系统[31-33]

呼吸系统
不良反应：
功能残气量
顺应性（肺和胸壁）
阻力
闭合容量
呼吸肌功能——损伤肌肉强度和耐受力，减少呼吸泵功能，增加机械通气时间和撤机的复杂性
呼吸肌诱发的膈肌功能紊乱（萎缩、纤维化、氧化应激和结构损伤），减少被动扩张的时间依赖，继发出现废用和被动缩短
正确选择通气模式可以减少呼吸肌的退化，吸气肌肉训练的作用目前还不清楚

表 5.11　去功能化和神经肌肉骨骼系统[26,34-37]

神经肌肉骨骼系统
肌肉萎缩——蛋白质降解（收缩性蛋白减少，非收缩性组织增加，比如胶原蛋白）和细胞因子活跃。肌肉强度减低，尤其是四肢抗重力肌减弱（如那些涉及移动和行走的肌肉）。不活动加强了皮质激素对骨骼肌的异化作用，因此，创伤和疾病导致更显著的肌肉萎缩，特别是在肌肉比重相对较低的患者群体中，比如老年人，将会出现更显著的变化。应该考虑营养支持治疗，并仔细测算所需营养量以尽可能最大限度地满足要求
肌肉耐受性减低（参考表 5.10）——减少肌肉血流/红细胞容积/毛细血管化/氧化酶和生化改变。通常，这相比于肌肉强度的减低需要更长时间才能恢复
关节周围和关节内结缔组织内肌肉缩短或者改变（包括胸壁和胸椎）→挛缩，↓关节活动度，疼痛。放置于功能位，活动能维持关节活动度并延缓非收缩性蛋白的侵入
骨质密度减少（尤其是小梁骨）——可以通过站立和阻力训练减弱。骨密度恢复一般落后于肌肉强度的恢复，增加了恢复活动后发生骨折的危险性，尤其是在老年人中
末梢神经微血管和生化的改变损坏了神经肌肉功能，影响最大的随意收缩活动和平衡/本体感觉活动
严重的神经和肌肉疾病经常发生在住 ICU 时间大于 1 周的住院患者当中。危险因素包括败血症、全身炎症反应综合征和严重的多器官衰竭。与更高的死亡率、机械通气以及康复时间延长、残障和生活质量减低有关

的能力可能导致抑郁和自我效能感减低。

一项规模日益扩大的研究提示选择性应用康复干预可以在一定程度上减少不活动导致的有害后果 [38-39]。理疗师掌握的康复技术和运动生理学知识应该能指导多专业团队对患者进行个体化评估和设计治疗策略，在需要时为其他专业人员提供参考（比如言语治疗、职业疗法）。相关事项包括：

- 目前的生理储备情况
- 生理受损的程度（相关的功能失调和共存的病理因素，比如败血症、多器官衰竭、神经损伤、正性肌力药物依赖）
- 营养状况
- 发病前的生理储备情况
- 发病前的功能状态
- 患者参与的程度
- 外部的限制因素（比如术后要求、牵引、镇静、瘫痪）
- 移动和操作的风险评估
- 选择合适的 / 有效的结果测试方法

传统上，运动康复遵循从床上活动，然后坐立，最后到站立和步行的线性程序。图 5.1 显示的模型描绘了三阶段功能康复程序。有证据显示，在一段时间的不活动和疾病后需要多模式的锻炼体制以维持 / 恢复生理以及心理功能 [39]。在危重症患者中，交互循环线的使用倾向于反映出更常使用的非线性模式的训练程序，比如患者在能够耐受床旁坐立之前可能借助小斜桌练习站立。中心阴影区显示出应该在患者恢复的每一个阶段进行调整核心部分。由折线划出边界的区域表示应从每一阶段进行到下一阶段或是返回上一阶段。在整个训练期间，需要密切监测患者的心肺反应，并相应地逐渐增加运动量。运动训练期间及训练结束早期进行调整 [比如临时地增加 FiO_2 和（或）机械通气辅助水平] 是必要的。体力活动的增加常常需要进行通气参数的调整，这总是与从机械通气支持中撤离相似，两者都是对生理储备的显著挑战。

与去功能化相关的有价值的证据应该在制定治疗计划——预防和康复治疗 - 中起关键的作用。例如，已知由于废用而受到不利影响的肌肉群应该以逐步的、渐进的训练计划为首要目标。在康复训练期间，多专业训练团队必须特别注意那些延迟恢复的因素，比如直立耐受性、骨密度（摔倒和骨折倾向）和肌肉持久力（运动耐受力的减弱）。

证据已经显示，为了改善 ICU 存活患者的长期预后（如晚期死亡率、持续不健康状态、神经认知缺陷、功能障碍、生活质量、经济负担），重症疾病及其治疗应该对患者情况进行持续的关注而不是仅限于重症监护期间 [29]。因此，康复也必须反映出这种关注点的改变，要将关注持续到社区、门诊或者后续的临床机构 [40]。

近年来，引进了“前康复”的概念。某些机构已经报道了在计划进入 ICU 之前就先行运动训练以改善患者功能状况的案例。推荐这一概念是因为其保证个体更好地抵抗不活动产生的应激压力和减少从重症监护室转出后的依赖期 [26]。

患者转出 ICU 后的问题

长期住 ICU 能引起精神上和生理上的衰退，影响转出后的康复（表 5.12）。为了达到快速和有效的恢复，患者的照顾计划应该在最初综合各方面考虑时就包含从 ICU 转出和出院后持续的合适的康复训练。

物理疗法角色的延伸

重症监护这种环境的性质为物理疗法角色的延伸提供了多种多样的机会。服务的首席理疗师必须掌握专业的心肺系统训练和康复技术，还有健康者和患病者的专业运动生理学知识。此外，作为一个动态的多专业团体的一员，他可能需要适当地扩展一些超出传统物理疗法范围的诊断和临床技术，比如学会撤机技术、先进的气管切开管理能力、支气管镜检查技术、开处方、动脉血气标本的采取和管理 NIV 服务。

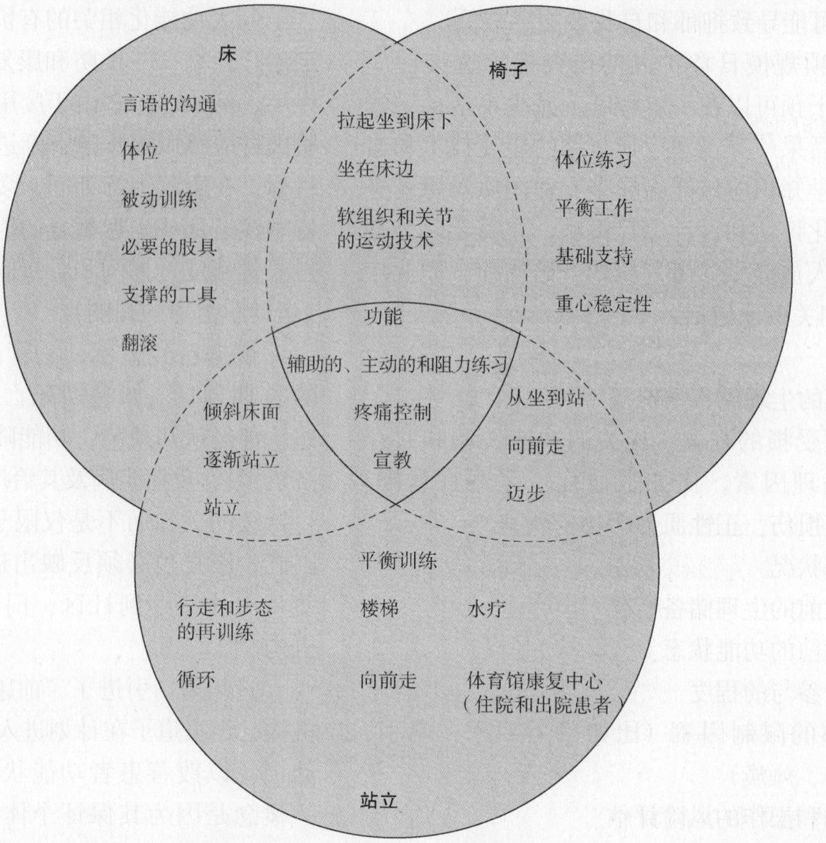

图 5.1 三阶段功能康复计划图解

作为教育者，临床医师必须确保所有提供物理治疗的专业人员具有评估、临床推断和执行各种技术的能力。为了确保符合循证服务规定、临床管理和达到最好的临床结果，实施审核和研究是很重要的。

物理治疗和重症监护外延团队

重症监护外延团队（critical care outreach team，CCOT）中专业理疗师的发展是角色延伸的最好例子。随着《综合性重症监护》[42] 的

表 5.12 从重症监护室转出后的患者常常需面对心理的、心肺的和功能的问题

心理	心肺系统	功能
抑郁	心肺系统功能退化	背痛
恐惧	清除（气管、小支气管内）存留的分泌物困难	肩痛
焦虑	肺容积减少	肌肉萎缩 / 肌力减退
意识混乱	氧气依赖	没有独立进行日常生活活动的能力
定向障碍		活动受限
幻觉重现		练习耐受力差
动力不足（缺乏动力）		不良的步态模式
功能依赖		

出版，CCOT 服务已经发展起来以处理重症监护室外患者的实际的和潜在的需要：

- 在可能的情况下转变重症监护的准入
- 在适当的情况下及时地收入重症监护
- 通过传播以病房为基础的重症监护技术，授权所有健康照顾人员
- 通过有效的临床决策优化患者管理和尽可能充分地使用重症监护资源

CCOT 的引进已经和引进多样的团队结构配置方法相联系；然而，经验已经显示多专业模式最可能影响临床和随后的改善[43]。因此，许多的团队已经选择雇佣一个特定的专业物理治疗师，其在将物理疗法专业知识带进服务中同时也掌握了一般的外延从业技巧（比如先进的气管切开管理技术、插管术、静脉穿刺术、根据患者的情况开出处方、动脉血气标本采集、用药管理、先进的生活支持、管理外周/中心导管、12 导联心电图的分析、排序/解释血液检查结果和 X 线胸片）。

总结

理疗师作为优化心肺功能和活动能力的多专业团队的一部分在 ICU/高度依赖机构内扮演着重要和多样的角色。理疗师常常从患者进入 ICU 的急性期开始就特地安排跟随和治疗患者，直到出院后的康复进程，如果有必要，物理治疗甚至能继续延伸到门诊机构。

日常的物理治疗不再只局限于一个地方。定期的系统评估将识别出物理治疗能够处理的问题，并为制订综合性的照护计划作出贡献。执行任何物理治疗都应该进行持续的重新评估和分析。

致谢

作者真诚感谢 Eleanor Douglas、Bronwen Jenkinson 和 Ann Alderson 作出的贡献。

（崔丽娟　郭枫林 译　刘　飞 校）

参考文献

1. Stiller K. Physiotherapy in intensive care. Towards an evidence-based practice. *Chest* 2000; **118**: 1801–13.
2. Norrenberg M, Vincent JL. Intensive care medicine. A profile of European intensive care unit physiotherapists. *Eur Soc Intens Care Med* 2000; 7: 988–94.
3. Denehy L. The use of manual hyperinflation in airway clearance. *Eur Respir J* 1999; **14**: 958–65.
4. Hodgson C, Denehy L. Ntoumenopoulos G. *et al.* An investigation of the early effects of manual lung hyperinflation in critically ill patients. *Anaesth Intens Care* 2000; **28**: 255–61.
5. Berney S, Denehy L. A comparison of the effects of manual and ventilator hyperinflation on static lung compliance and sputum production in intubated and ventilated intensive care patients. *Physiother Res Int* 2001; 7: 100–8.
6. Singer M, Vermaat J, Hall G *et al.* Haemodynamic effects of manual hyperinflation in critically ill mechanically ventilated patients. *Chest* 1994; **106**: 1182–7.
7. Clarke RCN, Kelly BE, Convery PN *et al.* Ventilatory characteristics in mechanically ventilated patients during manual hyperventilation for chest physiotherapy. *Anaesthesia* 1999; **54**: 936–40.
8. Lapinsky SE, Sangeeta M. Bench-to-bedside review: recruitment and recruiting maneuvers. *Crit Care* 2005; **9**: 60–5.
9. Brower RG, Lanken PN, MacIntyre NR *et al.* Higher versus lower positive end-expiratory pressures in patients with the acute respiratory distress syndrome NIH/NHLBI ARDSNET. *N Engl J Med* 2004; **351**: 327–36.
10. Choi JS, Jones AY. Effects of manual hyperinflation and suctioning on respiratory mechanics in mechanically ventilated patients with ventilator acquired pneumonia. *Aust J Physiother* 2005; **51**: 25–30.
11. McCarren B, Alison JA, Herbert RD. Vibration and its effect on the respiratory system. *Aust J Physiother* 2006; **52**: 39–43.
12. Bethune D. Neurophysiological facilitation of respiration in the unconscious adult patient. *Physiother Canada* 1975; **27**: 241–5.
13. Chang AT, Boots RJ, Brown MG *et al.* Ventilatory changes following head up tilt and standing in healthy subjects. *Eur J Appl Physiol* 2005; **95**: 409–17.
14. Dean E. The effects of positioning and mobilization on oxygen transport. In: Pryor JA, Webber BA (eds) *Physiotherapy for Respiratory and Cardiac Problems*, 2nd edn. Edinburgh: Churchill Livingstone; 1998: 125.
15. Jones AY, Dean E. Body position change and its effect on haemodynamic and metabolic status. *Heart Lung* 2004; **33**: 281–90.
16. Thoracic Society. The nomenclature of bronchopulmonary anatomy. *Thorax* 1950; **5**: 222–8.
17. Dean E. Effects of position on pulmonary function. *Phys Ther* 1985; **65**: 613–18.
18. Fink JB. Positioning versus postural drainage. *Respir Care* 2002; **47**: 769–77.
19. West JB. *Respiratory Physiology*, 5th edn. Baltimore: Williams & Wilkins; 1995: 51–69.
20. Gattinoni L, Tognoni G, Pesenti A *et al.* Effect of prone positioning on the survival of patients with acute respiratory failure. *N Engl J Med* 2001; **345**: 568–73.

21. Webber BA, Pryor JA. Physiotherapy techniques. In: Pryor JA, Webber BA (eds) *Physiotherapy for Respiratory and Cardiac Problems*, 2nd edn. Edinburgh: Churchill Livingstone; 1998: 137–209.
22. Pryor JA, Webber BA, Hodson ME *et al.* Evaluation of the forced expiration technique as an adjunct to postural drainage in treatment of cystic fibrosis. *Br Med J* 1979; **2**: 417–18.
23. Webber BA, Hofmeyr JL, Morgan MDL *et al.* Effects of postural drainage, incorporating forced expiratory technique on pulmonary function in cystic fibrosis. *Br J Dis Chest* 1986; **80**: 353–9.
24. Denehy L, Berney S. The use of positive pressure devices by physiotherapists. *Eur Respir J* 2001; **17**: 821–9.
25. British Thoracic Society guidelines. Noninvasive ventilation in acute respiratory failure. *Thorax* 2002; **57**: 192.
26. Topp R, Ditmyer M, King K *et al.* The effect of bed rest and potential of prehabilitation on patients in the intensive care unit. *AACN Clin Issues* 2002; **13**: 263–76.
27. Convertino VA, Bloomfield SA, Greenleaf JE. An overview of the issues: physiological effects of bed rest and restricted physical activity. *Med Sci Sports Exerc* 1997; **29**: 187–90.
28. Convertino VA. Cardiovascular consequences of bed rest: effect on maximal oxygen uptake. *Med Sci Sports Exerc* 1997; **29**: 191–6.
29. Angus DC, Carlet J. Surviving intensive care: a report from the 2002 Brussels roundtable. *Intens Care Med* 2003; **29**: 368–77.
30. Mueller PJ, Cunningham JT, Patel KP *et al.* Proposed role of the paraventricular nucleus in cardiovascular deconditioning. *Acta Physiol Scand* 2003; **177**: 27–35.
31. Jubran A. Critical illness and mechanical ventilation: effects on the diaphragm. *Respir Care* 2006; **51**: 1054–61.
32. Chang AT, Boots RJ, Brown MG *et al.* Reduced inspiratory muscle endurance following successful weaning from prolonged mechanical ventilation. *Chest* 2005; **128**: 553–9.
33. Gayan-Ramirez G, Decramer M. Effects of mechanical ventilation on diaphragm function and biology. *Eur Respir J* 2002; **20**: 1579–86.
34. Bloomfield S. Changes in musculoskeletal structure and function with prolonged bed rest. *Med Sci Sports Exerc* 1997; **2**: 197–206.
35. Kawakami Y, Akima H, Kubo K *et al.* Changes in muscle size, architecture, and neural activation after 20 days of bed rest with and without resistance exercise. *Eur J Appl Physiol* 2001; **84**: 7–12.
36. Latronico N, Peli E, Botteri M. Critical illness myopathy and neuropathy. *Curr Opin Crit Care* 2005; **11**: 126–32.
37. Paddon-Jones D. Interplay of stress and physical inactivity on muscle loss: Nutritional countermeasures. *J Nutr* 2006; **136**: 2123–6.
38. Vernikos J, Ludwig DA, Ertl AC *et al.* Effect of standing or walking on physiological changes induced by head down bed rest: implications for spaceflight. *Aviat Space Environ Med* 1996; **67**: 1069–79.
39. Greenleaf JE. Intensive exercise training during bed rest attenuates deconditioning. *Med Sci Sports Exerc* 1997; **29**: 207–15.
40. Elliott D, McKinley S, Alison JA *et al.* Study protocol: home-based physical rehabilitation for survivors of a critical illness. *Crit Care* 2006; **10**: R90.
41. Douglas E. The Nottingham Critical Care Rehabilitation Model, University of Nottingham Division of Physiotherapy. Personal communication, 2006.
42. Department of Health. *Comprehensive Critical Care: A Review of Adult Critical Care Services.* London: Department of Health; 2002.
43. Wood D. Designing an outreach service. In: Cutler L, Robson W (eds) *Critical Care Outreach.* Chichester: John Wiley; 2006: 13–30.

第 6 章

危重症监护护理

John R Welch 和 Chris Theaker

危重症监护护理的本质和功能

护士为危重患者及其家属提供 24 小时不间断的护理服务，作为“胶水”将危重症监护服务结合到一起。护士要确保患者的安全并为患者提供所需的连续的、各方面细致的、协调的、可沟通的治疗和护理。

熟练的危重护理护士提供：

- 持续地、密切地监护患者和连接仪器
- 动态分析和整合复杂数据
- 早期发现并发症
- 决策、执行、评估治疗措施，将不良反应降到最低
- 提高康复的速度和质量
- 为患者及其家属提供情感支持，包括整个死亡过程的支持

危重症患者的护理受两方面影响，一是护理的基本要素，二是本领域特殊的性质。所有护士的基本关注点应包括：

- 整体观念
- 对生命各个部分全部影响范围的理解
- 对健康的追求更甚于对疾病的治疗 [2]

在重症监护病房（ICU）不可避免地要强调技术的重要性，而护士必须在技术上能够胜任其工作。但是，实施治疗还需要有对人类基础护理原理的理解。ICU 患者却说这样的护理往往是缺乏的：一个患者这样描述他的经历“护理只根据对图表的快速分析和维持化验指标的平衡，而缺乏人性沟通的温暖”[3]。

在危重疾病的初期，患者往往不能控制发生在他们身上的事情，但是当他们开始康复的时候，比如脱离呼吸机或转到低等级护理水平的时候，往往会试图找回他们的自主性。危重症监护护士能在确保不同阶段治疗过程安全的情况下让患者对进程中的管理有发言权。多项研究强调了连接患者心理和生理的价值 [4]，而以患者为中心的护理和情感支持会随着护理资源的减少而缺失 [5]。基本护理（如个人清洁、保护组织完整性、预防感染）也通常是由护士完成或监督的。其他重要的功能（如胸部物理治疗、运动、提供营养）可能有其他专业人员来提供，但要由护士将上述这些治疗整合成一套完整的护理体系。

护理的系统化处理方法

护理患有危重疾病的患者是高度复杂的。至关重要的是要构建患者的回顾体系，以明确和区分患者需求的优先次序，这样便能了解患者功能和功能障碍的整个过程。在紧急情况下，依次评估基本的生理学 A-B-C-D-E 五个方面是一个有效的方法：

A. *Airway*—— 气道：建立和维持气道的开放（通常通过使用人工设备），清除肺部泌物等

B. *Breathing*—— 呼吸：充分的氧合和通气，使患者处于最佳体位等

C. *Circulation*—— 循环：循环容量和压力，脑、

心脏、肺、肾、肠和其他器官的灌注；控制出血、血液疾病等

D. *Disability*—— 残疾：意识状态 / 意识状态障碍，以及其影响因素；全身和局部的神经病学。

E. *Exposure*—— 暴露：亲自操作的、从头到脚、从前到后的检查，以及其他所有必要的检查；伤口和引流；电解质和生化、肾功能。

合适的治疗策略能通过使用图式来区分优先次序，此外它还有额外的好处，就是它能让受训于高级生命支持和相似系统的人员间更熟悉。

更多细节可从以下获得：

F. *Fluid*—— 液体和电解质平衡，入量，尿量

G. *Gastrointestinal*—— 胃肠道功能：营养需求，排泄物

H. *History&holistic*——病史和患者整体情况的回顾

I. *Infection*—— 感染和感染的控制；微生物学

L. *Lines*——效用和风险

M. *Medications*—— 用药

N. *Nursing* ——护理和多学科团队工作：确保资源对于患者疾病严重程度和护理物理需求来说是足够的

P. *Psychology*—— 心理学：疼痛和安慰，休息和睡眠；临终阶段的处理

R. *Relatives*—— 家属：与其沟通短期、中期和长期护理方案和预后（Hillman 等人 [6] 之后）

更多高级模型用来构建更广的患者影响和反应特殊的哲理或护理方法。例如，Roy 模型 [7] 表达了一种护理观点，即护理作为一种手段对任何功能障碍进行合适的调整。这种模型鼓励对下述两方面进行分析，一方面是即刻和其他能影响系统的考量，包括氧合、营养、排泄、活动和休息、保护机制、感觉功能、液体、电解质和酸碱平衡、神经系统和内分泌功能；另一方面是患者的自我思想、角色掌控和精神依赖性 [7]。这种方法具有很好的视觉广度，但对于初学者来说可能过于复杂。患者问题可能有助于通过确认护理诊断来辅助解决，这种方法来源于北美。这个系统为许多问题提供定义和推荐的护理反应，还指定合适的预后测量方法。最重要的是，所使用的任何系统都应对患者问题给出明确定义和对特异的、可测量的治疗目标的清晰声明。

护理和患者安全

不合适的护理人员与不良反应、患者发病率和死亡率的增加有关。很多患者遭受的严重伤害是由临床实践中的错误造成的，而护士能通过阻止和减轻其他专业医师的错误来避免更多的此类事件发生 [8]。直接观察和患者护理仍然是保证患者安全的关键 [9]：经过计算如果患者需要一天 24 小时不间断的护理至少需要雇佣 7 名护士 [1]。目前为止还没有特殊的危重症患者护理系统绝对优于其他系统 [9]，但是确保合适的护士数量、护理技能和经验以满足患者的需要是护理的金标准 [10]（见工作人员和危重症护理单元，下述）。

危重症监护护士的更进一步作用

危重患者护理的实践范围随着技术进步和学科间团队合作的改变而改变。开展新技能的益处必须在确保维持患者护理的基础上保持平衡 [11]。护士在危重患者护理中从事一系列各种各样的工作，而侵入性操作和药物处方通常仍由医生执行。但是，从 2006 年开始，英国许可取得资质的护士（和药剂师）有处方权——至少在理论上——在整个医疗条件下能开许可药物的处方。现在在重症患者监护中护士开处方还不是常见的现象，但在将来可能会成为医疗实践中的常规组成部分。

危重患者护理护士还在决策制定上起到重要作用，这些决策包括关于后续的调整、如通气这类关键治疗的滴定和故障排除、液体治疗和正性肌力药物的使用以及肾替代治疗。使用更少的侵入性技术（如经食管多普勒超声检查

评估心输出量）意味着护士可能提供相对高级的监护和实施更合适的治疗来恢复内环境的稳态。有证据显示，在这些方面护士能够取得很好的结果，特别是使用了临床指南和方案；例如，减少脱离呼吸支持的时间[12]。这表明对方案、指南、管理途径等更进一步的改进能够用来加强护理水平从而有利于危重患者的管理。

危重症医疗中新型护理角色

在很多国家中，ICU 中医生和护理人员一直是一个问题。这导致发展不同的新的工作方法提供基础而又更加特异的治疗模式[13]。新型护理角色包括那些医疗作用的代替品，应用护理实践进行卫生保健而不是医疗护理。例如，英国在卫生保健的各个领域指定相对较少数量的护理顾问，在危重症治疗中比例最大，特别是在外延角色中。高级医师最初关注临床实践，同时也需要表明专业领导能力和顾问业务，开展合适的教育和培训，高水平实践和服务发展、研究和评估[14]。

其他一些非护理人员则越来越多地执行那些基础护理服务（如口腔和眼部护理，记录生命特征），以支持经过培训的护士，确保她们能够专注于更高级的护理实践[15]。在一些地方，护理短缺可能不可避免地引起这种发展，但是护士必须继续通过合适的培训安排、支持和工作系统来确保患者能有最好的预后。

ICU 以外的危重症护理：危重症监护外延

在世界各地，普通病房需要管理平均年龄比以前更大、慢性疾病更复杂、和更加紧急和重大疾病的患者。回顾从普通病房转至重症监护病房的数据表明，许多患者在转科之前接受了不合格的护理[16]。而这牵涉多种因素，包括缺乏知识、不能意识到临床的迫切性并征求意见，以及组织不力、通信故障和监管不足等。

这些问题是整个跨学科的团队的问题，但护理在其中所占的比例是很大的。护士记录或监测生命体征，但她们往往对这些指标的严重性缺乏理解，或未能有效地与医务人员沟通，或很难确保开处方并执行适当的治疗。护士为主导的外延团队可以支持普通病房的工作人员开展对濒临危险和恶化的患者护理，并指导他们在适当的时候将患者准入重症监护室（第 2 章）。她们还可以支持照顾从 ICU 转出的患者，以及出院后的患者（第 8 章）。这些方法的潜在问题包括缺少来自于 ICU 的专科重症监护人员，并确保外延团队有必要的技术能在装备不完善的区域管理高风险患者，尤其是在对护士开处方和开展治疗有限制的时候。

跨学科的团队护理

有效的重症监护基于跨学科的团队工作：

- 明确个人角色定位
- 成员分享知识、技能、最佳实践和学习
- 能共享临床管理个人和团队的问责制、风险分析和管理的系统[18]

护理质量

强大的审计系统是护理质量的基础。有多种方法被建议作为护理结构、过程和结果效力的指示器，如应激性溃疡的患病率、院内感染率和患者满意度。尽管护士应该对她们所提供的护理服务负责，但是还有少量护理活动被认为完全与其他能影响患者预后的变量无关。另外，还有少量医疗措施不受护理影响。护理质量取决于集合了多学科承诺的持续的改善[19]。一个多中心的调查显示这种不同危重症医疗人员的相互依存，在调查中团队成员间的相互影响和交流比治疗措施和机构情况更能有效预测患者的死亡率[20]。

危重症患者护理的管理

危重症护理管理者的作用对于护理服务的实施至关重要。护理管理者的责任和挑战随着不同国家系统和不同医院而不同，但管理者最重要的关注点可能是吸引和维持一个稳定的、发展的、持续有效的护理团队以使他们能够与其他卫生保健专业人员一起在有限的预算下满足患者的需求。

重症护理单元的人员配置 [1]

计算人员配置需求的起始点是理解患者的需求——和满足他们需求所需要的知识和技能——而我们知道随着时间的流逝这会有不可预知的改变。

- 患者的需求有许多，包括：
  - 急性疾病和慢性疾病的严重程度和复杂程度
  - 其他生理学特征，如运动性、体重、皮肤完整性和节制
  - 意识状态和认知能力（警醒、定向力、合作或混乱、不安、自我伤害的风险）
  - 心境和情绪（如焦虑、抑郁、动机）
  - 所需观察 / 监护和干预的频率和复杂性
  - 亲属的需求
- 人力资源包括临床团队的成员、辅助人员和支持服务。总体来说，这些人员必须能满足患者需求。这些需求评估：
  - 护理数量和混合技术
  - 多学科团队技术混合、考虑持续存在的团队成员的变更（如医生、呼吸治疗师 / 物理治疗师、设备工程师）
- 护理的环境也很重要：
  - 物理环境，如患者能被轻易观察到，是否几个人在一间病室或是有单独的房间
  - 工作负荷的变异——一个科室活动的峰值、低谷和总量，如收治量、出院量和转出量

其他职责

管理者还负责：

- 区域内运作管理协调
- 护理质量
- 护理管理的有偿和无偿预算
- 人员管理

动态的政策、社会、经济学压力影响着医院和 ICU 的组织事务和资源。护士管理者需要理解这些因素以及这些因素是如何影响患者护理的实际实施和维持一个健康的个人和团队发展的环境。管理者必须能够以协议的策略和清晰的、定期更新的科室操作方案的形式向整个团队传达重要事项。这需要确保大家达成一些共识，包括在实践中什么才是确切所需要做的事情，和团队成员在哪些方面适用于方案。表面上来看，管理者代表了服务并且确保其他科室和组织能够了解危重患者护理相关问题。

在团队个体成员相信他们为一些共同和有价值的目标而工作时，这个团队的工作是最有效的。管理者的一个重要作用就是提供这种凝聚力，不仅仅在病房之内，还包括将不同服务使用者—包括患者及其家属—的观点整合到科室的计划当中去。共同管理的原则能够很好地适用于这个观点，即以此工作人员共同回顾和学习现存的实践以在病房内发展和改进患者护理。上述原则处在如下背景中：

- 病房和医院的策略议程
- 服务的发展
- 财政方面、预算和预算限制
- 评价每日工作事项

不意外的是，需求的复杂性和范围可能对一个人来说太多，所以团队中的不同个人对不同的管理方面负责。

压力管理和激励

ICU 可能会非常紧张，要求有相当的认知、情感和精神上的努力。管理安排和反馈机制到位能减轻这种要求，并保证快速识别那些工作上有困难的人员。定期的个人行为回顾和发展计划陈述能提供正面信心和鼓励，还可以识别个人需求，如教学的需求。它们还提供了一个识别不良操作的机会，以便于通过建设性的方法来改进。在急性医院人类资源实践的研究中发现工作人员的数量和质量与

患者死亡率有很强的相关性[21]。发展护士的决定性思考力和决策制定技能对于有效的工作十分重要。护士管理者应该提供一个推进上述培训的系统。

职业心理学建议为各水平工作人员提供机会，让他们感受到他们能够影响甚至可能改变工作环境，以此来减轻压力增加动力。在不同的时间以不同的方式灵活地工作，同时满足科室所有的需求是很重要的。管理者的工作就是平衡和满足工作人员、患者和组织机构的各种需求。一种方法是根据名单让工作人员选择，这样护士可能选择在一段时间为某些特别的患者服务，以此来锻炼特殊技能和促进护理的连续性和协调性。这也能给患者及其家属带来实际的益处。

护士教育

危重症护士通常乐于接受行之有效的教育计划，尽管这类培训在内容和质量上不尽相同。护士通常希望获得正式的学历，并且有学习到哲学、护理学理论和研究方法有关的作用。但是，有一个基本的学习需求，即关于临床实践的内容和对患者有益的解决问题的方法[22]。另外需要明确的是现在还需要广泛开展危重症监护护理的技能。

这些必要的要求促进了对危重患者进行合理护理评估和护理管理明确标准的产生。

下面概括一些重症监护护士有关能力的例子[23]：

- 对需要有创通气的患者进行安全、有效、适当的护理管理，采用：
  - 一系列合适的通气模式
  - 肺复张法（如俯卧位）
  - 脱机策略
  - 考虑到患者的舒适度（镇静等）
- 对心血管不稳定患者的安全、有效、合适的护理管理，包括：
  - 急性冠状动脉综合征
  - 心律失常
  - 继发于其他因素的血流动力学不稳定
  - 循环衰竭
  - 围心搏骤停期的情况
  - 呼吸心搏骤停
- 对肾前性衰竭、肾性衰竭和肾后性衰竭患者提供安全、有效、合适的护理管理，包括：
  - 液体和药物治疗
  - 导尿装置
  - 肾替代技术（使用合适的装置）

以上描述了对护士可能需要能力的类型作出概括，也可以用来对实现特殊患者预后的技能、知识和态度的深入描述。对特殊技能的清晰细节描述固然重要，但也需要考虑到个人行为是如何整合到整体的护理当中的，以及独立临床判断的作用。绩效考核需要合适的评审人员来对实践中的护士进行观察和提问，但在十分有限的临床区域却有着重大的要求。可能日益复杂的模拟器可以用来进行性能测试，而不再使用实践设备。

已经研发出不同的框架来鉴定不同水平的表现，如基于 Benner 分层[4]（表 6.1）。这些可以用来标记核心技能特殊标准的进展。

危重症护理的研究

重症护理服务用很高的成本治疗少数的患者。危重症监护有很大的生理和心理上的影响，但往往使用一些未经检验的方法。患者的预后受不同组织方式、人员特征、不同工作实践和治疗方法以及个人个体差异的影响。因此，这就需要一系列定量和定性的研究程序以对问题进行全方位的了解，并制定出最佳实践方案。方法的选择取决于所研究问题的性质，同时也取决于研究者的目的和可利用的资源。

回顾性研究

用于评价研究的方法一定程度上取决于回顾性工作的类型。下述问题可能用于对评价的构建：

表 6.1 危重症医疗护士行为的评估

等级	定义	观察行为	激励
初学者	有限的技能和（或）知识，不一致的做法，人际交往能力的不同。对更广泛内容的有限理解，弹性规定管理的行为	缺乏协调和自信。省略和不准确的可能。除非反复尝试，否则不能保证准确和安全的行为	需要经常性的指导性激励、监督和建议
高等初学者	拥有一定技能和知识，通常有一致的行动和人际交往能力；不同的伦理学思想。对情景影响的适当认识	对基本任务有自信和协调力。容易分心或不能整合患者护理的其他方面	需要不时的指导性激励和某种程度的监督
胜任者	具有一贯的安全、准确和有效的业务、人际交往能力和伦理学思想。对短期事件的考量	具有有意识的和仔细的计划	熟练的、自信的和协调的以患者为中心的工作，能很好地整合其他护理工作。工作优先无监督的自我指导
熟练者	具有一贯的安全、准确和有效的业务、高水平的人际交往能力和伦理学推理。对长期目标的考虑制订有意识的、仔细的计划。根据环境的改变调整合适的护理	熟练完成任务，主动和有弹性的方法实施护理。通过反应解决问题和制定决策。角色模范	有对他人支持和示范技术的能力

（After Benner P. From Novice to Expert: Excellence and Power in Clinical Nursing Practice. Menlo Park: Addison-Wesley，1984.）

- 研究的论证：研究的背景和基础理论是否清晰？
- 科学的内容：是否是一个特别的问题 / 假设？
- 创意：是否是一个新的想法，或者是对老问题不同的或更好的重新审视角度？
- 方法和研究设计：方法是否适当，以及方法能否对问题进行回答？例如：
  - 比较不同的治疗方法通常需要对特定的研究终点做定量测量，如达到目标生理学变量所需的药物剂量，或者脱机所需的时间
  - 理解个人想法或感受通常是如何影响定性材料的分析，如从患者及家属会谈所得到的数据，以获得他们对服务的意见 [24]
- 研究方法的描述方式是否通俗易懂，以及是否可以重复？
- 相关结果是否显示？给出的数据是否能够提供研究中个体的详细信息，以及如何代表更大规模人口的详细信息？
- 分析是否合适以及研究效力是否充分？（这通常取决于研究的数量以及差异的程度。）
- 解释和讨论：依据结果，结论和注解是否合理？结论是否由分析得来？
- 任何背景文献的引用是否合理全面和适当？
- 从研究中得出什么？即研究在支持和发展临床实践方面有什么价值？
- 工作的整体印象是什么？是否可信？表述是否清晰和有理有据？
- 如果评估一篇文章，是否是在合适的同行评估下进行的？

研究项目的开展

第1阶段：确定和澄清所要检验的主题

临床研究在与临床有关时最有价值。研究者可能更容易从高风险和高成本研究过程中获得支持。而目前的政策倾向于卫生保健也可能是很重要的因素。许多日常的方法和治疗也能确保审查，特别是当在实践中有显著的变化时。研究者应该决定如何用一个可测量的方法来描述所感兴趣的话题，以及将研究作为一个问题进行阐述，并且要考虑如何才能获得问题的答案。

第2阶段：收集相关的背景资料

收集信息很重要，这能够理解正在研究的问题，并有助于调整研究进程。医院的图书馆是有用的，不只是因为那里的工作人员能为你的研究项目提供建议。期刊和书籍的索引有纸质版和基于电脑格式的，数据和文本也可以通过互联网来获取。谷歌学者（Google Scholar）（http://scholar.google.com/）就是一个很好的起点。它使用了一个广泛的方法来从众多学科和资料的研究中定位出文章。更多特殊的医疗/护理网站包括：

- PubMed，一项来自于美国国立医学图书馆的服务（http://www.nlm.nih.gov/），访问生物医学数据库MEDLINE（在线医学文献、分析和系统检索）
- 护理和专职医疗的累积索引（Cumulative Index to Nursing and Allied Health）（CINAHL），网址 http://www.cinahl.com
- 系统回顾卫生保健干预的徇证医学协作网（http://www.cochrane.org）
- EMBASE（http://www.embase.com）对检索药理信息特别好

当进行检索时，最重要的一条建议是：不要将第一个出现在脑海中的词输入数据库或搜索引擎，而是尝试阐述一个问题，然后再将其分解成几个组成部分。推荐进行搜索数据库培训。

研究者还必须评估所收集到信息的质量。传统上认为，不同类型的研究具有不同的权重，例如，从随机对照试验中获得的结果被认为是具有最高等级的证据，而观察性研究则被认为不那么有用[25]。这种证据等级制度并不总是适用，可能会使一些有价值的工作贬值，但要强调的是严格检验研究可靠性的必要性。

第3阶段：研究方法的设计：

- 将能提供解决问题的数据
- 能充分回答问题（如采用统计学的研究需要考虑数据项的数目，以用来显示出不同组别或分类间的差异）
- 在实践中是可行的
- 是符合伦理学的

第4阶段：收集数据

在研究计划阶段就有明确定义的数据收集通常相对简单。一个常见的错误就是收集大量的不必要的数据以及失去了对原始问题的关注。数据应该使用一个易于管理的方式进行收集，通常是采用某种类型的数据库。

第5阶段：组织数据

在这个阶段，可能已从第一手和第二手资料中收集到了大量数据。重要的是：

- 采用一种分类和分析的系统，以满足研究目的的需要
- 专注于原始问题的分析
- 采用合适的统计学方法（可能需要专业的知识或建议）

第6阶段：展示和解释数据

可以通过多种形式展示数据，但无论哪种形式都需要展示所提的问题、描述研究方法，这样才能清晰地显示到底做了什么，才能展示出结果和分析，以及重要的发现和结论。结论应该由分析得出，而不能进行不适当的推理。

表 6.2 研究方法评审所需考虑的问题

特别对于患者 / 研究对象	特别对于实验设计 / 完整性
● 伤害的可能风险 ● 患者 / 研究对象（或相关人员，如患者亲属）的困难程度 ● 研究持续时间（对于患者 / 对象） ● 患者个人或研究对象是否可能通过参加研究而获得直接或间接益处 ● 研究人群的特点 ● 纳入和排除标准，纳入和排除的原理 ● 是否有任何患者 / 研究对象加入到其他能够影响新研究的研究项目	● 研究者的委任书 ● 研究者对于任何利益冲突是否客观 ● 研究利益和不利的平衡 ● 研究的资金和资源需求 ● 是否有处理不良时间的有效机制 ● 是否有终止研究的有效机制 ● 所研究现象出现的频率 ● 研究持续时间 ● 补充充足患者或研究对象以满足统计学效力需求的可能性 ● 从何处、何时和如何补充患者或研究对象，以及由谁来进行补充 ● 给患者或研究对象多少时间来决定是否参加 ● 如果患者开始同意加入而随后又想退出时将会发生什么 ● 数据如何收集、检查、储存，并随后剔除，以保护患者隐私 ● 研究是否在分析一个已确定的过程

任何临床实践的应用都应该突出显示。报告必须简洁，并且以建设性的方式提出，但是对于研究中的任何不足和问题也应该进行讨论。目标就是让读者能够理解研究方法和结果是怎样解释的，同时知道研究中的任何局限性。

研究的重点在于分享学到了什么：研究者应该考虑如何将工作尽可能多的和尽可能合适的提供给读者。

第 7 阶段：项目的评估

最后一个阶段的思考。研究过程是一个可以一直改进的过程。从同事中得到的具有建设性的反馈是确定一项研究价值的有效途径。研究者应该回顾从研究过程和研究结果中学习到了什么，并考虑在未来工作如何能有更进一步的发展。

研究的伦理学

执业医师必须始终考虑相关研究的伦理学问题：在许多国家，没有伦理学批准进行医学研究是犯罪行为。研究者通常需要提交一份详细的申请文件以得到伦理委员会的批准。获得人类研究的伦理批准的过程具有地方差异，但大多数系统都参照了赫尔辛基宣言的原则（世界医师学会网站 http://www.wma.net/e/policy/b3.htm）。

其中一个重要的问题就是如何获取患者的知情同意。即使患者是清醒的，也不一定意味着他们有能力提供知情同意。一些国家承认采用获取患者近亲属的同意来规避这个问题，但这实际上只是获取了“赞同”而不是“同意”。在欧盟，这种做法只在医药产品的临床试验研究中合法。

伦理委员会通常是由专业人士组成，并设置与医院和大学有密切联系的人员。委员会看起来超出了建议研究的规定必要性和重要性，以评估一系列的事情特别是关于哪些患者可能入选和研究设计的方面。表 6.2 总结了其中的一些内容。

（崔丽娟　郭枫林 译　刘　飞 校）

参考文献

1. Royal College of Nursing. *Guidelines for Nurse Staffing in Critical Care.* London: Royal College of Nursing; 2003.
2. Chinn P, Kramer M. *Integrated Knowledge Development in Nursing.* St Louis, MO: Mosby; 2003.
3. Watt B. Patient: *The True Story of a Rare Illness.* London: Penguin; 1996.
4. Benner P. *From Novice to Expert: Excellence and Power in Clinical Nursing Practice.* Menlo Park: Addison-Wesley; 1984.
5. Ball C, McElligot M. Realising the potential of critical care nurses: an exploratory study of the factors that affect and comprise the nursing contribution to the recovery of critically ill patients. *Intens Crit Care Nurs* 2003; **19**: 226–38.
6. Hillman K, Bishop G, Flabouris A. Patient examination in the intensive care unit. *Yearbook of Intensive Care and Emergency Medicine 2002.* Berlin: Springer-Verlag; 2002.
7. Roy C, Andrews H. *The Roy Adaptation Model.* Englewood Cliffs, NJ: Prentice-Hall; 1999.
8. Rothschild J, Hurley A, Landrigan C *et al.* Recovery from medical errors: the critical care nursing safety net. *Jt Comm J Qual Patient Safe* 2006; **32**: 63–72.
9. Coombs M, Lattimer V. Safety, effectiveness and costs of different models of organising care for critically ill patients: literature review. *Int J Nurs Stud* 2007; **44**: 115–29.
10. American Association of Critical-Care Nurses. *AACN Standards for Establishing and Sustaining Healthy Work Environments.* Aliso Viejo, CA: American Association of Critical Care-Nurses; 2005.
11. Mullally S. Improving the quality of clinical practice. *Nurs Ethics* 2000; 7: 531–2.
12. Kollef M, Shiparo S, Silver P *et al.* A randomized, controlled trial of protocol directed versus physician directed weaning from mechanical ventilation. *Crit Care Med* 1997; **25**: 567–74.
13. Scholes J, Furlong S, Vaughan B. New roles in practice: charting three typologies of role innovation. *Nurs Crit Care* 1999; **4**: 268–75.
14. NHS Executive. *Health Service Circular 1999/217. Nurse, Midwife and Health Visitor Consultants.* Leeds: NHS Executive; 1999.
15. Hind M, Jackson D, Andrews C *et al.* Health care support workers in the critical care setting. *Nurs Crit Care* 2000; **5**: 31–9.
16. Cullinane M, Findlay G, Hargraves C *et al. An Acute Problem? A Report of the National Confidential Enquiry into Patient Outcome and Death.* London: NCEPOD; 2005.
17. Watson W, Mozley C, Cope J *et al.* Implementing a nurse-led critical care outreach service in an acute hospital. *J Clin Nurs* 2006; **15**: 105–10.
18. Department of Health-Emergency Care Team. *Quality Critical Care: Beyond 'Comprehensive Critical Care': A Report by the Critical Care Stakeholder Forum.* London: Department of Health-Emergency Care Team; 2005.
19. Curtis J, Cook D, Wall R *et al.* Intensive care unit quality improvement: a 'how-to' guide for the interdisciplinary team. *Crit Care Med* 2006; **34**: 211–18.
20. Tarnow-Mordi W, Hau C, Warden A *et al.* Hospital mortality in relation to staff workload: a 4-year study in an adult intensive care unit. *Lancet* 2000; **356**: 185–9.
21. West M, Borrill C, Dawson J *et al.* The link between the management of employees and patient mortality in acute hospitals. *Int J Hum Resource Manage* 2002; **13**: 1299–310.
22. Wigens L, Westwood S. Issues surrounding educational preparation for intensive care nursing in the 21st century. *Intens Crit Care Nurs* 2000; **16**: 221–7.
23. SW London Critical Care Nursing Curriculum Planning Group. *Critical Care Competencies.* London: Kingston University and St George's Hospital Medical School Faculty of Healthcare Sciences; 2002.
24. Wilcock P, Brown G, Bateson J *et al.* Using patient stories to inspire quality improvement within the NHS Modernization Agency collaborative programmes. *J Clin Nurs* 2003; **12**: 422–30.
25. Concato J, Shah N, Horwitz R. Randomized, controlled trials, observational studies, and the hierarchy of research designs. *N Engl J Med* 2000; **342**: 1887–92.

进一步阅读

Gerrish K, Lacey A (eds) *The Research Process in Nursing*, 5th edn. Oxford: Blackwell; 2006.

Wedderburn Tate C. *Leadership in Nursing.* Edinburgh: Churchill Livingstone; 1999.

第 7 章

重症监护中的伦理学

Raymond F Raper 和 Malcolm McD Fisher

定义

伦理学研究一个人应该有何种行为举止，而法律定义了一个人必须如何行止以避免受到惩罚。伦理学关注的是区别正确与错误的行为举止。对大多数人来说，道德感是与生俱来的。医学伦理学与卫生保健从业者和患者之间的关系有关，尽管特别适合于医生，但并不仅限于医生。伦理冲突几乎总是涉及价值的冲突，合理的解决有赖于对有冲突的利益和价值的认识。

伦理学架构

医学伦理学通常是在一些道义的背景下讨论的。这些构成了伦理行为的原则可以被总结为：

1．自主：个人在医疗护理方面能够自己做出决定的原则。
2．仁慈：即“善行”，在挽救生命、治愈疾病和解除疼痛与疾苦时总是根据患者的最佳利益行事的义务。
3．不伤害：行事不造成损害的原则。
4．忠诚：忠于职责和义务，一个集保密、实话实说、跟上医学知识（即持续专业发展）以及不忽视患者的医疗护理于一身的原则。
5．社会公平：所有公民均能按照医疗需求公平地接受医疗护理的原则。
6．效用：为大多数患者实施最好处理的原则；即不浪费卫生资源而使社会达到最大获益的原则。

效用是一个重要的概念，其对是非的判断更多的是通过后果而不是由原因的推理。因而“正确”的行为在不同的环境中可能有所不同。这种系统有时候会被视为与以权利或原则为基础的系统大相径庭。效用原则更适用于在医疗实践中进行系统开发，并可能造成与保证单个患者利益的责任相冲突。重要的是让重症护理人员参与公开的讨论以判定应给医疗分配多少社会财富，同时在没有放弃保证单个患者利益的责任的条件下，应给重症监护分配多少卫生预算。在这些公共和私人职能领域之间徘徊是富有挑战性的，但对规范医疗管理也是必要的。

当价值观存在冲突时最常遭遇伦理冲突。例如，定量配给牵扯到个人权力和集体权力之间的冲突。安乐死则涉及生命神圣性和自主性之间的冲突。伦理冲突的解决有赖于对受争议价值和有效原则的认识。绝对论者的术语如“无效”试图掩盖价值冲突，因而无助于解决伦理冲突。对所涉及的各种利益的考虑也有助于突显伦理冲突背后的真正问题。

ICU 伦理问题

临终治疗

在相对短的时期中，重症监护无论在容量上还是在能力上均有令人瞩目的提高。惯例已经变得有据可查，并且至少部分标准化，而且重症监护普遍地越来越易于施行。对患者个体权力的进一步强调已经看到总体上对医疗资源的需求增加，这种趋势也向重症监护蔓延。重症监护面临的重大考验是常常可以在没有必然的恢复或难治性死亡的后果的情况下轻而易举地完成长期生命支持的事实。在ICU中病得最重的患者只有一部分最终恢复并能够恢复一定的生活质量。如果有可能在任意程度上预测幸存者并且在这方面进行了相当大的努力，上文所述的考验也不会再继续成为问题。不幸的是，这种预测的成功率十分有限，且对正在进行的重症监护的适合度的考虑必然是在预后的不确定性背景下进行的[1]。

因为上述原因，ICU的死亡病例一般涉及一些限制或撤除生命支持治疗[2-3]。这一点现在在全世界的许多研究中均已有案可稽，现在也能比较好地理解其驱使因素[2-9]。在这种临床实践之下的伦理学原则如前文所述。重症监护注定是繁重的工作，要求在仁慈和不伤害相吻合的适当程度上获益。生命本身具有价值，而如果生命是短暂的、痛苦的并且孤独的，则其价值就会被抵消相当大的一部分。随着死亡的日益临近，以任何代价延缓其到来都变得越来越不合时宜。出于公正的考虑应尽量少侵扰床旁。然而，通过人工方法延长只有极小可能性或根本不可能存活患者的生命可能对可以存活患者在使用有限的重症监护资源方面的权利造成挑战[10]。资源属于公共所有，给一位患者提供的治疗不能用于所有处在相似情况下的患者时，就违反了基本道德。集体有道义上的权力以无差别待遇的形式去调整获益性治疗的使用权。重症监护专家没有权力单方面地违背集体的意愿使用或撤除医疗资源。不幸的是，集体的意愿极少为人所知。

在过去的数年里，人们对重症监护环境下的临终治疗进行了相当努力的研究[2,4,11-13]。能够从已经公布的研究中收集到的意见包括：

- 在ICU接受本人不必要的治疗，患者痛苦地死亡并不少见。
- 对于生命临终时期的治疗，患者和家属均有相当多的不满。
- 患者有尊严地获得临终治疗方面的愿望常不为人知。
- 患者和家属可能非常不了解像心肺复苏这样的临终对策的本质和预后[14]。
- 包括必需的外部专家会诊在内的积极干预在改善临终治疗的质量方面不太有效。
- 在对死亡、濒临死亡以及暂停和撤除积极治疗的态度上，不同的国家和团体之间在临床处理上存在相当大的差异[2,8]。
- 临床实践中报道的差异与医生和护士的态度、决策程序有关，也与做出治疗限制的决定后实际的执行情况有关。
- 虽然某些形式的治疗限制比较常见，但撤除治疗并不常用，甚至在某些团体而言是不合法的，而其他团体则有关于主动缩减大量治疗和主动实施安乐死的报道。
- 仍然存在一些关于主动缩短生命和减少给药的困惑，而减少给药既减轻了不必要的症状，又缩短了死亡进程。主动地用于缩减生命的药剂的性质和剂量与那些用于消除症状而非故意地加速死亡进程的药物并没有必然的区别，死亡时间也可能不受影响[2]。
- 大部分患者和家属均称更希望在临终决策时能够进行某种形式的合作[15-17]。

实际考虑

- ICU里做出的限制性治疗的决定依赖于对治疗的负担和获益的仔细推敲。
- 由于在ICU的临床实践当中，预测是不够完美的，因此制定决策以可能性为基础，而不是确定性。
- 决策制定是一个不断进展的过程，一般包括关于治疗可能性、生活质量和患者意愿方面的多个讨论[9,11]。
- 有能力的患者始终都应参与讨论，并应鼓励患者家属也参与讨论。

- 考虑到对合作性决策制定的普遍渴求，在提议的治疗方案中征求患者的意愿与同意比放弃患者对决策制定的责任或代替或有计划地剔除患者和（或）照顾者的做法更恰当。
- 护士与联合卫生从业者在危重症患者治疗中的重要作用保证了对参与讨论的重视。没能做到这一点造成护士不适当地采取单方面的暗箱操作，这就成为了患者的辩护词。对非法终止生命的诉讼也随之而来。

预先指示和委托书

患者可以以书面文件的形式正式地表达他们在临终护理方面的优先选择，或者指定一位代理决策制定者以防万一将来失去行为能力。支持这种文件的法律差异极大。但无论如何，这种文件作为自我决策的表达具有相当大的伦理学效力和尊严保障。不幸的是，预先指示常不具有足够的特异性，也不总能确定文件中的决定都是了解情况后在神志清醒下做出的。考虑到患者在考虑临终问题时常常出现缄默[14]，预先指示不太可能广泛普及。

安乐死

此术语仅能严格用于处在终末期和（或）日渐衰弱、患有无法治愈疾病的患者在知悉自身情况且一般由患者主动提出要求终止生命的情况下。医助自杀是这种临床情况的变异形式。这是一个有相当大争议的问题，现在在一小部分司法辖区内是合法的，然而在更多地方则很有可能是秘密施行的。伦理学家，很大程度上以后果论者的理由，认为这一问题与终末期终止或暂停治疗之间没有差别[18]（有时不恰当的术语称之为“被动安乐死”）。然而在重症监护的临床工作中，其差别看上去很明显也很重要。这种差别最常在意图上引起争议。尽管可能在安乐死和终止治疗的意图上有相当大的差别，但这两种行为的本质均是解除痛苦和折磨。即使如此，主动安乐死无疑是生命终止的不恰当方式。限制治疗是重症监护临床工作中比较有争议的主要成分，而安乐死则不是，而且这两种行为本身通常也有清楚明显的区别。虽然在某些案例中，安乐死和终止治疗之间没有道德差异这一点可能是事实，但并不意味着永远不会有差别。

撤除治疗

- 一旦做出撤除或暂停治疗的决定，决定、参与者、理由和限制治疗的细节均应记录在患者的病历记录中。悄悄进行限制治疗难以保持公正，并有潜在的危险。
- 在治疗中没有道德分级，但是，撤除呼吸机比撤除肾替代治疗或抗生素似乎是更明显的终止性行为。
- 虽然在 ICU 中治疗有时候会被撤除或暂停，但护理永远不能撤除。换一种说法就是，应进行与减轻症状和患者尊严有关的治疗并加以书面记录。
- 从实际应用的前景看，渐进性撤除治疗使得对任何必然产生的不适所做的进行性治疗成为可能。这种行为也有助于形成这样的判断，即死亡是疾病或多系统器官衰竭的结果而不是撤除治疗的结果。
- 用特殊镇静剂和麻醉剂减轻症状有时可能加快死亡。这一点在“双重效应”原则下是合理的，因为死亡虽然可以预见，却并不是有意为之。然而更重要的是，这种情况应被简单地视为在两个目标之间的权衡，即假定减轻不希望出现的症状比避免缩短生命具有更高的优先权。当然，在伦理学背景下难以判定不必要的痛苦和折磨。最终，临床经验提示，麻醉剂和镇静剂通常通过减轻心血管系统应激延长濒临死亡的进程，而不是缩短生命。

知情同意

知情同意是医患关系中的核心，既有伦理学内涵，又有法律内涵。同意既关系到治疗（特别是侵入性操作），也关系到参与研究。与同意有关的一般原则如下：

- 患者同意是医疗实践中的基本原则。常规或小型操作可被纳入对治疗的一般同意中。
- 在紧急治疗时可放弃同意，紧急治疗指的是有必要立即挽救生命或避免显著的体质恶化所进行的急救治疗。无论患者是否具有严格意义上的法律资格，这一点均适用。
- 有效的同意取决于提供充分的信息，包括获益和风险，并且必须是在自愿的和不受任何强迫的情况下。
- 书面同意为同意程序提供了证据，但是同意本身不需要写出来，除非地方当局有特殊要求。
- 有法定资格的患者有权拒绝同意进行治疗，即使拒绝治疗可造成危害或死亡。
- 对于更多选择性操作的代理人同意有赖于在自主性原则上的伦理合理性。患者的利益必须是至高无上的。与代理人同意有关的法律要求差异极大，“代理人”常有官方定义，并且受地方法规的约束。
- 自主性也为预先指示提供了伦理合理性，其法律地位也有很大差异。
- 律师的持续性效力一般适用于财政事务而不是治疗同意。伦理学基础再一次关系到自我决策。
- 有法定资格的未成年人可以或不可以拥有同意的权力，但是年龄并不影响与见解和认知无关的伦理学考量。即使是无行为能力的未成年人也有拥有一些保守秘密的权力，且所有未成年人均有权被保护以免于被伤害，即便这种伤害来自于父母或监护人出于善意的信念或偏见而做出的决定。
- 在将一位患者纳入研究时尤其要求有知情同意，而对于研究而言，财务事项的充分公布具有更大的重要性。医学研究强加的某些特殊的伦理问题将在下文讨论。
- 对于教学目的也要求有知情同意，例如，对患者进行视频记录和拍照以及指导实际操作。
- 对一些疾病的监测可能对知情同意有法律方面的要求，如人获得性免疫缺陷病毒（human immunodeficiency virus，HIV）/获得性免疫缺陷综合征（acquired immunodeficiency syndrome，AIDS）和肝炎。然而这些疾病从伦理学观点来看并没有什么特殊的，患者的隐私权也并不是绝对的。

由于重症监护患者不能提供正式的同意，且因为危重病本身就可以否决同意的先决条件，因此这个问题常常被忽视。危重症患者对“常规”或每天例行操作的同意常被假定为甚或被归为对治疗的广泛性同意。然而，近乎广泛性同意是有可能存在的[19]。在重症监护背景下同意的准确作用仍未作出完全的定义，但是与同意的一般性要求之间的差别需要一些正当的理由。对同意的法律要求在不同的司法解释和辖区之间有所不同。如果从极端的角度考虑，如允许代理人拒绝如中心静脉通路这样的“常规”操作，同意相关性自主权可能变得与仁慈原则和不伤害原则相排斥，并可能变得非常难以立足。

定量配给和社会职责

重症监护因其特征决定了价格昂贵。这就造成了重症监护从业者的压力以及潜在的伦理冲突。重要的是在对患者个人的责任与对集体的责任之间寻求平衡。理论上可以通过消除所有来自于床旁的定量配给决定来达到这一目的。应由明确的规范决定ICU的使用权，而不是由临时的可用性或个人影响来决定。暂停或撤除治疗并不是因为门口有w位“更适合的”患者，而是因为在特定的临床环境下均会暂停或撤除治疗。相似的患者在不同社会背景下获得医疗护理的方式变化极大，无法从伦理学上进行评判。更具有挑战性的是对社会的定义。如果以足够广泛的视野，大部分重症监护都难以评判。伦理学上有责任的重症监护从业者既会为患者个人提出主张，也会参加绝大部分无组织的社会讨论以决定哪部分社区资源可以花费在医药方面，特别是重症监护方面。

专业性

医疗从业者在社会上占据了独一无二的并且一般是有一定特权的地位。随之而来的则是许多责任。这些一般都涵盖在经常由专业学会和学习体系提出的行为准则中。最古老的并可能是最广为人知的就是希波克拉底誓言。在从业者的安康受到来自医疗实践的威胁时，例如，传染性疾病流行和恐怖主义活动时，专业职责和伦理责任可能遭受严重考验。对这种潜在冲突的解决方法迄今为止仍未尽如人意。

医疗从业者的伦理学责任是：

- 通过继续教育和专业发展保持专业标准
- 保持与患者之间恰当的专业关系
- 对医疗相互作用进行正确的书面记录
- 参与关于质量和安全性的提议和实践
- 尊重患者和工作人员的机密性
- 尊重法律原则

产业和利益冲突

医生、医疗技术和制药公司之间的关系是复杂的[20]。医生和行业之间在某种程度上是相互依存的。医学进展不是凭空而来的，新药物和新技术的发明、评估、发展和上市必然造成医生与行业之间的关系密切。在医生有权对其技术和努力做出公平的考量时，如果不想产生利益冲突，则这种关系必须是公开的，并且接受公开的审查。公司因在产品研发中涉及医疗的部分而提供的报酬是多种多样的，但是既包括直接给付也包括间接给付。所有这些给付在经济上的合理性取决于对其后产品上市的影响。旅行和相关支持的正当性是可质疑的，除非直接并可归因于与公开的合同业务有关。在虚假的教育性倡议甚至是指南的研发方面涉及利益的公司可能比悄悄上市者还多[21]。某些带有大规模从业者奖励计划的开放标签研究倡议也令人担忧。设计用于限制这些利益冲突的对策包括公开披露所有金融关系以及关系双方自愿的和无意的行为准则。然而，金融诱因可以轻而易举地被隐瞒，特定的金融关系也会因其数额以及无处不在的特性而难以看清。虽然这种伦理冲突的可能性也存在于其他商业关系中，但医学的性质以及相关费用通常是公共基金的开销，规定了这不是一个完全私人性的因素。

研究

危重症患者极少愿意参与研究计划，然而他们却能从之前进行的带有相似的知情同意问题的研究结果中获益。在限期内寻找代理决策制定者以适于某些类型的研究也是不可能的。这一点已经得到认可，并且在随机临床试验的同意弃权书中得到确定。这种情况下潜在的伦理学冲突在于被作为器具使用的患者在没有表达出同意的情况下被用来达到另一个人的目的。在评价个体权利之下的集体权利时存在潜在的“光滑斜面”，但在临床问题的解决中个体可以被看做有获益。此类研究的开展必须由外部人员谨慎监察，对风险和获益之间的平衡必须仔细考量。即使获益或许并不直接作用于受试者，可能存在的更大的获益也许有助于判断可能存在的更大的风险。例如，对几乎不涉及或没有潜在的患者直接获益的疾病机制的研究存在没有资料的危险。总而言之，以上详细叙述的同意原则是可以应用的。使用弃权书时，应给患者和（或）代理人提供可以撤出研究的机会。

解决伦理冲突

存在价值或权益冲突时最常形成伦理冲突，常因根深蒂固的立场和信仰而难以解决。与生俱来的是非观有助于以一种在其他人类活动中从所未见的方式形成坚定的信仰。解决问题的重要基础是讨论，促使暴露造成冲突的价值或利益问题。这可能需要第三方或调解人。绝对论者的信仰，如“生命的价值”，以及绝对论者术语，如“无效”，妨碍了冲突的解决，必须加以阐明。

有几个有用的指南可指导临床实践，特别

是在关于临终决策制定方面。每个从业者均应了解这些内容并适应当地的条件。与更全面的文件相符合的以惯例为基础制定的指南可能最有用。大部分学术性学院和专业学会现在都以不同形式发布这类临床实践的指南。

伦理学委员会在发布伦理规范框架方面具有重要的作用。有一些证据表明正式的伦理商议改善了寿终管理，但所采用的是那些正常临床交流的公开讨论和充分公布的原则。委员会一般不具有对个人做出决策的职责。

求助于法律程序可能是非常重要的，但不应经常这么做，因为法律体系并不能很好地处理医疗决策制定方面的复杂性，一般处理起来比较缓慢呆板。临床实践应符合法律规范，当然，只要这些临床实践不违反道德。

（刘鸿宇　陈　晨译　伊　敏校）

参考文献

1. Logan RL, Scott PJ. Uncertainty in clinical practice: implications for quality and costs of health care. *Lancet* 1996; **347**: 595–8.
2. Sprung CL, Cohen SL, Sjokvist P *et al.* End-of-life practices in European intensive care units. The Ethicus study. *JAMA* 2003; **290**: 790–7.
3. Prendergast TJ, Luce JM. Increasing incidence of withholding and withdrawing of life support from the critically ill. *Am J Respir Crit Care Med* 1997; **155**: 15–20.
4. Cook D, Rocker G, Marshall J *et al.* Level of care study investigators and the Canadian critical care trials group. Withdrawal of mechanical ventilation in anticipation of death in the intensive care unit. *N Engl J Med* 2003; **349**: 1123–32.
5. Hamel MB, Teno JM, Goldman L *et al.* Patient age and decisions to withhold life-sustaining treatments from seriously ill, hospitalized adults. SUPPORT investigators. Study to Understand Prognoses and Preferences for outcomes and Risks of Treatment. *Ann Intern Med* 1999; **130**: 116–25.
6. Phillips RS, Hamel MB, Teno JM *et al.* Patient race and decisions to withhold or withdraw life-sustaining treatments for seriously ill hospitalized adults. SUPPORT investigators. Study to Understand Prognoses and Preferences for Outcomes and Risks of Treatments. *Am J Med* 2000; **108**: 14–9.
7. Kolleff M. Private attending physician status and the withdrawal of life-sustaining interventions in a medical intensive care unit population. *Crit Care Med* 1996; **24**: 968–75.
8. Fisher M. An international perspective on dying in the ICU. In: Curtis JR, Rubenfeld GD (eds) *Managing Death in the ICU.* New York: Oxford University Press; 2001: 273–88.
9. Fisher MM, Raper RF. Withdrawing and withholding treatment in intensive care. *Med J Aust* 1990; **153**: 217–29.
10. Fisher M, Raper RF. Delay in stopping treatment can become unreasonable and unfair. *Br Med J* 2000; **320**: 1268–9.
11. Faber-Lagendorf K, Bartels DM. Process of foregoing life-sustaining treatment in a university hospital: an empirical study. *Crit Care Med* 1996; **24**: 968–75.
12. The SUPPORT investigators. A controlled trial to improve care for seriously ill, hospitalized patients. The Study to Understand Prognoses and references for Outcomes and Risks of Treatment (SUPPORT). *JAMA* 1995; **274**: 1591–8.
13. Angus DC, Barnato AE, Linde-Zwirble WT *et al.* Use of intensive care at the end of life in the United States: an epidemiologic study. *Crit Care Med* 2004; **32**: 638–43.
14. Heyland DK, Frank C, Groll D *et al.* Understanding cardiopulmonary resuscitation decision making: perspectives of seriously ill hospitalised patients and family members. *Chest* 2006; **103**: 419–28.
15. Heyland DK, Rocker GM, O'Callaghan CJ *et al.* Dying in the ICU: perspectives of family members. *Chest* 2003; **124**: 392–7.
16. Ferrand E, Robert R, Ingrand P *et al.* Withholding and withdrawal of life support in intensive-care units in France: a prospective survey. French LATAREA group. *Lancet* 2001; **357**: 9–14.
17. Sjokvist P, Nilstun T, Svantesson M *et al.* Withdrawal of life support-who should decide? *Intens Care* 1999; **25**: 949–54.
18. Rachels J. Active and passive euthanasia. *N Engl J Med* 1975; **292**: 78–80.
19. Davis N, Pohlman A, Gehlbach B *et al.* Improving the process of informed consent in the critically ill. *JAMA* 2003; **289**: 1963–8.
20. Gale EAM. Between two cultures: the expert clinician and the pharmaceutical industry. *Clin Med* 2003; **3**: 538–41.
21. Eichacker PQ, Natanson C, Danner RL. Surviving sepsis – practice guidelines, Marketing campaigns, and Eli Lilly. *N Engl J Med* 2006; **355**: 1640–2.

第 8 章

转出 ICU 后的常见问题

Carl S Waldmann

一直到最近，如果患者存活到被转入普通病房，则认为其在重症监护病房（intensive care unit，ICU）期间治疗是成功的。而患者在病房或离院后不久死亡或患者回家后的生活质量是否真的很糟糕这些问题则不在考虑之列。

最近我们 ICU 患者的死亡率数字如图 8.1 所示。

1989 年一份 Kings 基金的报告[1]认为，观察罹患危重疾病后的发病率与观察其死亡率有着同样的必要性："比起统计死亡，对生者还有更多事需要做"。

审计委员会（《成功的关键》）[2]和国家专家组[3]（《综合性重症监护》）的出版物均支持对在重症监护病房留住过的患者开展随访。2007 年，英国国家临床评价鉴定机构（National Institute for Clinical Excellence，NICE）开始关注危重症患者的康复，并希望能够建议所有负责照管危重症患者的医院均制订出随访计划。

在英国的雷丁市（Reading①），自 1993 年以来就一直在开展随访计划。直到最近，罹患危重疾病后患者的康复已经下降了许多。发生多器官功能障碍之后，很难将患者划分入某一个专业，如心脏、呼吸或卒中康复组。家庭医生往往难以胜任处理这些患者的复杂情况，其结果就是家庭医生的重要建议和协助被否决，而患者则缺少了能够确保及时给予帮助的"强有力"的倡导人。

建立随访部门

在许多托管机构，为建立上述随访计划提供资金已成为了问题。雷丁市的这种机构最初是由当地审计委员会批准并拨款的，后由地区审计委员会提供资金。

该部门由大部分时间均用于行使此职责的随访护士长组成，一名医院护士和一名 ICU 高级顾问医师为辅，该诊所每月有 2/3 的时间作为正式的门诊部使用。

在 ICU 住院超过 4 天的患者在出院后 2 个月、6 个月和 1 年到诊所就诊，我们偶尔也会遇到在 ICU 住院时间更短的患者以及其他没有开展随访的医院转诊来的患者。判断事务性支持和 IT 支持很重要，并且通过努力协调就诊时间以及确保在必要时组织转诊，以此来与其他的医院部门以及全科医师（general practitioner，GP）进行良好的合作，确保患者不会徒劳地到医院就诊。经常会遇到从很远的地方自发来就诊的患者，如果患者最初曾在其他地区住院——地区外转诊。

运行此部门的后勤工作包括安排就诊可能要用到的特定试验，如肺功能试验、耐甲氧西林金黄色葡萄球菌（*methicillin-resistant Staphylococcus aureus*，MRSA）拭子试验、血/尿肌酐清除率。在 ICU 住院期间行气管造口术的患者可能还需要一些特殊的检查，如核磁共振成像（magnetic resonance imaging，MRI）[4]。

该部门在雷丁市每年花费 £30 000，但是在更大的背景下（我们 ICU 的预算是 £450 000 000），这只是很小的花费（图 8.2）。一个意想不到的好处是，这个诊所经常被患者当作向 ICU 捐款的便捷场所。

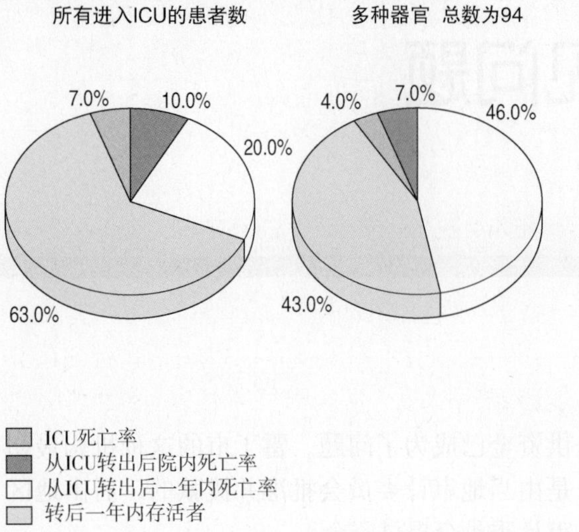

图 8.1 离开重症监护病房（intensive care unit，ICU）的死亡率

随访诊所

护理	£18 000
医疗	£6 000
用药	£4 000
实验室检查和X线片	£2 000
总计	**£30 000**

图 8.2 开展服务的费用

离开 ICU 之后的特殊问题

重症监护治疗后遇到的问题范围非常广阔，包括从噩梦和睡眠障碍到衣服不合身等诸多问题。许多问题具有很高的个体特异性，但也有反复出现的主题。幻觉重现比较常见，同样常见的还有味觉丧失、食欲缺乏、指（趾）甲和毛发疾患以及性功能障碍。

在随访研究中会用到几种生活质量工具（表 8.1）。客观量度可能是不合适的，因为客观量度观察几方面内容，诸如是否返回工作：50 多岁的患者在经历创伤发作后常可能不能返回工作岗位，包括 ICU 在内，而主观判定会更合适一些，如感觉上的生活质量（Perceived Quality Of Life，PQOL）。

表 8.1 生活质量工具实例

客观性实例	
QALY	生活质量工具 [5]
主观性实例	
HAD	医院性焦虑与抑郁 [6]
PQOL	感觉的生活质量 [7]
EuroQol	“欧洲”工具（“European” tool）[8]
SF 36	36 项简易调查表 [9]

气管造口术

自从 1991 年重症护理人员开始用经皮操作技术替代外科气管造口术以来，我们遇到的在 ICU 住院期间气管造口术的患者数量日益增加。

已经利用肺功能试验、鼻内镜和 MRI 扫描对长期后遗症进行了评估（图 8.3）。整容方面的问题很小，如气道系留问题（图 8.4）。耳

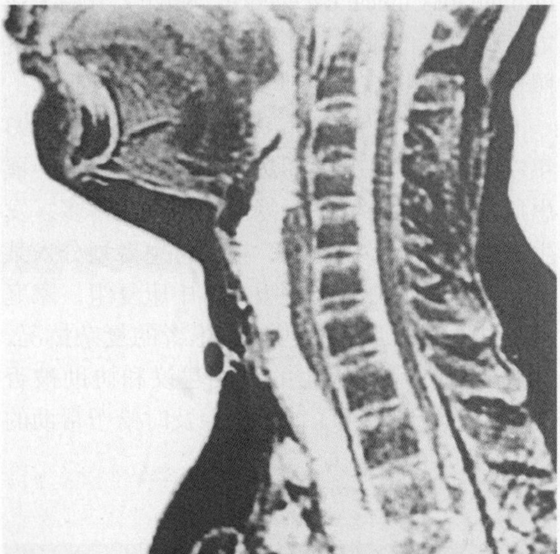

图 8.3 对长期转归的评估

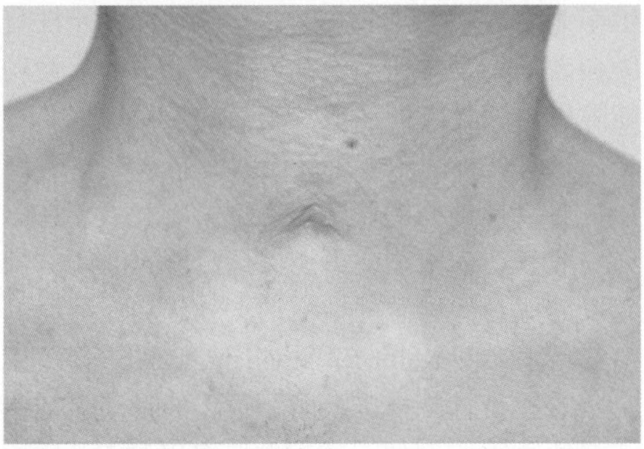

图 8.4　气道系留（tethering）

鼻喉科门诊在局麻下可以轻而易举地处理门诊患者的气道系留问题。

更棘手的是气管狭窄，其定义为气管直径缩小 15%。然而，迄今为止只发现了 2 例。这是在最初的 30 例患者中发现的 [4]。

行动能力

即使没有创伤，患者也预期在 9 个月到 1 年后重新获得完全的行动能力。这一般是因为关节痛、僵硬和肌肉乏力共同导致的。在一项研究中 [10]，ICU 住院时间与行动能力问题相关，而后者可能与肌肉质量减少有关。如果被问及，患者通常会报告称上楼梯必须四肢并用，而下楼梯则甚至用到臀部（图 8.5）。肌萎缩可表现为严重的局限性问题。

这种情况可能与危重症性多神经病（critical illness polyneuropathy，CIP）有关 [11]，该病不仅延长人工通气离断时间，而且使康复变得错综复杂，延长康复的时间。CIP 的发生发展涉及肌肉松弛药 [12]，但在延长间歇正压通气的离断时间和住 ICU 时间方面并未显示出统计学显著性 [13]。

直到现在，虽然已经发布了针对心脏病发作、卒中和呼吸疾病的康复计划，但仍然没有针对罹患危重疾病患者恢复的特异性康复计划。一项三中心研究已经发现，指导康复锻炼计划的自助式物理疗法将会加快危重疾病治疗后的躯体恢复 [14]。

对小组成员来说，重要的是作出努力，并且花时间在患者家里陪伴患者以评估其特定的需求并联系 GP、辖区护士、社区物理治疗师

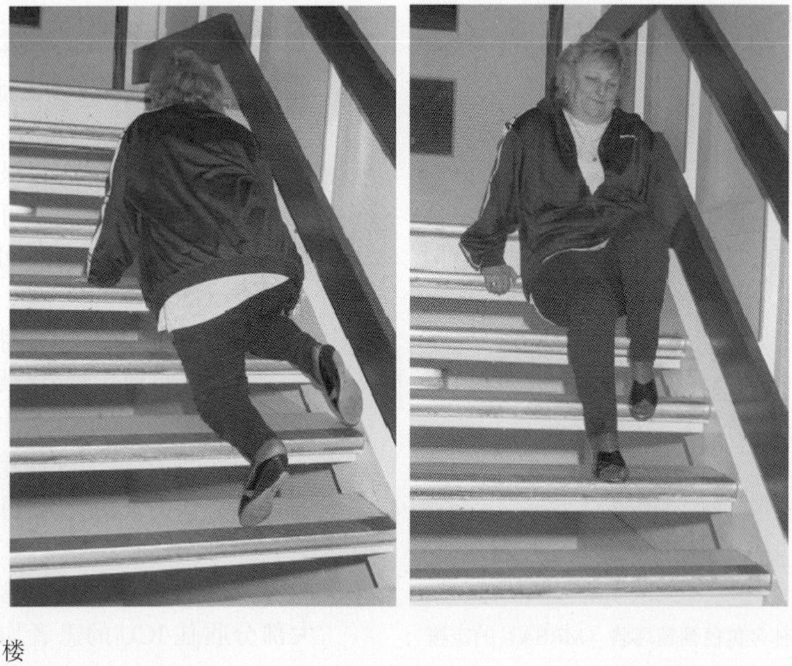

图 8.5　上楼和下楼

以及职业治疗师。

皮肤

患者主诉的大量非特异性疾患包括脱发和指（趾）甲脊皱。过去比较常见严重的瘙痒且不易治疗，可以追溯到在ICU使用高分子量淀粉溶液的用药史。在2000年[15]一份关于85名心外科患者的记述中，26名未使用淀粉的患者没有出现瘙痒，但在59名接受淀粉治疗的患者中，其发生率为22%。现在使用的新型淀粉应该减少了这方面的问题。

MRSA的定植往往持续达9个月或更长时间（图8.6）。经常会听到患者被自己的家人当做“麻风患者”对待。

性功能障碍

性生活活力被评估为低于住ICU前水平的任何患者均被认为出现性功能障碍。

在一组57名患者中[16]，虽然有4名患者性生活得到改善，但性功能障碍的发生率为39%。性功能障碍可随着时间改善，离开ICU后2个月的改善率约为26%，而1年后则降至16%[17]。性功能障碍常被认为是一种心理问题，但有意思的是，已有报道称严重烧伤后、创伤后应激综合征的发生率与性功能障碍的发生率无关[18]。然而，因为害怕失败而停止性行为会破坏夫妻关系。通常可能不会去治疗性功能障碍，因为人们从危及生命的疾病中恢复过来后，对这种问题羞于启齿。

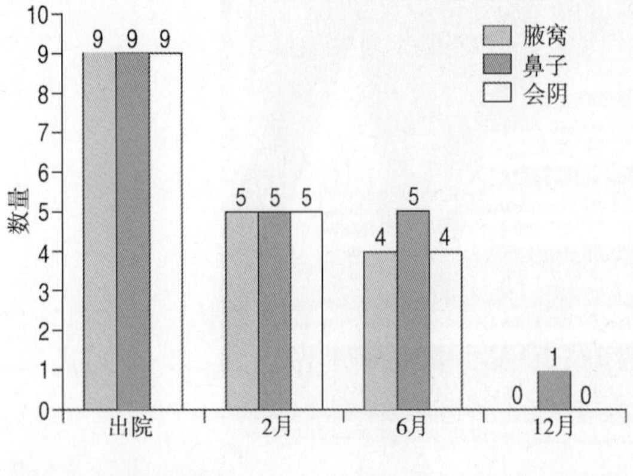

图8.6 耐甲氧西林金黄色葡萄球菌（MRSA）的定植

性功能障碍既影响男人也影响女人。在男人一般表现为阳痿或不能保持足够长时间的勃起以完成一次满意的性活动。勃起功能障碍的治疗指南参阅Ralph和McNicholas的著作[19]。

在检查性功能障碍时，重要的是消除某些特定的诱因，例如，使用左旋多巴和H_2-拮抗剂等药物以及特定的外科手术（主动脉瘤）或骨盆创伤/放射治疗。患者可能患有糖尿病。

现有的治疗措施包括海绵窦内或经输尿管给予前列地尔或口服万艾可。有心血管功能障碍的患者在给予万艾可之前必须进行谨慎的评估。非药物疗法包括使用真空装置和充气阴茎假体。

在女性，性功能障碍可能由于骨盆手术或外伤所致。更常见的是性欲减低。各种润滑油凝胶剂均可使用。迄今为止，万艾可对女性的作用仍有待判别。127名在诊所就诊的患者被要求填写一份调查问卷，其中性功能障碍的发生率为45%[20]。与性别无关，但是与创伤后应激综合征（posttraumatic stress disorder，PTSD）密切相关。

其他躯体问题

在随访期间遇到了许多其他问题：

- 视敏度——特别是曾有过极度低血压的患者可出现视觉问题。偶尔可在检眼镜中发现缺血性改变（图8.7a），可能可以用激光疗法治疗（图8.7b）。
- 固定气管插管的束带过紧时面部可形成瘢痕。这种瘢痕可厚达整个脸颊。
- 不必要的用药。在ICU中作为临时措施开始的用药常常会被继续使用（如用于败血症相关性心律失常的胺碘酮）。

心理问题

大部分收住ICU的患者均未得到收住警

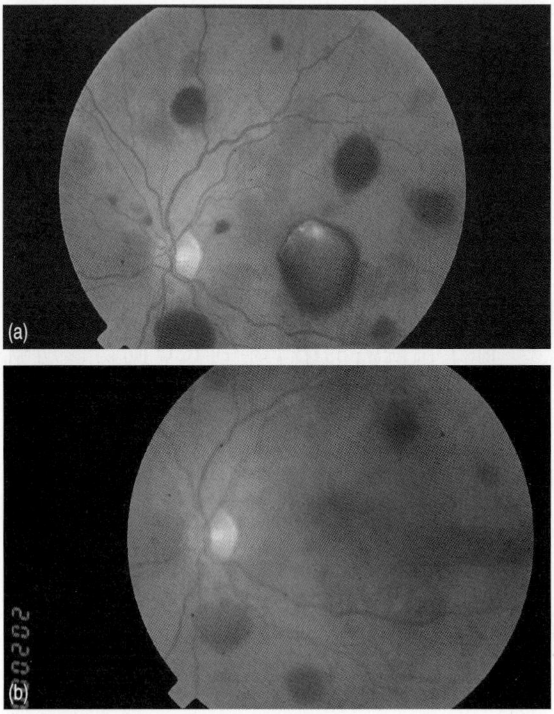

图 8.7　(a, b) 检眼镜所见缺血性改变

告（急诊收住），这些患者离开 ICU 后发生心理后遗症的风险非常高。

大多数患者对其在 ICU 的住院过程没有完整的记忆。这些患者可能保有一些令人苦恼的记忆，这种记忆可能是相对无害的，例如，在口渴的时候听到可乐罐被打开的声音，也可能是更为深刻的本质的一种表现。

当你跟一位曾在 ICU 接受治疗过的患者聊天时，“酷刑”般经历的故事并不鲜见。这种经历造成的心理冲击可能是难以克服的，还可能令患者感到愤怒。听到一位患者将要“装袋”的记忆被理解为装入尸体袋而不是一种物理治疗的练习动作，用卷尺测量则被理解成为了定做棺材进行的测量而不是测定心输出量的一部分。以前的研究证实了焦虑、抑郁和创伤后应激的发生率高 [21]。患者拥有被困住、不易活动、无法看到发生了什么以及感觉特别敏锐的记忆是很常见的。濒死焦虑也有报道。

下面是我们的一位患者的典型噩梦：

我处在一个泥深没膝的隧道里。这里漆黑一片，但是我可以看到另一头的光。我感到脖子上直冒凉气，就像有人在冲着我的脖子呼吸。我想那是死神，我知道我必须到有光的地方去。

这种经历可能有几个原因（表 8.2）。比较普遍的信念是患者在 ICU 时最好别去记住任何事。然而，人们越来越认识到在 ICU 的虚假记忆或错觉对离开 ICU 后的心理恢复有着重大影响 [22]，而在 ICU 的真实记忆可能会减少焦虑 [23]。

现在看来，ICU 的妄想性记忆和噩梦与 PTSD 有关。

PTSD 是一种对巨大压力的正常反应，与丧失亲人之后的悲伤反应相类似。在人群中发生率为 1%，而在道路交通事故的受害者中上升到 10%，在战俘中则高达 65%。约有 15% 的患者离开 ICU 后出现典型的疾患。患急性呼吸窘迫综合征者的发生率升高到 27.5%。

PTSD 是在遭遇创伤性事件后出现的特征性症状。任何回忆或提及某些与创伤性事件有关的事物均可诱发 PTSD，其特征性表现为插入性回忆、回避行为和觉醒过度症状 [24]。

慢性疲劳综合征（chronic fatigue syndrome，CFS），即以前所谓的肌痛性脑炎（myalgic encephalitis，ME），被认为是对许多在 ICU 长时间不活动的患者离开 ICU 以后情况的描述。在离开 ICU 后 6 个月仍有疲劳感伴日常生活、社交和业余爱好受损，并且这种疲劳感从医学角度看没有明显诱因者，可诊断为 CFS。毫无疑问，等级运动计划有益于辅助此类 ICU 患

表 8.2　心理问题

疾病
镇静技术
撤药
没有交流的辅助手段
没有明确的黑夜 / 白天
持续性警报噪声
睡眠障碍——缺乏快动眼睡眠

者的躯体恢复[14]。尽管对此类患者使用抗抑郁药物具有巨大的诱惑，但是像氟西汀（百忧解）之类的药物的确不能给此类患者带来获益[25]。

为了应对ICU住院的心理后遗症，已经尝试过多种策略。

ICU住院期间

- 毫无疑问，持续静脉镇静已经被判定为机械通气、ICU住院和总住院时间持续较长的独立预测因素[26]。Kreiss等人[27]证明了在128名患者中，每天中断镇静给药可将ICU住院时间从7.3天平均缩短到4.9天。由于患者非常有可能带有某些对ICU住院的记忆，因此这种给药方法可能通过减少PTSD的发生，从而帮助他们理解需要延长其康复期的原因。对ICU使用的镇静剂类型的关注日益增加。众所周知，依托咪酯可能使得ICU内创伤患者的死亡率较高[28]，丙泊酚剂量超过5 mg/(kg·h)时对头部外伤患者有同样的影响[29]。使用苯二氮䓬类药物如咪达唑仑等可能越来越易伴发药物依赖。这一问题已经被研究过了：148名ICU患者中的21人出院回家后继续口服咪达唑仑，其中10名患者在出院6个月后仍在服用该药，而在住ICU之前则没有服用过该药[30]。劳拉西泮已经被擢升为ICU镇静的苯二氮䓬类药物[31]，并被美国的一个特遣部队定位为ICU成年患者的首选用药[32]。
- 鼓励使用交流辅助工具，包括语言治疗师，特别是对于那些行气管造口术的患者[33]，并且训练更多护士学会唇语具有不可估量的价值。
- 在建立或改建ICU时，记住让患者能看见窗户和24小时时钟可有助于重建昼夜节律，使用窗帘以确保患者的尊严也是不应忘记的重要事项。有些人提议在ICU的室内装饰上应使用适当的颜色，避免使用在动物界中引起警觉的颜色，如红色、黄色和黑色。
- 在患者收住ICU的同时使用香味疗法和按摩确实可以降低应激水平，并鼓励患者和家属之间进行联系，减轻被隔离的感觉[34]。

离开ICU后

访问离开ICU后回到病房的患者并赠送一本信息小册子以帮助他们为即将到来的长时间的康复过程做好准备。

除了出院后的第1年到ICU随访诊所就诊之外，鼓励患有PTSD的患者参观ICU，在日记的帮助下重建患者生命中丢失的那段时间。我们正在考虑使用患者住ICU治疗时的相片帮助他们理解其当时实际的病情。

结论

对患者随访时重要的是评估患者的满意度或不满意度。这件事可以在患者出院1年后第3次到随访诊所就诊时填写调查问卷来进行审查[35]。

结果是令人欣慰的。反应率为在88名患者中有87名患者响应，除了一人之外，所有87人均从诊所获益，特别是因为问题都能得到解决（患者的GP经常无法提供帮助）。其他发现如下：

- 28%从其他专家的参考意见中获益
- 26%进行了PTSD心理咨询
- 25%患者感觉到通过回到ICU并拥有一本为他们所写的日记而得到某些获益
- 48%认为他们在帮助ICU的工作人员

这样的意见非常有用，例如：

- “你帮我重新找回了在镇静时失去的时光”
- “离开ICU回到病房是令人恐惧的。我妻子就在病房里，睡在我身边地板的床垫上。”

重症监护治疗后患者带来的惊奇和出乎意料的问题是永无止境的。最初认为不适合手术和住ICU治疗的患者做得很好，并且毫无疑问地拥有出色的生活质量，这样的情况也并不罕见。只有通过 ICU 专家随访患者，我们才能评估我们的决策制定和治疗的适合度。

在英国，审计委员会在 1999 年（《成功的关键》）[2] 和 2000 年的《综合性重症监护》文献 [3] 中推荐开展随访诊所，然而只有一小部分医院能够有资金支持开展这种服务。Griffiths 等人 [36] 证实，诊所没有广泛开展，并呈现出显著的异质性。那些已经开展的诊所，只有 2/3 有资金支持，且大多数都没有预先商定使用其他门诊服务的权力。希望 NICE 会支持这些诊所的成长，并希望国家推广论坛（National Outreach Forum）能支持这样的理念，即随访将成为一种为曾患危重疾病的患者建立综合性服务的医院解决方案的质量指示器。同时，随着卫生经济学家和重症监护人员努力让重症监护的成本效益更有意义，与危重症的后果有关的文献呈指数级增长 [37-40]。进一步的研究还在进行之中。DiPEx 研究寻求获得大量患者和家属的重症监护经历（www.dipex.org）。I-CANUK 是一个网站，为那些涉及为从重症监护病房出院后的患者提供护理的人提供论坛并为他们说话。PraCTICaL（重症监护随访诊所改善危重疾病长期后果试验的实用性随机对照试验）应该能在 2008 年年底得出结果。

（刘鸿宇　陈　晨译　伊　敏校）

参考文献

1. Kings Fund. Intensive care in the United Kingdom; a report from the Kings Fund Panel. *Anaesthesia* 1989; **44**: 428–30.
2. Audit Commission. *Critical to Success. The Place of Efficient and Effective Critical Care Services within the Acute Hospital*. London: Audit Commission; 1999.
3. National Expert Group. *Comprehensive Critical Care. A Review of Adult Critical Care Services*. London: Department of Health; 2000.
4. Bernau F, Waldmann CS, Meanock C *et al*. Long-term follow-up of percutaneous tracheostomy using ßow-loop and MRI scanning. *Intens Care Med* 1996; **22**: S295.
5. Harris J. Qualifying the value of life. *J Med Ethics* 1987; **13**: 117–73.
6. Zigmond AS, Snaith RP. The hospital anxiety and depression scale. *Acta Psychiatry Scand* 1983; **67**: 361–70.
7. Patrick DL, Davis M, Southerland LI *et al*. Quality of life following intensive care. *J Gen Int Med* 1988; **3**: 218–23.
8. Williams A. The Euro Qol – a new facility for the measurement of health related quality of life. *Health Policy II* 1990; **16**: 199–208.
9. Ware JE, Sherbourne CD. The MOS 36-item short-form health survey (SF-36): I. Conceptual framework and item selection. *Med Care* 1992; **30**: 473–81.
10. Jones C, Griffiths RD. Identifying post intensive care patients who may need physical rehabilitation. *Clin Intens Care* 2000; **11**: 35–8.
11. Leijten FSS, de Weerd AW. Critical illness polyneuropathy. A review of literature, definition and pathophysiology. *Clin Neurol Neurosurg* 1994; **96**: 10–19.
12. Barohn RJ, Jackson CE, Rogers SJ *et al*. Prolonged paralysis due to non-depolarising neuromuscular blocking agents and corticosteroids. *Muscle Nerve* 1994; **17**: 647–54.
13. Zifko UA, Zipko HT, Bolton CF. Clinical and electrophysiological finding in critical illness polyneuropathy. *J Neurol Sci* 1998; **159**: 186–93.
14. Jones C, Skirrow P, Griffith RD. Rehabilitation after critical illness, a randomised controlled trial. *Crit Care Med* 2003; **31**: 2456–61.
15. Morgan PW, Berridge JC. Giving long-persistent starch as volume replacement can cause pruritis after cardiac surgery. *Br J Anaesth* 2000; **85**: 676–99.
16. Quinlan J, Gager M, Fawcett D *et al*. Sexual dysfunction after intensive care. *Br J Anaesth* 2001; **87**: 348.
17. Quinlan J, Waldmann CS, Fawcett D. Sexual dysfunction after intensive care. *Br J Anaesth* 1998; **81**: 809–10.
18. De Rios MD, Norac A, Achauer BH. Sexual dysfunction and the patient with burns. *Burn Care Rehabil* 1997; **18**: 37–42.
19. Ralph D, McNicholas T. UK management guidelines for erectile dysfunction. *Br Med J* 2000; **321**: 499–503.
20. Griffiths J, Gager M, Alder N *et al*. A self-report based study of the incidence and associations of sexual dysfunction in the survivors of intensive care treatment. *Intens Care Med* 2006; **32**: 445–51.
21. Koshy G, Wilkinson A, Harmsworth A *et al*. Intensive care unit follow-up program at a district general hospital. *Intens Care Med* 1997; **23**: S160.
22. Griffiths RD, Jones C, McMillan I. Where is the harm in not knowing? Care after intensive care. *Clin Intens Care* 1996; **7**: 144–5.
23. Jones C, Griffiths RD, Humphries G. Factual memories of intensive care may reduce anxiety post-ICU. *Br J Anaesth* 2000; **82**: 793.
24. Horowitz MJ. *Stress response syndromes – a review of post-traumatic stress and adjustment disorders*. In: Wilson JP, Raphael B (eds) *International Handbook of Traumatic Stress Syndromes*. New York: Plenum Press; 1993: 49–60.
25. Jones C, Skirrow P, Griffiths RD *et al*. The characteristics of patients given antidepressants while recovering from critical illness. *Br J Anaesth* 2000; **84**: 666.
26. Kollef MH, Levy NT, Ahrens TS *et al*. The use of continuous IV sedation is associated with prolon-

gation of mechanical ventilation. *Chest* 1998; **114**: 541–8.
27. Kreiss JP, Pohlman AS, O'Connor MF *et al.* Daily interruption of sedative infusions in critically ill patients undergoing mechanical ventilation. *N Engl J Med* 2000; **342**: 1471–7.
28. Ledingham IM, WattI. Influence of sedation in multiple trauma patients. *Lancet* 1983; **8336**: 1270.
29. Cremer OL, Moons GM, Bouman EAC *et al.* Long-term propofol infusion and cardiac failure in adult head-injured patients. *Lancet* 2001; **357**: 117–18.
30. Conway DH, Eddleston J, Turner S. Prevalence of oral sedation dependency following intensive care. *Intens Care Med* 1999; **25** (suppl. 1): S169.
31. Meagher DJ. Delirium: optimising management. *Br Med J* 2001; **322**: 144–9.
32. Shapiro BA, Warren J, Egol AB *et al.* Practice parameters for intravenous analgesia and sedation in the intensive care unit: an executive summary. *Crit Care Med* 1995; **23**: 1596–600.
33. Etchels MC. Personal communication. ICU talk. Available online at: www.computing.dundee.ac.uk/projects/icutalk.
34. Waldmann CS, Tseng P, Meulman P *et al.* Aromatherapy in the intensive care unit. *Care Crit Ill* 1993; **9**: 170–4.
35. Hames KC, Gager M, Waldmann CS. Patient satisfaction with specialist ICU follow-up. *Br J Anaesth* 2001; **87**: 372.
36. Griffiths JA, Barber VS, Cuthbertson BH *et al.* A national survey of intensive care follow up clinics. *Anaesthesia* 2006; **61**: 950–5.
37. Griffiths RD, Jones C. *Intensive Care Aftercare.* Oxford: Butterworth-Heinemann; 2002.
38. Angus DC, Carlet J. *Surviving Intensive Care.* Update in Intensive Care and Emergency Medicine 39. Berlin: Springer-Verlag; 2003.
39. Wu A, Gao F. Long term outcomes in survivors of critical illness. *Anaesthesia* 2004; **59**: 1049–52.
40. Herridge MS, Cheung A, Tansey C *et al.* One year outcomes in survivors of the acute respiratory distress syndrome. *N Engl J Med* 2003; **348**: 683–93.

第 9 章

临床信息系统

David Fraenkel

临床记录保存需要建立一个集成系统来管理信息，包括其在临床护理期间获得的各种信息，加以存档，并保证可用于将来的临床、商业和科研用途。

“临床信息系统（clinical information system，CIS）”这个术语指的是管理临床记录的计算机化系统，常用于医院的专业领域，如重症监护、急诊医学、手术室或心脏病学领域。重症监护病房（intensive care unit，ICU）的 CIS 自 20 世纪 80 年代晚期开始一直在发展；然而，其实现受到成本、功能以及临床医师接受度的限制 [1-8]。

电子病历（electronic medical record，EMR）和电子保健记录（electronic health care record，EHR）分别被纳入用于管理患者记录的医院和社区的电子系统，这些记录可以通过更专用的 CIS 进行整合。在下一个十年里，我们可以预期 EHR 在更多发达国家的整个卫生系统中得以实现。推动力是社区对安全性和卫生保健质量的关注，EHR 是形成更安全、更有效和更高效的卫生保健系统的单一的最强有力的方法 [8–12]。

在英国，国家卫生局（National Health Service，NHS）已经着手开展一项雄心勃勃的信息技术国家计划（National Programme for Information Technology，NPfIT），该计划的特点是建立国家综合卫生记录（summary care record，SCR）或“脊梁”以保有每一位同意参与此计划的患者的有限基本信息。其他特征包括建立图像档案和通讯系统（picture archiving and communication system，PACS），更详细的数据保存在整合的当地计算机系统中，电子处方，以及计算机化医嘱录入（computerized physician order entry，CPOE）[13-14]。

尽管由于其卫生系统零零散散的特性造成其过程并不顺利，但美国政府还是将电子卫生记录放在了较高的优先级上。退伍军人健康管理（Veterans Health Administration，VHA）纳入了一个系统性的 EHR（VistA），其与质量监测和加强计划紧密结合，正在产生可见的结果 [15–17]。与此相似，布莱根妇女医院以及马萨诸塞州总医院的合作医疗制度已经证明了卫生保健成本和质量获益结果得到了切实改善。

虽然这种需求已经得到欧委会的承认，但在欧洲协调层面面临相似的挑战。在澳大利亚，健康连接策略很大程度上聚焦于以有限的策略或资金为初级卫生保健提供者以及为建立数据字典和标准提供宽带连接，以真正实现 EHR[22]。

CIS 的功能和优势

CIS 谋求的是带来几种关键性的利益（表 9.1）[23]。其中包括重复性人工作业的自动化、通过减少人为错误而改善准确性、同时并存从多个护理点采集的可归类记录，以及与其他床旁设备和信息系统的整合。内建的错误校验和知识库系统也应提供更安全和高质量的临床过程。CIS 通过电子化的手段采集数据，并使这一信息可能为多种系统所用。这就避免了反复进行人工数据录入或抄录的需要，同时又能让

表 9.1 临床信息系统（CIS）的好处

1．床旁观察记录
   （a）自动化生理数据收集
   （b）减少了抄写和计算错误
   （c）从床旁治疗设备下载数据（如泵、呼吸机）
2．临床文书的编制
   （a）清晰有序的临床记录
   （b）结构和提示促进综合性文书编制
   （c）药物处方和给药的电子记录
   （d）同时存在对多个护理重点的可用数据
3．在床旁获取额外临床信息的途径
   （a）病理结果
   （b）数字化医学影像和报告
   （c）数字化临床照片
   （d）其他医院系统［如住院 / 出院 / 转院（ADT）、CIS］
4．床旁决策支持系统
   （a）被动性
      （ⅰ）改良并易于获取的临床记录
      （ⅱ）在线临床策略和规程
      （ⅲ）在线知识库
      （ⅳ）在线文献检索
   （b）主动性
      （ⅰ）检查性的和治疗性的管理运算
      （ⅱ）临床路径
      （ⅲ）药物过敏和相互作用警报
      （ⅳ）给药剂量和监测支持
      （ⅴ）抗生素的选择和开处方
      （ⅵ）通气和血流动力学管理系统
5．法医学存档
   （a）在治疗过程中对所有参数的跟踪调查
   （b）一旦存档就无法更改
   （c）安全的长期存储和有保障的可用性
6．临床数据库
   （a）对临床数据长期可用的存储
   （b）工业标准数据库格式
   （c）高效灵活的查询和报告解决方案
   （d）预定报告和特别报告
   （e）临床、研究和管理需求

数据用于多种目的，包括临床、商业和科研报告。

ICU 已经是一个富含技术的环境了，其内的床旁设备以电子格式处理并提供数据元素。与此相似的许多临床测量方法也用于监视器、呼吸机和输液泵。按照惯例，将这些电子派生值转录入观察图表和纸质临床记录，作为通常人工进行或辅以计算器进行的重复性的临床观察和数学计算。在这些纸质系统中抄写错误和计算错误多如牛毛。

CIS 自动控制从监视器、呼吸机、输液泵、透析 / 滤过设备、心脏辅助装置以及其他床旁设备采集电子数据的过程并提供计算准确的实时电子数据表。临床文件和病程记录的合并提供了清晰易读的可归类的事件记录。

因此能够通过 ICU 内较远的工作区域、医院的工作站访问患者记录，甚至在更遥远的地方也可以访问。只要系统还在运行，记录就易于定位，并且始终可用。

CIS 对临床安全性和质量的重要贡献是提供了药物和液体的电子处方和给药记录。处方和给药错误是与发病率相关的不良事件的首要原因 [18,24]。CIS 既提供易读性又提供了多种层级的决策支持，这些决策可包括界定常用剂量和给药途径、对器官功能衰竭设定的给药方案给出剂量修正的建议或根据已知的过敏或可能的药物相互作用阻止开具处方 [25]。

CIS 的架构和组件

基础 CIS 架构

所有 CIS 均有特定的基本组件，包括工作站、网络和中心服务器（图 9.1）。用户界面存在于工作站中，而工作站一般位于每一张病床旁，但也有可能靠近中心区和办公区，例如，护士站，或者放置在更远的临床或行政管理人员的办公室内。工作站一般由比较统一的个人电脑（personal computer，PC）硬件组成，这些电脑可以安放在桌面上、悬挂式安装或安放

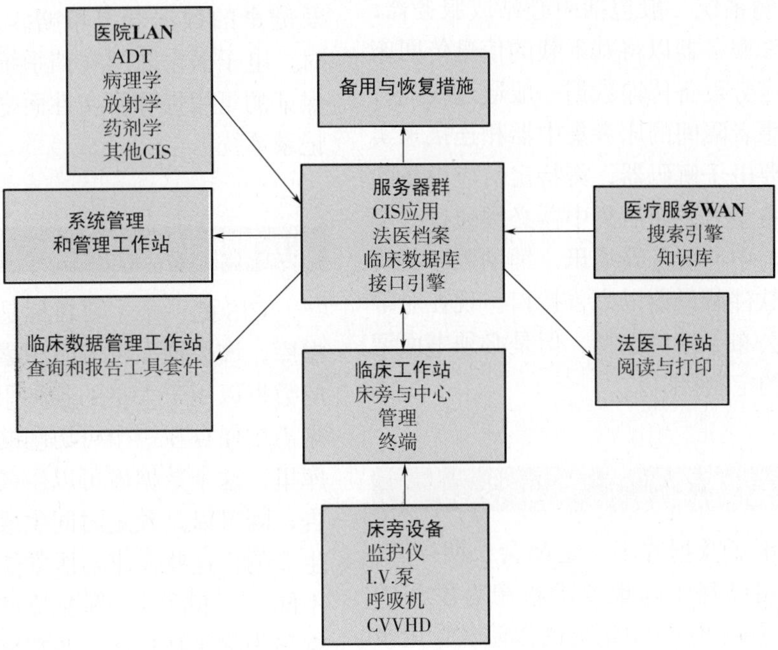

图 9.1　临床信息系统架构。LAN，局域网；WAN，广域网；ADT，住院 / 出院 / 转院；CVHD，持续静脉血液透析

在小车上，但是也可以包括带有无线系统的笔记本或个人数字助理（personal digital assistant，PDA），这就要克服与数据传输速度和可靠性相关的技术难题。

大部分 CIS 允许其他应用在同一台 PC 上中运行，如 PACS、文字处理或 e-mail，但是这可能成为系统冲突的丰富来源，需要细心管理。

工作站通过通信电缆组成的网络相互连接并与一个中心服务器相连。网络集线器、开关和路由器控制着网络信息流通。一个专用的网络，无论是真实的还是虚拟的，均可增强系统性能，但重要的是要保证网络回路中的内置过多以及电源供应，以便将可能因实体破坏或组件故障而造成中断的可能性减到最低。

计算机服务器的设置变化很大，但是一般采用“配对”或“镜像”服务器，可以复制另一台服务器搭档的功能。这就为硬件故障提供了保护，将系统失灵的时间缩到最短，并提供了一定程度的数据保护。服务器处理来自多个工作站和其他周边设备连接的数据的能力有限，因此更大规模的系统会需要多个服务器配对。

CIS 通常需要一个独立的工作站或服务器以管理与其他系统的接口。这些系统包括医院人口统计数据（用于住院 / 出院 / 转院的 ADT 系统）、病理学实验室、药房、放射科和医院财政部门。分界面需要一个软件平台，也称为界面引擎。附加的软件识别相关数据，并以适当的格式将这些数据引导和处理到正确的域。由于现有系统和遗留系统的巨大差异，这个过程几乎总是需要定制书面代码和编程，代表了一种主要风险以及系统整合的开支[13]。

床旁监测系统一般包括中心站或服务器，可以连接 CIS 服务器以将其下载的信息传回床旁。从其他床旁设备传输数据一般通过线缆将设备与位于患者隔间的床旁集中器相连接来实现。连接需要电子解码器，需特定对应设备的制造商和设备型号。而后集中器必须通过一个辅助服务器与中心服务器通讯，辅助服务器的作用是提供软件翻译器以完善接口。现在对常用设备已经公布了接口选择，但是必须书面记录经常附加的定制接口。

医学法学存储

捕获的电子数据并不一定都会长期存储。许多 CIS 网站已经不断地要求将患者发病的全部报告都打印出来，以纸质的医院医疗记录的形式保存。现代服务器均具有大规模存储能力，但这种存储能力可以被数量同样巨大的从每一位患者采集的数据迅速消耗殆尽。某些服务器在数据开始被清除或覆盖之前，只能保留 2 ~ 3 个月的数据。尽管硬盘存储容量不断增长，价格也更能承受，但仍会需要额外的策略，如更有效的数据库或离线存储形式。当作出存储解决方案的选择时，了解以下两点是同等重要的，即数据存储的格式是由预期的数据应用决定的，确保将来软件的升级不会造成存储的数据不可读取。

出于医学法学目的而将数据存档，要求随时可以访问临床信息，并且最好是以在患者发病治疗期间临床医生记录和总结的实际格式原模原样地呈现出来。在患者发病期间临床记录的任何变更必须被清楚地显示出来并且有正当理由（attributable）——这就是检查追踪或变更史。检查追踪是大部分 CIS 的标准特性，并切实提供优于纸质系统的改进的可说明性。在患者发病后不能改动记录可能是比较令人满意的，这就需要对数据档案采用特殊的存储格式或严格的访问限制。

无论采用何种方式，一旦记录被保存，必须防止发生意外丢失。一般需要周密设计和资料管理计划并定期备份、记录副本异地存储以及健全的数据恢复策略。当这些要求都满足时，电子医学法学文档系统的性能才能因其可保证的可用性和真实性而毫无疑问地优于纸质记录系统。

临床数据库存储

CIS 的一个主要目标是提供综合性临床数据库，该数据库将实时积累可以被存储和查询的数据以用于大量的各种用途的报告。相关数据需要保存在一个可访问的并易于搜索的数据库里，这个数据库可以生成多种精确复杂的报告，既可以是预定时间生成的，也可以是临时生成的。这些需求与医学法学存储的要求截然不同，一般需要一种独立的数据存储格式，通常称为临床数据库、数据储存库、数据仓库或数据管理解决方案。

比较可取的方式可能是采用一个与核心 CIS 数据库有显著区别的数据库结构，其设计之初即考虑到将来可能的使用者的配置能力，但不是那种为了快速处理查询而设计的易于定位数据字段的数据库结构。临床数据库的设计是在有效地保存采集来的大量数据的以及在运行查询时保持使用的速度和易用性之间进行折中处理。即使卖家已经在 CIS 核心应用中使用了 Oracle 或 SQL 这样的工业标准数据库应用，由于表结构的复杂性或综合数据的巨大数量，设计和运行查询仍有可能成为一项专家级的任务挑战。

目前提供的临床数据管理解决方案也是多种多样的。有一种解决方案简单地提供了工业标准化数据传输协议（如“ODBC 驱动程序”）作为访问数据的方法。随后每家医院的本地情况根据局部使用的特点提出定制查询或次级数据库设计的要求。另一种解决方案是使用一个工业标准查询工具从 CIS 核心数据库中生成报告，但是在这种形式下可以设计和预先配置的查询的数量常常是有限的，特别是在 CIS 的用户配置千差万别的时候。在标准化和灵活性之间必然需要有所妥协。数据字段在 CIS 的配置中必须是标准化的，以允许执行标准化的查询。某些 CIS 解决方案提供包含选定的临床数据独占性附属数据库，可以在查询工具里预先配置更多的报告。

CIS 的评估和实现

临床医生常常低估 CIS 实现时的管理需求、人力资源需求和机会成本 [11]。这个过程应被视为一项需要高级计划和管理技术的重点项目（表 9.2）。项目组必须包括各种学科，广泛咨询并考虑工作场所的流量和工序，否则必然会像文献中已经证明的那样，达不到最佳的效果 [26-27]。CIS 与其他临床训练一起，会对 ICU 里的医疗、护理、联合卫生、管理和技术工作人员造成影响。强烈建议将医院信息管理系统和医疗记录工作人员也纳入培训。在整个过程中需要进行大量的文献工作和持续性的定期回顾。

为了获取资金而进行的商业案例开发比以前的问题更少，并且有 CIS 实现后的质量获益相辅 [11,21]。最基本的系统预期成本约为每张床 \$25 000 ~ 50 000，而更先进的系统可能是此开销的 2 ~ 3 倍。每年的经营成本是比较可观的，通常超过系统资本成本的 20%。

CIS 行业被认为是与 IT 行业的其他部分一样，包括员工的高流动性和经常无法履行承诺的功能和时间线。CIS 的选择最好作为正式的投标过程进行，对申报的评价是一个复杂的任务（表 9.3）。在实现期间和实现后现场支持的可用性和成本也是关键性的因素。

实现的具体计划应详细列出，并需要在现场有一名全职项目负责人。在“激活上线”的日期之前需要 4 ~ 6 个月作为标准的实现时间，并需要进行院内磋商、问题管理以及计划周密的人员培训。在实现日期到来的时候，最好尽可能将接口和床旁设备连接到 CIS 系统。这样会在早期看到最大化的可见获益，因而促进对系统的接受认可。由于部分实现极少成功，因此应在整个 ICU 实现。

实现后回顾对于运行遇到的问题是很重要的，此类问题通常很多。

表 9.2　临床信息系统（CIS）的实现

1．专业的项目管理
  (a) 结构化的多学科综合小组
    (ⅰ) 发起人、主任、经理、代表
    (ⅱ) 医疗，护理，联合保健，管理的
  (b) 综合性文档编制
  (c) 咨询途径
    (ⅰ) 病案室
    (ⅱ) IT/IM 部门
    (ⅲ) 医院和商业经理
2．项目框架
  (a) 需求分析
  (b) 作用域的定义
  (c) 预期和作用域外延的管理
3．评标（表 9.3）
4．实现过程
  (a) 实现计划和时间表
  (b) 培训
  (c) 安装
  (d) 支付时间表
  (e) 进程的质量监测
5．实现后回顾
  (a) 计划的实际结果
  (b) 未解决的问题
  (c) 过程改进
6．系统管理计划
  (a) 系统构成的识别
  (b) 部门和个人的作用与责任
  (c) 卖家职责的判别
  (d) 备份时间表和恢复计划
7．支持合同
  (a) 支持的范围和程度
  (b) 价格
8．以后的问题
  (a) 正在进行的“特殊项目”的管理
  (b) 持续地发展和革新
  (c) 系统升级
  (d) 预定的硬件替换
  (e) 系统淘汰和替换

系统管理计划识别 CIS 组件管理的责任中心，并阐明需求和预期。为了解决系统维护、运行中遇到的问题以及管理未来的升级和发展等问题，需要一个永久性的现场系统管理职位。

表 9.3 临床信息系统（CIS）的评价

1．卖家特征
（a）软件体验的监测
（b）合适的专业产品，参见卫生保健范围
（c）通过专业和地理发展库
2．初步评估
（a）评价卖家文件
（b）产品论证
（c）对产品进行有准备的和无准备的实地测试
（d）确保所有要求的成分均被识别，如数据库，交互界面等
（e）最适于需求和规范的比较级别
3．对已安装的用户库的定位访问
（a）参考点和“像我们的点”
（b）与卖家论证
（c）没有卖家存在的公正访问
（d）观察功能性
（e）检查界面
（f）探讨支持问题
4．界面
（a）判定需求
（b）评估卖家能力
（c）审查工作界面
（d）定制的范围和成本
5．技术问题
（a）工业标准硬件和软件
（b）地方接受性
（c）与现有系统的结合
（d）升级途径
（e）网络规范
（f）网络成本和管理
6．支持问题
（a）位置和可用性
（b）产品支持专家
（c）技术工程师
（d）风险分担的级别
（e）全使用期的整体成本

CIS 的好处：工艺水平

现有的系统绝大部分均可满足 CIS 的基本需求：

- 制作图表，包括床旁观察和测量的制表，如液体平衡。流程图通常具有能满足局部需要的充分的灵活性和可配置性。
- 床旁设备接口。新的设备可能不带有必要的解码器和软件。以每张床进行计算时，开发新接口的费用可能相当可观。
- 临床病情记录。这些需求是可以满足的，但是自由文本可能不是“可以搜索到的”，结构化文本也可能只是略有改观。
- 键盘技术日益普及，但对某些临床医生来说可能仍然是个问题。
- 药物和液体的处方和给药比较好，但是在某些系统中并不总能和谐共存，因而需要一个独立的系统。

以前的决策支持系统是令人大失所望的，但是其未来的发展显现出了实质性的获益[25,28]。对以往的和现有的护理清晰易读的实用记录切实显示出决策支持水平的改进，尽管强制性建立了综合性集合。通过 CIS 和医院内网访问带有知识库系统功能的被动决策支持，以及药典、文献检索引擎和在线全文和杂志等资源，都是可访问的。直觉地认为这些资源会改善临床后果的质量，但是少有证据支持此观点。

尚未全面推广的主动决策支持包括药物过敏和相互作用的标记以及相关信息的整合，例如，基线肾功能、近期尿量、最后一次测定的肌酐和需要的氨基糖苷类药物的剂量。在开具推荐抗微生物药物处方、通气疗法或血流动力学测量方面的决策支持系统已经在优秀的专业中心研发出来，但是既不能广泛推行，也无法成功地跨越国家之间临床实践的界线。提供的提示得到临床途径和指南的支持，已经表现出在常规预防和护理程序方面是有效的[19,29]。越来越多的对安全性和质量主动性进行的决策支持的强调可能会加速其发展。

CPOE 以开电子处方为例，但其获益延展到其他领域，如病理学和放射学医嘱及查看结果。良好的证据表明通过减少复制和适时读取结果使医嘱减少[25,28]。计算机化医嘱录入（computerized physician order entry，CPOE）的利用率随着系统整合水平以及与其他遗留的或专有的计算机系统的兼容性而有所变化。标准化通讯协议（如 HL-7）是有所助益的，但是仅能提供电子语言的相似性。高级接口需要连续的维护和发展，因而产生一定的开销。其他解决方案包括操作多个系统的无缝衔接和同时操作（临床语义对象工作组）或将所有数据放入一个单独的储存库以允许多个应用进行访问[13]。

临床数据库还有一个重大考验，即这种数据库是处于地方部门的水平、医院水平、地区水平还是国家水平。尽管许多产品据传包括数据管理和查询解决方案，但是那些“货架外”的东西可能是最基本的，其研发可能需要追加支出以及来自临床工作人员的重要支持。一部分问题是临床医生预先定义在系统里期望得到什么的需求。这需要对系统应该能够回答的问题进行详尽的定义，因而也需要对数据和将会用到的查询的详细特征加以说明。

对诊断和手术的准确分析需要正确并连贯地录入关键信息以及可靠捕获高质量的数据。数据录入应“仅一次性录入”，简单健全，并且应易于在临床情况下执行。关于强制设定性数据字段、诊断标准和分类的设定，临床医生之间能够达成的一致性意见非常有限。因而在不同的临床环境下难以研发出标准化报告，更别说地区或国家之间了。最终采纳的常用国际标准和分类（如诊断采用 SNOMED，药剂则采用国力医学图书馆的相关内容）会极大地易化解决方案设计和查询。其他问题也很重要，包括对超大型数据储存库的数据访问速度、少见的患者 / 发病标识符的研发以及隐私考虑。

未来的发展

在下一个十年，EHR 将为发达国家的卫生保健提供带来最显著的和综合性的改进。中心临床储存库可能会开始为知情同意的患者保存标志性数据，如标识符、既往和目前诊断、用药情况和过敏史。更详细的数据将被保存在外周储存库中，对这些外周储存库的考验就是确保恰当的可存取性和（或）系统集成。带有主动决策支持和计算机化医嘱录入的 CIS 的应用将会成为实现并监控改进患者护理的主要部分。无论所需投资的数额多么巨大，这些发展现在正在进行中，并且应包括临床参与和领导层，以认识并最大化其获益。

（陈 晨 刘鸿宇 译 崔丽娟 伊 敏 校）

参考文献

1. Teich JM, Glaser JP, Beckley RF *et al.* The Brigham integrated computing system (BICS): advanced clinical systems in an academic hospital environment. *Int J Med Inform* 1999; **54**: 197–208.
2. de Keizer NF, Stoutenbeek CP, Hanneman LA *et al.* An evaluation of patient data management systems in Dutch intensive care. *Intens Care Med* 1998; **24**: 167–71.
3. Harrison JP, Palacio C. The role of clinical information systems in health care quality improvement. *Health Care Manage (Frederick)* 2006; **25**: 206–12.
4. Metnitz PG, Lenz K. Patient data management systems in intensive care – the situation in Europe. *Intens Care Med* 1995; **21**: 703–15.
5. Urschitz M, Lorenz S, Unterasinger L *et al.* Three years experience with a patient data management system at a neonatal intensive care unit. *J Clin Monit Comput* 1998; **14**: 119–25.
6. Fraenkel DJ. Clinical information systems in intensive care. *Crit Care Resusc* 1999; **1**: 179.
7. Ash JS, Bates DW. Factors and forces affecting EHR system adoption: report of a 2004 ACMI discussion. *J Am Med Inform Assoc* 2005; **12**: 8–12.
8. Bates DW, Gawande AA. Improving safety with information technology. *N Engl J Med* 2003; **348**: 2526–34.

9. Bates DW, Cohen M, Leape LL *et al.* Reducing the frequency of errors in medicine using information technology. *J Am Med Inform Assoc* 2001; **8**: 299–308.
10. Leape LL, Berwick DM. Five years after To Err Is Human: what have we learned? *JAMA* 2005; **293**: 2384–90.
11. Frisse ME. Comments on return on investment (ROI) as it applies to clinical systems. *J Am Med Inform Assoc* 2006; **13**: 365–7.
12. The Leapfrog Group Fact Sheet. Available online at http://www.leapfroggroup.org/about_us/leapfrog-factsheet. Accessed 7 November 2006.
13. Tackley R. Integrating anaesthesia and intensive care into the national care record. *Br J Anaesth* 2006; **97**: 69–76.
14. National Health Service. NHS Connecting for Health. Available online at: http://www.connectingforhealth.nhs.uk/. Accessed 7 November 2006.
15. Asch SM, McGlynn EA, Hogan MM *et al.* Comparison of quality of care for patients in the Veterans Health Administration and patients in a national sample. *Ann Intern Med* 2004; **141**: 938–45.
16. Hynes DM, Perrin RA, Rappaport S *et al.* Informatics resources to support health care quality improvement in the Veterans Health Administration. *J Am Med Inform Assoc* 2004; **11**: 344–50.
17. United States Department of Veterans Affairs. VA VISTA Innovations Award. Available online at: http://www.innovations.va.gov/innovations/. Accessed 7 November 2006.
18. Bates DW, Leape LL, Cullen DJ *et al.* Effect of computerized physician order entry and a team intervention on prevention of serious medication errors. *JAMA* 1998; **280**: 1311–16.
19. Kucher N, Koo S, Quiroz R *et al.* Electronic alerts to prevent venous thromboembolism among hospitalized patients. *N Engl J Med* 2005; **352**: 969–77.
20. Wang SJ, Middleton B, Prosser LA *et al.* A cost–benefit analysis of electronic medical records in primary care. *Am J Med* 2003; **114**: 397–403.
21. Kaushal R, Jha AK, Franz C *et al.* Return on investment for a computerized physician order entry system. *J Am Med Inform Assoc* 2006; **13**: 261–6.
22. Health Connect. Available online at: http://www.health.gov.au/internet/hconnect/publishing.nsf/Content/home. Accessed 7 November 2006.
23. Fraenkel DJ, Cowie M, Daley P. Quality benefits of an intensive care clinical information system. *Crit Care Med* 2003; **31**: 120–5.
24. Brennan TA, Leape LL, Laird NM *et al.* Incidence of adverse events and negligence in hospitalized patients. Results of the Harvard Medical Practice study I. *N Engl J Med* 1991; **24**: 370–6.
25. Teich JM, Osheroff JA, Pifer EA *et al.* Clinical decision support in electronic prescribing: recommendations and an action plan: report of the joint clinical decision support workgroup. *J Am Med Inform Assoc* 2005; **12**: 365–76.
26. Han YY, Carcillo JA, Venkataraman ST *et al.* Unexpected increased mortality after implementation of a commercially sold computerized physician order entry system. *Pediatrics* 2005; **116**: 1506–12.
27. Sittig DF, Ash JS, Zhang J *et al.* Lessons from 'Unexpected increased mortality after implementation of a commercially sold computerized physician order entry system.' *Pediatrics* 2006; **118**: 797–801.
28. Garg AX, Adhikari NK, McDonald H *et al.* Effects of computerized clinical decision support systems on practitioner performance and patient outcomes: a systematic review. *JAMA* 2005; **293**: 1223–38.
29. Evans RS, Pestotnik SL, Classen DC *et al.* A computer-assisted management program for antibiotics and other antiinfective agents. *N Engl J Med* 1998; **338**: 232–8.

第 10 章

重症监护中的临床试验

Simon Finfer 和 Anthony Delaney

循证医学是负责任地、毫无隐瞒地和明智地在针对单个患者的治疗进行决策制定的过程中使用现有的最佳证据。循证医学的临床应用是指将来自系统性研究的最适用外部临床证据整合到个人临床专业知识当中[1]。

最可靠的证据，也是指导重症监护临床实践的最佳证据，通常会来源于有足够影响力并正当开展的随机临床试验（randomized clinical trial，RCT）。然而常见的情况是，没有充分说明某一特定问题的单个 RCT，因此临床医生可能不得不评估如队列研究、病例对照研究和系统性回顾等其他研究的能力来增补他们的专业知识。重要的是，临床医生熟悉基本规则以及每一个此类研究设计倾向性的潜在根源，因而他们能从可靠的临床试验中汲取证据归纳入自己的临床实践，并适度地谨慎对待那些可能会因设计而产生不可靠结果的研究。

随机临床试验

任何临床试验的结果可归因于三个因素：

1. 真实的治疗效果；
2. 偏倚与混杂的影响；或
3. 机会发挥的作用。

经过恰当设计、开展和分析的 RCT 提供了将偏倚和混杂减到最小以及对机会在结果中扮演的角色加以界定的最佳条件。这样的研究代表了在大部分情况下描述真实治疗效果的最佳研究设计。然而，至关重要的是要正确地设计、开展、分析和报告 RCT。不遵循以下纲要原则的研究可能仍会产生未反映出对治疗效果的真实评估的结果。

要研究的问题

每个试验均应试图对一个在一开始就表达清楚的焦点临床问题作出回答。例如，“我们试图评估不同剂量的液体置换对重症监护患者后果的影响”最好表示为“我们试图证明一个假说，即在 ICU 成年患者血管内液体复苏时对比使用 4% 白蛋白与 0.9% 氯化钠（生理盐水）的效果，二者在 28 天的任意原因死亡率方面没有差异”[2]。焦点临床问题界定了要进行对比的干预措施、要研究的患者人群以及需要考虑的初期结果。这种方法可以通过 PICO 系统加以格式化。PICO 表示患者（patient）、干预（intervention）、对比（comparison）和结果（outcome）。对此加以举例说明：

- 患者——重症监护病房（intensive care unit，ICU）的成年患者
- 干预——白蛋白
- 对比——盐水
- 结果——28 天全因死亡率

一项试验设计要研究的问题会发生变化，某种程度上取决于计划采用治疗的研发阶段。在研发出来并进行动物模型试验后，人体的药剂试验一般分为三期开展，有时会加入第四期：

1．Ⅰ期试验——在健康志愿者中开展试验。
2．Ⅱ期试验——首先在罹患需要治疗疾病的患者中进行试验。一般小规模试验致力于利用替代结果测量来验证安全性和有效性证据。Ⅱ期试验提供了对治疗效果和基线结果的评估，可用于计算Ⅲ期试验的样本容量。
3．Ⅲ期试验——在患者中开展的大规模试验能够有效地判定在所关注的初期结果方面的治疗效果。
4．Ⅳ期试验——上市后的标签公开试验，一旦药剂被引入常规临床实践，则用以进一步证实有效性和安全性特征。

试验可能会被设计为回答关于同一治疗的两个大相径庭的问题，并且根据要回答的问题不同，设计也会大不相同。功效试验的意图是判定一项治疗是否能在最佳条件下运作，而有效性试验则试图判定应用于正常临床实践时干预的效果。对功效试验和有效性试验特征的详细比对，请参阅 Hebert 等人的著作 [3]。

人群和样本容量

将要研究的人群是由所研究的问题界定的。功效试验的界定人群可能非常狭隘，且有严格的入选标准和许多排除标准，而有效性试验可能有更宽泛的纳入标准，而排除标准则较少。在任何情况下，均应对纳入研究的人群进行详细描述。这样可以让读者评估研究的科学价值。还可以让临床医生判断研究结果是否能够用于他们的患者，评估结果的泛化能力。仅着眼于非常狭隘的界定人群的试验还会面临募集足够参与者以得出明确结论的难题。

试验规模需要多大才能达到得出明确结论的要求？在一项平行组试验中，回答问题所需的患者数量取决于 4 个因素：

1．在对照组中预计出现结果的患者的百分比——对照组结果率
2．可能由试验的治疗造成的预期变化（一般是减少的）——治疗效应
3．可以被接受的表明差异并非偶然出现的可能性水平，即认为治疗效果真实的概率水平——显著性水平或 α
4．如果真实存在重要的临床治疗效应，则预期发现该效应的概率百分比（影响力）

显然，许多已经公布的致力于阐明重症监护医学的重要性问题的试验因规模小而无法发现重要的临床治疗效应 [4]；幸运的是，这一点现在正在发生改变 [2,5]。这几乎必然会将假阴性结果（Ⅱ类错误）提升到可观的数量上来。Ⅱ类错误导致潜在的获益性治疗被舍弃。为了避免这些错误，临床试验必须包括数量惊人的参与者。表 10.1 列出了根据不同基线发生率、不同治疗效果和不同影响力进行样本容量计算的实例。

随机化和隐匿分配

随机化步骤的两个组成部分均相当重要。首先是生成真性随机分配序列，现代化的计算机程序使得这一步骤相对简单。其次是针对调查人员隐藏这份分配序列，以便调查人员和参与者在每一位参与者进入研究之前对治疗分配（组）保持不知情。

使用随机程序决定治疗分配有很多好处。首先，消除了在治疗分派上形成偏倚的可能性（选择偏倚）。为了确保这一点，真性随机分配序列必须生成，并且在所有参与者都进入试验前不能让调查人员知道这个序列。其次，减少了实验结果受到混杂影响的机会。重要的是，在一项 RCT 中开始实施干预之前，两组都有均等的机会产生有利的结果。与结果有关的临床特征［如根据急性生理、年龄和慢性健康评估（Acute Physiology, Age and Chronic Health Evaluation，APACHE）或序贯性器官衰竭评估（Sequential Organ Failure Assessment，SOFA）评分测定的高龄、性别或疾病严重程度］也被称为混杂因素。将足够数量的参与者随机化确保了无论是已知的还是未知的混杂因素（如遗传性多态现象）都能被均匀地分布在两个治疗组中。偶然事件可造成已知混杂因素在组间分

表 10.1　样本量大小计算举例

对照组结果率（%）	治疗组结果率（%）	ARR	效力（β）	总样本大小
50	30	20	80	206
50	30	20	90	268
30	15	15	90	348
30	20	10	90	824
30	25	5	90	3428
15	10	5	90	1914
15	12	3	90	5582
10	8	2	80	6626
10	8	2	90	8802

ARR, 绝对危险降低率
所有计算使用 STATA8.2，假设双侧 $\alpha = 0.05$

布不均，这在少于 200 名参与者的试验中极有可能发生[6]。随机化的第三个好处是，在发现组间差异时允许使用概率论量化偶然事件所扮演的角色[7]。最后，分配隐匿的随机化易于致盲，这是在临床试验中将偏倚最小化的另一个重要组分[8]。

分配序列的生成必须是真性随机的。有许多方法可以生成真性随机分配序列，最常用的是计算机生成随机数字序列。更复杂的程序是随机化以区块进行，或加以分层，以确保一项多中心试验中来自每一家医院的患者或具有特定基线特征的患者能够均等地分配到治疗组中，这种方法也可以使用。以可预知的序列为基础制订的分配方法，例如，那些根据病案号或一周日期制订的分配方法并不构成真性随机化，应予避免。这些方法允许研究人员在参与者进入试验前预测哪一组将如何分配，这会产生形成选择偏倚的可能性。

无论用何种方法生成随机分配序列，重要的是保持分配序列的隐匿性。确保分配序列隐匿性的方法简单者可以用密封的不透明信封[9]，或者复杂的常用于大型多中心试验的基于电话或网络的集中自动化系统。适当注意临床试验的这方面信息也是比较重要的，因为分配隐匿性差的试验可以产生夸大近 40% 的治疗效果评估[10]。

干预

在任何临床试验中被评价的干预措施均应描述得足够详细，以便临床医生如果愿意即可实现该治疗，或者研究人员能够再现该研究以进一步证实结果。如果干预措施只是在疾病开始时给一次单一药物，那么这个任务就很简单，如果试验的干预措施是引入一个治疗过程，如引入一个医疗急救小组，则可能会比较复杂[11]。关于在临床试验中施行的需要由开展试验者和临床医生考虑对结果进行评价的干预措施，还有两个额外的问题，即致盲和并行干预措施的对照。

盲法

盲法，也称为屏蔽，是保持试验参与者（以及在危重症患者的案例中的患者家属或其他合法代理决策者）、医疗护理提供者、数据采集者、裁定结果的人员以及某些时候分析数据和撰写研究报告的人员不知道哪个参与者给予了哪种治疗的做法。盲法通过防止临床医生根据治疗方案分配不同而有意或无意地在试验期间给予不同治疗可减少偏倚。盲法可防止数据采集者在记录需要主观评估的参数时产生偏倚，例如，疼痛评分和镇静评分或格拉斯哥昏迷评分。虽然很多ICU试验无法实施盲法，例如，强化胰岛素治疗的试验不能对负责监测血糖和调整胰岛素输注速度的治疗人员实施盲法，但是，盐水与白蛋白相比较的液体评估（Saline versus Albumin Fluid Evaluation，SAFE）试验成功实施盲法证明了：如果调查人员足够忠诚并富于创新精神，即使在大型的复杂试验中也有可能实施盲法[2]。在选定的结果评估需要主观评判时，实施盲法的结果评估也是必要的。在这样的案例中，结果评估据说有可能会确认偏倚。例如，盲法结果评估委员会应裁定呼吸机相关性肺炎（ventilator-associated pneumonia，VAP）的诊断，在使用扩展格拉斯哥预后评分评估功能性神经恢复时应使用盲法；VAP的诊断和格拉斯哥预后评分的评估均需一定程度的主观评价，因而据说易于出现偏倚。

按照惯例将试验描述为单盲、双盲甚或三盲。然而这些用词可以被临床医生解释出不同的含义，而术语也可能难以理解[12]。我们推荐在RCT报告中包括对谁实施盲法以及如何达成盲法做出描述，而不是简单地将试验表述为“单盲”或“双盲”[13]。盲法是在RCT中对抗偏倚的重要保护措施，虽然并不认为盲法与保持分配隐秘性同等重要，但实证研究已经表明，非盲法研究可能造成结果偏倚高达17%[10]。

并行治疗

并行治疗是在整个试验过程中除了所研究的治疗之外给予患者的所有治疗。除了研究的治疗以外，分配到不同治疗组的患者应接受同等的治疗。当一组患者以一种取决于治疗分配但又与治疗不直接相关的方式接受治疗时，这个第三种因素有可能会影响结果。例证可能是一项肺动脉导管（pulmonary artery catheter，PAC）的试验，与不用PAC的治疗进行对比。如果分配为接受治疗的组是以来自于附加的每天接受胸部X线检查以证实PAC位置的数据为基础，可以想象他们会出现其他可被早期注意到的重要的并发症，如肺炎、肺水肿或气胸，这可能以一种与PAC的现有数据无关的方式影响结果。致盲可以维持并行治疗的平衡。当试验无法保持盲法时，可能影响结果的并行治疗的使用应加以记录并报告，以便能够对不同并行治疗的潜在影响进行评估。

结果的衡量

所有临床试验均应设计为在单一结果中发现差异。一般有两种结果：有临床意义的结果和替代结果。

有临床意义的结果是对患者感觉、功能和存活情况的度量[14]。有临床意义的结果是谋求改变临床实践的临床试验最可靠的终点。Ⅲ期试验应始终以有临床意义的结果为初期结果。举例来说，有临床意义的结果包括死亡率和健康相关生活质量的评定。相反，替代结果是对有临床意义的结果的替代；合理的替代结果会被预期可以在流行病学、治疗学、病理生理学或其他学科的证据的基础上对临床获益作出预测[14]。例如，替代终点可包括败血症试验中的细胞因子水平、通气试验中的氧和作用的变化或在一个液体复苏试验中的血压和尿量。

除非替代结果已经得到证实，否则依靠替代结果的变化指导临床实践是不智之举。例如，心肌梗死后抑制室性期前收缩（替代结果）将会获益，这个观点直觉上似乎是合理的，然而现在已知这种做法与死亡率相关（有临床意义的结果）。不幸的是，心源性心律失常抑制试验（Cardiac Arrhythmia Suppression Trial，CAST）发现参与试验者的死亡率升高是接受抗心律失常治疗造成的[15]。已经对判定一个替代结果是否是有临床意义的程序做出了说明[16]。

分析

即使试验设计和开展情况都良好，不恰当的统计学分析仍可产生不确定的或错误的结论。关于大规模试验的统计学分析的详尽探讨显然超出了本章的范围，但明确的指导原则可以阐述如下：

- 所有试验均应遵从预设的统计分析计划；否则，像进行多个分析并只报告那些支持调查人员预设理念的结果这样的诱惑可能是难以抗拒的。预设分析计划防止调查人员受到这种诱惑，并且允许读者对结果适当权衡。
- 对于单个比较研究的结果，通常接受假设检验 $P < 0.05$。评价多重比较结果时，$P < 0.05$ 概率的偶然性增加。每一项研究都应预先确定一个单独明确的主要观察指标。如果需要观察的指标较多，那么提示统计学意义的 P 值则要减少。最简单的方法是进行 Bonferoni 矫正，即将 0.05 除以需要研究的观察指标数得出新的统计假设显著性水平。例如，如果有两个主要研究结果，P 值应为 0.025，三个主要研究结果则为 0.017。如果研究中包含期中分析，P 值也应进一步减少。

临床医生应高度关注分析过程以确保进行真正的意向治疗分析，同时对任何亚组的分析都应谨慎。

意向治疗分析

应当采用意向治疗分析原则进行分析，这意味着不论受试者在哪组以及是否接收了全部或部分治疗。对某些读者而言，意向治疗原则听起来不太正确，对患者为什么没有接受意向治疗却应当纳入研究分析存有疑问。使用意向治疗分析可以预防因选择性排除患者而造成的偏倚—归因偏倚。对于大小适中的研究，随机分组的患者各组失访率相当，且不会影响最终结果。若失访是非随机发生的 (例如，由于违反治疗方案或患者对所在的某个研究组的治疗不能耐受)，如果将失访的患者排除在外，研究结果则可能不同。例如，治疗感染性休克使用 5 天疗程的单甲基 -L- 精氨酸单乙酸酯 (L-NMMA)，部分患者在最初的 24 ～ 48 小时死亡，由于接受治疗时间短因而从研究中剔除。但仅仅基于剩余完成治疗方案 (按预定方案分析) 的患者所得到的结果并不能真正有效地评估 L-NMMA 在临床应用。虽然这个例子有些极端，但患者一旦被纳入研究，其最终结果必须包含在研究报道中。

亚组分析

选择、分析和报道亚组的难度是最大的。亚组应当事先确定：并尽量使研究对象数量降至最低。当对很多个亚组进行分析时，会发现对其中某个亚组治疗效果不同于所观察到的整体情况的可能性有所增加。众所周知的例子是国际梗死存活率试验研究 (ISIS-2) 中分析阿司匹林对心肌梗死患者的疗效。整体研究证明服用阿司匹林 1 个月可以将相对死亡风险减少 23%。为证明亚组分析的不可靠性，根据星座将患者分入不同的亚组；分析表明天秤座和双子座的患者使用阿司匹林治疗无效 [17]。虽然很容易发现这样分组所得到的结果只是个概率事件，但如果分组看起来非常合理且对其进行理论解释则很难进行分辨。举例来说，在（Gruppo Italiano per lo Studio della Streptochinasi nell’infarto minocardico，GISSI）研究中，亚组分析表明曾有过心肌梗死的患者应用纤溶治疗不能够降低患者死亡率 [18]。虽然这项研究结果看起来合理，但后续研究明确证实纤溶疗法对不论有无心梗的患者都同样有效。

交互检验与亚组组间比较

虽然亚组选择恰当，还会有很多读者从研究结果中得出不恰当的结论。实验主要是针对评估治疗方法对主要研究结果的效果进行设计的，因此评价治疗方法对任何亚组效果的最佳途径是将研究作为一个整体看待。当分析亚组结果时，研究者应当尝试回答下列问题：对亚组的治疗效果和对剩余受试者的治疗效果有无差异 ? 这便是交互检验或称为异质性检验。很多情况下研究者会错误地进行组间比较，问题便成为：在某个亚组中，疗法A和疗法B的效果有否差别？组间比较经常会导致不可靠的结果。

例如，SAFE研究将在基线水平的严重脓毒症患者作为先验亚组。在所有研究群体中，使用白蛋白同使用盐水的患者相比，死亡相对风险为0.99［95%可信区间（CI）0.91～1.09］。基线水平的严重脓毒症患者，其相对风险为0.8 7（95%CI 0.74 ～ 1.02，P=0.09）；应用白蛋白组的患者死亡率30.7%（603例患者中死亡185例），应用盐水的患者死亡率为35.3%（615例患者中死亡217例）。尽管亚组结果如此，但最可能的评价疗效的方法是将研究作为一个整体评估相对对风险，即RR为0.99。研究者进行RR检验（异质性检验）可以得出严重脓毒症患者的RR值（RR 0.87，95%CI 0.74 ～ 1.02）是否不同于无严重脓毒症患者的RR值（RR 1.05，95%CI 0.94 ～ 1.17）；比较结果的P值为0.06。这表明RR差异偶然出现的概率是0.06。这样的P值表明需要进行足够强度的临床试验比较严重脓毒症患者应用白蛋白和盐水的治疗效果差异。

结果报告

应用报告临床试验的统一标准（CONSORT）极大程度地改进了RCT的报道结果[13, 20]。CONSORT声明提供了供研究者和作者进行高质量报道的框架与清单（表10.2）[20]。越来越多的期刊要求投稿作者按照CONSORT要求报道研究结果。CONSORT小组同时建议文章发表时使用流程图记录研究受试者的四个阶段：招募，分组，随访与分析（图10.1）。使用CONSORT声明指导很可能对RCT报道有提高作用，至少改进了RCT报道的质量[21]。

- 概率——P值代表由于偶然性导致差异的概率。大型研究，小型研究及临床差异不显著的研究中P值可能小于0.05。反之，大小适中的且报道临床上有重要差异的研究，其P值可能接近或大于0.05。P值不应当被孤立地看待，而应同其他衡量指标如CI以及治疗（伤害）需要病例数一同评价。
- CI是提示结果精确性的一项指标。任何时候研究所报道的差异都是指在目标群体的有限样本量中发现的差异。如果反复进行同样的研究，很有可能是为了报道轻微的差别或很大的差异。如果研究报道的样本量较小且研究结果发生率低，那么结果间的差异可能会很大；如果研究报道大量事件，那么很有可能两个结果相互接近。CI给出一个真正的结果可能存在的范围。最常用的是95%CI；这个范围便是我们所期望的，即便做无数次试验，研究结果有95%次都落在这个范围之内。通常指：我们有95%的把握认为“真正的”结果存在于此范围内。
- 治疗（伤害）需要病例数—对临床医生非常有用的概念。由于两种不同处理带来截然不同的结果。比如，在ISIS实验中，随机分入链激酶组中的患者死亡率下降了2.8%。因此每预防一例死亡发生，需要治疗的患者数为100/2.8或者35.7名患者。由于该研究病例数庞大（17187名受试者和1820例死亡病例），相对小的死亡率的绝对减少（2.8%）导致P值小于0.000001。可以用同样的方法计算伤害需要病例数。例如，头部严重损伤后应用皮质激素的随机分组（CRASH）研究中，对创伤性脑损伤的患者使用高剂量类固醇致绝对死亡，风险增加3.4%。伤害需要病例数的算法为100/3.4，或者每有一例死亡病例需要纳入29.4例使用高剂量皮质激素治疗的患者。同样，对于这样，一项大样本研究（10008名受试者及1945例死亡病例），P值非常小（P = 0.00001）。

临床危重医学研究的伦理问题

生物医学研究国际伦理准则规定了指导以人为受试者进行研究的伦理原则[22]。此外某个国家特定的伦理准则由不同国家的相关机构制

表 10.2 CONSORT 清单

	项目编号	描述	报道所在页码
题目与摘要	1	如何分配受试者进行干预（如“随机分组”，“随机”或“随机分配”）	
引言			
背景	2	具有科学型的研究背景和对合理性的解释	
方法			
受试者	3	对需要收集数据的受试者及研究背景和分组的合格标准	
干预	4	具体实施时对每组如何及为什么进行干预的准备细节	
研究目标	5	明确的目标和假设	
结果	6	明确定义主要和次要研究标准以及必要时明确定义、提高衡量标准 质量的方法（如多次观察、训练评估者）	
样本量	7	样本大小如何确定，必需时解释任何中间分析及停止规则	
随机序号生成	8	使用何种方法产生随机分组序列，包括任何限制细节（如区组、分层）	
分组隐藏	9	使用何种方法实施随机分组（选号箱或中心电话），明确交代是否序列在分配前隐藏	
实施	10	谁负责产生随机分组序列，谁负责招募受试者，谁负责受试者分组	
盲法（掩盖）	11	是否受试者、分配干预组的人员以及处理结果的人员是否知道分组情况。如果不是这样，如何评价隐藏成功否	
统计学方法	12	比较主要研究终点的统计学方法：额外分析的方法，如亚组分析和校正分析	
结果			
参与者	13	受试者所经历的各阶段流程（建议使用流程图）。特别是对于各组，报道各组受试者随机分配、接受治疗、完成研究防范以及对主要研究结果分析的数目。描述是否偏离原研究方案并给出原因	
招募	14	确定招募的随访的具体时间	
基线数	15	各组基线人口统计学和临床特征	
分析数目	16	各组进行分析的受试者数目（分母）以及是否这项分析属于“意向性治疗”	
结果与分析	17	对于每个主要和次要研究终点，对各组结果、预计效应大小和其精确度（如 95% CI）进行总结	
辅助分析	18	通过报道任何其他分析强调分析的多重性，包括亚组分析和校正分析，说明哪些是预先明确分析的而哪些是解释性的分析	
不良事件	19	各干预组中所有重要的不良事件或不良反应	
讨论			
描述分析	20	分析结果，考虑研究假设，注意潜在偏倚来源或不精确性以及与多重分析和结果相关的风险	
推广性	21	研究结果的推广性（外部有效性）	
所有证据	22	在目前证据下对结果的一般性解释	

(Reproduced from Moher D, Schulz KF, Altman DG. The CONSORT statement: revised recommendations for improving the quality of reports of parallelgroup randomised trials. *Lancet* 2001; 357: 1191 - 4.)

定。无论何时进行实验，都应遵循伦理准则中诚信、尊重、避免伤害、公正的原则，同时恰当构建的人类伦理研究委员会或等效的组织应当审查所有的研究以确保上述原则的执行。危重医学研究中的受试者由于其自身疾病状况及交流受限而易受到伤害，因此要对很多方面进行特殊考虑，包括知情同意书。

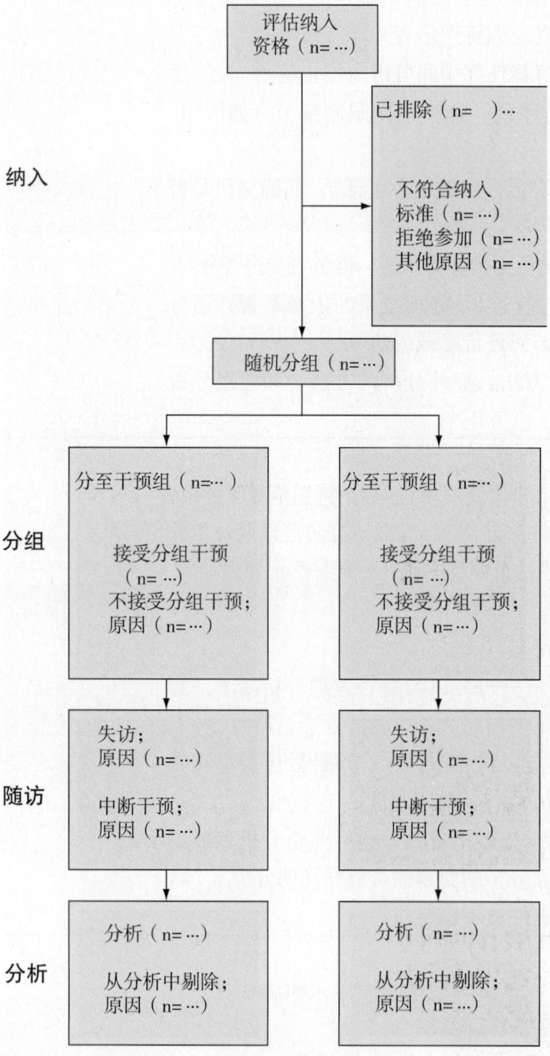

图 10.1 随机研究各阶段流程图（Reproduced from Moher D, Schulz KF, Altman DG. The CONSORT statement: revised recommendations for improving the quality of reports of parallel-group randomised trials. *Lancet* 2001; 357: 1191 - 4.）

知情同意书

伦理原则中一项重要内容便是所有参加临床研究的心智健全的受试者在进入研究前应签署知情同意书。但由于危重患者疾病进程（如创伤性脑损伤、严重低氧血症）及治疗方法（如插管，使用镇静剂）等无法获取知情同意书。即便在清醒状态，患者因为面对极大的压力和潜在危及生命的情况而无法达到全面的知情同意[23]。这种情况也同样存在于代理决策人。然而，只有通过进行研究才能改进对危重患者的治疗，因而通过对应急研究（包括对危重疾病的研究）制定特殊条款而获得知情同意书在很多情况下得到司法认可。在某些情况下，放弃签署关于治疗性研究的知情同意书也是符合伦理的（如心搏骤停发生时）。放弃签署知情同意书可以更多地纳入临床研究受试者；但是否能够广泛接受这种方法尚不明确。另一种方法是可以允许延迟获得知情同意书，即在患者进入研究后尽快获取患者或相关代理决策人的同意。任一种方法都可以[24]。

严格评价

临床医生在阅读 RCT 报告时应当使用一种结构合理的框架来评估研究方法的质量以及研究报道的恰当性。还应当评价所报道的治疗效果的程度和精确性，并且问自己是否研究结果可以应用于自己的临床实践。有许多资源可以帮助临床医生达到上述目的，最著名的最初发表在美国医学会杂志上的循证医学读者指南（Users' Guides to Evidence-Based Practice），此外还有英国牛津的严格评价的方法（Critical Appraisal Skills programme），这两者都可以从网上免费下载[25-26]。这些资源提供了让任何读者对几乎任一篇医学文献进行严格的系统评价的结构完善的框架。评价 RCT 的项目如下（表 10.3）。

观察性研究

虽然 RCT 是决定一项治疗是否“有效”

的最佳实验设计，但此类型研究不能回答所有的研究相关问题。当疾病很罕见时，结果鲜有或治疗可能导致伤害，此时更适合用其他实验设计方法。在这种情况下，队列研究或病例对照研究可以用来探究潜在的暴露于某种治疗方法及其同疾病转归的关系。

描述性研究

个案报道、病例系列和横断面研究似乎都是描述性研究的例子。这些类型的研究在识别新疾病 [如人类免疫缺陷病毒（HIV）/ 获得性免疫缺陷症（AIDS）][27-30] 以及严重急性呼吸综合征（SARS）[31]。这些研究的目的是描述疾病相关的“谁、何时、在哪里、怎么了和为什么”，以及目前为止对于疾病流行病学的理解。重要的是对病例使用明确的和标准化的定义，这样获得的信息才能被临床医生和研究者用来识别类似的病例。尽管有很多耳熟能详的例子表明从简单的观察性研究获得的数据被用来解决特殊问题 [32]，但整体而言从描述性的数据中仅能获得非常有限的推论。尤其是，单独从描述性研究中获得的数据便得出“因果关系”的结论是非常危险的 [33]。

表 10.3　对可接受的 P 值的约定是

Ⅰ. 研究结果是否有效？
首要依据
1. 患者治疗组的分配是随机化的吗？
2. 所有参与试验的患者均能根据试验的结论做出解释吗？
3. 随访完成了吗？
4. 患者是在随即分配的组里进行分析的吗？
次要依据
1. 患者、卫生工作者和研究人员对治疗都是实行“盲法”的吗？
2. 试验开始时的各组是相似的吗？
3. 除了试验性干预之外，各组的治疗相同吗？
Ⅱ. 结果如何？
1. 治疗效果有多大？
2. 对治疗效果的评估有多准确？
Ⅲ. 结果会帮助我治疗我的患者吗？
1. 结果能用于我的患者的治疗吗？
2. 临床上的重要后果都考虑到了吗？
3. 可能得到的治疗获益值得承担可能的危害以及花销吗？

分析性观察研究

分析性观察研究包括两大类：病例对照研究和队列研究。

病例对照研究是对患有某种疾病的人群（病例）同不患该疾病的人群（对照）进行研究。回顾性分析确定各组中暴露于各种目标条件下的病例数量 [34]。如果疾病潜伏期长且发生率低用病例对照设计是恰当的。如果一组患者暴露于某种危险因素中而另一组患者除了没有暴露于相同危险因素外其他情况类似，则使用队列研究。随访两组患者明确是否出现目标结果。队列研究设计适用于了解少见暴露　因素导致的结果，并且在发现同一暴露因素下的多个相关研究结果时具有优越性 [35]。

两种观察性研究都存在偏倚。尤其是，虽然使用多变量统计分析方法可以纠正已知的混杂因素，但无法控制未知的或无法测量的混杂因素。有许多其他偏倚可导致观察性研究的结果歪曲；包括选择偏倚，信息偏倚和失访差分 [35-36]。对观察性研究严格评价有助于读者评价这些研究的有效性 37。这些局限性以及内在的偏倚意味着观察性研究不能够保证提供可信赖的证据指导临床实践，虽然有关这方面的争论一直存在 [38-39]。

系统综述与 Meta 分析

系统综述被推荐作为解决不断增加的医学文献这一问题的方法 [40]。系统综述使用特定的方法搜集并严格评价同某一临床问题相关的所有 RCT，并且，如果恰当的话，将所有 RCT 的原始结果进行统计学分析来达到对整体治疗效果评估的目的。通过系统整合所有关于某个特定问题的 RCT，一个方法学上出色的系统综述可以为忙碌的临床医生提供非常有价值的文献回顾。系统综述在提供客观评价所有现有证据方面发挥了重要作用，并且可以将因治疗效果不佳而被丢弃的研究数量减少，其中治疗效果较弱可能由于研究样本量少或研究效力不足而出现假阴性结果[41]。使用 Meta 分析可以得出如之前介绍过的挽救生命的措施如溶栓疗法[42]。通过使用系统综述，Meta 分析能够提供更加准确和没有偏倚的总览，得出同“专家”和叙述性综述结论不相一致的结论[43-44]。

尽管有如上优越性和益处，对 Meta 分析的释义仍存在问题。同所有临床研究一样，应用时需要对方法学细节加以注意。使用和报道系统综述时要遵循指南[45-46]。非常明确的是在危重护理文献中，并没有完全按照这些指南执行[47]。临床工作者应当使用恰当的指南严格评估所有系统综述和 Meta 分析，而不要考虑这些综述的来源[48-49]。当一项 Meta 分析的结果与对同一问题进行研究的大型 RCT 结果相左时，对其的分析便会出现问题[50-51]；这并不罕见，而且临床医生应当比较 Meta 分析和包括在 Meta 分析中的 RCT 方法学质量，以及大型 RCT 的有效性来判定哪一个提供了更可靠的证据。

（陈　晨　刘鸿宇译　崔丽娟　伊　敏校）

参考文献

1. Sackett DL, Rosenberg WM, Gray JA *et al.* Evidence based medicine: what it is and what it isn't. *Br Med J* 1996; **312**: 71–2.
2. The SAFE Study Investigators. A comparison of albumin and saline for fluid resuscitation in the intensive care unit. *N Engl J Med* 2004; **350**: 2247–56.
3. Hebert PC, Cook DJ, Wells G *et al.* The design of randomized clinical trials in critically ill patients. *Chest* 2002; **121**: 1290–300.
4. Roberts I, Schierhout G, Alderson P. Absence of evidence for the effectiveness of five interventions routinely used in the intensive care management of severe head injury: a systematic review. *J Neurol Neurosurg Psychiatry* 1998; **65**: 729–33.
5. Edwards P, Arango M, Balica L *et al.* Final results of MRC CRASH, a randomised placebo-controlled trial of intravenous corticosteroid in adults with head injury – outcomes at 6 months. *Lancet* 2005; **365**: 1957–9.
6. Lachin JM. Properties of simple randomization in clinical trials. *Control Clin Trials* 1988; **9**: 312–26.
7. Schulz KF, Grimes DA. Generation of allocation sequences in randomised trials: chance, not choice. *Lancet* 2002; **359**: 515–19.
8. Armitage P. The role of randomization in clinical trials. *Stat Med* 1982; **1**: 345–52.
9. Doig GS, Simpson F. Randomization and allocation concealment: a practical guide for researchers. *J Crit Care* 2005; **20**: 18–91; discussion 191–3.
10. Schulz KF, Chalmers I, Hayes RJ *et al.* Empirical evidence of bias. Dimensions of methodological quality associated with estimates of treatment effects in controlled trials. *JAMA* 1995; **273**: 408–12.
11. Hillman K, Chen J, Cretikos M *et al.* Introduction of the medical emergency team (MET) system: a cluster-randomised controlled trial. *Lancet* 2005; **365**: 2091–7.
12. Montori VM, Bhandari M, Devereaux PJ *et al.* In the dark: the reporting of blinding status in randomized controlled trials. *J Clin Epidemiol* 2002; **55**: 787–90.
13. Altman DG, Schulz KF, Moher D *et al.* The revised CONSORT statement for reporting randomized trials: explanation and elaboration. *Ann Intern Med* 2001; **134**: 66–94.
14. De Gruttola VG, Clax P, DeMets DL *et al.* Considerations in the evaluation of surrogate endpoints in clinical trials. Summary of a National Institutes of Health workshop. *Control Clin Trials* 2001; **22**: 485–502.
15. Echt DS, Liebson PR, Mitchell LB *et al.* Mortality and morbidity in patients receiving encainide, flecainide, or placebo. The Cardiac Arrhythmia Suppression Trial. *N Engl J Med* 1991; **324**: 781–8.
16. Bucher HC, Guyatt GH, Cook DJ *et al.* Users' guides to the medical literature: XIX. Applying clinical trial results. A. How to use an article measuring the effect of an intervention on surrogate end points. Evidence-Based Medicine Working Group. *JAMA* 1999; **282**: 771–8.
17. ISIS-2 (Second International Study of Infarct Survival) Collaborative Group. Randomised trial of intravenous streptokinase, oral aspirin, both, or neither among 17187 cases of suspected acute myocardial infarction: ISIS-2. *Lancet* 1988; **2**: 349–60.
18. Gruppo Italiano per lo Studio della Streptochinasi nell'Infarto Miocardico (GISSI). Effectiveness of intravenous thrombolytic treatment in acute myocardial infarction. *Lancet* 1986; **1**: 397–402.
19. Fibrinolytic Therapy Trialists' (FTT) Collaborative Group. Indications for fibrinolytic therapy in suspected acute myocardial infarction: collaborative overview of early mortality and major morbidity results from all randomised trials of more than 1000 patients. *Lancet* 1994; **343**: 311–22.
20. Moher D, Schulz KF, Altman DG. The CONSORT statement: revised recommendations for improving the quality of reports of parallel-group randomised trials. *Lancet* 2001; **357**: 1191–4.
21. Plint AC, Moher D, Morrison A *et al.* Does the CON-

SORT checklist improve the quality of reports of randomised controlled trials? A systematic review. *Med J Aust* 2006; **185**: 263–7.

22. Council for International Organizations of Medical Sciences. *International ethical guidelines for biomedical research involving human subjects*, 2002. Available online at: http://www.cioms.ch/frame_guidelines_-nov_2002.htm.
23. Wilets I, Schears RM, Gligorov N. Communicating with subjects: special challenges for resuscitation research. *Acad Emerg Med* 2005; **12**: 1060–3.
24. Harvey SE, Elbourne D, Ashcroft J *et al.* Informed consent in clinical trials in critical care: experience from the PAC-Man Study. *Intens Care Med* 2006; **32**: 2020–5.
25. Centre for Health Evidence. Users' guides to evidence-based practice, 2007. Avilable online at: http://www.cche.net/usersguides/main.asp.
26. Learning and Development, Public Health Resource Unit. *Critical Appraisal Skills Programme and Evidence-Based Practice.* Oxford: Public Health Resouce Unit; 2005.
27. Masur H, Michelis MA, Greene JB *et al.* An outbreak of community-acquired *Pneumocystis carinii* pneumonia: initial manifestation of cellular immune dysfunction. *N Engl J Med* 1981; **305**: 1431–8.
28. Gottlieb MS, Schroff R, Schanker HM *et al. Pneumocystis carinii* pneumonia and mucosal candidiasis in previously healthy homosexual men: evidence of a new acquired cellular immunodeficiency. *N Engl J Med* 1981; **305**: 1425–31.
29. Durack DT. Opportunistic infections and Kaposi's sarcoma in homosexual men. *N Engl J Med* 1981; **305**: 1465–7.
30. Siegal FP, Lopez C, Hammer GS *et al.* Severe acquired immunodeficiency in male homosexuals, manifested by chronic perianal ulcerative herpes simplex lesions. *N Engl J Med* 1981; **305**: 1439–44.
31. Zhong NS, Zheng BJ, Li YM *et al.* Epidemiology and cause of severe acute respiratory syndrome (SARS) in Guangdong, People's Republic of China, in February, 2003. *Lancet* 2003; **362**: 1353–8.
32. 150th anniversary of John Snow and the pump handle. *MMWR Morb Mortal Wkly Rep* 2004; **53**: 783.
33. Grimes DA, Schulz KF. Descriptive studies: what they can and cannot do. *Lancet* 2002; **359**: 145–9.
34. Schulz KF, Grimes DA. Case-control studies: research in reverse. *Lancet* 2002; **359**: 431–4.
35. Grimes DA, Schulz KF. Cohort studies: marching towards outcomes. *Lancet* 2002; **359**: 341–5.
36. MacMahon S, Collins R. Reliable assessment of the effects of treatment on mortality and major morbidity, II: observational studies. *Lancet* 2001; **357**: 455–62.
37. Levine M, Walter S, Lee H *et al.* Users' guides to the medical literature. IV. How to use an article about harm. Evidence-Based Medicine Working Group. *JAMA* 1994; **271**: 1615–9.
38. Benson K, Hartz AJ. A comparison of observational studies and randomized, controlled trials. *N Engl J Med* 2000; **342**: 1878–86.
39. Concato J, Shah N, Horwitz RI. Randomized, controlled trials, observational studies, and the hierarchy of research designs. *N Engl J Med* 2000; **342**: 1887–92.
40. Cook DJ, Meade MO, Fink MP. How to keep up with the critical care literature and avoid being buried alive. *Crit Care Med* 1996; **24**: 1757–68.
41. Egger M, Smith GD. Meta-analysis. Potentials and promise. *Br Med J* 1997; **315**: 1371–4.
42. Lau J, Antman EM, Jimenez-Silva J *et al.* Cumulative meta-analysis of therapeutic trials for myocardial infarction. *N Engl J Med* 1992; **327**: 248–54.
43. Antman EM, Lau J, Kupelnick B *et al.* A comparison of results of meta-analyses of randomized control trials and recommendations of clinical experts. Treatments for myocardial infarction. *JAMA* 1992; **268**: 240–8.
44. Mulrow CD. The medical review article: state of the science. *Ann Intern Med* 1987; **106**: 485–8.
45. Higgins JPT, Green S (eds). *Cochrane Handbook for Systematic Reviews of Interventions* version 5.0.0 (updated February 2008). The Cochrane Collaboration 2008. Available from www.cochrane-handbook.org.
46. Moher D, Cook DJ, Eastwood S *et al.* Improving the quality of reports of meta-analyses of randomised controlled trials: the QUOROM statement. Quality of Reporting of Meta-analyses. *Lancet* 1999; **354**: 1896–900.
47. Delaney A, Bagshaw SM, Ferland A *et al.* A systematic evaluation of the quality of meta-analyses in the critical care literature. *Crit Care* 2005; **9**: R5–82.
48. Delaney A, Bagshaw SM, Ferland A *et al.* The quality of reports of critical care meta-analyses in the Cochrane Database of Systematic Reviews: an independent appraisal. *Crit Care Med* 2007; **35**: 589–94.
49. Oxman AD, Cook DJ, Guyatt GH. Users' guides to the medical literature. VI. How to use an overview. Evidence-Based Medicine Working Group. *JAMA* 1994; **272**: 1367–71.
50. LeLorier J, Gregoire G, Benhaddad A *et al.* Discrepancies between meta-analyses and subsequent large randomized, controlled trials. *N Engl J Med* 1997; **337**: 536–42.
51. Villar J, Carroli G, Belizan JM. Predictive ability of meta-analyses of randomised controlled trials. *Lancet* 1995; **345**: 772–6.
52. Cochrane Injuries Group Albumin Reviewers. Human albumin administration in critically ill patients: systematic review of randomised controlled trials. *Br Med J* 1998; **317**: 235–40.

第 2 部分

休　克

第 11 章

休克——概述

Angela McLuchie

定义

休克是一种具有典型症状和体征的临床状态，即氧气供应和需求不平衡，引起组织缺氧。虽然休克时总是存在全身血流灌注改变，输送到组织的氧气并不总是降低，甚至因严重败血症可能会增加[1]。

分类

生理学上，组织缺氧分为缺氧性（低氧分压）、贫血性（血红蛋白水平低或羧基增加或高铁血红蛋白）、停滞性（低心输出量）或组织中毒性（如氰化物中毒）。临床上更多地细分为心源性、梗阻性、低血容量性或感染性休克。少数情况下，可能是神经源性或过敏性（表 11.1）。

大多数情况下，心源性休克可能由心肌病引起，例如，急性心肌梗死、心肌炎。然而，瓣膜异常，如乳头肌断裂引起的二尖瓣关闭不全和机械问题，如缺血性室间隔缺损，也可能引起休克。“梗阻性休克”适用于由外源性心脏梗阻，而不是原发性心肌病引起的泵功能衰竭，最常见的是肺动脉栓塞和心脏压塞。

低血容量性休克通常是无法控制的出血引起的，但可能是由于胃肠道和泌尿系统过多的水分流失，甚至是严重皮肤烧伤所致。任何类型的感染——细菌、真菌或病毒——可合并休克。脑膜炎双球菌感染的除临床上，皮肤表现缺乏特异性外，一般不能够仅从临床检查确定病原微生物[2]。

在实践中，往往同时存在不同类型的休克，例如，感染性休克患者可能同时存在低血容量性休克和心源性休克。甚至心源性休克的患者如果过度利尿，小心控制液体也可改善心脏功能。

表 11.1　休克分类

生理	临床
缺氧性	心源性
贫血性	梗阻性
停滞性	低血容量性
中毒性	感染性
	神经源性
	过敏性

病理生理

低血容量性、梗阻性和心源性休克时氧输送（DO_2）减少。其原因包括低心排出量、贫血和低氧血症。在低血容量性休克，心输出量的减少是继发于前负荷减少。在梗阻性休克静脉回流到左心室也减少，心源性休克中心肌收缩功能降低为主要原因。

低血容量和心源性休克的初期，氧输送开始下降时，组织通过从每单位血液中摄取更多的氧气维持摄氧量（VO_2）在正常水平 [170 ml/（min · m^2）]（非供应依赖 VO_2）。然而，一旦输送的氧气小于临界值 330ml/（min · m^2），补偿机制不足和氧摄取开始下降（供应依赖 VO_2）。该阶段和“氧债”的积累有关，其严重程度由血乳酸升高水平衡量（图 11.1）。

在感染性休克，可溶性细胞受体识别微生物或其毒素成分，如革兰阴性菌脂多糖与 CD14 和 Toll 样受体 4（TLR4）结合，而革兰阳性菌肽与 TLR2 结合。这一过程促进了炎症 [肿瘤坏死因子 -α（TNF-α）、白细胞介素 1（IL - 1）、IL - 6] 和抗炎（IL- 10 和 IL -1 受体拮抗剂，TNF 受体）细胞因子的释放、补体产生、凝血激活和血小板聚集。人花生四烯酸的代谢产物、活性氧和一氧化氮的合成也增加[3]。这些变化的综合效应是血管舒张、心输出量增加、心肌收缩力减弱，毛细血管通透性增加引起的血管内容量减少。

在感染性休克，DO_2 超过正常水平，主要是由于心输出量升高的结果。由于组织代谢活性增加，VO_2 也增加。在高于正常临界值 DO_2 水平，尽管 VO_2 增加，但仍不足，以至于引起乳酸酸中毒。因此，比平常氧输送值范围更广可见供应性依赖。这可能因为微循环水平灌注异常，造成局部 DO_2 减少。另外，败血症引起的线粒体功能障碍可能在细胞水平上阻止氧利用。

各种类型的休克中，细胞无氧代谢腺苷三磷酸耗竭，细胞膜钠钾泵功能衰竭。钠、水进入细胞引起细胞水肿。无氧代谢也加重乳酸酸中毒。钙的流失进一步影响线粒体的氧化磷酸化，并引起如心肌收缩功能等器官功能障碍。

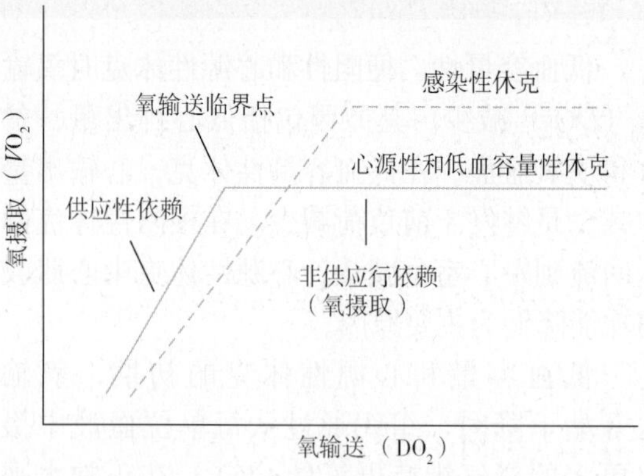

图 11.1 在心源性、低血容量性和感染性休克，氧摄取（VO_2）和血输送（DO_2）之间的关系

如果不治疗，或没有合理的治疗，休克将由多器官功能障碍发展至多器官功能衰竭。

临床表现

根据心脏指数降低（低动力性休克）或增加（高动力性休克），不同类型的临床表现可以划分为两大类。

低血容量性、梗阻性和心源性休克心脏指数通常降低，但由于代偿性交感和神经内分泌反应，血压可能是正常的。典型表现是：患者神志不清、面色苍白、心动过速、呼吸频快、低灌注和少尿。极度呼吸困难和胸部听诊吸气性啰音提醒医师由于左心室衰竭引起的肺水肿，常引起心源性休克。临床上测量中心静脉压（CVP）有助于区分低血容量性和心源性休克，因为前者 CVP 降低，后者 CVP 升高。然而，在梗阻性休克 CVP 也是升高的。

与此相反感染性休克通常是高动力的，除非患者存在严重的血容量不足。根据定义，患者必须有明确的感染灶，低血压（或需要血管收缩药维持收缩压 90 mmHg），表现出两个或两个以上的全身炎症反应表现（心动过速、呼吸急促、体温过高或过低、白细胞增加 / 白细胞减少），至少一个终末器官功能障碍[4]。和其他类型休克一样，患者常常神志不清、心动过速、呼吸急促和少尿。然而，相对于低血容量性休克，梗阻性和心源性休克，其外周静脉充溢和四肢温暖。脑膜炎双球菌败血症可见特征性的紫癜皮疹。

检查

实验室、放射和非侵入性心脏检查

根据病史和临床表现行相应的检查。在大多数情况下，一些简单的血液检查（全血球计数、凝血、电解质、尿素和肌酐、动脉血气、乳酸、血肌钙蛋白和血培养），结合心电图和胸片，足以确认休克的性质。

心源性和梗阻性休克超声心动图很重要，因为它能客观评价心室功能，识别并量化室壁运动和心脏瓣膜功能异常，并排除心脏压塞或大面积肺栓塞。如果病史和初步检查结果提示肺栓塞，可通过螺旋 CT 扫描（CT）和肺血管造影 [5] 明确诊。

低血容量性休克，由于出血隐蔽，可能需要进一步有创和放射性检查，如诊断性腹腔灌洗、腹部超声或 CT 扫描。当血容量低是由于胃肠道或肾损失过多引起，可能存在严重电解质紊乱，同时尿素和肌酐明显升高，也可见血液浓缩。进一步的检查可能将取决于病理类型，但肠梗阻应行仰卧位和立位腹部 X 片检查，急性胆囊炎行腹部超声检查，胰腺炎应查血清淀粉酶和腹部 CT。

感染性休克可导致白细胞计数上升或下降，后者提示预后差。只要有可能，最好在抗生素治疗开始前进行血液及其他培养，某些情况下检测 C- 反应蛋白和降钙素原也是有用的 [6-7]。往往存在弥散性血管内凝血，诊断标准包括凝血延长、血小板减少和纤维蛋白原降低。检查显示抗凝血酶Ⅲ、蛋白 C、蛋白 S 水平普遍较低。

各种类型休克，血乳酸升高，说明存在组织缺氧。升高程度与休克严重度有关，这也常作为治疗有效性的观察指标 [8]。此外，乳酸、碱剩余或两者组合，可以用来预测 ICU 患者的预后 [9]。

有创血流动力学检测

虽然肺动脉导管的治疗效果（pulmonary artery catheter，PAC）仍存有争议 [10]，但其检测对鉴别四种类型休克特别有帮助（表 11.2）。

单纯低血容量性休克的诊断很少需要肺动脉导管。临床情况和低中心静脉压通常足矣。但是，PAC 的其他信息可鉴别急性心肌梗死引起的心源性休克（肺动脉嵌压 pulmonary artery occlusion pressure，PAOP 升高，CVP 压正常或升高，肺动脉压 pulmonary artery pressure，PAP 正常）、肺栓塞（PAOP 正常，CVP 和 PAP 升高）和心脏压塞（PAOP 和 CVP 相同，均升高）。也可以帮助诊断非典型临床高动力感染性休克，特别是扩容、强心和升压治疗。另外，应用锂解释法（LiDCO）测量每搏输出量变异、心脏指数或用经肺热稀释法（PiCCO）测量胸腔内血容量指数、血管外肺水每搏输出量变异、心脏指数可优化各种类型休克的心脏前负荷和心脏指数 [11-13]。

治疗原则

一般措施适用于所有休克患者，具体措施适用于特定的休克，不论哪种类型的休克，应进行医疗急救。检查及治疗应同时进行而不是依次进行。

表 11.2 四科重要类型休克通过肺动脉导管获得参数

	感染性休克	心源性休克	低血容量性休克	梗阻性休克
心脏指数	↑	↓	↓	↓
肺动脉嵌压	正常或↓	↑	↓	正常或↑
中心静脉压	正常或↓	正常或↑	↓	↑
外周血管阻力	↓	↑	↑	↑
血输送	↑	↓	↓	↓

一般措施

吸氧和机械通气

所有休克患者应通过面罩给予高流量氧气，以提高动脉血氧饱和度和输送到组织的氧。常见呼吸急促和呼吸作功明显增加，特别是心源性和非心源性肺水肿的患者。在这种情况下推荐机械通气，因为它会减少呼吸肌氧耗。早期插管也有利于有创血流动力学监测，这些都需要监测、扩容和强心剂治疗，但意识不清、躁动患者可能难以安全置管。

液体疗法

优化心脏前负荷，恢复循环血量是纠正休克患者组织缺氧的基本措施。低血容量性和感染性休克患者常需要数升液体，但偶尔心源性休克患者补液扩容也可能获益。严重败血症，6 小时内积极液体复苏使中心静脉血氧饱和度 > 70%（$S_{cv}O_2$ > 70%）和血红蛋白水平的 > 10g/dL 可使医院内死亡率下降 16%[14]。

在单纯低血容量休克，CVP 经常被用来表示心脏前负荷。然而，在缺血性心脏病患者通常首选 PAOP。用胸腔内血容量替代心脏前负荷，比 CVP 及 PAOP 更有理论优势，特别是对机械通气患者，使用双（COLD）或单（PiCCO）指示剂稀释法[12-13]。最近，心搏出量随呼吸的变异（stroke volume variation，SVV）被证明是最好的容量反应预测指标，而且通过分析动脉波型很容易得到[15]。SVV ≥ 9.5% 时，100 ml 液体心搏出量可增加至少 5%[16]。对心房颤动或频发异搏心率患者用处较小，因为基础心搏出量波动很大。

逻辑上讲，用来纠正容量的液体应反映丢失液体类型，明显出血的患者显然需要输血。重症监护患者，如无急性冠状动脉综合征，紧急复苏阶段后维持血红蛋白水平 7 ~ 9g/dL 是安全的。事实上，这个水平比 10 ~ 12g/dL 死亡率更低[17]。不建议在失血性休克中使用交联血红蛋白血液代用品，因为它们会增加死亡率[18]。

由于输血通常以浓缩红细胞的形式，临床医生必须决定是否要结合晶体、人白蛋白或人工合成的胶体，以恢复其循环容量。同样感染性休克患者复苏期间使用晶体还是胶体，也值得考虑。胶体中的一个特性是比晶体更有效地恢复血容量，达到同样的血流动力学终点，晶体量是胶体量的 1.5 倍[19]。因此，开始复苏时使用胶体扩容然后用晶体纠正组织间隙和细胞间隙液体丢失。最近的一个大型安慰剂对照研究显示，ICU 复苏时生理盐水和 4% 白蛋白可能挑战这种做法，但是，对于死亡率或发病率没有差异的群体，晶体液无疑便宜得多[19]。

此外，一些文献提出胶体安全性问题。一篇随机研究的系统综述比较了复苏的危重患者使用晶体液和胶体液的情况，结论是胶体可使死亡率增加 4%[20]。一个随机对照研究比较了败血症及感染性休克患者使用合成胶体羟乙基淀粉（MMW-HES 200kDa，06 ~ 0.66 取代基）和 3% 明胶，在这项研究中 HES 的肾衰竭的发生率升高[21]。高分子量羟乙基淀粉 HMW-HES 450kDa，0.5 取代基也与凝血异常和出血相关[22]。

最近的研究集中在高渗晶体液的使用，如单独使用 7.5% 氯化钠或与右旋糖酐 70 进行初步复苏。虽然大多数大型研究显示，在一般外伤人群没有明显的好处，但对某些人群高渗方案可能是有用的，比如在某些亚急性重型颅脑损伤者，大量等渗晶体治疗可能加重脑水肿[23-24]。大多数研究还表明，高渗溶液还可减少所需液体和输血[25]。

强心剂

低血容量性休克很少需要强心，除非是严重出血或无法及时手术控制出血。在大多数情况下，补液本身就足以恢复心输出量和血压。虽然液体疗法对感染性休克患者也很重要，但对心源性休克作用很小，感染性和心源性休克，往往需要血管活性药物改善组织灌注和组织缺氧。

心源性休克心输出量特点是低血压，全身血管阻力增加。理想情况下只要血压没有剧烈下降应选择强心扩血管药物，如多巴酚丁胺或米力农。当低血压突出时，应使用强心缩血管药物，如肾上腺素和多巴胺，或单纯缩血管药物结合强心扩血管药物，如去甲肾上腺素和多巴酚丁胺，往往是首选。肾上腺素的不良反应，包括高血糖、低钾血症和高乳酸血症[26-27]。因此，使用肾上腺素应考虑测量血乳酸。左西孟旦，新型强心剂，通过结合肌钙蛋白 C 增加心肌细胞钙敏感性，正在越来越多地用于治疗急性心力衰竭[28]。与多巴酚丁胺相比，它不增加心肌耗氧量，而且特别对容量负荷引起的右心功能不全有效，因为它也可降低肺动脉阻力[29-30]。

典型的感染性休克常出现由外周血管扩张引起的高心输出量和低血压。这种所谓的外周循环衰竭是通过诱导型一氧化氮合成酶刺激血管平滑肌和内皮细胞引起一氧化氮增加介导的。一旦心脏前负荷优化，推荐使用血管收缩剂，如去甲肾上腺素。如果心输出量减少，往往联合去甲肾上腺素和多巴酚丁胺或米力农是有帮助的。理论上，如果不是不良反应较多，强心缩血管药物多巴胺也可用于此情况。包括垂体功能（减少催乳素、生长激素和 TRH）、T 细胞的功能、肠道黏膜灌注和肾髓质氧耗量的不良反应[32]。

利尿剂

"低剂量"或"肾剂量"的多巴胺，可以预防休克患者肾衰竭，但并不会降低随后需要肾替代治疗的患者人数。考虑到多巴胺可能产生的不良反应，应予废弃[33-34]。如果需要排尿钠，呋塞米间断给予（10 ~ 80 mg）或连续输注（3 ~ 10 mg/h）即可。应注意，在确保患者在足够的复苏体积后给利尿剂，防止不恰当的利尿加剧低血容量。

具体措施

低血容量性休克

失血性休克可能需要外科、介入放射学或内镜治疗，并应及时进行。在大多数情况下，先予液体复苏，但某些创伤患者，先控制出血再用液体复苏会改善预后[35]。其他腹腔内疾病引起的血容量减少，例如，穿孔 / 梗阻，也可能需要手术治疗。在这种情况下，采取措施改善患者的术前状况，如纠正低血容量、缺氧和贫血，增加氧气 DO_2，可以减少围术期死亡率[36-37]。

感染性休克

控制感染源

须先引流感染积液，无论是通过放射还是手术治疗。其他来源的感染也可能需要手术治疗，如肠穿孔。

抗生素

选择合适的抗生素和确保最优的给药方案是至关重要的。后者往往更困难，尤其是当重新给药取决于药物浓度监测。获得结果的延迟使患者的抗生素治疗不是最理想。为了减少这个问题，抗生素的疗效并不取决于最高水平，如万古霉素，可连续输注（0.5 ~ 2g/d，视肾功能而定），每天随机检测其浓度[38]。没有培养结果时，初始抗生素治疗要广泛覆盖可能病原菌。然而，一旦获得培养结果，应降低抗生素覆盖谱，并针对特异的病原菌。

类固醇

休克发病 24 小时内大剂量的类固醇（30 ~ 120 mg/kg 的甲泼尼龙）可改善血流动力学，但不能降低死亡率，一种可能解释是类固醇继发感染的发病率升高[39-40]。最近，低剂量类固醇（300 mg/d 氢化可的松），特别是对那些短时促肾上腺皮质激素刺激试验（SST）的患者，越来越普遍，因为研究显示其可改善血流动力学和死亡率[41]。然而，一项大型随机、双盲、安慰剂对照试验（CORTICUS）重新评价该方法后，不考虑 SST 的结果，未发现类固醇（氢化可的松 300 mg/d）降低死亡率。令人担忧的是，即使低剂量的类固醇似乎与多重感染有关，包括新的感染和新的感染性休克[42]。目前对足够的液体支持疗法和升压药反应差的患者，使用类固醇治疗应慎重，氢化可的松剂量应＜ 300 mg/d。

左旋精氨酸

非选择性一氧化氮合成酶抑制剂 N^G- 甲基 - L - 精氨酸盐酸盐（L-NMMA）一期及二期临床试验显示出感染性休克的治疗前景。最大输入速度为 20 mg/(kg · h)，持续 8 小时后，维持 70 mmHg 或更高的平均动脉压所需的去甲肾上腺素量持续 8 小时后，随后的第三期研究显示 L- 精氨酸组死亡率上升。这主要是由于全身和肺血管阻力增加引起的心力衰竭 [44]。未来的研究方向应集中于选择性诱导型一氧化氮合成酶抑制剂。

加压素

后垂体分泌的加压素可恢复各种类型休克血压，维持血流动力学稳定。感染性休克抗利尿激素水平可能降低，因为分泌和清除减少 [45-46]。顽固性低血压的感染性休克，虽然存在很高剂量的儿茶酚胺，静脉加压素（0.04 U/min）输入可增加平均动脉压、全身血管阻力和尿量 [47]。最近的一次大型的加压素（0.01 ～ 0.03 U/min）与去甲肾上腺素（5 ～15 μg/min）比较的双盲试验（VASST）显示，感染性休克患者，除了非盲的血管加压药，多需要 5 μg 去甲肾上腺素，28 天死亡率无差异。令人放心的是，以前认为加压素可能引起组织缺血，然而两组间严重不良事件发生率无明显差异 [48]。

活化蛋白 C

活化蛋白 C 是一种内源性蛋白，促进纤维蛋白溶解，抑制血栓形成和炎症反应。凝血酶和凝血酶复合物结合，促进蛋白 C 转换为活化形式，败血症时，炎症细胞因子可下调凝血酶复合物。对严重败血症患者注射活化的蛋白 C ［24μg/(kg· h)］96 个小时绝对死亡率减少了 6%[49]。医院生存率由 65.1% 上升至 70.3%[50]。然而，这样使用会导致严重出血的风险增加，其对出血风险高的患者死亡率的影响还未研究，包括近期接受手术或外伤的患者。

对死亡风险低的患者没有益处，例如，单个器官衰竭或急性生理学、年龄和慢性健康评分（APACHE）得分低于 25 分。事实上，这群患者是药物使用禁忌，因为增加严重出血并发症的发生率 [51]。

高容量血液滤过

血液滤过常用于治疗严重代谢性酸中毒、肾衰竭，及感染性休克患者。许多研究表明，往往血液滤过开始后血流动力学状态改善，据推测，这是由于细胞因子被过滤及吸附 [52-53]。有一些证据表明，对脓毒症患者使用一个更高的血液过滤“剂量”，例如，45 ml/(kg· h)，可改善预后 [54]。然而，至今尚无严谨、随机、大样本脓毒症患者血液滤过的对照研究。

心源性休克

经皮冠状动脉介入治疗（PCI）、溶栓、冠状动脉旁路移植术

对于 ST 段抬高的心肌梗死的治疗，就短期死亡率、非致命性再梗、卒中和三者的组合而言，PCI 优于溶栓 [55]。甚至当患者要转移到专科中心接受 PCI，只要转送时间小于 2 小时 [56]，益处仍存在。冠状动脉旁路移植术适用于少量不适合 PCI 的患者。溶栓治疗本身并不会降低继发心源性休克合并急性心肌梗死的死亡率（30 天为 55%）[57]。

主动脉内球囊反搏

主动脉内球囊反搏为缺血性乳头肌断裂、室间隔缺损的心源性休克提供了有益的手术桥梁。作为一个支持疗法，与侵入性治疗相结合，急性心肌梗死患者的 1 年死亡率下降 [58]。

梗阻性休克

肺栓塞

如果有肺动脉高压或右心室功能不全的证据，即使无低血压或休克的患者溶栓也可能是有益的。那些只接受肝素治疗的患者其治疗需要升级（儿茶酚胺输注、二次溶栓、气管插管、心肺复苏术或取栓术）[59]。

心脏压塞

心脏压塞患者应立即行外科手术或经皮心包积液引流术。只要有可能经皮引流应在心电图的指引下进行。

预后

休克预后取决于多种因素，包括病因、疾病的严重程度、治疗反应和并发症。总体而言，只要出血的来源可以得到控制，低血容量性休克死亡率比心源性或感染性休克要低得多。即使在一流的中心，患者接受积极治疗，感染性休克死亡率为 30% ～ 50%，心源性休克常更高[60]。

（陈　晨　陈秀凯 译　葛庆岗 校）

参考文献

1. Vincent JL, Van der Linden P. Septic shock: particular type of acute circulatory failure. *Crit Care Med* 1990; **18**: S70–4.
2. Wiles JB, Cerra FB, Siegel JH *et al.* The systemic septic response: does the organism matter? *Crit Care Med* 1990; **8**: 55–60.
3. Vincent JL, De Backer D. Pathophysiology of septic shock. *Adv Sepsis* 2001; **1**: 87–92.
4. Members of the American College of Chest Physicians/Society of Critical Care Medicine Consensus Conference Committee. ACCP/SCCM Consensus Conference: Definitions for sepsis and organ failure and guidelines for the use of innovative therapies in sepsis. *Crit Care Med* 1992; **20**: 864–74.
5. Pruszczyk P, Torbicki A, Pacho R *et al.* Non-invasive diagnosis of suspected severe pulmonary embolism: transoesophageal echocardiography vs spiral CT. *Chest* 1997; **112**: 722–8.
6. Povoa P, Almeida E, Moreira P *et al.* C-reactive protein as an indicator of sepsis. *Intens Care Med* 1998; **24**: 1052–6.
7. Assicot M, Gendrel D, Carsin H *et al.* High serum procalcitonin concentrations in patients with sepsis and infection. *Lancet* 1993; **341**: 515–8.
8. Bakker J. Lactate: may I have your votes please?. *Intens Care Med* 2001; **27**: 6–11.
9. Smith I, Kumar P, Molloy S *et al.* Base excess and lactate as prognostic indicators for patients admitted to intensive care. *Intens Care Med* 2001; **27**: 74–83.
10. Connors AF, Speroff T, Dawson NV *et al.* The effectiveness of right heart catheterisation in the initial care of critically ill patients. *JAMA* 1996; **276**: 889–97.
11. Linton R, Band D, O'Brien T *et al.* Lithium dilution cardiac output measurement: a comparison with thermodilution. *Crit Care Med* 1997; **25**: 1796–800.
12. Lichtwarck-Aschoff M, Zeravik J, Pfeiffer UJ. Intrathoracic blood volume accurately reflects circulatory volume status in critically ill patients with mechanical ventilation. *Intens Care Med* 1992; **18**: 142–7.
13. Sakka SG, Ruhl CC, Pfeiffer UJ *et al.* Assessment of cardiac preload and extravascular lung water by single transpulmonary thermodilution. *Intens Care Med* 2000; **26**: 180–7.
14. Rivers E, Nguyen B, Havstad S. Early goal-directed therapy in the treatment of severe sepsis and septic shock. *N Engl J Med* 2001; **345**: 1368–77.
15. Hofer CK, Muller SM, Furrer L *et al.* Stroke volume and pulse pressure variation for prediction of fluid responsiveness in patients undergoing off-pump coronary artery bypass grafting. *Chest* 2005; **128**: 848–54.
16. Berkenstadt H, Margalit N, Hadani M *et al.* Stroke volume variation as a predictor of fluid responsiveness in patients undergoing brain surgery. *Anaesth Analg* 2001; **92**: 984–9.
17. Hebert PC, Wells G, Blajchman MA *et al.* A multicentre, randomised, controlled clinical trial of transfusion requirements in critical care. *N Engl J Med* 1999; **340**: 409–17.
18. Sloan EP, Koenigsbers M, Gens D *et al.* Diasprin cross-linked haemoglobin (DCLHb) in the treatment of severe traumatic haemorrhagic shock. A randomised controlled efficacy trial. *JAMA* 1999; **282**: 1857–64.
19. The SAFE Study Investigators. A comparison of albumin and saline for fluid resuscitation in the intensive care unit. *N Engl J Med* 2004; **350**: 2247–56.
20. Schierhout G, Roberts I. Fluid resuscitation with colloid or crystalloid solutions in critically ill patients: a systematic review of randomised trails. *Br Med J* 1998; **316**: 961–4.
21. Schortgen F, Lacherade J-C, Bruneel F *et al.* Effects of hydroxyethylstarch and gelatin on renal function in severe sepsis: a multicentre randomised study. *Lancet* 2001; **357**: 911–6.
22. Boldt J, Knothe C, Zickmann B *et al.* Influence of different intravascular volume therapies on platelet function in patients undergoing cardiopulmonary bypass. *Anaesth Analg* 1993; **76**: 1185–90.
23. Vassar MJ, Perry CA, Gannaway WL *et al.* 7.5% sodium chloride/dextran for resuscitation of trauma patients undergoing helicopter transport. *Arch Surg* 1991; **126**: 1065–72.
24. Vassar MJ, Fischer R, O'Brien P *et al.* A multicentre trial for resuscitation of injured patients with 7.5% sodium chloride. The effect of added dextran 70. The multicentre group for the study of hypertonic saline in trauma patients. *Arch Surg* 1993; **128**: 1003–11.
25. Younes RN, Aun F, Accioly CQ *et al.* Hypertonic solutions in the treatment of hypovolaemic shock: a prospective randomised study in patients admitted to the emergency room. *Surgery* 1992; **111**: 380–5.
26. Day NPJ, Phu NH, Bethel DP *et al.* The effects of dopamine and adrenaline infusions on acid–base balance and systemic haemodynamics in severe infection. *Lancet* 1996; **348**: 219–23.
27. Totaro RJ, Raper RF. Epinephrine-induced lactic acidosis following cardiopulmonary bypass. *Crit Care Med* 1997; **25**: 1693–9.
28. Huang L, Weil MH, Tang W *et al.* Comparison between dobutamine and levosimendan for management of post resuscitation myocardial dysfunction. *Crit Care Med* 2005; **33**: 487–91.

29. Morelli A, Teboul J-L, Maggiore SM *et al.* Effects of levosimendan on right ventricular afterload in patients with acute respiratory distress syndrome: a pilot study. *Crit Care Med* 2006; **34**: 2287–93.
30. Kerbaul F, Rondelet B, Demester J-P *et al.* Effects of levosimenden versus dobutamine on pressure load-induced right ventricular failure. *Crit Care Med* 2006; **34**: 2814–9.
31. Van den Berge G, De Zegher F. Anterior pituitary function during critical illness and dopamine treatment. *Crit Care Med* 1996; **24**: 1580–90.
32. Pawlik W, Mailman D, Shanbour L *et al.* Dopamine effects on the intestinal circulation. *Am Heart J* 1976; **75**: 325–31.
33. ANZICS clinical trials group. Low-dose dopamine in patients with early renal dysfunction: a placebo-controlled randomised trial. *Lancet* 2000; **356**: 2139–43.
34. Kellum JA, Decker JM. Use of dopamine in acute renal failure. *Crit Care Med* 2001; **29**: 1526–31.
35. Bickell WH, Wall MJ, Pepe PE *et al.* Immediate versus delayed fluid resuscitation for hypotensive patients with penetrating truncal injuries. *N Engl J Med* 1994; **331**: 1105–9.
36. Shoemaker WC, Appel PL, Kram HB *et al.* Prospective trail of supranormal values of survivors as therapeutic goals in high-risk surgical patients. *Chest* 1988; **94**: 1176–86.
37. Boyd O, Grounds RM, Bennett ED. A randomised clinical trial of the effect of deliberate perioperative increase of oxygen delivery on mortality in high-risk surgical patients. *JAMA* 1993; **270**: 2699–707.
38. James JK, Palmer SM, Levine DP *et al.* Comparison of conventional dosing versus continuous-infusion vancomycin therapy for patients with suspected or documented Gram-positive infections. *Antimicrob Agents Chemother* 1996; **40**: 696–700.
39. Sprung CL, Caralis PV, Marcial EH. The effects of high-dose corticosteroids in patients with septic shock. A prospective, controlled study. *N Engl J Med* 1984; **311**: 1137–43.
40. Bone RC, Fisher CJ, Clemmer TP. A controlled clinical trial of high-dose methylprednisolone in the treatment of severe sepsis and septic shock. *N Engl J Med* 1987; **317**: 653–8.
41. Bollaert P-E, Charpentier C, Levy B *et al.* Reversal of late septic shock with supraphysiological doses of hydrocortisone. *Crit Care Med* 1998; **26**: 645–50.
42. Sprung CL, Annane D, Keh D *et al.* Hydrocortisone therapy for patients with septic shock. *N Engl J Med* 2008; **358**: 111–24.
43. Grover R, Zaccardelli D, Colice G *et al.* An open-label dose escalation study of the nitric oxide synthase inhibitor, *N*-methy-L-arginine hydrochloride (546C88), in patients with septic shock. *Crit Care Med* 1999; **27**: 913–22.
44. Grover R, Lopez A, Lorente J *et al.* Multicentre, randomised, placebo-controlled, double blind study of nitric oxide synthase inhibitor 546C88: effect on survival in patients with septic shock. *Crit Care Med* 1999; **27** (Suppl. 1): A33.
45. Sharshar T, Blanchard A, Palliard M *et al.* Circulating vasopressin levels in septic shock. *Crit Care Med* 2001; **31**: 1752–8.
46. Mutlu GM, Factor P. Role of vasopressin in the management of septic shock. *Intens Care Med* 2004; **30**: 1276–91.
47. Tsuneyoshi T, Yamada H, Hakihana Y *et al.* Haemodynamic and metabolic effects of low-dose vasopressin infusions in vasodilatory septic shock. *Crit Care Med* 2001; **29** 487: 93.
48. Russell JA, Walley KR, Singer J *et al.* Vasopressin versus norpinephrine infusion in patients with septic shock. *N Engl J Med* 2008; **358**: 877–87.
49. Bernard GR, Vincent JL, Laterre P-F *et al.* Efficacy and safety of recombinant human activated protein C for severe sepsis. *N Engl J Med* 2001; **344**: 699–709.
50. Angus DC, Laterre P-F, Helterbrand J *et al.* The effect of drotregogin alfa (activated) on long-term survival after severe sepsis. *Crit Care Med* 2004; **32**: 2199–206.
51. Abraham E, Laterre P-F, Garg R *et al.* Drotrecogin alfa (activated) for adults with severe sepsis and a low risk of death. *N Engl J Med* 2005; **353**: 1332–41.
52. Heering P, Morgera S, Schmitz FJ *et al.* Cytokine removal and cardiovascular haemodynamics in septic patients with continuous venovenous haemofiltration. *Intens Care Med* 1997; **23**: 288–96.
53. Honore PM, Jamez J, Wauthier M *et al.* Prospective evaluation of short-term, high-volume isovolaemic haemofiltration on the haemodynamic course and outcome in patients with intractable circulatory failure resulting from septic shock. *Crit Care Med* 2000; **28**: 3581–7.
54. Ronco C, Bellomo R, Homel P. Effects of different doses in continuous veno-venous haemofiltration on outcomes of acute renal failure: a prospective randomised trial. *Lancet* 2000; **355**: 26–30.
55. Keeley EC, Boura JA, Grines CL. Primary angioplasty versus intravenous thrombolytic therapy for acute myocardial infarction: a quantative review of 23 randomised trials. *Lancet* 2003; **361**: 13–20.
56. Andersen HR, Nielsen TT, Rasmussen K *et al.* A comparison of coronary angioplasty with fibrinolytic therapy in acute myocardial infarction. *N Engl J Med* 2003; **349**: 733–42.
57. Holmes DR, Bates ER, Kleinman NS *et al.* Contemporary reperfusion therapy for cardiogenic shock: the GUSTO-I trial experience. *J Am Coll Cardiol* 1995; **26**: 668–74.
58. Holmes DR, Califf RM, Van de Werf F *et al.* Difference in countries' use of resources and clinical outcome for patients with cardiogenic shock after myocardial infarction: results from the GUSTO trial. *Lancet* 1997; **349**: 75–8.
59. Konstantinides S, Geibel A, Heusel G *et al.* Heparin plus alteplase compared with heparin alone in patients with submassive pulmonary embolus. *N Engl J Med* 2002; **347**: 1143–50.
60. Brun-Buisson C, Doyon F, Carlet J *et al.* Incidence, risk factors, and outcome of severe sepsis and septic shock in adults. *JAMA* 1995; **274**: 968–74.

第 12 章

血流动力学监测

David J Sturgess 和 Thomas John Morgan

血流动力学研究的是血流。因此，血流动力学监测指监测心血管系统的血流。ICU 血流动力学监测用来发现心血管系统功能不全，鉴别病因，指导治疗。

危重患者使用有创性血流动力学监测的利弊争议不断。因为很少有数据显示有创性监测可改善死亡率，因而 ICU 越来越倾向减少使用有创性监测。常规临床评估仍是认识血流动力学监测的重要部分，获得的任何数据都要结合临床情况具体分析。重要的是，监测要和有效的治疗相结合方可影响预后 [1]。

人们提出一些循环模型以帮助理解血流动力学，但每一个都有其局限性。标准模型应包括非搏动性泵和测量不同部位血流阻力的液体回路。应包括前负荷、心肌收缩力和后负荷（Frank-Starling 机制），以确定每搏输出量。实际中，临床及实验室量化这些指标很困难。模型很简洁，不考虑心脏泵搏动和动脉树弹性之间的关系。已经设计出基于电学循环的更复杂的模型，但是人无法准确量化前负荷和心肌收缩力。

临床医生获得的直接测量出的或者从动脉压（体动脉及肺动脉）、心脏充盈压力及容量指数、心输出量和各种组织正常的参数得出的前负荷、心肌收缩力和后负荷的数据并不准确。本章我们主要介绍各种测量方法，而正常组织则在其他章节介绍。

动脉压

从主动脉瓣传播的体动脉波以 6 ~ 10 米 / 秒的速度传播。在周围血管系统中传播时，收缩压（systolic blood pressure，SBP）逐渐升高，舒张压（diastolic blood pressure，DBP）逐渐降低，表现为动脉波融合波形，即所谓的远端波形放大。因而，测量部位不同，体动脉压不同。

平均动脉压（mean arterial pressure，MAP）比 SBP 和 DBP 更相关，理由有三：

1. MAP 最不依赖测量部位及技术（有创对无创）。
2. MAP 最不受测量阻尼振荡的影响。
3. MAP 通过自动调节（除了左心室，它受 DBP 自动调节）决定组织血流。

缺乏成熟的波形分析技术，动脉压和心输出量相关性很差。因而从动脉压和心率获得的临床心输出量估计并不准确，除非发生严重低血压 [2]。

无创血压测量

ICU 最标准的无创血压测量（non-invasive arterial blood pressure，NIBP）工具是自动间歇示波器。手指体积描记法和动脉张力计可以连续监测动脉压及波形，但其准确性仍有待斟酌。

示波器无创血压常用来检查有创测量的可靠性或不需要连续监测时单独使用。无创血压无绝对禁忌证，受袖袋放置部位影响。例如，避免在严重周围血管病、静脉插管、动静脉瘘或前淋巴结清除（例如，乳癌根治术）的肢体测量。

示波血压测量，气动袖袋在肢体周围充气，直到袖套消除所有振荡。然后逐渐降低阻断压，一段距离后波形再次出现。专有算法通过放气过程中的振幅改变可算出 MAP、SBP、DBP。

示波法高估了低压，低估了高压，但是正常血压 95% 置信区间是 ± 15 mmHg（2kPa）。心律失常增加了错误率。袖袋宽度应该是肢体中间周长的 40%。袖袋过窄所测血压偏高，过宽血压偏低。

并发症很少。重复袖套充气可引起皮肤溃疡、水肿、瘀血，特别是疾病或镇静引起意识障碍时更易发生。也可能损伤尺神经，特别是袖袋位置过低时。

有创血压测量 [3]

在血流动力学不稳定、终末器官需要连续监测血压、心血管系统治疗性操作或无创方法无法测量时需要有创血压测量。体动脉置管可连续监测动脉波型、心率、血压，也方便行动脉血气分析。相对禁忌证包括凝血异常或血管疾病。

桡动脉是最常见的置管部位。可使用小于 20-gauge 套管，改良 Seldinger 技术或直接置管。插入后，置管中应用生理盐水或肝素盐水充满，速度 3 ml/h，冲洗速度 30 ~ 60 ml/h。虽然不会延长通畅时间，但是肝素化盐水（2 ~ 4 U/ml）可增加准确性 [4]。如果怀疑有血小板减少症应避免使用肝素。

也可使用腋动脉、肱动脉、股动脉、胫后动脉及足背动脉，并不会明显增加并发症（表 12.1）。严重循环受损时，不易找到周围动脉而且费时。Seldinger 经皮快速股动脉置管是可行的，在低心排时更准确地反映动脉压。

在 5 ~ 7 天，如果怀疑有并发症时可更早拔出置管。每 8 小时应检查末梢灌注，如果持续皮肤苍白、低温并发毛细血管再灌注缓慢、无脉冲或肌肉筋膜室压力增加应拔出置管。置管并发症见表 12.1。

临床血压测量系统的生理特征 [5-6]

标准配置下，动脉导管通过充满液体长度小于 1 米的不易折管路与线性反应压力传感器相连。现代一次性传感器是利用电子信号预设，不用通过已知的压力进一步校准。该系统归零到静脉静力学轴水平，通常在腋中线第四肋间。传感器位置低于该轴将造成测量血压过高，高于此轴则所测血压过低。

该系统的自然共振频率理想心率值应超过 30Hz（> 10 谐波），因为心率可高达 180 次 / 分（3Hz），以防止正弦波振荡系统导致生物信号失真。*阻尼*是指任何降低振荡幅度的振动系统特性。增加系统的震荡因素，如管路长度、直径和顺应性增加，可引起阻尼过低。阻尼过高则波形趋于平滑，导致 SBP 测量偏低，DBP 偏高，而 MAP 正常。其因素包括血凝块、气泡和连接松散。阻尼临床上可以通过快速冲洗试验评估（表 12.2）[7]。

上行阻力或湍流能导致流量依赖压力在导管内降低，这不同于平均动脉压、收缩压和舒张压全都降低。这被描述为衰减，经常在动脉导线上看到。

动脉波形的其他信息

ICU 使用的测量系统不能准确地量化动脉压上升和下降率。然而，可以检测到主动脉反流的宽脉冲压力和严重主动脉瓣狭窄的上升变缓。自主呼吸的患者可很容易地量化奇脉。收缩时间间隔反应心室收缩力。

体动脉压力波形也可以帮助预测液体反应（见功能血流动力学监测，下文）。

估算每搏输出量和心排出量 [8]

分析动脉压力波形，特别是脉压（舒张压以上压力）的各种属性，来估计每搏心输出量已研究多年。脉搏波形分析通过收缩压以下的动脉压力波形计算心搏输出量。校准后，这些监视器能够连续监测每搏输出量。心输出量等于心率乘以每搏输出量，似乎可以可靠地连续监测心输出量，即使在血流动力学不稳的情况下 [9]。然而，在心律失常情况下，准确性尚未得到验证。

经肺热稀释法（在下面讨论）是通常的校准方法。使用热稀释或锂离子校准的脉冲

表 12.1　动脉插管的并发症、预防和治疗

并发症	预防	治疗
血管血栓形成（桡动脉插管 7% ~ 30%）。肢端缺血的危险因素：休克、脓毒症、空气栓子或血块、高密度脂蛋白血症，血管炎、女性、血栓前状态、意外动脉内注射药物	减少风险：较小导管，较大动脉、减少插管留量时间、避免创伤性插入和多次尝试。Allen 试验（修改和多普勒、体积描记法和血压）可能没有帮助	拔除导管，动脉血栓通常是自限的。严重的缺血性损伤不到 0.01%。抗凝或血管外科干预是必要的
远端栓塞	导管护理和观察	至于血栓形成
血块或空气近端栓塞（可导致卒中）	认真护理和观察。排除加压系统中的空气。避免腋下、锁骨下、颈部通路	针对后遗症
血管痉挛	较小导管，较大动脉。避免创伤时插入和多次尝试	拔除导管。如有必要重置
穿刺部位皮肤坏死	导管护理和观察	手术清创和植皮可能是必要的
链接线断开，出血 / 放血	减少连接，认真护理和观察	控制输血。输血可能是必要的
意外注射入药物	靠近穿刺点清楚地标明动脉线	如果需要，离开原穿刺部位以方便治疗，取决于药物注射。可能需要罂粟碱或普鲁卡因、止痛、肢体神经阻滞和抗凝
局部或全身感染	导管护理和观察	拔除导管，送尖端培养，如有必要重置。不移动及抬高影响上肢，如有脓毒症或感染性休克开始经验性应用抗生素
损伤到周围组织如神经，直接或由于血肿（如筋膜室综合征或腕管综合征）动静脉瘘。股动脉穿刺可与肠道损伤有关	良好的穿刺技术。寻求经验更丰富的帮助	针对后遗症。血肿可能发展或假性动脉瘤，需要手术

表 12.2　用以评估血压监测系统动态反应性（阻尼）的快速冲洗试验

做一个传感器输出的纸质记录
连续冲洗系统的活瓣。这将产生一个输出示波
重复上述操作至少两次
谐振频率是连续的两峰之间的距离除以纸的速度（以毫米为单位）
如果每次快速冲入试验有 2 ~ 3 个震荡波，每个波是先行波的 1/3 或更小，则阻尼是令人满意的（临界阻尼）

轮廓设备市场上可以买到[10]。与肺动脉导管（pulmonary artery catheter，PAC）比较，测量心输出量，一致性较好，平均偏差值≤ 0.1L/min 和精确度（标准差的偏差）0.6L/min。

这种技术的缺点可能包括：

- 对另一种方法，如热稀释法进行校准
- 考虑到全身血管阻力的变化，每隔几个小时再校准一次为宜。如果有血流动力学不稳或在应用血管活性药物治疗时，这一点

尤其重要。

- 腹压或体位改变，特别是肥胖患者，可以改变主动脉顺应性，因此需要重新校准。
- 受动脉位置影响。临床验证研究通常使用股动脉插管。
- 不适合主动脉瘤和主动脉瓣关闭不全的患者。

最近开发出无需对另一方法进一步临床验证校准的连续测量每搏输出量和心输出量的算法，但仍需进一步临床验证。

中心静脉导管

CVC 可测量中心静脉压（central venous pressure，CVP），也可通过此管道进行给药和肠外营养支持。改良导管也可连续监测中心静脉的氧饱和度（$S_{cv}O_2$）。其禁忌证是相对的，反映了潜在的并发症（表 12.3）。选择置管部位时应考虑这些。特别要注意凝血及其影响因素，如溶栓和活化蛋白 C 治疗。

传统上，中心静脉穿刺是参考体表解剖学标志将穿刺针沿静脉插入。通常经过锁骨下、颈内静脉或颈外静脉进入上腔静脉 [12]。正中静脉和贵要静脉较少使用。最常通过锁骨下法进入锁骨下静脉，但经验丰富者使用锁骨上法也是安全可靠的。

一直主张使用超声波增加 CVC 置入成功率，减少并发症 [13]。二维成像可在 CVC 置管前定位静脉。超声波在置入 CVC 期间提供实时二维指导。另外，音频多普勒超声可以帮助定位静脉，区别伴行的动脉。

2002 年，英国国家研究院发行的临床指南推荐在颈内静脉置管时使用超声 [14]。Meta 分析结果证实超声引导下颈内静脉置管的优越性 [15]。但是，支持使用超声引导下的股静脉和锁骨下静脉置管的临床数据仍有限。

正确的气管角度和隆突是常用的插入深度放射学标记。为进一步减少静脉损伤的发生率（这是罕见的，但可能是灾难性的），有些医生将导管尖端放置在上腔静脉下或在右心房上，确保导管平行于静脉长轴，使针尖不紧靠血管壁或心脏壁 [16]。

股静脉导管尖端放射线定位接近右心房压力测量与锁骨下 CVP 具有良好一致性 [17]。

中心静脉压

颈静脉压、CVP 和右心房压力（right atrial pressure，RAP）经常互换使用。然而，在中心静脉压增加的情况下，如中心静脉硬化，这些压力可能会不一样。

自主呼吸的患者，仰卧位正常 CVP 是 0 ～ 5 mmHg，而在机械通气患者 10 mmHg 是接受上限。健康人中心静脉压和肺动脉嵌压（pulmonary artery occlusion pressure，PAOP）有良好的相关性，但很多病情危重的情况下，如肺动脉高压、肺动脉栓塞、右心室梗死、左心室肥大及心肌缺血，却没有相关性。严重疾病可引起右室舒张顺应性、中心静脉压和右心室舒张末期容积（RVEDV：前负荷）之间的关系也发生变化 [18]。

除了极值下，CVP 的静态值不能区分输液治疗有反应和无反应。然而，反应容积负荷或与呼吸相关的 CVP 的动态变化可以帮助评估容量情况 [19]。例如，容量改变下 CVP 急剧增加表明心脏在 Frank - Starling 的曲线平台部分起作用。急性肺动脉栓塞、心脏压塞或张力性气胸不太可能引起的严重低血压伴 CVP 正常或偏低。

虽然液体压力足以反映 CVP，但反应频率低，不可能分析波形（表 12.4）。因此，通常使用电传感器系统。

目前推荐创伤较小的监测，外周静脉压和非侵入性中心静脉压测量表现出替代直接 CVP 测量的潜力 [20-21]。

$S_{cv}O_2$

最近一项严重败血症及感染性休克患者的前瞻性随机研究表明，该监测技术的使用和急诊室的治疗方案（早期目标指导性治疗）可提高生存率 [22]。$S_{cv}O_2$ 是组织缺氧的标志（见第 14 章）。这里所说的是血流动力学监测改善生存率相关数据的例子。

表 12.3 中心静脉置管术的并发症、预防和治疗

并发症	预防	治疗
血管内导丝折断	确保导丝是安全的，避免沿穿刺针退出导丝，向经验丰富者寻求帮助	需要介入血管学或外科
空气栓塞	患者体位正确。Trendelenburg 位（头低倾斜位）颈内或锁骨下静脉穿刺时。考虑更换穿刺点，确定连接牢固	左侧 Trendelenburg 卧位。给予纯氧及呼吸支持。如果导管位置正确，紧密连接，尝试吸入空气，如果必要初级 / 高级生命支持
心律失常与传导阻滞如一个束支传导阻滞	置管过程中心电监测。调整导管尖端位置	退出或拔除导丝或导管
损伤周围组织：气胸 / 血胸 / 乳糜胸 / 胸水。特别是锁骨下静脉途径。神经损伤，如膈神经、喉返神经、霍纳综合征。动脉穿刺——包括损伤颈动脉、锁骨动脉、主动脉或肺动脉。可能导致血肿，假性动脉瘤、动静脉瘤。颈动脉损伤可导致搏动、器官损伤。股静脉途径可能损伤肠管	确定危险因素，如手术史、骨骼畸形或穿刺部位瘢痕。向有经验的操作者寻求帮助。依据潜在并发症的影响选择穿刺部位。考虑超声引导，定期更换导管增加机械性损伤的风险	针对后遗症
导线断开和出血	减少连接。正确地护理导管和观察	止血，如有必要输血
局部或全身感染（包括心内膜炎）	无菌置管技术。锁骨下比颈内或股静脉风险小。抗菌导管。消毒导管中心，常规再置管似乎不能减少全身感染率。不再需要时拔除导管	拔除导管，如有必要重置。血液和导管尖端培养，如出现脓毒症或感染时休克经验性应用抗生素
上腔静脉糜烂，可导致血胸或心脏压塞	不再需要时拔除导管	早期检测和外科干预
血栓形成	不再需要时拔除导管，锁骨下置管风险低于颈内静脉或股静脉	抗凝。血管或血管内导入治疗可能需要

表 12.4 中心静脉压力波形分析

情况	压力变化	波形变化
三尖瓣反流	右房压升高	V 波呈优势波，x 段下降消失，y 段下段陡峭
右心室梗死	RA 和 RV 压力升高右房压不降低及吸气时可以升高	x 段优势，y 段下降
缩窄性心包炎	RA, RV 舒张压，PA 舒张压和嵌区升高和平衡，PAP 吸气时可以升高	x 段优势，y 段下降
心包压塞	RA, RV 舒张压，PA 舒张压和嵌区升高和平衡，PAP 吸气时通常降低	y 段下降受挫或消失

RA，右心房；RV，右心室；RAP，右房压；PA，肺动脉

肺动脉导管

右心导管利用流动导向的顶端有球囊的导管，于1970年由Swan和Ganz介绍[23]。先进的血流动力学和气体交换变量监测能力吸引了临床医师，PAC作为常规重症护理项目很快被接受。

于1996年一项美国教学医院使用PAC的非随机队列研究似乎表明，在九大类疾病，PAC在最初的24小时会增加了30天的死亡率［比率1.24，95%可信区间（CI）1.03～1.49］、平均住院天数和平均住院日成本[24]。同时文章呼吁暂停使用PAC并进行多中心试验[25]。

随后Cochrane数据库系统地分析了2项近期多中心实验和其他10项研究中在成人ICU PAC的使用情况[26]。普通ICU患者死亡率比率为1.05（95%CI为0.87～1.26）和高风险手术患者为0.99（95%CI为0.73～1.24）。PAC监测并不影响ICU时间或住院时间（如报告）。最近的一项多中心试验整合了急性肺损伤患者比较了PAC和CVC指导血流动力学治疗[27]，60天死亡率或器官功能在组间无显著差异。总之，这些数据表明，危重患者PAC监测不增加死亡率，也不提高生存率。

另一方面，最近的数据表明，根据病情的严重程度PAC使用和死亡率之间的关系不同。一个三级保健高校教学医院[28]和国家创伤数据库（美国外科学会）[29]的数据Logistic回归分析表明，PAC使用可提高病情危重/受伤严重患者生存率。

总而言之，PAC仍是ICU和手术室重要的血流动力学监测工具。但是，它的作用是受到越来越多的限制，在越来越多的较小创伤的替代方法下，其地位不断下降。可以说，未来PAC的使用应以研究为根据，以确定最佳的监测方法和合适的患者[26]。

PAC传统适应证包括：

- 血流动力学波动（如分布性、心源性、梗阻性和低血容量性休克或混合性）
- 区分心源性和非心源性肺水肿
- 指导血管活性药物、液体（包括肾替代疗法）和利尿剂使用，尤其是当血流动力学不稳定合并肺水增加、右心室或左心室功能不全、肺动脉高压和器官功能障碍时

CVC禁忌证：事先知道的心脏或血管解剖变异，先天性或继发于外伤或手术，而其他创伤较小的监测方法也可提供需要的数据。同时PAC监测不排除其他监测技术。

导管置入[30]

首先用Seldinger技术插入7.5～9 F 15cm导管鞘。最常用的是锁骨下和颈内静脉。正中静脉、贵要静脉、股静脉使用110 cm导管也是可行的。导管鞘在进入静脉及随后进入锁骨下的锁骨下静脉时遇到困难，但也可以用颈外静脉。

球囊容积为1.5 ml。插入鞘前应测试该球囊。应尽量放气以减少球囊损伤的风险。进入心脏前气囊应充气，协助引导血流方向，减少心肌损伤和心律失常。不应勉强充气，嵌顿前不应改变波形。颈内静脉进入15～20 cm、锁骨下静脉10～15cm、股静脉30～40 cm、左贵要静脉40cm，右贵要静脉50cm到达右心房。再进入10cm到达右心室及肺动脉（pulmonary artery，PA），再进入10cm的导管达到肺动脉阻断[31]。导管漂浮插入位置波形图如图12.1所示。

测量变量

PAC在床边直接衡量右心室及肺动脉压力的作用仍是独一无二的。在急性呼吸窘迫综合征（acute respiratory distress syndrome，ARDS），肺动脉高压和右心室后负荷的增加有关，并与死亡率相关[32]，PAC可以协助如吸入一氧化氮、前列腺素滴定等降低后负荷的治疗。

在这种情况下超声心动图是微创的选择，因为它可定性反映右心室负荷[33]，通过多普勒技术估计PA压力[34]。但是这些都是主要限于间歇“快照”的评估，机械通气时受到挑战。

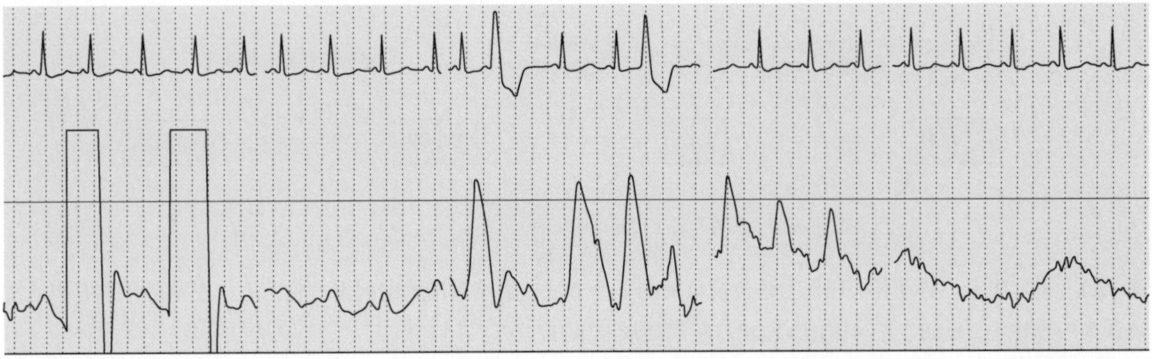

图 12.1 肺动脉导管放置过程中获取的压力波形和心电图。快速冲洗试验确认反应频率和衰减程度。RA，右心房波形；RV，右心室波形（注意导管经过右心室过程中产生室性早搏）；PA，肺动脉波形（注意重搏波轨迹和舒张压升高）；PW，肺动脉嵌顿波形（注意呼吸变化）。(Reproduced with permission from Leatherman JW, Marini JJ. Pulmonary artery catheterization: interpretation of pressure recordings. In: Tobin MJ (ed.) Principles and Practice of Intensive Care Monitoring. New York: McGraw Hill; 1998: 822.)

正常的压力见表 12.5。

肺动脉嵌压

测量 PAOP 应在观察 PA 波形时向气囊中充气。过度嵌顿可引起的压力伪高或肺动脉破裂。可能需要少于 1.5 ml 空气。测量 PAOP 后应放气以重新建立正常的肺动脉波形。如果没有，可能已发生远端漂移应撤出导管直至波形重新建立起来。

PAOP 应在呼气末测量，最好在舒张末期，可使用心电图（ECG）的 P 波作为标记。PAOP 被称为肺血流端压力 [35]，也是决定肺毛细血管压力（见下文）及血管外肺水的关键因素。当导管嵌顿在肺动脉分支产生静态血流，在该点，肺静脉系统（J 点）与下游压力平衡。这里血流非常靠近左心房。PAOP 因此最接近左心房压力（LAP），也近似左心室舒张末压（LVEDP）。PAOP 代替前负荷的有效性取决于很多假设（图 12.2）。这些假设对危重患者而言往往并不准确，用 PAOP 反映前负荷也受到质疑 [36]。

表 12.5　肺动脉导管的参数和测量

部位	mmHg	kPa
右心房：平均	−1 ~ 7	0.13 ~ 0.93
右心室：收缩压	15 ~ 25	2.0 ~ 3.3
右心室：舒张压	0 ~ 8	0 ~ 1.1
肺动脉：收缩压	15 ~ 25	2.0 ~ 3.3
肺动脉：舒张压	8 ~ 15	1.1 ~ 2.0
肺动脉：平均	10 ~ 20	1.3 ~ 2.6
肺动脉嵌压	6 ~ 15	0.8 ~ 2.0

3 区与否？[37]

导管尖端通常漂浮在或低于左心房水平。为了保持压力传感器和 LAP 之间的液柱，顶端应在 West 第三区（肺泡压力 < 肺静脉压力）。增加嵌顿在区域 1 和 2 可能因素包括，正常或高肺顺应性［如阻塞性肺疾病和内源性呼气末正压（PEEP）］时胸腔内压升高和低心输出量状态。在这里，向肺下方旋转最可能位于 3 区。

床旁，说明导管尖端位于区域 3 的检查包括：

- 侧卧位胸部 X 片上导管尖端位于或低于左心房
- 明确界定心房波形

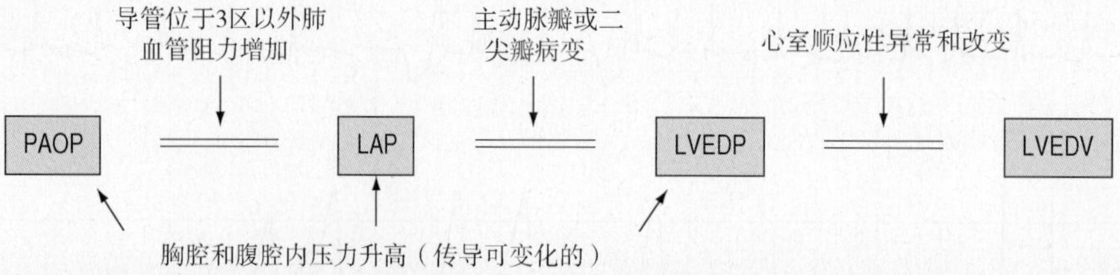

图 12.2 重症患者，肺动脉嵌压作为评价前负荷的一个方法，影响其准确的因素。临床上，左室舒张末容积通常被认为一个替代。LAP，左房压；LVEDP，左室舒张末压力

- PAOP 呼吸的变异≤ 50% 的静态气道压力（峰 - 平台）
- ＜ 50% 的 PEEP 水平改变可影响 PAOP

波形分析

正如 CVP，PAOP 的波形分析可能反映心脏疾病迹象。缩窄性心包炎和心脏压塞表现出同样的 CVP 异常（但不清晰）。二尖瓣关闭不全可能导致大 V 波，这可能与 PA 波形混淆。两者可以通过检查波形相对于心电图的 T 波时间加以区别。PA 的收缩期波峰在 T 波之前，大 V 波出现在 T 波之后。大 V 波也可能与二尖瓣狭窄、充血性心力衰竭或室间隔缺损相关。

PAOP 潜在的替代物

PAOP 测量要求嵌顿，这与许多风险（表 12.6）有关。PA 的正常舒张压（PA diastolic pressure，PADP）与 PAOP 的梯度是＜ 5 mmHg，所以 PADP 通常可作为 PAOP 的近似。然而，心动过速（＞ 120 次 / 分）和肺血管阻力增加（如 ARDS、慢性阻塞性肺疾病和肺栓塞）等情况可不同程度的增加这个梯度，使得 PADP 直接替代 PAOP 无效。PADP 和 PAOP 之间的关系数小时内趋于稳定。一旦这是确定的，PADP 可在短期内标记 PAOP，而无需反复嵌顿操作。

最近有研究对危重患者使用超声心动图（非侵入性）估计 PAOP[38]。

肺毛细血管静水压力（P_{cap}）[39]

P_{cap} 促进毛细血管的液体进入肺间质，升高促进肺水肿的发生。在诸如 ARDS 和败血症的危重病情，毛细血管前后阻力分布的变化会改变 P_{cap} 和 PAOP 之间的关系。正因为如此，正常的 PAOP 可能大大低估了从肺毛细血管漏出的液体。虽然它具有挑战性，可在床旁分析紧急 PA 阻断后瞬间压力来测量 P_{cap}（图 12.3）。

混合静脉血氧分压和饱和度

见第 14 章。

热稀释心输出量

冰冷注射剂（通常为 5% 葡萄糖）大剂量注射右心房瞬时降低 PA 血液中的温度（由热敏电阻近端气囊监测）。温度平均下降值（通过集成温度随时间计算）与心输出量成反比，这可以通过 Stewart- Hamilton 方程的修订确定：

$$Q = \frac{V\times\ (Tb-Ti)\ K1\times K2}{Tb\,(t)\,\mathrm{d}t}$$

其中 Q ＝心输出量；V ＝注射体积；Tb ＝血液温度；Ti ＝注射剂的温度；$K1$ 和 $K2$ ＝比热和注射剂密度及血液体积及无效腔容积的校正；$Tb(t)dt$ ＝血液温度的变化，是时间的方程。

这是指示剂稀释法，使用温度的变化而不

表 12.6　肺动脉导管（PAC）的并发症和预防、治疗措施

并发症	预防	治疗
置管过程中		
损伤周围组织	关于中心静脉置管	关于中心静脉置管
肺动脉穿孔	确保置管过程中气囊充气，连续监测肺动脉压力波形。避免 PAC 尖端漂向远端	关于肺动脉破裂见下面
空气栓塞	置管前提高静脉压力。置管过程中始终关闭开口端。使用带气阀的外鞘。定期检查并拧紧所有连接。从液体袋和管中排除气体。拔除后用料覆盖穿刺点	左侧头低脚高位。吸纯氧和呼吸支持。如果 PAC 位置正确，拧紧所有连接，尝试从右心房和右心室抽出气体，如果必要初级 / 高级生命支持
心律失常	从右心房到肺动脉置管过程中气囊充气。减少置管时间	持续性室性心律过速，从右心室拔出导管。室颤，拔除 PAC 和除颤
右束支传阻滞 / 完全心脏传导阻滞	左束支传导阻滞（LBBB）患者避免应用 PAC	如果可以，LBBB 患者放置 PAC 时应用起搏器
导管打结 / 扭结	减少置管时间，遇到阻力不要送入导管。送入导管 15 cm 后，检查从右心房到右心室或从右心室到肺动脉压力波形变化；如果没有，退出导管	胸部 X 线检查。将导管拉回，拔除外套和导管。如果没有外套，在局麻下切开血管。如果不成功（5%）由血管外科医生进行检查
瓣膜损伤	确保送导管经过心脏时气囊充气，退出导管前释放气囊	心胸外科会诊
留置导管过程		
心律失常（37%）	不需要时拔除 PAC	见上面
血栓形成	关于中心静脉导管	关于中心静脉导管
肺动脉破裂（0.2%）	危险因素包括导管留置时间 > 3 天，肺动脉高压，抗凝，保持高度警惕。避免 PAC 尖端漂向远端。尽量减少嵌顿过程。持续监测肺动脉波形——如果出现自主嵌顿将 PAC 后退，只有足够气体充气才能改变从 PA 到 PAOP 波形。如果充气 < 1.25 ml 可获得 PAOP，将 PAC 后退	胸部 X 线检查 PAC 位置，放气，退回导管。如果可能，停止抗凝治疗。侧卧位，侧下方，选择支气管插管，PEEP。手术修补
肺梗死	关于肺动脉破裂	胸部 X 线检查 PAC 位置，放气，退回导管观察
感染——包括心膜炎	关于中心静脉导管	关于中心静脉导管
空气栓塞	高度怀疑气囊破裂。充气失效避免再次充气	见上面

RA，右心房；PA，肺动脉；RV，右心室；PEEP，呼气末正压；PAOP，肺动脉嵌压

是吲哚青绿染料、放射性同位素或诸如硫氰酸钠和高渗盐水的化学品，优点是：

- 指示剂是无毒的。
- 不再进入循环。重复测量只受容积和恢复温度稳定性的时间限制。
- 此方法与 Fick 和吲哚青绿方法吻合。然而，也有相当大的变异。不能肯定诊断临床心输出量显，除非 3 次平均心输出量测定与上次平均值差异有大约 15%[40]。

注射剂过多或过少将分别低估和高估心输出量。冷注射剂（最好 0 ~ 4℃，但高达 12℃通常也能接受）提高了信号与噪声的比例，但

导致短暂心率下降，测量时心输出量减少。室温注射剂引起的偏差和准确的递减，但精度可接受。然而，在心指数极端、环境温度高（如注射剂的温度）或者患者低体温情况下，使用室温注射剂准确性下降[29]

呼吸导致心输出量和 PA 温度波动。呼气时测量提高了可重复性，尽管这可能没有通过呼吸循环影响心输出量。选择时机较难，实践中取 3 个均匀间隔测量的平均值。测量不准确的原因列于表 12.7。

表 12.7　大剂量热稀释法心输出量测量不准确的原因

导管位置不正确
嵌顿位置
热敏电阻贴壁
异常呼吸方式
心内分流
三尖瓣反流（通常发生在机械通气患者）
心脏心律失常
错误的记录注射液温度（热敏电阻放置于注射口）
快速静脉输液，尤其经外鞘管
注射口靠近或外鞘管内
红细胞压积异常（影响 K2 值）
极端的心输出量（室温注射液）
技术问题
注射缓慢（> 4 秒）
不正确的注射液量

半连续热稀释心输出量[41]

这种方法使用的原理与大剂量热稀释相同，但通过采用热丝包绕右心室节段导管周围可以半连续测量。传输低功率脉冲的热量。伪随机二进制代码的“开 - 关”热脉冲交付周期。下游热敏电阻检测热脉冲，然后与输入序列和能量相关交叉（允许从噪声中区分热信号）。

该方法和 Fick 及冲量热稀释方法显示出良好的一致性，预计偏差和精度的范围分别在 –0.08 ~ 0.35 和 0.5 ~ 1.2L/min。

该方法的缺点是：

- 热不平衡过程的误差[42]，如快速注入冷却液或心脏旁路后
- 心输出量突然变化检测延迟[42]
- 磁共振成像禁忌（它可以融化热灯丝）
- 电灼会干扰测量

衍生变量

标准 PAC 测量中可获得很多变量（表 12.8）。

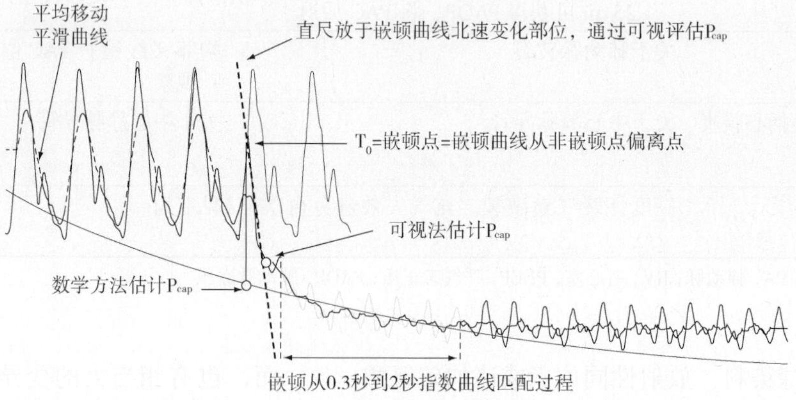

图 12.3　毛细血管压力（P_{cap}）通过气囊充分嵌顿肺动脉衰减来评估。为了更好的看到嵌顿轨迹叠加在没有嵌顿的轨迹上，两者需要在机械通气时呼气停顿过程中记录。在原始平滑的轨迹上，另一轨迹以 20 个数报点的平均速度移动形成叠加曲线（100Hz 记录）。这进一步方便了视觉估计毛细血管压力，通过更准确的限定嵌顿和非嵌顿曲线上的分散点。此外，嵌顿后 0.3 ~ 2 秒——指数曲线出现有曲线。这种拟合曲线推断出嵌顿时间提供的毛细血管压力 (Reproduced from Takala J. Pulmonary capillary pressure. *Intens Care Med* 2003; 29: 890–3, Figure 1, with kind permission of Springer Science and Business Media.)

容积 PAC[43]

最近应用的 PAC 结合快速反应热敏电阻可半连续评估心输出量、右心室射血分数（right ventricular ejection fraction，RVEF）和 RVEDV。该算法取代 RVEDV 基于大剂量热稀释法。新算法采用捕获心电图信号，产生一宽大波形，它类似于大剂量稀释法衰减曲线。波形通过积累输入信号的每个开、关部分的温度变化产生。对 RVEF 计算是基于对指数衰减时间常数（t）和心率（HR）的估计：

$$RVEF = 1-\exp(-60/[t \times HR])$$

RVEDV 如下通过心输出量（CO）和 RVEF 计算：

$$RVEDV = (CO/HR)/RVEF$$

热稀释法 RVEDV 和热稀释心输出量之间的相关性不能完全用这些变量的数学组合解释[44]。热稀释技术高估 RVEDV，低估 RVEF[45]。但右心室的几何形状复杂，床旁容积评价的选择有限。

PAC 并发症

见表 12.6。导管实际上可能没有打结，尽管胸部 X 线表现出这一点。如果怀疑是打结，其他导管应以插入相反的顺序拆除，复查胸片。

经肺指示剂稀释法

有了这项技术，注入中心静脉的热的或其他指示剂可在全身动脉检测到。所有的指示剂，通过心腔以及整个肺循环，可以得到更多的心脏输出信息。特别是，可量化中心血容量和血管外肺水指数（图 12.4）。

表 12.8　血流动力学衍生变量

参数	缩写	公式	正常范围	单位
平均动脉压	MAP	DBP + 0.33 ×（SBP – DBP）	70 ～ 105	mmHg
平均肺动脉压	MPAP	PADP + 0.33 ×（PASP – PADP）	9 ～ 16	mmHg
平均心室压力	MRVP	CVP + 0.33 ×（PASP – CVP）		mmHg
左室冠状动脉灌注压	LVCPP	DBP – PAOP		mmHg
右室冠状动脉灌注压	RVCPP	MAP – MRVP		mmHg
心脏指数	CI	CO/BSA	2.8 ～ 4.2	$L/(min \cdot m^2)$
每搏输出指数	SVI	CI/HR	35 ～ 70	$ml/(beat \cdot m^2)$
外周血管阻力指数	SVRI	（MAP – CVP）/CI × 79.92	1760 ～ 2600	$dyn\ s/(cm^5 \cdot m^2)$
肺血管阻力指数	PVRI	（PAP – PAOP）/CI × 79.92	44 ～ 225	$dyn\ s/(cm^5 \cdot m^2)$
左室每搏作功指数	LVSWI	SVI × MAP × 0.0144	44 ～ 68	$g\ m/(beat \cdot m^2)$
右室每搏作功指数	RVSWI	SVI × PAP × 0.0144	4 ～ 8	$g\ m/(beat \cdot m^2)$
体表面积	BSA	体重（kg）$^{0.425}$ × 身高（cm）$^{0.725}$ × 0.007184		m^2

DBP，收缩压；SBP，舒张压；PADP，肺动脉收缩压；PASP，肺动脉舒张压；CVP，平均动脉压；LV，左心室；PAOP，动脉嵌顿压；RV，右心室；CO，心输出；HR，心率

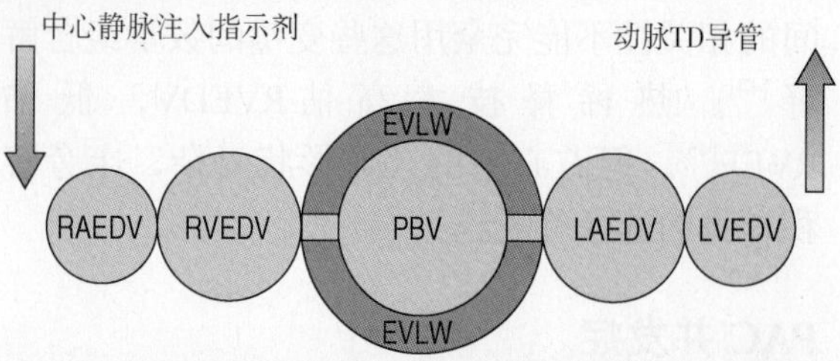

图 12.4 心肺系统混合空的图解。CV, 中心静脉；EVLW，血管外肺水；LAEDV，左房舒张末期容积；LVEDV，左室舒张末期容积。RAEDV，右房舒张末期容积；RVEDV，右室舒张末期容积。TD 热稀释法。ITTV 是注射与探测点间的容量，包括血管外肺水。肺热容积是 PBV + ELVW 总和。ITBV 是 RAEDV + RVEDV + PBV + LAEDV + LVEDV。ELVW = ITTV–ITBV。GEDV = RAEDV + RVEDV + LAEDV + LVEDV。(Reproduced from Hudson ERGN, Beale RF. Lung water and blood volume measurements in the critically ill. *Curr Opin Crit Care* 2000; 6: 222–6.)

经肺热稀释 [8,46]

放置在股动脉的纤维光导热敏电阻位于改良 4F 动脉导管尖端。中心静脉注射冷注射剂，构建一个动脉热稀释曲线和应用 Stewart-Hamilton 方程可计算心输出量。也可以使用腋动脉，但传感器放置在更外围远端动脉，如桡动脉会高估心输出量。与胸腔内血液和血管外肺水的热平衡，因而比 PAC 曲线更长更平坦，但是不受注射呼吸时相的影响。测量与肺动脉热稀释法和直接 Fick 方法吻合。因为指示剂的损失或因为经肺测量更不易受冷热稀释剂引起的短暂心率下降影响，有大约 5% 的正偏差。

应用第二种指示剂

同时结合染料稀释和热稀释是双指示剂的技术基础。使用吲哚绿因为其无毒，与白蛋白高度结合，最初循环时只在脉管间。在体内导管尖端使用光导纤维传感器可实现快速反应测量。

计算

每个注射和检测点之间的平衡容量等于经肺热稀释法心输出量（CO_{TPTD}）乘以平均通过时间（MTT），其中 MTT 法是首先从指示剂稀释曲线获得。因此：

$CO_{TPTD} \times MTT_{dye}$ = 胸腔内血容积（ITBV）
$CO_{TPTD} \times MIT_{thermal}$ = 胸腔内温度容积（ITTV）
ITTV-ITBV = 血管外肺水（EVLW）

吲哚绿完全混合后的浓度可用于计算循环血容量，随后的浓度衰减检验肝功能。

ITBV

与 CVP 和 PAOP 不同，ITBV 是一个容积前负荷指数。因此，与近心端压力或心肌顺应性的改变无关，优于传统压力指数。有实验和临床证据也证实这一点[47]。

EVLW[48]

EVLW 是疾病的严重程度的标志。使用 EVLW 作为治疗终点可以减少液体正平衡、机械通气和 ICU 天数。EVLW 也可能为败血症和急性肺损伤预后提供信息。

经肺热稀释法扩展应用（单一指标）[8,46]

这种方法保留了双指示剂法的优点，更容易，更便宜，肺热衍生的 EVLW* 和 ITBV* 与双指示剂法表现出良好的一致性。[注：星号区分来源于单指标方法（EVLW* 和 ITBV*）的参数与同名 / 标记的指标参数。] 然而，在存在大动脉瘤、心内分流、肺栓塞或急性腔容积变化（如最近期肺叶切除或肺切除）时，容量测量错误。

肺热体积（pulmonary thermal volume，PTV；图 12.4）等于心输出量和半对数热稀释曲线的“指数衰减时间”（exponential downslope time，DST）的乘积。这种关系假定大部分的温度衰减发生在最大的混合室（PTV）。可以计算全心舒张末期容积（global end-diaslolic volume，GEDV），据说这代表血液在舒张末期在心脏各腔的容积。因此：

$$ITTV - PTV = GEDV$$

ITBV* 由 GEDV 的线性方程获得：

$$ITBV^* = 1.25 \times GEDV - 28.4\ ml$$

像 ITBV 一样，GEDV 比传统方法更准确反映心脏前负荷[49]。解释测量结果要考虑无法分别确定左、右心容积。例如，在鉴别急性左心力衰竭和肺心病时需要临床背景和补充资料。这两个情况都可能导致 ITBV/GEDV 升高，但需要不同治疗方法。此外，ITBV/GEDV 也不意味着液体缺乏。例如，低 ITBV/GEDV 在约束性或限制性或病理条件下可能不表示血容量不足。这些条件可能与高中心静脉压相关，尽管 ITBV/ GEDV 低。

可同时采用经肺热测量法 EVLW* 和前负荷指数 ITBV* 及 GEDV，并通过校正连续心输出量的方法是脉冲轮廓技术。该方法适用于儿童，对他们而言 PAC 是不可行的。

锂稀释心排出量[50]

锂也可以作为一个经肺指示剂。所需的小剂量锂无毒，易通过离子选择性电极测量。注射后，没有明显的首过损失。血液通过三通从动脉线中采样。泵限制抽样 4 ml/min。通过传感器传递后，血液被丢弃。

与肺热稀释法相比主要优点是，可以使用更多的外周动脉如桡动脉而不会影响准确性。此外，如果中心静脉通路无法使用，可以从外周静脉进行。该技术与 PAC 一致性好。它能够准确安全地衡量成人和儿童心脏输出量。

局限性包括：

- 它不能用于接受锂治疗（背景锂浓度会高估心输出量）患者。
- 在大剂量肌松剂存在时可能发生电极漂移。
- 异常分流可能会导致错误的心输出量测量（所有指示剂稀释法适用）。
- 体外分析要求处理血液标本。

脉冲染料密度[51]

脉冲染料光密度，基于经肺染料稀释法可以用经皮脉搏血氧仪检测的信号间歇测量心输出量。经中心静脉注射吲哚绿后，光吸收法测量动脉血浓度。使用 Stewart-Hamilton 公式，可以从产生的染料稀释曲线计算出心输出量。

末梢循环差、血管收缩、间质水肿、运动伪象和周边环境光的影响削弱检测信号。这种技术仍然有很大的局限性。

超声检查

有两种超声检查方法可用于测量每搏输出量（及心输出量）。方法一，使用超声心动图测量左室收缩和舒张容积。每搏输出量的计算公式为它们两者之差。昂贵的超声心动设备和训练有素的人员限制了这项血流动力学监测技术的使用。方法二，使用多普勒技术测量每搏输出量（图 12.5）[52]，这种做法不依赖于图像质量，并且与热稀释法一致性更好[53]。虽然超声波测量往往取决于操作者，但多普勒血流测量主动脉血流则显示出良好重复性[54]（观察者本人、观察者之间和天与天之间的变异分别为 3.2±2.9%、5.4±3.4% 和 3.3±3.1%）。

多普勒原理即移动的目标（如红血细胞）改变反射声波频率。连续和脉冲多普勒是用来测量流量的主要技术。这两种技术的物理原理是相似的。脉冲波的多普勒允许确定检测部位（深度），目标样本通常是层流的中心。而连续超声多普勒，一个压电晶体发射超声波束，另一个则记录反射波频率。所有沿着路径移动的红细胞的速度都被超声波束记录。因此，连续多普勒记录的是包括移动最快的红细胞在内的全部波谱。可从反射波多普勒频率计算红细胞流速（V）。

$$V = (2F_0 \times \cos\theta)^{-1} \times C\Delta F$$

其中 C 是在组织超声波速度（1540m/s），ΔF 为移动频率，F_0 是超声波发出的频率，θ 为入射角。超声波束平行于血流时（θ = 0°，cos θ = 1；θ = 180°，cosθ = -1）得到的结果最准确。然而，角度 20°仍是可以接受的结果（θ = 20°，cosθ = 0.94）。

除了测量每搏输出量，多普勒评估主动脉血流可以提供其余的血流动力学信息。例

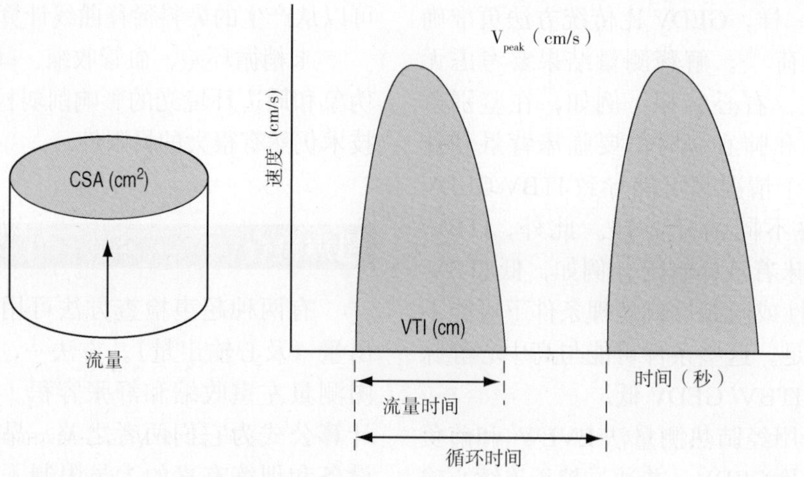

图 12.5 多普勒每搏输出量计算。流量的横截面积（CSA）作为一个圆计算的，从超声心动图测量或基于线列图的估计。速度 - 时间积分（VTI）是多普勒速度与相关时间的积分。每搏输出量（SV）是 CSA 与 VTI 的乘积。心输出量是 SV 与心率乘积。也可用流量的峰流速表示（V_{peat}）

如，对心率校正的主动脉速度信号的持续时间（校正血流时间：FT_C）与全身血管阻力负相关，因此，它是左心室后负荷的指标。左心室前负荷降低可能与后负荷（低 FT_C）增加有关。其他原因包括过度使用血管收缩剂，心力衰竭和低体温（都可产生低 FT_C）[55]。建议将主动脉血峰流速（V_{peak}）作为心肌收缩力的指标。此外，随呼吸变化的 V_{peak}（ΔV_{peak}）被认为是液体治疗心输出量增加的预测指标 [56]。

经食管多普勒监测 [8,57]

经食管多普勒，用固定在可活动探头顶端的多普勒探头（或根据设备的不同通常为 4 MHz 的连续波或 5MHz 的脉冲波）测量降主动脉血流速度。该探测器定位在距门齿 30 ~ 40cm 的食管部位。在这一点上，主动脉与食管平行，收缩压截面积变化最小。旋转探头获取主动脉特征信号。主动脉横截面积通过年龄、体重和身高的列线图，或通过测量的直径（M 型超声）计算而得。对其他心输出量方法校准也是可以的。

经食管多普勒可替代热稀释技术监测心输出量及其变化。此外，使用该技术指导液体滴定对高风险的手术患者是有益的。已经证明心脏和腹部手术后、股骨骨折内固定术后，并发症发生率较低、住院时间缩短。

优势

- 只需要短期训练。床旁护士可以在多普勒指导下进行液体管理。
- 探针（直径 6 mm）是微创的，可经鼻或经口插入。
- 禁忌很少，包括严重躁动，咽、食管病变、主动脉内球囊反搏、主动脉夹层或重度主动脉缩窄 [43]。
- 插入简单，减少了数据采集和治疗时间。
- 探头一旦置入相对稳定。如果位置变动，可以迅速重新定位，镇静机械通气患者可留置数天。

缺点

- 降主动脉血流量占心输出量的 70% 及列线图准确地确定主动脉横截面的假设可能不正确。这或限制主动脉病变、受压或上身 / 下身异常血流分布时它的用处。

- 主动脉处的血流并不总是层流。如心动过速、贫血、主动脉瓣病变情况可引起混乱的主动脉血流并改变速度的测量。
- 主动脉是一个截面固定的圆柱的假设不总是正确的。主动脉横截面积实际上是动态的，取决于脉压和主动脉顺应性。这与儿童特别相关，其主动脉横截面收缩期是波动的。
- 寻找和保持最佳的探针定位对测量趋势一致性很重要。
- 在非镇静患者探头可耐受性很差。气管插管镇静患者通常保留口腔插入。减少镇静和缩短气管插管时间的趋势可能会降低该技术对很多患者的实用性。

经皮多普勒监测

过去，在心尖及胸骨上切迹体表不同位置放置多普勒探头测定每搏输出量和心输出量的成功率各异。近日，体表连续多普勒监测装置测量经肺（胸骨旁）和经主动脉（胸骨上）心脏输出量成为可能。基于身高与心血管直径之间线性关系的固有算法可估计血流参数[58]。不需使用技术复杂的二维超声心动图测量直径便可测量每搏输出量[52]。如果知道直径，这些信息可输入设备。

与经食管多普勒超声一样，这种方法采用了热稀释技术以外监测心输出量及变异的方法[59]。该技术适用于所有年龄组，可以方便地应用于非麻醉患者。

CO_2 部分复吸[8,10,51]

Fick 原则是质量守恒定律的扩展，讲的是器官（或整个机体）每单位时间内摄取的物质量等于动静脉物质的量浓度差乘以该器官（或整个机体）的血流。历史上它被用来通过分析从肺部摄取的氧气确定心输出量（直接 Fick 法）。这种方法需要 PA 导管，以获取混合静脉血标本。传统上，它一直被认为是“黄金标准”，但在 ICU，大多数患者不能满足其准确性的严格前提条件。肺部炎症增加耗氧量进一步导致误差。因此，其使用主要限于心脏实验室。

Fick 原理可以应用到氧气以外的其他指标。间接 Fick 方法采用 CO_2 作为一种替代方法。间接 Fick 方法的数学公式为：

$$心输出量 = \dot{V}CO_2/（CvCO_2-CaCO_2）$$

$\dot{V}CO_2$ 指整个机体清除的 CO_2，$CaCO_2$ 和 $CvCO_2$ 分别代表动脉和混合静脉血 CO_2 浓度。

部分复吸技术可以不需要直接测量 $CvCO_2$。通气环路（一次性再呼吸环路）中另外引入 150ml 无效腔通气量可获得复吸值，一旦建立了平衡即可测量。假设整个复吸期间 $CvCO_2$ 浓度无显著改变，$CvCO_2$ 相关的项相互抵消，并不需要计算心输出量。

CO_2 浓度和呼吸循环过程中通过红外线主流和气流传感器测量气流。VCO_2 等于气流乘以 CO_2 浓度。$CaCO_2$ 为呼气末 CO_2（$etCO_2$）和 CO_2 的解离曲线的斜率（S）。数学上表示为：

$$心输出量 = \Delta \dot{V}CO_2/（S \times \&\Delta etCO_2）$$

部分 CO_2 复吸实际上测量了无分流肺毛细血管血流量，而不是总心输出量。因此，需要在 FiO_2 和 SaO_2（按脉搏血氧仪测量计）基础上校正静脉混合物。

CO_2 部分复吸方法的问题

- 不适合非插管患者（潮气量可变和面罩周围漏气）。
- 呼吸机的设置改变，从而改变无效腔或通气 / 灌注关系可能导致人工测量的心输出量变化。该技术的准确性也面临自主通气的挑战。
- $etCO_2$ 可能无法准确反映肺终末毛细血管和 $PaCO_2$，特别是在慢性肺病的患者。
- VCO_2 可能无法在现有时间内达到稳定状态（特别是在慢性肺部疾病）。
- S 值随血红蛋白浓度和 PCO_2 而变化。
- V/Q 分散（如慢性肺部疾病）时，无法通过 FiO_2 和 SaO_2 可靠地计算出静脉混合。

- 总体上慢性肺部疾病缺乏验证。

胸电生物阻抗 [8,10]

交流电（高频率，低幅度）从胸部通过。保持电流恒定，测量电阻波动。通常连接 6 个电极（2 个在上胸 / 颈部和 4 个下胸部）。这些电极测量生物电阻抗变化，监测心电信号。这个技术对电极任何位置或接触的变动很敏感。

通过心动周期胸部生物电阻抗变化可测量心肌收缩（心搏输出量）引起的主动脉血流变化。其他引起胸生物电阻抗变化的因素包括组织液体容量的变化、呼吸引起的静脉和肺动脉血液量的变化。使用 RR 间隔作为同步信号测量几个心动周期值以消除呼吸假象。

手腕和脚踝上放置电极测量全身而不是躯干阻抗也获得了成功。

误差来自多方面。包括运动伪迹、电子干扰、心律失常（包括频发房性收缩和心房颤动）和组织含水量急剧变化（如肺水肿、胸腔积液或间质液体过多）。尽管有这些限制，但由于其非侵入性，临床应用很有前景。第二代技术的研究显示，这种技术的可靠性提高了。

功能性血流动力学监测

最近创造的术语，功能性血流动力学监测，意味着其为了治疗上的应用，区别于诊断 [60]。尽管是在生理层面，血流动力学问题也必须实事求是，以解决临床提出的问题。最相关的功能性血流动力学的问题是：“每搏输出量（或心输出量）是否随着容量负荷增加？”这个问题可以帮助指导血流动力学不稳定患者的复苏抢救，并确定了预测液体反应性的临床应用价值。这超出了本章的范围。作为参考，表 12.9 列出了危重患者的前负荷指数或液体反应预测的变量。

（陈秀凯　陈　晨 译　葛庆岗 校）

表 12.9　关于危重患者心脏前负荷或液体反应指标变量的描述

静态	动态
心内压	**自发呼吸努力**
中心静脉压（CVP）/ 右房压（RAP）	吸气降低右房压（PRAD）
肺动脉嵌压（PAOP）	**强制性机械通气**
心血管容量	收缩有变压（SPV）
热稀释法右室舒张末期容积（RVEDV）	收缩压降低
超声心动图 RVEDV	脉压变异
超声心动图左室舒张末期面积（LVEDA）/ 容积（LVEDV）	脉冲轮廓分析每搏输出量变化（SVV）
	呼吸变化对主动脉血峰流速影响（ΔV_{peak}）
经肺热稀释法全心舒张末期容积（GEDV）	呼吸改变射血前期（ΔPEP）
经肺热稀释法胸腔内血容积（ITBV）	呼吸收缩压变异试验（RSVT）
多普勒	**被动直腿抬高**
主动脉速度信号校正的心率（FTC）	主动脉血流量变化
	脉压变化

参考文献

1. Bellomo R, Uchino S. Cardiovascular monitoring tools: use and misuse. *Curr Opin Crit Care* 2003; **9**: 225–9.
2. Wo CC, Shoemaker WC, Appel PL *et al.* Unreliability of blood pressure and heart rate to evaluate cardiac output in emergency resuscitation and critical illness. *Crit Care Med* 1993; **21**: 218–23.
3. Cousins TR, O'Donnell JM. Arterial cannulation: a critical review. *AANA J* 2004; **72**: 267–71.
4. Whitta RK, Hall KF, Bennetts TM *et al.* Comparison of normal or heparinised saline flushing on function of arterial lines. *Crit Care Resusc* 2006; **8**: 205–8.
5. Bentley MW, Lee CM. The frequency response of direct pressure measurement systems. *Australas Phys Eng Sci Med* 1988; **11**: 150–5.
6. Ercole A. Attenuation in invasive blood pressure measurement systems. *Br J Anaesth* 2006; **96**: 560–2.
7. Gardner RM. Direct blood pressure measurement – dynamic response requirements. *Anesthesiology* 1981; **54**: 227–36.
8. Chaney JC, Derdak S. Minimally invasive hemodynamic monitoring for the intensivist: current and emerging technology. *Crit Care Med* 2002; **30**: 2338–45.
9. Godje O, Hoke K, Goetz AE *et al.* Reliability of a new algorithm for continuous cardiac output determination by pulse-contour analysis during hemodynamic instability. *Crit Care Med* 2002; **30**: 52–8.
10. Parmley CL, Pousman RM. Noninvasive cardiac output monitoring. *Curr Opin Anaesthesiol* 2002; **15**: 675–80.
11. Manecke GR. Edwards FloTrac sensor and Vigileo monitor: easy, accurate, reliable cardiac output assessment using the arterial pulse wave. *Exp Rev Med Devices* 2005; **2**: 523–7.
12. Venus B, Satish P. Vascular cannulation. In: Civetta JM, Taylor RW, Kirby RR (eds) *Critical Care.* Philadelphia: Lippincott-Raven; 1997: 521–44.
13. Tan PL, Gibson M. Central venous catheters: the role of radiology. *Clin Radiol* 2006; **61**: 13–22.
14. National Institute for Clinical Excellence. *Guidance on the Use of Ultrasound Locating Devices for Placing Central Venous Catheters.* Technology Appraisal Guidance no. 49. London: National Institute for Clinical Excellence; 2002.
15. Keenan SP. Use of ultrasound to place central lines. *J Crit Care* 2002; **17**: 126–37.
16. Fletcher SJ, Bodenham AR. Safe placement of central venous catheters: where should the tip of the catheter lie? *Br J Anaesth* 2000; **85**: 188–91.
17. Joynt GM, Gomersall CD, Buckley TA *et al.* Comparison of intrathoracic and intra-abdominal measurements of central venous pressure. *Lancet* 1996; **347**: 1155–7.
18. Sturgess DJ, Marwick TH, Venkatesh B. Diastolic (dys)function in sepsis. In: Vincent JL (ed.) *Yearbook of Intensive Care and Emergency Medicine.* Berlin: Springer-Verlag; 2007: 444–54.
19. Magder S. How to use central venous pressure measurements. *Curr Opin Crit Care* 2005; **11**: 264–70.
20. Desjardins R, Denault AY, Belisle S *et al.* Can peripheral venous pressure be interchangeable with central venous pressure in patients undergoing cardiac surgery? *Intens Care Med* 2004; **30**: 627–32.
21. Ward KR, Tiba MH, Barbee RW *et al.* A new noninvasive method to determine central venous pressure. *Resuscitation* 2006; **70**: 238–46.
22. Rivers E, Nguyen B, Havstad S *et al.* Early goal-directed therapy in the treatment of severe sepsis and septic shock. *N Engl J Med* 2001; **345**: 1368–77.
23. Swan HJ, Ganz W, Forrester J *et al.* Catheterization of the heart in man with use of a flow-directed balloon-tipped catheter. *N Engl J Med* 1970; **283**: 447–51.
24. Connors AF Jr, Speroff T, Dawson NV *et al.* The effectiveness of right heart catheterization in the initial care of critically ill patients. SUPPORT investigators. *JAMA* 1996; **276**: 889–97.
25. Dalen JE, Bone RC. Is it time to pull the pulmonary artery catheter? *JAMA* 1996; **276**: 916–18.
26. Harvey S, Young D, Brampton W *et al.* Pulmonary artery catheters for adult patients in intensive care. *Cochrane Database Syst Rev* 2006; **3**: CD003408.
27. Wheeler AP, Bernard GR, Thompson BT *et al.* Pulmonary-artery versus central venous catheter to guide treatment of acute lung injury. *N Engl J Med* 2006; **354**: 2213–24.
28. Chittock DR, Dhingra VK, Ronco JJ *et al.* Severity of illness and risk of death associated with pulmonary artery catheter use. *Crit Care Med* 2004; **32**: 911–15.
29. Friese RS, Shafi S, Gentilello LM. Pulmonary artery catheter use is associated with reduced mortality in severely injured patients: a National Trauma Data Bank analysis of 53 312 patients. *Crit Care Med* 2006; **34**: 1597–601.
30. Preas II HL, Suffredini AF. Pulmonary artery catheterization: insertion and quality control. In: Tobin MJ (ed.) *Principles and Practice of Intensive Care Monitoring.* New York: McGraw Hill; 1998: 773–95.
31. Worthley LIG. Vascular cannulation and haemodynamic pressure. In: Worthley LIG (ed.) *Synopsis of Intensive Care Medicine.* Edinburgh: Churchill Livingstone; 1994: 83–95.
32. Leeman M. Pulmonary hypertension in acute respiratory distress syndrome. *Monaldi Arch Chest Dis* 1999; **54**: 146–9.
33. McLean AS, Huang SJ. Intensive care echocardiography. In: Vincent JL (ed.) *Yearbook of Intensive Care and Emergency Medicine.* Berlin: Springer-Verlag; 2006: 131–41.
34. Ristow B, Ali S, Ren X *et al.* Elevated pulmonary artery pressure by Doppler echocardiography predicts hospitalization for heart failure and mortality in ambulatory stable coronary artery disease: the Heart and Soul Study. *J Am Coll Cardiol* 2007; **49**: 43–9.
35. Pinsky MR. Hemodynamic profile interpretration. In: Tobin MJ (ed.) *Principles and Practice of Intensive Care Monitoring.* New York: McGraw Hill; 1998: 871–88.
36. Calvin JE, Driedger AA, Sibbald WJ. Does the pulmonary capillary wedge pressure predict left ventricular preload in critically ill patients? *Crit Care Med* 1981; **9**: 437–43.
37. Summerhill EM, Baram M. Principles of pulmonary artery catheterization in the critically ill. *Lung* 2005; **183**: 209–19.
38. Bouhemad B, Nicolas-Robin A, Benois A *et al.* Echocardiographic Doppler assessment of pulmonary capillary wedge pressure in surgical patients with postoperative circulatory shock and acute lung injury. *Anesthesiology* 2003; **98**: 1091–100.
39. Ganter BG, Jakob SM, Takala J. Pulmonary capillary pressure. A review. *Minerva Anestesiol* 2006; **72**: 21–36.

40. Stetz CW, Miller RG, Kelly GE *et al.* Reliability of the thermodilution method in the determination of cardiac output in clinical practice. *Am Rev Respir Dis* 1982; **126**: 1001–14.
41. Bennett JA. Equipment review: Edwards vigilance continuous cardiac output monitor. *Am J Anesthesiol* 1995; **22**: 269–72.
42. Haller M, Zollner C, Briegel J *et al.* Evaluation of a new continuous thermodilution cardiac output monitor in critically ill patients: a prospective criterion standard study. *Crit Care Med* 1995; **23**: 860–6.
43. Wiesenack C, Fiegl C, Keyser A *et al.* Continuously assessed right ventricular end-diastolic volume as a marker of cardiac preload and fluid responsiveness in mechanically ventilated cardiac surgical patients. *Crit Care* 2005; **9**: R22–233.
44. Nelson LD, Safcsak K, Cheatham ML *et al.* Mathematical coupling does not explain the relationship between right ventricular end-diastolic volume and cardiac output. *Crit Care Med* 2001; **29**: 940–3.
45. Globits S, Pacher R, Frank H *et al.* Comparative assessment of right ventricular volumes and ejection fraction by thermodilution and magnetic resonance imaging in dilated cardiomyopathy. *Cardiology* 1995; **86**: 67–72.
46. Hudson ERGN, Beale RF. Lung water and blood volume measurements in the critically ill. *Curr Opin Crit Care* 2000; **6**: 222–6.
47. Reuter DA, Felbinger TW, Schmidt C *et al.* Stroke volume variations for assessment of cardiac responsiveness to volume loading in mechanically ventilated patients after cardiac surgery. *Intens Care Med* 2002; **28**: 392–8.
48. Kuzkov VV, Kirov MY, Sovershaev MA *et al.* Extravascular lung water determined with single transpulmonary thermodilution correlates with the severity of sepsis-induced acute lung injury. *Crit Care Med* 2006; **34**: 1647–53.
49. Hofer CK, Furrer L, Matter-Ensner S *et al.* Volumetric preload measurement by thermodilution: a comparison with transoesophageal echocardiography. *Br J Anaesth* 2005; **94**: 748–55.
50. Jonas MM, Tanser SJ. Lithium dilution measurement of cardiac output and arterial pulse waveform analysis: an indicator dilution calibrated beat-by-beat system for continuous estimation of cardiac output. *Curr Opin Crit Care* 2002; **8**: 257–61.
51. Hofer CK, Zollinger A. Less invasive cardiac output monitoring: characteristics and limitations. In: Vincent JL (ed.) *Yearbook of Intensive Care and Emergency Medicine*. Berlin: Springer-Verlag; 2006: 162–75.
52. Quinones MA, Otto CM, Stoddard M *et al.* Recommendations for quantification of Doppler echocardiography: a report from the Doppler Quantification Task Force of the Nomenclature and Standards Committee of the American Society of Echocardiography. *J Am Soc Echocardiogr* 2002; **15**: 167–84.
53. McLean AS, Needham A, Stewart D *et al.* Estimation of cardiac output by noninvasive echocardiographic techniques in the critically ill subject. *Anaesth Intens Care* 1997; **25**: 250–4.
54. Gardin JM, Dabestani A, Matin K *et al.* Reproducibility of Doppler aortic blood flow measurements: studies on intraobserver, interobserver and day-to-day variability in normal subjects. *Am J Cardiol* 1984; **54**: 1092–8.
55. Singer M. The FTc is not an accurate marker of left ventricular preload. *Intens Care Med* 2006; **32**: 1089.
56. Feissel M, Michard F, Mangin I *et al.* Respiratory changes in aortic blood velocity as an indicator of fluid responsiveness in ventilated patients with septic shock. *Chest* 2001; **119**: 867–73.
57. Cholley BP, Payen D. Noninvasive techniques for measurements of cardiac output. *Curr Opin Crit Care* 2005; **11**: 424–9.
58. Nidorf SM, Picard MH, Triulzi MO *et al.* New perspectives in the assessment of cardiac chamber dimensions during development and adulthood. *J Am Coll Cardiol* 1992; **19**: 983–8.
59. Tan HL, Pinder M, Parsons R *et al.* Clinical evaluation of USCOM ultrasonic cardiac output monitor in cardiac surgical patients in intensive care unit. *Br J Anaesth* 2005; **94**: 287–91.
60. Pinsky MR. Functional hemodynamic monitoring. *Intens Care Med* 2002; **28**: 386–8.
61. Durbin CG Jr. Radial arterial lines and sticks: what are the risks? *Respir Care* 2001; **46**: 229–31.
62. McGee DC, Gould MK. Preventing complications of central venous catheterization. *N Engl J Med* 2003; **348**: 1123–33.
63. Complications encountered with the PAC. 2006. Available online at www.pacep.org. Accessed November 2006.
64. Bendjelid K, Romand JA. Fluid responsiveness in mechanically ventilated patients: a review of indices used in intensive care. *Intens Care Med* 2003; **29**: 352–60.
65. Monnet X, Rienzo M, Osman D *et al.* Esophageal Doppler monitoring predicts fluid responsiveness in critically ill ventilated patients. *Intens Care Med* 2005; **31**: 1195–201.
66. Perel A, Minkovich L, Preisman S *et al.* Assessing fluid-responsiveness by a standardized ventilatory maneuver: the respiratory systolic variation test. *Anesth Analg* 2005; **100**: 942–5.
67. Monnet X, Rienzo M, Osman D *et al.* Passive leg raising predicts fluid responsiveness in the critically ill. *Crit Care Med* 2006; **34**: 1402–7.
68. Bendjelid K, Suter PM, Romand JA. The respiratory change in preejection period: a new method to predict fluid responsiveness. *J Appl Physiol* 2004; **96**: 337–42.
69. Magder S, Georgiadis G, Cheong T. Respiratory variations in right atrial pressure predict the response to fluid challenge. *J Crit Care* 1992; 7: 76–85.

第 13 章

多器官功能障碍综合征

Patricia Figgis 和 David Bihari

多器官功能障碍综合征（multiple organ dysfunction syndrome，MODS）的发病率不断升高，直到占 ICU 死亡人数的一半。50 年前，并不存在多器官功能衰竭这样一个临床概念，患者无法存活足够长的时间等到远隔器官功能发生紊乱。在 20 世纪 60 年代，在多个非肺源性器官损伤后，发现患者出现急性呼吸衰竭，即现在的急性呼吸窘迫综合征（acute respiratory distress syndrome，ARDS）时，其胸部 X 线片特点为双肺浸润。1973 年，多器官功能衰竭第一次出现在外科文献中，描述了 3 例患者死于主动脉瘤破裂术后的过程 [1]。

危重疾病常因全身炎症反应综合征（systemic inflammatory response syndrome，SIRS）引起的恶性循环功能障碍导致器官功能衰竭和死亡。器官功能衰竭不是简单的全或无现象，因为功能障碍通常发生在器官衰竭之前，并可发展到器官衰竭，旧词“多器官功能衰竭”这个说法不合适。美国胸科医师协会 / 危重病医学会（ACCP/ SCCM）在 1992 年的共识会议上提出“功能障碍（dysfunction）”这个概念，即器官功能不能够维持内稳态（表 13.1）[2]。这只是一个描述性定义，没有解释 MODS 的病因及发病机制。事实上，目前尚不清楚 MODS 是临床表现多样的单一病理过程，还是病理过程多种多样而临床表现较少。迄今还没有可显著改善 MODS 预后的特异性干预性治疗措施。

病因学

经典理论认为，难以控制的感染导致 SIRS，SIRS 引起 MODS。一项在澳大利亚进行的流行病学研究共纳入了 1803 例次 SIRS 患者，其中 912 例次无感染。相当一部分 MODS 并不是感染引起的 [4]。表 13.2 列出了很多 MODS 的诱因，但并不详尽。必须指出，任一诱因可能导致继发性损伤而发生 MODS。非感染性病因诱发 MODS 的共同特征是缺血、缺氧、细胞因子的释放、机械损伤或上述病因多项的组合。因此，MODS 可能继发于任何形式的休克和间隔室综合征。其他重要原因包括外伤、大手术、烧伤、胰腺炎、肝衰竭、肺吸入综合征和机械通气 [5]。比较少见的原因包括体外循环、输注血液制品和细胞因子以及某些药物反应 [6]。

病理生理

炎症

目前认为 SIRS 和 MODS 的发生机制是局部炎症激活固有免疫系统后无法控制的系统性炎症 [7]。SIRS 可引起广泛的临床后果，符合定义病情最轻的 SIRS，在器官功能障碍几天之内便可消退，重者出现无法控制的 SIRS 和 MODS。炎症和宿主反应之间的平衡可部分解释这些差异。

炎症牵涉到激活循环中免疫细胞（尤其是 NK 细胞、T 淋巴细胞、B 淋巴细胞及巨噬细胞）、内皮细胞以及由抗炎系统所平衡的多介质级联反应。机体遭到损伤后，局部促炎介质释放以对抗外来抗原并促进伤口愈合。与此同

表 13.1 SIRS 与 MODS 的定义[3]

SIRS
SIRS 因多种临床损伤所致炎症反应，满足以下两种或两种以上表现：
体温 > 38℃或 < 36℃
心率 > 90 次 / 分
呼吸 > 20 次 / 分或 $PaCO_2$ < 32 mmHg（或依赖呼吸机）
白细胞计数 > 12 000/mm^3，或 < 4000/mm^3 或杆状核 > 10%
MODS
重症患者出现两个或两个以上器官或系统功能改变，在没有干预的情况下不能维持稳态

表 13.2 MODS 的诱因

感染因素	非感染损伤	机械性损伤
细菌	机械通气	缺血
病毒	误吸	低氧
真菌	手术	细胞因子释放
原生动物	烧伤	
	再灌注损伤	
	脏器缺血	
	胰腺炎	
	肝功能衰竭	
	心肺旁路	
	大量输血	
	输血反应	
	高热	
	恶性肿瘤	

时，抗炎介质释放以下调进程。如果这种局部调节机制失控，炎症介质进入循环系统，招募并激活更多的白细胞，引起全身炎症反应。当宿主的促炎反应或抗炎反应（或两者）过度或不恰当时，会发生内环境失衡，即所谓的“免疫失调”（图 13.1）[8]。因此，MODS 并不一定由原发损伤所致，更可能与原发损伤引起的全身炎症反应失控和进展相关。如果不加以干预，SIRS 可能会导致 MODS 和死亡。

分子机制

脓毒症状态下时，活化的细胞 / 抗原产物与 Toll 样受体家族相互作用，传导炎症介质的基因表达信号。Toll 样受体由单核细胞和巨噬细胞所表达，可识别全部亚型病原体，代表固有免疫系统。 Toll 样受体与细胞因子一样，通过相同的细胞内转录途径介导细胞信号传导，尤其是核因子 κB（NF-κB）[10]。这条通路似乎是非感染性 MODS 引起介质释放的最终共同通路，例如，在呼吸机相关性肺损伤，机械刺激引起介质释放的信号级联是通过 NF –κB 而实现但其上游事件仍不清楚[11]。炎症涉及很多细胞介质，包括细胞因子、白三烯、前列腺素、血小板以及凝血与补体系统。

细胞因子是主要的炎症介质，其作用包括直接的细胞反应，诱导酶的产生如诱导型一氧化氮合酶（iNOS），以及改变黏附分子。细胞因子的作用具有多向性，通过不同方式作用于多种靶细胞，因时间和局部组织的浓度而异。一些细胞因子与 SIRS 和 MODS 的发展有关，包括 TNF-α、IL-1β、IL-6 和 IL-8。细胞因子和 NF-κB 的浓度似乎与 MODS 的发病率和病死率相关[12-13]。促炎介质可引起内源性抗炎细胞因子如 IL- 4、IL - 10 和 IL - 13 的产生。

然而，内环境似乎比某种介质的绝对水平更重要。SIRS 和 MODS 高风险患者，如老人和存在基础疾病的患者，似乎具有异常的细胞因子水平[14]。细胞合成促炎或抗炎介质的能力受多种因素影响，包括遗传、环境以及先前的活化状态。最初的损伤可能不足以引起 MODS，但对于易感个体，后续或二次打击产生的炎症反应完全破坏了内环境稳态。

既然相对的介质表达过剩或缺乏可搅乱炎症的稳态，那么就意味着有强烈的遗传相关性、低 TNF-α 生成的家族患有脑膜炎球菌疾病的风险增加 10 倍，而高 IL-10 家族的风险增加了 20 倍[15]。TNF-α 和 IL- 10 受体拮抗剂的多型性与严重脓毒症的易感性和预后相关[16]。不幸的

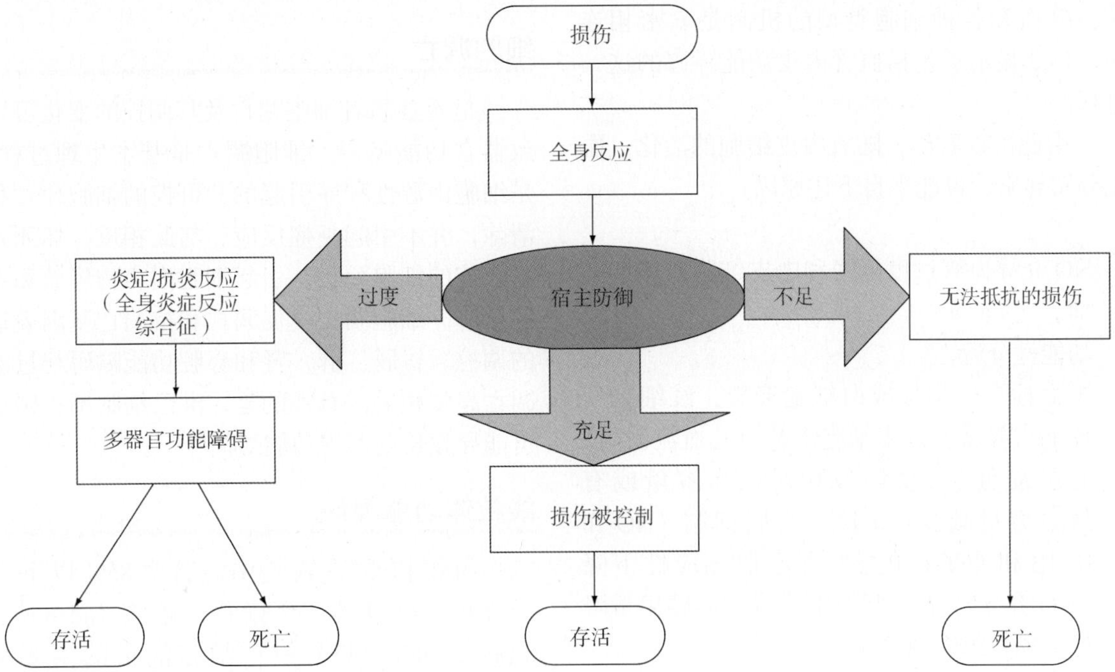

图 13.1　宿主对损伤的不同反应 (Adapted from Johnson D, Mayers I. Multiple organ dysfunction syndrome: a narrative review. *Can J Anaesth* 2001; 48: 502–9, with permission).

是，遗传因素可能会比某种介质的简单定量表达更复杂。

组织损伤

导致 MODS 的最后共同通路往往是组织缺氧。许多因素可以影响氧气运送到组织。这些因素包括急性肺损伤引起的动脉低氧血症，以及左心室前负荷降低引起的心输出量减少和（或）心功能减低。除了以上提到的氧输送异常，越来越多的证据表明，伴随血流分布异常的微循环和线粒体功能障碍导致异常的氧利用率（“组织缺氧”）是 MODS 的重要发病机制。炎症介质损伤血管内皮，改变血管舒张功能，引起凝血调节异常，损伤线粒体和细胞，持续的初始打击或后续打击加重了这些损伤。如不加以控制，细胞功能紊乱导致离子梯度丧失，溶酶体酶泄漏，蛋白质水解和细胞死亡。组织损伤至一定程度，最终引起器官功能障碍和衰竭。

内皮功能障碍

内皮细胞通过与抗原接触激活，比如细菌细胞壁脂多糖与 Toll 样受体或与各种炎症介质受体相结合。在任何阶段其他环境因素如缺氧、缺血、体温升高、酸中毒及血糖波动也可能会影响血管内皮功能。这些细胞外因子与受体的交互作用激活下游信号通路，影响转录因子，改变细胞功能和（或）基因的表达。细胞表面黏附分子表达上调，从而增加白细胞滚动、黏附和移位，细胞因子介导的细胞正反馈和细胞募集，加强了这一过程[17-18]。iNOS 上调导致过多 NO 生成。

此外，异常血管内凝血是组织损伤的重要原因。组织因子途径激活放大，抗凝路径下调，导致凝血酶生成和纤维蛋白的形成。凝血可能引起局部缺血，耗竭抗凝物质。调控炎症、凝血和各种细胞类型的机制是紧密相连的。13.2 显示了包括血管内皮功能障碍的这一过程。

由此可以看出，随着内皮细胞的活化，血流分布异常，可能来自下述原因：

- NO 介导血管过度舒张和内皮细胞通透性增加。
- 功能性分流。
- 微血栓、血小板或白细胞聚集、红细胞变形能力异常、内皮细胞水肿引起血流受阻。
- 心脏前负荷（实际或相对低血容量或有效血容量减少）下降、心肌抑制（NO 和 IL-1β 和 TNF-α 介导）和心肌顺应性下降（NO 介导）等各种原因 [19] 导致心输出量降低，继发组织低灌注。

相对新的无创技术如正交偏振（图 13.3）已经显示，与正常对照组相比，脓毒症微循环血流量分布异常。毛细血管塌陷以及弥散距离增加进一步促进了组织缺氧的发展。

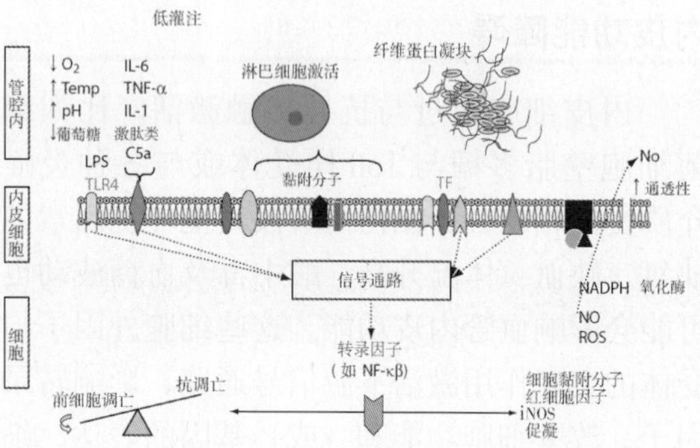

图 13.2 内皮功能障碍的机制事件序列从左向右描述。E，内皮细胞；LPS，脂多糖；TLR，Toll 样受体；IL，白细胞介素；TNF，肿瘤坏死因子；C5a，补体 5a；NF-κB，核因子 κB；TF，组织因子；NO，一氧化氮；ROS，活性氧；NADPH，烟酰胺腺嘌呤二核苷酸磷酸；iNOS，诱导型一氧化氮合酶。(Adapted from Aird WC. The role of the endothelium in severe sepsis and multiple organ dysfunction syndrome. Blood 2003; 101: 3765–77, with permission.)

细胞凋亡

危重症患者细胞凋亡及其调控的变化可导致器官功能障碍。细胞凋亡是基本生理过程，是细胞内源性程序引起的、可控的细胞死亡和清除，并不引起炎症反应。与此相反，坏死是不受控的细胞死亡，引起细胞内容物释放和炎症反应。细胞凋亡受促凋亡和抗凋亡基因表达的调控。胃肠、肝、肾和心脏功能障碍与过度凋亡高度相关。有趣的是，淋巴细胞凋亡延迟可能导致长期器官功能受损 [20-21]。

线粒体功能障碍

组织摄取的氧气中，通常 85% 以上用于线粒体呼吸链产生腺苷三磷酸（adenosine triphosphate，ATP）——细胞能量的主要来源。普遍认为，许多疾病导致的 MODS，组织耗氧量及氧摄取降低。耗氧量下降可能是微循环障碍引起的氧输送降低所致。异常线粒体呼吸与 ATP 的产生显著减少和某些疾病相关 [22]。MODS 预后的异质性可能会受到线粒体 DNA 遗传变异的影响 [23]。

几个相关机制可解释组织缺氧（以前与“细胞病态缺氧”混淆）。丙酮酸脱氢酶受抑制，运送到三羧酸循环（tricarboxylic acid，TCA）的丙酮酸降低，乳酸生成增加。NO 和活性氧（reactive oxygen species，ROS）可显著抑制线粒体呼吸链。活性氧还可以损伤 DNA，激活多聚（ADP- 核糖）聚合酶 -1（PARP - 1），消耗 NAD^+/NADH，由于 NADH 是氧化磷酸化的主要当量，从而导致能量产生受损。动物研究已证实疾病进展后出现组织缺氧，这表明早期干预可以阻止 MODS 的进展 [24,25]。

除了产生能量，线粒体对细胞功能的其他方面，如调节钙水平、调节血红素和硫的生物合成是至关重要的。因此，线粒体功能障碍引起的能量产生减少、钙稳态异常和活性氧应激可导致细胞损伤。此外，线粒体损伤通过释放促凋亡因子至胞浆，促进细胞凋亡。

上述对组织损伤的机制并不相互排斥，而是多个易感因素相互作用的结果，一系列生理

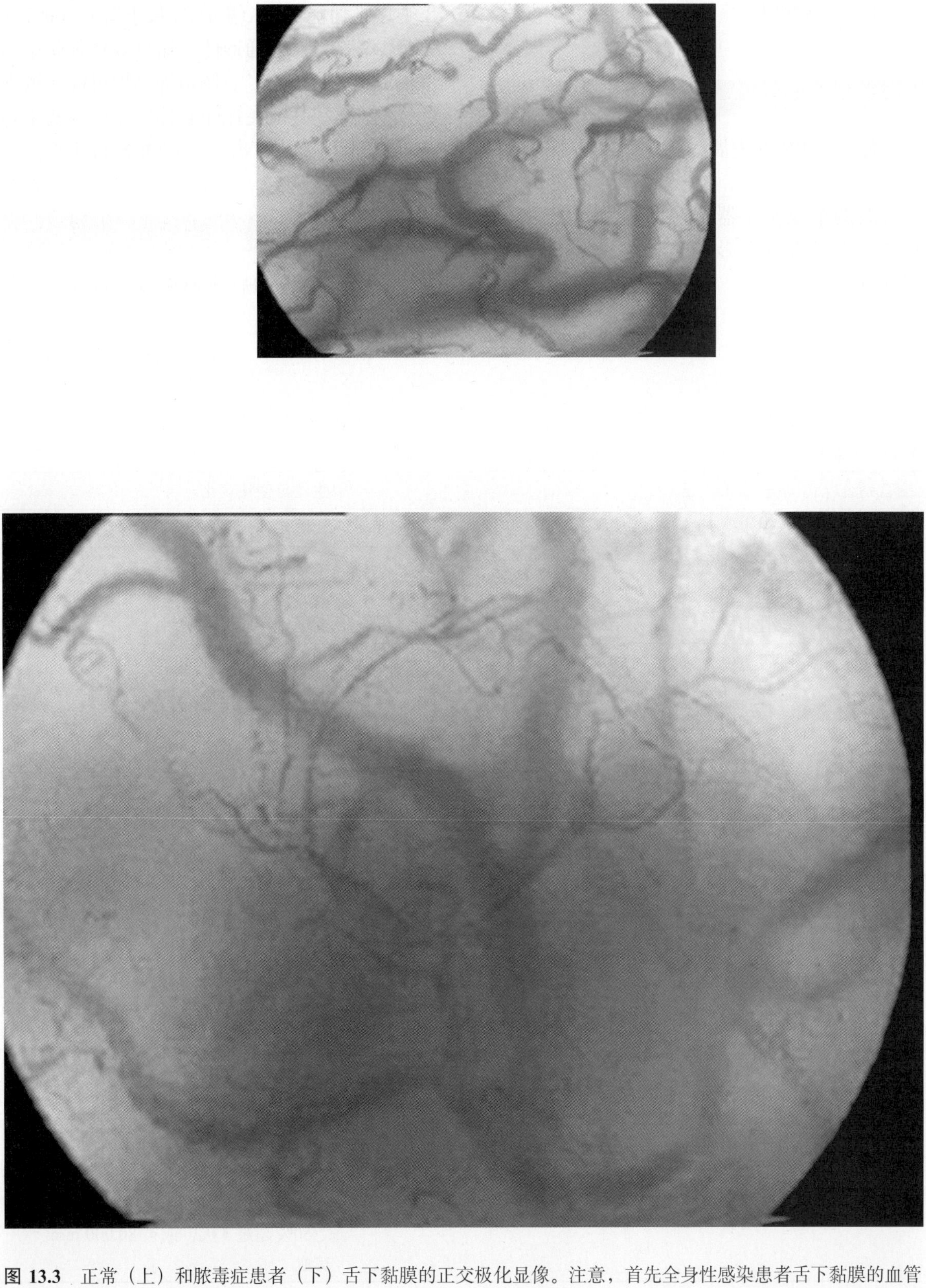

图 13.3　正常（上）和脓毒症患者（下）舌下黏膜的正交极化显像。注意，首先全身性感染患者舌下黏膜的血管间弥散距离增加，但是关于更小血管的资料匮乏；其次，其他能够测量的血管直径更小 (Courtesy of Cytometrics.)

性损伤和内源性反应通过多种细胞和几百种炎症介质发挥效应。图 13.4 描述了组织损伤的致病过程和发病机制。

临床特点

随着 SIRS 的进展，随之而来的器官功能障碍往往不可预测，但仍然有序列模式。一旦涉及两个或多个器官便可称为 MODS。表 13.3 列出了常见受影响的器官系统及相应的临床特点。

脓毒症中，脑病是很普遍的，并与病死率相关 [26]。在脓毒症性休克中，多达 30% 的患者出现心肌功能障碍（射血分数下降），60% 并发 ARDS[3,27]。肠道通透性增加与 ICU 住院率和 MODS 的发展相关 [28]。肠道通透性可能导致内毒素、细菌和其他炎症介质移位，而这些生理变化可以作为二次打击促进 MODS 的发展。

治疗

治疗 SIRS 和随后的 MODS 关键在于：首

表 13.3　常见的受累器官及相关临床表现

器官系统	相关临床特征	生理与生化变化
神经	意识水平下降 / 脑病［意识错乱、焦虑和（或）昏睡］	代谢性脑病引起的 EEG 异常
心血管	SBP ＜ 90 mmHg 或较基础血压降低＞ 40 mmHg 心动过速＞ 90 次 / 分、心律失常 水肿形成	全身血管阻力降低 心肌抑制及舒张功能降低 毛细血管通透性增加
呼吸	呼吸急促＞ 20 次 / 分 饱和度降低 中央和周围型发绀 需要机械通气	$PaCO_2$ ＜ 32 mmHg 低氧血症（PaO_2/FiO_2 比率降低） 呼吸功增加 肺水增加
肾	充足的液体复苏条件下尿量＜ 0.5 ml/(kg·h)	尿素氮和肌酐水平升高
胃肠	腹部不适及腹胀 大量的胃肠减压引流物 肠内营养无法吸收 胃肠道出血	肠道通透性增高 腹腔脏器缺血 肠梗阻 无结石性胆囊炎 胰腺炎 应激性溃疡
肝	黄疸 （肝性）脑病	胆红素升高 乳酸升高 高血糖（糖异生增强，清除受损） 低血糖（糖异生功能受损）
血液	出血、出血点 周围型发绀	白细胞计数＞ 12 000 /mm^3，＜ 4000 /mm^3 或＞ 10% 杆状核 DIC 伴凝血功能障碍以及血小板降低 50% 超过 3 天，或＜ 80 000/mm^3 贫血

EEG，脑电图；SBP，收缩压；DIC，弥散性血管内凝血

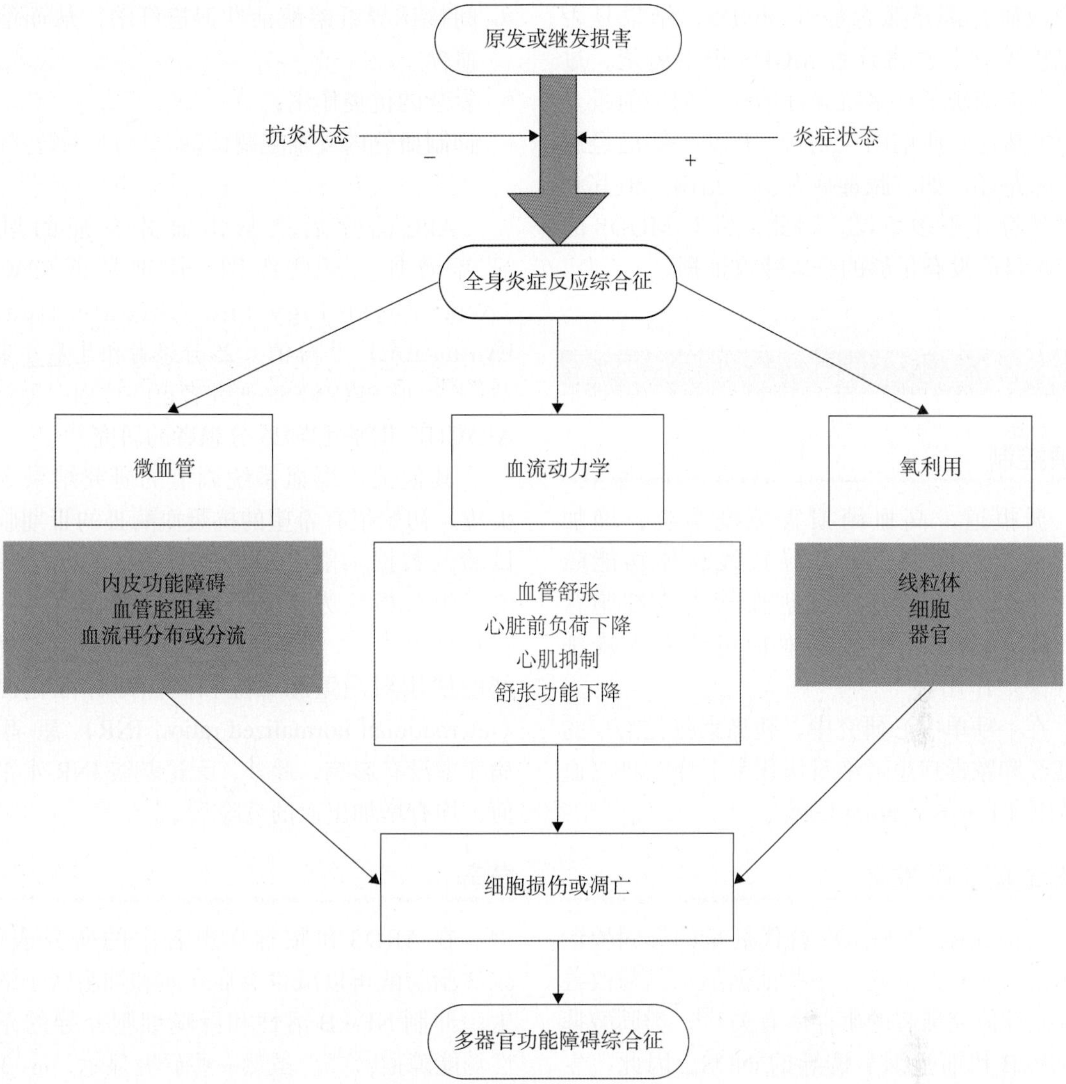

图 13.4 概括组织损伤的机制。SIRS，全身炎症反应综合征；MODS，多器官功能障碍综合征 (Adapted from Johnson D, Mayers I. Multiple organ dysfunction syndrome: a narrative review. *Can J Anaesth* 2001; 48: 502–9, with permission.)

先，预防如院内感染预防等的二次打击；其次，早期识别器官功能障碍，定期进行临床评估与适当的监测；第三，及时治疗原发和继发打击。良好的支持治疗，包括液体复苏、血管收缩药 / 强心药物、机械通气（肺保护性策略）和肾替代治疗，可降低 MODS 的病死率。此外，感染控制、避免过度镇静、受压区护理、患者头部抬高、早期肠内营养、预防应激性溃疡和深静脉血栓形成，都对减少二次打击至关重要。

经历过去十年，ICU 内一系列的高质量临床试验结果指出，使内环境严重紊乱的危重患者达到正常或超正常生理状态的治疗目标，可能有害无益，许多治疗可能存在潜在的损害。

大多数研究都是脓毒症性 MODS，结果是否可以扩展到非脓毒症性 MODS 仍不清楚。过去二十年调研了许多特异性治疗，似乎前景光明。虽然这些所谓的“创新”疗法一些已经进入临床路径，如“脓毒症存活”指南，但其利益仍然存在很多争议。因此，针对 MODS 的治疗，目前没有足够的分级建议证据。

创新疗法

血糖控制

据报道，高血糖损害免疫系统，增加血管内皮细胞凋亡，并导致线粒体功能障碍[29]。此外，胰岛素促进血管内皮细胞存活[30]。因此，严密控制血糖可能对内皮细胞有保护作用。

在一项单中心研究中，胰岛素强化治疗的 MODS 和脓毒症患者绝对病死率下降 3.4%（血糖范围 4.1 ～ 6.1 mmol/L）[31]。

低剂量糖皮质激素

目前 SIRS 和 MODS 替代剂量的类固醇治疗作用引起新的兴趣，一些证据显示其与改善脓毒症性休克患者的生存率有关[32]。类固醇抑制 NF-κB 和细胞因子诱导的 iNOS。因此，生理剂量或有益剂量皮质类固醇治疗的机制包括：

- 降低炎症细胞因子及 iNOS 转录而发挥抗炎作用；
- 治疗相对性肾上腺皮质功能不全；
- 恢复儿茶酚胺受体敏感性。

处理凝血功能紊乱

严重脓毒症和器官功能障碍的患者（PROWESS 研究组）使用人重组活化蛋白 C（activated protein C，APC）可使 28 天病死率减少 6.1%（$P = 0.005$）[33]。APC 潜在益处包括：

- 强大的 Ⅴa 和Ⅷ a 抑制作用（对未活化形式效果较差）；
- 间接诱导纤溶酶活性促进纤溶，从而溶解血栓；
- 复杂的抗炎作用；
- 抑制血管内皮细胞凋亡。

APC 治疗后严重出血并发症的风险显著增加。某些组别，特别是低 APACHE（Acute Physiology and Chronic Health Evaluation）Ⅱ分值＜ 25 分患者和儿童并未受益[34-35]。原 PROWESS 研究者正在计划一项针对 APACHE Ⅱ评分＞ 25 分患者的研究[33]。

其他关于凝血系统调节的研究结果令人失望。初始很有希望的抗凝血酶Ⅲ的Ⅲ期临床试验的数据未能显示出任何益处，但是最近的亚组分析认为接受肝素治疗患者生存率可得到改善[36-37]。此外，重组组织因子途径抑制剂的使用对严重脓毒症和高国际标准化比值（international normalized ratio，INR）患者的病死率没有影响。此外，无论基线 INR 水平如何，均有增加出血的危险[38]。

营养

在 ARDS 和脓毒症患者中的研究表明，ω- 3 脂肪酸可以减少炎症介质和细胞因子的产生，抑制 NF-κB 活性和巨噬细胞介导的系统性功能障碍[39-40]。虽然一些研究显示，ω- 3 脂肪酸可减轻 MODS 的严重程度，但是缺乏确凿的临床资料。这就提出了一个有趣的设想，不仅营养因子可能影响 MODS 的进程，而且个体的易感性与 MODS 的进展有关。

血液净化

有人提出，使用高通透性生物相容性膜式高容量血液滤过（2 ～ 6L/h）可通过过滤或者膜吸收去除大量介质。虽然观察到其可改善心血管参数，这也可能是由于控制高温与纠正液体超负荷、代谢性酸中毒及电解质异常所产生的结果[41]。

免疫调节

人们对调节免疫系统针对性药物展开了

广泛的研究。阻断或替代某一介质未能改善SIRS 和 MODS 的预后，原因在于，调节抗炎和促炎反应的炎症介质数目众多，而且联系密切，相互依存，某一疾病的炎症反应状态在不同病程阶段和不同患者之间的表达有所不同。另外，实验室的测量结果可能无法代表炎症介质在体内的活性。

一氧化氮抑制剂

使用 NG- 单 -L- 精氨盐酸盐非选择性抑制 NOS，在提高血管紧张度的同时也增加了心肌和肾并发症和病死率。未来选择性 NOS 抑制剂可能在 MODS 的治疗中发挥作用[42]。

预后

MODS 的病死率与功能衰竭的器官数量和持续时间相关[43]，MODS 目前仍然是非冠心病 ICU 的主要死亡原因[44]。受损器官简单的计数和功能障碍持续时间仍然是病死率的分层因素，例如，在 3 个器官受损超过 1 周的患者中，其病死率因年龄而异，介于 60% ~ 98% 之间[45]。虽然在 20 世纪 80 年代，MODS 的发病率和总体预后并没有明显改变，但是对一个 APACHE Ⅱ和 APACHE Ⅲ数据库的分析表明，在后期的 APACHE Ⅲ数据库里 3 个或多个器官系统衰竭患者的预后较前有所改善[46]。尽管对 MODS 特异性干预措施的研究成果令人失望，MODS 预后的改善应该与更好的或更早的复苏和支持疗法相关。对于疾病非常严重的患者，其存活率似乎正在改善，但是新的特异性治疗是否能预防 MODS 还有待观察。

MODS 可作为 ICU 衡量疾病严重程度和预后的指标。使用 MODS 的优点是，它不太受原发损伤和随后的临床护理措施的影响。序贯性器官衰竭评分（sequential organ function assessment，SOFA）旨在评估器官衰竭（见附录 8）。用 6 个常用的测量参数（PaO_2/FiO_2 比值，血小板计数，胆红素，血压，格拉斯哥昏迷评分和尿量或肌酐）的最差值，在入住 ICU 时计算得分，48 小时重复一次直到出院。SOFA 评分优势在于它能够同时描述在入住 ICU 时和在 ICU 治疗时的流行病学。入住 ICU 时的 SOFA 评分与入住 ICU 前 7 天的病死率呈正相关，但与入住 ICU 7 天后的病死率无关。有趣的是，入住 ICU 7 天后的病死率与入院第 6 天的 SOFA 评分相关。因此，入院时病情变得不那么重要，而在 ICU 住院期间的监护治疗变得更加相关，相比其他器官系统功能障碍，心血管功能障碍及其发展与病死率更加相关[47]。

虽然病死率是衡量 ICU 的重要指标，评价日常活动永久受限的生活质量（quality of life，QOL）评分往往与个人和社会更相关。前瞻性观察研究中，QOL 评分 RAND- 36 显示，MODS 对患者活动度和情绪有显著的负面影响。有 47.2% 的患者无法恢复工作，和（或）日常活动严重受限，3.8% 的患者出院 1 年后无法住在家里生活[48]。同样心脏术后和急性肺损伤患者 QOL 评分也下降[49,50]。然而，急性肾功能障碍患者的 QOL 受影响程度相对较轻。

（朱　曦　刘鸿宇译　朱　曦校）

参考文献

1. Tilney NL, Bailey GL, Morgan AP. Sequential system failure after rupture of abdominal aortic aneurysms: an unsolved problem in postoperative care. *Ann Surg* 1973; **178**: 117–22.
2. American College of Chest Physicians/Society of Critical Care Medicine Consensus Conference. Definitions for sepsis and organ failure and guidelines for the use of innovative therapies in sepsis. *Crit Care Med* 1992; **20**: 864–74.
3. Parrillo JE, Parker MM, Natanson C *et al.* Septic shock in humans. Advances in the understanding of pathogenesis, cardiovascular dysfunction, and therapy. *Ann Intern Med* 1990; **113**: 227–42.
4. Finfer S, Bellomo R, Lipman J *et al.* Adult-population incidence of severe sepsis in Australian and New Zealand intensive care units. *Intens Care Med* 2004; **30**: 589–96.
5. Evans TW, Smithies M. ABC of intensive care: organ dysfunction. *Br Med J* 1999; **318**: 1606–9.
6. Suntharalingam G, Perry MR, Ward S *et al.* Cytokine storm in a phase 1 trial of the anti-CD28 monoclonal antibody TGN1412. *N Engl J Med* 2006; **355**: 1018–28.

7. Singer M, De Santis V, Vitale D *et al.* Multiorgan failure is an adaptive, endocrine-mediated, metabolic response to overwhelming systemic inflammation. *Lancet* 2004; **364**: 545–8.
8. Bone RC. Immunologic dissonance: a continuing evolution in our understanding of the systemic inflammatory response syndrome (SIRS) and the multiple organ dysfunction syndrome (MODS). *Ann Intern Med* 1996; **125**: 680–7.
9. Johnson D, Mayers I. Multiple organ dysfunction syndrome: a narrative review. *Can J Anaesth* 2001; **48**: 502–9.
10. Glauser MP. Pathophysiologic basis of sepsis: considerations for future strategies of intervention. *Crit Care Med* 2000; **28**: S–8.
11. Held HD, Boettcher S, Hamann L *et al.* Ventilation-induced chemokine and cytokine release is associated with activation of nuclear factor-kappaB and is blocked by steroids. *Am J Respir Crit Care Med* 2001; **163**: 711–16.
12. Pinsky MR, Vincent JL, Deviere J *et al.* Serum cytokine levels in human septic shock. Relation to multiple-system organ failure and mortality. *Chest* 1993; **103**: 565–75.
13. Paterson RL, Galley HF, Dhillon JK *et al.* Increased nuclear factor kappa B activation in critically ill patients who die. *Crit Care Med* 2000; **28**: 1047–51.
14. Bone RC. Toward a theory regarding the pathogenesis of the systemic inflammatory response syndrome: what we do and do not know about cytokine regulation. *Crit Care Med* 1996; **24**: 163–72.
15. Westendorp RG, Langermans JA, Huizinga TW *et al.* Genetic influence on cytokine production and fatal meningococcal disease. *Lancet* 1997; **349**: 170–3.
16. Freeman BD, Buchman TG. Gene in a haystack: tumor necrosis factor polymorphisms and outcome in sepsis. *Crit Care Med* 2000; **28**: 3090–1.
17. Vallet B. Bench-to-bedside review: endothelial cell dysfunction in severe sepsis: a role in organ dysfunction? *Crit Care* 2003; **7**: 130–8.
18. Aird WC. The role of the endothelium in severe sepsis and multiple organ dysfunction syndrome. *Blood* 2003; **101**: 3765–77.
19. Drexler H. Nitric oxide synthases in the failing human heart: a doubled-edged sword? *Circulation* 1999; **99**: 2972–5.
20. Mahidhara R, Billiar TR. Apoptosis in sepsis. *Crit Care Med* 2000; **28**: N1–13.
21. Marshall JC. Inflammation, coagulopathy, and the pathogenesis of multiple organ dysfunction syndrome. *Crit Care Med* 2001; **29**: S99–106.
22. Brealey D, Brand M, Hargreaves I *et al.* Association between mitochondrial dysfunction and severity and outcome of septic shock. *Lancet* 2002; **360**: 219–23.
23. Baudouin SV, Saunders D, Tiangyou W *et al.* Mitochondrial DNA and survival after sepsis: a prospective study. *Lancet* 2005; **366**: 2118–21.
24. Fink MP. Bench-to-bedside review: cytopathic hypoxia. *Crit Care* 2002; **6**: 491–9.
25. Fink MP. Cytopathic hypoxia. Mitochondrial dysfunction as mechanism contributing to organ dysfunction in sepsis. *Crit Care Clin* 2001; **17**: 21–237.
26. Eidelman LA, Putterman D, Putterman C *et al.* The spectrum of septic encephalopathy. Definitions, etiologies, and mortalities. *JAMA* 1996; **275**: 470–3.
27. Kollef MH, Schuster DP. The acute respiratory distress syndrome. *N Engl J Med* 1995; **332**: 27–37.
28. Doig CJ, Sutherland LR, Sandham JD *et al.* Increased intestinal permeability is associated with the development of multiple organ dysfunction syndrome in critically ill ICU patients. *Am J Respir Crit Care Med* 1998; **158**: 444–51.
29. Baumgartner-Parzer SM, Wagner L, Pettermann M *et al.* High-glucose-triggered apoptosis in cultured endothelial cells. *Diabetes* 1995; **44**: 1323–7.
30. Hermann C, Assmus B, Urbich C *et al.* Insulin-mediated stimulation of protein kinase Akt: a potent survival signaling cascade for endothelial cells. *Arterioscler Thromb Vasc Biol* 2000; **20**: 402–9.
31. van den Berghe G, Wouters P, Weekers F *et al.* Intensive insulin therapy in the critically ill patients. *N Engl J Med* 2001; **345**: 1359–67.
32. Annane D, Sebille V, Charpentier C *et al.* Effect of treatment with low doses of hydrocortisone and fludrocortisone on mortality in patients with septic shock. *JAMA* 2002; **288**: 862–71.
33. Bernard GR, Vincent JL, Laterre PF *et al.* Efficacy and safety of recombinant human activated protein C for severe sepsis. *N Engl J Med* 2001; **344**: 699–709.
34. Abraham E, Laterre PF, Garg R *et al.* Drotrecogin alfa (activated) for adults with severe sepsis and a low risk of death. *N Engl J Med* 2005; **353**: 1332–41.
35. Nadel S, Goldstein B, Williams MD *et al.* Drotrecogin alfa (activated) in children with severe sepsis: a multicentre phase III randomised controlled trial. *Lancet* 2007; **369**: 836–43.
36. Warren BL, Eid A, Singer P *et al.* Caring for the critically ill patient. High-dose antithrombin III in severe sepsis: a randomized controlled trial. *JAMA* 2001; **286**: 1869–78.
37. Wiedermann CJ, Hoffmann JN, Juers M *et al.* High-dose antithrombin III in the treatment of severe sepsis in patients with a high risk of death: efficacy and safety. *Crit Care Med* 2006; **34**: 285–92.
38. Abraham E, Reinhart K, Opal S *et al.* Efficacy and safety of tifacogin (recombinant tissue factor pathway inhibitor) in severe sepsis: a randomized controlled trial. *JAMA* 2003; **290**: 238–47.
39. Mayer K, Fegbeutel C, Hattar K *et al.* Omega-3 vs. omega-6 lipid emulsions exert differential influence on neutrophils in septic shock patients: impact on plasma fatty acids and lipid mediator generation. *Intens Care Med* 2003; **29**: 1472–81.
40. Pacht ER, DeMichele SJ, Nelson JL *et al.* Enteral nutrition with eicosapentaenoic acid, gamma-linolenic acid, and antioxidants reduces alveolar inflammatory mediators and protein influx in patients with acute respiratory distress syndrome. *Crit Care Med* 2003; **31**: 491–500.
41. Heering P, Morgera S, Schmitz FJ *et al.* Cytokine removal and cardiovascular hemodynamics in septic patients with continuous venovenous hemofiltration. *Intens Care Med* 1997; **23**: 288–96.
42. Watson D, Grover R, Anzueto A *et al.* Cardiovascular effects of the nitric oxide synthase inhibitor N_G-methyl-L-arginine hydrochloride (546C88) in patients with septic shock: results of a randomized, double-blind, placebo-controlled multicenter study (study no. 144-002). *Crit Care Med* 2004; **32**: 1–20.
43. Knaus WA, Draper EA, Wagner DP *et al.* Prognosis in acute organ-system failure. *Ann Surg* 1985; **202**:

685–93.
44. Marshall JC, Cook DJ, Christou NV *et al.* Multiple organ dysfunction score: a reliable descriptor of a complex clinical outcome. *Crit Care Med* 1995; **23**: 1638–52.
45. Barriere SL, Lowry SF. An overview of mortality risk prediction in sepsis. *Crit Care Med* 1995; **23**: 376–93.
46. Zimmerman JE, Knaus WA, Wagner DP *et al.* A comparison of risks and outcomes for patients with organ system failure: 1982–1990. *Crit Care Med* 1996; **24**: 1633–41.
47. Nfor TK, Walsh TS, Prescott RJ. The impact of organ failures and their relationship with outcome in intensive care: analysis of a prospective multicentre database of adult admissions. *Anaesthesia* 2006; **61**: 731–78.
48. Pettila V, Kaarlola A, Makelainen A. Health-related quality of life of multiple organ dysfunction patients one year after intensive care. *Intens Care Med* 2000; **26**: 1473–9.
49. Nielsen D, Sellgren J, Ricksten SE. Quality of life after cardiac surgery complicated by multiple organ failure. *Crit Care Med* 1997; **25**: 52–7.
50. Weinert CR, Gross CR, Kangas JR *et al.* Health-related quality of life after acute lung injury. *Am J Respir Crit Care Med* 1997; **156**: 1120–8.

第 14 章

氧合监测

Thomas John Morgan 和 Balasubramanian Venkatesh

氧气在需氧生物体中的作用

氧气的重要生理作用：

1. 生物能量学。需氧线粒体呼吸占氧消耗的 90%，通过氧化磷酸化产生腺苷三磷酸（ATP）。线粒体电荷转运氧化酶系统提供基础装置，尤其是细胞色素氧化酶复合物 IV。氧气作为终末电子受体，与 2 个质子结合产生水[1]。
2. 生物合成。氧转移酶系统将氧气转入底物，如前列腺素类、儿茶酚胺类和一些神经递质。
3. 生物降解和解毒作用。混合功能氧化酶反应需要氧气和 1 个协同底物（如 NADPH）。细胞色素 P-450 羟基酶就属于此类酶。
4. 活性氧属的生成。它们是中性粒细胞和巨噬细胞发挥抗微生物防御作用所必需的物质[2]。

组织缺氧

组织 PO_2 下降时，生物合成和生物降解系统首先受损。线粒体复合物Ⅲ释放的活性氧属通过细胞信号激活缺氧诱导因子 -1，后者是 缺氧细胞存活中很重要的转录因子上调基因[3]。当细胞内部的 PO_2 在 0.1 ～ 1 mmHg 时，大约相当于细胞外 PO_2 在 5 mmHg，氧化磷酸化开始失效。此时限氧状态下的细胞色素更新引起进行性的 ATP 消耗，这一过程被称为“乏氧”[4]。权宜之计是通过无氧酵解继续产能，但若不能纠正“乏氧”，则会引起进行性乳酸酸中毒，最终导致细胞凋亡和坏死。再度氧合时，进一步释放的活性氧属导致氧化剂应激，经常掩盖乏氧性损伤[2]。

缺氧分类

经典的缺氧分成三类[1]：

1. 淤血性缺氧：原发异常是组织血流减少。
2. 乏氧性缺氧：原发异常是动脉氧分压下降。
3. 贫血性缺氧：原发异常是血红蛋白浓度下降。

就危重患者而言，在正常甚至高组织 PO_2 状态下也可发生组织氧合紊乱：

1. 细胞病理性缺氧：定义为充足氧输送情况下的细胞氧利用异常[5]。
2. 氧中毒：定义为高氧分压造成的细胞功能异常[6]。

氧级联

在单细胞生物，氧通过骤降的局部压力梯度跨过很短的扩散途径到达线粒体。在多细胞动物，则要穿越一系列小的氧分压减低过程跨越更长的扩散途径，称之为氧级联。因此，氧气到达细胞内细胞器的压力高于无氧阈值。

氧级联的重要步骤包括：

1．吸气
2．肺泡气
3．动脉血
4．微循环
5．间质
6．线粒体和其他细胞内细胞器

随着下游线粒体和其他细胞内细胞器的氧剥夺，氧级联可在任何一步受损。本章我们将探讨如何在级联反应的关键点进行氧监测。

吸气

监测吸入氧浓度（FiO_2）对预防血氧不足和氧过量的不良反应是有必要的。湿化气的吸入氧分压（PiO_2）取决于 FiO_2、大气压（BP）和饱和水蒸气压（47mmHg）。

$$PiO_2 = FiO_2 \times (BP-47) \quad \text{方程式 14.1}$$

供气压力能够持续监测。呼吸机通过输入端压力报警和吸气模块上的氧气分析仪来识别氧源故障。呼吸功能够直接测量呼吸机管路的氧浓度。

吸入气体转移至肺泡

下列情况下氧输送系统和肺泡的联系是开放的：

1．无上呼吸道阻塞（第 25 章）。
2．机械通气患者的呼出潮气量、分钟通气量和气道压在准确设定的报警范围内（第 27 章）。
3．恰当的潮气末 CO_2 波形（第 34 章）。

肺泡气体

吸入 100% 氧气的患者，肺泡 PO_2 在个体肺单位的范围为 < 40 mmHg 到 > 600 mmHg。所以，潮气末 PO_2 监测没有实用价值。

肺泡通气的分布

医生常规观察胸廓运动，肺部听诊和拍摄胸部 X 线平片。尽管 CT 扫描可以显示隐匿的过度膨胀 [7]，但它有实施不便的缺陷和显著的放射性危害。电阻抗 CT 可以作为备选检查，且前景乐观 [8]。电阻抗 CT 可以简单并且无创地实时监测肺容量，并具备在限制过度膨胀的情况下优化肺泡通气分配的潜力。

通气与灌注匹配

有效的气体交换要求绝大多数肺单位有匹配良好的肺泡通气血流比（V/Q 接近于 1）。即使是健康人，也同时存在由低到高的各种不同 V/Q 比，当存在肺疾病时，V/Q 分散度更大，可以从 0 到无穷大。如此复杂性无法进行简单的床旁量化。最好的办法是应用复合惰性气体技术（multiple inert gas technique，MIGET）。MIGET 通过测量 6 种不同溶解度的惰性气体的潴留和清除，产生一个跨越整个 V/Q 比范围的 50 个间隔的肺模型 [10-11]。因为 MIGET 不能在床旁使用，更简单的分流和 V/Q 失调的无创模型正在评估中，应用 FiO_2 作为压力驱动同时监测血氧饱和度 [12]，其预测能力 [13] 和应用的简便性令人鼓舞。

理想的肺泡和三腔肺模型

与此同时，最简单的模型——一个设计于 20 世纪中期的三腔模型，至今仍在应用。它不需要 FiO_2 开关或惰性气体输注等巧妙的操作。然而，不足之处是这个模型太简单了，对许多呼吸道疾病的预测能力差。这三个腔包括：

1．理想腔，由通气血流完美匹配（$V/Q = 1$）的肺泡构成。
2．静脉混合或分流腔，由有灌注无通气的肺泡（$V/Q = 0$）构成。
3．肺泡无效腔，由有通气无灌注的肺泡构成（V/Q 无穷大）。

PO_2（PAO_2）由肺泡气计算得出：

$$PAO_2 = PiO_2 - [1 - FiO_2 \times (1-R)] \times PaCO_2/R \quad \text{公式 14.2}$$

R 是呼吸商，可由间接测热法测定或者假定为 0.8。PiO_2 由公式 14.1 计算。$PaCO_2$ 是动脉 PCO_2。

大多数医生用如下的近似值：$PAO_2 = PiO_2 - PaCO_2/0.8$

需要重点记住的是 PAO_2 不是生理真实值，它是假想出来的。三腔肺模型的其他参数，A-a 梯度和混合静脉血分流率也是如此（见下文）。

从肺泡向动脉血转移（肺氧转移）

MIGET 技术发现 V/Q 失调和肺内右左分流是危重患者肺氧转移减少的两个主要原因[15]。急性呼吸窘迫综合征（acute respiratory distress syndrome，ARDS）、大叶性肺炎和心肺旁路术主要是肺内分流，而没有分流的 V/Q 失调主要发生于慢性肺病[16]。

肺氧转移的床旁指标

分为压力指标和容量指标。

压力指标

A-a 梯度

A-a 梯度等于 $PAO_2 - PaO_2$，PAO_2 是“理想”腔的肺泡 PO_2，由肺泡气体公式得出（公式 14.2）。低氧血症可分为两种情况：

A-a 梯度正常

1. 肺泡通气不足（$PACO_2$ 升高）
2. 低 PiO_2（$FiO_2 < 0.21$，或者大气压力 < 760 mmHg）

A-a 梯度升高

1. 扩散不足（少见）
2. V/Q 失调
3. 右左分流（肺内或心脏）
4. 氧提取率（$CaO_2 - CvO_2$）增加

虽然 A-a 梯度是急性生理、年龄和慢性健康（Acute Physiology，Age and Chronic Health Evaluation，APACHE 2）评分的一部分，但几点缺陷限制了它的临床应用。包括：

1. 正常值随 FiO_2 和年龄变化。吸入空气的正常 A-a 梯度在年轻人是 7 mmHg，老年人是 14mmHg。吸 100% 氧气时，分别为 31 mmHg 和 56 mmHg。
2. 肺内分流需要更大的 FiO_2（图 14.1）[17]，V/Q 失调更是如此（图 14.2）。

PaO_2/FiO_2 比率

PaO_2/FiO_2 被用来定义急性肺损伤和 ARDS[18]，是简化急性生理评分（Simplified Acute Physiology Score，SAPS Ⅱ）和肺损伤评分系统的输入变量[20]。在海平面上，它的正常值 ≥ 500mmHg。急性肺损伤时，$PaO_2/FiO_2 <$ 300mmHg，在 ARDS，$PaO_2/FiO_2 <$ 200mmHg。

它唯一的优点是简单。主要不足见于如下几点：

1. 大气压改变正常的 PaO_2/FiO_2。在海拔 1600 米，呼吸空气的年轻人，其 PaO_2/FiO_2 达 380mmHg 是没有意义的，在海平面则不然。
2. 与 A-a 梯度不同，PaO_2/FiO_2 不能区分低氧血症的病因，是肺泡低通气还是其他原因。
3. PaO_2/FiO_2 有明显的 FiO_2 依赖性，无论右左分流异常（主要见于 ARDS），还是 V/Q 离散广泛的肺（慢性阻塞性肺病）[17,21]。
4. PaO_2/FiO_2 高度依赖 $CaO_2 - CvO_2$[17]，其在脓毒症中波动明显。

容量指标

混合静脉血分流率（Q_s/Q_t）

混合静脉血，也是基于三腔肺模型（见上）的一个构想指标，代表混合静脉血流经过分流腔（$V/Q = 0$）的比例。根据公式计算求得：

$$Qs/Qt = (Cc'O_2 - CaO_2) / (Cc'O_2 - CvO_2)$$

公式 14.3

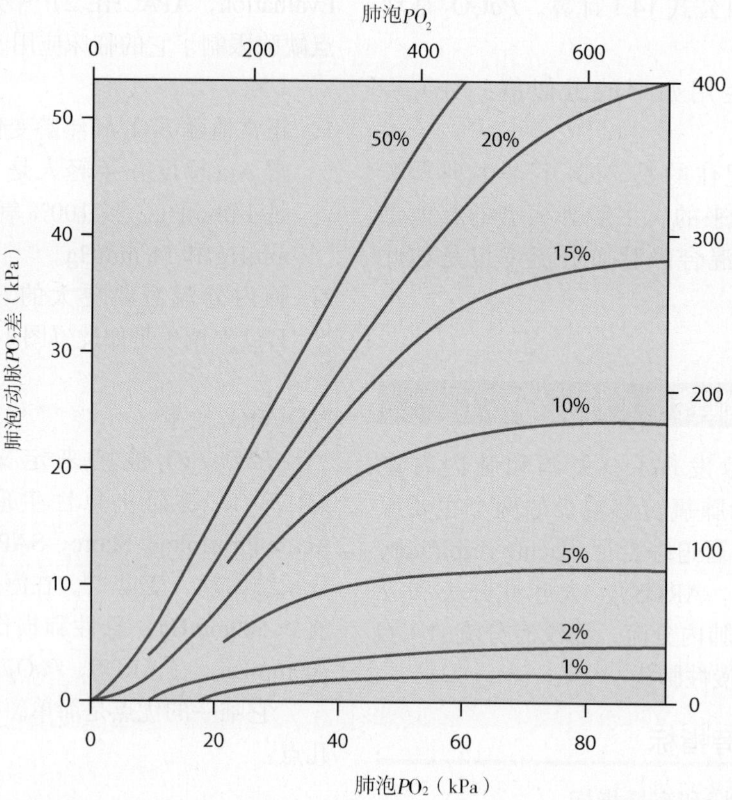

图 14.1 不同程度肺内分流时 FiO_2（PAO_2）对肺泡 - 动脉氧分压差的影响 (Reproduced from Nunn JF. Oxygen. In: Nunn JF (ed.) Applied Respiratory Physiology, 4th edn. Oxford, UK: Butterworth-Heinemann; 1993: 264, with permission.)

$Cc'O_2$、CaO_2 和 CvO_2 分别代表肺毛细血管末端、动脉和混合静脉血的氧含量。CaO_2 和 CvO_2 由动脉和混合静脉血的血气分析和 CO 血氧计（见表 14.4）计算得出。因为肺毛细血管末端血液标本不能获得，所以 $Cc'O_2$ 的来源有所不同。$Pc'o_2$ 假定等于 PAO_2，PAO_2 来源于肺泡气公式（公式 14.2）。ScO_2（正常值接近 1）则可由氧离曲线的公式计算得出 [22]。

Qs/Qt 的优点

1. 不受大气压影响。
2. 不受肺泡低通气影响。
3. 肺内右左分流是主要的病理改变（如 ARDS），无论 CaO_2–CvO_2 变化如何，混合静脉血分流率在整个 FiO_2 变化范围内都能保持稳定 [23]。

Qs/Qt 的缺点

1. 取混合静脉血需经肺动脉导管。
2. 没有右左分流的 V/Q 失调，混合静脉血随 FiO_2 变化明显，事实上当 $FiO_2 > 0.5$（表 14.3）时就不存在了。因此，如果气体交换异常的主要原因不是肺内右左分流所致，如慢性阻塞性肺病，混合静脉血就没有应用意义。

当 $FiO_2 = 1$，混合静脉血能准确测量右左分流。然而，吸入纯氧会导致不稳定的、低 V/Q 肺单位出现吸收性肺不张，并使肺内分流增加。

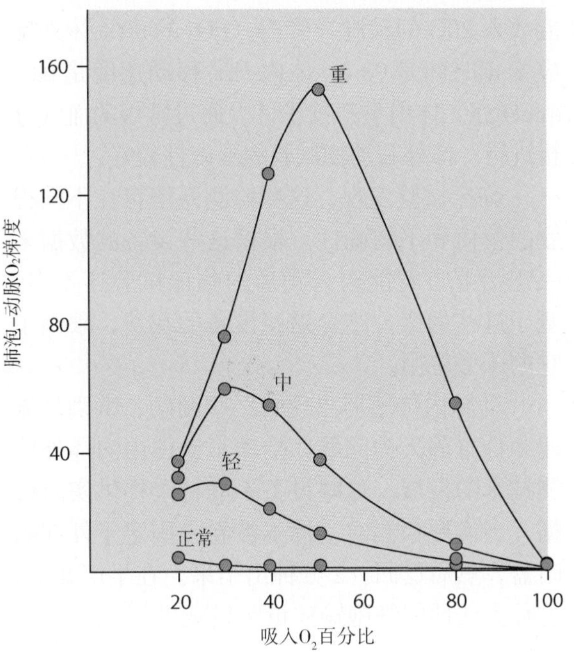

图 14.2 轻、中、重度 *V/Q* 失调时 FiO_2 对肺泡 - 动脉氧分压差的影响。未对吸收性肺不张和低氧性肺血管收缩进行修正。(Reproduced from D' Alonzo GE, Dantzker DR.Respiratory failure, mechanisms of abnormal gas exchange, and oxygen delivery. *Med Clin North Am* 1983; 67: 557–71, with permission.)

分流比例评估

如果 CaO_2–CvO_2 恒定，则没有必要留置肺动脉导管。然而，危重患者的 CaO_2–CvO_2 范围为 1.3 ~ 7.4 ml/dL。所以给 CaO_2–CvO_2 指定一个固定值造成的不确定性有可能错误地评估了分流率 [23]。

V/Q 失调和分流的无创评估

用不同 FiO_2 作为压力驱动的、更简单的肺模型正在评估中 [12-14]。

动脉血

动脉氧合的指标是 PaO_2 和 SaO_2。它们与血氧解离曲线有关（图 14.4）。

临床上显著的低氧血症定义为 PaO_2 < 60 mmHg 或 SaO_2 < 0.9。这些数值正常情况下靠近氧解离曲线的降支，因此 PaO_2 的进一步下降导致 SaO_2 与 CaO_2 显著下降。

血气分析和 CO 血氧计

动脉血由特殊设计的、含有浓度为 20 ~ 50U/ml 冻干肝素的注射器来采集。PaO_2 通过 Clark 电极测量，SaO_2 由 CO 血氧计测量。Clark 电极的工作原理是采用极谱法，CO 血氧计根据不同波长下溶解血液的光吸收度来

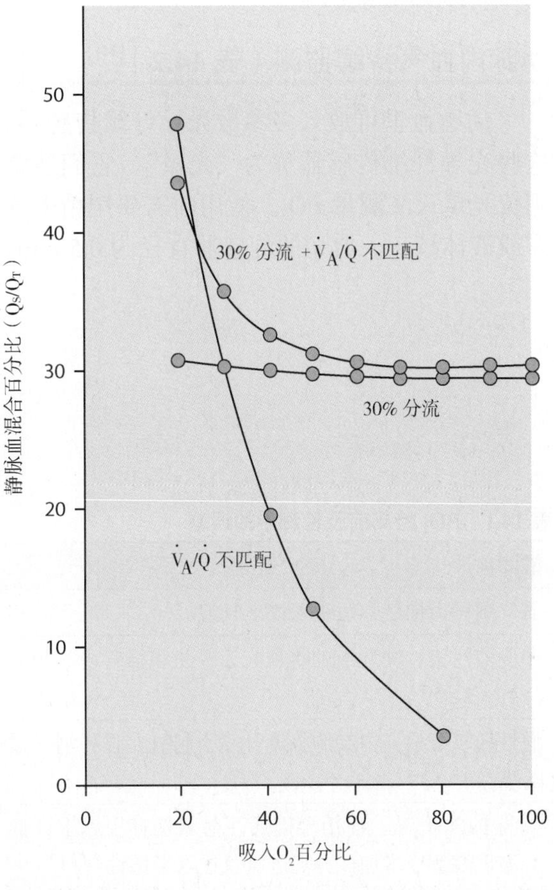

图 14.3 不同程度 *V/Q* 失调和分流时 FiO_2 对混合静脉血的影响。对吸收性肺不张和低氧性肺血管收缩进行修正。(Reproduced from D' Alonzo GE, Dantzker DR. Respiratory failure, mechanisms of abnormal gas exchange, and oxygen delivery. *Med Clin North Am* 1983; 67: 557–71, with permission.)

计算四种主要血红蛋白（HbO_2，Hb，COHb，MetHb）的浓度。SaO_2 是一个功能饱和度，由 HbO_2 和 Hb 决定（表 14.4）。对 CO 血氧计的干扰来源于能竞争吸收频谱的底物，如胆红素、HbF、脂肪乳和静脉内染色剂。新型多种波长技术能减少或消除这种干扰。SaO_2 是经测定而不是通过计算得出的。

误差（表 14.1）

温度校正

所有检测都应在 37℃下进行。如果把患者的中心温度输入设备软件，就能计算出温度校正值。大多数临床医生在 37℃分析血气，评估 A-a 梯度时除外。

动脉内血气持续监测（表 14.2）[24]

动脉血里可放入多参数光导纤维传感器。这些光导纤维传感器称为“光极”，它们通常用荧光熄灭法测量 PO_2。使用前需要用精密气体或液体校正。典型的传感器直径为 0.5 mm，能放入 20G 的动脉导管内。PO_2 的 90% 体外反应变化时间是 78 s。体内 PO_2 移动速度是 0.03 mmHg/h。体内重新校正可以通过常规的血气分析进行。体外和动物试验的准确性较好。

临床试验发现，这些检测系统存在不同程度的偏倚和不精确性。根据这些设备的数据来决定治疗方案能改善预后的临床试验还不多。基于这些因素，结合这些设备的花费，限制了它的床旁应用。

动脉内传感器出现的一些问题，特别是流速和位置等人为问题，推动了由体内向体外监测技术的发展。这些设备不能持续提供实时数据，当需要检测时，标本被卷入固定于外部的暗盒，然后返回，2 分钟出结果。在早产儿中，这种方法使红细胞输注量明显减少[25]。

经皮 PO_2 和 PcO_2 监测

经皮 PO_2 和 PcO_2 监测可以持续评估血液气体压力。此系统兼有带整体电热调节器和伺服系统控制加热器的 PO_2 和 PcO_2 电极。PO_2 的测量运用 Clark 电极原理，而 PcO_2 监测装

表 14.1　PO_2 检测前及检测中的误差

检测前	检测中
氧气顺压力梯度弥散进入或出气泡	分析仪固有变异。同一样本有 7% ～ 8% 测量变异
冲洗液污染。冲洗液的容积应为管路和插管内容积的 2 ～ 3 倍	抗凝不充分导致蛋白沉淀于电极上
假性低氧血症。白细胞极度升高引起氧在体外消耗过多	高 PO_2 时呈非线性关系（＞ 150mmHg）
人为 PaO_2 升高。使用聚丙烯注射器保存于冰上，低温氧溶解度增加，并促进氧气进入半透性塑料	维持电极温度在极小的范围内（37±0.1℃）是至关重要的。每变化一摄氏度将导致 PO_2 产生 7% 的变化 NO 和氟烷的影响最小，提供的电极极化压力不超过 600 毫伏 质量控制材料，如含水、全氟碳和牛血红蛋白的溶液使用方便，但是张力测压法是最主要的参考方法 动脉血气压力随呼吸波动 间断分析只是反映某一个点的缩影

表 14.2 连续动脉内 PaO_2 监测—优点和缺点

优点	缺点
消除间断血气分析的检测前误差	“墙壁”效应——与动脉壁贴壁造成测量的 PaO_2 突然下降。在股动脉等较大动脉这个问题小一些
当 PaO_2 > 70 mmHg（HbO_2 解离曲线的平台部分），对动脉氧合的变化比脉搏测氧仪更敏感	“冲洗”效果。除非传感器放置在离插管尖端足够远的距离，否则 PaO_2 测量值会因持续冲洗液的影响而改变
摆脱了脉搏测氧仪产生误差的原因（表 14.3）	动脉波形的衰减
近似实时 PaO_2 的检测能迅速反映出呼吸机设置变化	独立式监测仪占大量内存
减少工作人员对潜在污染血液接触感染的概率	
减少用于诊断目的的失血	

置是一个 pH 敏感的玻璃电极。为达到与动脉值良好的相关性，皮温宜加热达到 42 ~ 44℃。在灌注充足的患者，经皮监测可获得可靠的 PCO_2 值，而 PO_2 测量更倾向于趋势分析。皮肤加热需要不断地换位置，以防烫伤，且需要常规校正。不推荐其用于血流动力学不稳定的患者。由于脉搏血氧计对氧过量的检测不可靠，该监测技术在预防新生儿高氧血症方面发挥了重要作用[26]。

脉搏血氧计[27-28]

脉搏血氧计是通过测量手指、耳垂和鼻中隔等组织毛细血管床对波长为 660 nm（红色光）和 940 nm（红外线）的光线吸收来确定 SpO_2。2 个发光二极管以多个电源频率断断续续地循环。一个单一光电二极管测定发射光线，第三间隔修正周围的背景光。出射信号是搏动的动脉容量波，减去背景信号（组织、毛细血管血液和静脉血液），使之与动脉信号成分分开。

针对 2 个波长，吸收值（A）计算如下：

$$A = \log_{10}(I_o/I)$$

I_0 是入射光强度，I 是出射光强度。对于一个假定的发色团，A 与它的浓度（Beer 定律）和径长（Lambert 定律）成比例。根据 2 个波长下搏动（AC）和背景（DC）吸收信号求得 R：

$$R = (AC_{660}/DC_{660})/(AC_{940}/DC_{940})$$

SpO_2 由 R 计算，用软件“look-up”表，经验性推得 R 值和 SaO_2 或部分饱和度（$FHbO_2$）的关系。$FHbO_2$ 由吸低氧气体混合物志愿者的动脉血测得。

SpO_2 通常用百分数表示。当仅使用 2 个波长时，只能假设在光程中只有 HbO_2 和 Hb 两种。这是不恰当的，但对于正常的无功能血红蛋白浓度来说，误差轻微。一些制造厂家根据 $FHbO_2$ 而不是 SaO_2（功能饱和度）来校正 R。因为志愿者的数据含正常的无功能血红蛋白浓度，两种校正之间的差别不大。

反应速度

SpO_2 测定时间平均需要 3 ~ 6 秒，每 0.5 ~ 1 秒进行更新。前额探测对 FiO_2 的快速下降作出反应的时间是 10 ~ 15 秒，然而手指探测和外周血管收缩的情况下，其反应时间超过 1 分钟。

准确度

当饱和度在 90% ~ 97% 时，SpO_2 的平均偏倚绝对值 < 1%，准确度（偏倚标准差）< 3%。当 SaO_2 < 80%，SpO_2 明显不准确，趋向于负偏差。因为非常低的 SaO_2 值对志愿者

有危险，迫使在高饱和度情况下通过与 SpO_2/R 的关系来外推。

误差

误差原因列于表 14.3。错误的高 SpO_2 是其中最受关注的。

与 CO 血氧计不同，脉搏血氧计不容易受胆红素、脂肪乳和 HbF 的干扰。

无功能血红蛋白和脉搏血氧计

脉搏血氧计不能区分碳氧血红蛋白（COHb）和氧合血红蛋白（HbO_2）。当［COHb］增高时，SpO_2 容易高估 SaO_2。当低氧血症合并高 COHb 时，例如，吸入性烧伤后，SpO_2 则可能提供虚假的正常值。

高铁血红蛋白（MetHb）能吸收两种波长，有更复杂的作用。正常饱和度下，增高的高铁血红蛋白造成 Sao_2 的低估，但在低氧气张力时，有可能高估 SaO_2。当 MetHb 浓度 ≥ 35%，R 值趋于一致，转变成 SpO_2 = 85%。

脉搏血氧计的重要性

脉搏血氧计在传感器放置后能立刻准确实时监测，不需要校正。它在患者转运，高敏区域如手术室、恢复室和 ICU 时必须使用。它们还是有用的筛查工具。不利的是，脉搏血氧计在 ICU 最容易错误报警。当 PaO_2 > 70 ~ 100 mmHg 时，SpO_2 对于 PaO_2 变化也不敏感。

血氧亲和力监测

血氧亲和力是反应血液中氧气张力和氧含量的关系，用 HbO_2 解离曲线（图 14.4）来描述。P50 是 SO_2 = 0.5 的氧气张力，人的正常值是 26.7 mmHg，导致血氧亲和力下降的因素能够增加 P50。包括酸血症（Bohr 效应）、高碳酸血症、高水平红细胞 2,3- 二磷酸甘油（2,3-DPG）和发热。相反，碱血症、低碳酸血症、

表 14.3 引起 SpO_2 读数误差的原因

影响素因	评价
碳氧血红蛋白	由 HbO_2-SpO_2 测量结果可高估——看正文
高铁血红蛋白	2 个波长都吸收——看正文
低饱和度	低于 70% ~ 80% 时进行性不准确，通常 SpO_2 被低估
明显的静脉信号	四肢下垂，三尖瓣反流（静脉脉冲）——SpO_2 被低估
非脉动血流	心肺分流术——信号差
血管收缩，肢体缺血，休克状态	低脉动信号
人为运动	颤抖，自主运动——SpO_2 低估
周围光线	强日光、荧光和氙灯、闪烁的灯光——SpO_2 被低估
贫血	无影响
染料	亚甲蓝，吲哚花青绿，靛蓝胭脂红——SpO_2 被低估
黑皮色素沉着	精确度变异或偏差，可能需要分别校准
指甲油	特别是蓝色——SpO_2 被低估 丙烯酸指甲不受影响
光学分流	探针接触不充分所造成——SpO_2 被低估
射频干扰	核磁共振成像扫描——SpO_2 被高估

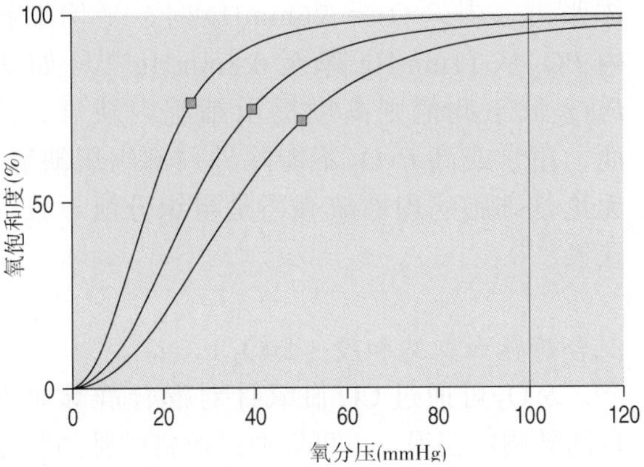

图 14.4 三组氧合血红蛋白曲线：正常（P50 = 26.7 mmHg），右移（P50 = 17 mmHg）和左移（P50 = 36 mmHg）。垂直线代表正常的氧负荷张力（PO_2 = 100 mmHg）。实心方框代表假定血红蛋白浓度是 150g/L 时，氧摄取率为 5ml/dL。（Reproduced from Morgan TJ. The HbO_2 dissociation curve in critical illness.Crit Care Resusc 1999; 1: 93–100, with permission.)

低水平 2,3-DPG、低体温、COHb、MetHb 和 FHb 都会导致 P50 下降（亲和力上升）。

在 ICU，仅通过测血气和 SaO_2 达 0.97 就能准确算出 P50 的值 [29]。然而，在危重患者，血氧亲和力对组织氧合的影响小 [30]，没必要做常规监测。

氧动力学

氧动力学的常用指数列于表 14.4。

DO_2/VO_2 关系

30 多年前曾有报道高动力氧流模式和风险高的非心脏手术后患者存活率之间的关系 [31]。由此引出一假说，认为手术期间高动力状态有保护意义，随后，一个单中心研究也支持了这

表 14.4 氧动力学——测量及衍生指标

参数	缩写	公式	正常范围	单位
功能血红蛋白浓度	[Hb_{funct}]	[HbO_2] + [Hb]	12.0 ~ 18.0	g/dL
动脉氧分压	PaO_2	测量	95±5	mmHg
混合静脉血氧分压	PvO_2	测量	40±5	mmHg
功能血氧饱和度	SO_2	[HbO_2] /（[HbO_2] + [Hb]）		
部分饱和度	$FHbO_2$	[HbO_2]/（[HbO_2] + [Hb] + [COHb] + [MetHb]）		
动脉功能血氧饱和度	SaO_2		0.97±0.02	
混合静脉功能血氧饱和度	SvO_2		0.75±0.05	
血氧含量	CO_2	1.39× [Hb_{funct}] ×SO_2 + 0.0031×PO_2		ml/dL
动脉氧含量	CaO_2		16 ~ 22	ml/dL
混合静脉氧含量	CvO_2		12 ~ 17	ml/dL
心脏指数	CI	CO/BSA	2.5 ~ 4.2	l/(min·m^2)
氧输送指数	DO_2I	CI×CaO_2× 10	460 ~ 650	ml/(min·m^2)
氧消耗指数	VO_2I	CI×（CaO_2–CvO_2）×10	96 ~ 170	ml/(min·m^2)
氧摄取率	O_2ER	（CaO_2–CvO_2）/CaO_2 或 VO_2/DO_2		0.23 ~ 0.32

HbO_2，氧合血红蛋白；Hb，还原血红蛋白；COHb，碳氧血红蛋白；MetHb，高铁血红蛋白；BSA，体表面积

一假说[32-35]，但缺乏大规模多中心研究[36-37]。优点可能源于液体负荷管理，甚至是密切监护。经典的治疗目标是心脏指数（CI）> 4.5l /(min·m²)，DO_2I > 600 ml/(min·m²)，VO_2I > 170 ml/(min·m²)，近期更强调 DO_2I 目标，因为超常的 VO_2I 值难以获得。目前已证实在脓毒症中，过度追求高动力目标反而有害[38]。

测量 DO_2I

尽管 DO_2I 的测定需要准确测量 CI 和 CaO_2，但肺动脉导管并不是必需的监测设备，可以引用正常值（表 14.4），但危重患者的氧需是可变的，孤立的测量 DO_2I 很难解释患者的氧需。

测量 VO_2I

两种测量 VO_2I 的方法包括反 Fick 法（表 14.4）和直接测热法。

反 Fick 法

反 Fick 方法需经肺动脉导管测量，随机误差范围很大，从高估 17% 到低估 13%。变化除非超过 20%，否则不能被确实发现。肺部炎症时误差更大，肺部本身即可使 VO_2I 升高 20%。

间接测热法

间接测热法准确度更好，VO_2I 由吸入和呼出气体的氧浓度和氧含量决定。然而，高 Fio_2 容易导致误差。新设备在 FiO_2 为 0.8 时也能保证准确度，相对误差 < 5%[39]。

混合静脉血

从肺动脉导管远端轻轻抽取肺动脉血可以得到混合静脉血样本。混合静脉血保证了上、下腔静脉血和冠状窦血液的彻底混合。混合静脉血 O_2 和 CO_2 张力及含量是流速加权后多组织静脉血流出量的平均值。这一整合过程能够掩盖一部分组织缺氧和高碳酸血症。

混合静脉血 PO_2（PvO_2）

静脉气体张力反映毛细血管后和组织气体张力，当 PvO_2 = 26mmHg 时，平均细胞内 PO_2 从 11mmHg 降至 0.8mmHg[40]。如果 PvO_2 低于此值则高度提示细胞内缺氧。然而，正常或高 PvO_2 不能除外局部组织缺氧，无论是细胞病理性缺氧还是组织分流导致的缺氧[41]。

混合静脉血氧饱和度（SvO_2）

SvO_2 可通过 CO 血氧计对混合静脉血进行间断测定获得，也可以通过改良的肺动脉导管，经光导纤维反射式血氧计测量法持续测得。测定 SvO_2 有许多潜在意义：

1. 计算 CvO_2（表 14.4）。CvO_2 可用于计算 Q_s/Q_t，采用反 Fick 法计算 VO_2I，采用 Fick 法计算氧提取率（表 14.4）和心输出量。
2. SvO_2 可以作为间接反映组织缺氧的指标。如果 SvO_2 值是 0.5，理论上相当于 PvO_2 为 26 mmHg。SvO_2 为 0.7 ~ 0.8 代表全身氧供与氧需之间的平衡（表 14.4），而乳酸酸中毒时 SvO_2 为 0.3 ~ 0.5[42]。SvO_2 > 0.8 见于高动力状态，如脓毒症、甲状腺功能亢进（甲亢）和严重肝病。

多中心研究发现，SvO_2 作为治疗目标（SvO_2 > 0.7）不能改善存活率[43]。治疗组仅有 2/3 的患者达到 SvO_2 治疗目标。与 PvO_2 一样，SvO_2 对细胞病理性缺氧和组织分流不敏感。令人惊奇的是，慢性心力衰竭患者能很好耐受较低的 SvO_2。

中心静脉血氧饱和度（$ScvO_2$）[43-45]

与 SvO_2 一样，$ScvO_2$ 能够用装有反射式血氧计的中心静脉导管来持续监测，也可以间断取血由 CO 血氧计测得。正常情况下 $ScvO_2$ 比 SvO_2 低 2% ~ 3%。然而，休克时这种差别是相反的。对治疗的反应，SvO_2 和 $ScvO_2$ 通常是平行的。

一个有影响的单中心研究报道，严重脓毒症和脓毒症性休克早期低动力状态，以 $ScvO_2$ > 0.7 为目标指导复苏，中心静脉压和平均动脉压也作为治疗目标，可能降低 28 天和 60 天的病死率，缩短住院时间[45]。这个结果能否被大样本研究复制，仍需拭目以待，间断取血是否能达到同等效果也有待观察。然而，当前 $ScvO_2$ 与 SvO_2 在拯救脓毒症行动指南上具有相同的价值。

静动脉血 PCO_2 梯度（ΔPCO_2）

ΔPCO_2（正常值约为 6 mmHg）在心搏骤停和实验性低输出量状态下明显升高，但作为组织缺氧的全身性参数缺乏敏感性和特异性。呼吸商（VCO_2/VO_2）或者静动脉血 CO_2 压差 / 动静脉 O_2 含量差的突然升高，可能是提示无氧代谢开始的更可靠指标。

血乳酸和氧化还原反应指标

见 15 章。

局部氧合指标

局部 PCO_2[48]

局部 PCO_2 反应动脉血 CO_2 含量、组织血流和组织 CO_2 产量之间的平衡。CO_2 间隙指局部 PCO_2– $PaCO_2$ 之差，用于校正不同动脉血 CO_2 含量下的局部 PCO_2。随着组织血流的下降，CO_2 清除也下降，导致 CO_2 间隙升高。无氧代谢开始后，局部代谢性酸中毒会产生一些 CO_2，但组织 CO_2 产量仍会平稳下降。CO_2 间隙升高只能提示组织血流下降，不能识别无氧代谢的开始。

胃张力测量法[49]

发生于休克早期的内脏低灌注，即“隐匿性休克”，临床表现为黏膜内高碳酸血症和酸中毒，这一理论促进了胃局部 CO_2 张力计的发展。胃张力计为一个改良的、距离尖端 11.4 cm 带有硅酮球囊的鼻胃管。早期是在球囊内充满盐水，胃黏膜产生的 CO_2 可以通过弥散进入球囊内。随后发现，充满空气的球囊能更快达到平衡，通过红外线 CO_2 分析仪，应用自动化气体循环检测球囊内 PCO_2，比间断检测需要定时校正的球囊内盐水 PCO_2 更有效。

初始方法是通过球囊内 PCO_2 和动脉 [HCO_3^-] 值，应用 Henderson-Hasselbalch 方程式来计算胃黏膜内 pH 值（pHi）。黏膜内酸中毒定义为 pHi < 7.3，并将此作为内脏灌注不当的指标。把监测终点从 pHi 转换为黏膜 - 动脉 CO_2 间隙（正常值为 8 ~ 10mmHg），消除了最重要的缺陷——应用动脉 [HCO_3^-] 替代黏膜 [HCO_3^-]。自动化气体张力测定法与同时测定潮气末 CO_2 相结合的方法，使胃到潮气末 CO_2 间隙的常规计算变得可行，这个参数与高危外科患者的预后相关[50]。

这项技术仍没有得到广泛的应用，原因为以下几点：

1. 需要鼻胃管。
2. 管腔内容物，包括食物和血液影响测定结果。进食须在测定前 2 小时停止，从而影响了营养支持。
3. 无法清晰地识别缺氧阈值。经验性建议的治疗目标是使 CO_2 间隙 < 25mmHg。
4. 需要抑制胃酸分泌来预防 HCl 中和十二指肠碳酸盐后产生 CO_2。
5. 缺乏张力测定法指导治疗改善预后的有力证据。

舌下 CO_2 测定术[49,50]

正如它的命名，舌下 CO_2 测定术是应用电极或光学技术测量舌下间质内 CO_2 张力。尽管舌的脉管系统不是内脏循环的一部分，它对循环障碍的反应相似。它的优势是对微小病变的敏感性更高。尤其是光学传感器可提供反应迅速的 PCO_2 信号。通过正交极化光谱成像，还可以同时进行微循环检测。

现阶段，我们只能说舌下 PCO_2 似乎和血流动力学障碍的严重程度及胃黏膜 PCO_2 有关，在少量休克患者中舌下 CO_2 间隙与存活率相关。这项技术是否能够用于指导治疗尚待观察。

脑静脉氧饱和度监测

见第 67 章。

组织 PO_2 直接测量

在患者中实施这种方法很大程度上是不实用的。主要的检查记录源于不同灌注损伤下动物模型中大脑、皮下组织、肌肉和肾床中的检测值[52]。组织 Po_2 通常为 30 ~ 45 mmHg，但是范围可从肾髓质组织中的＜ 10 mmHg 至皮肤组织中的＞ 70 mmHg。

其他局部技术

正交极化光谱技术（orthogonal polarisation spectroscopy，OPS）可完成实时体内微循环血流成像[42]。危重患者组织床的成像包括舌下、直肠、口腔和回肠（经造口）的微循环。OPS 可以与近红外线光谱相结合来监测更深部的局部线粒体氧化还原状态，与反射分光光度测定仪连接，监测浅表微循环氧饱和度。这种形式的结合为脓毒症和脓毒症性休克患者的氧输送分布提供了独特的整合信息。

其他技术，包括体内核磁共振成像[53]和光谱学技术也有发展前景。

（朱　曦　陈秀凯 译　朱　曦 校）

参考文献

1. Schumacker PT. Cell metabolism and tissue hypoxia. In: Albert RK, Slutsky A, Ranieri M *et al.* (eds) *Clinical Critical Care Medicine*. Philadelphia: Mosby Elsevier; 2006: 41–50.
2. Bayir H. Reactive oxygen species. *Crit Care Med* 2005; **33** (Suppl.): S49–501.
3. Schumacker PT. Hypoxia-inducible factor-1 (HIF-1). *Crit Care Med* 2005; **33** (Suppl.): S423–5.
4. Connett RJ, Honig CR, Gayeski TE *et al.* Defining hypoxia: a systems view of VO_2, glycolysis, energetics, and intracellular Po_2. *J Appl Physiol* 1990; **68**: 833–42.
5. Fink MP. Bench to bedside review: cytopathic hypoxia. *Crit Care* 2002; **6**: 491–9.
6. Deby-Dupont G, Deby C, Lamy M. Oxygen therapy in intensive care patients: a vital poison? In: Vincent J-L (ed.) *Yearbook of Intensive Care and Emergency Medicine*. Berlin: Springer-Verlag; 1999: 417–32.
7. Terragni PP, Rosboch G, Tealdi A *et al.* Tidal hyperinflation during low tidal volume ventilation in acute respiratory distress syndrome. *Am J Respir Crit Care Med* 2007; **175**: 160–6.
8. Dunlop S, Hough J, Riedel T *et al.* Electrical impedance tomography in extremely prematurely born infants and during high frequency oscillatory ventilation analyzed in the frequency domain. *Physiol Meas* 2006; **27**: 1151–65.
9. Wolf GK, Arnold JH. Noninvasive assessment of lung volume: respiratory inductance plethysmography and electrical impedance tomography. *Crit Care Med* 2005; **33** (Suppl.): S163–9.
10. West JB. Ventilation–perfusion relationships. *Am Rev Respir Dis* 1977; **116**: 919–43.
11. Yu G, Yang K, Baker AB *et al.* The effect of bi-level positive airway pressure mechanical ventilation on gas exchange during general anaesthesia. *Br J Anaesth* 2006; **96**: 522–32.
12. Kjaergaard S, Rees S, Malczynski J *et al.* Non-invasive estimation of shunt and ventilation–perfusion mismatch. *Intens Care Med* 2003; **29**: 727–34.
13. Rees SE, Kjaergaard S, Andreassen S *et al.* Reproduction of MIGET retention and excretion data using a simple mathematical model of gas exchange in lung damage caused by oleic acid infusion. *J Appl Physiol* 2006; **101**: 826–32.
14. Kjaergaard S, Rees SE, Gronlund J *et al.* Hypoxaemia after cardiac surgery: clinical application of a model of pulmonary gas exchange. *Eur J Anaesthesiol* 2004; **21**: 296–301.
15. D'Alonzo GE, Dantzker DR. Respiratory failure, mechanisms of abnormal gas exchange, and oxygen delivery. *Med Clin North Am* 1983; **67**: 557–71.
16. Rodriguez-Roisin R, Roca J. Mechanisms of hypoxaemia. *Intens Care Med* 2005; **31**: 1017–9.
17. Nirmalan M, Willard T, Columb MO *et al.* Effect of changes in arterial-mixed venous oxygen content difference ($C(a\text{-}v)O_2$) on indices of pulmonary oxygen transfer in a model ARDS lung. *Br J Anaesth* 2001; **86**: 477–85.
18. Bernard GR, Artigas A, Brigham KL *et al.* Report of the American–European consensus conference on ARDS: definitions, mechanisms, relevant outcomes and clinical trial coordination. *Intens Care Med* 1994; **20**: 225–32.
19. Le Gall J-R, Lemeshow S, Saulnier F. A new simplified acute physiology score (SAPS II) based on a European/North American multicentre study. *JAMA* 1993; **270**: 2957–63.
20. Murray JF, Mathay MA, Luce JM *et al.* An expanded definition of the adult respiratory distress syndrome. *Am Rev Respir Dis* 1988; **138**: 720–3.
21. Whiteley JP, Gavaghan DJ, Hahn CE. Variation of venous admixture, SF6 shunt, PaO_2, and the PaO_2/FiO_2 ratio with FiO_2. *Br J Anaesth* 2002; **88**: 771–8.
22. Siggaard-Andersen O, Siggaard-Andersen M. The oxygen status algorithm: a computer program for calculating and displaying pH and blood gas data. *Scand J Clin Lab Invest* 1990; **50** (Suppl. 203): 29–45.
23. Nirmalan M, Willard T, Khan A *et al.* Changes in arterial–mixed venous oxygen content difference (CaO_2–Cvo_2) and the effect on shunt calculations in critically ill patients. *Br J Anaesth* 1998; **80**: 829–31.
24. Venkatesh B, Hendry S-P. Continuous intra-arterial blood gas monitoring. *Intens Care Med* 1996; **22**: 818–28.
25. Widness JA, Madan A, Grindeanu LA *et al.* Reduction in red blood cell transfusions among preterm infants: results of a randomized trial with an in-line blood

gas and chemistry monitor. *Pediatrics* 2005; **115**: 1299–306.
26. Rudiger M, Topfer K, Hammer H *et al.* A survey of transcutaneous blood gas monitoring among European neonatal intensive care units. *BMC Pediatr* 2005; **5**: 30.
27. Jubran A. Pulse oximetry. In: Tobin MJ (ed.) *Principles and Practice of Intensive Care Monitoring.* New York: McGraw Hill; 1998: 261–87.
28. McMorrow RCN, Mythen MG. Pulse oximetry. *Curr Opin Crit Care* 2006; **12**: 269–71.
29. Morgan TJ, Koch D, Morris D *et al.* Red cell 2,3-diphosphoglycerate concentrations are reduced in critical illness without net effect on in vivo P50. *Anaesth Intens Care* 2001; **29**: 479–83.
30. Gutierrez G. The unpretentious role of 2,3-diphosphoglycerate in critical illness. *Crit Care Med* 2005; **33**: 2423–4.
31. Shoemaker WC, Montgomery ES, Kaplan E *et al.* Physiologic patterns in surviving and nonsurviving shock patients. *Arch Surg* 1973; **106**: 630–6.
32. Boyd O, Grounds M, Bennett D. A randomized clinical trial of the effect of deliberate perioperative increase of oxygen delivery on mortality in high-risk surgical patients. *JAMA* 1993; **270**: 2699–707.
33. Wilson J, Woods I, Fawcett J *et al.* Reducing the risk of major elective surgery: randomised controlled trial of preoperative optimisation of oxygen delivery. *Br Med J* 1999; **318**: 1099–103.
34. Lobo SM, Salgoda PF, Castillo VGT *et al.* Effects of maximizing oxygen delivery on morbidity and mortality in high-risk surgical patients. *Crit Care Med* 2000; **28**: 3396–404.
35. Pearse R, Dawson D, Fawcett J *et al.* Early goal-directed therapy after major surgery reduces complications and duration of hospital stay. A randomised, controlled trial. *Crit Care* 2005; **9**: 687–93.
36. Takala J, Meier-Hellmann A, Eddleston J *et al.* Effect of dopexamine on outcome after major abdominal surgery: a prospective, randomized, controlled multicenter study. European Multicenter Study Group on Dopexamine in Major Abdominal Surgery. *Crit Care Med* 2000; **28**: 3417–23.
37. Sandham JD, Hull RD, Brant RF *et al.* Canadian Critical Care Clinical Trials Group. A randomized, controlled trial of the use of pulmonary-artery catheters in high-risk surgical patients. *N Engl J Med* 2003; **348**: 5–14.
38. Gattinoni L, Brazzi L, Pelosi P. Does cardiovascular optimization reduce mortality? In: Vincent J-L (ed.) *Yearbook of Intensive Care and Emergency Medicine.* Berlin: Springer-Verlag; 1996: 308–18.
39. Walsh TS, Monaco F. Gas exchange measurement in the ICU. In: Vincent J-L (ed.) *Yearbook of Intensive Care and Emergency Medicine.* Berlin: Springer-Verlag; 2005: 632–43.
40. Siggaard-Andersen O, Fogh-Andersen N, Gøthgen IH *et al.* Oxygen status of arterial and mixed venous blood. *Crit Care Med* 1995; **23**: 1284–93.
41. Elbers PW, Ince C. Bench-to-bedside review: mechanisms of critical illness – classifying microcirculatory flow abnormalities in distributive shock. *Crit Care* 2006; **10**: 221.
42. Marx G, Reinhart K. Venous oximetry. *Curr Opin Crit Care* 2006; **12**: 263–8.
43. Gattinoni L, Brazzi L, Pelosi P *et al.* A trial of goal-orientated hemodynamic therapy in critically ill patients. *N Engl J Med* 1995; **333**: 1025–32.
44. Rivers E, Nguyen B, Havstad S *et al.* Early goal-directed therapy in the treatment of severe sepsis and septic shock. *N Engl J Med* 2001; **345**: 1368–77.
45. Pearse R, Dawson D, Fawcett J *et al.* Changes in central venous saturation after major surgery, and association with outcome. *Crit Care* 2005; **9**: R694–9.
46. Dellinger RP, Carlet JM, Masur H, *et al.* Surviving Sepsis Campaign guidelines for management of severe sepsis and septic shock. *Crit Care Med* 2004; **32**: 858–73.
47. Mekontso-Dessap A, Castelain V, Anguel N *et al.* Combination of venoarterial P_{CO_2} difference with arteriovenous O_2 content difference to detect anaerobic metabolism in patients. *Intens Care Med* 2002; **28**: 272–7.
48. Marik PE. Regional carbon dioxide monitoring to assess the adequacy of tissue perfusion. *Curr Opin Crit Care* 2005; **11**: 245–51.
49. Creteur J. Gastric and sublingual capnometry. *Curr Opin Crit Care* 2006; **12**: 272–7.
50. Lebuffe G, Vallet B, Takala J *et al.* A European, multicenter, observational study to assess the value of gastric-to-end tidal P_{CO_2} difference in predicting postoperative complications. *Anesth Analg* 2004; **99**: 166–72.
51. Miami Trauma Clinical Trials Group. Splanchnic hypoperfusion-directed therapies in trauma: a prospective, randomized trial. *Am Surg* 2005; **71**: 252–60.
52. Venkatesh B, Morgan TJ. Monitoring tissue gas tensions in critical illness. In: Vincent J-L (ed.) *Yearbook of Intensive Care and Emergency Medicine.* Berlin: Springer-Verlag; 2001: 251–65.
53. Zaharchuk G, Busse RF, Rosenthal G *et al.* Noninvasive oxygen partial pressure measurement of human body fluids in vivo using magnetic resonance imaging. *Acad Radiol* 2006; **13**: 1016–24.
54. Mayevsky A, Rogatsky G. Mitochondrial function in vivo evaluated by NADH fluorescence: From animal models to human studies. *Am J Physiol Cell Physiol* 2007; **292**: C615–40.

第 15 章

乳酸酸中毒

D J（Jamie）Cooper 和 Alistair D Nichol

乳酸酸中毒定义为血乳酸浓度上升（> 5mmol/L）以及酸血症（动脉血 pH < 7.35）[1,2]。然而，只要乳酸浓度超过正常范围（< 2mmol/L）时便可发生高乳酸血症。乳酸酸中毒有可能被同时发生的代谢性或呼吸性碱中毒所掩盖。伴乳酸酸中毒的危重患者通常死亡率高[3]，而且血液中乳酸浓度> 8 mmol/L 时预示着死亡[4]。一项前瞻性研究报道，血乳酸浓度达到 10mmol/L 的患者病死率为 83%[1]。然而，对每一个患者而言，其预后完全取决于基础疾病。乳酸酸中毒的起始程度是临床判断休克严重程度，以及连续评价治疗效果的有效指标。对于可能获益于早期目标治疗的脓毒症患者中，血乳酸浓度已经被认定为一种评估休克程度的指标[5]。还有一点需要牢记的是，健康的运动员在训练时发生的严重乳酸酸中毒是正常的、自限性现象。

病理生理

乳酸的产生和代谢是一个持续的循环过程。乳酸以 0.8 mmol/(kg·h) 的速度生成，同时在肝、肾、骨骼肌、大脑和红细胞中代谢，使血乳酸浓度维持在正常范围低值（< 1 mmol/L）。当乳酸生成超过代谢能力，或者由于器官功能障碍而导致代谢能力下降时，即发生乳酸酸中毒。肝对于维持体内乳酸平衡起到了重要作用，许多患者因为肝疾病造成乳酸代谢能力下降而发生乳酸酸中毒[6]。

细胞内乳酸的生成和代谢由乳酸脱氢酶（LDH）催化：

$$\text{丙酮酸} + NADH + H^+ \xleftrightarrow{LDH} \text{乳酸} + NAD^+$$

乳酸的生成在某种程度上依赖于丙酮酸浓度，而丙酮酸由糖酵解（85%）和蛋白质水解（15%）产生。葡萄糖由吸收、糖原、淀粉新生产生。糖酵解率由三个单向酶控制，其中一个的活性因细胞内 pH 升高而增加。因此，酸中毒能够减少（碱中毒能增加）糖酵解和丙酮酸，因此，也减少了乳酸的生成。氧过量时，丙酮酸被氧化，乳酸并不蓄积。但是，无氧代谢可导致乳酸蓄积以及乳酸 / 丙酮酸比率升高。血乳酸 / 丙酮酸比率不是反应线粒体浓度的良好指标，不适合临床应用。

在危重患者中，乳酸酸中毒常常会导致休克。在心源性和低血容量性休克中，低灌注和组织缺氧使乳酸产生增加，同时肝低灌注使乳酸代谢降低。在感染性休克中，很多因素可能导致乳酸酸中毒的发生，这包括全身灌注不足，微血管损伤引起的局部低灌注，以及受损的细胞内线粒体氧利用障碍。

分型（A 型和 B 型）

Cohen 和 Woods 根据是否存在组织缺氧将乳酸酸中毒分为 A 型（存在缺氧）、B 型（没有缺氧）两个亚型[7]（表 15.1）。组织缺氧所致的 A 型乳酸酸中毒常见于危重症患者。B 型乳酸酸中毒（没有组织缺氧）较少见。某些 B 型乳酸酸中毒患者乳酸产生增加（在充足的氧输送情况下，某些恶性肿瘤和中毒使细胞氧利用受损），某些（肝疾病）患者乳酸清除能力下

表 15.1 乳酸中毒的分类

A 型	休克 非常严重的低氧血症 非常严重的贫血 一氧化碳中毒
B1 型（潜在疾病）	脓毒症 肝衰竭 硫胺素缺乏 恶性肿瘤 嗜铬细胞瘤 糖尿病
B2 型（药物或毒素）	肾上腺素 舒喘宁（沙丁胺醇） 普鲁泊福（丙泊酚） 核苷酸反转录酶抑制剂 乙醇 甲醇 扑热息痛（对乙酰氨基酚） 硝酸盐 水杨酸盐 乙烯（以及丙烯）乙二醇 双胍 果糖 山梨醇 木糖醇 氰化物 异烟肼
B3 型（少见的先天代谢障碍）	葡萄糖 -6- 磷酸酶缺乏症 果糖 -1,6- 双磷酸酶缺乏症 丙酮酸羧化酶缺乏症 氧化磷酸化酶缺乏症

降。在乳酸产生增加情况下，肝病患者较肝功能正常患者的高乳酸血症明显严重[6]。

混合型（A 型和 B 型）

临床实践中，通常没有必要区分 A 型、B 型乳酸酸中毒，因为许多危重患者同时存在两型的乳酸酸中毒。组织缺氧和乳酸清除能力下降导致的乳酸升高经常同时发生。肿瘤患者中，由于肿瘤组织的取代，使肝的乳酸代谢能力受损，促使无氧糖酵解增加。糖尿病患者可能发生休克，但是在非胰岛素依赖型糖尿病患者中可能存在丙酮酸氧化缺陷，糖尿病酮症酸中毒的酮体可能抑制肝摄取乳酸。维生素 B1 和维生素 H 是丙酮酸脱氢酶活化和转化成草酰乙酸的重要因素。营养失调（脚气病）和不恰当的肠外营养由于缺少这些物质而导致乳酸酸中毒。这种情况下，丙酮酸蓄积，增加了乳酸的生成。酗酒者乙醇氧化促进了丙酮酸向乳酸的转化，而且抑制丙酮酸代谢的其他途径。苯乙双胍引起乳酸酸中毒的原因如下：苯乙双胍促进外周组织的糖酵解，抑制丙酮酸氧化，促进内脏乳酸生成，降低肝的乳酸清除能力。直到发现苯乙双胍是有效的心脏抑制剂前，它一直被用于诱导老龄动物模型乳酸酸中毒。乳酸酸中毒对心功能影响的研究报道仍有不足。内源性和输入的儿茶酚胺引起肝血管收缩，损伤肝的乳酸清除能力，肾上腺素能促进肝糖异生成乳酸[8]。重要的是，酸中毒也能刺激肾上腺释放儿茶酚胺，掩盖了酸中毒对心脏的其他影响。

脓毒症

脓毒症性高乳酸血症到底来源于细胞生成增加[10]还是清除减少[11]目前仍处于争议中[9]。但是脓毒症导致乳酸清除下降是明确的。局部微血管损伤和线粒体功能障碍被认为是脓毒症性乳酸酸中毒的发病机制。过量的儿茶酚胺会减少肝对乳酸的清除（通过减少局部肝血流）并增加乳酸的产生（增加糖酵解），同时由于骨骼肌和肝中丙酮酸脱氢酶活性下降使乳酸的清除减少。线粒体内丙酮酸的氧化也受到损害。

组织缺氧可能不是脓毒症局部乳酸生成增加的主要机制：高乳酸血症与细胞炎症反应程度和高代谢状态有关[9,12]。单纯由肝血管床产生的乳酸在脓毒症中并不常见[13]。而且核磁共振成像证实高乳酸血症在没有组织缺氧的情况下也能发生[14]。

肺损伤

肺是急性肺损伤患者乳酸产生的原发地，肺乳酸的释放与肺损伤程度直接相关[15,16]，支持原发因素是组织炎症或损伤的观点。损伤肺乳酸产生增加不仅继发于肺缺血部位的无氧代谢，可能还与糖代谢的改变以及细胞因子对肺细胞的直接作用有关[16]。

当前的实验数据提示，代谢性和呼吸性酸中毒能够保护肺免受损伤，纠正酸中毒反而会加重损伤[17,18]。两个呼吸机试验证实，小潮气量和限制气道压而继发的高碳酸性酸中毒对急性呼吸窘迫综合征（acute respiratory distress syndrome，ARDS）的病死率有正面影响。然而 Amato 等[19]发现，与对照组相比，通过允许 $PaCO_2$ 升高（允许性高碳酸血症）而继发的酸中毒在 ARDS 组能够通过提高呼吸频率和应用碳酸氢钠来逐渐纠正高碳酸性酸中毒。越来越多的证据表明不仅高碳酸性酸中毒对肺损伤有益，而且 ARDS 旨在纠正酸中毒的干预措施可能是有害的[18,22]。这些发现不仅提高了人们对 ARDS 酸中毒的耐受力，也提出了不用外源缓冲液使其接近“正常”的观念。

哮喘

乳酸酸中毒也常发生在急性严重哮喘的患者中[23]。呼吸肌无力是病因，严重的乳酸酸中毒还可见于没有自主呼吸的镇静、肌松状态的机械通气患者[24]。β- 受体激动剂，包括沙丁胺醇和肾上腺素，通过增加糖异生、糖原分解、脂肪分解和环化单磷酸腺苷（AMP）活性，导致乳酸酸中毒。临床经验认为输入 β- 受体激动剂是引起哮喘患者乳酸酸中毒的主要病因，因为将沙丁胺醇静脉输液速度减慢至小于 10mcg/min 时，通常是能纠正酸中毒的。乳酸酸中毒对于哮喘的预后没有特殊意义。

心脏术后患者

高乳酸血症在心肺旁路术后相对常见，并且与术后病死率的增加相关[25]。研究发现，不停跳手术时高乳酸血症继发于外周氧输送（PO_2）不足，引起类似于心源性休克的一种状态，由于组织缺氧、儿茶酚胺释放、胰岛素阻抗以及高糖血症引起的乳酸生成增加。

某些心肺旁路术后患者应用肾上腺素加剧了乳酸酸中毒[26]。这种现象可能是 β- 受体激动剂介导的，与全身血流增加有关，给予非肾上腺素替代品能够缓解。新的证据认为，心脏术后乳酸酸中毒的严重程度与肿瘤坏死因子和白细胞介素 -10 的基因多态性有关[27]。与哮喘类似，这种患者给予肾上腺素所引起的乳酸酸中毒与休克伴乳酸酸中毒的负面影响不一样。

肠系膜缺血

危重患者肠系膜缺血的诊断难以明确，因为这种患者缺少临床表现，很难将病情不稳定的患者转运去行影像学检查，以及担心不恰当的使用造影剂所引起的不良反应。动物模型显示，诱导肠缺血 1 小时以内乳酸开始增加，此外，肠系膜缺血诊断成立时，升高的乳酸可以预测病死率[28]。然而，虽然血乳酸是监测急性肠系膜缺血非常敏感的指标（100%），但是特异性低（42%），尤其对于有多个疑似诊断的危重患者。

D- 乳酸是乳酸的异构体，由肠道细菌产生而不是人生。实验研究显示，缺血小肠能够将 D- 乳酸转运至体循环；由于肝不能清除 D- 乳酸，其血浆水平有可能是肠系膜缺血更具有特异性的指标[29]。但是，在 D- 乳酸成为临床诊断监测指标以前，仍有许多问题尚待阐明，如抗生素治疗对肠道细菌的影响等[30]。

对于乳酸升高怀疑肠系膜缺血但不能明确诊断的病情恶化患者，最好能有一个高度敏感的指征，因为肠系膜缺血经常在危重患者尸体解剖时才首次明确。

临床表现

患者的临床表现与基础疾病平行，乳酸酸中毒往往通过实验室检查才能明确。伴有休克的危重患者，乳酸酸中毒的严重程度可以作为监测复苏效果的实用指标，需要反复检测动脉血气和血浆乳酸浓度。低血容量休克患者，随着低灌注的改善，乳酸酸中毒的纠正是复苏成功的重要监测指标之一。相反，低血容量休克时如果乳酸酸中毒纠正失败，提示复苏不充分或者仍存在还有没发现或没解决的临床问题。严重乳酸酸中毒，血乳酸浓度达 5 mmol/L 预计病死率接近 80%，只有高乳酸血症被纠正的患者才可能存活。感染性休克导致乳酸酸中毒的原因很多，所以，酸中毒的纠正不是休克完全复苏的非常可靠指征。

乳酸酸中毒还见于无休克的危重患者，例如，高代谢状态加速有氧糖酵解（创伤，烧伤，脓毒症）、肌肉过度活动（痉挛）以及外源性乳酸补充（含乳酸的血液滤过缓冲液）。这些乳酸浓度高的患者（例如，痉挛患者）因为乳酸很快会被清除，所以对预后没有影响。

心功能不全——乳酸酸中毒的原因或结果

伴有乳酸酸中毒的休克患者常发生心功能障碍，一般认为，随着乳酸酸中毒的纠正心功能会得到改善。然而，这类患者的心功能障碍很可能是其他原因所致，细胞因子（肿瘤坏死因子 -α，白细胞介素）是感染性休克的主要病因，而乳酸酸中毒只是一个结果或伴随症状，并非心功能障碍的病因。对于乳酸酸中毒，一些临床医生建议使动脉血 pH 值达到正常，原因基于两点假设：①乳酸导致心功能障碍；②正常 pH 值对患者有利[31]。对于绝大多数危重症患者，这两点假设是不正确的。首先，在对于离体肌肉、离体心脏和动物模型的早期研究以及临床个案的报导，支持乳酸能够降低心功能并同时减少儿茶酚胺对血流动力学的影响，后来大量的动物实验发现严格控制前负荷、后负荷和心率的情况下，乳酸酸中毒对心肌收缩力仅有微小的影响[2,32]。另外有研究报道，与常见的危重症患者相比，心功能障碍更常见于动脉血 pH 明显低（pH 为 6.6 ~ 6.9）的患者[33]。越来越多的经验认为，在 ARDS 和哮喘时，允许性高碳酸血症有利于减少呼吸性酸中毒患者的并发症，改善预后。对于 ARDS 和哮喘，急性高碳酸性酸中毒对血流动力学主要的影响是心输出量和血管舒张增加，而不是心脏抑制[34]。因此，将乳酸酸中毒控制到正常范围可能不仅没有益处反而有害。

治疗

一般治疗

在危重症患者中，乳酸酸中毒往往是绝大多数患者发生病理改变的一个指征。因此，重点是要及早发现和治疗病因。完善临床检查，发现隐藏的脓毒症、复苏不足、局部缺血以及心血管系统衰竭是非常重要的。每一例患者，明确诊断和初始治疗后，乳酸酸中毒即可作为持续监测疾病进展和转归的指征。如果用碳酸氢钠纠正 pH 值，就会使我们失去这个有效的临床监测指标。

治疗原发病

一定要针对每一个潜在的病因给予对症的治疗和支持。对于低血容量和心源性休克，要保证足够的全身氧供。血管收缩剂会使组织灌注恶化，只有在足够血容量和恰当的心脏支持情况下才可以应用。在感染性休克中，首选覆盖所有可能感染病原菌的抗生素，在可能存在缺血性肠病的患者中，手术既是诊断方法又是治疗手段。对于术后胃肠道瘘，有时诊断困难，CT 难以发现，需要尽早行剖腹探查术。在癫痫持续状态下，乳酸酸中毒是肌肉活动所致，也是及早使用抗惊厥药物的指征。在糖尿病酮症酸中毒中，使用胰岛素、恰当补液以及针对原发病治疗，能够缓解所有代谢紊乱，包括伴发的乳酸酸中毒。在美国，接受完全胃肠外营养的患者存在明显的维生素缺乏[35]，在维生素 B_1 缺乏的患者中，大剂量静脉补充维生素 B_1，能够纠正血管舒张性休克以及伴发的乳酸酸中毒。在急性严重哮喘中，乳酸酸中毒通常是由于大剂量静脉输注 β - 受体激动剂所致，减少沙丁胺醇剂量可使问题得到解决。心肺旁路术后血管舒张的患者，乳酸酸中毒的发生可能与β-受体激动剂的治疗有关[26]，给予去甲肾上腺素替代静脉肾上腺素即可纠正。这些情况下，乳酸酸中毒与组织灌注不足无关，对预后的不良影响尚不清楚。接受核苷类似物反转录酶抑制剂（NRTI）治疗的人类免疫缺陷病（HIV）患者，发生高乳酸血症的可能性高达 8.3%，容易快速进展为致死性代谢性乳酸酸中毒综合征。这些使用 NRTI 诱导的线粒体功能障碍的患者，如果乳酸＞ 5 mmol/L，应该停止治疗，并且严密监测[36]。有症状患者乳酸水平的增高伴随着病死率的增加。

高频通气

高频通气是清醒患者对代谢性酸中毒的正常代偿性反应，因此，对于使用机械通气的乳酸酸中毒患者，大多数临床医生会选择高频通气模式来纠正部分酸血症。很明显，对于某些存在肺部疾病的患者，使用高频通气可能比较困难或者并不恰当，它能够使气道压力增高，静脉回流减少，心输出量降低，诱发乳酸酸中毒。

碳酸氢钠

碳酸氢钠治疗乳酸酸中毒尚存争议[2,31,37]。用于纠正酸中毒的碳酸氢钠可能反过来抑制心脏功能，但是在危重患者中并没有证据证明乳酸酸中毒会抑制心功能，实验室研究也证实乳酸酸中毒对动物模型仅有微小的抑制作用[32,38]。另外，并不是所有研究均证实给予碳酸氢钠后 pH 会升高[39]。重要的是，两个随机试验发现，在伴有乳酸酸中毒和休克的危重患者中，使用碳酸氢钠后，pH 的纠正并没有使心功能得到改善，也没有任何其他益处[33,40]。产生这些结果的原因之一就是碳酸氢盐的不良反应（急性高碳酸血症和游离低钙血症[33]）超过了其对患者的潜在好处。高碳酸血症会加重细胞内酸中毒（CO_2 能快速穿过细胞膜），低钙血症降低心肌收缩力[41]。碳酸氢钠的其他不良反应，还包括碳酸氢钠是高渗性溶液，引起急性血容量超负荷和心脏抑制。另外，碳酸氢钠通过提高果糖磷酸激酶限速酶的活性增加乳酸的产生，氧解离曲线移位，增加血红蛋白对氧的亲和力，从而减少组织的氧供。通过减慢输液速度，增加机械通气患者的潮气量，纠正游离低钙血症可以减轻碳酸氢钠的不良反应。

肺保护通气限制了 CO_2 的排出，从而限制了碳酸氢钠的纠酸能力。两个前瞻性随机对照试验发现，给予伴有乳酸酸中毒的机械通气患者碳酸氢钠后，对于改善 pH 的作用不大[33,40]。并且在肺保护策略的严格限制通气情况下，碳酸氢钠能够降低动脉血 pH[42]。ARDS 网络工作组支持使用碳酸氢钠后能够限制高碳酸血症对 pH 的影响[20]，但是新出现的实验研究认为对高碳酸酸中毒的缓冲可能是有害的[18]，因此在肺保护策略期间不推荐使用。

尽管争论了几十年，在临床实践中不管酸血症的程度如何，给予碳酸氢钠都没有什么益处，而且不被推荐用于乳酸酸中毒的患者[2]。

对两个乳酸酸中毒亚组患者可考虑给予碳酸氢钠。肺动脉高压和右心力衰竭竭（例如，肺移植受体）的患者发生酸中毒会加重肺血管收缩。对于这些患者，虽然有其他有效的治疗手段，包括吸入一氧化氮，但纠正 pH 能够改善右心功能。而且，严重缺血性心脏病和乳酸酸中毒的患者发生严重心律失常的风险增加。两组患者，缓慢输注碳酸氢钠保持 pH 在 7.15 以上是允许的。

其他治疗

CARBICARB

Carbicarb 是碳酸钠和碳酸氢钠的等摩尔结合，比碳酸氢钠产生的二氧化碳少，因此不良反应小。Carbicarb 能够升高细胞内 pH，对血流动力学有不利影响，同碳酸氢钠一样不能解决乳酸酸中毒的潜在病因，尚没有用于临床。

二氯乙酸盐

二氯乙酸盐（DCA）通过激活磷酸脱氢酶复合物发挥作用，是调控丙酮酸进入三羧酸循环的限速酶，DCA 能够升高动脉血 pH，降低乳酸浓度[43]，但是，大型的、多中心随机临床实验发现，该药对于乳酸酸中毒患者的血流动力学和预后都没什么益处[44]。这项研究目前支持如下结论：对于危重症患者，如果原发疾病得不到改善，纠正乳酸酸中毒对于患者的预后完全没有意义。DCA还不能商业购买。

三羟甲基氨基甲烷 TRIS/THAM

三羟甲基氨基甲烷（tris-hydroxymethyl aminomethane，THAM）是一种可以购买到的弱碱，但由于它可能引起高钾血症、低血糖、外渗性坏死和新生儿肝坏死的不良反应，故很少用于临床治疗。对于急性肺损伤，THAM被证实是机械通气患者的有效缓冲剂，它不增加CO_2负荷，而且能够减轻高碳酸血症对血流动力学的影响[42,45]。然而，对于急性肺损伤患者高碳酸血症的缓冲是否有益至今尚不清楚。

血液透析/血液滤过

据报道，腹膜透析可以起到清除乳酸的作用，但是用碳酸氢钠作为缓冲液进行血液滤过却没有效果，乳酸的清除低于3%[46]。实际上，由于血液滤过对乳酸清除无效，因此在使用碳酸氢钠缓冲液的血液滤过患者中，乳酸浓度可以作为评估疾病进展的临床指标。

但是，在乳酸不耐受的患者中［例如，休克导致的乳酸酸中毒和（或）肝病］，使用乳酸盐缓冲液会加重患者对乳酸的代谢负荷，尤其在高容量血液滤过时[47]。这些患者应选用基于碳酸氢盐作为缓冲液的透析方法。

（朱　曦　陈秀凯译　朱　曦校）

参考文献

1. Stacpoole PW, Wright EC, Baumgartner TG *et al.* Natural history and course of acquired lactic acidosis in adults. DCA-Lactic Acidosis Study Group. *Am J Med* 1994; **97**: 47–54.
2. Forsythe SM, Schmidt GA. Sodium bicarbonate for the treatment of lactic acidosis. *Chest* 2000; **117**: 260–7.
3. Gunnerson KJ, Saul M, He S *et al.* Lactate versus non-lactate metabolic acidosis: a retrospective outcome evaluation of critically ill patients. *Crit Care* 2006; **10**: R22.
4. Broder G, Weil MH. Excess lactate: an index of reversibility of shock in human patients. *Science* 1964; **143**: 1457–9.
5. Rivers E, Nguyen B, Havstad S *et al.* Early goal-directed therapy in the treatment of severe sepsis and septic shock. *N Engl J Med* 2001; **345**: 1368–77.
6. Berry MN. The liver and lactic acidosis. *Proc R Soc Med* 1967; **60**: 1260–2.
7. Cohen RD, Woods HF. Lactic acidosis revisited. *Diabetes* 1983; **32**: 181–91.
8. Stacpoole PW. Lactic acidosis. *Endocrinol Metab Clin North Am* 1993; **22**: 221–45.
9. Gutierrez G, Wulf ME. Lactic acidosis in sepsis: another commentary. *Crit Care Med* 2005; **33**: 2420–2.
10. Chiolero RL, Revelly JP, Leverve X *et al.* Effects of cardiogenic shock on lactate and glucose metabolism after heart surgery. *Crit Care Med* 2000; **28**: 3784–91.
11. Levraut J, Ciebiera JP, Chave S *et al.* Mild hyperlactatemia in stable septic patients is due to impaired lactate clearance rather than overproduction. *Am J Respir Crit Care Med* 1998; **157**: 1021–6.
12. Mizock BA. The hepatosplanchnic area and hyperlactatemia: a tale of two lactates. *Crit Care Med* 2001; **29**: 447–9.
13. De Backer D, Creteur J, Silva E *et al.* The hepatosplanchnic area is not a common source of lactate in patients with severe sepsis. *Crit Care Med* 2001; **29**: 256–61.
14. Hotchkiss RS, Karl IE. Reevaluation of the role of cellular hypoxia and bioenergetic failure in sepsis. *JAMA* 1992; **267**: 1503–10.
15. Kellum JA, Kramer DJ, Lee K *et al.* Release of lactate by the lung in acute lung injury. *Chest* 1997; **111**: 1301–5.
16. Iscra F, Gullo A, Biolo G. Bench-to-bedside review: lactate and the lung. *Crit Care* 2002; **6**: 327–9.
17. Laffey JG, Honan D, Hopkins N *et al.* Hypercapnic acidosis attenuates endotoxin-induced acute lung injury. *Am J Respir Crit Care Med* 2004; **169**: 46–56.
18. Laffey JG, Engelberts D, Kavanagh BP. Buffering hypercapnic acidosis worsens acute lung injury. *Am J Respir Crit Care Med* 2000; **161**: 141–6.
19. Amato MB, Barbas CS, Medeiros DM *et al.* Effect of a protective-ventilation strategy on mortality in the acute respiratory distress syndrome. *N Engl J Med* 1998; **338**: 347–54.
20. Ventilation with lower tidal volumes as compared with traditional tidal volumes for acute lung injury and the acute respiratory distress syndrome. The Acute Respiratory Distress Syndrome Network. *N Engl J Med* 2000; **342**: 1301–8.
21. Kregenow DA, Rubenfeld GD, Hudson LD *et al.* Hypercapnic acidosis and mortality in acute lung injury. *Crit Care Med* 2006; **34**: 1–7.
22. Conrad SA, Zhang S, Arnold TC *et al.* Protective effects of low respiratory frequency in experimental ventilator-associated lung injury. *Crit Care Med* 2005; **33**: 835–40.
23. Mountain RD, Heffner JE, Brackett NC Jr *et al.* Acid–base disturbances in acute asthma. *Chest* 1990; **98**: 651–5.
24. Manthous CA. Lactic acidosis in status asthmaticus: three cases and review of the literature. *Chest* 2001; **119**: 1599–602.
25. Demers P, Elkouri S, Martineau R *et al.* Outcome with high blood lactate levels during cardiopulmonary bypass in adult cardiac operation. *Ann Thorac Surg* 2000; **70**: 2082–6.
26. Totaro RJ, Raper RF. Epinephrine-induced lactic acidosis following cardiopulmonary bypass. *Crit Care*

Med 1997; **25**: 1693–9.

27. Ryan T, Balding J, McGovern EM *et al.* Lactic acidosis after cardiac surgery is associated with polymorphisms in tumor necrosis factor and interleukin 10 genes. *Ann Thorac Surg* 2002; **73**: 1905–9; discussion 1910–11.
28. Newman TS, Magnuson TH, Ahrendt SA *et al.* The changing face of mesenteric infarction. *Am Surg* 1998; **64**: 611–6.
29. Murray MJ, Gonze MD, Nowak LR *et al.* Serum D(−)-lactate levels as an aid to diagnosing acute intestinal ischemia. *Am J Surg* 1994; **167**: 575–8.
30. van der Voort PH. Diagnostic and scientific dilemma: the ischemic bowel. *Crit Care Med* 2006; **34**: 1561–2.
31. Narins RG, Cohen JJ. Bicarbonate therapy for organic acidosis: the case for its continued use. *Ann Intern Med* 1987; **106**: 615–8.
32. Cooper DJ, Herbertson MJ, Werner HA *et al.* Bicarbonate does not increase left ventricular contractility during L-lactic acidemia in pigs. *Am Rev Respir Dis* 1993; **148**: 317–22.
33. Cooper DJ, Walley KR, Wiggs BR *et al.* Bicarbonate does not improve hemodynamics in critically ill patients who have lactic acidosis. A prospective, controlled clinical study. *Ann Intern Med* 1990; **112**: 492–8.
34. Thorens JB, Jolliet P, Ritz M *et al.* Effects of rapid permissive hypercapnia on hemodynamics, gas exchange, and oxygen transport and consumption during mechanical ventilation for the acute respiratory distress syndrome. *Intens Care Med* 1996; **22**: 182–91.
35. Centers for Disease Control. Lactic acidosis traced to thiamine deficiency related to nationwide shortage of multivitamins for total parental nutrition. United States; 1997. *MMWR Mortal Morbid Weekly Rep* 1997; **46**: 523–8.
36. Claessens YE, Chiche JD, Mira JP *et al.* Bench-to-bedside review: severe lactic acidosis in HIV patients treated with nucleoside analogue reverse transcriptase inhibitors. *Crit Care* 2003; 7: 226–32.
37. Stacpoole PW. Lactic acidosis: the case against bicarbonate therapy. *Ann Intern Med* 1986; **105**: 276–9.
38. Walley K, Cooper DJ, Baile E *et al.* Bicarbonate does not improve left ventiricular contractility during resuscitation from hypovolemic shock in pigs. *J Crit Care* 1992; 7: 14–21.
39. Graf H, Leach W, Arieff AI. Metabolic effects of sodium bicarbonate in hypoxic lactic acidosis in dogs. *Am J Physiol* 1985; **249**: F630–5.
40. Mathieu D, Neviere R, Billard V *et al.* Effects of bicarbonate therapy on hemodynamics and tissue oxygenation in patients with lactic acidosis: a prospective, controlled clinical study. *Crit Care Med* 1991; **19**: 1352–6.
41. Lang RM, Fellner SK, Neumann A *et al.* Left ventricular contractility varies directly with blood ionized calcium. *Ann Intern Med* 1988; **108**: 524–9.
42. Kallet RH, Jasmer RM, Luce JM *et al.* The treatment of acidosis in acute lung injury with *tris*-hydroxymethyl aminomethane (THAM). *Am J Respir Crit Care Med* 2000; **161**: 1149–3.
43. Stacpoole PW, Harman EM, Curry SH *et al.* Treatment of lactic acidosis with dichloroacetate. *N Engl J Med* 1983; **309**: 390–6.
44. Stacpoole PW, Wright EC, Baumgartner TG *et al.* A controlled clinical trial of dichloroacetate for treatment of lactic acidosis in adults. The Dichloroacetate-Lactic Acidosis Study Group. *N Engl J Med* 1992; **327**: 1564–9.
45. Weber T, Tschernich H, Sitzwohl C *et al.* Tromethamine buffer modifies the depressant effect of permissive hypercapnia on myocardial contractility in patients with acute respiratory distress syndrome. *Am J Respir Crit Care Med* 2000; **162**: 1361–5.
46. Benjamin E. Continuous venovenous hemofiltration with dialysis and lactate clearance in critically ill patients. *Crit Care Med* 1997; **25**: 4–5.
47. Naka T, Bellomo R. Bench-to-bedside review: treating acid–base abnormalities in the intensive care unit – the role of renal replacement therapy. *Crit Care* 2004; **8**: 108–14.

第 3 部分

急性冠状动脉疾病监护

第 16 章

急性心脏综合征的调查与干预

Brad Power

心血管疾病（cardiovascular disease，CVD）占西方工业社会国家人口死亡率的 35% ～ 40%，其中约半数与冠状动脉疾病（coronary artery disease，CAD）有关。年龄超过 40 岁的患者，急性心肌梗死（myocardial infarction，MI）约占整体死亡率的 20%。80% ～ 90% 以上的这些死亡发生在院外。患者入院后的死亡率是 8% ～ 9%，显著高于一般高危人群。降低冠状动脉疾病的院内死亡率要求我们快速地确定处于危险的患者和实施以证据为基础的治疗方案。

心肌梗死

心肌梗死是由于缺血损伤导致的心肌细胞坏死。虽然需要如心电图（ECG）和生物标志物，超声心动图或尸检结果这些检查用来证实诊断，但诊断通常以临床的怀疑为基础。

急性 MI 的发生与许多不同的病理和流行病学机制相关或是其结果 [2]：

- 主要的冠状动脉事件如斑块侵蚀和（或）破裂，裂开或分解
- 氧气供需问题如冠状动脉痉挛、冠状动脉栓塞、血管炎、滥用药物、心律失常、贫血或低血压
- 排除明确原因的心源性猝死
- 经皮冠状动脉介入治疗（percutaneous coronary intervention，PCI）
- 冠状动脉旁路移植术（coronary artery bypass grafting，CABG）

尽管有着相似的生物标志物和心电图改变，但每一个机制可能都有不同的远期预后。当解释临床试验的结果时这样的分类可能具有重要的临床意义 [2]。

急性冠状动脉综合征

急性冠状动脉综合征（acute coronary syndromes，ACS）代表了发展为 MI 的患者的最大组群。它们表示了由急性心肌缺血引起的表现为胸部不适或其他症状的患者范围（图 16.1）。ACS 能进一步分为急性 MI 和不稳定心绞痛（unstable angina，USA）。两者都是以在原先存在的冠状动脉斑块基础上近期血栓形成导致心肌细胞氧供受损为原因。在这种意义上它们与稳定性心绞痛区分开来，稳定性心绞痛通常是在严重冠状动脉狭窄的背景下心肌细胞氧气需要的增加引起的。两者都是紧急医疗事件而且是入院和入冠心病监护室（coronary care unit，CCU）的最常见原因之一。

病因学和危险因素

粥样斑块沉积在冠状动脉壁提供了 ACS 的发展基质。发展为冠状动脉粥样硬化的主要危险因素见表 16.2。超过 90% 的成年人群至少有一项发展为动脉粥样硬化和冠状动脉疾病的危险因素。

戒烟、降低血浆胆固醇（节食和药物）和采用更积极的生活态度都能帮助阻止 CAD 的发展。对高血压患者的治疗能早期且大量减少卒中的发病率（35% ～ 40%）和死亡率，以及

急性冠状动脉综合征（ACS）。是以胸痛或心肌缺血为特征的一连串临床症状。疼痛是最近出现的，或者更频繁，更严重或持续时间比既往心绞痛长，不能通过休息或是药物缓解。急性冠状动脉综合征包括ST段抬高的心肌梗死，非ST段抬高的心肌梗死以及不稳定心绞痛。对急性冠状动脉综合征最初的分类是根据心电图上是否出现ST的抬高。

ST段抬高心肌梗死。虽然通过干预手段，心肌梗死的范围和并发症会得到显著的改善。但是ST段抬高的急性冠状动脉综合征患者总是会有肌钙蛋白的升高。

非ST段抬高急性冠状动脉综合征。患者不表现出ST段抬高，在检测生物标记物后分为：

a：非ST段抬高心肌梗心：心脏生物标记物升高表明有心肌梗死

b：不稳定心绞痛：没有心脏生物标记物升高的证据

图 16.1 急性冠状动脉综合征的分类

可变的	不可变的
通过改变生活方式	年龄增长
吸烟	男性
肥胖	家族史
	直系亲属有冠心病，男性<55岁，女性<65岁
活动不足	
通过药物治疗或改变生活方式	
高血压	
血脂紊乱（高LDL、低HDL、高TG）	
糖尿病和胰岛素抵抗	
高同型半胱胺酸血症	
其他因素：	
血浆黏度增高，慢性炎症	

LDL，低密度脂蛋白；HDL，高密度脂蛋白；TG，三酰甘油

图 16.2 发展为动脉粥样硬化和冠状动脉疾病的高危因素（CAD）

显著降低 MI 率（20% ~ 25%）[3]。纠正危险因素是减少 CAD 流行和死亡率最重要的方法之一。

病理生理学

中断、裂缝或侵蚀的动脉粥样斑块上形成血栓常常是 ACS 起因[4]。动脉粥样硬化斑块的形成可能源于血管壁的损伤，甚至可能早在儿童期就已发生。高度激活的巨噬细胞被吸引到损伤处并分化成组织巨噬细胞。巨噬细胞伴随血液脂质进入斑块的结缔组织纤维，形成一个血栓的软脂质核心。斑块的形成过程慢，但在存在危险因素的人群中明显加速。

“脆弱斑块”往往富含脂质而且由一个薄的纤维帽覆盖。引起斑块破裂和裂解的原因还未知但是暴露的血栓脂质和胶原纤维，是很强的血小板催化剂。这些侵蚀斑块上的血栓形成源于：①血小板黏附和激活；②凝固通路激活。

尽管血小板的激活有很多途径，但血栓形成的最终共同通路是通过激活糖蛋白（glycoprotein，GP）Ⅱb/Ⅲa 受体、血小板细胞膜表面的纤维蛋白原受体。激活的 GP Ⅱb/Ⅲa 受体连接活化的血小板和纤维蛋白原，促进血小板血栓的形成。血小板聚集形成“白色血栓”，然而这种血栓是很少完全阻塞的。凝血通路使被暴露的脂质和纤维蛋白以及活化的血小板激活，最终将导致凝血酶原激活和纤维蛋白凝块形成。红细胞被网罗进这种被称为“红色血栓”的复合物，它包绕着“白色血栓”。突然的动脉血栓阻塞可能复杂化即使只有中等程度的斑块；70% 的 ACS 患者可能只有一个小于 50% 的狭窄病变，仅 14% 的患者狭窄 > 70% 的腔直径（图 16.3）。

这些过程与治疗有着直接相关性：

- 抗血小板药物阻止血小板的黏附和堆积，它限制甚至逆转“白色血栓”形成。这些药物可能以腺苷二磷酸受体为靶（如噻氯匹定和氯吡格雷）或可能抑制环氧化酶（如阿司匹林）。虽然阿司匹林作为最主要的抗血小板药物阻碍血栓素 A_2 的合成，但它不能阻碍血小板被凝血酶、腺苷二磷酸和胶原蛋白的激活。
- 纤溶药物溶化“红色血栓”但不能有效对抗“白色血栓”。
- 抗凝血酶药物（如肝素）可以限制凝血酶的活性。现有的溶栓药物溶解纤维蛋白和红细胞血栓，但可能反常地增加表面凝血酶活性。

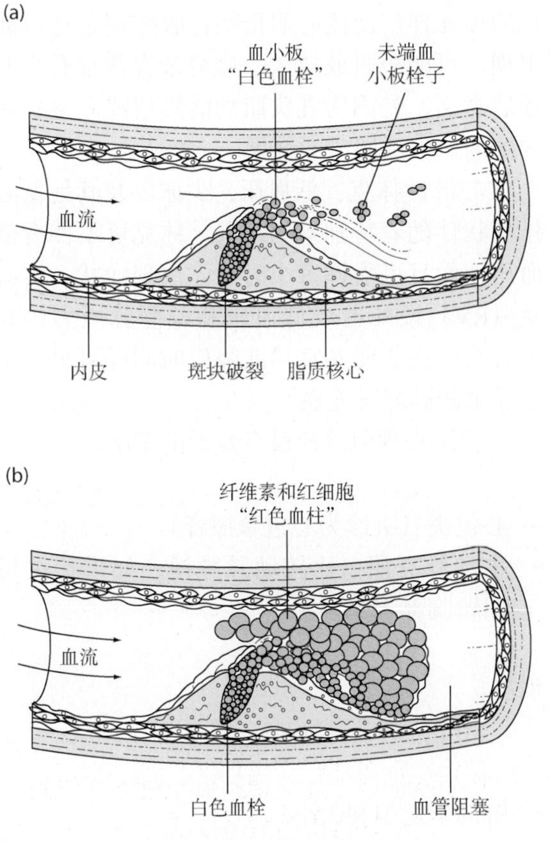

图 16.3　(a) 斑块破裂暴露形成血栓的脂质。“白色血栓”是由激活的血小板附着形成的。冠状动脉狭窄，远端血小板栓塞或动脉痉挛能造成缺血性心肌疼痛和可能心肌坏死。这一病变不稳定可以导致凝血酶被激活。“白色血栓”不能被溶栓治疗除去。(b) 凝血酶激活后介导形成一个纤维蛋白网和血红细胞聚集或“红色血栓”。可能导致动脉阻塞，如果动脉没有足够的侧支循环，紧随着会有心肌坏死。完全的动脉闭塞可在心电图上表现为 ST 段抬高。迅速的再灌注与溶栓治疗或与侵入性冠状动脉治疗可能阻止坏死心肌的蔓延

完全阻塞血栓会造成心肌细胞坏死，除非有好的旁路血流或血栓被快速清理。闭塞往往伴随着心电图 ST 段抬高。如果血栓是大的“白色血栓”，伴最小的或非闭塞的红色血栓，ST 段抬高的可能性要小得多。非闭塞性血栓可能没有症状，也可能引起 USA 或可能引起 MI，特别是如果有痉挛和远端血栓发生。虽然非闭塞性血栓不太可能发生早期或突然死亡，但他是不稳定斑块的象征并与再梗死和几个月后的死亡息息相关。

心肌缺血的结果是细胞破坏，失去功能，使受影响的心肌变薄和变软，接着纤维化和心室重塑。

梗死面积决定：

- 左室（LV）收缩功能受损
- 每搏输出量减少
- 心室填充压力增高（导致肺动脉充血和低血压，可能损伤冠状动脉灌注压和使心肌缺血恶化）
- LV 舒张功能障碍

首先，梗死的心肌软化导致心室顺应性增加，但是随着纤维化的发展顺应性降低。随着时间的推移，常常会有梗死区域的扩大和未受影响的心肌细胞的代偿性肥厚（也就是心室重塑）。这些会在梗死后的早期发生，影响整个心室功能和预后。

临床表现

心肌缺血的诊断往往以临床病史和心电图为基础[2]。

病史

心肌缺血的患者可表现为胸痛或压迫感，晕厥，心悸，呼吸困难或猝死。20% ~ 60% 的患者心肌梗死的前几天会出现USA的前驱症状。

典型的急性 MI 疼痛：

- 剧烈的，持续的胸骨后疼痛，蔓延胸部
- 持续 20 分钟以上且没有明显诱因
- 可以放射到喉部和下颌，下至双上肢尺侧和肩胛间区

大汗、恶心、苍白、呼吸困难和焦虑常见。

USA 表现可能相似但可自行缓解。可表明其为缺血性的特征为：

- 盈缺特征
- 可在少量劳累或激动下重现
- 伴有自主症状

疼痛可能有时为非典型：

- 上腹部（可能导致误诊）
- 局限在下颌、手臂、手腕或肩胛间区
- 烧灼或“压迫”感
- 性质上为急剧的或刺痛的
- 胸部压迫可重现

这些特征不是排除梗死所必需的[5]。鉴别诊断包括：

- 主动脉夹层
- 心包炎

非典型或无症状表现很常见：20% ~ 60% 的非致命性梗死在发作时未被发现[4]。这在年老、糖尿病、高血压、吸烟或服用非甾体类抗炎药的患者中更常见。

单独的评估临床症状对危险度分层是不够的，而且疼痛的严重程度往往不与梗死程度相符。

体格检查

USA 患者的检查常常无特殊发现。伴有更严重心肌梗死和广泛心肌损伤时，自主应激症状（苍白、大汗、烦躁、湿冷）和心衰甚至休克可能出现。心包摩擦音在 MI 后常常出现但多为暂时性的。

左室衰竭伴随着高的死亡率。征象包括奔马律、心动过速、呼吸过快和肺底部啰音。第四心音往往被闻及，但第三心音常常代表大面积的梗死伴广泛的心肌损伤。收缩期杂音可能出现，可能短暂或持久。这些杂音常常有判断预后意义，是因为乳头肌功能障碍或左室扩张导致的二尖瓣回流的结果。

心源性休克、低血压、少尿以及其他低心排症状伴随着特别差的结局。休克可不伴有低血压，而且可能许多小时后才出现症状。右心室（RV）梗死造成低血压和颈静脉压力的显著升高（在主要左室功能障碍时同样可见，常伴显著的肺静脉充血）

相同表现但溶栓没有益处的情况：

- 心包炎（听诊为心包摩擦音）
- 主动脉夹层（比较动脉脉搏；如果相关可回顾胸部 X 线片）

调查

MI 的存在同样应该符合[2]：

- 解剖学定位和大小
- 原因（如 ACS、CABG 后、PCI 后、与猝死相关）
- 发生时间（急，早，迟）

技术的进展允许准确地探查到早年无法探查的非常小的梗死（心肌坏死＜ 1.0g）[7]。

心电图

急性和完全的冠状动脉阻塞常常导致对应

缺血区域的连续 ECG 变化：

- 导联的数量涉及反映心肌范围的广泛程度
- 初始的 ST 段抬高高度与缺血程度相关
- 紧急解除 ST 段抬高与再灌注密切相关 [8]

对典型的 ST 段抬高性 MI（ST-segment elevation MI，STEMI）的急性和早期识别，可用来辨认哪些患者的再灌注治疗可能中断，阻止或使心肌坏死最小化（图 16.4）。

- *超急性期*（0 ～ 20 分钟）：高尖 T 波和 ST 段弓背样抬高。
- *急性期*（数分钟到数小时）：持续的 ST 段抬高，在梗死区逐渐的失去 R 波。ST 段开始回落和 T 波倒置。
- *早期*（数小时到数天）：缺血区 R 波消失和病理性 Q 波出现。ST 段回落到基线。持续的 T 波倒置。
- *不确定期*（数天到数周）：病理性 Q 波和持续的 T 波倒置。ST 段正常化（除非存在动脉瘤）。
- *晚期*（数周到数月）：持续的深 Q 波伴正常化的 ST 段和 T 波

其他引起急性 ST 段抬高和 T 波改变却不应接受溶栓治疗的情况：

- 正常范围的改变
- 代谢紊乱，特别是高钾血症
- 药物中毒，心包炎
- 左心室肥大
- 左室动脉瘤
- 沃尔夫 - 帕金森 - 怀特（W-P-W）综合征和布鲁加（Brugada）综合征
- 尖部气球样变综合征（Takotsubo 综合征或“心脏破裂”综合征）

Takotsubo 综合征的特征为心前区 ST 段抬高、超声心动图上心尖部气球样变但血管造影下血管正常。它可能紧随着近期发生的剧烈应激，可能是引起 1% ～ 2% 以上的 ST 段抬高性心梗原因 [9]。已在重大疾病中被认可 [10]。

有 ACS 但不伴显著的 ST 段抬高（属非 ST 段抬高性 ACS，NSTEACS，直到被生物标志物研究进一步细分）可能仍有高的梗死和死亡风险。它们很可能有活动的、非闭塞性血栓，一旦闭塞会出现一些侧枝血流。这些患者的心电图可能正常或呈现出：

- ST 段压低
- ST 段抬高（未达溶栓标准）
- T 波倒置或之前倒置 T 波的“正常化”

一个正常的 ECG 并不能排除 MI。尽管不出现 ST 段的抬高，小部分患者会有进行性的 R 波消失和 Q 波出现，并有少数会发展为心源性休克。

梗死部位

左前降支（LAD）给室间隔前 2/3、左室前壁和侧壁（对角支）提供血液，有时还给部分右室提供血液。左回旋支供应左室侧壁（前外侧缘边缘支）和后壁，偶尔还供应左室下壁

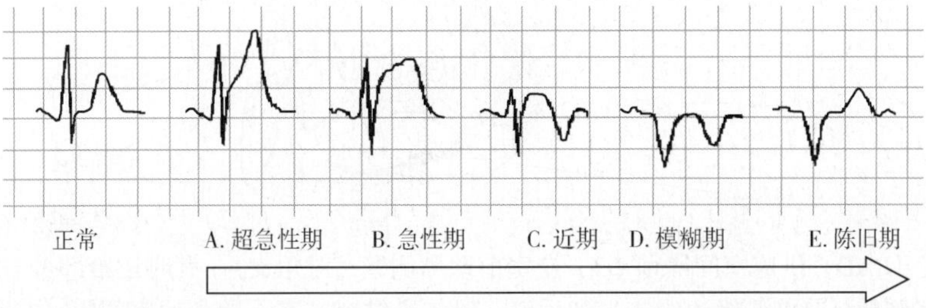

图 16.4　急性的冠状动脉完全闭塞会导致一系列的心电图改变。演变是可变的，而且可能被再灌注打断或改变。ST 段抬高是急性冠状动脉综合征患者需要溶栓治疗的一个早期和特异性指征

和后室间隔（左室后支：15% 的患者）的血流。右冠状动脉（RCA）供应右室壁，常常还供应后室间隔和左室下壁（左室后支：85% 的患者）的血流。如果由 RCA 发出后降支（PDA）则为右冠状动脉“优势型”（与回旋支发出相对）（图 16.5）。

临床上常常用 ECG 对心肌缺血部位做初步定位。导联图形的变化可以帮助对 MI 进行定位（图 16.6）[8,11-12]。ECG 发现的梗死与闭塞的冠状动脉和心肌梗死区域有合理的对应关系（图 16.7）。然而，ECG 的定位和血管造影、超声心动图和尸检结果可能存在差异，特别是有侧支循环形成或已行 CABG。前壁心肌梗死往往是 LAD 闭塞的结果；下壁、后壁和右室壁梗死是 RCA 或回旋支闭塞的结果。

常见的心肌梗死后 ECG 图像可见图 16.6。约有 40% ~ 50% 的患者表现为前壁梗死，50% 为下壁梗死。前壁梗死可能广泛也可能局限（间隔，前壁，侧壁），而下壁梗死可能都同样扩展到侧壁、后壁或右室心肌。临床重要性：

- 8% 的 MI 患者仅表现为后壁导联 V_7–V_8 或右心前区导联 V_{3R}–V_{6R} ST 段抬高[4,11]。
- 后壁心肌梗死在 V_1 和 V_2 导联上会出现“镜像”改变，这对诊断很重要，因为受威胁的心肌数量与下壁心肌梗死量相似。
- 右室心肌梗死往往伴有下壁心肌梗死而很少单独发生。V_{4R} 导联（V_4 导联相当于右前胸壁的位置）对右室心肌梗死有特异性和敏感性。

对将 NSTEACS 患者确切地分为梗死（NSTEMI）和没有梗死（USA），静息 ECG 没有足够的预测价值。18% 以上的 MI 患者在初始心电图上没有改变，20% 以上的 NSTEACS 患者冠状动脉正常或仅有最小的 CAD[11-12]。心肌生物标志物对证实心肌细胞损伤和满足 MI 诊断标准是必需的。

心肌生化标志物

- 肌钙蛋白（cardiac troponin，cTN）的高敏感性和高特异性让它们成为证实心肌坏死的金标准。肌钙蛋白水平升高应该被作为心肌损伤和证实 MI 的证据[2,7]。
- 肌钙蛋白的测量已经逐步取代了肌酸激酶（creatinine kinase，CK）作为明确心肌坏死的生物标志物。

典型的心肌梗死后心肌标志物的升降见表 16.8。

肌钙蛋白复合物三种亚型中的两种（cTnT,

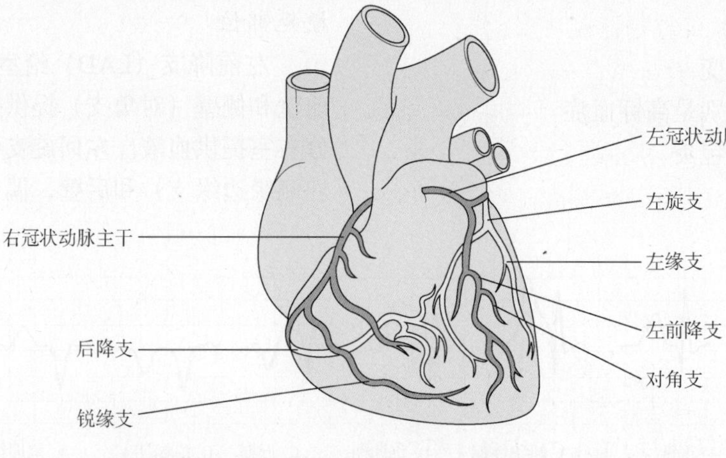

图 16.5 左前降支（LAD）供应室间隔前 2/3、左室前壁和侧壁（对角支），有时还给部分右室提供血流灌注。左回旋支供应左室侧壁（前外侧缘边缘支）和后壁，偶尔还供应左室下壁和后室间隔（左室后支：15% 的患者）。右冠状动脉（RCA）供应右室壁，常常还供应后室间隔和左室下壁（左室后支：85% 的患者）。如果由右冠状动脉发出后降支（PDA），则为右冠状动脉优势型（与回旋支发出相对）

部位	导联	解剖
前壁		
“广泛”前壁	V_1–V_6、I、aVL	前降支近端闭塞
间隔	V_1–V_3(V_4)	前降支穿隔支
前壁	V_4–V_6(I、aVL、V_2)	对角支（供应左室前壁），偶尔是回旋支的边缘支
侧壁	V_5、V_6 I、aVL	前降支末端或回旋支
下壁		
局部	II、III、aVF	右冠状动脉或回旋支的后外侧支
广泛	II、III、aVF 加	
下侧壁	I、aVL、V_5、V_6	右冠状动脉或回旋支点干
下后壁	V_1 - V_2	后降支或右冠状动脉或回旋支的左后外支
右心室	V_1、V_3R、V_4R（右胸导联可提供帮助）	右冠状动脉近端闭塞

图 16.6 心肌损伤的心电图图像。RCA：右冠状动脉；LAD 左前降支；Cx：回旋支；开始是 V_1-V_2 导联 ST 段压低和 T 波倒置，接着 V_1-V_2 导联 R 波增高，V_6 导联 R 波消失。心电图的定位于病变血管的相关性和超声行动图或解剖定位是有变化的

cTnI）只在心肌细胞中表达（特异性）。肌钙蛋白水平允许早期和敏感地检测心肌坏死。

肌钙蛋白

- 肌钙蛋白与 CK 和它的异构体 CK-MB 相比是更敏感的指示物。20% ~ 40% 以上的 ACS 患者 CK-MB 水平正常，却可能有 cTn 水平的升高。
- 肌钙蛋白水平与冠状动脉内血栓和受威胁的或缺血的心肌数量间存在密切联系。
- 明确哪些患者会从低分子肝素（low-molecular-weight heparin，LMWH）、糖蛋白抑制剂（glycoprotein inhibitor，GPI）和早期 PCI 中获益。

与 CK 相比肌钙蛋白敏感性的提高意味着 1/3 原来考虑是 USA 的患者现在发现有心肌坏死的证据。肌钙蛋白与 CK 相比也有着更好特异性，其特异性与 CK-MB 相似。但它们不能区分心肌损伤的原因（如缺血、心肌炎、外伤），因此还必须结合临床情况考虑[2]。肌钙蛋白在血浆中存在时间更长（超过 7 ~ 10 天），因此对于送到医院延迟者的诊断可能有意义。同时，CK-MB 被习惯上认为是再梗死较好的预测物，但怀疑再梗死发作后 3 ~ 6 小时肌钙蛋白升高＞ 20% 同样意义重大[2]。

所有的 ACS 患者都应该检查肌钙蛋白，进一步的治疗也应该针对肌钙蛋白水平有升高的患者[5]。

危重疾病中的肌钙蛋白变化

心脏特异性的肌钙蛋白在危重疾病中常常升高，包括但不限于败血症、肺栓塞和肾功能不全[13]。它们很可能起源于心脏并暗示着心肌损伤。它们的升高与不良预后相关。大多数与“不稳定斑块”无关，而 NSTEMI 标准治疗的作用也不明确。临床环境对于确定那些可能需要紧急或后续处理的有严重潜在 CAD 的患者很必要[2]。

请看章末的最新资讯。

超声心动图

二维经胸廓超声心动图与彩色多普勒作为证实 ACS 的非侵入性检查，有着很好的临床

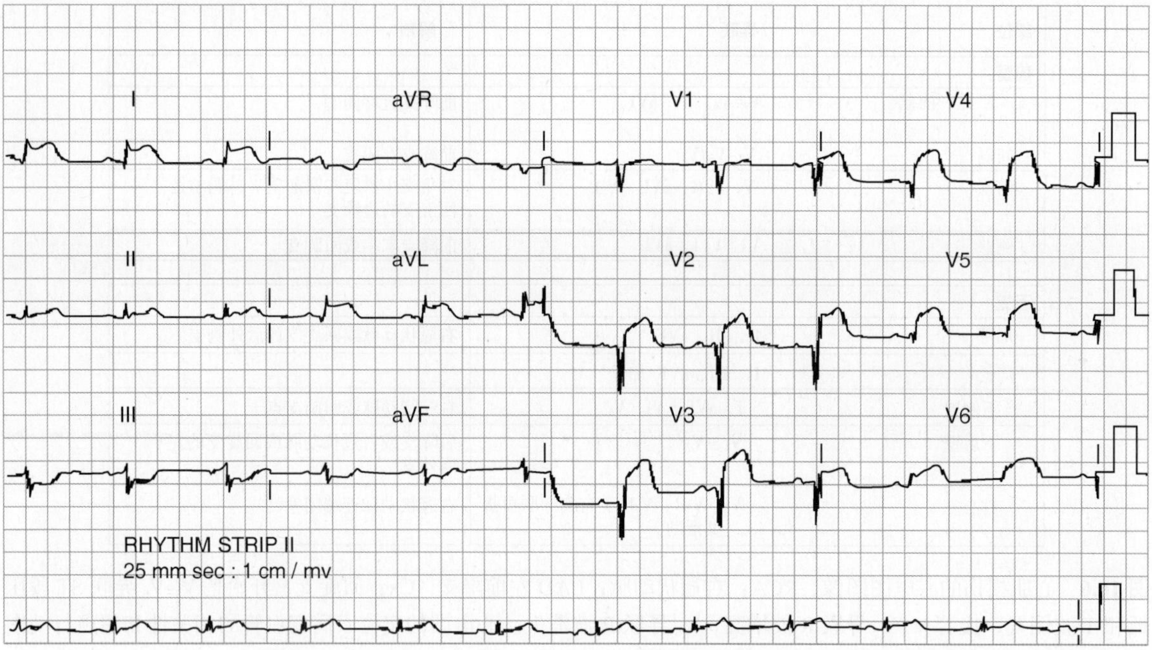

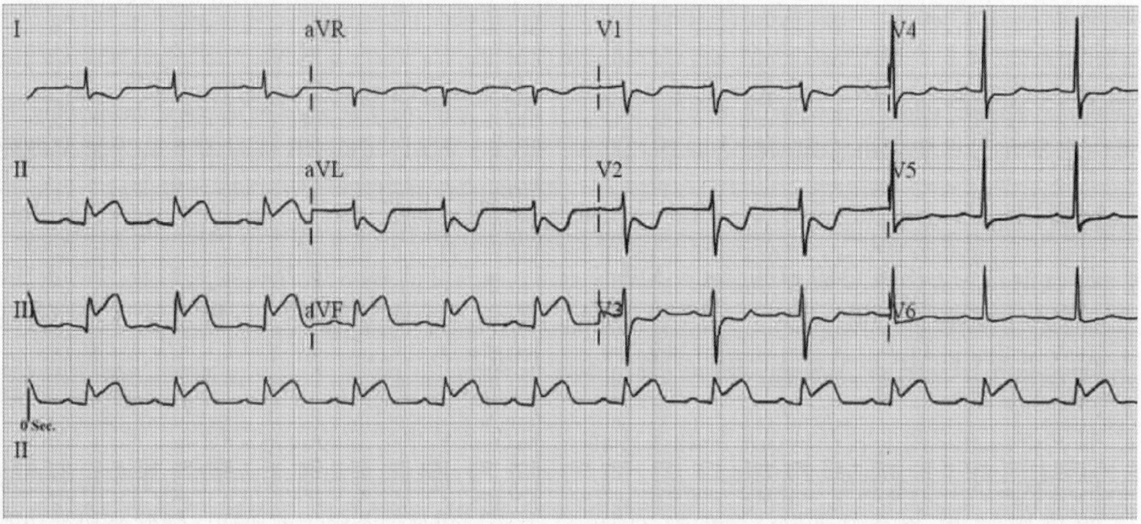

图 16.7 急性下壁心肌梗死（下壁导联Ⅱ、Ⅲ和 aVF 的 ST 段抬高）伴有对应导联Ⅰ、aVL、V_1 和 V_2 的 ST 段压低。加上右侧（V_4R）和后壁导联能帮助确认右室和后壁心肌梗死。远离梗死区域的相对导联的 ST 段压低是心肌梗死的敏感指标。可以在 70% 的下壁梗死和 30% 的前壁梗死中见到

实用性。它的基本作用是评估局部和整个左室功能不全的程度。

超声心动图发现局部心室壁异常运动，能够帮助少数不能确诊的病例［如左束支阻滞（LBBB）或陈旧性心梗的非典型表现］证实或排除 MI 的诊断。如果是由于心肌缺血，局部室壁异常运动和收缩时厚度减少常常出现在这些病例中，如果不出现则表示缺血不是急性的。这对少数患者排除不同的诊断（如主动脉夹层或心包积液）是有用的[2]。

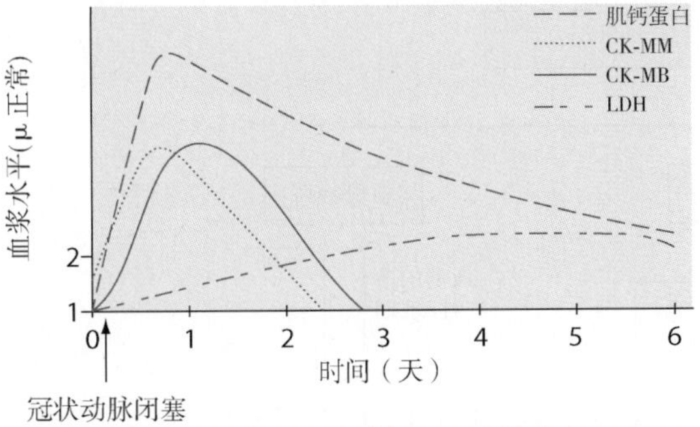

图 16.8 急性心肌梗死后血清生化标记的改变。心肌肌钙蛋白的敏感性和特异性使它们对早期诊断心肌梗死有用。它们的延迟回落允许对送到医院晚的患者进行诊断。如果再梗死的生物标记物升高有疑问，查 CK 或 CK-MB 有用

超声心动图随后还用于：

- 评估梗死大小，特别是溶栓治疗已经影响了生物标志物的测量
- 诊断右室梗死和梗死扩展
- 协助管理床边左室功能评估
- 诊断特殊并发症，如二尖瓣反流、心包积液、附壁血栓和心脏破裂，包括室间隔缺损

经食管心脏超声可能在心源性休克的治疗中有越来越重要的地位，可以为容量治疗提供某些指导。

动态或分级静脉通道（IV）多巴酚丁胺应力超声心动图（MI 后 2 ～ 10 天）可以评估心肌活性和区分非活性心肌与顿抑心肌。在标准运动测试还没有得到证实时有优势。

放射性核素的研究

放射性核素血管造影术对于急诊室诊断 ACS 几乎没有实际作用。动态或功能性放射性核素的研究（铊 -201 或锝 -99m 心肌灌注影像研究）对梗死风险分层和探查“受威胁心肌”有用。它们对已表现出 USA 或 NSTEMI，而血管造影中病变的临床意义不明确的患者以后的风险评估是有作用的。

压力测试

压力测试对于风险分级和诊断稳定性心绞痛可能是有用的。梗死后以下可能有用：

- 小于最大压力测试（心率为 120 次 / 分）患者做简单的快跑
- 心梗后 3 ～ 6 周最大症状限制性压力测试

冠状动脉造影和左室造影

冠状动脉造影是诊断（也常治疗）CAD 的金标准；而是否需要做和做的时机由临床风险决定。在适当的临床环境，冠状动脉造影常常能明确对应局部异常运动室壁的病变血管，此外可能可以对这种异常进行彻底治疗。这些将在稍后讨论。

急性冠状动脉综合征危险分层（图 16.9）

一个直接目标是明确那些能从再灌注治疗中获益的 STEMI 患者。这几乎总是在已呈现的 ECG 基础上完成。

STEMI

STEMI（包括新发的，假设新发的 LBBB）伴持续性疼痛是 ACS 的最致死形式，它往往发生于冠状动脉的完全闭塞（> 90% 的患者）[5]，是再灌注治疗的指征。尽管一些肌钙蛋白的升高通常不可避免，再灌注治疗可以成功并显著减少潜在梗死的面积。患者入院后发展为 ST 段抬高同样应该被分到这一组。

NSTEACS

患者有缺血性胸痛但没有特异的心电图改变（正常，ST 段压低或最低限度抬高，T 波倒置），经过一系列生物标志物测试，这些患者稍后被证实为 USA（如果肌钙蛋白保持正常）或者是 NSTEMI（肌钙蛋白升高）。

与 USA 比，非 NSTEMI 的治疗在临床上与 STEMI 更匹配。这两种情况都是“NSTEACS”的一种形式，代表一类疾病并且

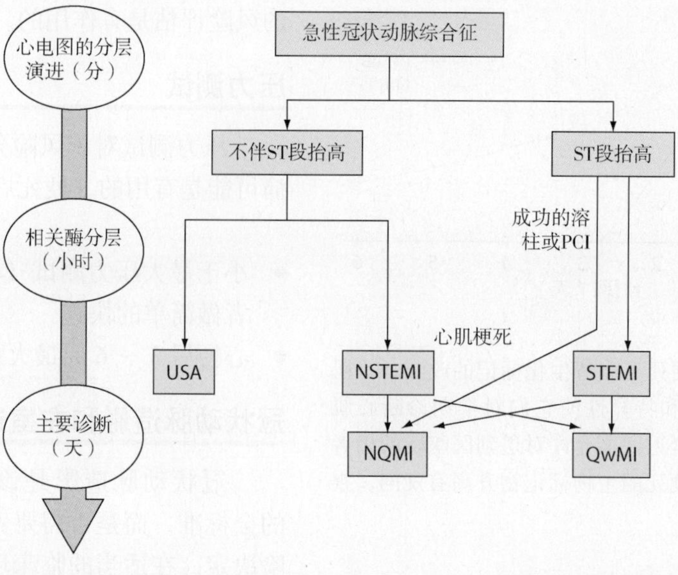

图 16.9 急性冠状动脉综合征（ACS）迅速分层为伴和不伴 ST 段抬高，可以明确需要再灌注治疗的患者。非 ST 段抬高性急性冠状动脉综合征（NSTEACS）的早期和一系列的生物标记物结果能明确不稳定心绞痛患者（水平正常）和非 ST 段抬高性心肌梗死（水平增高）患者。心电图明确持续性 Q 波型心肌梗死（QwMI）患者和非 Q 波型（NQwMI）心肌梗死患者。成功的再灌注治疗可以避免或局限 Q 波的发展。USA，不稳定心绞痛；PCI，经皮冠状动脉介入治疗

需要进行血小板灭活和“斑块稳固”的常规治疗。“NSTEACS”一词表明它们在临床症状上难以区分。缺血越严重，越需要进一步的抗凝治疗和侵入性医疗作业。早期的诊断分类运用 ECG 和肌钙蛋白，允许早期危险分层和以证据为基础的治疗。仅有 35% ~ 75% 的患者有冠状动脉血栓形成的证据，溶栓治疗对这一组并无益处。它的预后也不好 [5,14]。

图 16.10 展示了伴或不伴有 ST 段抬高的患者在接下来的 12 个月里主要冠状动脉事件的发生率。ST 段压低的早期死亡率低，但是 6 个月和 10 年的死亡率与 ST 段抬高相比相同或更高 [15-16]。与风险相关的特征为：

- 难治性心绞痛伴缺血性心电图改变
- 缺血伴血流动力学不稳定或心律不齐
- ST 段周期性改变伴有 cTn 水平升高

Q 波性心肌梗死（QwMI）或非 Q 波性心肌梗死（NqwMI）是描述 MI 的旧词。10 年死亡率 NqwMI（70%）比 QwMI 要高 10%。

急性冠状动脉综合征的即刻处理

入院前治疗

- 50% 的死亡发生在 MI 症状出现的 1 小时内。这些死亡通常是因为心室颤动（ventricular fibrillation, VF）。治疗则是除颤。

回顾性试验发现入院后溶栓治疗比入院前 30 天内死亡率下降 17%（95% CI：2% ~ 29%）[17]。

即刻院内治疗

1. 心电监护
2. 面罩吸氧（6 ~ 8L/min）
3. ECG（12 导联）应该在到达后 5 分钟内测量
4. 到达医院后后应该给予阿司匹林 160 ~ 325 mg 嚼碎吞下。如有必要可静脉给予阿司匹林。如对阿司匹林过敏或使用存在高

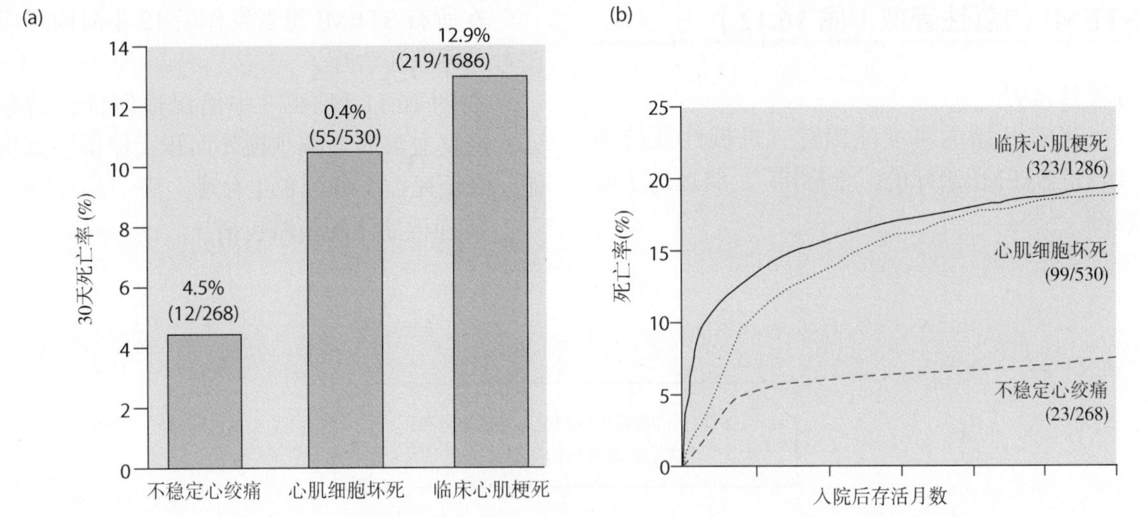

图 16.10 (a) 根据英国心脏协会分类的 30 天死亡率。(b) Kaplan-Meier 入院后 6 个月的生存曲线。ACS，急性冠状动脉综合征

风险可用氯吡格雷[4]。

5. 舌下含服硝酸甘油（nitroglycerine，GTN）可能有益处。不良反应包括低血压反应和低血压心跳徐缓反映（Bezold-Jarisch 反射）

6. 通常要建立静脉通路

7. 镇痛治疗应该被提供，疼痛会产生儿茶酚胺从而加重缺血。可给予硝酸甘油、镇静和给予小剂量（1 ~ 2 mg）的吗啡，反复使用直到疼痛缓解

8. 所有 ST 段抬高或假定新发 LBBB（STEMI）患者没有禁忌证都应考虑溶栓治疗（图 16.11），而且在临床时间内到达医院

9. 有以下情况的患者应该考虑紧急的血管成形术（或快速转移到有能力做到这一点的中心）：
- 被送到了一个条件好的中心
- 有溶栓禁忌证
- 心源性休克
- 高风险但预测溶栓治疗收益较小

10. 对血流动力学稳定的患者应该尽早给予 β-受体阻滞剂（口服）（通常在给予了溶栓治疗后或在 PCI 之前）[5,19]

11. 如果出现肺水肿用直立姿势，静脉注射呋塞米（40 mg），舌下含服硝酸甘油或静脉给硝酸盐类药物，如果严重可持续气道正压通气

12. 不建议预防性给予抗心律失常药物

再灌注治疗 ACS出现≤12小时，硝酸甘油不能缓解：
• 有2个或以上邻近导联的ST段抬高 胸导联（V_2–V_6）> 2 mm或 肢体导联（I、aVL、II、III、aVF）> 1 mm
• 新出现的左束支传导阻滞
• 后壁梗死（V_1–V_2主波为R波，ST段压低>2 mm）
• ACS后12 ~ 24小时仍有持续疼痛，有证据表明梗死进展

图 16.11 急性心肌梗死再灌注治疗的典型指征

STEMI 的急性管理（图 16.12）

再灌注治疗

迅速开始的再灌注治疗（机械性或药理性）是 STEMI 治疗的“金标准”，要远优于安慰剂。

在所有 STEMI 患者发作后 12 小时内均应该考虑再灌注治疗。

在图 16.11 和 16.13 中给出适应证、禁忌证。恢复血流明显减少梗死面积、保留左室功能、降低死亡率和延长生存率。

实现再灌注的策略包括：

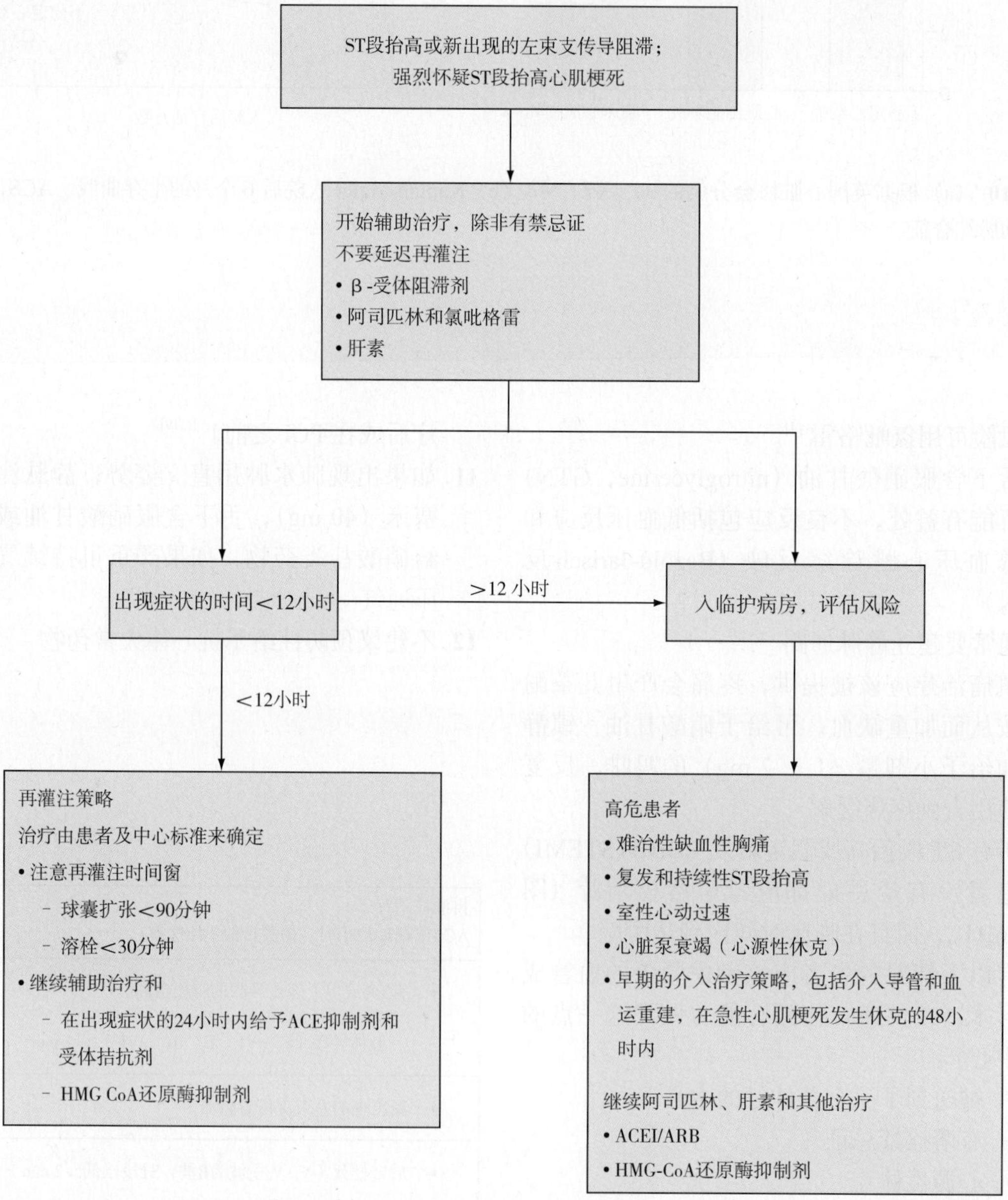

图 16.12 ST 段抬高性急性冠状动脉综合征（STEMI）的处理。没有禁忌证的患者都应该给予阿司匹林，β- 受体阻滞剂和肝素（除非已用链激酶）。迅速的再灌注与溶栓治疗（可用在所有中心）应该实施。有溶栓禁忌证或风险评估倾向于行 PCI，在条件好的中心优先紧急 PCI。糖蛋白Ⅱ b/ Ⅲ a 受体阻滞剂能减少 PCI 过程中的并发症

1．溶栓治疗
2．PCI，如血管成形术伴或不伴支架植入
3．紧急 CABG

影响治疗选择和预后的因素：

- 技术和专长得到认证的医院（可行 PCI）
- 出现症状的时间
- 年龄和合并疾病（特别是出血风险和休克）
- 血流动力学状态
- 已行 PCI 或 CABG

经皮冠状动脉介入治疗

当被送到好的中心时，PCI 要优于溶栓治疗，可以减少短期死亡率（5.3% ∶ 7.4%），非致命的再梗死（2.5% ∶ 6.8%）和休克（1.0% ∶ 2.0%）。

与溶栓治疗相比 PCI 治疗的生存率要更好，可以达到每 1000 人接受治疗有 20 人存活的程度。这些益处不是一成不变的，而受高危患者更好预后的明显影响。

紧急 PCI 在以下 STEMI 患者中应该重点考虑：

- 送到了一个好的心脏中心
- 有溶栓禁忌证
- 高风险但预测小或中度受益于溶栓治疗（如老年人，糖尿病者，运送时间超过 3 小时者）
- 心源性休克，即使在心梗发生后 12 ~ 36 小时（见第 20 章）
- 溶栓失败
- 已行 CABG

虽然对那些有出现造影剂相关肾衰竭风险的患者要谨慎，但只有很少的患者有条件实施 PCI[17]。

溶栓治疗

- ST 段抬高和（或）新发 LBBB 患者运用溶栓治疗（比安慰剂）能显著降低死亡率（10.9% ∶ 13.4%；相对危险性减少 19%），每 1000 位接受治疗者中能使死亡人数减少将近 20 人[5,14]。
- 预后与出现症状到治疗的时间密切相关。“到达医院至血管穿刺给药”的目标是少于 30 分钟。延迟意味着超额死亡率。

症状出现后 6 小时内溶栓，在接受治疗的每 1000 人中能拯救 30 人的生命；在 7 ~ 12 小时内，这一比例是每 1000 位接受治疗者中 20 人，但超过这一时间不会再获益了。如果治疗能在出现症状后第 1 个小时给予，每 1000 位接受治疗的患者可以有超过 40 位存活（相关风险减少 50%）[22]。且在接下来的 20 年都将获益[23]。前壁梗死能获得最大的收益（死亡率降低 3.7%），下壁梗死收益少（死亡率降低 0.8%）[5,14,24]。

年龄对 STEMI 后生存率有重大影响。与对照组相比年龄 < 55 岁溶栓能降低死亡率（3.4% ∶ 4.6%），年龄 55 ~ 64（7.2% ∶ 8.9%，每 1000 位接受治疗的患者有 18 位存活），年龄 65 ~ 75 岁（11.1% ∶ 12.7%，每 1000 位接受治疗的患者有 27 位存活），年龄 > 75 岁（24.3% ∶ 25.3%，每 1000 位接受治疗的患者有 10 位存活）。因此，尽管老年患者的死亡率相对减少很少（4%），但绝对死亡率的降低仍然很重要[14]。

溶栓药物

普遍得到认可的溶栓药物是链激酶、组织型纤溶酶原激活物（t-PA）、阿替普酶（rt-PA）、瑞替普酶和替奈普酶。这些药物促进纤溶蛋白酶原转变为纤溶酶，然后溶解纤维血栓。被批准用于治疗 STEMI 的纤溶药物有许多方面有差异，包括纤维蛋白特异性。

- 链激酶是第一代纤溶药物且被认为没有特异性。它将纤溶蛋白酶原转变为纤溶蛋白酶，使循环中的纤维蛋白原和其他要素显著下降，生成一个系统性的溶解状态。链激酶持续的溶栓作用，与静脉注射肝素合

用将增加出血和脑出血的概率[5,24-25]。它是一种抗原（注意之前有照射或最近有链球菌感染），可以由低血压和心动过缓产生，在下壁心肌梗死患者中明显。

- t-PA是一种有更强纤维选择性的非抗原，是由血管内皮细胞产生的短效蛋白水解酶，被用来作为第二代纤溶药物（纤溶酶，重组t-PA或rt-PA）的基础。通过更直接的作用于纤维蛋白表面，而更少地降解循环中的纤维蛋白原，t-PA伴随的系统出血少。初始剂量的t-PA与后续注射（加速方案）比链激酶产生更高的通畅率。他在实验中通常被用作基准或控制杆。
- 第三代纤溶药物（瑞替普酶、替奈普酶）是t-PA的基因工程产物，拥有更长的半衰期。这些药物得到普及，因为它们的功效和不良反应与t-PA相似但更易管理。

主要和次要禁忌证如图16.13所示。

绝对禁忌症

- 以前有过出血性中风
- 其他中风或脑血管意外<6个月
- 颅内肿瘤
- 活动性内出血≤2周
- 怀疑或已知主动脉夹层

相对禁忌症

- 严重的未控制的高血压
- 口服抗凝药物（INR72.5）；已知凝血障碍
- 近期严重创伤，手术（≤4周），包括脑损伤
- 怀孕
- 有创心肺复苏
- 活动性消化道溃疡
- 对要使用的药物之前有过敏史
- 近期使用了链激酶或复合纤溶酶链激酶（≤5天）。
  使用其他药物（有过敏抗体可能会出现使效果减弱的风险）
- 脑血管意外史或不包括在禁忌症中的颅内病变
- 长期的高血压史

如果两项都有，应该迅速得到专家的意见。有禁忌症的患者仍然能从紧急的血管成形术中获利

图16.13 急性心肌梗死使用纤溶药物的禁忌证。INR，国际标注化比值；CPR，心肺复苏术；CVA，脑血管意外

不良反应和药物选择

虽然新一代的纤维蛋白特异性药物可被做成药丸（瑞替普酶/替奈普酶）且通常是首选纤溶剂，但链激酶在很多情况下仍然可能是一种较经济的治疗。

更有效（纤维蛋白特异）的纤溶药物提高了链激酶的初步效果。在全球运用链激酶和组织型纤溶酶原激活物来治疗动脉闭塞（GUSTO-1）时，rt-Pa加速方案被证明比链激酶更能降低死亡率（6.3%对7.3%，相对率降低14%），但代价是稍微增加的出血性卒中危险[26-27]。这代表每1000位患者中有另外的10个生命被挽救。

tPA的同类物瑞替普酶和替奈普酶有着非常短的初始半衰期，药丸剂量服用方便。将这些药物与“rt-PA加速方案”做对比试验发现效果相同[28]。由于这些药物易于给药所以被经常使用。替奈普酶可单独给药，使其在入院前和紧急入院时发挥了很大作用。

尽管有高比率的脑出血概率[5]，且其中40%～60%有致命性[25]，但激进的溶栓治疗也伴有较低的全因死亡率。这些方案关心的问题是高危组中非致命性卒中（50%发生严重的残疾）的数量。加速t-PA方案可能导致每1000位接受治疗患者中出现5位卒中残疾的存活者[25]；链激酶合用皮下注射肝素可能导致每1000位接受治疗患者中出现3位卒中残疾的存活者[25]。年龄、近期卒中和入院时的高血压都会显著增加致命和非致命性卒中的风险。由于这样的患者常常会排除出实验，所以需要以一个病例为基础的专业投入来确定不那么激进的溶栓药物（链激酶）是否有效[26]。另外，对于接受溶栓治疗可能会伴有高的致命或非致命性卒中发生率的患者，强烈建议考虑PCI治疗。

未能根据体重合理的调理溶栓药物剂量可能会导致死亡率上升和颅内出血[17]。

首先 PCI 对比溶栓治疗

尽管 PCI 要优于溶栓治疗，但很多患者送到心脏中心后并没有给予首先 PCI。考虑到 PCI 要优于溶栓治疗，那么应该考虑转送到一个有能力行 PCI 的中心会有益处。但是，转送本身就有一个滞后时间，如果这一时间被延长，那么由更可靠的血运重建所带来的好处可能会被时间延误造成的心肌坏死所抵消[17,29]。研究表明如果转送时间增加 60 ~ 110 分钟，PCI 组的优势就会消失。这可以表示为每延长 10 分钟行 PCI 的死亡率优势就被削弱 0.29% ~ 0.40%。需要建立完整的系统以减少运送过程中的延时。

转运的意义对于单位患者而言有很大的不同。由于延迟所增加的效果在那些早期就送到医院的患者身上最明显。那些早期就送到医院的患者（< 3 小时）其目前的溶栓治疗效果特别好，新鲜的血块更可能被溶解。然而转送对于那些存在高出血风险的、送到医院晚的和尽管溶栓但预测死亡率高的患者是可取的。

侵入性的治疗（PCI）要明显优于溶栓治疗如果：

- 有溶栓禁忌证
- 有心源性休克
- 需要血管造影来明确诊断和阻塞病变已被发现

侵入性治疗（PCI）通常是首选（考虑转送）如果：

- 有外科支持的熟练的 PCI 室：
  - 到达医院至第一次球囊扩张 < 90 分钟
  - 患者到达医院至第一次球囊扩张 - 到达医院至血管穿刺给药 < 1 小时及专业的治疗中心
- 来自 STEMI 的高风险
  - 年龄 > 75 岁
  - 广泛的前壁梗死并晚送到
  - 高出血风险
  - 之前 MI 或 CABG
  - Killip 分级 ≥ 3 级
- 送到医院晚[17]：
  - 症状出现 > 3 小时

纤溶治疗为首选如果[17]：

- 送到医院早（症状出现 3 小时内和做侵入性治疗有延迟）
- 不能选择侵入性治疗
  - 导管室被占用或不能使用
  - 血管通路建立困难
  - 缺乏成熟的 PCI 室
- 做侵入性治疗有延迟
  - 转运时间过长
  - 患者到达医院至第一次球囊扩张 - 到达医院至血管穿刺给药 > 1 小时及专业的治疗中心
  - 患者到达医院至第一次球囊扩张 > 90 分钟

越来越多的证据表明，溶栓治疗失败有高的预测死亡率，而补救性的 PCI 带来生存受益[18]。药理学治疗通常紧跟着 PCI 的“易化 PCI”实验存在争议，而且现在的证据也倾向于这一方法会带来较差的预后。

辅助治疗与溶栓和再灌注合用（图 16.14）

- 辅助或支持再灌注治疗的改善成为提高再灌注治疗预后的主要动力，比新型抗纤溶药物的发展贡献更大
- 遵循指南应用这些治疗方法可能会显著改善预后

由于以下原因在溶栓治疗后运用辅助治疗是必需的：

- 大约 50% 的患者无法获得或不能维持冠状动脉的通畅
- 动脉底层仍不稳定，证据是：
  - 30% 的患者出现血管造影下再闭塞

急性干预	患者 (n)	RCT (n)
静脉溶栓剂	58600	9
阿司匹林	18773	9
抗凝药物	4075	7
β-受体阻滞剂	28970	29
硝酸酶类	81908	22
ACEI	100963	15
镁离子	60366	2
预防性使用利多卡因	12385	21
钙离子拮抗剂	6420	16

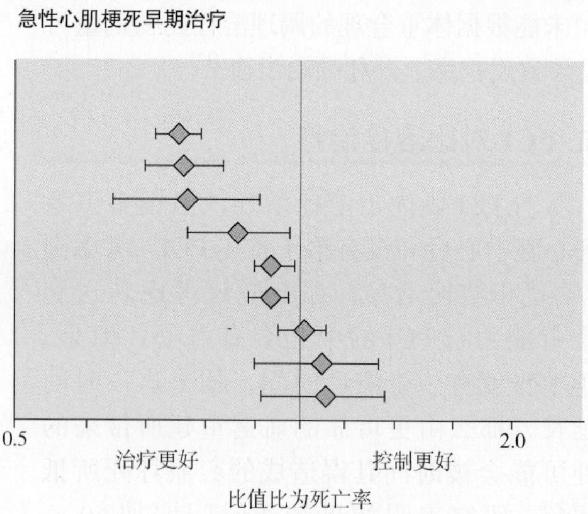

图 16.14 急性心肌梗死后急性（早期）干预治疗对死亡率的影响。紧急经皮冠状动脉介入治疗尚未与安慰剂进行比较，而且为送到较好医疗中心的患者提供比溶栓更好的预后。RCT，随机对照试验；ACE，血管紧张肽转化酶

- 20% 的患者发生缺血
- 目前的纤溶药物摧毁了纤维蛋白链的"红色血栓"。它们对潜在暴露的凝血酶几乎没有影响，事实上还可能促凝血，因此要求相伴抗凝血酶（如肝素）或抗凝治疗
- 需要抗血小板治疗来"安抚"潜在的富含血小板的"白色血栓"和斑块

辅助治疗主要的并发症往往是增加出血风险。

阿司匹林和氯吡格雷

对所有实施了再灌注治疗的 STEMI 患者（PCI 或纤溶治疗）都应该给予阿司匹林和氯吡格雷，除非有禁忌证。

阿司匹林是对 STEMI 最重要和经济的治疗之一。在梗死后生存率的第二次国际研究（ISIS-2）中阿司匹林使死亡率降低了 23%，也使再梗死和卒中率减少了 50%。链激酶同样能降低死亡率（25%），而它们合用则有附加效果使死亡率降低 42%[24,30]。治疗平均持续一个月可减少约 25 人死亡，而且每 1000 位接受治疗的患者减少 10 ～ 15 个非致命性再心肌梗死和非致命性卒中的发生[30]。不会出现出血风险的增加，而且 10 年后依旧获利。

氯吡格雷带来显著的额外好处。与溶栓药物和阿司匹林合用，能降低早期血管再闭塞的风险而不会显著增加出血风险[29,31]。接受了 PCI 治疗和植入支架的患者如果服用氯吡格雷同样能获益。只接受了 PCI 治疗而没有植入支架的患者获益的证据很少，而且有出血问题。

糖蛋白 ⅡB/ ⅢA 抑制剂

联用 PCI 和阿昔单抗是合理的，但是 GPI 对接受了溶栓治疗（全量或半量）的患者意义不大。

理论上来说，GPI 消除了纤溶酶原激活物造成的血小板活化，提高通畅率，给闭塞性血栓以上部位的小血管带来了更好的灌注。如果已放置了支架或病变处得到扩张，PCI 被证明是最重要的辅助程序。试验发现 GPI 联合全剂量的溶栓药物将增加出血风险。这些试验在半

剂量的溶栓药物下完成。结果同样让人沮丧，增加了出血风险（特别是老年人）却没能提高生存率。在没有接受再灌注治疗的 STEMI 患者中 GPI 似乎没有带来好处 [29,31-32]。

普通肝素（UFH，标准）和低分子肝素

抗凝血酶治疗与 PCI 或纤维蛋白特异性的纤溶药物广泛联用。然而对心肌梗死使用凝血酶抑制剂的净利益风险比还不清楚。

虽然在使用上要早于纤溶药物和阿司匹林，却只有数量有限的小部分实验表明 UFH 能降低死亡率（从 13.1% 到 9.2%，20% ~ 25% 相对率降低）。随着纤溶药物和阿司匹林的引入，普通肝素还在继续使用。一般在纤维蛋白特异性药物阿替普酶、瑞替普酶或替奈普酶服用后 24 ~ 48 小时给予，反映了药物实验和得到许可的依据。肝素不能溶解血块，但能降低血栓的再形成。

尽管 UFH 已被运用，但检查它是否增加已接受了溶栓和阿司匹林治疗的患者的生存率的实验却很少（1239 位患者）。UFH 的最大作用看上去很小（大约每 1000 位接受治疗患者能挽救 5 位）而且增加了出血问题 [24,33]。

低分子肝素（LMWH）通过化学方法或酶促分解 UFH 产生。它们理论上的优势包括：

- 可预见的药动学和抗凝反应
- 增强抗Ⅹa 活性和较少受血小板因素影响
- 体重适合剂量不需要监测激活部分凝血活酶时间
- 尽管获得成本高于 UFH，但方便给药且不需要静脉注射
- 血小板减少、皮肤坏死、过敏反应和导管相关感染发生率低

由于在持续治疗中存在较大的变化，比较 UFH 和 LMWH 往往存在困难。尽管高危患者可能出现出血问题需要特别注意 [17]，但 LMWH 可能优于 UFH[17,33-35]，因为它会使心肌再梗死率降低。

对 LMWH 与安慰剂的比较进行 Meta-分析 [34] 发现，依诺肝素合并抗凝血酶辅助治疗对整个 ACS 谱有显著优越的功效。在 STEMI[34] 患者中，每 1000 位接受依诺肝素治疗的患者中 21 位可以避免死亡或心肌梗死，但以增加 4 位非致命性主要出血为代价。

尽管 LMWH 的运用越来越多，UFH 可能仍被用于有高出血风险或预期要行紧急 PCI 的患者。

Ⅹa 的肝素戊糖抑制剂磺达肝素最近被证明较“常规治疗”（UFH 或安慰剂）能降低死亡率和再梗死率。这些好处的获得并不会增加出血风险 [36]。LMWH 的优势是易于给药，不需要监测而出血并发症少见。在高危但不能行 PCI 的患者身上表现出益处。导管末端血栓是行 PCI 患者常遇到的问题，如果治疗需要继续进行则需要 UFH。在没有接受再灌注治疗的患者中也可以见到某些益处 [36]。

β- 受体阻滞剂

血流动力学稳定的患者除非有禁忌证（肺水肿、哮喘、低血压、心动过缓、房室传导阻滞），应该在出现症状后 24 小时内给予 β- 受体阻滞剂口服。

在溶栓治疗前静脉给予 β- 受体阻滞剂可取得显著的效果，但在溶栓治疗后效果会变小或消失 [18]。最近的研究表明静脉给予 β- 受体阻滞剂能降低再梗死和室颤的发生，但是会增加心源性休克的发生，总体来说并没有获益。静脉注射治疗可能对高血压和心动过速患者有用（虽然评估左室功能是明智的，或者做超声心动图）。对接受了 PCI 的患者静脉注射 β- 受体阻滞剂将使早期绝对死亡率降低 1.7%：这一收益限于在入院时没有接受 β- 受体阻滞剂治疗的患者 [19]。

其他治疗

虽然在溶栓治疗前使用硝酸盐类药物可获得一些小的好处，但没有什么证据证明溶栓治疗后的预后获益，而且复杂的低血压还可能有害。在实验条件下葡萄糖 - 胰岛素 - 钾治疗并没有体现出有什么效益 [37]。

心肌梗死并发症（图 16.15）

心律失常

节律紊乱几乎出现在所有急性 MI 后患者，而且多在发作后的第一个多小时内和再灌注时出现。MI 患者入院后室颤的发生率从约 4.5% 降低到 1%。这一降低可能反映了溶栓治疗和更好的维持电解质稳定的效果。

- 纠正低氧、低容量血症或酸碱紊乱
- 维持血清钾在正常范围（4.0 ~ 5.0 mmol/L）
- 维持血清镁离子水平

预防性地应用利多卡因倾向于会增加死亡率，因此要在出现威胁生命的室性心律失常时使用。在第二次莱斯特静脉镁剂干预试验（LIMIT Ⅱ）中，预防性或常规静脉注射镁剂（< 4 小时）是有利的，但在大型的 ISIS-4 研究中并没有被证明[5]。

溶栓治疗失败（补救 PCI）

一部分 STEMI 患者溶栓治疗将不能解决 ST 段的抬高，这表明再灌注失败。那么这种情况是应该给予进一步的溶栓治疗还是 PCI，或者是不是不应该进行干预都还不清楚。少量的实验分析表明，进一步的溶栓治疗并不能带来生存率或再梗死方面的获益，而且可能有害。补救 PCI 与保守治疗相比，没有生存率上的获益但能有效降低心力衰竭的发生。治疗可能伴随着增加出血风险和卒中可能。考虑补救 PCI 可能应该以病例为基础；休克或是血流动力学不稳定的患者可能会取得最大的益处。

心力衰竭

左室功能不全伴临床衰竭症状发生在 30% ~ 40% 以上的患者。通常在不正常收缩区域超过左室周长的 30% 时出现；当超过 40% 时则会发生心源性休克或猝死。这在已发生心梗并伴有短期和长期不良预后的患者中更普遍出现。大面积的心肌梗死，受影响的心肌会进行性变薄，使心室拉伸扩大，有时甚至有动脉瘤形成。

血管紧张素转化酶（angiotensin-converting

诊断	CVP	PAOP	CO	PAC的其他发现	超声心动
机械性并发症					
游离壁破裂	↑	↑	↓↓	通常填塞生理学：右房平均压，舒张末期右室压和肺动脉压以及肺动脉嵌压升高在5 mmHg内	心脏压塞和右心室舒张不能，可能有假性动脉瘤表现
急性室间隔缺损	↑	↑	↓↓	左向右分流伴随右室O_2升高，PAOP可见V波	彩色多普勒可见从左向右分流，有时也能看到缺损
急性二尖瓣反流	↑↑	↑↑	↓↓	PAOP可见V波	反流可在彩色多普勒中表现出来，链枷状瓣叶可诊断乳头肌断裂
右室梗死	↑↑	↓或正常	↓↓		右室功能不全
泵衰竭（心源性休克）	↑↑	↑↑	↓↓		左室活动整体减弱；局限性室壁运动异常；运动障碍或动脉瘤段

CVP，中心静脉压；PAOP，肺动脉闭塞压；CO，心输出量；PAC，肺动脉导管；RV：右心室；RA：右心房；PA：肺动脉

图 16.15 心肌梗死的机械并发症

enzyme，ACE）抑制剂能抑制扩张，保护左心室功能和改善预后。左室功能差的患者受益最大。于是 ACE 抑制剂被推荐用于所有显著左室功能不全的患者，而且常常在 MI 后早期就开始使用。卡托普利的半衰期短，对收缩压 > 100 mmHg（13.3 kPa）的 ICU 患者可从非常小的剂量（6.25 mg t.d.s.）开始。低血压但其他方面稳定的患者可能考虑更小的开始剂量（如 1 ~ 3 mg t.d.s.）。在药物排泄完之前再滴上同样剂量，也可以用更长效的药物代替。

继发于右室梗死的右心衰竭[38]需要与继发于左心衰竭的右心衰竭相区别，而且所有下壁 MI 的患者都应该被考虑。它伴有显著增高的死亡率。这些患者有显著升高的颈静脉压伴少量或不伴肺淤血。治疗原则与左室功能不全有差别。右心心肌梗死患者常常对容量负荷有反应，所以维持右心前负荷很重要。后者由临床反应和超声心动图指导。肺动脉漂浮导管试图保持左室灌注压在 16 ~ 18 mmHg（2.1 ~ 2.4 kPa），现在已较少运用。利尿剂治疗会减轻后负荷和出现不明原因的低血容量，可能加重这类患者的低血压和肾功能不全。

心源性休克（图 16.15）

心源性休克的死亡率仍然很高（55% ~ 70%），而且是 STEMI 院内死亡的主要原因。心源性休克患者可能存在“顿抑”心肌，可以通过血运重建和初始的强化医疗支持来提升心肌功能。心源性休克患者接受紧急的介入性血运重建治疗（PCI 或 CABG）要优于溶栓和药物治疗：益处在 5 年以后仍然存在（生存率 32.8% ∶ 19.6%）[21]。

梗死后心绞痛和再梗死

梗死后心绞痛对药物无反应或伴有显著的心电图改变是积极抗心肌缺血药物治疗和早期 PCI 的指征。心肌梗死后 10 天内的再梗死发生率超过 5% ~ 10%；可以进行进一步的溶栓治疗和血管成形术。如果之前已经给予了链激酶，因为可能产生抗体而抑制药物活性或产生过敏反应，所以首选给予 t-PA。

二尖瓣反流

MI 出现暂时的二尖瓣功能不全很常见。更严重的乳头肌断裂或严重的二尖瓣反流见于约 4% 的患者。一个渐弱的收缩期杂音比长期反流造成的典型的全收缩期杂音更常见。二尖瓣后叶因为接受占优势的冠状动脉（通常是右冠状动脉）的血流供应，所以后叶破裂最常见，而前叶有双重血液供应。

伴有较小范围 MI 的二尖瓣反流也会使得问题复杂化，如果心衰与梗死面积不成比例，即使不能听到杂音，也应该考虑二尖瓣反流的诊断。通常需要手术治疗；药理和机械减轻后负荷常常为实施手术提供桥梁作用。

心脏破裂[20]

室间隔破裂发生在 1% ~ 2% 的 MI 病例，常常是大面积的梗死。前壁和下壁梗死出现的概率相同。

- 通常有一个新的长收缩期杂音为先驱症状，杂音最初可能柔和或缺失，患者可能没有血流动力学受累。诊断的最好证据是超声心动图。
- 几乎总是有进行性的临床表现恶化（未经治疗的死亡率为 1 周后 54% 和 1 年后 92%）。在诊断确立后就应该立即考虑手术修补；主动脉球囊反搏通常为实施手术提供桥梁作用。

游离壁破裂发生在 1% ~ 3% 的所有 MI 入院患者，而且常常发生较早。左室游离壁的急性破裂往往是灾难性的，会导致无脉性电活动和死亡。亚急性破裂（漏出的血液被容纳在心包中形成一个假动脉瘤）不常见，且表现可能与再梗死相似。游离壁破裂需要紧急手术。

体循环栓塞

栓塞性（缺血性）卒中在约 1% 的患者入院时发生，在 2% 的患者 12 个月后发生[40]。这些病例往往伴随着广泛前壁 MI 而发生[41]。

- 30% ~ 40% Q 波型前壁 MI 可能合并有附壁血栓（超声心动图）。栓塞多与大的或隆起的栓子有关，伴随下壁 MI 的少见。
- 5% ~ 10% 的这些有附壁血栓的患者可能出现栓塞，通常发生在第一个 10 天内。

处理

- 如果患者被证明存在附壁血栓或有广泛的前壁运动异常，通常给予 3 个月（首先肝素，再是华法林）的抗凝治疗。
- 证明广泛前壁运动异常的最好方法是超声心动图。临场医生应该高度怀疑存在大面积的前壁心肌梗死。
- 左室功能差的患者长期存在栓塞性卒中的风险。

心肌梗死后综合征（Dressler 综合征）和心包炎

心包炎是广泛前壁和下壁心肌梗死的常见早期并发症。

- 前壁心肌梗死患者 10% ~ 15% 能听到心包摩擦音，下壁心肌梗死要较少见。
- 在心肌梗死后 24 ~ 72 小时发生，可能与缺血相似。
- 最好用大剂量的阿司匹林或非甾体抗炎药物进行治疗。

Dressler 综合征现在已不常见（< 1% ~ 3%），但它被认为是心肌坏死的一种免疫反应。它以发热、红细胞沉降率升高、心包摩擦音、胸膜心包处疼痛和关节痛为特点，可能在心肌梗死后数周发生。

不稳定心绞痛和 NSTEMI（NSTEACS）的处理（图 16.16）

NSTEACS 是由不稳定斑块上的非闭塞性血栓发展而来。并发血管痉挛和微栓塞可能加重心肌缺血。治疗是针对“白色血栓”和稳定斑块，并且减少心肌需氧量。

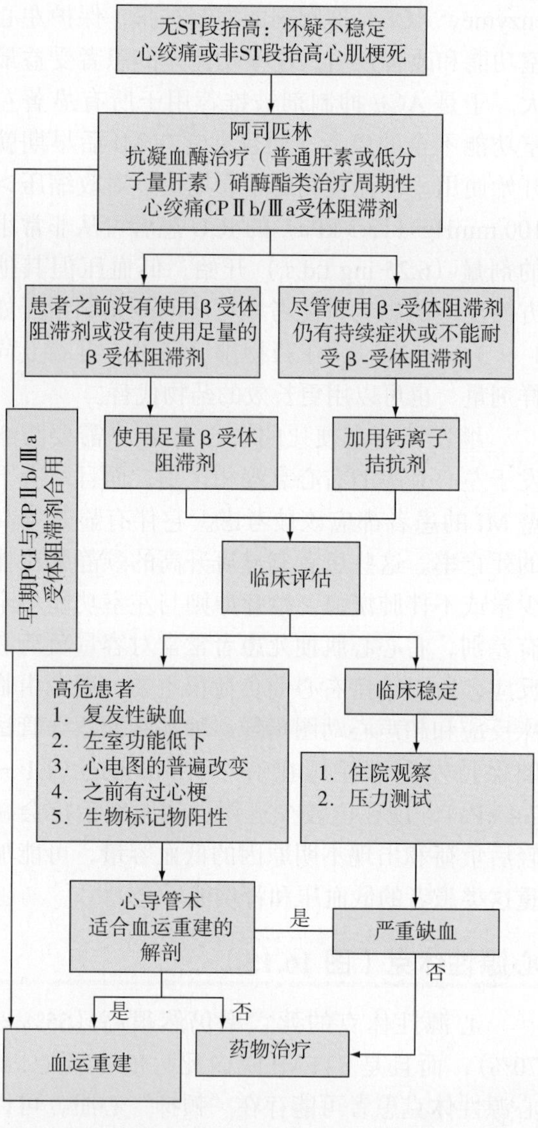

图 16.16 非 ST 段抬高性急性冠状动脉综合征的处理。没有禁忌证的患者都应该给予阿司匹林、肝素、β- 受体阻滞剂；硝酸盐类用于控制症状。存在中或高风险的患者早期行经皮冠状动脉介入治疗与静脉注射糖蛋白Ⅱb/Ⅲa 受体阻滞剂可以取得最好的预后。稳定患者可通过运动测试来观察诱导的心肌缺血后给予药物治疗。ASA，阿司匹林；UFH，普通肝素；LMWH，低分子肝素；GP，糖蛋白；PCI，经皮冠状动脉介入治疗；LV，左心室；ECG，心电图；MI，心肌梗死；CABG，冠状动脉旁路移植术

治疗的总体原则是：

- 迅速缓解缺血症状
- 迅速引入抗血小板治疗，常常联用一种抗凝血酶药物来稳定斑块和防止全血管闭塞
- 早期侵入性治疗与药物治疗比较有确定的收益

溶栓药物通常禁用于 NSTEACS 的治疗，常规使用的预后很差[14,42]。

NSTEACS 早期侵入性治疗和药物治疗的对比

虽然所有的患者都进行了药物治疗，但对不稳定症状还应该继续高度关注，因为这些症状表明适合进行侵入性治疗。在引入强有力的抗血小板抑制剂作为“逆流治疗”和冠状动脉支架之前，早期的侵入性治疗收效很小或者尽管理论上很有吸引力但结果不良[43]。更好的辅助药物（GPI 阻断剂）的发展导致最近的研究表示早期侵入性治疗能降低心肌梗死发生率和死亡率[44]。PCI 的有用程度有赖于患者的风险基线。紧急 PCI 被证明会为有肌钙蛋白升高、反复发作胸痛和周期性心电图变化这些高危因素的患者带来临床上的好处[43]。

抗心肌缺血药物

1. β- 受体阻滞剂有助于控制症状。没有禁忌证就应该给予口服 β- 受体阻滞剂。早期运用静脉注射的 β- 受体阻滞剂要谨慎，它需要针对特殊指征，而且要避免血流动力学不稳定和心衰[14]。静脉注射治疗可能被允许用于没有治疗禁忌证的高危患者（如有持续性疼痛和高血压）。对这些患者，常用美托洛尔 5 mg 静脉注射，每 5 分钟加量直到症状减轻、出现不良反应或剂量达到 15 mg。理想的药物滴定是使心率达到 55 ～ 60 次 / 分。
2. 硝酸盐类。舌下含服硝酸甘油 300 ～ 600 μg 至少在数分钟内给予 2 次（监测血压）来缓解缺血性疼痛。有持续疼痛的患者可能需要静脉注射硝酸盐类。改善预后的证据仍缺少。低血压是禁忌证。
3. 当运用 β- 受体阻滞剂和硝酸盐类有问题时，钙离子通道阻滞剂可能会使症状减轻。它们可能对死亡率和心肌梗死的进展有中立或消极作用。硝苯地平不合用 β- 受体阻滞剂可能增加死亡率[5]。作为单独用药，只有那些能减慢心率的药物才能使用（如地尔硫卓或维拉帕米）[20]。

抗血小板治疗

1. 阿司匹林（乙酰水杨酸）使 NSTEACS 患者“死亡或非致命性心肌梗死”发生率减少约 50%[30,45]。
2. 在不稳定心绞痛使用氯吡格雷防止周期性事件（CURE）的研究中已经证明了当早期使用氯吡格雷（合用阿司匹林）和连续使用时使 NSTEMI 患者不良事件的发生降低了 20%（相比于单独使用阿司匹林）。降低的主要是心肌梗死的发生。可以看到显著的早期院内疗效[46]。氯吡格雷要比噻吩吡啶类相关物噻氯匹定更被推荐使用（NSTEACS 不管使用侵入性治疗还是保守治疗，运用氯吡格雷时通常与阿司匹林合用。如果马上就要实施 CABG，那么引入或者继续运用氯吡格雷应该重新评估[29,31]）。
3. *GP* Ⅱ *b*/ Ⅲ *a* 受体阻滞剂使接受 PCI 的 NSTEMI 患者 30 天的非致命性心肌梗死风险减少 38%[47,48]。好处似乎仅限于接受 PCI 治疗的高危患者（肌钙蛋白升高）。在这组中用替罗非班进行预处理可能有用[29,31,44]。它们没有被证明对接受常规治疗的“医学治疗”患者（GUSTO-IV-ACS）有好处[50]。

抗凝血酶和抗凝血药

肝素能显著降低已接受阿司匹林治疗的 NSTEACS 患者复合“心肌梗死或死亡”的概率，尽管对单独终止死亡率并没有显著改变。

低分子肝素也是如此。

对低分子肝素方案和普通肝素方案的比较进行的Meta分析发现低分子肝素并不能像在STEMI患者中的比较那样，更能降低复合“死亡，心肌梗死和需要紧急血运重建治疗”[33-35,51]。尽管获得费用高，但由于低分子肝素方便，不用监测和能安全耐受使它在使用过程中更受欢迎。

黄达肝素与依诺肝素相比能在NSTEACS患者中取得相同的早期效果，是伴发的出血并发症更少。在之后的时间，黄达肝素伴发死亡率和脑血管事件发生率更低；大部分好处似乎都源于它更少的出血率[52]。用黄达肝素替代依诺肝素可能可以在每1000位接受治疗的患者中拯救6个生命，而19个人出血会更少。有人担心黄达肝素不足以预防支架阻塞，建议对接受PCI的患者联用普通肝素。

ACS的正在进行的和出院后的治疗（二次预防）（图16.17）

对于ACS、STEMI和NSTEACS的长期（二次）治疗，已对一些疗法进行了研究。

1. 阿司匹林（75 ~ 160 mg/d）除非有禁忌证不然应该继续使用。在心梗后的头2年，阿司匹林使每1000位接受治疗的患者血管事件（血管性死亡或非致命性心肌梗死或卒中）的发生人数净减少了36个[30]。
2. 通常在接受了PCI治疗的STEMI[18]和NSTEMI患者的整个住院期间都在使用氯吡格雷，出院后的继续治疗是有益的，虽然治疗的持续时间是未知的，这取决于所放置支架的性质。氯吡格雷与阿司匹林合用被证明对存在未来心血管事件高危因素的患者是有利的（治疗研究）[46]，虽然伴有出血风险的增加。氯吡格雷对存在阿司匹林抵抗的患者同样有用。
3. β-受体阻滞剂能显著降低心肌梗死生存者急性和非急性心源性死亡的发生率。好处是长期的，特别是对于高危患者，如有广泛前壁梗死的患者。在发生心梗的时候给予和之后继续口服，β-受体阻滞剂能早期并显著地影响死亡率，这在7天内明显，虽然这一治疗不适用于有禁忌证的患者[18]。在心肌梗死后长期使用也能改善生存率和再梗死率。
4. ACE抑制剂建议用于治疗所有的心肌梗死患者[55]。它们能显著减少高危患者或在心肌梗死恢复期间症状重新出现患者的死亡率。射血分数＜40%的前壁心肌梗死患者长期运用ACE抑制剂可以减少20%的死亡率[56-57]和显著减少左室衰竭的发生率。

晚期介入	患者(n)	RCT(n)
抗凝剂	4975	12
心脏康复	5022	23
β-受体阻滞剂	24 298	26
降胆固醇	10 775	8
抗血小板药物	18 411	10
ACEI	5984	3
钙离子阻滞剂	13 114	6
Ⅰ类抗心律失常药	6300	18
胺碘酮	1557	9

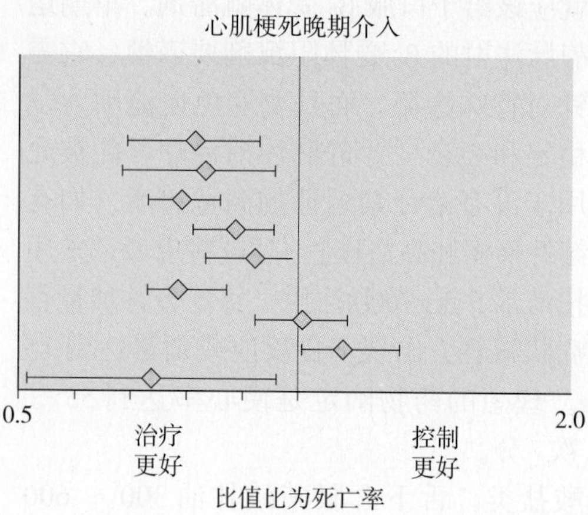

图16.17 急性心肌梗死的晚期干预治疗

在治疗后的 4 年益处依然可见[56]。早期（梗死后 36 小时内）引入 ACE 抑制剂同样可能减少死亡率。无法耐受 ACE 抑制剂的患者可以用 ACE 受体阻滞剂[55]。醛固酮拮抗剂依普利酮能减少伴有低 EF 的无症状心梗后患者以及已接受 β- 受体阻滞剂和 ACE 抑制剂治疗患者的死亡率（第 20 章）。

5. 降脂药物。所有 ACS 患者在院期间都应该开始使用他汀类药物。在有胆固醇升高和其他因素的患者中效果最明显，但对所有胆固醇水平均有好处。降低心肌梗死后患者升高的胆固醇浓度会导致死亡率和再梗死的发生[58]。虽然数据上有冲突，但益处可以在 30 天内得到证明，而且治疗应该越早开始越好。人们认为他汀类能降低高胆固醇血症和炎症，稳定脂质核，早期引入有益。
6. 其他的抗缺血药物：
   - 常规运用钙离子通道抑制剂并不能改善预后而且这些药物被认为会造成损害。它们可能对不能耐受 β - 受体阻滞剂的患者或者需要伴随抗高血压治疗的患者起对症治疗作用[5,20]。
   - 卡维地洛可能对 ACS 有益。
7. 抗心律失常治疗不常规持续使用。在心律失常抑制试验（Cardiac Arrhythmia Suppression Trial，CAST）中，长效的氟卡尼被用来抑制异位室性搏动。尽管有效，但增加了死亡率[59]。小剂量的胺碘酮（200 mg/d）可能可以降低死亡率，但这还有待明确的实验结果，而且其不良反应显著。目前它还不能作为常规治疗被推荐。对有室性心律失常或存在室性心律失常高危因素的患者，可以考虑长期给予胺碘酮或植入除颤器。
8. 单独给予华法林或与阿司匹林联用能降低复合“死亡、再梗死和血栓栓塞性卒中”的概率。考虑到出血（特别是老年人）其临床应用可能仍然受限。华法林对已证明有心肌血栓、大面积室壁运动异常和有普遍血栓形成趋势的患者有用。
9. 生活方式上的建议是最重要的，所有患者都应该戒烟以及接受锻炼和饮食方面的建议。糖尿病也应该被严格控制。

在重症监护室的心肌梗死

心肌缺血是 ICU 的常见问题。它也使大手术的术前护理复杂化，死亡率超过 15% ~ 25%。诊断标准还不明确，但 Devereaux 等已提出了一个体系[60]。指导治疗手术后心肌梗死或梗死使危重症护理复杂化的随机控制实验很少，许多有这样症状的患者被排除出了 ACS 的治疗实验。

手术后心肌梗死和 ICU 的心肌梗死的病理生理学可能和急性冠状动脉综合征的不同[61]。研究表明在存在严重缺血、左主干病变和三支病变时常见，这种心肌缺血继发于氧供需问题而不是血栓的形成。然而，这方面的数据却相互矛盾[61]。很多人并没有血栓形成这一潜在的病理机制，表明标准的激进的抗栓治疗将会产生不同的风险 - 效益，而这类患者常有的高出血风险加重了这种损害。

ICU 患者有显著的 ST 段抬高和血流动力学不稳定是一个难题。可能会考虑相关的冠状动脉，往往需要侵入性治疗。溶栓治疗往往被出血风险和不确定的诱发过程所排除。如果需要，血管造影术可被用于诊断和介入治疗；然而，辅助治疗（短期和中期）的运用可能伴随着明显的出血。可能的话，像低氧、严重的贫血、焦虑和心动过速这些可逆因素必须都被控制住。低血压可能限制 β- 受体阻滞剂的运用和心动过速的控制。

超声心动图可能对确定异常运动的室壁区域和存在风险的心肌数量有用。引起兴趣的是 Takotsubo 综合征，前壁导联 ST 段抬高和超声心动图上顶端膨胀，常常伴有肌钙蛋白的升高，并可能发生于正常的冠状动脉[9-10]。

再灌注治疗后的出血并发症

激进的纤溶方案运用的增加和辅助的再灌注药物给患者带来了出血的麻烦。一些逆转这些药物作用的知识是必须要掌握的[62]。

1. GP Ⅱ b/ Ⅲ a 阻滞剂。阿昔单抗是一种嵌合的单克隆抗体，半衰期短但抗血小板活性仍能持续 24 ~ 48 小时。幸好输注的血小板不受影响，能够协助逆转出血。新一代药物替罗非班和依替巴肽半衰期短，停药后抗小板作用回归正常的 4 ~ 8 小时。但是，在这期间抗血小板作用强。

2. 氯吡格雷。一般推荐在选择 CABG 的前 5 天停用氯吡格雷，但这在急诊手术或不稳定病例中往往不太可能。在这些病例中出血率可能接近 10%。药理学表明血小板输注是必需的，但剂量还未知。

3. 低分子肝素。用鱼精蛋白逆转低分子肝素是有变数和不完全的，即使剂量达到 100 mg。鱼精蛋白可能会逆转超过 60% 的低分子肝素活性。有人建议鱼精蛋白的剂量应该与依诺肝素对等到毫克到毫克的规格。

4. 纤溶药物。在处理威胁生命的出血上，可能需要大剂量的冷沉淀剂（10 ~ 20 单位）来提供充足的纤维蛋白原（目标值＞ 1 g/L）和凝血因子（特别是因子Ⅷ）。新鲜冰冻血浆可以补充因子Ⅴ和因子Ⅷ的水平。大剂量的血小板输注可以替换血小板和补充因子Ⅴ的水平。在持续输注（0.5 ~ 1.0 g/L）30 ~ 60 分钟后给予一个剂量为 5 g（0.1 g/kg）的 ε- 氨基己酸能够帮助控制出血 [62]。

心肌梗死的结局

急性心肌梗死的院内死亡率在过去的 30 年都在稳定地下降，从 20 世纪 70 年代的 15% ~ 30% 到 80 年代的接近 10% 再到现在的约 8% ~ 9%[1]。尽管死亡率得到改善，全部死亡的 60% 发生在第 1 个小时内（多由于室颤），常常发生在到达医疗机构之前。现代对急性心肌梗死的处理无疑降低了死亡率。进一步大幅降低死亡率必须来自对出现症状后第 1 小时内的管理。

主要的院内变化可能来自 [63]：

- 更好的医疗机构增加实施 PCI 的机会
- 辅助治疗和流量药物的使用增加
- 对符合条件的患者溶栓治疗或 PCI 使用频率增加

后者不能被低估。那些接受了溶栓治疗的患者院内死亡率为 5.7%，但适合患者没有接受这一治疗的死亡率为 14.8%（9.3%：没有接受治疗适合女性的 18%，10.5%：没有接受治疗适合老年人的 19%）。超过 24% 的适合患者没有接受再灌注治疗 [63]。

最新资讯

结论可以总结为：

- 没有 ACS 的住院患者心肌肌钙蛋白水平常增高。
- 它预示着较差的短期和长期预后。
- 大多数这类患者有另一种使心肌肌钙蛋白增高的解释。
- 心脏方面的诊断手段往往不能帮助排除非 ACS 相关的肌钙蛋白升高。

肌钙蛋白 I 水平对区别患者是否有 ACS 的准确性很差。鉴别诊断包括：败血症、急性左心衰、脑血管意外和大范围的其他条件。

（张　喆　王　阳译　张　喆校）

参考文献

1. Rosamond W, Flegal K, Furie K *et al.* Heart disease and stroke statistics – 2008 update. A report from the American Heart Association Statistics Committee and Stroke Statistics Subcommittee. *Circulation* 2008; **117**: e25–146.
2. Thygesen K, Alpert JS, White HD. Universal definition of myocardial infarction. *J Am Coll Cardiol* 2007; **50**: 2173–95.
3. Chobanian AV, Bakris GL, Black HR *et al.* The seventh report of the Joint National Committee on Prevention, Detection, Evaluation, and Treatment of High Blood Pressure: the JNC 7 report. *JAMA* 2003; **289**: 2560–72.
4. Anderson JL, Adams CD, Antman EM *et al.* ACC/AHA guidelines for the management of patients with unstable angina/non-ST-elevation myocardial infarction: a report of the American College of Cardiology/American Heart Association Task Force on Practice Guidelines (Committee to Revise the 2002

Guidelines for the Management of Patients with unstable angina/Non-ST-Elevation Myocardial Infarction). *J Am Coll Cardiol* 2007; **50**: e1–157.
5. Antman EM, Anbe DT, Armstrong PW *et al.* ACC/AHA guidelines for the management of patients with ST-elevation myocardial infarction: a report of the American College of Cardiology/American Heart Association Task Force on Practice Guidelines (Committee to Revise the 1999 Guidelines for the Management of Patients with Acute Myocardial Infarction). *Circulation* 2004; **110**: e82–292.
6. Menon V, Slater JN, White HD *et al.* Acute myocardial infarction complicated by systemic hypoperfusion without hypotension: report of the SHOCK trial registry. *Am J Med* 2000; **108**: 374–80.
7. Alpert JS, Thygesen K, Antman E *et al.* Myocardial infarction redefined – a consensus document of the Joint European Society of Cardiology/American College of Cardiology Committee for the redefinition of myocardial infarction. *J Am Coll Cardiol* 2000; **36**: 959–69.
8. Zimetbaum PJ, Josephson ME. Use of the electrocardiogram in acute myocardial infarction. *N Engl J Med* 2003; **348**: 933–40.
9. Prasad A. Apical ballooning syndrome: an important differential diagnosis of acute myocardial infarction. *Circulation* 2007; **115**: e56–9.
10. Tsuchihashi K, Ueshima K, Uchida T *et al.* Transient left ventricular apical ballooning without coronary artery stenosis: a novel heart syndrome mimicking acute myocardial infarction. *J Am Coll Cardiol* 2001; **38**: 11–18.
11. Sgarbossa EB, Birnbaum Y, Parrillo JE. Electrocardiographic diagnosis of acute myocardial infarction: current concepts for the clinician. *Am Heart J* 2001; **141**: 507–17.
12. Owens CG, Adgey AA. Electrocardiographic diagnosis of non-ST-segment elevation acute coronary syndromes: current concepts for the physician. *J Electrocardiol* 2006; **39**: 271.
13. Fromm RE Jr. Cardiac troponins in the intensive care unit: common causes of increased levels and interpretation. *Crit Care Med* 2007; **35**: 1–5.
14. Appleby P, Baigent C, Collins R *et al.* Indications for fibrinolytic therapy in suspected acute myocardial infarction: collaborative overview of early mortality and major morbidity results from all randomised trials of more than 1000 patients. *Lancet* 1994; **343**: 311.
15. Das R, Kilcullen N, Morrell C *et al.* The British Cardiac Society Working Group definition of myocardial infarction: implications for practice. *Heart* 2006; **92**: 21–6.
16. Herlitz J, Karlson BW, Sjolin M *et al.* Ten year mortality in subsets of patients with an acute coronary syndrome. *Heart* 2001; **86**: 391–6.
17. Boden EB, Eagle K, Granger CB. Reperfusion strategies in acute ST-segment elevation myocardial infarction. *J Am Coll Cardiol* 2007; **50**: 917–29.
18. Antman EM, Hand M, Armstrong PW *et al.* 2007 focused update on the ACC/AHA 2004 guidelines for the management of patients with ST-elevation myocardial infarction (a report of the American College of Cardiology/American Heart Association Task Force on Practice Guidelines). *J Am Coll Cardiol* 2008; **51**: 210–47.
19. Halkin A, Grines CL, Cox DA *et al.* Impact of intravenous beta-blockade before primary angioplasty on survival in patients undergoing mechanical reperfusion therapy for acute myocardial infarction. *J Am Coll Cardiol* 2004; **43**: 1780–7.
20. Van de Werf F, Ardissino D, Betriu A *et al.* Management of acute myocardial infarction in patients presenting with ST-segment elevation. The Task Force on the Management of Acute Myocardial Infarction of the European Society of Cardiology. *Eur Heart J* 2003; **24**: 28–66.
21. Hochman JS, Sleeper LA, Webb JG *et al.* Early revascularization and long-term survival in cardiogenic shock complicating acute myocardial infarction. *JAMA* 2006; **295**: 2511–5.
22. Boersma E, Maas ACP, Decker JW *et al.* Early thrombolytic treatment in acute myocardial infarction: reappraisal of the golden hour. *Lancet* 1996; **348**: 771.
23. van Domburg RT, Sonnenschein K, Nieuwlaat R *et al.* Sustained benefit 20 years after reperfusion therapy in acute myocardial infarction. *J Am Coll Cardiol* 2005; **46**: 15–20.
24. Collins R, Peto R, Baigent C *et al.* Aspirin, heparin, and fibrinolytic therapy in suspected acute myocardial infarction. *N Engl J Med* 1997; **336**: 847–60.
25. Gore JM, Granger CB, Simoons ML *et al.* Stroke after thrombolysis. Mortality and functional outcomes in the GUSTO-I trial. Global use of strategies to open occluded coronary arteries. *Circulation* 1995; **92**: 2811–8.
26. Walley T, Dundar Y, Hill R *et al.* Superiority and equivalence in thrombolytic drugs: an interpretation. *Q J Med* 2003; **96**: 155–60.
27. The GUSTO Investigators. An international randomized trial comparing four thrombolytic strategies for acute myocardial infarction. *N Engl J Med* 1993; **329**: 673–82.
28. Sinnaeve P, Alexander J, Belmans A *et al.* One-year follow-up of the ASSENT-2 trial: a double-blind, randomized comparison of single-bolus tenecteplase and front-loaded alteplase in 16,949 patients with ST-elevation acute myocardial infarction. *Am Heart J* 2003; **146**: 27–32.
29. Ting HH, Yang EH, Rihal CS. Narrative review: reperfusion strategies for ST-segment elevation myocardial infarction. *Ann Intern Med* 2006; **145**: 610–17.
30. Awtry EH, Loscalzo J. Aspirin. *Circulation* 2000; **101**: 1206–18.
31. Clappers N, Brouwer MA, Verheugt FW. Antiplatelet treatment for coronary heart disease. *Heart* 2007; **93**: 258–65.
32. De Luca G, Suryapranata H, Stone GW *et al.* Abciximab as adjunctive therapy to reperfusion in acute ST-segment elevation myocardial infarction: a meta-analysis of randomized trials. *JAMA* 2005; **293**: 1759–65.
33. Eikelboom JW, Quinlan DJ, Mehta SR *et al.* Unfractionated and low-molecular-weight heparin as adjuncts to thrombolysis in aspirin-treated patients with ST-elevation acute myocardial infarction: a meta-analysis of the randomized trials. *Circulation* 2005; **112**: 3855–67.
34. Murphy SA, Gibson CM, Morrow DA *et al.* Efficacy and safety of the low-molecular weight heparin enoxaparin compared with unfractionated heparin across the acute coronary syndrome spectrum: a meta-analysis. *Eur Heart J* 2007; **28**: 2077–86.
35. Yusuf S, Mehta SR, Xie C *et al.* Effects of reviparin, a low-molecular-weight heparin, on mortality, reinfarction, and strokes in patients with acute myocardial infarction presenting with ST-segment elevation. *JAMA* 2005; **293**: 427–35.
36. Yusuf S, Mehta SR, Chrolavicius S *et al.* Effects of

fondaparinux on mortality and reinfarction in patients with acute ST-segment elevation myocardial infarction: the OASIS-6 randomized trial. *JAMA* 2006; **295**: 1519–30.
37. Mehta SR, Yusuf S, Diaz R *et al.* Effect of glucose-insulin-potassium infusion on mortality in patients with acute ST-segment elevation myocardial infarction: the CREATE-ECLA randomized controlled trial. *JAMA* 2005; **293**: 437–46.
38. O'Rourke RA, Dell'italia LJ. Diagnosis and management of right ventricular myocardial infarction. *Curr Probl Cardiol* 2004; **29**: 6–47.
39. Dauerman HL, Goldberg RJ, Malinski M *et al.* Outcomes and early revascularization for patients > or = 65 years of age with cardiogenic shock. *Am J Cardiol* 2001; **87**: 844–8.
40. Witt BJ, Ballman KV, Brown RD Jr *et al.* The incidence of stroke after myocardial infarction: a meta-analysis. *Am J Med* 2006; **119**: e1–9.
41. Cairns JA, Theroux P, Lewis HD Jr *et al.* Antithrombotic agents in coronary artery disease. *Chest* 2001; **119** (Suppl.): 228S–52S.
42. Antman EM, Anbe DT, Armstrong RW *et al.* ACC/AHA guidelines for the management of patients with ST-elevation myocardial infarction – executive summary: a report of the American College of Cardiology/American Heart Association Task Force on Practice Guidelines (Writing Committee to Revise the 1999 Guidelines for the Management of Patients with Acute Myocardial Infarction). *Circulation* 2004; **110**: 588–636.
43. Cannon CP, Weintraub WS, Demopoulos LA *et al.* Comparison of early invasive and conservative strategies in patients with unstable coronary syndromes treated with the glycoprotein IIb/IIIa inhibitor tirofiban. *N Engl J Med* 2001; **344**: 1879–87.
44. Bavry AA, Kumbhani DJ, Rassi AN *et al.* Benefit of early invasive therapy in acute coronary syndromes: a meta-analysis of contemporary randomized clinical trials. *J Am Coll Cardiol* 2006; **48**: 1319–25.
45. Antiplatelet Trialists Collaboration. Collaborative overview of randomised trials of antiplatelet therapy – I: Prevention of death, myocardial infarction, and stroke by prolonged antiplatelet therapy in various categories of patients. *Br Med J* 1994; **308**: 81–106.
46. The Clopidogrel in Unstable angina to prevent Recurrent Events (CURE) Investigators trial. I. Effects of clopidogrel in addition to aspirin in patients with acute coronary syndromes without ST-segment elevation. *N Engl J Med* 2001; **345**: 494–502.
47. Topol EJ, Moliterno DJ, Herrmann HC *et al.* Comparison of two platelet glycoprotein IIb/IIIa inhibitors, tirofiban and abciximab, for the prevention of ischemic events with percutaneous coronary revascularization. *N Engl J Med* 2001; **344**: 1888–94.
48. Topol EJ. A contemporary assessment of low-molecular-weight heparin for the treatment of acute coronary syndromes: factoring in new trials and meta-analysis data. *Am Heart J* 2005; **149** (Suppl. 1): S100–106.
49. Kastrati A, Mehilli J, Neumann FJ *et al.* Abciximab in patients with acute coronary syndromes undergoing percutaneous coronary intervention after clopidogrel pretreatment: the ISAR-REACT 2 randomized trial. *JAMA* 2006; **295**: 1531–8.
50. Simoons ML. Effect of glycoprotein IIb/IIIa receptor blocker abciximab on outcome in patients with acute coronary syndromes without early coronary revascularisation: the GUSTO IV-ACS randomised trial. *Lancet* 2001; **357**: 1915–24.
51. Eikelboom JW, Anand SS, Malmberg K *et al.* Unfractionated heparin and low-molecular-weight heparin in acute coronary syndrome without ST elevation: a meta-analysis. *Lancet* 2000; **355**: 1936.
52. Yusuf S, Mehta SR, Chrolevicius S *et al.* Comparison of fondaparinux and enoxaparin in acute coronary syndromes. *N Engl J Med* 2006; **354**: 1464–76.
53. Hennekens CH, Albert CM, Godfried SL *et al.* Adjunctive drug therapy of acute myocardial infarction – evidence from clinical trials. *N Engl J Med* 1996; **335**: 1660–8.
54. Gheorghiade M, Goldstein S. Beta-blockers in the post-myocardial infarction patient. *Circulation* 2002; **106**: 394–8.
55. Hunt SA. ACC/AHA 2005 Guideline update for the diagnosis and management of chronic heart failure in the adult: a report of the American College of Cardiology/American Heart Association Task Force on Practice Guidelines (Writing Committee to Update the 2001 Guidelines for the Evaluation and Management of Heart Failure). *J Am Coll Cardiol* 2005; **46**: e1–82.
56. Flather MD, Yusuf S, Kober L *et al.* Long-term ACE-inhibitor therapy in patients with heart failure or left-ventricular dysfunction: a systematic overview of data from individual patients. *Lancet* 2000; **355**: 1575.
57. Latini R, Tognoni G, Maggioni AP *et al.* Clinical effects of early angiotensin-converting enzyme inhibitor treatment for acute myocardial infarction are similar in the presence and absence of aspirin: systematic overview of individual data from 96 712 randomized patients. *J Am Coll Cardiol* 2000; **35**: 1801–7.
58. Cannon CP, Braunwald E, McCabe CH *et al.* Intensive versus moderate lipid lowering with statins after acute coronary syndromes. *N Engl J Med* 2004; **350**: 1495–504.
59. Pratt CM, Moye LA. The Cardiac Arrhythmia Suppression Trial: background, interim results and implications. *Am J Cardiol* 1990; **65**: 20B–9B.
60. Devereaux PJ, Goldman L, Yusuf S *et al.* Surveillance and prevention of major perioperative ischemic cardiac events in patients undergoing noncardiac surgery: a review. *CMAJ* 2005; **173**: 779–88.
61. Devereaux PJ, Goldman L, Cook DJ *et al.* Perioperative cardiac events in patients undergoing noncardiac surgery: a review of the magnitude of the problem, the pathophysiology of the events and methods to estimate and communicate risk. *CMAJ* 2005; **173**: 627–34.
62. Schroeder WS, Gandhi PJ. Emergency management of hemorrhagic complications in the era of glycoprotein IIb/IIIa receptor antagonists, clopidogrel, low molecular weight heparin, and third-generation fibrinolytic agents. *Curr Cardiol Rep* 2003; **5**: 310–17.
63. Gibson CM. NRMI and current treatment patterns for ST-elevation myocardial infarction. *Am Heart J* 2004; **148** (Suppl. 1): 29–33.

第 17 章

成人心肺复苏

Peter T Morley

数十年来，心搏骤停的发病率没有发生什么变化。然而，近年来相关领域的发展迅速，这为提高神经学功能正常患者的生存率带来了新希望。

心搏骤停患病率与预后

大约 75% 的由心搏骤停引发的死亡发生在医院外 [1]。心搏骤停在社区的发生率约 50 ~ 150/100 000 人 - 年 [2-4]。该发生率（和预后）很大程度上受分母的定义的影响［如所有心搏骤停的发病率（89/100 000 人 - 年）对比因心脏原因接受复苏的发生率（31/100 000 人 - 年）[3]］。

在医院心搏骤停发生率约为 1 ~ 5/1000 入院患者 [5-6]，具有类似分母效应（因为对院内发生的由心脏造成的死亡大多数已有预计并且通常不会试图进行复苏 [7]）。

院内和院外的心搏骤停大多数是心源性的，但其潜在原因、并发症及骤停心律在不同研究间呈较大差异 [4,6,8-9]。

心搏骤停的预后研究结果取决于报告的来源及研究方法 [2-3,10]。最佳的预后（近 100%）发生在电生理实验室中（其心室颤动［VF］通常是人为诱导的）。住院患者心搏骤停的预后通常较好（出院率高达 42%），尽管可能带来严重的并发症，并很可能与早期发现和高级生命支持（advanced life support，ALS）相关 [6]。

国际审查进程

自从 1992 年国际复苏联络委员会成立以来，对复苏科学进行协作性的国际性的评估最终在 2000 年发表了国际指南 [11] 以及 2005 年复苏科学国际共识 [12]。世界各地的主要复苏会议公布的指引［包括美国心脏协会 [13]，澳大利亚复苏协会（www.resus.org.au）和欧洲复苏协会 [14]］都基于此文件。2005 年复苏科学达成共识基于由 281 名国际合作人所作的 276 项专题回顾及综述，共 403 页 [15]（详见 www.c2005.org）。这一科学综述进程仍在继续改进，新的共识计划在 2010 年发布。

生存链的重要性

“生存链”一词已被用来定义复苏过程中的重要环节 [10]。无论是对院内或院外心搏骤停，复苏的关键环节包括：早期识别和帮助召唤，早期基本生命支持（basic life support，BLS），早期除颤和早期的高级生命支持，及复苏后护理 [10]。

最新更改指南

2005 年的综述中 [12]，对复苏指南中基本（BLS）和高级生命支持（ALS）的操作做了一些重要的修正。BLS 的变化包括：

- 对无生命迹象的患者进行心肺复苏（cardiopulmonary resuscitation，CPR）（无意识 / 无反应，通常无呼吸及活动）
- 最初两次而不是五次呼吸
- 对婴儿、儿童和成人（与救援人员的数量无关）按压 / 通气比统一为 30 ∶ 2[16]

ALS 的变化包括：

- 仍然强调良好的心肺复苏（包括尽量减少心肺复苏中断时间）
- 尽量减少与通气相关的潜在的危害
- 最大化提高（使用单次除颤策略和适当的能量级别）成功除颤的可能性[17]

以下各节中更详细地讨论了这些更改。

基本生命支持

BLS 管理的一般流程见澳大利亚复苏委员会 BLS 流程图（www.resus.org.au，图 17.1）。

检查是否需要 CPR

通过检测脉搏决定是否进行心脏按压的方法在 2000 年的指导方针中已被取消，这主要是基于大量文献显示即使是有经验的医疗人员

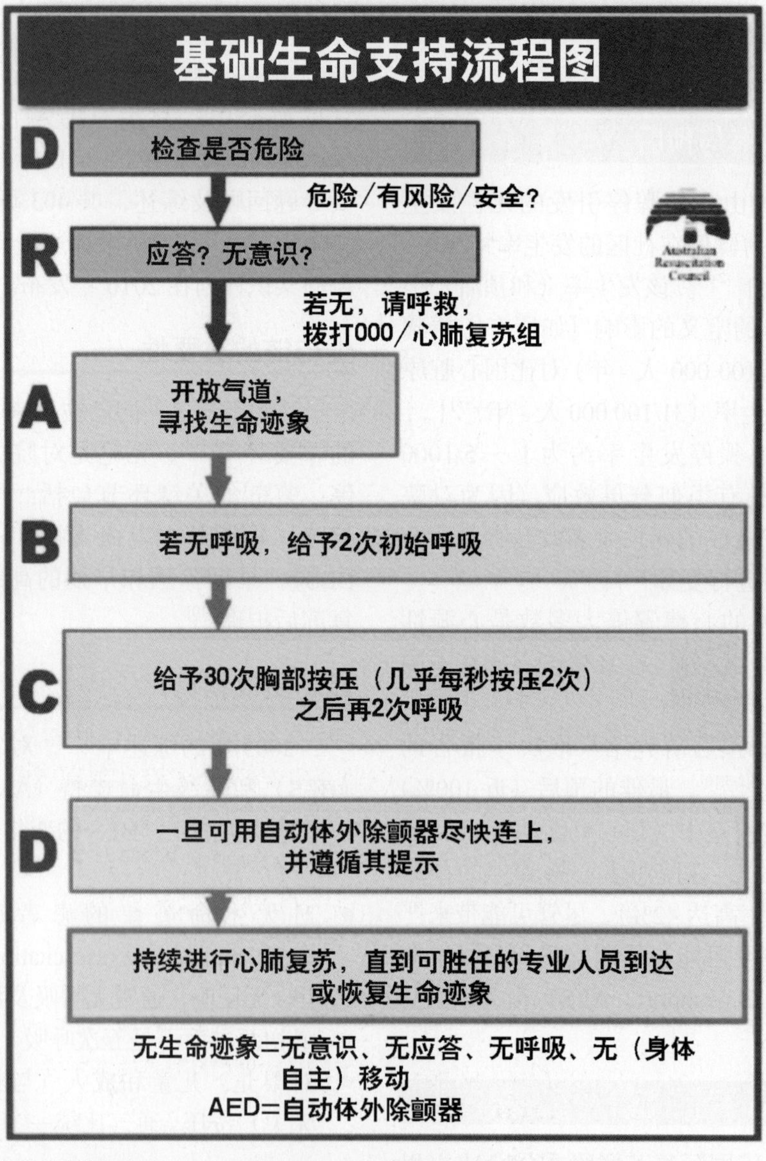

图 17.1　基础生命支持流程图 (Reproduced from the Australian Resuscitation Council (www.resus.org.au), with permission.)

也很难准确脉搏的存在与否[18]。这一调整在目前的指南进一步得到确认：应进行心肺复苏的无生命迹象的指征为无意识 / 无反应、无呼吸及运动的患者[16]。经过训练的 ALS 人员在检查生命迹象的过程中可以检查中央动脉（如颈动脉）达 10 秒钟。

体外心脏按压

按压点

成人心肺复苏的按压点应在胸骨的下半部分。高于此区的按压效果不理想，低于此区的按压效果也不理想并可能损害腹腔器官。之前被广泛接受的寻找压缩点的方法可能延误胸外按压的时机。为尽量减少按压和通气之间的间隔，应指导无经验人员或和医护专业人员将利位手掌根部置于成年患者的胸部中心位置非利位手置于利位手上[2]。

按压频率

对心搏骤停成年患者心外按压的频率目前尚未确定[2]。最近的研究证明[19]，较低的压缩率（< 80 次 / 分）往往导致较坏的预后，而较高的压缩率（> 120 次 / 分）使（生命支持提供者）施救者非常疲劳但并不能改善患者预后。因而推荐的胸部按压率约为 100 次 / 分。

按压深度

按压的理想深度目前还不明确。在人体模型研究或实际的心搏骤停患者中按压深度通常是不足的，增加按压深度可能提高除颤成功率[20]。目前建议成人胸部按压应至少 4 ~ 5 cm（或约 1/3 的胸廓厚度）。

尽量减少按压中断时间

胸部按压（“脱手时间”）的中断常见且经常超时，这与冠状动脉灌注压减少和死者的除颤成功率下降可能相关[20–22]。这些不利影响在停止按压 10 秒内开始，但似乎在重新按压开始后至少可部分恢复[23]。心肺复苏（初始呼吸，然后胸部按压）应在患者被确认为生命迹象消失后立即开始。由确认按压频率或实施特殊干预措施（如通气、除颤或插管）而造成的停顿应尽量最小化。

按压通气比

在心搏骤停患者分钟通气量要求低于非骤停状态，因此，呼吸频率可降低。为了提高每分钟给予按压数量，最大限度地减少中断胸外按压和简化教学和技能培训差异，在气道插管前，对实施 BLS 的人员要求的统一的按压通气比应为 30 ： 2（不论救援人员数）[2]。单次呼吸应持续 1 秒钟，理想的潮气量是应可观察到胸廓起伏[2]。

CPR 的质量监测

目前用于检测 CPR 质量的技术有多种，其中一些更适用于检测 ALS 的质量。简单的监测技术包括评价胸外按压的频率、深度及位置，通气频率和深度及评价中心动脉脉搏。其他监测包括呼气末二氧化碳（表 17.1），机械设备（如监测按压深度）和新的监测器 / 除颤器（用于监测按压及通气深度和频率）。使用这些设备可以提高 CPR 的质量并应改善复苏的效果[24]。

“单纯按压”CPR

口对口通气法近来已引起越来越多的问题，因而应考虑可替代传统 CPR 的另一种方

表 17.1 呼气末二氧化碳（$ETCO_2$）监测在心搏骤停中的应用[24]

心血管（$ETCO_2$ 绝对值）
心搏骤停开始骤然下降
胸外按压开始直接上升
与心指数呈线性相关
自主循环恢复的早期监测（突然升高）
呼吸（$ETCO_2$ 波形）
评价气管内插管位置
评价呼气气流
预后（$ETCO_2$ 绝对值）
提示成功的复苏

法。大量的动物研究已经表明，在心源性骤停复苏早期（例如，电击诱发室颤），通气并不一定有必要[2]。在对院外骤停患者进行的研究结果表明，没有早期通气可能并不影响甚至提高 CPR 的效果[25-26]，虽然还没有系统研究对单纯心外按压与现行推荐的 BLS 方法的结果进行比较。但目前的建议是，如果救援人员不能，没有经过培训，或不愿执行嘴对嘴呼吸（人工呼吸），那么他们应该进行“单纯按压”CPR。

除颤

除颤不再仅限于 ALS 的范畴。提供 BLS 的人员现在需要掌握如何使用自动体外除颤器（AED）。提供 ALS 的人员则应该懂得使用自动及手动模式。除颤仍然是治疗室颤的决定性步骤，合理除颤包括正确选择除颤模式和能量。最近的研究强调了除颤时机和其他复苏措施的重要性。

早期除颤与 CPR 后除颤的比较

选择除颤与其他干预措施的时机至关重要。治疗由室颤引起的心搏骤停的传统方法是尽快进行除颤。对于刚发生的室颤，这一原则仍然适用，且 3 分钟内除颤效果最佳（见于电生理实验室或心血管中心）。然而，如果室颤已超过了几分钟，首先进行心肺复苏可能提高除颤成功的可能性，并带来更好的预后[23,27-28]。

除颤波形

目前没有特定的除颤模式（无论是单相或双相）可以显著提高自主循环（ROSC）的回复率或及由室颤造成的心搏骤停的出院率[29]。双相波除颤［无论是截断指数型（truncated exponential）或校正直线型（rectilinear）］，使用相同或更低的能量水平，对于终止室颤至少与单相波形同样有效[30-31]。

除颤能量

除颤能量推荐因除颤器（及特定波形）不同而有所差异。之前关于除颤能量的指南建议是基于利用单相波和较高的能量能更好地阻滞心脏异常震颤。目前的建议则强调最大限度地增加每次除颤成功的可能性。对于单相除颤仪，成人除颤建议的能量一律是 360 J。对于双相除颤仪应设置在 200 J，除非有关临床数据证明对某种特定的除颤仪其他能量可保证足够的除颤成功率（如大于 90%）。目前没有任何一致的证据（如生存利益）建议提高后续除颤的能量可改善除颤效果[29,32]。

单次除颤

单次除颤（即一次电击，而不是连续三次电击后，立即开始 CPR）为目前推荐的除颤策略。这一策略可减少由反复检测生命体征带来的胸外按压的延迟[29]。在某些情境下，如判断生命体征和按压频率占用较多时间，或除颤器充电所需时间较长（如大于 10 秒），如自动除颤仪，这种策略尤为有益。当然这一策略的益处取决于心肺复苏的质量，因为下次的电击将在 2 分钟的复苏按压后。

然而澳大利亚的复苏协会建议序贯电击除颤（如有必要达 3 次），在特需的情况下可予保留：如目击者发现心搏骤停行首次除颤，其手动除颤可立即进行，脉率的确认和除颤的充电时间很短，（如＜ 10 秒），且连续 3 次除颤时间＜ 30 秒时可选序贯电击除颤，但是随后的除颤也应按单次除颤策略进行。

高级生命支持

高级生命支持的作用在心搏骤停管理中十分显著。但是除除颤外，没有明确证据表明高级生命支持与预后改善有关。相关技术如下，其中一些只可在医院环境中获得。

高级生命支持流程图

治疗的建议顺序上应遵循澳大利亚复苏协会指定的高级生命支持流程图（www.resus.org.au，图 17.2）。它被作为备忘录和教学工具。

心前区捶击

如发现或监测到由于可复室颤造成的骤

停，如果除颤器不能立即应用，胸前捶击可能有一定价值[29]。但这一技术也并非没有风险，且其不应该拖延除颤。

胸外按压

无论可复或不可复室颤，良好的 BLS 是 ALS 的重要组成部分。即使由于必要干预措施，胸外按压的中断也应尽可能简短。胸部按压应持续直至除颤，并应在除颤后（不检查节律）立即开始按压并继续至少 2 分钟，除非生命体征出现。即使除颤成功恢复节律，并产生脉搏，在绝大多数情况下，这并不与心输出直接相关[33]。在这些情况下立即按压避免长时间中断按压的不利影响，维持冠状动脉灌注的压力，并且并不增加复颤风险[34]。每次心肺复苏 2 分钟后（或者生命体征重新出现），应检查心脏节律，如果此时节律与自发循环恢复相符，应该同时检查脉搏。

心肺复苏期间气道管理

目前没有数据建议用某种方式的气道管理作为心肺复苏中的应用常规[35]。尽管这样，气管插管仍是心肺复苏时气道维持和气道保护的金标准。如果患者无意识，没有呕吐反射，并且有训练有素的操作者，气管插管应尽早进行，并用 100% 氧气。气管插管提供最佳的气道通畅，可进行气道吸痰，并可提供一些药物使用途径（如肾上腺素、利多卡因和阿托品）。然而，气管插管不应中断心外按压超过 20 秒。目前没有证据表明常规应用气管插管可改善心搏骤停的预后，而且如果没有足够的训练和经验，并发症如食管误插的发生率极其高。气管导管的替代品已经在研究了，包括心肺复苏袋阀口罩，其他诸如喉罩和食管气管联合导管等先进的气道设备[35]。复苏团队成员的培训和经验及这些设备是否可用将决定气道管理适当的选择。

心肺复苏期间机械通气

心搏骤停时所需的每分通气量较非骤停状态时少。过度通气也可能导致胸腔内压力增加，冠状动脉和脑血流灌注下降，及自主循环回复率降低（至少在动物实验中）[36]。在气道打开前，推荐的按压通气比为 30：2，气道打开后建议的通气率为 8 ～ 10/min[2]。一个简单的方法是气道打开后以 15：1 的按压通气比（www.resus.com.au），可以减少按压的中断。如果存在潜在的气体滞塞，短暂的中断通风可能有益[35]。推荐的潮气量是可见胸廓起伏[2]。

鉴定可逆原因

不管初始还是后续的心脏节律，心搏骤停可由多种情况导致，如果这些情况没有得到检测或更正，可能会阻止成功的复苏。这些“可逆的原因”在 ALS 中可被分为“4Hs 和 4Ts”（www.resus.org.au；见图 17.2）。许多技术可用来协助诊断和除外这些情况（从详细的病史、仔细的临床检查到调查和干预）[24]。超声心动图可能诊断（或帮助排除）很多心脏和非心脏引起的可逆病因（表 17.2）。经食管超声心动图需要一个熟练有经验的技术人员，但经胸超声通常经过一定的训练后可以掌握并可提供有用的信息[24]。

表 17.2　超声心动图的潜在诊断 24

低血容量*
压塞*（心包的）
张力性气胸*
血栓形成——肺部*（血栓栓塞）
血栓形成——冠状动脉*（局部的或广泛的室壁运动异常，包括缺乏心脏运动）
起搏器定位
突发室颤
急性瓣膜关闭不全（如乳头肌断裂）
心室破裂
主动脉夹层
大量的胸腔积液

* 可逆的原因列在“4Hs 和 4Ts”（www.resus.org.au）

心肺复苏药物

虽然很多药物都被推荐在心搏骤停复苏中使用，但没有安慰剂控制对照的研究表明，在任何阶段使用任何这些药物可提高心搏骤停患者的存活率[25]。

血管加压

血管加压素在心搏骤停治疗中的可能益处在于其能增加心脏和脑灌注压。然而目前还没有任何证据表明血管加压素与安慰剂相比能够改善心搏骤停患者长期生存率[35]。尽管缺乏有力的证据，血管加压素在心肺复苏中的常规使用仍是合理的。目前还没有充分的证据建议某种特定药物或药物组合效果最佳[35]。肾上腺素仍是心搏骤停救治中（1 mg/3min）首选的血管收缩素。总之，血管加压素是一种选择性治疗药物，目前没有研究证明其有确定的益处[35,37]。

抗心律失常药物

目前没有抗心律失常药物被证实可改善心搏骤停患者的长期生存率[35]。然而，与安慰剂[38]或利多卡因[39]相比，胺碘酮可以增加难治性室颤（300 mg 或 5 mg/kg）患者被送往医院前的生存率。对于多次除颤不成功的室颤患者，胺碘酮或利多卡因（但非同时）可作为选择性的药物。

其他药物

其他在心搏骤停的 ALS 流程图中列出的药物包括电解质（如镁或钾）、阿托品和碳酸氢钠（www.resus.org.au，见图 17.2）。某些其他药物的应用应视心搏骤停的具体情况而定（表 17.3 摘要）[40-42]。

表 17.3　特殊情况下心搏骤停的用药

药物	潜在的适应证
肾上腺素	β- 受体阻滞剂 / 钙离子拮抗剂中毒
阿托品	胆碱能量 / 强心苷中毒
地西泮	拟交感毒性
钙	低血钙，高血镁，高血钾，β- 受体阻滞剂 / 钙离子拮抗剂中毒
地高辛特异抗体	强心苷中毒
氟马西尼	苯二氮䓬类中毒
胰高血糖素	β- 受体阻滞剂 / 钙离子拮抗剂中毒
镁	低血镁，低血钾，高血钙，三环类抗抑郁药 / 强心苷中毒，尖端扭转
纳洛酮	阿片类药物中毒
钾制剂	低钾血症
维生素 B6	异烟肼中毒
碳酸氢钠	高钾血症，三环类抗抑郁药，钠离子拮抗剂中毒

CPR 附属装置

有许多技术和设备被尝试用于心搏骤停的管理以提高患者的生存率，但目前没有一项被确证有效[35]。主动按压放松心肺复苏术（ACD）CPR 是被最广泛评估的技术，但已研发出一种机械 ACD CPR 装置（LUCAS），目前正在评估。改进的充气背心复苏术（压力分布带）显示了一些矛盾的结果[43-44]。吸气阻力阀已显示一定可观前景（尤其与 ACD CPR 联合），同时体外循环技术也得到了重新重视。然而在目前这个阶段，还没有足够的证据来支持常规使用任何辅助技术的益处[35]。

复苏后护理

对自主循环复苏后护理的研究一直以来都存在不足。心搏骤停的生存率很大程度上取决于患者的并发症和前期心脑缺氧程度。但是，它也受复苏后继发症（包括二次创伤和随后的全身炎症反应）的影响。

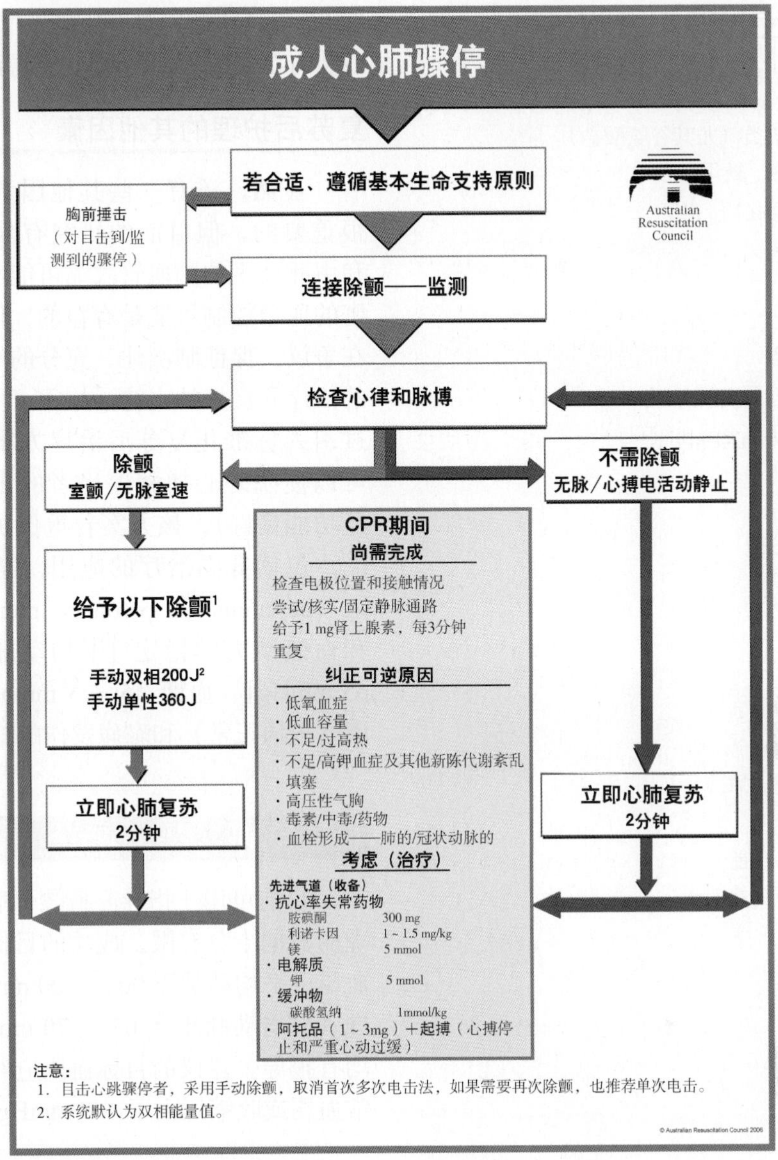

图 17.2　高级生命支持流程图 (Reproduced from the Australian Resuscitation Council (www.　resus.org.au), with permission.)

低体温诱导

自 20 世纪 50 年代后期低温诱导已用于心搏骤停后管理，但它在医学领域受到广泛的注意实则始于 2002 年发表的两项随机对照试验 [45-46]。在这两项试验中，12 ~ 24 小时低体温诱导（32 ~ 34℃）被证明可以降低意识丧失但循环稳定的室颤性心搏骤停的院外患者的神经损伤。

亚低温对骤停复苏后的患者有一些潜在的益处影响，但也有（表 17.4）若干不利影响 [47]。在低温状态下，用镇静和（或）肌松治疗预防寒战，可能掩盖了患者的癫痫发作症状。几种技术可用来降温，包括静脉注射降温药物和一些专门降温设备，对他们的评估仍在进行中 [45-47]。

根据建议，室颤性心搏骤停无意识但血流动力学稳定的院外患者应接受 32 ~ 34℃低温治疗

表 17.4 心搏骤停后低体温潜在风险和益处 [47]

潜在神经益处
降低脑氧消耗（6% ~ 7%/℃）
降低兴奋性氨基酸类（尤其谷氨酸盐）
降低氧自由基生成 / 氧化应激
降低非特异性烯醇化酶
降低脑乳酸
降低脑水肿
降低颅内压
降低细胞破坏性酶
降低细胞间黏附分子 -1 的表达（ICAM-1）
降低中性粒细胞迁移至缺血组织
下调炎性因子表达
抗惊厥作用
缺血区域血流再分配
增加神经营养因子
潜在风险
心血管
心动过缓
血管收缩
心律失常（少有在 33℃）
血液
降低白细胞数量 / 功能
降低血小板数量 / 功能
延长凝血时间
胃肠道
降低肠蠕动
高血糖
肾
肾功能不全
多尿
代谢
低钾血症
低磷酸血症
骨骼肌
寒战（伴随乳酸性酸中毒）*

* 为控制寒战使用镇静和（或）肌松剂可能掩盖正在进行的癫痫发作

约 12 ~ 24 小时。对于其他节律异常性心搏骤停或院内心搏骤停，也应考虑低温诱导治疗 [35,48]。

复苏后护理的其他因素

显然，还有一些其他因素在停搏后期是很重要的，但目前的研究有限 [35]。过度通气和由此产生的脑血管收缩可能有潜在危害。严密的血糖控制可能是有益的，但它的使用仍存在争议。保证脑灌注，充分的氧合，癫痫发作的治疗和良好的支持治疗很可能是有益的。通过引入标准化复苏后治疗方案，挪威研究者可以使院外心搏骤停患者的出院率加倍（神经功能良好）。该方案着重保护重要器官的功能，包括低温治疗的应用，经皮冠状动脉介入（percutaneous coronary interventions，PCI）和血流动力学稳定 [平均动脉压（MAP）> 65 mmHg]、血糖（5 ~ 8 mmol/L）、通气（血碳酸根值正常）和癫痫发作的控制 [49]。

血压控制

目前可用于指导心搏骤停后血流动力学管理的数据十分有限。成功的目标血压从相对高血压（平均动脉压 90 ~ 100 mmHg[45]）至更标准（平均动脉压> 65 ~ 70 mmHg[49]）的目标均有报导。建议的目标血压应约等于患者的正常血压或收缩压大于 100 mmHg。

血糖控制

一项研究表明，严密的血糖控制（至正常血糖值）能够提高外科危重患者的生存率 [50]，但这并没有在随后的研究得到证实 [51]。有大量旁证建议，高血糖应被控制，但最佳控制目标尚未确定。

经皮冠状动脉介入治疗

溶栓和 PCI 是管理急性冠状动脉综合征的重要支柱。自主循环恢复后，如有适应证，PCI 在复苏后早期的使用很有效，且应考虑作为停搏复苏后常规治疗的一部分[49,52]。

医疗急救队（medical emergency teams，MET）

院内发生的心搏骤停通常是在某些生理条件恶化之后发生的[7,53]。为此，有很多不同的机制来应对这些早期迹象[35]。其中最常见的是 MET（对一种异常通常涉及多学科的共同协作[5]）和早期预警系统（对累计得分的响应）的变化。来发起急救呼叫的常用标准包括：

- 受到威胁的呼吸道
- 呼吸频率（< 5 次或> 36 次，每分钟呼吸）
- 脉率（< 40 次或> 140 次 / 分）
- 收缩压（< 90 mmHg）
- 格拉斯哥昏迷评分下降为 2 分
- 癫痫持续发作[5,7]

结果

历史对照研究的有力数据（或之前和之后的方法）显示，医疗急救队的应用可以带来许多好处，包括减少院内死亡和心搏骤停率，改善发生心搏骤停患者的预后[35]。有学者进行了一项大型的前瞻性随机对照研究，试图确认这些益处，但并未从数据上显示出任何显著改善（第 2 章）。

医疗急救队之前

最近的观测证实，某些生命体征的微小变化常常预示不良临床结果[54-55]。这些变化的程度很轻，可能不会达到需医疗急救的标准[55]，所以病房的医护系统应对这些因素做出及时反应。

预后

目前不可能准确预测心搏骤停期间或之后神经功能恢复的程度[35-36]。心搏骤停间神经学检查是不可靠的，因为阴性预测价值低[35]。镇静［和（或）低温诱导］停止后昏迷苏醒的可能性逐日减小。目前临床检查（瞳孔反应或第 3 天疼痛反射缺失），体感诱发电位和脑电图仍是最好的判断预后的方法[35-56]（www.resus.org.au）。

概要

得益于在管理和评估领域的进展和研究，心搏骤停的预后较过去有了较大的进步。每一个生存链环节上的改进都能改变患者的预期。这些措施包括：早期识别和启动急救措施（包括急救医疗组和急救医疗组前的处理），有效的 BLS（提高胸外按压质量和减少中断胸外按压的时间）；优化除颤（更合理的心肺复苏顺序，优化除颤波形和能量）；以及尽早实施合理的 ALS，着重于复苏后早期护理。

（徐　敏　陈　晨译　徐　敏校）

参考文献

1. 2005 American Heart Association Guidelines for Cardiopulmonary Resuscitation and Emergency Cardiovascular Care. Part 3: Overview of CPR. *Circulation* 2005; **112** (Suppl.): IV12–18.
2. 2005 International Consensus on Cardiopulmonary Resuscitation and Emergency Cardiovascular Care Science with Treatment Recommendations. Part 2: Adult basic life support. *Resuscitation* 2005; **67**: 187–201.
3. Finn JC, Jacobs IG, Holman CD *et al.* Outcomes of out-of-hospital cardiac arrest patients in Perth, Western Australia, 1996–1999. *Resuscitation* 2001; **51**: 247–55.
4. Jennings PA, Cameron P, Walker T *et al.* Out-of-hospital cardiac arrest in Victoria: rural and urban outcomes. *Med J Aust* 2006; **185**: 135–9.
5. Hillman K, Chen J, Cretikos M *et al.* Introduction of the medical emergency team (MET) system: a cluster-randomised controlled trial. *Lancet* 2005; **365**: 2091–7.
6. Sandroni C, Nolan J, Cavallaro F *et al.* In-hospital cardiac arrest: incidence, prognosis and possible measures to improve survival. *Intens Care Med* 2007; **33**: 237–45.
7. Kause J, Smith G, Prytherch D *et al.* A comparison of antecedents to cardiac arrests, deaths and emergency intensive care admissions in Australia and New Zealand, and the United Kingdom – the ACADEMIA study. *Resuscitation* 2004; **62**: 275–82.
8. Peberdy MA, Kaye W, Ornato JP *et al.* Cardiopulmonary resuscitation of adults in the hospital: a report of 14 720 cardiac arrests from the National Registry of Cardiopulmonary Resuscitation. *Resuscitation* 2003; **58**: 297–308.
9. Cohn AC, Wilson WM, Yan B *et al.* Analysis of clinical outcomes following in-hospital adult cardiac arrest. *Intern Med J* 2004; **34**: 398–402.

10. Perkins GD, Soar J. In hospital cardiac arrest: missing links in the chain of survival. *Resuscitation* 2005; **66**: 253–5.
11. American Heart Association in collaboration with the International Liaison Committee on Resuscitation (ILCOR). Guidelines 2000 for cardiopulmonary resuscitation and emergency cardiovascular care. *Circulation* 2000; **102** (suppl. I): I:13–403.
12. Proceedings of the 2005 International Consensus on Cardiopulmonary Resuscitation and Emergency Cardiovascular Care Science with Treatment Recommendations. *Resuscitation* 2005; **67**: 157–341.
13. 2005 American Heart Association Guidelines for Cardiopulmonary Resuscitation and Emergency Cardiovascular Care. *Circulation* 2005; **112** (Suppl.): IV1–203.
14. European Resuscitation Council guidelines for resuscitation 2005. *Resuscitation* 2005; **67** (Suppl. 1): S1–189.
15. Morley PT, Zaritsky A. The evidence evaluation process for the 2005 International Consensus Conference on cardiopulmonary resuscitation and emergency cardiovascular care science with treatment recommendations. *Resuscitation* 2005; **67**: 167–70.
16. Jacobs IG, Morley PT. The Australian Resuscitation Council: new guidelines for 2006. *Crit Care Resusc* 2006; **8**: 87–8.
17. Morley PT, Walker T. Australian Resuscitation Council: adult advanced life support (ALS) guidelines 2006. *Crit Care Resusc* 2006; **8**: 129–31.
18. Cummins RO, Hazinski MF. Guidelines based on fear of type II (false-negative) errors. Why we dropped the pulse check for lay rescuers. *Resuscitation* 2000; **46**: 439–42.
19. Abella BS, Sandbo N, Vassilatos P *et al.* Chest compression rates during cardiopulmonary resuscitation are suboptimal: a prospective study during in-hospital cardiac arrest. *Circulation* 2005; **111**: 428–34.
20. Edelson DP, Abella BS, Kramer-Johansen J *et al.* Effects of compression depth and pre-shock pauses predict defibrillation failure during cardiac arrest. *Resuscitation* 2006; **71**: 137–45.
21. Eftestol T, Sunde K, Steen PA. Effects of interrupting precordial compressions on the calculated probability of defibrillation success during out-of-hospital cardiac arrest. *Circulation* 2002; **105**: 2270–3.
22. Ewy GA. Cardiac arrest – guideline changes urgently needed. *Lancet* 2007; **369**: 882–4.
23. Eftestol T, Wik L, Sunde K *et al.* Effects of cardiopulmonary resuscitation on predictors of ventricular fibrillation defibrillation success during out-of-hospital cardiac arrest. *Circulation* 2004; **110**: 10–15.
24. Morley PT. Monitoring the quality of CPR. *Curr Opin Crit Care* 2007; **13**: 261–7.
25. Kellum MJ, Kennedy KW, Ewy GA. Cardiocerebral resuscitation improves survival of patients with out-of-hospital cardiac arrest. *Am J Med* 2006; **119**: 335–40.
26. Cardiopulmonary resuscitation by bystanders with chest compression only (SOS-KANTO): an observational study. *Lancet* 2007; **369**: 920–6.
27. Cobb LA, Fahrenbruch CE, Walsh TR *et al.* Influence of cardiopulmonary resuscitation prior to defibrillation in patients with out-of-hospital ventricular fibrillation. *JAMA* 1999; **281**: 1182–8.
28. Wik L, Hansen TB, Fylling F *et al.* Delaying defibrillation to give basic cardiopulmonary resuscitation to patients with out-of-hospital ventricular fibrillation: a randomized trial. *JAMA* 2003; **289**: 1389–95.
29. 2005 International Consensus on Cardiopulmonary Resuscitation and Emergency Cardiovascular Care Science with Treatment Recommendations. Part 3: defibrillation. *Resuscitation* 2005; **67**: 203–11.
30. Morrison LJ, Dorian P, Long J *et al.* Out-of-hospital cardiac arrest rectilinear biphasic to monophasic damped sine defibrillation waveforms with advanced life support intervention trial (ORBIT). *Resuscitation* 2005; **66**: 149–57.
31. Kudenchuk PJ, Cobb LA, Copass MK *et al.* Transthoracic incremental monophasic versus biphasic defibrillation by emergency responders (TIMBER): a randomized comparison of monophasic with biphasic waveform ascending energy defibrillation for the resuscitation of out-of-hospital cardiac arrest due to ventricular fibrillation. *Circulation* 2006; **114**: 2010–8.
32. Stiell IG, Walker RG, Nesbitt LP *et al.* BIPHASIC trial: a randomized comparison of fixed lower versus escalating higher energy levels for defibrillation in out-of-hospital cardiac arrest. *Circulation* 2007; **115**: 1511–7.
33. Rea TD, Shah S, Kudenchuk PJ *et al.* Automated external defibrillators: to what extent does the algorithm delay CPR? *Ann Emerg Med* 2005; **46**: 132–41.
34. Hess EP, White RD. Ventricular fibrillation is not provoked by chest compression during post-shock organized rhythms in out-of-hospital cardiac arrest. *Resuscitation* 2005; **66**: 7–11.
35. 2005 International Consensus on Cardiopulmonary Resuscitation and Emergency Cardiovascular Care Science with Treatment Recommendations. Part 4: advanced life support. *Resuscitation* 2005; **67**: 213–47.
36. Aufderheide TP. The problem with and benefit of ventilations: should our approach be the same in cardiac and respiratory arrest? *Curr Opin Crit Care* 2006; **12**: 207–12.
37. Aung K, Htay T. Vasopressin for cardiac arrest: a systematic review and meta-analysis. *Arch Intern Med* 2005; **165**: 17–24.
38. Kudenchuk PJ, Cobb LA, Copass MK *et al.* Amiodarone for resuscitation after out-of-hospital cardiac arrest due to ventricular fibrillation. *N Engl J Med* 1999; **341**: 871–8.
39. Dorian P, Cass D, Schwartz B *et al.* Amiodarone as compared with lidocaine for shock-resistant ventricular fibrillation. *N Engl J Med* 2002; **346**: 884–90.
40. 2005 American Heart Association Guidelines for Cardiopulmonary Resuscitation and Emergency Cardiovascular Care. Part 7.4: monitoring and medications. *Circulation* 2005; **112** (Suppl.): IV78–83.
41. 2005 American Heart Association Guidelines for Cardiopulmonary Resuscitation and Emergency Cardiovascular Care. Part 10.1: life-threatening electrolyte abnormalities. *Circulation* 2005; **112** (Suppl.): IV121–5.
42. 2005 American Heart Association Guidelines for Cardiopulmonary Resuscitation and Emergency Cardiovascular Care. Part 10.2: toxicology in ECC. *Circulation* 2005; **112** (Suppl.): IV126–32.
43. Ong ME, Ornato JP, Edwards DP *et al.* Use of an automated, load-distributing band chest compression device for out-of-hospital cardiac arrest resuscitation. *JAMA* 2006; **295**: 2629–37.
44. Hallstrom A, Rea TD, Sayre MR *et al.* Manual chest compression vs use of an automated chest compression

device during resuscitation following out-of-hospital cardiac arrest: a randomized trial. *JAMA* 2006; **295**: 2620–8.
45. Bernard SA, Gray TW, Buist MD *et al.* Treatment of comatose survivors of out-of-hospital cardiac arrest with induced hypothermia. *N Engl J Med* 2002; **346**: 557–63.
46. Mild therapeutic hypothermia to improve the neurologic outcome after cardiac arrest. *N Engl J Med* 2002; **346**: 549–56.
47. Bernard SA, Buist M. Induced hypothermia in critical care medicine: a review. *Crit Care Med* 2003; **31**: 2041–51.
48. Nolan JP, Morley PT, Vanden Hoek TL *et al.* Therapeutic hypothermia after cardiac arrest: an advisory statement by the advanced life support task force of the International Liaison Committee on Resuscitation. *Circulation* 2003; **108**: 118–21.
49. Sunde K, Pytte M, Jacobsen D *et al.* Implementation of a standardised treatment protocol for post resuscitation care after out-of-hospital cardiac arrest. *Resuscitation* 2007; **73**: 29–39.
50. Van den Berghe G, Wouters P, Weekers F *et al.* Intensive insulin therapy in the critically ill patients. *N Engl J Med* 2001; **345**: 1359–67.
51. Van den Berghe G, Wilmer A, Hermans G *et al.* Intensive insulin therapy in the medical ICU. *N Engl J Med* 2006; **354**: 449–61.
52. Spaulding CM, Joly LM, Rosenberg A *et al.* Immediate coronary angiography in survivors of out-of-hospital cardiac arrest. *N Engl J Med* 1997; **336**: 1629–33.
53. Jacques T, Harrison GA, McLaws ML *et al.* Signs of critical conditions and emergency responses (SOCCER): a model for predicting adverse events in the inpatient setting. *Resuscitation* 2006; **69**: 175–83.
54. Buist M, Bernard S, Nguyen TV *et al.* Association between clinically abnormal observations and subsequent in-hospital mortality: a prospective study. *Resuscitation* 2004; **62**: 137–41.
55. Harrison GA, Jacques T, McLaws ML *et al.* Combinations of early signs of critical illness predict in-hospital death-the SOCCER study (signs of critical conditions and emergency responses). *Resuscitation* 2006; **71**: 327–34.
56. Zandbergen EG, de Haan RJ, Stoutenbeek CP *et al.* Systematic review of early prediction of poor outcome in anoxic-ischaemic coma. *Lancet* 1998; **352**: 1808–12.

第 18 章

心律失常的处理

Andrew Holt

心脏电生理

心脏电生理的特点对我们掌握心律失常及其处理措施具有重要意义。心肌细胞不断地去极化与复极化从而形成动作电位。而动作电位的形状和持续时间取决于心肌细胞表面离子通道蛋白复合物的活性。这些具有高度选择性的离子通道决定了离子流的速度，而离子流的速度又决定了心肌细胞膜电位的大小和改变速度。其中一些离子通道正是抗心律失常药的分子靶点。

离子通道的影响因素：

- 编码离子通道蛋白的基因突变
- 离子通道编码基因表达功能改变
- 急性缺血
- 自主调配
- 心脏瘢痕形成
- 电解质浓度

产生动作电位的心肌细胞包括快反应细胞——传导和收缩心肌细胞（图 18.1a）及慢反应起搏细胞（窦房结 SA，房室结 AV）（图 18.1b）。当缺血时，快反应细胞的动作电位更像慢反应细胞。动作电位分为五个阶段，如下：

0 期

快反应细胞（图 18.1a），快速除极化是由于电压依赖性 Na^+ 通道激活所致。一旦达到阈值此通道就会被激活，这是一个“全或无”的过程。当膜电位升高至＋ 30mV 时，Na^+ 通道失活，从此一直保持失活状态直到发生复极化，除极速度决定了传导速度。慢反应心机细胞除极过程与 Na^+ 通道无关，此慢除极过程是由电压依赖性 L 型、T 型 Ca^{2+} 介导的缓慢 Ca^{2+} 内流形成。

1 期

早期快速不全复极到大约 0mV，这一过程是 I_{TO1} 和 I_{TO2} 型 K^+ 通道激活介导的暂时性外向电流所致。慢心肌细胞无 1 期或 2 期（图 18.1b）。

2 期

快反应细胞延长的平台期是由所有离子的低电导率所致。降低的 L 型、T 型介导的 Ca^{2+} 内向电流起初与延迟整流 K^+ 通道（K^+ 通道家族的一种）介导的外向 K^+ 外向电流相平，随后被外向 K^+ 外向电流超过。此期，Ca^{2+} 浓度的升高触发肌浆网内 Ca^{2+} 库的释放，从而引起心肌收缩。

3 期

随着外向延迟整流 K^+ 电流升高，复极化过程加快。I_{kr} 是一种延迟整流 K^+ 通道，延长动作电位时程及心肌不应性的抗心律失常药作用靶点常常在此。

4 期

非起搏细胞膜电位稳定，而对于起搏细胞，静息电位（resting membrane potential，RMP）缓慢去极化当到达阈电位时，产生动作电位（图18.1b）。此内向电流由 I_f K^+ 介导。

快反应细胞与慢反应细胞的不应期有主要区别。对于快反应细胞，随 3 期复极膜电位越来越负，Na^+ 通道逐渐复活。当 3 期受外界刺激时，内向电流的大小和冲动的传播可能性取决于复活的 Na^+ 通道数。因此不应期长短由电压门控 Na^+ 通道决定。绝对不应期（图 18.1）是指刺激所致冲动传导所需 Na^+ 通道数复活的最短时间。然而一旦冲动开始传导，传导速度正常。相反，慢反应细胞或 Ca^{2+} 通道依赖心肌细胞表现为时间依赖性不应期。即使复极化全部完成，在所有 Ca^{2+} 通道激活前仍需要一段时间。当在此期受到刺激时，细胞表现为减弱的 Ca^{2+} 流，任何刺激所致的冲动传导逐渐减弱。快反应心肌细胞此期未成熟的动作电位的传导率会受到 Na^+ 通道阻滞药和缺血的影响，因为心肌的冲动传导减慢，变得越来越像慢反应细胞。

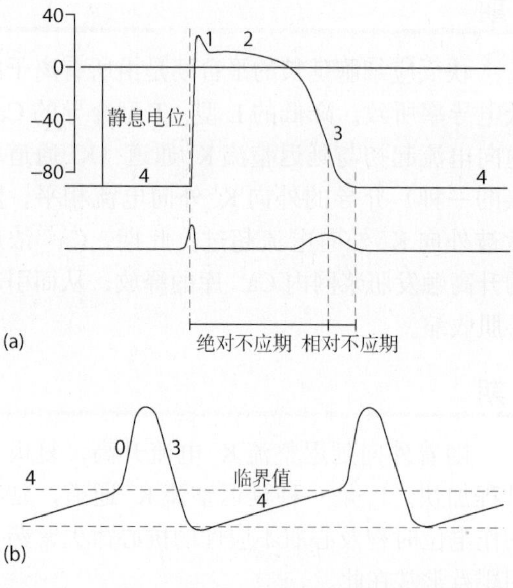

图 18.1 （a）快反应。非起搏心肌细胞的动作电位：0-4 时相，静息膜电位 –80 mV，绝对不应期（ARP）和相对不应期（RRP）。（b）慢反应、起搏心肌细胞。4 相上升斜率，达到阈电位，引起动作电位

心律失常的遗传基础 [1]

在缺乏组织结构异常的心脏，与原发电学疾病与离子通道突变有关。长 QT 综合征（LQTS）、短 QT 综合征、Brugada 综合征（特发性心室颤动）及儿茶酚胺多形室性心动过速［VT：年轻人心源性猝死（sudden cardiac death，SCD）的原因之一］都是原发电学疾病例证，其编码通道蛋白的基因发生了突变。KCNQ1，KCNH2 及 SCN5A 基因分别编码延迟整流 K^+ 通道（I_{Ks}，I_{Kr}）及 Na^+ 通道（I_{Na}），先天性 LQTS 的离子通道基础随着上述基因致病性突变的发现而被证实。单基因突变可引起不同的症状，如 SCN5A 基因突变可引起 LQTS 和 Brugada 综合征。这种表型复杂性可能与基因表达与环境因素或其他修饰基因的相互作用有关。

基因突变使离子通道增加或减少。编码 I_{Ks} K^+ 通道的 KCNQ1 基因突变可致：

- 功能减退，复极受损和 1 型 LQTS
- 功能亢进，加速复极过程和短 -QT 综合征，也与 SCD 有关

心室结构性疾病的遗传形式与房性心律不齐和 SCD 有关。示例有肥厚性和舒张性心肌病及致心律失常的右室发育不良，它们分别与编码肌节、细胞骨架、细胞间功能蛋白基因突变有关。

获得性心肌结构病的危险性，如缺血性心脏病发生心律失常及 SCD 的危险性，从某种程度上是由遗传因素决定的。研究表明亲代有心脏停搏史的患者患 SCD 的危险性增加。

心律失常的分子基础 [1]

心肌损伤、血液动力负荷改变及神经体液信号改变引起的反应性结构和电重塑可致以下改变：

- 离子通道功能

- 细胞间钙流动
- 细胞间通讯系统
- 胞间基质成分

所有这些因素会导致各异的传导速率减慢和不应期延长。

心房的心动过速性重塑与以下因素有关：

- L 型 Ca^{2+} 通道表达降低，胞内 Ca^{2+} 离子超载，动作电位时程缩短

心力衰竭与以下因素有关：

- 主要复极 K^+ 电流下调，复极化延长及所致的早期后除极的不敏感化。所有这些改变均是不同的，也产生了折返性心律失常的底物
- Na^+ 通道密度降低所致传导率降低
- Na^+-Ca^{2+} 交换体蛋白表达增加，导致胞内 Ca^{2+} 超载，诱发延缓后去极化介导的心律失常

胞间离子通道或缝隙连接处连接蛋白类减少及从肌间盘到胞边缘侧的重分布，这些减慢了传导速率并使细胞解耦连。

心肌梗死瘢痕的形成：

- 愈合心肌细胞动作电位缩短引起异源性动作电位，而周围肥大细胞动作电位时程延长
- 纤维组织分割肌细胞束，致使存在潜在的解剖环路

致心律失常的机制[2-4]

许多因素单独或联合促成心律失常的发生(图 18.2)。心律失常可能由冲动产生或传导异常引起。表 18.1 说明了心律失常形成机制和类型与抗心律失常药药效的关系。

兴奋发生异常（表 18.2）

增强正常自动节律性

心肌纤维自发电冲动的特点是自动节律性。窦房结及以下起搏肌细胞在动作电位 4 期存在内向 K^+ 电流，由此引起自动除极化导致了自动节律性。

异常自动节律性

一些肌纤维通过病理过程发生除极化而产生自发电冲动，这就是异常自动节律性产生的机制。这种负值减小的静息电位与 4 期正常去

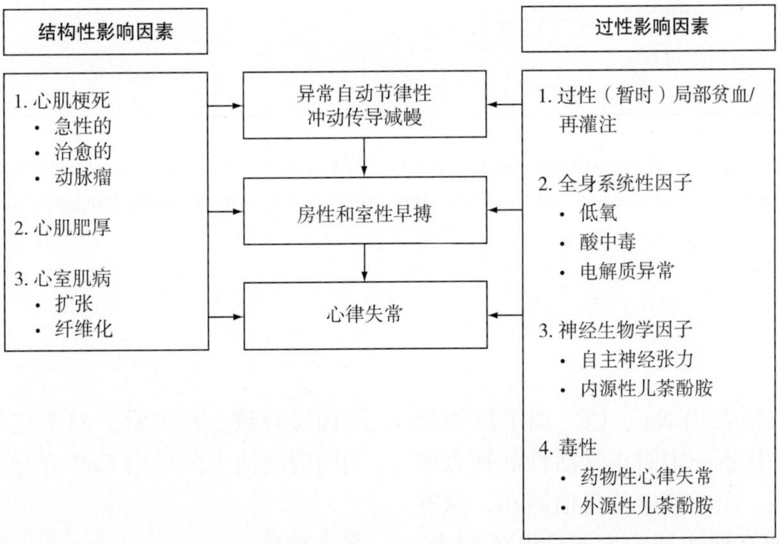

图 18.2　参与心律失常发生的因素

表 18.1 心律失常机制分类和抗心律失常药物预期效果

心律失常机制	心律失常	抗心律失常药效果	代表药物
增强自主节律性			
正常	单源性房性心动过速 不适当的窦性心动过速	减少 4 期去极化	β- 受体阻滞剂 钠通道阻滞剂
异常	单源性房性心动过速 加速性室性自主心律 心肌梗死后 VT	超极化或减少 4 期去极化	钙通道或钠通道拮抗剂 M_2 激动剂
触发激动			
早后去极（EAD）	尖端扭转型室性心动过速 洋地黄引起的心律失常 某些 VT	缩短动作电位或抑制 EAD 减少钙超载或抑制 DAD	β- 受体激动剂或迷走神经松弛剂、钙通道阻滞剂、β- 受体阻滞剂或镁剂增加心率
迟后去极（DAD）			钙或钠通道阻滞剂、β- 受体阻滞剂、腺苷
折返：钠通道依赖性			
长可激动间隙	1 型 WPW 综合征环形运动心动过速 单形性 VT	抑制传导和兴奋性 延长不应期	钠通道阻滞剂 钾通道阻滞剂
短可激动间隙	2 型 心房颤动 WPW 综合征环形运动心动过速 多形性或单形性 VT 束支折返 室颤		
折返：钙通道依赖性			
	房室结折返性心动过速 WPW 综合征环形运动心动过速 VT	抑制产道和兴奋性	钙通道阻滞剂

VT，室性心动过速

(Modified with permission from Task Force of the Working Group on Arrhythmias of the European Society of Cardiology. The Sicilian gambit: a new approach to the classification of antiarrhythmic drugs based on their actions on arrhythmogenic mechanisms. Circulation 1991; 84: 1831–51.)

极化离子电流失活及由 Na^+、Ca^{2+} 离子所致起搏电位有关，并且不一定对正常活性起搏点的超驱动阻抑敏感。由于膜电位负值减小，这些异常自主纤维使 0 期快速内向 Na^+ 电流减慢，从而使冲动传导率减慢（收缩力同样减弱），继而又导致心律失常。对于这些模式，去极化的内向电流主要是由 Ca^{2+} 介导。

激发效能

兴奋激发异常起源于膜电位的震荡，提前

性动作电位可产生和激发膜电位震荡。有两种震荡方式：早期后除极（EAD）和延缓后去极化（DAD）。EAD 发生于动作电位的 2 期或 3 期，而 DAD 发生于除极化结束之后。平均信号心电图（ECG）能检测到后除极。

1. EAD 发生于平台期或除极期的阈下。一旦达到阈值，就可诱导出单个或多个动作电位。平台 EAD 由不断增强的内向 Ca^{2+} 电流所致（Na + 通道在此膜电位时失活），可产生缓慢升高并不断传导的动作电位。3 期 EAD 的产生是由于外向 K + 电流减小所致，可产生快速升高并不断传导的动作电位。随驱动速率降低和动作电位的延长，EAD 幅度和触发性心律失常的发生率就会增加。由 EAD 所致快速心律失常更易在心动过缓的背景下发生。
2. Na^{+}-Ca^{2+} 交换体诱导的内向钙电流震荡产生 DAD。超载的［Ca^{2+}］；使限制在肌浆网内的钙离子释放，即钙触发钙释放。这就导致了电流震荡。与 EAD 不同，DAD 取决于先前初始时的快速节律。

表 18.2　产生异常冲动的原因

产生异常冲动的原因	肾上腺素刺激
异常自主节律性	缺血
早后去极	低氧血症 高碳酸血症 儿茶酚胺类 ⅠA 类抗心律失常药物 Ⅲ类抗心律失常药物 其他能延长复极的药物
迟后去极	地高辛中毒 增加细胞内 Na^{+} 减少细胞外 K^{+} 增加细胞内 Ca^{2+} 细胞内 Ca^{2+} 超载 　心肌梗死 　缺血后再灌注

异常冲动传导 [5]

异常冲动传导可导致一种具有“折返”现象的心律失常。“折返”现象是指在一个冲动循环中心脏的一部分或整个心脏再次兴奋。虽然 Schmitt 和 Erlanger 提出的经典“分叉浦肯野纤维”模型给出很好的解释，产生“折返”现象必要的电生理条件仍待解决。

必要条件如下（图 18.3）：

- 传导通路一支发生阻滞
- 另一支通路传导速率减慢
- 冲动沿原来的阻滞通路返回至阻滞区近端的“折返”侧路，从而产生“折返”现象

当以上条件具备时，循环冲动发生“折返”现象的可能性取决于旁路几何学，即电学性质、抑制区长度、每一部分的传导速率。“折返”旁路最初是抗拒的，从而阻碍了冲动向下传导，此旁路再次及时回复传导返回的冲动，此时间间隔称之为“可激动间歇”。因此，传导通路的产生和接下来的保持取决于非抗拒组织提前去极化波前端与复极化波尾之间的“可激动间歇”。所致的可造成异位心脏搏动、房性或室性快速心律失常的“折返”旁路冲动

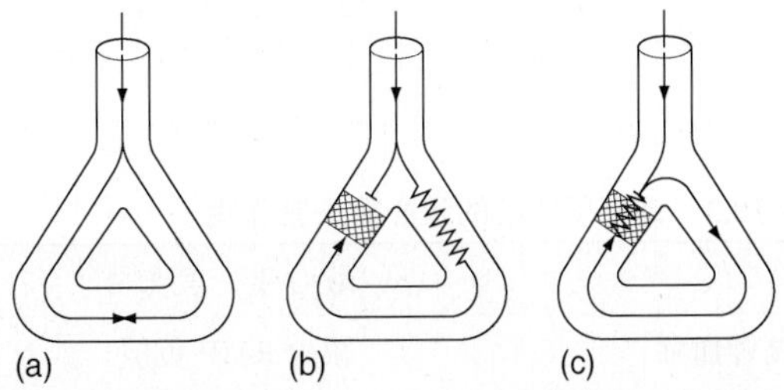

图 18.3　折返激动。(a) 正常心脏冲动传导导致冲动消除。(b) 沿一条传导通路传导的冲动被处于不应期的组织（可激动间隙）所阻断。(c) 冲动传导返回，到达已从不应期恢复的可激动间隙并且完全拟行传导。如果几何学和电学性能合适，可激动间隙环路形成折返环，引起心律失常

可自我终止。

发生“折返”的风险性可进一步模型化和进行定量。波长（λ）是指一个不应期内电冲动传导的物理距离。等于传导速率 × 不应期（或动作电位时程）。“折返”现象关键取决于波长，它要比潜在的折返途径要短。如果 λ 超过径长，提前冲动侵占不应期尾，“折返”冲动被终止。λ 降低（传导率降低或不应期缩短）可加速“折返”电路传导。

“折返”现象可被如下条件终止：

- 传导率加快：当波前到达太早或碰上不应期时，“可激动间歇”可被废止
- 不应期延长：“可激动间歇”消失
- 传动减慢：单向阻滞可转变为完全阻滞

有序的“折返”现象发生在肉眼可见的解剖路径，如吾 - 巴 - 怀综合征（Wolff-Parkinson-White，WPW）。心肌梗死可产生功能性传导通路，导致室性心动过速（VT）。微观传导环路时，冲动沿并行的纤维向前传导和向后传导。随机“折返”现象指冲动不是产生于固定的电环路而是产生于在电生理上持续变化的不同纤维或冲动传导的旁路，如心房颤动（AF）或室颤（VF）。

有损于冲动传导的细胞特点如下：

- 0 期快速 Na^+ 通道失活。这会降低相应动作电位的幅度和传导速率
- 细胞解耦连。这会抑制动作电位的传播，减慢其传导。缺血、$[Ca^{2+}]_i$ 超载、酸中毒、慢性心衰患者细胞间离子通道连接蛋白表达减少，这些均会减弱细胞间偶联

缺血的电生理效应

缺血条件下，缺氧和酸中毒致使静息电位（RMP）的负值变小。ATP 依赖性 K^+ 内向通道受损致使胞外 K^+ 浓度升高。由于 $[K^+]_o/[K^+]_i$ 比值大小决定 RMP 大小，所以细胞内 K^+ 丢失使 RMP 的负值更小。

影响结果：

- 自主性异常
- 快速内流 Na^+ 通道失活，降低了动作电位的传导速度

心律失常和电解质异常 [6]

钾

低钾血症和高钾血症都可以通过改变 RMP 引起心律失常（表 18.3）。在缺血情况下，由于病理性的细胞外 K^+ 升高导致的局部组织水平的高钾血症是引起此情况下室性心律失常发生的一个主要因素。低钾血症时，心脏起搏活动的弥散和对复极的影响与 β- 肾上腺素能激动剂和强心苷类药物对心脏电生理的影

表 18.3 钾离子紊乱的致心律失常作用

	致心律失常作用	心电图改变	心律失常
高钾血症	减少 RMP 负值 快速 Na^+ 离子通道失活 减慢传导速度	高尖 T 波 宽大的 P 波和 QRS 波群	窦房结抑制 房室阻滞 心室颤动
低钾血症	快速复极延长 RMP 超极化 增加浦肯野纤维和心室纤维的起搏活动	U 波 ST 段和 T 波改变	心房和心室异位搏动 心房和心室异位快速性心律失常

RMP，静息膜电位

响相似。所以这些因素相结合导致心律失常的发生增加就不足为奇。经噻嗪类利尿剂治疗的高血压患者死亡率增加的原因在于低钾（有可能是处理不当）导致的心律失常（多危险因素介导实验）。运动可加重噻嗪类诱导的低钾性室性异位[7]。心肌梗死后发生的室性心律失常和室颤与低钾血症有关。当血浆 K^+ 小于 3.5 mmol/L 时 VF/VT 发生率明显增加，血浆 K^+ 浓度降低室颤的发生率增加。在心肌梗死发生期间，血浆 K^+ 浓度为 4.5 mmol/L 时，VF/VT 发生率达到 15%，3.5 mmol/L 时达 38%。3.0 mmol/L 时达 55%，2.5 mmol/L 时可达 67%[8]。

镁

含 Mg^{2+} 的抗心律失常药已经研发出来，但低镁血症与心律失常之间的因果关系并不大。细胞外 Mg^{2+} 自身降低对心肌细胞的电生理或心电图变化影响很小。在经噻嗪类利尿剂或袢利尿剂治疗的高血压或心衰的患者，酒精中毒、戒断、心肌梗死的患者中，低镁血症对 VT/VF 的发生是有一定联系的。K^+ 和 Mg^{2+} 是经噻嗪类利尿剂治疗的高血压患者心律失常发生的最好的预报因子[9]。

心律失常与自主神经系统[10]

自主神经系统，特别是迷走神经张力，对心肌梗死后 VF 作用明显，如下：

- 在制备的心梗动物模型中迷走神经张力增高可以产生较好的结果，降低运动诱发 VF 发生的易感性。
- 心梗后运动训练可以提高迷走神经张力，抑制 VF 的发生。
- 植入性迷走神经兴奋装置和毒蕈碱药包括依酚氯铵都是保护因素。
- 尽管房性起搏能保持正常心律，但该保护作用并不与心率相关。
- 服用阿托品能增加 VF 的发生率。

迷走神经张力大小可通过心率变化（RR 间期）或使用去甲肾上腺素引起的血压升高程度来衡量。心率变化测量迷走神经张力，然而去氧肾上腺素测量的是迷走神经对刺激的反应强度。部分心梗后的患者中存在迷走神经张力降低，经过 3 ~ 6 月后可恢复正常。迷走神经张力和心脏射血分数无联系，心梗后迷走神经张力降低似乎与传入的对坏死组的反应刺激和受损的心脏射血几何学有关。迷走神经张力降低也是死亡率增高和进行心律失常电生理检查（electrophy siological study，EPS）的先兆。

抗心律失常药物的致心律失常效应[11,12]

抗心律失常药物伴发的致心律失常效应越来越多地被认可。如“奎尼丁晕厥”与 VF 和使用丙比安治疗心律失常引发的多形态 VT 有关。心律失常抑制试验（Cardial Arrhythmia Suppression Trial，CAST）明确了抗心律失常药物的这种有害不良反应的强度，然而先前认为这种不良反应是有利的[13]。对氟卡尼、恩卡尼、morizicine 的研究早已终止，因为氟卡尼和恩卡尼类的不良反应（心律失常致死的相对危险度或非致死性心搏骤停的置信度 3.6，95%CI 为 1.7 ~ 8.5）。根据药物、临床使用情况和对致心律失常效应的界定，所报道的致心律失常效应的发生率为 5.9% ~ 15.8%。

致心律失常效应定义为频繁的心室异位搏动（ventricular ectopic beat，VEB）或心律失常在动态心电图上的异常变化和运动试验的加重。明显的致心律失常效应不仅仅包括 VEB，单形态和多形态的 VT 和 VF，还包括了缓慢性心律失常和房扑（1 : 1 传导）。许多致心律失常效应的事件在开始服用药物时就发生，后发的心律失常也非常严重。

致心律失常效应与药物诱发的 QT 间期延长或药物的钠通道阻滞特性有关。钠通道阻滞时间长的钠通道阻滞药物即使在心率缓慢的情况下，能引起更明显的阻滞作用，更大程度地降低传导，致心律失常效应非常明显。阻滞时间短的钠通道阻滞剂（如 IB 类：利多卡因和美西律）在快速心率的情况下阻滞作用比长时间阻滞的钠通道阻滞剂（如 IC 类：氟卡尼和普罗帕酮）差。抗心律失常Ⅲ类药物和奎尼丁的致心律失常效应与 QT 间期延长程度有关。

药物的通过降低传导和异常自律性产生致心律失常效应。矛盾的是，降低传导能阻断折返路径，也能为折返创造条件：产生单项阻滞和可激动间隙。折返环路的存在需要激动前的折返波不超过尾部的折返组织，折返激动更可能发生在不应期短和传导速度慢的路径（图 18.4）[11]。

增加传导速度是一种理想的抗心律失常的方法但是还没有能增加传导速度的抗心律失常药物。然而抗心律失常药物能降低传导速度，所以致心律失常潜能与抗心律失常药物的特性有关。

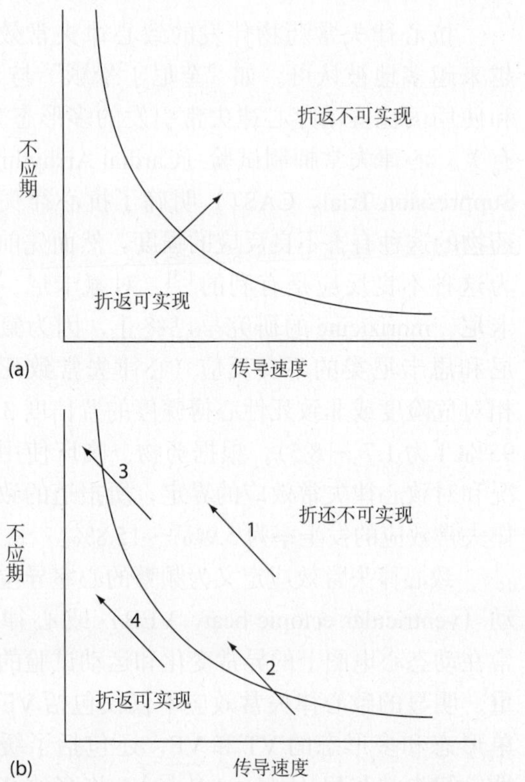

图 18.4 （a）图示可激动间隙的不应期对应其沿理论折返环路的传导速度。当传导速度足够快，可激动间隙的不应期超过环路时间，折返不能实现。箭头指示“理想”抗心律失常药物的作用，其能延长不应期和增加传导速度。（b）延长不应期和减慢传导的抗心律失常药物的综合作用可能是对致心律失常无影响（箭头 1 和 4），减少致心律失常作用（箭头 2）或增加致心律失常作用（箭头 3），这取决于潜在折返环路的性质

(Adapted from Schwartz PJ, La Rovere MT, Vanoli E. Autonomic nervous system and sudden cardiac death. *Circulation* 1992; 85 (suppl. 1): 77–91 with permission.)

延长有效不应期也是抗心律失常的一种方法。能消除可激动间隙，保证正常兴奋传导在折返激动之前兴奋不应组织。IA 类和Ⅲ类抗心律失常药物的作用就在于延长有效不应期。这也是一种通过折返机制消除致心律失常效应的机制。IB 类药物能缩短有效不应期，所以能通过该机制产生致心律失常效应。

心脏体表标测用于确定致心律失常效应。致心律失常效应的强弱如下：

氟卡尼＞普罗帕酮＞奎尼丁＞丙比安＞普鲁卡因胺＞美西律＞索托洛尔[11]

胺碘酮不包括在此研究中，估计它的致心律失常效应与Ⅲ类其余药物相似，比Ⅰ类药物弱。

抗心律失常药物除了早后除极引发的动化触发除极外，对于异位自律性具有有效的抑制作用。IA 类Ⅲ类和一些非抗心律失常药物可通过早后除极产生致心律失常效应。这些药物不但能提高早后除极发生频率，而且能增加由此触发的快速性心律失常。复极时间延长，引起 QT 间期延长，从而减慢心率，这是增加早后除极敏感性和发生频率的关键。早后除极的心电图表现为突出的奇形怪状的 T-U 波，如果触发，就可引起室性异位波动和快速性室性心动过速。尖端扭转性室性心动过速就是一典型的结果，尽管还有不典型的多形态室性心律失常和室扑。通过此机制发生致心律失常效应的危险度与 Q-T 间期延长的程度有关。

所有抗心律失常药物都可通过减少正常自动化程度，减慢传导速度产生缓慢性心律失常。地高辛通过延缓后去极化引起触发活动，产生致心律失常效应。

抗心律失常药物的致心律失常作用可通过多种因素促成，在服用抗心律失常药物的患者和有心脏病的患者中常发生（表 18.4）。

表 18.4 促进抗心律失常药物致心律失常作用的因素

中毒血浓度是由于剂量过量或由于老年、心衰、肾疾病和肝疾病导致的清除率降低引起的
严重的左室功能障碍。射血分数低于 35%
预先存在的心律失常或心律失常底物
地高辛治疗
低钾血症或高镁血症
心动过缓
心律失常药物和有相似毒性的伴随药物共同使用

(Adapted from Campbell TJ. Proarrhythmic actions of antiarrhythmic drugs: a review. *Aust NZ J Med* 1990; 20: 275–82, with permission.)

心律失常患者的治疗

病史采集和体格检查

详细的病史非常重要。一些特殊的问题应该证实，而且要排除心悸、晕厥、胸痛、气短、缺血性心脏病（特别是先前的心梗）、充血性心力衰竭、瓣膜性心脏病、甲状腺功能亢进症和没有补钾的利尿治疗。询问家族史对于遗传性的心律失常（如长 QT 间期综合征）诊断有帮助。体格检查可以发现潜在的心脏结构性疾病和体征以辅助诊断，评估心律失常的血流动力学。

迷走神经操作法

体格检查过程中可使用迷走神经操作法。这些操作能反射性地增加迷走神经的张力，从而延长房室结的传导和不应性。结果可能为：

- 短暂的缓慢的窦性心动过速，并且窦房结放电的速率变慢
- 房室结折返性心动过速（AV nodal re-entry tachycardia，AVNRT）和房室折返性心动过速（AV re-entry tachycardia，AVRT）终止
- 出现（不是逆转）房性心动过速、颤动（图 18.5）和扑动

室性心动过速不受影响，颈动脉窦按摩法最常用。咽鼓管捏鼻鼓气法或冰水冲面法可能会有用。要避免眼球按压因为可致眼睛的损伤。颈动脉窦按摩要在患者仰卧的时候进行，头部展开并转离要按摩的一侧。听诊排除颈动脉血管杂音，轻轻地触摸颈动脉杈，将两个手指放在胸锁乳突肌前面，就在下颌角的下方。按摩一次只能在一边，千万不能两边同时按摩。这在已知或怀疑有脑血管病的患者是禁忌的。

检查

12 导联心电图记录到延长的节律条带（通常为Ⅱ或 V_1 导联）。如果 P 波消失，可使用食管电极、起搏电极、中央静脉导管或肺动脉导管右心房注入 20% 盐水，进行床边检测[14]。

Holter 监测需要长时间的（一般 24 ~ 27 小时）、非侵入性的、走动的患者心电图监测，有时需与运动试验结合。

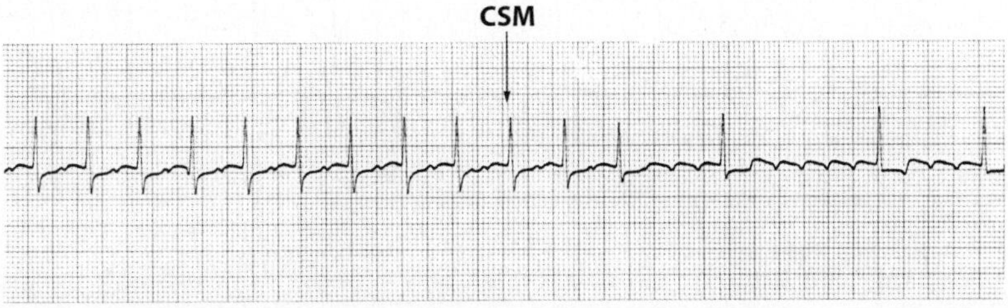

图 18.5 心房扑动伴 2∶1 房室阻滞。颈动脉窦按压（CSM）增加房室阻滞达 4∶1 和 6∶1

电生理学研究（EPS），涉及依靠程序性电刺激的电生理试验，试图再现自发性心律失常[15-16]。在评估药物对室性心律失常方面作用效果时，EPS 与 Holter 监测相比，并没有明显优势。

其他经研究过的技术还有平均水平信号 ECG、心率变异性及心电交替测量[10,17]。

特殊心律失常的治疗

治疗有两个方面：急性终止心律失常和长期预防。是否决定治疗取决于心律失常的诊断、血流动力学后果、心律失常的病因及预后（例：猝死及长期并发症的危险性）。

异位性搏动

这些过早的冲动来自心房、房室交接处及心室。偶联间期（过早和异位心搏之间时间）比显性心律的循环持续时间短。

异位性心室搏动

过早异位心室过早搏动也称为室性早搏或室性早搏群。心室并非由快速束支传导激动所致，缓慢心室传导造成宽 QRS 群。

ECG

QRS 波前无 P 波。

- 过早综合波出现在下一 QRS 波之前
- 宽 QRS（＞ 120 ms）
- T 波与 QRS 波方向相反（图 18.6）
- 室性异位搏动（VEB）不会逆向传导到窦房结
- 因此窦房结冲动未受干扰，房室暂时分离，出现完全代偿间歇；包含室早在内的前后两个窦性搏动间期是正常窦性间期的两倍

偶发室性异位搏动可能下传，可以插入正常间期（图 18.6）。当窦性节律缓慢时，室性异位搏动就可以插入。逆行传导至房室结的冲动对下一冲动产生局部不应性，冲动在房室结处传导减慢，使其 PR 间期延长。紧随窦性搏动之后的室性异位搏动称之为二联律（图 18.7）。室性三联律指每两个正常窦性心搏之后紧跟一个室性异位搏动。接连两个室性异位搏动称偶联体（图 18.8）、三联体、四联体。

临床

即使频繁、复杂、短串的非持续性室性心动过速、室性异位搏动与无症状的健康成年人的猝死发生的危险性无关[18]。然而，心血管病死亡危险性升高：

- 运动诱发的室性异位搏动：死亡危险性为 2.53（95% CI 1.65 ~ 3.88）[19]

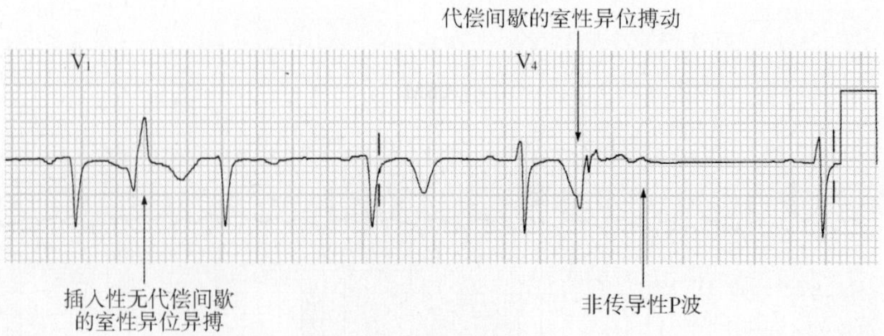

图 18.6 窦性心律伴插入无代偿间歇的室性异位搏动（VEB）和继发出现非传导性 P 波 VEB，导致代偿间歇

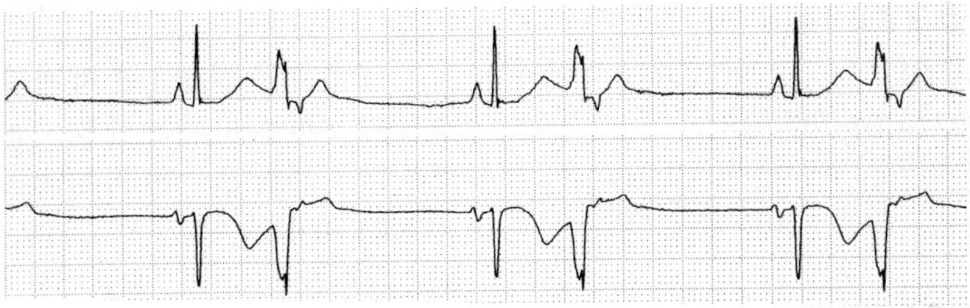

图 18.7　窦性心律伴室性二联律

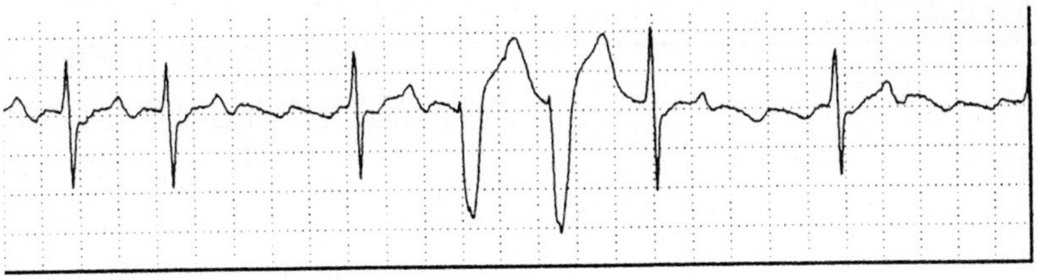

图 18.8　心房颤动半心室偶联

- 急性心肌梗死和室性异位搏动。频繁和复杂的室性异位搏动发生在室颤或室性心动过速之前，是发生心源性猝死的高危标志

除缺血性心脏病之外，室性异位搏动可能与心肌病、心瓣膜病、心肌炎及非心源性易患因素有关（如：电解质、酸碱失衡、缺氧及地高辛等药物）。

治疗

室性异位搏动的药物治疗几乎没有指征，可能很危险。

- 纠正钾和镁。
- 有纷繁复杂室性异位搏动、症状严重的患者服用 β- 受体阻滞剂有效。
- 室性异位搏动的潜在起因与心律失常的临床关系可能更加密切。心肌梗死之后使用 β 肾上腺素能阻断剂表明有长期的疗效，很可能会抑制室性异位搏动的发作。
- 心肌梗死后预防使用利多卡因会增加总死亡率，这种疗法已弃用 [20-21]。
- 用 IC 类药物（氟卡尼和恩卡尼）治疗长期性室性异位搏动，即使成功，可能会增加死亡率 [13]。

室上性心动过速 [22,23]（表 18.5）

室上性心动过速（SVT）是由心房或房室结组织启动并保持的一种心动过速。

- SVT 通常会快速传导过束支，因此 QRS 波群窄。
- 所有狭窄、复杂的心动过速均是 SVT，宽大、复杂的心动过速通常是室性的。
- 然而，SVT 在有束支阻滞或提前兴奋时，可能宽大而复杂。

临床上实用的分类方法将 SVT 分为房室结依赖型和房室结非依赖型。

区别房室结依赖型和房室结非依赖型有难度。用刺激迷走神经或药物延长房室结不应期（如腺苷）可帮助诊断。

- 暂时阻断房室结，心房率不变提示为房室结非依赖型。
- 心动过速延缓或逆转提示为房室结依赖型。

表 18.5 室上性心动过速的分类

房室（AV）结依赖性
结折返性心动过速：在 AV 结内折返
结折返性心动过速：在 AV 结内折返
加速性结性自主心律：增加 AV 结自主节律性
AV 结非依赖性
心房扑动：折返限制在心房内
心房颤动：多折返环路限制在心房内
单源性房性心动过速：通常是由于自主节律性增加
多源性房性心动过速：自主节律性或触发激动增加
其他：窦房结折返性心动过速

房室结依赖型 SVT

这种 SVT 有时称之为交界区性心动过速，房室结或连接处的折返环路或异源性冲动。利用药物诸如腺苷或迷走神经操作法阻断房室结将会终止此种类型的 SVT。

房室结非依赖型 SVT

也称之为房性心动过速，心动过速只在心房处产生和保持。阻滞房室结不会终止 SVT，而只会延缓心室率。

房室结折返性心动过速（AVNRT）图（18.9）

折返性心动过速局限于房室结。顺行传导至心室的冲动沿着慢通道，逆行传导的冲动沿着快通道。

ECG

规律性窄而复杂的心动过速常突发突止。由于 P 波埋藏于 QRS 波群中，故通常很难观察得到（图 18.10）。

临床

AVNRT 是一种常见的心律失常，通常与结构性心脏病无关。主要症状是心悸。

治疗

迷走神经刺激手法可通过房室结延缓冲动传导，可中止心动过速。如果颈动脉窦按摩失败，腺苷是一种药物选择，几乎所有的 AVNRT 可得到恢复。[24,25] 过去使用维拉帕米，但它可引起低血压，如果心脏功能被抑制或患者服用 β 肾上腺素能阻滞药时，这可能会延长。索他洛尔、胺碘酮、氟卡尼也可能有效，但很少用。快速心房起搏可终止 AVNRT，但也很少使用。

当药物无效或存在严重血流动力学不稳定时，心脏复律有时是很有必要的。

预防

AVNRT 的令人头痛的复发可通过射频消融治愈，是通过经静脉导管永久阻断折返回路。[26]

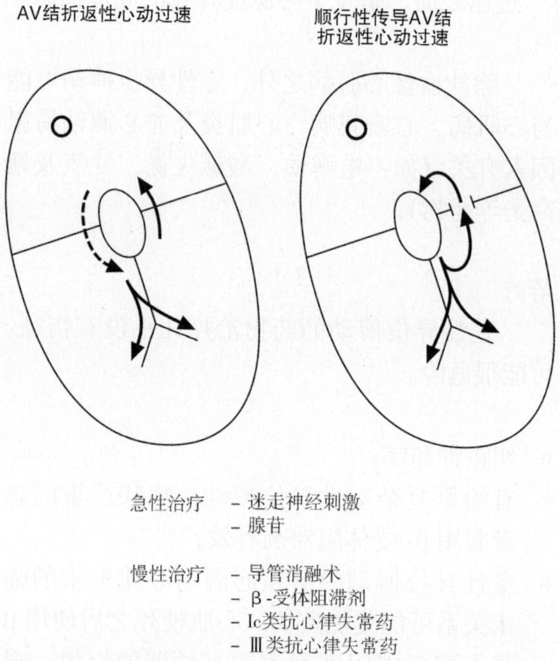

图 18.9 AV 结折返性心动过速（AVNRT）拥有房室结内通路。传导通过慢通路发生并通过快通路逆行传导。AV 折返性心动过速（AVRT）包括通过房室结的顺行传导和通过旁路的逆行传导

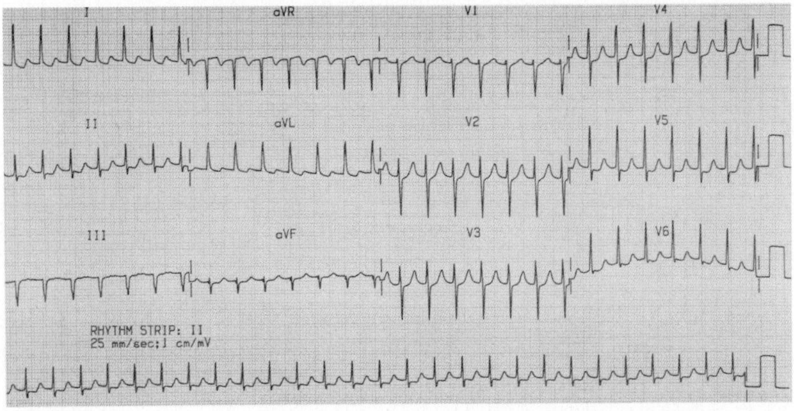

图 18.10 动静脉结折返性心动过速（AVNRT）。窄 QRS 波心动过速 160 次 / 分。P 波消失并被隐藏于 QRS 波群当中

房室折返性心动过速（图 18.9）

折返途径包括房室结及附加通路，可以绕过房室结。附加通路在窦性节律中明显，ECG 显示提前兴奋：短 PR 间期，δ- 波和宽大的 QRS 波群（WPW，如下，期前综合征）。然而，在 25% 的病例中，附加通路只逆向将冲动从心室传导至心房，在 ECG 中提前兴奋可能隐藏在窦性节律中。顺行性 AVNRT，具有顺行性和逆行性附加通路，在有附加通路的患者中是一种最常见的窦性心动过速（SVT）。

ECG

心电图与 AVNRT 相似。然而，折返通路更长，附加房室通路是从房室结开始的一段距离。因此，冲动需花费更长时间反向传导至心房，逆行 P 波通常出现在 QRS 波群之后，在某些距离上，P 波在Ⅱ、Ⅲ、aVF 导联上是倒立的（图 18.11 和图 18.12）。

临床

尽管当心房颤动发生时，顺向在附加旁路上的冲动传导很快，但房室折返性心动过速与房室结折返性心动过速的临床症状相似。

治疗 [24-25]

急性期与房室结折返性心动过速的治疗相似，但在患有 WPW 综合征的患者应尽量避免使用维拉帕米。它可阻滞房室结，使通过附加通路的冲动传导更加迅速。[27]

预防

索他洛尔、氟卡尼等药可阻止心动过速的复发。附加通路的射频消融也通常有效 [26]。

加速的结性自主心律

房室交接区的自主节律性升高（比固有的 40 ～ 60 次节律高）通常是这种心律失常的原因。常用的术语“非阵发性房室交界性心律失常”是累赘的而且易使人误解：交界区频率常常为 60 ～ 100 次 / 分，并非严格意义上的心动过速。房室分离常见，但两个起搏点可在同一时刻，即所谓的等律性分离。

ECG

心电图表现心律规整（60 ～ 130 次 / 分），狭窄的复合波，（图 18.13）心房活动独立。由于等律性分离，P 波不是与 QRS 波群具有固定关系（通常在其后），即节律性的在 QRS 波群间摆动。

临床

正常人中可出现，但通常与结构性心脏病有关，特别是在下壁性心肌梗死之后。地高辛

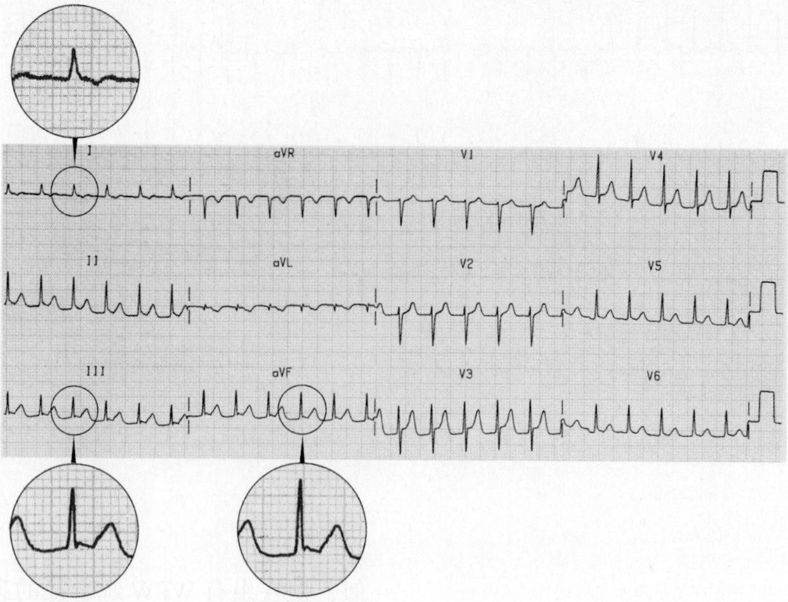

图 18.11 动静脉折返性心动过速（AVRT）。窄 QRS 波心动过速 135 次 / 分。Ⅰ、Ⅱ、Ⅲ和 aVF 导联 P 波倒置，紧跟 QRS 波群

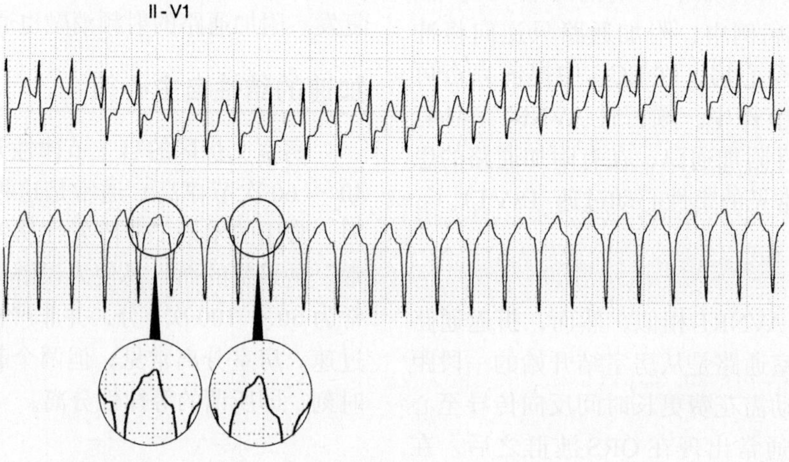

图 18.12 动静脉折返性心动过速（AVRT）。心率 214 次 / 分。V_1 导联 P 波融合到 T 波上升支中

中毒也是一个重要原因。

治疗

大多数病例，这种节律是暂时性的，耐受性好，不需药物治疗。另外，治疗直接针对潜在病因。

单灶性房性心动过速

有时称为异位房性心动过速以区别于房性心动过速（共同指单灶性房性心动过速、Afl 和 AF）。然而称之为阵发性房性心动过速并不合适。阵发性，依据定义，指突发突止，这在单

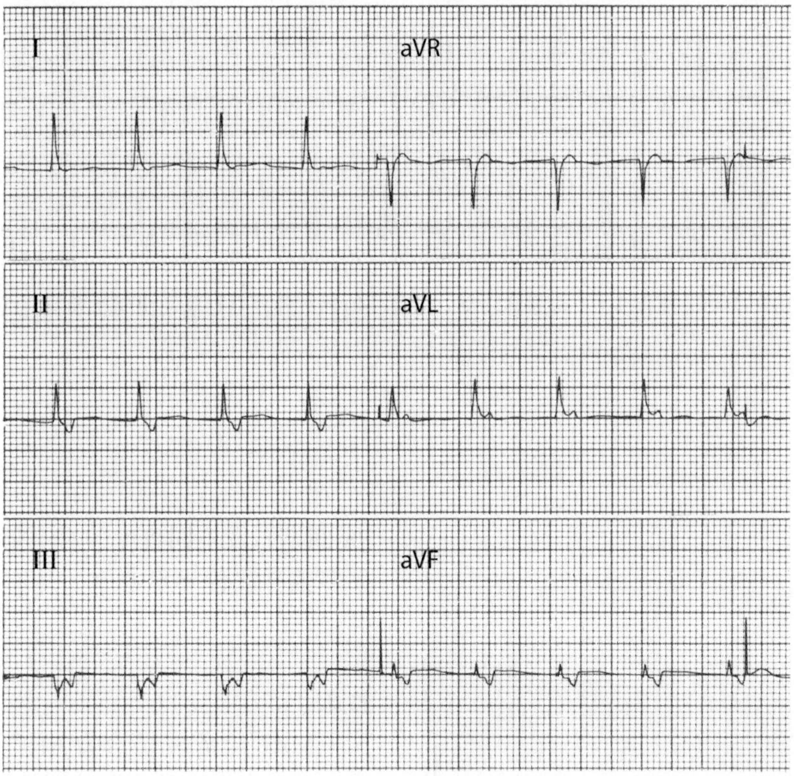

图 18.13 加速性结性自主心律：105 次 / 分。Ⅱ、Ⅲ和 aVF 导联中倒置 P 波紧跟在 QRS 波群之后

灶性房性心动过速中并不常用。迷走神经刺激按摩手法并不会终止此心律失常，反而会诱发房室阻滞或是原有的房室阻滞加重。

ECG

P 波形态异常但呈现单形性。心房率 130 ~ 160 次 / 分，有时可能超过 200 次 / 分。单灶性房性心动过速的心房率与房扑不同（Afl），房扑心房率为 250 次 / 分。QRS 波群通常比较窄（图 18.14）房室阻滞常见（图 18.15）。

临床

洋地黄中毒是最主要原因，尤其是房室阻滞存在时。其他原因包括心肌梗死，慢性肺病及代谢紊乱。

治疗 [25]

如果可以的话，停用洋地黄，毒性处理。否则可以用地高辛控制心室率。也可以选择 β 肾上腺能阻滞剂或胺碘酮。如果心律失常是由自主节律性增高引起的，那么快速心房起搏可能无效，虽然可以加重房室阻滞，导致心室率减慢。也可用同步除颤，如果怀疑洋地黄中毒，则禁用。

多灶性房性心动过速 [28]

多源性房性心动过速（MAT）是一种节律超过 100 次 / 分的房性心律，在同一 ECG 中，有组织、分散的非窦性 P 波至少有三种不同形式。P 波之间的基线是等势线，PP、PR、RR 间期是不规则的。这是一种不常见的心律失常，混杂的、无序的房性心动过速。

ECG

心房律不规则，通常 100 ~ 130 次 / 分，不同的 P 波波形（至少三种 P 波波形，不同的

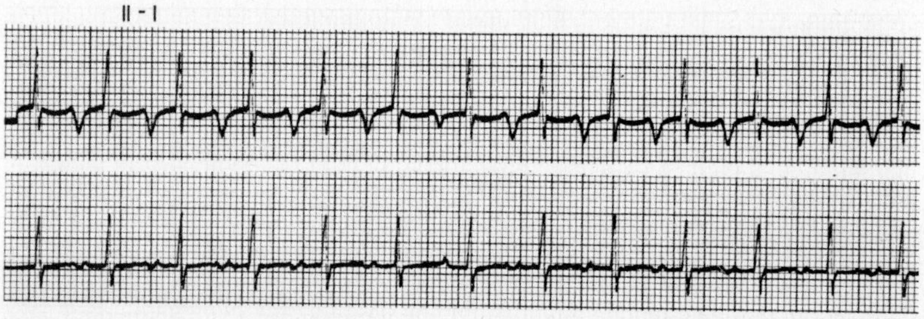

图 18.14　单源性房性心动过速伴 1：1 动静脉传导；心率 140 次 / 分。Ⅱ导联可见宽大倒置的 P 波

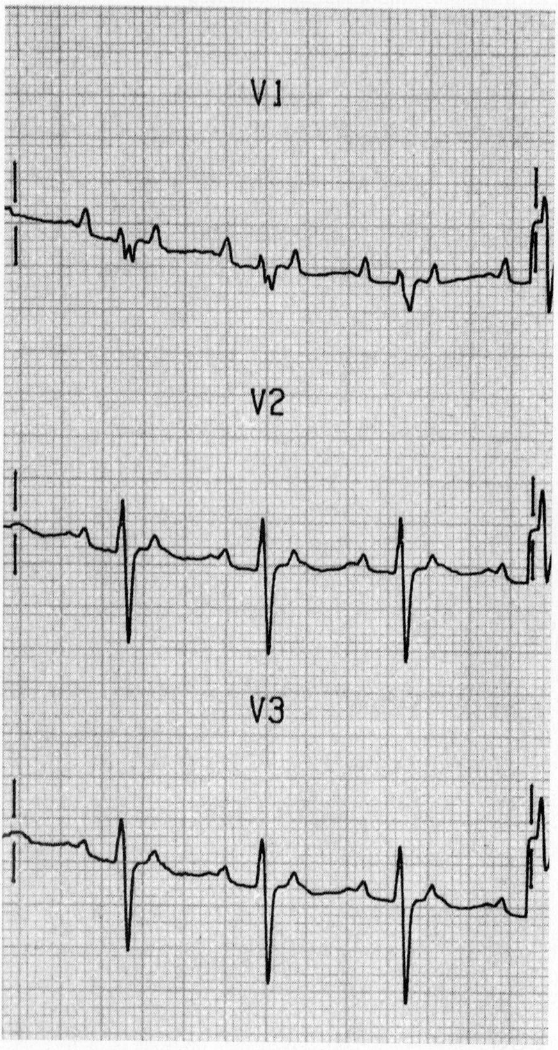

图 18.15　单源性房性心动过速伴 2：1 动静脉传导；心率 170 次 / 分

PR 间期）及不同程度的房室阻滞（图 18.16）。大多数 P 波传导至心室，伴有窄小的 QRS 波群。

临床

MAT 经常被误诊为 AF 而给与不恰当治疗。在患有慢性肺病和肺源性心脏病的老年患者中，这种心律失常常常发生，由于某种潜在疾病，它伴有高死亡率。茶碱被指证为其直接原因，地高辛少见。

治疗

通过治疗纠正潜在病因（如治疗心肺衰竭、酸碱电解质失调和茶碱中毒）。自主逆转很常见，很少有患者需要抗心律失常治疗。控制急性发作时可选用镁治疗。[29] β 阻滞剂可能比地尔硫草有效得多，由于 MAT 与阻塞性肺疾病有密切关系，由此限制了它的应用。[30] 地高辛和心脏复律对此病无效，需强调一下将 MAT 与 AF 区别开的必要性。左束支功能正常的患者服用地尔硫草和左束支异常患者服用胺碘酮都可达到长时程控制的效果。

心房扑动 [31]

典型的房扑心房率为 250 ～ 350 次 / 分，大多数病例中接近于 300 次 / 分。房扑是由右心房内单一折返通路造成的，大多数患者的去极化波是逆时针方向。如果右心房显著增大，

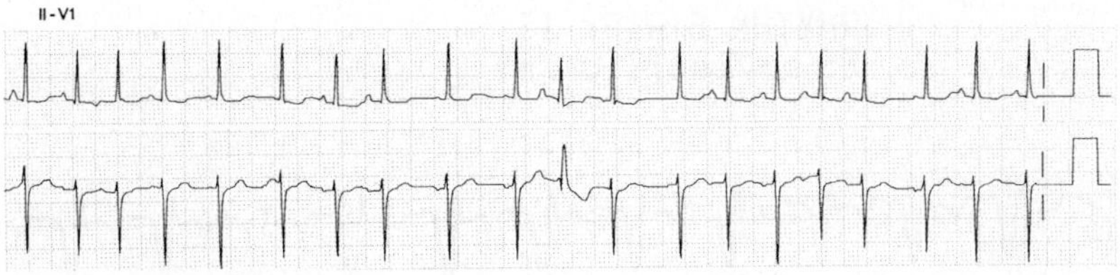

图 18.16　多源性房性心动过速伴心率 130 次 / 分。不同形态的 P 波和 PR 间期不等。P 波后记录到宽大的波群。心室内差异性传导与长 - 短周期长度有关

那么心房率将显著降低。

根据心房率和对心房起搏的反应性，研究者将最近进行心脏手术患者的房扑细分为Ⅰ型和Ⅱ型。

Ⅰ 型房扑心房率较慢，240 ～ 320 次 / 分，很容易被超速驱动搏动占领。Ⅱ型房扑心房率比Ⅰ型快，为 340 ～ 430 次 / 分。Ⅱ型房扑不能被超速驱动搏动占领或终止。Ⅱ型房扑被认为源于一可激动间隙较短的环形通路。

ECG

房扑波（特征性的锯齿状外观，无等电基线）在 V_1 或 aVF 导联上最清晰（图 18.17）。但Ⅱ或Ⅲ导联可能更有用 。房扑波在 aVF 导联上是负的。快 QRS 波可使典型扑动波变模糊，迷走神经刺激手按摩可暴露扑动波（图 18.5）房室传导阻滞（通常 2∶1）通常会出现，交替性的扑动波回传导至心室，心室率接近 150 次 / 分。扑动波不明显并且心室率为 150 次 / 分经常会导致房扑的推断（图 18.18）。Ⅱ型房扑致使心房率和心室率较快（18.19）针对于房室结传导的药物性治疗可能导致高度房室传导阻滞（图 18.20）或具有不规则 QRS 持续时间的各种房室传导阻滞。1∶1 传导的房扑传导很罕见。这种情况通常与交感神经过度兴奋或Ⅰ型抗心律失常药有关（它使心房放电率降至 200 次 / 分，可允许每一心房冲动都能传导下去）（图 18.21）QRS 波群通常较窄，因为冲动在束支的传导正常。

临床

与心房颤动相比，房扑并不常见。房扑可出现在缺血性心脏病、心肌病、风湿性心脏病、甲状腺毒症及心脏手术之后。

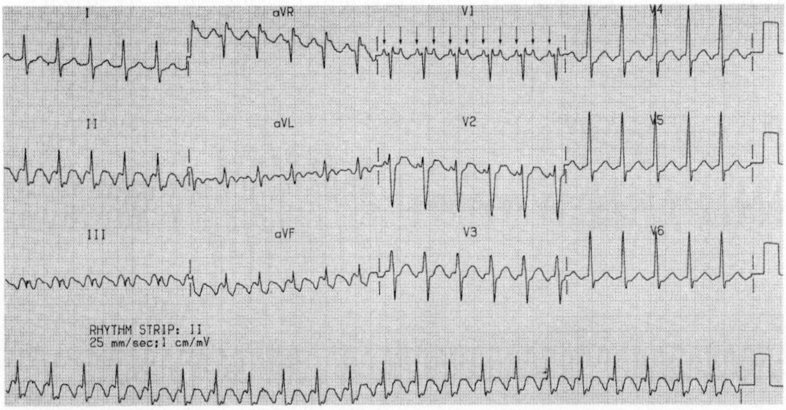

图 18.17　心房扑动伴 2∶1 动静脉传导。心房率 270 次 / 分（箭头 V_1）而心室率 135 次 / 分。在Ⅰ、Ⅲ和 aVF 能见到明显的特征性的“锯齿状”扑动波

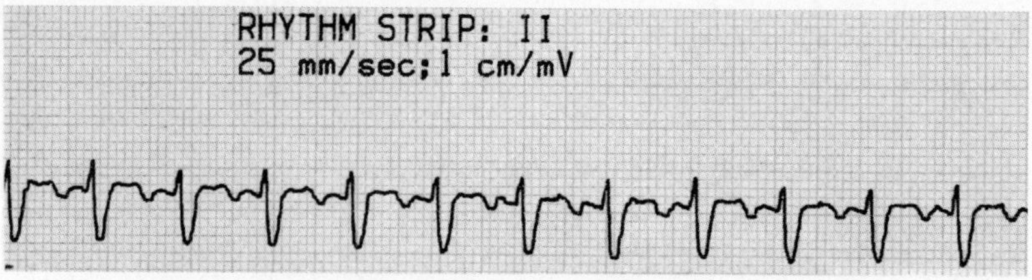

图 18.18 心房扑动伴 2∶1 动静脉（AV）传导。扑动波难以从 T 波中区分。144 次 / 分的心率证实心房扑动以 2∶1AV 传导

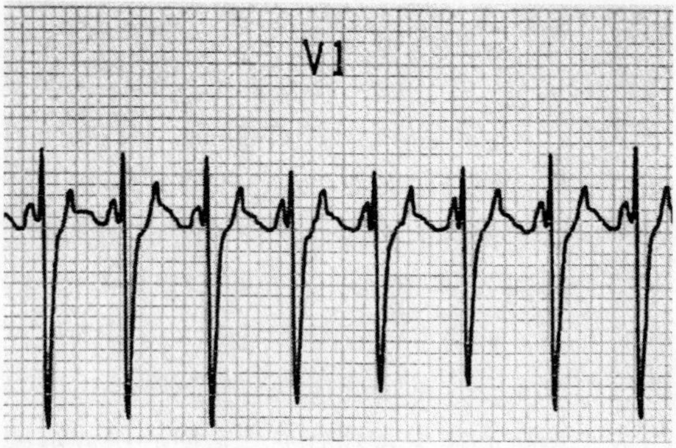

图 18.19 心房扑动伴 2∶1 动静脉传导。快速心房率 380 次 / 分证实了Ⅱ型心房扑动

治疗 [25]

没有药物可令人信赖地终止房扑，尽管多非利特被证实极有可能造成房扑药理学逆转。虽然使用降低心室率的药物可加重房室阻滞的程度，但这种尝试是值得的。我们可以尝试使用地高辛、地尔硫䓬、β- 肾上腺素能阻滞剂、索他洛尔、胺碘酮等药物。药物选择取决于左心室功能。氟卡尼、普鲁卡因胺有时可有效地终止房扑。ⅠA 类ⅠC 类药物可致 1∶1 房室冲动传导。除非服用钙通道阻滞剂和 β- 肾上腺素能阻滞剂致使心室反应性下降，否则，Ⅰ类

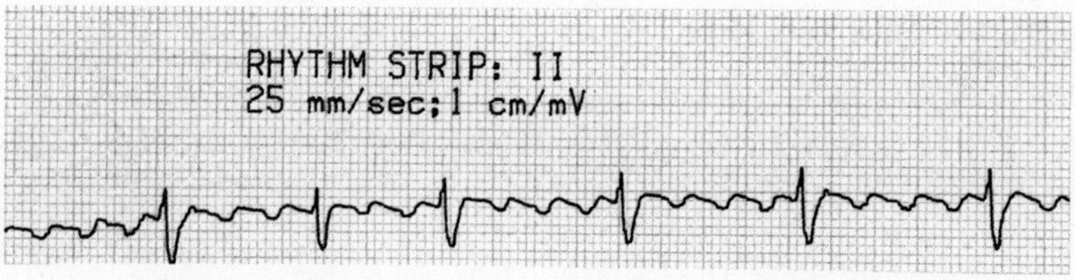

图 18.20 心房扑动伴 3∶1 到 4∶1 动静脉（AV）传导，这是由于药物影响减慢 AV 结传导

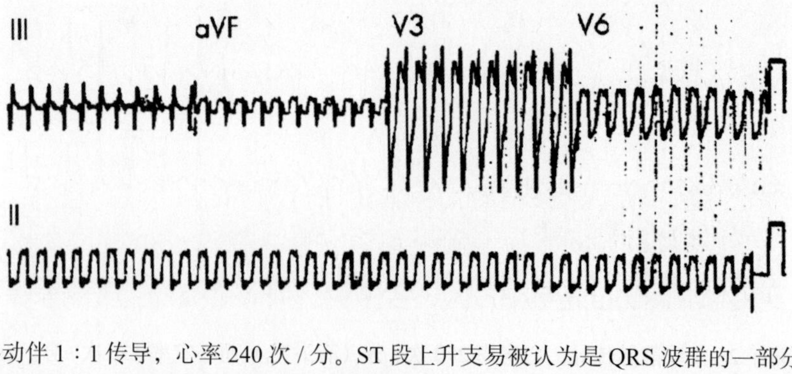

图 18.21 心房扑动伴 1∶1 传导，心率 240 次 / 分。ST 段上升支易被认为是 QRS 波群的一部分，导致在某些导联表现为宽 QRS 心动过速。Ⅲ导联表现为真正的窄 QRS 波群

药应慎用。

低能量（25 ~ 50J）同步直流心脏复律是一种可靠的治疗选择。使用比房扑率还要快的快速心房起搏可终止大部分 I 型房扑。

对心房颤动有效的抗凝指导对房扑同样有效，尽管此类证据不足。

预防

预防很困难。使用药物包括低剂量索他洛尔、胺碘酮。IC 类因子（如氟卡尼）可用于无严重结构性心脏病的患者。对于那些逐渐复发和顽固性房扑可使用射频消融把位于下腔静脉前区的三尖瓣环下方与欧氏嵴之间的折返回路做一直线性损毁。[26]

心房颤动 [32]

心房颤动是需要进行治疗和入院的最常见心律失常。发病率随年龄而升高：70 岁以上 5% 的个体患有这种心律失常。发病率也有不依赖年龄方面因素，它随肥胖及阻塞性呼吸暂停发生而升高。左心室功能不良时，患心房颤动的危险性升高（男性为 4.5，女性为 5.9），伴心房扩张纤维化，造成电的和心房离子通道重塑。

心房颤动常见于：

- 充血性心力衰竭（40%）
- 冠状动脉旁路移植术（25% ~ 50%）
- 严重病态患者（15%）

年龄低于 60 岁患者的特发性或单发心房颤动（如无结构性心脏病或诱导因素）预后良好。然而，心脏手术后所患心房颤动伴有严重卒中，威胁生命的心律失常，需要更长的入院治疗。

ECG

心房活动混乱而快速（350 ~ 600 次 / 分），去极化无规律，振幅及形态不尽相同（颤动波）。心室反应性不规则（图 18.22）。大部分心房冲动并不会传导至心室，致使未采取处理措施下心率为 100 ~ 180 次 / 分。QRS 波群通常较窄。当心室率过快或过慢时，心室不规则可消失（图 18.23）。

临床

心房颤动在患有潜在性心脏病（尤其是左心房扩大者）或有异常心房电生理的患者中更常见。病因包括缺血性和瓣膜性心脏病、心包炎、高血压、心衰、甲状腺功能亢进症和酗酒。心房颤动也可发生在心脏手术或开胸手术之后。心房颤动可能是慢性的，间歇性的伴突然发作。慢性心房颤动预后不良。

心房颤动与以下有关：

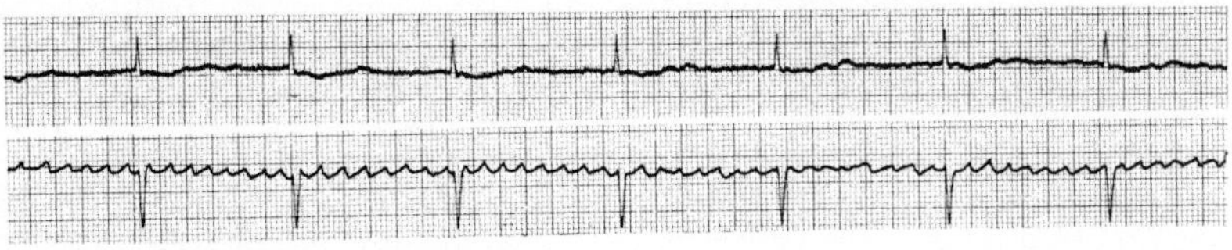

图 18.22 心房颤动。不同波幅和形态的不规则纤颤波

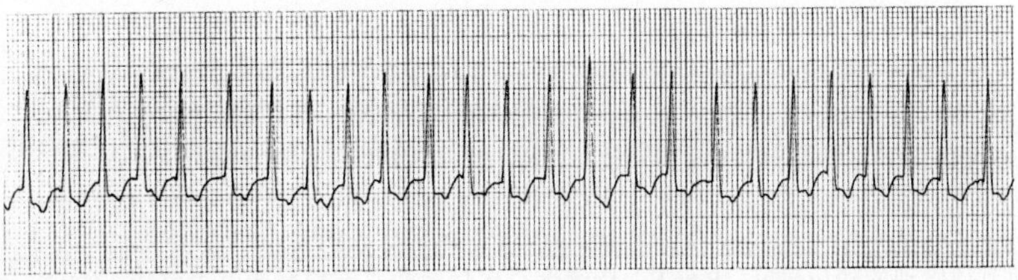

图 18.23 心房颤动伴快速心室率。心室律不规则，在心率快时颤动波不明显

- 多种血流动力学效应。快速心室率和心房收缩消失可增加肺动脉楔压，而每搏输出量和心输出量下降。
- 全身性栓塞和卒中。
- 肥厚性心肌病心率过快继发的可逆的心肌病。在对顽固性室颤进行房室结消融前后评估左心室功能显示 10% 心房颤动患者有心房颤动诱导性肥厚性心肌病。[33]

治疗 [25,34-35]

治疗目的是控制心室率，抗凝适用于心房颤动转换为窦性节律时。"心率心律"的控制性争论显现出越来越多的证据。最近主要几项研究结果对原来的观点发起了挑战，原来认为从长期来看，恢复窦性心律很重要（表 18.6）。控制心室率与恢复窦性心律相比患者的生存率并未明显好转。然而，混杂性终点死亡，卒中和复发都支持仅仅控制心室率。[36-39]

为什么控制心律并不比控制心率更有效，原因如下：

- 实验对象主要是老年高危患者
- 很难恢复窦性心律（39% ~ 63%）
- 心率控制可致 35% 的患者获得窦性心律
- 潜在心脏疾病可造成心房颤动持续
- 可能存在抗心律失常药的不良反应
- 即使心律控制良好，仍需抗凝治疗

然而，心律控制（如果可能）在患有左心室功能不良的患者效果更佳，当窦性心律恢复时，应用胺碘酮和多非利特可降低死亡率 [40-41]。针对年轻患者（年龄小于 60 岁）的研究数据缺乏，数据支持尝试恢复心律，尤其适用于那些心脏结构正常的患者，期望抑制进行性心房电性和解剖结构的重塑。

新近始发或突发的心房颤动

控制心室率

控制心室率的紧迫性取决于临床表型，心房颤动的自发逆转很常见。可能没必要治疗，合理的治疗策略基于临床状态：

表 18.6 心房颤动心率对节律控制的讨论

研究	人数	随访（月）	年龄（年）	胺碘酮使用（%）	窦性节律（%）	华法林（%）	血栓栓塞（%）	死亡率（%）
AFFIRM[36]		42						
室率控制	2027		70 ± 9	10	35	85	6	21
节律控制	2033		70 ± 9	70	63	70	7.5	24
RACE[37]		27						
室率控制	256		68 ± 9	–	10	96	5.5	17
节律控制	266		68 ± 9	–	39	86	7.9	13
STAF[38]		22						
室率控制	100		65 ± 9	0	0	–	0.6	5
节律控制	100		66 ± 9	0	–	–	3.1	2.5
PIAF[39]		12						
室率控制	125		61 ± 9	0	10	100	–	1.6
节律控制	125		60 ± 10	100	56	100	–	1.6

AFFIRM，心房颤动节律管理的随访研究；RACE，持续性心房颤动的心率控制和电击复律；STAF，心房颤动治疗策略；PIAF，心房颤动的药物介入

- 血流动力学不稳定伴心室率过快需要即刻直流电复律（除了药物治疗）紧急控制心率。
- 血流动力学稳定，伴有左心室功能不良症状：同步电复律或药物治疗，地高辛或胺碘酮控制心室率。
- 血流动力学稳定，有症状，左心室功能正常：控制心室反应性如 β 肾上腺素能阻断剂、地尔硫䓬、地高辛（通过提高交感神经紧张效果不良）、镁（短期）、胺碘酮或索他洛尔。
- 血流动力学稳定，无结构性心脏病，无或症状很轻：不需紧急治疗。大多数患者心律在 24 小时内会自动恢复。建议对其使用单剂量氟卡尼（禁忌在患有结构性心脏病患者使用）[42]。

理想的心率控制定义为静息心率为 80 次 / 分，步行 6 分钟最高心率为 110 次 / 分，平均心率为 100 次 / 分。

窦性心律的转复

可采用抗心律失常药或直流电同步电复律。短期和长期的疗效取决于临床表现。对于那些年轻患者或存在心衰的患者，转复为窦性心律更重要。是否保持窦性心律尚难定：服用胺碘酮一年窦性心律转复达 60%，服用索他洛尔则达 40%，可引发严重的心内或心外毒性。卒中发生的危险性及抗血栓治疗与频繁的心房颤动复发有关，它可能是无症状。恢复窦性心律（尤其对于年龄大于 60 岁患者）没有先前预想得那么重要 [36]。

直流电同步心脏复律

直流电心脏复律可在之前 24 ～ 48 小时或在适当抗凝治疗方案之后。将直流电心脏复律和抗凝药相结合来维持窦性心律得到认同，尤其是当使病情恶化的危险因素存在时。心脏复律以下条件存在下不太可能有成效：

- 心房颤动存在 1 年以上
- 左心室超过 45 mm
- 一些未治疗的情况，如甲状腺功能亢进、心脏瓣膜病、心力衰竭、脓毒症、术后或服用儿茶酚胺类药的重度患者很有可能会复发。

抗凝和心脏复律 [43,44]

心房颤动患者心房收缩的减弱与血流的停滞与左房血栓的形成有关，特别是在心耳的部位。窦性心律的恢复和更有效心房收缩的逆转可能导致心房内和全身各系统部位栓子的脱落。心房颤动发生一旦超过 48 小时（有专家规定 24 小时），全身各系统部位栓子脱落的危险性将大大增加，而且强调抗凝的治疗要先于直流电复律的治疗。现在推荐的抗凝先于直流电复律的时间是 3 周。如果经食管超声证实左房内没有血栓的话，这 3 周的时间可以缩短为 1 天用肝素 5 天用华法林。利用这种加速的方法，应该监测活化部分凝血酶时间 2 ～ 3 次来控制肝素的用量，华法林的用量应维持 INR 在 2.0 ～ 3.0。在许多临床情况下，比如最近刚做过手术或其他的有出血的危险性，抗凝治疗是禁忌的，电复律也应该等到推荐的安全抗凝范围以后才能做。心脏成功复律到窦性心律后，由于心房收缩不稳定，仍然存在心房血栓脱落导致全身性栓塞的危险性，所以抗凝治疗应该持续 4 ～ 6 周。

抗心律失常药物

用于控制心室率的药物（如地高辛、地尔硫䓬、β- 受体阻滞剂）都不能应用于心脏复律。

抗心律失常药物转复心律相对无效而且可能有危险，而维持窦性心律比较有效。心脏复律后用药物者保持窦性心律 1 年占 50%，而不用药物者能保持窦性心律 1 年占 25%。

用奎尼丁心脏复律比用安慰剂更有效，但常常因为致心律失常增加死亡率（用ⅠA 类、ⅠC 类抗心律失常药物复律通常是禁忌）。伊布利特（ibutilide）和多非利特（dofetilide）是比较新的抗心律失常药物，能很好地发挥复律的药理学作用。用伊布利特预处理之后的心脏直流电复律能使复律成功率从安慰剂效应的 72% 提高到 100%。在安慰剂复律失败的例子中再用伊布利特能达到 100% 的成功率。伊布利特也能将直流电能量需要从 228 ± 93 J 降低到 166 ± 80 J。然而，伊布利特能引起 3% 的持久的多形态的 VT。多非利特从药理方面来说能逆转 1/3 患者的心房颤动和 Afl（静脉注射比口服效果好，冲击疗法比缓慢治疗效果好，Afl 的反应性比心房颤动好）。多非利特的效果要远比安慰剂和索他洛尔好，其转复率和胺碘酮差不多[46]。

目前用于促进窦性心律和预防心房颤动的其他药物包括胺碘酮、索他洛尔（Sotalol）、普鲁卡因胺、氟卡尼和普罗帕酮。人们发现在预防心房颤动复发方面胺碘酮的复发率是 35%，要优于索他洛尔和普罗帕酮 63% 的复发率[47]。

影响因素：

- 左心室受抑制的程度：胺碘酮最低，氟卡尼最高。
- 导致心律失常的危险性：氟卡尼，普罗帕酮都很差。
- 长期不良反应：胺碘酮最差。

用胺碘酮治疗心房颤动复发时，出现不良反应的概率是 18%，而索他洛尔和普罗帕酮才 11%[47]。

心房颤动消融疗法

自从最初的 Maze Ⅲ术式以来，溶栓疗法治疗心房颤动持续得到改进，Maze Ⅲ术式令人棘手的是多数情况下心房上要有一个切口，这样就会形成一个迷宫样的瘢痕，就能阻止心律失常的扩散。这种方法也有其局限性，因为它应用的是手术的方法，体外循环的时间比较长，术后会导致出血，还会损害心房的收缩性。最初的这种术式的重要性基于这样一种理念：整个心房都和心房颤动的开始及维持有关。这种方法或许对于长期的心房颤动还可以，但是阵发的心房颤动好像主要是源于左心房和肺静脉的连接处。心房颤动患者中有 94% 是由来自肺静脉口或其附近的一个或多个病灶快速放电引起的。在这个区域的心房组织具有不同的电生理性质，也有成束的迷走神经分布，这些迷走神经释放快速发射信号的底物，快速发射的信号可以引起小折返回路或者叫“转子”。这些高频率周期性的折返发送活动的螺旋形的波峰进入周围的心房。对于单一的病灶消融术有其局限性，因为通常是多发病灶。

现在人们对外科心房颤动消融疗法与心脏的外科手术结合产生了兴趣，并发症随着能量（冰冻疗法、射频）的减少（而不是切口和激光的量）而大大减少了，能做的最小的损害就是肺血管的环绕，从肺下静脉到二尖瓣环，从冠状窦到下腔静脉。

用射频隔离四个肺静脉的左房导管（经房间隔穿刺）消融心房颤动法已经实行。由于所有的肺静脉都被隔离，并且环扎术损害同肺静脉窦脱离了关系，所以结果得到了很大的改善。据报道不再发生心房颤动也不再用药物的成功率是 81%(75% ～ 88%)。成功似乎是长时程的，因为复发通常较早，另有 10% ～ 20% 可能会对抗心律失常药物有反应，而先前是没有作用的，重复这个步骤可以使成功率增加到 90%，失败仅仅发生在心房有大面积瘢痕的患者（预测并除外心房有大面积瘢痕的患者是未来一个很大的挑战）。这虽然不是万能的方法，但结果也比只用抗心律失常药物好 2 ～ 3 倍。

并发症发生率的降低也和以下因素有关：

- 心腔内超声心动图法保证经隔穿刺的安全，同时准确地定位隔离所环扎损害的部位和肺静脉窦。
- 高水平的抗凝程序。
- 严格限制射频输出的能量。

短暂性的缺血发作、卒中、填塞 / 穿孔和肺静脉狭窄的症状的发生率都在 1% 以下。因不完全消融形成折返性心动过速所致的心律失常更常见。有人主张消融疗法作为首选治疗方法，但大多数患者都是比较年轻的（不到 70 岁）患有阵发性心房颤动的患者，这些患者抗心律失常药物治疗失败，左房内径不到 5 cm，射血分数超过 40%。相比消融和抗心律失常药物，有研究提出心房颤动患者经过大约 3 年的治疗后会有以下好处：有利于存活，改善生活质量，减少不良反应和成本效益[49-50]。

慢性心房颤动

尽管大多数患者都经历过至少一次尝试用心脏电复律来恢复窦性心律，很多都遗留下了慢性心房颤动，特别是这些心房扩大、左房功能减低和有心脏瓣膜疾病的患者。在这种情况下，治疗着重于用药物控制心室率和预防栓塞。

控制心室率

通常选择的药物是地高辛，特别是左室功能减低的患者。在运动或生理应激的时候控制心室率是没有效果的。更好的做法是加上小剂量的 β- 受体阻滞剂能增强地高辛的作用。胺碘酮对于左室功能减低的患者特别有用。大剂量的 β- 受体阻滞剂、地尔硫䓬、索他洛尔或氟卡尼可用于左室功能良好的患者。罕见的是，对于永久心脏起搏并且对药物疗法产生耐药性的重症患者，希氏束的消融也许是必要的。

慢性心房颤动的抗凝

要考虑到所有的患者，特别是这些具有危险因素（表 18.7）的患者。

有心脏瓣膜病的心房颤动

风湿性心脏瓣膜病并心房颤动者血栓形成危险性增加了 17 倍，需要用华法林抗凝维持 INR 2.0 ～ 3.0。与有人工瓣膜的患者相比有类似的 INR 目标范围，但具体值取决于瓣膜的类型[8-9]。

没有心脏瓣膜病的心房颤动

卒中的危险性由 $CHADS_2$ 评分（充血性心力衰竭、高血压、年龄 = 75 岁和糖尿病各 1 分，卒中或 TIA 2 分）[51]（表 18.8 和表 18.9）决定。

治疗意见讨论如下。

华法林治疗

适宜剂量的华法林降低了卒中相对危险度的 62%。尽管华法林治疗能引发颅内出血（0.3% 每年），首次治疗每年能降低危险度 2.8%，二次预防治疗降低 8.4%。低剂量的华法林（INR1.5 ～ 2.0）治疗效果不如 INR2.0 ～ 3.0 高剂量有效但出血并发症较少。栓塞性卒中率在 INR 从 2.0 减低到 1.7 时加倍，降到 1.3 时更高[43,52]。

表 18.7　心房颤动患者缺血性卒中和全身性栓塞的预后因素

高	既往卒中、短暂性缺血发作、全身性栓塞
	二尖瓣狭窄
	人工心瓣膜
中	年龄 > 75 岁
	左心房直径 > 45 mm
	高血压
	充血性心力衰竭
	糖尿病
	左室射血分数 < 35%
低	女性
	年龄 65 ～ 75 岁
	冠状动脉性心脏病
	甲状腺功能亢进

表 18.8　非瓣膜病心房颤动患者卒中危险分层的 $CHADS_2$ 评分

预后因素	相对危险度*	$CHADS_2$ 评分
充血性心力衰竭（射血分数 < 35%）	1.4	1
高血压病史	1.6	1
年龄 75 岁	1.4	1
糖尿病	1.7	1
既往卒中或短暂性缺血发作	2.5	2

* 相对于无这些预后因素的心房颤动患者，无任何抗血栓治疗的相对危险度

$CHADS_2$，充血性心力衰竭、高血压、年龄 = 75 岁以及糖尿病，卒中 / 短暂性缺血发生为 2 分

表 18.9 校正的无任何抗血栓治疗的非瓣膜病心房颤动患者每年卒中率

$CHADS_2$ 评分	校正的卒中率	
	%/ 年	95% CI
0	1.9	1.2 ~ 3.0
1	2.8	2.0 ~ 3.8
2	4.0	3.1 ~ 5.1
3	5.9	4.6 ~ 7.3
4	8.5	6.3 ~ 11.1
5	12.5	8.2 ~ 17.5
6	18.2	10.5 ~ 27.4

$CHADS_2$，充血性心力衰竭、高血压、年龄＝ 75 岁以及糖尿病，卒中 / 短暂性缺血发生为 2 分；CI，置信区间

阿司匹林治疗

与华法林相比，阿司匹林的治疗效果较弱，相对危险度降低 22%，绝对危险度首次使用和二次预防使用分别为每年降低 1.5% 和 2.5% 。华法林与阿司匹林相比，治疗心房颤动在 1000 例患者中每年能预防 23 例卒中，并引起 9 例额外的出血。

氯吡格雷和阿司匹林联合用药

尽管华法林在理想的情况下治疗效果比较好，但 INR 控制不佳容易抵消这个治疗优点。

华法林和抗血小板疗法

与单独使用华法林效果差不多。

心房颤动患者药物抗凝治疗的建议用法

非瓣膜病性心房颤动

- CHADS2 评分＝ 0：阿司匹林
- CHADS2 评分＝ 1：华法林或阿司匹林
- CHADS2 评分＝ 2：华法林

瓣膜性心房颤动

- 华法林

当 INR=3，收缩压＜ 135 mmHg 并且避免服用抗血小板药物时，出血危险度降低。

心房颤动患者需要手术时要暂时停止华法林抗凝治疗是一个常见问题。如瓣膜性心房颤动手术前用肝素或小分子肝素，手术后继续使用，所以使用华法林时要尽可能安全。非瓣膜性 CHADS2 评分 =1，在能以最小限度的危险停止抗凝；非瓣膜性 CHADS2 评分 =2，像瓣膜性心房颤动要不断处理。

冠状动脉血管成形术和支架植入术后需要用阿司匹林和华法林抗凝保持支架的通畅性。支架植入后服用华法林治疗心房颤动是常规。

心房颤动患者需要冠状动脉植入支架的建议治疗方法：

- 非瓣膜性 CHADS2 评分 =1：停止使用华法林，同时开始使用阿司匹林和氯吡格雷
- 瓣膜性心房颤动和非瓣膜性心房颤动 CHADS2 评分 =2：继续华法林治疗同时加用阿斯匹林和氯吡格雷

预激综合征

预激综合征由房室旁路异常引起。WPW 综合征通常和快速性室性心律失常并存。

心电图

在窦性节律产生过程中，房性冲动通过房室结和房室旁路传导心室，经后者传入的冲动比前者早，提前激动部分心室并产生短 PR 间期。提前进入心室的冲动不能通过正常的特殊的传导系统。所以提前激动地部分心室传导缓慢，导致 QRS 升支损挫，称 δ 波（图 18.24）。提前激动地心室也能引起 S-T 段继发性改变和 T 波异常。在 12 导联心电图上 δ 波的极性可以判断房室旁路存在的位置。A 型 WPW 特点为在右心导联 QRS 主波向上（V_1 和 V_2 导联 R 波高大）（图 18.25）。在 A 型 WPW 中旁路位于左室左侧。在 B 型 WPW 中，V_1 导联的 QRS 波主波向下，旁路位于右心室右侧（图 18.26）。

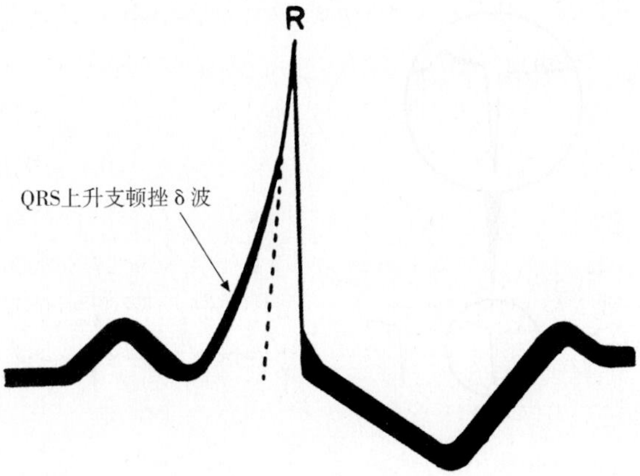

图 18.24　通过旁路的室性预激引起 QRS 上升支顿挫的 δ 波和宽大的 QRS 波群

临床表现

WPW 可伴发 AVRT 或 AF，在 AVRT 中，折返冲动通常传入房室结并且同时沿房室旁路传导。心室激动通过正常的传导通路产生较窄的 QRS。折返冲动偶尔通过旁路反向向上传入房室结，产生因异常缓慢室性激动导致的宽的 QRS 波的复杂的快速性心律失常。治疗同 AVRT（如Ⅳ腺苷）。WPW 并 AF 不多见，但可以致命。许多冲动沿旁路传导产生宽大的 QRS 波。WPW 合并 AF 的心电图表现为快速的不规则的 QRS 并且 QRS 宽度不一（图 18.27）。心室反应较快，可导致低血压或心源性休克。这种心律失常可发展为室颤。

治疗 [25]

治疗中通常包括同步直流电复律。患者血流动力学稳定，心室率不快的情况下可用抗心律失常药物治疗。

- 延长旁路不应期的药物有效（如索他洛尔，胺碘酮，氟卡尼和普鲁卡因胺）。
- 缩短不应期的药物（如地高辛）禁忌，因为可以加速心室率。
- 维拉帕米和利多卡因能增加 AF 期的心室率，也应避免 [26]。
- β 肾上腺素能受体阻滞剂对旁路不应期无影响。

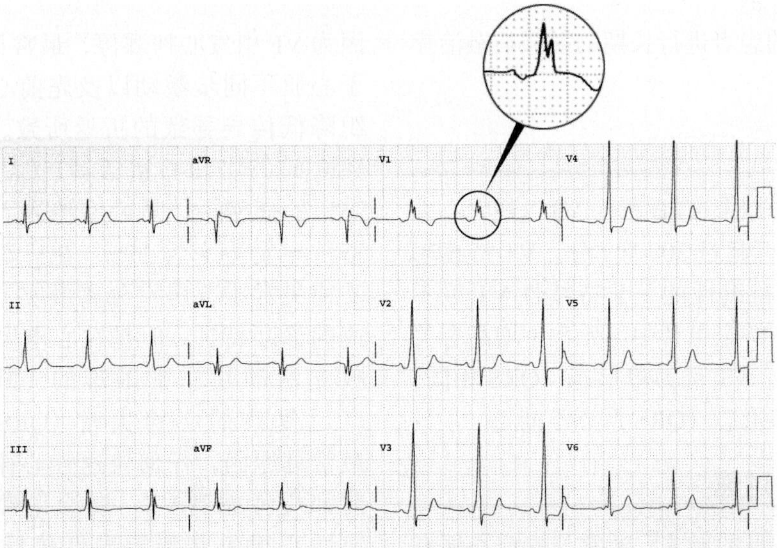

图 18.25　A 型 Wolff-Parkinson-White（W-P-W）综合征伴右胸前导联正向 R 波、短 PR 间期和 δ- 波引起宽大 QRS 波群

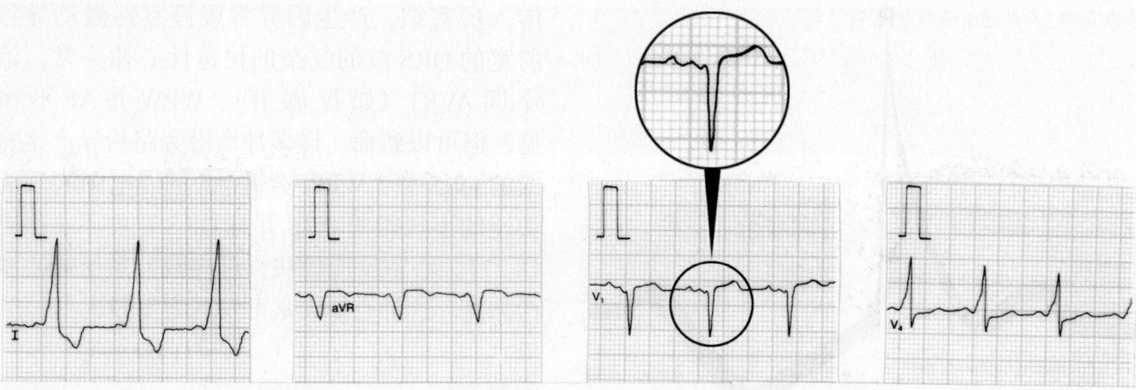

图 18.26 B 型 W-P-W 综合征伴 V_1 导联负向 QRS 偏转

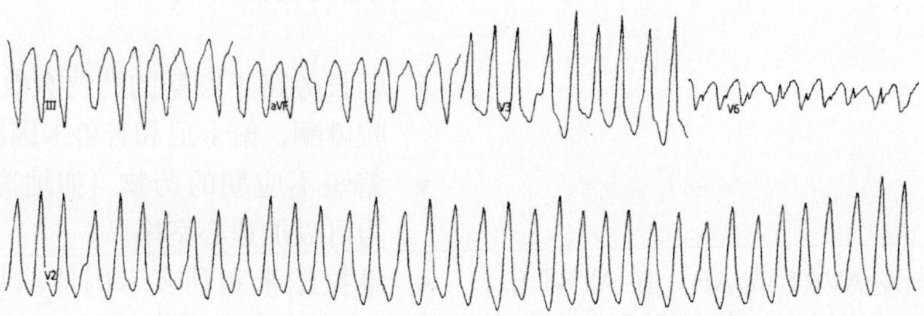

图 18.27 W-P-W 综合征伴心房颤动。快速心率伴不规则宽 QRS 波群有助于区分于室性心动过速

对于所选的患者进行长期的射频消融治疗有效[25]。

室性心动过速

三个或三个以上 VEB 称为 VT，最大心率 130 次 / 分，也可超过 300 次 / 分。VT 持续超过 30 秒被称为持续性的。非持续性 VT 可不引起症状，但在特定患者中与死亡率增高有关系（如心梗后）。VT 可为单形态（QRS 相同）（图 18.28）或多形态（QRS 形态不同）。

单形室性心动过速

是 VT 最常见的形式，通常与先前心梗有关，经常引起一些症状（如心悸、气短、胸痛或晕厥）。也可因为快速性心律失常本身和因为 VF 引发心搏骤停，最常见的机制是继发于心肌不同步激动以及先前心梗后的瘢痕组织降低传导导致的折返所致。房室分离（如独立的心房和心室活动）（图 18.29）存在于 75% 的病例中，从心室传入心房的倒退的兴奋传导发生率为 25%。在广泛复杂的快速性心律失常中，房室分离事实上是室性心动过速的诊断特征，但是在心电图上识别心房的独立活动是非常困难的（图 18.30）。VT 是广泛复杂的心律失常（QRS > 120MS）的最常见原因，任何快速性心律失常在确诊之前都应考虑到 VT。误诊是常见的：窦性快速性心律失常伴差异性传导常误认为室性心动过速。错误的诊断和错误的治疗后果严重。

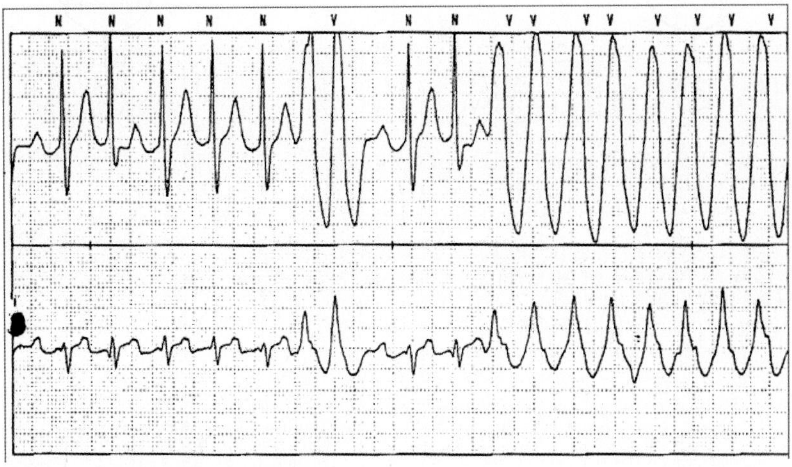

图 18.28　室性偶联之后出现单形性室性心动过速

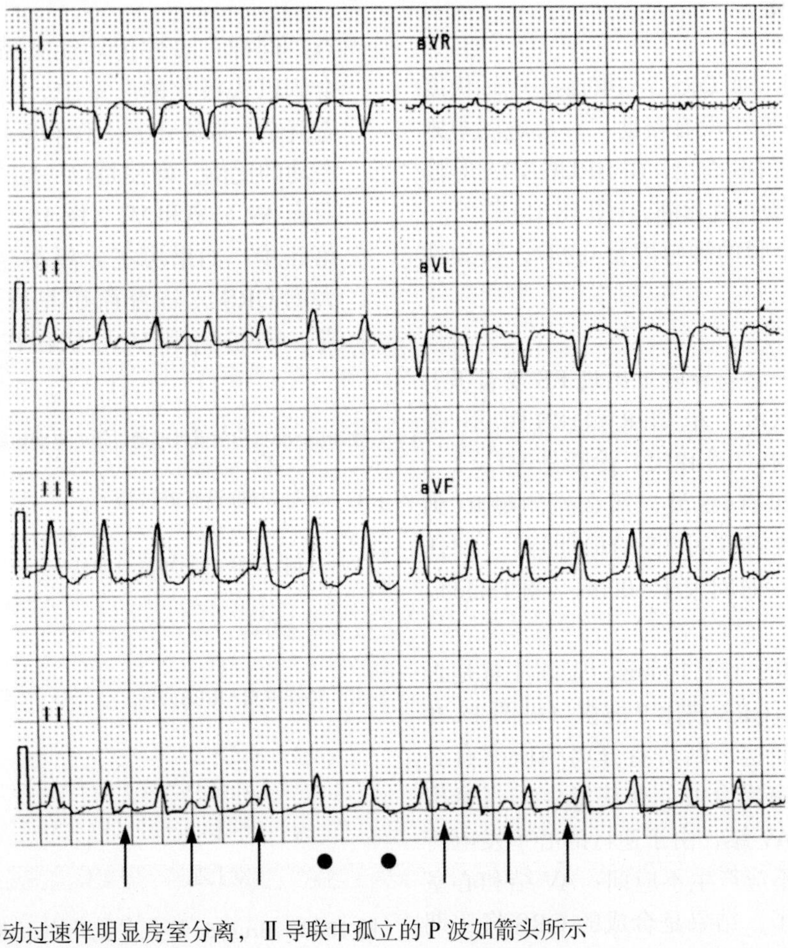

图 18.29　室性心动过速伴明显房室分离，Ⅱ导联中孤立的 P 波如箭头所示

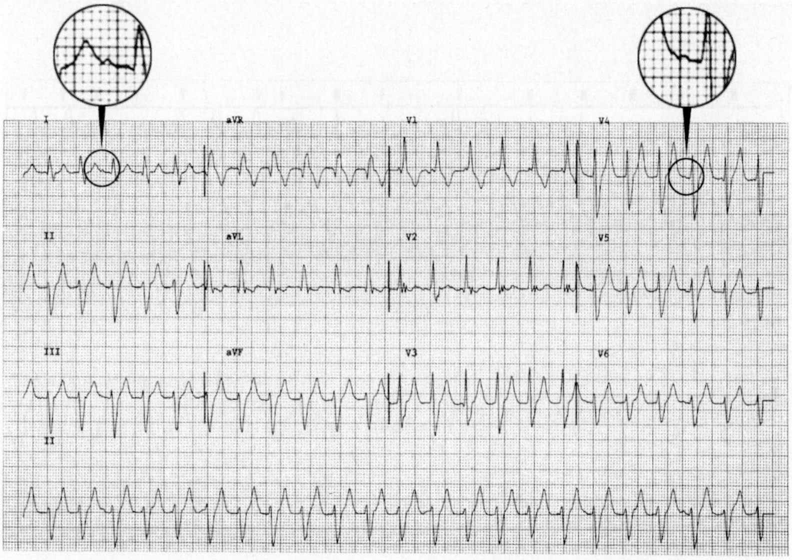

图 18.30 室性心动过速。很难看到独立的心房活动。只能在 I 和 V_5 导联中看到分离的 P 波

心电图

原先的标准（如 QRS ＞ 140ms，电轴极度偏转）在心律诊断中没有帮助[53]。心电图规则开始是由 WELLENS 提出，由 BRUGADA 等修正，四步连续步骤正确诊断。(图 18.31)[54-56]

四个连续步骤的敏感度是 0.987，特异性是 0.965。

- 第一步：任一心前导联上出现 RS 复合波？（QR、QRS、QS、单相 R 和 rRS 而不是 RS）。如果没有（图 18.32）诊断是 VT。
- 第二步：如果有 RS 波，那么就测量 R- 到 S 最低点的持续时间（S 的最低点）。如任何 V 导联持续时间大于 100ms（图 18.33），节律是 VT。
- 第三步：如 RS 小于 100ms，应该注意是否有房室分离［QRS 波比 P 波多（见图 18.29 和 18.30）］间接诊断房室分离的依据有心室夺获或心室融合波。夺获发生在当窦房结冲动到达 AV 结，由于逆行的心室发电传导导致不再不应产生不应期：AV 结和心室被冲动夺获了，结果是合成的 QRS 将比期望的下一个 VT 更早发生，且为 QRS 波形态。同样，窦性传导能突破房室传导并融合到已去极化的心室中。结果是 QRS 波形态复杂，取决于室上性和室性冲动参与心室激动的比例。即使是单一的夺获或融合也能明确 AV 分离和 VT（图 18.34）。
- 第四步：如果房室分离不存在，应考虑宽大的 QRS 波是否存在左或右束支传导阻滞。如在 V_1 和 V_6 导联存在明显的束支传

由Brugada提出的室性心动过速心电图诊断流程

1. 所有V导联没有RS波型 → 室速
2. 任何V导联R到S间距>100秒 → 室速
3. 房室分离 → 室速
4. 特殊的典型BBB波形 → 否 → 室速

↓

是

↓

室上速

图 18.31 Brugada 等人[54]提出的诊断宽 QRS 波群室性心动过速的公式

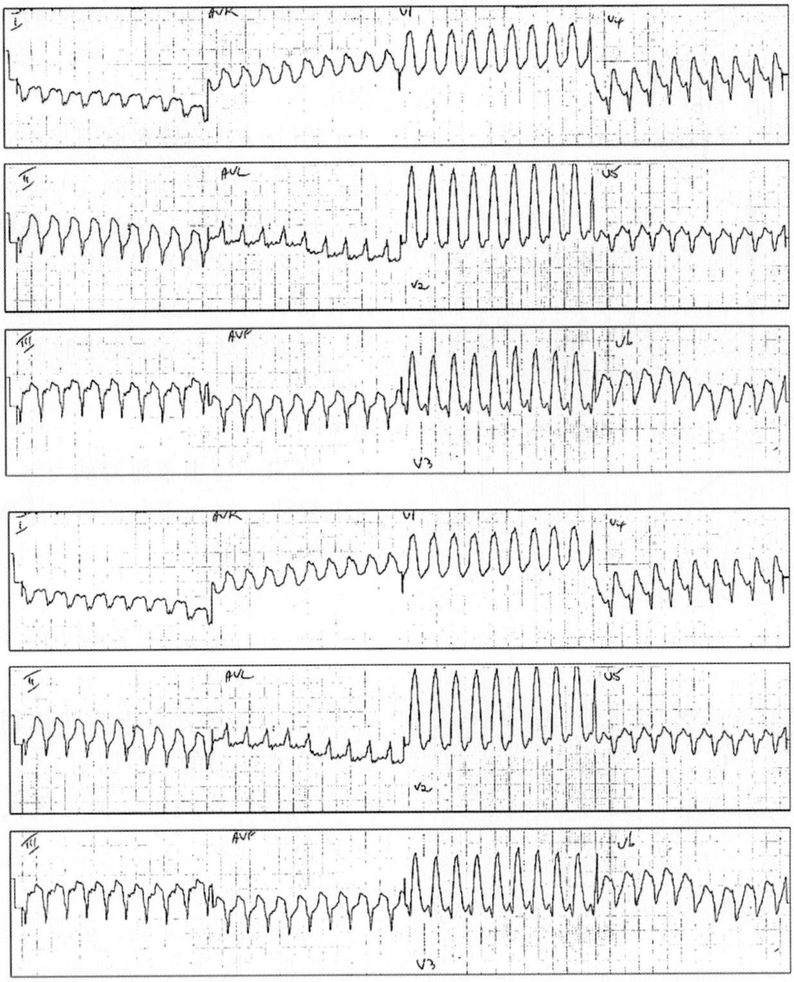

图 18.32 (a，b）室性心动过速。宽 QRS 波群心动过速伴所有胸前导联 RS 波缺失

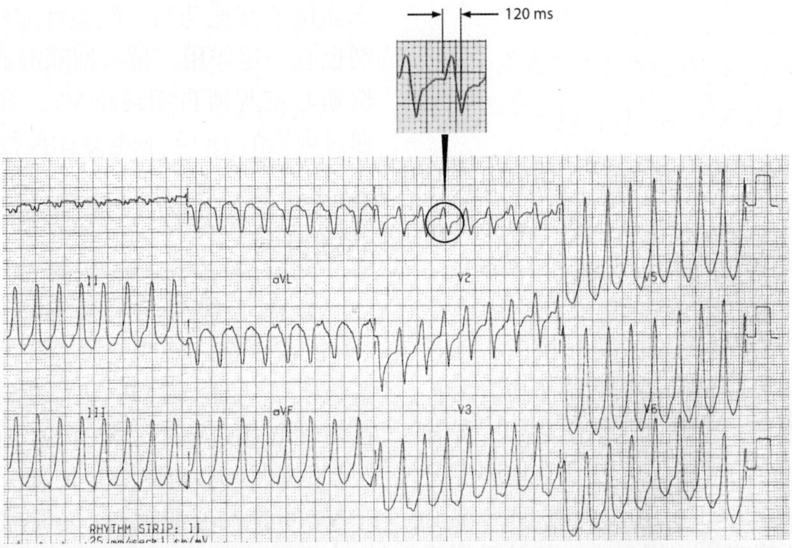

图 18.33 室性心动过速。R 到负向 S 波最低点的时程为 120 ms。V_1 导联也可见独立 P 波

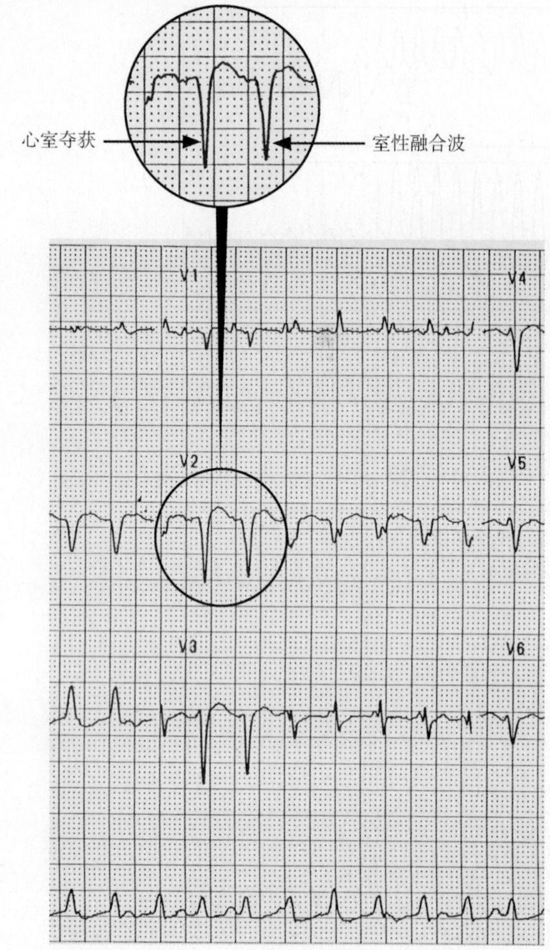

图 18.34 室性心动过速伴明显的早期心律夺获，紧跟着融合搏动，显示介于正常 QRS 和 VT 波群之间的过渡性 QRS 形态

导阻滞，则该节律起源于室上（束支传导阻滞部分，如下）。如存在很多不典型的特征，则应考虑 VT（如图 18.38 和 18.39）。

用 IV 腺苷可终止的宽大畸形快速心动过速说明该心律失常是 SVT。然而由于血管的扩张或加速旁路传导，导致血压不能代偿，腺苷存在让 VT 不稳定的危险，并且没有在国际复苏联络委员会（ILCOR）上作为宽 QRS 波心动过速的诊断性策略[25]。通过中心静脉导管或静脉起搏获得的心内心电图的演示证明了 VT。

临床

引起 VT 的较多原因是严重的冠状动脉疾病。其他原因有心肌病、心肌炎和瓣膜性心脏病。症状应根据心室率、快速性心律失常的持续时间和潜在的心脏功能决定。在 VT 和伴差异性传导 SVT 之间没有必然的血流动力学差异，但血流动力学不稳定时需按 VT 处理。

治疗[25,57]

如果一位患者血流动力学不稳定可应用直流电复律。抗心律失常药物适用于血流动力学稳定的 VT。

- 胺碘酮可终止 VT：较少的负性肌力作用但有滞后效应。
- 比索洛尔和普鲁卡因胺比利多卡因更有效但存在明显的心肌抑制。
- 尽管传统有指征，但是现在仍怀疑利多卡因的有效率。

如药物治疗无效，表明有进行同步 DC 电击的指征，快速右室起搏也有效。

长期预防 VT 和猝死非常困难。通过动态心电图或电生理试验指导性应用索他洛尔和经验性（非指导）应用胺碘酮，在预防心律失常方面优于其他药物。经验性应用 β - 受体阻滞剂也有一定作用。植入型除颤器能识别并通过快速心室起搏自动终止 VT，如果失败，也可通过内置的 DC 心脏电复律挽救生命。

多形性室性心动过速和尖端扭转型室性心动过速

该型心律失常有复杂的 QRS 波，每分 200 次或更多，能改变波幅和电轴以至于沿着基线扭转（图 18.35）。尖端扭转室性心动过速在窦性心律过程中，常有 QT 延长，U 波表现（见下面长 QT 间期综合征部分）然而，多形态 VT 可能与心肌缺血、心肌梗死和心脏手术后患者正常 QT 间期有关。

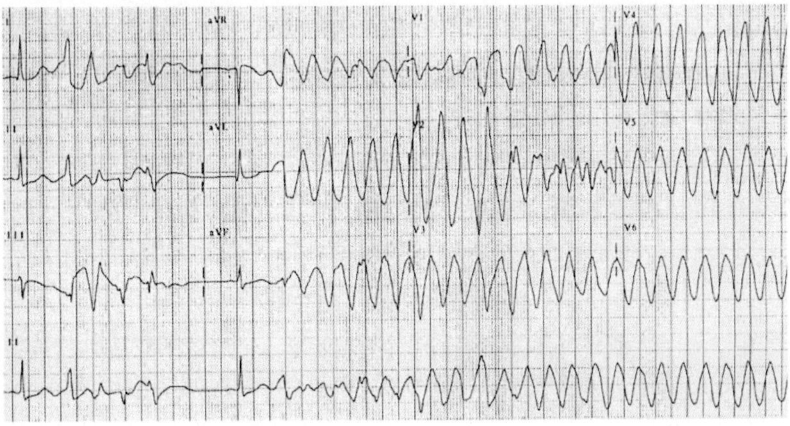

图 18.35　尖端扭转型室性心动过速先于多源性室性异位搏动

治疗

多形性室性心动过速与窦性心律（如急性心肌梗死后）正常 QT 间期有关，所以治疗与单型性 VT 相似（见下面长 QT 间期综合征和多形性 VT 部分）。

加速性室性自主节律（AIVR）

加速性室性自主节律常被错误地称为缓慢的 VT。该种相对良性的心律失常可能与自动节律性增高的机制有关。

心电图

宽大 QRS 波，频率在 60 ～ 110 次 / 分（图 18.36）。窦性节律稍微慢于心律失常，间断的 AIVR 和窦性节律。融合波动常见。

临床

这种节律在下壁心梗的患者中常见。AIVR 常被误诊为 VT。AIVR 有时也可引起血流动力学恶化，因为心房无效收缩。因此用阿托品或心房起搏增加心房率是必要的。

心室颤动

室颤常引起血流动力学崩溃，如不及时治疗，可致意识丧失和死亡。在室颤复苏的患者中，20% ～ 30% 发生急性心肌梗死，75% 有冠状动脉疾病。不伴有急性心肌梗死的 VF（VT）很可能会复发；50% 在 3 年内死亡。

心电图

心电图表现为不规则的形态和波幅的波形（图 18.37）。

临床

缺血性心脏病是 VF 发生的主要因素，还有其他原因如心肌病，服用抗心律失常药物，严重缺氧和非同步 DC 心脏电复律。

治疗[57]

立即给予 200 J 非同步 DC 电复律，如无效，再次给予 200 ～ 360 J 和 360 J（或双相）。时间不能浪费在基本生命支持上，否则立即心脏除颤将被延迟。

如果 DC 除颤失败，基本和高级生命支持应进行，心脏胸外按压以增加冠状动脉血流。使用升压药对于心脏复苏成功十分重要。直到现在，在室颤进行 DC 除颤时，使用任何抗心律失常药物都是经验用药，并没有被试验证明。建议治疗从利多卡因变为溴苄胺（bretyllium）再变为胺碘酮。国际复苏联络委员会当前建议考虑联合使用抗心律失常药物，包括胺碘酮、利多卡因、镁和普鲁卡因胺。最近研究表明胺碘酮是进行 DC 电复律的用药。胺碘酮（300mg）优于利多卡因，在另一项研究中，

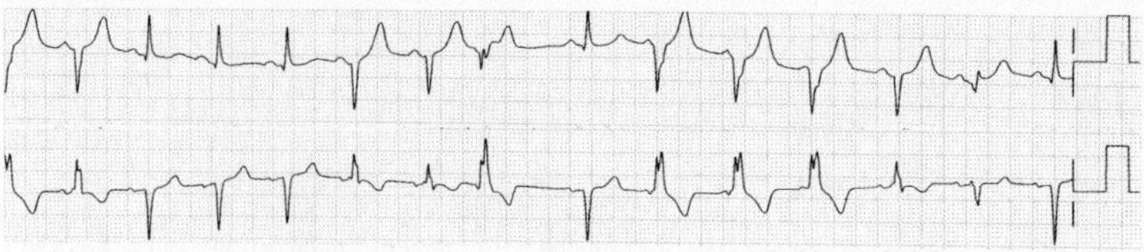

图 18.36 窦性心律伴短串的加速性室性自主心律。当窦性心律与加速性室性自主心率相近时，会频繁出现融合搏动

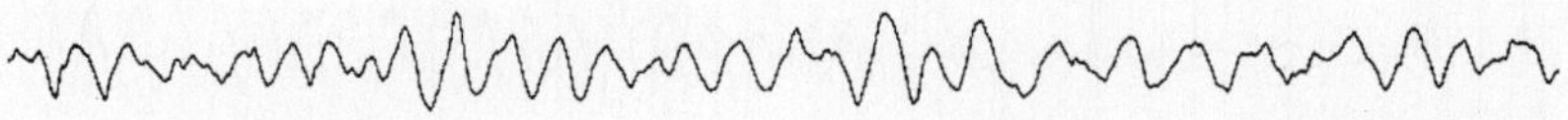

图 18.37 心室颤动伴多形态和多振幅波形

如需要首次 5 mg/kg，随后 2.5 mg/kg 效果优于利多卡因。可能有心动过缓和低血压发生，但是在不良反应分析上利多卡因和大剂量胺碘酮二者之间无差异[58,59]。循环恢复后，适当的抗心律失常治疗效果并不明显，利多卡因的作用继续减弱。应查找和处理一些必然因素（长期管理事项见下部分心脏性猝死）。

右束支传导阻滞（图 18.38）

在右束支传导阻滞的过程中，正常的右心室快速协调的去极化丢失，是因为 HIS 束的右束支阻滞。室间隔去极化正常快速，QRS 波初始偏转方向不改变。左室游离壁的激动也正常。然而右室游离壁的最后激动缓慢不规则，形成宽的 QRS。

心电图

心电图上表现为宽 QRS（大于 120ms）QRS 形态在 V_1 和 V_2 导联呈 M 形。有两个 R 波，一个小 R 波和一个大 R 波。典型的 M 形在 V_1 和 V_2 导联呈 rSR，在 LV 导联呈宽的 S 波，特别是在 I 和 V_6 导联。在 V_1 导联 R 波振幅比 S 大。在 V_6 导联 R 比任何 S 波都大。不完全右束支传导阻滞与完全右束支传导阻滞相似，除了 QRS 持续时间 110 ～ 120ms。

临床

右束支传导阻滞可以是正常变异，可发生在肺动脉大块栓塞，右室肥大，缺血性心脏病和先天性心脏病（注意心肌梗死可根据 RBBB 心电图表现确诊）。

左束支传导阻滞（图 18.39）

在左束支传导阻滞（LBBB）中，室间隔从右向左激动和左心室游离壁的激动缓慢不协调。

心电图

宽 QRS（大于 120ms），V_1 导联特征性地呈 rS 或 QS。V_6 导联有继发的 R 波（RR），常呈 M 形或比较平坦。在 LV 导联（V_4 ～ V_6）不见 Q 波（心梗在 LBBB 上不能诊断），不完全左束支传导阻滞与完全 LBBB 相似，只是 QRS 间期为 110 ～ 120ms。

临床

LBBB 与心脏疾病如冠状动脉疾病，心肌病或左室肥大有关。LBBB 使心梗不易确诊，LBBB 的发展能抵消心梗的心电图表现。

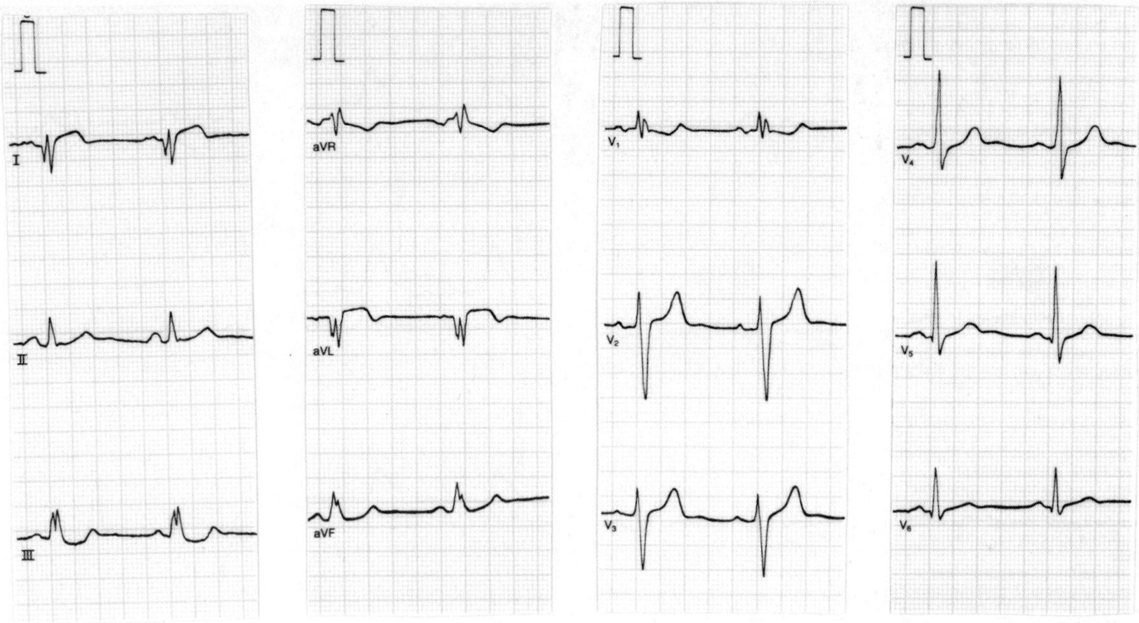

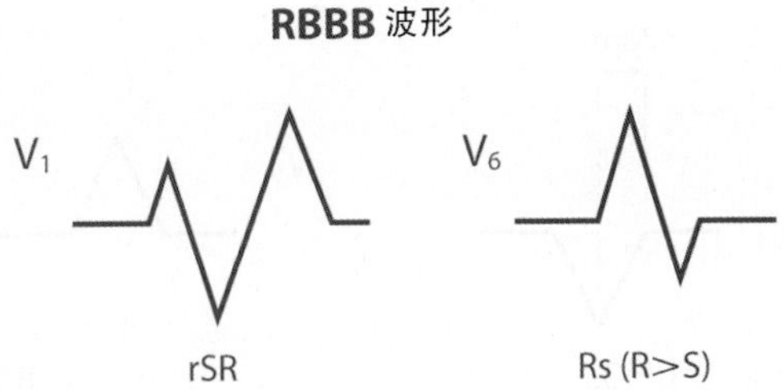

图 18.38　右束支传导阻滞（RBBB）伴 V_1 导联特征性 M 型 rSR 波群和 V_6 导联 Rs 波形

半束支传导阻滞

HIS 束的左束支又分为左前分支和左后分支，左前分支支配左心室的前上和外侧壁，左后分支支配半月支阻滞希氏束的左束支分为供应左心室的前外侧壁的左前段和供应左心室后下横膈膜的表面的后下段。比起这两部位阻滞更长发生于左心室前上段，因为它又长又细的特点使它更容易受疾病病程的攻击。前上段临近大主动脉瓣，易发生影响大主动脉瓣的变性。后下段短而厚，不像前上段有双层血液供应。

左前半束支传导阻滞

在下壁导联（Ⅱ、Ⅲ、aVF）R 波的开始存在电轴左偏（通常导致Ⅰ导联主峰向上，Ⅱ、Ⅲ导联主峰向下）。

左后半束支传导阻滞

经常是电轴右偏（通常导致Ⅰ导联向下，Ⅲ导联向上）。需要排除其他引起电轴右偏的原因（如右心室肥大）。

临床

右束支传导阻滞合并左前束支传导阻滞（图 18.40）或左后束支传导阻滞导致严重的传导缺陷和不良预后（全心阻滞高危因素），尤其在急性心肌梗死中。

高钾血症

高血钾导致心电图改变（图 18.41）。早期 T 波高尖和 P 波振幅减小。进展的 QRS 波增

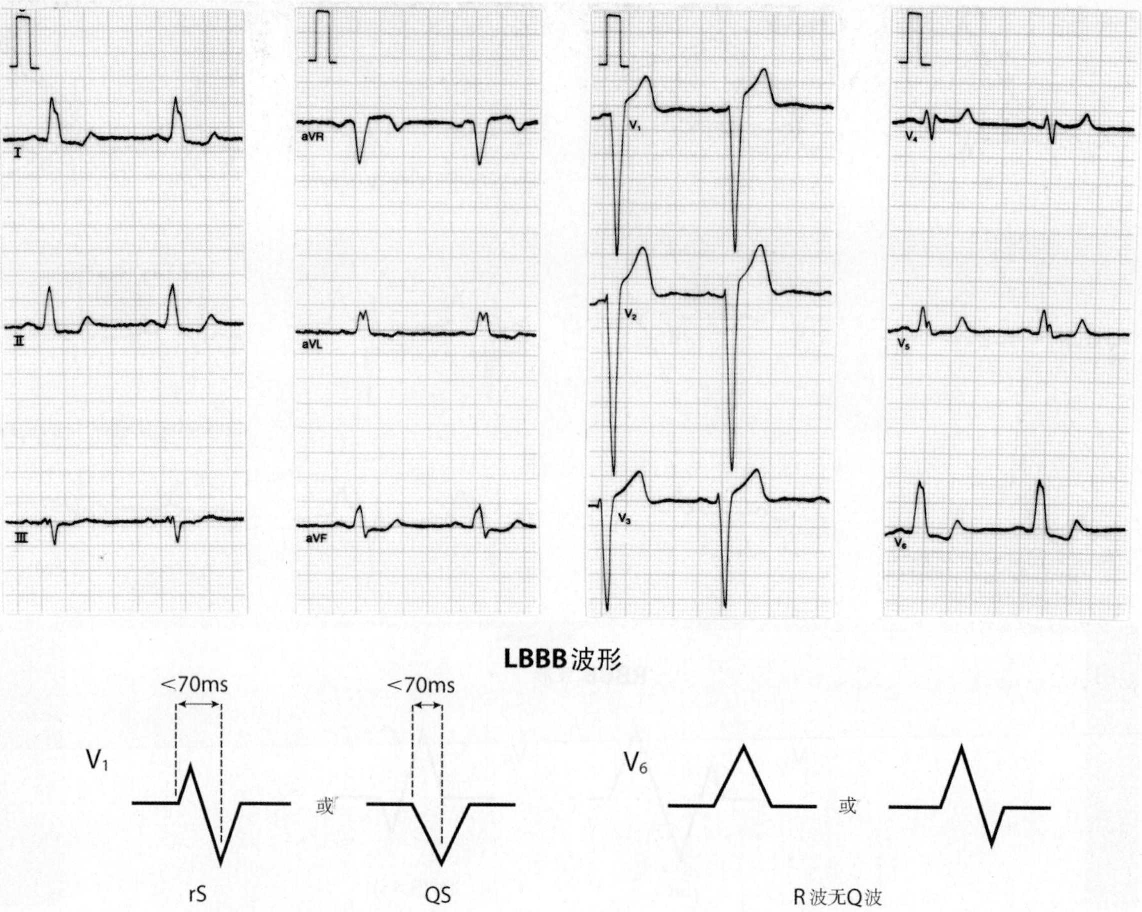

图 18.39 左束支传导阻滞（LBBB）

宽可能与束支传导阻滞相混淆。最终可能发生心搏骤停。

房室传导阻滞 [57]

房室传导阻滞是心房冲动传导延迟或不能传导到心室。根据心房冲动的传导，房室传导阻滞可分为三级：延迟（第一度房室阻滞）、间歇性阻滞（第二度房室阻滞）、完全性房室阻滞（第三度房室阻滞）。

一度房室阻滞

心电图

PR 间期（从 P 波的起点到 QRS 波群的起点）超过 200ms（数据 18.42）每个 P 波后都有 QRS 波群，PR 间期延长可能导致 P 波隐藏在前一个 T 波甚至是 QRS 波群中。

临床

一度房室阻滞通常与以下因素有关：迷走神经兴奋，药物（尤其是地高辛），缺血性心肌病（特别是下壁心肌梗死），风湿热。通常无症状不需要治疗，但如果是地高辛引起则需要停药或减少剂量。

二度房室阻滞

二度房室传导阻滞以房室传导间歇性传导失败为特征，可分为莫氏Ⅰ、Ⅱ两型。二度房室阻滞可发生在室上性心动过速中。但是传导阻滞在心房冲动过速中是一种生理保护机制。

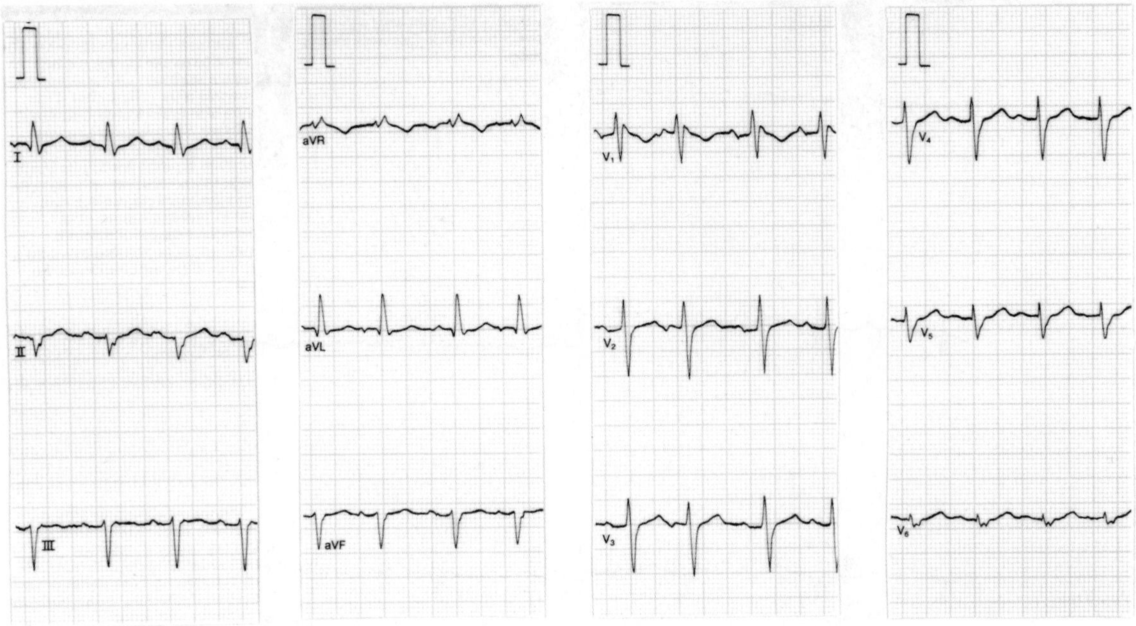

图 18.40　右束支传导阻滞伴左前分支阻滞。Ⅱ、Ⅲ和 aVF 导联电轴左偏（平均额面电轴为 −75°）和小 R 波

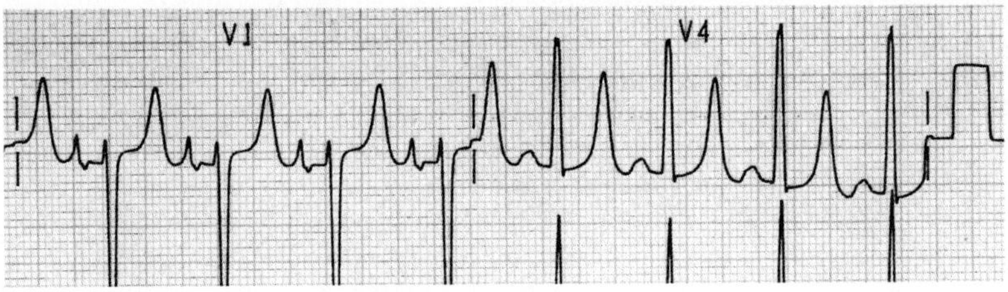

图 18.41　患者血清钾为 7.6 mmol/L，窦性心律伴高尖“帐篷型”T 波

莫氏Ⅰ型（文氏阻滞）

随着每次心房冲动房室传导延迟增加直到传导失败。这种形式周而复始，可能是也可能并不是由一度房室阻滞发展而来。该型传导阻滞通常发生于房室结，可是生理的（迷走神经张力增加）也可是病理的。

心电图

在连续的心动周期中，PR 间期进行性延长，直至一个 P 波受阻不能下传至心室（数据 18.43）。莫氏Ⅰ型在迷走神经张力增高的正常人群中也是常见的（数据 18.44）。

临床

尽管其可能随下壁心肌梗死而发生，这种情况一般来说是良性的并且很少发展为完全性房室传导阻滞，无须治疗。

莫氏Ⅱ型

心房冲动传导至心室产生间歇性传导失败，但 PR 间期恒定不变。心房冲动的成功传导与不能成功传导的比例，举例来说，1/2 或 1/4 心房冲动可以传导（也就是 2∶1 或 4∶1 型第二度房室传导阻滞）。引起这种损害的部位通常是希氏束并且常为病理性的。

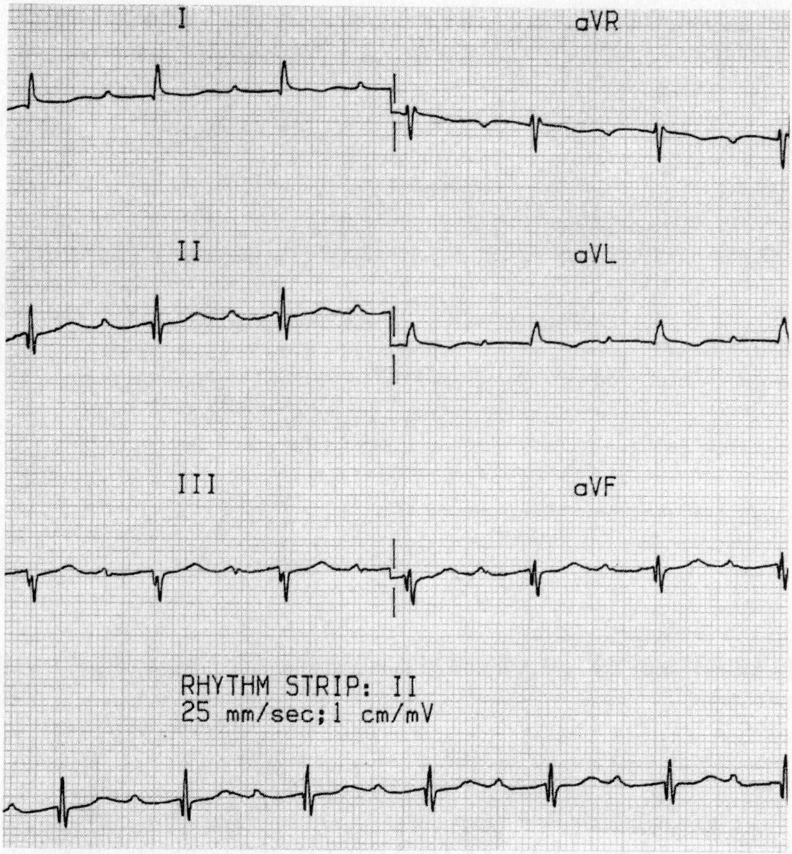

图 18.42 窦性心律伴一度房室传导阻滞。PR 间期为 360 ms。下壁心肌梗死可在Ⅱ、Ⅲ 和 aVF 导联见到 Q 波

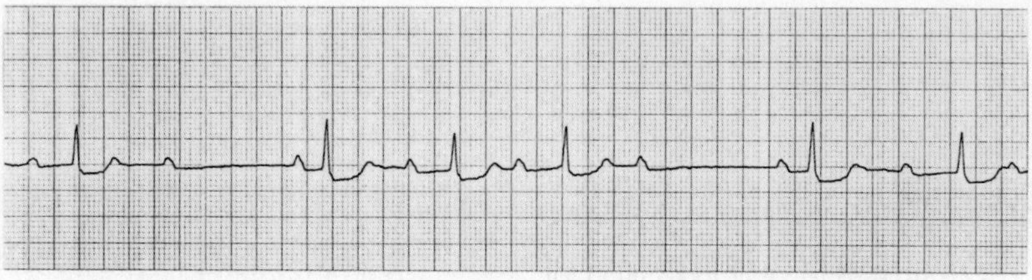

图 18.43 莫氏Ⅰ型（Wenckebach）二度房室阻滞。逐渐延长的 PR 间期直到第 2 个及第 6 个 P 波脱落

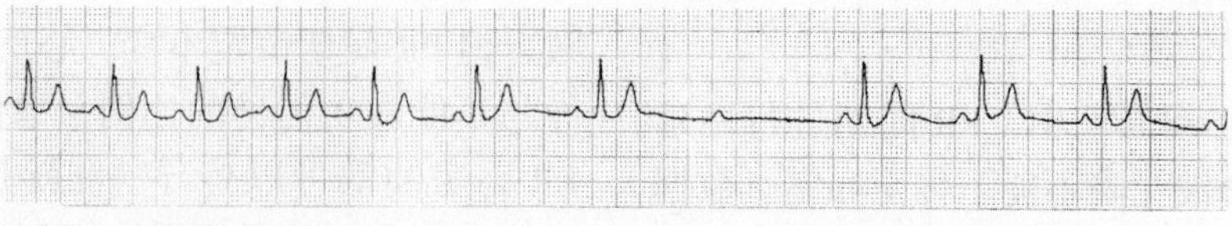

图 18.44 健康男性伴有明显窦性心律不齐，间歇Ⅰ型二度房室阻滞。连续的 PR 间期为 0.14s 突然增至 0.22s，下一个 P 波不能传导

心电图

PR 间期在受阻的 P 波前保持恒定，通常 P 波与 QRS 波的比率是恒定的：P 波是 QRS 波群的 2 倍（数据 18.45）、3 倍或 4 倍。

临床

该型传导阻滞有可能与器质性心脏病有关。伴有明显症状心室率减慢者应予起搏治疗。其可为间歇性也可为持续性的，已发展为完全性完全性房室传导阻滞，预后较差。

第三度（完全性）房室传导阻滞

当心房冲动均不能传导至心室就会引发此节律，心房与心室活动各自独立。窦房结持续的使心房去极化，而心室起搏点位于阻滞部位的稍下方。如位于希氏束及其邻近（QRS 波变窄，心室率约 40 ~ 60 次 / 分，心律亦较稳定）（图 18.46），如位于室内传导系统远端（QRS 波群增宽，心室率 20 ~ 40 次 / 分，心室律亦常不稳定）（图 18.47）。如果没有异位起搏点出现就会发生心室停顿，将导致阿 - 斯综合征（Adams-Stokes 综合征），这种状况持续下去将会导致死亡。扭转性室性心动过速也与心动过缓有关。

心电图

心电图表现为完全性的房室分离，心室率明显慢于心房率并且有时心室率非常缓慢。

临床

兴奋传导组织的特发性纤维化变性是最常见的原因，其他原因有心肌梗死、瓣膜性心

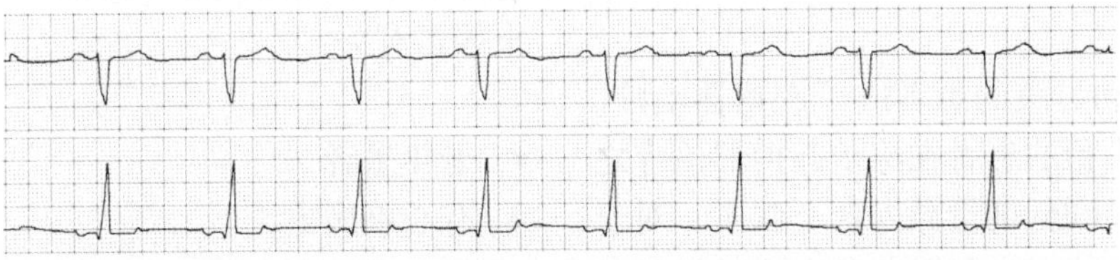

图 18.45 莫氏Ⅱ型二度房室阻滞。持续 2：1 AV 阻滞伴心房率 108 次 / 分以及心室率 54 次 / 分

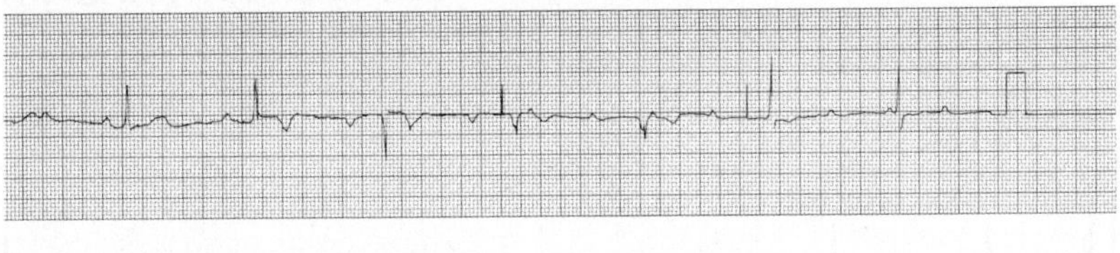

图 18.46 Ⅰ、aVR、V_1 和 V_4 导联示三度房室阻滞。心房活动完全分离，心房率 107 次 / 分而心室率 46 次 / 分。逸搏心律（希氏束最高）伴窄 QRS 波形

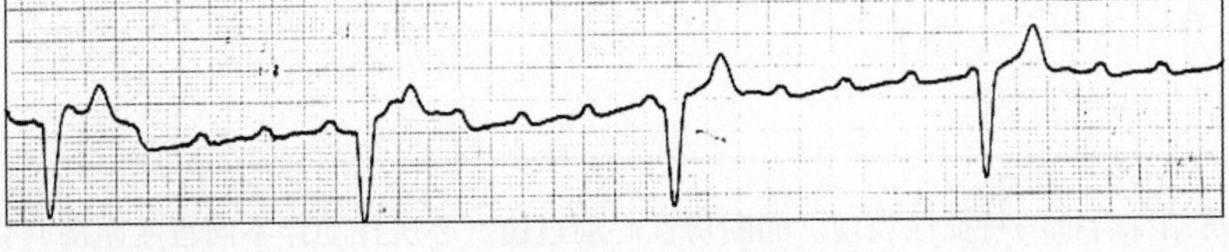

图 18.47 三度房室阻滞伴心房率 135 次 / 分，不稳定远端心室逸搏心律 30 次 / 分

脏病、心脏手术和先天性完全性心传导阻滞。心室率显著减慢或血流动力学障碍应予起搏治疗。先天性完全传导阻滞常有相对较快的心室率，患者常多年无症状。

病态窦房结综合征

病窦综合征由窦房结及其邻近组织病变引起，包括窦性心动过缓，窦房传导阻滞或窦性停搏。当窦性心动过缓或窦房传导阻滞发生时，交界性逸搏心律成为常态。也可能有房室传导异常。周期性发作的心房颤动和房扑与心动过缓交替发生（心动过缓 - 心动过速综合征）（图 18.48）。

临床

病窦综合征心动过缓可能导致晕厥或近似晕厥的症状，病窦综合征通常与器质性心脏病无关，但可发生于缺血性和先天性心脏病。

治疗

对于有心动过缓的患者应予起搏器治疗。对血流动力学不稳的患者在给予起搏器治疗之前应给予阿托品和低剂量异丙肾上腺素。对于心动过缓 - 心动过速综合征患者应同时给予起搏器（针对心动过缓）和抗心律失常药物治疗（针对心动过速）。如伴发心房颤动还应同时给予抗凝治疗。

危重症和心律失常 [60]

在一般人群和危重患者中（不包括急性冠状动脉综合征和心脏外科手术患者），心律失常是一种普遍现象，高达 78%；但需要治疗的相对很少约为 15% ~ 30%。到目前为止，室上性心动过速是最为常见的需要治疗的心律失常。心房颤动最为常见，房扑次之，单纯性房速过快又次之。这些室上性心动过速很少需要住院治疗，但住院早期病情发展，大多数发生在第 2 天。对于危重病室上性心动过速会导致：

- 心肌供氧不足
- 血压下降，心输出量降低和全身供氧不足
- 损害终末器官如少尿和换气障碍

在危重患者中，室上性心动过速的发展明显使死亡率增加，特别是在败血病和呼吸衰竭的患者中。室上性心动过速的发生率升高与以下因素有关：

- 老年患者
- 有心脏病史
  舒张性心率衰竭伴随肺动脉压升高
- 注射儿茶酚胺药物

儿茶酚胺的实际用量好像并不重要，尽

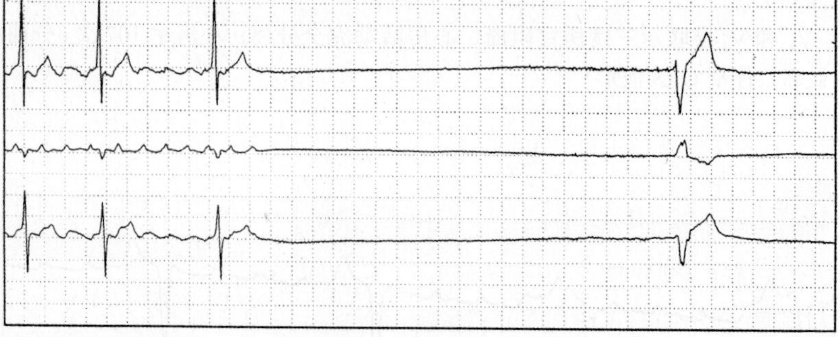

图 18.48 病态窦房结综合征的特征性表现。间断房性心动过速（心房扑动伴不同程度阻滞）伴可自行终止的周期性窦房结阻滞和非常缓慢的室性逸搏心律。CSM，颈动脉窦按压

管电解质紊乱普遍存在于危重患者中，但低血钾和低血镁似乎并不能作为室上性心动过速的预测指标。室上性心动过速特别是心房颤动发生率在使用儿茶酚胺的老年心脏病患者中特别高，一种预防措施是值得考虑的。

室上性心动过速危重患者的治疗

持续的心律失常及变时因素使得心率很难控制。

- 地高辛常导致心律缓慢，这是由于拟交感神经的内外因素所致。洋地黄化的正力和血管加压作用是有益的。已证明地高辛 10 μg/kg 比多巴胺 8 μg/（kg · min）对于脓毒症患者循环支持更有优势[61]。
- 镁已被证明有着有效的速率控制，但由于血管扩张可致低血压。
- 一度认为胺碘酮对循环衰竭需要注射儿茶酚胺的患者特别有效，并用来紧急控制心率。如果患者迅速平卧[62]，它可以引起低血压。在另一项研究中，镁在心率控制和恢复窦性心律时间上至少与胺碘酮一样有效[63]。
- 其他药物如地尔硫䓬、索他洛尔和普鲁卡因胺，都与很高的心肌抑制和低血压有关。

紧急复律适用于不稳定的患者。在没有合并使用抗心律失常药物的情况下，内源性和外源性交感神经兴奋时仍然保持窦性心律的可能性较低。当使用胺碘酮等药物控制不了心律，复律是最好的恢复窦性心律的方法。

复律应在 24 ～ 48 小时内进行，以便避免可能产生的栓塞及抗凝等问题。

心肌梗死及心律失常[21]

急性心肌梗死后继发心律失常很常见。早期心律失常致死率高，治疗主要是重建冠状动脉血流量，减少心肌梗死面积和治疗持续缺血和心脏衰竭。晚期室性心律失常具有相当大的挑战性的，对于这类处境十分危险的患者，目前的治疗方法是很有限的。

心肌梗死及心律失常的控制

现代治疗急性心肌梗死，主要目的是有效地防止或减少梗死面积，也能非常有效地减少心律失常的发生率及后遗症，许多研究已经证明，再灌注血管成形术和溶栓可致短暂室性心律失常。而出现的最常见的心律失常是室性异位搏动，加速性心室自主节律和非持续室速，而不是室颤或持续心动过速。

分析显示在最初的 24 小时内溶栓治疗并没有增加室颤的发生。经溶栓治疗发生室颤的可能性减少。再灌注心律失常机制认为是与细胞内钙超载以及由此以 DAD 形式触发活动有关。双嘧达莫，抑制腺苷的细胞吸收，已被证明对预防和治疗缺血再灌注室性心律失常有效。

前溶栓治疗的介绍，β 肾上腺素受体阻滞剂显著降低 VEB 的和室颤的发生率。然而，溶栓治疗后常规使用 β 阻断剂可以降低继发缺血和心肌梗死。

研究表明，镁利于早期预防心律失常[64]。然而，莱斯特静脉镁干预试验表明心律失常并不依赖于镁的减少[65]。在随后的研究溶栓实验中，没有显示出任何与镁有关的益处，尽管使用的时机存在争论。在 β 肾上腺素受体阻滞剂或溶栓治疗禁忌的患者中，镁可能起了作用。

电解质浓度和急性心肌梗死后心律失常

急性心肌梗死的血清钾与室性异位搏动和心动过速有反向关系，血清钾超过 4.5 mmol/L。室速发生率逐渐下降。还没有证据证明镁的量对室性心律失常有影响。但是，ILCOR 的建议不仅维持血清钾的量大于 4.0 mmol/L，还应维持血清镁的水平大于 1.0 mmol/L。

急性心肌梗死后缓慢性心律失常

1/3 的急性心肌梗死患者因为迷走神经的兴奋性增高发展成为窦性心动过缓。在右冠状动脉梗死导致的下壁心梗中，缓慢型心律失常是由于窦房结和房室结局部缺血造成的。右冠状动脉的再灌注也能导致心动过缓，是因为腺苷酸在结组织内积聚所致。在这种情况下心动过缓使用阿托品疗效有限。

约 20% 的急性心肌梗死患者中有二度或三度房室传导阻滞。高度房室传导阻滞发生较早，有 42% 患者于发病初伴随房室传导阻滞，约有 66% 房室传导阻滞发生于发病 24 小时内。与所有急性心肌梗死后心律失常相同，溶栓治疗使发病率减少到 12%。高度房室传导阻滞与死亡率增加密切相关。然而，高度房室传导阻滞不仅预示着死亡率，同时预示着广泛阻塞和左心室功能失调。

对于有症状的窦性心动过缓，低血压或低心输出量治疗只是治疗的一个方面。通常，一、二度阻滞不需要治疗。莫氏 I 度二型阻滞需要治疗，可使用阿托品进行针对性治疗。但是对于莫氏二型以外的传导阻滞阿托品经常没有疗效，并可通过增加窦性节律和阻塞促进其转成三度传导阻滞。阿托品能增加发生在房室结的房室传导阻滞的心率，它能增加房室传导和逃逸节律，表现为合成的 QRS 波变窄。根据合成的宽 QRS 波能诊断结外三度房室传导阻滞，阿托品对于此传导阻滞无针对性治疗作用。用于治疗时需严格控制阿托品的用量，每 3 分钟 0.5 ～ 1.0 mg 直至症状消失，使其达到最大浓度 0.03 ～ 0.04mg/kg。如果阿托品不起作用则需要人工起搏（表 18.10）。由于早期无菌操作技术出现尚不成熟，经皮注射主要用于初期治疗。在随着经皮起搏的使用的推广，经静脉注射儿茶酚胺治疗急性心肌梗死患者的慢性心律不齐逐渐被弃用。

表 18.10 心肌梗死后起搏的适应证

血流动力学不稳定的心动过缓（< 50 次 / 分）
莫氏 Ⅱ 型二度房室阻滞
三度心脏阻滞
双侧束支传导阻滞
左前分支阻滞
新发的左束支传导阻滞
束支传导阻滞和一度房室阻滞

急性心肌梗死后心房颤动

有 10% ～ 15% 急性心肌梗死患者伴新发心房颤动。发病率随着年龄，大面积的梗死，左心室过度的肥大和充血性心衰增加。它也可引起心房梗死，原因是近窦房结侧支的右冠状动脉闭塞或左心房回旋支堵塞。在心肌梗死的晚期心房颤动能引起梗死后心包炎。

溶栓治疗降低了心房颤动的发病率。在急性心肌梗死患者中，心房颤动有自限性经常无需治疗。如果快速心室率与局部缺血症状和血流动力学的改变有关，心脏复律是有效的。首选对急性心肌梗死有针对性的 β 阻断剂。地高辛对急性局部缺血无效因为它可以触发一系列活动使细胞内钙超载。急性心肌梗死伴发心房颤动的死亡率增加。急性心肌梗死后伴发的全身栓子在心房颤动发生的概率是无心房颤动的 3 倍，50% 发生于心房颤动发病的第一个 24 小时内。由于这些原因，持续性心房颤动是急性心肌梗死 48 小时内早期抗凝的一个提示。

急性心肌梗死后室性心律失常 [20,66-67]

室速和室颤是引起急性心肌梗死死亡的主要原因。50% 的急性心肌梗死患者在入院前死亡归因于室速或室颤。改进社区预防教育、广泛应用基础生命支持和自动除颤器（AED）可以降低入院前死亡率。入院后，左心衰成为最常见的致死原因。

室颤最主要的危险期是在发病后前 4 小时，有 4% ～ 8% 的患者在此阶段伴发室颤。一旦进入医院，有 5% 的患者在发病 4 小时内发展成室颤。室颤在发病 4 小时内称为原发性室颤。之后发生的心肌梗死患者的室颤常与左心衰或心源性休克有关，此阶段叫做继发性室颤。

溶栓治疗能降低室颤发生率。GISSI 研究发现原发性室颤发病率 3.6%，继发性室颤发病率为 0.6%。根据 GUSTO-1 报道，室性心律失常总发病率室颤 4.1%，室速 3.5%，室速伴室颤 2.7%。

原发性室颤使住院患者死亡率及并发症增加但不影响长期死亡率，复合的室性心律失常定义为多种的室性异位搏动，偶联和非持续 VT，有 35% ~ 45% 的患者住院期间发生非持续性室速，其中 Q- 波梗死与非 Q- 波梗死发生率相当。复合室性心律失常是继发性室速 / 室颤和心源性猝死的一个危险因素，特别是非 Q- 波梗死。多形性室速在急性心肌梗死后少见且不出现 QT 延长和电解质紊乱。

利多卡因虽然能使原发性室颤降低 33%，但是据 ISIS-3 报道其总的趋势是死亡率增高，因此使用价值有限。由于只有 50% 的发展成为室速的患者有室性心律失常的警示，使用利多卡因的选择性范围并不大。在溶栓和 β 阻断剂治疗急性心肌梗死的时代，预防性应用利多卡因和应用其他任何抗心律失常药预防室颤作用都甚微。没有确实数据证明利多卡因能预防复发性室颤，尽管如此，仍然提倡发病 6 ~ 24 小时应用利多卡因。

与心源性猝死的幸存者一样，经历过室颤 / 室速仍存活的患者应该对其预防措施进行全面的估定。所有心肌梗死幸存者都增加了心源性猝死的危险性，但还没有可靠的预测方法。与心肌梗死后继发室颤 / 室速危险性增加的危险因素包括：

- 年龄
- Holter 监测和非持续性室速，频发室性异位搏动（即＞ 10 次 / 分）
- 左心室功能受损（即心输出量小于 30% ~ 40%）
- 心电图平均信号和迟发后电位检测，心源性猝死后心肌梗死患者的 68% ~ 87% 表现有异常心电图。尽管这方面的阳性预测很差，约 15% ~ 25%
- 可诱导的梗死后室速与心源性猝死危险性增加有关。然而这方面有价值的预测也很少，约 20% ~ 30%

这些危险因素结合可以预测梗死后的危险性。迟发心电图平均信号电位的结合，左心室射血分数小于 40%，非持续性室速等占心源性猝死危险因素的 50%。现在，关于是否对心肌梗死后的室颤 / 室速患者进行初级预防性治疗没有统一的规范。

已经广泛根据频发室性异位搏动鉴别有危险因素的心肌梗死患者。据报道有 54 个随机试验包括 20000 名患者应用了 11 种不同的一类抗心律失常药。

Ⅰ类抗心律失常药对所有致病因素造成的死亡没有疗效，尽管 IC 类药能抑制心律失常，但死亡率较高 [13]。

Ⅱ类抗心律失常药，β- 受体阻滞剂，应用广泛，并有很多证据证明它的重要作用 [69]。

Ⅲ类抗心律失常药没有统一的作用，索他洛尔（SWORD）被发现能够升高所有病因引起的死亡率和心律失常 [70]。胺碘酮（加拿大胺碘酮心肌梗死伴心律失常试验 CAMIAT）能够降低所有病因引起的心肌梗死后频发室性异位搏动患者的死亡率 [71]，但是另一项研究（欧洲心肌梗死胺碘酮试验 EMIAT）估测了射血分数少于 40% 的患者胺碘酮的药效，发现对所有病因引起的死亡率没有作用，但是能够使因心律失常死亡者降低 35%[72]。综合 CAMIAT 和 EMIAT 的数据分析突出了 β- 受体阻滞剂的作用。对于梗死后患者，联合应用胺碘酮和 β 受体阻滞剂疗效好于任何单独用药 [73]。

胸心外科与心律失常

胸心外科术后室上性心动过速 [74]

心房颤动为主伴房扑和单病灶房性快速性心律失也常出现在冠状动脉旁路移植术后，发病率为 11% ~ 40%，超过瓣膜术后的 50% (而瓣膜术后超过 50%)。发病机制与心包炎症或渗出、儿茶酚胺产生增加和术后自主神经变化有关。主要危险因素包括：

- 既往有心房颤动病史
- 高龄
- 术后中断 β- 受体阻滞剂治疗

冠状动脉疾病的程度，术后局部缺血，主动脉夹层，心肺转流术和心肌保护方法对发病率没有影响。心胸手术伴室上性心动过速是不良事件，主要是发生血栓栓塞。冠状动脉旁路移植患者术后 1% ～ 6% 可发生卒中，术后房性快速性心律失常可使卒中发生率提高 3 倍。其他的不利影响包括：

- 血流动力学不稳定性
- 延长正性肌力药物使用
- 需要主动脉球囊反搏
- 出血造成再次手术
- 较长的临床护理和较高的医院花费

室上性心动过速的预防 [75-76]

术前 β- 受体阻滞剂治疗应该持续至术后。通过对很多药物的研究发现 β- 受体阻滞剂治疗切实地降低了室上性心动过速的发生。

心脏手术后预防性应用胺碘酮使心房颤动由 53% 降至 25%。胺碘酮对室上性心动过速的预防也有作用，能改进血流动力学变量和心肌缺血速率。维拉帕米对此没有作用。研究发现艾司洛尔比胺碘酮更有效。心得怡也是有效的，但能使心动过缓血压降低 [77]。阿托卡因也有效 [78]。

室上性心动过速的发生与血清镁水平无关，预防性镁治疗的作用仍然有争议。地高辛对预防无作用。

室上性心动过速的治疗

治疗的主要目的在于控制心室速、预防栓塞、心律恢复。

地高辛、阿替洛尔、胺碘酮和镁都能控制室速。

对于持续性心房颤动，电复律的时机仍然有争议。24 ～ 48 小时内的早期电复律，能避免由于术后应用抗凝血剂，但是仍存在一定复发率心律失常因素。对于治疗永久性或复发性心房颤动，心得怡和乙酰碘呋酮依赖于心肌的功能，是适宜的抗心律失常药，应在心脏复律后联合应用 6 ～ 12 周。

心脏术后立即抗凝治疗也是有争议的。很多人主张抗凝推迟到术后 72 小时应用，对于预防室上性心动过速可能比术后 24 ～ 48 小时应用更有效。很多心脏手术患者在术后早期应用阿司匹林和低剂量肝素，这样可能降低发病危险性。在心房颤动患者中阿司匹林剂量为 325 mg 能降低血栓栓塞，但是 75 mg 却没有作用。

心脏术后室性心律失常

室性心律失常需治疗，常用直流复律及药物治疗，其发生率为 23%[79]。需用直流复律治疗的心律失常常在 36 小时内发生并与以下因素有关：

- 高龄
- 胸廓内动脉失败（反映了手术前评估的高危因素）
- 室上性心动过速

室上性心动过速的发病率与早期心肌梗死无关，射血分数小于 50%，手术时间延长，围术期心肌梗死，血管侧支数量减少。冠状动脉旁路术后的患者有突然死亡的危险，左心室射血分数小于 36% 和信号平均心电图异常者，VT 的发生率为 6.3%，VF 发生率为 4.3%。

室性异位搏动经常出现在手术早期，频发复杂的异位与肾上腺素的作用有关，血钾有关。临床医生对这些影响心律失常的阈值不同。必须定期检测钾，使钾浓度并维持在 4 mmol/L 以上。

如果伴发急性高血压，除抗心律失常外，镁的扩血管特性可提供一个良好的治疗条件。VT/VE（室速 / 室颤）者用 DC 除颤后血流动力学稳定患者，预防性应用抗心律失常药直到清醒与脱机所致的交感应激消失。可选择利多卡因，但镁、胺碘酮和索他洛尔疗效更好。维持镁的抗心律失常的有效水平时可能不利于脱离呼吸机。由心肌梗死的数据看，如果没有禁忌推荐用 β- 受体阻滞剂治疗。

很小一部分患者发展到恶性 VT/VF，大多经常与左心室功能低、术后低心排出量需应用儿茶酚胺。在这种情况下，因为心肌缺血或再灌注而引起的室性心律失常是常见的，经常是开始于短联合的多型室性心动过速（QTc 正常）。

- 大剂量的胺碘酮和抗心律失常水平的镁（1.8 ~ 2.0 mmol/L）或利多卡因联合使用效果最好。
- 许多患者需要主动脉球囊反搏来维持冠状动脉灌注压不仅是因为左心室功能低下或低心输出量的状态，而且可使抗心律失常药和直流电击复律的不利作用降到最小。
- 起搏也许可用来代替用大剂量抗心律失常药来治疗相关缓慢心律的作用。快速起搏（90 ~ 110 次 / 分，从心输出量的观点来看可能不是理想模型）可以通过增加相同性质的除极化和抑制自主性异常来阻滞折返的发作。经贲门上部和静脉起搏的出现使床旁和超速起搏来终止室性心动过速成为可能，这比直流除颤复律的不良反应要小。

长 QT 综合征[80]

传统的 QT 延长的标准被心率校正为 QTc 大于 0.44 s（Bazett 公式：QT 等于 RR 间隔的平方根）。这也应该与性别和年龄相适应，长 QT 波的原因可分为后天获得性和原发性（见表 18.11）。所有原因的共同点是复极化的延长，尤其是在急性肾上腺素能兴奋时，这是造成随机兴奋折返的基础，进而产生多形态的室性心动过速（经典的尖端扭转型室性心动过速）。

动作电位的延长或者是因为去极化的增强（Na 通道，INa），或者是因为复极化电流的减少（K 通道延迟，I_{Kr} 和 I_{Ks}）。

很少有可以应对低血钾、低血镁和药物损害复极化导致三级动作电位的能力。

长 QT 综合征（LQTS）的动作电位延长以两种方式影响心律失常：

1. 动作电位平台相的延长导致早期后除极为起始原因的心律失常。
2. 不同性质动作电位的延长产生复极化的空间分散，形成顽固性抵抗区域和折返性心律失常的基础。这个机制在 QT 间期延长综合征的药理学中很重要。

特发性 LQTS[81]

特发性 LQTS 是以 7 号基因上（LQT1-7）的突变的遗传异质性为特征。描述如下。

QT 间期延长 1 是编码 I_{Ks} K^+ 通道的 KCNQ1 基因突变导致钾离子复极化电流受损。这大约占特发性 LQTS 的 50%，与之相伴随的是心源性猝死的发生率是 0.30%/ 年，并且遗传模式是常染色体显性和隐性遗传。

表 18.11 长 QT 综合征的原因

获得性
药物
ⅠA 类抗心律失常药物
奎尼丁，普鲁卡因胺
Ⅲ类抗心律失常药物
胺碘酮，索他洛尔
三环类抗抑郁药
大环内酯类抗生素
吩噻嗪类
抗组胺药
促胃肠动力药
心肌缺血 / 心肌梗死
低钾血症
心肌病
急性心肌炎
二尖瓣脱垂
急性脑损伤
体温过低
特发性
家族性 90%
与 11 号染色体短臂的 DNA 有关
绝大多数病例为常染色体显性遗传
部分病例与先天性耳聋有关，为常染色体隐性
散发：10%
非家族性，与新的基因突变有关

QT 间期延长 2 是编码 I_{Kr} K^+ 通道 KCNH2 基因突变导致钾离子复极化电流受损。这种占了特发性 LQTS 的 30% ~ 40%，心源性猝死的发生率是 0.60%/ 年，它的遗传模式是常染色体显性遗传。

QT 间期延长 3 是编码 INa 钠离子通道的 SCN5A 基因突变导致钠离子去极化电流增强，它占了特发性 LQTS 的 5% ~ 10%，心源性猝死的发生率是 0.56%/ 年，并且它的遗传模式是常染色体显性遗传。

其余描述导致 LQTS 的基因突变学说则很少。

临床特点 [82]

估计患病率是 1/5000 ~ 1/3000。

30% 的 QT 间期延长综合征患者表现为不明原因昏厥和早期猝死（这种事件并不是第一次发生）。大多数的家庭成员（60%）在患者发生昏厥或猝死后被鉴定。10% 按照惯例监测心电图查出。大多数发生昏厥或心搏骤停的患者被分析为情感、体力活动、听觉刺激所导致的急性肾上腺能系统激活而致。QTc 的延长并不预示着昏厥或猝死。

处理

合并休克的多形性 VT 首选 DC 除颤复律，也可选择含镁的抗心律失常药 [83]。

- 虽然镁需要药物介入（决定于血压的肾上腺素或异丙肾上腺素）或者电起搏，无效节律或复发节律仍然出现。
- 先天获得的 QT 间期延长综合征的影响因素需要鉴定和消除。

防止特发性 LQTS 的复发策略方法取决于临床表现。有昏厥和早期猝死发作史的患者是复发的高危人群（5% 每年）。β- 受体阻滞剂首选，使目标心率低于 130 次 / 分。服用适当 β- 受体阻滞剂后的心动过缓症状需要一个永久性起搏器来治疗。经过以上措施仍然复发和早期的恶性过程者需要进行星状交感神经节切除术。5% 的高危患者以上三种疗法都失败了，那么就需要可植入式除颤器了。偶然发作的 QT 间期延长综合征无症状患者（小于 5% 每年）和无症状家庭成员（5% 每年）发生昏厥和猝死的危险率非常低。对这两组来说，偶然发作的致死性是罕见的，所以预防措施是不必要的，严密的随访就已经足够了。

ⅠA、ⅠC 和 Ⅲ类药物可能增加 QT 间期，所以禁用多形 VT 和尖端扭转型 VT。

心源性猝死 [84]

心律失常性心源性猝死可分为三类：

1. 原发性 VT 与 VF（最常见）
2. 心室率极快的 SVT，常与异常 AV 房路导致的 AF 或 Af 有关（但偶尔因正常的 AV 传导兴奋性加强所致）。
3. 心动过缓和心搏停止。通常不充分脱逸性起搏的原因机制与高程度的房室传导阻滞相关，或者与严重的窦房结功能不全有关。而且，一些严重的窦房结功能不全患者有突发的室上性心律失常（快速性 - 缓慢性心律失常），最终导致窦房结和脱逸性起搏的超速驱动抑制增强，而延长的暂停进展为心搏停止或心室颤动。

引起心律失常的原因有三大原因：

1. 缺血性心脏病。急性心肌梗死或者陈旧性心肌梗死。
2. 非缺血性心脏病——心肌病、瓣膜性心脏病、先天性心脏病、心室肥大和心脏外伤。
3. 非器质性心脏病——心脏电基础疾病、电解质异常、长 QT 综合征和药物。

病因通常是多方面的，尤其合并器质性心脏病、致心律失常药物和电解质异常时。

评价心源性猝死存活患者

有患此病风险的患者难于筛选，所以心

脏性猝死的早期预防并不理想。不论心脏性猝死的病因如何，复发率很高，至少每年为 30% ～ 40%。因此，入院评估对确定潜在病因、指导治疗至关重要。

冠状动脉性疾病和心源性猝死

在心脏性猝死幸存者和死亡者中，广泛的冠状动脉粥样硬化是最常见的病理改变。少于 30% 患者发生新近急性心肌梗死。很大一部分（达到 50%）有冠状动脉血栓形成或斑块破裂。在未发生急性心肌梗死的患者中，大部分（75%）有冠状动脉狭窄（超过 50% 的管腔），60% 患者三支病变。大约 50% 有陈旧性心肌梗死。心脏性猝死典型的病理背景是严重的心外膜下的冠状动脉疾病，有或没有陈旧性心肌梗死，出现新的缺血症状，此病理也确立了冠状动脉疾病在心脏性猝死中的中心地位。

检查 [15-17]

- 胸部 X 线片：心脏大小，有肺水肿。
- 12 导联心电图：急性缺血，梗死前期，心室壁瘤或左室肥大。心率、心律和传导异常或窦房结功能障碍。PR 间期，QRS 间期或 QT 间期。电解质异常变化。
- 血液电解质：钾离子、镁离子和钙离子。心肺复苏后钾离子含量变化无参考价值。
- 心肌酶：肌钙蛋白、心肌磷酸激酶和乳酸脱氢酶确定新近是否发生急性心肌梗死。
- 影响心律或心脏传导功能的药物的血药浓度：药物在高浓度时有致心律失常作用，有必要强调药物在正常或低浓度时也能发生致心律失常。
- 毒理学：药物滥用或过量服用（可卡因，精神药物），尤其对没有器质性心脏病的患者。
- 24 小时动态心电图：心律失常频率定量分析，可发现潜在心肌缺血。
- 左室功能评估：左室射血分数。门控血池显像可更好地估计左室整体功能，但是超声心电图可提供另外帮助诊断的信息，如心脏瓣膜病和心肌肥大。以上两种检查均能发现节段性异常运动。
- 运动耐量试验：标准化运动心电图或铊显像。运动后立即做超声心动图可能提供信息。
- 信号评估心电图：平均心率 100 ～ 400 次，识别低振幅电信号如去极化。以上可在 QRS 间期终末发现，却不能在 12 导联心电图中发现。自发和诱导的室性心律失常风险增加，与此有关。
- 心导管和冠状动脉造影：用于冠状动脉疾病分级。
- EPS：用于记录和分析快速性室性心律失常。检查时应未服用抗心律失常药。EPS 时诱导持续性室性心律失常与预后有关，五年内发生 SCD 的风险为 32%，而无诱导性心律失常的患者五年内发生 SCD 的风险为 24%，也是应用植入性除颤器的指征。与复发持续性室性心动过速的患者相比，诱导室性心动过速或心室扑动在 SCD 存活者较少见（44%）。对持续单态血流动力学稳定的室性心动过速的患者，EPS 技术用于确定是否能做手术或导管射频消融术。除室性心动过速或心室扑动原因外，其他原因引起的 SCD，EPS 也很重要。预激综合征患者需要利用其他路径。希氏束心电图可用于发现患者是否有发生完全心脏传导阻滞的倾向。

预防心源性猝死复发室性心律失常

突发心脏性猝死存活患者再发性室性心律失常的预防

通过冠状动脉手术研究（CASS）的调查表明：在 13 467 名显著符合冠状动脉疾病手术实行条件的患者中，经药物治疗，SCD 的发病率为 1.8%：而指定手术治疗的患者发病率为 5.2%。虽然在一级预防中手术治疗的优越性及其确切机制还尚未明确，但可以明确的是，与这一机制密切相关的是局部缺血的预防而非心律失常的控制。总的来说，对于 SCD 伴临界狭窄的患者，冠状动脉重建术的施行正是基于一期预防的初级数据（以及局部缺血和梗死在心律失常基质所起到的重要作用），而不是表明心律失常控制程度的数据。

抗心律失常药物与心脏性猝死[13,70-73]

CAST 的研究已经明确证实：单独使用抗心律失常药物治疗预防心律失常导致的 SCD 收效甚微。服用胺碘酮的 SCD 存活患者的研究数据并不一致，但通常是较差的，即使是 EPS 确认缺乏可诱导的情况下。对射血分数小于 30% 的患者，单独使用胺碘酮疗效并不理想。抗心律失常药物在 SCD 的二级预防中的重要作用几乎已经丧失殆尽，但胺碘酮的应用也许可以表明，对于射血分数大于 30% ~ 40% 的患者，是否对于 EPS 的可诱导型室性心动过速（VT）具有抑制作用。

外科手术和导管射频消融治疗与心脏性猝死[26]

由于多数持续的室性心律失常由心肌内的瘢痕所诱发，所以外科手术的治疗倾向于完全切除该区域。基于可以抵抗延长的射血过程，针对 VT 的导管消融术技术适应于血流动力稳定型 VT 的青少年患者。当前，消融技术成功的事例表明：部分患者仍然需额外的预防性治疗。

植入式心脏复律除颤器（ICD）与心脏性猝死

相较于之前治疗的不良效果，ICD 的治疗，对 SCD 以及全部心脏病死亡率的降低作用引起了人们的广泛关注，因此，ICD 在最初引入使用时并没有获得充分的随机对照数据。最近，更多的对照研究表明：

- 相对于抗心律失常药物的治疗，SCD 存活患者的三年死亡率降低了 31%[86]
- 降低了心肌梗死后伴左室功能障碍患者的死亡风险[87]
- 促进了肥厚性心肌病患者的存活率[88]

但是，并未证明对于冠状动脉心脏搭桥术后高危患者的存活优势。

研究的代表性数据如表 18.12 所示。ICD 对于存活患者的效益可以持续至少 8 年。目前指证在不断扩大，但是对以下 SCD 的存活患者和已证实的室外早期梗死后阶段的 VT/YF 的治疗收益是明确的。

- EPS 中非诱导性 VT/VF
- 诱导性 VT/VF 的耐药性治疗
- 左室射血分数小于或等于 30% 的 VT/VF 患者（不必参考定向性 EPS 药物治疗的结果）

新的进展相继出现如下：

- 经静脉电极导管置入和经皮路径代替开胸治疗
- 经食管低能电转复有助于提高分辨 SVT 与 VT，而单一标准的评定很难测知，尤其是对心室内传导阻滞的患者
- 技术的进步减小了仪器的体积与消费，增加了电池的使用寿命

虽然，对于 ICD 治疗优势的一项提议是避免抗心律失常药物的不良反应，尤其是其对心肌抑制作用；但是近期的实践常提倡 ICD 与小剂量胺碘酮联合使用。它通过降低房性快速性心律失常率和慢性室性心动过速率，从而有效促进了心律失常的控制；通过减少心律失常发生的频率，从而延长了电池的使用寿命。ICD 对于 SCD 的处置算法的作用如图 18.49 和

表 18.12 不同治疗方法心源性猝死的死亡率数据

	猝死率（%）	总死亡率（%）
植入性心脏除颤器	3.5	13.6
经验性使用胺碘酮	12.0	34.0
电生理研究指导下的药物治疗	14.0	24.0
手术	3.7	37.0

图 18.50 所示。鉴于目前缺乏相应有效的 ICD，一些人建议患者的年龄最好限制在 75 岁。随着 ICD 的可用性更加广阔，未来将会有越来越少的患者单纯依靠药物治疗。

抗心律失常药物的分类

在生理学上，由来已久的抗心律失常药物分类是 Vaughan-Williams 分类法（表 18.13），该法已经过了若干年修改，综合了各方面的因素：Ⅰ类与Ⅳ类代表离子通道阻滞剂，Ⅱ类代表受体阻滞剂，Ⅲ类代表改变电生理变量的药物。Ⅲ类药物延长复极化过程可以通过阻断任意一个 K^+ 离子通道产生（多数Ⅲ类药物的离子通道靶点是延迟整流钾通道 I_{Kr} 对于三相复极化的作用）或者通过 Na^+、Ca^+ 通道功能的修饰作用产生。该法并不完善，它没有涵盖胆碱能激动剂、洋地黄类药物、镁、腺苷。因此，有学者提出新的药物分类方法，按照药物的作用靶点加以区分，包括离子通道、受体、离子泵 / 离子交换体（表 18.14）[2]。

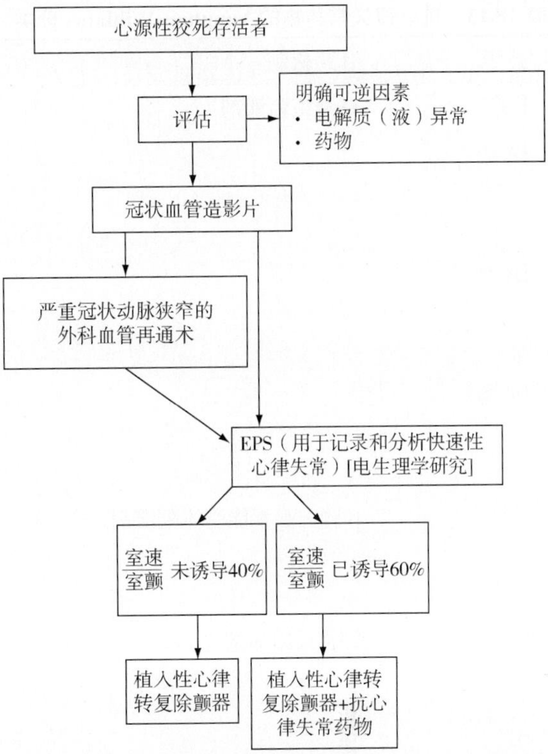

图 18.49　心源性猝死存活者的治疗步骤。该步骤不包括左心室功能未受损患者的抗心律失常药物的选择，而电生理学研究（EPS）发现这些患者最初诱发室性心动过速 / 室颤（VT/VF）可以被药物所抑制。ICD，植入性心律转复除颤器

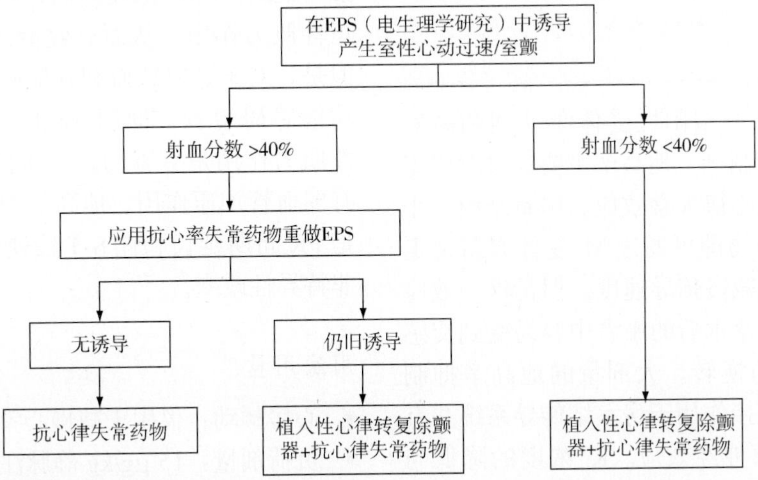

图 18.50　在电生理学研究（EPS）中发现患者可诱发产生室性心动过速（VT）或室颤（VF），射血分数＞ 40%，而药物可以抑制 VT/VF，可以单独应用抗心律失常药物来治疗

表 18.13 抗心律失常药物的 Vaughan-Williams 分类

	作用机制	对动作电位影响	代表药物
Ⅰ类	钠通道阻滞剂	降低 0 期上升速率	
ⅠA 类		延长复极	普鲁卡因胺 丙吡胺 奎尼丁
ⅠB 类		缩短复极	利多卡因 美西律 苯妥英
ⅠC 类		对复极影响小	氟卡尼 恩卡尼 普罗帕酮
Ⅱ类	β 肾上腺素能受体阻滞剂	普萘洛尔	阿替洛尔 美托洛尔 艾司洛尔
Ⅲ类	钾通道阻滞剂	延长复极	胺碘酮 索他洛尔 伊布利特 溴苄胺
Ⅳ类	钙通道阻滞剂		维拉帕米 地尔硫䓬

抗心律失常药物 [68]

地高辛

地高辛是 2 亚型阳性受体激动剂和高效 Na^+,K^+-ATP 酶抑制剂。地高辛主要通过对房室结作用发挥其抗心律失常效应。房室结内，小剂量的地高辛药物即可通过 M_2 受体兴奋迷走神经，从而显著减慢传导速度。但是这一效应在劳累、危重症及术后的患者中容易受到交感神经紧张影响而逆转。大剂量的地高辛抑制 Na^+,K^+-ATP 泵直接作用于房室结传导系统并有效地对抗拟交感神经效应。K^+ 浓度的降低与 Na^+ 离子浓度的升高可以致使心肌超极化，缩短心房动作电位时程，延长窦房结的有效不应期。细胞内 Na^+ 浓度升高，Na^+-Ca^{2+} 泵交换加强，细胞内 Ca^{2+} 浓度升高，致使地高辛发挥其正性肌力作用，从而有效治疗左室功能障碍。但是，对于心肌缺血和其他原因导致的舒张期功能障碍患者，抑制 Na^+,K^+-ATP 泵产生的正性肌力作用是有害的。当缓慢推注地高辛时，有弱血管加压作用。地高辛的心电图改变主要是 PR 间期延长和伴 S-T 段逆转的心室复极时非特异性改变。

用法用量

- 心房颤动：仅用于减慢心室率。
- 负荷剂量：15 μg/kg 静脉注射，一般给药时间大于 30 ~ 60 min，但有时可以略快。
- 维持量根据肾功能而定。

表 18.14　抗心律失常药物对心脏膜通道、受体和离子泵的作用

药物	通道			受体						泵
	Na^+			Ca^{2+}	K^+	α	β	M_2	P	Na^+,K^+ ATP 酶
	快	中	慢							
利多卡因	+									
美西律	+									
苯妥英	+									
普鲁卡因胺		+++			++					
丙吡胺		+++			++			+		
奎尼丁		+++			++	+		+		
普罗帕酮		+++					++			
氟卡尼			+++		+					
恩卡尼			+++							
溴苄胺					+++	+/–	+/–			
索他洛尔					+++		+++			
胺碘酮	+			+	+++	++	++			
伊布利特					+++					
多非利特					+++					
维拉帕米	+			+++		++				
地尔硫草				++						
普萘洛尔	+						+++			
美他洛尔							+++			
艾司洛尔							+++			
阿托品								+++		
腺苷									A	
地高辛								A		+++
镁剂				+						A

钠通道阻滞剂又根据组织恢复时间分为快、中、慢药物。α、β- 肾上腺素能受体、毒蕈碱 2 型受体（M_2）和 A_1 嘌呤型（P）受体。相对组织潜能：慢 +，中 ++，高 +++。部分激动剂 / 拮抗剂：+/–；激动剂，A

(Modified with permission from Task Force of the Working Group on Arrhythmias of the European Society of Cardiology. The Sicilian gambit: a new approach to the classification of antiarrhythmic drugs based on their actions on arrhythmogenic mechanisms. *Circulation* 1991; 84: 1831–51.)

血药浓度

口服药物，尤其当肠道内菌群的生化作用显著时，药物的生物利用度会明显降低。治疗浓度为 0.5 ~ 2.0 ng/ml。血药浓度的测定必须在服药的 6 ~ 8 小时后进行。在肾功能正常的情况下，药物消除的半衰期是 36 小时。治疗剂量与中毒剂量之间的差距可受低血钾、低镁血症、高钙血症、组织缺氧、心脏手术、心肌缺血等因素影响而减小。许多药物可以通过竞争 P 蛋白介导的转运降低肾血流量和肾功能，从而增加地高辛的血药浓度。

禁忌证

相对禁忌证包括：心肌缺血 / 梗死、由于心肌肥大和缺血导致的心脏舒张功能障碍、肾衰竭、高钾血症、直流电电复律、心动过速 - 心动过缓综合征。地高辛还可以与其他作用于房室结的药物联合应用，应谨慎使用，代表药物为：β- 肾上腺素能药物和钙拮抗剂。

不良反应

地高辛促使 Ca 离子浓度的升高从而产生正性肌力作用，但同时这也是药物毒性导致心律失常的因素。

钙内流增强引起除极滞后导致心律失常。地高辛的毒副作用可以引起各种类型的心律失常。

- 滞后除极相关的心动过速伴随窦房结或房室结损伤
- 典型的单灶型房性心动过速伴房室传导阻滞
- 室性二联律与不同程度的房室传导阻滞

Na^+/K^+-ATP 酶抑制作用可以引起早期严重的高钾血症。严重的心动过缓并不会影响窦房结和房室结的起搏及进展。人和严重的毒性所致的心律失常都可以用抗地高辛 fab 片段治疗。镁也是治疗地高辛毒性所致的快速性心律失常的可供选择的药物。中毒剂量的地高辛增加了直流电复律治疗室颤的危险度。地高辛中毒表现为恶心、认知功能紊乱、视觉模糊和黄视。

β- 肾上腺素受体拮抗药

β- 肾上腺素受体拮抗药或Ⅱ类抗心律失常药物具有不同的药理性质。例如，选择性 β- 肾上腺素受体阻滞药（阿替洛尔、美托洛尔），非选择性 β- 肾上腺素受体阻滞药（普萘洛尔），内在拟交感神经活性药物（吲哚洛尔），可溶性脂类药物，中枢活性药物（美托洛尔、普萘洛尔），细胞膜抑制作用药物（普萘洛尔）等。该抗心律失常机制常表现为一系列的药理学效应，至今仍未出现较之更为有效的机制。有数据显示：从某种程度上来说，使用 β- 肾上腺素受体拮抗药治疗心肌梗死患者，有赖于通过脂溶性因素影响的自主神经中对于中枢系统的调节。普萘洛尔具有直接的膜稳定性或类奎尼丁效应，它要求其用药量远大于临床剂量，这具有重要的临床意义。β- 肾上腺素受体阻滞剂在 β- 肾上腺素受体结合位点竞争性抑制儿茶酚胺，从而降低起搏细胞的动作电位 4 相自动除极的斜率，延长了不应期，减慢了房室结的传导速度。在蒲肯野纤维系统中，其不应期与传导速度并未改变。β- 肾上腺素受体阻滞剂对于大多数心源性肾上腺素能受体兴奋所致的心律失常具有显著效果（如术后、败血症、甲状腺毒症、嗜铬细胞瘤、劳累、情绪激动等）。

适应证

室上性心动过速（SVT）

β- 肾上腺素受体拮抗药可以有效终止 SVT，但对于房室折返回路（房室结折返性心动过速和房室折返性心动过速）引发的 SVT，腺苷往往更为有效。虽然该药无法复转心房颤动和房扑，但可以降低心室率。它能够显著防止心脏手术术后的 SVT 的发生。研究显示普萘洛尔与阿替洛尔的使用都获得了理想效果。β- 肾上腺素受体拮抗药适用于多灶性房性心动过速的治疗，但是，由于心律失常在伴慢性限制性通气障碍和肺源性心脏病的患者中较为常见，这就限制了 β- 肾上腺素受体拮抗药的有效应用。

室性心律失常

β- 肾上腺素受体拮抗药对持续性室性心动过速的紧急处理无效。对于该药的经验型处置是根据电生理指导药物的使用，能有效预防室性心律失常的发生。然而，室性心律失常最常发生在左室功能差患者，β- 受体阻滞剂要么不能耐受，要么禁忌。

心肌梗死

早期静脉注射 β- 肾上腺素受体拮抗药，

有助于提高溶栓治疗急性心肌梗死患者存活率。该药还有其他诸如降低室颤发生和减轻胸痛的功能。长效β-肾上腺素受体拮抗药降低了心肌梗死的死亡率，显著减少了猝死的出现。但是，其对心室异位的抑制作用并不在此列。内在拟交感神经活性药物提高急性心肌梗死生存率的作用仍未证实。

阿替洛尔

由于阿替洛尔的脂溶性低且主要经肾代谢（代谢的半衰期为 7 ～ 9 小时），该药并无显著的中枢作用。对于肾功能减弱和肾衰竭的患者，给药时要格外谨慎。

- 静脉注射负荷量：每次 5 mg，每 10 分钟一次，最大剂量不超过 10 mg
- 口服负荷量：50 ～ 100 mg
- 口服维持量：每天 50 ～ 200 mg
- 国际心肌梗死生存研究 -1（ISIS-1）心肌梗死后用法：静脉注射 5 mg，注射时间大于 5 分钟。若心率大于 60 次 / 分，则 10 分钟后重复注射一次，若心率大于 40 次 / 分则 10 分钟后口服 50 mg 并维持每日 100 mg
- 术后室上性快速性心律失常的预防：静脉注射 5 mg，术后 3 小时内给药完毕，24 小时后重复给药，每日口服剂量维持 50 mg，持续 6 天

美托洛尔

美托洛尔是脂溶性的，具有明显的中枢作用。在肝内消除，其消除半衰期是 3 ～ 4 小时。

- 静脉注射起始剂量：1 ～ 2 mg/min，最大剂量 15 ～ 20 mg
- 口服起始剂量：100 ～ 200 mg
- 口服维持剂量：每 12 小时 50 ～ 100 mg

普萘洛尔

普萘洛尔是最常用的预防心脏手术后快速性室性心律失常（SVT）的β-肾上腺素能受体阻滞剂。

- 剂量：术后晨服，每 6 小时口服 10 mg

艾司洛尔

艾司洛尔是一种超短效的心脏选择性β-肾上腺素能受体阻滞剂，能快速控制 AF 或 AFl 心室率。有实验证明艾司洛尔也能预防术后 SVT。其分布半衰期是 2 min，消除半衰期为 9 min。艾司洛尔通过脂链的水解快速代谢，主要通过红细胞胞质中的酯酶而不是血浆胆碱酯酶或红细胞膜上乙酰基胆碱酯酶。

- 静脉注射初始剂量：500 μg/kg，大于 1 分钟
- 静脉注射维持剂量：50 μg/(kg · min)，持续 4 分钟。如达不到满意的速率控制，起始剂量应重复，并且维持剂量增加到 100 μg/(kg · min)，如果 4 分钟后控制仍不满意，那么重复 50 μg/(kg · min) 直到剂量增至 300 μg/(kg · min)。增加滴速没有临床效果

禁忌证

可逆性气道疾病和左室功能降低者是两种常见的相对禁忌证，其限制了心脏病患者应用β-肾上腺素能受体阻滞剂的使用。糖尿病和周围性血管疾病患者可能也不能耐受β肾上腺素能受体阻滞剂。

不良反应

β-肾上腺素能受体阻滞剂，特别是那些具有中枢作用的药物，患者常常不能耐受长期使用。其不良反应包括疲劳、低血压、心动过缓、口干、眩晕、头痛和四肢冰凉。

钙拮抗剂

钙通道阻滞剂和Ⅳ类抗心律失常药物阻断心肌组织的慢钙通道。维拉帕米和地尔硫䓬具有相似的电生理特性。二氢吡啶类钙通道阻滞剂包括硝苯地平没有明显的电生理特性。钙通道阻滞剂减低窦房结细胞除极的倾斜程度，提高窦房结和房室结细胞 0 期上升速率和动作电位时程。也可以降低房室结传导速率，延长

不应期，这是主要的抗心律失常作用。心房、心室和旁路组织的不应期不变。窦性心律改变不明显，这是由于外周血管扩张能反射性地引起窦房结交感神经兴奋。维拉帕米具有明显的负性肌力作用，能引起低血压，然而由于心脏后负荷减少，心指数能维持正常。地尔硫䓬的负性肌力作用比维拉帕米弱。

适应证

- SVT：如果房室结是心律失常发生的主要原因，则钙通道阻滞剂有效。腺苷已经代替维拉帕米成为治疗 AVNRT 和 AVRT 的一线药物。
- 心房颤动或房扑：能降低心房颤动或房扑时心室的反应性，但不能终止心律失常。维拉帕米通过致心律失常效应延长 AF 发作。
- MAT30：钙通道阻滞剂有效。
- 心脏手术后的 SVT：地尔硫䓬能降低，而且能减少室性心律失常和术后缺血的发生。
- WPW 合并 AF：钙通道阻滞剂能增加心室反应性，如怀疑是该病，应避免使用[27]。

一般，钙通道阻滞剂不用于宽 QRS 波群心动过速患者，因为它不仅能增加旁路传导速度，而且在 VT 和先前有心肌功能障碍的患者中能因为心肌抑制效应导致心血管功能衰竭。

维拉帕米

维拉帕米由肝清除，消除半衰期为 3 ～ 8 小时。有效血浆浓度 0.1 ～ 0.15 mg/L。由于腺苷的有效性和地尔硫䓬更好的耐受性，维拉帕米渐渐不被使用。

- 静脉注射起始量：1 mg/min，最大量 10 ～ 15 mg 或 0.15 mg/kg
- 静脉注射维持剂量：5 mg/(kg · min)
- 口服维持剂量：每 6 ～ 8 小时 80 ～ 120 mg

术后预防 SVT：每小时 0.1 mg/kg，术后立即开始持续 24 小时。该剂量滴定可控制血压。

地尔硫卓

地尔硫䓬由肝清除，消除半衰期为 3.5 小时。口服吸收减少以及广泛的肝代谢首过效应：与静脉注射相比，口服仅有 40% 的剂量有效。

- 静脉注射起始量：0.25 mg/kg，如果需要可继续给予 0.35 mg/kg
- 静脉注射维持剂量：5 ～ 15 mg/h
- 口服维持剂量：每 6 ～ 8 小时 60 ～ 120 mg
- 心脏手术后预防 SVT：每小时 0.1mg/kg，术后立即开始持续 24 小时。该剂量输入可控制血压

镁

镁剂是一种新出现的抗心律失常药物，然而其作为抗心律失常药物极大挑战了传统分类。镁剂具有许多电生理效应，包括封闭电压依赖性 L 钙通道。镁是细胞膜上 Na^+/K^+-ATP 酶的必需的辅助因子，Na^+/K^+-ATP 酶为细胞膜上 Na/K 通道提供能量[89]。镁缺乏的表现有：

- 细胞内钾降低，钠升高，导致 RMP 降低
- 细胞内钠离子升高，Na/Ca 交换增加
- 细胞内钙离子增加，诱发延缓后去极化触发活动

应用镁剂后，能降低细胞内钠离子，因而能降低钙离子内流。在低镁血症时补充钾离子不能纠正细胞内钾离子证明细胞膜内外钾离子的正常梯度依赖于镁离子。镁离子发挥超常的抗心律失常作用，需要达到一定的药理学剂量，并与镁离子的生理学特性有关。所以，镁是最好归类到 Na/K 激动剂。

药理学剂量的镁剂能降低细胞膜静息电位（RMP），从而降低自动节律性。然而，去极化一旦发生，最大去级速度和动作电位幅度增加，以提高传导速度。动作电位时程延长，绝对不应期延长，相对不应期缩短。净结果是易损期缩短，同步传导增多。细胞外钾离子升高

可加强这些电生理效应。缺血时，细胞内钾流失增多，所以服用镁剂效果好。第二个影响是细胞内钠减少导致钙内流，引起触发活动。镁剂能升高 VF 和心室异位搏动的阈值[90]。

适应证

- 控制 AF 快速的心室率，与胺碘酮一样有效[63]
- 预防心脏术后 SVT，有效性各不相同
- 快速控制多灶型房性心动过速
- 触发活动引起的室性心律失常，如尖端扭转性室性心律失常和地高辛中毒[83]
- 镁剂能终止药物诱发的多形性室性心动过速，特别是由 I 类抗心律失常药物引起的心动过速
- 控制心梗后和心脏手术后缺血引起的短暂性心室性心律失常非常有效

剂量

- 控制心房颤动率和 MAT：0.15 mmol/kg 缓慢静注。以后推荐注入剂量从 60 mmol/kg 到每小时 0.1 mmol/kg，持续 24 小时。镁离子水平在每小时 0.1 mmol/kg 之后的 24 小时维持在 1.92±0.49 mmol/L
- 预防心脏术后 SVT：每天 20 ～ 25 mmol，持续 4 天
- 短暂性室性心律失常：10 mmol 缓慢静注，如需要重复使用
- LIMIT-2 心肌梗死后剂量：8 mmol 推注 5 min 以上，24 小时之后 65 mmol。平均血浆浓度 1.55（SD 0.44）mmol/L[65]

血浆浓度

观察数据表明，镁离子的有效抗心律失常作用的血浆浓度至少为 1.8mmol/L。

不良反应

- 如给药太快，镁离子能过度扩张周围血管引起低血压，与热潮红的发生有关。
- 长期使用或剂量过度，可引起与镁离子血浆水平有关的骨骼肌乏力，在临床上引起慢性呼吸衰竭急性变。
- 高钾血症是过度服用镁剂导致的，可引起缓慢性心律失常和心脏传导阻滞。

普鲁卡因胺

普鲁卡因胺是 IA 类抗心律失常药物，能有效阻断 Na^+ 通道的作用，介导 K^+ 通道阻滞作用。NA^+ 通道阻滞作用恢复前需要一段时间。普鲁卡因胺与奎尼丁有相似的电生理作用和心电图表现，但缺乏迷走神经和 α 肾上腺素能受体阻滞的作用：

- 降低自动节律性
- 延长不应期
- 减慢传导

普鲁卡因胺代谢为 N- 乙酰普鲁卡因胺。N- 乙酰普鲁卡因胺没有 Na^+ 通道阻滞作用，但能阻滞 K^+ 通道，延长动作电位。长期普鲁卡因胺治疗能延长不应期和延长 QT 间期的作用与 N- 乙酰基普鲁卡因胺的增加有关。

临床应用

普鲁卡因胺可以治疗房性和室性的心律失常。

- 终止 VT IV 普鲁卡因胺比利多卡因更有效。
- 普鲁卡因胺控制 AF 和 AFL 的心室率。
- 有效转复 AVNRT、AVRT，对 AF 和 Afl 可有效控制心室率。
- 控制预激综合征中旁路传导引起的快速的心室率，对于不能辨认 SVT 或 CT 的广泛复杂性心律失常可控制心室率。

在致命的心律失常发生时需要缓慢注入以防止发生低血压是其不能扩大应用的主要障碍。因其不良反应，不能广泛应用普鲁卡因胺维持治疗。

- 静脉注射负荷量：6 ～ 17mg/kg 注入速度为 20mg/min 直到控制住心律失常，跟着发生低血压或 QRS 时程增加 50% 以上。在紧急

情况下注入速度可高达 50mg/min。

- 静脉注入维持剂量：1 ~ 4mg/min。
- 血浆浓度：N- 乙酰基普鲁卡因胺有较长的作用时间
- 不良反应：与奎尼丁同用，在治疗 SVT 时心室反应性增加，QT 间期延长，可发生尖端扭转型室性心动过速。

在长期服用普鲁卡因胺的患者中 20% ~ 30% 会发生可逆性的狼疮样综合征。其他不良反应有胃肠道紊乱（比合用奎尼丁少见）、中枢神经系统表现和心脏抑制。

利多卡因

利多卡因曾经是治疗快速性室性心律失常的重要抗心律失常药物，但现在基本不再出现在常用的治疗方法中。利多卡因 Na^+ 通道阻滞作用在心肌缺血时增强，在急性心肌缺血以外的实例中的作用没有得到证明。对窦房结的自主性节律无影响，但能抑制其他起搏组织的自主性节律。正常情况下，利多卡因对传导性有很少或没有影响。服用利多卡因的心电图上，窦性心律没有改变，PR 间期、QRS 间期或 QT 间期无改变。

临床应用

利多卡因的重要性正在减弱。

- 对 SVT 无效
- 在治疗 VT 使用 DC 电复律时，胺碘酮代替利多卡因作为抗心律失常药物[58-59]。
- 利多卡因增加除颤需要的电流，能加 DC 除颤后的无收缩性，所以在 VF 发生的过程中是有害的。
- 不在建议用于在 AMI 时预防 VF 的发生。

口服利多卡因的肝代谢首过效应非常大，对肝病和心衰的患者，静脉注入剂量应减少 30% ~ 50%。在正常患者半衰期为 8 分钟，消除半衰期 1.5 小时（但在严重心衰和休克的患者增至 10 小时以上）。推荐起始静脉推注剂量为 1.5 ~ 2.0 mg/kg，推注时间大于 1 ~ 2 分钟，然后改为 4 mg/ 分钟，持续 1 小时，随后 2 mg/min 持续 2 小时，之后 1 ~ 2 mg/min。维持注入速度而不增加额外的推注量，大约需要 6 小时（4 倍于消除半衰期）达到稳定状态。如果首次推注无效，5 分钟后给予 1 mg/kg 的量。另一个给药方案为起始剂量 1.5 ~ 2.0 mg/kg，每 8 分钟给 0.8 mg/kg，共 3 次（即 3 个分布半衰期），然后 1 ~ 2 mg/kg 推注。利多卡因的半衰期在 24 ~ 48 小时后增加，这样就抑制了其在肝的代谢，此时需减量。

不良反应

高血浆浓度引起的中枢神经系统毒性作用是最常见的不良反应（如眩晕、感觉异常意识模糊、昏迷和惊厥）。不常见的是，可以发生房室阻滞和心脏抑制。西咪替丁能降低利多卡因的清除率，可能会升高利多卡因的血浆药物浓度，引起毒性作用。

氟卡尼

氟卡尼是频率依赖性 Na^+ 通道阻滞剂，阻滞作用恢复缓慢，明显降低所有心肌组织传导性，轻微延长不应期。

临床应用

- 尽管腺苷和维拉帕米使用更广，氟卡尼可以恢复 AVNRT 和 AVRT。
- 对 SVT 有作用，包括 AF 和可能的 Afl，特别是预激综合征。
- 氟卡尼已经用于致命的 VT。

氟卡尼可静脉滴注或口服。如果氟卡尼用于预防室性心律失常，应在心电图监测下。在心律失常抑制试验（CAST）中，用氟卡尼抑制心梗后室性异位搏动（VEB）能增加死亡率[13]。

- 剂量：静脉滴注负荷量 2 mg/kg，持续 10 分钟
- 口服维持剂量：每 12 小时 100 ~ 200 mg。

不良反应

- 抑制心脏收缩。氟卡尼禁忌用于左室功能

异常的患者，因其能加重或引起心衰。

- 传导阻滞。除非安装原位起搏装置，否则应避免在高度房室传导阻滞患者中使用。
- 氟卡尼增加心室夺获。
- 有致心律失常效应，特别是对左室功能障碍患者，可能致命。
- 即使在无心脏结构性疾病的患者，也可发生尖端扭转性室性心律失常。
- 可诱导连续性 VT，对任何治疗无反应，包括心脏电复律术。
- 尽管氟卡尼抑制心内传导，但有可能反常地增加 AFl 房扑和心房颤动的心室率。
- 中枢神经系统影响包括视觉障碍、眩晕和恶心。

普罗帕酮

普罗帕酮与氟卡尼和恩卡尼具有相似的电生理作用、血流动力学和不良反应。除此之外，普罗帕酮还具有非选择性 β 肾上腺素能受体阻滞作用。和氟卡尼相似，普罗帕酮也可以治疗左室功能正常患者的室性和室上性心律失常。可能应限制长期应用普罗帕酮，因为它有 IC 类的不良反应，虽然在心律失常抑制试验（CAST）中并未阐明。

- 剂量：IV 2 mg/kg，输注速度 10 mg/min

胺碘酮

胺碘酮是一种有效的抗心律失常药物，具有复杂的电生理学和药理学作用。胺碘酮作用广泛且血流动力学稳定，这使得它迅速成为最常用的抗心律失常药。它具有短期应用的优势和严重不良反应少的特点。胺碘酮：

- 延长动作电位的持续时间。
- 增加所有心脏组织的不应性。
- 有 Na^+ 通道阻滞作用（Ⅰ类），抗肾上腺素能作用（Ⅱ类），钙离子通道阻滞作用（Ⅳ类）和抗心脏纤维性颤动的作用。胺碘酮的 Na^+ 通道阻滞作用的恢复时间快。
- QT 延长反映了复极过程总体延长，并且和抗心律失常药物的作用有密切联系。

静脉注射时，胺碘酮具有短少的Ⅲ类作用：主要作用是在房室结，导致结内传导的延迟和不应期的延长。这或许可以解释为什么静脉注射胺碘酮可以控制新近发作心房颤动的心室率，但是对这种心律失常的终止作用较小。静脉注射治疗可以引起一定程度的心脏抑制，抑制程度取决于给药速度和先前的左室功能。因为其具有血管扩张的作用，所以心脏指数常常没有变化。

临床应用

可用于抑制室上性和室性快速型心律失常。

室上性心动过速

胺碘酮对于终止和抑制房室结折返性心动过速（AVNRT）和房室折返性心动过速（AVRT）的复发都有作用，尽管腺苷（急性逆转）和维拉帕米（急性终止和长期预防）的效果更好。静脉注射胺碘酮在逆转房扑或心房颤动方面的作用较差，但能减低心室率。经较长时间间隔（几天到几周）给药或许对逆转新近发生的心房颤动更有效。逆转后在预防心房颤动的复发方面，胺碘酮的作用与奎尼丁和氟卡尼相当，但是要优于索他洛尔和普罗帕酮[47]。

剂量

- 比治疗室性心律失常更低的剂量通常就足够了
- AVNRT 和 AVRT 逆转心房颤动速率的控制：在 10 ～ 60 分钟内静脉注射 3 ～ 5 mg/kg，取决于血压和心肌的功能，随后每小时 0.35 ～ 0.5 mg/kg。速率控制不好可以通过增加 1 ～ 2 mg/kg 快速注射来改善。
- 术后心房颤动的预防：每 8 小时 200 mg，共 5 天，随后每天一次直到出院。
- 长期 SVT 控制或 AF 速率控制：100 ～ 200 mg/d 口服通常就足够。

室性快速型心律失常

胺碘酮静脉注射治疗致命性室性快速心律失常或许较其他药物更有效，特别是对于心肌梗死和左室功能差的患者。在直流电复律治疗室颤中胺碘酮显示出了显著的作用[58-59]。长期口服胺碘酮对于控制有症状的室性心动过速和室颤是有效的，特别是其他常规抗心律失常药物治疗失败时。没有负性肌力作用对于左室功能严重下降的患者是有益的，但是它的许多不良反应限制了它的广泛应用。CASCADE 研究证实在与心肌梗死无关的室颤幸存患者中，经验性的胺碘酮治疗要优于指导下（非侵袭性的 Holter 或 EPS）的Ⅰ类药物。胺碘酮预防心律失常复发和减少猝死的发生率。或许是因为它对左室功能差的患者有较高的耐受性和较少的致心律失常不良反应，胺碘酮被认为是预防致命性室性心律失常的一线药物[71-73]。有室性心律失常的患者的心律往往控制得稍慢，可能需要数日达到控制目标。这些时间延迟好像与剂量没关系。大部分Ⅲ类药物或 K^+ 通道阻滞剂的活性和胺碘酮的代谢产物去乙胺碘酮有关，胺碘酮的急性治疗主要体现在它的Ⅰ类和Ⅱ类作用活性。Ⅲ类作用活性的完全体现需要几天的时间，至少需要出现去乙胺碘酮的效应。

剂量

- 血流动力学稳定的 VT：5 ~ 7 mg/kg，30 ~ 60 分钟用完，然后每小时 0.5 ~ 0.6 mg/kg。
- 室颤的直流电复律：5 mg/kg，然后如需要的话 2.5 mg/kg[59]。
- 长期预防室性心律失常：口服负荷量 1200 mg/d，用药 1 ~ 2 周，然后减至 400 ~ 600 mg/d，2 ~ 3 个月后减至 100 ~ 400 mg/d。如果有致命的室性心律失常，用药剂量不能减少到 400 mg/d 以下。

尽管数据有限，但是胺碘酮可以改善心肌梗死患者的长期生存率。

药物代谢动力学

口服胺碘酮的生物利用度为 40% ~ 70%，会延缓发生作用（几天到几周）；然而负荷剂量能缩短起效时间。推荐的起始静脉注射剂量为 30 分钟内 5 ~ 7 mg/kg，然后 50 mg/h。快速给药的时候，胺碘酮的代谢动力学为四房室模型。接着缓慢静脉注射超过 15 分钟，胺碘酮很快就分散到了活跃的房室（$t_{1/2}a$ = 4.2 min），2 ~ 5 分钟内显现延长 QT 时间和抗心律失常的效果。随后，胺碘酮渐渐地重新分布到其他房室（$t_{1/2}b$ = 36.6 min，$t_{1/2}g$ = 4.5 h 和 $t_{1/2}d$ = 33.6 h）[91]。长期治疗后终末半衰期可以延长到超过 50 天。胺碘酮的这种重新再分布可以解释为什么在最初的 24 ~ 48 小时的治疗时间里要重复快速注射。由心肌受抑制或血管扩张导致的短暂的负荷剂量低血压依赖于剂量、心率和患者本身。起始剂量 5 mg/kg 超过 20 分钟可以导致明显的进一步心肌抑制和心脏指数的下降，然而住院患者没有出现明显的心衰，5 mg/kg 超过 1 分钟导致低血压，这归因于系统血管扩张和心脏指数的增加[92-93]。

监测

血浆胺碘酮的浓度和控制心律失常关系不大，治疗浓度 1.0 ~ 2.5 mg/L 在长期治疗中能最大限度避免不良反应。

不良反应

如果患者长期大量使用胺碘酮，大部分患者将产生不良反应，停药后大部分都是可逆的。不良反应包括：

- 皮肤病：光敏感性的改变，蓝灰皮肤变色（蓝灰皮肤）
- 眼：角膜沉淀（几乎 100%），很小或没有临床意义
- 胃肠道功能紊乱
- 甲状腺功能低下和亢进。
- 肝功障碍：常见的是无症状的肝酶的增加，不需要停止胺碘酮，除非酶的浓度达到了正常的 2 ~ 3 倍；肝炎罕见。

- 神经病、肌病、小脑异常发生。
- 肺毒性：有人报道服用胺碘酮的手术患者意外地发生了急性呼吸窘迫综合征，例如，在不是很复杂的外科心肺转流术和肺血管造影中。这些观察提示胺碘酮可能容易造成急性肺损伤。肺毒性是最严重的副反应，3 年内报道发生率为 10%。有一例报道胺碘酮致肺毒性发生于 13 天后，累积剂量为 11.2 g，还有一例剂量为 11.2 g 发生于 2 周后。长期服用胺碘酮的患者应定期检测肺功能，如果一氧化碳扩散速率比正常值升高 15% 就需要调整剂量或停药。有以下严重并发症的死亡率为 10%：呼吸急促、咳嗽、发热、肺部捻发音和胸片上广泛的肺浸润。这时应立即停药。使用甾体类药物尚存争议。

胺碘酮与其他药物可以相互作用，能加强华法林、地高辛和其他抗心律失常药物的作用。同时应用这些药时，剂量要相应减少。积极的一面是长期使用胺碘酮不会产生引起或加重心衰，致心律失常也不常见。

索他洛尔

索他洛尔能延长动作电位持续时间，从而延长心房、心室、房室结和其他房室通路的有效不应期。它也是一种有效的非心脏选择性的 β 肾上腺素能神经阻断药（Ⅱ类）。索他洛尔还有抗心房颤动的作用，这种作用要优于常规的 β 阻滞剂。但它能使左室功能减低患者的心衰恶化。负性肌力 β 阻断效应可以被弱的正性肌力作用轻度抵消，这是由于延长了动作电位造成的（这导致了钙流入心肌细胞的时间增加）。

临床应用

要使延长心肌复极的作用大于导致 β 阻滞的作用，需要大剂量的索他洛尔。索他洛尔可以静脉注射也可以口服，通过肾排泄（消除半衰期 15 小时）；静脉注射的量为 5 ~ 20 分钟内 0.5 ~ 1.5 mg/kg。口服治疗开始每 12 小时 80 mg，然后增加到每 12 小时 160 mg，最高可达到每 12 小时 320 mg。

室上性心动过速

- 对 AVNRT 和 AVRT 都有效，尽管腺苷和维拉帕米更有效。但长期服用索他洛尔能够预防这些心律失常的复发
- 对于逆转 AF/Afl 可能无效，但对于预防心脏电复律之后心房颤动的复发有作用。如果心房颤动复发，索他洛尔也能很好地控制心室率
- 预防术后 SVT

室性心律失常

索他洛尔比利多卡因能更好地终止持续性的 VT，应考虑作为没有心衰患者的一线药物。长期预防 VT 或 VF，口服索他洛尔比 I 类药物更有效。指南（Holter 或 EPS）中规定的索他洛尔用药和经验性的胺碘酮都是长期预防 VT 和 VF 复发的一线用药；尽管如此，在 SWORD 中索他洛尔的不良反应严重影响了其在这些情况下的使用[70]。

不良反应

索他洛尔的不良反应主要是由于 β 阻断作用（例如，支气管痉挛、心衰或房室传导问题）和延长 QT 间期致心律失常（例如，尖端扭转型室性心动过速，与奎尼丁有相似的 2% 的发病率，这可以发生于药物使用早期或长期治疗之后）

伊布利特

伊布利特是一种 I_{Kr} K^+ 通道阻滞剂，它能延长动作电位、增加不应期。具有Ⅲ类作用的这种药物被推荐用来应对 AF 和 Afl 的急性药物逆转，或用来辅助改善直流电复律成功率。伊布利特单独使用治疗 Afl 的成功率（50% ~ 70%）比 AF（30% ~ 50%）高，正如所预料的，对没有结构性心脏疾病的 AF/Afl 的短期治疗是最有效的。伊布利特的主要作用表现在心脏电复律的预处理使其容易从 AF 逆转成窦性节律[45]。伊布利特对血压和心率的影响很

小，它的不良反应主要是致心律失常，尖端扭转型室性心动过速发生率为 3% ～ 6%。由于这个原因，患者在治疗后至少要监测 6 小时。伊布利特作用时间短，还需其他的抗心律失常药来维持窦性节律。

剂量

体重在 60 kg 以上患者 10 分钟内用 1 mg，如果无效，10 分钟后可以重复给药。体重在 60 kg 以下患者，初次剂量给 0.01 mg/kg。

多非利特

多非利特是最新的Ⅲ类 I_{Kr} K^+ 通道阻滞剂之一，它的出现有望找到一种既有胺碘酮的疗效又没有其不良反应还能长期服用的抗心律失常药。多非利特的出现使大约 30% 的 AF 和 Afl 患者（优于索他洛尔，和胺碘酮类似但次于伊布利特）实现了药理学上的心脏复律。预防复发的作用类似于胺碘酮，长期口服治疗与心肌梗死后和心衰患者死亡率的增加没有关系。它对左室功能障碍患者也被证明是安全的。因为其早期（最初 3 天）的致心律失常作用（3.3% 的患者进展成尖端扭转型室性心动过速），有必要在治疗开始时监测多非利特[40,46,94-95]。

剂量

推荐剂量为每 12 小时口服 500 mg。根据肾功和 QT- 间期的监测（QT_c 间期＞ 500 ms 需要停药）可以调整剂量，取 3 天的最小值。

腺苷

腺苷能激活位于心肌细胞表面的特殊 A_1 受体，从而影响腺苷敏感性的 K^+ 通道环磷腺苷的生成。它能减慢窦性心率，延长房室结的传导时间，这常常导致短暂的高度房室传导阻滞。腺苷的半衰期不到 2 分钟，就被红细胞吸收并在血浆中脱氨。这种超短的半衰期和其他抗心律失常药比起来是一个主要的优点。腺苷的作用，包括抗心律失常和血流动力学作用，可以被甲基黄嘌呤类药物拮抗，特别是茶碱和咖啡因。双嘧达莫（腺苷摄取阻滞剂）增加了腺苷的作用。腺苷效应在服用卡马西平的患者和移植心脏无神经支配的患者中作用时间延长。

临床应用

- AVNRT 和 AVRT：选择用药。期望恢复率大于 90%[24]。腺苷的房室结传导阻滞作用可能会暴露出心房的活动（如心房颤动的心房颤动波）。
- 腺苷的应用对诊断广泛复杂的心律失常也许有帮助。
- 腺苷能终止窦性室性快速心律失常伴室内传导阻滞，然而很少能逆转 VT。腺苷是否应该常规用于区别具有血流动力学稳定的广泛复杂的 VT 和 SVT 尚不明确。在 VT 中存在引起血液动力虚脱的可能，而 ILCOR 的意见与此相反。

腺苷将不能逆转 AF。心室率可能会短暂升高，与 WPW 综合征有关。

腺苷通过周围或中央静脉快速推注，然后补充充足的盐水，间隔小于 60 秒。通常剂量为 6 mg，如果效果不是很明显再注射 12 mg，如果最后一针能很好地耐受可以再注射 18 mg。

不良反应

大多数患者都出现过短暂的不良反应，如脸面潮红、呼吸短促和胸部不适。腺苷不能用于哮喘的患者，否则可能会导致支气管痉挛。

直流心脏电复律[96]

直流心脏电复律 / 心脏电除颤是治疗快速性心律失常的一个重要方法。除了有治疗 VF 或 VT 引起的心搏骤停紧急情况的作用，发生以下情况可以用紧急直流心脏电复律：血液动力不稳定的 VT 和持续的 SVT，有可能突然发生心绞痛、心衰或低血压。还有更多情况可以选择直流心脏电复律，如血液动力稳定的 VT，之后进行经验性的抗心律失常药物治疗。心脏复律最常应用于消除潜在紧急情况的 AF/Afl，此外通常用于抗心律失常药物治疗预防进一步发作之后。地高辛的毒性是直流电复律的一个相对禁忌证，应用地高辛时也能进行直流心脏电复律但要严密监测。

作用机制

具体的机制尚不清楚。直流电缓冲装置需要产生一个电流密度，这使临界质量的心肌去极化，从而使余下的心肌不足以来维持新发生的心动过速和预防复发。对于 VF 和 AF，临界质量包括整个的心室或心房，然而对于更有组织化的快速心律失常，VT 和 Afl 包括特殊的新形成的回路，通过它们循环波前的局部去极化都需要直流电复律。直流电缓冲装置也能延长心肌的不应性，这种作用将有助于心律失常的终止和预防即刻复发。

电能

尽管我们的目标是形成一个穿过整个心脏、心房或取决于心律失常的局部电流，直流电缓冲装置都是提前设定好的，测量单位为焦耳或瓦特 - 秒。很明显传导设好的电流更重要。这将防止发出不适当的太小的电流用在有较高阻抗的患者身上，或者将太大的电流用在较低阻抗的患者身上引起心肌的损伤。关于心脏除颤和心脏电复律所用电流大小的临床研究正在进行。对 VF 最合适的电流是单相阻尼正弦波（MDS）波形，对心脏电复律波形为 30 ~ 40 A。对于双相波形电流量是没用的。

电流波形

现代除颤器发出的电流强度取决于预先设好的能量和胸部的电阻。这种电流能产生多种多样的波形。

单相阻尼正弦波（MDS）除颤器发出的电流是单相的或是有极性的。它们可以根据电流脉冲到零点的速度进一步分类。MDS 波形慢慢地回到零，然而截顶指数波的波形即刻回到零点。最近的证据表明使心脏复律的双相波形（BTE）可用较低的电能发挥同样的作用。连续生成两次电流脉冲；第二次极性的方向与第一次的极性相反。较低能量双相波形与较低的 ST 段改变和较少的复苏后心肌功能障碍有关，它也是 ILCOR 推荐的方法，推荐级别Ⅱa。

胸部电阻

电流量取决于电流阻力的大小或胸部电阻的大小。成人平均胸部电阻是 70 ~ 80 Omega；决定胸部电阻大小的因素包括：

- 能量的选择
- 电极的大小
- 电极的成分
- 电极板和皮肤的接触
- 两电极的距离
- 以前除颤的次数
- 这次和上次除颤的时间间隔
- 电极的压力
- 通气时相
- 患者的体格状况
- 近期胸骨切开术

导电膏能减少电阻，然而电极和皮肤中间夹杂的毛发和自粘式的监护仪 / 除颤器的电极片可能会增加电阻。体型的大小和所需的电能之间没有明确的关系，但患者和患者之间的电阻是有差别的，这可以通过改变除颤持续时间和除颤电压来实现，也可以通过一个叫“burping”的程序，包括释放残留膜电荷。

电极板的位置和大小

ILCOR 推荐的标准的胸部电极片的安放部位是胸骨右缘上部锁骨下和乳头左方的位置，腋中线的中点。必须避开永久性起搏器和 ICD，因为除颤可能会导致心脏功能异常或阻挡电流通过心脏。难以避免的是有些电流穿过起搏器导联，有必要在除颤后检测起搏阈值。其他电极的位置要避开起搏器和 ICD，这或许能改变电流的方向。自粘式的电极，胸骨的电极片可以放在心后右肩胛下区和左心前区的上方。AF 建议用右胸骨旁和左后肩胛下区，因为这种结构提供了最优化的电流传向心房的途径。大的电极或电极片有较小的电阻；但是，过大的电极可以导致穿过心肌的电流减少。推荐的最小的电极大小为 50 cm^2，两个的总面积不超过 150 cm^2。

同步心脏电复律

用心脏电复律治疗房性快速性心律失常和 VT 时，如果时间允许，需要将直流电和 QRS 波群的 R 波同步，这样能利用把电流传到心动周期的绝对不应期而降低诱发 VF 的可能性。因为广泛复杂性和多态性的 VT，使用同步直流电复律可能会很困难。对于无脉性 VT 或有意识丧失、低血压或严重肺水肿的 VT，同步不应该延迟直流除颤的时间。

直流除颤的能量

随着双相波除颤器使用越来越广泛，推荐电流的量不断改变。有研究证实双向截顶指数波（BTE）一直和高能量的单相衰减正弦波（MDS）一样有效。推荐的量常常是这样一个平衡：能量会产生一个临界电流而 不引起功能障碍形态学的改变。

有报道电流的能量超过 400 J 就会引起心肌坏死。

- VF 和无脉 VT：增加 MDS 电流，开始 200 J，然后 200 ~ 300 J，最后 360 J。连续按比例增加电能的证据并不是很有力，以相同的能量重复电击，由于电阻变小导致电流通过增加。重复的不增强的低能量 BTE 电击（150 ~ 175 J 的范围）和推荐的增强 MDS 一样有效。
- VT：VT 电除颤的能量大小取决于形态和速度。对于单形性 VT，同步 100 JMDS 为起始能量。对于多形性 VT，如果可以同步，MDS 的起始能量为 200 J。如果初次除颤失败，两者均逐步增加能量
- AF：最初能量为同步的 100 ~ 200 J 的 MDS，如果第一次复律失败可以逐渐增加能量。尽管人们把注意力都集中在心肌损伤上，720 J 最大能量也成功地应用于很多对 360 J 耐受的 AF 患者，并没有证据表明出现心肌损伤。逆转 AF 时恒定电流、直线二相波形似乎更有效。这种双相波形 120 J 的低能量就优于 MDS 200 J 的能量。
- Afl，AVNRT 和 AVRT：这些房性快速性心律失常需要最少的能量，推荐的最初能量为同步的 MDS 50 ~ 100 J。

镇静作用

一位专科医生在心脏电复律时需要应用镇静剂。镇静剂的剂量可以根据患者的基本因素和心律失常的类型来调整剂量。心肌功能很差的患者不仅需要减少剂量，还由于心输出量低所以起效慢。敏感的心律失常如 Afl 仅需要很小的剂量，然而 AF 需要较大的剂量并要多次给药，就像需要较高的重复的能量一样。心脏复律需要在有复苏设备条件下进行，提前吸氧很重要。

地高辛和心脏电复律

地高辛和心脏复律

地高辛毒性能明显降低 DC 诱导的室性心律失常。如果可能发生地高辛中毒，对心脏电复律使用地高辛量和需要的能量需要进行重新考虑。临床试验建议后一过程开始用 10 JMDS，此后在这个范围内如直流电击安全可以逐步加量。

心脏电复律的抗凝 [96]

AF 的心脏复律，与 Af 的心脏复律和灾难性的血栓栓塞特别是卒中有关，早期研究显示未经抗凝的发生率高至 6.3%。大家公认的血凝倾向如此高，以至于 AF 时抗凝比心脏复律更重要，这种血凝倾向形成于 AF 发生 48 小时后，当窦性心律恢复后这些血栓就很容易脱落。

在心脏电复律前进行 3 ~ 4 周的抗凝治疗能使栓塞发生的概率降低 80%。心脏电复律后血栓栓塞发生的时期包括：

- 超声心动图显示心脏电复律后心房血栓形成的概率增至 35%。
- 尽管心脏电复律后增加了生物电活动的协调性，左心耳排空的速率还是常常减少，推测可能是由于机械抑顿作用。

AF 的持续时间超过 48 小时就需要在心脏电复律之前进行抗凝治疗 3 周，根据 AF 复发危险性的大小还要进行华法林治疗至少 4 周。

经食管超声心动图（能更精确地测量左心耳的血栓）已经被认为是评估提前心脏电复律的安全工具。经食管超声证实左心房没有血栓用华法林抗凝 1 天或用华法林 5 天，然后心脏电复律后再用华法林 4 周，这种方法和常规的长期抗凝方法对预防栓塞一样有效。然而在经食管超声指导下抗凝能明显地减少主要出血事件，也能缩短抗凝措施的时间。

（徐　敏　陈　晨译　徐　敏校）

参考文献

1. Shah M, Akar FG, Tomaselli GF. Molecular basis of arrhythmias. *Circulation* 2005; **112**: 2517–29.
2. Task Force of the Working Group on Arrhythmias of the European Society of Cardiology. The Sicilian gambit: a new approach to the classification of antiarrhythmic drugs based on their actions on arrhythmogenic mechanisms. *Circulation* 1991; **84**: 1831–51.
3. Hoffman BF, Rosen MR. Cellular mechanisms for cardiac arrhythmias. *Circ Res* 1981; **49**: 1–15.
4. Binah O, Rosen MR. Mechanisms of ventricular arrhythmias. *Circulation* 1992; **85** (suppl. 1): 25–31.
5. Wit AL, Cranefield PF. Reentrant excitation as a cause of cardiac arrhythmias. *Am J Physiol* 1978; **235**: H1–17.
6. Gettes LS. Electrolyte abnormalities underlying lethal and ventricular arrhythmias. *Circulation* 1992; **85** (suppl. 1): 70–6.
7. Hollifield JW. Thiazide treatment of hypertension: effects of thiazide diuretics on serum potassium, magnesium and ventricular ectopy. *Am J Med* 1986; **80**: 8–12.
8. Nordrehaug JE, Johannessen K-A, von der Lippe G. Serum potassium concentration as a risk factor of ventricular arrhythmias early in acute myocardial infarction. *Circulation* 1985; **71**: 645–9.
9. Hollifield JW. Thiazide treatment of systemic hypertension: effects on serum magnesium and ventricular ectopic activity. *Am J Cardiol* 1989; **63**: G22–5.
10. Schwartz PJ, La Rovere MT, Vanoli E. Autonomic nervous system and sudden cardiac death. *Circulation* 1992; **85** (suppl. 1): 77–91.
11. Campbell TJ. Proarrhythmic actions of antiarrhythmic drugs: a review. *Aust NZ J Med* 1990; **20**: 275–82.
12. Dhein S, Muller A, Gerwin R *et al.* Comparative study on the proarrhythmic effects of some antiarrhythmic agents. *Circulation* 1993; **87**: 617–30.
13. The Cardiac Arrhythmia Suppression Trial (CAST) Investigators. Preliminary report: effect of encainide and flecainide on mortality in a randomized trial of arrhythmia suppression after myocardial infarction. *N Engl J Med* 1989; **321**: 227–33.
14. Donovan KD, Power BM, Hockings BE *et al.* Usefulness of atrial electrograms recorded via central venous catheters in the diagnosis of complex cardiac arrhythmias. *Crit Care Med* 1993; **21**: 532–7.
15. Mason JW. A comparison of electrophysiologic testing with Holter monitoring to predict antiarrhythmic drug efficacy for ventricular tachyarrhythmias. *N Engl J Med* 1993; **329**: 445–51.
16. Buxton AE, Lee KL, DiCarlo L *et al.* Electrophysiologic testing to identify patients with coronary artery disease who are at risk of sudden death. *N Engl J Med* 2000; **342**: 1937–45.
17. Gilman JK, Jalal S, Naccarelli GV. Predicting and preventing sudden cardiac death from cardiac causes. *Circulation* 1994; **90**: 1083–92.
18. Kennedy HL, Whitlock JA, Sprauguе MK *et al.* Long-term follow up of asymptomatic healthy subjects with frequent and complex ventricular ectopy. *N Engl J Med* 1985; **312**: 193–7.
19. Jouven X, Zuriek M, Desnos M *et al.* Long-term outcome in asymptomatic men with exercise-induced premature ventricular depolarisations. *N Engl J Med* 2000; **343**: 826–33.
20. Teo KK, Yusuf S, Furberg CD. Effects of prophylactic antiarrhythmic drug therapy in acute myocardial infarction: an overview of results from randomized controlled trials. *JAMA* 1993; **270**: 1589–95.
21. The American Heart Association in Collaboration with the International Liasion Committee on Resuscitation (ILCOR). Guidelines 2000 for cardiopulmonary resuscitation and emergency cardiovascular care. *Circulation* 2000; **102** (suppl. I): I172–203.
22. Ganz LI, Friedman PL. Supraventricular tachycardia. *N Engl J Med* 1995; **322**: 162–73.
23. Chauhan VS, Krahn AD, Klein GJ *et al.* Supraventricular tachycardia. *Med Clin North Am* 2001; **85**: 193–223.
24. Camm AJ, Garratt CJ. Adenosine and supraventricular tachycardia. *N Engl J Med* 1991; **325**: 1621–9.
25. The American Heart Association in Collaboration with the International Liasion Committee on Resuscitation (ILCOR). Guidelines 2000 for cardiopulmonary resuscitation and emergency cardiovascular care. *Circulation* 2000; **102** (suppl. I): I158–65.
26. Cappato R, Calkins H, Chen SA *et al.* Worldwide survey on the methods, efficacy and safety of catheter ablation for human atrial fibrillation. *Circulation* 2005; **111**: 1100–5.
27. Garratt C, Antoniou A, Ward D *et al.* Misuse of verapamil in pre-existent atrial fibrillation. *Lancet* 1989; **1**: 367–9.
28. Scher DL, Arsura EL. Multifocal atrial tachycardia: mechanisms, clinical correlates and treatment. *Am Heart J* 1989; **118**: 574–80.
29. McCord JK, Borzak S, Davis T *et al.* Usefulness of intravenous magnesium for multifocal atrial tachy-

cardia in patients with chronic obstructive pulmonary disease. *Am J Cardiol* 1998; **81**: 91–3.
30. Arsura E, Lefkin AS, Scher DL *et al.* A randomized double-blind placebo-controlled study of verapamil and metoprolol in treatment of multifocal atrial tachycardia. *Am J Med* 1988; **85**: 519–24.
31. Olshansky B, Wilber DJ, Hariman RJ. Atrial flutter – update on the mechanism and treatment. *Pace* 1992; **15**: 2308–35.
32. Falk RH. Medical progress: atrial fibrillation. *N Engl J Med* 2001; **344**: 1067–78.
33. Ozcon C, Jahangir A, Frudman PA *et al.* Significant effects of atrioventricular node ablation and pacemaker implantation on left ventricular function and long-term survival in patients with atrial fibrillation and left ventricular dysfunction. *Am J Cardiol* 2003; **92**; 33–7.
34. Prichett ELC. Management of atrial fibrillation. *N Engl J Med* 1992; **326**: 1264–71.
35. Prystowski EN, Benson DW, Fuster V *et al.* Management of patients with atrial fibrillation. A statement for healthcare professionals. From the subcommittee on electrocardiography and electrophysiology: American Heart Association. *Circulation* 1996; **93**: 1262–77.
36. Atrial Fibrillation Follow-up Investigation of Rhythm Management (AFFIRM) Investigations. A comparison of rate control and rhythm control in patients with atrial fibrillation. *N Engl J Med* 2002; **347**: 1825–33.
37. Rienstra M, Van Veldhiusen DJ, Crijns HJ *et al.* Enhanced cardiovascular morbidity and mortality during rhythm control treatment in persistent atrial fibrillation in hypertensives: data of the RACE study. *Eur Heart J* 2007; **6**: 741–51.
38. Carlsson J, Miketic S, Windeler J *et al.* Randomized trial of rate-control in persistent atrial fibrillation: the Strategies of Treatment of Atrial Fibrillation (STAF) study. *J Am Coll Cardiol* 2003; **41**: 1690–6.
39. Holmloser S, Kuick K, Lilienthal J. Rhythm or rate control in atrial fibrillation: Pharmacological Intervention in Atrial Fibrillation (PIAF): a randomized trial. *Lancet* 2000; **356**: 1789–94.
40. Predersen OD, Brendorp B, Elnung H *et al.* Does conversion and prevention of atrial fibrillation enhance survival in patients with left ventricular dysfunction? Evidence from the Danish Investigations of Arrhythmia and Mortality On Dofetilide (DIAMOND) study. *Card Electrophysiol Rev* 2003; 7: 220–4.
41. Deedwandia PC, Singh B, Ellenbogen K *et al.* Spontaneous conversion and maintenance of sinus rhythm by amiodarone in patients with heart failure and atrial fibrillation: observations from the Veterans Affairs Congestive Heart Failure Survival Trial of Antiarrhythmic Therapy (CHF-STAT). *Circulation* 1998; **98**: 2574–9.
42. Fuster V, Ryden LE, Cannom DS *et al.* ACC/AHA/ESC 2006 Guidelines for the management of patients with atrial fibrillation: a report of the American College of Cardiology/American Heart Association Task Force on Practice Guidelines and the European Society of Cardiology Committee for Practice Guidelines. *Circulation* 2006; **114**: e257–354.
43. Hylek EM, Skates SJ, Sheehan MA *et al.* An analysis of the lowest effective intensity of prophylactic anticoagulation for patients with non-rheumatic atrial fibrillation. *N Engl J Med* 1996; **335**: 540–6.
44. Klein AL, Grimm RA, Murray RD *et al.* Assessment of cardioversion using transesophageal echocardiography investigators. Use of transesophageal echocardiography to guide cardioversion in patients with atrial fibrillation. *N Engl J Med* 2001; **344**: 1411–20.
45. Oral H, Souza JJ, Michaud GF *et al.* Facilitating transthoracic cardioversion of atrial fibrillation with Ibutilide pre-treatment. *N Engl J Med* 1999; **340**: 1849–54.
46. McCellan KJ, Markham A. Dofetilide: a review of its use in atrial fibrillation and atrial flutter. *Drugs* 1999; **58**: 1043–59.
47. Roy D, Talajie M, Dorian P *et al.* The Canadian Trial of Atrial Fibrillation Investigators. Amiodarone to prevent recurrence of atrial fibrillation. *N Engl J Med* 2000; **342**: 913–20.
48. Haissaguerre M, Jais P, Shah DC *et al.* Spontaneous initiation of atrial fibrillation by ectopic beat originating in the pulmonary veins. *N Engl J Med* 1998; **339**: 659–66.
49. Verma A, Natale A. Why atrial fibrillation ablation should be considered first-line therapy for some patients. *Circulation* 2005; **112**: 1214–22.
50. Pappone C, Rosamo S, Augello G *et al.* Mortality, morbidity and quality of life after circumferential pulmonary vein ablation for atrial fibrillation: outcomes from a controlled non randomized long-term study. *J Am Coll Cardiol* 2003; **42**: 185–97.
51. Gage BF, Waterman AD, Shannon W *et al.* Validation of clinical classification schemes for predicting stroke: results from the National Registry of Atrial Fibrillation. *JAMA* 2001; **285**: 2864–70.
52. Hart RG, Benavente O, McBride R *et al.* Antithrombotic therapy to prevent stroke in patients with atrial fibrillation: a meta-analysis. *Ann Intern Med* 1999; **131**: 492–501.
53. Wellens HJJ, Bar FWHM, Lie KL. The value of the electrocardiogram in the differential diagnosis of a tachycardia with a wide QRS complex. *Am J Med* 1978; **64**: 27–33.
54. Brugada P, Brugada J, Mont L *et al.* A new approach to the differential diagnosis of a regular tachycardia with a wide QRS complex. *Circulation* 1991; **83**: 1649–59.
55. Antunes E, Brugada J, Steurer G *et al.* The differential diagnosis of a regular tachycardia with a wide QRS complex on the 12-lead ECG: ventricular tachycardia, supraventricular tachycardia with aberrant intraventricular conduction, and supraventricular tachycardia with anterograde conduction over an accessory pathway. *Pacing Clin Electrophysiol* 1994; **17**: 1515–24.
56. Griffith MJ, Garratt CJ, Mounsey P *et al.* Ventricular tachycardia as a default diagnosis in broad complex tachycardia. *Lancet* 1994; **343**: 386–8.
57. The American Heart Association in Collaboration with the International Liasion Committee on Resuscitation (ILCOR). Guidelines 2000 for cardiopulmonary resuscitation and emergency cardiovascular care. *Circulation* 2000; **102** (suppl. I): I142–157.
58. Kudenchuk PJ, Cobb LA, Copass MK *et al.* Amiodarone for resuscitation after out-of-hospital cardiac arrest due to ventricular fibrillation. *N Engl J Med* 1999; **341**: 871–8.
59. Dorian P, Cass D, Schwartz B *et al.* Amiodarone as compared with lidocaine for shock-resistant ventricular fibrillation. *N Engl J Med* 2000; **346**: 884–90.
60. Artucio H, Pereira M. Cardiac arrhythmias in critically ill patients: epidemiologic study. *Crit Care Med* 1990; **18**: 1383–8.
61. Nasraway SA, Rackow EC, Astiz ME *et al.* Inotropic response to digoxin and dopamine in patients with severe sepsis, cardiac failure and systemic hypoperfu-

sion. *Chest* 1989; **95**: 612–15.
62. Holt AW. Hemodynamic responses to amiodarone in critically ill patients receiving catecholamine infusions. *Crit Care Med* 1989; **17**: 1270–6.
63. Moran JL, Gallagher J, Peake SL *et al.* Parenteral magnesium sulfate versus amiodarone in the therapy of atrial tachyarrhythmias: a prospective, randomized study. *Crit Care Med* 1995; **23**: 1816–24.
64. Horner SM. Efficacy of intravenous magnesium in acute myocardial infarction in reducing arrhythmias and mortality: meta-analysis of magnesium in acute myocardial infarction. *Circulation* 1992; **86**: 774–9.
65. Woods KL, Fletcher S, Roffe C *et al.* Intravenous magnesium sulphate in suspected acute myocardial infarction: results of the second Leicester Intravenous Magnesium Intervention Trial (LIMIT-2). *Lancet* 1992; **339**: 1553–8.
66. Maggioni AP, Zuanetti G, Franzosi MG *et al.* Prevalence and prognostic significance of ventricular arrhythmias after acute myocardial infarction in the thrombolytic era: GISSI-2 results. *Circulation* 1993; **87**: 312–22.
67. Solomon SD, Ridker PM, Antman EM. Ventricular arrhythmias in trials of thrombolytic therapy for acute myocardial infarction: a meta-analysis. *Circulation* 1993; **88**: 2575–81.
68. The American Heart Association in Collaboration with the International Liasion Committee on Resuscitation (ILCOR). Guidelines 2000 for cardiopulmonary resuscitation and emergency cardiovascular care. *Circulation* 2000; **102** (suppl. I): I112–128.
69. Radford MJ, Krumholz HM. Beta-blockers after myocardial infarction – for few patients, or many? *N Engl J Med* 1998; **339**: 551–3.
70. Waldo AL, Camm AJ, de Ruyter H *et al.* Effect of D-sotalol on mortality in patients with left ventricular dysfunction after recent or remote myocardial infarction. The SWORD investigators. Survival with oral D-sotalol. *Lancet* 1996; **348**: 7–12.
71. Cairns JA, Connolly SJ, Roberts R *et al.* Randomized trial of outcome after myocardial infarction in patients with frequent or repetitive ventricular premature depolarizations: CAMIAT. Canadian Amiodarone Myocardial Infarction Arrhythmia Trial investigators. *Lancet* 1997; **349**: 675–82.
72. Julian DG, Camm AJ, Frangin G *et al.* Randomized trial of effect of amiodarone on mortality in patients with left-ventricular dysfunction after recent myocardial infarction: EMIAT. European Myocardial Infarction Amiodarone Trial investigators. *Lancet* 1997; **349**: 667–74.
73. Boutitie F, Boissel JP, Connolly SJ *et al.* Amiodarone interaction with beta-blockers: analysis of merged EMIAT (European Myocardial Infarction Amiodarone Trial) and CAMIAT (Canadian Amiodarone Myocardial Infarction Arrhythmia Trial) databases. The EMIAT and CAMIAT investigators. *Circulation* 1999; **99**: 2268–75.
74. Ommen SR, Odell JA, Stanton MS. Atrial arrhythmias after cardiothoracic surgery. *N Engl J Med* 1997; **336**: 1429–34.
75. Andrews TC, Reimold SC, Berlin JA *et al.* Prevention of supraventricular arrhythmias after coronary artery bypass surgery: a meta-analysis of randomized control trials. *Circulation* 1991; **84** (suppl. III): III236–44.
76. Kowey PR, Taylor JE, Rials SJ *et al.* Meta-analysis of the effectiveness of prophylactic drug therapy in preventing supraventricular arrhythmia early after coronary artery bypass grafting. *Am J Cardiol* 1992; **69**: 963–5.
77. Burgess DC, Kilborn MJ, Keech AC. Interventions for prevention of post-operative atrial fibrillation and its complications after cardiac surgery: a meta-analysis. *Eur Heart J* 2006; **27**: 2846–57.
78. Patti G, Chello M, Candura D *et al.* Randomized trial of atorvastatin for reduction of post operative atrial fibrillation in patients undergoing cardiac surgery: results of the ARMYDA-3 (Atorvastatin for Reduction of MYocardial Dysrhythmia After cardiac surgery) study. *Circulation* 2006; **114**: 1455–61.
79. Ferraris VA, Ferraris SP, Gilliam HS *et al.* Predictors of postoperative ventricular dysrhythmias: a multivariate study. *J Cardiovasc Surg (Torino)* 1991; **32**: 12–20.
80. Moss AJ. Prolonged QT syndromes. *JAMA* 1986; **256**: 2985–7.
81. Moss AJ, Schwartz PJ, Crampton RS *et al.* The long QT syndrome: prospective longitudinal study of 328 families. *Circulation* 1991; **84**: 1136–44.
82. Moss AJ, Robinson J. Clinical features of the idiopathic long QT syndrome. *Circulation* 1992; **85** (suppl. 1): 140–4.
83. Tzivoni D, Bonai S, Schuger C *et al.* Treatment of torsade de pointes with magnesium sulphate. *Circulation* 1988; **77**: 392–7.
84. Huikuri HV, Castellanos A, Myerburg RJ. Medical progress: sudden death due to cardiac arrhythmias. *N Engl J Med* 2001; **345**: 1473–82.
85. Holmes DR, Davis KB, Mock MB *et al.* The effect of medical and surgical treatment on subsequent cardiac death in patients with coronary artery disease: a report from the Coronary Artery Surgery Study. *Circulation* 1986; **73**: 1254–63.
86. The Antiarrhythmics Versus Implantable Defibrillators (AVID) investigators. A comparison of antiarrhythmic-drug therapy with implantable defibrillators in patients resuscitated from near fatal ventricular arrhythmias. *N Engl J Med* 1997; **337**: 1576–84.
87. Moss AJ, Zareba W, Hall WJ *et al.* Multicenter Automatic Implantable Defibrillator Trial II Investigators. Prophylactic implantation of a defibrillator in patients with myocardial infarction and reduced ejection fraction. *N Engl J Med* 2002; **346**: 877–83.
88. Maron BJ, Shen W-K, Link MS *et al.* Efficacy of implantable cardioverter-defibrillators for prevention of sudden death in patients with hypertrophic cardiomyopathy. *N Engl J Med* 2000; **342**: 365–73.
89. Watanabe Y, Dreifus L. Electrophysiological effects of magnesium and its interactions with potassium. *Cardiovasc Res* 1972; **6**: 79–88.
90. Ghani MF, Rabah M. Effects of magnesium chloride on electrical stability of the heart. *Am Heart J* 1977; **94**: 600–2.
91. Mostow ND, Rakita L, Vrobel TR *et al.* Amiodarone: intravenous loading for rapid suppression of complex ventricular arrhythmias. *J Am Coll Cardiol* 1984; **4**: 97–104.
92. Schwartz A, Shen E, Morady F *et al.* Hemodynamic effects of intravenous amiodarone in patients with depressed left ventricular function and recurrent ventricular tachycardia. *Am Heart J* 1983; **106**: 848–55.
93. Cote P, Bourassa MG, Delaye J *et al.* Effects of amiodarone on cardiac and coronary hemodynamics and on myocardial metabolism in patients with coronary artery disease. *Circulation* 1954; **67**: 1347–55.
94. Torp-Pedersen C, Moller M, Bloch-Thomsen PE *et al.*

Dofetilide in patients with congestive heart failure and left ventricular dysfunction. *N Engl J Med* 1999; **341**: 857–65.
95. Roukoz H, Saliba W. Dofetilide: a new class III antiarrhythmic agent. *Exp Rev Cardiovasc Ther* 2007; **5**: 9–19.
96. The American Heart Association in Collaboration with the International Liasion Committee on Resuscitation (ILCOR). Guidelines 200 or cardiopulmonary resuscitation and emergency cardiovascular care. *Circulation* 2000; **102** (suppl. I): I112–28.

第 19 章

心脏起搏和植入式心脏复律除颤器

Andrew Holt

自从 1952 年，Zoll 第一次把心脏起搏技术应用于临床，心脏起搏技术得到了迅速发展。期间所积累的心脏起搏方面的技术知识又促进了植入式心脏复律除颤器（ICD）领域更快的发展。虽然永久性起搏器的植入与随访主要由训练有素的心脏病医师进行，重症监护医师也应该熟悉这些装置，因为有相当数量的危重患者会在床旁应用它们。当需要紧急心脏起搏时，重症监护医师在临时起搏各方面都训练有素是很有必要的，包括导联的置入与测试。

心脏起搏是用低电量反复刺激心脏，从而激发并维持心律。起搏可以是临时性的，通过应用体外脉冲发生器；也可以是永久性的，通过应用植入式脉冲发生器。心脏起搏通常用以治疗心动过缓，但是快速的心房或心室起搏可以用于终止室上性心动过速（SVT）与室性心动过速（VT）。

最近，关于心脏起搏的适应证有所扩大，不仅用于治疗有症状的心动过缓，还可用于肥厚性梗阻性心肌病（HOCM）、充血性心力衰竭（心脏再同步治疗 CRT）与预防心房颤动（AF）。

心脏起搏应用于缓慢性心律失常

电极

单极（图 19.1）

这种起搏导联只有一根导线和电极。电流经过体液回到起搏器。单极导联极少用于暂时性起搏，因为同时也需要皮肤电极构成电流回路，这可以引起肌肉抽搐。单极系统有时可用于永久性起搏。但电磁干扰的过感应以及骨骼肌电位是个重要问题。

双极（图 19.2）

双极导联有 2 根被绝缘体环绕的导线。电流通过一根导线到达电极（常位于肢体远端），经过心脏组织诱发去极化，再沿着第二个电极回到起搏器。电磁干扰引起不适当的感应或肌肉电位不常见。双极起搏适用于暂时性起搏。如果一支故障，双极系统就转为单极系统（见图 19.1），由另一支连接至一个起搏器电极组成（通常为正极）。另一个电极（通常为负极）连接至心电图（ECG）皮肤电极完成一个单极起搏回路。

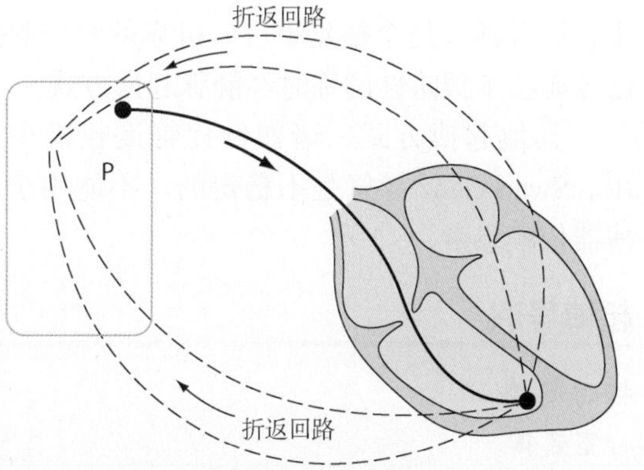

图 19.1　单极起搏导联。P，起搏器

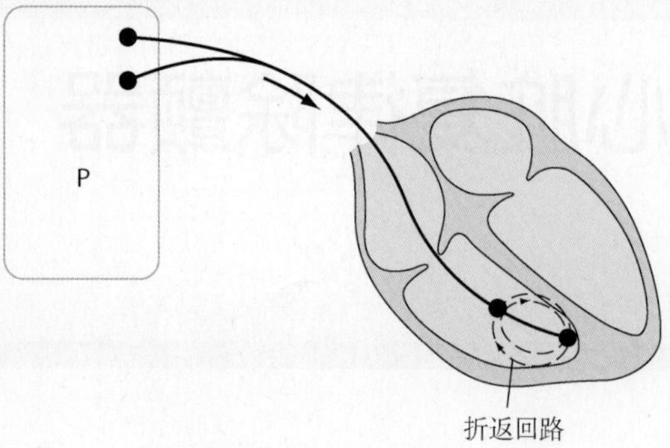

图 19.2 双极起搏导联。P，起搏器

起搏器位置

经静脉心内膜置入

起搏导联经由静脉到达右心房（RA）心内膜表面，或者最常见的，到达右心室（RV）。极少见左心房（LA）经由冠状动脉窦起搏。

心外膜置入

这种方法通常需要外科手术的协助，因为要使电极直接连接到心房或 / 和心室表面。

经皮体外起搏

经皮起搏的面板有很高的阻抗，从而使电流密度更佳，可减少疼痛与不适。电流输出（50 ~ 150 mA）是充足且可调的。一些患者会发生剧烈的疼痛，可能需要使用镇痛药。尽管在经静脉起搏方面操作技术欠佳的人员可以很快地启用经皮起搏，但一直到前者建立为止，后者都只是个拖延手段。可靠的经皮起搏已经淘汰了预防性的临时经静脉起搏方式。

其他起搏方式，诸如经食管途径极少使用。Swan-Ganz 导管是不稳定的，不能用于起搏器依赖患者。

起搏导联

临时起搏

心室起搏

导联是固定的，但也是灵活的，可以通过 X 线透视操控放置于右心室的适当位置。理论上，球囊端侧导联通过漂浮进入右心室的稳定位置，这也偶尔被用于在透视下不可见的位置。

心房起搏

心房导联有个预成型的 J 型头端，可以勾住右心耳，这也通常保证了起搏导联低起搏阈值与高感应功能的稳定性。

永久性起搏

永久性起搏的导联通常用靠近头端的突出进行被动固定，以保证右心室小梁的电极的楔入与缠绕。或者，采用以穿透心肌进行主动固定，这种电极端侧有可延长的螺钉。类固醇洗脱的导联可以降低起搏刺激阈值。起搏导联的绝缘问题仍是使用寿命的限制因素。

起搏器模式

北美心脏起搏与电生理协会（NASPE）与英国心脏起搏与电生理学组（BPEG）制定了 NBG 起搏器代码。这是辨识起搏器模式的通用代码（表 19.1）。代码于 2002 年更新，包括了多位点起搏治疗（位置Ⅴ）。

- 位置Ⅰ：表示起搏心腔：A = 心房；V = 心室；D = 双腔（A + V）。
- 位置Ⅱ：表示感知心腔：A = 心房；V = 心室；D = 双腔（A + V）。
- 位置Ⅲ：表示起搏器对感知的反应方式，可能有：
  - (a) I（抑制）——感知信号使起搏器的放电被抑制（被切断），比如，VVI，心室起搏被自主心室活动所抑制。
  - (b) T（触发）——感知信号触发起搏器的放电。
  - (c) D（兼有）——T 和 I 都发生。这是指双腔系统。心房对去极化的感知抑制了心房的输出，但是触发了心室起搏。这就是说，在感知心房去极化与触发心室起搏之间有延迟（AV 间区），这模拟

表 19.1 NBG（The North American and British Group）起搏器代码

Ⅰ	Ⅱ	Ⅲ	Ⅳ	Ⅴ
起搏心腔	感知心腔	反应方式	频率调整	多重起搏
O＝无	O＝无	O＝无	O＝无	O＝无
A＝心房	A＝心房	T＝触发	R＝频率适应	A＝心房
V＝心室	V＝心室	I＝抑制		V＝心室
D＝双腔（A+V）	D＝双腔（A+V）	D＝兼有（T+I）		D＝双腔（A+V）
（A+V）	（A+V）	（T+I）		（A+V）
制造方的指定名称：				
S＝单腔	S＝单腔			
（A 或 V）	（A 或 V）			

注意：Ⅰ～Ⅲ特别用于抗心动过缓功能

(Reproduced from Bernstein AD, Daubert JC, Fletcher RD et al. Pacing. Clin Electrophysiol 2002; 25: 260.)

了正常 P-R 间期。如果感知到一次自主的心室去极化，心室起搏就将受到抑制。

- 位置Ⅳ：表示 R 或频率调整。R 指的是起搏器包含了传感器，用以调节起搏器，使之与心脏本身活动无关。传感器实质上是个人工窦房结（SA node），根据身体代谢需要从而增加或减少心率。2 种不同的传感器被广泛应用：
  1. 有振动检测器（加速计或压电晶体）的动态传感器可能对非生理刺激产生反应，这是个缺点。例如，当患者使用电钻时可能会导致心率的增快。有时这种反应也有好的效果，例如，如果一位异常缓慢性心律失常的休克患者正好安装有心律同步（动态传感器）的永久性性起搏器，通常可以轻敲装置表面皮肤使心率增快。
  2. 每分通气量传感器（呼吸频率 × 潮气量，可以用起搏电极与起搏器装置之间电阻抗的差异来估计）通过每分钟潮气量的变化而改变起搏心率。这种传感器偶尔会异常增快心率，例如，一位机械通气患者需要每分通气量较大，这时改变起搏器的“增速”限制或按下适应心率功能的“关”按钮，就可以解决问题。

  其他传感器，比如心室起搏 Q-T 间期系统，在临床实践中也有成功应用。最近，装有双腔传感器的适应心率系统得到应用，两个传感器之间相互检验，只在两者获取一致数据后才会有反应。所有目前的永久性起搏器都已程序化，也就是说，多种起搏参数，比如电流输出、心率及模式，都可以在体外装置上（程序控制器）改变。
- 位置Ⅴ：现在被用于表示是否存在多位点起搏：O＝无心腔；A＝一个或两个心房；V＝一个或两个心室；D＝任何房室间连接，比如，一位患者有双腔同步心率起搏方式（DDDR），又有双心室起搏，代码为 DDDRV。

特殊起搏模式

三位起搏代码（图 19.3）适用于描述紧急临时性起搏和大部分重症监护病房（ICU）的永久性起搏形式（表 19.2）。

单腔起搏

1. AOO 和 VOO（心房非同步起搏与心室非同步起搏）。这种方式不能感知心脏活动

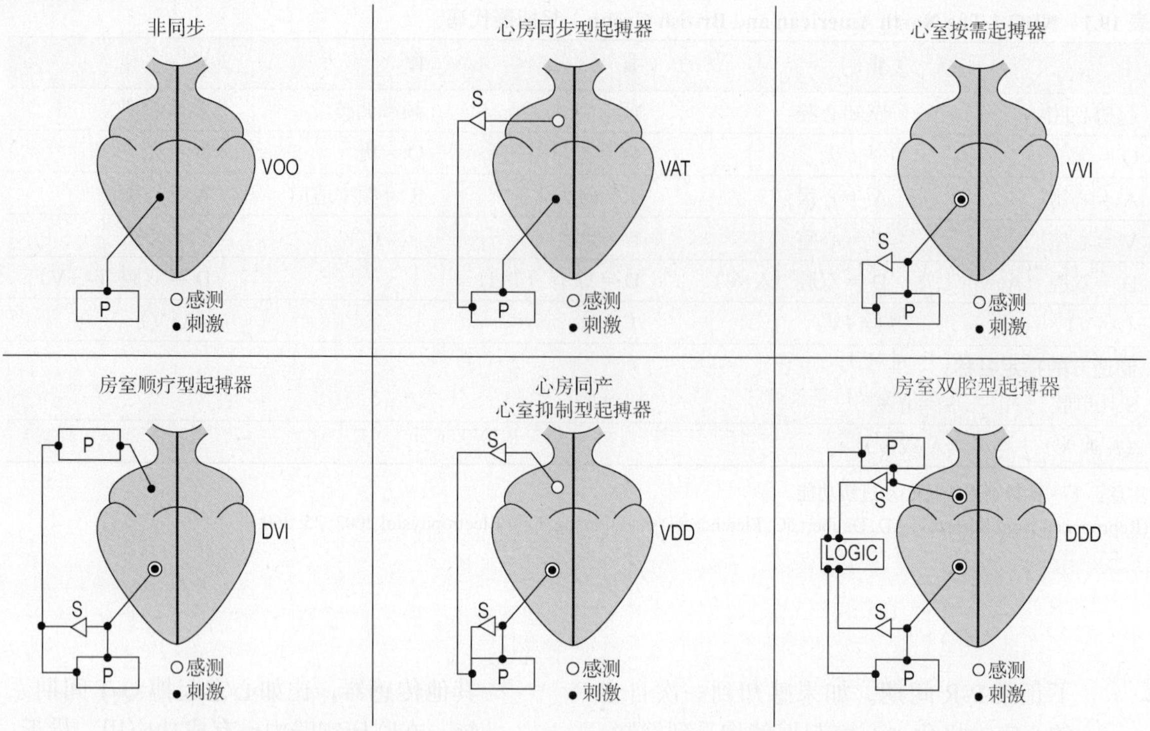

图 19.3 起搏器模式举例及三位点（字母）代码。P，起搏器；S，感知力

表 19.2 起搏器模式举例

编码		描述	应用
VOO	起搏心室，不感知	固定心率非同步	淘汰——除了起搏器测试和紧急起搏
VVI	起搏心室，感知心室活动，心室活动抑制起搏器	心室需求	大多数用于危及生命的心动过缓
AAI	起搏心房，感知心房活动，心房活动抑制起搏器	心房需求	窦性心动过缓，有完整房室传导系统
VAT	起搏心室，感知心房活动，心房活动触发心室起搏	心房同步，P 波触发	淘汰——被 VDD 和 DDD 取代
DVI	起搏心房和心室，只感知心室活动，心室活动抑制心房和心室起搏	房室顺序起搏	通常用于 ICU 双腔起搏模式
VDD	只起搏心室，感知心房和心室活动	心房同步，心室抑制 DDD	当正常窦性心律伴高度房室传导阻滞时可应用
DDD	起搏、感知心房和心室：心房活动触发心室起搏	DDD	通常是理想选择，但较复杂
DDI	起搏、感知心房和心室。不追踪心房活动；因而房性快速性心律失常不触发快速心房起搏	房室顺序，非 P 波同步	窦性心动过缓伴房室传导阻滞和间断房性快速性心律失常

（图 19.4）。这种起搏方式实际已经被淘汰，除了一些紧急起搏情况（见后文）。

2．AAI（心房按需起搏方式）。在房室条件完好情况（可维持房室同步）下，应用于窦性缓慢性心律失常患者。

3．VVI（心室按需起搏方式）（图 19.5）。这是最常用的模式，而且可用于有生命危险的缓慢性心律失常患者。这种方式可以感知自主心律，并且可以把起搏器诱发的室性快速性心律失常的风险降至最低（图 19.6）。并不要求房室同步，并且不需要加速心率。

双腔起搏

需要 2 套电极（心房与心室）。

DVI 起搏（房室顺序起搏）

心房和心室按顺序起搏（图 19.7）。刺激传导至心房，在心房被刺激后会有延迟，之后传导出脉冲至心室。如果房室传导成功，起搏器的心室输出会受到抑制；否则，心室被起搏。这种模式的优点是心房和心室通常按顺序收缩。要在不存在心房感知时维持房室同步，起搏器的放电率必须快于自主心房率；非同步心

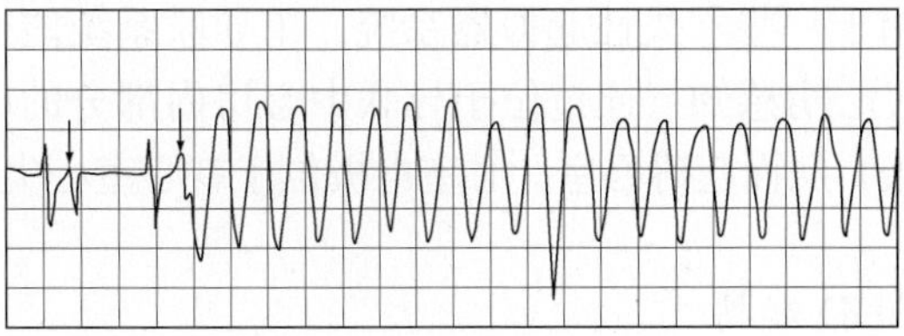

图 19.6　对 QRS 波无感知（见前两次搏动）。起搏尖峰（箭头处）落在 T 波上，随后出现起搏器介导的室性心动过速

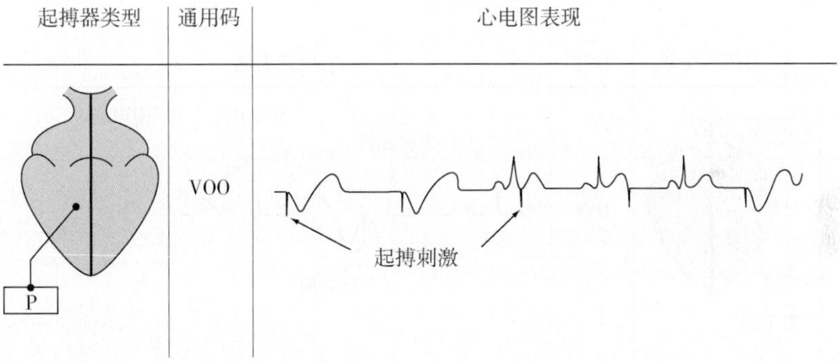

图 19.4　固定心率心室起搏 VOO。P，起搏器。

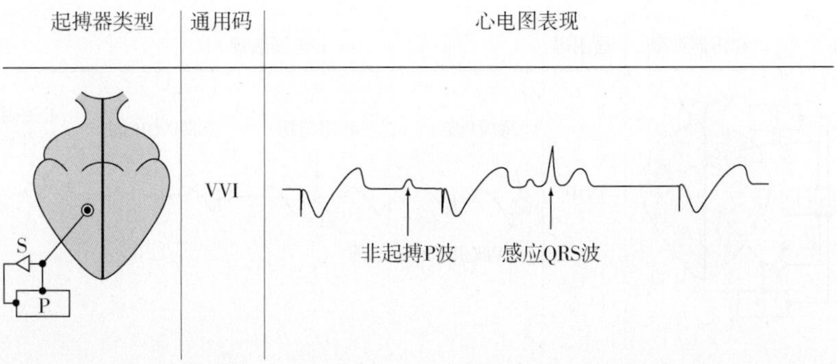

图 19.5　心室需求起搏 VVI。P，起搏器；S，感知力

房起搏可以导致心房颤动。自我抑制（相互调节）会间断发生，这就是说，如果心房起搏刺激不恰当，心室通路会感知到。如果有逸搏心律，可能会导致心脏停搏。当房室传导受损而致房性心动过缓时，DVI 起搏适用。但是不适用于房性快速性心律失常。

VVD 起搏（心房同步心室抑制）

这种模式只起搏心室。心房、心室均需感知。感知到的 P 波触发心室起搏。VVD 起搏用于一些永久性起搏器系统，单导联系统能通过心房感知（通过位于导联中心房内部分的电极）从而起搏心室，心室电极位于右心室心尖。

DDD 起搏

双腔均有起搏与感知（图 19.8）。心房脉冲会触发心室输出，同时抑制心房输出。如果脉冲正常传导到心室，心室输出就会被抑制，正如 DVI 模式一样。高心率抑制器可阻止过多的心房活动引起心室起搏反应。DDD 起搏器运行依赖于以下心律：

1. 房性心动过缓，有完整房室传导系统——心房起搏；
2. 正常窦性心律，伴高度房室传导阻滞——监测 P 波，同步心室起搏；
3. 窦性心动过缓，伴房室传导阻滞——顺序起搏心房和心室；
4. 正常窦性心律与房室传导——心房、心室起搏均被抑制。

心室空白期（折返）与心房起搏刺激一致，自身抑制便可被阻止。用 DDD 和 VDD 起搏，可能会产生起搏器介导的重复连环心动过速。这通常开始于逆行传导至心房的室性早搏（图 19.9），在心房被感知，心室起搏

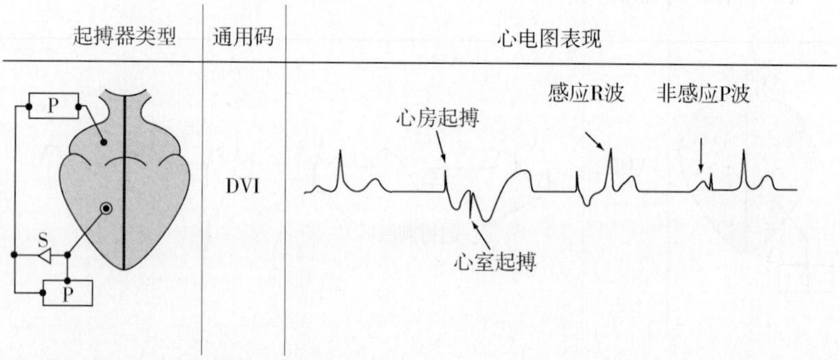

图 19.7 房室顺序起搏 DVI。P，起搏器；S，感知力

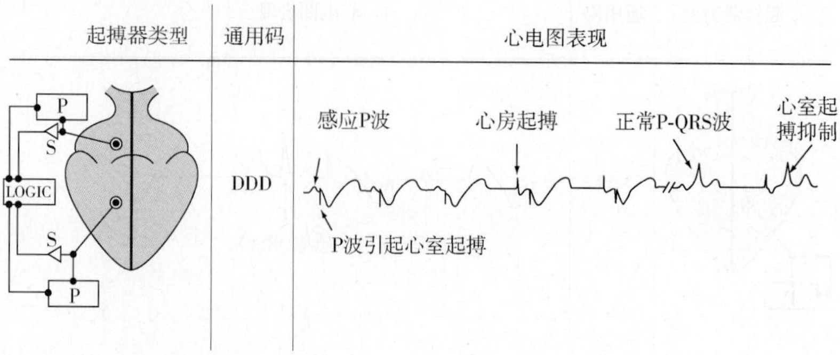

图 19.8 DDD 起搏。P，起搏器；S，感知力

后触发形成无尽环路：这环路顺行支到达起搏器，逆行支经过房室结。转换到非同步模式（无感知）或 DDI 或增加心室后心房不应期（PVARP）可以阻断无尽环路心动过速。

DDI 起搏（房室顺序起搏，非 P 波同步）

心房与心室均有感知，但是被感知的心房事件并不触发心室起搏。这种模式阻止了无尽环路快速性心律失常，也阻止了室上性心动过速的追踪。也应用于窦房结功能障碍和房性快速性心律失常的患者，当然，DDD（R）联合模式转换（能在房性快速性心律失常开始时变换到 DDI、DDIDVI 或 DVIR）是更好的手段。在房性快速性心律失常期间，DDI 起搏器可以简单地用备用心室率而不是追踪心律失常以起搏心室。

心脏起搏的血流动力学

正常心脏的心输出量会在运动时增加 3 ~ 4 倍，主要是因为心率增快与每搏输出量的增加。房室同步——心脏正常的激活顺序是首先心房收缩，在适当的延迟后，心室开始收缩——对于心输出量只贡献了 20%。因此，起搏器对增加心率的性能是最重要的，尽管房室同步可能有时会是攸关生死的（比如低心输出量的情况下）。许多永久性起搏器是适应心率的。当使用了临时性起搏器，如果供氧量不足的话，任意的 70 ~ 80 次 / 分的备用心率可能需要相应增加。对于危及生命的缓慢性心律失常，可选以 VVI 模式起搏增加心率作为治疗方法。永久性 VVIR 起搏（最常使用动态或呼吸感应器）可以调整心率。然而在 ICU，使心率合适变化可能很难。例如，在感染性休克患者可感知不到任何心电活动，即使心输出量很低。

以 VVI 和 VVIR 模式起搏，心房和心室分别独立搏动，不存在房室同步。偶尔这会造成不良影响，导致“起搏器综合征”。所谓起搏器综合征，就是由于丧失房室同步导致的一系列复杂的临床症状和体征。在心室起搏开始时出现血压的下降就是一种表现。这最初是使用 VVI 起搏时发现的，但是如果存在房室分离，就可以出现在任何起搏模式，而且与本身存在心传导阻滞与房室分离的患者相类似。心房对抗关闭的房室间瓣膜收缩可以使大量反流

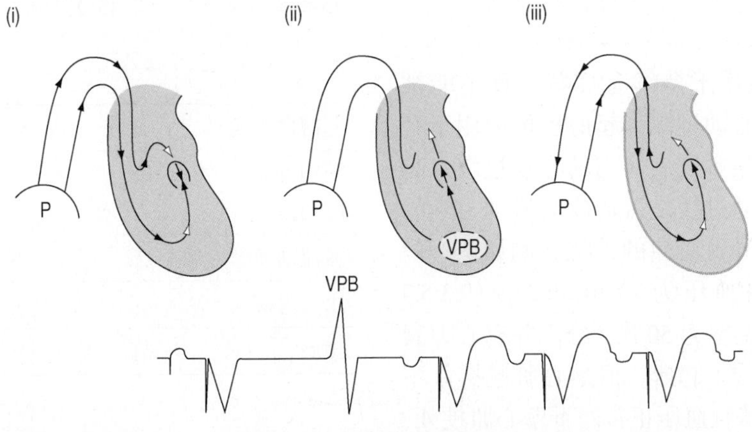

图 19.9　起搏器介导的“环形回路”心动过速：(i) 正常状况下（第 1 次搏动）心室到心房无传导，因为心室心房间传导阻滞，或因为心房和心室的脉冲相冲突，在房室结相互抵消；(ii) 如果室性早搏（VPB）逆行传导至心房（第 2 次搏动），包含 1 个倒 P 波，这会被起搏器（P）感知，接着会触发一次心室起搏（第 3 次搏动）；(iii) 如果起搏的心室搏动接着从心室逆行传导至心房，且被感知，则形成“环形回路”（第 4、5 次搏动）；就是说，起搏心室，心室心房传导，形成 P 波（被感知）诱发心室搏动，如此往复

的血液进入肺循环与体循环。血压、每搏输出量和心输出量会降低。起搏器综合征可随房室同步的恢复而消除。

DDD 和 AAI 起搏的突发事件与长期血流动力学效应大体上优于 VVI 起搏。在针对永久性起搏患者的研究中，以 DDD 或 AAI 模式起搏的患者死亡率均低于 VVI 模式，并且心房颤动发生率明显减少。DDD 和（或）DVI 起搏需要 2 个起搏导联，分别在右心房与右心室。在合适条件下 AAI 和 DVI 起搏可使房室同步，但并非适应心率。当窦房结正常时，DDD 起搏可以确保房室同步与心率反应性。

双腔起搏器要求设定房室间期尽量与正常 P-R 间期（140 ～ 200 ms）接近。习惯上，起搏的房室间期通常设定约 150 ～ 200ms。如果心房间传导时间（右心房与左心房间）明显延长，左心室可能会在左心房收缩前或同时收缩，导致 DDD 起搏综合征并且使每搏输出量与心输出量降低（因为左心房对抗关闭的二尖瓣收缩）。因此，如果存在心输出量不足或氧运输不足的证据，房室间期可能需要适当延长，或者充分利用热稀释法调整心输出量，或超声心动图技术监测房室间期。

缓慢性心律失常应用心脏起搏的适应证

临时性起搏

心脏起搏适用于持续有症状，且不能被药物迅速纠正的心动过缓。起搏也可应用于有向恶性室性心律失常发展倾向的心动过缓。起搏与否取决于心动过缓是否造成血流动力学的恶化，而不是特异性心律的干扰。例如，一位心房颤动的患者血压为 70/40 mmHg（9.3/5.3 kPa），相应的心室率为 50 次 / 分，并有心力衰竭与少尿，他接受了起搏。但是心脏起搏并不适用于一位无症状且血压正常的下壁心肌梗死、完全心脏传导阻滞、心室率 45 次 / 分的患者。

对于心脏外科手术后出现心脏传导阻滞或窦性心动过缓的患者，临时性起搏是适用的。在高危患者中，比如主动脉瓣或二尖瓣置换，手术时通常也预防性地留置心外膜电极。DDD（双腔）心外膜起搏相比 VVI（单腔）起搏，在任何既定心率下都可以提高心输出量。为增加每搏输出量与心输出量，围术期可采用临时性心脏起搏，方法包括房室延迟的优化和间断多位点起搏。在心导管置入与经皮球囊冠状动脉成形术时，若果出现心动过缓也可应用临时性起搏。无症状的双束支阻滞患者不需要在全身麻醉之前给予预防性的心脏起搏，尽管经皮起搏可以很容易准备好。而二度或三度房室传导阻滞的患者则需要在手术或全身麻醉前给予心脏起搏。

许多急性心肌梗死的患者因为应用溶栓药物，需要特别注意；应该避免行中心静脉置管，如果有必要可采用股静脉。与房室传导阻滞程度相比，梗死面积与预后更为相关。对于高危患者，经皮起搏并不需要预防性暂时性经静脉起搏的导联。前壁或下壁心梗的患者有时需要心脏起搏（表 19.3）。

表 19.3 急性心肌梗死中的完全性房室传导阻滞

特征	下壁	前壁
起始	慢	突然
QRS 波	窄	宽
心室率	＞ 45 次 / 分	＜ 45 次 / 分（通常 20 ～ 30 次 / 分）
起搏器逃逸	稳定	不稳定
药物反应（阿托品）	有	无
血流动力学影响	无	有
永久起搏	无	有
预后	好	很一般

永久性起搏

永久性起搏的指南已经制定了。

1. Ⅰ类：适用。例如，慢性有症状的二度或三度房室传导阻滞，伴有症状的心动过缓及窦房结功能障碍，反复发作的颈动脉窦性晕厥。
2. Ⅱ-Ⅱa 类：有强支持的证据。例如，一位清醒患者，伴无症状的完全房室传导阻滞，且平均心室率为 40 次 / 分。

   Ⅱb 类：有弱支持的证据。例如，一位患者，有一度心脏传导阻滞（> 0.3 s），左心功能低下，且有左心室衰竭的症状。
3. Ⅲ类：不适用。例如，一位无症状的一度房室传导阻滞患者，或者继发于药物中毒的可逆性房室传导阻滞。

其他适应证

用起搏改善血流动力学还有非心动过缓的适应证。适应证包括以下几点：

1. HOCM。心脏起搏通常也适用于有症状的左心室流出道（LVOT）高梯度患者。房室间期短的 DDD 起搏会引起右心室尖激活，改变室间隔的激活，从而降低左心室流出道梯度，使二尖瓣收缩期前移（SAM）。迄今为止的临床试验结果都已经混杂，不能证明心脏起搏是否是 HOCM 的优先选择。目前，这是Ⅱb类证据（弱支持证据）。
2. 心力衰竭。大量扩张型心肌病患者有室间传导干扰，通常是左束支传导阻滞（LBBB），伴明显的心室不同步，伴室间隔矛盾运动与二尖瓣反流。CRT 指的是在左心室游离室壁与室间隔之间重建同步收缩，这可以使左心室功能改善。大体上，CRT 用来描述双心室或多位点心室起搏。CRT 可以改善心衰的症状，并且提高特殊患者群的生存率。在最近的美国心脏病学会（ACC）/ 美国心脏协会（AHA）的心脏起搏临床指南中，对难以医治的有症状的 NYHA 分级为Ⅲ-Ⅳ级的患者，并伴有特发性扩张型或缺血性心肌病，宽 QRS 波（> 130 ms），左心室舒张末期直径 > 55 mm，并且左心室射血分数 < 0.35，双心室起搏为Ⅱa类证据。心律会潜在转为窦性心律或心房颤动的患者，心室反应可以足够慢到需要持续性的双心室刺激与捕获。通过永久性植入式双心室起搏器（左心室导联通常经由冠状动脉窦的分支连接到左心室心外膜表面）长期使用 CRT，正被广泛接受用于治疗心力衰竭。双心室起搏通常应用于永久性起搏。临时经静脉起搏导联经过冠状动脉窦连至冠状静脉，这种临时性双心室起搏已经成功应用于心源性休克和高度房室传导阻滞患者。当前，已研发出兼有 CRT 与植入式除颤器功能的永久性装置。
3. 预防心房颤动。心房起搏对阵发性心房颤动的预防可能有效。大多数试验已经表明，因为心动过缓而需要永久性起搏的患者，也会阵发心房颤动。同步双位点起搏，无论是右心房和左心房，或是右心房中两个不同位点起搏，可能更优于凭借降低不应性弥散进行的单位点心房起搏。单位点右心房起搏（储备心率略快于本身窦律，通常为 80 ~ 110 次 / 分）减少了心脏手术后的心房颤动事件发生。双位点起搏，右心房和左心房，或是右心房双位点，更为复杂，但是在预防心房颤动方面可能更优于单位点右心房起搏。

电磁干扰

任何可被起搏器或 ICD 感知的信号都能构成电磁干扰，引起以下起搏问题，比如起搏失败（不适当的感知）、非同步起搏（当过量“噪音”存在时的“安全起搏”）、起搏器重新编程、偶尔损害起搏器（直流电击、透热疗法）或心脏本身。医院内潜在的有害电磁辐射的最主要来源是核磁共振（MRI）。有起搏器或 ICD 的患者禁行 MRI 检查。最近，许多研究证明 MRI 的电位影响了患者体内的起搏器与 ICD。相对本身高能量的影像检查对诊断的价值来说，MRI 存在的风险更高，这就需要针对每人进行个体评估。

对于危重患者，可能的电磁干扰来源包括直流电击、透热疗法，可能还有移动电话。总体来说，移动电话，特别是类似系统的，会相对安全。数字电话理论上更有电磁干扰的风险，推荐起搏器不要与这些电话近距离接触。例如，移动电话不应该搁置在植入式装置的皮肤表面。如果起搏器（或 ICD）出现问题了，应该仔细检查，重新程序化。

装有永久性起搏器（或 ICD）患者的复律 / 除颤

前后位放置电击板，至少远离装置 10 cm。确保有相配的程序器，之后检查起搏器（或 ICD）。对装有临时性经静脉起搏器的患者，应使电击板远离体外装置与导联。

透热疗法

任何时候都可能应用透热疗法。对依赖起搏器的患者使用透热疗法，转换模式为不同步起搏会更加安全。在永久性起搏器中可以对起搏器重新编程达到上述效果：与患者的心脏病医师的紧密联络是很重要的。在紧急情况下（比如一位患者起搏器被透热疗法抑制而心脏停搏），在永久性起搏器上放置一块磁铁通常可以产生固定心率模式。现在的起搏器可能都不对磁铁敏感，但也不大可能会被透热疗法影响。使用临时性经静脉起搏的患者可以转换为 VOO 或 DOO 模式。在透热疗法前，应关掉 IDC 装置。对比起搏器，在 ICD 上放置磁铁会使之失效，尽管起搏功能不会改变。手术后起搏器或 ICD 都应进行检查，并做适当的程序调整。

临时性经静脉起搏技术

心室起搏

无菌技术应该强调。在紧急情况下，经皮起搏（VVI）是首选，但也要做好经静脉 VVI 起搏的准备。X 线透视下操控双极导联非常常见。

经过右颈内静脉经皮插入，可能出现的并发症最少，并且使操作简单，导联稳定。以锁骨下途径（锁骨下静脉），患者的上肢活动可有更大自由度。肘前静脉入路易使导联不稳定，并且易发生血栓性静脉炎。股静脉入路是禁忌，除非患者使用溶栓药物，因为存在无菌问题，并且增加深静脉血栓风险。起搏导联应用 Seldinger 技术放置于右心室心尖部，并在透视下操作（图 19.10）。当导联放置于一个满意的位置后，需行胸部 X 线片以排除气胸，并确认导联的位置。导联应在两个不同位点缝合于皮肤：一处是穿出皮肤的位置，另一处把导联形成环形。有时候经静脉右心室起搏不可行，这是因为存在人工三尖瓣或者先天畸形。

心房起搏

心房 J 形导联置入与心室导联类似。准确的定位需要丰富的经验。右心耳在前方与中间，当穿过上腔静脉到达右心房后，尖端在更前方，朝向患者左侧（图 19.10）。准确定位可

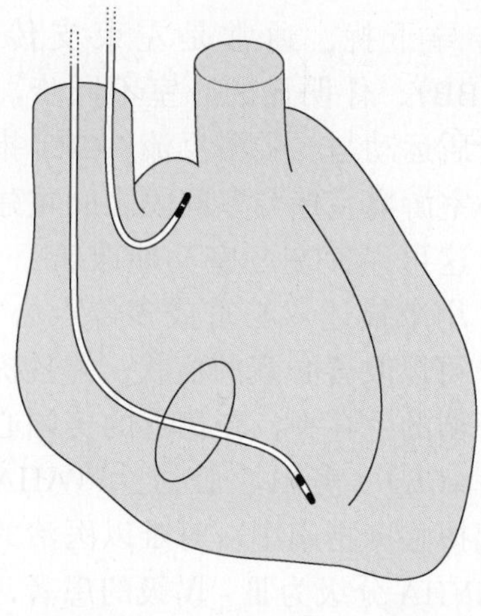

图 19.10 经静脉临时性起搏的导联理想位置，在（a）右心房（右心房附属物）和（b）右心室心尖

以采用侧位胸片或 X 线透视。

双腔起搏

目前，拥有各种模式的体外起搏器已经使用（图 19.11）。这些装置很小，操作简单并且可以装进小袋以利患者活动。

测试起搏导联

在使用体外起搏器时应充分检测起搏阈值与感知能力。

起搏阈值

导联连接至体外脉冲发生器，末端的电极连接至起搏器负极端。当脉冲发生器的输出量缓慢减少直至外部捕获到心肌不应期消失，这时心腔起搏速率比患者心率快 5 ~ 10 次 / 分。阈值测试在相同的脉冲时长下进行，通常是 0.5 ~ 1.0 ms。理想的心室起搏阈值应该为 1.0 mA，而心房是 2.0 mA。起搏器输出通常设定为 2 ~ 3 倍起搏阈值，并且 > 3 mA，以达到合理的安全系数。急性心肌梗死之后，振幅不能设定高于必需振幅，因为在心动周期易受损的时期内，一次偶发的起搏会导致室性心动过速或者心室颤动（VF）。

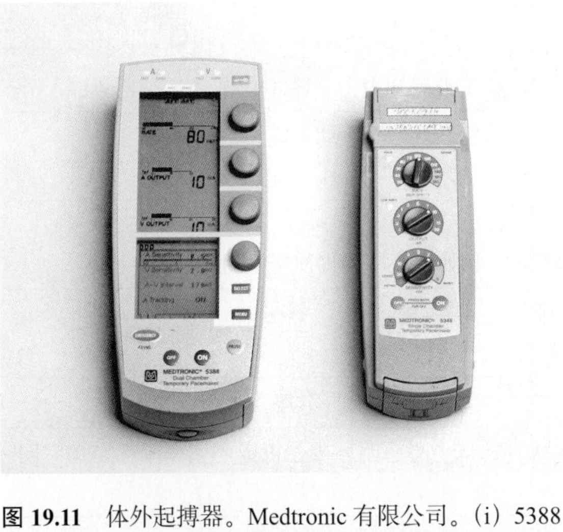

图 19.11 体外起搏器。Medtronic 有限公司。(i) 5388 型（双腔）；(ii) 5348 型（单腔）。在特定心动过速条件下，两者均可进行快速起搏（见正文）

感知力

起搏器感知两个电极之间的电位差。心室信号的振幅一般为 5 ~ 15 mV，心房信号为 2 ~ 5 mV。现代体外起搏器可以感知最小的去极化振幅在心室为 0.8 mV，心房为 0.4 mV。在测试感知力之前，起搏器输出调制零点，这样可避免起搏器心律与自主心律竞争所致潜在的危险。接下来设定起搏频率低于所测试心腔的自主心率，起搏器的感知力会减低直至起搏心律与自主心律间发生竞争。接下来将起搏器感知力设定为当前值的 2 倍。这等于减少了感知力的数值（例如，将感知力数值从 2.0 变为 1.0 mV 可以增加一倍感知力）。不能在依赖起搏器的患者身上测试起搏器的感知力。

对感知力的评估很重要，特别在下壁心梗波及右心室的患者，心脏内的心室信号可能会微弱到不能被感知。起搏器心律与自主心律间的竞争可诱发室性心动过速（图 19.6）或心室颤动。

临时性心脏起搏的并发症

置入临时性经静脉起搏器的并发症发生率应该很低。但是，由欠熟练或 / 和经过不合适的训练的操作者置入起搏导联的现象仍存在。英国的一些研究表明并发症发生率可达 1/3 ~ 1/2。临时性起搏包括两部分：①中心静脉置入；②起搏导联的心内放置。并发症如下：

- 沿中心静脉途径置入，例如，气胸、血胸、刺穿动脉、心房心室瘘。可发生右心室穿孔但是很少发生心脏压塞。
- 起搏器介导心律失常引起感知不足；起搏器抑制，无起搏刺激引起的过分感知；捕获失败，通常由于装置故障，导联位置不稳、起搏阈值增加和偶发右心室穿孔。
- 心外刺激，通常为膈肌（可能与右心室穿孔有关），局部肌肉也可产生刺激。
- 血栓形成与感染。

起搏失败

如果起搏器突然失灵会增加生命威胁。以下是对待这种紧急情况的处理程序：

1. 确定起搏器是开着的，并且连接至起搏导联。
2. 起搏器输出增大至可设定的最大值（通常为 20 mA 或 10 V）。
3. 选择非同步 DOO/VOO 模式预防过分感知。
4. 将起搏器直接连接至起搏导联，有时连接线可能会有故障。
5. 考虑替换起搏器装置或电池。
6. 当新的起搏系统置入后，应当立即开始使用体外经皮起搏。
7. 心肺复苏，并使用正性变时药物如阿托品、异丙肾上腺素或肾上腺素。

起搏器编程

外部的程序器可发出信号改变（“编程”）各种起搏参数（表 19.4）。目前几乎所有的永久性起搏器都能设定频率、电压、输出量、脉冲宽度、灵敏度、模式与房室间期。程序化对于评估各种起搏器的问题也很有益。随着时间变化，个人的不同需求会改变，起搏器必须设定至最合适，程序化可使起搏器功能达到最佳。例如，“指定模式”。在某种特定状态下，会改变起搏方式。例如，对于心绞痛患者、急性心肌梗死患者应减少起搏心率，降低心肌耗氧量，对于失血性休克患者应增加起搏心率。

表 19.4 多程序永久双腔起搏器

参数	调校	注解
频率	增加 降低	增加心输出量 降低心肌耗氧量 评估潜在心脏节律
输出量	增加 减少	当夺获失败的时候，成功的起搏可致心输出量增加 延长电池寿命
灵敏性	增加 降低	数值降低升高感知力 可偶尔导致过度敏感 数值升高降低感知力 在过度敏感时有用，如 T 波感知力
模式	房室起搏	阻止折返性心动过速和发作性房性心动过速 可自动转换模式
房室间期 (AVI)	增加 / 减少	增加舒张期容积和心输出量 房室间期受频率调节，例如，心率增加使房室间期缩短
不应期（房 / 室）	增加	防止房室同步收缩
	减少	增加敏感性
滞后		通过延迟心室起搏直到自主心率明显少于拆返心室率来保留房室同步性
极性	单极模式 双极模式	提高灵敏性。当其他连接线发生中断时可以保持起搏 防止过度敏感

快速性心律失常的心脏起搏

某些快速性心律失常可通过快速起搏和（或）早期电刺激而得到安全有效的治疗。包括：

- 房室结折返性心动过速（AVNRT）
- 房室折返性心动过速（AVRT）
- 心房扑动
- 单一房性心动过速
- 室性心动过速

AVRNT 和 AVRT 很少需要快速心房起搏，应用药物，如腺苷或维拉帕米通常能成功治疗。但是心房扑动，药物治疗经常无效，就需要快速心房起搏转复窦性心律。当由于心房折返环致单一房性心动过速时，快速心房起搏通常可以转复这种心律失常；相反的，对于快速心率自动对焦放电时，心律失常会持续，只能间歇应答，如果真发生这种情况，适用心房起搏。有时候，以短房室间期双腔起搏可用以阻止药物难复性 AVNRT 和 AVRT。持续性室上性心动过速可诱发心房颤动和高度房室传导阻滞，期间产生缓慢心律，这时可应用快速持续性心房起搏。快速心室起搏适用于持续性室性心动过速，但不能应用于过快室性心律（如 > 300 次 / 分），也不能在严重的血流动力学不稳定时使用，因为此时会使用心脏电击疗法。快速心脏起搏有时优于心脏电复律（表 19.5）和药物治疗（表 19.6），但对于窦性心动过缓、心房颤动、心室颤动不适用（表 19.7）。

表 19.5　起搏和心电复律在治疗心动过速方面的对比

- 起搏可以辅助节律诊断
- 起搏用于洋地黄中毒
- 起搏不需要全身麻醉
- 起搏避免了心脏电击引起的并发症，特别是心肌抑制
- 起搏更易于重复进行
- 当电复律后出现心动过缓或心脏停搏时备用起搏可立即使用

表 19.6　起搏和药物在治疗心动过速方面的对比

- 起搏有助于心律失常诊断
- 起搏避免了药物引起的心脏抑制和其他药物不良反应
- 起搏可用于药物治疗失败时
- 起搏往往可立即终止心动过速
- 备用的起搏可立即使用

表 19.7　适合快速心脏起搏的心律失常

- 药物治疗失败
- 再发心律失常
- 心电复律禁忌
- 辅助心律失常诊断（如宽 QRS 波心动过速是室性心动过速还是室上性心动过速）

尖端扭转型室速

只有持续性单形性室速可以被快速心室起搏转复。在获得性长 QT 综合征患者中，尖端扭转型室速这种多形性心动过速总是先于 / 促成停搏或心动过缓。以 90 ～ 110 次 / 分起搏心房或心室常常可以终止尖端扭转型室速。

室上性心动过速

起搏导联被放置于右心房的合适位置。心房起搏开始于一个缓慢频率（如 60 ～ 80/次 / 分），缓慢增加至比自主心率快 10% ～ 20%。偶然的心室起搏，特别是快速频率，应积极避免。心房起搏延续 30 s 后起搏器关闭。接着产生正常窦性心律（图 19.12）。如果不是这样，那要考虑是否起搏导联被放置于其他部位和（或）尝试更快的起搏频率。更长时间的起搏期可能会有效。如果这之后还没有窦性心律发生，400 ～ 800 次 / 分的快速心房起搏可能会导致心房颤动。这是一种不稳定的心律，通常会自主转复至正常窦性心律。有时会发生心房颤动，但与室上性心动过速相比，心室率通常较慢，而且对药物反应更好。

室性心动过速

对室性心动过速的起搏技术如下：

1. 心室突发起搏（与快速心房起搏类似）简单有效。起搏心室的速率为自主心率的120%，持续5～10次。之后会产生正常窦性心律（图19.13）。可能的并发症包括拖带现象（图19.14），就是说，加速了室性心动过速，有时会诱发心室颤动。这需要专门人员、除颤仪和复苏设备。
2. 亚速心室起搏，频率慢于心动过速的速率，有时会成功。
3. 超速心房起搏在以下情况下可能有效：如果有1∶1房室传导，心室率相对较慢（如120～180次/分）。

植入式复律除颤器

这是一种可植入式装置，可识别并自动终止室性心动过速与心室颤动。针对ICD的植入已经制定了指南；但是，这是一个基于大量试验的、快速发展中的领域。ICD被证实，对因室速或室颤引起，并非短暂可逆原因引起的心搏骤停的患者可改善存活（Ⅰ类证据）。在其他临床情况中，ICD植入是一个合理的方法，比如，在电生理研究中，诱发室速至晕厥，血流动力学极不稳定，抗心律失常药物无效和（或）禁用。在一项针对超过1200位有近期心肌梗死（>1个月）、低心排出量（30%）的患者的研究中，预防性ICD植入与常规治疗相比，减少了患者死亡率。ICD对防止高危患者心源性猝死是一项标准治疗。

几乎所有的ICD系统都是经静脉置入的，并且包括抗心动过速起搏、储备室性心动过缓起搏、有心率适应选择的双腔起搏。单腔或双腔ICD均可植入。一项试验表明，对于无关联的心动过缓患者，单腔ICD可能更优于双腔ICD。目前的装置不断控制患者的心率，当心率超过预先限制时，会产生治疗。这种分级反应是预先程序化的。

1. "缓慢"室性心动过速（比如心室率160～180次/分）——抗心律失常起搏，也就是说，以快于固有心率的频率起搏，如果这种方法不成功，抗心律失常起搏会尝试更高的频率。
2. DC电击。（室性心动过速时同步，心室颤动时非同步），开始使用低能量。如果不成功，接着给予高能电击。所有的电击是双相的，相比于单相波形来说更有效、耗能更低。
3. 储备起搏（单腔或双腔）通常适用于心脏复律/除颤后严重的心动过缓。

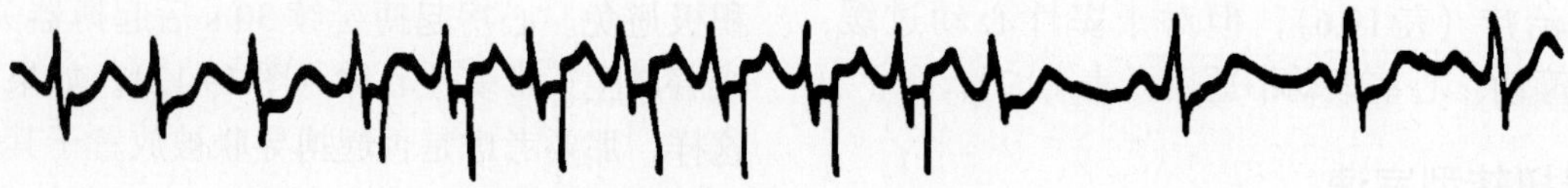

图19.12 窄波形心动过速。有心房捕获的心房快速起搏在停止起搏后产生正常窦性心律

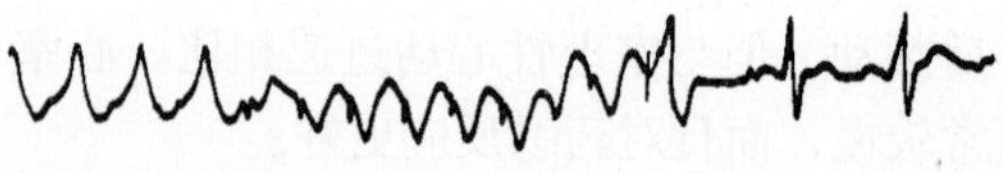

图19.13 宽波形心动过速。有心室捕获的心室突发起搏在停止起搏后产生正常窦性心律

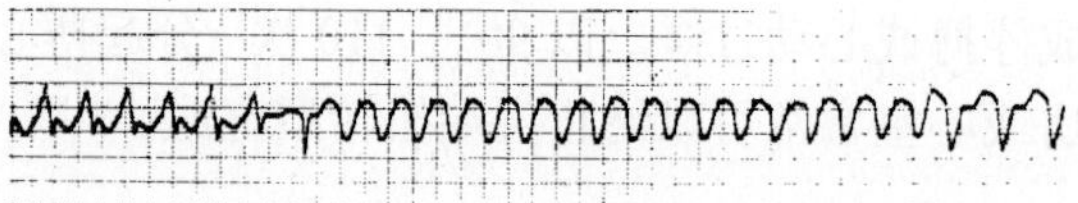

图19.14 拖带现象。宽波形心动过速后进行心室突发起搏。当起搏终止后，出现了相反极性的宽波形心动过速

并发症

有时候，ICD 会发生多重放电。这是真实的临床紧急事件。这种电击可能是合适的，也可能是不合适的。频繁的恶性室性心律失常可导致多重合理放电。如果 ICD 电击失败，装置会重新程序化释放更高能量的电击；相反的，如果多重电击在心律失常“风暴”中除颤患者成功，ICD 装置会停止活动，此时需应用体外经胸廓电除颤和抗心律失常药物。这可以节省电池能量，并方便 ICD 装置以后测试。如果产生了不合适的 ICD 电击，必须立刻关闭 ICD 装置。产生不合适电击最常见的原因是心房颤动或其他室上性心动过速。装置的重新程序化可以解决这个问题。有时候对电磁干扰的感知可以诱发 ICD 放电。远离电磁干扰来源和（或）重新程序化很有必要。神经刺激也可被 ICD 感知。

（张 喆 王 阳译 张 喆校）

参考文献

1. Zoll PM. Resuscitation of the heart in ventricular standstill by external electric stimulation. *N Engl J Med* 1952; **747**: 768–71.
2. Hayes DL, Zipes DP. Cardiac pacemakers and cardioverter-defibrillators. In: Zipes DP, Libby P, Bonow RO *et al.* (eds). *Braunwald's Heart Disease: A Textbook of Cardiovascular Medicine*, 7th edn. Philadelphia: Elsevier Saunders; 2005: 767–802.
3. Trohman RG, Kim MH, Pinski SL. Cardiac pacing: the state of the art. *Lancet* 2004; **364**: 1701–19.
4. Bernstein AD, Camm AJ, Fletcher RD *et al.* The NASPE/BPEG generic pacemaker code for antibradyarrhythmic and adaptive rate pacing and antitachyarrhythmic devices. *Pace* 1987; **10**: 794–9.
5. Bernstein AD, Daubert JC, Fletcher RD *et al.* North American Society of Pacing and Electrophysiology/British Pacing and Electrophysiology Group: the revised NASPE/BPEG generic code for antibradycardia, adaptive-rate, and multisite pacing. *Pacing Clin Electrophysiol* 2002; **25**: 260–4.
6. Leung S-K, Lau C-P. Developments in sensor-driven pacing. *Cardiol Clin* 2000; **18**: 113–55.
7. Furman S, Fisher JD. Endless-loop tachycardia in an AV universal (DDD) pacemaker. *Pace* 1982; **5**: 486–9.
8. Donovan KD, Dobb GJ, Lee KY. The haemodynamic importance of maintaining atrioventricular synchrony during cardiac pacing in critically ill patients. *Crit Care Med* 1991; **19**: 320–6.
9. Johnson AD, Laiken SL, Engler RL. Hemodynamic compromise associated with ventriculoatrial conduction following transvenous pacemaker placement. *Am J Med* 1978; **65**: 75–81.
10. Pierantozzi A, Bocconcelli P, Sgarbi E. DDD pacemaker syndrome and atrial conduction time. *Pace* 1994; **17**: 374–6.
11. Baller D, Hoeft A, Korb H *et al.* Basic physiological studies on cardiac pacing with special reference to the optimal mode and rate after cardiac surgery. *Thorac Cardiovasc Surg* 1981; **29**: 168–73.
12. Spotnitz HM. Optimizing temporary perioperative cardiac pacing. *J Thorac Cardiovasc Surg* 2005; **129**: 5–8.
13. Gregoratos G, Abrams, J, Epstein ET *et al.* ACC/AHA/NASPE 2002 guideline update for implantation of cardiac pacemakers and antiarrhythmia devices. Summary article: a report of the American College of Cardiology/American Heart Association Task Force on Practice Guidelines (ACC/AHA/NASPE committee to update the 1998 pacemaker guidelines). *Circulation* 2002; **106**: 2145–61.
14. Guo H, Hahn D, Olshansky B. Temporary biventricular pacing in a patient with subacute myocardial infarction, cardiogenic shock, and third-degree atrioventricular block. *Heart Rhythm* 2005; **2**: 112.
15. Bryce M, Spielman SR, Greenspan AM *et al.* Evolving indications for permanent pacemakers. *Ann Intern Med* 2001; **134**: 1130–41.
16. Greenberg MD, Katz NM, Iuliano S *et al.* Atrial pacing for the prevention of atrial fibrillation after cardiovascular surgery. *J Am Coll Cardiol* 2000; **35**: 1416–22.
17. Blommaert D, Gonzalez M, Muccumbitsi J *et al.* Effective prevention of atrial fibrillation by continuous atrial overdrive pacing after coronary artery bypass surgery. *J Am Coll Cardiol* 2000; **35**: 1411–5.
18. Levy T, Fotopoulos G, Walker S *et al.* Randomized controlled study investigating the effect of biatrial pacing in prevention of atrial fibrillation after coronary artery bypass grafting. *Circulation* 2000; **102**: 1382–7.
19. Daubert JC, Mabo P. Atrial pacing for the prevention of postoperative atrial fibrillation: how and where to pace? *J Am Coll Cardiol* 2000; **35**: 1423–7.
20. Faris OP, Mitchell S. Magnetic resonance imaging of pacemaker and implantable cardioverter-defibrillator patients. *Circulation* 2006; **114**: 1232–3.
21. Donovan KD, Lee KY. Indications for and complications of temporary transvenous cardiac pacing. *Anaesth Intens Care* 1985; **13**: 63–70.
22. Betts TR. Regional survey of temporary transvenous pacing procedures and complications. *Postgrad Med J* 2003; **79**: 463–5.
23. Murphy JJ. Problems with temporary cardiac pacing. *Br Med J* 2001; **323**: 527.
24. Moss AJ, Zareba W, Hall WJ *et al.* Prophylactic implantation of a defibrillator in patients with myocardial infarction and reduced ejection fraction. *N Engl J Med* 2002; **346**: 877–83.
25. Wilkoff BL, Cook JR, Epstein AE *et al.* Dual-chamber pacing or ventricular backup pacing in patients with an implantable defibrillator: the Dual chamber and VVI Implantable Defibrillator (DAVID) trial. *JAMA* 2002; **288**: 3115–23.

第 20 章

急性心力衰竭

David Treacher

在社区、门诊诊所和心脏专科病房出现的心力衰竭类型主要为急性冠状动脉综合征和慢性心力衰竭，其中最常见的病因为缺血性心脏病和高血压[1-2]。心力衰竭是 65 岁以上老人住院最常见的原因，据估计，在北美和欧洲拥有超过 1500 万的心力衰竭患者。并且每年有 150 万新病例被确诊[3]。患者临床表现为胸痛、气短、乏力、水肿并且通常具有单器官衰竭。治疗重点是减少心脏的工作，以减轻症状并防止进一步的心肌损害[4-5]。

已确诊或者在重症监护病房（ICU）出现急性心功能衰竭的患者，经常有明显的或潜在的冠状动脉疾病，而且通常伴有其他重要器官功能障碍[6-8]。这种情况下的治疗重点是改善全身和局部的氧供，并维持灌注压力，往往使用药物刺激心肌，而不是使心肌休息。要解决这矛盾，在每个患者治疗中，需要平衡心肌最佳获利和维持其他重要器官的循环。主要的管床医生目标应该是最小的必需氧供和能够维持其他器官功能的动脉压的最佳心脏效率（例如，在开始应用 β- 受体激动剂前，保证足够的液体复苏），使心脏工作负荷、使用 β - 受体激动剂引起心肌缺血和坏死的风险最小化，所以在开始实施心肌保护方案时，心脏病专家应该考虑全身循环及其他器官的灌注需求。

急性心力衰竭的诊断

对急危重患者的急性心脏衰竭的诊断比通常认为的困难。虽然重症监护的急性心衰患者的病理诊断大多数是冠状动脉疾病，但是还需要考虑其他诊断（表 20.1）。

同样重要的是重新评估诊断为急性心衰的患者，以决定是否这确实是首要问题。以往来看最初的常规血液检查、心电图（ECG）和胸部透视，可以作为诊断依据，但许多这样的患者是老年患者并且有诸多并发症，诊断患者是否原发病是心脏疾病，而不是肺部问题或全身败血症确实是很困难的。同样，有原发基础肺部疾病的患者，脱离呼吸支持会很困难，因为脱机后心衰导致的高左心房压力和初期的肺水肿，会引起肺顺应性降低，增加呼吸工作，导致呼吸窘迫。

进一步的检查，如超声心动图和生物标志物肌钙蛋白和脑钠肽的测定，可以帮助确认是否是最初的急性心脏衰竭的诊断。

超声心动图（见第 23 章）

超声心动图是严重的急性心力衰竭患者[10]的一项很有价值的检查，也是现在重症监护医生应该掌握的基本检查。它建立在心肌病理基础上，可用于监测治疗的效果。它将：

1. 确定心包积液，并确定是否心室充盈受损（心脏压塞），以及是否应该进行穿刺。不过，超声心动图显示的心包积液血流动力学的图片，作为心脏压塞临床诊断的依据。许多诊断特点与正压通气的条件变化相关，即使没有这些经典的超声心动图标准，有时也有必要抽液。即使是很少量的积液也可能导致心脏压塞，因为是积液速度，而

表 20.1 ICU 病房急性心衰的原因

冠状动脉疾病
感染——全身性败血症，[9] 心肌炎
机械——心内膜炎，肺栓塞，瓣膜问题，间隔缺损，心脏压塞，胸膜腔内压所致的前负荷不足
药物——β-受体阻滞剂，钙拮抗剂，细胞毒疗法
低氧血症
代谢性——酸血症，硫胺素缺乏症，低钙血症，低磷血症
心肌挫伤——钝性胸外伤
心肌浸润——肿瘤，结节病，淀粉样变
血管炎——罕见

不是液体量，决定了心脏的受损程度。

2. 查明阻碍心脏充盈的其他胸腔内占位性病变，它们能增加胸腔内压力，特别是对机械通气患者（胸腔积液，哮喘患者的肺泡气体俘获）
3. 评估左心室容量前负荷是否合适，特别是在前负荷压力增加的情况下和监测补液治疗的疗效时
4. 在需要急诊手术时，鉴别原发的心脏瓣膜疾病（严重主动脉瓣狭窄，乳头肌断裂引起的急性二尖瓣反流，急性感染性心内膜炎）与原发的心室病变引起功能性瓣膜反流，对于后者，手术是致命的
5. 鉴别心肌梗死引起的新发或陈旧的室间隔缺损，节段性室壁运动异常及瘤样扩张
6. 找出存在心内的血栓或凝块
7. 确定收缩末期及舒张期心脏大小，确定收缩性心力衰竭，以射血分数作为心室功能障碍的指标可能会产生误导，尤其对使用影响心肌收缩力药物的患者
8. 当高压力前负荷的测量值不能真实反映容量负荷时，确定舒张功能障碍，并测定多余的液体容量
9. 测定肺动脉（PA）压力，确定与三尖瓣反流相关的肺动脉高压

对机械通气的患者，经胸超声心动图（TTE）获得的图像可能会比较差，但有经验的操作者利用微泡对比技术可以使之获得很大改善[11]。

如果经胸廓很难获得图像或者需要更好的解决方法，经食管超声（TOE）能获得优质的主动脉（夹层）、心室与左心瓣膜图像，而右心结构与左心室图像会稍差一些。

肌钙蛋白和脑钠肽的测定

心肌损伤和急性心脏衰竭很常见，但无法预知的严重并发症不仅往往发生在明确的急性冠状动脉综合征患者中，而且能发生在如败血症和主肺动脉栓塞（PE）的情况下[12]。单靠血液测试确定诊断或制订治疗计划是不可取的，但是，加上更广泛的临床影像学证据就会更准确，脑型利钠肽（BNP）和心肌肌钙蛋白是两个正在成为常规测试的指标，是心室压力和心肌坏死的敏感指标，并且对预后有显著意义。

脑型利钠肽

BNP 是从猪脑中首次提取的，但主要来源是心室的心肌。主要是心肌壁的压力刺激它合成和释放。作为急症的分类工具，它能够区别急性呼吸衰竭是心衰所致还是其他肺源性或非心源性所致，从而减少 ICU 的住院率、住院时间和费用[13]。一些研究表明，低于 100 pg/ml 时，BNP 在除外心力衰竭方面，敏感性将近 90% 的敏感性，而特异性接近 80%[14]。这已收入欧洲及英国国家学院的心力衰竭治疗临床指南，BNP 也被证明是一个心肌功能障碍和严重败血症预后的标志物[15-17]。

心肌肌钙蛋白 I 与 T（cTnI，cTnT）

肌钙蛋白是心肌收缩细丝结构的一部分，有三个亚基：① I，与肌动蛋白结合，抑制激活的肌球蛋白的收缩；② T，与原肌球蛋白结合，促进收缩；③ C，结合钙离子。亚型 cTnI 和 cTnT 是心肌特有的，心肌细胞坏死后 4 小时有 50% 释放入血，可被检测到，在 12 ～ 24 小时达到峰值，并增高长达 10 天。它的敏感性远远超过了肌酸激酶等传统的心肌酶，而事实上它已经大大改变了急性心肌梗死的诊断和治疗，这反映在由欧洲心脏病学会和美国心脏病学院的最新指南上[15]。肌钙蛋白在一定条件下可释放，除了败血症和化疗后引起的急性冠状动脉缺血，或在急性心衰或肺栓塞时缺乏心肌坏死的证据，通常认为这些情况下急性心室扩张导致膜通透性增加。肌钙蛋白升高的水平也与外科 ICU 患者发病率和死亡率相关[19]。

与 BNP 组合，cTnI 在筛选大面积肺栓塞方面有一定价值：在进一步的检查肺动脉造影（CTPA）中确诊的大面积或次大面积肺栓塞都呈阳性，而小块肺栓塞则都呈阴性。

这些标记物任意一种水平的升高，特别是 BNP，可以显示早期心肌应力，在提示临床医师即将发生的心肌衰竭中扮演着重要角色，且使之有必要回顾是否有药物刺激心肌，并考虑是否加用 β 受体阻滞剂，特别是在心动过速的情况下。

应该记住，对于不是由原发性心肌梗死造成的急性心衰的危重患者，如果成功的治疗了病因且未出现明显的心肌坏死，急性心衰会得以纠正，心脏功能可以恢复到发病前状态，预后也会得到改善。

本章的其余部分介绍了如何评估和治疗收入 ICU 的急性心力衰竭患者的心室功能。这就不可避免地涉及循环衰竭和外周循环中氧输送的详细状态，并需要额外考虑控制局部和微循环（见第 11 章和第 12 章），这在急性冠状动脉综合征（见第 16 章）和慢性心脏衰竭是一样的。

循环衰竭或“休克”

心脏的主要功能是产生必要的能量灌注静脉血液至肺，并以一定的速度和压力推动氧合后的动脉血经过全身循环，全身血液循环，确保各运动或静息的器官的新陈代谢需求。这应该达到最大效率，以便在完成工作时造成不必要的高心肌能量消耗使心肌缺血的风险降至最低。

不能保持充足的组织氧耗量会造成细胞的无氧代谢，这被定义为循环衰竭或“休克”。这一术语非常简洁，但是它并未能表示诱因与预后。不过目前它的使用现在已很普遍，而且不可避免。表 20.2 为循环“休克”的分类。

考虑循环衰竭的这些原因中，有几点需要强调：

1. 急性心功能衰竭导致心源性休克，不是一个病理诊断，而是一个合成的术语，包括了所有的心肌衰竭的原因。它的治疗必须建立在确诊的基础上。
2. ICU 的患者，急性心力衰竭也许有原发性病因如严重心肌梗死，或者心衰只是多器官衰竭的一方面，这由心外因素导

表 20.2　循环衰竭或“休克”的主要分类

心源性	心梗，心肌炎，脉管炎、瓣膜功能障碍［如严重主动脉狭窄、二尖瓣反流、急性心内膜炎、心脏搭桥术后、药物过量（β-受体阻滞剂，钙拮抗剂）］
失血性	出血，烧伤，胃肠液丢失
阻塞性	肺栓塞，心脏压塞，张力性气胸
过敏性	药物，输血，昆虫叮咬
感染性	细菌感染，非感染性炎症，如胰腺炎，烧伤，创伤
神经性	颅内出血，脑干受压，延髓损伤

致，常见于严重败血症延误治疗或治疗无效。

3. 已经存在的心脏疾病，通常是缺血性心脏病，是决定对严重疾病的生理反应的重要因素。许多调控氧气输送量的研究证明，心脏对于重大疾病的高动力反应与不良预后相关，这种反应可以自发，也可以伴随容积负荷与变力支持[7-8,21]。以运动试验进行术前评估，很可能适用于所有经历重大手术的患者，以鉴别那些低生理储备的患者，确定这种手术的真正风险，并且制定相应的围术期治疗方案。
4. 虽然低血压通常被认为是循环衰竭的主要指标，但是其他的全身特征（持续心动过速、意识模糊、呼吸困难、外周灌注受损、进行性代谢性酸中毒）发生更早，因为机体有强大的调节平衡作用，以流量为代价维持压力。
5. 心脏必须提供自己的血液供应，如果冠状动脉血流量不能达到心肌耗氧的要求，就会发生冠状动脉缺血，进而导致全身循环衰竭[22]。
6. 低血容量性、心源性和阻塞性休克的主要原因都是进行性的心输出量（CO）下降和全身氧供的衰竭，如果这得不到纠正，会导致继发性的外周循环衰竭和进行性器官功能障碍。在感染中毒性、过敏性和神经源性休克患者中，主要原因是外周循环失去调控，从而导致全身性低血压和血流的混乱分布，虽然此时 CO 与全身氧供通常增加[23]。
7. 虽然循环衰竭的原发病因可以被确定，但是其他的病因可能导致疾病最终的病理学进展。例如，感染中毒性休克原发的和最主要的紊乱来自外周，它的特点是微循环失调，由细胞因子释放、白细胞激活、凝血级联效应破坏形成微血栓闭塞微脉管系统以及内皮破坏导致间质水肿而触发。同样的过程发生在冠状动脉微脉管系统，损害了心肌细胞功能[24]。通常从血管内至血管外有广泛的液体丢失，导致低血容量。原发的外周循环衰竭可能是由心源性休克和低血容量性休克混合造成的。
8. “早期”和“晚期”休克反映了循环失调以及预后的持续时间和严重程度。循环性休克的早期干预对生存率有很大影响[25]。如果治疗耽误，则器官出现衰竭，这样的病理过程是不可逆的。
9. 虽然不是一个真正的“混合”静脉样本，从颈内（$S_{ij}O_2$）或锁骨下取血测氧饱和度，对评估全身氧输送量（DO_2）是否与全身组织氧耗量相适应很有价值。氧饱和度＜70%，应立即考虑是否需要补液治疗或其他措施以提高 DO_2。氧饱和度＞70% 的患者也应注意患者出现高动力性休克，因为这可能反映组织无法提取和利用氧气。

心室功能的评估

如果把循环系统看成一个恒流、顺应性固定的系统，以下六个关键点可以诠释心室功能：

- 右房和左房压力（RAP、LAP 或心室前负荷）
- 平均动脉压力和肺动脉压力（MAP、PAP 或心室后负荷）
- 心率（HR）
- 心输出量（Q_t）

表 20.3 显示了正常心脏各值的参考值和由于常见原因所致循环衰竭时相关的血管阻力和氧供情况。这些数值仅仅表明这些病理状态下循环紊乱的模式：先前就存在的心肺疾病和目前疾病的严重程度会影响其得到的准确数值和对血管活性药物的反应。

每搏输出量可以通过心输出量和心率计算得到：

$$SV = Qt / HR$$

有三个因素决定了每搏输出量：①前负荷；②后负荷；③心肌收缩力。

表 20.3 成人（75 kg）正常状态下多种循环衰竭（或休克）时测量值

	右房压（mmHg）	左房压（mmHg）	肺动脉压（mmHg）	平均动脉压（mmHg）	心率（/min）	心输出量	体循环阻力*	肺循环阻力*	每搏功（g.m）		静脉顺应性（ml/mmHg）	动脉血氧含量（l/100 ml）	氧输送（ml/min）
									左室	右室			
正常	5	10	15	90	70	5.0	17	1.0	78	10	300	20	1000
大出血	0	3	10	80	100	3.2	25	2.2	34	4.4	40	16	510
左心衰	7	19	23	90	100	3.6	23	1.1	35	8	80	18	650
心脏压塞	14	16	19	65	110	2.3	22	1.3	14	1.4	50	20	460
主要 PE	10	6	35	70	110	2.6	23	11.0	21	8	40	16	420
COAD 恶化	10	9	35	80	100	6.5	11	4.0	63	22	150	13	850
感染性休克													
(i) pre-volume	2	7	17	49	130	4.2	11	2.4	18	7	350	15	630
(ii) post-volume	10	14	25	68	120	8.0	7	1.4	49	14	200	14	1120

成人正常值及多种引起呼吸循环衰竭疾病时的测量值，疾病严重程度及既往心疾病均可导致测量值存在个体差异。患者仰卧位从腋中线为压力测量时“O”点。如果以胸骨角为参考点，则需减去腋窝至胸骨角的垂直距离（约 5 ~ 7mmHg）。LV，左心室；RV，右心室；CaO_2，动脉血氧含量；DO_2，氧输送；PAP/MAP，平均肺动脉压 / 平均动脉血压；SVR/PVR，体 / 肺血管阻力 ×80 国际标准单位：dyn · s · cm^{-5}

心室前负荷

心室前负荷传统上是通过心房充盈压来测定的。心室前负荷决定心室舒张末容积；心室舒张末容积，根据 Starling 法则和心室收缩力，决定了下一个收缩时产生的心搏功。所产生的每搏输出量还决定于心室遇到的外周阻力或后负荷[26]。

在普通病房，颈静脉压是从胸骨角来测量的，但在 ICU，血管的压力是在仰卧位腋中线第五肋间测量的。正常的右房压力在 4 ～ 8 mmHg，左房压力或者叫楔压在 8 ～ 12 mmHg。在任一心室收缩力相对变化或对应的血管阻力变化时会改变心房的压力，此时心房压必须独立测定[27]。

决定前负荷主要的因素是静脉回流，而静脉回流决定于血管内容积和静脉张力，这两者是被自主神经系统、循环中的儿茶酚胺水平和局部因素（尤其是 PO_2，PCO_2 和 pH）所控制的。

静脉床是循环中主要的容量储存库，其顺应性可从 30 ～ 300 ml/mmHg 不等，它对血管内容量丢失起到缓冲的作用。这也可以用来解释大出血之后输血所观察到的反应。当血容量丢失时，静脉张力升高，阻止动脉充溢压和心输出量的降低。如果与丢失相等量的容量在随后的几小时之内补足，右房压力逐渐回到正常，反射性交感张力升高也会随之减退。然而，快速输入与丢失相等量的液体容量，尽管使血管内容量恢复到以前水平，左室功能也正常，但静脉和动脉张力无法及时下降，从而会造成左房压力升高，甚至造成肺水肿（图 20.1）。

如果前负荷低，血压和心输出量之中任一个有不足，首要做的是补充容量来恢复血管内容量和静脉回流。

前负荷升高反映出：①血管内容量升高；②心肌收缩力受损；③后负荷增加。

前负荷可以通过以下方式下降：

- 减轻循环容量负荷（利尿剂、静脉放血、血液滤过）或者用扩张静脉的药物（硝酸甘油、吗啡[28]）来增加静脉床的容量。
- 提高心肌收缩力
- 减轻后负荷

在评估前负荷时，舒张末容积（而不是压力）具有相关性。当用心房压力来测量前负荷时，应考虑以下两点：

1. 如果胸腔内压力（P_t）升高的话，测量血管内压力（P_v）会造成误导，因为决定心室舒张末容积的真正压力是透壁压（P_v -P_t）。这点在有肺泡气体残留时尤其相关，此时可产生内源性或自主呼气末正压（PEEP），比如在哮喘和正压通气时（有高的 PEEP 水平和相反的吸气 - 呼气时间比）[30-31]。
2. 当心室已扩张且顺应性很差，舒张末压力 - 容量之间的关系不一定是线性的，压力也

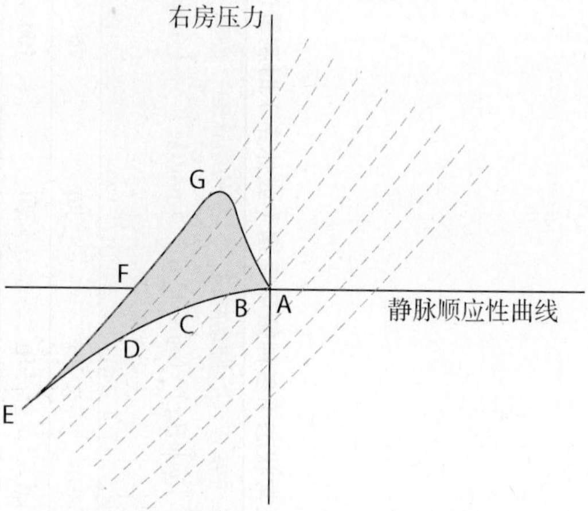

图 20.1 静脉顺应性曲线。虚线提示自左向右静脉顺应性由低（高张力）到高（低张力）。实线 ABCDE 显示由于持续出血致静脉顺应降低从而限制心房压力下降。实线 EFGA 示快速容量复苏在一定程度上并不能使升高的静脉张力同程度降低。虚线表示静脉顺应性自左向右逐渐增高的连续过程

不一定能充分反应容量前负荷。

其他用来评估心室前负荷的方法在本章后面“血管内容量状况评估”和第 12 章有进一步介绍。

心室后负荷

心室射血时遇到的血管阻力可用和 Ohm 定律类似的公式计算，即血管床两端的压力差除以心输出量（表 20.4）。

循环系统的管理需要对压力、血流、阻力之间的关系有很清楚的认识。如果心室做功恒定，血管阻力升高会造成压力升高，但心输出量减少。血管扩张剂如硝普钠会降低系统阻力和血压，升高心输出量。尽管这样提高心输出量的操作显得很诱人，维持稳定的血压使血流合理分布，维持舒张压以保证冠状动脉灌注非常重要。对于那些患有缺血性心脏病和原先就有高血压的患者尤其重要。

常用的血管活性药的作用见表 20.5，在后面也会有更详细的讨论（见第 79 章和第 80 章）。

心室收缩力和效能

心室在给予的负荷状态下做的功就是心室收缩力。

对每个心室来说，这可表现为心房充盈压和每搏功之间关系的坡度和截距（图 20.2）。形成的每搏容量会根据血管床阻力的不同而有所变化。尽管右心室产生的每搏功小得多，但其射血遇到的后负荷（肺血管阻力）相对应的也低，因为左右心室的每搏容量久而久之必须一致。

每个心室每跳一次做的功就是心室每搏功，计算见表 20.4。

考虑心室每搏功很重要，因为最佳的循环系统的管理需要合适的压力和血流来维持器官灌注和氧气的运送，以达到最大心脏效能，也就是最小的心室每搏功来避免心肌缺血。

表 20.4　心室后负荷和每搏做功的计算

体循环阻力（SVR）	= [（MAP–RAP）/Q_t] × 80 dyn.s.cm^{-5}
	= [（90–5）/5] × 80 = 1360 dyn.s.cm^{-5}
体循环阻力指数（SVRI）	= SVR × BSA = 1360 × 1.65 = 2244 dyn.s.cm^{-9}
肺循环阻力（PVR）	= [（PAP–LAP）/Q_t] × 80 dyn.s.cm^{-5}
	= [（15–5）/5] × 80 = 160 dyn.s.cm^{-5}
肺循环阻力指数（SVRI）	= PVR × BSA = 160 × 1.65 = 264 dyn.s.cm^{-9}
每搏输出量（SV）	= Q_t/HR = 72 ml
每搏输出量指数（SVI）	= 72/1.65 = 44 ml/m^2
心室每搏做功（VSV）	= SV ×（后负荷 – 前负荷）
左心室每搏做功	= SV ×（MAP–LAP）× 0.0136 g.m
	= 72 ×（90–10）× 0.0136 = 78 g.m
左心室每搏做功指数	= 78/1.65 = 47 g.m
右心室每搏做功	= SV ×（PAP–RAP）× 0.0136 g.m
	= 72 ×（15–5）× 0.0136 = 10 g.m
右心室每搏做功指数	= 10/1.65 = 6 g.m

MAP 平均动脉压；PAP，平均肺动脉压

压力单位为 mmHg，心输出量（OT）为升 / 分钟

阻力和每搏做功值常除以源自身高体重的体表面积

在计算心室每搏做功时，由 ml · mmHg 转化为国际标准单位 g · m 时需乘 0.0136

例如，75 kg 的成年人体表面积为 1.65m^2

左室效能是输出功和能量需要之间的比值，在急性心衰患者中可能会小于 20%，因为超过 80% 的能量以热能的形式丢失了。根据热力学原理，有一种技术只需要测量温度和跨左室毛细血管床的氧含量差，这种技术在临床上更好用，且比原先的方法更准确 [32]。这会使在选择治疗手段时同时考虑全身循环状况和心肌代谢情况。

如果循环衰竭是由于心肌收缩力受损（被定义为“低平”的每搏功 / 充盈压公式，见图 20.2），心房压力常常已经升高了。提供这压力反映前负荷，之后进一步升高不会再有提示意义，因为心室变得越来越扩张，室壁压力高，通过 Laplace 定律预测的一样：

室壁张力 =（心室内压力 × 半径）÷（室壁厚度 ×2）

室壁张力的增加限制了心肌的血供，尤其是心外膜向心内膜的血流，造成心内膜缺血，进一步造成心室收缩受限和增加肺水肿风险。

剩下的治疗选择包括：

- 用动脉扩张剂（硝酸酯，α- 受体阻滞剂，磷酸二酯酶抑制剂，血管紧张素转换酶抑制剂）减轻后负荷，尽管这种治疗方法受限于体循环血压的下降 [33]。
- 增强心肌收缩力，要么去除影响收缩的因素（酸中毒，高钾血症，药物如 β- 受体阻滞剂），要么使用正性肌力药物，在相同先后负荷情况下有一个更大的每搏输出量。当考虑使用正性肌力药物时（表 20.5），药物对于心室效能的不良反应，药物代谢速度和药物的区域分布需要考虑 [34]。

心率和心律

当心力衰竭时，每搏输出量在心率 100 次 / 分以下常常可以维持恒定，而当心率再加快时才下降，因为舒张充盈时间的缩短限制了舒张末容积。使心率从 70 次 / 分增加到 90 次 / 分可以使心输出量增加将近 30%。想要达到此目

表 20.5　常用血管活性药物对循环的影响

药物	受体	心收缩力	心率	血压	心输出量	内脏血流	体循环阻力	肺循环阻力
多巴胺								
（< 5μg/(kg · min)	DA_1, β_1, α	+	0/+	0/+	+	0/+	0/+	0/+
（> 5μg/(kg · min)	β_1, α, DA_1, β_2	++	+	+	++	0	+	+
肾上腺素	β_1, α, β_2	++	+	++	+++	–	+	+
去甲肾上腺素	α, β_1	0/+	0	++	–	–	++	++
异丙肾上腺素	β_1, β_2	+	++	+/0	+	0/+	–	–
多巴酚丁胺	β_1, β_2, α	+	+	+/0/–	++	0	–	–
多培沙明	β_2, DA_1, DA_2	+	+	0	+	+	–	–
硝酸甘油	via NO	0	+	–	+	+	–	–
硝普钠	via NO	0	+	–	+	+	–	–
米力农	PDE	+	+	–	++	0/+	–	–
一氧化氮	via NO	0	0	0	0/+	0	0	–
前列环素	0	+	–	+	+	–	–	

+，增加；0，无变化；–，减少。这些效应仅仅是作参考，其效应取决于患者用药时的循环状态以及随剂量增加对 β - 多巴胺（DA_1DA_2）、磷酸二酯酶 PDE 受体和一氧化氮 / 环磷酸鸟苷酸有不同影响

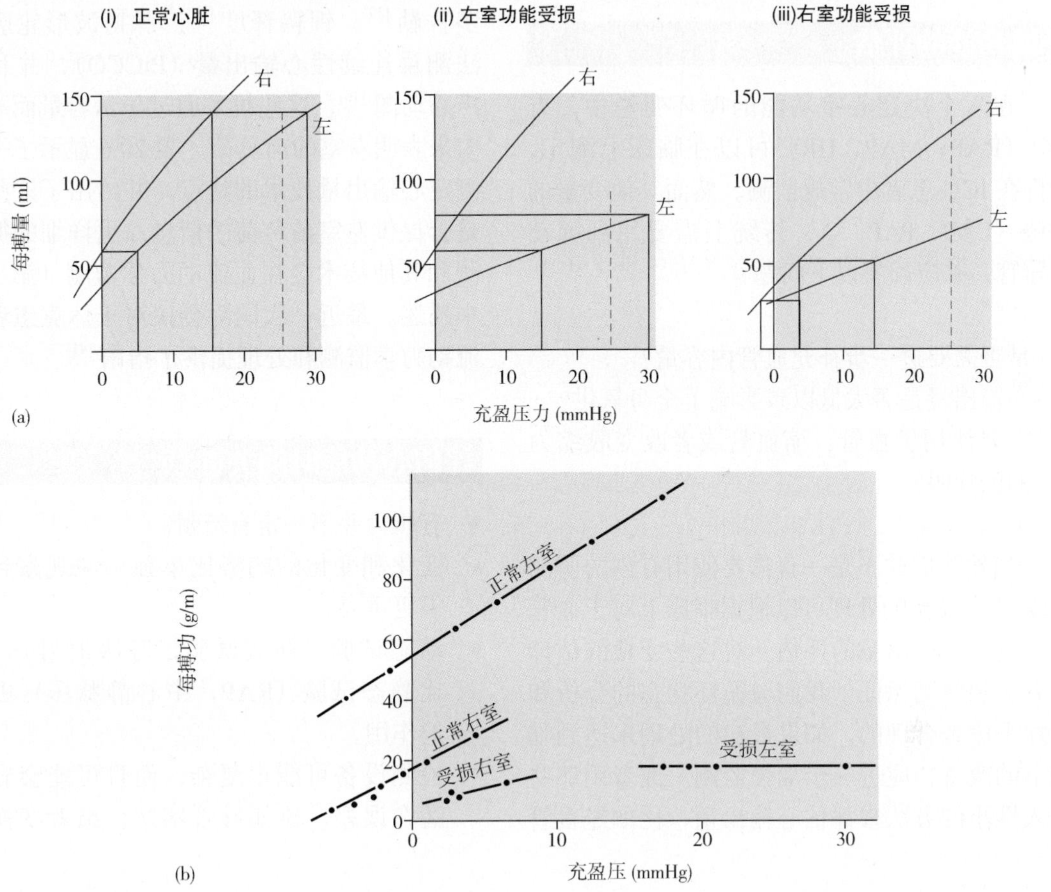

图 20.2 心室功能曲线（a）正常和心室功能受损患者的每搏输出量（ml）与左右室的充盈压之间的关系。(b) 正常和严重左右室功能衰竭患者每搏做功与左右室充盈压之间的关系

的，可以用改变传导的药物比如 β_1 受体激动剂——异丙肾上腺素，它会增加心肌做功和心肌氧耗，也会增加心室易激惹性；而对于有缺血性心肌病和尤其是最近有心梗、心房或房室顺序起搏（这能使在传导阻滞时心房收缩仍保持协调一致）的患者，可以改善血流动力学而不会刺激心肌代谢，不会增加心肌的易激惹性[35]。

心率超过 110 次 / 分，尤其还是不规则节律时，应在保证血浆钾离子、镁离子浓度正常的情况下用药物或者直流电转复。如果节律是室上性，且稳定伴有间断窦律，药物控制是适应证，可以使用地高辛或者胺碘酮。地高辛适合于心房颤动，且地高辛有短暂的正性肌力作用[36]。而胺碘酮适用于所有室上性心律失常，而且更有可能恢复窦律。一项 Meta 分析显示，预防性使用胺碘酮可以减少心律失常的发生次数，减少近期有心梗或充血性心力衰竭患者猝死的风险[37]。但胺碘酮有负性肌力作用，这对于有严重心衰的患者来说很重要。

若心率固定为 150 次 / 分，这提示心房扑动，应该及时对心电图仔细阅读并尝试腺苷治疗。无法用高热解释的持续性窦性心动过速可能是由低血容量、疼痛或焦虑引起的。

心肌功能的评估

在六个决定心室功能的循环变量中，有3个（RAP，MAP，HR）可以在临床上测定，而且在ICU患者中常规监测。然而其他变量的监测（LAP，PAP，Q_t）传统上需要用到肺动脉导管，并应回答以下问题：

1. 是否需要进一步补充血管内容量？
2. 心输出量是否太低以致影响了全身氧供？
3. 需要使用扩血管、缩血管或者改变收缩力的治疗吗？

当然我们并不是一直需要使用有创的监测手段[38]。最初的处理可以根据临床上对于血管内容量和心输出量的评估。对这些变量的估计的方法和原则保证了我们对循环状态的分析和治疗手段是合理的。如果最初的处理未达到临床上的改善，应进一步加强监测。或者用那些侵入性小的方法来评估心输出量，比如经食管多普勒[39]、锂稀释度[40]、脉搏波形轮廓分析法测量连续性心输出量（PiCCO），并利用超声心动图[10]，这些技术通过显示容量而不是压力来表明左室的前负荷。表20.6显示了一些能测定心输出量技术的特点，并给出了这些技术是否提供左室前负荷的信息。更详细的循环监测和其他技术会在血流动力学监测（第12章）中描述。最近一次国际会议对于休克患者的血流动力学监测和处理提供了指南[41]。

评估心功能时的关键点

- 有压力并不一定有流量。
- 变化和变化的趋势比单独一项观察到的结果更重要。
- 动态试验（补液试验，呼吸时脉压变化）比静态试验（RAP，中心静脉压）更有启迪作用。
- 检测设备可能很复杂，而且可能会有很多潜在误差，比如导管堵塞，患者变换体位

表20.6 评估心输出量的方法对比

方法	侵入性/风险	心室前负荷评估	复杂性	测量误差	费用
指示剂稀释法					
热稀释法（用肺动脉导管）	+++	来自于嵌压	++	+	++
Fick法（费克法）	+++	无	+++	+	++
荧光标记	+++	无	++	+	++
锂稀释度	++	是	+	+	+
呼气体法					
改善费克法	+	无	++	++	+
惰性气体再呼吸	+	是	+++	++	+
多普勒（经食管的）	+	无	++	++	+++
超声心动图	0	是	++	+++	+
心阻抗图	0	无	++	++	+
脉搏波形分析	+	是（ITBV）	+	++	+
临床评估	0	是	+	++	0

后没有将传感器重新放好。因此读取数据时应总是要仔细并和临床结合。

- 侵入性监测方法有危害的地方（感染、创伤、制动），如果不再需要时应尽早撤除。

肺动脉导管

肺动脉导管仍然是最常用的测量左房和肺动脉压力、评估心输出量的方法，用的是热稀释技术[42]。虽然被认为是测定心输出量的金标准，尽管操作技术上非常仔细，但误差至少有10%，导管末端气囊打开后使得肺动脉阻塞测得楔压，如果没有肺血管床的异常，这反映了左房压力，而在慢性阻塞性肺疾病和二尖瓣疾病时，肺血管床往往有异常。尽管获得很好的楔压监测，测得的数据必须谨慎解读，因为胸腔内压力的增加和舒张功能异常会使得测量结果不可靠，无法反映真正的左室前负荷。

靶向治疗使得肺动脉导管广泛使用，但是这种不加选择的使用受到了多中心对照试验的挑战，研究显示使用肺动脉导管的患者预后差于未使用肺动脉导管的患者[43]。这项结果可能反映出目前对于靶向治疗过高的热情，使用导管的培训不足，以及医生对获得的数据不能做出很好的反应[44]。

表 20.7 显示了心衰时使用肺动脉导管的适应证，其他血流动力学方面的监测会在 12 章讨论。

表 20.7　心衰患者应用肺漂浮导管指征

初始循环管理失败和适当的心输出量与心房充压之间存在不确定性关系
近期心梗，瓣膜病变，肺血管阻力增高时导致左右心房的压力与左室前负荷关系存在不确定性低楔压提示
尤其在大剂量血管源性药物被应用时，用热稀释心输出量测量法指导选择适当的血管活性药物并指导治疗
需要监测肺动脉压力和评估右室功能

血管内容量的情况的评估

临床

通常以测量右心房充盈压为基础，并假设心房充盈压之间的关系是正常的，而在严重疾病的患者中这并不适用，特别是心源性休克的患者[27]。虽然值< 12 mmHg 说明存在低血容量，但值增高更难以解释，特别是机械通气的患者。所以右房压水平应该更仔细的解读，且需要根据其他的临床证据。但是，这些评估血管内容量的静态试验相比于动态试验价值较小，例如，补液试验及正压通气效应能评估对干预的循环系统反应。

血管内容量的消耗提示低血压是否能由镇痛或体位改变产生。在接受正压通气的患者中，动脉血压随呼吸的波动也能提示相关的低血容量。这也能确定呼吸机的暂时断开是否能引起血压升高和静脉压降低：脱机后测量更准确地反映了心室舒张末透壁压。这样的方法对急性呼吸窘迫综合征的患者是相对禁忌的，因为脱离呼气末正压通气可能引起广泛的肺泡塌陷。

溶液负荷试验

如果怀疑患者为低血容量，应给予 200 ml 胶体液，并观察对血压、血流和前负荷的影响。在容量耗竭的患者，血压和血流会增加，而充盈压只是小而短暂的增加。当肺的气体交换仍然满意时，就不需要给予更多的胶体液了。在有外周循环缺乏灌注的证据和器官功能障碍未改善时，无论达到目标压力，还是充盈压持续升高可能导致肺水肿的高风险时，都需要给予充分的液体容量。

决定给予败血症患者的液体量是比较困难的，并经常需要达到以下两者的平衡：给予足够的液体以防止过多剂量的收缩性药物的使用，以及给予过多的液体造成组织水肿和肺气体交换的恶化。

如果给予 200 ml 的液体仍然让人担忧，

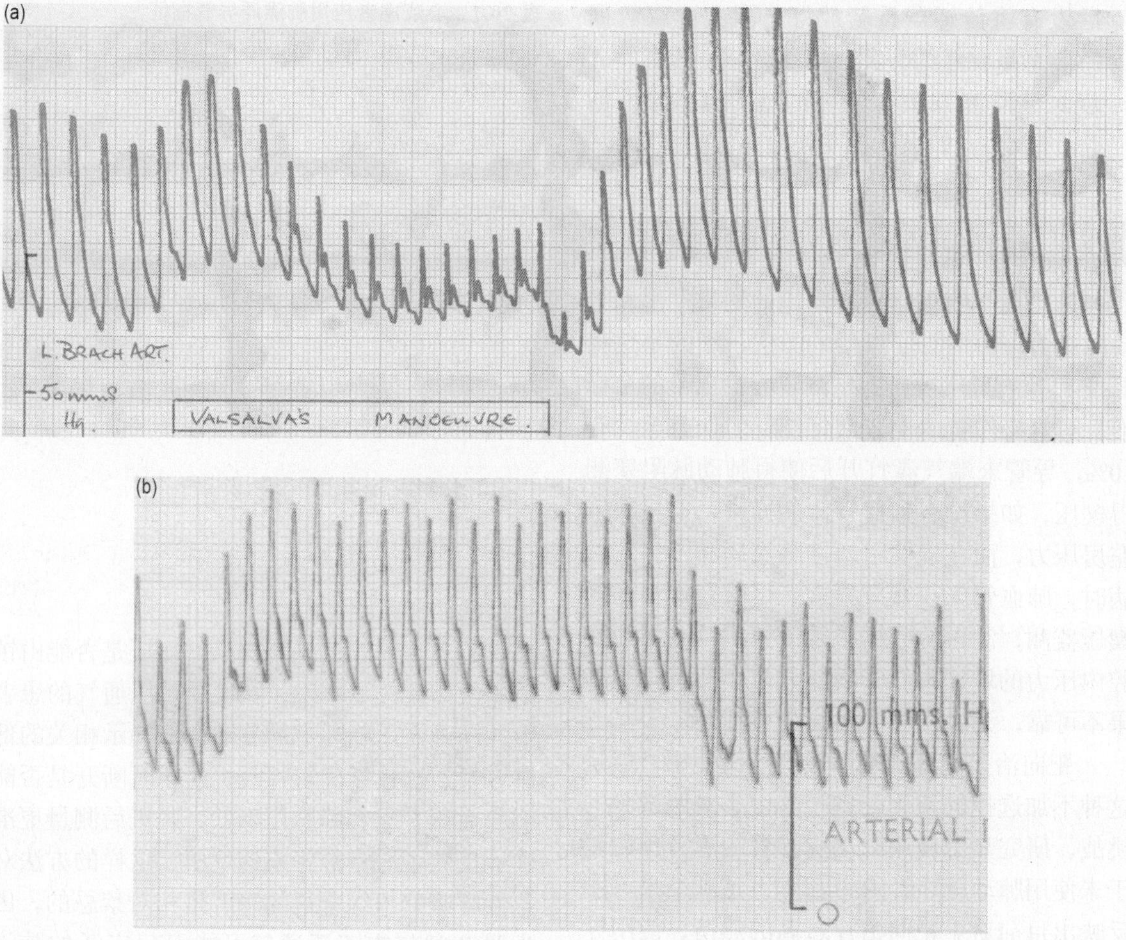

图 20.3 Valsalva 描迹。(a) Valsalva 动作的正常的脉压反应。(b) Valsalva 动作的方波脉压反应

针对镇静的患者可以给予一种可逆的容量负荷试验，从水平面抬高双腿 60° 保持 2 分钟。

Valsalva 试验

胸廓内压力改变的效应可用以评估胸廓内血容量，并估计真正的左心室前负荷。图 20.3 展示了正常患者和一位高胸廓内血容量患者中的经典 Valsalva 反应。如果监测器观察到正常的曲线，就需要更多的液体，反之方波反应意味着充足的左心室容积前负荷 [45]。这种反应可以通过计算基线值的第 2 时相中的脉压比率而量化。这可以通过测量肺动脉楔压找出对应关系 [46]，可针对镇静的、机械通气的患者应用于临床 [47]。然而，如果患者有自主呼吸，这项测试无论实施或解释都会比较困难。

超声心动图

超声心动图可以用以确定不适当的容量前负荷和进一步液体复苏的剂量，特别当心脏舒张功能障碍造成前负荷压力较高时。通过一系列的研究，以评估该治疗的反应（液体疗法，开始血管活性治疗，改变呼吸机参数）可能会

特别有价值。

危重患者的心脏功能管理

循环系统治疗应该定期回顾危重患者。根据最初的评估与原发病诊断的知识，额外的治疗手段是需要的，且既定目标应为液体平衡、心室前负荷、动脉舒张压和平均压，如何达到以上目标的治疗计划的制订。通常 MAP > 65 mmHg 且舒张压 > 50 mmHg 是可接受的，但是充足的脑、冠状动脉、内脏和肾的灌注可能要求更高的血压，特别是已有高血压或有广泛粥样硬化斑块的老年患者。

代谢指标的纠正

下面的代谢指标，应及时纠正：

- 低氧血症：$PO_2 < 8$ kPa
- 酸血症：pH < 7.20
- 高钾血症：$K^+ > 5.5$ mmol/L
- 低镁血症：$Mg^{2+} < 0.9$ mmol/L
- 低钙血症：$Ca^{2+} < 1.0$ mmol/L
- 低磷血症：$PO_4^- < 0.8$ mmol/L
- 贫血：Hb < 9 g%
- 硫胺素缺乏症（营养不良，过度饮酒，利尿剂或地高辛治疗）

应该纠正 pH < 7.20 或碱缺失 > 10 mmol/L 的代谢性酸中毒，因为心肌收缩力在 pH 升至 > 7.4 时会呈线性递增。碳酸氢钠不建议使用，它能导致破坏性的不合理的细胞内酸中毒，一项使用非生理性溶剂的体外研究证明了这种效应，研究在一个封闭的系统中，不允许随着二氧化碳浓度的升高而进行纠正，在这个系统中碳酸氢钠以药丸形式给予而不是缓慢输注 [48]。使用碳酸氢盐纠正代谢性酸中毒的方案在临床上已经被认准，并且有研究支持，碳酸氢盐比乳酸盐更适合做血液滤过的缓冲液 [50]。图 20.4 展示了纠正严重的代谢性酸中毒过程中 CO 的效应，从使用乳酸盐变为使用碳酸氢盐进行血液滤过。

虽然前瞻性随机对照研究证明，如果血红蛋白浓度维持在 7g% ~ 9g%，而不是在 10g% ~ 12g%，能使危重患者的存活率提高，这并不适用于老人和冠状动脉疾病的患者，他们的血红蛋白水平应维持 > 9g%[51]。

低维生素 B_1 饮食、慢性酒精滥用与长期呋塞米与地高辛治疗的患者，有维生素 B_1 缺乏症的风险，可以导致心肌功能损害。口服维生素 B_1（200 mg/d）可以改善这些患者的左心室功能 [52]。

合适的血管活性药物的选择（见第 82 章）

当治疗急性心力衰竭时，血管活性药物的选择需要兼顾全身循环需求与应激心肌之间的平衡。常用药物的特性列于表 20.5。

个别患者中这些药物的作用会受到基础循环状态的影响，例如，无论在强烈的收缩或舒张时，药物都可能对压力、血流和分布引起不同的效应。血管活性剂的初步选择将取决于平均动脉压（MAP）、心输出量（CO）和外周血管阻力（SVR）。例如：

- 低 CO 和 MAP，高 SVR：正性肌力与舒血管（正性肌力药物）的作用是必需的，且适合用多巴酚丁胺。如果 CO 升高而 MAP 降低，则需要更强的变力药物，适合肾上腺素与和硝酸甘油联合应用。但是，增加肾上腺素剂量会增大心肌缺血和心室应激性以及内脏缺血和乳酸酸中毒的风险 [53]。
- 低 MAP 和 SVR 与高 CO——这经常见于败血症：适当的容量复苏后使用去甲肾上腺素使小动脉收缩。
- MAP 达到或超过目标值，而 CO 降低，SVR 升高：适用舒血管药物（硝酸盐，如硝酸甘油）或者正性肌力药物。

当肺血管阻力和 RAP 急性升高时，需要肺血管扩张剂使右心室负荷降低并保持 CO：适用硝酸盐或 β 受体激动剂，但是动脉舒张与低氧血症会引起低血压，因为通气灌注不匹配。

多巴胺被广泛地使用，但对于它选择性改善肾血流的看法是错误的。然而，如果患者已经完全进行容量复苏，产生温和的仅使 SVR 少量升高的正性肌力作用，并有利尿排钠作用，此时适用低剂量多巴胺输注［< 4μmol/(kg· min)］[54]。

多培沙明用于改善内脏血流量，尽管有报道围术期患者容量负荷时可获益[55]，但是对于确诊为休克的患者几乎没有获益的证据。

慢性心力衰竭的患者和长期输注 β- 受体激动剂的患者经常会产生耐药性，儿茶酚胺受体反应性降低，导致细胞内环磷酸腺苷（cAMP）水平升高和心肌收缩力升高的作用减少。磷酸二酯酶抑制剂（甲巯咪唑、米力农）可提供一种替代的方案。米力农竞争性抑制三磷酸二酯酶同工酶，对环磷酸腺苷的分解产生反应，从而增加细胞内 cAMP 水平，改善心肌收缩力，这过程不依赖刺激 β 受体。这也能改善心室舒张。然而，这些药物是强力血管舒张剂，低血压经常会限制它们的使用或者需要输注去甲肾上腺素。肾衰竭患者剂量应减小。

左西孟坦是一种细胞内钙离子增敏剂，并可以避免其他变力药物作用的受体。通过超过 3 天的输注后，它长期持续产生代谢物，使任何心肌收缩力的改善都能保持数周[56]。它主要用于慢性心力衰竭，而它用于严重的急性心力衰竭和急性心梗后心源性休克的作用不确定但很有前景。作为一种钾通道阻滞剂，它能舒张血管平滑肌。已使用正性肌力药物的严重心力衰竭的患者，治疗应从小剂量开始输注［0.05μg/(kg · min)］，不应使用负荷量。如果心动过速发生或持续存在，理论上加用 β 受体阻滞剂是合理的，以小剂量短效药物如美托洛尔或艾司洛尔开始是可取的。

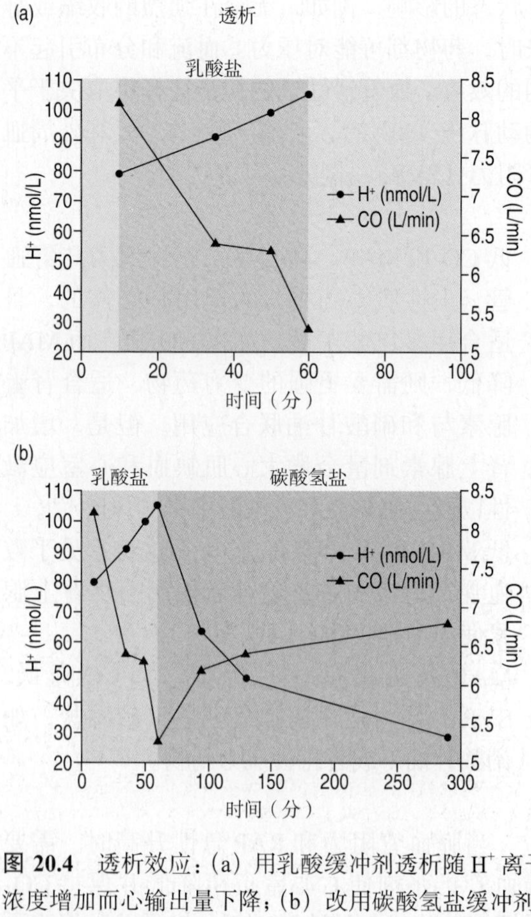

图 20.4 透析效应：(a) 用乳酸缓冲剂透析随 H^+ 离子浓度增加而心输出量下降；(b) 改用碳酸氢盐缓冲剂，随 H^+ 离子浓度下降而心输出量升高

β- 受体阻滞剂

对 β- 受体阻滞剂在心力衰竭患者使用仍存在争议。大量研究表明在急性心肌梗死后早期，它能使患者获益[4,57]，经外周静脉静脉输注阿替洛尔，认为能使有高冠状动脉疾病风险的非心脏手术患者生存期延长 2 年[58]。这些证据似乎与日益增多的围术期最优化研究冲突，后者表明通过容积负荷和使用 β- 受体激动剂增加了氧输送而使患者受益[55]。这种解释可能是，对外科手术患者，受益主要来自于得到充足的容量复苏，如果 CO 和氧输送仍然不足且心率少于 100 次 / 分，额外使用 β- 受体激动剂是有益处的，然而一部分冠状动脉疾病患者和液体复苏后的持续心动过速患者可能会受益于 β- 受体阻断，而不是 β- 受体激动。

对心脏的机械支持

面罩持续气道正压通气（CPAP）和有创正压通气是心力衰竭最常见的呼吸机械支持形式。

这得益于氧合的改善和呼吸做功的减少或消除，这可能达到 30% 的氧耗量 [60]。氧耗量的减少也降低了左心室的工作负荷，缓解了心肌缺血。开始机械通气时，临床医师必须准备容量治疗甚至肾上腺素，因为用于插管的镇静和其他麻醉药物会减少儿茶酚胺内生水平，使小动脉和小静脉扩张，可能会引起灾难性的低血压。

主动脉内球囊反搏（IABP）在生理学方面很有吸引力，因为它同时提高了冠状动脉和外周循环的灌注，减少了心脏的做功。它能增加心脏功能和改善心肌氧合 [61]。

左心室辅助装置（LVAD）可以暂时替代心肌功能，但只表示，如果所有其他的治疗方案已经被使用，而心肌功能的改善是可以预期的 [62]。它有出血、感染、血栓和卒中的突出问题。在心脏手术后、新近心肌梗死或有心脏移植的现实需求时，IABP 和心室辅助器都被看做是“恢复的桥梁”。

急性心肌梗死后心源性休克

重症监护对因急性心肌梗死造成的心源性休克患者，有一些额外的注意点：

- 心肌氧合的治疗效果必须与全身循环目标同时考虑。
- 尽管患者可能在 ICU 进行通气治疗，改善救助心肌的治疗不能被忽视和拖延。溶栓可能是禁忌，但是单用阿司匹林的好处很显著，如果有需要甚至可以直肠给药。β 受体阻滞剂 [57] 和 ACEI[63] 应尽快开始给药，但是心动过缓、心脏传导阻滞、低血压和肾功能受损患者可能会使之延误。在一项短效 β- 受体阻滞剂的试验中，无论是低剂量艾司洛尔或小剂量美托洛尔都可能适用，尤其有心动过速者，因为研究表明，心力衰竭患者从 β- 受体阻滞剂受益会更大 [57]。左心室功能障碍和心力衰竭的患者也应开始醛固酮受体拮抗剂治疗，如螺内酯或依普利酮，都能降低 BNP 水平并减少心脏病发病率和死亡率。为行血管成形术和支架植入术而进行紧急冠状动脉血管造影可以被考虑，早期应用主动脉球囊反搏 [65] 比变力性药物的不断加量更好。
- 在患者入院后与院外阻断联系，低温治疗（降温至 32 ～ 34℃）已被证明是有益的，但如果治疗计划完善，这不应妨碍其他干预措施，如适合做的且正在执行的主要血管成形术。我们还必须认识到，监测低体温患者更复杂，因为麻痹的患者往往要防止寒战，许多测量 CO 的技术是无效的，循环的床边评估和酸碱平衡及乳酸的解释是困难的。
- 重要的是要认识到：
  - 对右心室梗死（V4R 导联 ST 段抬高），进行进一步的监测是必要的，以确保适当的容积负荷，并直接治疗使右心室去负荷 [66]。
  - 无论是室间隔缺损还是乳头肌断裂引起的二尖瓣关闭不全，插入主动脉内球囊反搏和紧急手术都是需要的 [67]。

（徐 敏 陈 晨 译 徐 敏 校）

参考文献

1. Packer M. Pathophysiology and treatment of chronic heart failure. *Lancet* 1992; **340**: 88–95.
2. Simoons ML, Boersma E, van der Zwaan C *et al.* The challenge of acute coronary syndromes. *Lancet* 1999; **353** (suppl. II): 1–4.
3. Redfield MM. Heart failure – an epidemic of uncertain proportions. *N Engl J Med* 2002; **347**: 1442–4.
4. Yusuf S, Peto R, Lewis J *et al.* Sleight P. Beta-blockade during and after myocardial infarction: an overview of the randomised trials. *Prog Cardiovasc Dis* 1985; **27**: 335–71.
5. MERIT-HF Study Group. Effect of metoprolol CR/XL in chronic heart failure: metoprolol CR/XL randomised intervention trial in congestive heart failure (MERIT-HF). *Lancet* 1999; **353**: 2001–7.
6. Shoemaker WC, Appel PL, Kram HB *et al.* Prospective trial of supranormal values of survivors as therapeutic goals in high-risk surgical patients. *Chest* 1988; **94**: 1176–87.
7. Hayes MA, Timmins AC, Yau EH *et al.* Elevation of systemic oxygen delivery in the treatment of critically ill patients. *N Engl J Med* 1994; **330**: 1717–22.
8. Gattinoni L, Brazzi L, Pelosi P *et al.* A trial of goal-orientated haemodynamic therapy in critically ill patients. *N Engl J Med* 1995; **333**: 1025–32.
9. Turner A, Tsamitros M, Bellomo R. Myocardial cell injury in septic shock. *Crit Care Med* 1999; **27**:

1775–80.
10. Price S, Nicol E, Gibson DG *et al.* Echocardiography in the critically ill: current and potential roles. *Intens Care Med* 2006; **32**: 48–59.
11. Gmaurer G. Contrast echocardiography: clinical utility. *Echocardiography* 2000; **17**: 5–9.
12. Guest TM, Ramanathan AV, Tuteur AV *et al.* Myocardial injury in critically ill patients: a frequently unrecognized complication. *JAMA* 1995; **273**: 1945–9.
13. Mueller C, Scholer A, Laule-Kilian K *et al.* Use of B-type natriuretic peptide in the evaluation and management of acute dyspnea. *N Engl J Med* 2004; **350**: 647–54.
14. McCullough PA, Nowak RM, McCord J *et al.* B-type natriuretic peptide and clinical judgement in emergency diagnosis of heart failure: analysis from Breathing Not Properly (BNP) multinational study. *Circulation* 2002; **106**: 416–22.
15. Niemenen MS, Bohn M, Drexler H *et al.* New practice guidelines of the European Society of Cardiology: management of acute heart failure. *Eur Heart J* 2005; **26**: 384–416.
16. NICE guidelines for the management of chronic heart failure in adults in primary and secondary care 2003. Available online at: htpp://www.nice.org.uk.
17. Charpentier J, Luyt CE, Fulla Y *et al.* Brain natriuretic peptide: a marker of myocardial dysfunction and prognosis during severe sepsis. *Crit Care Med* 2004; **32**: 660–5.
18. Arlati S, Brenna S, Prencipe L *et al.* Myocardial necrosis in ICU patients with acute non-cardiac disease: a prospective study. *Intens Care Med* 2000; **26**: 31–7.
19. Relos RP, Hasinof IK, Beilman GJ. Moderately elevated serum troponin concentrations are associated with increased morbidity and mortality rates in surgical intensive care unit patients *Crit Care Med* 2003; **31**: 2598–603.
20. Leach RM, Treacher DF. Oxygen delivery and consumption in the critically ill. *Thorax* 2002; **57**: 170–7.
21. Shoemaker WC, Appel PL, Waxman K *et al.* Clinical trial of survivors' cardiorespiratory patterns as therapeutic goals in critically ill postoperative patients. *Crit Care Med* 1982; **10**: 398–403.
22. Corday E, Williams JH, DeVera LB *et al.* Effect of systemic blood pressure and vasopressor drugs on coronary blood flow and the electrocardiogram. *Am J Cardiol* 1959; **3**: 626.
23. Parillo JE. Pathogenetic mechanisms in septic shock. *N Engl J Med* 1993; **328**: 1471–7.
24. Kumar A, Thota V, Dee L *et al.* Tumour necrosis factor-α and interleukin 1β are responsible for in vitro myocardial cell depression induced by human septic shock serum. *J Exp Med* 1996; **183**: 949–58.
25. Rivers E, Bguyen B, Havstad S *et al.* Early goal directed therapy in the treatment of severe sepsis and septic shock. *N Engl J Med* 2001; **345**: 1368.
26. Sarnov SJ, Bergland E. Ventricular function 1. Starling's law of the heart studied by means of simultaneous right and left ventricular function curves. *Circulation* 1954; **9**: 706.
27. Bradley RD, Jenkins BS, Branthwaite MA. The influence of atrial pressure on cardiac performance following myocardial infarction complicated by shock. *Circulation* 1970; **42**: 827–37.
28. Vismara LA, Leamon DM, Zelis R. The effects of morphine on venous tone in patients with acute pulmonary oedema. *Circulation* 1976; **54**: 335–7.
29. Ross JJ. Afterload mismatch and preload reserve: a conceptual framework for the analysis of ventricular function. *Prog Cardiovasc Dis* 1976; **18**: 255–64.
30. Cournand A, Motley HL, Werko L *et al.* Physiological studies of the effects of intermittent positive pressure breathing on cardiac output in man. *Am J Physiol* 1948; **152**: 162.
31. Buda AJ, Pinsky MR, Ingels NB *et al.* Effect of intrathoracic pressure on left ventricular performance. *N Engl J Med* 1979; **301**: 453–9.
32. Stewart JT, Simpson IA. Left ventricular energetics: heat production by the human heart. *Cardiovasc Res* 1993; **27**: 1024–32.
33. Francis GS. Vasodilators in the intensive care unit. *Am Heart J* 1991; **121**: 1875–8.
34. Mueller H, Ayers SM, Gianelli S *et al.* Effect of isoproterenol, L-norepinephrine and intra-aortic counterpulsation on haemodynamics and myocardial metabolism in shock following acute myocardial infarction. *Circulation* 1972; **45**: 335.
35. Chamberlain DA, Leinbach RC, Vassaux CE *et al.* Sequential atrioventricular pacing in heart block complicating acute myocardial infarction. *N Engl J Med* 1970; **282**: 577–82.
36. Smith TW. Digoxin in heart failure. *N Engl J Med* 1993; **329**: 51–3.
37. Amiodarone Trials Meta-Analysis Investigators. Effect of prophylactic amiodarone on mortality after acute myocardial infarction and in congestive heart failure: meta-analysis of individual data from 6500 patients in randomised trials. *Lancet* 1997; **350**: 1417–24.
38. Goodwin J. The importance of clinical skills. *Br Med J* 1995; **310**: 1281–2.
39. Singer M, Clarke J, Bennett ED. Continuous haemodynamic monitoring by oesophageal Doppler. *Crit Care Med* 1989; **17**: 447–52.
40. Linton RAF, Band DM, O'Brien T *et al.* Lithium dilution cardiac output measurement: a comparison with thermodilution. *Crit Care Med* 1997; **25**: 1796–800.
41. Antonelli M, Levy M, Andrews PJD *et al.* Haemodynamic monitoring in shock and implications for management. International Consensus Conference, Paris, France, April 2006. *Intens Care Med* 2007; **33**: 575–90.
42. Steingrub JS, Celori G, Vickers-Lahti M *et al.* Therapeutic impact of pulmonary artery catheterisation in a medical/surgical ICU. *Chest* 1991; **99**: 1451–5.
43. Connors AF, Speroff T, Dawson NV *et al.* The effectiveness of right heart catheterisation in the initial care of critically ill patients. *JAMA* 1996; **276**: 889–97.
44. Iberti TJ, Fischer EP, Leibowitz AB *et al.* A multicentre study of physicians' knowledge of the pulmonary artery catheter. *JAMA* 1990; **264**: 2928–32.
45. Sharpey-Schafer EP. Effects of Valsalva's manoeuvre on the normal and failing circulation. *Br Med J* 1955; **1**: 693–5.
46. McIntyre KM, Vita JA, Lambrew CT *et al.* A noninvasive method of predicting pulmonary capillary wedge pressure. *N Engl J Med* 1992; **327**: 1715–20.
47. Marik PE. The systolic blood pressure variation as an indicator of pulmonary capillary wedge pressure in ventilated patients. *Anaesth Intens Care* 1993; **21**: 405–8.
48. Ritter JM, Doctor H, Benjamin M. Paradoxical effect of bicarbonate on cytoplasmic pH. *Lancet* 1990; **335**: 1243–6.
49. Narius RG, Cohen JJ. Bicarbonate therapy for organic acidosis: the case for its use. *Ann Intern Med* 1987;

106: 615–18.
50. Hilton PJ, Taylor J, Formi LG *et al.* Bicarbonate-based haemofiltration in the management of acute renal failure with lactic acidosis. *Q J Med* 1998; **91**: 279–83.
51. Hebert PC, Wells G, Blajchman MA *et al.* A multicenter, randomized, controlled clinical trial of transfusion requirements in critical care. *N Engl J Med* 1999; **340**: 409–17.
52. Leslie D, Gheorghiade M. Is there a role for thiamine supplementation in the management of heart failure? *Am Heart J* 1996; **131**: 1248–50.
53. Day NPJ, Phu NH, Bethell DP *et al.* The effects of dopamine and adrenaline infusions on acid–base balance and systemic haemodynamics in severe infection. *Lancet* 1996; **348**: 219–23.
54. Australian and New Zealand Intensive Care Society (ANZICS) Clinical Trials Group. Low-dose dopamine in patients with early renal dysfunction: a placebo-controlled randomised trial. *Lancet* 2000; **356**: 2139–43.
55. Wilson J, Woods I, Fawcett J *et al.* Reducing the risk of major elective surgery: randomized, controlled trial of preoperative optimisation of oxygen delivery. *Br Med J* 1999; **318**: 1099–103.
56. Hasenfuss G, Pieske B, Castell M *et al.* Influence of the novel inotropic agent levosimendan on isometric tension and calcium coupling in failing human myocardium. *Circulation* 1998; **98**: 2141–7.
57. Gottlieb SS, McCarter RJ, Vogel RA *et al.* Effect of beta blockade on mortality among high risk and low risk patients after myocardial infarction. *N Engl J Med* 1998; **339**: 489–97.
58. Mangano DT, Layug EL, Wallace A *et al.* Effect of atenolol on mortality and cardiovascular morbidity after noncardiac surgery. *N Engl J Med* 1996; **335**: 1713–20.
59. Bersten AD, Holt AW, Vedig AE *et al.* Treatment of severe cardiogenic pulmonary oedema with continuous positive airway pressure delivered by facemask. *N Engl J Med* 1991; **325**: 1825–30.
60. Aubier M, Trippenbach T, Roussos C. Respiratory muscle fatigue during cardiogenic shock. *J Appl Physiol Respir Environ Ex Physiol* 1981; **51**: 499–508.
61. Nanas JN, Moulopouloss D. Counterpulsation: historical background, technical improvements, hemodynamic and metabolic effects. *Cardiology* 1994; **84**: 156–67.
62. Westaby S, Katsumata T, Houel R *et al.* Jarvik 2000 heart: potential for bridge to myocyte recovery. *Circulation* 1998; **98**: 1568–74.
63. Pfeffer MA, Braunwald E, Moye LA *et al.* Effect of captopril on mortality and morbidity in patients with left ventricular dysfunction after myocardial infarction. Results of the survival and ventricular enlargement trial. *N Engl J Med* 1992; **327**: 669–77.
64. Pitt B, Remme W, Zannard F *et al.* Epleronone, a selective aldosterone blocker in patients with left ventricular dysfunction after myocardial infarction. *N Engl J Med* 2003; **348**: 1309–21.
65. Mueller HS. Role of intra-aortic counterpulsation in cardiogenic shock and acute myocardial infarction. *Cardiology* 1994; **84**: 168–74.
66. Kohn JN, Guiha NH, Broder MI *et al.* Right ventricular infarction: clinical and haemodynamic features. *Am J Cardiol* 1974; **33**: 209–14.
67. Hasdai D, Topol EJ, Califf RM *et al.* Cardiogenic shock complicating acute coronary syndromes. *Lancet* 2000; **356**: 749–56.

第21章

心脏瓣膜病及先天性心脏病

John E Sanderson

心脏瓣膜病

瓣膜性心脏病迄今为止仍是引起心脏症状及致残的常见病因。在大多数发达国家该病主要病因已不再是风湿性心脏病：相比之下先天性瓣膜畸形如二尖瓣脱垂及主动脉瓣二瓣化畸形、退行性瓣膜病或感染性心内膜炎显得更为常见[1]。然而，风湿热及风湿性心脏病在很多地区仍为心脏瓣膜病的主要病因，特别是年轻人群[2-3]。心脏瓣膜病可以导致瓣膜狭窄、关闭不全或两者均有。

风湿热

风湿热是一种由A组β-溶血性链球菌感染引起的急性热性疾病，炎症主要侵犯关节、心脏及皮下组织。临床表现主要包括：多关节炎、心脏炎、皮下结节、环形红斑及舞蹈病。心脏炎主要包括：

- 心脏杂音（二尖瓣、主动脉瓣反流性杂音或舒张中期Carey-Coombs杂音最常见）；
- 心包炎；
- 心脏扩大；
- 充血性心力衰竭[4]。

查体发现心尖和心底部舒张期杂音的患者中约40%患有慢性风湿性心脏病，这些患者在急性发作时70%会并发心力衰竭或者心包炎。风湿性心脏病在中东、印度、非洲及南美洲依然流行，其发病率占第三世界国家心血管疾病发病率的20% ~ 40%[2]。该病在北美洲、西欧、澳大利亚及亚洲部分地区发病率较低。

二尖瓣狭窄

风湿热为二尖瓣狭窄的主要病因，其他少见病因包括：

- 左心房黏液瘤；
- 带蒂球状血栓；
- 瓣环钙化；
- 系统性红斑狼疮。

瓣膜的瘢痕或纤维化，特别是位于瓣膜边缘及瓣下结构的变化可导致瓣膜狭窄及左房压、肺静脉压和肺动脉压升高。肺及右心的负担因此加重。主要临床症状包括呼吸困难、反复发作的气管炎、疲劳、阵发性心房颤动导致的心悸、咯血及卒中。心房颤动常与显著的心功能不全症状同时出现从而大大地增加左房血栓形成及发生栓塞的概率。

二尖瓣狭窄常见的临床表现包括：

- 二尖瓣面容（面颊部出现的外周发绀）；
- 可能存在非正常的短促脉搏（心房颤动常见）；
- 右心室肥大；
- 心尖部因异常第一心音导致的异常搏动；
- 第一心音亢进，开瓣音及舒张期隆隆样杂音。

诊断本症的第一线索常是亢进的第一心音，在发现这一体征后心脏医师应仔细查体以确定是否存在心尖部舒张期隆隆样杂音，通常杂音音调较低。如果瓣膜没有钙化，可能在第二心音后 0.04 ~ 0.10s 内听到开瓣音。

辅助检查方面，由于左心房肥大，心电图Ⅱ导联可呈宽大 P 波。X 线可呈左心房及左心耳肥大以及上肺静脉增粗的表现，但心脏体积一般在正常范围。超声心动图可以评价瓣膜解剖结构同时计算瓣膜面积及跨瓣压差，因此常用于确诊。如果瓣环面积小于 $1cm^2$ 则视为重度二尖瓣狭窄（图 21.1）。

治疗手段主要通过 β- 受体阻滞剂减慢心率同时增加舒张期充盈时间。如果患者合并有心房颤动，还应给予地高辛及利尿药物治疗。如果存在显著的二尖瓣狭窄及心房颤动，抗凝治疗是十分必要的。研究表明，球囊二尖瓣成形术作为成功的治疗方案之一远期预后较好，疗效堪比手术治疗[5]。球囊成形术的主要禁忌证为显著的二尖瓣反流及重度钙化，此时应采用人工瓣膜置换术治疗。

二尖瓣反流

急性及慢性二尖瓣反流之间存在显著差异（表 21.1）。慢性二尖瓣反流病程较长，左心房

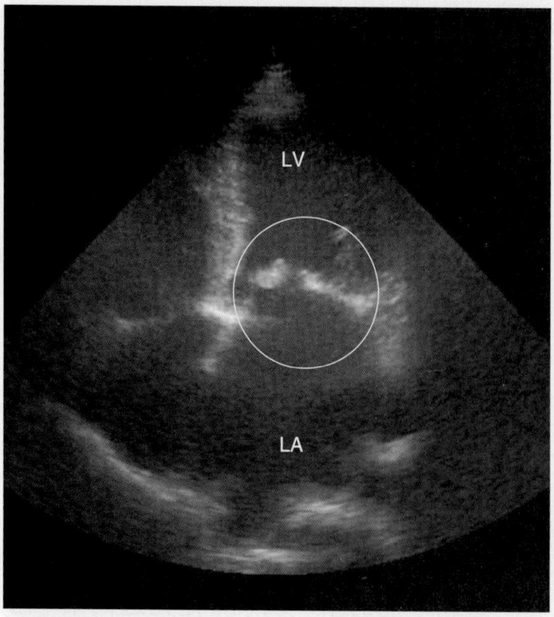

图 21.1 二尖瓣狭窄。二尖瓣前瓣及后瓣增厚、钙化、开放受限。LV，左心室；LA，左心房

左心室可以通过增大体积适应加重的反流。在急性二尖瓣反流中，左心房及肺静脉压力突然增大导致严重的肺水肿。急性二尖瓣反流的治疗方案是急诊手术。慢性二尖瓣反流的治疗更为复杂。首先，药物可以起到治疗作用，但如果超声心动图提示左心室舒张末径大于 45mm 或左心室射血分数小于 60%，瓣膜置换术后发生严重心力衰竭甚至死亡的风险则大大增加[6]。若患者未合并二尖瓣狭窄，二尖瓣成形术优于置换术，且研究证明保留腱索的手术有利于术后左心室功能的恢复[7]。

二尖瓣脱垂[8]

本症在成人中的发病率约为 5%——女性发病率高于男性。其临床表现多样，包括 Barlow 综合征及喀喇音综合征。病因是由于二尖瓣黏液性退行性变导致的瓣叶脱垂，前叶瓣及后叶瓣均受影响。在心脏舒张末期，瓣膜正常关闭，但随着收缩期左心室压力不断上升，部分二尖瓣叶脱垂入左心房，引起相应的反流。反流通常较轻，但可逐渐进展为重度反流，在较少情况下可能出现腱索断裂从而发生急性反流。

二尖瓣反流通常无症状，但很多临床症状被证明与其有关，包括偶发胸痛、心悸及疲劳。查体方面，典型的表现包括收缩中期喀喇音及收缩晚期杂音，这些杂音与第一心音较易区分，但距离第二心音较近。杂音可能逐渐增强或减弱。杂音通常在做 Valsalva 动作或站立时增强。随着脱垂逐渐加重杂音逐渐充满全部收缩期。超声心动图用于确诊，可以准确地评价二尖瓣脱垂程度（图 21.2）。对大多数患者来说，二尖瓣脱垂是一种预后较好的良性病变。二尖瓣脱垂增加罹患感染性心内膜炎的风险，一旦患病，患者死亡率增加，需行瓣膜手术治疗[9]。由二尖瓣脱垂导致脑血栓形成的风险较低。

主动脉瓣狭窄

主动脉瓣狭窄的最常见病因是二叶主动脉瓣的退行性病变。主动脉瓣狭窄可以进一步导

致左心室收缩压升高、左心室肥厚及顺应性降低。加重的左心室负担可能引起内膜下缺血、心律失常及猝死。

主动脉瓣狭窄的主要临床症状包括心前区疼痛、晕厥及呼吸困难。查体常可发现逐渐加快的短促脉搏，左心室肥厚（无心脏增大）以及收缩期粗糙杂音（向颈部放射）。如合并瓣叶钙化，则不会听到喀喇音，且 A2 较为柔和。

心电图检查可以发现左心室肥厚。胸部 X 线可有如下发现：

- 心脏大小正常；
- 狭窄部位远端增宽的升主动脉影像；
- 主动脉瓣叶钙化。

超声心动图用于确诊，同时可以测定主动脉瓣环面积、跨瓣压差以及主动脉瓣关闭不全的程度（图 21.3）。

药物治疗对于本症效果不显著。如患者已出现典型的临床症状，或虽无症状，但已出现左心室收缩功能不全，或正在进行冠状动脉旁路移植过程中发现主动脉瓣血流速度＞ 4m/s，则应尽早进行瓣膜置换手术 [10]。

表 21.1　二尖瓣反流

	慢性	急性
病因	二尖瓣脱垂 风湿性心脏病 左心室扩张（缺血性心脏病，心肌病等） 人工瓣膜	腱索断裂 乳头肌断裂 瓣膜穿孔 人工瓣膜
生理	左心室容量负荷过重 左心室扩张及左心室肥大 左心房扩大（因顺应性增强故平均压常维持正常）	突发左心房及肺静脉压力负荷过重 左心室体积不变 左心房大小可以正常
症状	起病无症状 疲劳 气短	严重气短
体征	心尖部全收缩期杂音，向腋下 / 胸骨下缘传导 第三心音	全收缩期粗糙杂音，向腋下及后背传导 第三心音
心电图	左心室肥大 左心房肥大	无变化（或急性心肌梗死）
胸部 X 线	左心室体积增大 左心房体积增大	左心房左心室体积正常 肺水肿
超声心动图	确诊	确诊
治疗	血管扩张剂及血管紧张素转化酶抑制剂（降低后负荷） 利尿药物及洋地黄类药物 如左心室体积逐渐增大症状逐渐加重则手术治疗（手术应在左心室舒张末径小于 4.5cm 及左心室射血分数大于 60% 的条件下进行）	降低前后负荷，准备急诊手术

MI，心肌梗死；LV，左心室；IHD，缺血性心脏病；IE，感染性心内膜炎；LA，左心房；ACE，血管紧张素转化酶

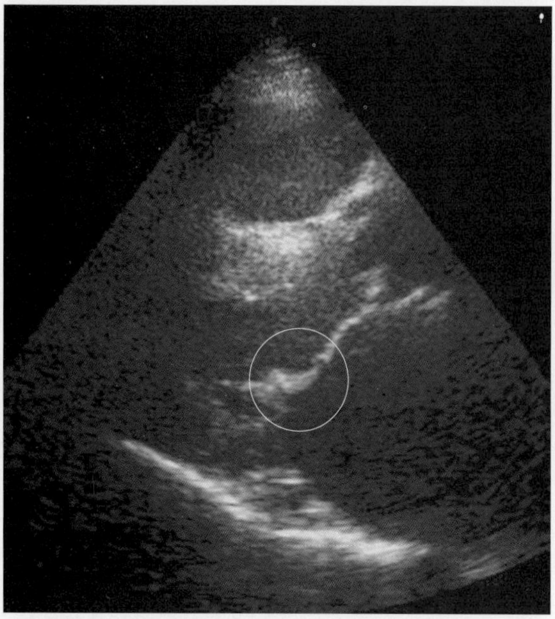

图 21.2 二尖瓣反流。可见二尖瓣前瓣脱垂，左心房扩大，左心室大小正常

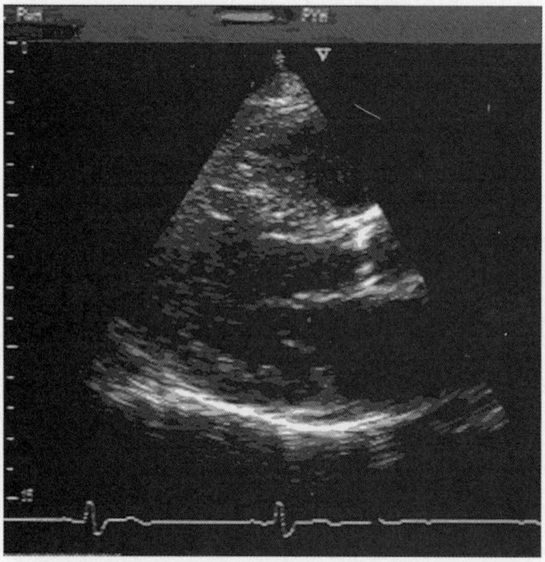

图 21.3 主动脉瓣狭窄。可见主动脉瓣钙化、增厚、开放受限以及左心室肥大

主动脉瓣反流

与二尖瓣反流类似，急性主动脉瓣反流与慢性主动脉瓣反流有着不同的特性。导致慢性主动脉瓣反流的病因较多，包括：

- 风湿病，结缔组织病（如 强直性脊柱炎、Reiter 综合征及类风湿性关节炎）；
- 梅毒性主动脉炎；
- 囊性动脉中层坏死（Marfan 综合征）；
- 高血压病导致的主动脉瓣根部增宽；
- 先天性主动脉瓣二瓣化畸形；
- 心内膜炎（尽管瓣膜大小正常仍可导致主动脉瓣反流）。

主动脉瓣关闭不全可导致左心室容量负荷增加，从而进一步导致左心室扩张及肥厚。病变初始时心脏可较好地耐受这种改变而最终左心室功能将会减退。

主要临床症状为疲劳及憋气。最典型的体征为冲脉，其他典型的体征包括 Corrigan 脉（颈动脉搏动明显）以及甲床毛细血管搏动征（Quincke 征），以上均提示脉压差增大。心脏通常增大，心尖搏动移位，听诊可发现高调舒张期吹风样杂音，从胸骨左缘向心尖放射。由于舒张期血流由主动脉反流入左心室，将二尖瓣前叶冲起，造成相对性二尖瓣狭窄，有时听诊还可闻及舒张中期杂音（Austin Flint 杂音）。

辅助检查方面，心电图可表现为张力性左心室肥厚。胸部 X 线提示心脏扩大及主动脉扩张。超声心动图可用于确诊，可用于测量主动脉反流程度、左心室大小及功能。

单纯的主动脉瓣狭窄患者较少通过瓣膜置换手术治疗。尽管出现左心室扩大，大多患者可以带病生存。一般地，患者应在左心室收缩末径超过 55mm 或射血分数 < 60% 之前施行手术治疗。血管扩张剂如硝苯地平或血管紧张素转化酶抑制剂等药物可以延缓手术治疗期限[6,11]。但是，手术不应无限制地拖延，否则可能出现不可逆转的左心室功能不全。

急性主动脉瓣反流是一种非常严重、致死率较高的疾病，常由感染性心内膜炎引起（病原菌通常为葡萄球菌或肺炎球菌）[12]。左心室舒张末压迅速升高，容量负荷迅速增大，尽管不会出现左心室扩张，仍会进一步导致严重的肺水肿。由于发病时舒张早期杂音常常持续时间较短，声调较为轻柔，故临床上较难诊断。但是医生可以通过超声心动图进行确诊，此项检查可以发现严重的主动脉瓣反流，更重要的是，可以发现相对二尖瓣狭窄。治疗方面应尽早行手术。

三尖瓣反流

三尖瓣反流常继发于由肺动脉高压导致的右心室扩张 / 肥厚。但是，由于成瘾性药物滥用导致的感染性心内膜炎（通常为葡萄球菌）已逐渐成为本症的常见病因 [13]。确诊症状及检查通常包括：颈动脉压力曲线出现高尖 V 波、胸骨左缘全收缩期杂音以及超声心动图检查。如果瓣膜反流程度较为严重，手术治疗是十分必要的。

感染性心内膜炎

对于本症的正确诊断十分重要，因为不治疗可能导致死亡 [14-15]。延误诊断亦可降低生存的概率。感染性心内膜炎诊断口诀“在排除其他诊断的前提下，发热 + 心脏杂音 = 心内膜炎”至今依然适用。事实上，对于任何一个无法解释的听诊查到心脏杂音的患者均应考虑感染性心内膜炎。感染性心内膜炎的感染途径不是一成不变的：患者可以由社区感染发病，但目前越来越多的患者来自医源性感染，特别是经历过血管插管术的高龄患者。直接侵入性操作比拔牙更易引起感染性心内膜炎。这也就解释了为什么现今患者的血培养结果中金黄色葡萄球菌的数量多于草绿色链球菌和肠球菌。感染性心内膜炎可以侵犯原本健康的自体心脏瓣膜，而这种情况更多的是由成瘾性药物静脉注射引起的。

慢性感染性心内膜炎的临床症状容易与其他疾病混淆。主要包括健康状况偏差、体重减轻、夜间盗汗以及轻度发热，大多数患者常被诊断为流感。如患病时间较长，患者还可表现出指甲出血、结膜片状出血、杵状指、脾大及贫血等症状。查体听诊常可闻及反流性杂音（主动脉瓣性、二尖瓣性或三尖瓣性），如患者出现心力衰竭则提示预后不良。此外，本症还可引发血栓，甚至卒中。大脑真菌性动脉瘤因其较晚引起症状致死率相对较高，其常常在成功治疗感染性心内膜炎数月后发病（见附录）。

自体瓣膜心内膜炎（NVE）

社区获得性 NVE 的病原菌更多情况下为金黄色葡萄球菌及凝固酶阴性的葡萄球菌，而不是经典的口腔草绿色链球菌。尽管肠球菌为病原菌的心内膜炎相对不常见，但其发病率在逐渐上升。葡萄球菌感染的心内膜炎患者的皮肤病变通常不明显。某些种类的葡萄球菌毒力相对较强，可感染原先正常的自体瓣膜，而链球菌及肠球菌似乎仅感染异常的瓣膜。医院获得性 NVE 的病原菌几乎都是葡萄球菌，特别是表皮样葡萄球菌，偶尔有凝固酶阴性的葡萄球菌。近年来，万古霉素耐药的金黄色葡萄球菌（MRSA）心内膜炎发病率逐渐升高，感染途径通常是血管内操作。

人工瓣膜心内膜炎（PVE）

人工瓣膜置换术后的患者容易发生感染性心内膜炎。人工瓣膜的 PVE 常常是致命的，故预防措施至关重要。即使在世界上最好的医学中心，本症死亡率依然很高，且患者常须经历再次手术。早期感染性心内膜炎（手术室感染）与晚期感染性心内膜炎（社区获得性）的差别在于手术室获得性心内膜炎的病原体（如表皮葡萄球菌）可在手术后数月至很长时间仍存在。由于感染通常侵及缝合的瓣环，故较少发生细菌种植，常见的表现是瓣周漏及瓣周脓肿：这些表现通常需要通过经食管超声、心脏核磁显像（MRI）及 CT 扫描来确诊。

静脉成瘾性药物滥用

本症感染常累及三尖瓣，且常被误诊为肺炎。三尖瓣种植的菌栓可以随血液进入肺循环，导致感染及局部肺梗死。逆行菌栓也可在三尖瓣反流导致升高的右心房压力的驱使下，通过卵圆孔及房间隔缺损进入体循环。菌栓可导致脑栓塞、脾栓塞及外周血管的栓塞。查体三尖瓣杂音可以较为轻柔，且三尖瓣反流程度不会十分严重。故本症的临床表现并不总是十分明显，临床医师应对每个同时合并有静脉药物滥用史及发热的患者引起重视。

感染性心内膜炎的诊断

诊断本症最重要的检查仍然是在给予抗生素治疗前进行血培养（三次）。尽管超声心动图对本症的诊断十分重要，但超声心动图可以确诊或作出排除诊断这一概念是错误的。菌栓可能体积较小，超声心动图不易识别，而体积较大的栓子可能形成时间较长且为非细菌性血栓。不必为等到体温升高而推迟进行血培养。此外也不必从不同血管进行采样。感染性心内膜炎患者的C反应蛋白水平常常升高。如为葡萄球菌感染，外周血白细胞水平通常很高，而毒力较弱的细菌感染后白细胞水平可能正常。在某些情况下，尽管临床证据及超声心动图均高度支持感染性心内膜炎，血培养结果可能为阴性——血培养结果阴性的感染性心内膜炎。在以上情况下，临床医师则需要寻找难养菌或真菌等证据（或考虑是否因培养前应用了抗生素而造成干扰）。由伯纳特立克次体引发的Q热在加拿大和美国部分地区较为常见，患者通常因接触家猫而患病。本症的诊断较为困难，因为患者可无发热症状。尽管伯纳特立克次体与巴尔通体的抗体存在交叉反应，血清学检查对本症的诊断仍是十分必要的。确诊的唯一方法通常为对置换后的瓣膜进行组织学检查。

超声心动图检查可以发现＞3mm的菌栓，提示反流程度、心肌内感染（脓肿形成）以及左心室功能。经食管超声心动图在感染性心内膜炎的诊断方面，特别在三尖瓣心内膜炎、PVE以及瓣周脓肿的诊断方面较经胸超声心动图更有价值（图21.4）[16]。

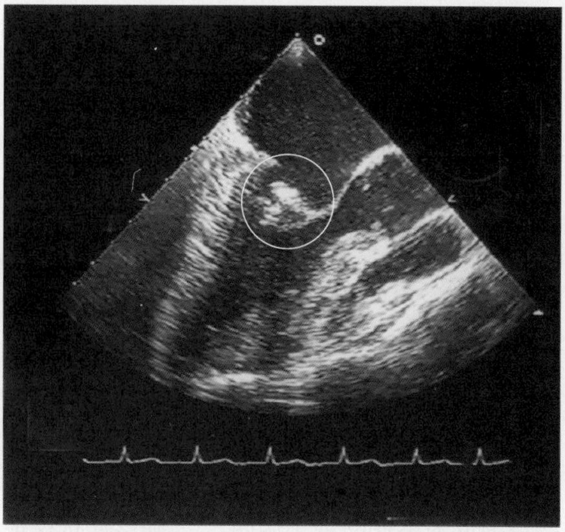

图21.4 经食管超声心动图。可见二尖瓣前瓣上大菌栓

治疗

急性心内膜炎的治疗应在血培养结果回报之前开始，如患者病史较长，则可等待血培养结果。关于感染性心内膜炎的抗生素应用指南有很多[17]（现行指南参见表21.2、21.3及21.4），传统治疗周期为6周。但是，目前已有对敏感链球菌感染成功进行短期口服药物治疗的报道。对于伯纳特立克次体的治疗则应是18个月至3年联合应用多种抗生素。附录中提供了当前预防性应用抗生素的推荐意见。

持续性发热

对持续性发热需考虑多种可能，包括心脏内外其他部位的感染，如中央静脉导管感染（应拔除并送培养）。瓣周脓肿及心肌内脓肿亦为持续性发热或反复发热的常见病因，需要通过手术治疗。仅通过药物治疗几乎不可能全部清除脓肿，尽早手术治疗十分必要。尽管有些患者用药物似乎控制较好，通过经食管超声心动图可以发现脓肿腔，停用抗生素后感染仍会复发（图21.5）。心外感染可能由真菌性动脉瘤引起的发热或转移感染导致。大脑真菌性动脉瘤常在感染后数月乃至数年发病，是一类非常棘手的疾病。

手术治疗的作用

如果通过药物治疗患者没有恢复或者发热

没有得到控制，则应考虑进行手术治疗。主要手术指征为主动脉瓣或二尖瓣反流加重合并血流动力学异常或出现脓肿。在一些情况下，葡萄球菌性心内膜炎会导致瓣膜功能急剧下降并需要急诊手术治疗。真菌感染及 Q 热均应通过手术治疗。手术在某些情况下难以阻止菌栓掉落。菌栓直径＞ 10mm 被证明与栓塞风险相关，但没有被确定为手术指征。如合并严重的瓣膜反流则应尽早进行手术。一般来说，如果发现了较大的菌栓，则应及早进行手术。基本上，手术不必一定要等到抗生素治疗生效后进行。晚期手术通常复杂性增大，主要包括瓣环退变导致人工瓣膜难以缝合以及并发症（如肾衰竭）风险增大。

成人先天性心脏病

成人先天性心脏病患者逐渐增加，包括未行手术治疗的患者，曾行手术治疗的患者也应归入此类。最常见的成人先天性心脏病包括继发孔型房间隔缺损、肺动脉瓣狭窄、动脉导管未闭、简单型先天性矫正型大动脉转位、小型膜性室间隔缺损及法洛四联症。

表 21.2　由青霉素敏感菌株（MIC ＜ 0.1mg/L）或青霉素不敏感菌株（0.1mg/L ＜ MIC ≤ 0.5mg/L）引起的感染性心包炎的抗生素治疗

	青霉素不过敏		青霉素过敏		用药时间
	药物	剂量	药物	剂量	
青霉素敏感菌株（MIC ＜ 0.1 mg/L）					
非复杂的自体瓣膜 IE	青霉素 G 或阿莫西林	200 ～ 300 000 U/(kg · d) 100 mg/(kg · d)	万古霉素 或替考拉宁	30 mg/(kg · d) 6 ～ 10 mg/(kg · d) 3 ～ 5 mg/(kg · d)	2 周 联用 或 4 周 β - 内酰胺类
	或头孢曲松 ± 庆大霉素 *	2g/d 3 ～ 5mg/(kg · d)	± 庆大霉素 *		
复杂的和（或）人工瓣膜 IE	青霉素 G 或阿莫西林 + 庆大霉素 *	200 ～ 300 000 U/(kg · d) 100 mg/(kg · d) 3 ～ 5 mg/(kg · d)	万古霉素 或替考拉宁 ± 庆大霉素 *	30 mg/(kg · d) 6 ～ 10 mg/(kg · d) 3 ～ 5 mg/(kg · d)	2 周 联用 +2 ～ 4 周 β- 内酰胺类
青霉素不敏感菌株 † (0.1mg/L ＜ MIC ≤ 0.5 mg/L)					
非复杂的自体瓣膜 IE	青霉素 G 或阿莫西林 + 庆大霉素 *	300 ～ 400 000 U/(kg · d) 200 mg/(kg · d) 3 ～ 5 mg/(kg · d)	万古霉素 或替考拉宁 + 庆大霉素 *	30 mg/(kg · d) 6 ～ 10 mg/(kg · d) 3 ～ 5 mg/(kg · d)	2 周 联用 +2 周 β- 内酰胺类
复杂的和（或）人工瓣膜 IE	青霉素 G 或阿莫西林 + 庆大霉素 *	300 ～ 400 000 U/(kg · d) 200 mg/(kg · d) 3 ～ 5 mg/(kg · d)	万古霉素 或替考拉宁 + 庆大霉素 *	30 mg/(kg · d) 6 ～ 10 mg/(kg · d) 3 ～ 5 mg/(kg · d)	2 周 联用 +2 ～ 4 周 β- 内酰胺类

IE，感染性心内膜炎；MBC，最小杀菌浓度；MIC，最小抑菌浓度
* 其他选择：奈替米星［5 ～ 6 mg/(kg · d)］；两种药物，每日 1 次
† 包括耐药链球菌（MBC/MIC ＞ 32），阿莫西林优于青霉素
Hoen B. Epidemiology and antibiotic treatment of infective endocarditis: an update. *Heart* 2006; **92**: 1694–700.

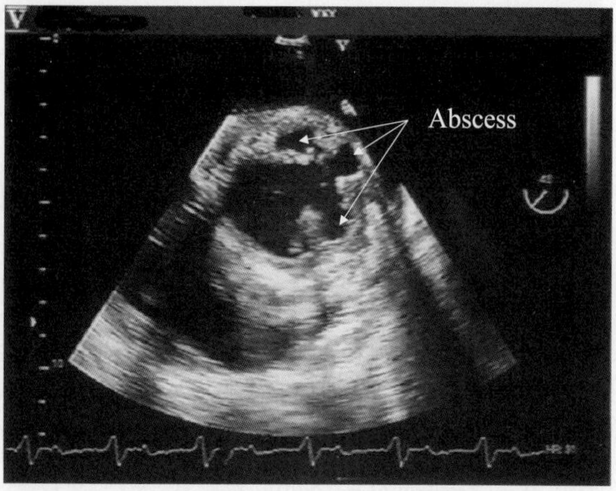

图 21.5 经食管超声心动图。主动脉根部脓肿腔。

继发孔型房间隔缺损

本症是最常见的成人先天性心脏病。由于其症状相对较轻且体征不明显，临床诊断相对较难。老年患者可以发生心房颤动及心力衰竭。通过缺损的逆行血栓较少发生。

查体的典型表现包括肺动脉瓣听诊去收缩期喷射样杂音及增宽且固定的第二心音。

心电图常表现为右束支传导阻滞（及电轴左偏合并原发孔缺陷）。胸片常提示肺血过多。

超声心动图，特别是经食管超声心动图可以发现房间隔缺损并估测肺动脉压力。本症患者发生 Eisenmenger 综合征的风险较高，不

表 21.3 肠球菌、营养变异链球菌和抗青霉素菌株心内膜炎的抗生素治疗

状态	青霉素不过敏		青霉素过敏		用药时间
	药物	剂量	药物	剂量	
对青霉素、氨基糖苷类和万古霉素敏感的肠球菌	阿莫西林 或青霉素 G + 庆大霉素*	200 mg/(kg · d) 300 ~ 400 000 U/(kg · d) 3 mg/(kg · d)	万古霉素 或替考拉宁 + 庆大霉素*	30 mg/(kg · d) 6 ~ 10 mg/(kg · d) 3 mg/(kg · d)	4 ~ 6 周†
对青霉素、万古霉素和链霉素敏感，对庆大霉素抵抗的肠球菌	阿莫西林 或青霉素 G + 链霉素‡	200 mg/(kg · d) 300 ~ 400 000 U/(kg · d) 15 mg/(kg · d)	万古霉素 或替考拉宁 + 链霉素‡	30 mg/(kg · d) 6 ~ 10 mg/(kg · d) 15 mg/(kg · d)	4 ~ 6 周†
对庆大霉素和万古霉素敏感，对青霉素抵抗（内在抗药）的肠球菌	万古霉素 或替考拉宁 + 庆大霉素*	30 mg/(kg · d) 6 ~ 10 mg/(kg · d) 3 mg/(kg · d)	万古霉素 或替考拉宁 + 庆大霉素*	30 mg/(kg · d) 6 ~ 10 mg/(kg · d) 3 mg/(kg · d)	6 周
对庆大霉素和万古霉素敏感，对青霉素抵抗（产生 β-内酰胺酶）的肠球菌	克拉维酸 + 庆大霉素*	175 mg/(kg · d) 阿莫西林 3 mg/(kg · d)	万古霉素 或替考拉宁 + 庆大霉素*	30 mg/(kg · d) 6 ~ 10 mg/(kg · d) 3 mg/(kg · d)	6 周
对所有氨基糖苷类都有高抵抗性的链球菌和肠球菌	阿莫西林	> 200 mg/(kg · d)	万古霉素	30 mg/(kg · d)	≥ 8 周
抗青霉素、氨基糖苷类和万古霉素的肠球菌	阿莫西林 + 头孢曲松 或亚胺培南	200 mg/(kg · d) 2 g/d 2 g/d	–	–	≥ 8 周
抗青霉素、氨基糖苷类和万古霉素的链球菌	利奈唑胺 或奎奴普丁 - 达福普丁	1200 mg/d 22.5 mg/(kg · d)	利奈唑胺 或奎奴普丁 - 达福普丁	1200 mg/d 22.5 mg/(kg · d)	≥ 8 周

* 2 或 3 天剂量

† 氨基糖苷糖的用药时间可缩短到 2 ~ 3 周；使用了万古霉素或替考拉宁时总的治疗时间应该为 6 周

‡ 2 天剂量

Hoen B. Epidemiology and antibiotic treatment of infective endocarditis: an update. *Heart* 2006; 92: 1694–700.

表 21.4　葡萄球菌感染性心内膜炎的抗生素治疗

	青霉素不过敏		青霉素过敏		用药时间
	药物	剂量	药物	剂量	
自体瓣膜感染性心内膜炎					
苯唑西林敏感菌株	苯唑西林 †	150 ～ 200 mg/(kg · d)	万古霉素 §	30 mg/(kg · d)	4 ～ 6 周（联用5天）
	+ 庆大霉素 ‡	3 mg/(kg · d)	或头孢孟多 **	75 ～ 100 mg/(kg · d)	
			+ 庆大霉素 ‡	3 mg/(kg · d)	
抗苯唑西林菌株	万古霉素 §	30 mg/(kg · d)	万古霉素 §	30 mg/(kg · d)	4 ～ 6 周（联用5天）
	± 庆大霉素 ‡	3 mg/(kg · d)	± 庆大霉素‡	3 mg/(kg · d)	
人工瓣膜感染性心内膜炎 *					
苯唑西林敏感菌株	苯唑西林 †	150 ～ 200 mg/(kg · d)	万古霉素 §	30 mg/(kg · d)	≥ 6 周（氨基糖苷类不超过 15 天）
	+ 庆大霉素 ‡	3 mg/(kg · d)	+ 庆大霉素‡	3 mg/(kg · d)	
	+ 利福平	20 ～ 30 mg/(kg · d)	+ 利福平	20 ～ 30 mg/(kg · d)	
抗苯唑西林，庆大霉素敏感菌株	万古霉素 §	30 mg/(kg · d)	万古霉素 §	30 mg/(kg · d)	≥ 6 周（氨基糖苷类不超过 15 天）
	+ 利福平	20 ～ 30 mg/(kg · d)	+ 利福平	20 ～ 30 mg/(kg · d)	
	+ 庆大霉素 ‡	3 mg/(kg · d)	+ 庆大霉素‡	3 mg/(kg · d)	
抗苯唑西林、庆大霉素菌株	万古霉素 §	30 mg/(kg · d)	万古毒素 §	30 mg/(kg · d)	≥ 6 周
	+ 利福平 ¶	20 ～ 30 mg/(kg · d)	+ 利福平¶	20 ～ 30 mg/(kg · d)	
	+ 其他抗葡萄球菌药物		+ 其他抗葡萄球菌药物		

* 瓣膜置换应该被考虑，在瓣膜植入后早期发生心内膜炎

† 其他选择：氯洒西林 100 ～ 150 mg/(kg · d)；头孢孟多 75 ～ 100 mg/(kg · d)

‡ 其他选择：奈替米星 5 ～ 6 mg/(kg · d)

§ 其他选择：替考拉宁，血浆目标浓度 25 ～ 30 mg/L.

¶ 如果菌株抗利福平，根据药敏用万古霉素结合 1 ～ 2 种其他抗葡萄球菌药物，

** 使用头孢类药物不需在意患者有青霉素过敏史

Hoen B. Epidemiology and antibiotic treatment of infective endocarditis: an update. *Heart* 2006; 92: 1694–700.

会发生感染性心内膜炎。很多患者可以长期带病存活但总体预期寿命低于正常人群。治疗方面可以通过手术，近年来更推荐对分流比 > 1.5 : 1.0 的患者采用经皮封堵治疗。卵圆孔未闭亦可通过经皮封堵治疗。一般地，只要患者有逆行血栓的证据即可采取上述治疗方案[18]。

动脉导管未闭

本症常无症状且患者可健康地带病生存。20 岁以上的患者发生感染性心内膜炎的风险增高，30 岁以上左向右分流较明显的患者则开始

发生心力衰竭。如患者存在显著的分流，则应通过手术等方式进行封堵，现更多采用封堵伞进行经皮封堵[19]。

室间隔缺损

本症常见于新生儿，较少见于成人。未经治疗的成年人大多为小型膜周室间隔缺损患者，其分流程度相对较轻，但有发生感染性心内膜炎的风险。

法洛四联症

本症是发绀性心脏病中最常见的可带病生存的疾病类型。一般地，本症患者肺动脉瓣狭窄可阻止肺动脉血流过多，但亦无法导致右向左分流。经历根治手术存活至成年的患者逐渐增加，且本症总体预后较好[20]。30年生存率可以达到预期值的90%，且存活患者健康状况尚佳。但是，有些患者已经发生了右心室纤维化，这种损害可能导致心室颤动及猝死。此外上述患者还易发生传导阻滞。

非心脏手术

发绀性先天性心脏病

本症患者发生由胆囊结石引发的急性胆囊炎的风险升高，有可能因此施行胆囊切除术。应进行输血准备。手术前后可能需要吸氧支持。对所有的静脉注射液体及药物均要预防空气进入以防栓塞形成。如法洛四联症患者因体循环血管阻力降低突发血压降低，则可能导致急性缺氧及死亡。相应地，急剧升高的体循环阻力可能会使体循环血量减少。需对感染性心内膜炎进行预防性治疗。合并Eisenmenger综合征的患者对血流动力学变化的反应差，对此类患者应尽量避免体循环阻力的突升突降。

继发孔型房间隔缺损

对于无症状肺动脉压正常的患者，进行非心脏手术风险较小。但是，外周循环阻力的增加会增加左向右分流；低血压会诱发右向左分流。来自下肢静脉的逆行血栓可能会引发栓塞，术后推荐患者早期活动。

先天性完全性心脏传导阻滞

如果QRS波群不宽，且心率基本正常，则不必进行右室起搏。但是应尽可能避免刺激心脏迷走神经。如果QRS波群增宽且心室率偏低，则应在围术期植入临时起搏器。

（张　喆　王　阳译　张　喆校）

参考文献

1. Soler-Soler J, Galve E. Worldwide perspective of valve disease. *Heart* 2000; **83**: 721–5.
2. Sanderson JE, Woo KS. Rheumatic fever and rheumatic heart disease – declining but not gone. *Int J Cardiol* 1994; **43**: 231–2.
3. Eisenberg MJ. Rheumatic heart disease in the developing world: prevalence, prevention, and control. *Eur Heart J* 1993; **14**: 122–8.
4. Barlow JB. Aspects of active rheumatic carditis. *Aust NZ J Med* 1992; **22**: 592–600.
5. Reyes VP, Raju BS, Wynne J *et al.* Percutaneous balloon valvuloplasty compared with open surgical commissurotomy for mitral stenosis. *N Engl J Med* 1994; **331**: 961–7.
6. Bonow Ro *et al.* ACC/AHA 2006 Guidelines for the management of patients with valvular heart disease: Executive Summary. In a report of the American College of Cardiology/American Heart Association Task Force on Practice Guidelines. *J Am Coll Cardiol* 2006; **48**: 598–675.
7. Enriquez-Sarano M, Schaff HV, Orszulak TA *et al.* Valve repair improves the outcome of surgery for mitral regurgitation: a mutivariate analysis. *Circulation* 1995; **91**: 1022–8.
8. Pellerin D, Brecker S, Veyrat C. Degenerative mitral valve disease with emphasis on mitral valve prolapse. *Heart* 2002; **88**: 20–28.
9. Frary W, Devereux RB, Kramer-Fox R *et al.* Clinical and health-care cost consequences of infective endocarditis in mitral valve prolapse. *Am J Cardiol* 1994; **73**: 263–7.
10. Otto C. Valvular aortic stenosis: disease severity and timing of intervention. *J Am Coll Cardiol* 2006; **47**: 2141–51.
11. Scognamiglio R, Rahimtoola SH, Fasoli G *et al.* Nifedipine in asymptomatic patients with severe aortic regurgitation and normal left ventricular function. *N Engl J Med* 1994; **331**: 689–94.
12. Benolti JR. Acute aortic insufficiency. In: Dalen JE, Alpert JS (eds) *Valvular Heart Disease*, 2nd edn. Boston: Little, Brown; 1987: 319–52.
13. Robbins MJ, Sveiro R, Fishman WH *et al.* Right-sided valvular endocarditis: etiology, diagnosis and approach to therapy. *Am Heart J* 1986; **109**: 558–66.
14. Moreillon P, Que YA. Infective endocarditis. *Lancet* 2004; **363**: 39–49.

15. Li JS, Sexton DJ, Mick N *et al*. Proposed modifications to the Duke criteria for the diagnosis of infective endocarditis. *Clin Infect Dis* 2000; **30**: 633–8.
16. Rinaldi CA, Hall RJ. Echocardiography in endocarditis. In: Izzart MB, Sanderson JE, Sutton MG (eds) *Echocardiography in Adult Cardiac Surgery.* Oxford: ISIS Medical Media; 1999: 155–6.
17. Hoen B. Epidemiology and antibiotic treatment of infective endocarditis: an update. *Heart* 2006; **92**: 1694–700.
18. Meier B. Closure of patent foramen ovale: technique, pitfalls, complications and follow-up. *Heart* 2005; **91**: 444–8.
19. Schenek MH, O'Laughlin MP, Rokey R *et al*. Transcatheter occlusion of patent ductus arteriosus in adults. *Am J Cardiol* 1993; **72**: 591–5.
20. Murphy JG, Gersh BJ, Mair DD *et al*. Long-term outcome in patients undergoing surgical repair of tetralogy of Fallot. *N Engl J Med* 1993; **329**: 593–9.

附录

NICE 指南

预防性静脉应用抗生素治疗成人及儿童感染性心内膜炎指南（2008 年 3 月）

对进行牙科治疗的患者不推荐预防性应用抗生素及氯己定漱口。

对进行以下操作的患者不推荐针对感染性心内膜炎预防性应用抗生素：

- 上、下呼吸道（包括耳鼻喉及支气管镜）；
- 生殖器和尿道（包括尿道、产科及妇科操作）；
- 上、下消化道。

尽管上述操作可能导致菌血症，但无明确证据表明其与感染性心内膜炎的关系，预防性应用抗生素可能会导致发生相应的不良反应。

任何可能导致发生心内膜炎的感染[1]均应完善检查并进行适当处置以降低发病风险。

如果患者需在可能引起心内膜炎[1]的感染部位进行胃肠道或妇产科、尿道手术，则应在围术期应用抗菌谱覆盖导致心内膜炎病菌的抗生素。

有发病风险的患者[1]应：

- 注意保持口腔卫生；
- 了解常见症状，如发生及时就医。

源自 BNF: http://www.bnf.org/bnf/bnf/55/102053.htm

第 22 章

心脏术后监护

Raymond F Raper

冠状动脉旁路移植是最常进行的外科手术之一。由于心脏疾病的广泛存在，心脏外科手术具有显著的健康和经济影响。其中重症监护可能占这些患者住院总费用 40%，而短期的发病率和死亡率更是与围术期事件有关。

心脏手术的总体死亡率低（约 3%）。但是，此死亡率差异很大，择期冠状动脉旁路移植不足 1%，而严重心功能不全及相关疾病患者的复杂手术，其死亡率超过 30%。通常情况下，心脏手术后重症监护主要指一段短期的术后恢复，但对于少数患者，可能合并可挽救的并发症，就需要完整的重症监护医疗设备，其中重症监护病房（ICU）和医院的财政预算和资源是一个非常重大的需求。

组织架构

由于大量患者心脏监护有相当程度的共性，因此十分有必要建立标准化的处理手段和临床路径，心脏术后监护的陷阱之一，是患者的共性往往掩盖其特殊性。对每个患者的评估，必须认真考虑心血管疾病和退行性疾病的多系统表现。

心脏手术需要持续治疗，包括入院期间的护理及出院后的护理和康复。重症监护专家必须参与整个过程，不能和外科医生、麻醉师、心脏病专家及家庭医生相孤立。

术后监护很大程度上取决于术前和手术阶段的管理。术后监护需要重症监护人员积极参与患者的选择、准备，以及麻醉和手术。相关方面包括是否适合手术和手术前准备、高级的监护规划和很多的技术问题如体温控制、有创监测、血流动力学管理和患者运送。如果管理系统已经提前做好协调工作，那么才会出现后面的从手术室到 ICU 到病房的无缝连接。

心血管管理

重症监护的第一步是将手术室的患者及其患者的通气、监控设备及相关药物转移到 ICU 系统中。此过程应尽量减少中断。

- 确认气管插管、胃管和血管内导管的位置及完整性；
- 重新设置机械通气参数；
- 摄胸部 X 线片，以评估肺部膨胀情况，胸膜的完整性和导管的位置；
- 尽早做 12 导联心电图，以确定有无急性心肌缺血。

术后管理通常有标准化的步骤可遵循，包括相关检查，体液和电解质管理，血管活性药物和其他药品注射以及机械通气。标准化可能是比特色更重要的协议，该协议可能在机构之间会有所不同。对心血管患者的优秀管理，需要扎实的正常与异常心血管生理学知识，以及对术后患者血流动力学变化清楚的理解（图 22.1）[1]。

监测

心电图、连续有创血压、中心静脉压的监测是术后监护的标准化措施。漂浮肺动脉

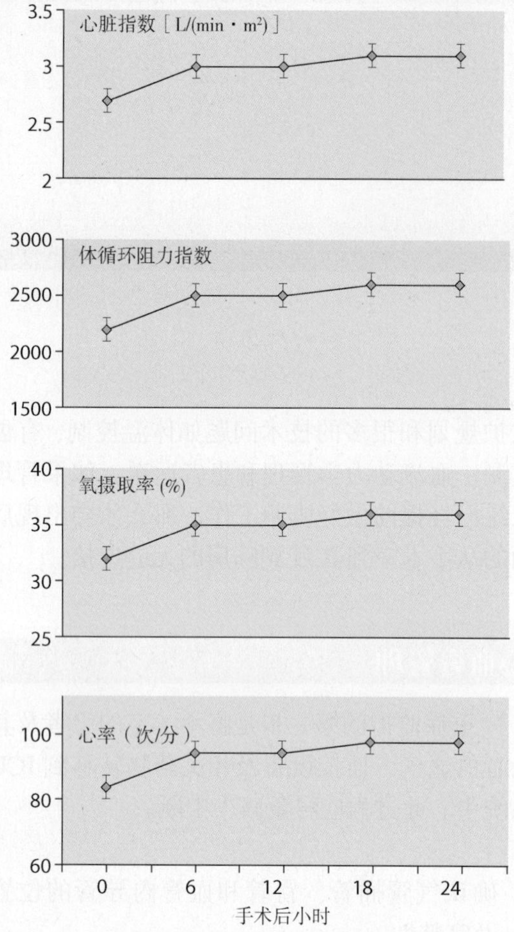

图 22.1 术后血流动力学参数，体循环阻力指数

(pulmonary artery, PA）置管的时机目前仍有争议。现在的共识是肺动脉置管是安全的，但可能不会改变其结果[2]。

- 对于低风险没有 PA 导管的患者，手术一般可顺利完成[3]；
- 有间接证据表明肺动脉置管可用于某些复杂手术；
- 在考虑是否应用肺动脉漂浮导管时，必须了解其局限和并发症[4]。

通过脉搏波形轮廓分析和各种超声技术测量心脏输出的方法正变得越来越普遍。这些技术的精确作用尚不确定，特别是某些心脏手术术后患者，多普勒窗口可能很难获得。脉搏波形轮廓分析也会受主动脉内反搏影响而无效。尽管如此，这些技术和持续混合静脉饱和度监测在个别患者管理中仍十分有用。

经食管超声心动图目前对复杂的患者在手术室已常规应用。这项技术虽不太适合 ICU 中监护，却有助于诊断和管理术后循环不稳定的患者。

液体和电解质的管理

尽管术中大量输液，低血容量在术后早期也是常见的，尤其是应用了相关的血管舒张剂后的适应期。

复苏液

- 必须使用等渗液；
- 目前没有标准化的复苏液。白蛋白的使用应该是安全的[5]；
- 大体积的晶体液比胶体液需要量大。

在术后早期时经常多尿，可能与术中低温、血液稀释以及体外循环平流灌注对压力感受器无牵张的后效应有关。多尿通常在 6h 内缓解，但往往同时需要大量体液置换。

钾、镁动态平衡

血镁过低和低钾血症在术后早期阶段常见并可被多尿加剧。晚期高钾血症也相当常见，尤其在肾功能不全或之前用血管紧张素转换酶（ACE）抑制剂的患者。对肾功能没有重大损害的患者，高钾血症很少需要处理。尤其是在心房或心室异搏或心动过速的患者，钾、镁含量必须保持正常范围的高值。

钙稳态一般不受体外循环影响。但是大量输血经常导致低钙血症。病房的血气仪一般都可检测钙离子水平。

低血压

低血压既是心肌功能障碍的结果也是其原因。主要的原因包括：

- 低血容量；
- 血管舒张；
- 心脏压塞；
- 心力衰竭。

低心输出量状态（表 2.21）的其他原因也需除外。无论什么原因，低血压经常导致心肌缺血和随之而来的心衰，特别术后的 12 ～ 24 h 内。在此期间，血管造影术大都会显示自体冠状动脉的直径明显下降，这表明冠状动脉阻抗有所增加，冠状动脉血流储备也有所改变。对低血压的治疗要十分及时，因为与之相伴的是缺血和心衰。

管理

低血压的成功管理依赖于：

- 快速诊断评估；
- 根据具体诊断进行干预。

表 22.1 低心输量

前负荷
● 低血容量、包括出血
● 压塞、心包缩窄
● 左心室舒张功能不全
● 肥厚
● 缺血
● 水肿
● 心肌病
● 肺动脉高压
● 右心功能不全
后负荷
● 过度血管收缩
● 主动脉瓣狭窄
● 功能性左心室梗阻
● 梗阻性心肌病
● 心收缩期二尖瓣前移运动
心肌功能
● 机械性（室间隔缺损、瓣膜病变）
● 心肌病
● 缺血、缺血后心肌顿抑
● 代谢性、电解质异常、药物性心肌抑制

患者的基础状况是很重要的。早期低血压但心室功能较好的患者通常对补液反应良好。但心室功能减退和需要较大强心剂支持的患者，则情况不容乐观。

合理应用血管收缩剂，可打破低血压 - 缺血 - 低血压的恶性循环，但对于左心室功能受损的患者必须慎重使用，尤其是有大血管或主动脉瓣病变的患者，对他们来说，高血压过度射血可能带来灾难性的后果。

高血压

与高血压有关的并发症包括：

- 出血；
- 心力衰竭；
- 血管（特别是主动脉）损伤；
- 心肌缺血。

术后显著高血压通常在有高血压史和停用 β- 受体阻滞剂的患者更常见，但在一般患者术后早期也较常见。绝对压力和 dp/dt 都是在血管损伤中的重要因素。血管阻力通常在术后数小时内下降（图 22.1），因此在这个时期的治疗最好，反应时间较迅速。硝酸甘油理论上比硝普钠更合适，因为后者存在冠状动脉窃血的可能性[6]。实际应用中，这两者并没有什么差别，而且硝普钠似乎更有效。一些简单的措施如镇痛和镇静也应在考虑的范畴之内。

目标降压幅度随临床指标变化而变化。过度的血压下降可能危及心肌氧供应。在大多数的情况下，平均动脉压控制在 90 ～ 100 mmHg（12.0 ～ 13.5kPa）较为理想[7]。但是对于心衰或主动脉较脆弱（如主动脉损伤、夹层或动脉瘤）的患者，目标血压通常要低得多。对于主动脉夹层患者，通过 β- 受体阻滞剂降低 dp/dt 比降低绝对血压更为重要。

低心输出量

心脏手术后的低心输出量的病因是不同的（见表 221）。最常见的原因包括：

- 血容量不足；
- 收缩性心力衰竭；
- 心脏压塞。

心肌的急性缺血（术前或术中）可能会导致一过性可逆的心肌抑制，尤其是心肌保护仍是一个挑战。在没有有创监测的情况下，判断心低输出状态是比较困难的。许多低心输出量的表现是麻醉和手术的后果。心动过速可能被药物、低温和心脏病掩盖，甚至乳酸性酸中毒也可能是此类患者中不可靠的指标。

在术后早期相对较低的心输出量可不干预，前提是组织氧供充足。由于β-受体阻滞剂在心脏手术后患者有益，β-受体激动剂不应使用是毫无疑问的。然而，最优化心脏功能也是有益处的[8]，尤其是组织供氧不足时，显然需要干预。

低心输出量必然伴随着胃肠道、肾和神经系统并发症的增加。

管理措施

1. 建立包括病原学的诊断。区别心脏压塞和心力衰竭可能需要经食管或经胸超声心动图。如果血流动力学监测没有发现病因，这应是判断病因的首选方法。在术后早期阶段心脏压塞可能无法通过经胸超声心动图检测到[9]。因此，超声心动图的主要作用是替代的诊断手段。
2. 纠正各种很容易恢复的因素，包括低血容量、心脏压塞、急性心肌缺血、电解质异常和心律失常。
3. 血管扩张剂对治疗高血压和心室扩张同时存在的情况很有帮助，手术后 4 ~ 8 h 血管扩张往往掩盖了这些制剂的作用。
4. 使用正性肌力药。由于相关的血管扩张，经常需要单独或合并使用收缩剂。

   常用药物包括：

   - 多巴酚丁胺，选择性 β_1-受体激动剂，正性肌力，具有延长舒张期和正性肌力的效果；
   - 去甲肾上腺素、间羟胺、血管升压素以及大剂量多巴胺，作为主要血管收缩剂，在低容量的情况下对患者有潜在的威胁，在低心输出量的情况下不能单独使用；
   - 肾上腺素（特别是乳酸性酸中毒）对代谢的影响是其对心脏手术患者的主要问题[10]。尽管如此，肾上腺素是一种强大的血管收缩剂，最近的研究表明至少在大多数人群中它是有效和安全的；
   - 米力农，强力的长效扩血管剂。但这也导致其效果难以诱导和中断。但是，它是一个非常有效的正性肌力药，特别是对那些β肾上腺素受体下调的患者；
   - 左西孟旦，一种新型钙增敏剂，对围术期的治疗和术后心力衰竭抢救都有明显的作用[11]。
5. 主动脉内球囊反搏（IABC，见下文）。
6. 心室辅助装置（VAD 方案）虽然昂贵，但其需要远远超过 IABC。它可以使心脏得以休息的同时保证器官和组织的氧供应。VAD 的介入标准目前还未明确，但包括顽固性心功能不全和即使得到优化的心血管治疗支持仍不能脱离体外循环的患者。血流动力学和心脏支持标准的分级组合应当最有用并且早期的使用 VAD 对心功能改善具有明显效果[12-13]。然而由于目前的应用还不广泛，专业的管理经验还比较缺乏。因此，有些中心更倾向重新建立或继续使用心肺转流术作为短期的心室支持。大多数已发表的 VAD 数据将心脏辅助装置作为对心脏病患者“心脏移植的过渡治疗”和“终极治疗”。
7. 延迟关胸可改善心脏手术预后[14]。它可以增加心输出量，并降低对心肌收缩药的需求。延迟关胸或许可以降低并发症发生率。因症状恶化，在尝试关胸后可能还需要再次开胸。
8. 低心输出量时通常需要机械通气。通过减少呼吸的能耗，减少了心脏的工作负荷。胸腔内正压降低左心室后负荷，这对增大的左心室有益。然而，在扩心病和低容量的患者中，胸腔正压可能是有害的，因为静脉回流减少可能会进一步降低左心室前灌注。

主动脉内球囊反搏

主动脉内球囊反搏（intra-aortic balloon counterpulsation, IABC）可以起到支持心脏手术的作用。它的主要作用包括：①增强舒张期冠状动脉灌注压；②减少左心室后负荷。这是通过舒张期主动脉内球囊快速扩张（30 ~ 50 ml 容量），以及主动脉瓣开放前球囊快速收缩实现的。插入导管通常采用 Seldinger 技术，但也可经股动脉切开缝扎或直接放置到降主动脉。球囊收缩和扩张的时机对优化反搏效果至关重要。最好是通过对压力波形的评价和 1：2 的反搏 / 脉搏比例（图 22.2）。

球囊充气应与脉搏曲线下降支的切迹同步。而放气在舒张期越晚越好，以确保 IABC 舒张末压低于患者的舒张末压力。IABC 可增加心脏指数与冠状动脉灌注并减少左心室充盈压力、心肌乳酸生产和氧提取百分比。

表 22.2 列出了 IABC 的适应证。

IABC 改善：

- 高风险的心脏手术死亡率 [15-16]；
- 梗死相关、非手术的冠状动脉再灌注的临床治疗 [17]。

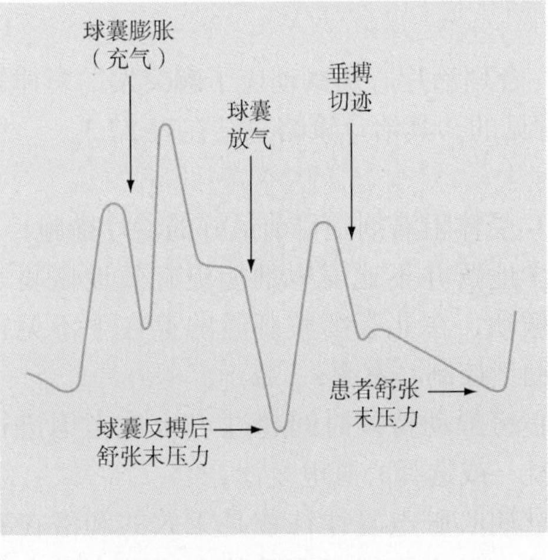

图 22.2　主动脉内球囊反搏压力波形

表 22.2　主动脉球囊反搏适应证

预防
● 心脏手术
● 二者之一：左主干 > 70%、左心室射血分数 < 0.4、不稳定心绞痛、再次手术
● 非心脏手术
● 严重左心室功能损伤、不稳定心绞痛
● 体外循环脱机失败
● 心源性休克
● 可逆性心肌顿抑
● 血流重建、再灌注损伤支持
● 冠状动脉旁路移植

IABC 对由不可逆原因造成的心源性休克没有帮助，除非作为心脏移植的过渡治疗，其并发症有：

- 肢体缺血（6% ~ 16%）；
- 血管创伤、夹层动脉瘤；
- 感染（切开缝扎>经皮）；
- 气囊破裂；
- 出血；
- 血小板减少症；
- 错位、血管阻塞；
- 发生故障未能打开气囊。

肢体缺血是最常见的并发症和优化管理，需要根据日常的早期识别，系统观测。

缺血

术后心肌缺血预示着更为复杂的术后管理 [18]。自动多导联 ST 段分析加上心电图确认增强了对心肌缺血诊断的灵敏度，虽然在术前有心电图异常的患者诊断仍存在一定的困难。

缺血可能是由于移植失败造成的。补救办法包括冠状动脉造影或再次手术。血管造影可提供再次手术或非手术治疗的评价指标。最终的决定可能会受手术相关因素的影响，如是否有合适的其他血管以及本身冠状动脉的状态。因此监护人员、心脏病学专家和外科医生之间的紧密合作至关重要。

舒张功能障碍

心室肥厚是舒张功能不全最常见的原因。手术过程中心肌保护措施不佳可加重这一表现。心肌缺血、右心室扩张和心包异常（包括填塞）尽管增高充盈压，但也能减少左心室容积[19]。识别与管理可能会非常困难。

诊断通常需要：

- 心室容积缩小的（使用超声心动图或其他技术）明确证据；
- 压力升高。

管理

- 应该尽早发现和解决可治疗的原因；
- 维持血容量，必要时输血；
- 即使不是必要，维持窦性心律仍是有益的；
- 心房起搏提高心率往往是有益的，因为每搏量是固定的，而充盈时间有所缩短；
- β- 受体激动剂和米力农改善舒张期肌肉松弛，从而改善心室顺应性。

心律失常

室性和室上性心律失常较常见。预防和及时处理电解质紊乱可预防心律失常的发生。新发的复杂的室性心律失常可能与某种原因的缺血和血管功能失常有关。

- 心室颤动和无脉室性心动过速需要快速除颤，最好在心外按压之前；
- 如果不能迅速恢复血流动力学稳定，应尽快实施开胸心脏按压；
- 因为短暂的心脏传导阻滞常见，因此房室起搏装置是必要的。

心房颤动

心脏心房颤动是最常见的手术并发症[20-21]。心房颤动在冠状动脉手术后的发病率为 10% ~ 40%，有的心脏瓣膜手术发病率高达 50%。易感因素包括心房颤动病史、心脏瓣膜疾病（特别是二尖瓣病变）、高龄和 P 波延长。心房颤动可以有效治疗，可通过术中射频消融解决[22]。心房颤动的发生率在非体外循环冠状动脉旁路移植后较低，最常见的是术后的第二和第三天，但也可能在手术和出院后的几星期后发生。

心房颤动可能引起严重的并发症。除了感到不适，它可能会引起复杂血流动力学紊乱。但心房颤动的最主要并发症是脑卒中，可使其风险增加约三倍。基于心电图，心房颤动后 3 天都有发生栓塞性脑卒中的风险。

心房颤动同时与下列问题相关：

- 正性肌力药用量的增加；
- IABC 使用的增加；
- 增加出血再次手术的风险；
- 延长监护病房和住院时间；
- 费用增加。

以下几种策略是对预防心房颤动有益的[23]：

- β- 受体阻滞剂；
- 胺碘酮；
- 索他洛尔；
- 地尔硫卓；
- 心房起搏；
- 地塞米松。

合理治疗心房颤动应了解突发的窦律转归是常见的。其治疗策略总结在表 22.3。

- β- 受体阻滞剂是目前最好的治疗措施；
- 洋地黄并不比安慰剂能更有效地恢复心房颤动，在儿茶酚胺刺激的存在下不见得有助于控制心室率；
- 心房颤动持续时间超过 48 h 应考虑进行抗凝，或选择心脏电复律；
- 早期心脏电复律往往是无效的和潜在有害的，只应为纠正严重的血流动力学紊乱而使用。

右心室功能不全

右心室衰竭在心脏手术后是相当常见的。病因包括：

- 直接右心室缺血或梗死；
- 心肌保护不佳；
- 右心室前置；
- 旁路相关肺动脉高压。

管理包括：

- 容量复苏；
- 用血管收缩剂维持右心室灌注；
- 如需要可使用 IABC；
- 正性肌力药物注射；
- 较少右心室后负荷。

减少后负荷的药物包括一氧化氮[24]，前列腺素和西地那非[25]。常规舒张药物往往会造成过多的系统性舒张。在某些情况下可能需要右心室球囊反搏或右心室辅助设备。延迟关胸也有一定的帮助。

表 22.3　心房颤动的管理

心室率控制
● β- 受体阻滞剂
● 钙拮抗剂
● 胺碘酮
● 索他洛尔
● 洋地黄
心脏复律
● 伊布利特
● 胺碘酮
● 镁
● 电复律
抗凝
● 心脏复律后常规
● 心房颤动超过 48 h 后考虑

紧急再手术

通过常规方法不能迅速稳定血流动力学时，需要紧急二次开胸[26-27]。相比体外复苏其优势包括：

- 找出不稳定的原因；
- 纠正病因（如压塞、移植血管扭结）；
- 更有效的心脏按压；
- 直接建立心房和心室起搏。

二次开胸也可重新建立体外循环，重新移植或纠正机械性异常。二次开胸可能导致感染的发生率增加，但发生率并不高。

呼吸管理

机械通气仍然是心脏外科患者术后管理常规。术后立即拔管对患者的益处不大，只可能有一定的益处[28]。但超过 12h 的常规机械通气是没有必要的[29]。拔管可以安全地进行，再插管很少发生。但是在老年的先前合并有肺和血管及心室功能不全的患者，再插管的发生率相对较高。再次手术和因失血需要大量输血也会延迟拔管时间[30]。

缺氧是术后常见问题。这主要是由于肺不张造成的，并且可以通过简单的手段纠正，如呼气末正压（PEEP）通气，延长吸气相和简单的训练。肺不张是术中体外循环和通气吸入高氧（但无 PEEP）的并发症。长期的后遗症罕见。虽然没有直接证据，但吹气训练和胸部物理治疗是术后恢复期的常规治疗。早期活动被证明是最有益的。适当的镇痛可促进理疗和早期活动。局部镇痛措施可能会有所帮助[31]，而一些非甾体类药物可能会增加并发症的风险[32]。

缺氧更危险的原因包括严重心力衰竭和低氧性呼吸衰竭（急性呼吸窘迫综合征，ARDS）。ARDS 的病因包括休克、大量血液制品输入和体外循环。处理与其他 ARDS 的患者相同。有时，高度缺氧伴有轻度肺不张和肺动脉高压。卵圆孔未闭导致右至左心内分流（可存在于 10% ~ 15% 的正常人群）是可能的机制。

肺动脉栓塞是心脏术后并不常见的并发症，可能是由于常规术后抗血小板治疗以及血栓预防不到位造成[33]。"非体外循环"手术可能会增加这种并发症的发生，因此可能需要一个更积极的预防性方案[34]。

术后并发症

出血

过度术后出血是发病率和死亡率增加的重要原因。其机制是复杂的，包括术前抗凝、溶栓、抗血小板治疗以及激活抗凝机制，包括纤溶。"非体外循环"手术可能因为术前使用抗凝和抗血小板药物引起过度失血。

药物减少术后出血的研究大多数涉及术前或术中的干预。其术后阶段的运用并没有确实的证据。抑肽酶和赖氨酸类似物氨基己酸和氨甲环酸减少出血以及血液和血液制品的使用。抑肽酶可增加严重终末器官损害的风险[35]。去氨加压素止血效果较差并可能增加心肌梗死的风险[36]。

术后采取有效措施包括"肝素反弹"的残余肝素逆转和通过血液制品修正凝血紊乱。一些实验证明 PEEP 的应用对恢复抗凝功能有效，但另一些实验得出的则是阴性结果。自体血回输减少了对外源血的需求并且无明显不良反应。控制引流诱导的人为心脏压塞，甚至夹闭引流以止血也有报道[37]。最后，至少在病情稳定的患者，将输血阈值降低到血红蛋白 80g/L 可以减少对自体输血[38]的需要且没有不良后果。

肾衰竭

根据定义和患者群体的不同，急性肾衰竭的心脏术后发生率为 1% ～ 5%。危险因素包括年龄、心衰、长时间的体外循环、糖尿病、预先存在的肾功能损害和术后休克[39]。非体外循环手术后肾衰竭发病率较低[40]。肾衰竭大大增加发病率、死亡率和成本。有效的血流动力学管理外的预防战略和最小化肾毒性的方案目前还未建立。尽管如此，在已知危险因素的情况下，对尿量检测是有明确的临床意义的。

寒战

心脏手术后患者常出现寒战。其机制复杂，且并非完全由于中心体温变化导致。寒战导致代谢率显著增加，并因此增加了心脏的工作负荷。这对心脏功能障碍和储备功能有限的患者影响甚大。有效预防药物包括地塞米松、可乐定、高剂量吗啡和物理保暖。哌替啶有效地降低了寒战的持续时间。偶尔也需用到短期神经肌肉阻滞剂。

胸骨感染

深部胸骨伤口感染很少见（0.5% ～ 2.5%）。相关的发病率和死亡率很高。危险因素有不同的报道，但公认的包括糖尿病、肥胖症及胸廓内动脉缺失，特别是双侧缺失。其他因素包括长时间手术、慢性肺疾病、男性、低术后心输出量、输血、二次开胸和透析。糖尿病患者的血糖水平[41]，术前鼻和口咽部消毒严格的管制[42]可能有助于预防感染。

神经系统并发症

心脏手术后神经系统并发症包括神经精神性疾病的恶化，这主要是由于体外循环、谵妄和一些周围神经病变，最常见的是单侧膈神经麻痹造成的。截瘫是一种公认的胸主动脉手术并发症。

最具破坏性的神经系统并发症是脑梗死。其发病率随患者群体的变化在 1% ～ 5% 波动。栓塞是病理生理的主要机制。危险因素包括颈内动脉狭窄、高血压、心房颤动、主动脉粥样硬化、心室功能受损及周边血管疾病[43]。"非体外循环"手术是最具有保护性的手术方式，而其他手术技巧也可减少发病率。

消化道并发症

消化道溃疡、胰腺炎、胆囊炎、肠道缺血、肠梗阻、肝功能异常在心脏手术后较为少见。但是，发病率确实相当高。危险因素包括高龄、手术复杂程度及术后休克。而非体外循环手术可能降低消化道并发症的发生率[44]。

远期预后

心脏手术后的存活患者也存在疾病进展所带来的后续风险。有效的二级预防策略在术后应予考虑或推荐，这十分重要。对于缺血性心脏病患者，已被证实的提高远期预后的策略包括抗血小板治疗、β-受体阻滞剂、ACEI 类药物、降脂的他汀类药物以及锻炼。对于高血压、糖尿病及其他并发症的治疗策略也需重新制定。

少数患者因并发症种类多，需长期的 ICU 治疗。这个群体可能有良好的远期生存率及生活质量，如果长期 ICU 治疗是因为肺部并发症，而非严重心衰或神经系统障碍，则这种现象更为突出[45]。

非心脏手术

非心脏手术是心脏病患者突出的危险因素[46-47]。术后的心脏相关并发症可明显提高术后早期及远期的死亡率。简单的术前评估可确定危险分层，从而延期或避免不必要的手术。特殊检查及治疗的适应证可能对术前患者并无明显不同。然而，进行心脏评估，确定有无严重心脏病变都是第一时间需要进行的。危险因素见表 22.4。各个因素有累加效应，而不仅仅是单独相加。需进行血管手术的患者，也有冠心病相关的高风险，需要进行仔细的术前评估。围术期的风险可由麻醉技术的改善、最佳药物（或手术）治疗而降低，后者也包括心肌血运重建[46]。

术后管理的原则与接受心脏手术的患者的管理原则相同。心脏并发症的危险期在手术后数天，对这类高危患者，及时确诊及管理心脏不良事件尤为重要。导致风险的围术期因素包括麻醉、出血、水电解质紊乱、凝血功能障碍及体温异常。这些都能被有效管理。早期保护性治疗策略的重新制定（阿司匹林、β-受体阻滞剂、ACEI、他汀类、降压治疗），可能能预防远期并发症。

表 22.4 心脏病患者接受非心脏手术的危险因素

- 高风险手术（腹部、胸部、大血管）
- 缺血性心脏病史
- 充血性心脏病史
- 脑血管疾病史
- 胰岛素治疗
- 肾功能受损

高危：存在三项或以上危险因素

（徐 敏 陈 晨译 徐 敏校）

参考文献

1. Raper RF, Cameron G, Walker D *et al.* Type B lactic acidosis following cardiopulmonary bypass. *Crit Care Med* 1997; **25**: 46–51.
2. Shah MR, Hasselbad V, Stevenson LW *et al.* Impact of the pulmonary artery catheter in critically ill patients. Maeta-analysis of randomized clinical trials. *JAMA* 2005; **294**: 1664–70.
3. Leibowitz AB, Beilin T. Pulmonary artery catheters and outcome in the perioperative period. *N Horiz* 1997; **5**: 214–22.
4. Taylor RW. Controversies in pulmonary artery catheterization. *N Horiz* 1997; **5**: 173–296.
5. Finfer S, Bellomo R, Boyce N *et al.* A comparison of albumin and saline for fluid resuscitation in the intensive care unit. *N Engl J Med* 2004; **350**: 2247–56.
6. Fremes C, Weisel RD, Mickle DAG *et al.* A comparison of nitroglycerine and nitroprusside: 1. Treatment of postoperative hypertension. *Ann Thorac Surg* 1985; **39**: 53–60.
7. Fremes C, Weisel RD, Baird RJ *et al.* Effects of postoperative hypertension and its treatment. *J Thorac Cardiovasc Surg* 1983; **86**: 47–56.
8. Polonen P, Ruokonen E, Hippelainen M *et al.* A prospective randomized study of goal-oriented haemodynamic therapy in cardiac surgical patients. *Anesth Analg* 2000; **90**: 1052–9.
9. Price S, Prout J, Gibson DG *et al.* 'Tamponade' following cardiac surgery: terminology and echocardiography may both mislead. *Eur J Cardiothporacic Surg* 2004; **26**: 1156–60.
10. Totaro RJ, Raper RF. Epinephrine-induced lactic acidosis following cardiopulmonary bypass. *Crit Care Med* 1997; **25**: 1693–9.
11. Raja SG, Raven BS. Levosimendan in cardiac surgery: curent best available evidence. *Ann Thorac Surg* 2006; **81**: 1536–46.
12. Morales DLS, Mehmet CO. Mechanical circulatory assist devices in critical care management. *N Horiz* 1999; 7: 489–503.
13. Samuels LE, Kaufman MS, Thomas MP *et al.* Pharmacological criteria for ventricular assist device insertion following postcardiotomy shock: experience with the Abiomed BVS system. *J Card Surg* 1999; **14**: 288–93.

14. Furnary AP, Magovern JA, Simpson KA *et al.* Prolonged open sternotomy and delayed sternal closure after cardiac operations. *Ann Thorac Surg* 1992; **54**: 233–9.
15. Dietl CA, Berkheimer MD, Woods EL *et al.* Efficacy and cost effectiveness of preoperative IABP in patients with ejection fraction of 0.25 or less. *Ann Thorac Surg* 1996; **62**: 401–9.
16. Christenson JT, Simonet F, Badel P *et al.* Optimal timing of preoperative intraaortic balloon support in high-risk coronary patients. *Ann Thorac Surg* 1999; **68**: 934–9.
17. Ohman EM, George BS, White CJ *et al.* Coronary heart disease/myocardial infarction/peripheral vascular disease: use of aortic counterpulsation to improve sustained coronary artery patency during acute myocardial infarction: results of a randomised trial. *Circulation* 1994; **90**: 792–9.
18. Yazigi A, Richa F, Gebara S *et al.* Prognostic importance of automated ST-segment monitoring after coronary artery bypass graft surgery. *Acta Anaesth Scand* 1998; **42**: 532–5.
19. Raper RF, Sibbald WJ. Misled by the wedge? The Swan Ganz catheter and left ventricular preload. *Chest* 1986; **89**: 427–34.
20. Bharucha DB, Kowey PR. Management and prevention of atrial fibrillation after cardiovascular surgery. *Am J Cardiol* 2000; **85**: 24D–4D.
21. Ommen SR, Odell JA, Stanton MS. Current concepts: atrial arrhythmias after cardiothoracic surgery. *N Engl J Med* 1997; **336**: 1429–34.
22. Scherer M, Therapidis P, Miskovic A *et al.* Left atrial size reduction improves the sinus rhythm conversion rate after radiofrequency ablation for continuous atrial fibrillation in patients undergoing concomitant cardiac surgery. *Thorac Cardiovasc Surg* 2006; **54**: 34–8.
23. Crystal E, Garfinkle MS, Connolly SS *et al.* Interventions for preventing post-operative atrial fibrillation in patients undergoing heart surgery. *Cochrane Database Systenaic Rev* 2004; **4**: CD003611.
24. Argenziano M, Choudhri AF, Moazami N *et al.* Randomized, double-blind trial of inhaled nitric oxide in LVAD recipients with pulmonary hypertension. *Ann Thorac Surg* 1998; **65**: 340–5.
25. Trachte AL, Lobato EB, Urdaneta F *et al.* Oral sildenafil reduces pulmonary hypertension after cardiac surgery. *Ann Thorac Surg* 2005; **79**: 194–7.
26. Birdi I, Chaudhuri N, Lenthall K *et al.* Emergency reinstitution of cardiopulmonary bypass following cardiac surgery: outcome justifies the cost. *Eur J Cardiothorac Surg* 2000; **17**: 743–6.
27. Raman J, Saldanha RF, Branch J *et al.* Open cardiac compression in the postoperative cardiac intensive care unit. *Anaesth Intens Care* 1989; **17**: 129–35.
28. Montes FR, Sanchez SI, Giraldo JC *et al.* The lack of benefit of tracheal extubation in the operating room after coronary artery bypass surgery. *Anesth Analg* 2000; **91**: 776–80.
29. Hickey RF, Cason BA. Timing of tracheal extubation in adult cardiac surgery patients. *J Cardiac Surg* 1995; **10**: 340–8.
30. Rady MY, Ryan T. Perioperative predictors of extubation failure and the effect on clinical outcome after cardiac surgery. *Crit Care Med* 1999; **27**: 340–7.
31. McDonald SB, Jacobshn E, Kopacz DJ *et al.* Parasternal block and local anaesthetic infiltration with levobupivocaine after cardiac surgery with desflurane: the efect on postoperative pain, pulmonary function, and tracheal extubation times. *Anesth Analg* 2005; **100**: 25–32.
32. Nussmeier NA, Whelton AA, Brown MT *et al.* Complications of the COX-2 inhibitors parecoxib and valdecoxib after cardiac surgery. *N Engl J Med* 2005; **352**: 1133–5.
33. Shammas NW. Pulmonary embolus after coronary artery bypass surgery: a review of the literature. *Clin Cardiol* 2000; **23**: 637–44.
34. Mariani MA, Gu J, Boonstra PW *et al.* Procoagulant activity after off-pump coronary operation: is the current antocoagulation adequate? *Ann Thorac Surg* 1999; **67**: 1370–5.
35. Mangano DT, Tudor IC, Dietzel C. The risk associated with aprotinin in cardiac surgery. *N Engl J Med* 2006; **354**: 353–65.
36. Levi M, Cromheecke ME, deJonge E *et al.* Pharmacological strategies to decrease excessive blood loss in cardiac surgery: a meta-analysis of clinically relevant endpoints. *Lancet* 1999; **354**: 1940–7.
37. Aravot DJ, Barak J, Vidne BA. Induction of controlled tamponade in the management of massive unexplained postcardiotomy bleeding. Case report and review of the literature. *J Cardiovasc Surg* 1986; **27**: 613–17.
38. Bracey AW, Radovancevic P, Riggs SA *et al.* Lowering the haemoglobin threshold for transfusion in coronary artery bypass procedures: effect on patient outcome. *Transfusion* 1999; **39**: 1070–7.
39. Mangano CM, Diamondstone LS, Ramsay J *et al.* Renal dysfunction after myocardial revascularization: risk factors, adverse outcomes, and hospital resource utilization. *Ann Intern Med* 1998; **128**: 194–203.
40. Ascione R, Lloyd CT, Underwood MJ *et al.* On-pump versus off-pump coronary revascularization: evaluation of renal function. *Ann Thorac Surg* 2000; **68**: 493–8.
41. Furnary AP, Zerr KJ, Grunkemeier GL *et al.* Continuous intravenous insulin infusion reduces the incidence of deep sternal wound infection in diabetic patients after cardiac surgical procedures. *Ann Thorac Surg* 1999; **67**: 352–60.
42. Segers P, Speekenbrink RGH, Ubbink DT *et al.* Prevention of nosocomial infection in cardiac surgery by decontamination of the nasopharynx and oropharynx with chlorhexidine gluconate. A randomized controlled trial. *JAMA* 2006; **296**: 2460–6.
43. Das SK, Brow TD, Pepper J. Continuing controversy in the management of concomitant coronary and carotid disease: an overview. *Int J Cardiol* 2000; **74**: 47–65.
44. Raja SG, Haider Z, Ahmad M. Predictors of gastrointestinal complications after conventional and beating heart coronary surgery. *Surgeon* 2003; **1**: 221–8.
45. Wahl GW, Swinburne AJ, Fedullo AJ *et al.* Long-term outcome when major complications follow coronary artery bypass graft surgery. *Chest* 1996; **110**: 1394–8.
46. Eagle KA, Charanjit S, Mickel MC *et al.* Cardiac risk of noncardiac surgery: influence of coronary disease and type of surgery in 3368 operations. *Circulation* 1997; **96**: 1882–7.
47. Lee TH, Marcantonio ER, Mangione CM *et al.* Derivation and prospective validation of a simple index for prediction of cardiac risk of major noncardiac surgery. *Circulation* 1999; **100**: 1043–9.

第 23 章

超声心动图在重症监护中的应用

Karl D Donovan 和 Frances B Colreavy

超声心动图是指一组用于检查心脏和大血管的超声波检查，其将声波反应和处理在监视器上并可以通过硬盘或录像带储存。超声心动图包括：①二维（2-D）的解剖成像；② M 型超声心动图（结果通过二维介导运算取得）；③多普勒技术。超声心动图是一种安全的非侵入性检查，在临床心脏病学中是不可或缺的。最近，超声心动图已发展成为一种功能强大的诊断和管理危重病的方法，尤其是在无法确诊的心血管急症中更加重要 [1-2]。

心脏病专家，尽管高度熟练地掌握了超声心动图技术，但可能对于特殊监护中的危重患者的复杂病理生理学的判断并不擅长。超声心动图对于操作者有一定的要求，最佳的图像采集既需要对于设备技术的掌握，也需要熟练的手工操作技巧。作为一般规则，超声心动图在 ICU 中不是一个监测中期（几小时至几天）血流动力学指标的有效方法。但超声心动图可帮助确定是否需要以及何时应该开始连续血流动力学监测 [3]。一些需要反复测量趋势的指标，如搏出量、心输出量、肺动脉楔压，更适合采用肺动脉导管。此外，重症监护人员应该熟练掌握这项技术。由于重症监护病房中并没有配备超声心动图技术人员，特别是在下班时间里，所以重症护理人员必须能够完成超声检查并能取得超声检查的图像，为结果作出解释和报告。更重要的是，如果重症护理人员掌握了所有必要的技能，超声心动图的应用将会变得更加普遍。

技术原理

超声心动图应用超声波在组织边界的反射来构建心脏结构的二维图像。人类的耳朵只能听见频率为 20 Hz ～ 20 kHz 的声波，频率较高的声波被称为超声。超声心动图使用的声波频率是 1 ～ 10MHz，采用一个压电晶体产生和接收超声波。

2-D 超声心动图

2-D 超声是超声心动图的基础，多普勒和 M 型心脏超声通常参考 2-D 图像进行。每个 2 - D 影像是由传感器（声窗）定位，超声图像是由心脏轴线定位，而不是脊柱的位置（表 23.1）。

M 型超声心动图

快速重复发送和循环接收保证了可以呈现出良好的高分辨率图像。 M 型超声心动图是 2-D 超声心动图的补充。声波束不是扫描，而是在一个固定位置停留，允许声波束在组织结构周围构建一个时间函数成像。快速采样率使得细小运动构件，如薄瓣叶，比较容易辨认。光标通常是直接通过一个 2-D 影像，给人一种一维片的影像。距离（深度）在垂直轴上，时间（图 23.1）位于水平轴。

多普勒超声心动图 [4-5]

多普勒超声心动图对获取血流动力学信息很重要，是每一个超声心动图研究的一个必需的组成部分。

表 23.1 经胸和经食管超声心动图的一些标准意见

声学窗口	影像平面
经胸部	
胸骨旁	长轴 短轴
顶端	四室 两室 长轴
肋下	多轴
经食管 *	
经胃	如短轴 长轴
深经胃	如长轴 / 五室
低位经食管	如四室 两室 长轴
高位经食管	如主动脉瓣短轴 主动脉瓣长轴 右室流入 - 流出道

* 0°、~ 180° 多个影像平面

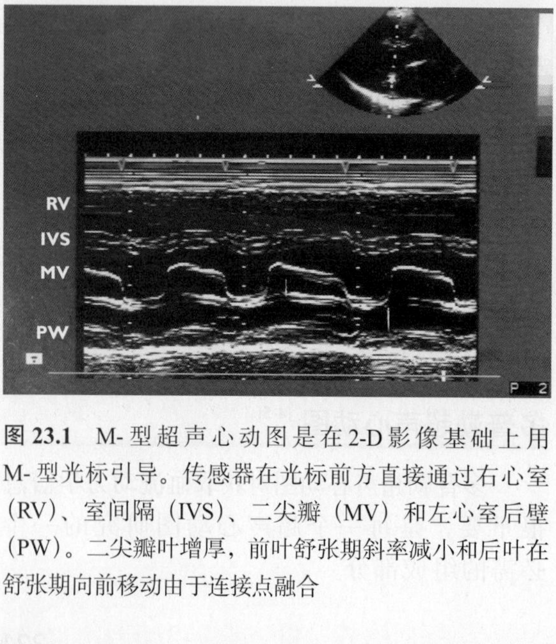

图 23.1 M- 型超声心动图是在 2-D 影像基础上用 M- 型光标引导。传感器在光标前方直接通过右心室（RV）、室间隔（IVS）、二尖瓣（MV）和左心室后壁（PW）。二尖瓣叶增厚，前叶舒张期斜率减小和后叶在舒张期向前移动由于连接点融合

多普勒效应的基础是：当声源靠近或远离观察员，声音的频率会发生变化。最经典的例子是救护车警笛，向着接听者靠近时，声音的频率增加（高音调），而救护车远离接听者的过程中，声音的频率降低（低音调）。

多普勒频移是接收换能器发出和接收的声波的频率差，遇到红细胞后，声波的频率会变化。

多普勒方程是指多普勒频移和红细胞移动速度之间的数学关系。

$$V = C \times \Delta f / 2 f_t \times \cos\theta$$

方程中：V = 血流速度，C = 声波在介质中的传播速度，频率差 Δf = 多普勒频移，即发出（f_t）和接收（f_r）的声波的频率差，θ = 声波束与血流之间的角度（图 23.2）。超声心动仪可以通过内置的电脑，自动计算出多普勒频移 Δf，然后带入到多普勒方程中。这样可以计算出血流的速度，然后呈现在监视器上。

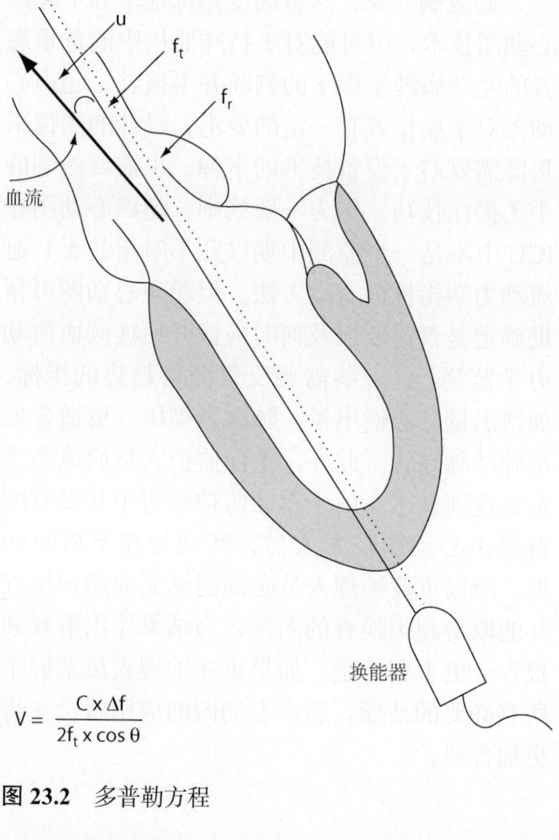

图 23.2 多普勒方程

超声束平行或几乎与血流方向平行是非常重要的。如果 θ 等于 0，则 cosθ 等于 1，但是，当 θ ＞ 20°，那么血液流动速度将显著低估。经过处理的多普勒数据，可以通过频谱，显示出瞬间血流速度与时间相关的曲线。可以呈现出血流速度在心脏循环中的峰值和谷值（速度 - 时间积分，VTI）（图 23.3）。 多普勒最常见的用途是脉冲波（PW）、连续波（CW）和彩色多普勒（CFD）。

脉冲波多普勒

脉冲波多普勒（PW）通常是用双面传感器（2 - D 和多普勒）：分别用来发出和接收声波信号。少量血液的血流速度，可以在一个特定的深度获得，这使得多普勒超声对于测量特定位置的血流速度很有帮助，如左心室流出道（LVOT）等。由于技术限制，最大可测量速度通常小于 2m/s。

连续波多普勒

该传感器由两种晶体组成：一个连续发

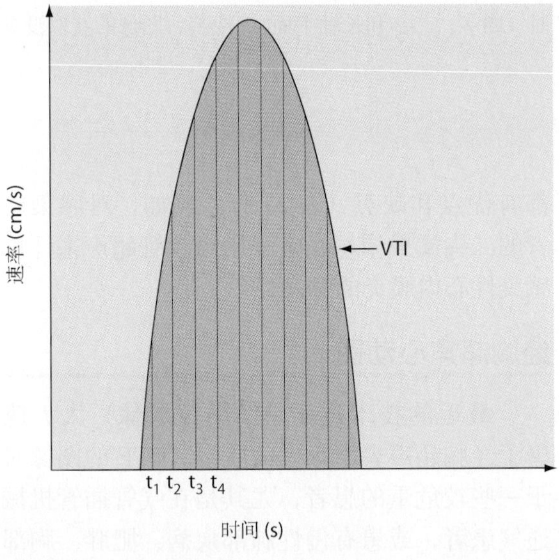

图 23.3　速率 - 时间积分（VTI ： cm/s） = 速率曲线下面积：在射血时间内的速率（cm/s）面积；A_1 = 第一次，A_2 = 第二次等

送、另一个连续接收连续波超声波。它可以测量高流速血流，如用于主动脉瓣狭窄的测量。不像脉冲式多普勒，连续型多普勒可以测量所有沿着声波方向的多普勒频移，但却无法测量在特定位置（范围模糊）的速度。

脉冲式或连续型多普勒超声测量的血流速度，可通过简化的伯努利方程转换为压力梯度，$\Delta P = 4V^2$（其中 ΔP 为瞬时压力梯度，V 是瞬时速度），用于对于压力的评估。

彩色流动多普勒

彩色流动多普勒超声是以脉冲式多普勒原理为基础的。血流速度被颜色编码后，可以记录下多个样本量（流向探头的是红色，远离探头的为蓝色），然后可以和 2-D 超声图像叠加。因此，计算流体力学显示的信息包括：①血流方向；②彩色血流信号的时间；③粗略估计血液流速；④可以区分出层流和湍流。

三维超声心动图

三维（3-D）超声心动图是一项不断发展的技术。现有设备提供“实时”3-D 影像（图 23.4a）。一个完整的数据集的采集，通常需要四个连续的心动周期。这种 3-D 数据集必须被浏览和分析。完整的 3-D 数据集可以被“剪裁”，以使内部结构暴露显现（图 23.4b）。3-D 图像可以从任何角度打开进行观测，确保了可以从长轴和短轴观测心内结构。3-D 探头也可用于同步获取真正的实时二尖瓣（图 23.5a）和三尖瓣（图 23.5b）的图像。

安全性

在临床上用于获取心脏结构影像而使用的超声心动仪器的电功率等级，目前还没有已知的不良生物学效应。经食管超声心动图（TOE）在经过训练，有着丰富经验的操作者手中，是一项安全而成熟的检查措施。然而，经食管超声心动图是一项半侵入的检查，可能会有严重的并发症，有时甚至存在死亡的风险。 TOE 的禁忌证是食管狭窄或存在肿

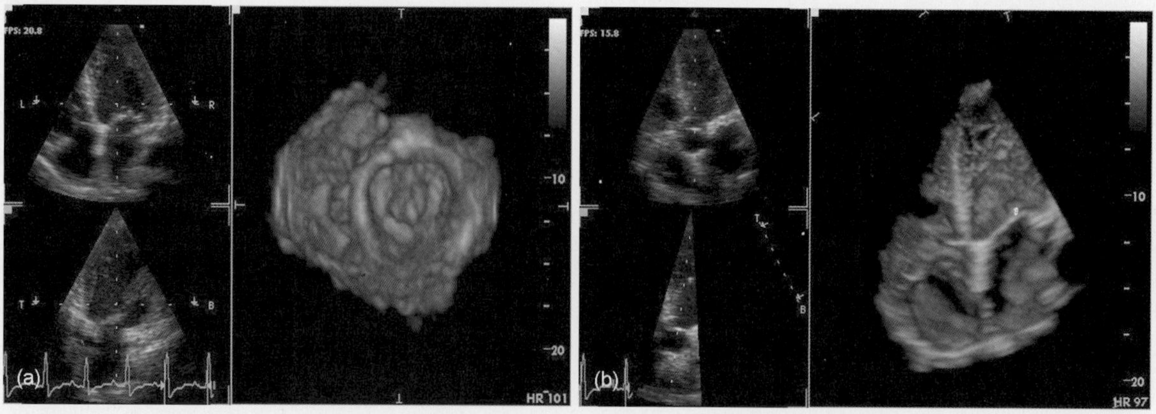

图 23.4 （a）实时体积扫描融入 3-D 容积数据，这一 3-D 容积不被认为是心脏结构。（b）全印 3-D 容积被剪裁揭示右心室内结构、三尖瓣、右心房、左心室、二尖瓣和左心房

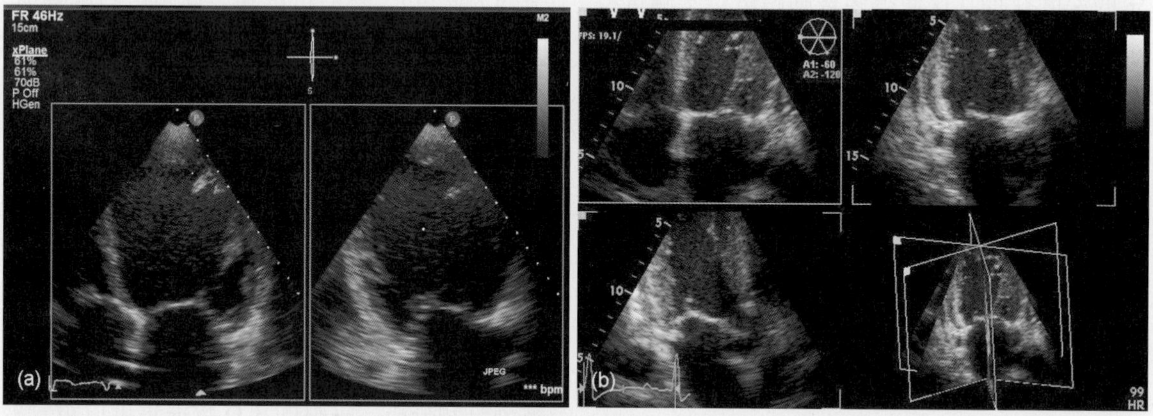

图 23.5 （a）实时二平面（四室和二室平面）和（b）三平面（四室、二室和长轴平面）。注释：图像的获取没有探头的移动

瘤。在一些特殊情况下，如有食管手术史或全胃切除病史的患者，检查时应该更加小心。对于任何有不明原因吞咽困难的患者，直到明确原因之前，经食管超声均应推迟。食管静脉曲张、严重凝血功能障碍和重大颈椎异常是经食管超声的相对禁忌证。重症监护患者在行经食管超声前，没有常规预防性应用抗生素的必要。

经胸（TTE）和经食管超声心动图

TTE 和 TOE 是互补的超声波技术，各自都有优点和缺点（表 23.2）。例如，对感染患者的二尖瓣成像，经常采用经食管超声来评价感染性心内膜炎的并发症。

经胸超声心动图

最近的技术进步（如谐波成像）大大改善了经胸超声表面影像的质量。TTE 的图像对于一些较危重的患者，尤其是在气管插管机械通气患者，或患有慢性肺部疾病、肥胖、胸部外伤或手术伤口的患者身上可能会有些不足。这些患者不能适当摆好体位是进一步的限制因素。

表 23.2　经胸超声心动图（TTE）和经食管超声心动图（TOE）：优点和缺点

	TTE	TOE	注解
超声心动图窗	“不限定”	“限定”	
诊断时间间隔	（几乎）即时	短（分）	
禁忌证	无	偶尔	如食管狭窄
侵害性	无	少	
发病率	无	少	低但可测量的并发症率
死亡率	无	少	TOE 死亡率约为 1/10 000
图像质量			
不通气	好 / 优	一般为优	TTE: 心脏术后、长期气道受限等图像差
通气	差到优	一般为优	
特殊病理学			
心内膜炎			
自体瓣膜	如果怀疑指数低时有用	敏感而特异	TOE 对并发症的诊断至关重要，如脓肿等
人工瓣膜	与 TOE 结合有用	必需	
主动脉夹层	?	必需	TTE 偶尔对诊断有用。急诊回流可以被评估
主动脉瘤	±	必需	
左心室附壁血栓	无	必需	
左心室血栓	是	是	TTE 比 TOE 在左心室尖端的显像更有用
心包积液	是	是	TTE 对引导心包穿刺是必需的
局部栓塞（心脏手术后）	偶尔有用	一般必需	TOE 对后壁相当有用

经食管超声心动图 [6-7]

超声仪的传感器安装在一个灵活的类似胃镜般的探头上，具有很好的灵活性，可以在食管和胃的各个位置靠近心脏（图 23.6）来观察。

先进的多探针探头允许超声扫描平面在 0° ~ 180° 旋转，其提供的图像方向是一个镜像的旋转方向。不需要经过进一步的探针处理就可以获得多层面的血管造影图像。与 TTE 相比，对于重症监护患者，TOE 可以提供额外的 32% ~ 100% 信息和 38% ~ 59% 的意料之外的新的诊断信息，这对于治疗有着重大的意义。大约有 20% 原因不明低血压的患者，根

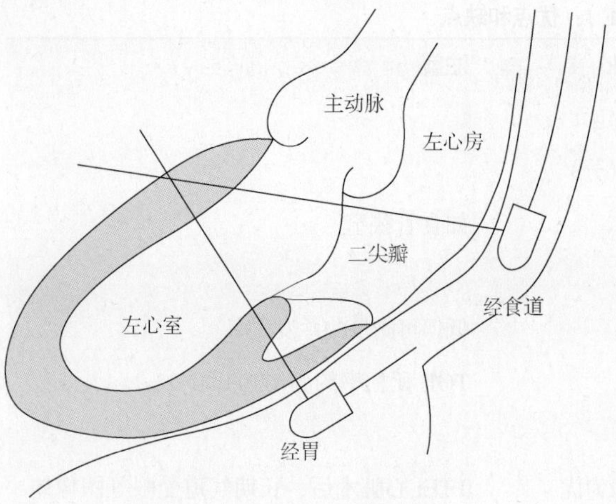

图 23.6 经食管超声心动图传感器的位置

据 TOE 的新发现需要外科手术治疗[9-10]。

超声心动图检查的适应证[11-12]

超声心动图的适应证大致可分为三类：

1. 特定的心脏/大血管病理形态学诊断（通常以临床怀疑为指导）。
2. 血流动力学评估和监测心脏功能。
3. 其他情况：如对心房颤动患者复律前左心房血栓的评估。

超声心动图指南的制定是根据专家的共识和观察研究而来的。对于超声心动图的影响，目前还没有随机对照实验的结果。在重症监护实践中，超声心动图是用来评价临床症状提示的诊断，更多的时候，也用来预测有多少可能的诊断。例如，对血流动力学不稳定的钝性胸部创伤患者，检查是否存在心脏挫伤或心包积液引起的心脏压塞。然而，超声心动图检查可能会在高动力左心室收缩或瓣膜损伤引起的严重反流的患者身上，表现为低血容量。

超声心动图对于一些常见的症状有着特殊的诊断意义，见表 23.3。

作为一般规则，除非有严重血流动力学不稳定或一些其他更重要的原因，超声心动图检查，应围绕检查部位以 2-D 视图为基本设置。这同时适用于 TTE 和 TOE。对于最特殊和重要的临床问题，检查的重点应放在 TOE 上。第二应考虑其他可能的病理学鉴别诊断。每做完一次超声心动图检查后，报告都应该打印并有效地保存起来用于以后的参考。

心脏瓣膜病[14-15]

超声心动图是评价心脏瓣膜疾病的“金标准”。2-D 超声心动图可以对所有心脏瓣膜进行出色的成像。各种多普勒技术可以对瓣膜的血流动力学进行精确的评估。

瓣膜狭窄

任何缩小或狭窄的心脏瓣膜，都可以造成血流受阻，增加血流速度，引起跨膜压力差的改变。瓣膜狭窄的评价需要：①通过成像确定瓣膜尖部形态学和运动的情况；②对狭窄程度进行定量；③实际压力对相关心腔的超负荷情况。跨瓣压力差（ΔP）可通过多普勒技术测量（见上文）。请注意，在低心输出条件下，压力梯度就会降低，从而低估了狭窄的严重程度。

主动脉瓣狭窄

尽管二叶主动脉瓣（畸形）和风湿性心脏病患者也可能会导致主动脉瓣狭窄，但主动脉瓣膜狭窄的最常见的病因是主动脉瓣的变厚和钙化。加厚/钙化的相关瓣叶瓣膜的活动性下降，导致瓣膜梗阻和压力超负荷，最终引起左心室肥厚。严重主动脉瓣狭窄可能会偶然导致猝死、心源性休克或原因不明的肺水肿。

严重程度评估

主动脉瓣尖的变厚、钙化、活动度和左室肥厚程度往往提示了主动脉瓣狭窄的生理意义。多普勒超声心动图对狭窄的严重程度评估

表 23.3　重症监护室中依据临床特征进行超声心动图的适应证

临床特征	检查发现	注解
低血压		
急性心肌梗死		
无杂音	LV RWMA（s）	通常严重 ↓ LV 收缩功能
	RV RWMA	RV ↓ > LV ↓
	低血容量症	“空虚”LV 腔，收缩功能极大程度保留
	急性 MR	正常 LA 尺寸，通常无杂音
新杂音	乳头肌断裂（局部或完全）	“好”的 LV 功能伴随严重 MR
	VSD	RWMA。高速左到右收缩期杂音
极少的	心脏破裂 / 压塞	急性心脏压塞，通常是致死性的
	LV 假性动脉瘤	防止破裂
心胸外科	心脏压塞	通常局部的。由于凝块压迫心脏，可能没有“无回声区”。心脏填充压力也许正常
	（新）RWMA	也许由于移植物闭塞、气泡栓塞
	低血容量症	LV“空虚”伴随 RWMA
	整个 LV ↓	心肌顿抑或长期心肌病
	瓣膜功能障碍	通常长期存在，可能由外科手术导致恶化。如二尖瓣乳头肌局部贫血
动态 LVOT 障碍	LVOT 气压梯度、SAM、MR	强心药 /IABP/ 低血容量症加重 LVOT 阻塞
外伤	低血容量症	LV“空虚”伴随剧烈收缩
	心脏挫伤	RWMA（RV > LV）
	瓣膜损伤	最常见主动脉瓣或二尖瓣，偶见三尖瓣
	VSD/ASD	偶尔
	心脏压塞	较常见于穿透胸部损伤
	胸主动脉破裂	纵隔增宽（90%）于主动脉峡部，要求 TOE
败血症	通常正常的 LV 收缩功能伴随 LV“空虚”	可能全局 / 局部的 LV 抑制
	感染性心内膜炎——赘生物 / 脓肿 / 反流	对于赘生物 / 脓肿 / 瘘管成像，TOE 比 TEE 更敏感
“单纯”低血压（低血压原因？）	全局 LV ↓ 或 RWMA	心肌病或心肌顿抑
	瓣膜功能障碍	
		通常慢性，偶尔急性（如破裂的二尖瓣乳头肌）
	动态 LVOT 阻塞	
	急性肺源性心脏病	肺栓塞——通常右心扩张，伴随收缩功能抑制，有时伴随肺动脉近端凝块
败血症（来源？）	赘生物、反流 ± 脓肿	感染性心内膜炎直到另外证明
	正常 TOE 检测	不太可能是感染性心内膜炎，如果临床诊断需要，应进行连续 TOE
系统性栓子（原因？）	LA/LAA 凝块	一般 LA 增大伴心房颤动，通常需进行 TOE 明确诊断

表 23.3 重症监护室中依据临床特征进行超声心动图的适应证（续）

临床特征	检查发现	注解
	LV 栓子	通常伴有 RWMA 和整个 LV 功能减低
	主动脉粥样硬化	TOE 对诊断至关重要
	赘生物——主动脉或脓肿	脓毒症性？
	栓子——人工血管或二尖瓣	伴人工瓣膜功能不全
	卵圆孔未闭与反常栓塞	右心房压＞左心房压，TOE 对于诊断通常必需
	肿瘤（如左房黏液瘤）	不常见
肺水肿（原因？）	↓ 左心室收缩 / 舒张功能	单纯左心室舒张功能不全并非不常见
	瓣膜功能不全（MR、MS、AR、AS）	如果怀疑有瓣叶连枷或乳头肌断裂应进行 TOE
	心内分流	
	常见	表明非心源性（如 ARDS）
呼吸困难 / 缺氧不伴有肺水肿（呼吸困难原因？）	肺栓塞（右心室扩张 ± 肺动脉栓塞）	表明中到重度栓塞，即大面积或次大面积肺栓塞
	心脏压塞	常有其他压塞的临床表现
	多因素，如慢性肺源性心脏病、RVH、缩窄性心包炎、舒张功能不全、心内分流、RV 容量超负荷	
不明原因的胸痛（胸痛原因？）	RWMA	推断有冠状动脉疾病
	夹层主动脉瘤（膜瓣真 / 假腔）	TOE 较 TTE 灵敏
	PE（右心室扩大 ± 肺动脉栓塞）	中到大栓塞
	心内膜炎	渗出通常太小，不能用超声心动图诊断
	主动脉瓣狭窄	狭窄的临床表现可能缺失

AR，主动脉反流；ARDS，急性呼吸窘迫综合征；AS，主动脉狭窄；ASD，房间隔缺损；IABP，主动脉球囊反搏；IPPV，间歇正压通气；LA，左心房；LAA，左心耳；LV，左心室；LVOT，左心室流出道；MR，二尖瓣反流；MS，二尖瓣狭窄；PE，肺栓塞；PEEP，呼气末正压通气；RA，右心房；RV，右心室；RVH，右心室出血；RWMA，局部室壁反常活动；SAM，收缩期前移；TOE，经食管超声心动图；TR，三尖瓣反流；VSD，室间隔缺损

是必不可少的：①主动脉峰值速度；②平均跨瓣压差；③主动脉瓣面积；④血液流速比：左室流出道速度 / 主动脉瓣速度（V_1/V_2）。

- 主动脉峰值速度（正常为 1.7m/s）（图 23.7）。在主动脉瓣尖增厚固定的情况下，峰值速度为 4.5m/s（即压力梯度峰值为 81mmHg），这表明几乎可以确定存在严重的主动脉瓣狭窄；
- *平均跨瓣压差*：主动脉瓣速度随着时间的推移汇聚显示在显示器，然后依据光谱显示。平均压力梯度达到 50mmHg 表明存在严重的主动脉瓣狭窄。从实际的角度来看，具有正常左心室收缩功能的患者，主

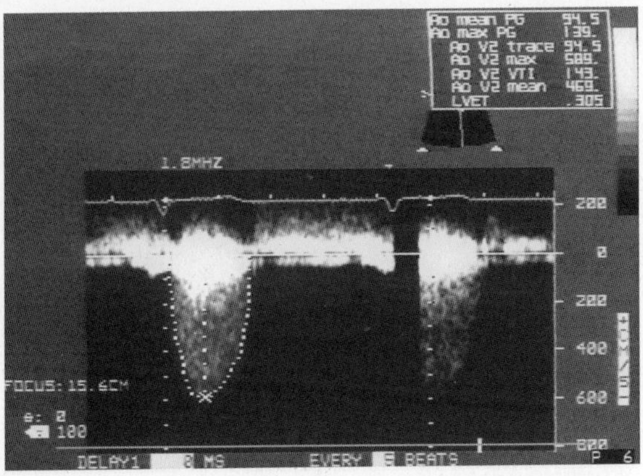

图 23.7　连续波多普勒记录严重主动脉瓣狭窄患者主动脉瓣狭窄喷射。喷射速度为 589cm/s（5.89m/s），最大压力差为 139mmHg，平均压力差为 94mmHg

动脉峰值流速为 3.0m/s，平均压力梯度为 30mmHg，则该患者几乎不可能有严重的主动脉瓣狭窄。而如果一个患者伴有主动脉瓣瓣尖增厚以及瓣膜运动异常，主动脉峰值速度＞ 4.5m/s，平均压力梯度为 50mmHg，几乎可以肯定患者存在严重的主动脉瓣狭窄。在主动脉瓣狭窄严重程度的评估中，针对左心室功能减低的主动脉瓣狭窄的患者，峰值速度不会大幅增加，通常为 3.0 ~ 3.5m/s，跨瓣压力梯度往往为 25 ~ 30mmHg，对于这类患者的诊断评估难度将大大加大。这类患者可有轻度至中度主动脉瓣狭窄和非相关的左心室功能不全，或左心室功能严重受损伴严重的主动脉瓣狭窄；多巴酚丁胺负荷超声心动图是一个有效区分二者的检查；

- *主动脉瓣面积*（正常 3 ~ 4cm²）。在严重的主动脉瓣狭窄，主动脉瓣面积为 0.75cm²。主动脉瓣面积估计使用的连续性方程，它所基于的原则是，如果从瓣口的流入血流量是已知的，然后测量从瓣口流出的血液的即时速度，通过计算可以得知截面面积。公式内容为：$A_1 \times V_1 = A_2 \times V_2$，其中 A_1 = 左心室流出道的截面积，V_1 = 左心室流出道的血流；A_2 = 主动脉瓣截面积，V_2 = 主动脉的血流速度。该方程可重新改写为：$A_2 = A_1 \times V_1/V_2$；
- *速度比率，左心室流出道速度 / 主动脉瓣速度*（V_1/V_2）：提供了一个没有单位的与心输出量无关的测量主动脉狭窄严重程度的指标。速度比＜ 0.25（V_1/V_2）提示主动脉瓣面积约为 0.75cm²（即重度主动脉瓣狭窄）。

准确估计主动脉最大喷射速度最好的方法是 TTE。然而，TOE 允许从与动脉短轴方向（可以更好地与导管测量主动脉瓣面积匹配）查看主动脉瓣口[16]。在其他临床数据矛盾或者没有定论的时候，TOE 对于危重患者是有效的。

二尖瓣狭窄

对于危重患者，二尖瓣狭窄可能会偶然引起严重的血流动力学不稳定。二尖瓣狭窄的患者会有多年的呼吸困难病史，因此在进入 ICU 之前就会得到狭窄的诊断。继发于风湿性心脏病的二尖瓣狭窄呈典型的 M 型表现（见图 23.1），2-D 图像可以看到融合增厚的二尖瓣，伴随舒张期隆隆样杂音，这主要是由于二尖瓣前叶外观呈“曲棍球棒”样改变，伴随左心房扩大引起的（图 23.8）。在短轴方向观察二尖瓣，可见二尖瓣叶呈鱼嘴样改变，同时可以用超声进行瓣环面积的估算（正常 4 ~ 6cm²）（图 23.9）。

严重程度评估

除了观察和计算瓣膜面积，对二尖瓣狭窄做出准确的评估，必须依靠多普勒超声心动图检查：①跨二尖瓣的峰值速度（E）增加（正常为 1.3m/s），在严重的二尖瓣狭窄时，E 速度通常是大于 2m/s；②跨瓣压差：严重狭窄的患者左心房和左心室之间的平均压力梯度通常可大于 10mmHg；③压力减半时间（Pt ½）是时间压力梯度的峰值减半所需的时间。压力下降速度取决于横截面面积（即面积越小，降幅越慢）。压力减半时间＞ 220ms 表示存在严重

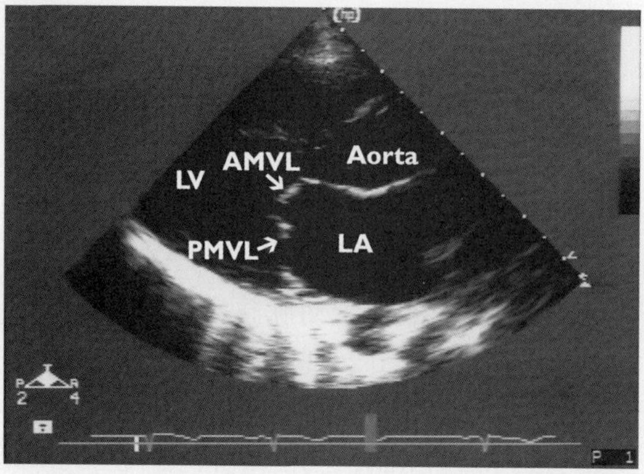

图 23.8 一位二尖瓣狭窄患者的 2-D 超声心动图。左心房增大，前叶和后叶呈拱顶状伴随典型的前叶“曲棍球棒”表现（经胸超声心动图胸骨旁长轴）。LV，左心室

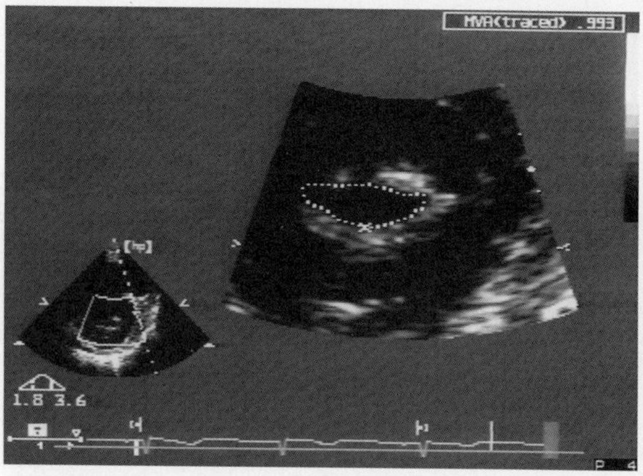

图 23.9 一位二尖瓣狭窄患者的 2-D 超声心动图。在前后叶之间分离减少，伴随典型的“鱼嘴”表现。2-D 几何平面的瓣膜面积是 0.99cm^2（经胸超声心动图胸骨旁短轴）

的二尖瓣狭窄（二尖瓣口面积为 1cm^2）[17]（图 23.10）。肺动脉压力也应估计（见下文）。

三尖瓣狭窄和肺动脉瓣狭窄

这些疾病也可以使用超声心动图技术进行类似的量化诊断。

瓣膜反流

瓣膜反流评价要求：①评估瓣叶形态；②评估反流严重程度；③心腔容积超负荷的有关影响。轻度二尖瓣、三尖瓣和肺动脉瓣瓣膜关闭不全是常见的（70% ~ 90%），这些情况都没有临床意义。一般的主动脉瓣反流发现率只有 5%。

主动脉瓣反流

2-D 超声心动图可显示主动脉瓣反流的原因，例如，瓣叶破坏可能由于感染性心内膜炎、主动脉夹层伴根部扩张、或最常见的退行性主动脉瓣钙化病引起。

严重程度评估[18]

彩色超声成像可以通过比较反流回左心室流出道血流图像的宽度（图 23.11），进行反流严重程度分级。如果反流血流所占面积超过了左心室流出道面积的 60%，则表明可能存在重度主动脉瓣反流。

该反流喷射速度与主动脉瓣和左心室之间的压力梯度有着直接的关系。在严重的主动脉瓣反流，尤其是急性主动脉瓣反流，主动脉舒张压迅速下降和左心室舒张末期压力增大，导致压力梯度迅速减小：主动脉反流压力减半时间（250m/s）表明存在严重反流。在舒张期降主动脉可见反流信号表明存在着严重的主动脉瓣反流。

二尖瓣反流

与主动脉瓣反流一样，超声心动图可以有效地检测引起二尖瓣反流的病因和机制，如瓣环扩张（瓣叶连接不良）、心内膜炎（瓣叶破坏 / 穿孔）及腱索或乳头肌断裂（无法支撑瓣叶）等。二尖瓣反流的患者，左心室血液同时泵入主动脉和反流回左心房。在二尖瓣反流的早期过程中，左心室通过增加射血分数来增加每搏输出量。因此，正常大小的高动力的左心房和左心室，提示急性二尖瓣反流。随着时间的推移，会引起左心房扩大，然后最终形成左心室扩大和左心功能低下。左心室功能受损的

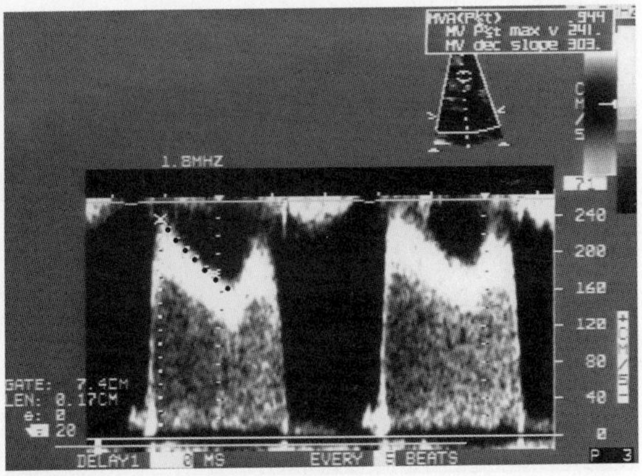

图 23.10　一位二尖瓣狭窄患者的压力减半时间（Pt ½）测量。该 Pt ½ 对应的瓣膜面积为 0.94cm²

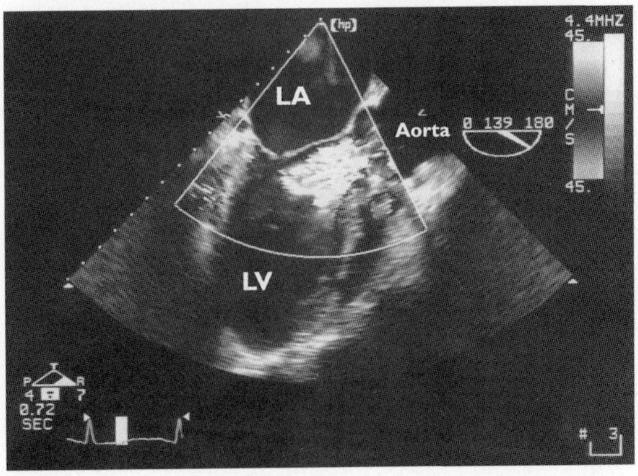

图 23.11　严重主动脉瓣反流：反流发生在左心室流出道（经食管超声心动图长轴）。LA，左心房

显著表现为收缩力下降和左心房压力升高。肺动脉压力也随时间推移而升高。

严重程度评估[18]

二尖瓣反流的严重程度评估，是依靠彩色血流超声对反流血流的成像进行的。二尖瓣反流的严重程度是直接与左心房内（图 23.12）反流血流的大小比例相关。二尖瓣反流血流如果达到了左心房后壁，提示严重的二尖瓣反流，在收缩期如果血流反流至肺静脉内有着同样的提示作用。彩色血流对反流血流在最窄的跨膜处成像可以评估二尖瓣反流的严重程度，这可以在 1 分钟内完成[20]。结合频谱多普勒成像及 2-D 成像可以通过对反流血液量（通过关闭不全瓣膜的漏孔反流的血液量）和反流分数（反流占每搏输出量的分数或百分比）的测量，来对二尖瓣反流进行量化的评估。

另一个近似估计反流血量的方法是研究左心室一侧二尖瓣血流模式。近端等速表面积（PISA）：即 PISA 计算。可以评估反流血量和反流分数。

三尖瓣反流和肺动脉瓣反流

这些疾病进行诊断和评估可以采用类似的原则。例如，严重的三尖瓣反流导致收缩期血流反流回肝静脉。

感染性心内膜炎

对于具有败血症并没有任何明显的感染源的危重患者，应该怀疑是否存在感染性心内膜炎的可能。超声心动图诊断心内膜炎的标准是赘生物的存在，表现为连接到心脏瓣膜的运动的杂乱回声团（图 23.13）。杜克大学对疑似感染性心内膜炎的诊断标准[21-23]是结合临床、微生物学及超声心动图整体考虑而来的。超声心动图发现与赘生物相符或最近存在新感染（如脓肿、人工瓣膜裂开等）是疾病的主要诊断标准。在某些情况下，血块、肿瘤或非细菌性赘生物可能被误诊为心内膜炎。对于心内膜炎患者，超声心动图将：①评估赘生物的大小；②诊断并发症，如瓣周脓肿和瘘管；③检查瓣下结构形态（如二叶主动脉瓣）；④诊断和评估相关的瓣膜反流的严重程度；⑤评估心功能；⑥对其他心脏瓣膜成像。赘生物较大（10mm）会增加栓塞的风险[24]。尽管在成像方面 TEE 有优势，但和 TOE 相比，TTE 对自身赘生物的检测仍然是不敏感的，漏诊率为 50%。TOE 的精度要好得多，敏感性和特异性约为 90%。在一项研究中，阴性预测率为 86%[26]。TTE 可用于对临床怀疑心内膜炎可能性较低的患者，

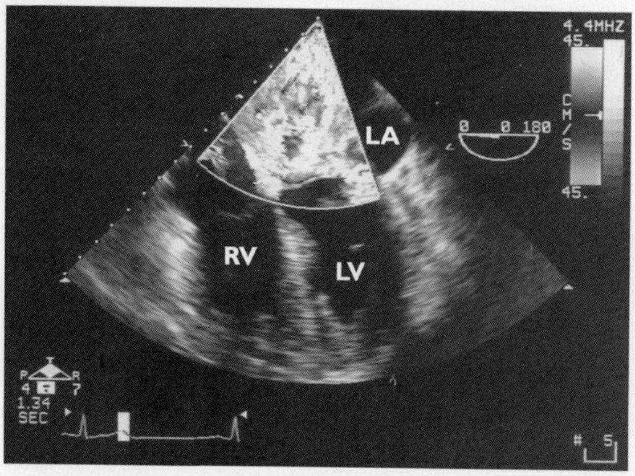

图 23.12 严重的二尖瓣反流继发于二尖瓣叶连枷（经食管超声心动图四室平面）

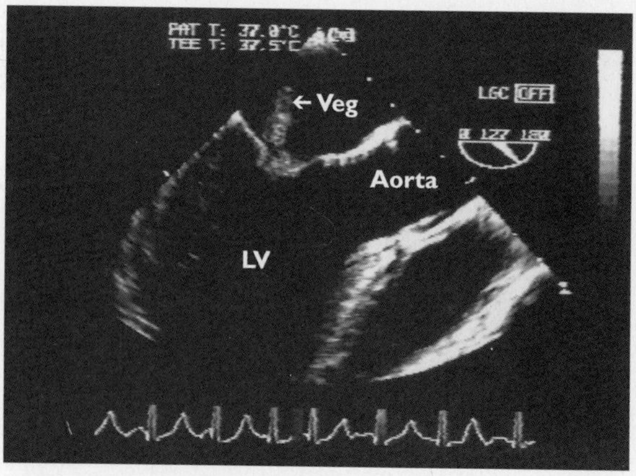

图 23.13 二尖瓣前叶大的赘生物。患者表现为感染性休克和“脑膜炎”，没有明显的心脏杂音（经食管心动图长轴）。LV，左心室

进行赘生物的排除，TEE 在这类患者中提供的图像质量是足够的。

大约 25% 金黄色葡萄球菌败血症的患者，存在感染性心内膜炎，这些患者甚至没有明显的临床症状[28]。TOE 对于感染性心内膜炎及其并发症的检测诊断至关重要。

人工心脏瓣膜

人工心脏瓣膜超声心动图检查，需要了解瓣膜的类型（生物瓣、同种异体、机械瓣）。血流速度增加和反流是大多数机械瓣膜的正常特点。这种反流总是很小，可能有多个，发生在瓣膜的缝隙间。瓣周漏不正常，与（瓣环及瓣膜）裂开有关；感染性心内膜炎也是始终应考虑的原因。怀疑人工瓣膜心内膜炎的患者有必要行 TOE 和相关一系列检查。瓣膜特征性的摇摆，是瓣膜裂开的诊断依据。TOE 对于人工二尖瓣反流患者的评估是优于 TTE 的，因为左心房内机械瓣的回声影成像较差。在大多数情况下，对于人工瓣膜的适当评估，需要结合经胸和经食管超声联合诊断。

心功能及血流动力学评估

在危重病患者，超声心动图，尤其是 TOE，已经发展成为一个独立的评估和监测心血管血流动力学的方法。心脏收缩功能是可以通过直接可视化参数和其他特征来衡量的。

左心室

2 - D 和 M 型超声心动图可以准确测量左心室尺寸和室壁厚度。

收缩功能

超声心动图对左心室的整体和局部性能提供评估。

左心室整体功能

重症监护患者中，最常用的两个评估左心室整体收缩功能的参数是射血分数和心输出量。

射血分数（EF）

EF 是每搏心输出量占左心室舒张期体积的百分数（正常 EF > 50%）。很明显，EF 是与心室负荷状态及心室收缩情况两个复杂的因素有关，可能并不总是能反映真实心室收缩情况。不过，EF 是非常有用的，可使用各种技巧评估：

1. 目测 2 - D 图像。虽然被广泛使用，但这种方法是主观的。

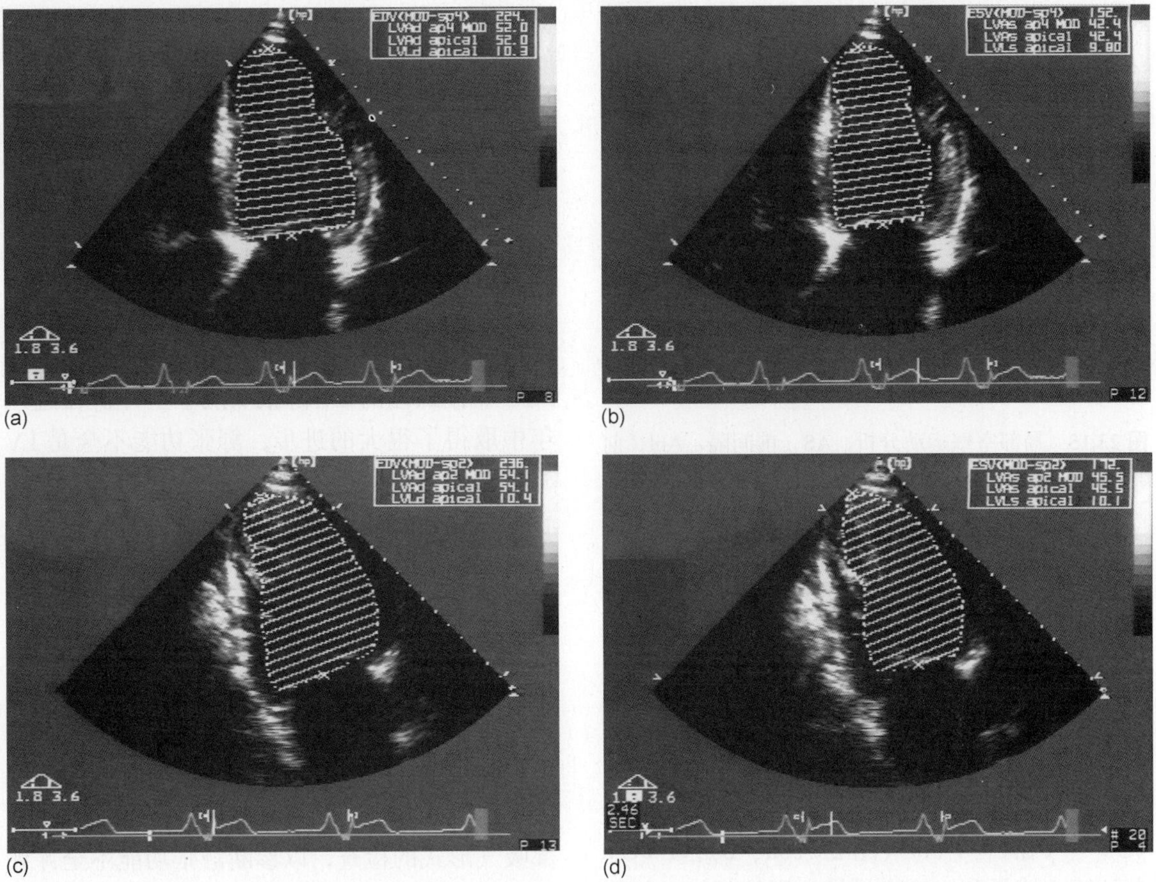

图 23.14　用改良的 Simpson 方法估算左心室射血分数。左心室长轴从基部到心尖被分为一系列层面；在左心室舒张末期（LVED）和收缩末期（LVES），从两个相互垂直的视角来描绘左心室心内膜边界：心尖（a）LVED，（b）LVES；四室（c）LVED，（d）LVES 二室

2．美国超声心动图学会推荐的改良 Simpson 的规则，其中左心室容积可以从两个视角测量（心尖四腔和心尖两腔）（图 23.14a - d）。左心室心内膜边界通常测量舒张末期和收缩末期两个值。心室是由多个层面的图像叠加形成的。左心室舒张末期和收缩末期容量的计算虽然复杂，但很容易用现代超声心动图机处理。

射血分数＝（舒张末体积－收缩末体积）/舒张末体积 ×100

其中舒张末体积＝左心室舒张末体积，收缩末体积＝左心室收缩末体积。

实时 3-D 超声心动图优于 2-D 技术，更能准确定量左心室体积 [29]。

左心室局部功能 [30]

左心室局部室壁运动分析的评价是依据每部分收缩性的评级来进行的：1 ＝正常或者运动功能亢进；2 ＝运动功能减退；3 ＝运动不能；4 ＝运动障碍（收缩期反常运动）；5 ＝动脉瘤。美国超声心动图学会将左心室分为 16 部分（底部 6 部分，心室中部 6 部分，心尖 4 部分）（图 23.15）。

在探测局部左心室室壁运动异常上，实时 3-D 超声心动成像比 2-D 技术更加敏感 [29]。

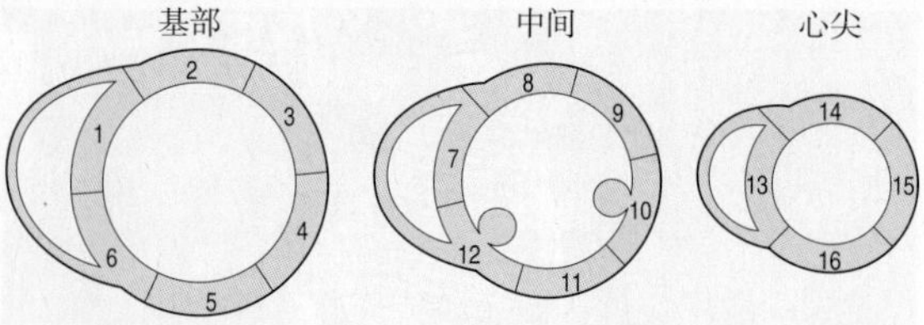

分段	AS	Ant	Lat	Post	Inf	Sep
基部	1	2	3	4	5	6
中间	7	8	9	10	11	12
心尖	13	14	15	–	16	13

图 23.15 局部室壁运动分析，AS，前间隔；Ant，前壁；Lat，侧壁；Post，后壁；Inf，下壁；Sep，隔膜

心搏量和心输出量

由多普勒超声心动图得到的血流速度可用于定量心输出量。这一技术的原理是血流量的 VTI 乘以孔口的横截面积可以估计出心搏量（SV = CSA × VTI）（图 23.16a、b）。LVOT 是计算心搏量和心输出量最常用的部位。总的说来，超声心动和热稀释法得到的心输出量的相关性是合理的，不过这两种方法都不是判断的“金标准”。

在计算 LV 容积时，实时 3-D 超声心动图要比 2-D 超声心动图更加准确。比较 3-D 超声心动图所得的 LV 容积与磁共振（MRI）可证实 3-D 超声心动图的准确性[29]。

前负荷（左心室舒张末期容积）

对于重症患者来说，评价 LV 舒张末期容积（LVEDV）是非常重要的。低血容量是由于左心室收缩末期容积减小造成的。尽管根据这些回声征便可以对血容量减少作出初步诊断，但是还需要考虑体循环阻力下降、严重的二尖瓣或主动脉瓣反流或者室中隔缺损引起的有效循环容量减少。结合临床所得图片、CFD，必要时，结合对前负荷的定量分析，以便对不同的诊断做出区分。

临床实践中，改良的 Simpson 法是通过对（LVEDV/ 前负荷）的测量来判断，是最准确的超声心动图方法。

后负荷

超声心动图得到的收缩末期室壁张力［室壁张力 =（压力 × 半径）/2 × 室壁厚度］为 LV 后负荷提供了指标。临床实践中很少用到。

舒张功能[31]

非侵入性的 LV 舒张功能不全评价在近几年中取得了很大的进步。舒张功能不全是 LV 充盈出现异常，即在异常舒张末期压力下，左心室不能充盈至正常的左心室舒张末容积。所有出现 LV 收缩功能不全的患者都会出现程度不等的 LV 舒张功能不全。一些患充血性心力衰竭的患者会存在收缩期功能正常或者近乎正常，而仅出现舒张期心力衰竭。甘地等人采用超声心动图证明有显著收缩期高血压的患者若出现肺水肿，通常都是由于单纯的舒张期功能不全造成的。多普勒技术经常用于二尖瓣和肺部吸气形式的检查，以诊断舒张功能不全并评价其严重程度。

E/E[1] 比值

早期的 LA 至 LV 的舒张期血流会产生一个 E 波。多普勒对于舒张早期侧面（或中间）二尖瓣瓣环的组织成像记录为 E[1]。E[1] 是判断 LV 舒张的一个很好的指标。E/E[1] 比值与 LV 充盈压有很好的相关性。E/E[1] 比值 > 15 时，左心房压力 > 15mmHg，而 E/E[1] < 8 则左心房压力大多正常。

右心室（RV）

对于重症患者右心功能的评价是非常重要的。

心室腔大小

正常的 RV 形状是月牙形的，在 LV 前边弯曲，朝向 LV 的方向形成凹面。在评价 RV 大小时结合像平面是很必要的。心室扩张可能是继发于三尖瓣反流、肺动脉瓣反流或者房中

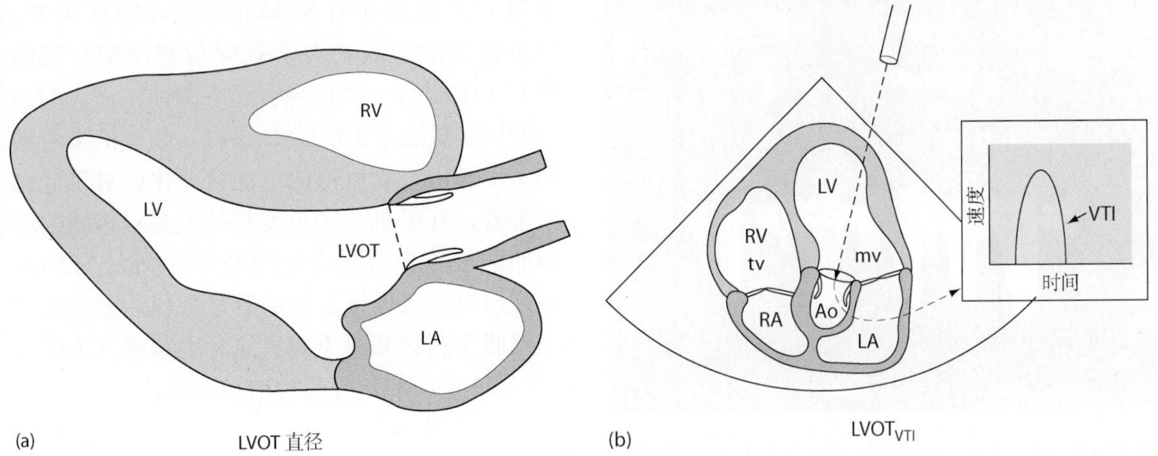

图 23.16　运用左心室流出道计算每搏输出量。(a) 左心室流出道（LVOT）直径通过胸骨旁长轴进行测量。$LVOT_{CSA}$ = 0.785 ×（$LVOT_d$）^{2}，$LVOT_{CSA}$ 是 LVOT 的截面面积。(b) $LVOT_{VTI}$ 用脉搏波多普勒（五室或长轴平面）进行测量，$LVOT_{VTI}$ 是速度时间积分法，SV = $LVOT_{CSA}$ × $LVOT_{VTI}$

隔缺损的右边心室容量负荷过重。CFD 及个别时候采用的静脉注射盐水等造影剂有助于区分不同的病因。

室壁厚度

RV 过度肥大（由于压力负荷过重）会导致 RV 游离壁厚度增加。

收缩功能

由于受 RV 形状和显著的小梁形成的限制，心内膜边界很难勾勒出来，因而很难对右心室的舒张末期容积进行评价。心脏移植后 TOE 对评价 RV 功能不全是很重要的。

局部室壁运动异常的检查是判断 RV 局部缺血或者梗死的敏感特定指征 [33]。对胸部钝器伤之后常出现的心脏挫伤的诊断经常很难确认，不过可以通过 TOE 轻易诊断出来 [34]。

肺动脉压

这是评价 RV 功能很重要也是很常规的方法。90% 以上的成人会出现一定程度的三尖瓣反流。可以采用简化的伯努利方程进行计算：RV 收缩压等于右心房压（RAP）加上三尖瓣压力梯度［用多普勒方法测量三尖瓣反流速率的峰值（V_{tr}）］（图 23.17）。不存在肺动脉瓣狭窄时，收缩期 RV 压＝收缩期 PA 压。

心肌病

心肌病的简单分类包括：①扩张型；②肥厚型；③限制型。

扩张型心肌病

所有的扩张型心肌病的超声心动图特征都不是特异的，但是 LV 扩张和收缩期功能整体下降是很典型的。LV 舒张末期和收缩末期容积均增加，EF 和面积变化分数都下降。可能存在附壁血栓。RV 也可能受到影响。可能会出现心房扩大。由于 LVEDV 增加，心搏出量和心输出量可能会处于静息水平。也有可能出现明显的继发于动脉环扩张和二尖瓣后尖接合不良的二尖瓣反流。舒张期功能不全一定存在，而且是很重要的预后特征。由三尖瓣反流速率计算出的肺动脉高压可能提示预后较差。

肥厚型心肌病

重症患者的诊断离不开超声心动图的帮

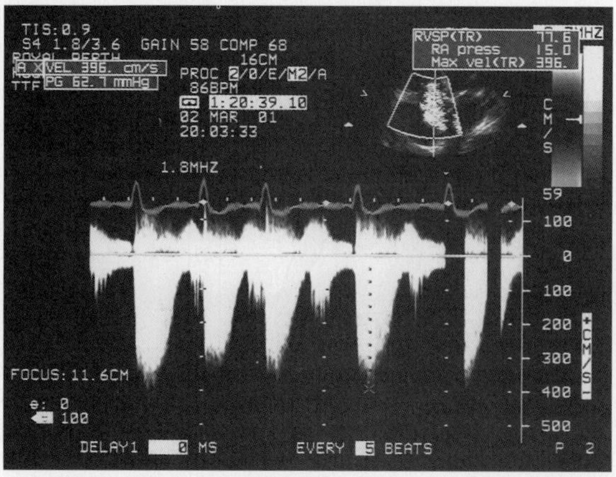

图 23.17 估算右心室收缩压（RVSP）和肺动脉收缩压（SPAP）在出现三尖瓣反流时（TR）通过连续波多普勒测量的三尖瓣反流峰值为 396cm/s（3.9 m/s），右心房压（中心静脉压）= 15mmHg。右心房和右心室的压力差为 4×（V_{TR}^2），即 $4\times3.9^2=62$。因此，RVSP = 15 + 62 = 77mmHg，不伴有肺动脉瓣狭窄，RVSP = SPAP

助，超声心动检查中，最常见的特征——非对称性的室间隔过度肥大及其他过度肥大形式可以很容易地识别并定量。对于老年人，正常的近端室间隔膨出（“乙状隔”）不会与真实存在的肥厚型心肌病相混淆。

心室流出道阻塞

心室收缩时，二尖瓣前叶向前向室中隔移动，可能会阻塞 LVOT。LVOT 阻塞取决于负荷的情况，静息时可能不会出现。事实上，LVOT 阻塞的动力学本质是这种情况最明显的特征之一。瓣叶收缩期前向运动（SAM）会使二尖瓣扭曲，引起二尖瓣反流。CFD（PW 多普勒）不仅可以确定 LVOT 阻塞的位置，还可以定量二尖瓣反流的程度。LVOT 阻塞的严重程度可以通过 CW 多普勒估算出来。尽管阻塞程度可能不同，50mmHg 的峰值梯度提示 LVOT 阻塞严重。

不伴有非对称性室间隔肥厚的动态 LVOT 阻塞 [35]

肌力活动过度状态存在时，特别是在出现低血容量和中隔膨出（“乙状隔”）的老年患者中，会出现伴有 SAM 的动态 LVOT 阻塞。这种情况的血流动力学效应与肥厚型心肌病的 LVOT 相同，而且会引起心源性休克。动态 LVOT 阻塞通过正性肌力药物、血管扩张药物和主动脉内气囊反搏法可能会恶化。对于低血压患者，TOE 的一个重要指征就是对传统的增加肌力治疗出现异常血流动力学反应。LVOT 梯度可以通过保证足量的容量替代，避免服用正性肌力药物和给予如去氧肾上腺素（单纯的 α- 受体激动剂）等药物增加后负荷。

限制型心肌病

主要的限制性心肌病是以继发于自发性心肌僵硬的 LV 充盈功能受损为特征的。超声心动结果通常包括显著的双房增大，LV 腔室大小和室壁厚度正常，收缩期功能正常或略有下降。会出现特征性的限制型二尖瓣流入形式。

次要的限制性心肌病与上述情况有着相似的继发于已知的心肌损伤（如淀粉样病变）的异常舒张期充盈形式。

心包疾病

心包积液和心脏压塞

超声心动图已被认为是诊断心包积液和其血流动力学显著性的新标准。心包液体或血液在 2-D 图像中为围绕心脏的“无回声”区域（图 23.18）。一旦出现心包积液影像，就要考虑心脏压塞的可能性。如果心包囊内的液体过多，心包内压就会超过 RV 舒张压，进而出现心脏压塞，引起心脏充盈功能的损害和心输出量的降低。心脏压塞的 2-D 超声心动图特点包括：

1. （通常为）中重度心包积液。不过，需要认识到快速的液体积聚（50 ~ 100ml）会引起心包内压急速升高，填塞心包。相反，较多却速度较慢的液体积聚，有时是容积的 11 倍，可能对心包内压的影响不大，不会引起血流动力学改变。
2. 心脏可能会在心包囊中过度摇摆。心电扫描时会以交替电压的方式呈现。

3．对于心脏压塞来说，RV 游离壁舒张早期塌陷比晚期塌陷特异性高（85% ~ 100%），但敏感性较差（60% ~ 90%）。持续的 RA 塌陷（心动周期的 30%）比短暂的塌陷更为严重。
4．舒张期充盈时呼吸的变化临床上表现为奇脉。多普勒超声心动图显示了类似的现象，比如说吸气时舒张期三尖瓣处流入量过度增加，二尖瓣处明显减少。呼吸时三尖瓣流入量变化值 > 25%，二尖瓣流入量变化值 > 15%，这与填塞一致。在伴随心脏压塞的患者中通常会出现下腔静脉扩张，且其直径不随呼吸发生改变。多普勒检查方法对于肝静脉也是非常重要的。
5．超声心动图也可以通过定位穿刺的最佳位置和监控排液后剩余积液量来指导心包穿刺术的进行[36]。由于二维超声心动术是一种层析扫描技术，所以针尖很难看见。

心外科手术后出现的心脏压塞

由于左右腔室不同的压缩量，填塞可能局限在某个部位，凝块通常是心脏周围含有很少或者几乎没有“无回声”区的“回声密集”区（图 23.19）。在这样的患者中局限性的填塞（如 RA 或者 LA）很常见。不足为奇的是，心外科手术后，标准的超声心动图判断标准，比如间歇的腔室塌陷，对于探测填塞并不可靠。而在伴有无法解释原因的临床情况恶化（低血压、心输出量下降）的患者中出现 1cm 的心包分离（液体 / 凝块）似乎对于探测填塞较为敏感[37]。若没有心脏压塞，其他造成低血压的原因，比如说原因不明的低血容量、心室功能不全或者 LVOT 阻塞可以通过超声心动图进行诊断。事实上，在很多情况下，都可以避免不必要的二次手术。

缩窄性心包炎

超声心动图对诊断缩窄性心包炎意义重大。通常患者会出现心包变厚，而 2-D 超声心动图可以对此成像。对三尖瓣、二尖瓣和肺静脉进行的多普勒研究结果很典型。

心脏肿块

在对心脏肿块作出任何诊断之前，排除假肿块（即人工产物或者正常的心脏结构）是非常重要的。TOE 比 TTE 更为敏感。心脏内的肿块包括栓子、肿瘤和疣状赘生物。

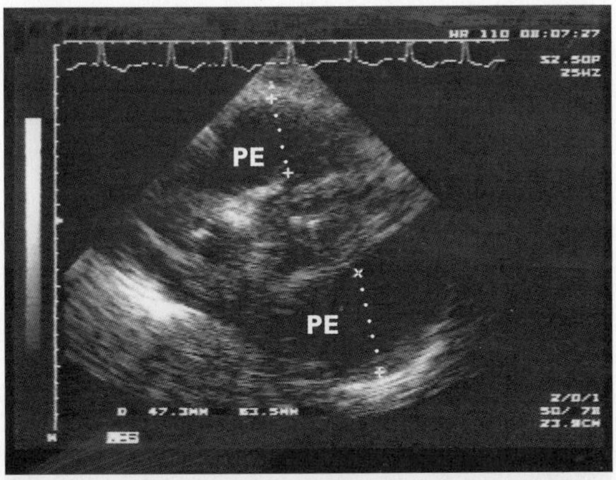

图 23.18　一位填塞患者大范围（5cm）心包积液（PE）（经胸超声心动图肋骨下）

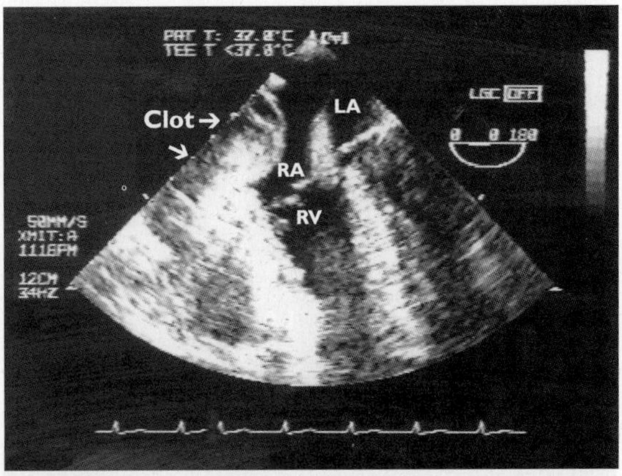

图 23.19　一位心脏术后患者局部血块压迫主要在右心（经食管超声心动图四室平面）。LA，左心房；RA，右心房；RV，右心室

心脏内血栓

在心脏的任一腔室都可能出现血栓，不过在 LV（通常为心尖）和 LA（通常在 LA 心耳上）最常见。低血流量会以自回声现象或者超声心动“雾状影”的形式表现出来，是斑块和血栓性栓子形成的先兆。LV 凝块若出现在心肌梗死之后，就与局部室壁运动异常有关（图 23.20）。凝块还会出现在患有扩张型心肌病和 LV 收缩功能全面抑制的患者中。对检测 LV 尖端凝块来说，TTE 比 TOE 更为敏感。LA 凝块比右心房凝块更为常见，而且常出现在心房颤动或者二尖瓣狭窄之时。与 TTE 相比，TOE 图像更为优质，因为 LA 凝块通常位于 LA 心耳上或其附近，TTE 对此成像效果不佳。对心房颤动 48 小时内的患者，传统的管理方式要求在计划进行心脏电复律前做 3 周的治疗性抗凝。另外一种方法使得通过 TOE 清除 LA 凝块成为必须。如果没有 LA 凝块，那么心脏电复律可以立刻进行，否则就要延期。这种基于 TOE 的方法比传统的方法栓子率低、心脏电复位时间短，且结果一致[38]。

心脏肿瘤

LA 黏液瘤是现在最常见的良性心脏肿瘤，TTE 便可发现，TOE 的图像更为清晰。肿瘤通常带蒂，附于房间隔上。舒张期时，肿瘤可能会阻塞二尖瓣口。其他的原发性或者转移性肿瘤则很难观察到。

主动脉疾病

TOE 由于其准确性、可携带性、实时成像和低并发症出现率，已成为重症患者主动脉疾病诊断最重要的方法。

主动脉夹层[39]

TOE 对于诊断主动脉夹层非常有效。TOE 在诊断主动脉夹层时的敏感性和特异性与 CT 或者 MRI 不相上下[40]。2-D 超声心动图可以看到主动脉夹层特征性的内膜片（图 23.21）。CFD 对区分真假内腔非常有效：①假腔或者说夹层较大，流速较慢；②收缩期内膜片会朝向夹层搏动，因为真腔的压力较高。此外，也可以对撕裂的入口处、主动脉瓣反流的存在及程度进行评价。

主动脉壁间血肿（IMH）[41]

IMH 是主动脉夹层的一个变种，与之有着几乎相同的临床特征。事实上，它可能是经典的主动脉夹层或者主动脉破裂的早期征兆。由于 IMH 不含内膜片，所以不能用血管造影

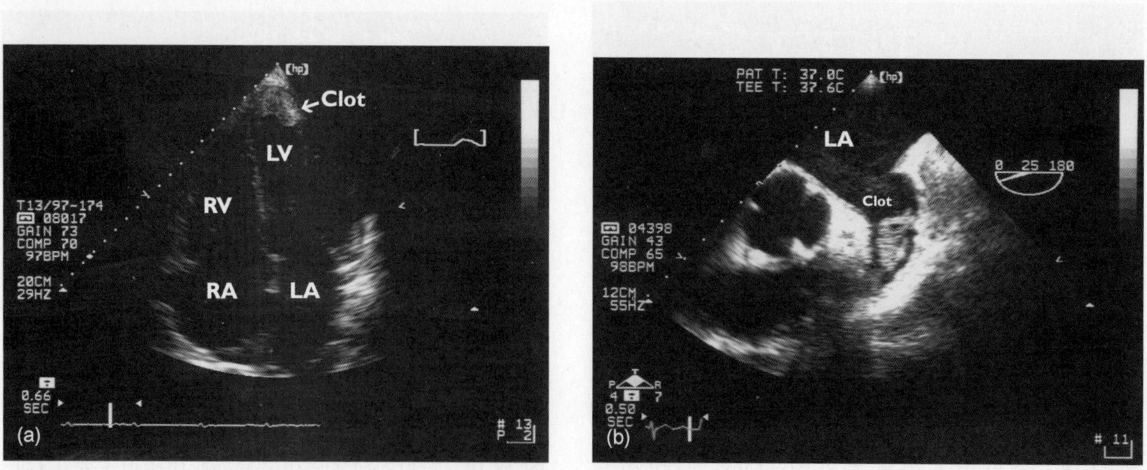

图 23.20 （a）左心室心尖部血块。伴随着局部室壁运动障碍（经胸超声心动图四室平面）。（b）左心房附壁血栓。RV，右心室；RA，右心房；LA，左心房

术进行诊断。IMH 在 2-D 超声心动图中表现为圆形或者新月形主动脉壁增厚，或者在主动脉壁出现无回声区。也可能在主动脉壁上出现栓子样回声区。

创伤性主动脉破裂

TOE 对诊断主动脉创伤敏感性和特异性都很高 [42]。主动脉损伤的回声征可能有内膜片、主动脉壁血肿、主动脉闭塞和梭状动脉瘤。需要有经验的医生来做主动脉损伤的超声心动检查。

主动脉粥样硬化症

TOE 成像会出现主动脉斑块，该斑块可能分层、固定或者带蒂 / 固着、易于形成全身性栓子。对重症患者进行主动脉的超声心动检查后，卒中、肾衰竭或者外周血管局部缺血的病因有时就会变得很清晰。

穿透性粥样硬化性溃疡

动脉粥样硬化病变产生的溃疡会穿透动脉弹性层，引起主动脉壁中间的血肿。主要出现在降主动脉，偶尔也出现在升主动脉。假性动脉瘤或者主动脉破裂有时也可能是溃疡的进行性穿透造成的。通常有必要借助 TOE 作出诊断。

主动脉瘤

采用超声心动图可以很容易地发现主动脉瘤。不进行剥离而对胸主动脉瘤进行长期跟踪时常采用 CT 或者 MRI。

肺栓塞

CT 肺动脉血管造影可能是诊断肺栓塞首选的方法。然而，超声心动图对于伴有原因不明低血压的患者来说可以有助于排除大块或者次大块肺栓塞。肺栓塞会引起肺部脉管系统的急性阻塞和血流动力学功能损伤。大块或者较大块肺栓塞常会引起急性肺心病。RV 后负荷急速增加，会引起 RV 扩张和环绕（在四个腔室中 RV/LV ＞ 0.6）[43]。RV 运动功能减退以心尖不受损伤为特征（McConnell 征）[44]。室间隔膨出到 LV 腔中，引起 LV 舒张功能不全。LV 腔通常较小，出现"容积过小"。不存在显著的 RV 肥大。肺动脉高压程度较轻，其严重程度可以通过三尖瓣反流来估计出来。右边心脏腔室或者肺动脉附近凝块有时也可以直接通过 TOE 检测到（图 23.22）。

应该认识到超声心动图对于诊断较小的肺动脉栓子不是很敏感，因为这种情况通常不会

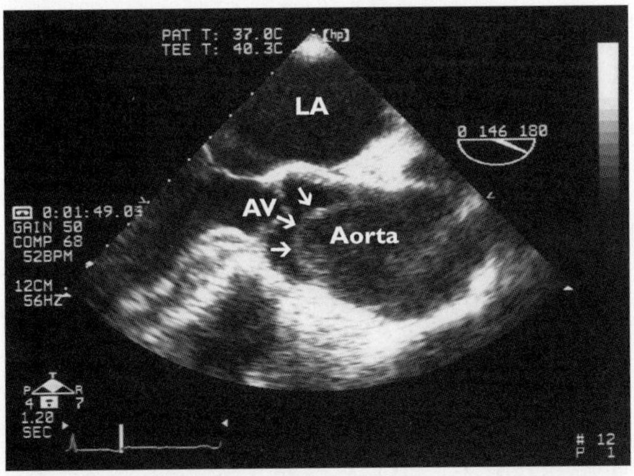

图 23.21　主动脉夹层包括升主动脉 - 主动脉瓣（AV）起始到主动脉弓（经食管超声心动图）。LA，左心房

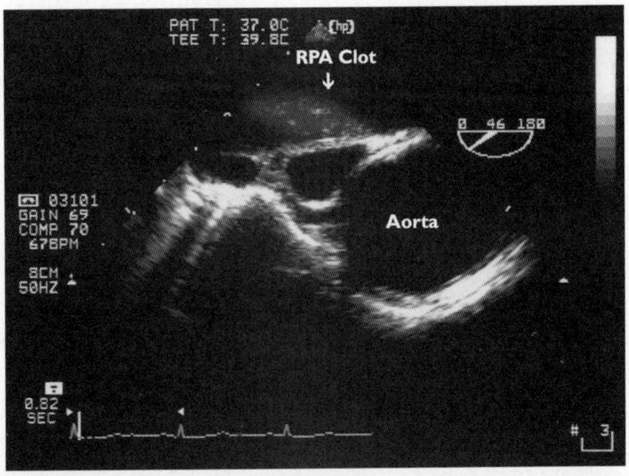

图 23.22　右肺动脉血栓（RPA）在一位大面积肺栓塞患者中（经食管超声心动图）

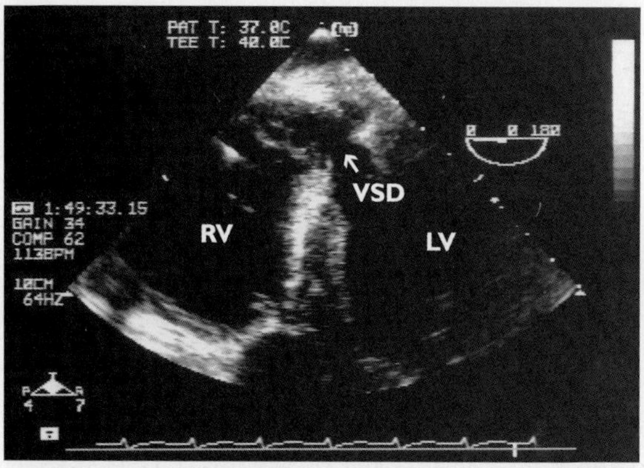

图 23.23 大的室间隔缺损（VSD）在近期心肌梗死的休克患者中（经食管超声心动图胃深平面）。RV，右心室；LV，左心室

出现血流动力学损伤。超声心动图对于评价肺栓塞的严重程度很有用，比如说，在伴有肺栓塞的患者中没有 RV 负荷过重和收缩期功能不全的征象，那么就不适宜使用血栓溶解剂。

先天性心脏病

超声心动图对于评价患有已知的或者不确定的先天性心脏病必不可少。不过，未确诊为血流动力学变化显著的先天性心脏病的成人患者很少接受重症护理。对于疑似先天性心脏病的重症患者，经食管超声心动图检查是很有必要的。对先天性心脏病，如卵圆孔未闭、房中隔缺损、室间隔缺损、动脉导管未闭和主动脉缩窄，可以作出诊断。

采用 TTE 或者 TOE 可以很容易地诊断出非先天性的室中隔缺损（如急性心梗或者创伤的并发症）（图 23.23）。

（张　喆　王　阳译　张　喆校）

参考文献

1. Heidenreich PA. Transesophageal echocardiography (TEE) in the critical care patient. *Cardiol Clin* 2000; **18**: 789–805.
2. Colreavy F, Donovan KD, Lee KY *et al.* Transoesophageal echocardiography in critically ill patients. *Crit Care Med* 2002; **30**: 989–96.
3. Hilton AK. Echocardiography is the best cardiovascular "monitor" in septic shock. *Crit Care Resusc* 2006; **8**: 247–51.
4. Otto CM. Principles of echocardiographic image acquisition and Doppler analysis. In: Otto CM (ed.) *Textbook of Clinical Echocardiography.* Philadelphia: WB Saunders; 2000: 1–29.
5. Quinones MA, Otto CM, Stoddard M *et al.* Recommendations for quantification of Doppler echocardiography. A report from the Doppler Quantification Task Force of the Nomenclature and Standards Committee of the American Society of Echocardiography. *J Am Soc Echocardiogr* 2002; **15**: 167–84.
6. Shanewise JS, Cheung AT, Aronson S *et al.* ASE/SCA guidelines for performing a comprehensive intraoperative multiplane transesophageal echocardiography examination: recommendations of the American Society of Echocardiography Council for Intraoperative Echocardiography and the Society of Cardiovascular Anesthesiologists Task Force for Certification in Perioperative Transesophageal Echocardiography. *J Am Soc Echocardiogr* 1999; **12**: 884–900.
7. Flachskampf FA, Decoodt P, Fraser AG *et al.* Guidelines from the working group: recommendations for performing transoesophageal echocardiography. *Eur J Echocardiogr* 2001; **2**: 8–21.
8. Weiss Y, Pollak A, Gilon D. The application of transesophageal echocardiography in critical care medicine. *Curr Opin Crit Care* 1997; **3**: 232–7.
9. Heidenreich PA, Stainback RF, Redberg RF *et al.* Transesophageal echocardiography predicts mortality in critically ill patients with unexplained hypotension. *J Am Coll Cardiol* 1995; **26**: 152–8.
10. Oh JK, Seward JB, Khandheria BK *et al.* Transesophageal echocardiography in critically ill patients. *Am J Cardiol* 1990; **66**: 1492–5.
11. Cheitlin MD, Alpert JS, Armstrong WF *et al.* ACC/AHA guidelines for the clinical application of echocardiography. *Circulation* 1997; **95**: 1686–744.
12. Cheitlin MD, Armstrong WF, Aurigemma GP *et al.* ACC/AHA/ASE 2003 guideline update for the clinical application of echocardiography: summary article. A report of the American College of Cardiology/American Heart Association Task Force on Practice Guidelines (ACC/AHA/ASE Committee to Update the 1997 Guidelines on the Clinical Application of Echocardiography). *J Am Coll Cardiol* 2003; **42**: 954–70.
13. Gardin JM, Adams DB, Douglas PS *et al.* Recommendations for a standardized report for adult transthoracic echocardiography. A report from the American Society of Echocardiography's Nomenclature and Standards Committee and Task Force for a Standardized Echocardiography report. *J Am Soc Echocardiogr* 2002; **15**: 275–90.
14. Bonow RO, Carabello B, de Leon AC *et al.* ACC/AHA practice guidelines: guidelines for the management of patients with valvular heart disease. *Circulation* 1998; **98**: 1949–84.

15. Oh JK, Seward JB, Tajik AJ. Valvular heart disease. In: Oh JK, Seward JB, Tajik AJ (eds) *The Echo Manual*. Philadelphia: Lippincott Williams & Wilkins; 1999: 103–32.
16. Shively BK. Transesophageal echocardiographic (TEE) evaluation of the aortic valve, left ventricular outflow tract, and pulmonic valve. *Cardiol Clin* 2000; **18**: 711–29.
17. Hatle L, Angelsen B, Tromsdal A. Noninvasive assessment of atrioventricular pressure half-time by Doppler ultrasound. *Circulation* 1979; **60**: 1096–104.
18. Zoghbi WA, Enriquez-Sarano M, Foster E *et al.* Recommendations for evaluation of the severity of native valvular regurgitation with two-dimensional and Doppler echocardiography. A report from the American Society of Echocardiography's Nomenclature and Standards Committee and the Task Force on Valvular Regurgitation, developed in conjunction with The American College of Cardiology Echocardiography Committee, The Cardiac Imaging Committee Council on Clinical Cardiology, The American Heart Association, and The European Society of Cardiology Working Group on Echocardiography. *J Am Soc Echocardiogr* 2003; **16**: 777–802.
19. Hall SA, Brickner E, Willett DL *et al.* Assessment of mitral regurgitation severity by Doppler color flow mapping of the vena contracta. *Circulation* 1997; **95**: 636–42.
20. Thomas JD. How leaky is that mitral valve? Simplified Doppler methods to measure regurgitant orifice area. *Circulation* 1997; **95**: 548–50.
21. Durack DT, Lukes AS, Bright DK. New criteria for diagnosis of infective endocarditis: utilization of specific echocardiographic findings. Duke Endocarditis Service. *Am J Med* 1994; **96**: 200–9.
22. Bayer AS, Ward JI, Ginzton LE *et al.* Evaluation of new clinical criteria for the diagnosis of infective endocarditis. *Am J Med* 1994; **96**: 211–19.
23. Li JS, Sexton DJ, Mick N *et al.* Proposed modifications to the Duke criteria for the diagnosis of infective endocarditis: utilisation of specific echocardiographic findings. Duke Endocarditis Service. *Clin Infect Dis* 2000; **30**: 633–8.
24. Tischler MD, Vaitkus PT. The ability of vegetation size on echocardiography to predict clinical complications: a meta-analysis. *J Am Soc Echocardiogr* 1997; **10**: 562–8.
25. Reynolds HR, Jagen MA, Tunick PA *et al.* Sensitivity of transthoracic versus transesophageal echocardiography for the detection of native valve vegetations in the modern era. *J Am Soc Echocardiogr* 2003; **16**: 67–70.
26. Sochowski RA, Chan KL. Implication of negative results on a monoplane transesophageal echocardiograhpic study in patients with suspected infective endocarditis. *J Am Coll Cardiol* 1993; **21**: 216–21.
27. Lindner JR, Case A, Dent JM *et al.* Diagnostic value of echocardiography in suspected endocarditis. An evaluation based on pretest probability of disease. *Circulation* 1996; **93**: 730–6.
28. Fowler VG, Li J, Corey R *et al.* Role of echocardiography in evaluation of patients with *Staphylococcus aureus* bacteremia: experience in 103 patients. *J Am Coll Cardiol* 1997; **30**: 1072–8.
29. Corsi C, Lang RM, Veronesi F *et al.* Volumetric quantification of global and regional left ventricular function from real-time three-dimensional echocardiographic images. *Circulation* 2005; **112**: 1161–70.
30. Cerqueira MD, Weissman NJ, Dilsizian V *et al.* Standardized myocardial segmentation and nomenclature for tomographic imaging of the heart. A statement for healthcare professionals from the Cardiac Imaging Committee of the Council on Clinical Cardiology of the American Heart Association. American Heart Association Writing Group on Myocardial Segmentation and Registration for Cardiac Imaging. *Circulation* 2002; **105**: 539–42.
31. Khouri SJ, Maly GT, Suh DD *et al.* A practical approach to the echocardiographic evaluation of diastolic function. *J Am Soc Echocardiogr* 2004; **17**: 290–7.
32. Gandhi SK, Powers JC, Nomeir A-M *et al.* The pathogenesis of acute pulmonary edema associated with hypertension. *N Engl J Med* 2001; **344**: 17–22.
33. Goldstein JA. Right heart ischemia: pathophysiology, natural history, and clinical management. *Progr Cardiovasc Dis* 1998; **40**: 324–41.
34. Weiss RL, Brier JA, O'Connor W *et al.* The usefulness of transesophageal echocardiography in diagnosing cardiac contusions. *Chest* 1996; **109**: 73–7.
35. Madu EC, Brown R, Geraci SA. Dynamic left ventricular outflow tract obstruction in critically ill patients: role of transesophageal echocardiography in therapeutic decision making. *Cardiology* 1997; **88**: 292–5.
36. Tsang TS, Barnes ME, Hayes SN *et al.* Clinical and echocardiographic characteristics of significant pericardial effusions following cardiothoracic surgery and outcomes of echo-guided pericardiocentesis for management. Mayo Clinic experience 1979–1998. *Chest* 1999; **116**: 322–31.
37. Bommer WJ, Follette D, Pollock M *et al.* Tamponade in patients undergoing cardiac surgery: a clinical echocardiographic diagnosis. *Am Heart J* 1995; **130**: 1216–23.
38. Klein AL, Grimm RA, Murray RD. Use of transesophageal echocardiography to guide cardioversion in patients with atrial fibrillation. *N Engl J Med* 2001; **344**: 1411–20.
39. Flachskampf FA, Daniel WG. Aortic dissection. *Cardiol Clin* 2000; **18**: 807–17.
40. Armstrong WF, Back DS, Carey LM *et al.* Clinical and echocardiographic findings in patients with suspected acute aortic dissection. *Am Heart J* 1998; **136**: 1051–60.
41. Mohr-Kahaly S, Erbel R, Kearney P *et al.* Aortic intramural hemorrhage visualized by transesophageal echocardiography: findings and prognostic implications. *J Am Coll Cardiol* 1994; **23**: 658–64.
42. Smith MD, Cassidy JM, Souther S *et al.* Transesophageal echocardiography in the diagnosis of traumatic rupture of the aorta. *N Engl J Med* 1995; **332**: 356–62.
43. Jardin F. Dubourg O, Bourdarias J-P. Echocardiographic pattern of acute cor pulmonale. *Chest* 1997; **111**: 209–17.
44. McConnell MV, Solomon SD, Rayan ME *et al.* Regional right ventricular dysfunction detected by echocardiography in acute pulmonary embolism. *Am J Cardiol* 1996; **78**: 469–73.

第 4 部分
呼吸衰竭

第 24 章

氧疗

Adrian T J Wagstaff

哺乳动物是通过无氧和有氧呼吸来提供能量，前者单独不足以提供足够的能量，所以氧气是生存的关键因素。有氧呼吸是产生腺苷三磷酸（ATP）的最有效的机制。ATP 缺乏或不足导致能量饥饿性酶系统衰竭，细胞内稳态丧失，最初是细胞死亡，随后是生物体死亡。危重症医学的一个重要部分是治疗和（或）预防缺氧。不管何种原因所致，了解导致细胞缺氧的常见原因对于恰当支持和治疗危重症患者是极其重要的。本章将从大气到细胞评述氧输送的病理生理学、评估方法、急性治疗措施以及氧疗的潜在危害。

氧输送的病理生理学

单细胞生物（如变形虫）通过单纯扩散从生存环境中获得所需氧气，这依赖于 Fick 第一扩散定律：

$$氧扩散 = K \times A/T \times \Delta P^1$$

其中，K 是特定气体的扩散常数，A 是膜的面积，T 是膜的厚度，ΔP 是跨膜压力差[1]。大约 6 亿年前，单细胞生物进化成多细胞生物。由于氧气几乎不溶于水，仅依靠简单扩散的方式将氧气输送到细胞不能满足机体的需要，导致新的氧输送方法出现，最显著的是心血管系统[2]。这提供了将氧气运输到全身的手段。

氧输送

氧气运输到细胞仅根据物理定律，可分为六个简单的步骤：

1. 氧气通过对流从环境进入体内（通气）。
2. 氧扩散到血液中（氧摄取）。
3. 与血红蛋白可逆的化学键结合。
4. 氧气输送到组织（心输出量：CO）。
5. 扩散到细胞和细胞器。
6. 细胞的氧化还原状态。

这一系列步骤为氧输送。

第一步：对流——通气

第一步以通气的形式发生在肺部。在海平面，大气中的氧分压约为 160mmHg。经吸入的空气湿化并与呼出的二氧化碳（CO_2）混合，在肺泡的氧分压为 100mmHg。在不同环境和不同条件下的变化较大（表 24.1）。无论是通过面罩或其他设备，大部分氧疗是基于增加肺部的氧输送。

第二步：扩散——从肺泡到血液

肺泡内的氧气以弥散方式通过肺泡 - 毛细血管膜。肺泡 - 毛细血管膜的平均厚度为 0.3μm，呼吸膜面积为 50 ~ 100m²。这导致了肺毛细血管内氧分压约 90mmHg。在危重症中可以看到许多以如下两个机制为主的问题：

1. 肺泡和毛细血管之间的空间厚度和屏障作用。
2. 在肺泡水平灌注与通气之间的关系（V/Q 比）。

良好的通气和灌注为最佳，通气欠佳和灌注不良均不好。即使在正常肺，不同部位的

表 24.1 **PaO_2 和 SaO_2 的临床意义**

PaO_2		SaO_2	临床意义
mmHg	kPa	–	
150	20.0	99	海平面吸入空气
97	12.9	97	正常年轻人
80	10.6	95	熟睡正常年轻人 吸入 19 000ft（海拔 5 800m）空气的清醒状态老人
70	9.3	93	正常低限
60	8.0	90	呼吸衰竭（轻度） 氧解离曲线平台起始部
50	6.7	85	呼吸衰竭（显著） 需入院治疗
40	5.3	75	静脉血——正常值 动脉血——呼吸衰竭（重度） 9 000ft（海拔 2 750m）适应者静息时
30	4.0	60	非适应者将失去意识
26	3.5	50	血红蛋白的 P_{50} 值
20	2.7	36	适应 19 000ft（海拔 5 800m）的登山者 低氧死亡

V/Q 比也各不相同。在疾病状态下 V/Q 比的差异会被放大。例如，肺炎患者通气可能受到损害，而肺栓塞时灌注中断。正压通气可能进一步改变通气与灌注的平衡。

第三步：氧与血红蛋白结合

氧气几乎不溶于水，氧在水中的溶解度是 0.003082g/100gH_2O。经肺泡 - 毛细血管膜扩散，氧气迅速与血红蛋白结合。血氧饱和度（SaO_2）和氧分压之间并非呈线性关系，而是形成 S 形曲线（图 24.1）。P_{50} 是在血红蛋白 50% 饱和时所对应的动脉氧分压（PaO_2）。众所周知，多种因素可改变氧与血红蛋白的结合力（表 24.2）。这些具有目的论上的优点，例如，低 pH 值或高 CO_2 可能意味着组织缺氧，氧结合力降低，氧利用率可能增加。同样，高

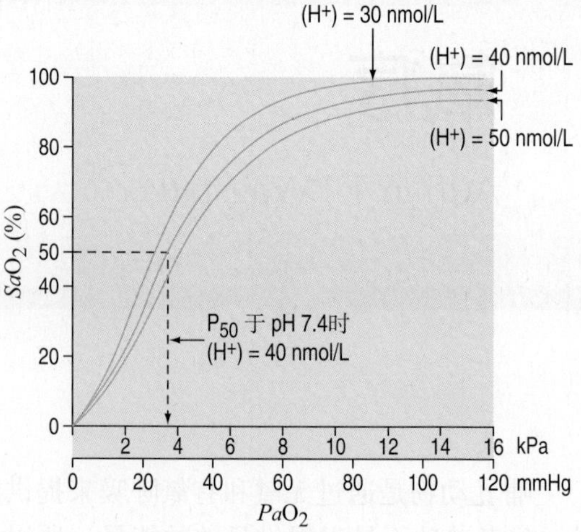

图 24.1 血红蛋白氧解离曲线。(H^+) 40nmol / L 时的正常曲线以及曲线左移或右移

温（发热）、高碳酸血症和 2,3- 二磷酸甘油酸（2,3-DPG）浓度的增加都可使氧解离曲线右移，增加氧利用率。2,3-DPG 是糖酵解的一种副产物，主要在缺氧组织与血红蛋白结合，促进氧气释放。相反，低碳酸血症、碱中毒和 2,3-DPG 浓度降低使氧解离曲线左移，任何氧分压情况下都与血红蛋白具有较高的结合力。全身性干预，如改变二氧化碳分压或 pH 值将会影响氧解离曲线，因而影响氧解离和氧利用率。

第四步：对流——心血管

在人类，心血管系统是将氧气输送到细胞

表 24.2　影响氧离曲线位置的因素

增加 P_{50} 因素（曲线右移）	降低 P_{50} 因素（曲线左移）
体温升高	体温降低
pH 降低（酸中毒）	pH 升高（碱中毒）
PCO_2 增加（波尔效应）	PCO_2 降低
2,3-DPG 增高	2,3-DPG 降低
	胎儿血红蛋白
	一氧化碳
	高铁血红蛋白

2,3-DPG，2,3- 二磷酸甘油酸

的独立系统。氧气通过对流（总体流量）主要与血红蛋白结合（21ml/100ml），经肺循环进入心脏，再进入全身循环，在毛细血管卸载氧气到组织。心血管系统的氧气对流主要受心输出量的影响，在外周主要受组织局部灌注的影响。

氧输送也依赖于动脉血氧含量（CaO_2）。通过下面公式计算：

$$CaO_2 = ([Hb](g/dL) \times 1.34 \times SaO_2) + (0.003 \times PaO_2)$$

1g 血红蛋白结合 1.34ml 氧气。因此，血氧饱和度及血红蛋白浓度的变化对血氧含量非常重要。因此，氧输送 DO_2 的公式为：

$$\dot{D}O_2\,(ml/min) = 10 \times CO\,(l/min) \times CaO_2$$

正常休息时，氧输送大约是 1000ml/min，耗氧量（$\dot{V}O_2$）大约是 250 ml/min。

$$\dot{V}O_2\,(ml/min) = 10 \times CO\,(l/min) \times (CaO_2 - C\bar{v}O_2)$$

其中 $C\bar{v}O_2 = (1.34 \times [Hb] \times S\bar{v}O_2) + (0.003 \times P\bar{v}O_2)$

可以看出，休息时约 25% 的氧被利用，大部分被储备。VO_2/DO_2 被称为氧摄取率（OER），OER 在不同器官存在显著差异。

$$OER = VO_2/DO_2$$

在运动过程中氧摄取率增加，最高达 70% ~ 80%。没有被组织利用的氧气返回到心脏和肺部。普遍认为，氧输送与回流的静脉氧含量之间的差值为耗氧量。该模型还可用于观察局部耗氧量。因此，混合静脉血氧饱和度（回流血或中心静脉血），是用于反映全身耗氧量的一个指标，可间接地反映氧输送是否充分。如果微循环和细胞氧摄取反映氧输送是足够的，那么，70% 的混合静脉血氧饱和度（$S\bar{v}O_2$）通常表示全身氧输送是适当的，低 $S\bar{v}O_2$ 可能显示氧摄取率增加，也可能是氧输送减少或不足。$S\bar{v}O_2$ 对评价全身氧输送是有用的，但它通常需要经肺动脉导管获得。用中心静脉氧饱和度（$Sc\bar{v}O_2$）代替 $S\bar{v}O_2$ 通常是足够的，而且更为实用。

人体无法储存大量的氧气，因而需要持续供氧。增加氧输送以匹配耗氧量变化的能力是一种适应性反应，允许按需满足耗氧量的突然变化，如锻炼，在某些情况下耗氧量可以超过 1500ml/min。

第五步：扩散——从血液到线粒体

细胞 90% 的有氧代谢发生在线粒体。与氧从肺泡弥散到血液一样，氧从结合的氧合血红蛋白弥散到线粒体都遵循相似的原则，即：

1. Fick 扩散定律，其中 ΔP 由氧输送、细胞摄取率和利用率决定。
2. 氧合血红蛋白解离曲线的位置。

一旦转运到细胞内，氧被利用生成 ATP。这个过程通过葡萄糖的糖酵解生成丙酮酸来完成。1 个分子的葡萄糖在无氧代谢时仅产生 2 个分子的 ATP。丙酮酸转化成乙酰辅酶 A，在线粒体中进行三羧酸循环（Krebs cycle），还原生成 NADH 和 $FADH_2$。这些分子被转移到电子传递链，氧化成水的过程中释放细胞使用的能量 ATP[3]。

大气中氧分压大约为 160mmHg，在口腔大约降至血氧分压水平，最后在线粒体中可低至 1mmHg。低于此值时，细胞的氧需求超过了氧输送，ATP 的产量可能会减少。

第六步：细胞的氧化还原状态

传统上，氧气由大气运送到细胞被认为是一个级联过程，氧气浓度高的一端向低浓度一端弥散，细胞内的氧气增加。这将增加细胞内潜在的可利用氧，但促使氧气进入细胞和线粒体的驱动力是细胞内外氧分压梯度。氧利用增加将提高氧分压梯度。相反，氧气充足会降低细胞内外氧分压梯度，氧气不会扩散。细胞通过形成摄取氧气的梯度差来确定利用多少氧——这不是一个级联过程。同样，ATP/ 腺苷二磷酸（ADP）之比和氢离子浓度可能驱动 ATP 的产生和调整氧的需求，即细胞在很大程度上是自主的，按需利用氧[4]。保证充足的氧输送是非常重要的，理论上，过剩的氧没有任何好处。

氧输送的病理学

氧无法输送到细胞会迅速导致细胞功能障碍，并能导致细胞死亡和器官功能障碍，最终导致生物体死亡。氧输送与氧消耗不匹配导致有氧代谢和能量生成减少，就必须由低效率的糖酵解途径产生 ATP。

氧耗开始下降时的氧输送水平称为"临界氧输送"，成人大约是 300ml/min（图 24.2）[5]，这种情况通常被称为休克，简单的定义是，氧输送障碍难以满足组织的需求。通常休克是指循环衰竭，但多种病理机制都可以导致氧输送降低，氧输送降低可作为一个单一的问题或合并其他情况时出现。氧输送的每个阶段都能导致细胞缺氧：

1. 环境中的氧气的减少，例如高海拔：低氧性缺氧。
2. 各种原因所致的通气障碍，例如气道梗阻、中枢神经系统引起的呼吸驱动丧失、药物或者是肌无力——神经肌肉疾病，如急性炎性脱髓鞘性多发神经病变（Guillain-Barré 综合征）：低氧性缺氧。
3. 跨肺泡 - 毛细血管膜气体交换障碍，例如肺炎、肺栓塞、急性哮喘、肺水肿：低氧性缺氧。
4. 氧结合血红蛋白异常或降低致转运氧气的载体不足，例如重度贫血、一氧化碳中毒或正铁血红蛋白性贫血：贫血性缺氧。
5. 心输出量减少，例如左心衰竭，氧输送障碍：缺血性缺氧。
6. 血液组织界面扩散障碍，例如脓毒症导致的组织水肿：低氧性缺氧。
7. 细胞色素或线粒体中毒，氰化物、砷、一些抗反转录病毒药物：组织中毒性缺氧。

以上缺氧的类型见表 24.3。

低氧输送对机体的负面影响可在氧需增加时变得更加严重。运动、炎症、脓毒症、发热、甲状腺功能亢进、寒战、癫痫、情绪激动、焦虑和疼痛可增加代谢率[6]。治疗干预如肾上腺素能药物，例如，肾上腺素[7]和某些喂养策略也可能导致氧耗增加。

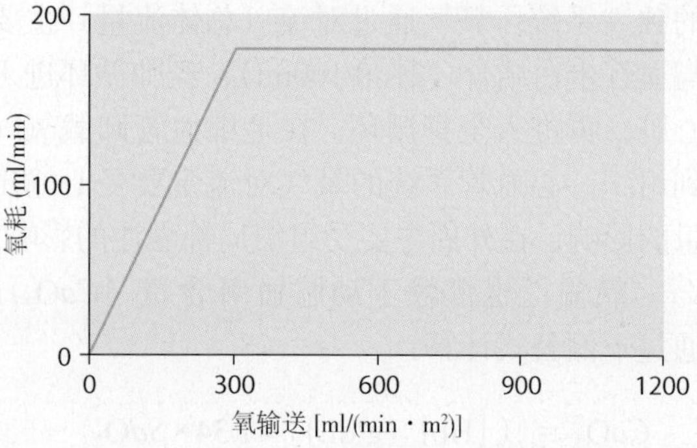

图 24.2 氧输送与氧耗的正常关系。高于氧输送的临界值，氧耗不依赖于氧输送；低于此值，氧耗依赖于氧输送，可以随治疗干预而变化

危重症患者的氧输送可能会受到损害，因此，氧输送与氧耗的关系相当重要（图 24.2）。组织缺氧的标志或征象，例如，酸中毒的存在意味着组织氧合不足，要么是氧输送不足难以满足氧需，或者是组织摄取氧的能力降低。前者可通过提高氧输送得到纠正，后者则较为困难。曾有作者提出，给予危重患者"超正常"氧输送以确保恰当的氧供应[8-9]，这种方法本质上存在问题。如果氧输送不足，应提高氧输送以满足氧耗，这是无可辩驳的，但早期的许多工作是基于氧输送与氧耗之间的关系试图找到一个关键点，即氧输送增加后，氧耗不再增加。由于氧输送与氧耗是根据同根方程和相同的数据得出，数学上的联系是不可避免的，所以一个增加，另一个也会增加[10-11]，正性肌力药既增加氧输送又增加氧耗。

临床研究清楚的显示：充分的复苏以满足氧耗是合理的。过度复苏危重患者没有任何益处[12-13]，尽管高危外科患者可能存在"超正常"氧输送值[8-9]。在紧急情况下，与组织缺氧的标记物联合使用，如酸中毒和乳酸，同时对氧输送的标志物，如 $Sc\bar{v}O_2$ 以及血流动力学指标进行监测被证明对患者有益[14-15]。早期目标导向治疗的内容已经包括在目前出版的严重

表 24.3 缺氧类型

缺氧类型	病理生理	举例
低张性缺氧	机体氧供给减少，导致动脉氧分压降低	1. 环境低氧（如高海拔） 2. 通气障碍（呼吸受限、药物过量、神经肌肉疾病） 3. 肺（血管）分流： (a) 解剖分流——室间隔缺损伴右向左分流 (b) 生理分流——肺炎、气胸、肺水肿、哮喘
血液性缺氧	动脉氧分压正常，但循环中的血红蛋白减少或功能异常	大出血、严重贫血、一氧化碳中毒、高铁血红蛋白血症
循环性缺氧	氧运输不足导致的循环缺氧	左心衰竭、肺栓塞、低容量血症、体温过低
组织性缺氧	尽管氧输送正常，但细胞氧代谢功能受损	氰化物中毒、砷中毒、酒精中毒

脓毒症治疗指南中（表 24.4）[16]。早期目标导向治疗很可能迅速改善血流动力学和复苏的效果。与其他“超正常”技术相比，其治疗时机明显不同于以往的研究。关于“目标氧输送”仍存在巨大争议（表 24.5）。从环境中吸入氧通过肺和心血管系统到细胞本身，氧输送可以通过各种方式加以改进，氧输送一旦到达细胞，操控氧输送的能力也就终止。

细胞缺氧

氧输送降低时，人体细胞通过采用“冬眠策略”降低代谢率，从周围组织增加氧摄取，使酶在低 PO_2 情况下能继续代谢[17]。一些组织利用无氧代谢产生能量，低氧浓度状态下，心肌和血管内皮细胞均上调糖酵解酶和葡萄糖转运蛋白[18]，但这是不可持续的。

局部细胞能量生成衰竭对局部循环产生反馈效应，以改善氧供。这种效应从局部扩展到全身，影响肺、心脏和循环系统，尽可能满足氧需；如果失败，缺氧造成的后果先出现在细胞水平，然后是局部组织，最后到全身。

局部缺氧

前面已经讨论过许多有关氧输送及氧摄取对整个机体的影响问题。实际过程非常复杂，不仅每个器官系统存在自身氧输送是否满足氧

表 24.4 早期目标导向治疗。一旦临床诊断为严重感染伴有低血压和血浆乳酸浓度≥ 4mmol/L，应在首个 6 小时内积极复苏，以达到以下氧输送参数

变量	参数
动脉血氧饱和度（SaO_2）	≥ 93%
中心静脉压（CVP）	8 ~ 12 mmHg
平均动脉压（MAP）	65 ~ 90 mmHg
尿量（UO）	≥ 0.5 ml/(kg · h)
混合静脉血氧饱和度（$S\bar{v}O_2$）或中心静脉血氧饱和度（$ScvO_2$）	≥ 70%
红细胞压积	≥ 30%

(After Rivers E et al. Early goal-directed therapy in the treatment of severe sepsis and septic shock. *N Engl J Med* 2001; 345: 1368–77.)

表 24.5 目标氧输送总结

目标导向治疗
重症患者达到超正常值——不推荐
围术期达到超正常值——可能有用但存在争议
以 $ScvO_2$ 或血乳酸水平为目标实施复苏——目前推荐

需的问题，而且，每个器官的局部氧需可能会有所不同，氧输送亦有所不同。临床上常用的、评估氧输送的方法很难辨别器官水平或局部氧输送的变化。尽管全身氧输送和 $Sc\bar{v}O_2$ 是正常的，危重患者仍可能存在与器官功能障碍相关的组织缺氧[19]。

局部血流紊乱对人体产生重要的影响。例如，休克时内脏血流量减少，往往伴随潜在的缺血。显然，检测肠缺血可用于指导氧输送的治疗，有望能减少多器官功能衰竭的发生率[20]。局部血流的调控本身很复杂，希望提高全身氧输送以优化所有组织灌注的方法往往需要应用血管活性药物（血管收缩剂、强心药物和血管扩张剂）。尽管这种疗法可以影响局部血流，但在个别部位未必如此。

氧输送的诊断与监测

过去二十年已经表明，纠正组织低灌注和缺氧指标的价值远远高于人们的主观预测值。尽早认识和对待这些问题是非常重要的，以利于维持氧输送[14]。临床上氧输送和氧耗的评估，如心率、血压和尿量，可能会误导。特别是年轻患者，氧摄取率可高达 70% ~ 80%，意味着这些变量的改变只能发生在氧输送降低的晚期。然而，心率、血压、血氧饱和度、外周灌注和器官功能仍然是我们常用的监测指标，当这些传统的监测指标不能满足临床需求时，我们倾向于采用更多的定量技术监测患者的有效心输出量。所有临床指标或技术参数对氧输送的评估，需要不断地重新评估，以确保治疗措施或管理对患者的现况是适当的。

血氧饱和度和动脉氧分压

这两个参数都包含在动脉血氧含量公式中（见前文），其重要性是显而易见的，但可能难以界定什么是安全的血氧饱和度和动脉氧分压。这两个参数均不能单独反映组织氧合状况和氧摄取机制。一般来说，当动脉血氧分压低于 60mmHg 或血氧饱和度低于 90% 时需要补充氧气。动脉氧分压和血氧饱和度的临床意义列于表 24.1。

酸碱平衡

许多 ICU 将酸碱平衡作为反映全身氧输送的一个简单床旁指标。酸中毒和碱剩余 < –2mmol/L 可作为检测氧输送不足的证据。这些指标只能反映全身灌注。血浆乳酸浓度是一个反映组织缺氧的不可靠指标。它代表乳酸产生和消耗之间的平衡，如果单独使用或作为单一的数值评估氧输送，很容易被误导[21]。乳酸作为氧输送的标记物最好是连续测量，观察其变化趋势。

混合静脉血氧饱和度 / 中心静脉血氧饱和度

对于危重患者，氧输送的降低可通过增加氧摄取来补偿，这导致了返回右心的血红蛋白血氧饱和度较低。体内（光导纤维血氧测定法）或体外（血氧测定法）血氧饱和度分析可用于氧摄取的评估。传统上，$S\bar{v}O_2$ < 70% 而 SaO_2 正常，意味着继发于低心输出量的组织低灌注，原因是低血容量或泵衰竭。这种情况也可见于高温所致的高氧耗。相反，$S\bar{v}O_2$ 升高（> 75%）意味着氧需降低，如低温或细胞利用氧的能力存在障碍，例如，氰化物中毒时，氧化磷酸化的机制受到抑制，此时 $S\bar{v}O_2$ 升高。脓毒症时 $S\bar{v}O_2$ 升高经常难以得到合理的解释。在心输出量非常低时，高 $S\bar{v}O_2$ 可能表明外周灌注衰竭，因此无氧可利用。$ScvO_2$ 是 $S\bar{v}O_2$ 的理想替代指标，减少了放置肺动脉导管的需要[15,22]，无论使用哪一种静脉血氧饱和度方法，它必须与反映氧输送的其他指标联合使用，见表 24.4。

局部氧输送监测

如上所述，对氧输送的评估大多数是全身性的，并不反映器官之间或同一器官不同组织间的差异。目前无创评估个别器官或组织氧合的方法是有限的，这些方法测量困难，需要专门的技术，并没有被广泛使用。只有胃张力计和近红外光谱（NIRS）已用于临床，以检测器官缺氧[20]。未来磁共振光谱或正电子发射断层扫描可能会允许直接、非侵入性测量氧输送和组织氧合，目前，这类检测很难用于危重患者。

氧疗仪与装置

原理

在自主通气的缺氧患者，氧气运送到肺泡通常是通过增加环境中的氧浓度（FiO_2）来实现。这涉及最常见的多种氧气面罩，这些面罩覆盖了鼻和口。还有其他方法，如鼻导管，但每种方法都需要满足同样的基本要求。

最简单的氧输送装置，如塑料面罩、鼻导管，提供吸气峰流速（25 ~ 100L/min）较低的氧流速。吸入氧浓度受环境的严重影响，空气降低了预设氧浓度。从物理学的角度而言，提供的氧气实际浓度取决于输送系统和患者的呼吸模式。到达肺泡的实际吸入氧浓度是不可预测的，影响因素大致可分为患者因素和设备因素，见表 24.6[23]。

缺氧患者经常会发现吸气流速明显增加以及缺少呼吸暂停，这可能导致肺泡的实际吸入氧浓度明显低于预设氧浓度，因为患者吸气流速增加时，被吸入空气占气体的比例较大。正常吸气峰流速（PIFR）为 25 ~ 35L/min，危重患者可高达至正常的 8 倍（图 24.3）[24]。吸气流速越大，肺泡吸入氧浓度越低。这一点在可调节型面罩尤其明显，即使在被认为更可靠的文丘里（Venturi type）面罩也可看到，尤其是吸入高浓度氧时。带有阀控储气囊的半硬性塑料面罩可补偿高吸气流量对吸入氧浓度的影响，因此认为这种面罩可以提供 100% 的氧气。事实并非如此，在各种各样的通气装置中，这样的面罩似乎并不比没有储气囊的半硬性塑料面罩能提供额外的氧输送能力（图 24.4 和 24.5）[25]。

表 24.6　使用氧传送装置时影响 FiO_2 传递给患者的因素

患者因素	装置因素
吸气流速	氧流速
存在呼吸暂停	面罩容积
潮气量	排气孔大小
	松紧度

(After Leigh J.Variation in performance of oxygen therapy devices. *Anaesthesia* 1970; 25: 210-22.)

氧气面罩未能提供所需的供氧浓度，可通过提高氧流量和使用储气囊以弥补高吸气流速对吸入氧浓度的影响，如高流量鼻导管（如 Vapotherm）；或者使用面罩密闭上呼吸道（鼻、口），如持续气道正压通气（CPAP）面罩。事实上有资料支持该假设，即应用 CPAP 后可看到氧合改善，可能与环境空气相隔离有关，而不是由于 CPAP 活瓣施加的持续气道正压所致[24]。

总之，非密封氧气面罩和导管的使用应根据患者的要求和对治疗的反应来调整，而不是相信输送的氧气浓度就是到达肺泡的浓度，特别是那些吸入氧浓度显著影响血氧分压水平的患者。

氧输送装置

无需气道内留置装置而能将氧气输送到清醒患者气道的方法大致分为四类：

1. 可调节系统。
2. 固定系统。
3. 高流量系统。
4. 其他。

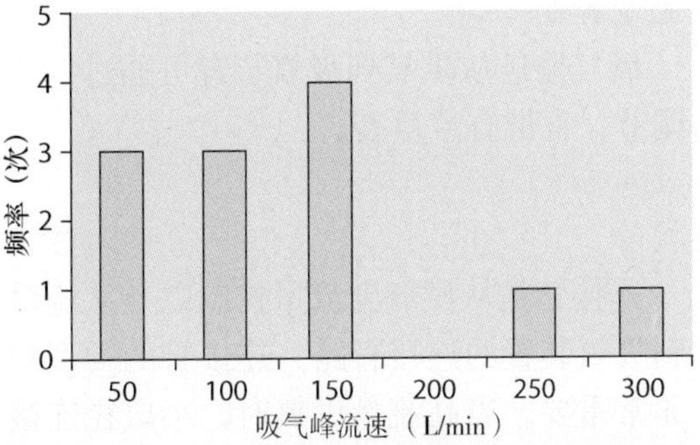

图 24.3　来自 12 个呼吸窘迫和缺氧的危重患者的吸气峰流速（PIFR）。大部分患者低于 150L/min，但 2 例超过 200 L/min。这对可调节系统提供的氧浓度有负效应，如 Hudson 系统[24]

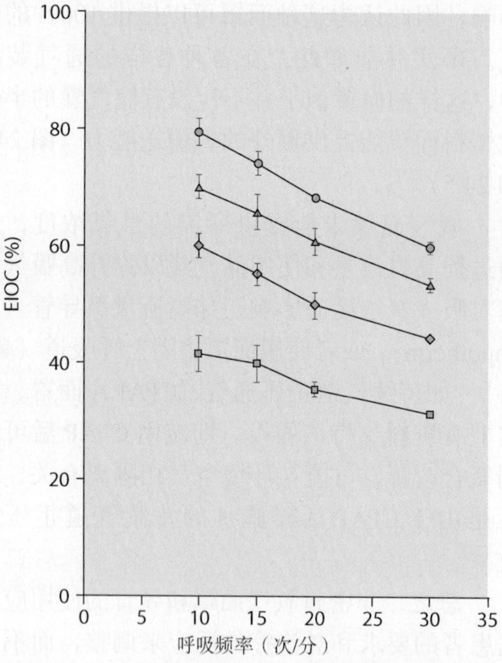

图 24.4 在人类的通气模型中应用哈德森面罩，500ml 的潮气量、四种氧流量［15 L/min（o）、10 L/min（△）、6 L/min（◇）和 2 L/min（□）］；随呼吸频率增加，有效吸入氧浓度（EIOC）降低

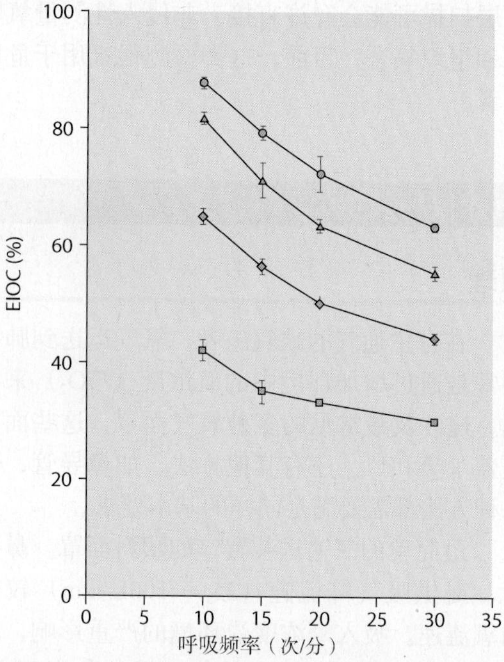

图 24.5 在人类的通气模型中应用哈德森非重复呼吸面罩，设置 500ml 的潮气量、四种氧流量［15 L/min（o）、10 L/min（△）、6 L/min（◇）和 2 L/min（□）］。随呼吸频率增加，有效吸入氧浓度（EIOC）降低。注意图中的曲线与没有储气囊的哈德森面罩相似，这意味着其没有优势[25]

除气管内装置外，它们都具有如下类似组分：

供氧

氧气输送来自于压力容器，医院供应的装置包括氧气瓶、真空绝缘蒸发器（VIE）或氧气收集器。

氧流量控制

氧气输送从供氧到吸氧装置可通过一些阀门调节，常带有流量表。

连接管

连接管是从供氧到流量控制以及从流量控制到吸氧装置的连接管路。连接管的类型和尺寸非常重要。当高流量供氧时，小口径连接管限制了氧流量。在某些系统中，连接管也可以作为一个储存器，如 Ayre T 型管。有些设备需要专门的管道与配件，如连接墙壁供氧系统所需的 Schräeder 阀门。

储存器

所有的氧气输送设备都有某种储存器。关于简单的氧气面罩，面罩本身就是储存器。一些低流量 CPAP 管路中有一个球形储存器。鼻导管利用鼻咽部作为储存器。氧气袋利用其容量作为一个大型储存器。氧储存器的有效性是为下次吸气提供所需吸氧浓度的重要影响因素。氧气袋是说明大储存器有效性的一个例子，不管患者吸气峰流量是多少，它消除了空气夹入的影响。因此，不需要太高氧流量，就足以消除二氧化碳的重复吸入。事实上，如果呼出气体进入了储存器，就会面临二氧化碳潴留的问题。

附录

将氧气供应装置和储存器与患者连接后，该装置将氧气输送到患者气道，可以直接覆盖上呼吸道，例如，经塑料面罩给氧，或鼻内

给氧，或将广阔的环境看作一个氧气袋增加氧浓度。

呼出气装置

患者呼出的气体需要在环境中消散，而不是被保留在系统中下次吸气时再被吸入。大多数面罩具有小的储存能力和塑料孔让气体排出，以防止呼出气再吸入。单向阀有助于呼出气体单向排出。与 CPAP 类似，高流量 T 形管系统利用高流量清除呼出气体，使呼出气体流向排出端而进入大气。

湿化

大多数系统利用鼻咽部和气管的生理加湿功能。然而高流量系统可引起呼吸道干燥和分泌物减少，患者不舒适。因此，人工加湿加温装置应当被使用，如水罐、热湿交换器（HME）。

氧监测

有些系统在氧疗装置内装有一个氧气监测仪，如燃料电池，能更准确地监测吸入氧浓度，但取决于其在系统中的安装位置，并且增加了氧传输装置的体积和医疗费用。

可调节系统

通常指提供低流量氧气（2 ~ 15L/min）的非密封面罩或鼻导管系统。这些系统通常储存器较小，储存器实际是半硬式面罩中的面罩容积或鼻导管中的鼻咽部。使用时必须考虑空气夹入对氧传输能力的影响。

鼻导管

鼻咽部，近似于储存器，这意味着鼻导管对吸气流速的变化特别敏感，特别是在无呼吸暂停的患者。然而，对于轻度缺氧且能进食的患者，其对鼻导管的耐受性良好。鼻导管给氧可以导致鼻腔黏膜干燥，新系统可以提供加湿加温功能。鼻导管很便宜，使用简便且无二氧化碳潴留的危险。

简单半硬式塑胶面罩（如 HUDSON、MC）

简单半硬式塑胶面罩是氧气面罩中最常用的类型，价格便宜，使用简便。储存器由面罩组成，如果氧气流量低于 4L/min，可发生二氧化碳重复吸入。最高吸入氧浓度仅能达到 0.6 ~ 0.7，出现呼吸窘迫时，最高吸入氧浓度会变得更低。

气管切开面罩

气管切开面罩与面部使用的半硬式面罩起相同的作用。它们需要依靠气管切开套管以及充气的气囊来完成氧传输，如果没有气囊或气囊不充气，那么从鼻咽部进入的空气就会与传递到气管切开套管的氧气混合，进一步稀释了吸入氧浓度。

T 形管系统

吸气端和呼气端形成“T”形，可用于气管内插管（口腔、鼻腔或气管切开）或密封的 CPAP 面罩。T 形管需要足够高的氧流量，以匹配患者的吸气峰流速，避免呼出气体的重复吸入以及吸气时从呼气端混入空气。面罩或气管插管气囊的密闭性对于防止空气夹入同样重要。

恒定氧传输系统

恒定氧传输系统输送氧气时与患者因素无关。

文丘里面罩

氧浓度由文丘里原理决定。氧气通过一个小孔与夹带的空气混合从而达到可预测的稀释状态。通过调节文丘里阀门及设置适当的氧流速来调整吸入氧浓度。文丘里效应可提供 40 ~ 60L/min 的气体流速，但只有在较低的吸入氧浓度时才能达到，例如，FiO_2 为 0.24 时，吸入氧流速为 2L/min，吸入气流速大约为 53L/min。吸入气流速随吸入氧浓度增加而下降。因此，与缺氧有关的呼吸窘迫，吸入气流速的减少可能会导致呼吸衰竭，尽管吸入氧浓度较高。较大的孔会导致该系统像一个简单的面罩。

麻醉呼吸环路

非重复吸入系统具有单向阀（如急救袋），密闭的面罩系统按照预设输送氧气。非重复吸入系统，依赖于气体流量，以确保呼出气体不会重复吸入。没有空气夹入是可能的，但在低流量时很容易发生呼出气体重复吸入（大多数情况下输入气流量需要＞ 150ml/kg）。

高流速系统

正如上文提到的 T 管系统，如果氧流量足够高，它可以作为一个恒定氧传输系统。其他高流速系统，如 Vapotherm，它输送的气体流速高达 30L/min（经鼻）。为了提高患者的耐受性，需要对吸入气体进行加湿和加热。

正压装置

本节的目的是描述无创正压通气（NIPPV）设备。无创正压通气在呼吸周期中施加一定程度的正压。它不需要在气道内留置通气装置，通过面罩、鼻罩或头罩输送氧气。最简单的持续气道正压通气（CPAP）系统是在呼气管路上安装一个固定的 T 形正压阀，如 Mapleson E 系统。其他方法也可以，有的利用球囊储存器，而不是利用高流量氧气发生器提供氧气（Mapleson A）。持续气道正压通气有助于提高功能残气量和肺顺应性[26]。没有空气夹入可能是患者最初气体交换迅速改善的原因。理论上，正压通气避免肺泡闭合，可能有助于肺泡复张。T 形持续气道正压通气系统存在潜在的问题，氧流量需根据患者的吸气峰流速进行调整，以防止阀门关闭，增加吸气功能。无创正压通气的其他方法，如双水平气道正压通气（BiPAP）提供的氧流量应与患者的需求相匹配。

其他氧输送方法

血管内氧合已被使用，但并不广泛，专门用于自主通气的患者。体外膜肺氧合（ECMO）通过相对简单的外部氧合，如 Novolung 介入肺辅助（ILA）可同时支持心脏和肺。这些装置类似于血液透析系统，通过血泵产生血流或依赖患者的自主循环发挥作用。这些装置改善患者氧合能力的同时，人们越来越关注体内二氧化碳的清除。

氧疗的危害

供应

医用氧气供应的是压缩气体，通过“墙壁”管道供应氧气，压力通常是 4bar（3040mmHg）。氧气罐充满氧气时，压力为 137bar（104120mmHg）。因此，使用氧气时，非常危险，例如爆炸。如果没有一个适当的限压阀（如 OHE 流量表），直接给患者输送氧气会存在气压伤的风险。

氧还助燃，必须避免在富含氧气的环境中出现火花的可能性。患者接受氧疗时不能抽烟，即便经鼻导管吸氧也不行。除颤时可能发生火花，应确保氧气供应都将被移除或关闭。

氧中毒

中枢神经系统毒性（Paul Bert 效应）

类似于潜水，高压氧输送（＞ 3 个大气压）可导致急性中枢神经系统症状和癫痫发作。

肺毒性（Lorriane Smith 效应）

吸入高浓度氧会导致肺损伤，这与肺间质水肿和肺纤维化有关，肺的顺应性逐渐降低。其作用机制仍不清楚，可能与高活性氧自由基对肺组织的直接损伤有关。高浓度的氧气产生较高浓度的氧自由基，超出了呼吸道内壁对氧自由基的正常清除能力。肺损伤机制可能与肺泡表面活性物质丧失、交感神经活性增强和吸收性肺不张有关。百草枯中毒产生大量的氧自由基，导致肺损伤，给予氧气会进一步恶化肺损伤。检测氧中毒唯一的方法就是肺部病理学检查。

氧诱发肺毒性的风险依赖于氧暴露的浓度和时间，然而，多少浓度或持续多长时间会产生毒性尚不清楚。在某些情况下，长时间暴露及高浓度给氧没有出现问题，但在一般情况下，患者的吸入氧浓度应尽可能低于 0.5，吸入氧浓度高于 0.5 的安全时间段为 16 ～ 30h。氧中毒的临床症状见表 24.7。

肺支气管发育不良

1967 年首次描述了肺支气管发育不良，这是一种慢性肺部疾病，与新生儿机械通气相关。新生儿肺支气管发育不良的病理生理基础与成人具有同样的致病因素，但还包括一些非成人因素。肺泡表面活性物质和类固醇治疗降低了其发病率及疾病的严重程度。

早产儿视网膜病（ROP）

以前称为晶体后纤维组织增生，早产儿视网膜病是在 1942 年首次被描述。它是影响早产儿眼睛的血管增生性疾病。类似于肺，视网膜血管在妊娠后期（32 ～ 34 周）发育完成[27]。20 世纪 50 年代，关于早产儿视网膜病变流行的描述是与氧疗有关[28]。氧疗监测的改进降低了早产儿视网膜病变的发生率，但与继发于呼吸衰竭的围生期病死率增加有关[29]。随后，尽管得到了良好的氧疗控制，早产儿视网膜病继续发生。这可能与低体重早产儿增多、存活率增加有关[30]，而不是单由高动脉氧分压所致。早产儿视网膜病变是一种双相疾病，在相对高氧环境下，氧输送最初导致早产儿视网膜血管发育放缓甚至停止。额外的氧气通过影响血管生长因子的表达可以进一步推动其进程。疾病的第二个阶段是缺氧引起的新生血管形成，与糖尿病视网膜病变相似。这个过程导致了纤维瘢痕形成、视网膜脱落的风险。给新生儿多少氧气仍存在较大争议，尚需进一步研究[31]。

表 24.7 氧中毒的症状与体征

中枢神经系统	肺
恶心呕吐	干咳
焦虑	胸骨后痛
视力改变	呼吸短促
幻觉	肺水肿
耳鸣	肺纤维化
眩晕	
呃逆	
癫痫	

高压氧治疗

高压氧可给患者提供高于大气压（2 ～ 3 个大气压）的氧气。高压氧增加了血浆中的溶解氧含量，而不是增加动脉血氧饱和度。遵循亨利定律，在恒温下，气体在特定类型和容量的液体中的溶解量与气体在液体中达到平衡状态时的压力成正比，由于环境中氧分压上升，所以溶解在血浆中的氧气量也上升，PaO_2 的上升增加了动脉血氧含量（见前文）。静息状态下，当呼吸 100%、3 个大气压的氧气时，普通人仅靠血液中的溶解氧就可以满足代谢需求。

高压氧治疗可在单人氧舱，或为 2 ～ 10 人设计的氧舱中进行。加热和加湿的气体从气源经管道进入氧舱。高压氧常见的适应证见表 24.8[32-33]。

一氧化碳中毒

一氧化碳（CO）中毒特别引人注目。CO 与血红蛋白的亲和力是氧气的 210 倍。在空气中的半衰期是 320min，纯氧环境中半衰期气降至 90min，在 3 个大气压的高压氧环境中降至 23min。与游离 CO 竞争血红素结合位点，给组织提供溶解氧被认为可以减少 CO 中毒后遗症，但机制可能非常复杂[34]。一些研究表明，CO 中毒患者经高压氧治疗后短期与长远均获益[35-36]，但其他研究未得出相似结论[37-38]。最近的调查试图区分哪些患者更容易受益于高压氧治疗，年龄的增加（＞ 35 岁）、暴露时间＞ 24 小时，结合意识丧失和碳氧血红蛋白水平大于 25%，导致神经系统后遗症发生率明显增加，这些患者可能受益于高压氧治疗[39]。在紧急情况下，到救治中心的距离往往影响高压氧的应用。一些证据表明，晚期高压

表 24.8 公认的高压氧疗指征

绝对适应证	相对适应证
一氧化碳中毒	放射性组织损伤
空气或气体栓塞	挤压伤
减压病	急性失血
放射性骨坏死	无免疫力的皮瓣或移植物
梭状芽胞杆菌性肌炎和肌坏死	难治性骨髓炎
	颅内脓肿
	促进难治性伤口愈合

氧治疗对 CO 中毒患者也有益处[34,40]。

并发症

与高压氧疗相关的并发症如下：

1. 气压伤：中耳和鼻窦卵圆或圆窗破裂，胃肠道胀气，牙齿移位和疼痛，减压时气体栓塞。
2. 氧毒性（如上），特别是危重患者长期吸入高浓度氧[32]。
3. 癫痫（Paul Bert 效应）。
4. 视觉问题：急性近视、白内障。

（葛庆岗 陈秀凯 译 李文雄 校）

参考文献

1. West JB. *Respiratory Physiology, The Essentials*, 6th edn. Philadelphia, PA: Lippincott, Williams & Wilkins: 2000; 171.
2. Hameed S. Oxygen delivery. *Crit Care Med* 2003; **31**: S658.
3. Arthur C, Guyton JH. *Textbook of Medical Physiology*, 10th edn. Philadelphia, PA: Saunders; 2000.
4. Kuper M, Soni N. The oxygen whirlpool. In: Vincent J-L (ed.) *Yearbook of Intensive Care and Emergency Medicine*. New York: Springer; 2004: 656–74.
5. Ronco JJ *et al.* Identification of the critical oxygen delivery for anaerobic metabolism in critically ill septic and nonseptic humans. *JAMA* 1993; **270**: 1724–30.
6. Walsh T. Recent advances in gas exchange measurements in intensive care patients. *Br J Anaesth* 2003; **91**: 120–31.
7. Fellows IW, Bennett T, MacDonald IA. The effects of adrenaline upon cardiovascular and metabolic functions in man. *Clin Sci* 1985; **69**: 215–22.
8. Shoemaker WC *et al.* Prospective trial of supranormal values of survivors as therapeutic goals in high-risk surgical patients. *Chest* 1988; **94**: 1176–86.
9. Boyd O. Optimisation of oxygenation and tissue perfusion in surgical patients. *Intens Crit Care Nurs* 2003; **19**: 171–81.
10. Walsh TS, Lee A. Mathematical coupling in medical research: lessons from studies of oxygen kinetics. *Br J Anaesth* 1998 **81**: 118–20.
11. Vermeij CG, Feenstra BW, Adrichem WJ, Bruining HA. Independent oxygen uptake and oxygen delivery in septic and postoperative patients. *Chest* 1991; **99**: 1438–43.
12. Gattinoni L, Brazzi L, Pelosi P *et al.* A trial of goal-oriented hemodynamic therapy in critically ill patients. $S\bar{v}O_2$ collaborative group. *N Engl J Med* 1995; **333**: 1025–32.
13. Hayes MA, Timmins AC, Yau EH *et al.* Elevation of systemic oxygen delivery in the treatment of critically ill patients. *N Engl J Med* 1994; **330**: 1717–22.
14. Rivers E, Nguyen B, Havstad S *et al.* Early goal-directed therapy in the treatment of severe sepsis and septic shock. *N Engl J Med* 2001; **345**: 1368–77.
15. Rivers EP, Ander DS, Powell D. Central venous oxygen saturation monitoring in the critically ill patient. *Curr Opin Crit Care* 2001; **7**: 204–11.
16. Dellinger RP *et al.* Surviving Sepsis campaign guidelines for management of severe sepsis and septic shock. *Crit Care Med* 2004; **32**: 858–73.
17. Hochachka PW, Buck LT, Doll CJ, Land SC. Unifying theory of hypoxia tolerance: molecular/metabolic defense and rescue mechanisms for surviving oxygen lack. *Proc Natl Acad Sci USA* 1996; **93**: 9493–8.
18. Cartee GD, Douen AG, Ramlal T, Klip A, Holloszy JO. Stimulation of glucose transport in skeletal muscle by hypoxia. *J Appl Physiol* 1991; **70**: 1593–600.
19. Curtis SE, Cain SM. Regional and systemic oxygen delivery/uptake relations and lactate flux in hyperdynamic, endotoxin-treated dogs. *Am Rev Respir Dis* 1992; **145**: 348–54.
20. Gutierrez G, Palizas F, Doglio G *et al.* Gastric intramucosal pH as a therapeutic index of tissue oxygenation in critically ill patients. *Lancet* 1992; **339**: 195–9.
21. Leach RM, Treacher DF. The pulmonary physician in critical care 2: oxygen delivery and consumption in the critically ill. *Thorax* 2002; **57**: 170–7.
22. Wheeler AP, Bernard GR, Thompson BT *et al.* Pulmonary-artery versus central venous catheter to guide treatment of acute lung injury. *N Engl J Med* 2006; **354**: 2213–24.
23. Leigh J. Variation in performance of oxygen therapy devices. *Anaesthesia* 1970; **25**: 210–22.
24. Wagstaff TAJ, Soni N. Arterial oxygenation in respiratory failure: the importance of the CPAP valve. *Br J Anaesth* 2006; **97**: 435P.
25. Wagstaff TAJ, Soni N. Performance of six types of oxygen delivery devices at varying respiratory rates. *Anaesthesia* 2007; **62**: 492–503.
26. Lenique F, Habis M, Lofaso F *et al.* Ventilatory and hemodynamic effects of continuous positive airway pressure in left heart failure. *Am J Respir Crit Care*

Med 1997; **155**: 500–5.
27. Roth AM. Retinal vascular development in premature infants. *Am J Ophthalmol* 1977; **84**: 636–40.
28. Campbell K. Intensive oxygen therapy as a possible cause of retrolental fibroplasia; a clinical approach. *Med J Aust* 1951; **2**: 48–50.
29. Avery ME. Recent increase in mortality from hyaline membrane disease. *J Pediatr* 1960; **57**: 553–9.
30. Flynn JT. Acute proliferative retrolental fibroplasia: multivariate risk analysis. *Trans Am Ophthalmol Soc* 1983; **81**: 549–91.
31. Tin W, Gupta S. Optimum oxygen therapy in preterm babies. *Arch Dis Child Fetal Neonatal Ed* 2007; **92**: F143–7.
32. Tibbles PM, Edelsberg JS. Hyperbaric-oxygen therapy. *N Engl J Med* 1996; **334**: 1642–8.
33. Bennett M. Randomised controlled trials. In: Fledmeier J (ed.) Hyperbaric Oxygen 2003 – *Indications and Results. The UHMS Hyperbaric Oxygen Therapy Committee Report.* Flagstaff, AZ: Best; 2003: 1212–37.
34. Stoller KP. Hyperbaric oxygen and carbon monoxide poisoning: a critical review. *Neurol Res* 2007; **29**: 146–55.
35. Weaver LK, Hopkins RO, Chan KJ *et al.* Hyperbaric oxygen for acute carbon monoxide poisoning. *N Engl J Med* 2002; **347**: 1057–67.
36. Hawkins M, Harrison J, Charters P. Severe carbon monoxide poisoning: outcome after hyperbaric oxygen therapy. *Br J Anaesth* 2000; **84**: 584–6.
37. Scheinkestel CD *et al.* Hyperbaric or normobaric oxygen for acute carbon monoxide poisoning: a randomised controlled clinical trial. *Med J Aust* 1999; **170**: 203–10.
38. Juurlink DN, Buckley NA, Stanbrook MB *et al.* Hyperbaric oxygen for carbon monoxide poisoning. *Cochrane Database Syst Rev* 2005; CD002041.
39. Weaver LK, Valentine KJ, Hopkins RO. Carbon monoxide poisoning: risk factors for cognitive sequelae and the role of hyperbaric oxygen. *Am J Respir Crit Care Med* 2007; **176**: 491–7.
40. Lueken RJ, Heffner AC, Parks PD. Treatment of severe carbon monoxide poisoning using a portable hyperbaric oxygen chamber. *Ann Emerg Med* 2006; **48**: 319–22.

第 25 章

气道管理与急性上呼吸道梗阻

Gavin M Joynt

气道管理的首要目标是确保气体交换通畅和保护肺部不受感染。维持气体交换非常重要。很多病理生理过程都可以导致上呼吸道梗阻，这是一种威胁生命的紧急情况。即使缺乏特异性诊断，紧急时刻必须快速评估气道通畅性，优先建立一个通畅的气道。由于没有普遍适用的、单一的气道管理模式，ICU 医生必须掌握各种气道管理技术以及制定合理的、系统的管理技术（图 25.1）。

气道管理技术

一般依据人工气道装置是否低于声门和是否通过手术建立，将气道管理技术分为有创和无创两种方式（表 25.1）。气道管理技术保护气道，避免误吸及受到污染。人工呼吸器（带有储气囊的面罩）通气和直接喉镜下气管插管是 ICU 气道管理的常规方法，但目前纤维支气管镜的使用越来越普遍，尤其是在特殊情况下。气管插管及通气失败时应使用各种替代技术，特别是插管型喉罩通气道（iLMA）和环甲膜切开术的应用，下文会有详尽的描述[1-2]。

气道管理技术的选择取决于具体情况，由患者、临床因素以及临床医生的经验来决定合适的技术（表 25.2）。其他因素包括提供帮助的可靠性、培训和监管水平及设备的可操作性。每个 ICU 都应配备带有各种困难气道管理设备的便携式贮存箱（表 25.3）。

无创技术

人工呼吸器通气

应用人工呼吸器是一种基本技能，掌握它需要时间和经验。应该通过模拟器及仿真人学习，在手术室这种可控环境中实践，才能在 ICU 紧急情况下熟练地应用。人工呼吸器的球囊通常与一个简单的储气囊连接，可自动充气，保持充气状态，确保可提供稳定的高浓度氧。通过手控球囊给患者通气，增加呼气末正压可改善肺部疾病患者的动脉氧合，并帮助克服因喉痉挛引起的呼吸道梗阻。推荐使用透明面罩，因为可以经其观察呼气时的雾气，评估辅助人工气道的位置，及早发现影响气道通畅的污物，如呕吐物。

使用人工呼吸器通气时的注意事项如下：

1. 通气不足。气道开放的良好体位是头部倾斜、下颌抬起，必要时抬举下颚，保持气道开放。面罩扣紧面部是非常重要的，必须掌握手部固定技术。胡须可以用一大块黏性塑料敷料覆盖（嘴部留一个洞），或者用凡士林或水溶性润滑剂涂抹。无牙患者的机械通气，需调整手的位置或使用特殊面具。如果面罩漏气过多，推荐两个操作者进行操作，一个固定面罩，另一个操作人工呼吸器。
2. 如果潮气量过高，常见胃胀气，并增加了呕吐和误吸的风险（目标为 300 ~ 500ml）。严重腹胀偶尔可引起心血管损害。小心的按压环状软骨可预防胃胀气。

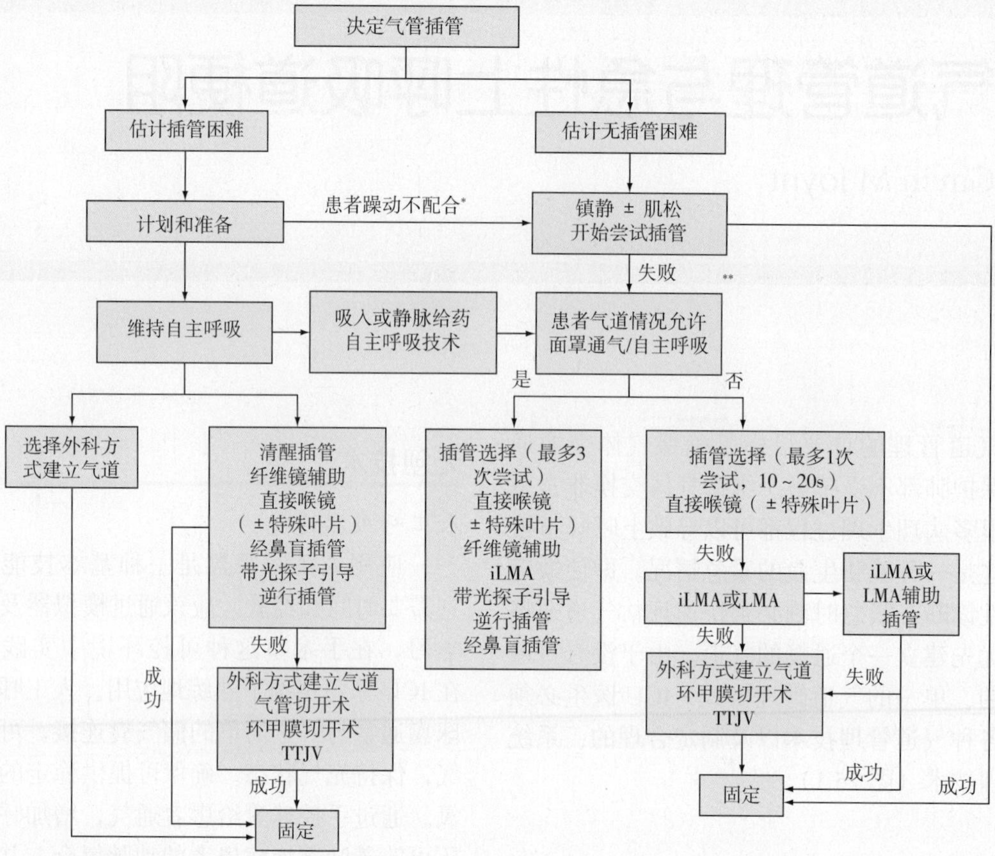

图 25.1 困难气道的管理流程图（见正文）。LMA，喉罩通气道；iLMA，插管型喉罩通气道；TTJV，经气管喷射通气

3. 误吸。紧急情况下，对胃饱满的患者进行面罩通气建议同时按压环状软骨，直到气道得到有效保护。可以尝试通过鼻胃管吸引胃内容物，操作时应谨慎，因为这个过程可能诱发患者呕吐。

口与鼻咽通气道

昏迷患者的功能性梗阻主要原因是肌张力丧失以及吸气时在软腭、会厌及舌根处形成气道狭窄。对于自主呼吸或应用人工呼吸器的患者，使用口咽通气道能够在头部位置不合适时保证气道通畅。放置时凹面朝向上颚插入，然后旋转 180°，调整到适当位置。口咽通气道的并发症包括黏膜损伤，如果舌头向后移位，将压迫会厌至喉开口处导致梗阻加重，或偶发喉痉挛。推荐使用以下型号（通气道管翼至顶端的长度）的口咽通气道：100mm（Guedel 5）、90mm（Guedel 4）、80mm（Guedel 3）。

鼻咽通气道是一种软橡胶或塑料管，经鼻孔插入，沿鼻腔底部进入（枕骨方向），正确的位置是管子穿过后咽。对于半昏迷的患者，鼻咽通气道比口咽通气道具有更好的耐受性。鼻咽通气道的并发症包括鼻出血、误吸，偶尔可发生喉痉挛或食管移位。

表 25.1　各种气道管理技术的特征

技术	需要的经验	需要的时间	确定性
无创			
人工呼吸器	+++	数秒	–
LMA 和 iLMA	++	< 1 分钟	–
食管气管双腔通气道	–	< 1 分钟	短期
有创（非外科方式建立）			
气管插管			
直接喉镜	+++	不确定	+
纤维支气管镜	+++	数分钟	+
逆行插管	+	数分钟	+
有创（外科方式建立）			
经气管喷射通气	–	< 1 分钟	–
环甲膜切开术			
经皮	+	不确定	短期（如果使用气切套管）
手术	+	数分钟	+
气管切开术			
经皮	++	数分钟	+
手术	+++	数分钟	+

LMA，喉罩通气道；iLMA，插管型喉罩通气道。不常用的技术很难获得经验，比如环甲膜切开术、经气管喷射通气和逆行插管，但是可通过在人体模型和模拟人上练习以掌握技术

喉罩通气道（LMA）和插管型喉罩通气道

喉罩是一种可重复使用的设备，由一个细硅胶管与远端的罩连接组成，罩呈椭圆形勺状，边缘可充气，将其盲插进入咽部，充气后对咽部出口形成低气压密封[3]。在许多原因不明的紧急情况下，喉罩有助于气道开放（见图 25.1），并可提供正压通气[2]。放置好的喉罩可用来引导导丝、管芯、支气管镜和气管内插管进入气管，但存在一定的难度[2,4]。iLMA（商品名 FasTrach）是一个具有多种功能的改良喉罩，可方便插管[5]。它有一个引导斜面，前端开口处有一个能使会厌软骨上抬的装置，指引气管插管进入声门。它还有一个呈解剖弯曲的硬柄及把手，使放置气管插管时易于控制和操作[6]。在 ICU 经常会遇到需要气管插管的情况，这时可选择 iLMA。

虽然 iLMA 和 LMA 在准备和定位技术上相似，但插入技术是完全不同的。准备包括：检查袖状缘是否漏气与平整，在喉罩背面和患者硬腭处涂抹用于润滑的水溶性胶。需放置气管内导管的患者，使颈部轻度屈曲，寰枕关节

表 25.2　推荐常用气道管理技术在各种情况下的大致选择顺序

	直接喉镜插管困难	自主呼吸 / 面罩通气困难
清醒状态	纤维支气管镜插管 直接喉镜插管 * 经鼻盲目插管 逆行插管	经皮环甲膜切开术 * 气管切开术 *
麻醉或昏迷状态（空腹）	人工呼吸器 直接喉镜插管 更换不同喉镜叶片插管 纤维支气管镜插管 插管型喉罩 / 喉罩 带光的探子引导插管 经鼻盲插管	喉罩通气道（LMA） 经气管喷射通气 硬式支气管镜通气 经皮环甲膜切开术 气管切开术
（非空腹）	所有技术并且环状软骨加压 插管型 LMA/ 双管喉罩 食管气管双腔通气道	经皮环甲膜切开术 气管切开术 食管气管双腔通气道

技术的选择也要根据医师的临床知识和能力。环状软骨加压时用力应该接近 30 牛顿，但是在建立气道时应暂时减小用力

* 在局部麻醉下进行

表 25.3 建议困难气道管理的便携式贮存设备

面罩
各种不同型号的面罩和鼻罩
通气道
口咽通气道
鼻咽通气道
经口内镜下植入插管导管
LMA、iLMA 及配套的气管内导管
各种设计和型号的硬式喉镜
短柄或各种角度（Patil-Syracuse）的喉镜
弯叶片：Macintosh，Bizarri-Guiffrida
直叶片：Miller
弯叶片：Belscope
关节样尖端叶片：McCoy
纤维可视喉镜或 Bullard 喉镜
气管内导管
Murphy 管
微喉镜管
气管内导管探子
弹性树胶探子（Eschmann 导丝）
可延展性探子
更换插管探子，空心更换插管探子（Jet 探子）
带光的探子（light wand）
纤维可视插管设备
Patil 内镜面罩经口通气道或封堵器协助经口内镜下插管
带光源的纤维可视内镜：成人和儿童型号
食管气管双腔通气道
紧急手术建立气道通路
经皮环甲膜切开套装
经气管喷射通气——套管及高压氧源连接设备
可调节压力的中心墙壁氧设备（Sander 型）
不可调节压力的中心墙壁氧设备
呼出气二氧化碳监测
二氧化碳张力计 / 描记仪
化学指示器

伸展。插入时喉罩前端紧贴硬腭，右手示指引导导管沿舌背进入，直到遇到阻力；连接呼吸管路前，将气囊充入 20 ~ 40ml 空气（成人尺寸）。

放置 iLMA 前，确保弯曲的金属管紧贴下颚（金属柄指向脚趾）并且喉罩前端平面紧靠上颚，然后边旋转边插入 iLMA，使其后方与上颚及后咽部保持一定压力，直至到下咽部有遇到阻力的感觉；也可借助喉镜放置。一旦建立了气体交换，可尝试气管插管。沿 iLMA 导管置入润滑好的气管插管，轻轻旋转使润滑剂均匀分布，直到插入 15cm 标记处（或专用喉罩 Fastrach 气管插管的横线处）。此时气管插管尖端已通过使会厌软骨上抬的装置，利用金属柄将 iLMA 轻轻上提约 2 ~ 5cm，将气管插管推送入气管，气囊充气，并固定气管插管（见下文）。当拔出 iLMA 时，连接气管插管接头和稳定架，保持气管插管在气管内的位置。最后，经气管内导管轻轻取下 iLMA，取下接头，拆下稳定架，确认插管的位置和安全。

成功使用 iLMA 需要熟悉装置和技术，至少要进行模拟练习（强烈推荐）。使用 iLMA 或 LMA 的禁忌证包括：无法张口、咽部疾病、喉或喉以下的气道梗阻、肺顺应性降低或气道阻力增高；并发症包括：误吸、胃胀气、部分气道梗阻、咳嗽、喉痉挛、拔除喉罩后喘鸣和喉罩柄的扭结。

双腔通气道（食管气管双腔通气道）

食管气管双腔通气道是一个双腔管，将其盲插进入口咽部直到指定标记点[7]，食管腔的远端是封闭的，并在咽部水平有侧孔，气管腔远端有一个孔。双腔通气管有两个气囊，一个在远端，一个在近端咽部。因为双腔通气管插入时通常进入食管，远端气囊封闭食管，近端气囊封闭咽部，患者通过双腔通气管食管腔进行通气[7]。气体从侧孔出来，进入咽喉。如果通气失败，则可能是插入气管，应经双腔通气管气管腔进行通气，同时远端气囊封闭气道。虽然通过双腔通气管可进行有效的气道管理，但它在重症监护病房复苏和对困难气道管理中的作用还有待进一步确定。它的相关并发症有气压伤，尤其是食管破裂。

有创技术

气管插管

气管插管仍然是气道管理最终的“黄金标准”，它允许自主呼吸和正压通气，可有效减少肉眼可见的误吸。气管插管的适应证包括急性呼吸道梗阻、需要气管内吸痰、在没有保护性反射的患者用于保护气道，以及在呼吸衰竭患者给予高浓度氧和呼气末正压。

准备

无论选择何种技术，在进行气管插管之前有必要准备和检查所有相关设备。气管插管前应充分吸氧，特别是在 ICU 内那些通常合并有肺部或心脏疾病的患者。困难气道的管理设备（表 25.3）也应该在几分钟内能够得到。食物、呕吐物、血液或痰等可能堵塞气道，需进行吸引，吸引装置应至少能达到 300mmHg（40 kPa）的负压和 30L/min 的流速。应避免过分剧烈的吸痰，以免引起喉痉挛、迷走神经刺激、黏膜损伤及出血。

直接喉镜检查

对于所有 ICU 医师，直接喉镜检查和气管插管是必备的技能，但有一定难度[8]。可以通过模拟人练习或在手术室这种可控环境中练习，然后再在 ICU 这种可监测的环境中进行实践。该技术的详细介绍超出了本章的范围，但应该能预见和预防 ICU 患者中常见的相关问题和并发症。

由于 ICU 患者很少是空腹状态，所以插管之前，需给予环状软骨加压。为了便于插管，使用催眠或镇静药物后有出现严重低血压的风险，其机制包括：药物的直接作用造成心肌抑制及外周血管阻力降低，正压通气后胸腔内压力增加导致静脉回流及心脏前负荷降低，焦虑状态解除后交感神经刺激兴奋性降低等。所以在气管插管前及插管过程中，应确保充足的容量，准备好血管活性药物，合理应用正压通气，密切进行血流动力学监测。

ICU 患者气管插管往往比较困难，操作者必须具备良好的技术。气管插管时应该配合适当的头部位置，如使用 BURP 技术（向后、向上、向右压力）有助于使声带暴露在视野中，如果有必要可应用弹性树胶导丝或其他替代物。难以暴露咽喉前部的患者，如果弹性树胶导丝沿中线直接进入气管往往可能更容易插管。气管内插管从最初的 90° 逆时针旋转的位置，前行越过导丝。导丝位置正确时的临床征象包括咳嗽（在不完全瘫痪的患者），完全送入导丝前感觉到阻力（通常到嘴唇的长度不超过 45cm，因为遇到阻力的位置在隆突或支气管）及感觉到气管环的咔嗒音。还有许多种类的导丝，包括空心的气管内导管更换导丝，可连接二氧化碳监测仪或氧源。带光的探子很少使用，其远端有一光源，当进入喉部会在中线有光显示。

如果需要多次尝试插管，每次的通气中断时间最长在 30s 左右，并且每次尝试之间必须提供足够的通气和氧合。至少应连续监测脉搏血氧饱和度，心电图（ECG）和血压。应为 ICU 患者选择最恰当的气管内导管：能够最有效地清除痰液，方便纤维支气管镜检查，并减少通气困难患者的气道阻力。通常气管内导管所选用的型号，成年男性为 8.0 ～ 9.0mm，成年女性为 7.0 ～ 8.0mm。

依据气管插管的通路分为经口气管插管和经鼻气管插管。首选经口气管插管，因为其并发症更少。经鼻气管插管的禁忌是颅底骨折，其他并发症包括鼻出血、鼻甲软骨和鼻中隔损伤、长期住院的患者院内获得性肺炎的风险增加和鼻窦炎[9]。

硬式间接纤维喉镜技术

Bullard 喉镜是硬式间接纤维喉镜，它的形状像硬腭。其曲线合理，已被证明是在困难气道插管中一个可靠的选择，与 Macintosh 喉镜或 Miller 喉镜相比，在喉镜检查过程中可减少颈椎活动[10]。

纤维支气管镜技术

这种技术的优点是可以在直视下操作、可立即对上呼吸道问题作出诊断以及在操作过程中可保持颈部相对固定[11]。它还可给清醒、配合以及坐位的患者在局麻下进行舒适的插管。经验和技巧是必要的，特别是处理紧急情况时，预计成功率在96%以上[12]。麻醉患者可使用带膈膜的改良面罩，在纤维支气管镜下进行经口气管插管。经鼻气管插管通常是首先经鼻咽部置入气管插管，使其尖端刚好高于声门，然后纤维支气管镜的尖端经气管插管先进入气管，再引导气管插管进入气管。撤出纤维支气管镜前在直视下检查插管位置是否正确。在ICU，纤维支气管镜可用于提高气道操作的安全性，如更换气管内导管和指导经皮气管切开术[13-14]。一些特别设计的口腔通气道可用于辅助纤维支气管镜下经口气管插管。失败的最常见原因是血液或分泌物阻碍视野。

不常用的气管插管技术

自从纤维支气管镜出现以来，经鼻盲插管已较少使用，但有时在自主呼吸的患者中可以考虑使用。经鼻盲插管适应证包括患者无法张口（如下颌骨折或颞下颌关节疾病）、颈椎损伤和上颌骨损伤（血液和分泌物使光导纤维镜视野模糊）。

逆行插管技术是在环甲膜处经皮穿刺，置入导丝，其J形尖端经咽后部进入口腔，导丝引导气管内导管通过梗阻部位进入气管[15]。如果其他技术失败或不可行，逆行插管是相对简单和安全的选择。有商品化的套装可供使用。

气管内导管位置的确认

确认气管内导管位置是否正确至关重要。直视及二氧化碳图监测是最可靠的方法[16]。如果面罩通气时引起胃胀气，气管插管误入食管后最初几次呼吸的二氧化碳图（即呼气末二氧化碳分压）可能产生假阳性结果。心搏骤停和低心输出量状态下，可能会出现假阴性（尽管位置正确但呼气末二氧化碳分压降低）。位置正确与否也可以通过纤维支气管镜和食管探测器确认。其他临床征象，如两侧胸部呼吸音和上腹部的听诊、观察气管插管内蒸汽冷凝水、观察胸壁运动，都可以用来判断气管内导管位置，但都不太可靠。

气管插管的并发症

气管插管的并发症可分为三类：插管过程相关的并发症，如插管位置不正确、喉损伤、喉镜和气管插管引起的心血管不良反应、颅内压增高、低氧血症和误吸；气管内导管相关的并发症，如导管堵塞、脱出、变形、喉部损伤和机械通气的并发症；拔管后相关的并发症，如误吸、拔管后气道梗阻、喉及气管狭窄。应该使用专业技术，以尽量减少不良反应的影响，如心血管反应和颅内压增加。

经气管喷射通气

当其他气管插管技术失败时，经皮经气管喷射通气（transtracheal jet ventilation，TTJV）可暂时用于通气[17]。TTJV通过环甲膜置入大口径的静脉套管，通过该静脉导管使用标准人工复苏器进行通气是不恰当的，需要使用喷射通气系统。需要高压氧源（达到50磅或344 kPa），通过14FG的静脉套管以手动调节喷射泵达到充分的通气。气体必须能够通过声门呼出。必须关注呼气相的胸部运动。呼气阻塞的后果是严重的、潜在致命的气压伤。

并发症包括：静脉套管穿刺导致出血、食管穿孔等并发症；使用高压气体导致肺过度充气、气压伤；导管扭曲或移位，后者可造成潜在的、灾难性的皮下气肿，还包括误吸。

环甲膜切开术

手术或经皮环甲膜切开术是一个可靠的、相对安全简便的提供紧急通气的方法[18]，对于严重或完全性上气道梗阻，它是首选方法。最简单、最快、最可靠的方法是经环甲膜作一横切口，用手术刀柄或血管钳充分暴露，随后插入小号气管切开管或气管内导管（图25.2）。可借助小拉钩压低切口下缘以方便插管。商品化的环甲膜切开术套装采用Seldinger技术，

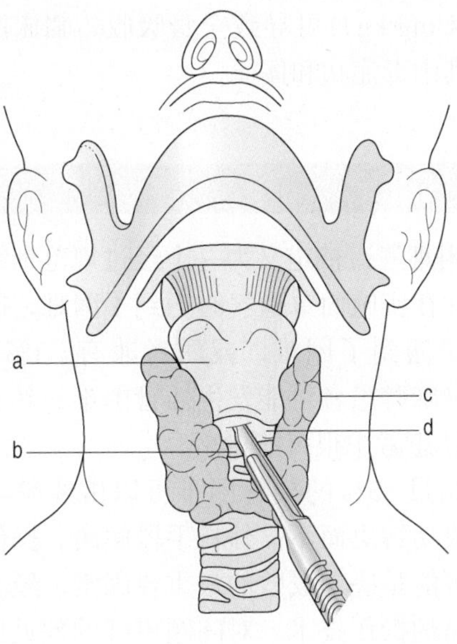

图 25.2 用手术刀进行环甲膜切开术。(a) 甲状软骨，(b) 环状软骨，(c) 甲状腺，(d) 环状膜，通常在皮下很容易摸到

如果需要额外的氧疗，3.0mm 内径的导管在通气时可达到足够的气体流量。环甲软骨间隙空间为 9×30mm，应使用外径 8.5mm 或更小的插管以避免喉和声带的损伤。商品化的经皮气管切开套装符合上述规定。并发症如声门下狭窄（1.6%）、甲状腺断裂、出血和气胸等发生率较低。一般环甲膜切开术的禁忌证为完全性喉气管断裂和年龄小于 12 岁。

气管切开术

在 ICU，气管切开术的适应证、最佳技术或最佳时机并没有达成共识。推荐的适应证包括声门及声门上梗阻、建立气管灌洗的通路、使需要长期呼吸支持的患者更加舒适和保护气道预防误吸 [19]。对于没有合并症的患者，在 ICU 床旁进行经皮气管切开术的安全性至少不亚于在手术室进行气管切开手术，并且与感染相关的并发症发生率可能更低 [20-21]。由于更加方便和节约成本，经皮气管切开术在许多情况下成为一种选择。然而，经皮气管切开术最好避免在以下情况的患者中实施：凝血功能障碍——国际标准化比值（INR）> 2 或血小板计数 < 40×10^9/L；颈前区的气管、血管或甲状腺有重要的解剖异常；以前的气管切开瘢痕以及不稳定的颈椎损伤。

1985 年首先出现了 Ciaglia 经皮气管切开术 [22]。该技术首先作适当的皮肤切口，用血管钳钝性分离，轻柔地暴露气管。然后向外撤出气管内导管，使气囊刚好高于声带。术者通过触诊气管确认气管内导管位于切口以上。在第二气管软骨环上或下进行穿刺，J 型导丝经穿刺针进入气管内。使用一系列弯曲的扩张器逐步扩大造口。然后，将气管切开套管插入气管，拔除气管内导管。后来 Ciaglia 推出了改良的锥形扩张器，以避免使用多个扩张器。虽然这种改良技术操作较快，但可能导致更多的气管壁损伤和气管软骨环的断裂 [22]。Griggs 技术利用一个改良的 Kelly 钳，由 J 型导丝引导扩张造口，然后插入气管切开套管 [23]。虽然使用 Griggs 技术大多数会略快于使用 Ciaglia 技术（2 ~ 3min），但一项前瞻性研究表明，Griggs 技术可能会造成略多的出血和功能性并发症，插入气管切开套管时可能更加困难 [24-25]。纤维支气管镜在经皮气管切开术中可以帮助防止导丝位置错误和气管环破裂或凸出，但明确支持在经皮气管切开术中常规使用纤维支气管镜的证据不足。鉴定哪种方法是最好的技术还需要进一步调查和长期随访。

微型气管切开术是通过环甲膜或气管经皮插入的一个小号 4mm 不带气囊的气管切开管，主要用于为咳嗽能力差的患者吸痰。

气管切开术的并发症见表 25.4。

局部麻醉

在清醒的患者中进行上呼吸道操作需要有良好的局部麻醉，以增加舒适性、提高配合度、减轻心血管反应、减少喉痉挛的危险。快速经环甲膜注射利多卡因及经鼻喷洒或雾化吸入利多卡因麻醉后咽及舌是有效的方法（表 25.5）[26]。神经阻滞技术可大大提高止痛效果，但并非必需。可卡因因其血管收缩效应成为一种受欢迎的选择，但该药品的供给也因其毒性而受到管制。局部应用利多卡因（最大

表 25.4 气管切开术的并发症

即刻
操作并发症
出血
皮下气肿、气胸、空气栓塞
环状软骨损伤
气管前组织或右主支气管错位
气管切开，套管压迫管腔
气管切开，套管尖端顶住隆突或气管壁
近期
分泌物堵塞
气管切开处、支气管树、喉部感染
气管切开，套管或气囊对气管壁的压力
黏膜溃疡和穿孔
侵蚀无名动脉
气管食管瘘
远期
气管肉芽肿
气管和喉部狭窄
气管切开处窦道不愈合
气管软化和气管扩张

表 25.5 成人上呼吸道局部麻醉

技术	药物剂量
神经阻滞	
喉上神经内侧支	1% ~ 2% 利多卡因（2ml/side）
舌咽神经	1% ~ 2% 利多卡因（3ml/side）
舌和口咽部局部麻醉	
漱口	4% 黏性利多卡因（5ml/side）
喷雾	10% 利多卡因（5 ~ 10 喷＝50 ~ 100mg）
雾化	4% 利多卡因
鼻黏膜局部麻醉	
可卡因喷雾或粘贴	4% ~ 5% 可卡因（0.5 ~ 2ml）
凝胶	2% 利多卡因凝胶（5ml）
利多卡因喷雾	10% 利多卡因（10 喷 ＝ 100mg）
利多卡因＋去氧肾上腺素喷雾	3% 利多卡因＋去氧肾上腺素 0.25%（0.5ml）
声门和气管局部麻醉	
经支气管镜喷雾	1% ~ 4% 利多卡因（3mg/kg）
环甲膜穿刺	2% 利多卡因（5ml）
雾化	4% 利多卡因（4ml/）±1% 去氧肾上腺素（1ml）

剂量 4 mg/kg）可导致全身吸收，临床医师应警惕其中毒症状和体征。

困难气道

困难气道被定义为一个经过规范训练的麻醉医师在实施面罩通气时遇到了困难，或气管插管时遇到了困难，或两者兼有。1% ~ 3% 的全身麻醉患者可能发生插管困难，其发生率在 ICU 患者中很可能更高。

超过 85% 的插管困难可以由经验丰富的医生成功解决而不需外科手段解决。操作者的经验可能是决定成败的最重要因素。经验意味着更高的操作技术、对问题更好的预见性、提前准备的应对策略以及对多项技术的熟悉程度。因此，ICU 医师的培训必须包含气道管理策略和技巧。

求助和环境

气道紧急情况管理不善会导致患者病情迅速恶化，因此，遇此情况应立即向上级医师求助。如果情况允许，应将患者转移到手术室或 ICU 实施紧急气道干预，需要准备处理困难气道的设备（表 25.3）。一名高级助手可以帮助建立静脉通路、给药、准备设备和管理气道。一个熟练的 ICU 或耳鼻喉科医师能进行紧急气管切开术或使用硬式支气管镜取出异物。

困难气道的预测和分级

气管插管的困难程度可以预见或根据以下内容（虽然个别特征和分类的敏感性和特异性较低，但结合各种特点将明显提高预测困难气道风险的准确性）进行预测：

1. 具有以下解剖或病理特征，其他方面正常：
   (a) 颈部短（下巴至舌骨间的距离 < 6cm），尤其是肥胖或肌肉发达者；
   (b) 颈部和下颌运动受限（如牙关紧闭症、骨关节炎、强直性脊柱炎、类风湿性关节炎或口周瘢痕）；
   (c) 牙齿突出，小口（上下门齿间距 <

3cm)，上颚长、高、弯曲或下颌后退；
(d) 口咽及喉部占位病变；
(e) 具有以上任何特征的先天性疾病（如马方综合征）。

2. 可视口咽部结构的 Mallampatti 分级[27]（这种评估需要患者坐位合作，分级＞2 预测可能出现困难插管）：
   1 级：可见软腭、咽腭弓和悬雍垂；
   2 级：可见软腭、咽腭弓，而悬雍垂被舌根部分遮住；
   3 级：仅见软腭、而咽腭弓，悬雍垂被舌根全部遮住；
   4 级：看不到软腭。
3. 根据直接喉镜检查看到的喉头情况经验性判断困难程度，通常用 Cormack 与 Lehane 分级法。最近将Ⅲ级分为Ⅲ a 级（会厌可运动）及Ⅲ b 级（会厌不运动）两个亚级[28]。
   (a) Ⅰ级：声门完全显露；
   (b) Ⅱ级：看不到声门前部；
   (c) Ⅲ级：可见会厌，看不到声门；
   (d) Ⅳ级：看不到会厌；

插管及通气失败的补救措施

为插管和（或）通气失败提前准备好补救计划是必要的，以一个或多个措施补救的方式都已经进行了介绍[1-2]。图 25.1 所示是适用于一些预测到困难气道的 ICU 患者的单一弥补措施。虽然不够全面，但补救措施是综合的，并且只有一个或两个措施适用于某个个体的临床情况。在每个病例应尽早确定有关措施，然后实施。最终有效实施依靠操作者的技能与上文所述气道技术的合理应用。

如果气管插管初步尝试失败，应立即求助。避免直接喉镜反复尝试，除非是有经验的操作者或实施有可能有帮助的策略（如明显的重新定位、喉部加压或更换喉镜片）。如果多次尝试之间没有给予充分通气，患者会迅速出现缺氧（见上文）。此外，反复喉镜下尝试插管可引起水肿和出血，可能会同时影响面罩通气和纤维支气管镜引导下气管插管等其他技术的应用。为了防止缺氧，不应延误紧急气管切开术（图 25.1 和 25.2）。

上气道梗阻

解剖和病理生理

上呼吸道为口鼻与隆突之间的气道。梗阻很可能发生在解剖狭窄部位，如舌根处的下咽、喉头的真假声带。根据气道梗阻的部位可分为：声门上（真声带以上）、声门（包含真声带）及声门下（真声带以下，隆突以上）。

上呼吸道也可分为胸廓内和胸廓外部分，在吸气和呼气时其行为不同。胸廓内气道在吸气时扩张，因为它被胸膜腔负压“向外拉”；在呼气时由于胸腔内正压而压缩和变窄。相反，胸廓外气道不受胸膜腔内压的影响，在吸气时塌陷，呼气时扩张。回顾这一现象有助于理解典型的临床症状、X 线片和流量容积环。

病因学

功能性或机械性原因均可导致急性上气道梗阻（表 25.6）。功能性的原因包括中枢神经系统和神经肌肉功能障碍。机械性因素可能会出现在管腔内、管壁或管腔外。

临床表现

部分气道梗阻的症状往往是渐进性的，开始时表现为声嘶、声音变化或咳嗽，梗阻加重时会出现流涎、恶心、窒息、吸气相喘鸣或杂音。胸壁矛盾运动、肋间和锁骨上肌肉收缩可能表明存在严重梗阻。用力呼吸会产生皮肤瘀斑和皮下气肿。呼吸困难会很快发生，并进展到完全梗阻。嗜睡、呼吸减弱和意识丧失是低氧血症和高碳酸血症的晚期表现。心动过缓和低血压预示即将发生心搏骤停。

突发完全性上气道梗阻的征象是独特的，并且进展迅速。通常窒息的表现为患者不能呼吸、说话或咳嗽，用拇指和示指握住喉咙[29]，发绀后迅速出现躁动、恐慌及用力呼吸。随后用力呼吸减弱、意识丧失，如果在 2 ~ 5min

表 25.6 急性上呼吸道梗阻相关临床情况

功能性原因
中枢神经系统抑制
颅脑损伤、脑血管事件、心搏骤停、休克、缺氧、药物过量、代谢紊乱、脑病
周围神经系统和神经肌肉异常
反复喉神经麻痹（术后、炎症或肿瘤侵犯）、睡眠窒息梗阻、喉痉挛、重症肌无力、Guillain-Barré 综合征、低钙性声带痉挛
器质性原因
异物吸入
感染
会厌炎、咽后的蜂窝组织炎或脓肿、路德维希咽峡炎、白喉和破伤风、细菌性气管炎、喉气管支气管炎
喉水肿
过敏性喉水肿、血管紧张素转换酶抑制剂相关、遗传性血管性水肿、获得性 C1 酯酶缺乏症
出血和血肿
术后、抗凝治疗、遗传性或获得性凝血因子缺乏
创伤
烧伤
吸入性热烧伤、摄取有毒的化学和腐蚀性物质
肿瘤
咽、喉、气管支气管肿瘤、声带息肉病
先天性
血管环、喉蹼、喉囊肿
其他性
环杓关节炎、食管失迟缓、喘鸣、黏液性水肿

内梗阻不能解除则会导致死亡。

特殊评估或调查

如果患者病情稳定，可进行特异性诊断评估，立即使用先进的气道管理设备和技术人员。

喉镜和支气管镜检查

间接喉镜可帮助诊断病情稳定、合作患者的气道异物、咽喉部肿物或其他声带病变 [30]。

在 ICU，软式纤维支气管镜或纤维喉镜是可选择的评价方法，可直视上气道的解剖和功能。该操作可以在许多地点完成，不需转运患者和冒气道完全梗阻的风险。它可应用到清醒、有自主呼吸的患者，小心使用不会加重梗阻。如果明确需要气管插管，可经纤维支气管镜将气管内导管送入气道。缺点是需要熟练的操作者和患者的合作，如果血液和分泌物较多，会导致视野模糊而降低检查效果。

经直接喉镜可用镊子取出异物和吸出大量血性物、呕吐物和分泌物。气管插管可在喉镜直视下迅速完成。缺点是需要全身麻醉或良好的局部镇痛（在急诊室通常较困难）。直接喉镜可引起创伤、加重软组织出血和水肿。

放射影像学

气道情况不稳定及存在不稳定可能性的患者不宜从“安全”的环境如急诊室、手术室或 ICU 转运进行放射检查，直到气道情况安全。正位和侧位颈部 X 线片有助于检测不透 X 线的异物。站立位吸气相颈部过伸侧位片可能会显示会厌及声门上组织肿胀。下咽部充气是会厌炎的一种典型表现，但并不总是存在。对于病情稳定以及气道情况安全的患者，CT 扫描是显示软组织和占位性病变范围的最好方法，同时还可以评估甲状腺、环状软骨、杓状软骨和气道腔 [31]。虽然 MRI 已被用于上气道检查，但其在急性气道梗阻中的用途还需进一步证实。

气体流量测量

流量 - 容积环测试可表明不同类型和位置的病变所对应的特有模式（图 25.3）[32]。

治疗

准备

处理部分和完全性上气道梗阻的简易流程见图 25.4 和 25.5，应当选择适当的治疗路径。遇到困难时需要随机应变。用于可疑颈椎不稳定患者的特别技术在本卷其他地方讨论。最初的处理如下：

1. 立即给氧（100%）。

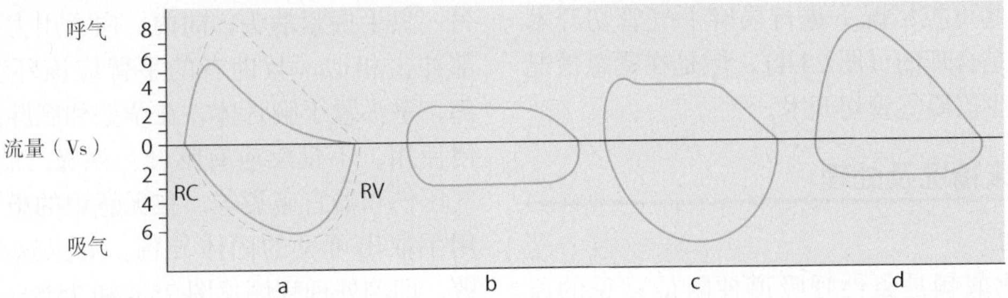

图 25.3　流量 - 容积环。不同疾病下的模式：(a) 下气道梗阻（如慢性阻塞性肺疾病或哮喘），(b) 固定的、不变的上气道梗阻（如气管纤维环），(c) 变异性上气道梗阻，胸腔内（如气管下段肿瘤），(d) 变异性上气道梗阻，胸腔外（如声带肿瘤或麻痹）

2. 必须选择一种气道控制设备以备使用（表 25.3）。
3. 成人患者应建立静脉通路。
4. 持续监测生命体征及脉搏血氧饱和度。
5. 在确认气道安全前转运患者必须三思，因为在转运过程中难以保障安全[30]。

气道梗阻的气道管理技术

昏迷患者

如果昏迷患者的上气道被舌头及咽部组织阻塞，最初开放气道可通过使用标准的气道开放方法及鼻咽和口咽通气道[33]。如果意识不能立即恢复，需进一步实施确切的气道管理。

气管插管

1. 直接喉镜气管插管可用于无意识或窒息的患者，因为它可以快速评估任何声门上气道的问题及气道安全性。它也可以尝试应用于局部麻醉后的清醒患者。虽然局部麻醉后会存在一些因丧失气道保护所导致的风险，但通常全身麻醉后气道保护会完全丧失，这可能导致灾难性后果。
2. 对于有自主呼吸的患者，在清醒状态下进行纤维支气管镜引导的气管插管通常是安全的，但需要熟练操作。该操作需要 2 ~ 10min 或更长时间[34]，紧急情况下必须事先考虑到这一时间问题并进行评估。经过一段时间的观察后，如果梗阻进展或插管失败，应该开始执行替代方案。以下几点可以帮助细化急性上气道梗阻的处理：
   (a) 向患者解释清楚；
   (b) 良好的局部麻醉和使用黏膜血管收缩剂很重要。最常见的失败原因是分泌物过多和出血；
   (c) 如果需要，纤维支气管镜的吸引孔可用来吹入纯氧或应用局部麻醉剂，同时也可清除镜头处的分泌物。另外大孔径的吸引管可能会有所帮助。
3. 经鼻盲插管可建立鼻咽通气道，但当有纤维支气管镜可用时就没有优势了。

一旦安全地完成气管插管，并确认位置，必须安全固定气管内导管。患者的上肢可能需要约束，以避免自己拔管。

外科方式建立气道

当不能进行气管插管或可用的气道技术威胁到颈椎的稳定性时应选择外科方式解决上气道梗阻。这是纠正缺氧的最后一道防线。可选择的方式包括：

1. 如果存在严重或完全性上气道梗阻，首选环甲膜切开术。
2. 经皮气管喷射通气。该技术不能用于上气道完全梗阻患者，因为呼气梗阻可引起严重的、潜在的致命性气压伤。

3. 在一些可控情况下进行局麻下气管切开术可能是合理的（图 25.4），但是在紧急情况下很少需要气管切开术。

常见临床情况及处理

异物梗阻

异物嵌顿是急性呼吸道梗阻最常见的原因。尤其是老年人，面临的风险更大。使用义齿、酒精和抗抑郁药物使风险增加。当患者不能通气时，应考虑到任何原因所致的急性呼吸骤停，包括致命性的食物窒息或“餐馆冠心病”发作的可能[35]。

应该给仍然能够咳嗽或清楚说话的患者自主排出异物的机会。如果没有排出，可尝试单独或联合应用胸、腹部冲击（Heimlich法[29]）或叩击背部，按最方便的顺序迅速排出异物[33]。从患者背后进行腹部冲击：救助者的手臂环绕患者，把拳头的大拇指置于肚脐和剑突之间，另一只手握紧拳头，向内，向上用力冲击。胸部冲击相似，救助者的手臂应该环绕患者胸部，拳头置于胸骨体，在孕妇和肥胖患者也方便使用。不良反应有呕吐、误吸、肋骨骨折、气压伤和器官破裂等。在无意识的患者中，需用手取出可见的固体异物。如果这些方法失败，即刻处理程序见图 25.4 和 25.5。如果发生心搏骤停，立即进行心肺复苏术。

外源性气道压迫

外压占位性病变可导致上气道梗阻。压迫可能来自于与外伤、颈部手术、中心静脉置管、抗凝剂、先天或后天凝血功能障碍有关的血肿。手术后血肿应立即拆除皮肤皮下的缝线。如果失败，必须立即建立人工气道。凝血功能异常的患者，气管插管优先于使用外科方式建立气道。大部分继发于凝血功能障碍的血肿，保守治疗（补充维生素 K 和成分输血）即

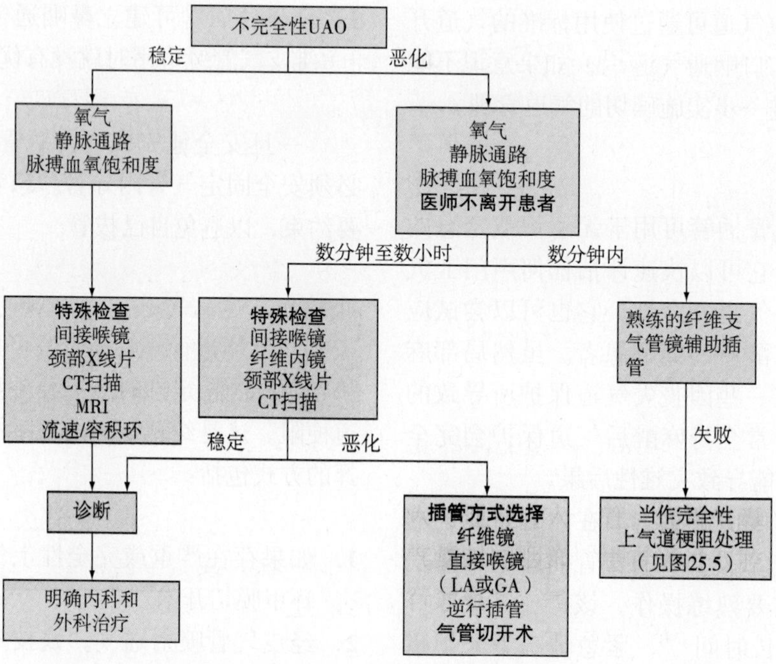

图 25.4 不完全性上呼吸道梗阻（UAO）的治疗。i.v，静脉注射；CT，计算机断层扫描；MRI，磁共振成像；LA，局部麻醉；GA，全身麻醉

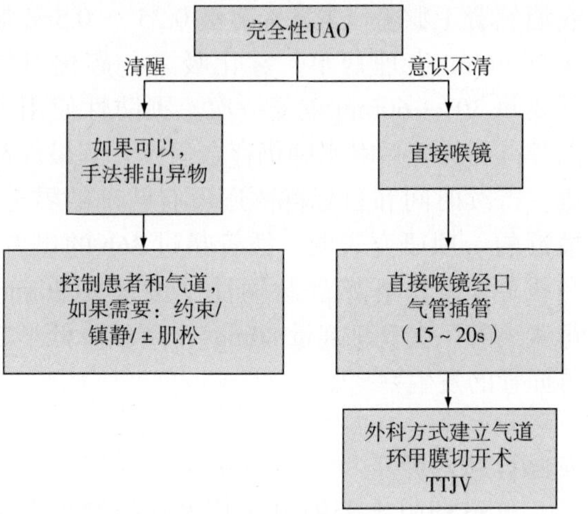

图 25.5 完全性上呼吸道梗阻（UAO）的治疗。尝试经口气管插管不应超过 10 ~ 20s。FB，异物；TTJV，经气管喷射通气

可，不需要手术处理。

咽后脓肿引起的部分气道梗阻最好在局部麻醉下进行引流。可在脓肿旁侧进行轻柔的纤维支气管镜检查，并引导气管插管或在直接喉镜下进行气管插管，有些人提倡头低位插管[30]。风险与脓肿不慎破裂进入气道相关。

Ludwig 咽峡炎是口底的混合性感染，导致舌头、肌肉和颈前筋膜区域的炎性肿块。声门上气道被压迫变窄[36]。直接喉镜检查是困难的，因为舌头无法向前移位。清醒患者可在纤维支气管镜引导下行气管插管或通过外科方式建立气道，同时应用抗生素治疗。

内源性气道压迫

吸入性烧伤和摄入性损伤

大面积烧伤（超过 40%）、严重的面部烧伤或吸入性损伤患者（鼻孔内烟尘、舌和咽烧伤、喘鸣或声嘶）都有发展为声门上水肿的风险，通常发生在 24 ~ 48h 内。这种患者通常需要尽早地实施预防性气管插管。如果没有预防性气管插管，就需要频繁的、反复进行纤维喉镜检查及常规记录梗阻的症状与体征（每 2 ~ 4 小时一次）以决定患者是否需要气管插管[37]。直接喉镜仔细检查可替代纤维喉镜。摄入热的液体或腐蚀性物质也会导致延迟性水肿、气道肿胀，治疗与上述方法相似[38]。

成人会厌炎

会厌炎是一种罕见的、但逐渐被认识的成人传染性疾病[39]。它的范围包括会厌及声门上喉部，局部肿胀导致气道梗阻。流感嗜血杆菌、副流感病毒、肺炎链球菌、溶血性链球菌和金黄色葡萄球菌是常见的病原微生物。由于诊断困难和无标准化的治疗手段，报道的成人病死率为 0% ~ 7%[40]。临床特征是突发的咽喉疼痛（疼痛往往超过临床发现）、声音低沉、吞咽困难、喘鸣、呼吸困难和呼吸窘迫，并常出现脓毒症表现。间接喉镜、纤维喉镜或颈部侧位 X 线摄影可明确诊断。

会厌炎的气道处理方式尚有争议[39-41]。一些专家推荐预防性建立呼吸通道，另外一些专家则建议在 ICU 密切观察。但是，后者有突然梗阻和死亡的报告[40]。突发的呼吸困难是预测需要插管的一个重要标志。气管插管和气管切开术都可以接受，但气管插管的长期预后可能会更好。在建立安全的气道之前，患者的体位很重要，从坐位变为仰卧位可引起气道完全梗阻。对于较为稳定的患者，最好能有熟练的操作者在患者清醒状态下进行纤维支气管镜引导下插管。一些权威人士推荐在气体诱导后行气管插管，即使这个操作是由技术熟练的麻醉医师实施，也可能会发生完全性气道梗阻[41]。一个熟练的助手，紧急采取外科方式建立气道可防止不幸发生。应该避免使用肌松剂。局部麻醉下实施气管切开术是一种安全的选择。

一旦确定诊断，应尽快给予抗生素治疗。经验性治疗方案为头孢噻肟 2g 静脉输注，每 6 小时一次，或氨苄西林 1 ~ 2g 静脉输注，每 6 小时一次，每天加用氯霉素 50mg/kg；但是，患者因素、局部细菌敏感性和咽拭子及血培养的结果可能影响抗生素的选择。支持治疗包括适当的镇静和支气管灌洗。脓肿应手术引流。

没有良好的证据支持使用类固醇。

血管性水肿

涉及上呼吸道的过敏反应可以是局部或全身性过敏反应的一部分。血管性水肿的特点是皮下肿胀。嘴唇、声门上、声门和声门下血管性水肿可能导致呼吸道梗阻。全身反应包括荨麻疹（79%）、支气管痉挛（70%）、休克、心血管崩溃和腹痛[42]。常见的致病因素是膜翅目昆虫、进食贝类及药物。治疗包括立即确保呼吸通畅（图 25.4 和 25.5）、氧疗、肾上腺素和类固醇。因为它很可能复发，应密切观察病情和进行充分的调查。

遗传性血管性水肿是一种罕见的、补体系统遗传性疾病，由 C1 酯酶抑制剂水平降低或无功能所致[43]。它是发生在不同部位的皮肤和皮下组织、包括上呼吸道的无痒无痛性血管性水肿[44]。可预测的原因包括压力、体力消耗和局部创伤（包括口腔及颌面外科手术和喉镜检查）。急性发作对肾上腺素、抗组胺药物或类固醇药物无反应。治疗包括建立安全的气道和输注浓缩 C1 酯酶抑制剂（25U/kg），起效时间是 30 ～ 120min[44-45]。如果没有浓缩 C1 酯酶抑制剂，可以考虑给予新鲜冰冻血浆（2 ～ 4U）。司坦唑醇 1 ～ 4mg/d 或达那唑 50 ～ 600mg/d 已被证明可有效降低发作频率和严重程度[46]。抗纤维蛋白溶解药（如氨甲环酸）不太有效。达那唑、C1 酯酶抑制剂和新鲜冰冻血浆（2 ～ 4U）可用于术前预防[45]。

与血管紧张素转换酶抑制剂有关的血管性水肿越来越多见，可能是缓激肽代谢减少的结果[47]。治疗重点为气道支持。

拔管后喉水肿

大约 20% 的成年人可发生拔管后喉水肿，但通常不会严重到需要预防性的再次插管[48]。过多的气道操作、创伤或长期气管插管、使用高压气囊后发生严重水肿的危险性增加。成人可以密切观察和吸入湿化氧气保守治疗。可使用肾上腺素（1∶1000 溶液 1 ～ 2ml 加入 2ml 生理盐水或未稀释的 1∶1000 溶液 4 ～ 5ml）或消旋肾上腺素（2.25% 溶液 0.25 ～ 0.5ml 加入 2 ～ 4ml 生理盐水）雾化吸入。雾化可能需要每 30 ～ 60min 重复一次。预防性使用类固醇减少拔管后喉水肿仍存在争议，其最佳剂量、持续时间和目标群体还没有明确的界定。最近的一项研究表明，插管超过 36h 的患者，在拔管前 12h 开始静脉输注甲泼尼龙 20mg，每 4 小时一次（总剂量 80mg），可以降低早期再插管的发生率[48]。

梗阻后肺水肿

气道梗阻患者梗阻后肺水肿的发生率可能高达 11%[49]。水肿的发生是因为克服上呼吸道梗阻而用力吸气导致胸腔内和间质组织压力明显下降所致，因此，静水压升高导致液体由肺毛细血管渗出到间质。此外，静脉回流增加可能增加肺血流量和压力，进一步加重水肿。缺氧和交感兴奋状态也会影响毛细血管静水压，虽然肺毛细血管嵌压往往是正常的。水肿通常发生在梗阻解除后几分钟之内，但可能会延迟到 2.5h 之后[50]。治疗包括保持呼吸道通畅、氧疗、利尿、吗啡和限制液体。在重症患者应用持续气道正压或使用 PEEP 通气可能是必要的。肺动脉导管只用于复杂的病例。

（葛庆岗　刘　薇译　李文雄校）

参考文献

1. Practice Guidelines for Management of the Difficult Airway. An updated report by the American Society of Anesthesiologists Task Force on management of the difficult airway. *Anesthesiology* 2003; **98**:1269–77.
2. Henderson JJ, Popat MT, Latto IP *et al.* Difficult Airway Society guidelines for management of the unanticipated difficult intubation. *Anaesthesia* 2004; **59**: 675–94.
3. Brain AIJ. The laryngeal mask: a new concept in airway management. *Br J Anaesth* 1983; **55**: 801–5.
4. McNamee CJ, Meyns B, Pagliero KM. Flexible bronchoscopy via the laryngeal mask: a new technique. *Thorax* 1991; **46**: 141–2.
5. Brain AIJ, Verghese C. *The Intubating Laryngeal Mask (FasTrach) Instruction Manual.* San Deigo, CA: LMA North America; 1998.
6. Ferson DZ, Rosenblatt WH, Johansen MJ *et al.* Use of the intubating LMA-Fastrach in 254 patients with

difficult-to-manage airways. *Anesthesiology* 2001; **95**:1175–81.
7. Frass M, Frenzer R, Rauscha F *et al.* Evaluation of esophageal tracheal combitube in cardiopulmonary resuscitation. *Crit Care Med* 1986; **15**: 609–11.
8. Konrad C, Schupfer G, Witlisbach M *et al.* Learning manual skills in anesthesiology: is there a recommended number of cases for anesthetic procedures? *Anesth Analg* 1998; **86**: 635–9.
9. Holzapfel L, Chastang C, Demingeon G *et al.* A randomized study assessing the systematic search for maxillary sinusitis in nasotracheally mechanically ventilated patients. Influence of nosocomial maxillary sinusitis on the occurrence of ventilator-associated pneumonia. *Am J Respir Crit Care Med* 1999; **159**: 695–701.
10. Hastings R, Vigil CA, Hanna R *et al.* Cervical spine movement during laryngoscopy with the Bullard, Macintosh, and Miller laryngoscopes. *Anesthesiology* 1995; **82**: 859–69.
11. Giudice JC, Komansky H, Gordon R *et al.* Acute upper airway obstruction – fibreoptic bronchoscopy in diagnosis and therapy. *Crit Care Med* 1981; **9**: 878–9.
12. Ovassapian A. Fibreoptic assisted airway management. *Acta Anaesthesiol Scand* 1997; **110** (Suppl): 46–7.
13. Bapat P. Use of a fibreoptic bronchoscope to change endotracheal tubes. *Anesthesiology* 1997; **86**: 509.
14. Reilly PM, Schapiro MB, Malcynski JT. Percutaneous dilation tracheostomy under the microscope: justification for intra-procedural bronchoscopy? *Intens Care Med* 1999; **25**: 3–4.
15. McNamara RM. Retrograde intubation of the trachea. *Ann Emerg Med* 1987; **16**: 680–2.
16. Tinker JH, Dull DL, Caplan RA. Role of monitoring devices in prevention of anesthetic mishaps: a closed claim analysis. *Anesthesiology* 1989; **71**: 541.
17. Benumof JL, Scheller MS. The importance of transtracheal jet ventilation in the management of the difficult airway. *Anesthesiology* 1989; **71**: 769–78.
18. Kress TD, Balasubramaniam S. Cricothyroidotomy. *Ann Emerg Med* 1982; **11**: 197–201.
19. Pryor JP, Reilly PM, Schapiro MB. Surgical airway management in the intensive care unit. *Crit Care Clin* 2000; **16**: 473–88.
20. Delaney A, Bagshaw SM, Nalos M. Percutaneous dilatational tracheostomy versus surgical tracheostomy in critically ill patients: a systematic review and meta-analysis. *Crit Care* 2006; **10**: R55.
21. Silvester W, Goldsmith D, Uchino S *et al.* Percutaneous versus surgical tracheostomy: a randomized controlled study with long-term follow-up. *Crit Care Med* 2006; **34**: 2145–52.
22. Ciaglia P, Firsching R, Syniec C. Elective percutaneous dilatational tracheostomy. *Chest* 1985; **87**: 715–19.
23. Griggs WM, Worthley LIG, Gilligan JE *et al.* A simple percutaneous tracheostomy technique. *Surg Gynecol Obstet* 1990; **170**: 543–5.
24. Anon JM, Escuela MP, Gomez V *et al.* Use of percutaneous tracheostomy in intensive care units in Spain. Results of a national survey. *Intens Care Med* 2004; **30**: 1212–5.
25. Nates JL, Cooper DJ, Myles PS *et al.* Percutaneous tracheostomy in critically ill patients: a prospective, randomized comparison of two techniques. *Crit Care Med* 2000; **28**: 3734–9.
26. Gross JB, Hartigan M, Schaffer DW. A suitable substitute for 4% cocaine before blind nasotracheal intubation: 3% lidocaine–0.25% phenylephrine nasal spray. *Anesth Analg* 1984; **63**: 915–18.
27. Mallampatti SR, Gugino LD, Desai SP *et al.* A clinical sign to predict difficult tracheal intubation: a prospective study. *Can J Anaesth* 1985; **32**: 429–34.
28. Cormack RS, Lehane J. Difficult tracheal intubation in obstetrics. *Anaesthesia* 1984; **39**: 1105–11.
29. Heimlich HJ. A life saving maneuver to prevent food-choking. *JAMA* 1975; **234**: 398–401.
30. Bogdonoff DL, Stone DJ. Emergency management of the airway outside the emergency room. *Can J Anaesth* 1992; **39**: 1069–89.
31. Angood PB, Attia EL, Brown RA *et al.* Extrinsic civilian trauma to the larynx and cervical trachea – important predictors of long term morbidity. *J Trauma* 1986; **26**: 869–73.
32. Miller RD, Hyatt RE. Evaluation of obstructing lesions of the trachea and larynx by flow volume loops. *Am Rev Respir Dis* 1973; **108**: 475–81.
33. ECC Committee, Subcommittees and Task Forces of the American Heart Association. 2005 American Heart Association Guidelines for Cardiopulmonary Resuscitation and Emergency Cardiovascular Care. *Circulation* 2005; **112** (Suppl 1): IV1–203.
34. Afilalo M, Guttman A, Stern E *et al.* Fibreoptic intubation in the emergency department: a case series. *J Emerg Med* 1993; **11**: 387–91.
35. Mittleman RE, Wetli CV. The fatal café coronary: foreign body airway obstruction. *JAMA* 1982; **247**: 1285–8.
36. Barakate MS, Jensen MJ, Hemli JM *et al.* Ludwig's angina: report of a case and review of management issues. *Ann Otol Rhinol Laryngol* 2001; **110**: 453–6.
37. Muehlberger T, Kunar D, Munster A *et al.* Efficacy of fibreoptic laryngoscopy in the diagnosis of inhalation injuries. *Arch Otolaryngol Head Neck Surg* 1998; **124**: 1003–7.
38. Joynt GM, Ho KM, Gomersall CD. Delayed upper airway obstruction. A life-threatening complication of Dettol poisoning. *Anaesthesia* 1997; **52**: 261–3.
39. Park KW, Darvish A, Lowenstein E. Airway management for adult patients with acute epiglottitis: a 12-year experience at an academic medical center (1984–1995). *Anesthesiology* 1998; **88**: 254–61.
40. Mayo-Smith M. Fatal respiratory arrest in adult epiglottitis in the intensive care unit. *Chest* 1993; **104**: 964–5.
41. Ames WA, Ward VM, Tranter RM *et al.* Adult epiglottitis: an under-recognized, life-threatening condition. *Br J Anaesth* 2000; **85**: 795–7.
42. Corren J, Schocket AL. Anaphylaxis: a preventable emergency. *Postgrad Med* 1990; **87**: 167–78.
43. Donaldson VH, Evans RR. A biochemical abnormality in hereditary angioneurotic edema: absence of serum inhibitor of C'1-esterase. *Am J Med* 1963; **35**: 37–44.
44. Joynt GM, Abdullah V, Wormald PJ. Hereditary angioedema: report of a case. *Ear Nose Throat J* 2001; **80**: 321–4.
45. Bork K, Barnstedt SE. Treatment of 193 episodes of laryngeal edema with C1 inhibitor concentrate in patients with hereditary angioedema. *Arch Intern Med* 2001; **161**: 714–18.
46. Niels JF, Weiler JM. C1 esterase inhibitor deficiency, airway compromise, and anesthesia. *Anesth Analg* 1998; **87**: 480–8.
47. Agostoni A, Cicardi M, Cugno M *et al.* Angioedema

due to angiotensin-converting enzyme inhibitors. *Immunopharmacology* 1999; **44**: 21–5.

48. François B, Bellissant E, Gissot V *et al.* 12-h pretreatment with methylprednisolone versus placebo for prevention of postextubation laryngeal oedema: a randomised double-blind trial. *Lancet* 2007; **369**: 1083–9.
49. Tami TA, Chu F, Wildes TO *et al.* Pulmonary edema and acute upper airway obstruction. *Laryngoscope* 1986; **96**: 506–9.
50. Willms D, Shure D. Pulmonary edema due to upper airway obstruction in adults. *Chest* 1988; **94**: 1090–2.

第 26 章

慢性阻塞性肺疾病中的急性呼吸衰竭

Matthew T Naughton 和 David V Tuxen

慢性阻塞性肺疾病或气道疾病（COPD或COAD），这个术语适用于慢性支气管炎和（或）肺气肿的患者。COPD在成人中的发病率为5%，在全球最常见死亡原因中排第5位，也是死亡率逐年增加的唯一主要原因[1]。尽管如此，当病情急性加重时，大多数诱发因素是可逆的，且结果良好[2]。

病因学

COPD的病因可分为环境因素和患者自身因素。环境因素包括吸烟、空气污染、室内烟尘（如室内用固体燃料做饭）和社会经济状况较差。对于95%以上的COPD患者，最大的单一因素是吸烟（图26.1）。然而，只有约15%的吸烟者发展成COPD。与吸烟者相比，由于在吸气顶峰吸入极热和有毒的烟雾时间延长，吸大麻可能导致早产和大泡性肺气肿[3]。患者自身因素包括循环中蛋白酶和抗蛋白酶之间平衡（例如α-1抗胰蛋白酶缺乏症）及抗氧化维生素（A、C和E）的摄入[4]。

病理生理

COPD呼气流速降低是由于气道阻力的增加与肺弹性回缩力降低。黏膜水肿、肥厚、分泌物、支气管痉挛、气道弯曲和气流紊乱、支撑正常小气道的肺实质弹性组织的丢失均可增加气道阻力。肺弹性回缩力下降有两个原因，肺弹性蛋白丢失和肺泡壁破坏引起肺泡表面张力的丧失。

肺弹性回缩力的降低通过减少驱动呼出气流的肺泡内压以及降低腔内气道压来降低呼出气流，正常情况下，腔内气道压的作用是扩张呼气相小气道。用力呼气增加肺泡驱动压力，引起动态气道压缩导致呼出气流无改善或减少。这些因素不同程度的存在，取决于慢性支气管炎和肺气肿的程度以及患者个体。

气流受限导致呼气延长、肺过度充气、吸气肌肉损害、呼吸做功增加和呼吸困难。所有这些因素都可在COPD加重期恶化。

肺过度膨胀包含静态和动态成分。静态成分是指足够长的呼气时间直到呼气气流停止（30 ~ 120s），可使肺和胸壁达到其静态功能残气量（FRC）。肺过度膨胀静态成分是由于肺实质弹性回缩力丧失、胸壁适应性改变以及在整个呼气相气道闭合所致[5]。动态肺过

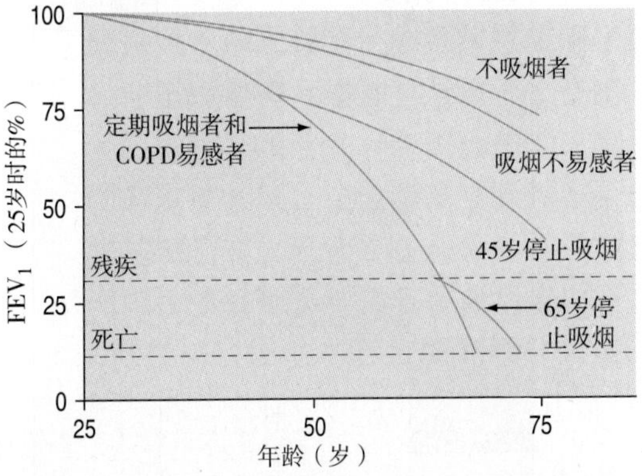

图 26.1 不同吸烟类型患者的肺功能随年龄减退。FEV_1，第一秒用力呼气量；COPD，慢性阻塞性肺疾病

度膨胀是由于缓慢的呼出气流使呼气无法在下一次呼吸周期前完成而导致过度膨胀进一步加重。肺动态过度膨胀的程度取决于气流阻塞的严重程度、潮气量和呼气时间 [6]。因此，过度膨胀的程度因患者每分通气量的变化而不同。每分通气量的影响因素有：产生 CO_2 的量（依赖于运动、饮食或对疾病的代谢反应），无效腔和加重期的气流阻塞。

胸壁过度膨胀导致肌肉长度 - 张力关系不良和机械性损伤，从而诱发患者呼吸肌疲劳和呼吸做功增加，特别是与肌病有关（类固醇、电解质紊乱）。由感染、轻度心功能不全或肺不张引起的肺功能轻度降低增加呼吸功，这是由于呼吸阻抗及无效腔的增加。随着呼吸功负荷的急性改变，患者可能发生急性失代偿性呼吸衰竭和急性高碳酸血症。

中枢性呼吸驱动可能受损，或对生理性触发，如低氧血症或高碳酸血症反应较差，并导致慢性高碳酸血症。这可能发生在睡眠（即阻塞性睡眠呼吸暂停）、肥胖或药物（镇静药、抗癫痫药物、酒精）状态。

缺氧和血管壁的变化导致肺血管收缩、肺动脉高压、肺心病、通气 / 血流比例失调及出现分流。

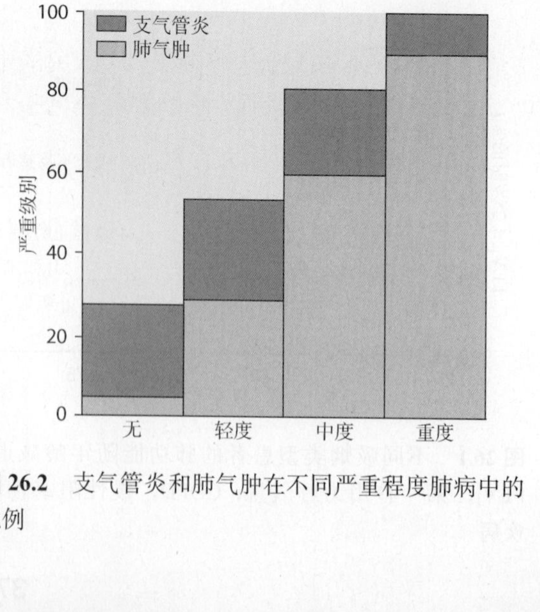

图 26.2 支气管炎和肺气肿在不同严重程度肺病中的比例

慢性支气管炎或肺气肿?

区分慢性支气管炎或肺气肿患者的意义并不明确，因为两个疾病过程通常并存，且治疗原则相似。在每个 COPD 患者可能存在不同程度的五个病理生理过程：①气道炎性狭窄（支气管炎）；②气道结缔组织丧失；③肺泡和毛细血管的丧失；④过度膨胀；⑤肺血管阻力增加。早期 / 轻度 COPD 往往是支气管炎为主导，伴有极轻的肺气肿（图 26.2），而慢性阻塞性肺病变得严重时，则相反。然而，认识到慢性阻塞性肺病是由这些模式中的其中之一为主导对临床类型和预后是有帮助的。

COPD 急性呼吸衰竭的临床特征

COPD 并发急性呼吸衰竭（ARF）可呈现两个明显的临床特征（表 26.1）[7]。

急性呼吸衰竭的诱因

感染约占 50%，心功能衰竭约占 25%，其余 25% 包括分泌物滞留、空气污染、共存的医疗问题（如肺栓塞、服药依从性或不良反

表 26.1　正常碳酸血症与高碳酸血症 COPD 患者的临床差异

正常碳酸血症（$PaCO_2$ 35 ~ 45 mmHg）	高碳酸血症（$PaCO_2$ > 45 mmHg）
肺气肿患者多于慢性支气管炎患者	慢性支气管炎患者多于肺气肿患者
瘦	肥胖
吹笛样呼吸	中枢神经系统抑制，考虑氧疗
呼吸辅助剂利用	醉酒、应用镇静、镇痛药
肺过度膨胀	睡眠相关的低通气
右心室衰竭出现晚	早期出现右心室衰竭

应）或无明显诱因（表 26.2）[8]。

80% 的加重期患者中，最常分离出的细菌菌株为肺炎链球菌和流感嗜血杆菌 [9]、草绿色链球菌 [10]、卡他莫拉克菌属（以前为布兰汉球菌属）[11]、肺炎支原体 [12]，也可能分离到铜绿假单胞菌。20% ~ 30% 的加重期患者可以分离出病毒，包括鼻病毒 [13]、流感和副流感病毒、冠状病毒和偶见的腺病毒和呼吸道合胞病毒。然而这些微生物是致病菌还是定植菌往往不清楚。

肺炎

据估计，肺炎患者中需机械通气的约占 20%[13]，最常见于肺炎链球菌和流感嗜血杆菌感染，偶见于支原体、军团菌、肠道革兰阴性菌和病毒感染。

左心室衰竭

左心室（LV）收缩功能衰竭可能起因于并发的缺血性心脏病、液体过多、心动过速或肺源性双心室功能衰竭。左心室舒张功能衰竭经常发生，低氧血症、心动过速 [14]、内源性 PEEP（PEEPi）引起的心包受压或右心室（RV）扩张可诱发左心室舒张功能衰竭。

表 26.2 导致 COPD 患者出现急性呼吸衰竭的诱因

感染（包括呼吸道）
左心衰竭（收缩与舒张性）
痰液积存（手术或创伤）
肺栓塞
气胸与肺大疱
未控制的氧疗
镇静
治疗依从性差或不良反应
营养性（K、PO_4、Mg 不足，碳水化合物过量）
睡眠呼吸暂停

COPD 呼吸功的增加可引起高达 10 倍的血流流向呼吸肌肉 [15]，从而导致整体心输出量需求的增加。心功能处于代偿边缘的患者可能诱发心功能衰竭。采用多普勒超声心动图可以准确地分辨左、右心室衰竭。肺充血可能很难诊断，因为异常呼吸音和胸部 X 线表现在 COPD 中很常见。最近的研究显示，经超声心动图证实，51% 的慢性阻塞性肺病急性加重期患者存在着左心衰竭（收缩性 11%、舒张性 32%、收缩性和舒张性 7%）[16]。

非控制性给氧

非控制性给氧可能诱发 COPD 患者出现更严重的急性高碳酸血症，原因是：①血液分流到低通气 / 灌流区域以及无效腔增加；②缺氧驱动力的丧失；③二氧化碳从血红蛋白分离（霍尔丹效应）；④焦虑缓解和呼吸急促减缓。

诊断和评估

诊断

COPD 的临床检查发现取决于 COPD 的严重程度。

轻度 COPD 稳定期，第一秒用力呼气量（FEV_1）占 50% ~ 70% 的正常预计值，患者用力呼气出现呼气相哮鸣音和轻度劳累性呼吸困难。

中度 COPD，FEV_1 占 30% ~ 50% 正常预计值，患者出现与过度充气临床症状有关的中度至重度劳累性呼吸困难（肝上界超越乳头和心界消失）和呼吸功增加的表现（使用辅助呼吸肌）。

重度 COPD 稳定期（FEV_1 < 30% 的正常预计值），休息时出现与呼吸急促有关的辅助呼吸肌的显著使用、吹哨样呼吸、低氧血症和肺动脉高压症状（右心室隆起，肺动脉第二心音响亮，颈静脉压力 a 波抬高）和肺心病（颈静脉压力升高、肝大、足踝水肿）。

重度 COPD 不稳定期，休息时，患者出现明显呼吸急促、低氧血症和心动过速，一些患者出现高碳酸血症的临床表现（皮肤静脉血管扩张、视力模糊、头痛、迟钝、意识紊乱）。

临床检查也可识别可能诱发疾病加重的相关病情，如感染引起的支气管呼吸音及湿性啰音，与心衰相关的湿性啰音及心脏扩大或气胸导致纵隔移位。

基本检查，如肺活量测定对证实临床诊断和确定疾病的严重程度非常有用。FEV_1 降低可能是对 COPD 严重程度最好的判断。患者最初肺活量（VC）是正常的，在病程晚期降低，但 VC 下降的程度较 FEV_1 下降的程度轻。

不应用支气管扩张剂的情况下，$FEV_1/VC < 70\%$、FEV_1 占 50% ~ 80% 的正常预计值通常表明患者为轻度 COPD。支气管扩张剂明显有效，FEV_1 增加 12% 或以上和 VC 增加 200ml，提示哮喘。FEV_1 占正常预计值的 30% ~ 50%，提示为中度 COPD。$FEV_1 < 30\%$ 的正常预计值提示患者为重度 COPD。

虽然诊断可能仅基于肺活量，进一步测试肺功能对了解疾病的特点可能是有用的。流量 - 容积曲线表明，患者在不同肺容积时呼气流速减少，曲线显示特征性“凹”型呼气流量模式。氦气稀释法或体积描记法测量肺容积时，肺总容量、FRC 和残气量升高。在 COPD，典型的残气量 / 肺总量 > 40%，代表胸腔内气体闭陷。总肺一氧化碳摄取（TLCO）是一种肺泡表面面积测量方法，TLCO 下降的面积近似于肺气肿的面积（TLCO 通常 < 80% 的正常预计值）。

胸部 X 线通常会显示肺过度充气区域，如胸片可见 10 根后肋，6 根前肋或心前区大含气区（> 胸骨长度的 1/3），膈肌低平（侧位胸片最佳）和肺纹理稀少。肺动脉高压影像学表现为肺动脉近端血管纹理扩大和远端血管纹理减少以及右心室和右心房扩大的表现。胸片有时可见明显的肺大泡。

胸部高分辨 CT 扫描（1 ~ 2mm 断层）可以显示肺气肿的特征性表现和分布区域。它也可以同时评估支气管扩张、肺纤维化和左心室衰竭[17]。检测肺部病变（如肿瘤）时，这种扫描不如标准胸部 CT 扫描（1cm）敏感。核素通气 / 灌注扫描也可以显示 COPD 的特征性表现。

心电图（ECG）通常正常，但可能显示右心室或右心房肥大和右心室受损，包括肺性 P 波，电轴右偏，在 V1-2 导联出现突出的 R 波，右束支传导阻滞，ST 段压低及在 V1-3 导联出现 T 波低平或倒置。这些变化可能是由于慢性肺血管阻力增加，或者是发病过程中肺血管阻力明显增加，有可能是急性发病。心电图也可显示同时存在的缺血性心脏病、心动过速和心房颤动。有时需要持续心电图监测以诊断短暂的心律失常，心律失常可能诱发病情急性恶化。70 岁以下无肾功能损伤的患者，血浆脑利钠肽（BNP）可能有助于诊断肺源性心功能衰竭。

鉴别诊断

慢性哮喘的病史表现为长期呼吸困难、气喘、咳嗽，通常在夜间或运动后发病，从童年开始发病并有明确的诱因（如天气、灰尘、宠物、药品），患者对类固醇或吸入 β_2- 受体激动剂反应良好。迟发性哮喘（> 40 岁）并不少见，往往与反复性胃食管反流有关。这两种类型的哮喘，TLCO 是正常的。如果患者患有不稳定性哮喘，通常 FEV_1 对支气管扩张剂有反应。对肺功能正常但可疑哮喘的患者，通过 FEV_1 对吸入性刺激物的反应（如乙酰甲胆碱或高渗盐水）可协助鉴别哮喘和呼吸困难的其他原因。

闭塞性细支气管炎是病毒感染、吸入有毒气体、骨髓 / 心脏 / 肺移植、或应用相关药物（如青霉胺）之后出现的稳定的气流阻塞。患者一般在感染后开始咳嗽几周以及出现隐匿性呼吸困难。影像学表现从正常到弥漫性结节网状结构样改变。确诊需要经支气管镜或胸腔镜进行肺组织活检。组织学上，患者表现为慢性支气管炎的特征，如果肉芽组织延伸进入肺泡，则称为闭塞性细支气管炎或肺炎。去除诱发因素及类固醇治疗通常预后良好。

支气管扩张往往与固定的轻度至中度的气流阻塞有关。慢性排痰性咳嗽（每天，连续

2 年）是特征性表现。其他临床表现包括杵状指，肺局部湿啰音等，高分辨率 CT 表现为扩张或闭塞的小气道至少是伴行血管的两倍等。

慢性阻塞性肺病可与慢性心功能衰竭（CHF）鉴别，两者亦可共存，因为这两种疾病常见于吸烟者[14,16]。端坐呼吸和阵发性夜间呼吸困难与心脏功能衰竭的严重程度相关。心肌缺血或心房颤动病史应警惕心功能衰竭的可能。超声心动图和高分辨率 CT（从仰卧位到俯卧位的变化观察间质水肿的移动）有助于慢性心功能衰竭的诊断。

呼吸衰竭的诊断

慢性阻塞性肺病急性加重临床上常见。然而，重要的是诊断其恶化的程度。

血气

血气对评估低氧、高碳酸血症和酸碱平衡是必要的。碳酸氢根＞ 30mmol /L 和碱剩余＞ 4mmol/L 表示肾代偿，要意识到慢性高碳酸血症的可能。然而，需要排除其他原因引起的血清碳酸氢根离子升高（如利尿治疗、大剂量类固醇或大量胃液丢失），慢性高碳酸血症可能会被错误的假设和高估了 COPD 的严重程度。为了使 pH 值恢复到正常范围，慢性高碳酸血症的肾代偿使 $PaCO_2$ 升高（$PaCO_2$ ＞ 40mmHg），$PaCO_2$ 每升高 10mmHg，血清中碳酸氢根离子将增加约 4mmol。不管 COPD 患者平时的 $PaCO_2$ 水平如何，如果 $PaCO_2$ 急剧上升导致动脉 pH 值下降，表明机体失代偿，呼吸衰竭的风险增加。

非通气治疗

氧疗

经鼻导管低流量吸氧或文丘里面罩给氧（24% ~ 35%）能够使 SpO_2 达到 90%±2% 的水平，这个水平的 $SpCO_2$ 将避免大多数 COPD 伴急性呼吸衰竭患者的 $PaCO_2$ 明显增加。初始 $PaCO_2$ ＞ 50mmHg 和 pH ＜ 7.35 的患者二氧化碳分压的增加最常见[18]。如果 $PaCO_2$ 过度升高（＞ 10 mmHg 或 1.33kPa），吸氧浓度应降低，使 SpO_2 较前降低 2% ~ 3%，应重复进行动脉血气分析。如果氧疗后 $PaCO_2$ 没有上升，应使患者达到较高的 SpO_2。

缺氧没有改善（如 SpO_2 ＜ 85%）提示存在另外的问题，如肺炎、肺水肿、栓子或气胸。应该开始相关检查和使用较高水平的供氧系统（见第 24 章）。虽然应避免吸入高浓度的氧气，但逆转缺氧非常重要。高碳酸血症时不应该禁止给氧，如果高碳酸血症恶化，不应该停止给氧。

支气管扩张剂

COPD 急性加重期常规给予支气管扩张剂，因为支气管扩张剂通常可逆转部分气流阻塞，改善黏膜对分泌物的清除[19]。一项关于非卧床 COPD 患者应用抗胆碱药物和（或）β_2 受体激动剂（短效和长效）超过 3 ~ 60 个月的大样本、随机对照研究表明，抗胆碱药物治疗 COPD 急性发作在住院期间和呼吸导致死亡方面比安慰剂更有效[20]；β_2 受体激动剂与安慰剂相比，在急性发作期或住院期间没有明显优势，安慰剂在呼吸导致死亡方面优于 β_2 受体激动剂[20]。

抗胆碱能药物

抗胆碱能药物（如异丙托溴铵），已被证明治疗 COPD 与 β 受体激动剂疗效相似或比 β 受体激动剂具有更强大的支气管扩张作用[1,21-22]，且不良反应较少，无快速耐药性。COPD 急性呼吸功能衰竭患者应常规使用抗胆碱能药物，现在许多人认为它们是首选药物[1]。异丙托溴铵 0.5mg 2ml 雾化，最初 2h 一次，然后每 4 ~ 6h 一次。长期使用异丙托溴铵已被证实可以降低 COPD 急性加重的发生率[23]，因此推荐在门诊对 COPD 患者使用。长效抗胆碱能药物（如噻托溴铵）可每日给药一次。

β_2 受体激动剂雾化

对于 COPD，β 受体激动剂雾化也是有效的支气管扩张剂[21-22]，虽然它们可能会引起心动过速、震颤、钾及 $PaCO_2$（因肺血管扩张）轻度降低和快速耐药性。β 受体激动剂（如沙丁胺醇、特布他林或诺特罗）与异丙托溴铵联合使用，每 2 ~ 4h 定期雾化一次。这种联合用药已被证明比任何药物单独使用更有效[1]。不推荐常规使用肠外拟交感神经剂。病情稳定的患者，长期使用 β 受体激动剂可改善呼吸困难症状，特别是 COPD 对支气管扩张剂有明确反应的患者。长效 β 受体激动剂也可改善 COPD 患者的症状、生活质量和运动能力[24]。

氨茶碱

对于 COPD，氨茶碱是一种弱的支气管扩张剂。它提高了膈肌收缩力，刺激呼吸驱动力[25-26]，改善纤毛传输[27]和右心功能[28]，是一种抗炎药[29]及弱利尿剂。一些研究已经表明，氨茶碱对 COPD 没有优势和明显不良反应[30]，在不稳定 COPD 中有微弱优势[31]。氨茶碱有许多附加效应，也可能使 COPD 患者受益。对于 COPD 加重期，尽管患者是否受益于氨茶碱治疗尚有疑问，通常这类患者也使用氨茶碱［负荷剂量 ~ 6mg/kg，30 分钟内静脉输入，然后 0.5mg/(kg · h) 静脉输入］。血清茶碱水平必须定期监测，以减少中毒的危险。低血药浓度治疗（55 ~ 85mmol/L）的目的是寻找疗效与不良反应的最佳范围[32]，高血药浓度治疗范围（85 ~ 110mmol/L）几乎没有任何额外的好处，而不良反应明显增加[32]，但认为对膈肌收缩力及刺激呼吸驱动力是必要的。有一些证据支持 COPD 患者长期使用氨茶碱[33]，但由于其治疗范围较窄，应当谨慎使用。

类固醇

在 COPD 急性加重期，短效类固醇已被证实可以改善气流阻塞[34]，包括那些需要接受机械通气的 COPD 患者[35]。使用剂量与急性哮喘患者相似。Albert 等的研究中，每间隔 6h 使用甲泼尼龙 0.5mg/kg，持续时间 72h[34]，证实可使 COPD 加重期患者获益。当前美国胸科学会的指南建议，口服泼尼松 0.5mg/(kg · d) 持续 10 天，然后停药，而疗效取决于患者对治疗的反应以及他们发病前的用药[1]。如果明确是由细菌性肺炎导致的病情加重而不伴有支气管痉挛，应避免使用类固醇。

COPD 患者长期口服类固醇，会导致与之相关的不良反应（骨质疏松症、糖尿病、消化性溃疡、肌病、全身性高血压、液体潴留、体重增加）增加，这有可能影响生活质量和诱发患者再次住院，因此不推荐使用[1]。15% 的患者接受类固醇治疗后出现明显支气管扩张反应。COPD 伴有哮喘者，长期大剂量（口服或吸入）使用类固醇可能是必要的。大多数 COPD 患者，长期吸入类固醇不会改善肺功能或延长寿命，但的确提高了他们的生活质量，减少住院，因此推荐长期治疗者可使用中低剂量类固醇吸入[1]。

抗生素

抗生素对感染引起的 COPD 急性发作患者有治疗作用。对于需门诊治疗的加重期患者，阿莫西林是一个合适的一线抗流感嗜血杆菌和肺炎链球菌的药物[36]。COPD 严重恶化需要住院的患者有必要更新药物，如环丙沙星或第三代头孢菌素[37]。肺炎的抗生素应用在本卷其他地方讨论。

气道分泌物清除技术

下呼吸道分泌物的清除是至关重要的。

胸部物理治疗

作为 COPD 的治疗和预防措施，应开始胸部物理治疗及定期重复进行。鼓励患者咳嗽和深呼吸是两个最重要的因素。“气囊正压呼气（PEP）”是一个协助痰液清除的廉价方法，用于清除气道残留分泌物或咳痰困难的患者。

黏液溶解雾化剂

黏液溶解雾化剂，如乙酰半胱氨酸，对 COPD 加重期患者是否有益还不明确[38]。已经证明口服黏液溶解剂可减少咳嗽频率和稳定期

COPD 的严重程度[39]。

经口咽 / 鼻咽吸痰

经口咽 / 鼻咽部吸痰可以在带或不带鼻咽通气道情况下进行。这是一种可取的方法，吸痰管进入气管有助于在患者意识抑制状态下清除咽部分泌物、刺激咳嗽及清除下呼吸道咳嗽到下咽的分泌物。

纤维支气管镜

纤维支气管镜检查偶尔用于 COPD 急性呼吸衰竭患者。虽然纤维支气管镜可有效清除痰液，但对于呼吸功能处于临界的患者，难以耐受使用纤维支气管镜频繁吸痰。适应证包括怀疑痰栓堵塞的肺叶实变、支气管肺泡灌洗用于诊断肺炎或协助清除难以清除的分泌物。

其他措施

适用于某些患者的其他辅助措施。

水化、利尿剂、地高辛和血管扩张剂

COPD 患者对液体状态的变化很敏感，静脉内输入液体应谨慎和最少化。利尿剂和地高辛可使左心衰患者受益。即使左心衰的证据非常少，利尿试验值得用于对一般治疗无反应的患者。地高辛已被证明可以改善肺心病患者的左心室功能[40]。

利尿剂会降低肺心病患者的液体超负荷，但应密切注意重度肺动脉高压患者，右心室充盈压下降可能导致心输出量下降。地高辛改善肺心病患者右心室功能尚未得到证实，其中的首要问题是后负荷的增加[41]。肺动脉高压在重度 COPD 常见，并且与不良预后有关。在 COPD 稳定期使用肺血管扩张剂快速有效[42]，但尚未被证实可以改善预后[43]。COPD 出现急性呼吸衰竭，肺动脉高压必然加重，可能诱发急性肺心病的发作。虽然没有得到临床证实，在这种情况下使用肺血管扩张剂是合理的。许多药物已经或正在进行试验，以降低 COPD 患者的肺动脉高压。这些药物包括钙离子通道阻滞剂（如硝苯地平）、内皮素受体拮抗剂（如波生坦）、磷酸二酯酶抑制剂（如西地那非）及前列环素（如 epoprostenil、伊洛前列素和 trepostinil）[42]。不良反应包括全身性低血压、心动过速、缺氧加重及血流动力学改善失败。一项有关血管扩张剂的试验发现，如果肺心病患者出现急性呼吸衰竭，只要认真监测其对治疗的反应，应用血管扩张剂是合理的。诊断肺动脉高压和观察患者对治疗的反应可能需要留置右心导管。

抗凝剂

推荐皮下注射肝素（5 000U，每日 2 次）作为预防静脉血栓形成的措施。COPD 患者合并肺动脉高压没有关于使用华法林的证据。

纠正电解质紊乱

纠正电解质紊乱是重要的。低磷血症常见，可能会导致呼吸肌无力[44]。低镁血症[45]、低钙血症[46]和低钾血症也可能存在，并可能损害呼吸肌功能。不适当抗利尿激素的释放，或过度使用利尿剂和静脉输液不当可能会导致低钠血症的发生。

甲状腺功能低下

甲状腺功能减退症是一个需要识别的重要疾病，特别是在高碳酸血症患者。

肋间引流术

肋间引流术的适应证：气胸、胸腔积液影响呼吸功能。患者需要从肋间插入导管，可能会发生感染和不适，因此患者必须住院。单纯气胸并发症很少，住院率低，住院时间较短。

呼吸兴奋剂

许多药物已被证明能增加呼吸驱动力并降低 $PaCO_2$。包括乙酰唑胺、黄体酮、纳洛酮、多沙普仑和阿米三嗪。使用这些药物的先决条件是患者呼吸驱动力下降，而大多数急性呼吸衰竭的发生原因是应对呼吸负荷增加的能力下降。这些药物的不良反应包括增加呼吸困难和疲劳，使用阿米三嗪可导致睡眠障碍，并加重肺动脉高压。呼吸兴奋剂没有被证实可以改善短期或长期预后。因此，不推荐在急性呼吸衰竭患者中使用呼吸兴奋剂。麻醉药或苯二氮䓬类药物引起的呼吸抑制，纳洛酮或氟马西尼是最好选择。

营养

营养支持对 COPD 患者很重要，因为患有重度 COPD 患者在住院时往往伴有营养不良或营养状况恶化。营养不良与呼吸肌肉力量的降低、疲劳、急性呼吸衰竭和增加死亡的危险有关。肠内营养为首选，如果患者不耐受肠内营养，可考虑进行肠外营养。应避免碳水化合物提供过多的热量，因为这将增加二氧化碳的产生，并可能导致呼吸衰竭恶化。低碳水化合物 / 高脂肪组合是急性呼吸衰竭患者自主通气期间的首选营养方案。

无创通气（NIV）

无创通气是一种经鼻或面罩进行的呼吸支持技术，不需气管插管。几项关于应用无创通气治疗 COPD 急性高碳酸血症型呼吸衰竭的随机对照研究已证明，无创通气能改善呼吸生理、降低病死率（长达 12 个月）、减少医源性并发症、降低气管插管和机械通气的次数和缩短住院时间 [47-50]。所有研究都显示，患者具有良好的耐受性（80% 患者），不良反应很少，与对照组相比可改善氧合和 $PaCO_2$[51,52]。

无创通气的目标：①减轻呼吸肌肉负荷，改善通气与氧合，减少二氧化碳蓄积和纠正酸中毒，直至根本问题得到解决；②间断应用时，抵消了上气道阻力和肺容积增加以及睡眠和体位改变对通气造成的不良影响。

无创通气的适应证为 COPD 急性加重，并有：①急性呼吸困难；②呼吸频率 > 28 次 / 分；③ $PaCO_2$ > 45 mmHg，pH 值 < 7.35（尽管患者得到了最佳的药物治疗，并没有过度给氧）。虽然这些适应证都为 COPD 轻度恶化的患者，大多数随机研究中将这些适应证作为指南 [47-50]。最初的指南建议，应用无创通气只限于 pH 值在 7.25 ~ 7.35 之间的患者，但最近的证据表明，无创通气对那些 pH 值较低（< 7.0）和伴有更严重的高碳酸血症（高达 140mmHg）患者也有帮助作用 [53]，另外，拔管后应用无创通气可明显降低再插管率 [54]。最近无创通气已用于缺氧型呼吸衰竭患者 [55]，但对于低氧血症、正常或低 $PaCO_2$ 患者应用无创通气的成功率明显降低 [56]。无创通气对不适于应用有创机械通气的患者可能会有一定作用。

无创通气的不良反应：不舒适、不耐受、皮肤坏死、胃扩张和误吸。患者对压力支持的耐受性优于辅助 / 控制通气模式 [51]。

有创机械通气

急性呼吸衰竭的后果与有创通气决策

尽管患者接受了包括无创通气在内的积极保守治疗，呼吸衰竭仍继续进展或难以解决，有创机械通气支持可能是必要的。当决定给近终末期肺部疾病及有创通气治疗不能改善其生活质量的患者实施有创通气时，临床医生需要认真考虑。这项决定需要考虑急性呼吸衰竭的结果。

COPD 患者与年龄相当的普通人群相比预期寿命减少，预期寿命根据 FEV_1（图 26.3）评估，且随 COPD 的严重程度而相应缩短。

COPD 患者发生了急性呼吸衰竭，其生存率进一步降低（图 26.3）。只有支气管炎导致的急性呼吸衰竭预后较好 [2]，然而，导致急性呼吸衰竭有很多严重诱因，如肺炎、左心功能衰竭、肺栓塞等，这些患者预后较差 [57]（见图 26.3）。

如果急性呼吸衰竭需要有创机械通气，生存率进一步降低（图 26.3）。大多数患者不需要机械通气，其中较为严重 COPD 亚群的短期生存率还是不错的，一些研究中的住院生存率高达 80%[58]，但 2 ~ 3 年生存率明显降低（图 26.3）[59,60]。急性呼吸衰竭的严重程度和基于 FEV_1 的 COPD 严重程度、生活方式评分和呼

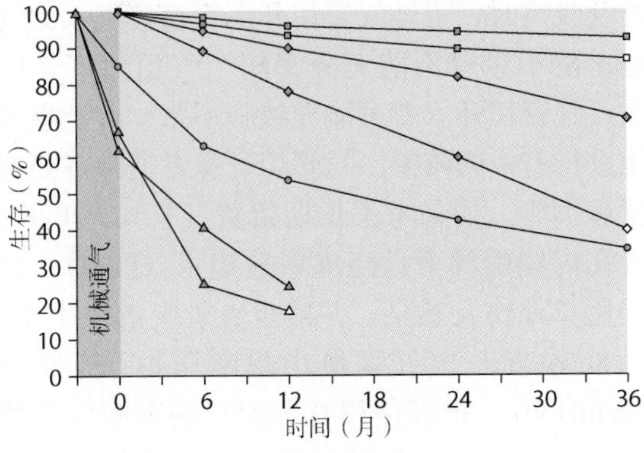

图 26.3　COPD（慢性阻塞性肺病）不同患者群体的生存曲线。注意：这只是基于其他研究的近似图而已[13]，这些研究中的患者数量、标准和研究周期都有所不同[57]。FEV_1，第一秒用力呼气量；ARF，急性呼吸衰竭

吸困难评分也可预测预后[13,57]。生活方式[13]和呼吸困难[61]分类可能是决定保留机械通气的最有用因素。生活方式 3（不能外出和至少部分依靠）和 4（床上或椅子上）表明预后较差（图 26.3）[13]，积极治疗不能改善其生活质量。

因此，有创机械通气可拒绝用于终末期肺部疾病患者，这些患者生存率低、生活质量较差或有长期呼吸机依赖的可能。这样的决定必须基于以下标准。总之，患者必须满足以下拒绝有创机械通气的标准：

- 患有已知的严重 COPD，已被评估且对恰当的治疗无反应；
- 因呼吸困难生活方式严重受限，先前生活质量较差；
- 不存在疾病的可逆因素（如肺炎、痰潴留、左心室功能衰竭）。

如果患者可疑为终末期肺部疾病，但没有足够的证据，可尝试积极治疗试验，包括进行有创机械通气，如果失败，就撤除治疗。大多数 COPD 急性呼吸衰竭患者并不是终末期疾病，尽管危及生命，经积极治疗其短期预后是好的。

有创机械通气支持的适应证

- 尽管采取无创通气支持，患者仍存在呼吸疲劳和即将发生呼吸衰竭的临床表现；
- 因疲劳或高碳酸血症，或两者同时存在导致的意识状态恶化；
- 吸入高浓度氧气难以纠正缺氧；
- 由于分泌物清除障碍导致病情恶化；
- 呼吸骤停。

机械通气技术

COPD 机械通气的目标是实施通气支持直到疾病的可逆部分改善，使呼吸肌休息和恢复，同时防止无谓的消耗和减少动态过度充气。上述目标最好由低水平通气支持完成。患者需要低水平呼吸支持时，开始的压力支持水平设为 8 ～ 15cmH$_2$O，PEEP 设为 3 ～ 8cmH$_2$O。完全衰竭、呼吸停止后、昏迷或不耐受单独实施压力支持的患者，应开始或转换到同步间歇指令通气模式。

使用低分钟通气量（指南推荐 115ml/kg）并允许足够的呼气时间以避免过度动态充气。这可以通过小潮气量（8ml/kg）、呼吸频率＜14 次 / 分来实现[6,62]。动态充气可以通过可视的呼气流量 - 时间曲线、测定气道平台压（P_{plat}）或 $PEEP_i$ 进行临床评估。应用吸气末停顿 0.5s 测量 P_{plat}，因这种测量方法缩短呼气时间，因此只用于单次呼吸，如果将它应用于连续呼吸，动态过度充气增加，导致 P_{plat} 升高及增加患者的风险。如果 P_{plat} ＞ 25cmH$_2$O，有可能存在动态过度充气，应该降低呼吸频率。如果胸壁顺应性降低，P_{plat} 可以升高，但不是动态过度充气。通过延长呼气末暂停测定内源性 PEEP 能更直接地评估动态过度充气。只要测量的 $PEEP_i$ 是准确的，它是一个评估动态过度充气有用的工具。对于严重气流受限的患者，可能有必要接受低水平 $PEEP_i$，如果 $PEEP_i$ ＞ 8 ～ 10cmH$_2$O 时，必须考虑延长呼气时间。尽管仍有争议，推荐使用高吸气流速[6,63]，

因其可缩短吸气时间，因此在呼吸频率不变的情况下，呼气时间得到延长，可进一步降低动态过度充气和肺泡压力[6]并改善气体交换[63]。

如果动态过度充气严重，会引起循环系统受损或气压伤的风险，此时应降低分钟通气量，实施允许性高碳酸血症。由于自主通气会增加动态过度充气，应使用镇静剂以减少自主呼吸。除非必要，应避免使用肌松剂。控制通气过程中，当动态过度充气处于临界状态时，应避免 $PEEP_i$ 的出现，因为 $PEEP_i$ 加重了肺过度充气[64]。

如果动态过度充气并不严重，应该鼓励患者自主呼吸，促进持续的呼吸肌活动，并尽量减少呼吸消耗。Flow-by、压力支持和低水平 CPAP 可降低自主呼吸做功，促进形成更好的通气模式。通常情况下，CPAP 大约等于 $PEEP_i$ 水平[65]。这些患者必须进行监护，因为每一种支持方法通过不同的机制增加动态过度充气，导致循环受损或气压伤的风险。Flow-by 通过呼气阀门增加阻力，压力支持增加潮气量，并可增加吸气时间，CPAP 可以增加功能残气量。

有创机械通气的撤离

严重 COPD 患者撤离呼吸支持很困难，需要较长时间。已提出许多标准来评估患者脱机的能力[66]；然而，任何一条标准的预测价值均有限。简单的一条标准——患者呼吸频率 / 潮气量 < 100 次 / 分 / 升对成功脱机具有最佳预测价值，但在脱机期间，这种过于简单的临床评估的优势是不确定的[66]。呼吸机的撤离在本卷的其他地方进一步讨论。

气管切开术

在少数有创通气拔管失败或需要长期呼吸支持的患者，气管切开术可能是有益的。超过 10 天的气管插管患者，创伤和脓毒症的风险增加。

气管切开允许长期的呼吸支持，能有效清除痰液，保护上呼吸道防止口腔分泌物误吸，减少无效腔及上气道阻力有助于脱机。与经鼻 / 口气管插管相比，气管切开术侵入性更小，因此很少需要镇静。此外，在支气管镜检查及吸痰时，可经气管切开套管直接进入大气道。由于患者不能充分密闭上气道而产生咳嗽，气管切开术有可能导致肺不张，直至患者能进行有效的咳嗽。气管切开患者通常需要留置鼻饲管。如果考虑长期留置气管切开套管，可在内镜引导下行经皮胃造瘘术（PEG），以避免鼻外伤及感染，并减少食管炎的发生率。每 8h 检查一次气囊最小阻断压力（通常 < 20cmH_2O）。推荐使用充分湿化的双腔气管切开套管以便清洗内管并避免干燥分泌物堵塞管腔。

考虑拔除气管切开套管：

1. 没有上气道梗阻（如没有肉芽组织或气管狭窄）。
2. 吸痰次数减少（每隔 2 ～ 4h 以上吸痰一次）。
3. 患者合作，有良好的咳嗽能力，如呼吸肌力良好。
4. 患者能够保护上呼吸道，避免误吸。
5. 患者很少依赖有创通气支持（如非连续支持）和可用无创通气支持。
6. 氧合需求减少（如 $FiO_2 < 40\%$）。

脱机失败

尽管所有可逆因素已优化，少数终末期肺部疾病患者将无法成功地逐步脱离呼吸支持。这样的患者有以下选择：

- 长期的医疗机构或家庭通气支持；
- 撤离呼吸支持。长期需要机械通气的患者，一般健康状况较差，生活质量差，撤离呼吸支持可能是一个最好的选择。

转出 ICU 后的处理

康复

所有 COPD 患者应考虑进行康复治疗，特别是发生急性呼吸衰竭的患者。许多随机对照研究显示，康复治疗可改善运动生理、肺功能与生活质量，并减少住院率[67-68]。康复方案包括多方面的教育以及上、下肢和呼吸肌的有氧锻炼，通常每周三次，6 周一个疗程。建议患者继续定期练习直至能独立生活。

疫苗接种

所有 COPD 稳定期患者应考虑接种疫苗。推荐每年接种一次流感疫苗和每 5 年接种一次肺炎球菌疫苗[1]。

肺减容手术

肺减容手术是针对年龄＜ 75 岁、伴有进展性无功能肺气肿患者的姑息性手术。位于一侧或两侧肺血流灌注不良和通气不良的区域，被认为压迫功能保存良好的肺组织的区域，因此，这些区域可沿胸骨中线切开或在影像的帮助下经内镜切除[69]。这些区域通常位于肺尖部，用通气 / 灌流扫描和高分辨率 CT 扫描可确定其位置。手术适应证：已接受肺部康复训练、接受最佳治疗后无呼吸困难且解剖适合的肺气肿（尖部大泡患者）。严重肺气肿（如 FEV_1 或 TLCO ＜ 20%）患者不可能受益[69]。数据表明，平均 FEV_1 从 0.5 增加至 0.91L，或平均 6min 步行距离从 205m 增加至 290m 的患者，生活质量明显改善。生理改善的峰值出现在 1 ～ 2 年后，此后下降到术前水平。尚无证据表明肺减容手术能改善存活率[69]。

肺移植

肺移植是另一种姑息性手术，适用于进展为无功能性 COPD、年龄＜ 65 岁、没有呼吸机依赖、泼尼松龙维持剂量不到 10mg/d、无其他明显合并症的患者。肺移植术可在肺减容手术后进行。目前 1 ～ 2 年 及 5 年的国际生存率分别是 75%、66% 和 50%[70]。常见的并发症是全身性高血压、闭塞性细支气管炎、急性排斥反应、巨细胞病毒感染和肿瘤[66]。因捐赠的肺源有限，因此其在 COPD 的广泛应用仍有疑问[71]。

表 26.3　体重指数、气流梗阻、呼吸困难和活动能力指数（BODE）（最大为 10）

评分	0	1	2	3
FEV_1（% 预计值）	＞ 65	50 ～ 64	36 ～ 49	＜ 35
6 分钟步行距离	＞ 350	250 ～ 350	150 ～ 250	＜ 150
校正的 MRC 呼吸困难评分	0 ～ 1	2	3	4
体重指数	＞ 21	＜ 21		

2 分、3 ～ 4 分、5 ～ 6 分和 7 ～ 10 分的 4 年生存率分别为 80%、70%、60% 和 20%。MRC 评　分（Modified Medical Research Council score）从 0（无呼吸困难）到 4 分（极度呼吸困难，不能穿衣或离开家）[75]

FEV_1，第一秒用力呼气量

预后

在英国，十分严重的 COPD 患者经入院治疗，住院病死率为 7%，90 天病死率为 15%[72]。病死率的预测因素包括体力状况、年龄和入院时血清尿素、白蛋白、pH 值和血氧饱和度以及监护病房中是否配备呼吸治疗师等[72]。澳大利亚报道 COPD 高碳酸血症患者的住院病死率可达 62%[73]，住院应用无创通气治疗的 COPD 高碳酸血症患者病死率为 11%，所有死亡都是在患者和家属交谈后放弃治疗所致。在香港，COPD 急性高碳酸血症患者 12 个月的再住院率是 80%，1 年病死率为 49%[74]。BODE 指数[75]由以下四个变量组成：①体重指数；②气流阻塞；③呼吸困难的严重程度；④运动能力。BODE 指数总分值为 10 分，目前发现此标准非常有助于预测非卧床 COPD 患者的生存率（表 26.3）。

（陈秀凯　葛庆岗 译　李文雄 校）

参考文献

1. Pauwels RA, Buist AS, Ma P *et al.* Global strategy for the diagnosis, management, and prevention of chronic obstructive pulmonary disease. NHLBI/WHO global initiative for chronic obstructive lung disease (GOLD) workshop summary. *Am J Respir Crit Care Med* 2001; **163**: 1256–76.
2. Martin T, Lewis S, Albert R. The prognosis of patients with chronic obstructive pulmonary disease after hospitalization for acute respiratory failure. *Chest* 1982; **82**: 310–14.
3. Hii S, Lam J, Thompson BR *et al.* Bullous lung disease due to marijuana. *Respirology* 2008; **13**: 122–7.
4. Britton JR, Pavord ID, Richards KA *et al.* Dietary antioxidant vitamin intake and lung function in the general population. *Am J Respir Crit Care Med* 1995; **151**: 1383–7.
5. Burrows B, Fletcher C, Heard B. The emphysematous and bronchial types of chronic airways obstruction. A clinico-pathological study of patients in London and Chicago. *Lancet* 1966; **7442**: 1830–5.
6. Tuxen D, Lane S. The effects of ventilatory pattern on hyperinflation, airway pressures, and circulation in mechanical ventilation of patients with severe airflow obstruction. *Am Rev Respir Dis* 1987; **136**: 872–9.
7. Fahey P, Hyde R. 'Won't breathe' versus 'can't breathe'. Detection of depressed ventilatory drive in patients with obstructive pulmonary disease. *Chest* 1983; **84**: 19–25.
8. Connors AF Jr, Dawson NV, Thomas C *et al.* Outcomes following acute exacerbations of severe chronic obstructive lung disease. *Am J Respir Crit Care Med* 1996; **154**: 959–67.
9. Schreiner A, Bjerkestrand G, Digrannes A. Bacteriologic findings in the trans-tracheal aspirate from patients with acute exacerbations of chronic bronchitis. *Infection* 1978; **6**: 54–6.
10. Irwin R, Erickson A, Pratter M. Prediction of tracheobronchial colonization in current cigarette smokers with chronic obstructive bronchitis. *J Infect Dis* 1982; **145**: 234–41.
11. Christensen J, Gadeberg O, Bruvn B. *Branhamella catarrhalis*: significance in pulmonary infections and bacteriological features. *Acta Pathol Microbiol Immunol Scand* 1986; **94**: 89–95.
12. Smith CB, Golden CA, Kanner RE *et al.* Association of viral and *Mycoplasma pneumoniae* infections with acute respiratory illness in patients with chronic obstructive pulmonary disease. *Am Rev Respir Dis* 1980; **121**: 225–32.
13. Menzies R, Gibbons W, Goldberg P. Determinants of weaning and survival among patients with COPD who require mechanical ventilation for acute respiratory failure. *Chest* 1989; **95**: 398–405.
14. Baum GL, Schwartz A, Llamas R *et al.* Left ventricular function in chronic obstructive lung disease. *N Engl J Med* 1971; **285**: 361–5.
15. Robertson C, Foster G, Johnson R. The relationship of respiratory failure to the oxygen consumption of, lactate production by, and distribution of blood flow among respiratory muscles during increasing inspiratory resistance. *J Clin Invest* 1977; **59**: 31–42.
16. Abroug F, Ouanes-Besbes L, Nciri N *et al.* Association of left-heart dysfunction with severe exacerbation of chronic obstructive pulmonary disease: diagnostic performance of cardiac biomarkers. *Am J Respir Crit Care Med* 2006; **174**: 990–6.
17. Kato S, Nakamoto TK, Iizuka M. Early diagnosis and estimation of pulmonary congestion and edema in patients with left-sided heart disease from histogram of pulmonary CT number. *Chest* 1996; **109**: 1439–45.
18. Bone R, Pierce A, Johnson R. Controlled oxygen administration in acute respiratory failure in chronic obstructive pulmonary disease. *Am J Med* 1978; **65**: 896–902.
19. Mossberg B, Strandberg K, Philipson K *et al.* Tracheobronchial clearance and beta-adrenoceptor stimulation in patients with chronic bronchitis. *Scand Respir Dis* 1976; **57**: 281–9.
20. Salpeter SE, Buckley NS, Salpeter EE. Anticholinergics but not beta agonists reduce severe exacerbations and respiratory mortality in COPD. *J Gen Int Med* 2006; **21**: 1011–19.
21. Braun SR, McKenzie WN, Copeland C *et al.* A comparison of effect of ipratropium and albuterol (salbutamol) in chronic obstructive airway disease. *Arch Intern Med* 1989; **149**: 544–7.
22. Karpel JP, Schacter EN, Fanta C *et al.* A comparison of ipratropium and albuterol vs albuterol alone for the treatment of acute asthma. *Chest* 1996; **110**: 611–16.
23. Friedman M, Serby CW, Menjoge SS *et al.* Pharmacoeconomic evaluation of a combination of ipratropium plus albuterol compared with ipratropium alone and albuterol alone in COPD. *Chest* 1999; **115**: 635–41.
24. Boyd G, Morice A, Pounsford J. An evaluation of salmeterol in the treatment of chronic obstructive pulmonary disease. *Eur Respir J* 1997; **10**: 815–21.
25. Aubier M, De Troyer A, Sampson M *et al.* Aminophylline improves diaphragmatic contractility. *N Engl J Med* 1981; **305**: 249–52.
26. Berry RB, Desa MM, Branum JP *et al.* Effect of theophylline on sleep and sleep-disordered breathing in patients with chronic obstructive pulmonary disease. *Am Rev Respir Dis* 1991; **143**: 245–50.
27. Wanner A. Effects of methylxanthines on airway mucociliary function. *Am J Med* 1985; **79**: 16–21.
28. Matthay RA, Berger HJ, Davies R. Improvement in cardiac performance by oral long-acting theophylline in chronic obstructive pulmonary disease. *Am Heart J* 1982; **104**: 1022–6.
29. Pauwels R. New aspects of the therapeutic potential of theophylline in asthma. *J Allergy Clin Immunol* 1989; **83**: 548–53.
30. Rice KL, Leatherman JW, Duane PG *et al.* Aminophylline for acute exacerbations of chronic obstructive pulmonary disease. *Ann Intern Med* 1987; **107**: 305–9.
31. Guyatt GH, Townsend M, Pugsley SO *et al.* Bronchodilators in chronic airflow limitation. Effects on airway function, exercise capacity, and quality of life. *Am Rev Respir Dis* 1987; **135**: 1069–74.
32. Rogers R, Owens G, Pennock B. The pendulum swings again: toward a rational use of theophylline. *Chest* 1985; **87**: 280–2.
33. Chrystyn H, Mulley B, Peake M. Dose response relation to oral theophylline in severe chronic obstructive airways disease. *Br Med J* 1988; **297**: 1506–10.
34. Albert R, Martin T, Lewis S. Controlled clinical trial of methylprednisolone in patients with chronic bronchitis and acute respiratory insufficiency. *Ann Intern Med* 1980; **92**: 753–8.
35. Rubini S, Rampullua C, Nava S. Acute effect of corti-

costeroids on respiratory mechanics in mechanically ventilated patients with chronic airflow obstruction and acute respiratory failure. *Am J Respir Crit Care Med* 1994; **149**: 306–10.
36. Hosker H, Cooke N, Hawkey P. Antibiotics in chronic obstructive pulmonary disease. *Br Med J* 1994; **308**: 871–2.
37. Basran GS, Joseph J, Abbas AM *et al.* Treatment of acute exacerbations of chronic obstructive airways disease – a comparison of amoxycillin and ciprofloxacin. *J Antimicrob Chemother* 1990; **26** (Suppl. F): 19–24.
38. Siafakas NM, Vermeire P, Pride NB *et al.* Optimal assessment and management of chronic obstructive pulmonary disease (COPD). *Eur Respir J* 1995; **8**: 1398–420.
39. Petty T. The National Mucolytic study. Results of a randomized, double-blind, placebo-controlled study of iodinated glycerol in chronic obstructive bronchitis. *Chest* 1990; **97**: 75–83.
40. Mathur P, Pugsley S, Powles A. Effect of digitalis on left ventricular function in chronic cor pulmonale. *Am Rev Respir Dis* 1980; **121**: 163.
41. Green L, Smith T. The use of digitalis in patients with pulmonary disease. *Ann Intern Med* 1977; **87**: 459–65.
42. Sajkov D, McEvoy R, Cowie R. Felodipine improves pulmonary hemodynamics in chronic obstructive pulmonary disease. *Chest* 1993; **103**: 1354–61.
43. Salvaterra C, Rubin L. Investigation and management of pulmonary hypertension in chronic obstructive pulmonary disease. *Am Rev Respir Dis* 1994; **148**: 1414–7.
44. Aubier M, Murciano D, Lecocguic Y. Effect of hypophosphatemia on diaphragmatic contractility in patients with acute respiratory failure. *N Engl J Med* 1985; **313**: 420–4.
45. Dhingra S, Solven F, Wilson A *et al.* Hypomagnesemia and respiratory muscle power. *Am Rev Respir Dis* 1984; **129**: 497–8.
46. Aubier M, Viires N, Piquet J. Effects of hypocalcemia on diaphragmatic strength generation. *J Appl Physiol* 1985; **58**: 2054–61.
47. Brochard L, Mancebo J, Wysocki M *et al.* Noninvasive ventilation for acute exacerbations of chronic obstructive pulmonary disease. *N Engl J Med* 1995; **333**: 817–22.
48. Bott J, Carroll MP, Conway JH *et al.* Randomised controlled trial of nasal ventilation in acute ventilatory failure due to chronic obstructive airways disease. *Lancet* 1993; **341**: 1555–7.
49. Kramer N, Meyer TJ, Meharg J *et al.* Randomised prospective trial of noninvasive positive pressure ventilation in acute respiratory failure. *Am J Respir Crit Care Med* 1995; **151**: 1799–806.
50. Plant P, Owen J, Elliott M. Early use of noninvasive ventilation for acute exacerbations of chronic obstructive pulmonary disease on general respiratory wards: a multicentre randomised controlled trial. *Lancet* 2000; **355**: 1931–5.
51. Mehta S, Hill NS. Noninvasive ventilation. *Am J Respir Crit Care Med* 2001; **163**: 540–77.
52. Hillberg RE, Johnson DC. Noninvasive ventilation. *N Engl J Med* 1997; **337**: 1746–52.
53. Crummy F, Buchan C, Miller B *et al.* The use of noninvasive ventilation in COPD with severe hypercapnic respiratory acidosis. *Respir Med* 2007; **101**: 53–61.
54. Nava S, Ambrosino N, Clini E *et al.* Noninvasive mechanical ventilation in the weaning of patients with respiratory failure due to chronic obstructive pulmonary disease. A randomized controlled trial. *Ann Intern Med* 1998; **128**: 721–8.
55. Antonelli M, Conti G, Rocco M *et al.* A comparison of noninvasive positive-pressure ventilation and conventional mechanical ventilation in patients with acute respiratory failure. *N Engl J Med* 1998; **339**: 429–35.
56. Wysocki M, Tric L, Wolff MA *et al.* Noninvasive pressure support ventilation in patients with acute respiratory failure. *Chest* 1993; **103**: 907–13.
57. Hudson L. Survival data in patients with acute and chronic lung disease requiring mechanical ventilation. *Am Rev Respir Dis* 1989; **140**: S19–24.
58. Petty T. Acute respiratory failure in chronic obstructive pulmonary disease. In: Sheomaker W, Thompson W, Holbrook P (eds) Textbook of Critical Care. Sydney: WB Saunders; 1984: 264–72.
59. Burk R, George R. Acute respiratory failure in chronic obstructive pulmonary disease (immediate and long term prognosis). *Arch Intern Med* 1972; **132**: 865–8.
60. Admandsson T, Kilburn K. Survival after respiratory failure (145 patients observed 5 to 8.5 years). *Ann Intern Med* 1974; **80**: 54–9.
61. Ferris B. Epidemiology standardization project. *Am Rev Respir Dis* 1978; **118** (Suppl): 1–120.
62. Curtis J, Hudson L. Emergent assessment and management of acute respiratory failure in COPD. *Clin Chest Med (Respir Emerg II)* 1994; **15**: 481–500.
63. Connors A, McCaffree D, Gray B. Effect of inspiratory flow rate on gas exchange during mechanical ventilation. *Am Rev Respir Dis* 1981; **124**: 537–43.
64. Tuxen D. Detrimental effects of positive end-expiratory pressure during controlled mechanical ventilation of patients with severe airflow obstruction. *Am Rev Respir Dis* 1989; **140**: 5–9.
65. Biagorri F, De Monte A, Blanch L. Hemodynamic response to external counterbalancing of auto-positive end expiratory pressure in mechanically ventilated patients with chronic obstructive pulmonary disease. *Crit Care Med* 1994; **22**: 1782–91.
66. Esteban A, Frutos F, Tobin MJ *et al.* A comparison of four methods of weaning patients from mechanical ventilation. *N Engl J Med* 1995; **332**: 345–50.
67. Lacasse Y, Ferreira I, Brooks D *et al.* Critical appraisal of clinical practice guidelines targeting chronic obstructive pulmonary disease. *Arch Intern Med* 2001; **161**: 69–74.
68. Goldstein RS, Gort EH, Stubbing D *et al.* Randomised controlled trial of respiratory rehabilitation. *Lancet* 1994; **344**: 362–8.
69. Stirling GR, Babidge WJ, Peacock MJ *et al.* Lung volume reduction surgery in emphysema: a systematic review. *Ann Thoracic Surg* 2001; **72**: 641–8.
70. Hosenpud JD, Bennett LE, Keck BM *et al.* The registry of the International Society for Heart and Lung Transplantation: seventeenth official report – 2000. *J Heart Lung Transplant* 2000; **19**: 909–31.
71. Snell GI, Griffiths A, Macfarlane L *et al.* Maximising thoracic organ transplant opportunities: the importance of efficient co-ordination. *J Heart Lung Transplant* 2000; **19**: 410–17.
72. Price LC, Lowe D, Hosker HSR *et al.* UK national COPD audit 2003: impact of hospital resources and organisation of care on patient outcome following admission for acute COPD exacerbation. *Thorax* 2006; **61**: 827–42.
73. Squadrone E, Frigerio P, Fogliati C *et al.* Noninvasive vs invasive ventilation in COPD patients with severe acute respiratory failure deemed to require ventilatory

assistance. *Intens Care Med* 2004; **30**: 1303–10.
74. Chu CM, Chan VL, Lin AWN *et al.* Readmission rates and life threatening events in COPD survivors treated with non-invasive ventilation for acute hypercapnic respiratory failure. *Thorax* 2004; **59**: 1020–5.
75. Celli BR, Cote CG, Marin JM *et al.* The body-mass index, airflow obstruction, dyspnea and exercise capacity index in chronic obstructive pulmonary disease. *N Engl J Med* 2005; **350**: 1005–12.

第 27 章

机械通气

Andrew D Bersten

机械通气现已成为急性呼吸衰竭（ARF）在 ICU 的常规治疗方法。1952 年哥本哈根脊髓灰质炎爆发流行后，提出了正压通气的概念 [1]，它通常通过气管切开进行，并可进行气管内分泌物的吸引。然而，在脊髓灰质炎流行之前，无气管插管的辅助通气方法已被广泛使用（包括胸壁负压装置和面罩正压装置）。对于呼吸衰竭患者，目前无创通气的使用呈增加趋势 [2]。

几乎所有经气管插管进行通气的传统通气模式都可用于无创通气；然而经气管插管通气仍然是危重患者呼吸支持的首选方式。越来越多的患者长期接受辅助通气，由于他们中的大多数长期应用无创通气，所以这一章重点介绍急性呼吸衰竭以及慢性呼吸衰竭急性加重期患者的经气管插管机械通气。

生理方式

正常自主呼吸时，呼吸肌收缩需要克服呼吸系统（肺和胸壁）的弹性回缩力和阻力。局部胸膜腔压力降低导致肺泡扩张，气体在压力梯度作用下进入肺泡。呼气通常是被动的，但呼气肌可以协助呼吸系统的弹性回位。

呼吸肌做功（W_{mus}）可以通过压力（P）和容积（V）之间的关系计算，分为弹性功（W_{el}）和阻力功（W_{res}）：

$$W_{mus} = W_{el} + W_{res} \quad \text{公式 1}$$

惯性功通常可忽略不计。此外，公式 1 没有明确说明当存在内源性呼气末正压（$PEEP_i$）时吸气开始时所需克服的弹性功。

由于容积（V）在公式 1 中是恒定的，故公式 1 可简化为：

$$P_{mus} = P_{el} + P_{res} \quad \text{公式 2}$$

在正压通气过程中，P_{ao} 是气道压，由此得出：

$$P_{ao} + P_{mus} = P_{el} + P_{res} \quad \text{公式 3}$$

而当患者完全由呼吸机做功，无呼吸肌收缩时（控制通气）：

$$P_{ao} = P_{el} + P_{res} \quad \text{公式 4}$$

以下公式适用于不同的通气模式，从控制通气到自主呼吸、无辅助通气，并可用于估算呼吸力学：

$$P_{ao} = E_{rs} \times V + R_{rs} \times \dot{V} + P_o \quad \text{公式 5}$$

E_{rs} 是呼吸系统（肺和胸壁）的弹性阻力（顺应性的倒数），V 是肺容积变化，R_{rs} 是呼吸系统阻力，是气体流率，P_o 是总 PEEP，即外源性 PEEP（$PEEP_e$）和内源性 PEEP（$PEEP_i$）的总和。 $PEEP_i$ 施加了吸气起始负荷，吸气肌肉收缩产生额外的弹力功，直到气道压（P_{ao}）低于大气压时产生气体流速（见下文人机相互作用部分）。

通气模式

控制通气（CMV）

正压呼吸最简单的方式就是在肌松状态下，呼吸机在吸气过程中提供恒定的气流。输送的容量取决于吸气时间（T_i）及吸气过程中的气道压力（P_{ao}），P_{ao} 反映弹性阻力和呼吸系统阻力（图 27.1）。呼气是被动的，容积下降通常呈幂指数变化，直到容积降至呼吸系统放松时的容量，相当于功能残气量（FRC）。

CMV 尽管是最基本的机械通气模式，但它非常有用，并仍被普遍使用。预设分钟通气量，包括固定呼吸频率（f）和潮气量（V_T）。只要肺泡无效腔没有大的变化，就可以维持预设的肺泡通气量（V_A）和二氧化碳清除率。因此，CMV 用于通气不足（如呼吸肌无力）、

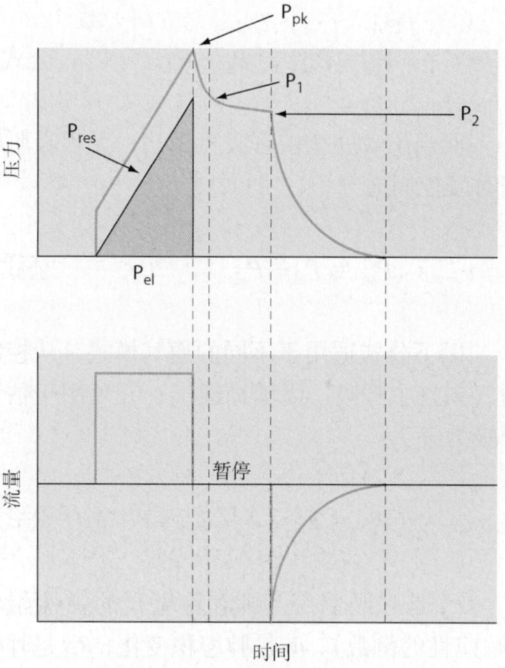

图 27.1 恒定吸气流率时的定容控制通气示意图。呼气前（吸气末暂停）无吸气气流期间肺阻力随气道阻力（从 P_{pk} 降至 P_1）和组织阻力（从 P_1 降至 P_2）而消散。克服呼吸系统弹性特征所产生的吸气压见充盈区域（P_{el}），克服肺阻力所产生的压力为 P_{res}，详尽描述见正文

$PaCO_2$ 需要维持在一个固定的范围内（如颅内压升高）或必须尽量降低呼吸做功（如严重心肺衰竭）等情况。由于 CMV 可能与自主呼吸驱动不同步，故需要镇静，有时需要肌松。CMV 通常结合 $PEEP_e$，可以使塌陷的肺复张，减少肺内分流。这点将在下文进行讨论。

潮气量（V_T）

传统 CMV 的潮气量是 12 ～ 15 ml/kg，这可能会导致肺过度膨胀，尤其是在急性肺损伤患者（ALI），会引起呼吸机诱导的肺损伤（VILI），也称为呼吸机相关性肺损伤（VALI）[3]。既往发现在全身麻醉过程中使用生理潮气量时会出现进行性肺不张和肺内分流，这可通过大潮气量通气或间歇叹息样呼吸来逆转[4]。在急性肺损伤患者，设置 6ml/kg 理想体重的潮气量与 12ml/kg 理想体重的潮气量相比较，死亡率从 40% 降至 31%[5]。因此，急性肺损伤患者在应用 CMV 及其他呼吸模式过程中应使用小潮气量通气，但通常需要更高水平的 PEEP。小潮气量通气仅适用于急性肺损伤的患者，相似的参数设置不适用于其他呼吸系统疾病，因为肺的大部分均能参与通气，肺过度膨胀很少出现（见第 29 章）。

呼吸频率（f）

分钟通气量可以通过潮气量与呼吸频率的乘积来选择。CMV 时，成年人的呼吸频率通常是 10 ～ 20 次 / 分。呼气时间（T_e）必须充分，以尽量减小肺动态过度膨胀和 $PEEP_i$。ARDS 网络协作组（ARDS Network）的研究允许高呼吸频率（达到 35 次 / 分）小潮气量通气，结果在低死亡率组平均呼吸频率为 30 次 / 分[5]，该数据显示，高呼吸频率在 VILI 中可能有积极作用[6]。

吸气流速

控制通气最简单的形式是采用恒定的吸气流速，结合吸气时间，提供预设的容量，这被称为容量控制通气（VCV）。一些呼吸机通过潮气量和吸气时间来设定吸气流速；其他的吸

气流速模式，通常用于 VCV，包括减速波和正弦波。在吸气时间内提供预设的吸气压力，这称为压力控制通气（PCV）。

目前还没有令人信服的资料证明 CMV 和 PCV 在预后方面存在区别。虽然 PCV 的气道峰压（P_{pk}）低于 CMV（VCV）恒定流速时的气道峰压（P_{pk}），但是肺泡膨胀压通常从平台压（P_{plat}）来推断，而平台压取决于吸气时间和潮气量[7]。PCV 时，吸气过程中气道峰压等于平台压，CMV 时，呼吸系统阻力是气道峰压与平台压之差（图 27.2）。同样，不同的控制通气模式下，当吸气时间与潮气量固定时，平台压或平均气道压不变，气道峰压改变。对于 ARDS 患者，PCV 和 VCV 在血流动力学、氧合、复张的肺容积或局部通气的分布等方面是没有差异的[7-8]。PCV 消除了吸气初气体的黏滞阻力[8]，而高吸气流速可能会造成或加剧 VILI[9]。这就可以解释为什么在一些动物模型中发现，与 VCV 相比，PCV 是有害的，因为 PCV 本身具有较高的早期吸气流速。

压力调节容量控制（PRVC）是 CMV 的一种形式，预设 V_T，并使用减速波得到最低的气道压力。

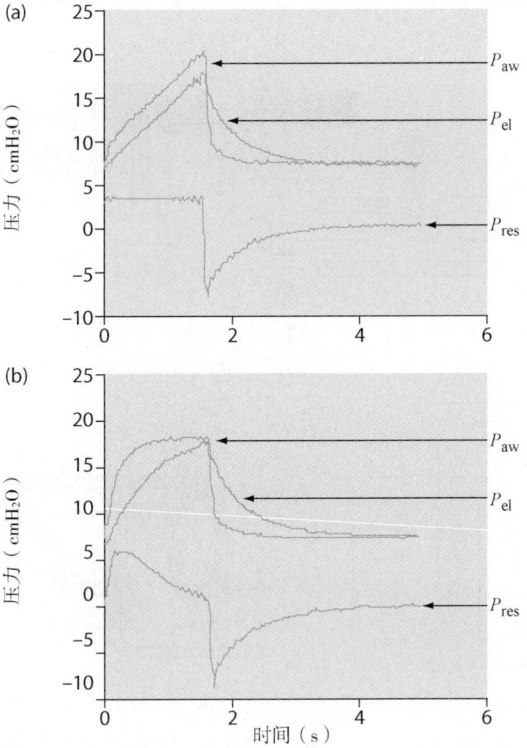

图 27.2　实际压力 - 时间数据，来自于一例急性肺损伤定容控制通气患者［图 (a)］，然后实施定压控制通气［图 (b)］；潮气量、吸呼比、呼吸频率恒定。气道压力（P_{aw}）被分解为 P_{el} 和 P_{res}（图 27.1）。虽然没有吸气停顿，图 (a) 与图 27.1 十分相似，由于恒定的 P_{res}，吸气时的 P_{aw} 和 P_{el} 存在着差异。图 (b)，定压控制通气时看到的吸气减速波形导致吸气末 P_{res} 的消散。因此，定压控制通气时的 P_{aw} 约等于定容控制通气时获得的 P_{plat}。换句话说，对于相同的呼吸机设置，克服呼吸系统弹性所产生的压力没有区别

吸气暂停

吸气末暂停用于检查气道峰压衰减及测定平台压。如果吸气时间和潮气量均维持不变，而氧合没有改善，患者将需要更快的吸气流速。这可能会改变通气分布。从理论上讲，吸气末暂停会明显降低呼气驱动力，但可能加剧严重呼出气流受限患者的气体闭陷。

吸气时间、呼气时间、吸呼比

潮气量与吸气流速共同决定吸气时间，结合呼吸频率设定呼气时间。吸气时间通常是 0.8 ~ 1.2s，如潮气量 500ml，吸气流速 0.5L/s，则吸气时间是 1.0s。自主通气时，低吸气流速的通气分布由局部弹性阻力决定；而高吸气流速的通气分布由局部气流阻力决定，导致更多的非重力依赖区肺通气。严重呼出气流受限患者，可使用高吸气流速，以延长呼气时间和减少动态肺过度膨胀[11]。

吸呼比一般设置为等于或小于 1∶2，以保证被动呼气有足够的时间。反比通气（IRV）时，吸呼比大于 1∶1。吸气时间延长的好处是使长时间常数肺泡单位得到复张，但呼气时间缩短可导致气体闭陷和产生 $PEEP_i$。早期有关于反比通气益处的报道，但没有 $PEEP_i$ 的对照，当总 PEEP、呼吸频率和潮气量恒定时[7-8]，压力控制反比通气不能改善氧合，有可能对血流动力学产生不利影响，并可能增加局部过度通气[8]。

呼气末正压

PEEP 是呼气末气道正压，可用于各种机械通气模式。自主呼吸时，在整个呼吸周期 PEEP 维持恒定，也叫做持续气道正压（CPAP）。PEEP 的主要作用是使塌陷的肺泡复张、增加功能残气量和尽量减少肺内分流。虽然 PEEP 没有直接降低血管外肺水的作用，但在由于静脉回流减少和左心室后负荷增加导致的左心室功能衰竭患者中，PEEP 可以改变肺水的分布，使之从肺泡进入肺间质，从而改善氧合。此外，PEEP 过低可能导致肺泡反复的开放与关闭，从而促进 VILI 的发生[3]。PEEP 水平通常为 5 ~ 15cmH_2O，严重 ARDS 患者可能需要高达 25cmH_2O。虽然大规模多中心研究发现，当潮气量为 6ml/kg 时较高水平的 PEEP 没有好处[12]，但也需要根据患者情况给予不同的 PEEP。

ARDS 患者 PEEP 的设定较为复杂（见第 29 章），目标应该是改善氧合，尽量减少 VILI 的发生。由于增加 PEEP 会减少静脉回流，所以即便在 PaO_2 改善的情况下，也可能造成心输出量及氧输送的下降。事实上，这一理念已用于急性呼吸衰竭最适 PEEP 的选择[13]。然而，除肺复张之外，增加 PEEP 可能导致呼气末已充气的非重力依赖区肺泡的过度充气[14-15]。

但当 V_T 保持恒定时，如果肺泡外压力保持 < 30 ~ 35cmH_2O，或驱动压力的变化 < 2cmH_2O，上述情况将不太可能发生[16]。

PEEPe 的产生是在呼气回路中施加阻力（图 27.3），大多数呼吸机使用的是螺线管操纵阀，不考虑工艺技术，阈值电阻最好是一旦开放压力达到，能对气流产生最小阻力。这将减少呼气做功，避免咳嗽或牵拉时产生气压伤。

PEEPi 是呼气末呼吸系统的一种升高的静态反冲压力。通常在严重气道梗阻时，T_e 不足时 PEEPi 升高，但在 IRV 中，它可以是刻意达到的目的。维持肺泡开放的压力不是总 PEEP（$PEEP_{tot}$）。$PEEP_i$ 的分布不像 $PEEP_e$ 那样具有均一性，它们具有不同的生理作用。当严重气流阻塞的患者触发通气时，$PEEP_e$ 低于 $PEEP_i$ 可以减少弹性功（见下文人机相互作用部分）。

吸入氧浓度（FiO_2）

充足的动脉血氧饱和度是通过调整分钟通气量、PEEP 和吸入氧浓度达到的。由于正压通气会继发通气血流比例失调，呼吸系统正常的患者吸入氧浓度通常也需要大于 0.21。急性呼吸衰竭患者起始时通常需吸入纯氧，然后吸入氧浓度随 PEEP 和分钟通气量的调整而逐渐降低。因为吸入高浓度氧可造成肺损伤，吸入气的去氮作用可能加重肺不张，所以 $FiO_2 \leqslant 0.6$ 是一个合理的目标。

叹气

许多呼吸机可间断提供一次至少 2 倍潮气量的通气，称为叹气。叹气可以减少肺不张，

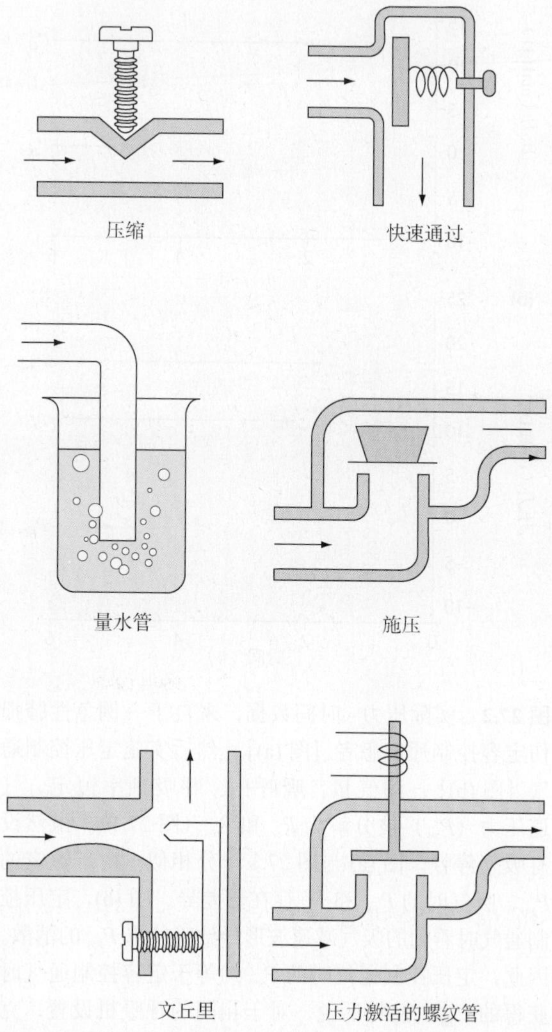

图 27.3 呼气末正压阀

某种程度上通过促进肺表面活性物质释放[17]，使 ARDS 患者肺复张和氧合改善[18]。如果使用叹气或手法复张，必须小心避免肺过度膨胀。

辅助 - 控制通气（ACV）

ACV 时，设定呼吸频率的情况下，患者通过用力吸气触发呼吸机送气（图 27.4）。ACV 使更多的患者感觉舒适，由于呼吸肌在大部分呼吸时间内持续收缩，ACV 与低吸气流速无辅助呼吸的通气模式相比，患者呼吸做功有所增加[19]。相对于容量控制通气的 ACV，压力控制通气时称为压力辅助 - 控制通气（PACV）。不同的触发模式将在下面人机相互作用部分进行讨论。

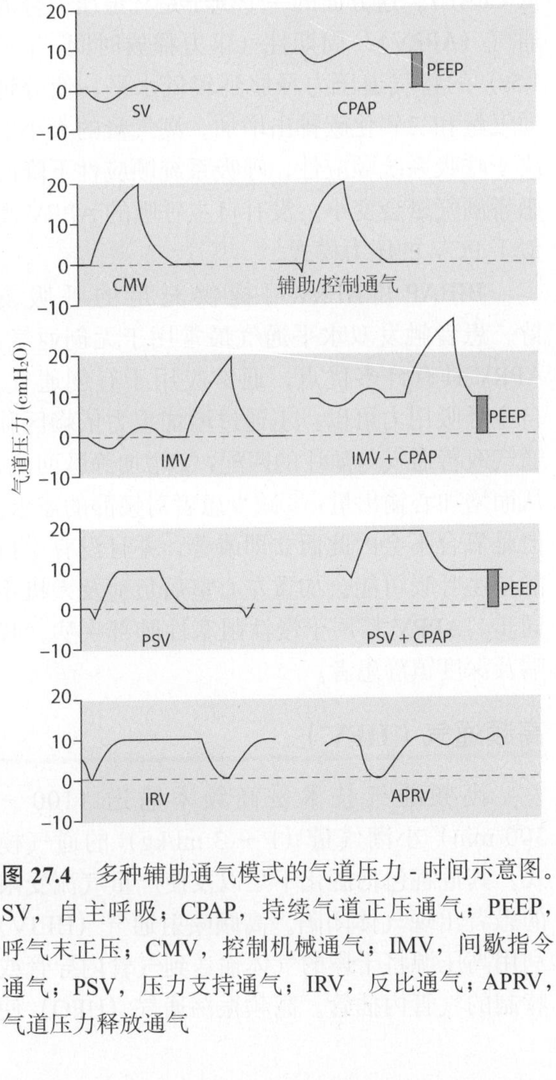

图 27.4　多种辅助通气模式的气道压力 - 时间示意图。SV，自主呼吸；CPAP，持续气道正压通气；PEEP，呼气末正压；CMV，控制机械通气；IMV，间歇指令通气；PSV，压力支持通气；IRV，反比通气；APRV，气道压力释放通气

间歇指令通气（IMV）、同步间歇指令通气（SIMV）

间歇指令通气已有 20 多年的历史，它的出现是为了帮助患者从控制通气过渡到脱机。其优势包括：减少镇静，维持较低的平均胸腔内压从而减少气压伤及对血流动力学的不利影响，改善肺内气体分布，呼吸肌持续使用和更快脱机。SIMV 时，呼吸被区分为患者触发的指令通气和真正的自主呼吸，以避免呼吸的叠加。然而真正的自主呼吸，必须增加呼吸做功以克服气管导管、呼吸机及回路的阻力[20]。与 T 管试验、压力支持通气（PSV）比较，采用 SIMV 脱机是最慢的[21]。许多临床医师在逐渐降低 SIMV 呼吸频率的过程中加入 PSV 用以克服额外做功，但是，这种方法还没有与其他脱机技术进行正式比较。

压力支持通气

患者通过自主呼吸触发呼吸机获得通气支持，达到预设的压力，预设压力通常高于 PEEP。这可用以下运动方程解释：

$$P_{mus} + P_{ao} = E_{rs} \times V + R_{rs} \times \dot{V} + P_o \quad \text{公式 6}$$

PSV 时，气道压是呼吸机的目标变量，可使呼吸肌用力和呼吸做功明显降低[22]。不同呼吸机切换为呼气的方式有所不同，但通常依赖于吸气流速的下降（降至初始流速的 25% 或 < 5L/min），部分呼吸机为了改善人机同步性允许按初始流速的百分比切换为呼气。PSV 也可逐渐增加以补偿克服气管导管、呼吸机及管路阻力的额外做功。需要补偿的压力支持水平取决于气管导管型号和吸气流速[23]，但一般为 5 ~ 10cmH$_2$O[24]。PSV 可用于脱机，或作为一种通气支持模式，通常支持压力为 15 ~ 20cmH$_2$O。PSV 的缺点是潮气量以及分钟通气量不恒定，因而有出现潮气量过高（通常出现在 ARDS 恢复期）和人机不同步的潜在可能（见下文）。

容量保障压力支持（VAPS）是一种自适应的压力支持模式，每次呼吸必然完成预设的潮气量。

成比例辅助通气（PAV）

PAV 是一种部分通气支持模式，吸气压力根据患者的吸气用力情况按比例提供。由于呼吸模式和分钟通气量与患者的呼吸用力相匹配，PAV 只适合于呼吸驱动正常或升高的患者。这种模式理应能使人机配合更理想，然而比起相类似的部分通气支持模式，例如没有压力、容量或流速要求的 PSV，PAV 的指令需要对生理学有更高水平的理解。PAV 通常预设容量和流速，给予容量辅助（VA）和流量辅助（FA），并持续测量。VA 随容量的增加产生更高的压力，使机体克服弹性阻力时做功减少，FA 随流速的增加产生更高的压力，机体克服气道阻力时做功减少。所以 VA 的单位是 cmH_2O/L（弹性单位），FA 的单位是 $cmH_2O/(L\cdot s)$（阻力单位）。参照公式（6），可以证明：

$$P_{mus} + P_{ao} = E_{rs} \times V + R_{rs} \times \dot{V} + P_o$$

这里，PAV 决定气道压（P_{ao}），PAV = VA + FA，因此：

$$P_{mus} + VA \times V + FA \times \dot{V} = E_{rs} \times V + R_{rs} \times \dot{V} + P_o \qquad \text{公式 7}$$

所以

$$P_{mus} = (E_{rs} - VA) \times V + (R_{rs} - FA) \times \dot{V} + P_o \qquad \text{公式 8}$$

如果已知弹性阻力和呼吸系统阻力，原则上 PAV 可以有针对性的按特定比例减少克服其一或两者所做的呼吸功。例如，调整容量辅助和流量辅助，以抵消弹性阻力和呼吸系统阻力，从而达到正常值。分钟通气量增加，呼吸驱动和呼吸做功减少；如果存在 $PEEP_i$，应用 $PEEP_e$ 可以进一步减少呼吸做功[25]。自主呼吸患者的呼吸力学参数难以测量，但是目前一些呼吸机可以。因此，PAV 往往可使患者更舒适。尽管越来越多的数据显示 PAV 可以减少呼吸做功和改善人机同步，但它是一个比较难的技术，有待进一步研究。

双水平通气

也称为双相气道正压通气（BIPAP），这是一个提供两个水平气道正压的通气模式。设置吸气气道正压（IPAP）和呼气气道正压（EPAP），通过呼吸触发，气道压力在两个水平之间切换；但是，这与同等水平的 PSV 和 PEEP 没有区别。双水平通气的另一个用途是允许在两个水平的气道压力上自主呼吸，气道压在两个水平之间随时间切换（高 CPAP 和低 CPAP）。这方面的一个例子是气道压力释放通气（APRV），周期性（压力释放时间：1 ~ 1.5s）的将气道压力释放到较低水平，使分钟通气量和二氧化碳排出增加。潮气量的大小取决于呼吸系统顺应性，呼吸系统顺应性下降的患者潮气量会变小。没有自主呼吸的 APRV 类似于 PCV 的压力模式。

BIBAP 和 APRV 可提供充足的呼吸支持。患者触发双水平通气最常用于无创通气；APRV 具有许多优点，通常应用于有创通气。自主呼吸用力可以：①通过增加重力依赖区肺通气改善通气与灌注的匹配；②增加静脉回流，从而增加心输出量；③减少患者对镇静的需求。但是氧合不会因此而立即改善，并且没有支持的自主呼吸可能会加重左心室后负荷及人机不同步。APRV 禁用于慢性阻塞性肺部疾病、哮喘及深度镇静患者。

高频通气（HFV）

高频通气技术是高频率输送（100 ~ 300/min）小潮气量（1 ~ 3 ml/kg）的通气模式。其危害包括湿化不足以及使严重气流受限的患者出现气体闭陷。高频喷射通气（HFJV）利用高压源将干燥的气体输送到气管内导管或特制的气管内插管。高频振荡通气（HFO）使用振荡气流提供频率在 3 ~ 20Hz 的有效吸气和呼气。HFO 治疗新生儿和儿童急性呼吸窘迫综合征优于常规通气，成年人的资料尚无结论[26]。HFJV 已用于改善成人 ARDS 的气体交换[27]。

液体通气

全氟化碳对氧气和二氧化碳具有较高的溶解度，有点类似于肺表面活性物质，可降低肺泡表面张力。经气管内导管给予与功能残气量相等的全氟化碳实施部分液体通气，部分液体通气是目前最常用的液体通气方法。非重力依赖区肺组织仍参与通气，并且全氟化碳对重力依赖区肺循环的挤压，可增加非依赖区的肺血流。再加上全氟化碳介导的肺泡表面张力减小，使肺泡复张，氧合改善。然而，PEEP 的应用可能将全氟化碳推向远端，并引起依赖区肺泡过度膨胀。

小型临床研究表明，给予全氟化碳改进气体交换和呼吸力学[28]，然而，一项 311 例样本的临床研究发现，常规通气与低剂量及高剂量全氟化碳相比，非机械通气时间更长并有降低病死率的趋势[29]。因此，不推荐液体通气。

机械通气的适应证和目的[30]

机械通气是一项临床决策，是否进行机械通气应通过血气或呼吸肌功能等参数来决定。尽管如此，决定选择有创通气还是无创通气受许多因素影响，包括急性呼吸衰竭可能的原因及其对治疗的反应。气管插管（表 27.1）和机械通气均有其适应证。如果是由于上气道梗阻而气管插管，尽管消耗在气管内导管或气管切开套管上的呼吸功增加，也可能不需要呼吸支持[18]。一旦决定进行呼吸支持，通气模式的选择应基于简单化的原则和临床经验，采用更接近于生理的通气模式。

有可能需要辅助通气的患者（如急性重症哮喘）应尽早入住 ICU，因为 ICU 反应迅速，可避免心搏骤停。具体问题和通气辅助的方法见第 29、31、33 章。颅脑损伤的患者通常需要有创通气以保护呼吸道和控制颅内压；同样，重症胰腺炎或严重腹腔感染的患者可能需要长时间有创通气保持足够的功能残气量，减少呼吸做功，保护气道并允许吸痰。

有创机械通气的初步设置

准备手动复苏管路、呼吸机及保障安全气管插管的设备（见第 25 章）。呼吸机的初步设置通常以达到充分的氧合和肺泡通气量为目的，但是也取决于患者的具体情况。常见的设置为：潮气量 6 ~ 10ml/kg、呼吸频率 10 ~ 20 次 / 分、PEEP 5cmH_2O、FiO_2 1.0，然后需要根据患者的病理生理以及对治疗的反应进行调整。

手动复苏管路

手动复苏管路连接面罩、喉罩或气管内导管，主要用于在无自主呼吸或自主呼吸不足时提供紧急通气，有时用于自主呼吸时提供高浓度氧气，但是可能会明显增加额外呼吸做功[31]。在 ICU，手动复苏装置经常用于气管插管前的准备（手动通气与改善氧合）和人工膨肺。

表 27.1 气管插管和机械通气的适应证和目的

气管插管或气管切开

- 气道保护（例如昏迷）
- 吸引气道分泌物
- 辅助镇静和肌松（例如降低 VO_2，减轻呼吸窘迫）
- 解决上气道梗阻

机械通气

- 控制肺泡通气（V_A）和 $PaCO_2$（如逆转呼吸性酸中毒，减少脑血流和颅内压）
- 提高 SaO_2 和 PaO_2（通过提高功能残气量，提高吸气末肺容积，提高 V_A，提高 FiO_2）
- 减少吸气做功（例如克服呼吸肌疲劳）
- 提高功能残气量（例如提高 SaO_2，减少呼吸机相关性肺损伤）
- 严重胸外伤时稳定胸壁

手动复苏管路的基本设计包括新鲜的氧气气流、一个储气囊和允许自主呼吸或正压通气的呼吸阀。大多数手动复苏管路使用的是自动充气的储气囊，它不需要新鲜气流，非专业人员也可以使用。但某些情况下仍会使用不能自动充气的储气囊，因为这时可以更好地依据经验手动评估呼吸力学。氧驱动手动触发设备已经使用多年，但由于高流速和高压力可能导致气压伤或胃胀气，目前使用已明显减少。

自动充气储气囊使用一系列单向阀，新鲜氧气夹带空气填充储气囊。使用新生儿或儿童气囊时，呼气相新鲜气流充满气囊后吸入氧浓度可高达 0.8[32]。而使用成人气囊时，在常规的 8 ~ 15 L/min 的氧流量和通常的潮气量及呼吸频率下可获得较低的吸入氧浓度（0.6）。一般情况下，利用单向阀既可实施正压通气又可自主呼吸。成人储气囊的容量通常为 1600ml，可以从胸壁运动来判断潮气量。这种装置使用标准 15/22mm 接口，能迅速连接标准气管插管及呼吸机管路。

机械通气的并发症（表 27.2）[26]

机械通气可以解决生死攸关的问题，但是也存在许多潜在的并发症。监测手段包括呼吸机报警设置和脉搏血氧饱和度监测等，此外还需要较高的护患比（通常为 1∶1）。推荐使用呼出气二氧化碳监测确认气管内导管的位置以及监测肺泡通气是否充足；多种能够使肺泡无效腔变化的因素均能影响呼出气二氧化碳，比如心输出量。应间断记录血气分析、PEEPi、容量预设模式时的气道压力和压力预设模式时的潮气量。密切监测呼吸力学及组织氧合能使每个患者受益。

必须对患者的气道（即通畅性、密闭性、分泌物的性状和量）、呼吸（即频率、容量、氧合）和循环（即脉搏、血压和尿量）进行监测。调整通气和管路的报警，使容量、压力和温度处于适当的范围，当气管内导管堵塞、张力性气胸或管路断开引起压力和（或）容量变化时，这些监测参数报警，能提醒附近工作人员。当查找原因时，可以暂时关闭报警系统，但不能永久关闭。容量预设通气时，突发的呼吸困难并压力升高或氧合下降必须立即查找原因。应该先检查呼吸道是否通畅，随后检查管路和呼吸机，以及查找可以改变肺和胸壁阻力与顺应性的因素，如支气管痉挛、分泌物、气胸和非同步呼吸。除了细致的临床检查外，可能还需要紧急拍摄胸片和支气管镜检查。

院内获得性肺炎的发病率明显增加与机械通气导致的呼吸道防御能力降低相关，这恰恰是无创通气的一个重要优点，Girou 等报导，与有创通气相比，无创通气治疗成功的患者院内获得性肺炎的发病率降低，并可改善生存率[33]。直立位与半卧位相比也降低呼吸机相

表 27.2 气管插管和机械通气的并发症

设备
● 故障或断开连接
● 不正确的设置
● 污染
肺
● 气管插管（例如牙齿、声带、气管损伤，见 25 章）
● 呼吸机相关性肺炎（降低肺防御，见 32 章）
● 呼吸机相关性肺损伤（例如局部过度膨胀或肺泡反复开放与关闭引起的弥漫性肺损伤）
● 气压伤（例如气胸）
● 氧中毒
● 人机不协调
循环
● 右心室前负荷降低→心输出量降低
● 右心室后负荷增加（如果肺过度膨胀）
● 高水平呼气末正压或平均气道压致内脏血流减少
● 高水平呼气末正压或平均气道压致颅内压增高
● 心输出量下降致体液潴留→肾血流下降
其他
● 肠胀气（空气吞入，舌骨运动不良）
● 黏膜溃疡和出血
● 外周与 呼吸肌无力（见 49 章）
● 睡眠障碍、焦虑和恐惧（可能导致插管和机械通气时间延长）
● 神经精神并发症

关性肺炎的发病率 [34]。

肺过度膨胀可能会导致肺泡破裂，进而导致肺间质气肿、纵隔气肿或气胸，它也可能导致与 ALI 和 ARDS 相似的弥漫性肺泡损伤，称为 VILI。降低潮气量可明显降低 ALI 的发生率，进而减少多器官功能障碍的发生，降低死亡率 [5]。有实验数据表明，不恰当的 PEEP 以及肺泡随呼吸频繁的开放与关闭会导致 VILI，但这并没有在临床试验中得到证明。最后，人机不协调可能会导致呼吸功消耗、气体交换障碍及呼吸窘迫（见下文）。

正压通气使胸腔内压力升高，从而减少静脉回流、右心室前负荷和心输出量，充足的循环容量和部分通气支持可减少其影响，患者的吸气用力和胸膜腔压力的降低可增加静脉回流。其他影响包括局部器官的血流减少，从而导致肾性水潴留以及肝功能损害。对肝功能的影响仅见于应用高 PEEP 的情况下，静脉回流阻力增加，心输出量减少，导致肝血流减少。

机械通气患者常有睡眠障碍、躁动和其他不适。镇静可以减少这些情况，直到计划脱机，重要的是，不要因为过度镇静导致机械通气时间延长，以及血压降低和自主呼吸抑制。

最后，有报道 ARDS 患者在康复期出现复杂的神经精神后遗症的情况 [35-36]，而这似乎与急性疾病的病情严重程度无关。因为病情严重程度相似的 ARDS 与非 ARDS 患者相比，前者康复后的生活质量更差 [37]，这与其低氧血症持续时间明显相关。显然，这是一个重要的问题，需要进一步研究。

脱机

一旦导致需要机械通气的根本问题已经开始解决，就应该考虑脱机；通气时间增加导致呼吸机相关性肺炎等并发症逐步增加。但是也必须同时考虑其他重要的参数，包括神经肌肉状态能否启动自主呼吸，在较低的 PEEP（5 ~ 8cmH_2O）及 FiO_2（< 0.4 ~ 0.5）条件下能否达到充分氧合，以及心血管情况是否稳定 [38]。如果患者适合脱机，接下来要考虑的问题就是是否仍需要人工气道用于气道保护或气道分泌物吸引。大多数患者能从机械通气迅速过渡到拔管，但有 20% 的患者尽管达到临床标准仍然脱机失败 [21]。高龄、长期机械通气和慢性阻塞性肺病都增加脱机困难的可能性 [21]。

脱机失败通常与呼吸驱动力和呼吸频率增加以及潮气量下降导致的高碳酸血症有关 [39]，约 10% 的脱机失败因中枢性呼吸抑制所致。研究发现，某些指标如最大吸气压力（MIP）、分钟通气量（V_E）、呼吸频率（f）、潮气量（V_T）、浅快呼吸指数（f/V_T）、顺应性、氧合、最大吸气压力（CROP）指数等可作为脱机失败的预测指标（表 27.3）。它们很少单独使用，经常认真进行临床评估可使再插管率降

表 27.3　用于预测危重患者脱机成功的数据 *

参数	典型界值 †	意见
V_E	≤ 15L/min	中到高灵敏度、低特异性
MIP	≤ −15cmH_2O	高灵敏度、低特异性
CROP 指数 #	≥ 13	中到高灵敏度、中特异性
自主呼吸试验时		
f	≤ 38 次 / 分	高灵敏度、低特异性
V_T	≥ 325ml（4ml/kg）	高灵敏度、低特异性
f/V_T	≤ 105	高灵敏度、中特异性

* 细节见参考文献 [38]

† 尽管是常用界值，但数据不是绝对的。例如，当浅快呼吸指数升高，再插管率上升 [41]

CROP 指数 = （C_{dyn} × MIP × [PaO_2/PAO_2] / f）[21]

MIP，最大吸气压力；CROP：顺应性，呼吸频率，氧合，最大吸气压

低到3%[40]。但以上这些指标都不能用于评估拔管后的气道功能。最近一项大样本多中心研究显示，虽然浅快呼吸指数的阈值为105，但脱机失败风险增加的浅快呼吸指数阈值为57，另外拔管前液体正平衡也是再插管的重要危险因素[41]。这些指标异常并不意味着患者需要延迟拔管或进行脱机试验。它们可以用于临床情况的定量评估，并可能直接与患者的个体情况有关。例如，呼吸频速且潮气量小，肺活量不足（< 8 ~ 12ml/kg），分钟通气量过高（= 15L/min），呼吸驱动力抑制，呼吸肌力量降低（MIP = $-15cmH_2O$）等，很大程度上决定患者是否能够安全地进行脱机试验。

在Brochard等的研究中，分别应用T管试验、PSV及SIMV方式对之前已进行过2h自主呼吸试验失败的患者施行脱机并进行了比较[42]，PSV失败率更低，脱机时间更短；与此相反，Esteban等发现，每天进行一次自主呼吸试验可缩短机械通气时间，但需要再插管的比例相当高（22.6%）[43]。虽然没有SIMV联合PSV的研究，但研究表明，用SIMV进行脱机较慢[19]，PSV或T管试验是脱机的首选方式。有些医师在脱机或进行自主呼吸试验过程中使用低水平的PSV（5 ~ $7cmH_2O$）以补偿克服气管内导管和管路的额外做功。然而，拔管后患者呼吸做功通常高于预期，可能是由于上呼吸道水肿和功能障碍所致，因此，T管试验期间患者呼吸做功与拔管后相似[21]。

再插管使住院死亡的风险增加7 ~ 11倍[19]。这个结果与很多因素有关，包括纳入研究患者的疾病严重程度，例如主要诊断为呼吸衰竭的患者再插管相关的死亡率较高；此外，再插管可能与拔管或非拔管导致的并发症（肺炎、心衰）相关。因此，机械通气过程中的重要目标就是早期迅速拔管以降低再插管率。

人机相互作用

在部分通气支持或自主呼吸通气支持的患者中，人机相互作用是一个极为重要的问题。人机不同步会导致躁动、出汗、心动过速、血压升高、脱机失败或无创通气失败。一旦确定通气方式，在考虑人机相互作用前，应排除呼吸道并发症（局部阻塞、移位）或临床状况发生的重大变化（如气胸、急性肺水肿）。为简便起见将吸气过程细分为三个时相：①吸气触发；②吸气；③吸气停止。但困难在于，整个呼吸周期中的每一个阶段都可导致呼吸驱动力和呼吸用力的改变。人机不同步的主要问题都可以通过在床旁仔细观察患者呼吸情况和呼吸机所显示的压力、容量和流速及波形来鉴别。

吸气触发

1. 对严重呼出气流受限的患者而言，PEEPi是吸气触发的重要障碍，因为吸气肌必须首先使气道压降低到低于大气压力的水平[44]。因此，通过压力或流量触发呼吸机送气之前，患者吸气用力必须超过PEEPi。在急性呼吸衰竭肺动态过度膨胀的患者，用力吸气以触发呼吸机所消耗的呼吸功可超过整个呼吸做功的40%，并常常导致无效触发。低水平CPAP——通常为PEEPi的80% ~ 90%[46]，可明显改善触发并降低呼吸做功[37,45]。
2. 气道压降低是触发的最常见模式。通常是在呼吸机阻断呼气后检测气道压力，在Y型管处检测气道压力与压力传感器位于呼吸机内相比并无优势，两者都会出现类似的触发延迟。流量触发连续检测管路流量的下降，这种触发模式可减少吸气做功。然而，现代呼吸机压力和流量触发已明显改善，触发时间延迟由400ms下降至100ms，气道压力最大程度的下降（以触发呼吸机）有所改善[47]。试图通过设置过低的压力（> $-0.5cmH_2O$）或流量触发灵敏度来改善触发做功会导致呼吸机自动切换。这是由于压力和流量受诸多因素如心脏搏动、呃逆、管路积水或无创通气面罩漏气等影响。已有报导，自动切换是脑死亡患者明显用力呼吸的原因[48]。设置适当的流量触发灵敏度能减少自动切换的风险，与压力触发相比可略微减少呼吸用力，但它并不能改变无效用力呼吸的频率[49]，以及触发后患者的用力程度[40]。

吸气

一旦触发吸气或由呼吸机检测到吸气，容量就取决于吸气压力、吸气时间或流速。例如，PSV 持续保持目标压力水平直至呼气，ACV 在设置的吸气时间内保持流速恒定。ACV 过程中患者有可能持续用力吸气，因为吸气流速是固定的，如果吸气流速不恰当，压力 - 时间曲线呈扇形。同样，这也可使用运动方程得到证明：

$$P_{\text{mus}} + P_{\text{ao}} = E_{\text{rs}} \times V + R_{\text{rs}} \times \dot{V} + P_{\text{o}} \qquad \text{公式 6}$$

呼吸肌用力反映了受弹性阻力、呼吸系统阻力和总 PEEP 影响的气道压和实际监测到的气道压之间的差异。相反，在 PACV 过程中，大多数患者的用力呼吸得到回应，吸气做功低于相同水平的 ACV[50]。

现代呼吸机允许调整吸气流速和吸气流速方式以及压力上升时间。ACV 时低吸气流速导致吸气做功明显增加，将吸气流速增加至 65L/min 可使吸气做功明显降低[51]。然而，这些问题相当复杂，吸气流速增加会导致呼吸频率增加（可能是由于下呼吸道反射）[52]，从而减少了呼气时间，可能加重重度气流阻塞患者的肺动态过度膨胀。在 PSV 和 PACV 过程中，许多呼吸机允许调整目标压力升高时间。一个陡峭的斜率可以更快地实现压力目标，更大的早期吸气流速可以减少吸气驱动力和呼吸做功[53-54]。

吸气停止

呼吸机通过监测吸气流速的下降来实施呼吸切换。PSV 时，气道阻力增加将导致吸气流速延迟下降，当患者想要呼气时呼吸机继续供气。这时通常会观察到呼气肌参与主动呼气，并检测到吸气末气道压力有短暂的升高[55]。某些现代呼吸功能够控制吸气末流速的下降。其他常见的导致吸气停止不同步的原因包括高水平的 PSV（≥ 20 cmH_2O），呼吸肌无力和无创通气面罩漏气。PACV 是采用时间切换，与 PSV 相比，PACV 可改善吸气末人机同步性[56]。

（葛庆岗　刘　薇译　李文雄校）

参考文献

1. Lassen HC. A preliminary report on the 1952 epidemic of poliomyelitis in Copenhagen with special reference to the treatment of acute respiratory insufficiency. *Lancet* 1953; **Jan 3**: 37–41.
2. Mehta S, Hill NS. Noninvasive ventilation. *Am J Respir Crit Care Med* 2001; **163**: 540–7.
3. International Consensus Conference in Intensive Care Medicine. Ventilator-associated lung injury in ARDS. *Am J Respir Crit Care Med* 1999; **160**: 2118–24.
4. Bendixen HH, Hedley-White J, Laver MB. Impaired oxygenation in surgical patients during general anesthesia with controlled ventilation: a concept of atelectasis. *N Engl J Med* 1963; **269**: 991–6.
5. Ventilation with lower tidal volumes as compared with traditional volumes for acute lung injury and the acute respiratory distress syndrome. *N Engl J Med* 2000; **342**: 1301–8.
6. Hotchkiss JR, Blanch L, Murias G *et al.* Effects of decreased respiratory frequency on ventilator-induced lung injury. *Am J Respir Crit Care Med* 2000; **161**: 463–8.
7. Lessard MR, Guerot E, Lorino H *et al.* Effects of pressure-controlled with different I:E ratios versus volume-controlled ventilation on respiratory mechanics, gas exchange, and hemodynamics in patients with adult respiratory distress syndrome. *Anesthesiology* 1994; **80**: 983–91.
8. Edibam C, Rutten AJ, Collins DV *et al.* Effect of inspiratory flow pattern and inspiratory to expiratory ratio on nonlinear elastic behavior in patients with acute lung injury. *Am J Respir Crit Care Med* 2003; **167**: 702–7.
9. Bersten AD, Bryan DL. Ventilator-induced lung injury: do dynamic factors also play a role? *Crit Care Med* 2005; **33**: 907–9.
10. Jonson B, Beydon L, Brauer K *et al.* Mechanics of respiratory system in healthy anesthetized humans with emphasis on viscoelastic properties. *J Appl Physiol* 1993; **75**: 132–40.
11. Tuxen DV, Lane S. The effects of ventilatory pattern on hyperinflation, airway pressures, and circulation in mechanical ventilation of patients with severe airflow obstruction. *Am Rev Respir Dis* 1987; **136**: 872–9.
12. The National Heart, Lung, and Blood Institute ARDS Clinical Trials Network. Higher versus lower positive end-expiratory pressure in patients with the acute respiratory distress syndrome. *N Engl J Med* 2004; **351**: 327–36.
13. Suter PM, Fairley B, Isenberg MD. Optimum end-expiratory airway pressure in patients with acute pulmonary failure. *N Engl J Med* 1975; **292**: 284–9.
14. Gattinoni L, Pelosi P, Crotti S *et al.* Effects of positive end-expiratory pressure on regional distribution of tidal

volume and recruitment in adult respiratory distress syndrome. *Am J Respir Crit Care Med* 1995; **151**: 1807–14.
15. Vieira SRR, Puybasset L, Richecoeur J *et al.* A lung computed tomographic assessment of positive end-expiratory pressure-induced lung overdistension. *Am J Respir Crit Care Med* 1998; **158**: 1571–7.
16. Bersten AD. Measurement of overinflation by multiple linear regression analysis in patients with acute lung injury. *Eur Respir J* 1998; **12**: 526–32.
17. Nicholas TE, Power JHT, Barr HA. The pulmonary consequences of a deep breath. *Respir Physiol* 1982; **49**: 315–24.
18. Pelosi P, Cardringher P, Bottino N *et al.* Sigh in acute respiratory distress syndrome. *Am J Respir Crit Care Med* 1999; **159**: 872–80.
19. Marini JJ, Rodriguez M, Lamb V. The inspiratory workload of patient-initiated mechanical ventilation. *Am Rev Respir Dis* 1986; **134**: 902–9.
20. Bersten AD, Rutten AJ, Vedig AE *et al.* Additional work of breathing imposed by endotracheal tubes, breathing circuits and intensive care ventilators. *Crit Care Med* 1989; **17**: 671–80.
21. Esteban A, Alia I. Clinical management of weaning from mechanical ventilation. *Intens Care Med* 1998; **24**: 999–1008.
22. Brochard L, Harf A, Lorino H *et al.* Inspiratory pressure support prevents diaphragmatic fatigue during weaning from mechanical ventilation. *Am Rev Respir Dis* 1989; **139**: 513–21.
23. Bersten AD, Rutten AJ, Vedig AE. Efficacy of pressure support ventilation in compensating for apparatus work. *Anaesth Intens Care* 1993; **21**: 67–71.
24. Brochard L, Rua F, Lorino H *et al.* Inspiratory pressure support compensates for the additional work of breathing caused by the endotracheal tube. *Anesthesiology* 1991; **75**: 739–45.
25. Appendini L, Purro A, Gudjonsdottir M *et al.* Physiologic response of ventilator-dependent patients with chronic obstructive pulmonary disease to proportional assist ventilation and continuous positive airway pressure. *Am J Respir Crit Care Med* 1999; **159**: 1510–7.
26. Derdak S, Mehta S, Stewart TE *et al.* High-frequency oscillatory ventilation for acute respiratory distress syndrome in adults: a randomized, controlled trial. *Am J Respir Crit Care Med* 2002; **166**: 801–8.
27. Gluck E, Heard S, Patel C *et al.* Use of ultrahigh frequency ventilation in patients with ARDS: a preliminary report. *Chest* 1993; **103**: 1413–20.
28. Hirschl RB, Pranikoff T, Wise C *et al.* Initial experience with partial liquid ventilation in adult patients with the acute respiratory distress syndrome. *JAMA* 1996; **275**: 383–9.
29. Kacmarek RM, Wiedemann HP, Lavin PT *et al.* Partial liquid ventilation in adult patients with acute respiratory distress syndrome. *Am J Respir Crit Care Med* 2006; **173**: 882–9.
30. Slutsky AS. Mechanical ventilation. *Chest* 1993; **104**: 1833–59.
31. Hess D, Hirsch C, Marquis-D'Amico C *et al.* Imposed work and oxygen delivery during spontaneous breathing with adult disposable manual ventilators. *Anesthesiology* 1994; **81**: 1256–63.
32. Agarwal KS, Puliyel JM. A simple strategy to improve first breath oxygen delivery by self inflating bag. *Resuscitation* 2000; **45**: 221–4.
33. Girou E, Schortgen F, Delclaux C *et al.* Association of noninvasive ventilation with nosocomial infections and survival in critically ill patients. *JAMA* 2000; **284**: 2361–7.
34. Drakulovic MB, Torres A, Bauer TT *et al.* Supine body position as a risk factor for nosocomial pneumonia in mechanically ventilated patients: a randomised trial. *Lancet* 1999; **354**: 1851–8.
35. Hopkins RO, Weaver LK, Opep D *et al.* Neuropsychological sequelae and impaired health status in survivors of severe acute respiratory distress syndrome. *Am J Respir Crit Care Med* 1999; **160**: 50–6.
36. Rothenhausler H, Ehrentraut S, Stoll C *et al.* The relationship between cognitive performance and employment and health status in long-term survivors of the acute respiratory distress syndrome: results of an exploratory study. *Gen Hosp Psychiatry* 2001; **23**: 90–6.
37. Davidson TA, Caldwell ES, Curtis JR *et al.* Reduced quality of life in survivors of acute respiratory distress syndrome compared with critically ill control patients. *JAMA* 1999; **281**: 354–60.
38. MacIntyre NR. Evidence-based guidelines for weaning and discontinuing ventilatory support: a collective task force facilitated by the American College of Chest Physicians; the American Association for Respiratory Care; and the American College of Critical Care Medicine. *Chest* 2001; **120**: 375–96S.
39. Tobin MJ, Perez W, Guenther SM *et al.* The pattern of breathing during successful and unsuccessful trials of weaning from mechanical ventilation. *Am Rev Respir Dis* 1986; **134**: 1111–8.
40. Leitch EA, Moran JL, Grealy B. Weaning and extubation in the intensive care unit. Clinical or index-driven approach? *Intens Care Med* 1996; **22**: 752–79.
41. Frutos-Vivar F, Ferguson ND, Esteban A *et al.* Risk factors for extubation failure in patients following a successful spontaneous breathing trial. *Chest* 2006; **130**: 1664–71.
42. Brochard L, Rauss A, Benito S *et al.* Comparison of three methods of gradual withdrawal from ventilatory support during weaning from mechanical ventilation. *Am J Respir Crit Care Med* 1994; **150**: 896–903.
43. Esteban A, Frutos F, Tobin MJ *et al.* A comparison of four methods of weaning patients from mechanical ventilation. *N Engl J Med* 1995; **332**: 345–50.
44. Smith TC, Marini JJ. Impact of PEEP on lung mechanics and work of breathing in severe airflow obstruction. *J Appl Physiol* 1988; **65**: 1488–99.
45. Petrof BJ, Legare M, Goldberg P *et al.* Continuous positive airway pressure reduces work of breathing and dyspnea during weaning form mechanical ventilation in severe chronic obstructive pulmonary disease. *Am Rev Respir Dis* 1990; **141**: 281–9.
46. Ranieri VM, Giuliiani R, Cinnella G *et al.* Physiologic effects of positive end-expiratory pressure in patients with chronic obstructive pulmonary disease during acute ventilatory failure and controlled mechanical ventilation. *Am Rev Respir Dis* 1993; **147**: 5–13.
47. Alsanian P, El Atrous S, Isabey D *et al.* Effects of flow triggering on breathing effort during partial ventilatory support. *Am J Respir Crit Care Med* 1998; **157**: 135–43.
48. Willatts SM, Drummond G. Brainstem death and ventilator trigger settings. *Anaesthesia* 2000; **55**: 676–7.
49. Sassoon CSH, Foster GT. Patient-ventilator asynchrony. *Curr Opin Crit Care* 2001; **7**: 28–33.
50. Cinnella G, Conti G, Lofaso F *et al.* Effects of assisted ventilation on the work of breathing: volume controlled versus pressure-controlled ventilation. *Am J Respir Crit Care Med* 1996; **153**: 1025–33.

51. Ward ME, Corbeil C, Gibbons W *et al.* Optimization of respiratory muscle relaxation during mechanical ventilation. *Anesthesiology* 1988; **69**: 29–35.
52. Corne S, Gillespie D, Roberts D *et al.* Effect of inspiratory flow rate on respiratory rate in intubated ventilated patients. *Am J Respir Crit Care Med* 1997; **156**: 304–8.
53. Bonmarchand G, Chevron V, Chopin CC *et al.* Increased initial flow rate reduces inspiratory work of breathing during pressure support ventilation in patients with exacerbation of chronic obstructive pulmonary disease. *Intens Care Med* 1996; **22**: 1147–54.
54. Bonmarchand G, Chevron V, Menard JF *et al.* Effects of pressure ramp slope values on the work of breathing during pressure support ventilation in restrictive patients. *Crit Care Med* 1999; **27**: 715–22.
55. Parthasarathy S, Jubran A, Tobin MJ. Cycling of inspiratory and expiratory muscle groups with the ventilator in airflow limitation. *Am J Respir Crit Care Med* 1998; **158**: 1471–8.
56. Calderinin E, Confalonieri M, Puccio PG *et al.* Patient–ventilator asynchrony during noninvasive ventilation: the role of expiratory trigger. *Intens Care Med* 1999; **25**: 662–7.

第28章

湿化及吸入治疗

Andrew D Bersten

正常情况下，上呼吸道可以对吸入的气体加温、湿化和过滤。这些功能因疾病的原因而受损，或因行气管内插管而绕过鼻咽部吸气时，我们就必须对吸入的气体进行人工湿化。

物理原理

湿度，即气体中水蒸气的量，可以表达为：

1. 绝对湿度（absolute humidity，AH）——在一定温度下单位容积气体中水蒸气的总量（g/m^3）。
2. 相对湿度（relative humidity，RH）——在一定温度下单位容积气体中实际水蒸气的量占饱和水蒸气量的百分比。饱和水蒸气能产生饱和蒸汽压（saturated vapour pressure，SVP）。由于SVP与温度呈幂指数关系（表28.1），因此只有升高温度才能进一步增加气体中的水蒸气量。
3. 分压

生理学

肺表面液体和微粒的清除依赖于纤毛的摆动、气道黏液和跨膜水通量。气道黏液由杯状细胞、黏膜下腺体和Clara细胞分泌并通过毛细血管渗出。主气道被覆着假复层纤毛柱状上皮细胞和大量分泌腺体。随着气道向下延伸，上皮细胞开始分层，终末气道的上皮细胞变成复层立方形并部分带有纤毛，分泌腺体很少。纤毛在黏液层上的水样层中摆动，将肺部深处的表层黏液运送至声门（在37℃以及100% RH的环境下以10mm/min移动），纤毛的功能和黏液的成分都会受温度和湿度的影响。

鼻黏膜的表面积很大，并具有广泛的血管网，与经口呼吸相比，鼻黏膜丰富的血管网能更有效地对吸入的气体湿化及加温。随着干燥气体进入气道，气体逐渐被加温和湿化，并在隆突下达到水蒸气的等温饱和状态（即在37℃下，RH 100%或AH 43g/m^3）[1]。在静息状态下，每天大约有250ml的水和1.5kJ(350 kcal)的能量从呼吸道丢失。在呼气相，一部分（10%～25%）水蒸气通过凝集又回到黏膜表面。

目前尚未明确维持纤毛功能和黏液清除功能的最低湿化水平。最理想状态是在隆突处使吸入气体再次达到等温饱和状态，但不是在所有情况下都是必要的。当温度在37℃，RH降低至75%（AH为32g/m^3）以下时，黏液的流动显著减缓，当RH为50%（AH为22g/m^3）时，黏液停止流动[2]。这提示我们需要使AH超过33g/m^3来维持气道正常的功能。在这一AH水平，除非吸入气体温度过低，否则温度似乎并不重要[3]。黏膜纤毛功能在上呼吸道感染、慢性支气管炎、囊性纤维化、支气管扩张症、纤毛不动综合征（包括Kartagener综合征）、脱水、过度换气、全麻、使用阿片类药物或阿托品以及接触有毒气体的情况下受损。吸入氧浓度（FiO_2）过高可能会引起急性支气管炎，并在3h内出现气管内黏液流动速度减慢[4]。吸入β_2受体激动剂能通过增加纤毛摆动的频率来提高黏膜纤毛的清除率，并增加黏液和水的分泌[5]。

湿化技术的临床应用

气管插管

气管插管和气管切开患者需要气道湿化治疗的必要性是毋庸置疑的。由于这些患者吸入的气体绕过了上呼吸道，使 RH 降低至 50% 以下而产生一系列的不良反应[6]，包括：

1. 增加黏液的黏滞度。
2. 抑制纤毛的功能。
3. 对支气管上皮细胞造成损伤，包括黏膜溃疡、气管炎症和坏死性支气管炎。
4. 因小气道梗阻而产生微型肺不张，以及由于表面活性物质减少而导致的肺顺应性下降。
5. 由于黏痰或浓痰使气道阻力增加而导致气道梗阻。

永久性气管切开的患者会在数周至数月的时间内发生气道上皮化生。这些患者通常不需要气体湿化，提示湿化现象延至下段呼吸树。尽管如此，对急性呼吸道感染患者，可能仍需要对吸入气体进行湿化。

表 28.1 温度与饱和蒸汽压的关系

温度（℃）	饱和蒸汽压（mmHg）	饱和蒸汽压（kPa）	绝对湿度（g/m^3）
0	4.6	0.6	4.8
10	9.2	1.2	9.3
20	17.5	2.3	17.1
30	31.3	4.2	30.4
34	39.9	5.3	37.5
37	47.1	6.3	43.4
40	55.3	7.4	51.7
46	78.0	10.4	68.7

热量交换

呼吸道是一条通过热量交换来调节体温的重要途径。气体的湿化能减轻麻醉和手术引起的体温降低[6]。在这些情况下，主动湿化器不比温度湿度交换器（heat and moisture exchanger，HME）更有益[8]。湿化时过多的热量可能造成黏膜损伤、体温过高和过度湿化[9]。然而，如果含水量不超标，黏膜纤毛的清除功能在 42℃以下时都不会受到影响[3]。过度湿化可能会使分泌物增加并损害黏膜纤毛的清除功能以及降低表面活性物质的活性，引起肺不张[9]。

理想的湿化

对湿化器的基本要求应该包括以下特征[10]：

1. 吸入气体在送到气管内时的温度应为 32 ~ 36℃，含水量应为 30 ~ 43g/m^3。
2. 设置的温度应保持恒定而不会发生波动。
3. 湿化和温度应不受吸入大量新鲜气体的影响，尤其是吸入高流量气体时。
4. 仪器使用与维护简便。
5. 对空气、氧气或任何吸入的混合气体，包括麻醉剂都可以进行湿化。
6. 在自主通气或控制通气模式下均可以使用。
7. 具备安全装置，能防止过热、过度湿化和触电，有报警装置。
8. 内部阻力、顺应性和无效腔不会对自主呼吸模式产生不良影响。
9. 对吸入气体的无菌性无影响。

方法和装置

水浴湿化器

吸入气体通过一个贮水器以达到湿化效果，湿化的效率取决于环境温度和使气体蒸发的表面积。

冷水湿化器

这种设备简单价廉，但是低效，含水量约

为 9g/m^3（即在室温下 RH 约为 50%）。它们还是微生物污染的一种潜在来源。当使用简单面罩进行氧疗时，不必常规使用冷水湿化器。

热水湿化器（图 28.1 和 28.2）

吸入气体经过掠过型（blow-by）湿化器（如 Fisher–Paykel 湿化器，Fisher 和 Paykel 医疗公司，新西兰）或通过气泡（bubble）或瀑布型（cascade）湿化器（如 Bennett Cascade，Bennett 医疗设备公司，美国）——一个加热贮水器。理论上离开贮水器的气体具有较高的含水量。水浴的温度是恒温控制（如在 45 ~ 60℃）以代偿温度在吸气管路内的下降，其目标是在 37℃时使吸入气体的 RH 达到 100%。加热导丝可以安置在吸气管路中以维持预设的气体温度和湿度（如 Fisher-Paykel 湿化器）。通常认为热水湿化器不会产生悬浮颗粒，但气泡型湿化器会产生小水滴（大部分直径小于 5μm）[11]，这可能成为一种潜在的感染源。

Fisher-Paykel 湿化器

这是一种常用的掠过型湿化器。湿化器的输送管由一条绝缘的导丝进行加热，以达到人工预设的吸气温度。另外还配备一个伺服控制器，近年来生产的湿化器具有一个双重伺服器，使加热器与伺服功能更完美的结合。声音报警提示管路断开或实际温度比预设的输送温度偏差 2℃以上。将温控器设置在 47℃，可以防止加热器过度加热。如果这一保护措施不能运行，另一个安全恒温器将在 70℃进行工作。由人工或重力装置给一次性湿化器加水。为了减少水的沉积，湿化器出口温度的设置得比输送管出口温度低 2 ~ 3℃，而不必降低 RH。报警温度固定在 41℃和 29.5℃，湿化器输送的内设安全温度为 66℃。

这些湿化器通常被认为能对机械通气患者进行最佳的气体湿化，但它们的实际作用却比预期低，在一项使用 MR 850 湿化器的研究中，出口温度设置在 37℃，输送管路的温度设置在 40℃，湿度为 36g/m^3 的气体经过湿化后能达到 41.9g/m^3[12]。但在室温和（或）呼吸机呼出端的温度升高时，湿化器入口的温度也会升高，导致加热器工作的温度降低，这样就会降低湿化效果。实验研究显示，吸入气体的含水量为 19g/m^3，湿化后含水量为 23.4g/m^3[12]。现有的湿化器具有自动补偿功能，在湿化效果差时能进行补偿，也可以通过将湿化器出口和管路的温度设置在 40℃进行预防。患者能耐

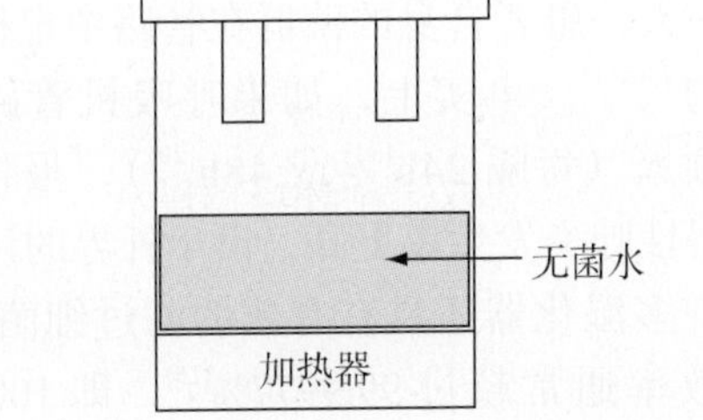

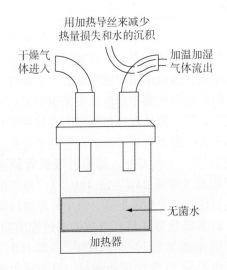

图 28.1　热水掠过型湿化器

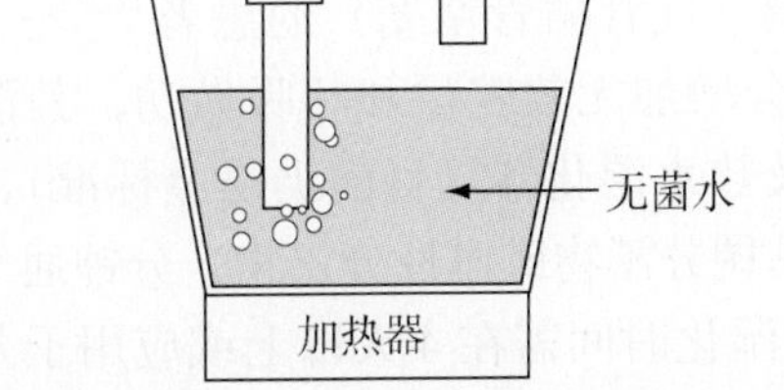

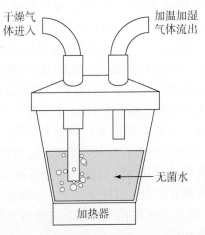

图 28.2　热水“瀑布”型或“气泡”型湿化器

受较高的分钟通气量，但吸入气体的含水量轻度降低就会使患者的呼吸频率增快[13]。

气流加热型湿化器

这种新的设计应用气流和热水的逆流原理，可以进一步改善湿化器的湿化效果，却不依赖于气流流速和患者的呼吸频率，并能减少患者的呼吸做功[13]。

热湿交换器

新型热湿交换器（HME）由于使用简单，效率高，因此在ICU使用广泛。它们都是根据机体在呼气时能保留热量和水分、吸气时能对气体进行加温和湿化这一基本原理进行工作的。HME可以是疏水性的，也可以是吸水性的，还可以作为微生物的滤器（HMEF）。但是，由于院内获得性肺炎主要是通过吸入口咽部的分泌物而发生，其次是继发于呼吸机管路中细菌的定植，所以HMEF的使用没能显示出可以降低院内获得性肺炎的发病率，对于长期进行机械通气的患者而言，使用HME和热水湿化器在院内获得性肺炎的发病率方面没有差异[14-15]。

新型HME轻便，无效腔量小（30～95 ml），但是湿化的效果各不相同。吸水性HME将水分吸收在覆盖有化学物质（通常是氯化钙或氯化锂）的泡沫或纸样材料上，与疏水性HME（AH为20～25g/m^3）相比，吸水性HME能增强湿化效果（AH约为30g/m^3）[16-21]。陈旧型HME随着时间延长湿化效率逐渐降低[13]，但是，新型HME可以保持其湿化能力长达4天以上，并且其阻力改变最小[22]。因此，能达到相对较高AH的HME可能适合于那些长期进行机械通气的患者，尤其是对很多因湿化水平降低而发生HME并发症（如分泌物黏稠、气管插管堵塞）的患者[23-25]。然而，HME会增加无效腔量和呼吸做功，其湿化效果不及热水湿化器（目前仍是金标准），尤其是在黏稠分泌物或血性分泌物、分钟通气量高[15,19]、湿化时间需在4天以上或应用于儿童或新生儿时[26]。

湿化的并发症

湿化不足

对于呼吸系统的护理，要求将AH升至30 g/m^{3}以上[24]。湿化不足通常是HME存在的一个问题。然而，热水湿化器的湿化效率也会因气流流速的增加和水分沉积的增多而降低。输送管末端每延长10 cm的管路就会使温度降低约1℃（如Y型连接头和直角连接头），应该给予湿化补充。可以通过气管插管内的温度热敏电阻使吸入气体过热湿化来弥补高频通气过程中的湿化不足[23,27]。

过度湿化

热水湿化器发生过度加热故障可能会引起患者的深部温度上升、水中毒、黏膜纤毛清除功能受损以及气道烧伤[9]。

增加呼吸功

湿化器导致患者呼吸做功增加（主要是克服阻力所做的功），额外增加了呼吸负荷。因此，呼吸做功的增加会增加吸气流速，HME中含水量进行性增加也会使阻力增加[28]。Fisher-Paykel湿化器与Bennett串联湿化器相比，对呼吸做功的增加相对较少[29]，一般情况下，HME产生的阻力是2.5cmH_2O/(L·s)[19]。

感染

目前的证据反对将湿化器作为导致院内获得性呼吸道感染的一个重要因素。尽管贮水器是细菌，如假单胞菌属细菌的一个良好培养基，但是在湿化器中培养出细菌很罕见。通常情况下，任一阳性发现都是因为在使用湿化器的第一天，患者自身的菌群在管路中定植之后出现的[30-31]。事实上，如果呼吸机管路更换过于频繁（每隔24h[32]或48h[29]），报告的院内获得性肺炎发生率更高（由于外界的污染）。

许多湿化器还具有有效的滤过细菌功能，其有效率通常超过99.9977%[15]，即100万个细菌中不到23个细菌能通过，目前还没有能滤过所有病毒颗粒的湿化器。但是，如果每个患者都使用新的呼吸机管路，滤器的使用就不会改变 VAP 的发生率和死亡率[33]。

漏电危险

见第 75 章。

雾化吸入治疗

雾化吸入治疗是通过吸入悬浮在气体中的治疗用微粒并使其沉积在呼吸道内而实现的。有很多因素会影响悬浮微粒的沉积，如微粒的大小、惯性、物理特征、重力、通气量和通气模式、温度和湿度、气道的几何形状、肺部疾病以及传送系统。总体来说，直径为 40μm 的微粒沉积在上呼吸道内，直径为 8 ~ 15μm 的微粒沉积在支气管和细支气管内，直径为 3 ~ 5μm 的微粒沉积在外周气道内，直径为 0.8 ~ 3.0μm 的微粒沉积在肺实质内。微粒的最适大小依赖于患者的临床适应证及所用药物（如 β_2 受体激动剂、抗胆碱药物、皮质激素、抗生素、抗病毒药物、表面活性剂治疗、诱导排痰药物）。显而易见，如果使用的是具有滤过功能的湿化器，气雾剂需要传送到滤器的近端。

气雾剂产生器

雾化可以通过雾化器（喷射或超声波）、定量雾化吸入器（MDI）或干粉吸入器（DPI）产生。尽管每一种方法对机械通气的患者都不是很有效，但如果我们用心去改善这些方法的效能，其临床效果同样有效。

雾化器[34]

最常见的喷射雾化器属于旁流雾化器。这种雾化器利用外加气流通过一个狭窄的喷口，产生一个压力梯度，把药物混合物从贮液器吸出（Bernoulli's 原理；图 28.3）。然后气流冲向一个隔板，使微粒的平均尺寸减小。如果呼吸机不能自动补偿或调节预设潮气量，在吸气气流中外加气流（通常为 3 ~ 10 L/min）可增加患者的潮气量。并且，由于附加气流可阻止负压的产生，因此能影响呼吸机的触发。主流雾化器使用吸气气流产生喷雾作用。通常情况下，大容量水雾化器能产生流速为 20 ~ 30 L/min 的新鲜气流。

超声雾化器使用高频声波（典型频率为 1MHz）在贮液器内产生气溶胶，产生小而均一的微粒（< 5μm）和较高的气雾浓度（100 ~

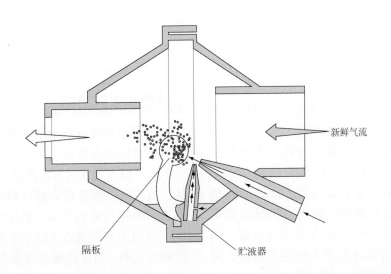

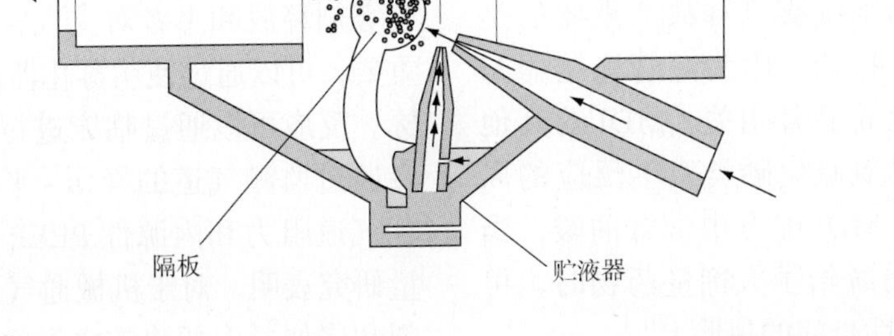

图 28.3　旁流雾化器

200g/m^3)。超声雾化器没有改变潮气量，但是，超声雾化器可能引起体内水分过多和气道阻力增加。

雾化器气溶胶沉积差异较大，在通气回路、气管内插管及大气道中形成明显的凝雨样沉降物。在一项实验研究中，发生沉积的雾化器为 6% ~ 37%，取决于湿化效果和呼吸运动；体内研究数据显示出相似的结果，但是在使用药物时差异可达 20 倍[35]。大量因素被证实可改善气溶胶沉积，但只有少部分被普遍应用。例如，尽管由于加热和湿化减少气溶胶沉积，其中 50% 是因为微滴的增大和凝雨样沉降物增加，但在雾化前规律性地断开回路排出潮湿的气体仍然是不切实际的。然而，在吸入管路中距气管插管不足 30cm 处放置雾化器使得这个管道可用作间隔区或吸入储备仓，这样就降低了气雾剂的速度并减少了由冲击造成的损失。雾化器的吸入活化在干燥和湿化条件下分别使沉积增加了 2 倍和 3 倍[35]；使用潮气量为 500ml 或以上以及尽量减少吸入气体湍流（低流速、长吸入时间）也增加了气雾剂的释放[31,36]。

定量雾化吸入器

定量雾化吸入器（metered-dose inhaler，MDI）在高压下借助喷射的气体将药物结晶微粒化，使得每次吸入活动所释放的容量（即剂量）相对固定［如沙丁胺醇（舒喘灵）为 90μg，异丙托溴铵为 18μg］[37]。使用机械通气的成年人气雾剂释放量大约为 4% ~ 6%，但使用雾化器时，该值可增加到 11%，与非卧床人群相似[38]。与雾化器相似，在没有湿化的条件下，吸入管路位置、吸入活动和通过降低吸入气体流速和延长吸气时间而使湍流最小化会增加气雾剂释放。重要的是要避免使用弯管连接器，因为弯管连接器与气雾剂释放量和疗效显著相关。MDI 的其他风险包括较低的对氯氟化碳类发生反应的风险，以及因为某些 MDI 配方中含有油酸，当使用 MDI 和导管系统给予大剂量药物时，可发生气道黏膜坏死性炎症的风险[39]。

干粉吸入器

干粉吸入器（dry-powdered inhaler，DPI）目前常用于非卧床患者的治疗，但是也有少量用于机械通气患者的经验。DPI 可以与机械通气共同使用，但干粉与湿化气混合使用的效能尚属未知。

吸入疗法的临床应用

湿化

湿化器产生的含水气体受温度和水蒸气压的控制，而雾化器产生的含水气体取决于气雾剂成分。后者可以为呼吸道提供水分，特别是在贮水池被加热以增加气雾密度的情况下。然而，感染的风险也随之增加，因为微滴可以携带细菌进入肺泡。因此，只有无菌水可用于填充贮水池，对所有部件必须定期进行更换和灭菌。

黏液溶解剂

在危重疾病患者中，黏液溶解剂降低分泌物黏性的作用尚属未知。口服黏液溶解剂，例如乙酰半胱氨酸，减轻慢性支气管炎和慢性阻塞性肺疾病（COPD）的恶化进程，尽管这种作用仅出现在没有吸入甾类药物的患者中[40]。乙酰半胱氨酸喷雾剂也被当作黏液溶解剂使用，但可能引起支气管痉挛。在标准方法无法清除黏稠的分泌物时，重组人 DNA 酶的病例报告似乎发现了希望[36]。

支气管扩张药治疗

对具有重度气流受限的危重病患者，优化气雾剂释放和患者对支气管扩张剂的反应非常重要，可以通过使用雾化器或 MDI 技术达到目标。反应可以通过临床进行判定，机械通气患者通过监测气道的峰压 - 平台压压力梯度、计算气道阻力和内源性 PEEP 变化进行判定。大量研究表明，对于机械通气患者，使用 $β_2$ 激动剂和诸如异丙托溴铵之类的抗胆碱能药可以有效扩张支气管[31]，二者联合用药比单一用药更有效[36]。与自体的皮质类固醇相比，吸入类固醇对重度哮喘[41]和 COPD 加重期均有效[42]。

支气管扩张药的给药剂量

舒喘灵的标准剂量是用雾化器给予 2.5mg，或用 MDI 给予 4 喷（360μg），预期会产生比非卧床患者持续时间略短的支气管扩张反应。因而，应每隔 3 ~ 4h 给药一次。异丙托溴铵通常通过雾化器给予 0.5mg 或通过 MDI 给予 4 喷。更大剂量或更频繁的给药通常在具有重度、可逆性气道梗阻时有效，持续喷雾给予 β_2 激动剂可用于急性重度哮喘，直到出现临床效果为止。如果患者生命垂危而维持最小的通气量，或不能耐受雾化，均应考虑胃肠外给药；然而，在大多数情况下，胃肠外给药途径不会有特殊获益[43]。

无创正压通气（NIPPV）

对需要 NIPPV 的患者而言，尤其是 COPD 急性加重患者，实施支气管舒张治疗哪种方法最好，目前尚不明确。临床上较常用的是在不中断 NIPPV 的情况下，对患者实施舒张支气管的治疗，雾化吸入和 MDI 都有效[36]。尽管雾化吸入的药物在高流量 CPAP 的管路中丢失会增加，但是沙丁胺醇也能发挥其较好的支气管扩张作用[44]。

抗生素和抗病毒药物的使用

多年来，雾化吸入抗生素都具争议。但是，这种方法能使感染部位的药物浓度达到较高的水平，同时能减少药物的不良反应，这一潜在的优点仍然具有吸引力。大量对囊性纤维化患者的研究显示，当雾化吸入氨基糖苷类抗生素时，患者的痰量和细菌的浓度减少，肺功能得到改善，并使住院治疗的风险降低[45-46]。对支气管扩张[47-48]和进行机械通气的慢性呼吸衰竭患者[49]的研究中也得出了相同的结果，这些结果包括气道炎症反应标记物减少。尽管目前人们对雾化吸入抗生素会促进耐药菌生长这一问题很关注[50]，但研究结果显示，在 ICU 病房预防性而不是治疗性使用多黏菌素以及使用氨基糖苷类抗生素不会使细菌产生耐药性[39,51]。其他可以安全地进行雾化治疗的抗生素包括万古霉素、两性霉素 B 和用于治疗卡氏肺孢子菌肺炎的喷他脒。然而，雾化吸入两性霉素 B 可能会使患者发生支气管痉挛。

对支气管肺炎动物模型的研究发现，雾化吸入阿米卡星[52]和头孢他啶[53]比静脉给药时肺组织内药物的浓度增加了 3 ~ 30 倍，并且在肺内的杀菌能力更强。将雾化吸入庆大霉素或万古霉素纳入呼吸机相关性肺炎患者的系统治疗中似乎使临床获益[54]。呼吸道合胞体病毒感染的患者雾化吸入利巴韦林后，会缩短机械通气时间和住院天数[55]。然而，沉积在管路中的利巴韦林可能会导致呼吸机阀门发生故障，并且由于利巴韦林具有致畸性，使用时应格外谨慎[43]。

诱导排痰

用 3% 的盐水雾化能有效地诱导 AIDS 患者排痰，可用于诊断卡氏肺孢子菌肺炎，因此通常避免了做支气管镜检查[56]。诱导排痰已用于诊断许多病原菌诱发的感染，对严重气流受限的患者而言是安全的[57]。

表面活性物质的治疗

表面活性物质的剂型可以经气道滴注，患呼吸窘迫综合征的新生儿和急性呼吸窘迫综合征（ARDS）的成人也可以使用雾化吸入。雾化吸入能使表面活性物质达到较均匀的分布，避免了液体滴注到肺内引起的损伤。但是，需要较大的剂量才能使药物沉积到肺内，并且药物优先分布在通气良好的、损伤程度较轻的肺区[58]。

类前列腺素[38]

吸入类前列腺素药物的目标是选择性的使通气良好的肺区血管舒张，这与 ARDS 患者使用 NO 改善氧合的作用类似。当全身用药时，由于这些药物会非选择性的扩张肺血管和全身血管，患者会出现氧合受损以及低血压。伊洛前列素的半衰期较长（约为 20 ~ 30min，而前列环素的半衰期仅为 3min)，通常用于慢性肺动脉高压的治疗（每次 2.5 ~ 5mg，每天 6 ~ 9 次)，类似的剂量也可用于机械通气患者。

（林 英 陈秀凯译 李文雄校）

参考文献

1. Hedley RM, Allt-Graham J. Heat and moisture exchangers and breathing filters. *Br J Anaesth* 1994; **73**: 227–36.
2. Forbes AR. Humidification and mucus flow in the intubated trachea. *Br J Anaesth* 1973; **45**: 874–8.
3. Forbes AR. Temperature, humidity and mucus flow in the intubated trachea. *Br J Anaesth* 1974; **46**: 29–34.
4. Sackner MA, Landa J, Hirsch J *et al.* Pulmonary effects of oxygen breathing: a six-hour study in normal man. *Ann Intern Med* 1975; **82**: 40–3.
5. LaFortuna CL, Fazio F. Acute effect of inhaled salbutamol on mucociliary clearance in health and chronic bronchitis. *Respiration* 1985; **45**: 111–13.
6. Chalon J, Patel C, Ali M *et al.* Humidity and the anesthetized patient. *Anesthesiology* 1974; **50**: 195–8.
7. Circeo LE, Heard SO, Griffiths E *et al.* Overwhelming necrotizing tracheobronchitis due to inadequate humidification during high-frequency jet ventilation. *Chest* 1991; **100**: 268–9.
8. Linko K, Honkavaara P, Niemenen MT. Heated humidification after major abdominal surgery. *Eur J Anaesthesiol* 1984; **1**: 285–91.
9. Shelley MP, Lloyd GM, Park GR. A review of the mechanisms and methods of humidification of inspired gases. *Intens Care Med* 1988; **14**: 1–9.
10. Chamney AR. Humidification requirements and techniques. *Anaesthesia* 1969; **24**: 602–17.
11. Rhame FS, Streifel A, McComb C *et al.* Bubbling humidifiers produce microaerosols which can carry bacteria. *Infect Control* 1986; **7**: 403–7.
12. Lellouche F, Taillé S, Maggiore SM *et al.* Influence of ambient and ventilator output temperatures on performance of heated-wire humidifiers. *Am J Respir Crit Care Med* 2004; **170**: 1073–9.
13. Schumann S, Stahl CA, Moller K *et al.* Moisturizing and mechanical characteristics of a new counter-flow type heated humidifier. *Br J Anaesth* 2007; **98**: 531–8.
14. Dreyfuss D, Djedaini K, Gros K *et al.* Mechanical ventilation with heated humidifiers or heat and moisture exchangers: effects on patient colonization and incidence of nosocomial pneumonia. *Am J Respir Crit Care Med* 1995; **151**: 986–92.
15. Kollef M, Shapiro S, Boyd V *et al.* A randomized clinical trial comparing an extended-use hygroscopic condenser humidifier with heated-water humidification in mechanically ventilated patients. *Chest* 1998; **113**: 759–67.
16. Jackson C, Webb AR. An evaluation of the heat and moisture exchange performance of four ventilator circuit filters. *Intens Care Med* 1992; **18**: 246–8.
17. Mebius C. Heat and moisture exchangers with bacterial filters: a laboratory evaluation. *Acta Anaesthesiol Scand* 1992; **36**: 572–6.
18. Martin C, Papazian L, Perrin G *et al.* Performance evaluation of three vaporizing humidifiers and two heat and moisture exchangers in patients with minute volumes > 10 l/min. *Chest* 1992; **102**: 1347–50.
19. Shelley M, Bethune DW, Latimer RD. A comparison of five heat and moisture exchangers. *Anaesthesia* 1986; **41**: 527–32.
20. Sottiaux T, Mignolet G, Damas P *et al.* Comparative evaluation of three heat and moisture exchangers during short-term postoperative mechanical ventilation. *Chest* 1993; **104**: 220–4.
21. Unal N, Kanhai JKK, Buijk SLCE *et al.* A novel method of evaluation of three heat-moisture exchangers in six different ventilator settings. *Intens Care Med* 1998; **24**: 138–46.
22. Thomachot L, Boisson C, Arnaud S *et al.* Changing heat and moisture exchangers after 96 hours rather than 24 hours: a clinical and microbiological evaluation. *Crit Care Med* 2000; **28**: 714–20.
23. Misset B, Escudier B, Rivara D *et al.* Heat and moisture exchanger vs heated humidifier during long-term mechanical ventilation: a prospective randomized study. *Chest* 1990; **100**: 160–3.
24. Martin C, Perrin G, Gevaudan MJ *et al.* Heat and moisture exchangers and vaporizing humidifiers in the intensive care unit. *Chest* 1990; **97**: 144–9.
25. Cohen IL, Weinberg PF, Fein IA *et al.* Endotracheal tube occlusion associated with the use of heat and moisture exchangers in the intensive care unit. *Crit Care Med* 1988; **16**: 277–9.
26. AARC clinical practice guideline. Humidification during mechanical ventilation. *Respir Care* 1992; **37**: 887–90.
27. Gluck E, Heard S, Patel C *et al.* Use of high frequency ventilation in patients with ARDS: a preliminary report. *Chest* 1993; **103**: 1413–20.
28. Ploysongsang Y, Branson R, Rashkin MC *et al.* Pressure flow characteristics of commonly used heat-moisture exchangers. *Am Rev Respir Dis* 1988; **138**: 675–8.
29. Oh TE, Lin ES, Bhatt S. Resistance of humidifiers, and inspiratory work imposed by a ventilator-humidifier circuit. *Br J Anaesth* 1991; **66**: 258–63.
30. Craven DE, Goularte TA, Make BJ. Contaminated condensate in mechanical ventilator circuits: a risk factor for nosocomial pneumonia. *Am Rev Respir Dis* 1984; **129**: 625–8.
31. Dreyfuss D, Djedaini K, Weber P *et al.* Prospective study of nosocomial pneumonia and of patient and circuit colonisation during mechanical ventilation with circuit changes every 48 hours versus no change. *Am Rev Respir Dis* 1991; **143**: 738–43.
32. Craven DE, Connolly MG, Lichtenberg DA *et al.* Contamination of mechanical ventilators with tubing changes every 24 or 48 hours. *N Engl J Med* 1982; **306**: 1505–9.
33. Lacherade J-C, Auburtin M, Cerf C *et al.* Impact of humidification systems on ventilator-associated pneumonia: a randomized multicenter trial. *Am J Respir Crit Care Med* 2005; **172**: 1276–82.
34. O'Doherty MJ, Thomas SHL. Nebuliser therapy in the intensive care unit. *Thorax* 1997; **52** (Suppl 2): S5–59.
35. Miller DD, Amin MM, Palmer LB *et al.* Aerosol delivery and modern mechanical ventilation in vitro/in vivo evaluation. *Am J Respir Crit Care Med* 2003; **168**: 1205–9.
36. Dhand R, Tobin MJ. Inhaled bronchodilator therapy in mechanically ventilated patients. *Am J Respir Crit Care Med* 1997; **156**: 3–10.
37. Manthous CA, Hall JB. Administration of therapeutic aerosols to mechanically ventilated patients. *Chest* 1994; **106**: 560–71.

38. Dhand R. Inhalation therapy in invasive and non-invasive mechanical ventilation. *Curr Opin Crit Care* 2007; **13**: 27–38.
39. Spahr-Schopfer IA, Lerman J, Cutz E *et al.* Proximate delivery of a large experimental dose from salbutamol MDI induces epithelial airway lesions in intubated rabbits. *Am J Respir Crit Care Med* 1994; **150**: 790–4.
40. Poole PJ, Black PN. Mucolytic agents for chronic bronchitis or chronic obstructive pulmonary disease. *Cochrane Database Syst Rev* 2006; **3**: CD001287.
41. Rodrigo GJ. Rapid effects of inhaled corticosteroids in acute asthma. an evidence-based evaluation. *Chest* 2006; **130**: 1301–11.
42. Maltais F, Ostinelli J, Bourbeau J *et al.* Comparison of nebulised budesonide and oral prednisolone with placebo in the treatment of acute exacerbations of chronic obstructive pulmonary disease. A randomized controlled trial. *Am J Respir Crit Care Med* 2002; **165**: 698–703.
43. McFadden ER. Acute severe asthma. *Am J Respir Crit Care Med* 2003; **168**: 740–59.
44. Parkes SN, Bersten AD. Aerosol delivery and bronchodilator efficacy during continuous positive airway pressure delivered by face mask. *Thorax* 1997; **52**: 171–5.
45. Ramsey BW, Dorkin HL, Eisenberg JD *et al.* Efficacy of aerosolized tobramycin in patients with cystic fibrosis. *N Engl J Med* 1993; **328**: 1740–6.
46. Ramsey BW, Pepe MS, Quan JM *et al.* Intermittent administration of inhaled tobramycin in cystic fibrosis. Cystic fibrosis inhaled tobramycin study group. *N Engl J Med* 1999; **340**: 23–30.
47. Lin H-C, Cheng H-F, Wang C-H *et al.* Inhaled gentamicin reduces airway neutrophil activity and mucus secretion in bronchiectasis. *Am J Respir Crit Care Med* 1997; **155**: 2024–9.
48. Barker AF, Couch L, Fiel SB *et al.* Tobramycin solution for inhalation reduces sputum *Pseudomonas aeruginosa* density in bronchiectasis. *Am J Respir Crit Care Med* 2000; **162**: 481–5.
49. Palmer LB, Smaldone GC, Simon SR *et al.* Aerosolized antibiotics in mechanically ventilated patients: delivery and response. *Crit Care Med* 1998; **26**: 31–9.
50. Feeley TW, DuMoulin GC, Hedley-White J *et al.* Aerosol polymyxin and pneumonia in seriously ill patients. *N Engl J Med* 1975; **293**: 471–5.
51. Burns JL, Van Dalfsen JM, Shawar RM *et al.* Effect of chronic intermittent administration of inhaled tobramycin on respiratory microbial flora in patients with cystic fibrosis. *J Infect Dis* 1999; **179**: 1190–6.
52. Goldstein I, Wallet F, Nicolas-Robin A *et al.* Lung deposition and efficiency of nebulised amikacin during *Escherichia coli* pneumonia in ventilated piglets. *Am J Respir Crit Care Med* 2002; **166**: 1375–81.
53. Tonnellier M, Ferrari F, Goldstein I *et al.* Intravenous versus nebulised ceftazidime in ventilated piglets with and without experimental bronchopneumonia: comparative effects of helium and nitrogen. *Anesthesiology* 2005; **102**: 995–1000.
54. Palmer LB, Baram D, Duan T *et al.* Ventilator associated pneumonia (VAP) and clinical pulmonary infection score (CPIS): effects of aerosolized antibiotics (AA). *Am J Respir Crit Care Med* 2006; **173**: A525.
55. Committee on Infectious Diseases. Use of ribavarin in the treatment of respiratory syncytial virus infection. *Pediatrics* 1993; **92**: 501–4.
56. Bigby TD, Margolskee D, Curtis JL *et al.* The usefulness of induced sputum in the diagnosis of *Pneumocystis carinii* pneumonia in patients with the acquired immunodeficiency syndrome. *Am Rev Respir Dis* 1986; **133**: 515–18.
57. Vlachos-Mayer H, Leigh R, Sharon RF *et al.* Success and safety of sputum induction in the clinical setting. *Eur Respir J* 2000; **16**: 997–1000.
58. Lewis JF, Jobe AH. Surfactant and the adult respiratory distress syndrome. *Am Rev Respir Dis* 1993; **147**: 218–33.

第29章

急性呼吸窘迫综合征

Andrew D Bersten

Ashbaugh 及其同事在 1967 年首次对急性呼吸窘迫综合征（ARDS）进行了描述，即在多种刺激因素下迅速出现的呼吸急促、低氧血症和肺顺应性的降低[1]。此后关于 ARDS 潜在发病机制和治疗策略的研究逐渐增多，并对患者预后产生了积极影响。

定义

急性肺损伤（acute lung injury，ALI）及 ARDS 系双侧弥散性肺泡损伤所导致的急性低氧性呼吸衰竭。目前最常用的定义是 1994 年在美欧联席会议上提出的[2]（表 29.1），但此定义过于宽泛，对发病原因描述无特异性，只考虑了 PaO_2/FiO_2 因素，而没有考虑呼吸支持对 PaO_2/FiO_2 的影响，并且影像学诊断也不具特异性。肺损伤评分[3]（lung injury score，LIS）主要包括 PaO_2/FiO_2、呼气末正压（positive end expiratory pressure，PEEP）、呼吸系统顺应性及胸片受累的象限数目等四项评分。Delphi 对 ARDS 的定义包括[4]：呼吸机设置 PEEP 大于 10cmH$_2$O 的情况下，PaO_2/FiO_2 小于或等于 200。与尸检所发现的弥散性肺泡损伤相比较，显然此定义的敏感性更高。

急性肺损伤的胸片和 CT

针对胸部影像学资料进行分析对于 ALI 和 ARDS 的判定至关重要。然而，不同的医师对于胸部影像学资料的解读存在着较大偏差。美欧联席会议关于急性肺损伤的定义中，强调 ALI 必须存在双侧肺浸润，且符合肺水肿的表现[2]，而在肺损伤评分中对符合肺实变的象限值有明确规定[3]，Delphi 则定义 ALI 需存在双侧间隙性病变。以上定义的意图明显，即尽量排除由于胸腔积液、结节、肿块、肺泡塌陷和胸膜增厚对影像学资料解读所造成的干扰。但要提高观察者的一致性，则需要对医师进行统一培训并制定更确切的定义。

胸部计算机体层成像（computer tomography，CT）[5] 已被证明在 ALI 的病理生理学研究中极具价值，它可对肺浸润的非均一性进行辨别，常用于辅助临床诊断。比如说，ALI 的尸体解剖及胸部影像学检查都表明病变已累及双侧肺组织，而胸部 CT 却显示在仰卧位患者中，ALI 早期存在背侧的肺密度增高，而腹侧肺密度则相对正常。此外，CT 常可提前对尚未出现临床症状的气胸、纵隔积气和胸腔积液做出诊断。在机械通气 2 周后，CT 扫描可证实肺组织结构的改变以及肺气肿或肺膨隆。

表 29.1　急性肺损伤和急性呼吸窘迫综合征的定义 2

情况	时限	PaO_2/FiO_2	胸片	PAOP
ALI	急性	≤ 300 mmHg	双侧浸润	≤ 18 mmHg 或没有 LAP 升高的临床证据
ARDS	急性	≤ 200 mmHg	双侧浸润	≤ 18 mmHg 或没有 LAP 升高的临床证据

PAOP，肺动脉阻塞压；LAP，左心房压

检查时可将CT值或亨斯菲尔德单位分配至每一个容量单位中（在10mm体层切片中包括2000个肺泡）[5]。所得到的数据可用于对重点区域的充气情况进行评估，如某部位无充气、充气较差、正常充气或过度充气。初始时可以对单一肺层进行研究，但显然对全肺以及更薄的体层进行观察能够获得更多的信息。这样做的目的在于：①对上叶和下叶进行重建（中叶难以分离）；②在不同肺充气水平或PEEP下对肺的某一部分进行研究（肺可随呼吸运动进行从头至尾端的移动）；③可得到肺的全图（ALI中对于肺的损伤是非均一的）。然而，全肺CT要求相当大的电离辐射照射。进行动态CT检查可获得不同的信息，其中主要是有关机械通气的。

关于胸部CT的临床评估将在第35章进行讨论，关于ALI的CT所见将在下文的临床治疗部分进行讨论。

流行病学

ALI和ARDS的发病率及预后的统计学数据差异很大，部分归因于所选择定义的不同，但也可能是由于病例的混杂以及局部因素所致。按照1994年的定义，澳大利亚[6]ALI的发病率为34/100 000，ARDS的发病率为28 /100 000；最近美国的统计数据则分别为79/100 000和59/100 000[7]，均高于以前的统计结果。澳大利亚的统计数据相当于每10位非心胸ICU患者中即有1人发生了ARDS，这反映出既往临床医师很可能低估了ALI和ARDS的发病率。

现有报道的有关ALI和ARDS的死亡率，受所选定义的影响也较大。多年来，有关ARDS的死亡率报道约为60%。澳大利亚多中心数据所报道的ALI死亡率为32%，ARDS死亡率为34%[6]；美国所报道的死亡率略高，分别为38.5%和41%[7]。然而，由多发伤所导致的ARDS较其他原因引起的ARDS死亡率低，而患有肝病、肺以外其他器官功能障碍、脓毒症或年龄超过70岁（危害比为2.5）[8]的ALI患者则具有较高的死亡风险。因此，在对预后进行评估时需将较多因素考虑在内。

存活患者的肺功能

在终止机械通气后，大多数患者会很快表现出呼吸功能的异常，但通常会在6 ~ 12个月内恢复。尽管异常肺功能测试包含有很多项目，但有关损伤扩散能力的监测是最常用的。这种呼吸功能异常极少出现临床症状，但也偶有患者会发生严重的通气障碍性疾病，这与其所累积的LIS有关[9]。

存活患者的生活质量

与没有发生ARDS的ICU其他患者相比，ARDS患者的肺部情况和综合健康指数均有较明显的下降[10]。许多患者运动耐量下降，这可归咎于其伴随的严重的神经性疾病和肌病，少数患者系由神经卡压综合征和异位钙化所致[7]。ARDS所造成的抑郁、焦虑和创伤后应激障碍也较常见（20% ~ 50%幸存者）[7]。然而，现仍未明确ARDS患者的神经心理障碍是否系疾病的直接后果，抑或与伴随的应激有关。最终，绝大多数幸存者会出现认知能力受损，如心理过程迟缓，记忆力或注意力缺损，这些损害与去饱和作用持续时间和严重程度的相关性小于90%[11]。尽管这些数据显示ARDS会给生活质量带来明确的损害，但其作用机制尚不明确。无论如何，医生们都小心翼翼地将允许性低氧血症作为治疗方案的一部分，以减轻呼吸机诱导的肺损伤（ventilator-induced lung injury，VILI）。

存在ALI和ARDS风险的患者

发生ALI和ARDS的临床危险因素可分为直接因素或间接因素（表29.2），这些因素已在80%的ARDS患者中得到证实。最常见的危险因素为脓毒症、肺炎和胃内容物的误吸。其他多个危险因素，如低pH、慢性酒精滥用或慢性肺疾患均可显著增加存在ALI风险患者的ALI发病率。

表 29.2 急性肺损伤（ALI）和急性呼吸窘迫综合征（ARDS）的临床危险因素

直接	间接
肺炎（46%）*	肺外脓毒症（25%）
胃内容物误吸（29%）	多处创伤（41%）
肺挫伤（34%）	大量输血（34%）
脂肪栓塞	胰腺炎（25%）
近淹溺状态	心肺转流术
吸入性损伤	
再灌注损伤	

* 表示重症监护病房有发病风险的患者发生 ALI 的近似百分比 (data from Bersten AD, Hunt T, Nicholas TE et al. Plasma surfactant proteins (SP) as predictors of ARDS: patient demographics from an Australian multicentred study. Am J Respir Crit Care Med 2002; 165: A476)

预测 ALI 的生物学标记

除区分临床危险因素外，应将更多的注意力放在鉴别可用于预测 ALI 发生的生物学标记方面。尽管可通过对上皮细胞衬液（如支气管肺泡灌洗液）进行采样以获得更高的特异性，但理想的生物学标记物应更易于采样，例如血浆。虽然大量细胞因子，如 IL-1、TNF-α 和 IL-10，以及 von Willebrand 因子抗原水平在易感患者和已罹患 ALI 和 ARDS 的患者中均有升高，但这些因子并不具有预测价值。对铁蛋白 [12] 和表面活性物质蛋白 B[13] 的小规模研究表明，此二者对预测 ARDS 有诊断意义。尽管铁蛋白很可能表现为非特异性氧自由基反应，但从肺泡漏入血液的表面活性物质蛋白 B 却具有肺特异性。

发病机制

现已广泛认为弥散性肺泡损伤伴有以下表现：①由肺泡毛细血管屏障破坏所造成的肺水肿；②复合的炎性浸润；③表面活性物质的功能障碍，此为 ALI 的主要病理生理过程。但这些表现所带来的后果并不确定，因此 ALI 的发生极有可能取决于引起沉淀的损伤和宿主的反应。例如，内毒素所引起的肺损伤，其低氧血症和肺顺应性降低发生在中性粒细胞募集反应或肺通透性升高所致肺重量增加之前 [14]。此外，表面活性物质在 ALI 早期典型改变出现之前即可显著增加。此外，对 ALI 患者气管插管后立即采集上皮细胞衬液，发现其中 III 型溶胶原肽的浓度有显著升高，这提示在肺损伤的极早期即出现纤维化肺泡炎。

肺泡毛细血管屏障

正常肺组织由 300 000 000 个肺泡组成，肺泡中含有经肺泡毛细血管屏障（0.1 ~ 0.2μm）从肺微循环分离出的肺泡气。由于肺泡内皮孔径大小为 6.5 ~ 7.5nm，而肺泡上皮孔径大小几乎为其十分之一，仅 0.5 ~ 0.9nm，因而肺泡上皮是阻止蛋白质漏出的主要屏障 [15]。肺泡的表面积为 50 ~ 100m^2，主要由肺泡Ⅰ型细胞构成，而具有代谢活性的Ⅱ型细胞约占总表面积的 10%。这些肺泡细胞被容量约 20ml 的上皮细胞衬液包覆，其中 10% 为表面活性物质，还有血浆滤过残留的水分和低分子量蛋白以及少量细胞（主要为肺泡巨噬细胞和淋巴细胞）。

在 ALI 中，肺泡毛细血管屏障被破坏，造成双向性渗漏，即液体和蛋白质漏入肺泡，表面活性物质蛋白和肺泡细胞因子漏入血浆。上皮屏障崩解，表面活性物质发生功能障碍，同时Ⅱ型肺泡细胞增生成为Ⅰ型细胞的前体，这个过程的最终结果取决于组织修复和纤维化肺泡炎间的动态平衡。基于对上述内容的理解，可以认为，引起肺泡毛细血管屏障损伤的时间和后果具有不确定性，可随潜在的病因而发生变化。例如，ALI 的间接诱因可首先导致肺泡毛细血管内皮损伤，其后则为炎性细胞聚集和上皮损伤；而 ALI 的直接诱因可在初始即引起上皮损伤和随之发生的炎性细胞聚集。

急性肺损伤中的中性粒细胞

在ALI早期的组织学标本中，无论是在上皮细胞衬液（例如支气管肺泡灌洗液）还是在肺泡中，白细胞都是含量最为丰富的细胞类型。尽管中性粒细胞跨越内皮或上皮移行并不足以引起损伤，但在被激活后，中性粒细胞可释放活性氧、细胞因子、类花生酸类和大量蛋白酶类物质，这在ALI的组织损伤过程中发挥了重要的促进作用。骨髓去边集后，黏附于内皮上的活化中性粒细胞可游走至肺泡，并伴有早期的短暂白细胞减少。尽管中性粒细胞因具有杀菌活性而在宿主防御反应中扮演了重要的角色，但是当中性粒细胞黏附于内皮、上皮或与间质的细胞外基质蛋白相接触而被激活时，其细胞毒性化合物的释放会显著增加[16]。与中性粒细胞黏附有关的因素较为复杂，一般包括蛋白、选择素类和大量黏附分子的整合素家族等。

在ALI模型中，黏附分子抗体（如CD11b/CD18抗体）可改善肺损伤，提示这种细胞类型的决定性作用。然而，ALI通常发生在中性粒细胞减少症患者中，但是当给予肺炎患者粒细胞集落刺激因子后则并不常见到ALI的发生[17]。显然，在此过程中其他细胞类型也扮演了重要角色，如中性粒细胞趋化因子（IL-8）须先于中性粒细胞存在于肺内。

与急性肺损伤有关的其他细胞类型

肺内皮细胞、血小板、间质和肺泡巨噬细胞以及肺泡Ⅱ型细胞也在肺泡炎症中扮演了重要角色。肺内皮细胞表达大量黏附分子和环加氧酶-2（COX-2），分泌内皮缩血管肽和包括IL-8在内的细胞因子[18]；刺激前凝血剂活性，并与肺泡巨噬细胞和Ⅱ型细胞相互作用。这些物质将全面参与内皮的活化过程，并易受到继发于血管压力的机械应激影响。von Willebrand因子抗原由血管内皮细胞合成，这可以解释为何它缺乏ALI特异性，但其血浆表达水平却是内皮损伤良好标记物的原因[19]。

微血管血栓在ALI中较常见，它的存在促进了肺动脉高压和无效通气。虽然血小板聚集可以通过释放血栓素 A_2、血清素、溶酶体酶和血小板激活因子等促进ALI的发生，但其重要性不及其他类型细胞。

肺泡巨噬细胞是最常见的细胞类型。正常情况下可见于支气管肺泡灌洗液，其与间质巨噬细胞共同在宿主防御反应和纤维化的调节过程中扮演着重要角色。与活化的中性粒细胞相似，受到牵张后，它们能够释放IL-6以及包括TNF-α和IL-8在内的大量介质，结果可加重肺的损伤。然而，清除肺泡巨噬细胞并不能减少中性粒细胞或假单胞菌属的聚集[21]，因而有理由对这种类型细胞所扮演的关键角色提出质疑。巨噬细胞同时还释放大量因子，如转化生长因子α和血小板源性生长因子，它们能够刺激成纤维细胞增生、胶原和葡糖氨基聚糖类沉积、血管生成和肺纤维化。

肺泡上皮Ⅱ型细胞具有极强的代谢活性，它们生成并释放表面活性物质，利用离子泵控制肺泡内水的清除，表达细胞因子并与表面活性物质产物相互作用，且可作为损伤后Ⅰ型细胞的前体。在对牵张和内毒素的反应中，Ⅱ型细胞可表达IL-8和TNF-α，后者能够增加 Na^+ 浓度，从而使水从肺泡流出[22]。

急性肺损伤中的炎症趋化因子

炎症部位的炎症趋化因子（趋化性细胞因子）的表达和分泌可能是启动炎症级联反应的关键步骤。IL-8在启动ALI的病理过程中显得尤其重要，因为它能够产生对中性粒细胞的趋化和活化作用。在损伤发生最初数小时内，先于中性粒细胞的聚集，ALI支气管肺泡灌洗液中的IL-8即出现升高，这可预示其后出现的ALI的发病率和死亡率。在脓毒症和酸性物质所致吸入性肺损伤动物模型中，IL-8抗体滴定能够阻碍中性粒细胞聚集并保护肺功能。实际上，中性粒细胞的聚集和存留均需要局部化学/接触趋向梯度的产生和维持[23]。

急性肺损伤中的介质

通过上文的阐述可以明确，多种不同类型

细胞衍生的大量介质在 ALI 的病理生理学中扮演了重要角色。这些介质包括细胞因子、炎症趋化因子、补体、活性氧、类花生酸类、血小板激活因子、一氧化氮、蛋白酶、生长因子和溶酶体酶等。由于肺泡毛细血管屏障受损，这些介质被释放至肺泡外，在血液和上皮细胞衬液中可检测到许多蛋白质的存在。我们必须谨慎地解读这些数据，因为细胞因子的免疫学水平可能并不能最终反映其生物学活性，抑制剂或结合蛋白可与活性蛋白或抗原决定簇结合并干扰免疫学的检测，最终的生物学效应将取决于促炎反应和抗炎反应之间的平衡。

虽然有超过 40 种生物活性细胞因子与 ALI 的发生相关，但其中仅有 TNF-α、IL-1β、IL-6 及 IL-8 等少数几种至关重要。不管怎样，实验中发现这些细胞因子相应的受体或拮抗剂明显升高，如拮抗性细胞因子 IL-10，这可导致细胞因子的生物学效应显著减弱 [24]。尽管已进行大量研究，但仍未能证明对血或上皮细胞衬液中的细胞因子进行测定可以预测 ALI 的发病率或死亡率。

急性肺损伤的消退和纤维化肺泡炎的发展

虽然确诊纤维化肺泡炎后很快便可在上皮细胞衬液中发现Ⅲ型溶胶原肽，但其组织学证据（间质细胞和肺泡内新生脉管）则通常在 ALI 发生至少 5 天后才能找到。对大多数患者而言，若得到迅速有效的治疗，ALI 会很快消退。肺泡水肿的消退可通过Ⅱ型细胞主动转运 Na^+，再借助跨细胞水通道蛋白被动清除水分的方式完成。肺泡毛细血管屏障的修复与预后改善密切相关，Ⅱ型细胞在分化为Ⅰ型细胞前可增生并覆盖裸露的上皮。在此期间，在肺泡内可同时存在促凋亡因子和抗凋亡因子（粒细胞集落刺激因子和粒细胞 - 巨噬细胞集落刺激因子）；然而对控制组织修复与纤维化间的精细平衡方面，目前人们仍知之甚少。

临床治疗

引起 ALI 的病因必须得到迅速有效的处理。这其中包括感染的诊断和正确处理、引流物的采集、正确使用抗微生物制剂、休克的辨别和迅速复苏、用夹板固定骨折部位以及谨慎的支持治疗。预防深静脉血栓形成、应激性溃疡的发生以及医院内感染对所有危重症患者而言都很重要。此外还必须考虑要给予患者充足的营养，这通常是指肠内营养。

机械通气

发生急性低氧血症性呼吸衰竭的患者呼吸做功增加，通常需要机械通气（表 29.3）。无创通气在 ALI 中的作用尚不明确，其并发症发生率似乎较高，原因可能归咎于延迟插管 [25]。然而，在特殊情况下，无创通气还是值得考虑的（见第 33 章）。

呼吸机支持的方案和具体施行必须要考虑到 ALI 和 ARDS 的病理生理学改变。长期的实验室研究已经为我们清楚描述了呼吸机相关性肺损伤（VILI）。目前最重要的临床研究是 ARDS 网络研究，研究从 75 个 ICU 中选取 861 位患者，患者根据其预计体重随机接受潮气量（V_T）为 12ml/kg 或 6ml/kg 的机械通气 [26]。结果显示：低 V_T 组的死亡率比高 V_T 组降低了 22%，从 40% 降到 31%。研究中对 PEEP 和 FiO_2 方案有严格规定，同时对患者均采用辅助控制通气模式，以避免过度的自主 V_T。研究者对采用不同 V_T 策略的 5 个临床研究进行回归分析（Meta-regression）后发现，$V_T <$ 7.7 ml/kg 预计体重（pbw）的治疗方案对患者是有保护作用的，而高于 11.2 ml/kg pbw 为临界有害 [27]。对于低 V_T 的保护效应是否源于呼吸系统较低的静态膨胀压目前仍有争议，但 Hager 及其同事 [28] 发现，在 ARDS 网络研究中，按平台压高低进行四分位分组，低 V_T 通气显示出跨分位保护作用，而对于平台压的安全上限尚无法判定。

避免过度牵张和不适当的肺复张

胸部 CT 发现，无通气和通气较差的肺区域肺密度升高，可减少通气肺的有效潮气充气量。无论是使用 PEEP 还是肺复张均能够增加

表 29.3 急性肺损伤（ALI）和急性呼吸窘迫综合征（ARDS）的病理生理学

特点	原因
低氧血症	真性分流（对无通气区域的灌注） 受损的缺氧性肺血管收缩 *V/Q* 比值失调是次要成分
↑重力依赖区密度（CT）	表面活性物质功能障碍致肺泡不稳定
（塌陷 / 实变）	↑重力（↑肺水、炎症）致重力依赖区肺正常组织受压
↑弹性（↓顺应性）	表面活性物质功能障碍（↑特殊弹性） ↓肺容积（“婴儿肺”） ↑胸壁弹性 纤维化肺泡炎（晚期）
↑分钟通气量的需要	↑肺泡无效腔（V_{Dphys}/V_t 常为 0.4 ~ 0.7） ↑ $\dot{V}co_2$
↑ 呼吸功	↑肺弹性 ↑分钟通气量的需要
肺动脉高压	肺血管收缩（血栓素 A_2、内皮素） 肺微血管血栓形成 纤维化肺泡炎 呼气末正压

某些区域的通气，但是给予与具有通气功能的肺组织不成比例的 V_T 可导致通气区域肺实质的过度牵张，并可造成进一步的弥漫性肺泡损伤。在增加胸壁顺应性造成气道压升高的研究中，清楚地表明引起损伤的原因是肺牵张，而不是 P_{aw}[29]，因而将这种损伤称之为容积伤。此外，实验室研究表明，肺泡反复开放和关闭可导致弥散性肺泡损伤。从动物模型得到的数据支持上述两种损伤均为 VILI 的重要原因，这两种损伤可导致肺泡炎症和肺泡细胞因子增加[31]，进而这些细胞因子可以“漏”入全身循环[30]，但现有临床数据仅支持过度牵张可造成 VILI。在 ARDS 网络研究中，关于验证保护性通气时所做的 CT 扫描显示，潮气式肺复张（吸气时肺膨胀，呼气时肺萎陷）主要存在于正常通气或过度充气的肺区域，此时只有小量的潮气式复张[31]。肺内炎症反应与潮气式过度充气相关。

过度牵张

正常肺在 $30cmH_2O$ 的跨肺压下得以完全膨胀。因而，目前推荐最大 P_{plat} 即弹性扩张压应为 30 ~ $35cmH_2O$，以避免造成肺的过度牵张。ARDS 网络研究标定的 P_{plat} 为 $30cmH_2O$[28]。胸壁弹性回缩力过高（如肥胖、腹腔间隔室综合征、腹部或胸腔外科术后）的患者，当限定 P_{plat} 时，其跨肺压可能低于预期。也常见到个别患者在更低的弹性扩张压（18 ~ $26cmH_2O$）下表现出过度充气的迹象[32-33]。最终，呼吸肌用力可通过降低胸膜腔内压的方式来降低 P_{plat}，这在无形中避免了过高的跨肺压，这就是通常选择压力支持通气（PSV）作为主要通气支持模式的原因。无论是自主或支持性通气模式，如果 V_T 在机械通气期间产生无法接受的高 P_{plat}，都会造成同样的容积伤，而这种伤害本应是可避免的。目前此类问题都不易得到解决。虽然放置食管球囊（见第 34 章）可以测量跨肺压，但是必须保证球囊放置位置正确，测量最好在半坐位时进行，以便使纵隔远离食管。静态或动态容积 - 压力曲线或定量胸部 CT 可用于判定肺过度充气，但胸部 CT 不能用于测定过度牵张[5]。因此，除非有专家特殊建议，否则采取限制性 V_T 策略是目前最切实可行的方法。

适当的 PEEP

PEEP 可通过增加功能残气量和复张肺泡来改善 PaO_2，同时 PEEP 可通过减少静脉回流而降低心输出量。Suter 及其同事建议应使用最大氧输送（动脉氧含量 × 心输出量）来优化 PEEP[33]。也可采用其他方法，如将 PEEP 调至一定水平，以满足特定的 PaO_2/FiO_2 比值或避免肺泡反复开放与闭合。ARDS 网络研究的治疗方案[28]是滴定 PEEP 以使 PaO_2/FiO_2 达到相同水平，但这样做的结果可导致约 1/3 的患者出现潮气式过度充气[33]。高 PEEP 治疗方案没有被证明有益。对有罹患 ARDS 风险的患者使用预防性 PEEP（8cmH$_2$O）被证实并无保护作用[35]。

容积 - 压力曲线的低位拐点可被用于设置 PEEP，因为早期研究提示此拐点反映出塌陷肺泡的复张。然而，ALI 患者的肺泡复张可发生在低位拐点以上，沿着整条容积 - 压力曲线，随着气道压力的升高，肺逐步复张，甚至在高位拐点之上也是如此[36-37]。同时，在 CT 扫描[33,38]或动态容积 - 压力分析[33]中常会发现过度牵张和过度充气的迹象。ARDS 患者可复张的肺泡总量变化也非常大[39]，在对比肺内与肺外原因 ARDS 时，二者并未显示出明显差异[40]。虽然常规 CT 分析已经得到了一些人的支持，但常规 CT 分析较麻烦，也并未显示出对预后有任何积极影响；而非侵入性床旁备选方案仍在进行调研中。与此同时，滴定 PEEP 通常是一种折中方案，目的是将肺不张和容积伤均降至最低[41]。

“肺开放”是将 PEEP 设置在低位拐点以上并频繁使用复张策略，虽然采用了此类保护性通气策略，但尚未有能够降低死亡率的报道。相关治疗手段也包括了低 V_T 和肺复张策略[42]。合理滴定 PEEP 的方法包括：①使用与 ARDS 网络研究治疗方案相似的量表；②根据 PaO_2 滴定 PEEP，PEEP 一般不超过 15cmH$_2$O；或③床旁测定肺弹性。△ PEEP 方法是一项相对简单的技术，在 V_T 恒定情况[33]下改变 PEEP 观察肺弹性的变化，可间接评估过度的应力（stress）（见第 34 章）。

肺复张

对于施加适当 PEEP 后的复张策略是否能带来额外的好处，目前尚不明确。给无自主呼吸患者实施高水平持续气道正压（CPAP：30 ～ 40cmH$_2$O）通气，维持时间为 30 ～ 40s，其后恢复为低水平 PEEP 和控制通气模式，可观察到患者氧合功能的显著改善。然而，结果并非总是一致。如果液体负荷不足，则可能会因为静脉回流减少而发生低血压症状。虽然 Amato 及其同事在治疗中采用了复张策略且患者预后得到改善，但他们在肺保护性治疗策略中同时还使用了高水平 PEEP 和低 V_T[42]。诸多小样本研究表明，使用复张策略后患者氧合功能可得到改善；但是，大样本的临床研究[43]却未能显示出相应的治疗效应。Grasso 及其同事[44]发现，复张策略仅对 ARDS 早期且使用低水平基线 PEEP 的患者有效，这可解释目前报道结果的不一致性。

肺泡复张策略还带来其他的生理效应，在静息 V_T 水平上所进行的肺牵张刺激 II 型细胞释放肺表面活性物质。肺复张可增加肺的弹性，并提高单独灌注的肺内 PaO_2[45]，这可解释为何患者氧合得以改善。目前已有关于 ARDS 患者出现三次叹息样呼吸后肺容积复张和弹性得到改善的报道[46]。与之类似的是，在肺损伤模型中，生理变异性 V_T[47]与更小的肺损伤和较低肺泡 IL-8 水平有关，动物的氧合功能改善，同时伴有更多的表面活性物质释放，顺应性也得到改善[48]。这些数据再次对单一的低 V_T 通气模式发出了警告，提示采用间断的或变化的肺牵张策略可有效减轻肺损伤。

通气模式

无创通气不应常规用于 ALI 和 ARDS（见第 33 章），大多数患者需要气管插管后进行机械通气。气管插管后使用控制通气可以迅速降低呼吸功，同时能应用 PEEP 和维持高的 Fio_2，随后应用辅助或支持通气模式可以达到更好的人机交互作用（见第 27 章），并可改善因膈肌收缩造成的人机不同步，进而改善氧合功能 [49]。机械通气的撤除或终止已在第 27 章讨论。

辅助-控制通气（在 ARDS 网络研究中所使用的模式）的一个优势就是自主用力时不会产生高于 V_T 的容量。使用同步间歇指令通气（SIMV）时要小心，特别是对 SIMV 附加压力支持时，可能会在支持性通气期间出现过量的 V_T。由于压力控制通气（PC）中的 P_{pk} 低于恒定吸入气流模式的容量控制（VC）通气，因而目前更倾向于使用 PC 或压力调节容积控制（PRVC）。然而，PC 或 PRVC 采用减速气流模式，在吸气相的大部分阻力压（resistive pressure，P_{res}，克服气道阻力所产生的压力）会在吸气过程中消散，而 VC 模式采用恒定吸入气流模式，其 P_{res} 在吸气结束时才会消散（见第 27 章，图 27.2）。因此与 VC 模式中的 P_{plat} 一样，PC 和 PRVC 模式中的 P_{pk} 约等于 P_{plat} [50]。此外，PC 模式和 VC 模式在氧合功能、血流动力学稳定性和平均气道压方面并无差异。一项中等规模的随机研究结果发现，两者对患者的预后也无显著差异 [51]。由于 VC 具有更高的黏弹性，因而两者可能在肺应力方面存在差异。

反比通气通常与 PC 模式联用，在临床已经被用于治疗 ARDS。但是，当同时考虑到 PEEPi 和总 PEEP 时，除了可使 $PaCO_2$ 小幅降低外，反比通气未显示出任何优势。平均气道压越高，发生血流动力学不良事件 [50] 和局部过度充气 [52] 的风险越大，因而专家建议吸呼比应小于 1∶1。

许多其他通气模式（见第 27 章），包括气道压力释放通气和高频振荡通气，也可用于 ARDS，目前其可靠性并未得到新的数据支持。这些通气模式较传统通气模式似乎并无明显优势。

目标血气

如上文所述，在选择 ARDS 的目标血气时需考虑到许多变量。例如，若同时合并有创性脑损伤，允许性高碳酸血症对患者可能就不合适了。

氧合目标和 FiO_2

在氧合作用的诸多决定因素中必须作出最佳选择，包括无通气或通气差的肺组织、缺氧性肺血管收缩和混合静脉血氧饱和度以及目标 PaO_2 等。若患者有认知损害，同时其动脉血氧饱和度（SaO_2）$< 90\%$[11]，提示维持 $SaO_2 \geq 90\%$，且 $PaO_2 > 60mmHg$ 是较合理的治疗目标。因为正压通气时可降低心输出量，因此同时考虑组织的氧合状态也是很重要的。

除 PEEP 外，升高 FiO_2 也用于改善 SaO_2。然而，高 FiO_2 也会引起组织损伤，包括弥漫性肺泡损伤。升高气道压和保持 FiO_2 之间的平衡仍属未知，但通常认为高 FiO_2 对肺损伤相对较小 [53]。这部分归因于弥漫性肺泡损伤本身可以保护肺免受高氧血症造成的损伤，其机制可能是弥漫性肺泡损伤可预先生成活性氧清除剂 [54]。合理的方案是将初始机械通气时的 FiO_2 设为 1，之后逐步减小，目标值为 $FiO_2 = 0.6$。对极度低氧血症患者可试用其他手段，例如，吸入一氧化氮（iNO）和采取俯卧位通气，并设定更低的 SaO_2 目标值。

二氧化碳目标

低 V_T 策略会导致 $PaCO_2$ 的升高，可以通过增加呼吸频率以提高分钟通气量。ARDS 网络研究的治疗方案是达到正常二氧化碳血气目标，将最大呼吸频率设定为 35 次/分，以便将呼吸性酸中毒最小化 [28]。这种方法将肺暴露在更频繁的潮气式反复牵张之下，可能会因呼气时间缩短而导致动态性肺充气过度 [55]。此外，允许 $PaCO_2$ 高于正常可能对很多患者来说都是无害的。

如果高碳酸血症性酸中毒缓慢发生，则细胞内酸中毒可被良好代偿，与之伴随的交感神经紧张性增高可能会增加心输出量和升高血压。尽管呼吸性酸中毒可能会加重肺动脉高压并引起心肌源性心律失常，但这些影响通常较小，特别是在代谢性代偿已经存在一段时间的情况下。另外，在 ALI 的缺血再灌注模型中，治疗性高碳酸血症降低了肺损伤和细胞凋亡[56]。然而，在考虑治疗性高碳酸血症之前，必须实施允许性高碳酸血症的临床研究。对于颅内压升高或具有颅内压升高风险的患者应避免发生高碳酸血症。

改善氧合的其他方法

俯卧位通气

对于 70% 的 ARDS 患者而言，俯卧位可显著增加 $PaCO_2$，转化为仰卧位后也会出现适度的、维持性 PaO_2 升高[57]。其机制包括，在背侧肺复张的同时伴有腹侧肺的塌陷；然而肺灌注的分布会更加均匀。虽然三项大规模相关临床研究[58-59]并未显示出改善的死亡率，但 post-hoc 分析却提示大多数低氧血症患者的死亡率降低了[57]。尽管需要进一步的临床数据验证，但俯卧位通气仍被视为对危及生命的低氧血症患者的一种抢救性治疗措施。

肺循环的处理

iNO 和前列环素（PGI_2）可通过降低肺动脉阻力来降低肺内分流和右心室后负荷。发生缺氧性肺血管收缩时，肺血流重新分布，从通气差的区域流向通气正常的肺区，从而升高 PaO_2。iNO 和 PGI_2 均为强效血管扩张剂，它们可以作为混合气（iNO）的一部分被传输到肺内或直接吸入（PGI_2）。它们既可扩张肺循环局部的血管，又可以提高肺血流的重新分布，使血流离开通气差的肺组织，从而降低肺内分流并改善氧合。静脉使用的阿米三嗪作为一种选择性肺血管收缩剂，可以加强缺氧性肺血管收缩，虽然单独使用可以改善氧合，但与 iNO 联用则出现更显著的协同效应。

吸入 NO 或 PGI_2 还可用于降低右心室后负荷，但是药物吸入所导致的心输出量增加在 ARDS 患者中却比较罕见。静脉使用 NO 或 PGI_2 可改善 ARDS 患者的心输出量，但也会引起非特异性的肺血管扩张，若同时伴有通气较差区域的肺组织血流增加，则可造成机体氧合功能的进一步恶化。

吸入一氧化氮

一氧化氮是内皮细胞衍生的平滑肌舒张剂，它同时还具有其他重要的生理功能，如神经传递、宿主防御、血小板聚集、白细胞黏附和支气管扩张。剂量低至十亿分之六十的 iNO 即可显著改善氧合。ARDS 的常用剂量为一亿分之一至十亿分之六十，但降低肺动脉压时则需要更大的剂量。PaO_2 升高幅度超过 20% 被认为是有效反应，iNO 应以最小有效剂量持续给药。

吸入 NO 可持续给药或间断于吸气相给药。通常以医用 NO/N_2 混合气的形式给药，两种气体应充分混合以避免所给予 NO 的浓度不同。建议可使用电化学法或化学发光法对吸气相 NO 和 NO_2 的浓度进行测定。电化学法测定可精确至 1ppm，足以满足临床应用，其价格也可接受。NO 和 NO_2 的局部水平较低，主要受大气浓度的影响，但清除呼出气体仍然是常用的临床措施。在肺循环内，NO 与血红蛋白结合后可被迅速灭活，因而仅高浓度 iNO 具有全身效应。在临床应用 iNO 期间可通过监测全身高铁血红蛋白水平来检测 iNO 的安全剂量，一般高铁血红蛋白水平应低于 5%，但同时也应与基线水平进行比较。NO 可通过与氧自由基结合转化为 NO_2 而引发肺毒性，但这些似乎不是主要的临床问题。

使用 iNO 的 ARDS 患者只有约 40% ~ 70% 真正改善了氧合状态，对于无效患者，很可能是由于缺氧性肺血管收缩导致 iNO 未能显示出明显药效。若加用静脉内阿米三嗪对氧合功能会具有额外的影响，能够提高氧合得到改善的患者数量。虽然临床试验表明在使用 iNO 后 ALI 的死亡率或好转率没有明显改善，但起码使用 iNO 是安全的，在应用初期可显著改善氧合功能（与安慰剂组或不使用iNO组相比），但要注意其持续给药时间不能超过12～24h。因此，尽管在抢救某些重度低氧血症患者时可将阿米三嗪与iNO联用，但仍不推荐ARDS患者常规使用iNO。

吸入前列环素

PGI_2［剂量达到50ng/(kg·min)］改善ARDS患者的氧合效果如同iNO。由于其半衰期短（2～3min），因此需持续喷射雾化给药。其优点包括促进Ⅱ型肺泡上皮细胞释放表面活性物质，避免发生iNO的可能并发症，同时降低氧毒性。但PGI_2需溶于碱性的甘氨酸缓冲液中，而这种液体能引发气道炎症反应。伊洛前列素是PGI_2的衍生物，具有与PGI_2相同的活性，且作用时间长，不需碱性缓冲液。但这两种药物都未被证实能够改善ARDS患者的预后。

药物治疗

目前虽已做大量研究，但除脓毒症患者使用活化蛋白C后死亡率有所下降外，尚无明确的可用于治疗ALI/ARDS的药物。这可能是由于许多研究未同时进行保护性肺通气策略，从而掩盖了药物本身的治疗作用。

补充表面活性物质

在ALI发病过程中，表面活性物质功能不全是导致肺损伤的一个重要的、较早出现的病理现象[38,61]。肺表面活性物质能够降低肺泡表面张力，促进肺泡的稳定性，进而减少呼吸做功和肺水的生成。此外，表面活性物质对肺的宿主防御反应也具有重要的作用。活性氧、磷脂酶和蛋白通透性的增加抑制了表面活性物质的功能，造成其结构异常。如果表面活性物质功能正常，就不易发生VILI[56]。因此，用外源性表面活性物质治疗ARDS，会给患者带来相当大的益处。

在气管内使用以重组表面活性蛋白C为主的表面活性物质，能改善ARDS患者的氧合，但并不能降低患者的死亡率[62]。但对亚组进行分析后，结果显示该药具有一定的应用前景，目前正在开展肺表面活性物质治疗原发性ARDS的临床试验。

糖皮质激素

糖皮质激素可减弱炎症反应的强度以及减少纤维增生和胶原沉积的可能性（通过促进成纤维细胞原胶原mRNA的快速降解），因此对ARDS的治疗可能具有一定的作用。尽管一项小样本交叉研究结果显示，应用糖皮质激素可降低患者的死亡率[63]；但另一项包括180例发病时间较长的ARDS患者（发病至少持续7天）的研究结果却显示：虽然患者撤机时间缩短，循环稳定的时间有所延长，但患者180天的死亡率却并未得到改善[64]。这主要是由于患者出现了神经肌肉并发症而产生相互抵消作用。在发病后14天纳入研究的患者，其60天和180天死亡率是增加的，这些数据均不支持对ARDS患者常规使用类固醇激素。

酮康唑

酮康唑是一种抗真菌药物，它还能抑制血栓素合成酶和5-脂氧酶。但对高危人群进行的小样本试验所得出的阳性结果尚未被较大规模的临床治疗试验所证实[65]。

其他药物治疗

许多其他治疗方法，包括细胞因子拮抗剂、NSAID、活性氧清除剂以及利索茶碱等[66]，均被试验证实无效。这可能是由于ALI过程中炎症反应和修复之间复杂的平衡关系以及继发于VILI的额外损伤所造成。但随着使用标准化通气策略来减少VILI的研究（组间差异性较小）开展，以及对ALI和ARDS发病机制的理解逐渐加深，使得这些药物的临床应用具有了潜在可能性。

（林 英 黄立锋 译 陈秀凯 校）

参考资料

1. Ashbaugh DG, Bigelow DB, Petty TL *et al.* Acute respiratory distress in adults. *Lancet* 1967; **ii**: 319–23.
2. Bernard GR, Artigas A, Brigham KL *et al.* The American–European Consensus Conference on ARDS: definitions, mechanisms, relevant outcomes, and clinical trial coordination. *Am J Respir Crit Care Med* 1994; **149**: 818–24.
3. Murray JF, Matthay MA, Luce JM *et al.* An expanded definition of the adult respiratory distress syndrome. *Am Rev Respir Dis* 1988; **138**: 720–3. [Erratum, *Am Rev Respir Dis* 1989; **139**: 1065.]
4. Ferguson ND, Frutos-Vivar F, Esteban A *et al.* Acute respiratory distress syndrome: underrecognition by clinicians and diagnostic accuracy of three clinical definitions. *Crit Care Med* 2005; **33**: 2228–34.
5. Gattinoni L, Caironi P, Pelosi P *et al.* What has computed tomography taught us about the acute respiratory distress syndrome? *Am J Respir Crit Care Med* 2001; **164**: 1701–11.
6. Bersten AD, Edibam C, Hunt T *et al.* Incidence and mortality from acute lung injury and the acute respiratory distress syndrome in three Australian states. *Am J Respir Crit Care Med* 2002; **165**: 443–8.
7. Rubenfeld GD, Herridge MS. Epidemiology and outcomes of acute lung injury. *Chest* 2007; **131**: 554–62.
8. Ely EW, Wheeler AP, Thompson BT *et al.* Recovery rate and prognosis in older persons who develop acute lung injury and the acute respiratory distress syndrome. *Ann Intern Med* 2002; **136**: 25–36.
9. McHugh LG, Milberg JA, Whitcomb ME *et al.* Recovery of function in survivors of the acute respiratory distress syndrome. *Am J Respir Crit Care Med* 1994; **250**: 90–4.
10. Davidson TA, Caldwell ES, Curtis SR *et al.* Reduced quality of life in survivors of acute respiratory distress syndrome compared with other critically ill control patients. *JAMA* 1999; **281**: 354–60.
11. Hopkins RO, Weaver LK, Pope D. Neuropsychological sequelae and impaired health status in survivors of severe acute respiratory distress syndrome. *Am J Respir Crit Care* 1999; **160**: 50–6.
12. Connelly KG, Moss M, Parsons PE *et al.* Serum ferritin as a predictor of the acute respiratory distress syndrome. *Am J Respir Crit Care Med* 1997; **155**: 21–5.
13. Bersten AD, Hunt T, Nicholas TE *et al.* Elevated plasma surfactant protein-B predicts development of acute respiratory distress syndrome in patients with acute respiratory failure. *Am J Respir Crit Care Med* 2001; **164**: 648–52.
14. Davidson KG, Bersten AD, Barr HA *et al.* Endotoxin induces respiratory failure and increases surfactant composition and respiration independent of alveolocapillary injury in rats. *Am J Respir Crit Care Med* 2002; **165**: 1516–25.
15. Doyle IR, Nicholas TE, Bersten AD. Partitioning lung and plasma proteins: circulating surfactant proteins as biomarkers of alveolocapillary permeability. *Clin Exp Pharmacol Physiol* 1999; **26**: 185–97.
16. Downey GP, Dong Q, Kruger J *et al.* Regulation of neutrophil activation in acute lung injury. *Chest* 1999; **116**: 46S–54S.
17. Nelson S, Belknap SM, Carlson RW *et al.* A randomized controlled trial of figastrim as an adjunct to antibiotics for treatment of hospitalized patients with community-acquired pneumonia. *J Infect Dis* 1998; **178**: 1075–80.
18. Zimmeraman GA, Albertine KH, Carveth HJ *et al.* Endothelial activation in ARDS. *Chest* 1999; **116**: 18S–24S.
19. Pittet JF, Mackersie RC, Martin TR *et al.* Biological markers of acute lung injury: prognostic and pathogenetic significance. *Am J Respir Crit Care Med* 1997; **155**: 1187–205.
20. Pugin J, Dunn I, Jolliet P *et al.* Activation of human macrophages by mechanical ventilation in vitro. *Am J Physiol* 1998; **275**: L104–50.
21. Cheung DO, Halsey K, Speert DP. Role of pulmonary alveolar macrophages in defense of the lung against *Pseudomonas aeruginosa*. *Infect Immun* 2000; **68**: 4585–92.
22. Rezaiguia S, Garat C, Declaue C *et al.* Acute bacterial pneumonia in rats increases alveolar epithelial fluid clearance by a tumor necrosis-factor-alpha dependent mechanism. *J Clin Invest* 1997; **99**: 325–35.
23. Modelska K, Pittet JF, Folkesson HG *et al.* Acid-induced lung injury. Protective effect of anti-interleukin-8 pretreatment on alveolar epithelial barrier function in rabbits. *Am J Respir Crit Care Med* 1999; **160**: 1450–6.
24. Park WY, Goodman RB, Steinberg KP *et al.* Cytokine balance in the lungs of patients with acute respiratory distress syndrome. *Am J Respir Crit Care Med* 2001; **164**: 1896–903.
25. Delclaux C, L'Her E, Alberti C *et al.* Treatment of acute hypoxemic nonhypercapnic respiratory insufficiency with continuous positive airway pressure delivered by a face mask. A randomized controlled trial. *JAMA* 2000; **284**: 2352–60.
26. Ventilation with lower tidal volumes as compared with traditional tidal volumes for acute lung injury and the acute respiratory distress syndrome. *N Engl J Med* 2000; **342**: 1301–8.
27. Moran JL, Bersten AD, Solomon PJ. Meta-analysis of controlled trials of ventilator therapy in acute lung injury and acute respiratory distress syndrome: an alternative perspective. *Intens Care Med* 2005; **31**: 227–35.
28. Hager DN, Krishnan JA, Hayden DL *et al.* Tidal volume reduction in patients with acute lung injury when plateau pressures are not high. *Am J Respir Crit Care Med* 2005; **172**: 1241–5.
29. Dreyfuss D, Saumon G. Ventilator-induced lung injury: lessons from experimental studies. *Am J Respir Crit Care Med* 1998; **157**: 294–323.
30. Chiumello D, Pristine G, Slutsky AS. Mechanical ventilation affects local and systemic cytokines in an animal model of acute respiratory distress syndrome. *Am J Respir Crit Care Med* 1999; **160**: 109–16.
31. Terragni PP, Rosboch G, Tealdi A *et al.* Tidal hyperinflation during low tidal volume ventilation in acute respiratory distress syndrome. *Am J Respir Crit Care Med* 2007; **175**: 160–6.
32. Bersten AD. Measurement of overinflation by multiple linear regression analysis in patients with acute lung injury. *Eur Respir J* 1998; **12**: 526–32.
33. Suter PM, Fairley B, Isenberg MD. Optimum end-expiratory airway pressure in patients with acute pulmonary failure. *N Engl J Med* 1975; **292**: 284–9.
34. The National Heart, Lung, and Blood Institute ARDS Clinical Trials Network. Higher versus lower positive end-expiratory pressure in patients with the acute respiratory distress syndrome. *N Engl J Med* 2004; **351**: 327–36.

35. Pepe PE, Hudson LD, Carrico CJ. Early application of positive end-expiratory pressure in patients at-risk for adult respiratory distress syndrome. *N Engl J Med* 1984; **311**: 281–6.
36. Jonson B, Richard J-C, Straus R *et al.* Pressure–volume curves and compliance in acute lung injury: evidence for recruitment above the lower inflection point. *Am J Respir Crit Care Med* 1999; **159**: 1172–8.
37. Crotti S, Mascheroni D, Caironi P *et al.* Recruitment and derecruitment during acute respiratory failure: a clinical study. *Am J Respir Crit Care Med* 2001; **164**: 131–40.
38. Malbouisson LM, Muller J-C, Constantin J-M *et al.* Computed tomography assessment of positive end-expiratory pressure-induced alveolar recruitment in patients with acute respiratory distress syndrome. *Am J Respir Crit Care Med* 2001; **163**: 1444–50.
39. Gattinoni L, Caironi P, Cressoni M *et al.* Lung recruitment in patients with the acute respiratory distress syndrome. *N Engl J Med* 2006; **354**: 1775–86.
40. Thille AW, Richard J-C M, Maggiore SM *et al.* Alveolar recruitment in pulmonary and extrapulmonary acute respiratory distress syndrome. Comparison using pressure–volume curve or static compliance. *Anesthesiology* 2007; **106**: 212–17.
41. Rouby JJ, Lu Q, Goldstein I. Selecting the right level of positive end-expiratory pressure in patients with acute respiratory distress syndrome. *Am J Respir Crit Care Med* 2002; **165**: 1182–6.
42. Amato MBP, Barbas CSV, Medeiros DM *et al.* Effect of a protective ventilation strategy on mortality in the acute respiratory distress syndrome. *N Engl J Med* 1998; **338**: 347–54.
43. Brower RG, Morris A, Macintyre N *et al.* Effects of recruitment maneuvers in patients with acute lung injury and acute respiratory distress syndrome ventilated with high positive end-expiratory pressure. *Crit Care Med* 2003; **31**: 2592–7.
44. Grasso S, Mascia L, Del Turco M *et al.* Effects of recruiting maneuvers in patients with acute respiratory distress syndrome ventilated with protective ventilatory strategy. *Anesthesiology* 2002; **96**: 795–802.
45. Nicholas TE, Power JHT, Barr HA. The pulmonary consequences of a deep breath. *Respir Physiol* 1982; **49**: 315–24.
46. Pelosi P, Cadringher P, Bottino N *et al.* Sigh in acute respiratory distress syndrome. *Am J Respir Crit Care Med* 1999; **159**: 872–80.
47. Boker A, Ruth Graham M, Walley KR *et al.* Improved arterial oxygenation with biologically variable or fractal ventilation using low tidal volumes in a porcine model of acute respiratory distress syndrome. *Am J Respir Crit Care Med* 2002; **165**: 456–62.
48. Ingenito EP, Arold S, Lutchen K *et al.* Effects of noisy ventilation (NV) and open lung ventilation (OLV) on lung mechanics, gas exchange, and surfactant content and properties (abstract). *Am J Respir Crit Care Med* 2001; **163**: A483.
49. Wrigge H, Zinserling J, Neumann P *et al.* Spontaneous breathing improves lung aeration in oleic acid-induced lung injury. *Anesthesiology* 2003; **99**: 376–84.
50. Lessard MR, Guerot E, Lorino H *et al.* Effects of pressure-controlled with different I:E ratios versus volume-controlled ventilation on respiratory mechanics, gas exchange, and hemodynamics in patients with adult respiratory distress syndrome. *Anesthesiology* 1994; **80**: 983–91.
51. Esteban A, Alia I, Gordo F *et al.* Prospective randomized trial comparing pressure-controlled ventilation and volume-controlled ventilation in ARDS. For the Spanish Lung Failure Collaborative Group. *Chest* 2000; **117**: 1690–6.
52. Edibam C, Rutten AJ, Collins DV *et al.* Effect of inspiratory flow pattern and inspiratory to expiratory ratio on nonlinear elastic behavior in patients with acute lung injury. *Am J Respir Crit Care Med* 2003; **167**: 702–7.
53. Slutsky AS. Mechanical ventilation. *Chest* 1993; **104**: 1833–59.
54. Frank L, Yam J, Roberts RJ. The role of endotoxin in protection of adult rats from oxygen-induced lung injury. *J Clin Invest* 1978; **61**: 269–75.
55. Richard JC, Brochard L, Breton L *et al.* Influence of respiratory rate on gas trapping during low volume ventilation of patients with acute lung injury. *Intens Care Med* 2002; **28**: 1078–83.
56. Laffey JG, Tanaka M, Engelberts D *et al.* Therapeutic hypercapnia reduces pulmonary and systemic injury following in vivo lung reperfusion. *Am J Respir Crit Care Med* 2000; **162**: 2287–94.
57. Gattinoni L, Tognoni G, Pesenti A *et al.* Effect of prone positioning on the survival of patients with acute respiratory failure. *N Engl J Med* 2001; **345**: 568–73.
58. Guerin C, Gaillard S, Lemasson S *et al.* Effects of systematic prone positioning in hypoxemic acute respiratory failure: a randomized controlled trial. *JAMA* 2004; **292**: 2379–87.
59. Mancebo J, Fernández R, Blanch L *et al.* A multicenter trial of prolonged prone ventilation in severe acute respiratory distress syndrome. *Am J Respir Crit Care Med* 2006; **173**: 1233–9.
60. Bernard GR, Vincent J-L, Laterre P-F *et al.* Efficacy and safety of recombinant human activated protein C for severe sepsis. *N Engl J Med* 2001; **344**: 699–709.
61. Bersten AD, Davidson K, Nicholas TE *et al.* Respiratory mechanics and surfactant in the acute respiratory distress syndrome. *Clin Exp Pharmacol Physiol* 1998; **25**: 955–63.
62. Spragg RG, Lewis JF, Walmrath HD *et al.* Effect of recombinant surfactant protein C-based surfactant on the acute respiratory distress syndrome. *N Engl J Med* 2004; **351**: 884–92.
63. Meduri GU, Headley AS, Golden E *et al.* Effect of prolonged methylprednisolone therapy in unresolving acute respiratory distress syndrome: a randomized controlled trial. *JAMA* 1998; **280**: 159–65.
64. Steinberg KP, Hudson LD, Goodman RB *et al.* Efficacy and safety of corticosteroids for persistent acute respiratory distress syndrome. *N Engl J Med* 2006; **354**: 1671–84.
65. Ketoconazole for early treatment of acute lung injury and acute respiratory distress syndrome. *JAMA* 2000; **283**: 1995–2002.
66. Randomized placebo-controlled trial of lisofylline for early treatment of acute lung injury and acute respiratory distress syndrome. *Crit Care Med* 2002; **30**: 1–6.

第 30 章

肺栓塞

Andrew R Davies 和 David V Pilcher

肺栓塞（pulmonary embolism，PE）是经常被考虑到但相对不常作出诊断的疾病。重要的是对其病理生理学以及快速可靠的检测和治疗策略有充分的理解，这在难以作出诊断但一旦发生 PE 又可能威胁生命的危重疾病患者中尤为重要。

病因学

深静脉血栓形成（deep venous thrombosis，DVT）和 PE 是构成一种名为静脉血栓栓塞症（venous thromboembolism，VTE）的疾病的两个部分。DVT 栓塞到肺动脉引起 PE，后者是一种非常严重且危害生命的现象。VTE 在人群中的发生率为 1/1 000，在高龄人群和男性中更为多见。

虽然上肢、右心房或右心室也会发生 DVT，但大多数 PE 都是下肢、骨盆静脉或下腔静脉（inferior vena cava，IVC）DVT 的结果。约有 40% 的 DVT 患者发生 PE，但是如果 DVT 单独发生在膝以下，则罕有发生临床显性 PE。

有 VTE 发病倾向的危险因素包括一个或多个 Virchow 三联征：①静脉淤滞；②静脉壁损伤；③血液高凝状态。主要因素是制动（出于任何原因）、手术、创伤、恶性肿瘤、妊娠和血栓形成倾向（表 30.1）。

VTE 可以复发，应对血栓形成倾向进行快速检测。血栓形成倾向描述了一组可遗传的并与 VTE 的高发生率相关的状态。最重要的就是由 V 因子的莱顿突变介导的活化蛋白 C 抵抗。约有 50% 的复发性 VTE 患者（以及 20% 单次发作的患者）具有这种状态。然而，这种同时存在的现象在 DVT 患者中的发生率似乎高于 PE 患者[1]。约有 5% 的 VTE 患者会出现慢性肺动脉高压[2]。

病理生理学

PE 的影响范围从与临床无关的偶然发作到引起严重肺循环梗阻，甚至导致猝死。肺动脉梗阻和随之而来的血小板释放，诸如血清素和血栓素 A_2 这样的血管活性剂，可导致肺血管阻力升高和急性肺动脉高压。

急性肺动脉高压增加了右心室后负荷及室壁张力，导致右心室扩张和功能障碍，冠状动脉缺血进一步加重了右心室功能障碍[3]。在大块 PE 中，冠状动脉缺血、右心室舒张功能衰竭、室间隔左移和心包限制联合作用造成了左心室功能障碍和“低心输出量性”休克状态。对于患有心肺基础疾病的患者，小面积的 PE 也可具有严重的后果。

肺动脉梗阻造成肺通气与灌注不相匹配，引起低氧血症。不能继续被灌注的肺通气单位会造成无效腔通气增加以及呼气末动脉 CO_2 梯度的增宽。肺泡过度通气也会随之出现，造成低碳酸血症。右心房压升高可造成未闭卵圆孔的开放，常引起右向左分流，其证据就是较严重的低氧血症或反常（动脉）栓塞，常表现为脑梗死。

表 30.1 静脉血栓栓塞症的危险因素

原发性高凝状态（血栓形成倾向）
抗凝血酶Ⅲ缺乏
蛋白 C 缺乏
蛋白 S 缺乏
抗活化蛋白 C 抵抗（遗传性Ⅴ因子莱顿突变）
高同型半胱氨酸血症
狼疮抗凝物质（抗磷脂抗体）
继发性高凝状态
制动
手术
创伤
恶性肿瘤
妊娠和产褥期
肥胖症
吸烟
含雌二醇口服避孕药或激素替代治疗
在大静脉和右心留置导管
烧伤
肢体瘫痪的患者（如脊柱损伤）
心力衰竭
年龄增长

表 30.2 肺栓塞的鉴别诊断

急性心肌梗死
急性肺水肿
肺炎
哮喘或慢性阻塞性肺疾病加重
心脏压塞
胸腔积液
脂肪栓塞
气胸
主动脉夹层
肋骨骨折
肌肉骨骼痛
焦虑

临床表现

除频繁出现的 VTE 的危险因素之外，PE 在危重疾病患者中相对少见。但当 PE 确实发生时，却因为同时存在心肺疾病而使诊断常常被忽视或者难以确诊。临床评估增加了对 PE 的怀疑，但是其既不敏感，也不具备特异性。目前大量临床预测系统已被开发出来，最广泛应用的就是 Wells 评分和 Geneva 评分系统[4]。鉴别诊断列于表 30.2。

症状

呼吸困难、胸膜炎性胸痛和咯血是 PE 的典型症状。大多数患者至少出现其中一种症状，以呼吸困难最常见。胸膜炎性胸痛与咯血同时出现是肺梗死已经发生的迟发表现。如果发生晕厥，则有很大可能为大块 PE。若有静脉血栓形成的家族史则增加了遗传性血栓形成的可能性。

体征

PE 可以没有体征，但最常见的体征是呼吸急促，其他体征包括心动过速、发热和右心室功能障碍的体征（颈静脉压升高、胸骨旁隆起和第二心音肺动脉瓣成分增强）。如果发生大块 PE，体征还可以包括低血压、皮肤苍白以及外周性或中心性发绀。重要的是在下肢和上肢查找 DVT 的体征。

化验检测

诊断 PE 需要有高度疑似的临床表现和适当的化验检查。这些检查的目的是确诊或排除 PE，之后决定相应的临床策略。由于可用的检测很多，因此最佳的检测方案取决于患者个体和医疗机构的情况。肺血管造影传统上被认为是诊断 PE 的“金标准”。CT 扫描（与标准的肺血管造影对比良好[5]）的出现成为了许多中心的一线检测方法。图 30.1 显示出了推荐的检测公式。

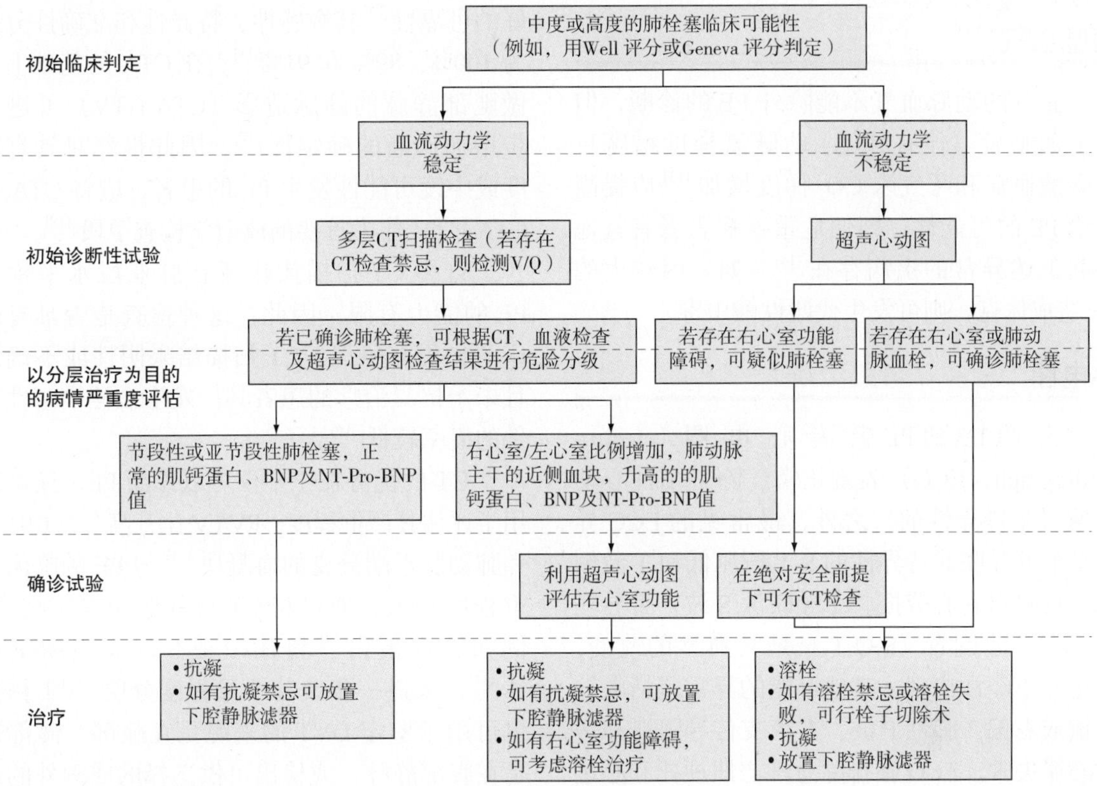

图 30.1 建议的肺动脉栓塞（PE）检查和治疗流程。CT，计算机体层成像；V/Q，通气 / 灌注扫描；BNP，脑利钠肽

D- 二聚体

血清 D- 二聚体水平有助于排除 VTE，特别是当其测定值正常且临床评估为低风险时[6]。还有许多种不同的化验方法。试验结果阴性，特别是酶联免疫吸附测定（ELISA）结果阴性时，高度提示没有罹患 DVT 和 PE[7]。D- 二聚体浓度升高也是与死亡率相关的独立预测因素[8]。

然而，D- 二聚体检测阳性在 ICU 的患者中较常见，这些患者常出现多种临床情况之一（例如外伤、手术、弥散性血管内凝血、恶性肿瘤、急性心肌梗死、肺炎和心力衰竭），这些情况也会引起 D- 二聚体升高，意味着需要进行其他化验以确立或排除 VTE 的诊断。

肌钙蛋白、脑利钠肽和 NT- 末端脑利钠肽（BNP）前体

尽管甚少用于诊断，肌钙蛋白、BNP 或 NT- 末端 BNP 前体（NT-terminal pro-BNP）的测定可附加用于已知 PE 患者的风险分层。肌钙蛋白升高与非大块型 PE 患者的血流动力学不稳定相关，且不依赖于临床、超声心动图和实验室所见[9]。肌钙蛋白升高还可预测患者具有较高的死亡率[10]。BNP 和 NT- 末端 BNP 前体水平较低与已知 PE 患者相对平稳的病理过程有关[11]。与肌钙蛋白相比，NT- 末端 BNP 前体似乎是更好的预测指标[12]。

动脉血气

正常的动脉血气不能除外 PE 的诊断；但是低氧血症（伴有肺泡 - 动脉氧梯度增宽）、低碳酸血症和呼气末 CO_2 梯度增加 [13] 应提高疑诊 PE 的可能性，即便危重疾病患者有其他引起上述异常的疾病存在 [14]。如果因较大的 PE 造成休克，则可发生代谢性酸中毒。

心电图

大约 1/3 的 PE 患者心电图（electrocardiograph，ECG）表现正常。除了窦性心动过速（非特异性的）之外，最常见的 ECG 异常是前壁导联非特异性的 S-T 段压低和 T 波倒置，反映出右心劳损。Ⅰ导联深 S 波，Ⅲ导联 Q 波和 T 波倒置（$S_1Q_3T_3$）是其典型的改变，但是并不经常出现。其他可能的异常包括电轴左偏或右偏、肺性 P 波、右束支传导阻滞和房性心律失常。ECG 在排除急性心肌梗死和心包炎方面也大有助益。

胸部 X 线

胸部 X 线一般正常或仅有轻度异常，具有非特异性征象，例如心脏增大、胸腔积液、偏侧膈抬高、肺不张和局限性浸润。更特异性的发现包括局灶性血量减少、膈上外周楔形密度影或右肺动脉降支增粗 [15]，这些影像学表现都比较少见，非影像学专家难以识别。胸部 X 线也可用于鉴别诊断，例如气胸、肺炎、急性肺水肿、肋骨骨折和胸腔积液。

计算机体层摄影

随着 CT 技术的改良，CT 血管造影（CT angiography，CTA）和 V/Q 扫描已经开始作为性价比较高且临床可靠的诊断方法 [16]。单探头排列 CT 已经被多探头排列 CT 所取代，后者允许对整个胸部进行“平面内”和“跨平面”的高分辨率成像。在短时间内（通常是一次屏气）可获得达到肺段水平、在某些病例可达到肺亚段动脉水平的高分辨率图像。

与传统的血管造影相比，CTA 表现出较好的可靠性，其敏感性、特异性和准确性分别为 100%、89% 和 91% [5]。在 CTA 的基础上加做腿部静脉的静脉造影（CTA-CTV）可进一步增加诊断的确定性 [17]。因此推荐对具有高度或中度可能性发生 PE 的患者，应将 CTA 或 CTA-CTV 作为首要的放射学检查手段 [18]。

许多 CT 扫描操作者在肺亚段水平检出 PE 的能力有限，因此，这种检查是否具有临床意义仍有争议。CT 扫描结果阴性或不确定且未予抗凝治疗的患者其后发生血栓栓塞性事件的概率较低 [19]。

CT 的优势在于不仅可以诊断 PE，还可以用于评估其严重程度。RV/LV 比升高（> 0.9）[20] 和肺动脉近端分支的血凝块 [21] 与 PE 的临床严重程度相关。通过将 CT 与其他检查相结合，例如肌钙蛋白 [9] 和 BNP 或 NT- 末端 BNP 前体 [11]，来进一步改善严重程度分层。CT 扫描也可用于鉴定 DVT 的来源是在腿部、髋部还是在腹部静脉，或检出可供选择的或额外的诊断，例如肺部块状阴影、肺炎、肺气肿、气胸、胸腔积液或纵隔疾病（图 30.2）。

超声心动图

由于其便携性，对可能患有 PE 的患者而言，超声心动图已经变得越来越有用了。许多 PE 患者都存在超声心动图结果异常，最常见的就是右心室扩大、右心室运动功能减退、室间隔左移、三尖瓣反流和肺动脉高压 [22]。右心室运动功能减退伴心尖运动减弱被认为是 PE 的特异性病征 [23]。右心室功能障碍的发生与死亡率相关 [24]。超声心动图在排除 PE 方面的价值微乎其微，因为阴性的超声心动图表现可以漏诊接近 50% 的 PE 病例 [25]。

经胸超声心动图也可以评估肺动脉压、识别心内血栓栓子（常需要进行外科栓子切除术）以及排除主动脉夹层和心脏压塞以辅助鉴别诊断。经食管超声心动图在间接识别近端肺动脉栓子时有额外获益，这种栓子常见于显著影响血流动力学的 PE 患者 [26]。

超声心动图在血流动力学不稳定的患者中应用价值最高，可以迅速到达患者床旁。如果患者在正确的临床处理中右心室扩大且运动功能减退，则高度可能为 PE。

通气 / 灌注扫描

随着多探头排列 CT 的使用，肺通气 / 灌注（V/Q）扫描越来越不常用。灌注扫描识别灌注中的缺损，这种缺损可以分为单个或多个缺损，按位置分为亚段、段或叶的缺损。与通气扫描相结合，就可以将灌注缺损标记为不匹配缺损（灌注缺损区有正常通气）或匹配缺损（通气缺损与灌注缺损相符）。发生 PE 的可能性划分为高度、中度或低度，或者正常 [27]。

肺扫描结果正常可有效地排除 PE，治疗可以安全地终止。高度可能性的扫描结果可考虑诊断 PE。大多数患者并没有如此明确的扫描结果，即便是低度可能性的扫描结果也不能满意地排除 PE，因为具有低度可能性扫描结果的患者在临床上高度疑似时，大概有 40% 的概率罹患 PE。

尽管 CT 的使用正在增加，但 V/Q 扫描在没有 CT 或有 CT 禁忌证（例如显著的肾损害、对静脉内造影剂过敏或妊娠）时仍具有积极作用 [15]。V/Q 扫描还可以量化肺内的局部血流，可用于评估慢性肺静脉血栓。

磁共振成像

钆加强磁共振肺血管造影也可以诊断 PE。到目前为止，已经证明在慢性 VTE 的评估中作用更大。

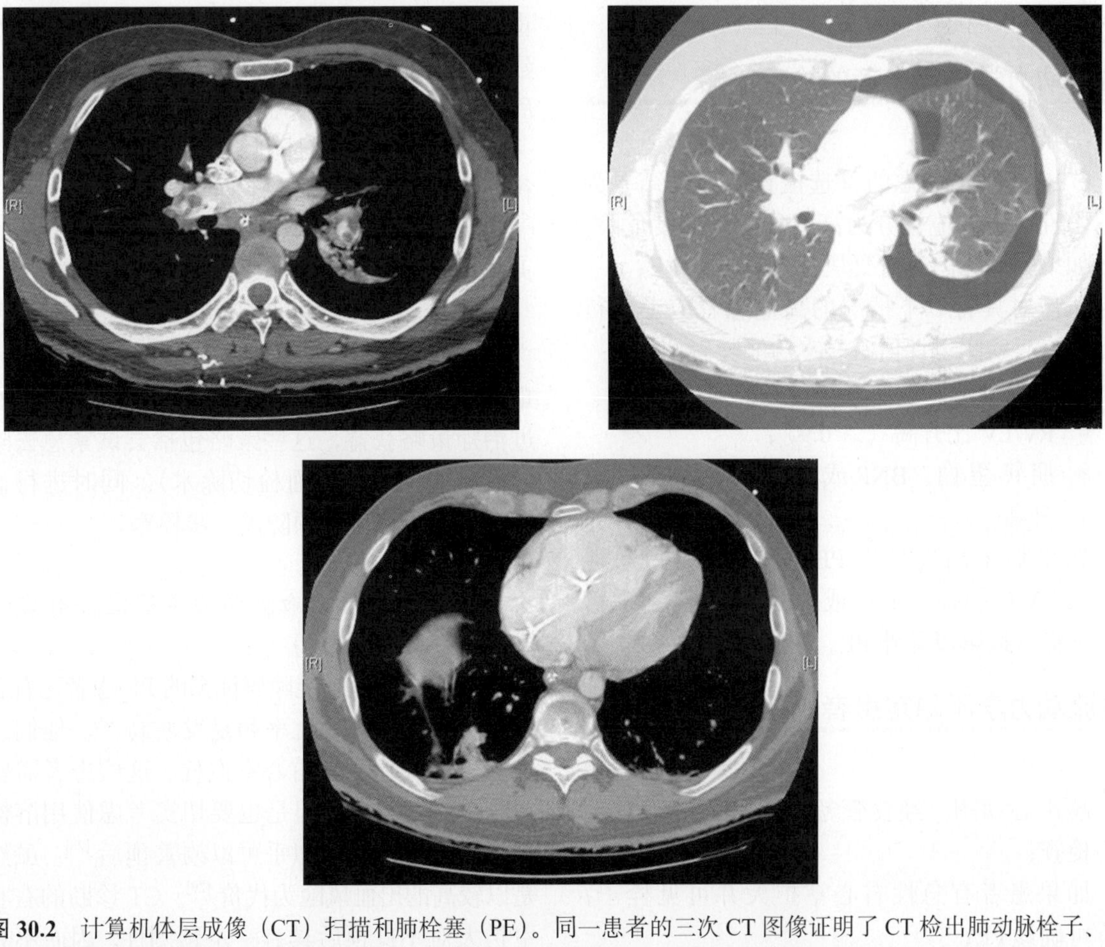

图 30.2 计算机体层成像（CT）扫描和肺栓塞（PE）。同一患者的三次 CT 图像证明了 CT 检出肺动脉栓子、评估严重程度和确定其他诊断的能力。图 1（纵隔窗）：右侧肺动脉和左肺动脉下支充盈缺损。肺动脉导管也已就位。图 2（肺窗）：左侧气胸伴胸膜粘连，以及左后侧肺野小范围实变。图 3（纵隔窗）：右心室相对于左心室扩大

肺血管造影

肺血管造影被认为是相对有把握排除 PE 的唯一的检测方法。它可以检测出大部分 PE，甚至是亚段水平的 PE。但是在许多中心目前都不能开展这项检查。

寻找深静脉血栓

多普勒超声被推荐用于在腿部静脉寻找 DVT，90% 以上的栓子来源于此。如果证实存在腿部 DVT，除非 DVT 仅位于膝以下（此种情况下的相关死亡率低），否则需进行抗凝治疗。在无症状的患者中，超声很少能查出 DVT，这就意味着，没有 DVT 并不能除外 PE，但是超声在有症状的或近端 DVT 中准确性较高。

腿部静脉造影是一项更敏感的检查，但是该检查是有创性的，目前并不常用。

血流动力学稳定患者的检查策略

- CTA 是优先考虑的首选检查，如果结果为阳性，患者应被分为高度危险或低度危险。如果肺动脉内有血凝块，则可确诊 PE；
- 然后对具有以下情况的高危患者应考虑行超声心动图以评估右心室功能障碍：
  - 近端肺动脉有血凝块；
  - RV/LV 比升高（> 0.9）；
  - 肌钙蛋白、BNP 或 NT- 末端 BNP 前体升高。
- 如果临床高度疑似 PE 而 CT 结果为阴性（或 V/Q 扫描为低度或中度可能性），需行肺血管造影以除外 PE。

血流动力学不稳定患者的检查策略

- 超声心动图（经食管超声更好）应为首选检查；
- 如果患者有急性右心室扩大并可见栓子，可确诊 PE；
- 如果有右心室扩大而没有肉眼可见的栓子，则需行 CTA，要根据患者不稳定的情况来决定；
- 如果没有右心室扩大，则血流动力学不稳定不太可能是由 PE 引起的（尽管这种可能性不能完全排除），当务之急是努力作出其他诊断；
- 如果不易获得超声心动图检查，则应行 CTA。

治疗

治疗原则

除非有严重的禁忌证，否则几乎所有患者均应接受抗凝治疗，或是给予普通肝素，或者给予低分子肝素（LMWH）治疗，以防止 VTE 复发。然而，取出或破坏栓子在大多数严重 PE 病例的治疗中都是关键性原则，此原则建立在右心室功能障碍对 PE 病理生理学和预后均有重要意义的基础上。

为了辅助治疗计划，将 PE 的严重程度进行如下划分：

大块型肺动脉栓塞（血流动力学不稳定）

不论治疗如何，PE 合并低血压的患者死亡率为 25% ~ 30%。如需行心肺复苏，则死亡率升高到 65%。这些患者中大多数人均可通过治疗策略获益，这些策略包括尝试紧急去除栓子（溶栓或施行血栓切除术）、同时进行血流动力学支持以及预防进一步栓塞。

次大块型肺栓塞（血流动力学稳定伴有右心室功能障碍的证据）

伴有右心室功能障碍证据的 PE 患者比右心室功能正常者的死亡率和复发率高 [24]。他们也经常会出现休克和右心室血栓。这些患者需要预防进一步栓塞，但是也要切实考虑使用溶栓剂去除栓子。溶栓似乎可以改善预后 [28]，虽然是以较高的出血风险为代价 [29]。CT 诊断的右心室扩大对不良预后具有一定预测性，因而不总是需要做超声心动图以诊断右心室功能障碍 [30]。

轻度肺栓塞（血流动力学稳定且无右心室功能障碍）

血压正常且右心室功能正常的 PE 患者死亡或复发的风险较低，因而去除栓子的方法将很有可能参考获益来决定。预防进一步栓塞是其主要目的。

因此治疗的主要原则是：

- 预防进一步栓塞（大块、次大块或轻度 PE）；
- 去除血栓（大块或次大块 PE）；
- 同时给予血流动力学支持（大块 PE）。

建议的治疗策略概述于图 30.1。

进一步栓塞的预防

抗凝

应用肝素预防 PE 复发并降低死亡率的历史已超过 35 年。LMWH 与普通肝素 [31] 同样有效和安全，甚至可能优于肝素 [32]。LMWH 比未分级肝素多出几个优势，包括更长的半衰期、生物利用度增加、更可预测的剂量效应以及对监测和剂量调整的需求更少，更易于在稳定的 PE 患者中使用。

由于其作用可以轻易而快速地被逆转，普通肝素应该应用于那些近期接受过溶栓剂或血栓摘除术的患者。肝素应静脉输注给药并给予负荷剂量，开始治疗时应每隔 6h 监测活化部分促凝血酶原时间（APTT）。由于亚治疗水平的抗凝增加了复发的风险，因而迅速达到治疗量的肝素化是很重要的。应使用以体重为基础的肝素给药剂量以迅速达到目标抗凝水平 [33]（表 30.3）。

普通肝素和 LMWH 最主要的并发症是出血。包括消化性溃疡出血、卒中、腹膜后血肿以及手术后伤口出血。还会发生肝素诱导血栓性血小板减少综合征（heparin-induced thrombotic thrombocytopenia syndrome，HITTS）。使用 LMWH 时，出血性并发症和 HITTS 似乎不太常见。

应尽快开始口服抗凝剂，PT/INR ＞ 2.0 时停用肝素。

许多情况被考虑为抗凝治疗的相对禁忌证，其中最主要的是活动性消化性溃疡、近期外科手术、近期创伤以及脑出血。针对每个患者个体，应在终止抗凝治疗前考虑患者的风险获益比（要考虑到 PE 的严重程度）。

下腔静脉滤器

下腔静脉（IVC）滤器是预防进一步栓塞的另一种方法。适用于有抗凝治疗禁忌证、经过充分抗凝后仍有复发以及接受开放手术栓子切除的患者 [34]。滤器通常在放射科经皮置入，但也可在床旁完成 [35]。尽管新式可回收设计可能会更好些，这种方法减少了早期复发，却增加了 DVT 的长期复发率 [36]。最近一项多中心临床研究证实，与 IVC 相关的 90 天死亡率显著降低。

绝对适应证包括：

- 无论是否抗凝治疗，出现新发或复发的 PE；
- 有抗凝治疗禁忌证；
- 抗凝治疗引起并发症。

其他推荐的适应证包括：

- 广泛 DVT 患者；

表 30.3 基于体重的静脉内肝素剂量（adapted from Raschke et al.[33]）

初始剂量			
负荷量 80U/kg			
维持输注剂量 18U/(kg · h)			
每 6h 检查 APTT			
后续剂量调整			
APTT	剂量变化 [U/(kg · h)]	额外作用	下次 APTT
＜ 35	+4	再次负荷量 80U/kg	6h
35 ～ 45	+2	再次负荷量 40U/kg	6h
46 ～ 70	0	无	6h
71 ～ 90	–2	无	6h
＞ 90	–3	停止输注 1h	6h

APTT，部分活化促凝血酶原时间

- 外科栓子切除术后的患者；
- 大块 PE 患者。

去除栓子

溶栓剂

溶栓剂可以溶解栓子和减轻肺动脉梗阻，在某些患者中血流动力学迅速得到显著改善。在实验性研究、临床观察和随机性试验中，通过血管造影、血流动力学以及闪烁法参数一致证明了溶栓对急性 PE 患者的良好效应。所有常用制剂（包括链激酶、尿激酶、阿替普酶和瑞替普酶）均能迅速起效，与接受肝素治疗的患者相比，这些药物在用药数天到一周后的血栓溶解程度与肝素相似。

一项大规模多中心的回顾性研究发现，接受溶栓剂（应在一种特定的标准上）治疗比接受肝素治疗的患者具有更低的死亡率和复发率[39]。尽管如此，尚未有随机研究对比溶栓剂和标准抗凝治疗之间死亡率的差异。

与使用肝素的 PE 患者相比，Meta 分析发现溶栓疗法与 PE 复发和死亡率的降低相关，但这种降低没有统计学意义。然而针对大块 PE 患者，溶栓可以显著降低死亡率[29]。

与肝素比较，溶栓并不降低次大块 PE 患者的死亡率，但是显著减轻临床恶化，需要在 ICU 进行升阶梯治疗[28]。

因此，有足够的理由支持对大块 PE 患者使用溶栓剂，除非有明确的禁忌证。对次大块 PE 患者也有强力的证据支持使用溶栓剂（通过右心室功能障碍进行判别）。

不同溶栓剂之间的对比研究太少，无法进行合理的比较，尽管溶栓剂之间可能稍有差异，但药物的选择相对于是否给予溶栓剂的选择而言不太重要。对患者应给予表 30.4 所列的推荐剂量，可通过外周或中心静脉导管给药。不同于在急性心肌梗死中的使用，PE 患者在症状开始后的 14 天内给予溶栓剂是有效的。一旦停用溶栓剂，应开始给予肝素抗凝。

出血性并发症并不少见，而且可以显著影响患者出血的发病率；然而有最高出血风险的患者是难以预测的。大多数具有临床意义的出血发生在约 10% 的患者中，幸运的是，这类患者脑出血并不常见（0.5%）[29]。近期手术通常被认为是禁忌证，但在此类患者中也证实有可以接受的安全性。个别患者应该权衡风险和获益：对于休克的 PE 患者，在大多数患者中似乎支持使用溶栓剂。

如果发生出血，应停用溶栓剂，给予新鲜冰冻血浆以替代凝血因子，且应开始给予抗纤溶药物（如抑肽酶）。

外科栓子切除术

以前曾将外科栓子切除术视为挽救大块 PE 患者生命的手段，但在溶栓剂有效性日益增长的时代，外科栓子切除术的优点遭到了质疑。栓子切除术的结果变化很大，传统上的围术期相关死亡率为 25% ~ 50%。目前能够可靠地对比栓子切除术和溶栓剂疗效的证据极少。

最近一项研究（研究人群中有超过一半的患者存在溶栓禁忌证或溶栓治疗失败）显示，对 PE 患者进行快速诊断后，迅速实施外科干预，同时频繁使用 IVC 滤器，这些患者的围术期死亡率为 6%，总死亡率为 18%[40]。

因此，大块 PE 患者无溶栓禁忌证时应接受溶栓治疗，在有心胸外科的医疗中心，对有溶栓禁忌证或溶栓失败的患者可考虑行外科栓子切除术。

PE 患者接受栓子切除术的适应证包括：

- 伴有休克的大块 PE；
- 有溶栓禁忌证的患者；

表 30.4 用于肺栓塞的溶栓剂的推荐剂量

尿激酶	4 400U/kg 推注（超过 10min）之后给予 4 400U/(kg · h)，持续 12h
链激酶	250 000U 推注（超过 15min）之后给予 100 000U/h，持续 24h
阿替普酶	10mg 推注，之后给予 90mg 输注 2h
瑞替普酶	10U 推注，30min 后再给一次

- 溶栓治疗失败的患者；
- 有可自由漂浮的心脏血栓患者。

经皮栓子清除术

经皮方式包括栓子抽取技术（单纯经皮栓子清除术）或栓子破坏技术（包括导管定向溶栓和经皮血栓碎裂技术）[41]。栓子清除术不总是成功，死亡率为 20% ~ 30%。流变溶解栓子清除术[42]和机械碎裂与溶栓疗法相结合[43]作为有希望的干预措施开始出现。在等待围绕这些干预措施的设计良好的研究的同时，这些措施还仅限于在特定的中心使用。

同时给予的血流动力学支持

PE 患者发生休克时除了上文提及的明确的治疗方法以外，还需要紧急采取血流动力学支持。

静脉补液

中度或大块 PE 患者，容量负荷可以改善血流动力学状况[44]，如果液体过量，补液疗法可以使右心室功能恶化，随后影响左心室功能，从而使补液疗法造成危害[45]。有鉴于此，静脉补液量应谨慎。

静脉应用血管活性剂

冠状动脉缺血是引起大块 PE 患者血流动力学不稳定的重要原因。减轻缺血的焦点是在升高血压的同时，通过去除栓子（使用溶栓剂或栓子清除术）来尝试降低肺动脉压和右心室压。

需要考虑的一个重要概念是右心室冠状动脉灌注压（RV coronary perfusion pressure，RVCPP），其估测方程为：

$$RVCPP = MAP - RVP_m$$

其中

$$RVPm = CVP + 1/3\ (PAP_s - CVP)$$

公式中的 MAP 是平均动脉压，RVP_m 是平均右心室压，CVP 是中心静脉压，PAP_s 是收缩期肺动脉压，单位均为 mmHg。

当 RVCPP 降低到 30mmHg 时，右心室心肌血流严重下降，造成重度右心室衰竭和休克。尽力升高 MAP 并降低 PAP_s 可明确地提高 RVCPP 并改善冠状动脉血流和缺血情况。因此对于大块 PE 导致的休克状态，血管收缩剂是最重要的首选治疗，因为血管收缩剂可以极大地升高 MAP，从而升高 RVCPP。

去甲肾上腺素（norepinephrine）是最适合的血管收缩剂，因为其具有 α- 肾上腺素受体激动剂活性。与去氧肾上腺素等纯粹的 α- 受体激动剂比较，去甲肾上腺素因为具有额外的 β- 受体激动剂的作用而使得其对心输出量和右心室心肌血流的效应更大。多巴胺、肾上腺素（epinephrine）和血管加压素可作为去甲肾上腺素的备选用药。

虽然有人建议使用全身性血管扩张剂以改善 PE 患者的心输出量，但是血管扩张剂可能带来危害，因为即使心输出量可能得到改善，MAP 却保持不变或降低，因而 RVCPP 没有得到必要的改善。因此，只有在 MAP 适当且治疗的焦点集中在心输出量和肺动脉压时才能考虑使用异丙肾上腺素、多巴酚丁胺、硝酸甘油、硝普钠或米力农。

动物研究已经显示出主动脉内球囊反搏具有获益性效应。在明显死于 PE 的患者中，不考虑溶栓剂和进行复苏的努力，只要与升压药联用，主动脉内球囊反搏似乎就是提高 RVCPP 的合理方法。体外膜氧合（extracorporeal membrane oxygenation，ECMO）是一种较激进但可供选择的机械辅助形式，但只能在更加专门的机构才能获得[46]。技术的进步似乎已经减少了 ECMO 操作相关的并发症[47]。

选择性肺血管扩张剂

在动物研究和临床病例研究的基础上，吸入一氧化氮已经被用于大块型 PE 患者[48]，因为其选择性地降低肺动脉压而不影响全身血流动力学状态。一氧化氮可能具有引人注目的血

表 30.5 静脉血栓栓塞的预防

患者分类	推荐方案
所有具有较高出血风险的患者	IPC 或 GCS
普通（和其他）外科	
低度风险	早日活动
中度风险	肝素 bd 或 LMWH
高度风险	肝素 tds 或 LMWH
血管外科	
无危险因素	早日活动
有危险因素	肝素 bd 或 LMWH
矫形外科	
髋关节置换	LMWH 或磺达肝素或华法林
膝关节成形术	LMWH 或磺达肝素或华法林或 IPC
髋部骨折手术	LMWH 或磺达肝素或华法林或肝素 bd
神经外科	
颅内手术	IPC ± GCS 或肝素 bd 或 LMWH
高度风险	GCS/IPC + 肝素 /LMWH
创伤患者	
无抗凝禁忌证	LMWH
有抗凝禁忌证	IPC ± GCS
脊髓损伤	LMWH 或 IPC + 肝素或 IPC + LMWH
烧伤	肝素或 LMWH
内科患者	
有危险因素	肝素或 LMWH
有抗凝禁忌证	GCS 或 IPC
风险界定	
低度风险手术	
无危险因素、年龄＜ 40 岁患者的小手术	
中度风险手术	
无危险因素、年龄在 40 ～ 60 岁的患者接受的非大型手术	
有危险因素、年龄＜ 60 岁患者接受的非大型手术	
无危险因素、年龄＜ 40 岁患者接受的大型手术	
高度风险手术	
有或无危险因素、年龄＞ 60 岁患者接受的非大型手术	
无危险因素、年龄＞ 40 岁患者接受的大型手术	
有危险因素、年龄＜ 40 岁患者接受的大型手术	

IPC，间歇性肺压缩装置；GCS，渐进式加压袜子；肝素 bd，5 000 U 皮下注射，一日两次；LMWH，低分子肝素；肝素 tds，5 000U 皮下注射一日三次

(Information from Geerts et al.[50])

流动力学效应，但是应从属于包括升高全身血压在内的其他复苏措施[49]。

其他治疗问题

应给患者吸氧以保持足够的氧饱和度。由于过度充气和无效腔增加，可能需要高流量给氧。大块 PE 患者经常需要气管插管和机械通气。

如果胸痛明显，应给予吗啡。为了指导复苏，至少留置一个中心静脉导管是比较有用的措施，特别是在给予溶栓剂之前。虽然不是必需，但如果患者出现严重休克，推荐使用肺动脉导管以辅助滴注血管活性药以及测量肺动脉压。肺动脉导管可以直接测量右心室平均压，有助于估测 RVCPP，还可以经肺动脉导管直接输液。当患者同时接受溶栓剂和（或）抗凝剂治疗时，出血风险会增加；对于因 PE 造成血流动力学危害的患者而言，肺动脉导管维持安全的静脉通路和监测循环的作用就显得更为重要。

预防

VTE 的治疗观点中最重要的就是预防。所有 ICU 患者均应对是否做好了预防措施进行充分的评估，虽然大部分患者应接受这种预防措施[50]。仍需要对治疗措施和用药剂量万分谨慎，因为经常发现预防措施的疏漏[51]和失败[52]。一些外科患者还可能因医院外的预防措施而获益[53]。

用固定的低剂量普通肝素皮下注射（即 5 000U 每日 2 次或 3 次）的传统预防措施如今受到 LMWH 和磺达肝素（Xa 因子抑制剂）的挑战[50]。二者在很多患者群组中均呈现出与普通肝素相同的有效性，并具有更少的出血和更少的 HITTS。虽然问题仍集中在 LMWH 的成本效益[54]和不同 LMWH 制剂与磺达肝素之间的对比上，但是 LMWH 不需要过多的监测，并且更常作为推荐用药[50]。

阿司匹林也可降低 VTE 的发病率和高危患者的死亡率[55]，虽然它看起来不像其他抗凝剂那样有效，目前也并未成为推荐用药[50]。

机械方法包括渐进式加压袜子和间歇性肺压缩装置[56]的使用，这些方法似乎适用于低危患者、有抗凝禁忌证的患者或作为抗凝治疗的补充用于高危患者。

推荐的预防方法归纳于表 30.5[50]。

（林 英 黄立锋译 陈秀凯校）

参考资料

1. Bounameaux H. Factor V Leiden paradox: risk of deep-vein thrombosis but not of pulmonary embolism. *Lancet* 2000; **356**: 182–3.
2. Kearon C. Natural history of venous thromboembolism. *Circulation* 2003; **107**: I22–30.
3. Kreit JW. The impact of right ventricular dysfunction on the prognosis and therapy of normotensive patients with pulmonary embolism. *Chest* 2004; **125**: 1539–45.
4. Chagnon I, Bounameaux H, Aujesky D *et al.* Comparison of two clinical prediction rules and implicit assessment among patients with suspected pulmonary embolism. *Am J Med* 2002; **113**: 269–75.
5. Winer-Muram HT, Rydberg J, Johnson MS *et al.* Suspected acute pulmonary embolism: evaluation with multi-detector row CT versus digital subtraction pulmonary arteriography. *Radiology* 2004; **233**: 806–15.
6. Fancher TL, White RH, Kravitz RL. Combined use of rapid D-dimer testing and estimation of clinical probability in the diagnosis of deep vein thrombosis: systematic review. *Br Med J* 2004; **329**: 821.
7. Stein PD, Hull RD, Patel KC *et al.* D-dimer for the exclusion of acute venous thrombosis and pulmonary embolism: a systematic review. *Ann Intern Med* 2004; **140**: 589–602.
8. Grau E, Tenias JM, Soto MJ *et al.* D-dimer levels correlate with mortality in patients with acute pulmonary embolism: findings from the RIETE registry. *Crit Care Med* 2007; **35**: 1937–41.
9. Gallotta G, Palmieri V, Piedimonte V *et al.* Increased troponin I predicts in-hospital occurrence of hemodynamic instability in patients with sub-massive or non-massive pulmonary embolism independent to clinical, echocardiographic and laboratory information. *Int J Cardiol* 2008; **124**: 351–7.
10. Becattini C, Vedovati MC, Agnelli G. Prognostic value of troponins in acute pulmonary embolism A meta-analysis. *Circulation* 2007; **116**: 427–33.
11. Kucher N, Goldhaber SZ. Risk stratification of acute pulmonary embolism. *Semin Thromb Hemost* 2006; **32**: 838–47.
12. Maziere F, Birolleau S, Medimagh S *et al.* Comparison of troponin I and N-terminal-pro B-type natriuretic peptide for risk stratification in patients with pulmonary embolism. *Eur J Emerg Med* 2007; **14**: 207–11.
13. Kline JA, Kubin AK, Patel MM *et al.* Alveolar dead space as a predictor of severity of pulmonary embolism.

Acad Emerg Med 2000; **7**: 611–17.
14. Hedenstierna G, Sandhagen B. Assessing dead space. A meaningful variable? *Minerva Anestesiol* 2006; **72**: 521–8.
15. Piazza G, Goldhaber SZ. Acute pulmonary embolism: part I: epidemiology and diagnosis. *Circulation* 2006; **114**: e28–32.
16. Quiroz R, Schoepf UJ. CT pulmonary angiography for acute pulmonary embolism: cost-effectiveness analysis and review of the literature. *Semin Roentgenol* 2005; **40**: 20–4.
17. Stein PD, Fowler SE, Goodman LR *et al.* Multidetector computed tomography for acute pulmonary embolism. *N Engl J Med* 2006; **354**: 2317–27.
18. Stein PD, Woodard PK, Weg JG *et al.* Diagnostic pathways in acute pulmonary embolism: recommendations of the PIOPED II investigators. *Radiology* 2007; **242**: 15–21.
19. Quiroz R, Kucher N, Zou KH *et al.* Clinical validity of a negative computed tomography scan in patients with suspected pulmonary embolism: a systematic review. *JAMA* 2005; **293**: 2012–17.
20. van der Meer RW, Pattynama PM, van Strijen MJ *et al.* Right ventricular dysfunction and pulmonary obstruction index at helical CT: prediction of clinical outcome during 3-month follow-up in patients with acute pulmonary embolism. *Radiology* 2005; **235**: 798–803.
21. Ghanima W, Abdelnoor M, Holmen LO *et al.* The association between the proximal extension of the clot and the severity of pulmonary embolism (PE): a proposal for a new radiological score for PE. *J Intern Med* 2007; **261**: 74–81.
22. Goldhaber SZ. Echocardiography in the management of pulmonary embolism. *Ann Intern Med* 2002; **136**: 691–700.
23. McConnell MV, Solomon SD, Rayan ME *et al.* Regional right ventricular dysfunction detected by echocardiography in acute pulmonary embolism. *Am J Cardiol* 1996; **78**: 469–73.
24. Kucher N, Rossi E, De Rosa M *et al.* Prognostic role of echocardiography among patients with acute pulmonary embolism and a systolic arterial pressure of 90 mmHg or higher. *Arch Intern Med* 2005; **165**: 1777–81.
25. Miniati M, Monti S, Pratali L *et al.* Value of transthoracic echocardiography in the diagnosis of pulmonary embolism: results of a prospective study in unselected patients. *Am J Med* 2001; **110**: 528–35.
26. Pruszczyk P, Torbicki A, Kuch-Wocial A *et al.* Diagnostic value of transoesophageal echocardiography in suspected haemodynamically significant pulmonary embolism. *Heart* 2001; **85**: 628–34.
27. The PIOPED investigators. Value of the ventilation/perfusion scan in acute pulmonary embolism Results of the prospective investigation of pulmonary embolism diagnosis (PIOPED). *JAMA* 1990; **263**: 2753–9.
28. Konstantinides S, Geibel A, Heusel G *et al.* Heparin plus alteplase compared with heparin alone in patients with submassive pulmonary embolism. *N Engl J Med* 2002; **347**: 1143–50.
29. Wan S, Quinlan DJ, Agnelli G *et al.* Thrombolysis compared with heparin for the initial treatment of pulmonary embolism: a meta-analysis of the randomized controlled trials. *Circulation* 2004; **110**: 744–9.
30. Schoepf UJ, Kucher N, Kipfmueller F *et al.* Right ventricular enlargement on chest computed tomography: a predictor of early death in acute pulmonary embolism. *Circulation* 2004; **110**: 3276–80.
31. Segal JB, Streiff MB, Hofmann LV *et al.* Management of venous thromboembolism: a systematic review for a practice guideline. *Ann Intern Med* 2007; **146**: 211–22.
32. Hull RD, Raskob GE, Brant RF *et al.* Low-molecular-weight heparin vs heparin in the treatment of patients with pulmonary embolism. American-Canadian Thrombosis Study Group. *Arch Intern Med* 2000; **160**: 229–36.
33. Raschke RA, Reilly BM, Guidry JR *et al.* The weight-based heparin dosing nomogram compared with a "standard care" nomogram. A randomized controlled trial. *Ann Intern Med* 1993; **119**: 874–81.
34. Piazza G, Goldhaber SZ. Acute pulmonary embolism: part II: treatment and prophylaxis. *Circulation* 2006; **114**: e42–47.
35. Sing RF, Jacobs DG, Heniford BT. Bedside insertion of inferior vena cava filters in the intensive care unit. *J Am Coll Surg* 2001; **192**: 570–5.
36. Decousus H, Leizorovicz A, Parent F *et al.* A clinical trial of vena caval filters in the prevention of pulmonary embolism in patients with proximal deep-vein thrombosis. Prevention du Risque d'Embolie Pulmonaire par Interruption Cave Study Group. *N Engl J Med* 1998; **338**: 409–15.
37. Imberti D, Ageno W, Carpenedo M. Retrievable vena cava filters: a review. *Curr Opin Hematol* 2006; **13**: 351–6.
38. Kucher N, Rossi E, De Rosa M *et al.* Massive pulmonary embolism. *Circulation* 2006; **113**: 577–82.
39. Konstantinides S, Geibel A, Olschewski M *et al.* Association between thrombolytic treatment and the prognosis of hemodynamically stable patients with major pulmonary embolism: results of a multicenter registry. *Circulation* 1997; **96**: 882–8.
40. Leacche M, Unic D, Goldhaber SZ *et al.* Modern surgical treatment of massive pulmonary embolism: results in 47 consecutive patients after rapid diagnosis and aggressive surgical approach. *J Thorac Cardiovasc Surg* 2005; **129**: 1018–23.
41. Uflacker R. Interventional therapy for pulmonary embolism. *J Vasc Interv Radiol* 2001; **12**: 147–64.
42. Chauhan MS, Kawamura A. Percutaneous rheolytic thrombectomy for large pulmonary embolism: a promising treatment option. *Catheter Cardiovasc Interv* 2007; **70**: 123–30.
43. Tajima H, Murata S, Kumazaki T *et al.* Hybrid treatment of acute massive pulmonary thromboembolism: mechanical fragmentation with a modified rotating pigtail catheter, local fibrinolytic therapy, and clot aspiration followed by systemic fibrinolytic therapy. *Am J Roentgenol* 2004; **183**: 589–95.
44. Mercat A, Diehl JL, Meyer G *et al.* Hemodynamic effects of fluid loading in acute massive pulmonary embolism. *Crit Care Med* 1999; **27**: 540–4.
45. Wood KE. Major pulmonary embolism: review of a pathophysiologic approach to the golden hour of hemodynamically significant pulmonary embolism. *Chest* 2002; **121**: 877–905.
46. Maggio P, Hemmila M, Haft J *et al.* Extracorporeal life support for massive pulmonary embolism. *J Trauma* 2007; **62**: 570–6.
47. Mielck F, Quintel M. Extracorporeal membrane oxygenation. *Curr Opin Crit Care* 2005; **11**: 87–93.
48. Capellier G, Jacques T, Balvay P *et al.* Inhaled nitric

oxide in patients with pulmonary embolism. *Intens Care Med* 1997; **23**: 1089–92.
49. Webb SA, Stott S, van Heerden PV. The use of inhaled aerosolized prostacyclin (IAP) in the treatment of pulmonary hypertension secondary to pulmonary embolism. *Intens Care Med* 1996; **22**: 353–5.
50. Geerts WH, Pineo GF, Heit JA *et al.* Prevention of venous thromboembolism: the Seventh ACCP Conference on Antithrombotic and Thrombolytic Therapy. *Chest* 2004; **126**: 338S–400S.
51. Kahn SR, Panju A, Geerts W *et al.* Multicenter evaluation of the use of venous thromboembolism prophylaxis in acutely ill medical patients in Canada. *Thromb Res* 2007; **119**: 145–55.
52. Goldhaber SZ, Dunn K, MacDougall RC. New onset of venous thromboembolism among hospitalized patients at Brigham and Women's Hospital is caused more often by prophylaxis failure than by withholding treatment. *Chest* 2000; **118**: 1680–4.
53. Eikelboom JW, Quinlan DJ, Douketis JD. Extended-duration prophylaxis against venous thromboembolism after total hip or knee replacement: a meta-analysis of the randomised trials. *Lancet* 2001; **358**: 9–15.
54. Velmahos GC, Oh Y, McCombs J *et al.* An evidence-based cost-effectiveness model on methods of prevention of posttraumatic venous thromboembolism. *J Trauma* 2000; **49**: 1059–64.
55. Pulmonary Embolism Prevention (PEP) Trial Collaborative Group. Prevention of pulmonary embolism and deep vein thrombosis with low dose aspirin: Pulmonary Embolism Prevention (PEP) trial. *Lancet* 2000; **355**: 1295–302.
56. Urbankova J, Quiroz R, Kucher N *et al.* Intermittent pneumatic compression and deep vein thrombosis prevention. A meta-analysis in postoperative patients. *Thromb Haemost* 2005; **94**: 1181–5.

第 31 章

急性重症哮喘

David V Tuxen 和 Matthew T Naughton

急性重症哮喘是一种发病率和病死率均较高的内科急症。大多数的不良预后是由于低估了疾病的严重性从而导致延迟和（或）不充分的治疗[1-3]，但这些都是可以预防的。

哮喘的发病率在世界范围内具有很大的差异（儿童为 2% ~ 37%）[4]，但现已明确全世界哮喘发病率总体是增加的[5-6]，另外，每年大约有 0.5% 的哮喘患者出现危及生命的发作[7]。澳大利亚、新西兰和英国是发病率最高的三个国家[7]。澳大利亚 9% 的居民长期发作哮喘[8]，高达 40% 的儿童有时会出现哮喘的症状[5]。

尽管哮喘的发病率在增加，但在许多国家，就诊和住院的哮喘患者却减少了[9-10]，ICU 收治的患者数以及哮喘患者总的病死率也降低了[9-10]。这得益于哮喘患者社区治疗条件有所改善、吸入性糖皮质激素的广泛使用以及其他预防措施的实施。

虽然住院患者减少了，但那些需要 ICU 治疗以及机械通气的患者病死率仍较高，尽管这些死亡本来是有可能避免的[11-12]。

临床定义

哮喘定义为具有下述特征的肺部疾病[13]：

- 可逆性气道阻塞（完全或部分），可自行缓解或治疗后缓解；
- 气道炎症；
- 对多种刺激物的气道反应性增强。

哮喘加重的特征是呼吸困难加重、咳嗽、喘鸣、胸部扩张受限以及呼气气流减少。哮喘持续状态有不同的定义，出于实际操作的目的，将那些对雾化吸入初始剂量支气管扩张剂无效的患者看做是哮喘持续状态[14]。

病因学

哮喘的发病机制很复杂，有遗传因素也有环境的影响。哮喘发病率的增加可归因于“卫生保健假说”[15]，该假说提示由于抗生素的使用和卫生学生活方式使患者在幼年时接触感染的机会减少，从而促进 T 淋巴细胞表型失衡，炎症细胞因子过度生成。免疫球蛋白 IgE-依赖性机制通过局部环境中的过敏原诱发特异性抗体反应，导致气道炎症反应和支气管高反应[16]。急性哮喘的触发机制可以是非特异性的（冷空气、运动、大气污染），或来自于特异性过敏原（尘螨、花粉、动物毛屑）以及能改变气道调控能力的药物（阿司匹林、β 受体阻断剂）或应激和情绪激动。大约有超过 30% 的患者不能明确诱发因素。

病理生理

死于急性哮喘的患者尸检结果提示气道的病理改变包括：由于水肿和炎症细胞浸润而导致支气管壁增厚；支气管平滑肌及黏膜下腺体肥大、增生；上皮细胞基底膜下胶原沉积以及支气管腔内分泌物明显增多。气道分泌物可使小气道变窄或阻塞小气道，尸检结果常常报告小气道有广泛堵塞及肺不张[17-18]。当解释后一种现象时，我们应记住很重要的一点：当极重症哮喘存活患者吸气用力达到最大时，肺过度膨胀，接近肺总容量（TLC），当其进行机械通气时，会超过TLC，此时，胸片很少显示出肺不张，这提示在肺容量大的时候，即使气道很窄，但大多数气道是相互交通的。只有在死后，长时间的呼吸停止使肺排出气体，气道广泛闭塞，肺泡气被吸收，从而呈现出尸检所发现的广泛而完全的阻塞，而在患者存活时达不到如此程度。

一些死亡患者的支气管黏膜缺失，这些患者的气道梗阻可能主要是由于支气管平滑肌的强烈收缩所致。

哮喘的进展可分为两种方式：

1. 急性重症哮喘是较常见的类型（80% ~ 90%），症状进展需数小时至数天，患者通常存在病情控制不佳以及反复发作。大多数患者为女性，上呼吸道感染为常见的触发因素，对治疗的反应更慢，主要是由于黏液浓缩以及嗜酸性粒细胞增多而导致的慢性支气管炎症反应[19]。
2. 超急性、暴发型或晕厥性哮喘，从症状发作至气管插管的时间间隔在3h内[19-21]。这种临床表现不常见（10% ~ 20%的患者存在威胁生命的临床表现），好发于肺功能相对正常，但伴有支气管高反应性的年轻人，且大多数患者为男性。吸入过敏原和冷空气、运动以及精神应激是最常见的触发因素。这一类型哮喘的特点之一是对支气管扩张剂反应快速，其原因主要是由于支气管平滑肌收缩所致。

哮喘的特征性病理改变是气道阻力增加以及动态肺过度膨胀。其结局是：

- 由于肺容积增加使气道阻力增加而肺顺应性降低，从而使呼吸做功增加。重症哮喘时，动态肺过度膨胀可使肺容积接近TLC[22]，这对吸气肌产生严重的机械性危害并伴有膈肌变平，吸气肌用力做功而吸气压力的改变很小。最终的结果是呼吸肌衰竭，肺泡通气量不足，并导致高碳酸血症[23]；
- 通气/灌流失调是气道狭窄、闭塞的结果。这会影响气体交换，增加对分钟通气量的需求，进一步增加呼吸做功[23]；
- 当肺容量和胸腔压力发生明显改变而影响左右心室功能时，会表现出心肺交互作用的不良反应[24-25]。在急性哮喘发病过程中进行自主呼吸，吸气时能产生低达 −35 cmH_2O 的胸膜腔压力[24-25]，使回流至右心室的静脉血增加，右心室容量增加。但低氧性肺血管收缩、酸中毒和肺容量的增加会增加右心室的后负荷[24-25]，肺容量的增加还会减少左心室回心血量。胸膜腔负压还会增加左心室后负荷[24-25]，右心室容量增加后会使室间隔偏移，从而使左心室容量减少[24-25]，使吸气时左心室心输出量进一步降低。重症哮喘患者发生心肺交互作用时最直接的结果是出现奇脉。此时，患者吸气时收缩压下降 > 10mmHg（典型者为15 ~ 25mmHg，正常情况下为5mmHg）。吸气肌无力或疲劳时也可导致奇脉，因此奇脉的程度可能与哮喘的严重程度无关。

临床特征和疾病严重程度的评估

众所周知，哮喘的症状包括喘鸣、咳嗽、呼吸困难以及胸部不适或紧缩感。

对急性哮喘发作患者的分选和严重程度评估是非常关键的。低估或未评估哮喘患者的疾病严重程度与患者死亡率增加相关[26-27]。评估具有两个重要特征：疾病最初严重程度的评估以及对治疗反应性的再次评估。

病史

哮喘患者气管插管和机械通气的既往史都可用于预测疾病是否危及患者生命[26-27]。哮喘控制不佳以及近期多次因哮喘就诊被认为是疾病的危险因素。其他危险因素包括对初始治疗反应差以及精神状况差。

体格检查

患者一般情况和呼吸窘迫程度是疾病严重程度的重要指标（表 31.1）。重症哮喘发作[28]的临床表现包括呼吸辅助肌的运用、胸骨上肌收缩、呼吸音明显减弱或静息肺、中心性发绀、不能言语（整句话、词组、单个字）、意识障碍、端坐位以及出汗。重症哮喘患者还会出现呼吸频率＞30 次 / 分，脉率＞120 次 / 分以及奇脉＞15mmHg 等表现，但没有上述体征也不能除外重症哮喘。

肺功能检测

由于患者呼吸急促，因此可能不能进行肺功能检测。但对患者进行连续检测时，第 1s 用力呼气容积（FEV_1）和呼气峰流速（PEFR）是两个评估疾病严重程度和治疗反应性的有用指标。当 FEV_1 ＜ 1.0L 或 PEFR ＜ 100L/min 时，提示极重症哮喘，存在明显的、需要机械通气的危险性。有些患者用力呼气时症状可能会加重，如果出现这种情况，应该停止肺功能检测[29]。

脉搏血氧测量法

脉搏血氧测量（SpO_2）是一种常用的、简易的、能快速评估患者氧合状况的方法。它对于调整氧疗也很有价值，可以避免患者发生低氧血症（SpO_2 ＜ 90%）[30]以及高氧血症的潜在不良反应（SpO_2 ＞ 95%）[31]。当然，脉搏血氧测量法不能评估 $PaCO_2$、酸碱平衡状态或血乳酸的情况，因此不能替代血气分析。

表 31.1 哮喘严重程度的评估

	轻度	中度	重度
意识状态	警醒并放松	焦虑、难以入眠	激惹、谵妄
言语	成句	词组	单词
辅助肌肉	无	轻度	明显的端坐
哮鸣音	中等	响亮	响亮或无
脉率（次 / 分）	＜ 100	100 ～ 120	＞ 120
最大呼气流量（% 预测值）	＞ 80%	60% ～ 80%	＜ 60%
$PaCO_2$（mmHg）	＜ 45	＜ 45	＞ 45

出现奇脉时，提示重症哮喘；但不是可靠的试验

动脉血气分析

重症哮喘患者呼吸空气时几乎都会出现动脉低氧血症，但患者通常对低流量吸氧反应良好（28% ～ 35%）[30]。血气分析的检查不能延误治疗，对治疗反应良好的轻度或中度哮喘患者不需行血气分析。血气分析对重症哮喘或对治疗反应不良的中度哮喘患者很重要。$PaCO_2$ 是评估疾病严重程度的一个重要指标，并且当患者存在高碳酸血症时，它还是一个指导治疗的重要指标。

急性哮喘发作患者最初通气是增加的，导致低碳酸血症和呼吸性碱中毒[30]。由于病情加重，呼吸做功增加，V/Q 失调和心肺不良交互作用等情况恶化，肺泡通气量和维持 $PaCO_2$ 所需的分钟通气量有所增加。最终由于患者不能达到分钟通气量按需增加的要求，其 $PaCO_2$ 上升。高碳酸性呼吸性酸中毒的患者，如果 FEV_1 ＜ 20% 的预测值，表明患者为重症哮喘。静脉应用或持续雾化吸入 β 受体激动剂[33-34]引起的乳酸酸中毒[32]是患者出现代谢性酸中毒的常见原因。

胸部 X 线片

通常情况下，胸部 X 线片对评估哮喘的严重程度是没有帮助的，当怀疑患者为重症哮喘或对治疗无反应的顽固性哮喘，这些患者可能存在气压伤或下呼吸道感染或诊断可疑时，应该接受胸部 X 线片检查。对治疗反应良好的轻度哮喘患者不需行胸部 X 线片检查。

评估治疗反应

反复评估患者对治疗的反应对于判断患者的疾病严重程度是一种有价值的方法。治疗后最初 2h 的反应是预测患者预后的一个重要因

素[36]。低估患者病情的严重程度或初次评估后观察不足以及治疗不充分会导致患者预后不良。继续评估患者对治疗的反应是很重要的。评估时应反复评价：

1. 提示疾病严重程度的表现和体征。
2. 客观测量指标：FEV_1 或 PEFR、心率、呼吸频率、奇脉。
3. SpO_2 和氧需求。
4. 通过血气分析观察 $PaCO_2$ 或代谢性酸中毒的进展。

如果患者达到上述重症哮喘的标准，最好将其收入 ICU 病房。立即将患者收入 ICU 病房的指征包括呼吸骤停、神志改变、心律失常或哮喘诱发的心肌缺血。

鉴别诊断

哮喘的诊断通常是很容易的。但是其他疾病，如左心衰、误吸、上呼吸道梗阻、异物吸入、肺栓塞或过度通气综合征也会产生喘鸣和呼吸困难。非哮喘住院患者出现的喘鸣和呼吸困难不太可能是由于哮喘引起的。与重症哮喘相反，诊断困难性哮喘可快速出现但难以确诊。这类患者接受过多种药物治疗（通常自服大剂量类固醇激素，很多患者表现出类库欣综合征或使用大剂量 β 受体激动剂后出现乳酸酸中毒）、多次就诊和多次入院。这些患者的肺功能可能是正常的，或提示上气道功能不全、潜在的声带功能不全或精神方面的问题，气管插管后，患者通气很容易变通畅。诊断其他疾病的相关线索包括：

1. 既往无哮喘病史。
2. 呕吐或进食后突然发作。
3. 胸部听诊可发现局部或非对称性哮鸣音。
4. 有发生血栓栓塞的危险因素。
5. 因其他原因收入院，在住院期间发生。

治疗

确定的治疗方法

急性重症哮喘的初始治疗应包括：

氧疗

低氧血症可危及患者的生命，这使急性重症哮喘的病情变得更复杂[37]。应逐渐增加湿化性吸氧的氧流量，使患者的 $SpO_2 > 90\%$。众所周知，并发 COPD 的患者或已存在慢性高碳酸血症的患者存在氧疗诱导性高碳酸血症加重的危险性，因此这些患者的 SpO_2 应维持在较低水平（90% ~ 92%）。大多数急性哮喘患者不存在上述现象，但最新的证据显示，高氧可能对更广泛的人群有害[38]，其作用机制为缓解肺血管低氧性收缩，使 V/Q 失调恶化，加重高碳酸血症。最近的一项随机对照研究结果显示[31]，28% 的吸入氧浓度使患者的 $PaCO_2$ 下降，而 100% 的吸入氧浓度使患者的 $PaCO_2$ 上升。

β 受体激动剂

短效 β 受体激动剂仍是可供选择的一线支气管舒张剂[6,39-41]。该类药物包括舒喘灵（沙丁胺醇）、特布他林、异丙肾上腺素和肾上腺素。由于沙丁胺醇具有相对的 β_2 受体选择性，β_1 介导的心脏毒性较小，因此通常作为一线用药。长效 β 受体激动剂，如沙美特罗起效慢，因此对哮喘持续状态的患者无效，并且它还可诱发患者死亡[14]。富马酸福莫特罗是一种长效和短效 β 受体激动剂的复合制剂，理论上能用于急性哮喘的治疗，但由于其为干粉制剂，因此气管插管和机械通气的患者不能使用。β 受体激动剂通过刺激气道平滑肌上的 β_2 受体而引起支气管舒张，它还能减轻支气管黏膜水肿[42]。

β 受体激动剂最好通过计量吸入器（metered-dose inhaler，MDI）和储药装置给药。目前尚无数据提示，对于未行气管插管的患者，带有定量装置的 MDI 比雾化吸入器更有效、更价廉[43,44]。雾化吸入器和 MDI 对气管插管的患者都有效[45]。MDI 每吸入一次的剂量为 100μg，重症哮喘的患者可每隔 5min 重复给药。

β 受体激动剂还可大剂量或反复雾化吸入给药[46]。一般成人使用沙丁胺醇的剂量为 5 ~ 10mg（稀释成 2.5 ~ 5.0 ml），每 2 ~ 4h 一次，但重症哮喘患者所需的总剂量较大，给药次数也较多。应注意即使在理想状态，也只有不到 10% 的雾化药物能到达肺部[47]。持续雾化吸入似乎优于间断给药，通常用于重症哮喘患者的初始治疗[14,48]。为了产生理想的吸入微粒（1 ~ 3μm），雾化器应该由流量达到 10 ~ 12L/min 的氧气和一个 2 ~ 4ml 的容器来驱动[49]。药物总剂量应根据患者对治疗的反应以及药物的毒副作用进行调节。

不管通过哪种给药方式，2/3 的急性发病患者对吸入 β 受体激动剂反应良好[50]。余下 1/3 为难治性患者，甚至对大剂量的药物都无反应，通常需要长时间的强化治疗，包括使用大量其他种类的药物。

静脉使用 β 受体激动剂仍存争议。目前尚无静脉使用 β 受体激动剂更有利[51]或更有害的明确证据。尽管如此，作为另外的给药途径，静脉使用 β 受体激动剂对严重气流梗阻以及雾化给药效果不佳的肺应有好处。一些研究结果显示，静脉使用 β 受体激动剂会提高患者对药物的反应性[52]。如果对持续雾化吸入 β 受体激动剂无反应，应考虑静脉使用 β 受体激动剂[53]。常用剂量为 5 ~ 20μg/min，由于药物存在不良反应，当剂量＞ 10μg/min 时需谨慎，应密切监测。对未行气管插管的濒死患者，可静脉给予沙丁胺醇 100 ~ 300μg，当来不及开放静脉通路时，可经气管插管给药。

β 受体激动剂的不良反应包括心动过速、心律失常、高血压、低血压、震颤、低钾血症、通气 / 血流失调加重、血糖升高[54]，但肠外给药最常见的不良反应是乳酸酸中毒，偶尔也可见于持续雾化给药。在静脉输液或静脉推注后 2 ~ 4h 内，超过 70% 的患者会发生乳酸酸中毒，血乳酸可达 4 ~ 12mmol/L，使呼吸性酸中毒和呼吸窘迫明显加重[34,55-56]。静脉输液的起始剂量应限制在 10μg/min，静脉推注的剂量不应＞ 250μg。应常规检测血清碳酸氢盐和乳酸盐的水平。如果患者存在明显的乳酸酸中毒，应减少沙丁胺醇的剂量或停药。停药后，乳酸酸中毒一般在 4 ~ 6h 内消失，很少超过 24h。

长期大剂量使用 β 受体激动剂会增加患者的死亡率[57]，但大剂量 β 受体激动剂的使用是否就是疾病严重程度的标志，是否能作为吸入类固醇激素的指征以及是否是患者死亡的原因目前尚不清楚。当治疗急性哮喘发作患者时，人们也不会关注这些顾虑。

抗胆碱能药物

抗胆碱能药物通过降低副交感神经介导的胆碱能支气管舒缩张力来舒张支气管[58]。哮喘患者最常用的抗胆碱能药物是异丙托溴铵，它是阿托品的一种四价衍生物。目前，大量研究和 Meta 分析结果显示，当在 β 受体激动剂治疗的基础上加用异丙托溴铵，使患者获益更多，而不良反应很少[59-60]，异丙托溴铵与 β 受体激动剂联用现已被认为是治疗急性重症哮喘的一线用药。有报告显示，一些患者会出现防腐剂诱导的支气管收缩，这可以通过使用未加防腐溶液的药物来预防[61]。研究结果显示，当用于 9 ~ 17 岁的儿童时，剂量为 250μg 的异丙托溴铵扩张支气管的作用最强。成人的最佳剂量尚不明确，合理的治疗方法是将 500μg 异丙托溴铵加入沙丁胺醇中，每隔 2 ~ 6h 雾化一次；但推荐初次给药的时间间隔为 10 ~ 20 min 一次[62]。

皮质类固醇

皮质类固醇对急性哮喘发作的作用已经很明确。除了哮喘轻度加重的患者外，所有其他的哮喘患者均应考虑全身使用类固醇[41]。使用激素的益处包括增加气道平滑肌细胞对 β 受体激动剂的反应性，降低炎症细胞的反应以及黏液的分泌。早期使用皮质类固醇能减少患者住院的可能性，降低急性哮喘患者的死亡率。系统评价结果显示[41,63]，用药后 6 ~ 12h 内起效，口服给药与静脉给药一样有效，目前有少量证据显示，初始剂量超过800mg/d的氢化可的松（相当于160mg/d的甲泼尼龙），分四次给药会给患者带来更大的益处。

现已明确，吸入类固醇会给患者带来长期的益处，并且是减少哮喘患者病死率的一个重要因素[1-3]。已有新的证据显示，吸入类固醇也可治疗急性哮喘发作[64-65]，并且类固醇经肠外途径给药，可以更快速地降低药物剂量。因此，常规从第一天开始吸入激素，这样也减少了药物潜在的不良反应。

按照疾病的严重程度、慢性炎症反应的程度和对治疗的反应，肠外途径给予皮质类固醇激素药物治疗1～3天后应减量，在4～7天内转化为口服类固醇，并适当降低剂量（如，口服泼尼松龙初始剂量0.5mg/kg或40～60mg/d）。

皮质类固醇的不良反应包括血糖升高、低钾血症、高血压、急性精神障碍和肌病[66-67]，患者通常对这些不良反应能在短时间内耐受。免疫抑制作用会使患者发生感染的危险性增加，包括军团菌、肺孢子菌和水痘[68-69]，尤其是长期使用激素的患者。大多数皮质类固醇制剂有出现过敏反应的报道。

氨茶碱

关于氨茶碱治疗急性哮喘的效能存在争议，从无效[70]到能改善患者的肺功能和预后[71]。但氨茶碱的确是一种效果较差的支气管扩张剂，治疗范围窄，产生药物不良反应频率高[72]，包括头痛、恶心、呕吐和躁动；当血药浓度超过200μmol/L（40mg/L）时，会出现心律失常和抽搐。

因此，氨茶碱不是治疗哮喘的一线用药[40,41,53]。氨茶碱可用于对一线药物充分治疗后无明显反应的急性哮喘患者。初始负荷剂量为3mg/kg（最大剂量可达6mg/kg，如果患者已口服氨茶碱，可不用负荷剂量），静脉给药剂量为0.5mg/(kg·h)时，应谨慎用药，并注意监测。肝硬化、心衰或COPD患者以及服用西咪替丁、红霉素、抗病毒疫苗的患者，药物应减量。给予负荷剂量后（如果患者接受了负荷剂量），给药后24h应检测血药水平，目标是使血药水平达到30～80μmol/L（5～12mg/L）。血药水平应每天反复检测，直至达到稳态。给药的时间由患者对治疗的反应而定。

尚未明确的治疗措施

据报道，许多其他治疗方法对急性重症哮喘患者也是有益的，但它们在完全标准治疗方法基础上的辅助作用还不是很明确，因此并不推荐常规使用。然而，对于濒死状态的患者或对常规治疗方法无效的重症患者可考虑使用。

肾上腺素

肾上腺素是具有使血管和黏膜收缩作用的α受体激动剂，可改善气道管径，因此肾上腺素在理论上要优于β_2受体激动剂。实际上，雾化吸入或皮下注射肾上腺素的效果并不优于雾化吸入β_2受体激动剂，由于存在心脏方面的不良反应，因此并不推荐使用肾上腺素[62]。对常规治疗无效的患者可尝试使用肾上腺素。雾化吸入的剂量为2～4 mg配成2～4 ml（浓度为1 %），每隔1～4h使用一次。皮下注射的剂量为0.2～0.5 mg（浓度为1∶1 000的肾上腺素0.2～0.5 ml），必要时可每隔30min重复2～3次。静脉输注肾上腺素可使极重症患者免于机械通气，给药时应注意监测心电图，最好从中心静脉通路给予。初始剂量为0.2～1.0mg（浓度为1∶10 000的肾上腺素2～10ml）缓慢静脉给药，给药时间超过3～5min，然后持续静脉输注1～20μg/min，急性发作症状消失后停药[73]。

硫酸镁

硫酸镁被认为能阻断钙离子通路以及神经肌肉接头处乙酰胆碱的释放，从而使平滑肌舒张，支气管扩张。早期研究中，患者对硫酸镁似乎耐受性较好，有很多关于对成年急性哮喘患者在常规治疗的基础上加用静脉或雾化吸入硫酸镁的随机、双盲前瞻性研究。一些研究结果显示硫酸镁治疗哮喘有效，而另一些结果显示无效。

三项 Meta 分析 [74-76] 的结果并不支持常规使用硫酸镁，也不推荐用于急性哮喘患者。如果要给药，推荐剂量为 5 ～ 10mmol（1.25 ～ 2.5g）、浓度为 50% 的硫酸镁溶液 2.5 ～ 5.0ml 缓慢给药，给药时间超过 20min，总量可达到 40 ～ 80mmol（10 ～ 20g）[77]，血药水平升高时（> 5mmol/dL 或 12mg/dL）的不良反应包括低血压、皮肤发红、镇静、无力、反射消失、呼吸抑制以及心律失常。如果重复给药或大剂量用药时，应检测血药浓度。

氦氧混合气体

吸入氦氧混合气体能减少气体的密度、涡流和气流的阻力。最有效的混合气体为 70% 氦气（30% 氧气），可能对患者有益的最低氦气浓度为 60%。氦氧混合气体可减少呼吸做功，提高吸入性支气管扩张剂的肺内吸入作用 [78,79]。小样本病例研究结果提示氦氧混合气体对患者有益，而随机、前瞻性研究有阳性结果也有阴性结果 [80-81]。最近的 Meta 分析 [82] 结果显示，氦氧混合气体具有改善肺功能的可能，尚无足够证据推荐其用于重症哮喘患者。氦氧混合气体似乎是安全的，可试用于重症患者以避免气管插管，机械通气患者如能耐受吸入氧浓度为 30% ～ 40%，也可试用氦氧混合气体。

麻醉药

氯胺酮是一种解离型麻醉药，已用于治疗重症哮喘 [83]。该药可通过拟交感神经增强作用和对气道平滑肌的直接效应引起支气管扩张 [84]。小规模系列病例研究提示其有一定的好处，但是一项小规模随机对照试验发现氯胺酮治疗急性重症哮喘并未获益 [85]。氯胺酮可以改善插管时的支气管收缩反应，因而可能是气管插管时有效的诱导剂（给药剂量 1 ～ 2mg/kg）。氯胺酮 0.5 ～ 2mg/(kg · h) 持续输注 [85-86] 已被用于治疗难治性哮喘。不良反应包括增加支气管分泌物、高动力性心血管反应和幻觉；联用苯二氮䓬类药物可以减轻幻觉。

包括氟烷、异氟醚和恩氟烷在内的挥发性吸入剂，已经用于患有重症哮喘的机械通气患者。临床数据仅限于小规模系列病例研究，其不良反应包括直接心肌抑制、心律失常和低血压 [87]。使用挥发性麻醉剂时应格外小心，通常只在有创通气前期或期间使用。麻醉机或合适的呼吸机对安全管理是十分必要的。

白三烯拮抗剂

白三烯拮抗剂用于慢性哮喘可获益 [88]，对于急性哮喘也有一些获益的证据 [89-90]。由于证据不充分，这些获益尚不足以推荐将这类药物用于急性重症哮喘。

支气管肺泡灌洗

支气管肺泡灌洗已经用于治疗顽固性重症哮喘，在机械通气期间清除黏液栓 [91]。此法可短暂性加重支气管痉挛和低氧血症，应在气道梗阻已经稳定后再使用。此法对机械通气顽固性黏液阻塞患者可能有一定作用，但极少使用。

不推荐的治疗方法

抗生素不推荐使用 [92]，除非有感染的证据。抗组胺药无效。吸入黏液溶解剂并无获益，可能会加重气道梗阻。对于急性哮喘，镇静是不安全的。在镇静和可避免死亡之间有明确的相关性 [93]。除非进行气管插管和机械通气或在密切监测的环境下，否则不应对重症哮喘患者进行镇静。

哮喘的机械通气治疗

动态性充气过度

在所有程度的气道梗阻中，缓慢的呼出气流导致正常呼气时间里不能完全呼气。气体因下一次呼吸的到来而被截留在肺里，肺无法恢复被动舒张容量（功能残气量，FRC）。连续呼吸过程中的不完全呼气引起截留气体的进行性蓄积，被称为动态性过度充气（DH；图 31.1）[94]。这种现象一直持续，直到达到平衡点，即呼气量增加到与吸气量相匹配（见图 31.1）[94]。这种平衡的出现是因为增加的肺容量提高了小气道内径和肺弹性回缩压，改善了呼出气流，使吸气潮气量在可用的呼气时间里被呼出。达到这个平衡点有三个决定因素：呼气末截留气体在肺泡表现为正压，这个压力是内源性呼气末正压（$PEEP_i$）[94-95]；在呼气相，大多数严重梗阻的气道相继关闭；呼气末只有少数梗阻气道保持着与中央气道的连通[96]。最终结果是，$PEEP_i$ 测定值低估了真实的 $PEEP_i$，因而被认为对哮喘严重程度变化的敏感性较差[96]。

对于轻度气流梗阻（AO），患者可以在更高的肺容量而不是在 FRC 的基础上自主呼吸，以达到患者所需的每分通气量而适应这个过程（图 31.2："轻度 AO"）。在轻度 AO 中，正常 FRC 仍可通过延长被动呼气时间来达到目的，但是轻度狭窄的气道在较低的肺容量下即可发生关闭，导致补呼气量（ER Cap）降低以及残气量增加（RV；图 31.2）。与之相反，急性肺损伤（ALI）是由于肺不张降低了肺总容量（见 31.2：V_t，ER Cap 和 RV）。

由于哮喘变得更严重（见图 31.2："中度 AO"），患者通过延长呼气时间达到的静态 FRC 因为气道关闭（静态过度充气）而高于正常 FRC，没有 ER Cap，动态性过度充气进一步将肺容量提高到某个水平，此时呼吸功因为肺顺应性降低而增加，呼吸肌因缩短和机械损害使其效能变低，因而出现一定程度的呼吸困难。

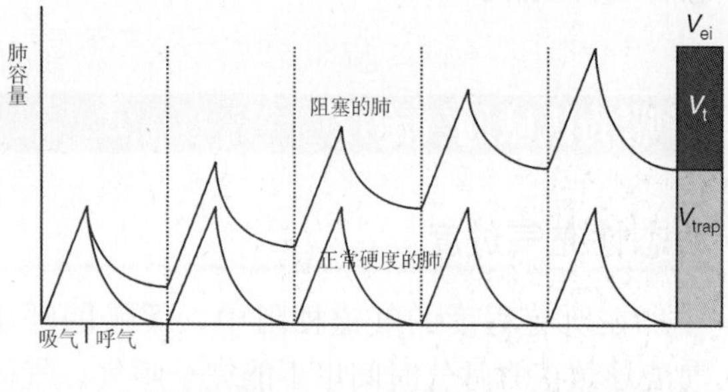

图 31.1 动态性过度充气。正常或急性损伤的肺与阻塞性肺比较，它们在控制性机械通气过程中肺容量的变化趋势。初始肺容量为呼吸系统的被动舒张容量或功能残气量（FRC）。V_t，潮气量；V_{trap}，在 FRC 之上的动态性气体闭陷容量；V_{ei}，在 FRC 之上的吸气末肺容量

当哮喘严重到需要冒着风险进行机械通气时，静态过度充气使 FRC 增加了 50%，仅需非常小的动态过度充气即可达到肺总容量（图 31.2："重度 AO"）。在此情况下，保持正常二氧化碳水平所需要的分钟通气量可引起高于肺总容量的过度充气。在自主通气期间，重症哮喘患者无法超过肺总容量（图 31.2），其最大分钟通气量相当低，而结果必然是在无疲劳的最大呼吸用力下仍然发生高碳酸血症[14]。在开始机械通气时，升高的潮气量和呼吸频率能够轻而易举地提高分钟通气量，动态过度充气超过了正常肺总容量（图 31.2）[94]。其后果通常是低血压（由于增加了胸膜腔内压以及降低了静脉回流）和气压伤（表 31.2）[22,94,97-98]。

无创通气（NIV）

NIV 已广泛用于治疗各种呼吸疾病[99]。重症哮喘患者使用 NIV 具有很多潜在的优点。外源性 PEEP 有助于克服由于气体陷闭而产生的内源性 PEEP，从而降低吸气时呼吸做功的阈值。使用 NIV 辅助吸气可进一步减少吸气做功，增加潮气量和分钟通气量。如果潮气量增加且吸气时间缩短，分钟通气量会增加，但不会出现动态过度充气成比例的增加。吸气增强和 PEEP 均可促进肺泡开放，从而缓解 V/Q 失调[100-101]。

大量随机试验结果显示，COPD 患者使用 NIV 具有良好的效果[102-103]。尽管尚无大规模的关于急性哮喘患者使用 NIV 的随机试验，但是越来越多的证据显示哮喘患者使用 NIV 有益，所有的研究都报告了阳性结果[104-105]。非随机试验结果显示，使用 NIV 后患者的呼吸性酸中毒和呼吸频率有所改善，对有创机械通气的需求降低。Soroksky 等人[105] 所做的一项

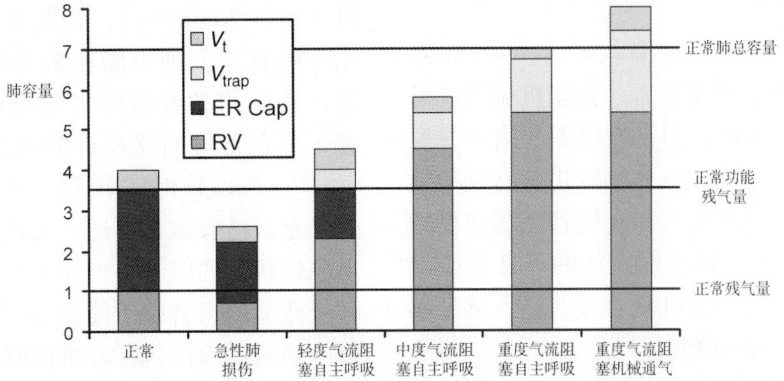

图 31.2 正常肺功能、急性肺损伤（ALI）和轻、中、重度气流阻塞（AO）患者的肺容量比较。在自主呼吸（Spont）和机械通气（Mech V）期间均出现重度 AO。功能残气量（FRC）是呼气末的静态肺容积。补呼气量（ER Cap）是 FRC 之后用力呼气能够达到的额外呼出气体量。残气量（RV）是延长呼气时间并达到最大用力呼气后的最小肺容积。V_t，潮气量；V_{trap} 是在潮气通气期间动态性过度充气的气体闭陷容量

关于急性哮喘的小样本前瞻性随机试验结果显示，使用 NIV 后患者的肺功能有所改善，住院率降低。

一项针对急性重症哮喘伴有呼吸失代偿危险患者的研究结果显示，能配合并能耐受面罩的患者使用 NIV 是合适的。使用 NIV 的适应证包括：

1. 中 - 重度呼吸困难或呼吸窘迫。
2. 高碳酸血症性酸中毒。
3. 呼吸频率＞ 25 次 / 分，呼吸辅助肌参与呼吸或出现矛盾呼吸 [101]。

表 31.2 过去 50 年中报道的重症哮喘患者与机械通气相关的病死率

年代	论文数量	发作例数	死亡例数	病死率 平均值	最小值	最大值
1960s	8	125	18	14.4%	0%	27%
1970s	7	183	31	16.9%	6%	38%
1980s	10	382	46	12.0%	0%	36%
1990s	12	571	61	10.7%	0%	26%
2000s	3	790	54	6.8%	4%	21%

使用 NIV 的禁忌证包括心跳呼吸骤停、意识状态降低、严重的上消化道出血、血流动力学不稳定、面部创伤或手术、气道丧失防御能力、不能清除气道分泌物以及具有高误吸风险 [100]。

在紧急情况下使用面罩，病情稳定时可使用鼻罩。全罩式面罩用于急症治疗方案，配合鼻罩使用。所有面罩必须小心贴合面部，以满足舒适性和可靠的密闭性（没有漏气），不引起局部皮肤发红或破损，特别是鼻部皮肤。

NIV 初始应给予患者持续气道正压通气（CPAP），将呼气末正压（EPAP）设置为 5cmH_2O，将压力支持（PS）水平设置为 8 ~ 10cmH_2O，此时吸气正压（IPAP，IPAP = EPAP+PS）为 13 ~ 15cmH_2O）。目标是使患者呼吸频率＜ 25 次 / 分，呼出潮气量达到 7ml/kg。如果启动吸气有困难，CPAP 可升高到 7 或 10cmH_2O；如果潮气量低或呼吸频率仍较高，可升高压力支持水平。IPAP ＞ 20cmH_2O 不太可能（患者难以耐受）。NIV 应在熟悉其应用的区域使用，并进行密切观察。

NIV 的并发症包括鼻梁溃疡形成、面罩不适、鼻充血、胃注气、误吸、低血压和气胸 [101]；然而，与机械通气相比，低血压和气胸并不常见。

有创机械通气

对于急性重症哮喘患者，有创机械通气可能是挽救生命的手段，但是也可引起诸多并发症，甚至死亡[97]。使用气管插管进行有创通气具有非故意性肺过度充气和支气管痉挛加重的风险[94-95,97]，其中，肺过度充气的不良反应占很大比重。因哮喘接受机械通气的患者越来越少，病死率也在逐步降低[9-10]。

是否插管取决于患者的临床状态和某种类型哮喘的自然病史。超急性哮喘由于通气的机械性限制造成肺动态过度充气，从而引发显著的高碳酸血症（$PaCO_2$ > 60mmHg）。这样的患者可能在发病初期并没有表现出任何疲乏的迹象，可能对治疗反应迅速，因而应注意避免使用机械通气。已经迁延数日的急性重症哮喘较少出现高碳酸血症，但常常对治疗反应较差。尽管患者得到最大化治疗，由于呼吸肌疲劳 $PaCO_2$ 仍可升高，而在较低的 $PaCO_2$ 状态下，患者就可能需要气管插管。一般治疗原则是早期使用 NIV，如果 NIV 能够保证患者的安全，应避免使用机械通气。

是否需要气管插管主要取决于患者呼吸窘迫的程度，这个程度是由有经验的临床医师和患者本人共同判定的。$PaCO_2$ 处于较高水平时（如＞ 70mmHg），如果患者有呼吸困难但无呼吸窘迫，则可能在数小时内对治疗有反应，这样的患者需要密切观察，无需即刻插管。患者常可耐受高碳酸血症而无需有创通气[106]。$PaCO_2$ 相对较低（如 50 ~ 60mmHg）的患者，已有数日不适，无论如何治疗均表现出恶化状态的患者很可能需要气管插管。主诉呼吸疲劳的患者很可能需要气管插管。气管插管的绝对适应证包括心脏或呼吸骤停、重度低氧血症或意识状态迅速恶化[14,54]。

一旦决定插管，出于安全考虑，应经口进行快速有序的插管。使用尽可能粗的气管插管以减少呼吸功，以及降低哮喘时常见的黏液分泌造成气道阻塞的风险。气管插管后应进行缓慢人工通气（呼吸频率：8 ~ 10 次 / 分）以维持氧合，直到接通呼吸机。

初始呼吸机设置

初始机械通气的原则是尽量避免动态肺过度充气和通气不足（图 31.3），初始设定分钟通气量＜ 115ml/kg（70kg 患者＜ 8L/min），潮气量最好能达到 5 ~ 7 ml/kg，呼吸频率为 10 ~ 12 次 / 分，吸入时间较短以保证呼气时间不短于 4s[22,94,97-98,107]。这种程度的通气不足常导致高碳酸血症性酸中毒和持续性呼吸窘迫，不得不使

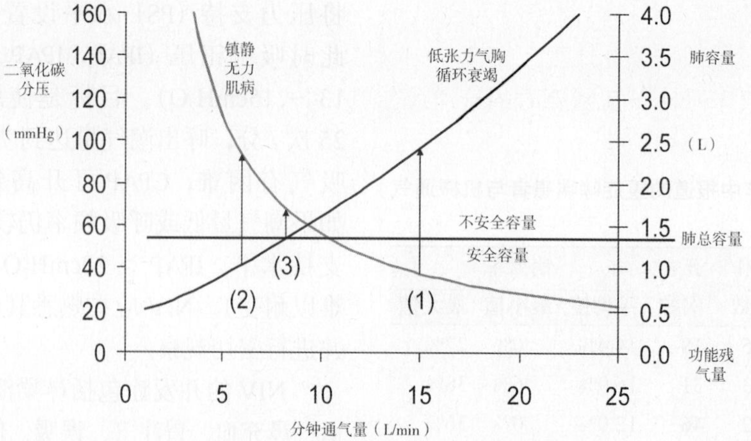

图 31.3 在典型重度哮喘患者中，分钟通气量对 $PaCO_2$ 和功能残气量（FRC）之上的呼气末肺容量的影响。（1）正常血二氧化碳；（2）深度低通气；（3）最佳低通气所需要的分钟通气量

用大剂量镇静剂，有时还需给予 1 ~ 2 次负荷量神经肌肉阻滞剂（NMBA）。初始控制性通气时，如果通气不足，应避免使用 PEEP，因为 PEEP 会进一步提高肺容量[98]。

最常使用容量控制通气。设置通气参数时，需要较高的吸气流速（70 ~ 100L/min）以达到较短的吸气时间。与低吸气流速相比，高吸气流速会导致较高的峰值气道压，但是会降低动态肺过度充气和平台气道压（P_{plat}），并减少气压伤。使用压力控制或辅助通气模式[108]并无不良后果。压力控制通气模式理论上的优势是具有安全压力限制，但是较短吸气时间难以达到设定的压力值。一种模式是否优于其他模式尚不明确。

如果出现显著低血压，应该降低呼吸频率（从而降低动态肺过度充气）和扩充血管内容量。

动态肺过度充气的评估

一旦开始机械通气，就应通过测定气道平台压（P_{plat}）以评估动态肺过度充气的程度。P_{plat} 是吸气末发生短暂性呼气阻断后的气道压力。大多数呼吸机可通过吸气末屏气测定 P_{plat}，该功能延迟了下一次呼吸的开始（图 31.4a），或者提供一个 0.5s 的“平台期”而不延长下一次呼吸的开始。吸气末屏气应仅用于单次呼吸，因为如果连续用于多次呼吸会减少呼气时间并进行性加重动态肺过度充气。P_{plat} 是平均肺泡压的估计值，在吸气末最容易测量，与肺过度充气程度呈正比，该值应维持在 < 25 cmH_2O[94,97]。

$PEEP_i$ 是呼气末呼出气流阻塞时的气道压力（图 31.4b）。大多数呼吸机具有自动呼气末屏气功能。然而，这种测量方法会低估真实 $PEEP_i$，因为呼气相小气道的关闭，导致许多高压肺泡在呼气末无法与中心气道相连通[96]。有鉴于此，$PEEP_i$ 可用于显示动态肺过度充气的情况，但不推荐用于调节机械通气。尽管实际的安全值尚属未知，理想的 $PEEP_i$ 应< 12 cmH_2O。

吸气末肺容量（V_{EI}）（图 31.1 和图 31.2）< 20ml/kg（体重 70kg 的患者为 1.4L）已经成为机械通气期间顺应性良好的预测指标[97]，并且与肺总容量相关[22]。在肌松患者中，V_{EI} 为呼吸暂停期间（30 ~ 90s）的总呼气量。尽管 V_{EI} 有价值，但并不常规使用，因为测定 V_{EI} 需要使用神经肌肉阻滞剂，并需要一个容量测量装置。

评估血压和中心静脉压的变化。在短暂性呼吸机离断（1 ~ 2min）期间或短暂性呼吸机频率减慢（4 ~ 6 次 / 分，持续 2 ~ 4min）期间进行血压和中心静脉压测量：如果动态肺过度充气抑制循环，则会出现血压显著升高、中心静脉压下降（因为测量期间动态肺过度充气缓解）。

通气的调节

会出现过度分钟通气量风险的通气模式可引起低血压和气压伤，并且与高死亡率相关。使用低通气策略可确保避免这些并发症，但是患者常需深度镇静和使用神经肌肉阻滞剂（图 31.3）。与胃肠外类固醇激素联用时，有较高的可能性出现引起长期残疾的肌病[66,109-110]。要想将这些并发症的风险降到最低，应仔细评估动态肺过度充气的风险，以及应用低通气策略（可以接受的最低通气）以使动态肺过度充气控制在安全范围内（图 31.3），同时在联合用药方面应使用更少的镇静剂，并使用最小量或不用神经肌肉阻滞剂。

通气的调节应以动态肺过度充气的评估为基础，而不是基于 $PaCO_2$ 或 pH。如果 P_{plat} > 25cmH_2O 或出现循环抑制，应减慢呼吸机设定频率。如果 P_{plat} 低，则可通过增加呼吸机频率或减轻镇静程度以及允许自主呼吸的方式调整机械通气的设置条件。

高碳酸血症较常见，但可以被良好耐受，不会抑制心脏功能。没有证据表明使用碳酸氢钠可以获益，但是可降低高碳酸血症引起的呼吸抑制，如果 pH < 7.1，可给予碳酸氢钠。

当气流梗阻情况改善（P_{plat} 和 PEEPi 降低）时，镇静程度可以下调，呼吸机频率可减慢，并允许带有压力支持通气的自主呼吸。可使用 10 ~ 16cmH_2O 的压力支持。一旦开始自

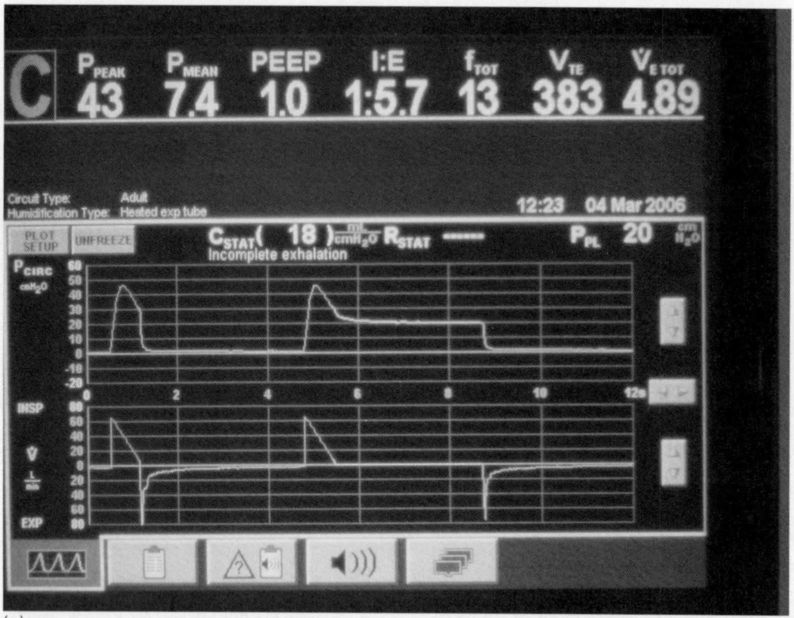

(a)

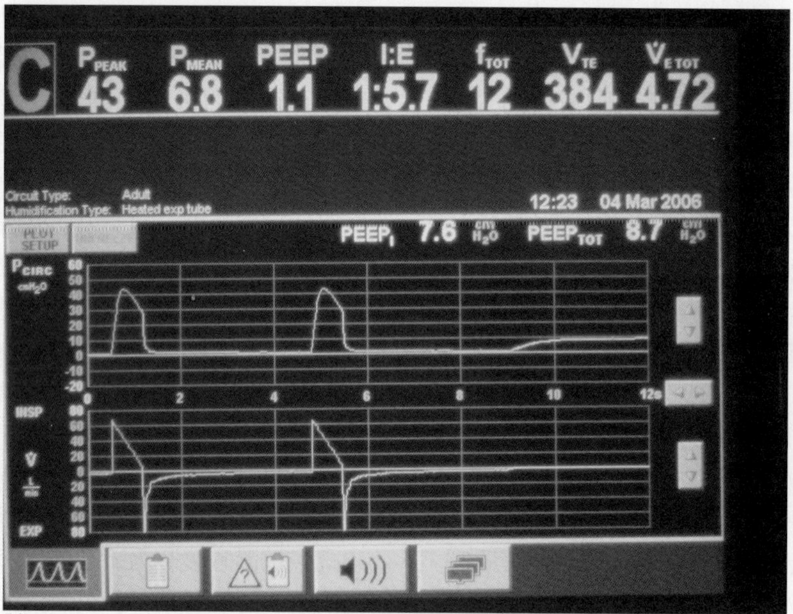

(b)

图 31.4 (a) 重度气流阻塞患者在控制通气期间的呼吸机压力 - 时间环和流速 - 时间环。注意使用低频率、低潮气量（V_t）、高吸入气流速（V_i 80L/min）和因之形成的较短的吸气时间（t_e < 1s）。这样会导致峰值气道压较高，而呼气时间较长（> 4s）。呼气气流在呼气期间较低，在下一次呼吸开始前，呼气气流接近于基线水平，提示最小气体闭陷，但是当使用呼气末暂停方法测定内源性呼气末正压（$PEEP_i$）时，$PEEP_i$ 会达到令人惊讶的水平（7.6cmH_2O）。(b) 同一位患者在控制通气期间的呼吸机压力 - 时间环和流速 - 时间环。采用呼气末暂停方法测定 P_{plat} 为 20cmH_2O，在该患者采用的通气模式下，这个压力水平是安全的，尽管患者存在一定程度的 $PEEP_i$。注意：尽管峰值压力较高，但 P_{plat} 较低

主呼吸，且当动态肺过度充气不再危重时，3 ~ 7cmH_2O 的 CPAP 模式可用于辅助呼吸机触发，并降低呼吸功。

哮喘患者有创机械通气的并发症

镇静、动态肺过度充气、气胸或心律失常可能会导致低血压[94,97]。低血容量可能会促进低血压的发展，但很少是低血压的病因。低血压可以是轻度的，也可以是威胁生命的[112]。动态肺过度充气诱发的低血压可通过 60s 的呼吸暂停（窒息试验）或通过较长时间的低呼吸频率（4 ~ 6 次 / 分，2 ~ 4min）观察血压是否恢复来进行诊断[112]。如果血压升高，则需要以较低的频率继续进行机械通气。

伴有明显心电机械分离的循环骤停可能发生于气管插管后 10min 内，如果没有正确的治疗，可导致死亡和严重的缺血性脑损伤[112-114]。标准的机械通气推荐策略（分钟通气量 115ml/kg）大约对 80% 需要机械通气的急性重症哮喘患者是安全的，余下 20% 的患者需要轻微或中等程度的降低分钟通气量，以使动态肺过度充气恢复至安全水平[97]。少部分极重症哮喘患者在最开始进行非控制性机械通气的过程中，动态肺过度充气很快升高，有时尽管分钟通气量在安全水平，也会导致心电机械分离。如果没有快速识别此原因，会使医护人员进行长时间不必要的心肺复苏、危险的操作（如肋间穿刺或心包穿刺放液）以及脑损伤和死亡[112-114]。当患者发生上述情况时，立即撤离呼吸机 60 ~ 90s（窒息试验，见前述），或显著减少通气量（2 ~ 3 次 / 分）[54] 可用于诊断及改善病情。尽管通过可呈现明显高碳酸血症的低通气、补液以及使用血管活性药治疗，但是很少一部分患者仍持续处于低血压状态。这些患者可能需要通过机械通气吸入氦氧混合气[115]或使用体外膜氧合[114,116-117]。

在运用肺保护性通气策略之前，气胸是很常见的。机械通气过程中，动态肺过度充气可能是导致气胸最主要的原因[94,97]。但气胸的发生也可与锁骨下中心静脉穿刺置管有关，也可能是在发生循环衰竭时，对可疑张力性气胸患者行肋间穿刺放气的结果。严重气流受阻会阻止肺萎陷，有利于气体通过破裂的肺泡排出，气胸时几乎总会产生张力。一旦出现单侧张力性气胸，必然会出现患侧肺的通气减少，对侧肺的通气进行重分布，因此进一步加重对侧动态肺过度充气，双侧张力性气胸可使患者出现严重、有害的后果。

一旦疑诊张力性气胸，应立即减慢呼吸机频率以降低继发肺损伤的风险。张力性气胸的临床诊断可能比较困难，因为重症哮喘患者的肺已经出现了过度膨胀以及因为进入肺的空气极少而造成鼓音。建议在插入肋间导管前进行紧急胸部 X 线检查以确诊，除非已经出现重度低血压。留置肋间导管时通常应通过钝性分离肋间组织置入胸腔。如果疑诊气胸者已经插入肋间针，则应迅速插入肋间导管，因为如果张力性气胸当时还没有发生，那么很有可能在肋间针穿刺后发生。

急性坏死性肌病是一种严重的并发症，可发生于有创通气的哮喘患者和接受神经肌肉阻滞剂治疗或镇静程度非常深的患者[66,109-110,118-119]。其特征是乏力和血清肌酸激酶水平升高，肌电图可以证实肌病的存在。肌肉活检呈现两种类型：伴有肌细胞空泡形成的肌坏死或优势性Ⅱ类肌纤维萎缩[66,118]。带机时间延长者恢复较慢，且需要进行康复治疗。有报道，一些患者在肌病发生 12 个月后尚不能完全恢复[119-120]。肌病的病因可能是皮质类固醇与神经肌肉阻滞剂的联合效应，使用肌松剂的持续时间是肌病的强效预测因子[119-120]。神经肌肉阻滞剂的类型似乎对肌病的发生没有影响[118]。在诱发肌病时，皮质类固醇与神经肌肉阻滞剂相比发挥的相对作用尚属未知；比较明智的做法可能是将胃肠外皮质类固醇剂量减至最低，并早期使用喷雾剂以舒张支气管，如果可能，尽量将神经肌肉阻滞剂的用量减至最小或不用。

死亡率、长期预后和随访

总结 37 篇论文，其中包含 1260 例需要机械通气的哮喘患者，其结果显示在 2000 年前的40年间[55]总死亡率为12.4%，且死亡率进行性下降（表31.2）。2000年后发表的病例报告显示[9,11-12]，总死亡率持续下降（表31.2），但在一项研究中，死亡率仍高达21%[11]。

近年来规模最大、范围最广的一项研究纳入了8年内（1996—2003年）收入22家澳大利亚ICU病房的1899例患者，结果显示，收入的重症哮喘患者有36%需要进行机械通气，8年间机械通气患者每年的死亡率进行性下降，从10%降至3%。

需要有创机械通气的患者死亡风险增加[9,11,121]。致命性哮喘发作后存活的患者再次入ICU的危险性增加，出院后的死亡危险也增加[27]。

基于这些原因，严重到需要住院尤其是需要住ICU的重症哮喘发作患者必须谨慎随访。随访应包括积极确认并避免接触诱发因素、进一步的支气管扩张剂的治疗（包括吸入类固醇激素）、定期复查、定期肺功能检测、病情恶化时的治疗计划以及紧急救治服务的快速通道[9]。

（林 英 黄立锋译 陈秀凯校）

参考文献

1. Abramson MJ, Bailey MJ, Couper FJ *et al.* Are asthma medications and management related to deaths from asthma? *Am J Respir Crit Care Med* 2001; **163**: 12–18.
2. McCaul KA, Wakefield MA, Roder DM *et al.* Trends in hospital readmission for asthma: has the Australian National Asthma Campaign had an effect? *Med J Aust* 2000; **172**: 62–6.
3. Suissa S, Ernst P, Benayoun S *et al.* Low-dose inhaled corticosteroids and the prevention of death from asthma. *N Engl J Med* 2000; **343**: 332–6.
4. The International Study of Asthma and Allergies in Childhood (ISAAC) Steering Committee. Worldwide variation in prevalence of symptoms of asthma, allergic rhinoconjunctivitis, and atopic eczema: ISAAC. *Lancet* 1998; **351**: 1225–32.
5. Pearce N, Weiland S, Keil U *et al.* Self-reported prevalence of asthma symptoms in children in Australia, England, Germany and New Zealand: an international comparison using the ISAAC protocol. *Eur Respir J* 1993; **6**: 1455–61.
6. Worldwide variations in the prevalence of asthma symptoms: the international study of asthma and allergies in childhood (ISAAC). *Eur Respir J* 1998; **12**: 315–35.
7. Sly RM. Changing prevalence of allergic rhinitis and asthma. *Ann Allergy Asthma Immunol* 1999; **82**: 233–48; quiz 248–52.
8. Strong K, de Looper M, Magnus P. Asthma mortality in Australia, 1980–1996. *Aust Health Rev* 1998; **21**: 255–63.
9. Stow PJ, Pilcher DV, Wilson J *et al.* Improved outcomes from acute severe asthma in Australian intensive care units (1996–2003). *Thorax* 2007; **62**: 842–7.
10. Wilson DH, Tucker G, Frith P *et al.* Trends in hospital admissions and mortality from asthma and chronic obstructive pulmonary disease in Australia, 1993–2003. *Med J Aust* 2007; **186**: 408–11.
11. Afessa B, Morales I, Cury JD. Clinical course and outcome of patients admitted to an ICU for status asthmaticus. *Chest* 2001; **120**: 1616–21.
12. Gehlbach B, Kress JP, Kahn J *et al.* Correlates of prolonged hospitalization in inner-city ICU patients receiving noninvasive and invasive positive pressure ventilation for status asthmaticus. *Chest* 2002; **122**: 1709–14.
13. US Department of Health and Human Services. *Guidelines for the Diagnosis and Management of Asthma*. Maryland: National Asthma Education Program; 1991.
14. Werner HA. Status asthmaticus in children: a review. *Chest* 2001; **119**: 1913–29.
15. Mattes J, Karmaus W. The use of antibiotics in the first year of life and development of asthma: which comes first? *Clin Exp Allergy* 1999; **29**: 729–32.
16. Busse WW, Lemanske RF, Jr. Asthma. *N Engl J Med* 2001; **344**: 350–62.
17. Bai TR, Cooper J, Koelmeyer T *et al.* The effect of age and duration of disease on airway structure in fatal asthma. *Am J Respir Crit Care Med* 2000; **162**: 663–9.
18. Jeffery PK. Bronchial biopsies and airway inflammation. *Eur Respir J* 1996; **9**: 1583–7.
19. Wasserfallen J, Schaller M, Feihl F *et al.* Sudden asphyxic asthma: a distinct entity? *Am Rev Respir Dis* 1990; **142**: 108–11.
20. Kolbe J, Fergusson W, Garrett J. Rapid onset asthma: a severe but uncommon manifestation. *Thorax* 1998; **53**: 241–7.
21. Woodruff PG, Emond SD, Singh AK *et al.* Sudden-onset severe acute asthma: clinical features and response to therapy. *Acad Emerg Med* 1998; **5**: 695–701.
22. Tuxen D, Williams T, Scheinkestel C *et al.* Use of a measurement of pulmonary hyperinflation to control the level of mechanical ventilation in patients with severe asthma. *Am Rev Respir Dis* 1992; **146**: 1136–42.
23. Evans TW. International Consensus Conferences in Intensive Care Medicine: non-invasive positive pressure ventilation in acute respiratory failure. Organised jointly by the American Thoracic Society, the European Respiratory Society, the European Society of Intensive Care Medicine, and the Société de Réanimation de Langue Française, and approved by the ATS Board of Directors, December 2000. *Intens Care Med* 2001; **27**: 166–78.
24. Pinsky M. Cardiopulmonary interactions associated with airflow obstruction. In: Hall J, Corbridge T, Rodrigo C *et al.* (eds) Acute Asthma: Assessment and Management. New York: McGraw-Hill, 2000: 105–23.
25. Rossi A, Ganassini A, Brusasco V. Airflow obstruction and dynamic hyperinflation. In: Hall J, Corbridge T, Rodrigo C *et al.* (eds) Acute Asthma: Assessment and Management. New York: McGraw-Hill, 2000: 57–82.
26. McFadden ER, Jr. Acute severe asthma. *Am J Respir*

Crit Care Med 2003; **168**: 740–59.
27. McFadden ER, Jr., Warren EL. Observations on asthma mortality. *Ann Intern Med* 1997; **127**: 142–7.
28. Brenner B, Abraham E, Simon R. Position and diaphoresis in acute asthma. *Am J Med* 1983; **74**: 1005–9.
29. Lemarchrand P, Labrune S, Herer B *et al.* Cardiorespiratory arrest following peak expiratory flow measurement during attack of asthma. *Chest* 1991; **100**: 1168–9.
30. Carruthers DM, Harrison BD. Arterial blood gas analysis or oxygen saturation in the assessment of acute asthma? *Thorax* 1995; **50**: 186–8.
31. Rodrigo GJ, Rodriquez Verde M, Peregalli V *et al.* Effects of short-term 28% and 100% oxygen on $Paco_2$ and peak expiratory flow rate in acute asthma: a randomized trial. *Chest* 2003; **124**: 1312–7.
32. Mountain R, Heffner J, Brackett N *et al.* Acid–base disturbances in acute asthma. *Chest* 1990; **98**: 651–5.
33. Manthous CA. Lactic acidosis in status asthmaticus: three cases and review of the literature. *Chest* 2001; **119**: 1599–602.
34. Prakash S, Mehta S. Lactic acidosis in asthma: report of two cases and review of the literature. *Can Respir J* 2002; **9**: 203–8.
35. White C, Cole R, Lubetsky H *et al.* Acute asthma: admission chest radiography in hospitalized adult patients. *Chest* 1991; **100**: 14–16.
36. Rodrigo G, Rodrigo C. Assessment of the patient with acute asthma in the emergency department. A factor analytic study. *Chest* 1993; **104**: 1325–8.
37. Beasley R, Pearce N, Crane J *et al.* Asthma mortality and inhaled beta agonist therapy. *Aust NZ J Med* 1991; **21**: 753–63.
38. Chien JW, Ciufo R, Novak R *et al.* Uncontrolled oxygen administration and respiratory failure in acute asthma. *Chest* 2000; **117**: 728–33.
39. National Asthma Campaign. *Asthma Management Handbook 1998.* Melbourne: National Asthma Campaign, 1998.
40. BTS guidelines on asthma management. *Thorax* 2003; **58** (suppl. 1): i1–94.
41. Global Strategy for Asthma Management and Prevention. Global Initiative for Asthma (GINA). *Eur Respir J* 2006; **31**: 143–78.
42. Rossing T, Fanta C, Goldstein D *et al.* Emergency therapy of asthma: comparison of the acute effects of parenteral and inhaled sympathomimetics and infused aminophylline. *Am Rev Respir Dis* 1980; **122**: 365–71.
43. Cates C, Rowe B, Bara A. Holding chamber versus nebulisers for beta-agonist treatment of acute asthma (Cochrane review). Oxford, UK: Cochrane Library: Update Software, 2002.
44. Newman KB, Milne S, Hamilton C *et al.* A comparison of albuterol administered by metered-dose inhaler and spacer with albuterol by nebulizer in adults presenting to an urban emergency department with acute asthma. *Chest* 2002; **121**: 1036–41.
45. Manthous CA, Chatila W, Schmidt GA *et al.* Treatment of bronchospasm by metered-dose inhaler albuterol in mechanically ventilated patients. *Chest* 1995; **107**: 210–13.
46. Rodrigo G. Inhaled therapy for acute adult asthma. *Curr Opin Allergy Immunol* 2003; **3**: 169–75.
47. Bisgaard H. Delivery of inhaled medication to children. *J Asthma* 1997; **34**: 443–67.
48. Papo MC, Frank J, Thompson AE. A prospective, randomized study of continuous versus intermittent nebulized albuterol for severe status asthmaticus in children. *Crit Care Med* 1993; **21**: 1479–86.
49. Dolovich MA. Influence of inspiratory flow rate, particle size, and airway caliber on aerosolized drug delivery to the lung. *Respir Care* 2000; **45**: 597–608.
50. Rodrigo C, Rodrigo G. Therapeutic response patterns to high and cumulative doses of salbutamol in acute severe asthma. *Chest* 1998; **113**: 593–8.
51. Travers AH, Rowe BH, Barker S *et al.* The effectiveness of IV beta-agonists in treating patients with acute asthma in the emergency department: a meta-analysis. *Chest* 2002; **122**: 1200–7.
52. Browne GJ, Penna AS, Phung X *et al.* Randomised trial of intravenous salbutamol in early management of acute severe asthma in children. *Lancet* 1997; **349**: 301–5.
53. Canadian Asthma Consensus Report. Management of patients with asthma in the emergency department and in the hospital. *Can Med Assoc J* 1999; **161** (suppl.): S53–9.
54. Corbridge SJ, Corbridge TC. Severe exacerbations of asthma. *Crit Care Nurs Q* 2004; **27**: 207–28; quiz 229–30.
55. Tuxen D. Mechanical ventilation in asthma. In: Evans T, Hinds C (eds) *Recent Advances in Critical Care Medicine Number 4.* London: Churchill Livingstone, 1996: 165–89.
56. Willmot D. A 24 year old woman admitted to the critical care unit, with 'resistant' asthma and a metabolic acidosis. *Crit Care Resusc* 2000; **2**: 228–9.
57. Spitzer WO, Suissa S, Ernst P *et al.* The use of beta-agonists and the risk of death and near death from asthma. *N Engl J Med* 1992; **326**: 501–6.
58. Beakes DE. The use of anticholinergics in asthma. *J Asthma* 1997; **34**: 357–68.
59. Stoodley RG, Aaron SD, Dales RE. The role of ipratropium bromide in the emergency management of acute asthma exacerbation: a metaanalysis of randomized clinical trials. *Ann Emerg Med* 1999; **34**: 8–18.
60. Rodrigo GJ, Rodrigo C. The role of anticholinergics in acute asthma treatment: an evidence-based evaluation. *Chest* 2002; **121**: 1977–87.
61. Bryant D, Rogers P. Effects of ipratropium bromide nebuliser solution with and without preservatives in the treatment of acute and stable asthma. *Chest* 1992; **102**: 742–7.
62. Rodrigo GJ, Rodrigo C, Hall JB. Acute asthma in adults: a review. *Chest* 2004; **125**: 1081–102.
63. Rowe B, Spooner C, Ducharme F *et al.* Early emergency department treatment of acute asthma with systemic corticosteroids (Cochrane review). Oxford, UK: Update Software, 2002.
64. Rodrigo GJ, Rodrigo C. Triple inhaled drug protocol for the treatment of acute severe asthma. *Chest* 2003; **123**: 1908–15.
65. Edmonds ML, Camargo CA, Jr., Pollack CV, Jr. *et al.* The effectiveness of inhaled corticosteroids in the emergency department treatment of acute asthma: a meta-analysis. *Ann Emerg Med* 2002; **40**: 145–54.
66. Douglass J, Tuxen D, Horne M *et al.* Myopathy in severe asthma. *Am Rev Respir Dis* 1992; **146**: 517–19.
67. Klein-Gitelman MS, Pachman LM. Intravenous corticosteroids: adverse reactions are more variable than expected in children. *J Rheumatol* 1998; **25**: 1995–2002.
68. Abernathy-Carver KJ, Fan LL, Boguniewicz M *et al.* *Legionella* and *Pneumocystis* pneumonias in asthmatic children on high doses of systemic steroids. *Pediatr Pulmonol* 1994; **18**: 135–8.
69. Kasper WJ, Howe PM. Fatal varicella after a single

course of corticosteroids. *Pediatr Infect Dis J* 1990; **9**: 729–32.
70. Goodman DC, Littenberg B, O'Connor GT *et al.* Theophylline in acute childhood asthma: a meta-analysis of its efficacy. *Pediatr Pulmonol* 1996; **21**: 211–18.
71. Yung M, South M. Randomised controlled trial of aminophylline for severe acute asthma. *Arch Dis Child* 1998; **79**: 405–10.
72. Parameswaran K, Belda J, Rowe B *et al.* Addition of intravenous aminophylline to beta2-agonists in adults with acute asthma (Cochrane review). Oxford, UK: Update Software, 2002.
73. Tirot P, Bouachour G, Varache N *et al.* Use of intravenous epinephrine in severe acute asthma. *Rev Mal Respir* 1992; 9: 319–23.
74. Alter HJ, Koepsell TD, Hilty WM. Intravenous magnesium as an adjuvant in acute bronchospasm: a meta-analysis. *Ann Emerg Med* 2000; **36**: 191–7.
75. Rowe BH, Bretzlaff JA, Bourdon C *et al.* Intravenous magnesium sulfate treatment for acute asthma in the emergency department: a systematic review of the literature. *Ann Emerg Med* 2000; **36**: 181–90.
76. Rodrigo G, Rodrigo C, Burschtin O. Efficacy of magnesium sulfate in acute adult asthma: a meta-analysis of randomized trials. *Am J Emerg Med* 2000; **18**: 216–21.
77. Sydow M, Crozier T, Zielman S *et al.* High-dose intravenous magnesium sulfate in the management of life threatening status asthmaticus. *Inten Care Med* 1993; **19**: 467–71.
78. Hess DR, Acosta FL, Ritz RH *et al.* The effect of heliox on nebulizer function using a beta-agonist bronchodilator. *Chest* 1999; **115**: 184–9.
79. Kress JP, Noth I, Gehlbach BK *et al.* The utility of albuterol nebulized with heliox during acute asthma exacerbations. *Am J Respir Crit Care Med* 2002; **165**: 1317–21.
80. Carter E. Quality of writing in manuscripts. *Chest* 1999; **116**: 1494.
81. Kass JE, Terregino CA. The effect of heliox in acute severe asthma: a randomized controlled trial. *Chest* 1999; **116**: 296–300.
82. Rodrigo GJ, Rodrigo C, Pollack CV *et al.* Use of helium-oxygen mixtures in the treatment of acute asthma: a systematic review. *Chest* 2003; **123**: 891–6.
83. Sarma V. Use of ketamine in acute severe asthma. *Acta Anaesthesiol Scand* 1992; **36**: 106–7.
84. Sato N, Matsuki A, Zsigmond E *et al.* Ketamine relaxes and airway smooth muscle contracted by endothelium. *Anesth Analg* 1997; **84**: 900–6.
85. Howton JC, Rose J, Duffy S *et al.* Randomized, double-blind, placebo-controlled trial of intravenous ketamine in acute asthma. *Ann Emerg Med* 1996; **27**: 170–5.
86. Youssef-Ahmed MZ, Silver P, Nimkoff L *et al.* Continuous infusion of ketamine in mechanically ventilated children with refractory bronchospasm. *Intens Care Med* 1996; **22**: 972–6.
87. Tobias JD, Garrett JS. Therapeutic options for severe, refractory status asthmaticus: inhalational anaesthetic agents, extracorporeal membrane oxygenation and helium/oxygen ventilation. *Paediatr Anaesth* 1997; 7: 47–57.
88. Dockhorn RJ, Baumgartner RA, Leff JA *et al.* Comparison of the effects of intravenous and oral montelukast on airway function: a double blind, placebo controlled, three period, crossover study in asthmatic patients. *Thorax* 2000; **55**: 260–5.
89. Camargo CA, Jr., Smithline HA, Malice MP *et al.* A randomized controlled trial of intravenous montelukast in acute asthma. *Am J Respir Crit Care Med* 2003; **167**: 528–33.
90. Silverman R. Ipratropium bromide in emergency management of acute asthma exacerbation. *Ann Emerg Med* 2000; **35**: 197–8.
91. Smith D, Deshazo R. Bronchoalveolar lavage in asthma. State of the art. *Am Rev Respir Dis* 1993; **148**: 523–32.
92. Graham V, Lasserson T, Rowe B (eds) *Antibiotics for Acute Asthma (Cochrane Review).* Oxford, UK: Update Software, 2002.
93. Joseph KS, Blais L, Ernst P *et al.* Increased morbidity and mortality related to asthma among asthmatic patients who use major tranquillisers. *Br Med J* 1996; **312**: 79–82.
94. Tuxen D, Lane S. The effects of ventilatory pattern on hyperinflation, airway pressures, and circulation in mechanical ventilation of patients with severe airflow obstruction. *Am Rev Respir Dis* 1987; **136**: 872–9.
95. Pepe P, Marini J. Occult positive end-expiratory pressure in mechanically ventilated patients with airflow obstruction. *Am Rev Respir Dis* 1982; **126**: 166–70.
96. Leatherman J, Ravenscraft S. Low measured auto-positive end-expiratory pressure during mechanical ventilation of patients with severe asthma: hidden auto-positive end-expiratory pressure. *Crit Care Med* 1996; **24**: 541–6.
97. Williams T, Tuxen D, Scheinkestel C *et al.* Risk factors for morbidity in mechanically ventilated patients with acute severe asthma. *Am Rev Respir Dis* 1992; **146**: 607–15.
98. Tuxen D. Detrimental effects of positive end-expiratory pressure during controlled mechanical ventilation of patients with severe airflow obstruction. *Am Rev Respir Dis* 1989; **140**: 5–9.
99. Brochard L. Noninvasive ventilation for acute respiratory failure. *JAMA* 2002; **288**: 932–5.
100. International Consensus Conferences in Intensive Care Medicine: noninvasive positive pressure ventilation in acute respiratory failure. *Am J Respir Crit Care Med* 2001; **163**: 283–91.
101. Mehta S, Hill S. Noninvasive ventilation. *Am J Respir Crit Care Med* 2001; **163**: 540–77.
102. Brochard L, Mancebo J, Wysocki M *et al.* Noninvasive ventilation for acute exacerbations of chronic obstructive pulmonary disease. *N Engl J Med* 1995; **333**: 817–22.
103. Kramer N, Meyer T, Meharg J *et al.* Randomised prospective trial of noninvasive positive pressure ventilation in acute respiratory failure. *Am J Respir Crit Care Med* 1995; **151**: 1799–806.
104. Fernandez MM, Villagra A, Blanch L *et al.* Noninvasive mechanical ventilation in status asthmaticus. *Intens Care Med* 2001; **27**: 486–92.
105. Soroksky A, Stav D, Shpirer I. A pilot prospective, randomized, placebo-controlled trial of bilevel positive airway pressure in acute asthmatic attack. *Chest* 2003; **123**: 1018–25.
106. Mountain R, Sahn S. Clinical features and outcome in patients with acute asthma presenting with hypercapnia. *Am Rev Respir Dis* 1988; **138**: 535–9.
107. Peigang Y, Marini J. Ventilation of patients with asthma and chronic pulmonary disease. *Curr Opin Crit Care* 2002; **8**: 70–8.
108. Mansel J, Stogner S, Petrini M *et al.* Mechanical ven-

tilation in patients with acute severe asthma. *Am J Med* 1990; **89**: 42–8.

109. Hansen-Flaschen J, Cowen J, Raps E. Neuromuscular blockade in the Intensive Care Unit. More than we bargained for. *Am Rev Respir Dis* 1993; **147**: 234–6.
110. Nates J, Cooper D, Tuxen D. Acute weakness syndromes in critically ill patients – a reappraisal. *Anaesth Int Care* 1997; **25**: 502–13.
111. Bellomo R, McLaughlan P, Tai E *et al.* Asthma requiring mechanical ventilation. A low morbidity approach. *Chest* 1994; **105**: 891–6.
112. Rosengarten P, Tuxen D, Dziukas L *et al.* Circulatory arrest induced by intermittent positive pressure ventilation in a patient with severe asthma. *Anaes Int Care* 1990; **19**: 118–21.
113. Kollef M. Lung hyperinflation caused by inappropriate ventilation resulting in electromechanical dissociation: a case report. *Heart Lung* 1992; **21**: 74–7.
114. Mabuchi N, Takasu H, Ito S *et al.* Successful extracorporeal lung assist (ECLA) for a patient with severe asthma and cardiac arrest. *Clin Intens Med* 1991; **2**: 292–4.
115. Gluck E, Onorato D, Castriotta R. Helium–oxygen mixtures in intubated patients with status asthmaticus and respiratory acidosis. *Chest* 1990; **98**: 693–8.
116. King D, Smales C, Arnold A *et al.* Extracorporeal membrane oxygenation as emergency treatment for life threatening acute severe asthma. *Postgrad Med J* 1986; **62**: 555–7.
117. Tajimi K, Kasai T, Nakatani T *et al.* Extracorporeal lung assist (ECLA) for a patient with hypercapnia due to status asthmaticus. *Intens Care Med* 1988; **14**: 588–9.
118. Leatherman J, Fluegel W, David W *et al.* Muscle weakness in mechanically ventilated patients with severe asthma. *Am J Respir Crit Care Med* 1996; **153**: 1686–90.
119. Behbehani NA, Al-Mane F, D'Yachkova Y *et al.* Myopathy following mechanical ventilation for acute severe asthma: the role of muscle relaxants and corticosteroids. *Chest* 1999; **115**: 1627–31.
120. Hirano M, Ott B, Raps E *et al.* Acute quadriplegic myopathy: a complication of treatment with steroids, nondepolarizing blocking agents, or both. *Neurology* 1992; **42**: 2082–7.
121. Marquette C, Saulnier F, Leroy O *et al.* Long-term prognosis of near-fatal asthma. *Am Rev Respir Dis* 1992; **146**: 76–81.

第 32 章

肺炎

Charles D Gomersall

肺炎的治疗应基于以下四点：

1. 肺炎的许多临床特征为非特异性[1]。
2. 肺炎可由 100 种以上的病原体引起[2]。
3. 不同病原微生物所致肺炎的临床表现并无很强的特异性，因此不能依靠临床特征诊断病原微生物[3-4]。
4. 早期合理应用抗生素治疗非常重要[3,5]。

肺炎的鉴别诊断很多，但在确定病原微生物前就应开始对肺炎进行治疗。通过流行病学资料，可以大大缩小肺炎的鉴别诊断及病原微生物的排查范围。最重要的是区分社区获得性肺炎和医院获得性肺炎，以及确定患者是否存在免疫抑制。在不同国家、不同医院，甚至同一医院的不同 ICU 之间，致病菌株及耐药类型都存在很大差异[6]，应引起足够重视。

社区获得性肺炎

美国感染疾病学会（IDSA）、美国胸科学会（ATS）[7] 以及欧洲呼吸病学会[8] 最近发布了相关的循证医学指南。社区获得性肺炎及其他肺炎相关指南可从以下链接得到：http://www.aic.cuhk.edu.hk/web8/Pneumoniaguidelines.htm

定义

社区获得性肺炎（CAP）是肺实质的急性感染，患者在发病前 14 日内未住院也未收治于长期护理机构，有急性感染的症状，伴胸部 X 线片的急性浸润影或符合肺炎改变的听诊异常（例如，呼吸音改变、局限性的湿啰音）[9]。

病原学

表 32.1 列举了基于流行病学资料可能的病原微生物，其中肺炎链球菌是社区获得性肺炎最常见的分离菌。ICU 患者次常见的分离菌包括军团菌、流感嗜血杆菌、肠杆菌属、金黄色葡萄球菌、假单胞菌属[10]。

临床表现

肺炎会造成全身及呼吸系统的表现。常见的临床表现包括：发热、出汗、寒战、咳嗽、咳痰、胸膜炎性胸痛、呼吸困难、气促、胸膜摩擦音及吸气相湿啰音。但不到 25% 的病例有全部典型的表现。多器官功能障碍或衰竭发生与否取决于肺炎的类型及严重程度。

老年患者肺炎的诊断更为困难。虽然绝大多数老年肺炎患者有呼吸系统的症状和体征，但仍有超过 50% 的患者也会出现呼吸系统以外感染的症状，而超过 1/3 的患者并没有感染的全身表现。

相关检查[7-8]

不应为行相关检查而延迟肺炎的抗生素治疗，因为延迟应用抗生素会增加肺炎的病死率[3]。重要的检查包括：

1. 胸部 X 线片检查。
2. 动脉血气及血氧饱和度监测。
3. 全血细胞计数。
4. 血清肌酐、尿素及电解质。

表 32.1　基于流行病学线索推测肺炎可能的病原体[2,3,7,9]

暴露	病原体
接触动物	
加工处理火鸡、鸡、鸭或鹦鹉类或接触其排泄物	鹦鹉热衣原体
接触禽流感疫区的鸟禽	甲型 H5N1 流感病毒
为感染的临产的猫、牛、山羊或绵羊助产或处理其毛皮	Q 热立克次体
加工处理感染的羊毛	炭疽杆菌
加工处理感染的牛、猪、山羊或绵羊或其乳汁	布鲁氏菌属
昆虫叮咬；从啮齿动物和野生动物（如兔子）传播到实验室工人、农民和捕猎者	土拉弗菌
昆虫叮咬或抓伤；从被感染啮齿动物或猫传播到实验室工人和捕猎者	鼠疫耶尔森菌
接触感染的马（非常少见）	鼻疽假单胞菌
接触鼠类或其排泄物	汉坦病毒
地域因素	
来自或居住于结核病高发地区	结核分枝杆菌
北美；接触感染的蝙蝠或鸟类及其排泄物；在疫区进行挖掘工作	荚膜组织胞浆菌
美国西南部	球孢菌属、汉坦病毒
美国；从土壤中吸入孢子	皮炎芽生菌
亚洲、太平洋地区、加勒比、澳大利亚北部、接触当地的动物或皮肤破损污染	类鼻疽伯克霍尔德杆菌
宿主因素	
糖尿病酮症酸中毒	肺炎链球菌、金黄色葡萄球菌
酗酒	肺炎链球菌、金黄色葡萄球菌、肺炎克雷伯菌、口腔厌氧菌、结核分枝杆菌、不动杆菌属
COPD 或吸烟	肺炎链球菌、流感嗜血杆菌、黏膜炎莫拉菌、肺炎衣原体、军团杆菌属、铜绿假单胞菌
镰状细胞病	肺炎链球菌
百日咳并发肺炎	百日咳博德特菌
流感并发肺炎	肺炎链球菌、金黄色葡萄球菌
重症肺炎需要人工通气	肺炎链球菌、军团杆菌属、金黄色葡萄球菌、流感嗜血杆菌、肺炎支原体、肠道革兰阴性杆菌、肺炎衣原体、结核分枝杆菌、病毒感染、地区性真菌
家庭式护理单位	按保健机构相关性肺炎治疗
口腔卫生差	厌氧菌
可疑大量误吸	口腔厌氧菌、革兰阴性肠道菌
肺结构性疾病（如支气管扩张、囊性纤维化）	铜绿假单胞菌、洋葱伯克霍尔德菌、金黄色葡萄球菌
肺脓肿	社区获得性 MRSA、口腔厌氧菌、地区性真菌、结核分枝杆菌、非典型分枝杆菌
支气管内梗阻	厌氧菌、肺炎链球菌、流感嗜血杆菌、金黄色葡萄球菌
静脉注射吸毒者	金黄色葡萄球菌、厌氧菌、结核分枝杆菌、肺炎链球菌
其他	
流行性发病	肺炎支原体、流感病毒
使用空调冷却塔、热水盆浴或发病前两周内有饭店、游艇住宿史	嗜肺军团杆菌
短期内爆发病例	生物恐怖制剂：炭疽杆菌、土拉热弗菌、鼠疫杆菌

5. 肝功能检查。
6. 在应用抗生素治疗之前进行两次血培养。
7. 若可获取痰液标本，立即行快速革兰染色及培养。因痰液可能会被上呼吸道的定植菌所污染，所以痰液检查的意义一直存在争议。但新鲜痰液标本革兰染色中发现单一的或优势微生物，及脓性痰培养中有大量生长的微生物都很可能是肺炎的病原微生物。对于一个没有接受抗生素治疗的患者，如果痰液中发现许多多形核细胞（PMN）而未见细菌，则可除外多数常见细菌性病原体感染的可能性。痰液标本应通过患者用力咳嗽而获得，且应是脓性痰。理想的痰液标本在不耽误抗生素应用的前提下应在使用抗生素前就获得，并应立即送往实验室以减少漏掉困难培养微生物（如肺炎链球菌）的可能性。合格标本（对于白细胞计数正常或增加的患者而言）每低倍视野（LPF）PMN ＞ 25 且鳞状上皮细胞（SEC）＜ 10 ～ 25 或 PMN/SEC>10。但此标准不适用于分枝杆菌和军团菌感染。还有一些微生物只要从呼吸道分泌物中分离出来通常都是病原微生物（表 32.2）。对于存在罹患肺结核高危因素（表 32.3），特别是咳嗽时间超过一个月、有结核的其他常见症状，并且有提示性 X 线影像学改变的肺炎患者，都应该对痰液进行抗酸杆菌检测。因为痰液容易被上呼吸道定植的厌氧菌所污染，所以不应对痰液进行厌氧菌培养。除表 32.1 中所列因素外，如存在恶臭痰、肺脓肿、脓胸，则厌氧菌感染的可能性将会增加。
8. 所有侧卧位胸片提示胸腔积液超过 1cm 深的患者，均应抽取胸水行革兰染色、培养、pH 值及白细胞计数检测。
9. 尿军团菌抗原检测。该检测具有较高特异性（＞ 95%）。对于由 1 号血清型嗜肺军团菌（最常见导致军团菌感染的病原菌）引起的严重军团菌病患者，其敏感性为 88% ～ 100%。因此阳性结果通常可以诊断军团菌感染，但阴性结果并不能排除。而在其他军团菌属常见地区，该检测帮助不大。
10. 尿肺炎球菌抗原检测。该检测具有中等的敏感性（50% ～ 80%）及较高的特异性（＞ 90%）。
11. 微量免疫荧光血清学法检测肺炎衣原体免疫球蛋白 IgM。滴度为 1∶16 时为阳性。人类免疫缺陷病毒（HIV）血清学检测。
12. 对于存在非常见病原微生物感染危险因素的患者，还应该考虑行其他检查。支气管肺泡灌洗对于免疫抑制患者，抗生素无

表 32.2　一旦从呼吸道分泌物中被分离即认为是病原体的微生物

军团菌属
衣原体
结核分枝杆菌
流感病毒、副流感病毒、呼吸道合胞病毒、腺病毒、汉坦病毒、SARS、冠状病毒
粪类圆线虫
刚地弓形虫
卡氏肺孢子虫
荚膜组织胞浆菌
粗球孢子菌
皮炎芽生菌
新型隐球菌

表 32.3　肺结核的危险因素

居住或来自于发展中国家
年龄（＜ 5 岁、中年和老年人）
酒精和（或）毒品依赖
HIV 感染
糖尿病
居住于宿舍公寓
免疫抑制
密切接触涂片阳性患者
矽肺
贫困和（或）营养不良
胃切除术后
吸烟

反应患者或无法获得痰标本患者可能有帮助[11]。

治疗

全身支持治疗

静脉输液以纠正脱水，并提供每日维持液量。全身支持治疗也就是以纠正缺氧为重点的器官功能支持。

抗生素治疗

每个病区都应有符合自己病区菌群及耐药菌类型的用药方案。若无本地区用药方案，可参考图 32.1 中所列用药方案。但应注意该用药方案应根据危险因素（表 32.1）不同而有所修改。例如喹诺酮类药物不适合在肺结核高发地区使用，因其可能会掩盖患者合并的肺结核感染。恰当的抗生素治疗应在诊断肺炎一小时之内就开始[8,14]。是否应根据微生物结果对经验性抗生素治疗进行调整仍存在争议[7-8]。换用相对窄谱抗生素可能会导致 5% ~ 38% 的多种病原微生物感染患者治疗不彻底。此外，即使当病原体明确且对所选抗生素敏感时，双药联合应用也可能比单药治疗更有效，对合并菌血症的肺炎球菌性重症肺炎患者更是如此[15]。对耐药的肺炎链球菌，图 32.1 的用药方案更适合于青霉素最小抑菌浓度（MIC）< 4mg/L 的菌株[7]。若 MIC ≥ 4mg/L，则应考虑使用氟喹诺酮、万古霉素、替考拉宁或者利奈唑胺[8]。

扎那米韦与奥塞米韦对严重流感性肺炎的作用尚不清楚。但是如果用药时间较早（症状发生 48h 之内），症状稍轻的患者会缩短症状持续的时间[16]。奥塞米韦已被推荐作为疑似禽流感 A/H5N1 感染患者的一线用药[17]。

其他病原体推荐的治疗方案参见：http://www.journals.uchicago.edu/CID/journal/issues/v44nS2/41620/41620.tb9.html

治疗持续时间

目前还没有专门针对此方面的临床试验。5 天的疗程可能已足够[18]，但抗生素应一直用

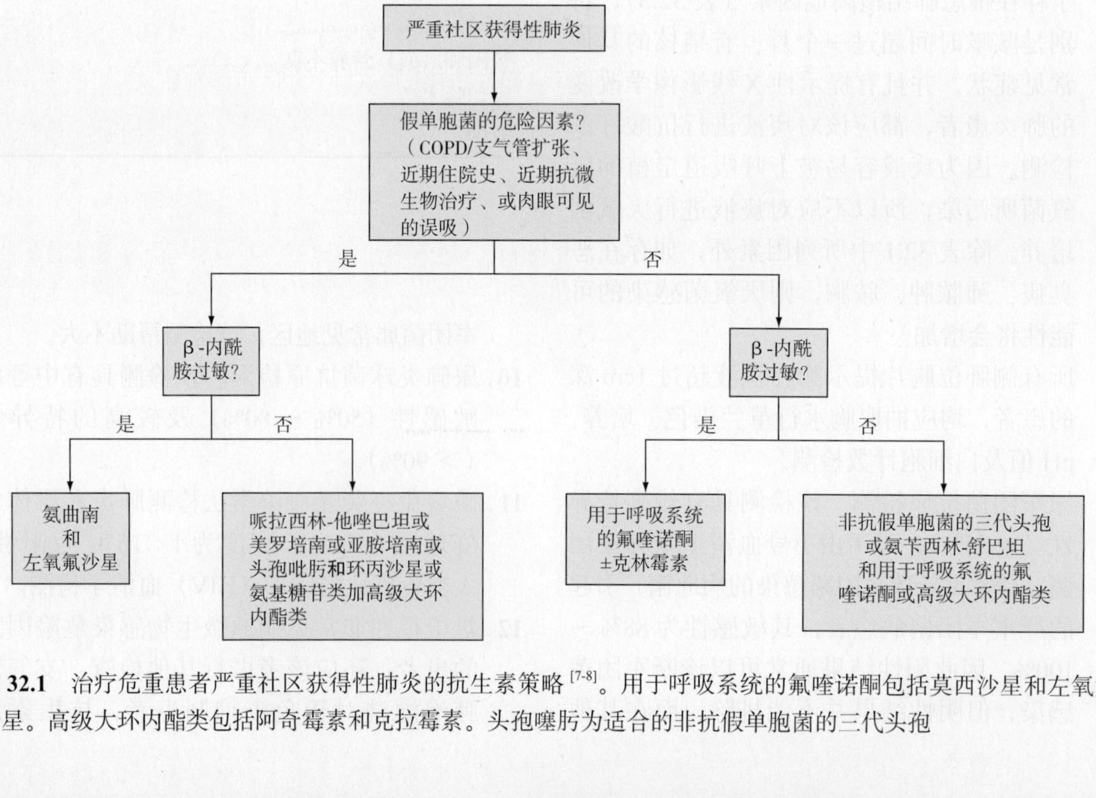

图 32.1 治疗危重患者严重社区获得性肺炎的抗生素策略[7-8]。用于呼吸系统的氟喹诺酮包括莫西沙星和左氧氟沙星。高级大环内酯类包括阿奇霉素和克拉霉素。头孢噻肟为适合的非抗假单胞菌的三代头孢

到患者持续 48 ~ 72h 无发热，且器官功能障碍已大部分恢复时[7]。对于金黄色葡萄球菌肺炎、脑膜炎或心内膜炎合并肺炎、非常见微生物感染（如类鼻疽伯克霍尔德菌或真菌）或铜绿假单胞菌肺炎，短疗程使用抗生素则不太理想。

治疗反应[7,9,19]

对治疗反应的评价包括主观评价（通常在开始治疗后 1 ~ 3 天之内可观察到治疗反应）或客观评价。后者以呼吸系统症状、发热、氧合、WBC 计数、细菌学证据以及胸部 X 线片改变为基础进行评价。退热的平均时间因致病微生物、病情严重程度以及患者年龄而异（通常老年患者平均退热时间为 7 天，肺炎球菌肺炎年轻患者平均退热时间为 2.5 天，肺炎球菌肺炎合并菌血症患者平均退热时间为 6 ~ 7 天，支原体肺炎患者平均退热时间为 1 ~ 2 天，军团菌肺炎患者平均退热时间为 5 天）。不论治疗是否有效，铜绿假单胞菌和肺炎支原体可能在痰中持续存在，但血培养和痰培养在治疗 24 ~ 48h 内通常都是阴性的。胸部 X 线改变滞后于临床变化，其改变速度取决于病原微生物、患者年龄及是否有其他合并症。对于大多数有菌血症的年轻或中年肺炎球菌肺炎患者，其胸片可在 4 周恢复正常，但老年患者及有基础疾病患者、肺部广泛炎症或嗜肺军团菌肺炎患者的胸片恢复更慢。

若患者对治疗无反应，应考虑以下问题：

- 患者是否真的患有肺炎？
- 是否存在导致治疗失败的宿主因素（如异物或肿瘤导致的支气管阻塞、宿主免疫低下）？
- 是否出现了并发症（脓胸、二重感染、闭塞性细支气管炎伴机化性肺炎）？
- 所用药物、用药剂量及途径是否正确？
- 微生物对所用药物是否耐药？
- 是否合并其他微生物的感染？
- 发热是不是药物热？

有用的诊断方法还包括胸部 CT 扫描、支气管肺泡灌洗（表 32.4）及经支气管或开胸肺活检。

转入 ICU

是否收入 ICU 很大程度上取决于是否需要进行器官功能支持以及 ICU 的床位情况。但如果存在以下情况中的三条，则应该转入 ICU：收缩压＜ 90mmHg、多肺叶病变、PaO_2/FiO_2 ＜ 250mmHg 或＜ 33kPa、多肺叶浸润、意识不清、血尿素氮＞ 7mmol/L（20mg/dL）、白细胞减少、血小板减少、低体温或需要大量液体复苏。

医院获得性肺炎

0.5% ~ 5% 的住院患者会发生医院获得性肺炎（HAP），在特定的人群，如术后及 ICU 患者中，其发生率更高。HAP 诊断存在一定困难：肺炎的临床表现无特异性，且许多非感染因素也能引起胸部 X 线片的浸润影（如肺不张、肺栓塞、误吸、心衰及肺癌）。确定其病原微生物甚至比社区获得性肺炎更困难，因为革兰阴性菌在住院患者口咽部定植的发生率高。只有 6% 的 HAP 患者血培养为阳性。呼吸机相关性肺炎（VAP）是指在气管插管后 48 ~ 72h 后发生的 HAP，VAP 发生多重耐药微生物感染的概率更高。

发病机制

HAP 被认为是因少量吸入定植在上呼吸道的细菌所致。其他的感染途径包括少量吸入胃内容物、气溶胶吸入、血源传播、经胸腔传播或由 ICU 工作人员直接传播。

临床诊断

HAP 的定义基于其发病的时间（入住医疗机构 48h 之后发生）、胸片改变（新发或进展的浸润影）、临床表现及实验室检查或微生物定量培养结果。HAP 临床诊断标准为：胸片可见新发的浸润影或浸润影进展、痰中有病原微生物生长，再加下列情况之一可临床诊

表 32.4 应用支气管镜及保护性毛刷（PSB）和（或）支气管肺泡灌洗（BAL）获取微生物标本流程 [12,13]

感染控制	对疑似所患疾病通过空气播散传播（如肺结核）的患者： ● 行支气管镜检查应谨慎权衡利弊，因为支气管镜检查可能会产生大量的经空气播散的带菌微粒 ● 支气管镜检查应在负压隔离病房进行 ● 机械通气患者行支气管镜检查时可考虑应用肌松剂以防止咳嗽 ● 操作者至少应穿戴包括经适合性检验的负压呼吸器（如 N95、FFP2 或更高防护级别）在内的个人防护装备。应该考虑使用电动空气净化呼吸器
一般推荐	支气管镜检查前应先通过气管内插管将气道内分泌物抽吸干净 避免通过支气管镜通道抽吸分泌物或者注水 应在支气管肺泡灌洗前行保护性毛刷获取标本
机械通气患者	吸氧浓度设定为 1.0 在保证适当通气的前提下设定峰压报警水平 根据呼气潮气量精细调节呼吸机参数设置 支气管镜检查时间长、并发症风险高的患者除镇静药以外，还应考虑使用神经肌肉阻滞剂
保护性毛刷	在肺固有段的亚段留取保护性毛刷标本 如镜下未见脓性分泌物，向前伸入毛刷直到镜下不可见的位置，但是应避免楔入外周 前后移动毛刷并旋转几次
支气管肺泡灌洗	将支气管镜尖端楔入肺固有段的亚段 注入 20ml 无菌等渗盐水，紧接着抽吸并收集回收液。不能用此标本进行定量微生物检查或细胞内微生物鉴定，只可用于其他微生物分析 额外注入、抽吸并回收等量生理盐水，每次 20 ~ 60ml 注入的盐水总量应该在 60 ~ 200ml
并发症	低氧血症（灌洗液量少，低氧血症发生的可能性或许较小） 心律失常 肺浸润影短暂恶化 出血（尤其是行保护性毛刷后） 发热（支气管肺泡灌洗之后更常见）
阳性结果判定标准：	支气管肺泡灌洗液离心标本的细胞中 5% 以上包含细胞内细菌或 PSB 标本细菌 ≥ 10^3cfu/ml 或 BAL 液细菌 ≥ 10^4cfu/ml

断为 HAP：WBC ＞ 12 × 10^9/L、中心体温 ＞ 38.3℃、痰革兰染色发现多形核白细胞及细菌 2 个以上（四分划线法）。

相关检查

院内获得性肺炎与社区获得性肺炎的相关检查大体相似：

- 胸部 X 线片检查：尽管以组织学诊断为金标准的研究表明胸片正常时仍有可能存在肺炎，大多数 HAP 的诊断仍需胸片存在新发的持续浸润影；
- 呼吸道分泌物：围绕关于是否需用有创纤维支气管镜检查以获取呼吸道分泌物标本一直存在着大量争议。一项随机对照研究证实：VAP 患者用有创纤维支气管镜获取标本，与对照组（用无创策略治疗）比较，其 14 天死亡率降低[20]。但两组间的主要区别可能归因于试验组应用了微生物定量培养技术，而并非应用了有创标本获取技术[21]。既往研究已证实有创技术获取标本定量培养结果与气管吸痰定量培养结果具有很高的相关性[22]。而更新的一项研究显示支气管肺泡灌洗液标本非定量培养组与气管吸痰非定量培养组在结果上并没有区别[23]。尽管气管吸痰的标本主要反映上呼吸道的定植微生物，但仍有助于判定哪些微生物不是肺炎的病原微生物，从而可使抗生素覆盖范围缩窄[1]。该观点基于肺炎的主要感染途径来源于上呼吸道这个前提。由此可以假设，如果一种微生物未存在于上呼吸道，则其存在于肺实质的可能性也很低。而某些微生物若从呼吸道分泌物中被分离出来，则基本上是病原体（表 32.2）；

- 8% ～ 20% 的肺炎患者可以通过血培养确定病原微生物。菌血症的出现提示预后更差。50% 的重症 HAP 伴血培养阳性患者，还存在肺炎之外的其他感染灶。

治疗

院内获得性肺炎的治疗应基于以下观点：早期使用抗生素覆盖所有可能的病原体可以减少其发病率及死亡率[5]。如果没有定量微生物培养，那么抗生素的初始选择应根据当地流行病学资料制定（图 32.2、表 32.5）。抗生素应该在作出诊断的一小时内给予[14]。随后再根据微生物调查结果缩小抗生素覆盖范围。2 ～ 3 天后应对治疗方案进行重新评价，若患者病情加重，则应更早进行（图 32.3）。基于有创诊断方法的治疗流程见图 32.4。

疗程

对于非铜绿假单胞菌肺炎且临床反应良好、感染的临床表现已消退的患者，美国胸科学会（ATS）指南目前推荐 7 天抗生素疗程[1]。VAP 患者如接受了合理的初始经验性抗生素治疗，其用药 8 天与用药 14 天的预后相似[24]。

治疗反应

治疗 48 ～ 72h 内通常不会有明显的临床改善，故此期间内不应改变治疗方案。胸片在评价治疗反应方面存在局限性：治疗初始阶段胸片恶化很常见，且胸片改善通常滞后于临床表现。如果胸片迅速恶化，48h 内浸润影范围扩大超过 50%、新发肺空洞或有明显新发的胸腔积液都应提高警惕。如果对治疗无反应，应重新考虑诊断、宿主因素（如免疫抑制、体质虚弱）、细菌因素（如致病微生物毒力）及治疗因素（如用药是否正确、剂量是否足够）。重新评价抗生素并重复行培养。在等待培养结果的同时，扩大抗生素覆盖范围或许有用。并应考虑通过有创方法获取呼吸道分泌物标本、CT 扫描或胸部超声检查（寻找可能存在的脓胸或脓肿）、寻找其他感染源、开胸肺活检以

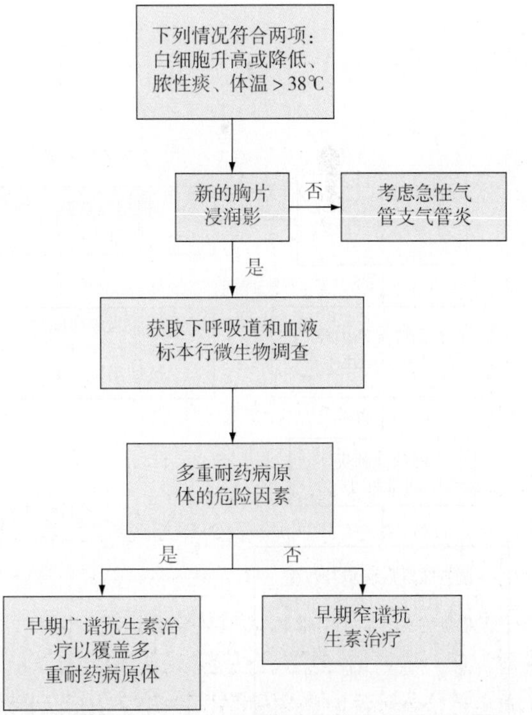

图 32.2 基于无创临床方法诊断院内获得性肺炎的初始治疗[1]

表 32.5 院内获得性肺炎推荐初始经验性治疗方案[1]*

患者情况	抗生素
无多重耐药病原体感染的危险因素	头孢噻肟或 左氧氟沙星、莫西沙星或环丙沙星或 氨苄西林 / 舒巴坦或 厄他培南
发病前 90 天内抗菌治疗或 现住院日 ≥ 5 天或 医院高度频发抗生素耐药或 发病前 90 天内住院达 2 天及以上或 居于家庭式护理单位或长期护理机构或 家庭输注疗法（包括抗生素）或 30 天内的慢性透析患者或 家庭伤口护理或 家庭成员携带多重耐药病原体或 免疫抑制或 支气管扩张	下列药物之一： 抗假单胞菌的头孢菌素（头孢吡肟或头孢他啶）或 抗假单胞菌的碳青霉烯类（美罗培南或亚胺培南 - 西司他丁）或 β- 内酰胺 /β- 内酰胺酶抑制剂（如哌拉西林 - 他唑巴坦或头孢哌酮 - 舒巴坦） 加用下列药物之一： 氨基糖苷类或 抗假单胞菌的喹诺酮（左氧氟沙星或环丙沙星） 对于有 MRSA 感染高危因素的患者需加用下列药物之一： 利奈唑胺或万古霉素或替考拉宁

*联合用药治疗尚无很好的证据支持，但确实减少了病原体对所给单一药物耐药的可能性。若怀疑为超广谱 β- 内酰胺酶的菌属或不动杆菌属感染，应给予碳青霉烯类药物。若怀疑嗜肺军团菌属，则使用喹诺酮类药物。在 MRSA 高发地区发生 MRSA 感染的危险因素包括糖尿病、头部创伤、昏迷和肾衰竭

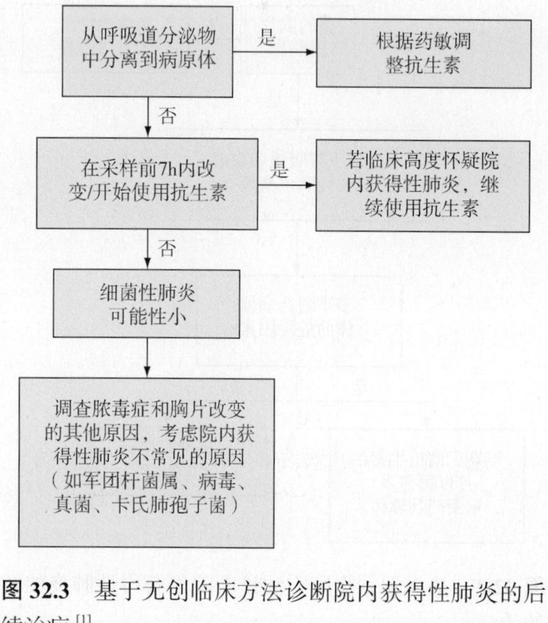

图 32.3 基于无创临床方法诊断院内获得性肺炎的后续治疗[1]

建立诊断及确定病原体或考虑给予类固醇激素治疗。

预防

多种方法已被证实可减少 VAP 的发生[25-31]。疾控中心（CDC）推荐的方法包括：洗手、床头抬高 30° 体位、声门下分泌物吸引、经口气管插管代替经鼻插管、仅在可见污染或出现机械故障时才更换呼吸机管路、优先使用无创呼吸机。可通过以下网址获得 CDC 关于预防 VAP 的指南：http://www.aic.cuhk.edu.hk/web8/Pneumoniaguidelines.htm

肺结核

肺结核的主要危险因素列于表 32.3。典型的临床表现包括发热、盗汗、体重减轻、乏力、厌食、咳嗽伴痰多（黏液痰或脓痰）、咯

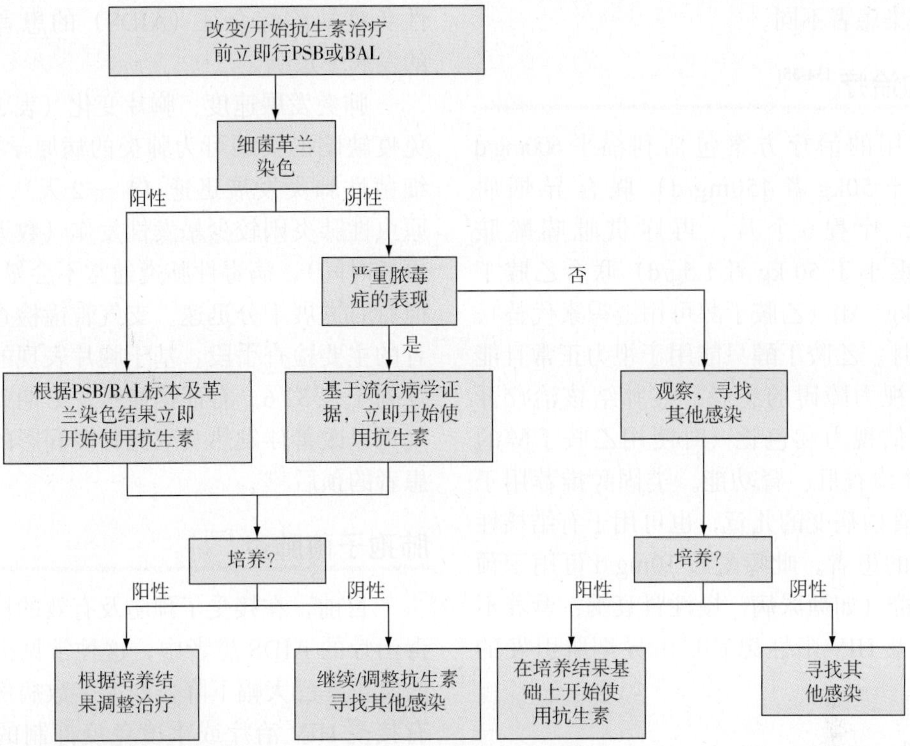

图 32.4 有创法获取呼吸道分泌物样本的可疑院内获得性肺炎的治疗

血、胸壁疼痛、呼吸困难、局部喘鸣音及肺尖部湿啰音。患者也可能出现迁延性肺炎、胸腔积液、自发性气胸及声嘶、颈部淋巴结增大或其他肺外疾病表现。即使结核菌素试验强阳性（Heaf 分级Ⅲ或Ⅳ级），无症状者也很少被发现患有肺结核。老年患者可合并慢性支气管炎，除非拍摄胸片，否则可能会漏诊。需入住 ICU 治疗的肺结核患者预后通常不佳。在一项回顾性研究中，所有需入住 ICU 的肺结核患者的住院病死率为 67%，但若合并急性呼吸衰竭，其死亡率会增加到 81%[32]。HIV 阳性肺结核患者的表现和治疗会有所不同（见下文）。

肺结核的相关检查

分枝杆菌鉴定[33]

最好在不同时间，收集多份痰标本（3 ~ 6 份）进行抗酸染色镜检及痰培养。如不能获得痰标本，则应在纤维支气管镜下进行支气管灌洗以及通过洗胃或抽吸胃内容物获得标本。留取胃内抽吸物后应立即进行中和。支气管镜检查以及经支气管镜肺活检对可疑肺结核但痰涂片阴性的患者可能有所帮助。胸膜活检通常有用，有时需对存在纵隔淋巴结肿大的患者进行纵隔镜检查。任何活检标本都应送培养。对涂片阴性的肺结核患者，痰核酸扩增检测与痰培养相比敏感性相似，检测时间大大缩短，但是其假阴性率高[34]。

胸部 X 线检查

胸片正常基本可以排除肺结核（HIV 感染患者除外），但支气管内的损害在胸片表现可能不明显，并且早期肺尖的病灶可能会被漏诊。常见的表现包括上叶斑片状或结节状阴影（常对称分布）、空洞、钙化、肺门或纵隔淋巴结肿大（常引起叶、段肺不张）、胸腔积液、结核瘤（密度增高的圆形或椭圆形阴影）。如为粟粒性结核，则胸片全肺野可见均匀弥散的小结节状阴影。仅由胸片不能诊断结核静止期，其诊断需要三次痰标本结果阴性及胸片无任何加重。HIV 阳性肺结核患者的胸片表现与非 HIV 感染患者不同。

肺结核的治疗[34-35]

最常用的治疗方案包括利福平 600mg/d（体重小于 50kg 者 450mg/d）联合异烟肼 300mg/d，疗程 6 个月，再序贯吡嗪酰胺 2g/d（体重小于 50 kg 者 1.5g/d）联合乙胺丁醇 15mg/(kg · d)（乙胺丁醇可用链霉素代替），疗程 2 个月。乙胺丁醇只能用于视力正常且能及时感知视力障碍的患者。在肺结核治疗开始前应评估视力和色觉（对使用乙胺丁醇的患者），并检查肝、肾功能。类固醇推荐用于存在支气管内病变的儿童，也可用于有结核性胸腔积液的患者。吡嗪酰胺 10mg/d 可用于预防高危人群（如糖尿病、慢性肾衰竭、营养不良、酗酒及 HIV 阳性患者）由异烟肼引发的神经病变。

感染控制

入住 ICU 的传染性结核或可疑活动期肺结核患者，应被安置在有特殊通风设备（包括负压）的隔离病房内治疗。如果患者有咳嗽或正接受可引发咳嗽的操作，抗酸染色涂片阳性但没有或刚开始接受化疗，化疗的临床及细菌学疗效不佳，则都应视为有传染性[13,34]。非耐药性肺结核患者在接受两周化疗（包括利福平和异烟肼）后，可视为无传染性[34]。由于结核通过气溶胶传播，因此对气管插管的患者，即使仅支气管灌洗液涂片阳性，也最好进行隔离。医护人员在治疗涂片阳性患者时应穿戴个人防护装备，包括经适合性检验的负压呼吸器（如 N95、FFP2 或更高防护级别）。当进行支气管镜检查时，应该考虑使用电动空气净化呼吸器。感染控制装备的详细信息可通过以下链接获得：http://www.aic.cuhk.edu.hk/web8/Pneumoniaguidelines.htm-

免疫受损患者的肺炎

免疫受损合并感染时，肺是最常受累的靶器官之一。在血液恶性肿瘤、骨髓移植及获得性免疫缺陷综合征（AIDS）的患者中，肺炎的发病率最高。

肺炎发展速度、胸片变化（表 32.6）以及免疫缺陷的类型可为肺炎的病原学提供线索。细菌性肺炎发展迅速（1 ~ 2 天），而真菌及原虫性肺炎则较少暴发性发作（数天至一周或更长时间），病毒性肺炎通常不会暴发性发作，但有时进展十分迅速。支气管镜检查是此类患者的主要检查手段。基于胸片表现的经验性治疗列于表 32.6。有证据显示，早期无创机械通气可以改善伴发热及双侧肺浸润影的免疫受损患者的预后[36]。

肺孢子菌肺炎[37]

目前，在接受了预防及有效的抗反转录病毒治疗的 AIDS 患者中，这种常见机会性感染的发生率已大幅下降，而大多数病例发生在没有接受 HIV 治疗或重度免疫抑制的患者。其症状隐匿，主要是干咳、呼吸困难、发热、疲劳及体重减轻。胸部湿啰音很少见。大约 15% 的患者合并有导致呼吸衰竭的其他病因（如卡波西肉瘤、肺结核及细菌性肺炎）。有帮助的相关检查如下：

1. 胸片：典型表现为肺门周围双侧弥漫性肺间质阴影，但早期改变轻微，容易漏诊。10% 的患者初始胸片正常，另有 10% 的患者胸片改变不典型，出现局灶性肺实变及粗糙的斑片影。这些改变对肺孢子菌肺炎的诊断都无特异性，在与 AIDS 相关的其他肺疾病中也可以见到。胸腔积液、肺门或纵隔淋巴肿大在肺孢子菌肺炎中不常见，但常见于结核分枝杆菌感染或卡波西肉瘤或淋巴瘤。
2. 诱导咳痰：患者通过超声雾化装置吸入高渗生理盐水，促使支气管黏液分泌，咳出包含有包囊及滋养体的痰液。该方法耗时，技术要求高，且没有支气管镜检查敏感性高，但创伤性更小。还应考虑有合并结核的可能，并采取措施减少感染传播扩散的风险。

表 32.6　免疫受损患者胸片变化成因及肺炎的经验性治疗

胸片表现	成因	可疑肺炎的经验性治疗
弥漫性浸润	巨细胞病毒及其他疱疹病毒 肺孢子菌 细菌 曲霉菌（进展期） 隐球菌（不常见） 非感染因素，如药物反应、非特异性间质性肺炎、放射性肺炎（不常见）、恶性肿瘤、白细胞凝集素反应	应用广谱抗生素至少 48h（如三代头孢和氨基糖苷类） 复方新诺明 48h 内肺活检或灌洗或应用复方新诺明满两周疗程（根据患者对侵入性操作的耐受程度选择）
局灶性浸润	革兰阴性杆菌 金黄色葡萄球菌 曲霉菌 隐球菌 奴卡菌属 毛霉菌 卡氏肺孢子虫（不常见） 肺结核 军团杆菌属 非感染因素（如恶性肿瘤、非特异性间质性肺炎、放射性肺炎）	广谱抗生素 如有效果，持续治疗 2 周 如疾病进展，48 ~ 72h 内肺活检 / 留取肺分泌物或经验性应用抗真菌药 ± 大环内酯类

3. 超过 90% 的病例可通过支气管镜行支气管肺泡灌洗得出诊断。标本应送细胞学检查。多数病例都没有必要行经支气管活检。

治疗应在疑似诊断时就立即开始。虽然对 HIV 及肺孢子菌肺炎患者进行早期反转录病毒治疗可能会有潜在益处，但也有一些机构在肺孢子菌肺炎治疗完成之后才开始抗反转录病毒治疗，以减少发生免疫重建综合征的风险。可选择的治疗方案为甲氧苄啶 20mg/(kg · d) 加磺胺甲基异噁唑（复方新诺明）100mg/(kg · d) 连用 3 周，同时口服泼尼松龙 40mg，一日两次，用 5 天；再减量至 20mg，一日两次，用 5 天；最后减至每天 20mg 直至肺孢子菌肺炎治疗结束。复方新诺明的不良反应（恶心、呕吐、皮疹及骨髓抑制）在 HIV 患者常见。若白细胞计数下降，复方新诺明的剂量应减少 25%。若患者不能耐受复方新诺明，则治疗方案可调整为：

- 喷他脒 4mg/(kg · d) 静脉注射或
- 伯氨喹加克林霉素或
- 曲美沙特加甲酰四氢叶酸（可加用口服氨苯砜）

治疗效果通常很好，治疗显效时间为 4 ~ 7 天。若患者病情恶化或无改善，则应考虑是否进行或再次进行支气管镜检查（诊断是否正确？），治疗合并感染病原体，及考虑甲泼尼龙静脉冲击治疗和（或）利尿治疗（患者常常液体负荷过重）。需要机械通气治疗的 HIV 阳性肺孢子菌肺炎患者中大约 40% 能存活出院[38]。

细菌性肺炎[37]

细菌性肺炎是 HIV 阳性患者最常见的引起呼吸衰竭的原因。HIV 感染患者比普通人群更容易罹患细菌性肺炎，并且病情更为严重。肺炎链球菌、流感嗜血杆菌、铜绿假单胞菌及金黄色葡萄球菌是最常见的病原微生物。还应考虑到奴卡菌及革兰阴性菌。非典型病原体（如军团菌）则很罕见，应用适当抗生素治疗通常反应良好，但因其复发率高可能需要较长的抗生素疗程。严重免疫抑制（$CD4^+$ T淋巴细胞计数＜100/μl）、既往有假单胞菌感染史、支气管扩张、中性粒细胞减少的患者抗生素应覆盖铜绿假单胞菌及其他革兰阴性菌，且应除外合并肺孢子菌肺炎或结核感染的可能。

肺结核

肺结核常常是AIDS患者最初的临床表现，尤其是撒哈拉以南非洲地区。HIV患者肺结核的表现取决于其免疫抑制的程度。在$CD4^+$ T淋巴细胞＞350/μl的AIDS患者，其肺结核临床表现与非HIV感染患者相似，但肺外结核更常见。带有$CD4^+$淋巴细胞的患者，疑似经空气传播性疾病感染（如肺结核），行支气管镜检查时应谨慎权衡利弊，因为支气管镜检查可能会产生大量的经空气播散的带菌微粒。

肺结核对治疗反应很迅速。利福霉素（利福平和利福布汀）可能与HIV感染患者治疗上应用的蛋白酶抑制剂及非核苷类反转录酶抑制剂产生复杂的相互作用。至于利福平和利福布汀的选择，应根据利福霉素和抗HIV药物各自的不良反应及协同副反应，此时，我们推荐向结核和HIV治疗都颇有经验的内科医师咨询[39]。美国感染性疾病协会推荐感染反转录病毒的患者在应用利福布汀时，剂量调整可参考网页:http://www.aic.cuhk.edu.hk/web8/Pneumonia guidelines.htm[37]。对于结核患者如何选择开始抗反转录病毒感染的时机是有争议的。早期治疗可能会减慢HIV疾病的进展，但可能会带来副反应及免疫重建反应的高发生率[37]。

巨细胞病毒（CMV）性肺炎[40-41]

CMV感染风险在异体干细胞移植人群中最高，之后依次为肺移植、胰腺移植、肝移植、心脏及肾移植患者和进展性AIDS患者。若移植受体和供体血清学都是阴性的，则感染风险可忽略不计。若受体血清阳性，无论供体的血清学情况如何，其感染风险接近70%，而患病风险仅为20%。当供体血清学阳性时，即使受体血清学阴性，其患病风险也高达70%。给予类固醇激素冲击和抗淋巴细胞球蛋白治疗后，疾病发展的风险将显著降低。CMV感染可能为原发性感染或是潜在感染的激活。临床上区分CMV感染和巨细胞病很重要，同时也是一个棘手的问题，因为二者仅能通过组织学来鉴别。诊断巨细胞病主要是通过检测外周白细胞中的CMV-pp65抗原和通过定量聚合酶链反应方法检测血液中巨细胞病毒的DNA及RNA。我们认为外周血白细胞中CMV-pp65的检出率处于10/300 000～50/200 000时是诊断感染的阈值，高于这个阈值时，阳性预测值为64%～82%，而低于这个阈值时的阴性预测值为70%～95%[42-44]。主要治疗是静脉注射更昔洛韦持续14天。当更昔洛韦无效时可应用膦甲酸钠。

真菌性肺炎

真菌是肺炎病原体中较少见但很重要的一类。根据对抗感染启动的免疫反应机制的不同可将真菌分为两类。一些真菌通过吞噬细胞活力控制感染，而组织胞浆菌、芽生菌、球孢子菌、副球孢子菌和隐球菌感染则需要特异性细胞介导的免疫反应，尽管在细胞免疫缺陷的患者（如HIV感染患者和器官移植人群）中可以引起严重的疾病，但这类病原体也可出现在健康的个体中。除隐球菌外，其他几种病原体很少出现在南美洲以外的地方。曲霉菌和毛霉菌孢子可被非免疫吞噬细胞杀死，因此这两种真菌在中性粒细胞数量及功能正常的人群中很少致病。

念珠菌病

有赖于真菌两种感染机制有效的组合，细胞免疫缺陷患者感染念珠菌时易患黏膜增生，而仅当患者吞噬细胞数量或功能也受损时才出现深部组织侵袭。原发性念珠菌肺炎并不常见[40,45-46]，肺损伤往往是播散性念珠菌病的唯一表现。更为常见的是在气道良性定植的念珠菌。在大多数报道的原发性念珠菌肺炎病例中都曾应用过两性霉素 B。播散性念珠菌病的治疗应针对于播散性疾病，而不是念珠菌肺炎本身[46]。

侵袭性曲霉菌病[47]

无论治疗与否，侵袭性曲霉菌病是一种致死性很高的疾病，因此我们鼓励积极的早期发现及强势的治疗。确诊需要组织学上有锐角分枝、直径为 2 ～ 4mm 的非色素性菌丝的证据，以及受侵袭组织活检部位培养出曲霉菌菌落。在白细胞减少和骨髓移植这类免疫低下的人群中，呼吸道分泌物中曲霉菌的重现，可能提示侵袭性疾病的存在，其阳性率可高达 80% ～ 90%。在免疫低下患者中，支气管肺泡灌洗涂片、培养及抗原检测对侵袭性曲霉菌病都有很高的特异性和阳性预测值。尽管放射学特征可能给诊断带来一些线索，但却没有令人满意的特征来明确诊断。特征性 CXR 现象（以胸膜为基底的楔形阴影或空腔）较晚出现。晕轮征（结节状肺损伤周围环绕的低密度区域）在 CT 中较早出现，而后期表现为新月征（外围肺小结节旁的新月形充气腔）。

在急性免疫功能低下的患者中，静脉给药应在出现侵袭性曲霉菌病的潜在证据时开始，同时进行进一步检查以明确诊断或终止已开展的治疗。一线治疗药物为伏立康唑[48]。卡泊芬净和两性霉素为备选药物。

肺炎所致的胸腔积液

既可表现为单纯的胸腔积液，肺炎治愈后消失，也可表现为胸腔积脓。胸腔积脓倾向于在最初液体形成的 7 ～ 14 天后出现。特征性表现为胸膜腔液体量增加，持续性发热，含有大量中性粒细胞的低 pH（＜ 7.3）胸膜腔液体和可能出现的革兰染色及细菌培养阳性。治疗概述见图 32.5。

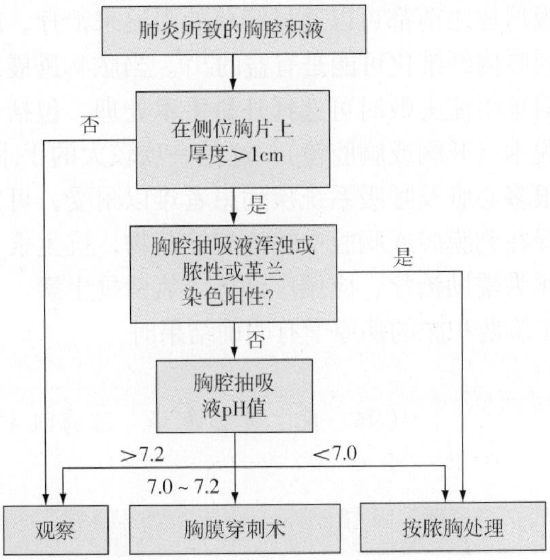

图 32.5 并发于肺炎的胸腔积液的管理程序

脓胸[49]

定义

指胸膜腔中出现脓液聚积。

病因学

脓胸是出现在胸膜腔周围组织结构的感染，包括膈下组织，与胸部创伤或与恶性肿瘤相关。厌氧菌，尤其是链球菌或革兰染色阴性杆菌占 76%。

诊断

其诊断较为简单。多数患者出现脓毒症，并可能出现脓痰和胸痛。CXR 表现为胸腔积液和潜在的实变，也可出现内含液平的脓腔，此时需要行 CT 检查以区分脓胸和气胸。超声可以帮助明确患者胸腔液体是否存在，以及积液是否可以被穿刺引流，若有残存积液存在，可行肋间引流。穿刺出脓液可进一步明确诊断。

治疗

治疗有赖于引流，无论是通过肋间引流或是外科干预。在患者出现包裹性积脓或肺纤维板形成之前都可以通过简单的引流来治疗。胸膜腔内纤维化可能是有益的[50]。当脓胸进展或简单引流失败时可选择外科手术处理，包括剥脱术（开胸或胸腔镜）。这是一项较大的手术，很多心脏及呼吸系统疾病患者难以耐受，可选择在胸膜腔或胸腔中输注溶栓药物，抗生素仅作为辅助治疗。应用广谱抗厌氧菌抗生素，直至胸腔积脓的病原学有明确结果时。

（郑　悦　黄立锋 译　陈秀凯 校）

致谢

所有表格和图引自 http://www.aic.cuhk.edu.hk/web8，已获得作者许可。

参考文献

1. American Thoracic Society and Infectious Diseases Society of America. Guidelines for the management of adults with hospital-acquired, ventilator-associated, and health care associated pneumonia. *Am J Respir Crit Care Med* 2005; **171**: 388–416.
2. Mandell LA, Marrie TJ, Grossman RF *et al.* Canadian guidelines for the initial management of community-acquired pneumonia: an evidence-based update by the Canadian Infectious Diseases Society and the Canadian Thoracic Society. *Clin Infect Dis* 2001; **31**: 383–421.
3. American Thoracic Society. Guidelines for the management of adults with community-acquired pneumonia. *Am J Respir Crit Care Med* 2001; **163**: 1730–54.
4. Fang GD, Fine M, Orloff J *et al.* New and emerging etiologies for community-acquired pneumonia with implications for therapy. A prospective multicenter study of 359 cases. *Medicine (Baltimore)* 1990; **69**: 307–16.
5. Dupont H, Mentec H, Sollet JP *et al.* Impact of appropriateness of initial antibiotic therapy on the outcome of ventilator-associated pneumonia. *Intens Care Med* 2001; **27**: 355–62.
6. Namias N, Samiian L, Nino D *et al.* Incidence and susceptibility of pathogenic bacteria vary between intensive care units within a single hospital: implications for empiric antibiotic strategies. *J Trauma* 2001; **49**: 638–46.
7. Mandell LA, Wunderink RG, Anzueto A *et al.* Infectious Diseases Society of America/American Thoracic Society consensus guidelines on the management of community-acquired pneumonia in adults. *Clin Infect Dis* 2007; **44**: S27–72.
8. Woodhead M, Blasi F, Ewig S *et al.* Guidelines for the management of adult lower respiratory tract infections. *Eur Respir J* 2005; **26**: 1138–80.
9. Bartlett JG, Dowell SF, Mandell LA *et al.* Practice guidelines for the management of community-acquired pneumonia in adults. *Clin Infect Dis* 2000; **31**: 347–82.
10. File TM, Jr. Community-acquired pneumonia. *Lancet* 2003; **362**: 1991–2001.
11. van der Eerden MM, Vlaspolder F, de Graaff CS *et al.* Value of intensive diagnostic microbiological investigation in low- and high-risk patients with community-acquired pneumonia. *Eur J Clin Micro Infect Dis* 2005; **24**: 241–9.
12. Meduri GU, Chastre J. The standardization of bronchoscopic techniques for ventilator-associated pneumonia. *Chest* 1992; **102**: 557S–64S.
13. Centers for Disease Control and Prevention. Guidelines for preventing the transmission of *Mycobacterium tuberculosis* in health-care settings, 2005. *MMWR Morbid Mortal Week Rep* 2005; **54**: 1–141.
14. Dellinger RP, Carlet JM, Masur H *et al.* Surviving Sepsis Campaign guidelines for management of severe sepsis and septic shock. *Intens Care Med* 2004; **30**: 536–55.
15. Waterer GW, Somes GW, Wunderink RG. Monotherapy may be suboptimal for severe bacteremic pneumococcal pneumonia. *Arch Intern Med* 2001; **161**: 1837–42.
16. Jefferson T, Demicheli V, Deeks J *et al.* Neuraminidase inhibitors for preventing and treating influenza in healthy adults. *Cochrane Database Syst Rev* 2000; CD001265.
17. Gruber PC, Gomersall CD, Joynt GM. Avian influenza (H5N1): implications for intensive care. *Intens Care Med* 2006; **32**: 823–9.
18. Dunbar LM, Wunderink RG, Habib MP *et al.* High-dose, short-course levofloxacin for community-acquired pneumonia: a new treatment paradigm. *Clin Infect Dis* 2003; **37**: 752–60.
19. O'Grady NP, Barie PS, Bartlett JG *et al.* Practice guidelines for evaluating new fever in critically ill adult patients. *Clin Infect Dis* 1998; **26**: 1042–59.
20. Fagon JY, Chastre J, Wolff M *et al.* Invasive and non-invasive strategies for management of suspected ventilator-associated pneumonia. A randomized trial. *Ann Intern Med* 2000; **132**: 621–30.
21. Ruiz M, Torres A, Ewig S *et al.* Noninvasive versus invasive microbial investigation in ventilator-associated pneumonia: evaluation of outcome. *Am J Respir Crit Care Med* 2000; **162**: 119–25.
22. Kirtland SH, Corley DE, Winterbauer RH *et al.* The diagnosis of ventilator-associated pneumonia. A comparison of histologic, microbiologic, and clinical criteria. *Chest* 1997; **112**: 445–57.
23. The Canadian Critical Care Trials Group. A randomized trial of diagnostic techniques for ventilator-associated pneumonia. *N Engl J Med* 2006; **355**: 2619–30.
24. Chastre J, Wolff M, Fagon JY *et al.* Comparison of 8 vs 15 days of antibiotic therapy for ventilator-associated pneumonia in adults: a randomized trial. *JAMA* 2003; **290**: 2588–98.
25. Drakulovic MB, Torres A, Bauer TT *et al.* Supine body position as a risk factor for nosocomial pneumonia in mechanically ventilated patients: a randomised trial. *Lancet* 1999; **354**: 1851–8.
26. Bonten MJ, Kullberg BJ, Van Dalen R *et al.* Selective digestive decontamination in patients in intensive care. *J Antimicrob Chemother* 2000; **46**: 351–62.
27. Liberati A, D'Amico R, Pifferi S *et al.* Antibiotics for preventing respiratory tract infections in adults receiving intensive care (Cochrane Review). The Cochrane Library, Issue 2, 2001 Oxford: Update Software, 2001.
28. Nourdine K, Combes P, Carton MJ *et al.* Does noninvasive ventilation reduce the ICU nosocomial infection

risk? A prospective clinical survey. *Intens Care Med* 1999; **25**: 567–73.
29. Guerin C, Girard R, Chemorin C *et al.* Facial mask noninvasive mechanical ventilation reduces the incidence of nosocomial pneumonia. A prospective epidemiological survey from a single ICU. *Intens Care Med* 1997; **23**: 1024–32 [erratum appears in *Intens Care Med* 1998; **24**: 27].
30. Combes P, Fauvage B, Oleyer C: Nosocomial pneumonia in mechanically ventilated patients, a prospective randomised evaluation of the Stericath closed suctioning system. *Intens Care Med* 2000; **26**: 878–82.
31. Valles J, Artigas A, Rello J *et al.* Continuous aspiration of subglottic secretions in preventing ventilator-associated pneumonia. *Ann Intern Med* 1995; **122**: 179–86.
32. Frame RN, Johnson MC, Eichenhorn MS *et al.* Active tuberculosis in the medical intensive care unit: a 15-year retrospective analysis. *Crit Care Med* 1987; **15**: 1012–14.
33. American Thoracic Society, Centers for Disease Control. Diagnostic standards and classification of tuberculosis in adults and children. *Am J Respir Crit Care Med* 2000; **161**: 1376–95.
34. National Collaborating Centre for Chronic Conditions. *Tuberculosis. Clinical Diagnosis and Management of Tuberculosis and Measures for its Prevention.* London: Royal College of Physicians; 2006.
35. Small PM, Fujiwara PI. Management of tuberculosis in the United States. *N Engl J Med* 2001; **345**: 189–200.
36. Hilbert G, Gruson D, Vargas F *et al.* Noninvasive ventilation in immunosuppressed patients with pulmonary infiltrates, fever, and acute respiratory failure. *N Engl J Med* 2001; **344**: 481–7.
37. Benson CA, Kaplan JE, Masur H *et al.* Treating opportunistic infections among HIV-infected adults and adolescents: recommendations from CDC, the National Institutes of Health, and the HIV Medicine Association/Infectious Diseases Society of America. *Clin Infect Dis* 2005; **40**: S131–235.
38. Randall CJ, Yarnold PR, Schwartz DN *et al.* Improvements in outcomes of acute respiratory failure for patients with human immunodeficiency virus-related *Pneumocystis carinii* pneumonia. *Am J Respir Crit Care Med* 2000; **162**: 393–8.
39. Centers for Disease Control. Updated guidelines for the use of rifabutin or rifampicin for the treatment and prevention of tuberculosis among HIV-infected patients taking protease inhibitors or nonnucleoside reverse transcriptase inhibitors. *MMWR Morb Mortal Wkly Rep* 2000; **49**: 185–9.
40. Tamm M. The lung in the immunocompromised patient. Infectious complications part 2. *Respiration* 1999; **66**: 199–207.
41. van der Bij W, Speich R. Management of cytomegalovirus infection and disease after solid-organ transplantation. *Clin Infect Dis* 2001; **33** (Suppl. 1): S32–7.
42. Camargo LF, Uip D, Simpson A *et al.* Comparison between antigenemia and a quantitative-competitive polymerase chain reaction for the diagnosis of cytomegalovirus infection after heart transplantation. *Transplantation* 2001; **71**: 412–17.
43. Schäfer P, Tenschert W, Cremaschi L *et al.* Area under the viraemia curve versus absolute viral load: utility for predicting symptomatic cytomegalovirus infections in kidney transplant patients. *J Med Virol* 2001; **65**: 85–9.
44. Meyer-Koenig U, Weidmann M, Kirste G *et al.* Cytomegalovirus infection in organ-transplant recipients: diagnostic value of pp65 antigen test, qualitative polymerase chain reaction (PCR) and quantitative Taqman PCR. *Transplantation* 2004; 77: 1692–8.
45. Baughman RP. The lung in the immunocompromised patient. Infectious complications Part 1. *Respiration* 1999; **66**: 95–109.
46. Pappas PG, Rex JH, Sobel JD *et al.* Guidelines for treatment of candidiasis. *Clin Infect Dis* 2004; **38**: 161–89.
47. Stevens DA, Kan VL, Judson MA *et al.* Practice guidelines for diseases caused by *Aspergillus. Clin Infect Dis* 2000; **30**: 696–709.
48. Herbrecht R, Denning DW, Patterson TF *et al.* Voriconazole versus amphotericin B for primary therapy of invasive aspergillosis. *N Engl J Med* 2002; **347**: 408–15.
49. Peek GJ, Morcos S, Cooper G. The pleural cavity. *Br Med J* 2000; **320**: 1318–21.
50. Misthos P, Sepsas E, Konstantinou M *et al.* Early use of intrapleural fibrinolytics in the management of post-pneumonic empyema. A prospective study. *Eur J Cardiothoracic Surg* 2005; **28**: 599–603.

第 33 章

无创通气

Graeme Duke 和 Andrew D Bersten

无创通气在急性或慢性呼吸衰竭的治疗中占重要地位，对于某些疾病来说，它可作为优先选择方案。1936 年首次报道了用无创通气成功治疗急性呼吸衰竭（acute respiratory failure, ARF）的病例[1]，无创通气的使用早于喉镜（20 世纪早期）问世，也早于广泛应用经气管内插管行正压机械通气（20 世纪 50 年代）的时期[2]。

无创通气的定义是指不通过（有创的）气管内插管进行通气支持。在迅速可逆的 ARF[3-4] 和由阻塞性睡眠呼吸暂停（obstructive sleep apnoea, OSA）及神经肌肉疾病导致的慢性呼吸衰竭的短期治疗中，无创通气的作用越来越重要。

无创通气或是通过气道正压（P_{ao}）的传递，或是应用能对胸部（"胸盒"或胸甲）或人体（"铁肺"）产生负压的装置而实现。其概念框架如图 33.1 所示。本章主要阐述应用正压无创通气治疗 ARF。

负压呼吸机或可用于治疗急性或慢性呼吸系统疾病[5]，应用的主要局限性包括可诱导产生 OSA、缺乏对吸入氧浓度（FiO_2）的控制以及设备体积庞大[6]。尽管如此，外部的负压呼吸机还是适用于一些存在慢性呼吸衰竭，尤其是没有口腔或鼻假体的患者。

无创通气的临床有效性取决于：①所选模式；②基础呼吸疾病的本质特征及严重程度。如正确应用，无创通气可减少呼吸衰竭的发病率以及病死率，但如果应用不当，也会延迟治疗并且影响预后。对无创通气生理学原理的理解可以帮助医师掌握其适应证和益处，并预测各种无创通气模式可能造成的不良反应[7-8]。机械通气的许多一般共性问题已在第 27 章中讨论，本章将重点阐述无创通气的特殊问题。

无创通气的生理学效应

无创通气的生理学效应同有创通气类似。应用无创通气可纠正许多与呼吸衰竭有关的生理和呼吸力学方面的紊乱。具体机制如下：

- 通过增加肺泡通气量纠正呼吸性酸中毒以及高碳酸血症；
- 通过复张肺泡和增加 FiO_2 纠正低氧血症；
- 通过降低呼吸功（W_{mus}）以减少或预防呼吸肌功能障碍的发生；
- 如存在胸部创伤或者手术，可发挥稳定胸壁的作用；
- 通过降低左心室后负荷改善心功能。

为达到所需的分钟通气量，患者需要呼吸用力（压力 - 容积功）以产生吸气气流，可看作是克服各种阻力的做功之和。包括：弹性功（W_{el}）、气流阻力功（气流阻塞，W_{res}）以及阈值功（W_{thres}）。由于容积为常数，运动方程可写为：

$$P_{mus} = P_{el} + P_{res} + P_{thres}$$

可参见第 27 章。

如果增加了通气支持设备，患者所需的呼吸肌用力（P_{mus}）等于用于维持分钟通气量所

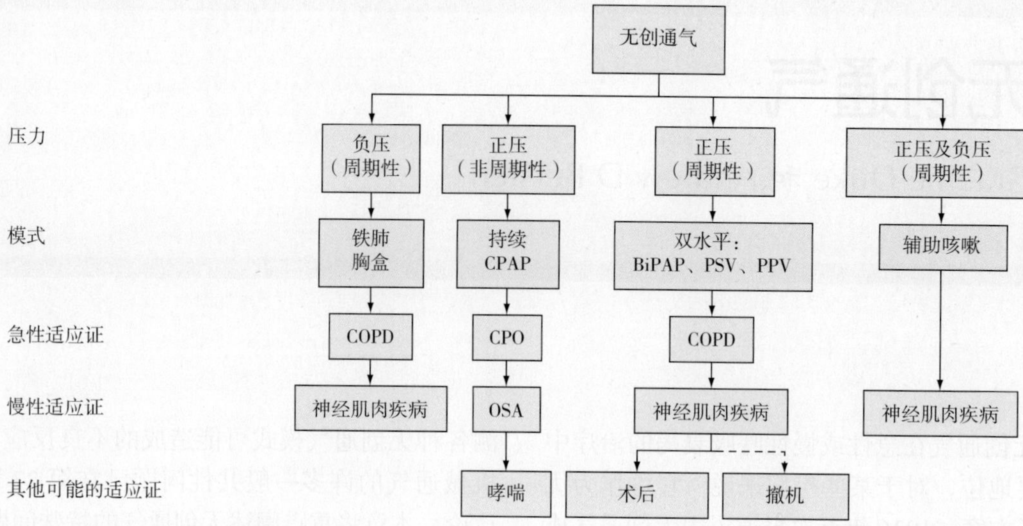

图 33.1 无创通气概念图。定义见正文

需的总呼吸肌用力与应用的 P_{ao} 之差：

$$P_{mus} = (P_{el} + P_{res} + P_{thres}) - P_{ao}$$

该方程重新排列，可改写为：

$$P_{mus} + P_{ao} = EV + R\dot{V} + \text{PEEP}$$

其中 E 代表呼吸系统弹性阻力（顺应性倒数），V 为气体容积，R 为呼吸系统及呼吸机回路气流阻力，$\dot{V}$ 为吸气流速，PEEP 为外源性与内源性 PEEP 之和（约等于 P_{thres}）。

应该记住的重要一点是呼吸机回路将额外增加气流阻力（R），从而增加呼吸肌用力（P_{mus}），因此应该关注呼吸机回路的设计（如下）。

正常肺不存在 PEEP_i，但呼吸急促、气流受阻及动态肺过度充气时常产生 PEEP_i。此时在吸气气流产生之前必须做相同大小的吸气用力以抵消阈值负荷。既然阈值负荷会妨碍患者吸气，它同样会妨碍吸气支持模式（IPAP）及压力支持通气（PSV）的触发。

当吸气阻力（P_{el}、P_{res} 以及 PEEP_i）超过了维持分钟通气量所需的呼吸肌用力（P_{mus}）时，就会发生呼吸衰竭。高代谢状态（如创伤、脓毒症）会增加基础分钟通气量，同样，肺和胸廓疾病会增加呼吸负荷，神经肌肉疾病会损害呼吸肌力。无创通气可以通过平衡呼吸负荷和（或）减少所需的呼吸肌用力来维持肺泡通气量，从而防止呼吸衰竭的发生。

虽然所有的有创机械通气模式都可以用于无创通气，但最常见的有四种：持续气道正压通气（CPAP）、压力支持通气（PSV）、双水平或双相气道正压通气（BiPAP）以及定压或定容间歇正压通气。其他正在研究阶段的模式包括高频和成比例辅助通气。

所有无创通气模式都利用闭合（或半闭合）环路，因此可以控制并可提供高 FiO_2。此为无创通气能改善氧合的一个重要独立的机制，其他机制将在后面讨论。

持续气道正压通气（CPAP）

CPAP 是无创通气模式的一种，即使整个呼吸过程的气道正压恒定不变，也可进行呼吸支持。此模式可达到一系列通气支持目标，具体如下：

1. 通过以下机制降低呼吸功：
   - 使肺泡复张，降低弹性功；
   - 在存在 PEEP_i 的情况下，降低吸气阈值负荷。

2. 通过肺泡复张及减少肺内分流纠正低氧血症。

3. 降低左心室跨壁压（后负荷）[9-10]。

吸气气道正压通气（IPAP）和压力支持通气（PSV）

无呼气压力支持的吸气气道正压通气（如 PSV 或 IPAP），通过减少呼吸功中的弹性功及气道阻力功来提供呼吸支持。这样可导致：

- 增加潮气量，降低 $PaCO_2$；
- 减少或预防呼吸肌功能障碍从而降低 P_{mus}；
- 通过膨胀静息潮气量以上的肺泡组织，诱导肺表面活性物质释放[11]。

双水平气道正压通气（BPAP）

BPAP 可分别设置吸气气道压力（IPAP）和呼气气道压力（EPAP），概念上与 PSV + CPAP 相似。呼吸频率通常取决于自主呼吸频率，但也可按时间切换，不依靠患者自主意志。对于某些患者，BPAP 在减少 P_{mus} 方面或许不及联合应用 PSV + CPAP 有效[2,12]。

控制通气

NIV 通过面罩（代替气管内插管）也可进行定容或定压机械通气。

人机相互作用

此部分内容在第 27 章已讨论，可分为：①吸气触发；②吸气；③吸气终止。无创通气唯一的特殊点在于面罩漏气会产生持续“呼气气流”，从而干扰呼吸机感知呼气终止的能力。

无创通气呼吸机

无创通气呼吸机的设计因无创通气的模式及目的（如危重症病房应用或家庭使用）不同而不同，其性能特点的显著差异都已明确标出[12-13]。一套有效的无创通气管路的重要特征包括：

- 可匹配吸气峰流速的高速气流。产生高速气流的机制包括加压供气装置、涡轮供气或文丘里喷射原理。持续气流装置通常比按需气流装置更能减少管路功；
- 可维持目标 PEEP 的呼气阻力阀，同时也能保持呼气气流的低阻力，以减少目标气道正压 P_{ao} 的波动。即阈值阻力阀或流量阻力阀。呼气阀理想的位置应尽可能靠近患者的气道端；
- 短长度、宽口径管路以减少湍流及气流的阻力；
- 用流量或压力传感器感知患者的吸气用力，并触发吸气正压支持（如 PSV 或 IPAP）；
- 控制 FiO_2 及提供大范围 FiO_2 的能力；
- 其他所需的功能包括吸入气体湿化和药物雾化装置、压力释放安全阀、后备电池、窒息后备通气支持、报警消音及容量和气道压监测。但这些功能对于家庭（长期）无创通气呼吸机来说不太重要。

目前市场上有许多类型的无创面罩，理想的设计取决于无创通气的目的和模式，以及患者面部解剖特征和个人爱好。无创面罩包括鼻内罩、鼻罩、口鼻面罩、脸罩以及头罩。理想面罩所需的特征包括重量轻、材质透明、佩戴舒适、气体密封性好、无效腔小、有独立的吸气和呼气管路以减少气体湍流和重复呼吸[13-14]。在肺模型研究中发现，于面罩的鼻梁上开呼气孔可减少无效腔[15]，或许对临床有所帮助。

面罩密闭性差、漏气、湿化问题或幽闭恐惧症所引起的不适是导致患者无创通气依从性差的常见原因。口鼻面罩因为不受经口呼吸的影响，可以提供更可靠、更恒定的气道正压 P_{ao}，而经口呼吸是危重患者的常见问题。鼻罩对患者语言、进食（饮水）及咳痰功能的限制更小，因此长期及家庭无创通气患者使用鼻罩的依从性更高。为能有效地进行漏气补偿，鼻罩配套的管路应能迅速补充并输送高流速（> 100L/min）气体。

无创通气时，医师可以容易，通常也很安全地进行纤维支气管镜检查。除了纤维支气管镜的一些常规注意事项外，无创通气需要使用至少有两个开口的口鼻面罩。其中一个被用作插入支气管镜的通道，而另一个用来进行无创通气，从而在经支气管镜抽吸分泌物时仍然能够保留足够的气流进行通气。此技术可应用于无创通气的所有模式。未行气管插管的危重患者运用此技术可进行支气管镜的诊断和治疗。

并发症及疗效评估

无创通气的禁忌证和并发症列于表 33.1。多数需进行无创通气的患者应收入ICU，由经专门培训的医护人员操作。虽然随着各种高级、便携无创呼吸机的发展，使得任何环境中都可以容易地进行无创通气，但 ICU 以外使用无创通气的益处将大大减少[16-17]。

无论患者有何基础疾病，应用无创通气后一般都可观察到缺氧纠正，呼吸频率和做功暂时降低。虽然这些都是呼吸支持的重要目标，但并不能很好地反映无创通气的真正效果。衡量无创通气效果的更可靠的临床指标包括高碳酸血症的纠正及呼吸功能的持续改善。无创通气的效果应该用预后指标评价，如患者依从比率、气管插管比率、院内获得性肺炎发生率、病死率。

无创通气与急性呼吸衰竭（ARF）[2,16,18]

心源性肺水肿（CPO）[2,8,19]

心源性肺水肿（cardiogenic pulmonary oedema, CPO）是导致严重、可逆性急性呼吸衰竭（ARF）的常见原因。20 世纪 30 年代以来，大量研究证实了无创通气各种模式（特别是 CPAP）在 CPO 治疗中的优势。CPO 导致弹性功（P_{el}）负荷增加，因左心室舒张功能障碍导致气道阻力功（P_{res}）负荷有较小程度的增加，CPO 还导致肺水增加及肺表面活性物质功能受损。CPAP 可以纠正缺氧、复张肺泡、减少肺内分流及降低左心室后负荷。肺泡复张和肺表面活性物质的产生可帮助血管外肺水由肺泡到肺间质的再分布。

超过 20 项关于在 CPO 中应用 NIV 的前瞻随机对照研究一致证实 NIV 可使低氧和高碳酸血症型呼吸衰竭得到生理改善，并能明显地减少气管插管率、住院时间及提高生存率[19]。尽管这些患者绝大多数都在 ICU 接受治疗，NIV 组呼吸支持的平均时间（9±11h）也比机械通气组短得多[20]。

应用无创通气治疗 CPO 时 CPAP 是最理想的模式。虽然绝大多数情况下 10cmH_2O 的气道压力水平安全有效，但最理想的 P_{ao} 水平

表 33.1　无创通气的禁忌证和并发症

禁忌证

- 呼吸停止
- 气道无保护（昏迷、镇静状态）
- 上气道梗阻
- 无气道自洁能力
- 未处理的气胸
- 显著血流动力学不稳定

并发症

- 面罩不舒适、患者不耐受
- 面部或眼部皮肤破损
- 鼻塞、鼻窦疼痛
- 口鼻干燥
- 眼内压升高（尤其是青光眼患者）
- 颅内压升高（尤其是神经外伤患者）
- 血压下降（如果存在低血容量）
- 吸入性肺炎（罕见）
- 积气症和胃扩张（不常见；无需常规胃减压）

仍有待研究。此外，吸气与呼气提供不同压力支持的通气模式（如 Bilevel[21] 和 PSV[22-23]）与 CPAP 一样有效，但并未显现更多预后方面的好处[19]，反而可能增加心肌梗死[24-25]的发生率[19]。治疗 CPO 时 Bilevel 和 CPAP 对呼吸参数的影响相同，但对心肌功能的影响却不相同[24-25]。CPAP 既能降低前负荷也能降低后负荷[9-10]，且可减少心肌儿茶酚胺的释放[26]，而 Bilevel 模式下气道压力 P_{ao} 的周期性变化可能导致前负荷及后负荷在呼吸周期中的变化[2,27]。

目前的证据都支持通过面罩应用 CPAP 是中或重度 CPO 的标准治疗及呼吸支持的一线选择[16,28]。

慢性阻塞性肺病（COPD）导致的急性呼吸衰竭

COPD 患者气道阻力做功（P_{res}）增加，同时经常出现因肺实质破坏而导致基础分钟通气量及弹性做功（P_{el}）增加。由于气流受阻，因此常出现阈值负荷（$PEEP_i$），当发生急性呼吸衰竭时，$PEEP_i$ 会随着 W_{res} 及呼吸频率的增加而加重。可逆性急性呼吸衰竭是 COPD 常见的并发症。

气管插管的 COPD 患者撤机过程中，CPAP 和 PSV 都能减少患者的呼吸肌用力（P_{mus}）。NIV 在高碳酸血症型急性呼吸衰竭中的重要性已经在至少 14 项超过 600 例患者的前瞻随机对照研究中得到证实[18,29-31]。大多数研究表明 NIV 在 COPD 治疗中不良反应发生率低，能显著降低气管插管率及住院病死率[31]。有关 NIV 的 Meta 分析显示 NIV 可显著降低病死率及气管插管率[32]。NIV 治疗过程中气管插管或死亡风险降低的程度与呼吸性酸中毒的严重程度成比例关系[33]。NIV 患者的院内获得性肺炎发生率更低[34-36]，这或许是 NIV 患者病死率更低[36]的原因之一。尽管如此，NIV 治疗 COPD 过程中的面罩不耐受发生率、护理工作量及治疗失败率都比 NIV 治疗 CPO 要高[2]。

目前的证据支持将 NIV 治疗高碳酸血症型急性呼吸衰竭作为 COPD 标准化治疗的一部分。全球许多呼吸学会[16,28,37]推荐：对 COPD 急性加重、临床症状迅速恶化的住院患者应考虑使用无创正压通气（呼吸机支持）来阻止气体交换、呼吸功负荷的进一步恶化，并降低气管插管率[16]。

NIV 的所有模式对 COPD 治疗均有效果，但尚无对照试验证实何种模式或多大的压力水平最为有效[16]。以气流受阻（P_{res}）和（或）阈值负荷增加为 ARF 主要病因的患者可能对 CPAP 模式有效。多数患者还会存在肺泡通气量的降低、显著的高碳酸血症或呼吸肌功能障碍，因此可能会从额外的吸气压力支持（PSV、IPAP 或 NIPPV）中受益。

呼吸性酸中毒（pH $<$ 7.37）或持续气促是应用 NIV 的指征[32,38]。这类患者应收治于 ICU，有相应的设备及掌握 NIV 技术的医护人员[2]，报道称预后更佳[17,32]。应精细调节吸气压力支持水平（通常为 5 ～ 15cmH_2O）来改善分钟通气量，具体表现为潮气量及 pH 值的改善，呼吸频率及 $PaCO_2$ 的下降。应对低水平 CPAP（4 ～ 8cmH_2O）进行精细调节，以最大限度地降低患者吸气触发做功，并精细调节 FiO_2 以纠正缺氧。

COPD 中 NIV 治疗成功的早期预测指标包括治疗开始最初 2h 内 pH 值和 $PaCO_2$ 的变化，而不是 PaO_2 的变化[32,39]。NIV 治疗失败的预测指标包括面罩不耐受、严重酸中毒（pH $<$ 7.25）、呼吸急促（$>$ 35/min）、意识恶化以及对初始治疗反应不佳[39]。在 NIV 开始之前，临床医师就应该为试行 NIV 的患者制定一个清晰的替代治疗策略。

虽然报道的 NIV 治疗成功率高（70% ～ 90%），但 NIV 的失败（即气管插管）随着呼吸性酸中毒的严重程度而增加[32,38]。对于依从性差的患者，应同时做好安慰与解释工作，并试用不同型号和（或）类型的面罩，初始通气压力设置应较低、并可短暂停用 NIV。低剂量的抗焦虑药对于那些由于焦虑导致呼吸急促的患者有益处，但由于此类药物存在呼吸抑制的不良反应，故应谨慎使用。

尽管应用NIV开始阶段可能改善病情，但仍有10%～20%的患者后期（＞48h）治疗会失败[18,30,39]。这组患者死亡风险较高[40]。目前尚不清楚此类患者预后更差是由基础疾病的严重程度所致，还是由MV开始延迟所致。

哮喘

哮喘是一种急性炎症性肺疾病，它可以增加气道阻力（P_{res}）以及呼吸阈值负荷（$PEEP_i$）。在哮喘急性期使用CPAP[41-43]或双水平NIV[43-45]均可改善生理及临床指标。一项随机对照研究用双水平NIV精细调节治疗哮喘30min以上，结果显示可显著改善第一秒用力呼气容积（FEV_1），并降低住院率[46]。

目前NIV治疗急性哮喘的临床价值，以及不同吸气压力的益处仍有待证实。我们发现对持续吸入支气管扩张剂无效的中重度急性哮喘患者，应用5cmH_2O的CPAP是有效的。即使在高流速的NIV管路中，雾化药物同样可以被有效地吸入[47]。目前尚期待采用高质量终点指标的临床对照研究。

急性肺损伤（ALI）和急性呼吸窘迫综合征（ARDS）

与CPO一样，ALI会导致P_{el}增加，以及由于肺泡毛细血管通透性增加、炎症介质释放以及肺表面活性物质功能受损，P_{res}会有较小程度的增加。相比CPO，支持NIV治疗ALI和ARDS的证据很少。虽然PEEP对于ALI或ARDS的机械通气治疗非常重要，且NIV可以减少院内获得性肺炎的发病率[34-36]，但目前的证据不支持在普通低氧血症型急性呼吸衰竭中常规应用NIV[48-49]。

尽管有许多关于成功应用NIV治疗社区获得性肺炎（COPD除外）及其他类型ALI的临床报道，但其治疗失败率仍然很高[31,48,50-53]。这也反映出与CPO比较，肺炎所致ALI及ARDS在病程、病情严重程度及病理生理过程方面均有所不同。一些显示NIV明显有效的研究并未将CPO[54]或COPD[55-56]患者排除，而此特殊亚组患者对NIV治疗有效。

免疫功能受损患者的肺炎

免疫功能受损患者机械通气的发生率及病死率高[56-58]。此类患者应用NIV[2]以减少气管插管和机械通气可能会受益[56-57]，但尚不清楚此种转变是[56,58]否[36,57]会提高患者的住院存活率。同样不清楚单纯NIV能否使患者避免MV[34]，还是仅仅选择了更易可逆的急性呼吸衰竭患者及更易存活的患者。即便如此，基于目前证据，在免疫功能受损患者中应用NIV是合理的[16]。同样需要建立明确的指南以管理NIV试验性治疗失败者及不适宜MV治疗者或治疗无效患者。

术后和创伤后急性呼吸衰竭

术后和创伤后急性呼吸衰竭可能是由于各种增加P_{el}及损害呼吸肌功能的可逆性病理过程所致，包括肺不张、胸壁机械损伤、咳痰差、院内感染、吸入性肺炎及非呼吸系统创伤或脓毒症。

普外[59]及心胸外科[60]术后轻度低氧性呼吸衰竭患者应用面罩进行CPAP可以持续改善生理学指标（如氧合和呼吸频率），并且降低气管插管的风险，但缺乏能改善预后的证据。增加吸气压力支持（PSV或BiPAP）可能会提高某些亚组患者（如肺切除术后）的存活率[61]。这类患者中许多都存在COPD基础疾病，而无COPD患者是否也有相同结果仍有待进一步的研究。

单纯严重胸部创伤患者使用面罩进行CPAP效果优于MV[62-63]，但NIV的明确作用尚不清楚。NIV的禁忌证包括合并其他严重创伤，如神经创伤、颅内高压及未经处理的气胸。

NIV辅助撤机

由于NIV在COPD治疗中的优势以及目前广泛应用有创PSV模式辅助撤离机械通气，因此，通过NIV实施早期拔除气管插管也被推荐用于需加速撤离机械通气的患者[63]，NIV也可用于拔管失败或意外拔管的患者。其可能的优势是减少机械通气持续时间及并发症的发生率（如院内获得性肺炎）。

对于 COPD 患者，NIV 再次显示了其在改善存活率方面的益处[64]，而对照组整体并未显现益处[16]，其他患者是否受益还不太清楚[65]。虽然 NIV 是早期撤机的一种方法，但单纯 NIV 并不能取代早期使用 NIV、减少 MV 需要及提高撤机成功率、减少过早拔管风险的整套策略。

NIV 与慢性呼吸疾病

NIV 在下列慢性呼吸疾病的短期辅助治疗和长期治疗中发挥重要作用，包括与阻塞性及中枢性睡眠呼吸暂停综合征相关的严重慢性呼吸衰竭[16-66]；与神经肌肉疾病[67]、胸廓畸形[68]等肺外疾病相关的慢性低通气综合征。但是对慢性肺实质疾病，如（稳定期）COPD 和肺囊性纤维化，NIV 益处较少[69]。

慢性呼吸疾病患者在急性加重期或围术期，可能需要收入监护病房进行短期的机械通气或 NIV 呼吸支持。相比气管插管和机械通气，NIV（加用于清除分泌物的微小气管造口术）可能改善预后[70]，但失败率高于治疗急性高碳酸血症型 COPD[71]。或应在患者住院治疗急性严重呼吸衰竭期间首先对有无以上情况进行判断，之后随病情的康复，再对长期 NIV 进行评估。

NIV 与睡眠呼吸暂停综合征[72-73]

中度或重度 OSA 会导致夜间低通气及阵发性缺氧，从而导致肺循环及体循环高血压、心衰、日间高碳酸血症和嗜睡。这些并发症大多可通过夜间正确使用 CPAP 得以纠正或缓解[16,66,74]。可疑睡眠呼吸暂停的患者，在开始常规家庭 CPAP 治疗前，需由呼吸科医师对病情进行准确的评估，包括进行睡眠监测。当存在中枢呼吸驱动不足时，偶尔也需要应用双水平或控制通气模式。许多患者在使用了一段时间双水平或控制通气之后，其呼吸驱动力得到改善，可以改用 CPAP 继续治疗。

某些并发的疾病、手术或使用镇静剂和阿片类镇痛药会增加呼吸功能障碍、呼吸暂停和低氧的发生频率及持续时间。这些患者即使不需入住 ICU，也要进行 CPAP 支持。

NIV 与慢性低通气综合征

所有由神经肌肉疾病导致严重慢性呼吸衰竭的患者都应考虑进行家庭 NIV（主要使用吸气支持模式或 NIPPV）[67,69,75]。推荐此类患者早期进行家庭 NIV，因其可以改善预后[67,76]并提高生活质量。对于肺囊性纤维化患者，家庭 NIV 可能仅仅起支持作用，帮助患者等待器官移植[57,68]。与 NIV 在 COPD 急性加重期的作用相反，除非合并有前面提到的疾病状况，家庭 NIV 对于 COPD 稳定期很少或没有任何帮助[16,37,71,77]。

对家庭 NIV 患者的评估应包括肺功能检查、动脉血气分析、睡眠监测，评估应配合尝试 NIV 不同模式及压力设定。总的来说，长期 NIV 的适应证包括有症状的呼吸衰竭、日间高碳酸血症及潮气量显著下降（< 预期值 20%）。夜间或间断应用 NIV 已证实可改善日间呼吸及心功能，提高运动耐力，减慢呼吸功能障碍进程及降低住院次数[67,76]。

（郑　悦　白　宇译　李文雄校）

参考文献

1. Poulton EP. Left-sided heart failure with pulmonary oedema. Its treatment with the 'pulmonary plus pressure' machine. *Lancet* 1936; **231**: 981–3.
2. Mehta S, Hill NS. Noninvasive ventilation. State of the art. *Am J Respir Crit Care Med* 2001; **163**: 540–77.
3. Carlucci A, Richard JC, Wysocki M *et al.* Noninvasive versus conventional mechanical ventilation. An epidemiologic survey. *Am J Respir Crit Care Med* 2001; **163**: 874–80.
4. Demoule A, Girou E, Richard JC *et al.* Increased use of noninvasive ventilation in French intensive care units. *Intens Care Med* 2006; **32**: 1747–55.
5. Corrado A, Confalonieri M, Marchese S *et al.* Iron lung vs mask ventilation in the treatment of acute on chronic respiratory failure in COPD patients. A multicenter study. *Chest* 2002; **121**: 189–95.
6. Brochard, L. Negative pressure ventilation. *JAMA* 2003; **289**: 983.
7. Duke GJ, Bersten AD. Noninvasive ventilation for acute respiratory failure. Part 1. *Crit Care Resusc* 1999; **1**: 187–98.
8. Duke GJ, Bersten AD. Non-invasive ventilation for

adult acute respiratory failure. Part 2. *Crit Care Resusc* 1999; **1**: 199–210.

9. Buda AJ, Pinsky MR, Ingels NB *et al.* The effect of intrathoracic pressure on left ventricular performance. *N Engl J Med* 1979; **301**: 453–9.
10. Naughton MT, Rahman A, Hara K *et al.* Effect of continuous positive airway pressure on intrathoracic and left ventricular transmural pressures in patients with congestive heart failure. *Circulation* 1995; **91**: 1725–31.
11. Nicholas TE, Power JH, Barr HA. The pulmonary consequences of a deep breath. *Respir Physiol* 1982; **49**: 315–24.
12. Calzia E, Lindner KH, Witt S *et al.* Pressure–time product and work of breathing during biphasic continuous positive airway pressure and assisted spontaneous breathing. *Am J Respir Crit Care Med* 1994; **150**: 904–10.
13. Lofaso F, Brochard L, Hang T *et al.* Home versus intensive care pressure support devices. *Am J Respir Crit Care Med* 1996; **153**: 1591–9.
14. Ferguson GF, Gilmartin M. CO_2 rebreathing during BiPAP ventilatory assistance. *Am J Respir Crit Care Med* 1995; **151**: 1125–35.
15. Saatci E, Miller DM, Stell IM *et al.* Dynamic dead space in face masks used with noninvasive ventilators: a lung model study. *Eur Respir J* 2004; **23**: 129–35.
16. American Thoracic Society. International Consensus Conferences in intensive care medicine: noninvasive positive pressure ventilation in acute respiratory failure. *Am J Respir Crit Care* 2001; **163**: 283–91.
17. Plant PK, Owen JL, Parrott S *et al.* Cost effectiveness of ward based non-invasive ventilation for acute exacerbations of chronic obstructive pulmonary disease: economic analysis of randomised controlled trial. *Br Med J* 2003; **326**: 956–61.
18. Meduri GU, Turner RE, Abou-Shala N *et al.* Noninvasive positive pressure ventilation via face mask. First line intervention in patients with acute hypercapnic and hypoxemic respiratory failure. *Chest* 1996; **109**: 179–93.
19. Peter JV, Moran JL, Phillips-Hughes J *et al.* Effect of non-invasive positive pressure ventilation (NIPPV) on mortality in patients with acute cardiogenic pulmonary oedema: a meta-analysis. *Lancet* 2006; **367**: 1155–63.
20. Bersten AD, Holt AW, Vedig AE *et al.* Treatment of severe cardiogenic pulmonary oedema with continuous positive airway pressure delivered by face mask. *N Engl J Med* 1991; **325**: 1825–30.
21. Levitt MA. A prospective, randomized trial of BiPAP in severe acute congestive heart failure. *J Emerg Med* 2001; **21**: 363–9.
22. Nava S, Carbone G, DiBattista N *et al.* Noninvasive ventilation in cardiogenic pulmonary edema. A multicenter randomized trial. *Am J Respir Crit Care Med* 2003; **168**: 1432–7.
23. Bellone A, Vettorello M, Monari A *et al.* Noninvasive pressure support ventilation vs. continuous positive airway pressure in acute hypercapnic pulmonary edema. *Intens Care Med* 2005; **31**: 807–11.
24. Mehta S, Jay GD, Woolard RH *et al.* Randomized, prospective trial of bilevel versus continuous positive airway pressure in acute pulmonary edema. *Crit Care Med* 1997; **25**: 620–8.
25. Sharon A, Shpirer I, Kaluski E *et al.* High-dose intravenous isosorbide-dinitrate is safer and better than BiPAP ventilation combined with conventional treatment for severe pulmonary edema. *J Am Coll Cardiol* 2000; **36**: 832–7.
26. Kaye DM, Mansfield D, Aggarwal A *et al.* Acute effects of continuous positive airway pressure on cardiac sympathetic tone in congestive heart failure. *Circulation* 2001; **103**: 2336–8.
27. Duke GJ. Cardiovascular effects of mechanical ventilation. *Crit Care Resusc* 1999; **1**: 388–99.
28. British Thoracic Society Standards of Care Committee. Non-invasive ventilation in acute respiratory failure. *Thorax* 2002; **57**: 192–211.
29. Bott J, Carroll MP, Keilty SEJ *et al.* Randomised controlled trial of nasal ventilation in acute ventilatory failure due to chronic obstructive airways disease. *Lancet* 1993; **341**: 1555–7.
30. Brochard L, Mancebo J, Wysocki M *et al.* Non-invasive ventilation for acute exacerbations of chronic obstructive pulmonary disease. *N Engl J Med* 1995; **333**: 817–22.
31. Keenan SP, Kernerman PD, Cook DJ *et al.* Effect of noninvasive positive pressure ventilation on mortality in patients admitted with acute respiratory failure: a meta-analysis. *Crit Care Med* 1997; **25**: 1685–92.
32. Ram FSF, Picot J, Lightowler J *et al.* Non-invasive positive pressure ventilation for treatment of respiratory failure due to exacerbations of chronic obstructive pulmonary disease. *Cochrane Database of Systematic Reviews* 2004.
33. Peter JV, Moran JL. Noninvasive ventilation in exacerbations of chronic obstructive pulmonary disease: implications of different meta-analytic strategies. *Ann Intern Med* 2004; **141**: 78–9.
34. Girou E, Brun-Buisson C, Taille S *et al.* Secular trends in nosocomial infection and mortality associated with noninvasive ventilation in patients with exacerbation of COPD and pulmonary edema. *JAMA* 2003; **292**: 2985–91.
35. Nourdine K, Combes P, Carton M-J *et al.* Does noninvasive ventilation reduce the ICU nosocomial infection risk? A prospective clinical survey. *Intens Care Med* 1999; **25**: 567–73.
36. Demoule A, Girou E, Richard JC *et al.* Benefits and risks of success or failure of noninvasive ventilation. *Intens Care Med* 2006; **32**: 1756–65.
37. Abramson MJ, Crockett AJ, Frith PA *et al.* COPDX: an update of guidelines for the management of chronic obstructive pulmonary disease with a review of recent evidence. *Med J Aust* 2006; **184**: 342–5.
38. Lightowler JV, Wedzicha JA, Elliott MW *et al.* Non-invasive positive pressure ventilation to treat respiratory failure resulting from exacerbations of chronic obstructive pulmonary disease: Cochrane systematic review and meta-analysis. *Br Med J* 2003; **326**: 185–90.
39. Confalonieri M, Garuti G, Cattaruzza MS *et al.* A chart of failure risk for noninvasive ventilation in patients with COPD exacerbation. *Eur Respir J* 2005; **25**: 348–55.
40. Moretti M, Cilione C, Tampieri A *et al.* Incidence and causes of non-invasive mechanical ventilation failure after initial success. *Thorax* 2000; **55**: 819–25.
41. Martin JG, Shore S, Engel LA *et al.* Effect of continuous positive airway pressure on respiratory mechanics and pattern of breathing in induced asthma. *Am Rev Respir Dis* 1982; **126**: 812–17.
42. Shivaram U, Miro AM, Cash ME *et al.* Cardiopulmo-

nary responses to continuous positive airway pressure in acute asthma. *J Crit Care* 1993; **8**: 87–92.
43. Fernandez MM, Villagra A, Blanch L *et al.* Noninvasive ventilation in status asthmaticus. *Intens Care Med* 2001; **27**: 486–92.
44. Meduri GU, Cook TR, Turner RE *et al.* Noninvasive positive pressure ventilation in status asthmaticus. *Chest* 1996; **110**: 767–74.
45. Gehlbach B, Kress JP, Kahn J *et al.* Correlates of prolonged hospitalization in inner-city ICU patients receiving noninvasive and invasive positive pressure ventilation for status asthmaticus. *Chest* 2002; **122**: 1709–14.
46. Soroksky A, Stav D, Shpirer I. A pilot prospective, randomized, placebo-controlled trial of bilevel positive airway pressure in acute asthmatic attack. *Chest* 2003; **123**: 1018–25.
47. Parkes SN, Bersten AD. Aerosol kinetics and bronchodilator efficacy during continuous positive airway pressure delivered by face mask. *Thorax* 1997; **52**: 171–5.
48. Delclaux C, L'Her E, Alberti C *et al.* Treatment of acute hypoxemic nonhypercapnic respiratory insufficiency with continuous positive airway pressure delivered by a face mask. A randomized controlled trial. *JAMA* 2000; **284**: 2352–60.
49. Ferrer M, Esquinas A, Leon M *et al.* Noninvasive ventilation in severe hypoxemic respiratory failure: a randomized clinical trial. *Am J Respir Crit Care Med* 2003; **168**: 1438–44.
50. Abou-Shala N, Meduri GU. Noninvasive ventilation in patients with acute respiratory failure. *Crit Care Med* 1996; **24**: 705–15.
51. Jolliet P, Abajo B, Pasquina P *et al.* Non-invasive respiratory support ventilation in severe community-acquired pneumonia. *Intens Care Med* 2001; **27**: 812–21.
52. Phua J, Kong K, Lee KH *et al.* Noninvasive ventilation in hypercapnic acute respiratory failure due to chronic obstructive pulmonary disease vs. other conditions: effectiveness and predictors of failure. *Intens Care Med* 2005; **31**: 533–9.
53. Antonelli M, Conti G, Moro ML *et al.* Predictors of failure of noninvasive positive pressure ventilation in patients with acute hypoxemic respiratory failure: a multi-center study. *Intens Care Med* 2001; **27**: 1718–28.
54. Kramer N, Meyer TJ, Meharg J *et al.* Randomized prospective trial of non-invasive positive pressure ventilation in acute respiratory failure. *Am J Respir Crit Care Med* 1995; **151**: 1799–806.
55. Confalonieri M, Potena A, Carbone G *et al.* Acute respiratory failure in patients with severe community acquired pneumonia. *Am J Respir Crit Care Med* 1999; **160**: 1585–91.
56. Hilbert G, Gruson D, Vargas F *et al.* Noninvasive ventilation in immunosuppressed patients with pulmonary infiltrates, fever and acute respiratory failure. *N Engl J Med* 2001; **344**: 481–7.
57. Antonelli M, Conti G, Bufi M *et al.* Noninvasive ventilation for treatment of acute respiratory failure in patients undergoing solid organ transplantation: a randomized trial. *JAMA* 2000; **283**: 235–41.
58. Confalonieri M, Calderini E, Terraciano S *et al.* Noninvasive ventilation for treating acute respiratory failure in AIDS patients with *Pneumocystis carinii* pneumonia. *Intens Care Med* 2002; **28**: 1233–8.
59. Squadrone V, Coha M, Cerutti E *et al.* Continuous positive air way pressure for treatment of postoperative hypoxemia: a randomized controlled trial. *JAMA* 2005; **293**: 589–95.
60. Richter-Larsen K, Ingwersen U, Thode S *et al.* Mask physiotherapy in patients after heart surgery: a controlled study. *Intens Care Med* 1995; **21**: 469–74.
61. Auriant J, Jallot A, Herve P *et al.* Noninvasive ventilation reduces mortality in acute respiratory failure following lung resection. *Am J Respir Crit Care Med* 2001; **164**: 1231–5.
62. Bolliger CT, Van Eeden SF. Treatment of multiple rib fractures. Randomised controlled trial comparing ventilatory with non-ventilatory management. *Chest* 1990; **97**: 943–8.
63. Gunduz M, Unlugenc H, Ozalevli M *et al.* A comparative study of continuous positive airway pressure (CPAP) and intermittent positive pressure ventilation (IPPV) in patients with flail chest. *Emerg Med J* 2005; **22**: 325–9.
64. Nava S, Ambrosino N, Clini E *et al.* Noninvasive mechanical ventilation in the weaning of patients with respiratory failure due to chronic obstructive pulmonary disease. A randomized, controlled trial. *Ann Intern Med* 1998; **128**: 721–8.
65. Burns KEA, Adhikari NKJ, Meade MO. Noninvasive positive pressure ventilation as a weaning strategy for intubated adults with respiratory failure. *Cochrane Database of Systematic Reviews* 2003, issue 4.
66. American Thoracic Society. Indications and standards for use of nasal continuous positive airway pressure (CPAP) in sleep apnoea syndromes. *Am J Respir Crit Care Med* 1994; **150**: 1738–45.
67. Gomez-Merino E, Bach JR. Duchenne muscular dystrophy: prolongation of life by noninvasive ventilation and mechanically assisted coughing. *Am J Phys Med Rehabil* 2002; **8**: 411–15.
68. National Association for Medical Direction of Respiratory Care. Clinical indications for non-invasive positive pressure ventilation in chronic respiratory failure due to restrictive lung disease, COPD, and nocturnal hypoventilation – a consensus conference report. *Chest* 1999; **116**: 521–34.
69. Madden BP, Kariyawasam H, Siddiqi AJ *et al.* Noninvasive ventilation in cystic fibrosis patients with acute or chronic respiratory failure. *Eur Respir J* 2002; **19**: 310–13.
70. Vianello A, Bevilacqua M , Arcaro G *et al.* Noninvasive ventilatory approach to treatment of acute respiratory failure in neuromuscular disorders. A comparison with endotracheal intubation. *Intens Care Med* 2000; **26**: 384–90.
71. Robino C, Faisy C, Diehl J-L *et al.* Effectiveness of non-invasive positive pressure ventilation differs between decompensated chronic restrictive and obstructive pulmonary disease patients. *Intens Care Med* 2003; **29**: 603–10.
72. Giles Tl, Lasserson TJ, Smith BJ *et al.* Continuous positive airway pressure for obstructive sleep apnoea in adults. *Cochrane Database of Systemic Reviews* 2006, issue 3.
73. Kaneko Y, Floras JS, Usui K *et al.* Cardiovascular effects of continuous positive airway pressure in patients with heart failure and obstructive sleep apnea. *N Engl J Med* 2003; **348**: 1233–41.
74. Granton JT, Naughton MT, Benard DC *et al.* CPAP improves respiratory muscle strength in patients with heart failure and central sleep apnoea. *Am J Respir Crit Care Med* 1996; **153**: 277–87.
75. Annane D, Chevrolet JC, Chevret S *et al.* Nocturnal mechanical ventilation for chronic hypoventilation

in patients with neuromuscular and chest wall disorders. *Cochrane Database of Systematic Reviews* 2000, issue 1.
76. Aboussouan LS, Khan SU, Meeker DP *et al.* Effect of noninvasive positive-pressure ventilation on survival in amyotrophic lateral sclerosis. *Ann Intern Med* 1997; 127: 450–3.
77. Wijkstra PJ, Lacasse Y, Guyatt GH *et al.* Nocturnal non-invasive positive pressure ventilation for stable chronic obstructive pulmonary disease. *Cochrane Database of Systematic Reviews* 2002, issue 2.

第 34 章

呼吸监护

Andrew D Bersten

治疗呼吸疾病患者时，临床查体及观察生命体征变化（如呼吸频率）、观察痰量及性状都是极其重要的。临床查体应该特别注重寻找吸气和（或）呼气胸膜腔压力过度变化及做功增加的表现，如动用辅助呼吸肌、气管牵曳、三凹征、腹部矛盾呼吸（提示膈肌疲劳[1]）及奇脉。自主呼吸时出现吸气相血压大幅下降（> 10mmHg），通常可提示以下情况：心脏压塞、心源性休克、肺栓塞、低血容量性休克以及急性呼吸衰竭。吸气相血压的下降与胸膜腔压力的变化呈曲线关系，但存在明显的个体差异[2]。因此，奇脉的变化趋势更为重要：奇脉程度的减少可能是由于通气需要的胸膜腔负压改善或下降，或是由于呼吸肌功能障碍，不能产生相同的胸膜腔负压。

还可以通过呼吸机辅助呼吸患者的血气分析、脉搏血氧饱和度（见第 14 章）、二氧化碳描记图、通气压力及波形分析得到额外的信息。本章将重点关注与危重症患者直接相关的呼吸功能的检查。

气体交换监测

氧合

这是对第 14 章内容的回顾，因此此处只做简单讨论。低氧血症是由于吸入气体氧分压低（罕见）、低通气、弥散障碍（罕见）、通气血流比例失调（$\dot{V}/\dot{Q}$）以及分流所致。惰性气体分析可用于定量分析通气血流比例（$\dot{V}/\dot{Q}$）失调，并提示急性呼吸窘迫综合征（ARDS）中的低氧血症主要是由于肺泡有血流但无通气（分流）所致[3]，这与 CT 扫描提示肺重力依赖区密度增加的结果相符合。但惰性气体分析目前仍然是一种研究手段，而非临床最直接的方法。下面的肺泡气体方程则被临床用来评估低氧血症：

$$PAO_2 = \text{吸入气 } PO_2 - PaCO_2 / \text{呼吸商}$$

其中 PAO_2 是肺泡氧分压，此方程通常可简化为：

$$PAO_2 = (760 - 47) \times FiO_2 - PaCO_2/0.8$$

其中 760 是大气压，单位为 mmHg；47 是指在 37℃时完全湿化状态下肺泡气中的饱和水蒸气压。正常的肺泡动脉氧分压差 $P_{A-a}O_2$ 应小于 7mmHg，但老年人可增加到 14mmHg。正常 $P_{A-a}O_2$ 的产生是由于肺循环中会有部分静脉混合，以及经支气管静脉和心最小静脉（冠状动脉循环中）的少量右向左分流所致。此公式去除了引发低氧血症的直接原因之一——高碳酸血症因素，因此 $P_{A-a}O_2$ 的增加是由于通气血流比例失调或右向左分流造成的。评估低氧血症常用的另一个替代方法就是 PaO_2/FiO_2，但其不能反映 $PaCO_2$ 升高的影响。而且这两种方法除受静脉混合程度影响外，还被很多因素影响（如心输出量、血红蛋白含量、FiO_2）。静脉混合程度可由肺内分流公式估算：

$$\dot{Q}_s/\dot{Q}_t = (Cc'O_2 - CaO_2) / (Cc'O_2 - CvO_2)$$

其中 $\dot{Q}_s$ 是指肺内分流血流量，$\dot{Q}_t$ 是指肺总血流量，$Cc'O_2$ 是由 PAO_2 计算出的终末毛细血管血氧含量，CaO_2 为动脉血氧含量，CvO_2 为混合静脉血氧含量。

二氧化碳（CO_2）

$PaCO_2$ 取决于肺泡通气量（$\dot{V}_A$）以及 CO_2 的产生量（$\dot{V}_{CO_2}$）：

$$PaCO_2\ (\text{mmHg}) = \dot{V}_{CO_2}\ (\text{ml/min STPD}) \times 0.863/\dot{V}_A\ (\text{l/min BTPS})$$

其中 $\dot{V}_A$ 等于分钟通气量（$\dot{V}_E$）减去无效腔通气量（$\dot{V}_D$）。通过改良的玻尔方程（Bohr equation）（假设 $PACO_2 = PaCO_2$）可计算出生理无效腔量（V_{Dphys}）占潮气量（V_T）的比例：

$$V_{Dphys}/V_T = PaCO_2 - P\bar{e}CO_2/PaCO_2$$

其中 $P\bar{e}CO_2$ 是指呼气混合 CO_2 分压，V_{Dphys} 由解剖无效腔（V_{Danat}）与肺泡无效腔（V_{Dalv}）构成，后者是由于肺泡有通气但无血流造成的。正常情况下 V_{Dalv} 很小，而 V_{Danat} 占潮气量（V_T）的 30%。因为气管插管的容积小于口、鼻和咽的容积，所以似乎插管可以减少 V_{Danat}；但如果将气管插管的连接管路也计算在内的话，则插管后无效腔量的变化很小。正压通气扩张气道增加 V_{Danat}，并且增加肺泡有通气无血流的趋势，因此会增加无效腔。ARDS 患者 V_{Dalv} 的明显增加会导致 V_{Dphys}/V_T 的明显增加（超过 0.6），V_{Dphys}/V_T 是影响预后的独立因素[4]。

呼气 CO_2 波形监测

呼气 CO_2 波形监测能测定及显示呼吸周期中呼出气的 CO_2 分压，它通过主流式传感器采样进行工作，而侧流式传感器容易被分泌物堵塞。当患者没有气管插管时，则通常选用侧流式传感器取样（如改良鼻导管）。通过红外线光谱法测定所吸收能量成分，然后将其转化为呼出 CO_2 百分比。

呼气过程中，呼气初期 CO_2 波形监测显示无 CO_2，伴随解剖无效腔内气体被呼出，CO_2 曲线逐渐上升达到一个平台，然后再逐渐下降直到吸气开始，CO_2 再回到 0。当患者存在明显的呼吸系统疾病时，其呼气 CO_2 波形监测可能无法出现平台期。呼气末 CO_2 分压（$PetCO_2$）为平台末的数值，正常情况下只比 $PaCO_2$ 稍低。但是当患者肺泡无效腔（V_{Dalv}）增加，如心输出量低、肺栓塞及肺泡压增加时，$PaCO_2$ 与 $PetCO_2$ 的差值会增加。因此危重患者 $PetCO_2$ 可能无法反映 $PaCO_2$。尽管如此，此差值在病情稳定的患者相当恒定，在患者转运过程中能用来指导调整分钟通气量（$\dot{V}_E$）[5]。在包括适当分钟通气量在内的其他因素不变的情况下，$PetCO_2$ 的突然改变可能是提示患者病情变化的早期信号。$PetCO_2$ 实际上与心输出量直接相关，$PetCO_2$ 监测已被用于评估心肺复苏是否充分及其预后[6]。

呼气 CO_2 的存在也被当作确定气管内插管位置的次级证据，因临床评估不总是可靠，故即使气管插管时看见导管经过声带，通常也推荐使用呼气 CO_2 波形监测来确定气管插管位置[7]。单一比色法可用于此目的。然而呼气 CO_2 检测并非绝对可靠，在摄入碳酸饮料后，很罕见的会出现假阳性结果，假阴性结果可能是由于肺血流过低或肺泡无效腔量过大所致，如肺栓塞或严重哮喘。呼气 CO_2 波形监测也已被推荐用于危重患者的转运[8]及呼吸监测[9]，并应该被用于所有麻醉患者[10]。

气体交换（弥散功能）

以气体（CO 为代表）通过肺泡毛细血管屏障情况来检测气体交换能力。气体交换因子计算公式如下：

$$\text{CO 摄取容积} / (PACO - PcCO)$$

由于 CO 可完全被 Hb 所摄取，故 $PcCO$ 为 0。此测试通常在门诊进行，在 ICU 并不常用。引起低氧血症的原因很少是弥散障碍。由于某些疾病，如肺气肿和肺纤维化，可能同时影响肺容积和弥散功能，因此气体交换因子通常需用肺容积来校正。

肺容积和肺容量（图 34.1）

潮气量（V_T）是每次呼吸时吸入及呼出的气体容量，每次呼吸呼气末肺的容积称为功能残气量（FRC）。平静呼气后再用力呼气呼出的气量叫做补呼气量（ERV），此时残留在肺内不能呼出的气体容量叫做残气量（RV）。由FRC开始做最大努力吸气，能呼出的最大气量，叫做肺活量（VC）。最大努力吸气后肺内所含的气量，叫做肺总量（TLC）。临床上最重要的参数是FRC、V_T及VC，后两者通过肺活量计或流量分析容易测得。

潮气量

分钟通气量由呼吸频率（f）和潮气量（V_T）共同组成，正常成年人呼吸频率约17次/分，潮气量约400ml[11]。浅快呼吸常见于呼吸窘迫和撤机失败的患者。虽然浅快呼吸指数（f/V_T）> 100 最初被提出用于预测撤机失败的可能性大[12]，但后来相关的研究结果却不尽相同。

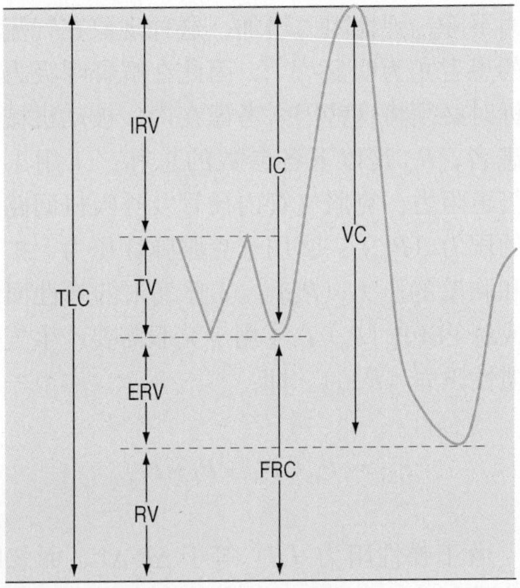

图 34.1 肺容量。TLC：肺总容量；IRV，补吸气量；TV，潮气量；ERV，补呼气量；RV，残气量；IC，吸气量；FRC，功能残气量；VC，肺活量

肺活量（VC）

在达到肺总容量（TLC）时，吸气肌做功被肺和胸壁的弹性回缩力抵消。因此TLC取决于吸气肌肌力、肺和胸壁的机械特性以及肺的大小（因体型和性别而异）（表34.1）。由于VC等于TLC与FRC之差，因此降低FRC的因素，例如胸腹壁弹性增加及慢性阻塞性肺病（COPD）时气道过早闭陷，也会造成VC下降。正常人VC约70ml/kg，若减少到12～15ml/kg，传统认为可能需要机械通气。然而许多其他因素也需要被考虑，包括患者的全身状况、呼气肌肌力、声门功能及可否使用无创通气。许多慢性体弱的患者，虽然VC极低，也可在家中进行无创通气。

功能残气量（FRC）

ICU很少直接测量功能残气量，但现代呼

表 34.1 肺活量降低的因素

肌肉力量降低
● 肌病
● 神经病
● 脊髓损伤
肺弹性增加
● 肺水肿
● 肺不张
● 肺纤维化
● 肺组织缺失
胸壁弹性增加
● 胸腔积液
● 血胸
● 气胸
● 脊柱侧弯
● 肥胖
● 腹水
功能残气量降低
● 肺不张
● 气道过早闭陷（如COPD）

吸机通过氮洗涤法可估算 FRC[13]。呼气过程中出现气道闭合塌陷时肺的容量为闭合容量，当 FRC 小于闭合容量时 $\dot{V}/\dot{Q}$ 失调会明显加重。因此普遍使用呼气末正压（PEEP）来增加 FRC。在静息肺容积之上肺容量的增加可通过延长呼气使肺内压与大气压相等来直接测定，具体方法可用肺活量计或流量分析[14]，或重复测量 FRC。ARDS、肺水肿、腹胀及胸腹部术后的患者 FRC 会减少。FRC 增加会损害膈肌力学，见于严重气流受限、动态肺过度充气及肺弹性回缩力丧失（如肺气肿）的患者。

肺呼吸力学的测量

呼吸过程中呼吸肌必须克服肺和胸壁的弹性回缩力以及气道和肺组织的阻力。完全控制机械通气时，通气压力反映克服上述力量所做的功。但部分通气支持时，气道开放压除反映上述做功外，还反映患者呼吸肌所做的功。呼吸力学评估通常容易进行，可以辅助医生精细调整机械通气参数。

肺和胸壁的弹性特征

呼吸系统由肺（L）和胸壁（CW）组成，后者围成胸廓及部分腹部。虽然通过呼吸系统力学参数可反映肺的情况，但异常的胸壁顺应性也可以显著影响这些参数[15-18]。

跨肺压（P_L）是气流产生的动力，等于气道开放压（P_{ao}）与平均胸膜腔压力（P_{pl}）之差，而胸膜腔压力可以通过食管压（P_{es}）估算：

$$P_L = P_{ao} - P_{es}$$

虽然 P_{es} 并不总能精确地反映 P_{pl} 的绝对值，但 P_{es} 的变化可以反映 P_{pl} 的变化。食管压的测量需要位置合适、工作正常的食管球囊。对自主呼吸患者，将一个带薄乳胶封闭球囊的导管放入食管，球囊应位于食管中下 1/3 处，在呼气末气道阻断期间同时测得 P_{es} 和 P_{ao}。位置良好的食管球囊测得的 $\Delta P_{es}/\Delta P_{ao} \approx 1$[19]。此项技术对仰卧位、气管插管有自主呼吸的患者结果可靠[20]。对肌松患者，由人工胸膜腔压力变化引起的相似的测量压力变化[21]，可用于证实食管球囊的功能。

胸壁力学参数可以通过参照大气压的 P_{es} 推算得出。机械通气的肌松患者，其呼吸系统力学参数可以通过参照大气压的 P_{ao} 推算得出。由此可以得出 $P_{RS} = P_L + P_{CW}$。最后，腹腔内压可以通过膀胱压或胃内压估测。尽管有上述附加条件，仍可以通过呼吸系统力学参数获得有用的信息。

测量肺或呼吸系统 *V-P* 曲线的斜率可以对肺弹性特征做简单估计，被称为肺的弹性阻力，是顺应性的倒数。呼吸系统的弹性阻力（E_{RS}）与它的组成因素直接相关（$E_{RS} = E_L + E_{CW}$），即 $1/C_{RS} = 1/C_L + 1/C_{CW}$。机械通气患者正常的 E_{RS} 为 10 ~ 15cmH$_2$O/L，正常的 C_{RS} 为 60 ~ 100 ml/cmH$_2$O。由于弹性阻力直接反映了肺和呼吸系统的弹性特征，因此更常用弹性阻力而不是用顺应性来描述呼吸力学。

弹性阻力的测量

弹性阻力和气道阻力都是呼吸频率依赖性的，且呼吸力学指标取决于肺容积及容积时间曲线[22]。随着呼吸频率的增加，总的呼吸系统阻力下降，弹性阻力增加，这种现象在气流受阻的患者尤为明显[23-24]。因此在解释呼吸力学指标时必须将这些因素考虑在内。被动机械通气患者，P_{ao} 是以下各参数的总和：①用于克服气道阻力、克服气管内插管及呼吸机回路阻力的压力（P_{res}）；②用于克服弹性压力，扩张肺和胸壁的压力（P_{el}）；③呼气末的弹性回缩力或总 PEEP（P_o）；④用于克服需要产生气流的惯性压力（P_{inert}）。即：

$$P_{ao} = P_{el} + P_{res} + P_o + P_{inert}$$

由于弹性阻力（*E*）等于 $\Delta P/\Delta V$，而忽略惯性阻力时，运动方程可表示为：

$$P_{ao} = E_{RS}V + R_{RS}\Delta\dot{V} + P_o$$

肺的弹性阻力可以通过静态方法也可以通过动态方法测得。在静态测量时需阻断气流以消除 P_{res} 的影响，而在动态测量时则不需要中断气流。

吸气末阻断法

测量 E_{RS} 最简单的方法是使患者肌松，呼吸机恒定流速，在吸气末快速阻断气道（图 34.2）。在吸气末出现平台期，首先由于气流阻力的消失产生一个突然的压力下降（$P_{pk}-P_1$），之后由于应力松弛又产生缓慢的、继发性压力下降至平台压（$P_{dif}=P_1-P_2$）。平台期至少需维持 1 ~ 2s，P_2 通常称为平台压。但若 P_{plat} 测量过早，P_{plat} 则位于 P_1 与 P_2 之间。

应力适应

呼吸系统应力松弛的原因既有肺组织黏弹性作用又有呼吸系统时间 - 常数不均一的作用（气体摆动）。正常肺组织的气体摆动对应力松弛的影响很小[26]；但肺组织不同区域阻力及弹性阻力的不均一性可以显著影响应力松弛[27]。肺泡表面活性物质及其对表面张力的影响，肺实质因素（肺内弹性纤维），收缩因素（如肺泡导管肌肉）及肺血流量的改变均会影响到肺组织的黏弹性。但无法具体区分这些因素及气体摆动在应力适应中的作用。

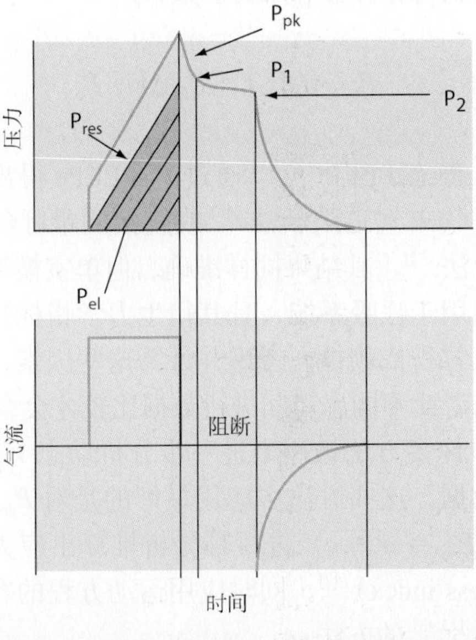

图 34.2　恒定吸气流速时的定容控制通气示意图。呼气前（吸气末暂停）无吸气气流期间肺阻力随气道阻力（从 P_{pk} 降至 P_1）和组织阻力（从 P_1 降至 P_2）而消散。克服呼吸系统弹性特征所产生的吸气压见充盈区域（P_{el}），克服肺阻力所产生的压力为 P_{res}，详尽描述见正文

呼吸力学的计算

回到图 34.2，可从 P_{ao} 计算出呼吸系统阻力和弹性阻力。静态弹性阻力（$E_{rs,st}$）及动态弹性阻力（$E_{rs,dyn}$）的计算公式如下：

$$E_{rs,st} = (P_2 - P_o)/V_T$$
$$E_{rs,dyn} = (P_1 - P_o)/V_T$$

其中 P_o 为总 PEEP（外源性加内源性 PEEP）。机械通气时动态弹性阻力（$P_{el,dyn}$）与静态弹性阻力（$P_{el,st}$）之差是呼吸系统有效的回缩压力。因此吸气过程需要额外做功来克服应力适应，此部分功在呼气期间被储存及消散。机械通气期间动态容积 - 压力曲线中观察到的滞后现象和呼气气流的产生都与此有关。后者在气流受阻的患者中很重要，因为吸气末暂停可占到呼吸系统总能量丢失的 32%[28]。

静态容积 - 压力曲线

准静态容积 - 压力曲线（V - P）实际上已成为测量呼吸系统弹性阻力的“金标准”。然而此方法并不常用，且当肺的呼吸力学指标不恒定时，在单一时间点测量结果的相关性也受到质疑。目前存在多种不同的测量技术，但总的理念都是在足够长的无气流阶段后增加容量及压力以消除 P_{res}。此方法可描记出一条有上下拐点及中间段（V - P 呈线性相关）的 S 形曲线，而中间段部分可以通过给定的肺容积根据斜率计算相应的吸气弹性阻力。如果在呼气过程中采用相似的方法，则可得到呼气曲线并观察到滞后现象。

容积 - 压力（V - P）曲线比测量吸气末弹性阻力更有优势，因为后者并不知道正在测量

的是哪一段 V - P 曲线。V - P 曲线的高位拐点代表随肺容量增加肺弹性阻力的突然升高，反映了肺的过度膨胀。低位拐点则代表随肺容量增加肺弹性阻力的突然下降，反映了萎陷肺泡的复张。在两个拐点间的通气既可以最大限度地减少肺泡反复开闭产生的剪切力，同时可减少肺泡过度扩张。但这种对 V - P 曲线的判读也存在争议。在急性肺损伤的患者，肺复张在低位拐点以上，沿整个 V - P 曲线（包括高位拐点以上）都可以进行[29-30]。而另一种对拐点的判读为低位拐点代表快速复张区域，而高位拐点则代表复张速度减慢[31]。

机械通气患者测量静态 V - P 曲线的传统方法为"大注射器法"[32]。测量时患者处于肌松状态，从功能残气量开始逐渐以每次 100ml 的速度充气直至 1700ml 或者预设压力限值。在每次充气后给予充足的时间达到稳定的平台压（暂停 3 ~ 6s）。操作期间温度、湿度、气体压缩及气体交换的影响都应考虑在内[33-34]，并且应在操作前将肺容积变化过程标准化。由于该方法复杂繁琐，且需要断开呼吸机及不使用 PEEP 约 60s，许多患者会出现低氧血症，因此其他的测量方法逐渐发展起来。例如可以在正常的机械通气过程中测量静态 V - P 曲线，只需随机在一定范围内进行单次充气即可[35]。测量过程中患者也需要肌松且 PEEP 为 0。此方法有很多优势，包括操作简单、患者无需断开呼吸机、每次测量肺容积的变化过程相同，测量过程中的气体交换可忽略不计。但仍然有许多患者由于较长时间未使用 PEEP（此过程耗时可达 15min）而出现低氧血症，尤其是在小潮气量呼吸之后。目前一种自动低流量测量 V-P 曲线的方法可以消除 P_{res} 影响，此方法已经可以在某些现代呼吸机上应用。该法只需要 20s 左右的时间进行测量，且与静态阻断法测量结果相关性良好[36-37]。

动态容积 - 压力曲线

动态 P_{ao}、$\dot{V}$ 及 V 在许多呼吸机上都可以显示，但并不能参照这些容积数据获得 FRC，并且这些数据也不易获得并用于定量分析。但是 $\dot{V}$ 可以由加热的呼吸速度描记仪测得，此数据经模拟 - 数字转换采集后，可通过简单的方法推算出容积。如果 P_{ao} 也能被采集到，就可以相对简单地测出动态呼吸力学参数。

动态 V - P 曲线总显示出滞后现象，主要是由于气道和肺组织阻力的影响。但这种滞后现象不太可能出现在潮式呼吸时的静态 V - P 曲线上[38]。与静态 V - P 曲线相比，动态呼吸力学参数可以在正常机械通气时获取，所以不干扰患者的治疗，并且能提供对呼吸力学的"功能性"描述。事实上 $P_{el,dyn}$ 比 $P_{el,st}$ 能更精确地反映"有效"肺泡膨胀压力。因动态力学参数能连续监测，故也可用于伺服 - 控制通气策略。

多种方法可用来分析动态 V - P 曲线数据。可通过在吸气末和呼气末无气流的两点间来测量肺的弹性阻力。但这两个点本身就难以精确得到，故此方法相对不够精确。现在绝大多数情况下采用多元线性回归分析。患者在通气过程中并不需要肌松[39]，数据可被分开用来分析吸气及呼气力学参数。

应用此模型，通过单室运动方程可精确及重复获得肺弹性和阻力参数：

$$P_{ao} = E_{RS}V + R_{RS}\Delta\dot{V} + P_o$$

静态 PEEPi 可以通过 P_o-PEEPe 得出，相比呼气末气道阻断法[40]或直接测量呼气末肺泡压法[41]，其结果同样准确。但单室模型仅能近似用于呼吸系统，且其衍生力学指标具有频率及容积依赖性。考虑并计算这些因素，在同一患者或不同患者间进行数据比较才会合理。

许多方法被用来进一步分析动态 V - P 曲线数据。这些方法中应用最好的是对 P_{ao} - t 曲线（$P_{ao} = a^t + c$）进行幂分析推算出应力指数（stress index）[42]，同时应用运动方程的容量依赖项[13,43]的方法：

$$P_{ao} = (E_1 + E_2V)\ V + R_{RS}\Delta\dot{V} + P_o$$
$$E_{rs} = E_1 + E_2V$$

因为幂分析需要恒定的通气量以减少阻力效应，因此该方法不像容量依赖技术应用广泛。但这两种方法高度相关，提示所测量的参数相同。容量依赖技术允许在动态 V - P 曲线上对潮式呼吸进行概念性替换。若 %E_2 通过如下公式计算：

$$\%E_2 = 100E_2V/E_{rs}$$

则 %E_2 大于 30% 可以定量表示高应力，常被解释为过度通气。而负性容量依赖（%E_2 为负数）则提示潮式呼吸时存在明显的肺不张。定容通气时所提供的 V_T 是恒定的，在 PEEP 改变之后 20 ～ 30min 测量 P_{pk}–$PEEP_{tot}$ 或 P_1–$PEEP_{tot}$ 的变化（压力变化用 ΔP 表示），ΔP 与 %E_2 高度相关[13]。用这些数据的 95% 预测区间，ΔP 增加 > 2cmH_2O 提示有过度通气，此时 %E_2 > 30%。

类似的，应力指数为 0.9 ～ 1.1 提示在充气时存在线性弹性力学变化；应力指数低提示存在潮式复张；应力指数高则提示存在过度充气。然而无论是应力指数还是容量依赖的弹性阻力都未得到临床验证。高应力也许并不能反映局部肺的过度充气；COPD 肺大泡疾病在 CT 上显示过度充气，实际是由肺组织缺失及肺弹性回缩力减弱造成的，但伴随的胸廓应力可能会高或者低，取决于其充气的程度。

对弹性的解读

肺的弹性可由肺容积的减少或特定弹性（即 E 和 FRC 的乘积）的增加而增加。身材矮小、女性、肺切除术及充气肺容积减少都是能减少有效肺容积的重要因素，而最后一点是造成 ARDS 患者肺弹性增加的重要原因。肺弹性在肺水肿、肺纤维化及肺表面活性物质减少或功能不良时增加。

肺和胸壁阻力的测量

肺阻力（R_L）是气道阻力（R_{aw}）和组织阻力（R_{ti}）之和。阻力具有流速、容积及频率依赖性，R_L 会随着呼吸频率的增加而下降。因为肺容积与阻力之间存在双曲线关系，因此在肺容积近似的条件下比较测量结果非常重要。在 ARDS 患者此现象尤其明显。在 ARDS 时，由于合并有肺泡的复张及肺容积的增加，故增加 PEEP 可以降低 R_{aw}。实际上 ARDS 时虽然 R_L 绝对值增加，但通过呼气末肺容积校正，R_L（R_{aw} 与 R_{ti} 之和）并未改变[14]。最后，由于气流可能是层流与湍流的混合，故肺阻力通常是流速依赖性的。

吸气末阻断法

吸气总气道阻力，包括气管插管和呼吸机回路的阻力，在肌松患者吸气暂停后可用下面的公式计算（图 34.2）得出：

$$R_{aw} = (P_{pk} - P_1)/\dot{V}$$

计算 R_L 可用 P_2 代替 P_1。由于气管插管和呼吸机回路对 R_{aw} 有显著影响，因此最好通过气管内导管在气管插管远端测量 P_{ao}。另一种方法是用 Rohrer 公式（$R = K_1 + K_2$）计算并减去气管插管的阻力[44]，某些呼吸机带有此功能可以自动计算。但由于受气道分泌物及与气管壁相互作用的影响，气管插管的阻力在体内通常要比在体外时大[45]，故以上方法可能并不精确。尽管有这些问题存在，此种简单的阻力测量法，或在定容通气时用 P_{pk} 减 P_{plat} 的方法，在临床上诊断和监测气流阻塞时仍然有用[46]。

动态测量法

总体来说，吸气和呼气阻力可以用多元线性回归分析或者在恒定容量时的 V - P 曲线用线性插值法。但是后种方法假定在潮式吸气时弹性恒定，仅依赖于两项测量指标，故结果可能不准确。最后，若 E 可知，平均呼气阻力可以通过被动呼气的时间常数（τ）计算得到：

$$\tau = R/E$$

但气流受阻患者的肺并不能像单室模型一

样完全排空气体，且在潮式呼气时假定 E 恒定。

其他测量方法

阻断法用气动阀对肌松患者进行一系列短时间（100 ~ 200ms）的呼气阻断[47]，使肺泡压趋于平衡，然后 P_{ao} 达到呼气平台。根据 V、P 及 $\dot{V}$，可以测量呼气弹性数据和呼气 P-V 关系。此方法不用假定呼吸系统的状态，且可以明确动态气流受限。

假定呼吸系统遵循线性关系，可以分析在气道开放时的用力气流振荡[48]。对 P 和 V 波形进行 Fourier 分析（转换为阻力及电抗），则可分析出呼吸系统的阻抗，最终的压力波形就取决于此。随后就能测量出 R_{aw}、R_{ti}、E_{rs} 及惯性，通过在不同振荡频率监测 R_{aw}，上述测量值可用于小气道疾病的诊断。

用力呼气气流

最大呼气流速可通过 TLC，用力肺活量（FVC），第一秒用力呼气容积（FEV_1）及呼气峰流速（PEFR）来评价，这些参数通常需用肺活量计或流量计协同测量。PEFR 获取廉价，但相对有力量依赖性，其特异性和可靠性差于 FEV_1，更适合在办公室或家庭使用。正常 PEFR 男性为 450 ~ 700L/min，女性为 300 ~ 500L/min。阻塞性肺病和全身肌无力患者 PEFR 下降。

FEV_1 通常用与 FVC 的比值来表示，因为在限制性肺病时两者都会下降，但比值可能正常。正常 FEV_1 为 50 ~ 60ml/kg，正常 FEV_1/FVC 为 70% ~ 83%。哮喘和 COPD 患者，FEV_1 与 FVC 的下降不成比例，其比值小于 70%。

内源性 PEEP 测定

重症患者测定内源性 PEEP 非常重要。PEEPi：①可能对血流动力学产生未知的影响[49]；②在部分通气模式时增加吸气功的弹性负荷，以致吸气做功增加，但可通过应用较低的外源性 PEEP（PEEPe）拮抗[50]；③反映动态肺过度充气，从而增加气压伤[51]及右心衰竭的风险。计算顺应性时，如果没有将 PEEPi 计算在内，将导致结果明显改变[52]。

有两种最常用测定 PEEPi 的方法，一种是对肌松的患者进行呼气末气流阻断，另一种是在吸气初、吸气流量产生前测定食管压的下降。但这两种方法并不具有可比性，因为它们分别测定的是静态 PEEPi 和动态 PEEPi。前者在呼气末阻断 5s 后，随着气流的中止，肺泡压与气道开放压 P_{ao} 达到平衡，这时气道开放压 P_{ao} 达到平台期，此压力即静态 PEEPi。由于肺是由非均一肺单位组成的，因此测量结果代表平均静态 PEEPi。患者必须肌松，因为自身的呼吸努力会独立地影响呼气末气道开放压 P_{ao}，并且一定要精确地确定呼气末以便实行阻断。呼吸机本身可满足上述要求，可使用呼吸机上的呼气末暂停键；或在下一次吸气刚开始，呼气阀与吸气阀同时关闭，呼吸机回路封闭时测量。静态 PEEPi 可替代测定动态肺过度充气，可用肺活量仪[49]或呼吸速率描记仪[13]在延长的呼气过程中直接测得这部分容积。

动态 PEEPi 即开始吸气时导致肺膨胀所需的压力变化值。对机械通气患者，动态 PEEPi 即吸气流量产生前气道开放压 P_{ao} 的变化[50]；对自主呼吸患者，动态 PEEPi 即呼气末放松阶段至吸气流量产生前食管压[48]或跨膈压[53]的变化。自主呼吸患者测量动态 PEEPi 并不十分容易。因为其压力变化小且易受心跳影响，而测量时这种影响最好能被去除[54]。此外，自主呼吸患者每次呼吸的动态肺过度充气程度不同，可造成 PEEPi 的变化，因此动态 PEEPi 不恒定。且许多气流受阻患者存在主动呼气，可使 PEEPi“假性”升高，至少会过高估计弹性负荷，因为主动呼气终止并不需要做功，所以部分测得的弹性负荷会突然消失[55]。因此最好同时测量胃内压以监测主动呼气压力。

最后，机械通气患者的 PEEPi 可由动态 P，V 及 $\dot{V}$ 数据计算 P_0 而得到。此方法被认为监测的是动态 PEEPi，因为静态 PEEPi 测量结果会比动态 PEEPi 轻微升高[40]，而动态 PEEPi 其他测量方法与静态 PEEPi 测量结果间也存在相似的差异[56-57]。这种系统差异被认为是由于呼吸系统黏弹性特质及区域时间常数的不均一性所致，故系统差异也与此相关[56]。这一点具有重要的临床意义，因为虽然应用与动态 PEEPi 匹配的 PEEPe 以降低弹性负荷可以减少呼吸功[50]，但并不能抵消这种系统差异，这种系统差异代表了吸气额外的弹性负荷。

人机对抗

无论气管插管还是无创通气支持患者，人机对抗都很常见。临床表现包括亢奋、焦虑、心动过速、呼吸急促及呼吸功增加。呼吸机触发失败可通过比较呼吸机呼吸频率和患者吸气努力来发现并记录。床旁呼吸机的呼吸波形分析可用于评价及改善呼吸机辅助与患者神经驱动的匹配[58]。

吸气

吸气触发

食管压 P_{es} 波形监测是发现无效呼吸努力最佳的方法，但却很少应用。通过吸气肌活动开始时或呼气肌放松时呼气流量波形中流量的突然下降也可以检测到 PEEPi 造成的无效触发。除非回路中呼气阻力增加（如湿热交换器或呼气阀工作不良）以致呼气流量微小的改变都能反映在气道开放压 P_{ao} 上，否则监测气道开放压 P_{ao} 的敏感性欠佳。而不恰当的灵敏度也可导致无效触发，产生相似但更明显的波形变化。

自动触发，即患者在无呼吸努力的情况下触发辅助或支持通气，可由于触发阈值过低或者气道开放压 P_{ao} 或气体流量异常变化所致，常见于心源性振荡幅度过大、呃逆、管路中冷凝水聚集或管路漏气。同样，波形分析可以帮助检测和解决这些问题。例如可以降低触发灵敏度（增加触发阈值）来防止心源性振荡被误认为吸气努力。

吸气

在容量辅助控制通气，如果存在流量不足，患者有流量饥饿感，吸气肌努力过度增加，此时气道开放压 P_{ao} 可能会呈圆齿状扇形下降。潮气量 V_T 过大或吸气时间 T_i 延长时常伴随呼气肌努力，可导致气道开放压 P_{ao} 上升。当压力辅助控制通气或压力支持通气时，可通过流量波形检测到患者自主努力程度的变化。最后，过快达到设定输送压力，即压力上升时间过快，可表现为气道开放压 P_{ao} 的过冲；而上升时间过长则可见圆形吸气流量波形，与持续吸气肌努力的表现相似。

吸气中止

呼吸机与患者神经性吸气时间 T_i 不匹配可通过吸气中止时波形的变化检测到。

呼吸机 T_i 短于患者神经性 T_i

在呼气早期患者吸气肌努力延长，若导致气道开放压 P_{ao} 或流量 $\dot{V}$ 充分下降，则会出现一次早触发呼吸。在压力切换通气时，由于肺容量基线高会导致第二次小潮气量呼吸，但在容量辅助控制通气时气道开放压 P_{ao} 则会过高。如呼吸系统顺应性差、存在 PEEPi 或压力支持不充分时，此现象很典型。

呼吸机 T_i 长于患者神经性 T_i

会导致被动充气，例如容量辅助控制通气时气道开放压 P_{ao} 线性增加；压力切换通气时由于无吸气努力导致气道开放压 P_{ao} 增加，或者出现无法解释的流量 $\dot{V}$ 下降。

呼气

呼气时除非呼气回路阻力异常增高，P_{ao} 的改变通常很小。但在呼气气流受限的患者，呼气流量波形显现出典型的“勾号”模式。由于在呼气开始时大气道动态受压，形成一个快速呼气气流波峰，接着再由于高流量呼气的阻力形成一个低流量、缓慢下降的呼气流量。当存在 PEEPi 时，在吸气触发前，呼气流量并不会停止。但大多数呼吸机都没有如此高的精确度，因此难以检测到上述现象。

神经肌肉功能监测

吸气阻断压

在吸气开始时随机阻断气道 100ms 后所测得的压力（P_{100} 或 $P_{0.1}$）可以反映呼吸驱动。其正常值范围较大（1.5 ~ 5cmH_2O），但同一患者变化不大。机械通气患者压力支持通气时 $P_{0.1}$ 与呼吸功相关，如果呼吸做功减少，其值会随着 PEEPe 的增加发生相同方向的改变[59]。因此在动态肺过度充气的患者中 $P_{0.1}$ 为精细调节 $PEEP_e$ 的有效方法。但应用流量触发时 $P_{0.1}$ 无效。

最大口腔压

最大吸气（MIP）和呼气（MEP）口腔压可用于评估呼吸肌肌力。MIP 通常在机械通气的患者，使用单向呼气阀约 20s 测得[60]。这就保证了测量从较低肺容量开始且不需要患者的配合。尽管如此，其结果变异性依然很大[61]。正常值会随着年龄、性别而不同。年轻女性可超过约 –90cmH_2O，年轻男性可超过约 –130cmH_2O。MIP ＜ –20cmH_2O 可预测撤机失败，但因存在许多假阳性及假阴性问题致使其应用受限[11]。MEP 可用于呼气肌力减弱的肌病患者。通过使用食管及胃内气囊测量它们的腔内压力可估算跨膈压。

呼吸功

呼吸功（W_B）是克服弹性功（W_{el}）、气流阻力功（W_{res}）及惯性功（可忽略不计）的总和，在自主或辅助通气时可由 V - P 数据估算得到。应用食管内气囊可监测胸膜腔压力的变化，流量 V 可通过呼吸速率描记仪测定，容量可通过积分推算获得。虽然呼吸功（W_B）概念上相当于 V - P 环中的吸气区域，但需参考胸壁 V - P 曲线，并从 Campbell 图获得最适区域[62]。

正常呼吸功（W_B）约为 0.5 J/L。当患者存在急性呼吸衰竭时 W_B 会显著增加，另外通气设备也会增加额外的 W_B，包括气管插管、管路连接头、湿化器和呼吸机管路[63]。W_B 大量增加的后果包括增加呼吸氧耗（$O_{2\ resp}$）、呼吸肌功能障碍、CO_2 潴留以及急性呼吸衰竭。但因 Campbell 图相对复杂，故除科研外，临床上极少测量 W_B。也可使用简化方法测定 W_B，但都不够准确，且 W_B 只用于评估肌肉萎缩时的能量消耗，与 $O_{2\ resp}$ 的相关性相对较差[64]。所以临床上更多采用与 $O_{2\ resp}$ 相关性好[65]的压力 - 时间乘积（PTP）[10]。

压力 - 时间乘积

PTP 常由吸气过程中的食管压力 - 时间积分计算得到。机械通气患者辅助呼吸时的食管压要与控制呼吸时的食管压，或由胸壁弹性及肺容积计算出的压力相比较[10]。但自主呼吸患者呼吸系统氧耗早期与 PTP 相关，故可使用跨膈压[62]。无论用何种方法，重要的是 PEEPi 导致的流量产生前的呼吸努力能被检测到，此现象或许能解释 PTP 与 $O_{2\ resp}$ 的相关性优于 W_B 的原因[62]。虽然 COPD 患者增加压力支持通气可能会减少 PTP，但其作用效果是可变的，某些患者由于神经性呼气延迟感应可表现出呼气肌肌肉活动的证据[10]。

（白　宇　郑　悦译　　李文雄校）

参考文献

1. Cohen CA, Zagelbaum G, Gross D *et al.* Clinical manifestations of inspiratory muscle fatigue. *Am J Med* 1982; **73**: 308–16.
2. Martin J, Jardim J, Sampson M *et al.* Factors influencing pulsus paradoxus in asthma. *Chest* 1981; **80**: 543–9.
3. Dantzker DR, Brook CJ, Dehart P *et al.* Ventilation–perfusion distributions in the adult respiratory distress syndrome. *Am Rev Respir Dis* 1979; **120**: 1039–52.
4. Nuckton TJ, Alonso AJ, Kallet RH *et al.* Pulmonary dead-space fraction as a risk factor for death in the acute respiratory distress syndrome. *N Engl J Med* 2002; **346**: 1281–6.
5. Palmon SC, Liu M, Moore LE *et al.* Capnography facilitates tight control of ventilation during transport. *Crit Care Med* 1996; **24**: 608–11.
6. Levine RL. End-tidal CO_2: physiology in pursuit of clini-

cal applications. *Intens Care Med* 2000; **26**: 1595–7.
7. 2005 American Heart Association Guidelines for Cardiopulmonary Resuscitation and Emergency Cardiovascular Care. Advanced cardiovascular life support. *Circulation* 2005; **112**: III-25–54.
8. Joint Faculty of Intensive Care Medicine. *Minimum Standards for Transport of Critically Ill Patients.* Review IC-10. Melbourne: Joint Faculty of Intensive Care Medicine, 2003.
9. Joint Faculty of Intensive Care Medicine. *Minimum Standards for Intensive Care Units.* Review IC-1. Melbourne: Joint Faculty of Intensive Care Medicine, 2003.
10. Australian and New Zealand College of Anaesthetists. *Monitoring During Anaesthesia.* Review PS18. Melbourne: Australian and New Zealand College of Anaesthetists, 2006.
11. Jubran A. Advances in respiratory monitoring during mechanical ventilation. *Chest* 1999; **116**: 1416–25.
12. Yang K, Tobin MJ. A prospective study of indices predicting outcome of trials of weaning from mechanical ventilation. *N Engl J Med* 1991; **324**: 1445–50.
13. Wrigge H, Sydow M, Zinserling J *et al.* Determination of functional residual capacity (FRC) by multibreath nitrogen washout in a lung model and in mechanically ventilated patients. Accuracy depends on continuous dynamic compensation for changes of gas sampling delay time. *Intens Care Med* 1998; **24**: 487–93.
14. Bersten AD. Measurement of overinflation by multiple linear regression analysis in patients with acute lung injury. *Eur Respir J* 1998; **12**: 526–32.
15. Pelosi P, Cereda M, Foti G *et al.* Alterations of lung and chest wall mechanics in patients with acute lung injury: effects of positive end-expiratory pressure. *Am J Respir Crit Care Med* 1995; **152**: 531–7.
16. Mergoni M, Martelli A, Volpi A *et al.* Impact of positive end-expiratory pressure on chest wall and lung pressure–volume curve in acute respiratory failure. *Am J Respir Crit Care Med* 1997; **156**: 846–54.
17. Ranieri VM, Brienza N, Santostasi S *et al.* Impairment of lung and chest wall mechanics in patients with acute respiratory distress syndrome: role of abdominal distension. *Am J Respir Crit Care Med* 1997; **156**: 1082–91.
18. Gattinoni L, Pelosi P, Suter PM *et al.* Acute respiratory distress syndrome caused by pulmonary and extrapulmonary disease. Different syndromes? *Am J Respir Crit Care Med* 1998; **158**: 3–11.
19. Baydur A, Behrakis PK, Zin WA *et al.* A simple method for assessing the validity of the esophageal balloon technique. *Am Rev Respir Dis* 1982; **126**: 788–91.
20. Higgs BD, Behrakis PK, Bevan DR, Milic-Emili J. Measurement of pleural pressure with esophageal balloon in anesthetized humans. *Anesthesiology* 1983; **59**:340–3.
21. Lanteri CJ, Kano S, Sly PD. Validation of esophageal pressure occlusion test after paralysis. *Pediatr Pulmonol* 1994; **17**: 56–62.
22. Fredberg JJ, Stamenovic D. On the imperfect elasticity of lung tissue. *J Appl Physiol* 1989; **67**: 2408–19.
23. Grimby G, Takishima T, Graham W *et al.* Frequency dependence of flow resistance in patients with obstructive lung disease. *J Clin Invest* 1968; **47**: 1455–65.
24. Woolcock AJ, Vincent NJ, Macklem PT. Frequency dependence of compliance as a test for obstruction in the small airways. *J Clin Invest* 1969; **48**: 1097–106.
25. Mead J. Measurement of inertia of the lungs at increased ambient pressure. *J Appl Physiol* 1956; **9**: 208–12.
26. Bates JH, Rossi A, Milic-Emili J. Analysis of the behavior of the respiratory system with constant inspiratory flow. *J Appl Physiol* 1985; **58**: 1840–8.
27. Otis AB, McKerrow CB, Bartlett RA *et al.* Mechanical factors in distribution of pulmonary ventilation. *J Appl Physiol* 1956; **8**: 427–43.
28. Jonson B, Beydon L, Brauer K *et al.* Mechanics of respiratory system in healthy anesthetized humans with emphasis on viscoelastic properties. *J Appl Physiol* 1993; **75**: 132–40.
29. Jonson B, Richard J-C, Straus R *et al.* Pressure–volume curves and compliance in acute lung injury: evidence for recruitment above the lower inflection point. *Am J Respir Crit Care Med* 1999; **159**: 1172–8.
30. Crotti S, Mascheroni D, Caironi P *et al.* Recruitment and derecruitment during acute respiratory failure: a clinical study. *Am J Respir Crit Care Med* 2001; **164**: 131–40.
31. Hickling KG. The pressure–volume curve is greatly modified by recruitment. A mathematical model of ARDS lungs. *Am J Respir Crit Care Med* 1998; **158**: 194–202.
32. Matamis D, Lemaire F, Harf A *et al.* Total respiratory pressure–volume curves in the adult respiratory distress syndrome. *Chest* 1984; **86**: 58–66.
33. Gattinoni L, Mascheroni D, Basilico E *et al.* Volume/pressure curve of total respiratory system in paralysed patients: artefacts and correction factors. *Intens Care Med* 1987; **13**: 19–25.
34. Dall'ava-Santucci J, Armaganidis A, Brunet F *et al.* Causes of error of respiratory pressure–volume curves in paralyzed subjects. *J Appl Physiol* 1988; **64**: 42–9.
35. Levy P, Similowski T, Corbeil C *et al.* A method for studying volume-pressure curves of the respiratory system during mechanical ventilation. *J Crit Care* 1989; **4**: 83–9.
36. Servillo G, Svantesson C, Beydon L *et al.* Pressure–volume curves in acute respiratory failure: automated low flow inflation versus occlusion. *Am J Respir Crit Care Med* 1997; **155**: 1629–36.
37. Lu Q, Vieira SRR, Richecoeur J *et al.* A simple automated method for measuring pressure–volume curves during mechanical ventilation. *Am J Respir Crit Care Med* 1999; **159**: 275–82.
38. Beydon L, Svantesson C, Brauer K *et al.* Respiratory mechanics in patients ventilated for critical lung disease. *Eur Respir J* 1996; **9**: 262–73.
39. Peslin R, da Silva JF, Chabot F *et al.* Respiratory mechanics studied by multiple linear regression in unsedated ventilated patients. *Eur Respir J* 1992; **5**: 871–8.
40. Eberhard L, Guttmann J, Wolff G *et al.* Intrinsic PEEP monitored in the ventilated ARDS patient with a mathematical method. *J Appl Physiol* 1992; **73**: 479–85.
41. Nicolai T, Lanteri C, Freezer N *et al.* Non-invasive determination of alveolar pressure during mechanical ventilation. *Eur Respir J* 1991; **4**: 1275–83.
42. Grasso S, Terragni P, Mascia L *et al.* Airway pressure–time curve profile (stress index) detects tidal recruitment/hyperinflation in experimental acute lung injury. *Crit Care Med* 2004; **32**: 1018–27.
43. Kano S, Lanteri CJ, Duncan AW *et al.* Influence of nonlinearities on estimates of respiratory mechanics using multilinear regression analysis. *J Appl Physiol* 1994; **77**: 1185–97.
44. Sullivan M, Paliotta J, Saklad M. Endotracheal tube as a factor in measurement of respiratory mechanics.

J Appl Physiol 1976; **41**: 590–2.
45. Wright PE, Marini JJ, Bernard GR. In vitro versus in vivo comparison of endotracheal tube airflow resistance. *Am Rev Respir Dis* 1989; **140**: 10–16.
46. Manthous CA, Hall JB, Schmidt GA *et al.* Metered-dose inhaler versus nebulized albuterol in mechanically ventilated patients. *Am Rev Respir Dis* 1993; **148**: 1567–70.
47. Gottfried SB, Rossi A, Higgs BD *et al.* Noninvasive determination of respiratory system mechanics during mechanical ventilation for acute respiratory failure. *Am Rev Respir Dis* 1985; **131**: 414–20.
48. Peslin R, Fredberg JJ. Oscillation mechanics of the respiratory system. In: Macklem PT, Mead J (eds) *Handbook of Physiology, Respiratory Mechanics.* Bethesda, MD: American Physiological Society; 1986: 145–77.
49. Pepe PE, Marini JJ. Occult positive end-expiratory pressure in mechanically ventilated patients with airflow obstruction: the auto-PEEP effect. *Am Rev Respir Dis* 1982; **126**: 166–70.
50. Petrof BJ, Legare M, Goldberg P *et al.* Continuous positive airway pressure reduces work of breathing and dyspnea during weaning from mechanical ventilation in severe chronic obstructive pulmonary disease. *Am Rev Respir Dis* 1990; **141**: 281–9.
51. Tuxen DV, Lane S. The effects of ventilatory pattern on hyperinflation, airway pressures, and circulation in mechanical ventilation of patients with severe air-flow obstruction. *Am Rev Respir Dis* 1987; **136**: 872–9.
52. Rossi A, Gottfried SB, Zocchi L *et al.* Measurement of static compliance of the total respiratory system in patients with acute respiratory failure during mechanical ventilation. The effect of intrinsic positive end-expiratory pressure. *Am Rev Respir Dis* 1985; **131**: 672–7.
53. Lessard MR, Lofaso F, Brochard L. Expiratory muscle activity increases intrinsic positive end-expiratory pressure independently of dynamic hyperinflation in mechanically ventilated patients. *Am J Respir Crit Care Med* 1995; **151**: 562–9.
54. Schuessler TF, Gottfried SB, Goldberg P *et al.* An adaptive filter to reduce cardiogenic oscillations on esophageal pressure signals. *Biomed Eng* 1998; **26**: 260–7.
55. Ninane V, Yernault JC, de Troyer A. Intrinsic PEEP in patients with chronic obstructive pulmonary disease. Role of expiratory muscles. *Am Rev Respir Dis* 1993; **148**: 1037–42.
56. Maltais F, Reissmann H, Navalesi P *et al.* Comparison of static and dynamic measurements of intrinsic PEEP in mechanically ventilated patients. *Am J Respir Crit Care Med* 1994; **150**: 1318–24.
57. Yan S, Kayser B, Tobiasz M *et al.* Comparison of static and dynamic intrinsic positive end-expiratory pressure using the Campbell diagram. *Am J Respir Crit Care Med* 1996; **154**: 938–44.
58. Georgopoulos D, Prinianakis G, Kondili E. Bedside waveforms interpretation as a tool to identify patient-ventilator asynchronies. *Intens Care Med* 2006; **32**: 34–47.
59. Mancebo J, Albaladejo P, Touchard D *et al.* Airway occlusion pressure to titrate positive end-expiratory pressure in patients with dynamic hyperinflation. *Anesthesiology* 2000; **93**: 81–90.
60. Caruso P, Friedrich C, Denari SDC *et al.* The unidirectional valve is the best method to determine maximal inspiratory pressure during weaning. *Chest* 1999; **115**: 1096–101.
61. Multz AS, Aldrich TK, Prezant DJ *et al.* Maximal inspiratory pressure is not a reliable test of inspiratory muscle strength in mechanically ventilated patients. *Am Rev Respir Dis* 1990; **142**: 529–32.
62. Banner MJ, Jaeger MJ, Kirby RR. Components of the work of breathing and implications for monitoring ventilator-dependent patients. *Crit Care Med* 1994; **22**: 515–23.
63. Bersten AD, Rutten AJ, Vedig AE *et al.* Additional work of breathing imposed by endotracheal tubes, breathing circuits and intensive care ventilators. *Crit Care Med* 1989; **17**: 671–80.
64. Annat G, Viale J-P. Measuring the breathing workload in mechanically ventilated patients. *Intens Care Med* 1990; **16**: 418–21.
65. Field S, Sanci S, Grassino A. Respiratory muscle oxygen consumption estimated by the diaphragmatic pressure–time index. *J Appl Physiol* 1984; **57**: 44–51.

第 35 章

胸部影像学

Simon P G Padley

放射学技术

在所有用于 ICU 患者诊断的影像学技术中，胸片仍然是最重要的一项技术，超声只用于特定的患者组群，高分辨以及螺旋 CT 则用于患者在某些情况下的进一步诊断。

常规胸部影像学技术

对于能走动的患者，观察胸部最常用的胸片拍摄体位是直立的后前位及侧位，在患者吸气至肺总容量后屏气时摄片。虽然便携式或可移动式胸部 X 线摄影有明显的优势，无需将患者移出病房，可在 ICU 内进行，但床旁胸片也有很多的不足之处。包括：

- 短的靶 - 片距可导致放大效应；
- X 线输出功率受限导致曝光时间延长，增加了运动伪影的产生；
- 很难达到令人满意的患者体位。

数字化胸部摄影

在 ICU，数字化胸片的拍摄可应用传统的 X 线发生器，但图像的采集则是通过可重复利用的感光板而非传统胶片完成。然后数字化信息以各种所需的格式被处理、显示以及储存。对于传统摄像系统，曝光上的细小差异就会引起 X 线照片图像密度的巨大变化。数字化影像系统则可以在更大曝光范围上获取和呈现标准密度的影像（图 35.1）。

计算机断层摄影（CT）

CT 的成像原理是基于不同原子数构成的组织对 X 线的吸收不同，如此微小的 X 线吸收差异便可用以生成横断层面的影像。CT 扫描仪的组成包括一个可围绕患者旋转的 X 射线管，一排与射线管相对的 X 线探测器。CT 成像的速度取决于其阳极围绕患者旋转的时间。现代 CT 机的射线管旋转时间仅为 0.33s。

螺旋扫描是指在持续移动检查床穿过 CT 扫描架孔的同时，运用旋转的 X 射线管对患者进行持续的 X 线照射成像。运用这种方式，只

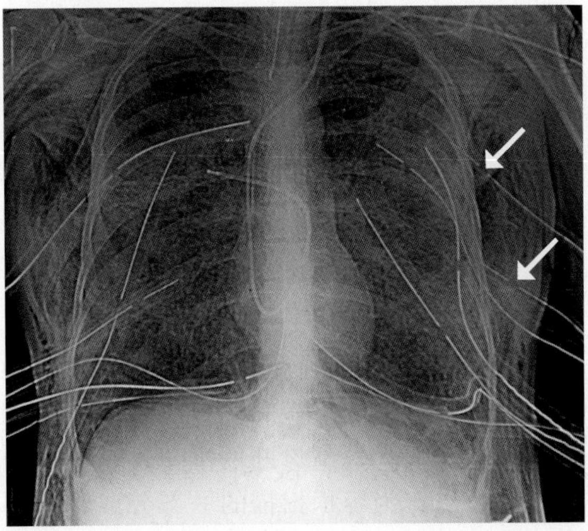

图 35.1 X 线数字图像。图像经边缘增强处理，使多根胸腔引流管、Swan-Ganz 导管和气管插管的位置更清晰。应注意到两个胸腔引流管的侧孔位于胸壁的软组织内（箭头所示）

需一次吸气暂停就可以获得一组连续的数据集或“螺旋”信息。然后将信息进行重建，获得和常规 CT 层面相同的、与人体长轴相垂直的轴向层面，也可进行复杂解剖区域的三维重建。

快速旋转扫描与同步多层螺旋技术（目前多达 64 层）的联合应用，使这些系统具有足够快的扫描速度，以至于无需屏气或通气暂停即可获得高质量的影像。除此之外，决定重组图像最小层厚的探测器厚度目前也普遍小于 1mm。因此一个 64 通道的 CT 扫描仪每秒能够获得将近 200 张亚毫米的影像。

静脉增强造影技术

由于在 CT 影像上肺内血管与周围气体间、纵隔内血管与周围脂肪间存在较高的对比度，静脉增强造影只用于一些特殊情况，例如辅助鉴别肺门血管与软组织肿块。注射造影剂的准确时间取决于 CT 扫描胸部的时间。配有自动注射泵的快速扫描程序倾向于提高血管结构的增强造影效果，由于需要高速扫描，因此牺牲了实质性病变的增强效果。对于螺旋 CT，应用少量的造影剂便有可能获得所有胸部血管结构的良好造影效果。肺动脉理想的增强造影效果通常发生在自动注射器以 3 ～ 5ml/s 的速度注射造影剂 10 ～ 15s 后。图像采集时间是准确诊断肺栓塞的关键。但当检查炎症病变时，例如脓胸，可能需要延迟 30 ～ 40s 扫描，以允许造影剂扩散到血管外间隙。

高分辨 CT（HRCT）

肺部 CT 影像的细微表现与病理标本的宏观情况密切相关。对于弥漫性肺疾病，HRCT 比常规胸片大大提高诊断的准确性。薄的断层图像可以作为容积扫描的一部分或者间隙图像，这些图像通常是获取的每 1cm 中的 1.5mm 层厚。这种间隙或者序列技术对患者的辐射量较容积扫描低很多——通常是其 1/10。

HRCT 在 ICU 患者中的临床应用

HRCT 越来越多地被用于诊断常规胸片发现异常的患者。HRCT 也用于对那些有明显但非特异的影像学异常的患者作出组织特异性诊断。此外，HRCT 还为 ICU 中重症患者的胸部疾病提供了大量深入有用的信息。

HRCT 在单纯 ARDS 患者中的应用[1]

- 常规胸片呈均匀的改变，但 HRCT 可见患者肺部影像由前至后密度逐步增加，这一现象与重力梯度有关（图 35.2）；
- 早期表现为毛玻璃样密度区内小气道扩张，这是疾病纤维化发展时的表现，提示可能需要进行抗炎治疗；
- 患者从仰卧位变为俯卧位，导致肺重力依赖区高密度影重新分布至新的重力依赖区肺前部，这一现象可能伴随患者氧合的改善。

ARDS 并发症的 HRCT 应用[2-3]

- 感染在 ARDS 患者中很常见，诊断可能会很困难。常规胸片缺乏特异性发现，常因与 ARDS 本身引起的影像学改变相重叠有关。当怀疑肺炎但常规诊断指标不可靠时，这种问题尤为明显。虽然在 HRCT 之后仍有可能存在诊断上的质疑，但是与肺炎相关的影像学表现，如脓肿形成、脓胸、纵隔疾病以及非重力依赖区实变的进展，都可以作为感染的有用佐证（图 35.2）；
- 气压伤——纵隔、间质性气肿以及气胸在 PEEP 水平较高时发生越来越普遍。据报道气压伤的发生率高达 50%；
- HRCT 能早期发现局限性气体聚集，以及对其提供准确定位。

正常的 X 线解剖学

纵隔、主气道以及肺门结构

对胸片异常的识别需要对正常 X 线解剖结构的良好把握。纵隔两侧为左右肺，上方为

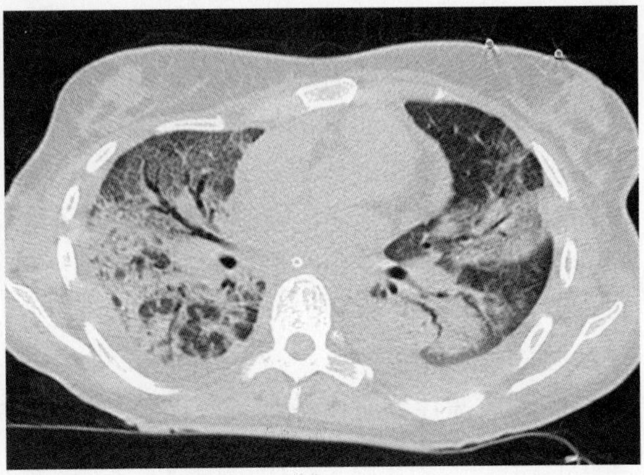

图 35.2　急性呼吸窘迫综合征患者的 CT 影像。呈现明显的由前向后的密度梯度。前部分的肺野几乎为正常密度，肺中间部分为毛玻璃样影，肺的后部则为实变影。同时可见双侧中等量的胸腔积液

胸廓入口，下方为膈肌，其后为胸椎。由于构成纵隔的各种结构在胸片上相互重叠，因此不能将它们细分。尽管如此，由于胸片往往作为影像学的初诊，所以有必要对正常纵隔影像学表现以及因患者体型和年龄所产生的差异进行评价。其关键点包括：

- 在正常的胸片上仅纵隔轮廓和含气的气管和支气管清晰可见（有时可见食管）；
- 上纵隔右边界由右头臂静脉和上腔静脉所构成，当其到达胸廓入口时变得不太明显。当患者纵隔脂肪丰富时，其上纵隔右侧可表现为明显增宽；
- 主动脉弓以上的纵隔左边界是由左颈动脉、左锁骨下动脉、左头臂静脉、颈静脉共同构成；
- 心脏左界包含左心室下方的左心耳。心脏轮廓外形通常清晰锐利。任何心界的模糊不清都与相邻的含气肺的丧失有关，通常是由于肺萎陷或肺实变；
- 与脊柱左右相邻的心影密度应相同，其任何差异都提示可能的病理改变（例如下叶内的实变或肿块）；
- 可见气管和主支气管通过上、中纵隔；
- 对于老年人，气管的位置可能会被扩张的主动脉弓所替代。有大约 60% 的正常人，其气管右壁（右侧气管旁线）可视作一条厚度均匀的线（宽度不超过 4mm）。当这条线可见时，基本上可以排除存在邻近部位占位性病变的可能，这种占位性病变多为淋巴结病变；
- 隆突角通常小于 80°。隆突角增大并非隆突下病变的敏感指征，即使存在巨大的隆突下淋巴结肿大或者明显的左心房增大；
- 通常可以在胸部平片看到投射于纵隔影以外的叶支气管开口，但是通常无法观察到肺内的段支气管；
- 胸片上正常的肺门影由肺动、静脉共同构成；
- 左右肺门的大小基本相同，左肺门的位置通常高于右肺门 0.5 ~ 1.5cm。不同个体肺门影的大小和形状明显不同，这使得微小病变很难被发现。

肺裂、血管和支气管

两肺由位于纵隔前后的四层胸膜所分开，胸片上常可见到前后交界线呈垂直条纹状，且后交界线比前交界线高。胸片上交界线并不一定总能被观察到，且它们存在与否也并没有太大意义（图 35.3）。

左肺上下叶被斜裂所分开，右肺上、中、下叶则被水平裂和斜裂所分开。水平裂在近半数正常的正前位胸片上可见。斜裂在正前位胸片上不可见，在侧位胸片上也不容易辨别。在少数个体，叶间裂发育不全，肺叶之间分裂不完全，胸外科医生常行肺叶切除手术，常对此裂熟悉。偶尔还可以见到副裂。

胸片上正常肺内所有可见到的分支结构代表肺动脉或静脉。在肺外周通常无法区分肺的动脉和静脉。如果患者拍摄胸片时采取立位，则可见在肺门等距点处血管直径从肺尖到肺基底部逐渐增加。而当患者采取仰卧位或存在心衰时，这种重力依赖效应则会消失。

膈和胸廓

肺与膈的交界面锐利，两侧膈穹窿的最高

点正常情况下应位于锁骨中线内侧。站立位时右侧膈肌穹窿比左侧高 2cm，除非左膈被胃内气体抬高（图 35.4）。

肋膈角变钝或被填充通常反映胸膜疾病，即胸膜增厚或积液。

导管和导线的定位 [4]

中心静脉导管（CVC）

CVC 尖端位置应在胸腔内，最理想的情况应位于上腔静脉内。CVC 入路可以是肘前静脉、锁骨下静脉或者颈内静脉。锁骨下静脉穿刺有气胸和纵隔血肿的风险，但很少会导致纵隔或胸膜腔内的液体聚积。事实上所有的导管都有卷曲、移位、扭结和断裂的潜在可能。导管的尖端不应以钝角的形式接触血管壁。

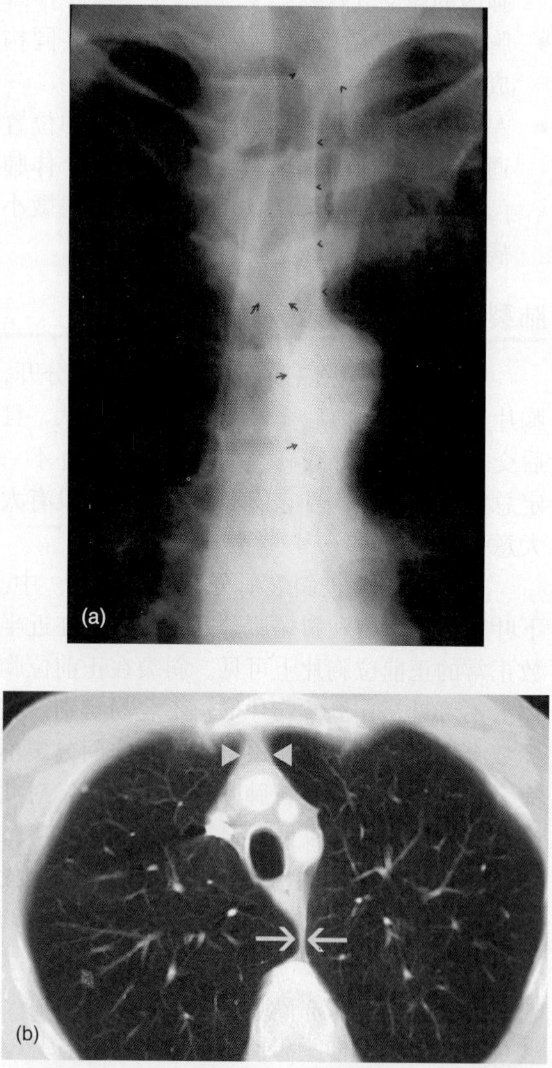

图 35.3 （a）清楚显示患者前后纵隔胸膜交界线。前交界线更低，从右向左偏（见箭头线）。而后交界线更垂直，位置更高（见箭头）。（b）上纵隔 CT 扫描显示前（箭头）后（箭头线）纵隔胸膜交界线

肺动脉漂浮导管

肺动脉漂浮导管末端最理想的位置应该维持在超过肺动脉主干分叉处 5 ~ 8cm，左或右肺动脉内（图 35.5）。测量肺动脉楔压时，球囊充气，血流可使导管尖端漂向周围至阻断位置。测量后球囊放气，导管回到中心位置，否则会有发生肺梗死的风险。充气的气囊可透过 X 射线。正常情况下，球囊应保持放气状态。

胃管

胃管应该到达胃内，但是可能会在食管内打折，有时也可能被误插入气管支气管内（图 35.6）。

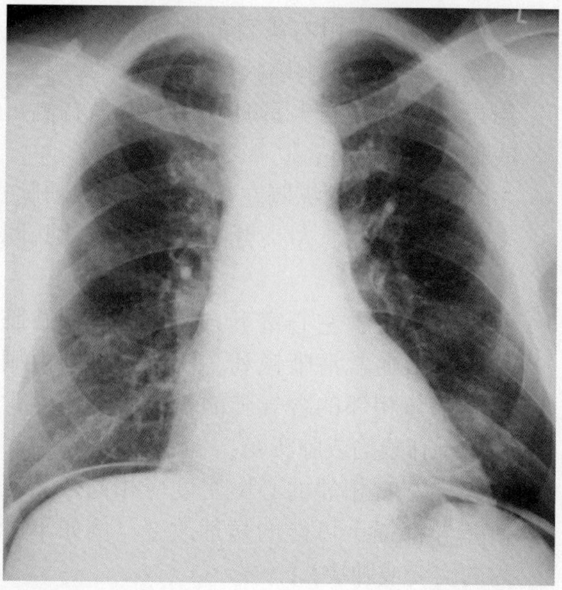

图 35.4 气腹患者正立位胸片显示膈肌厚度正常。右侧膈肌较左侧略高

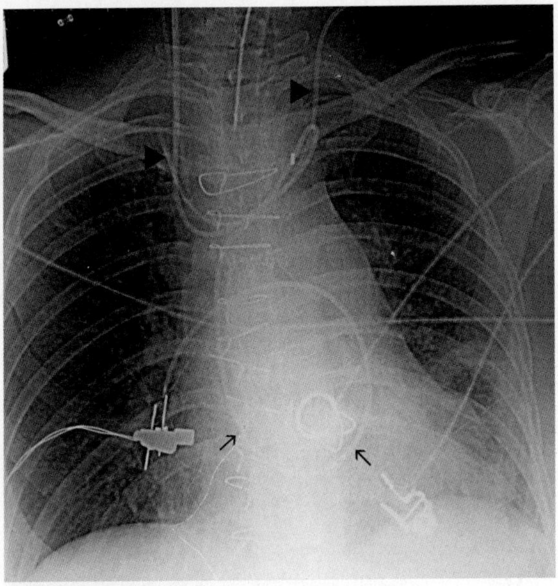

图 35.5　ICU 患者留置多种管路和导线。胸片显示气管插管位置恰当，可见胸骨切开缝合线、主动脉球囊反搏（X 线不透光尖端）和人工心脏瓣膜。中心静脉导管由左颈内静脉置入至右颈内静脉。Swan-Ganz 导管经右颈内静脉置入，在左头臂静脉打折后正常通过心腔（黑色箭头）

气管插管

颈部伸展和屈曲都可能会使气管插管远端位置发生约 5cm 的位移。当颈部处于自然位置时，插管远端最理想的位置应位于隆突上 5 ~ 6cm。如果插管过深，可能会导致插入右主支气管，这样会造成左肺无通气或者肺不张的风险（图 35.7）。

气管切开套管

气切套管远端应位于平第 3 胸椎的气道正中。气管切开的急性并发症包括气胸、纵隔气肿和皮下气肿。远期并发症包括气管溃疡、狭窄和穿孔。

胸腔引流管

胸腔引流管被用来治疗胸腔积液和气胸。在胸片上可见一条沿胸腔引流管走行的 X 线显影线，间断部分为侧孔位置。检查所有的侧孔是否位于胸腔内很重要。胸腔引流管拔除后胸片上仍可显示呈管状或印戒影的穿刺针道。如果对导管的位置仍持怀疑态度，则应考虑行 CT 检查（图 35.1 和 35.8）。

纵隔引流

在胸骨切开术后常需留置一条纵隔引流管。除了其位置与胸腔引流管不同外，其余均相同。

主动脉内球囊反搏

主动脉内球囊反搏常用于心脏手术后心源性休克的患者。导管尖端的理想位置为左锁骨下动脉起始部位稍远端（图 35.9）。如果其尖端被放入过深，则可能阻塞左锁骨下动脉；如果太靠近远端，球囊可能阻塞腹主动脉分支。在胸片上只能看见主动脉内球囊的不透 X 线尖端。

起搏器

起搏器可分为永久或临时起搏器（图 35.10）。有时心脏手术中置入临时心外膜导线，为一根头发丝样的细而不透 X 线的金属线，走行于心脏表面。临时起搏器电极通常通过锁骨下或颈内静脉置入。如果患者不能被恰当起搏，则可能通过胸片发现起搏器电极尖端位置不稳定或导线断裂。

病理学的影像特征

实变

实变是肺内含气腔出现阴影的同义词，通常是由于肺内气腔透过度降低造成的，但并不伴有受影响区域容积的改变。临床上不可能在缺乏临床病史的情况下分辨出气腔内充满的是什么物质，除非当合并有心衰体征时可能是由于心源性肺泡水肿造成的阴影。各种形式实变的典型特征（图 35.11）包括：

- 边界不清，除了与胸膜表面直接毗邻的部分；

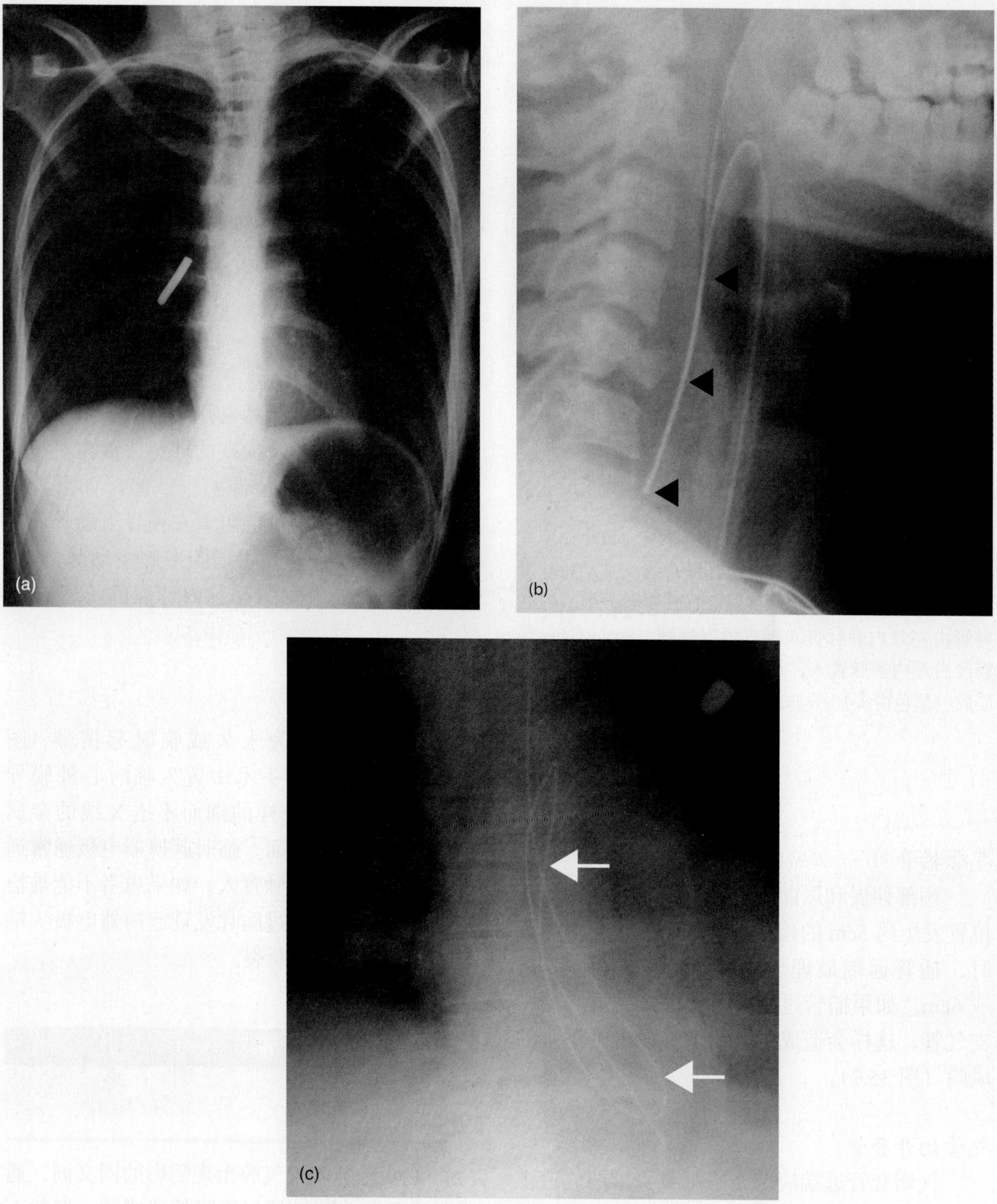

图 35.6 胃管位置异常（a）胃管尖端位于中间段支气管。（b）侧位片显示胃管在食管内打折后进入气管，应注意到存在第 5 颈椎前部的楔形骨折。（c）胃管在食管盘曲未进入胃内。注意左上区的子弹影像和位置放置恰当的 Swan-Ganz 导管（白色箭头）

- 可由肺叶裂形成清晰的边界；
- 失去肺血管纹理；
- 支气管充气征——支气管通常不可见，当与周围实变的肺组织形成对比时可能变得明显；
- 腺泡影，是由于单个腺泡或次级肺小叶实

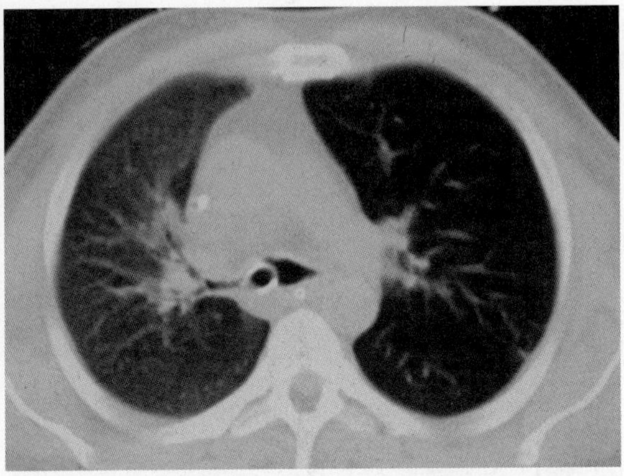

图 35.7 CT 显示气管插管插入右主支气管。呼气末图像显示左肺存在气体陷闭

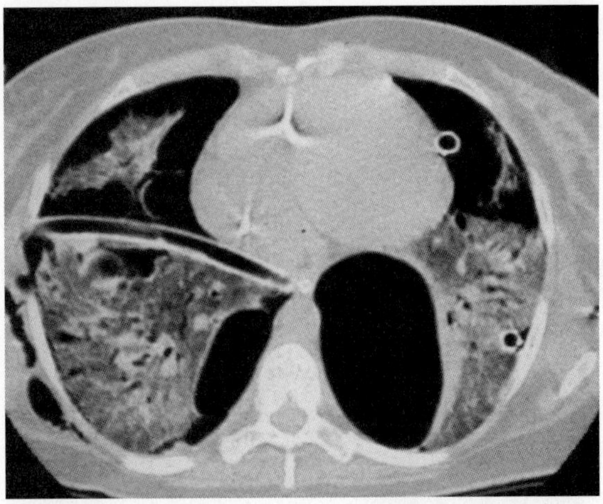

图 35.8 CT 扫描显示急性肺损伤患者的局限性气胸。左胸多根胸腔引流管，后中部分的气胸未被良好引流

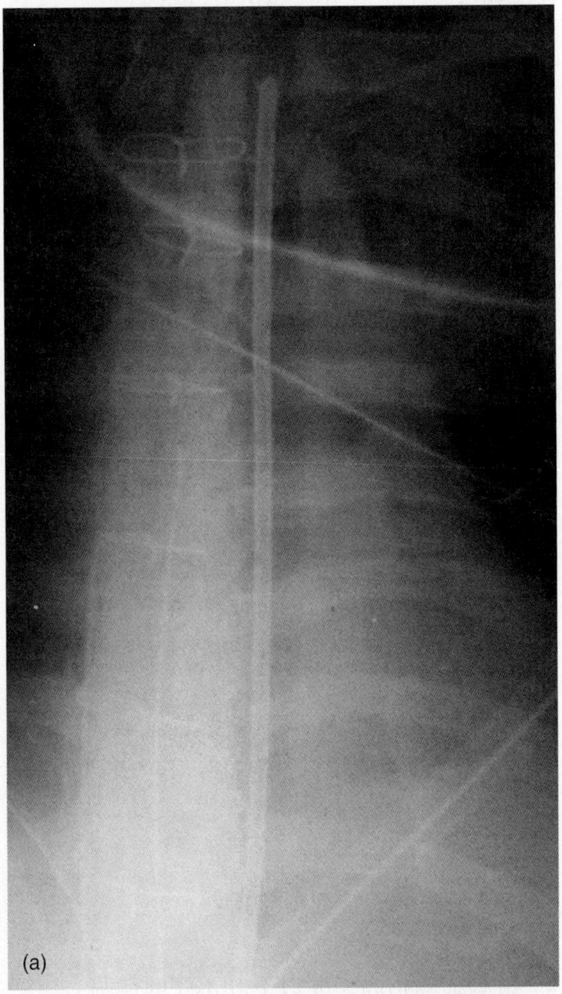

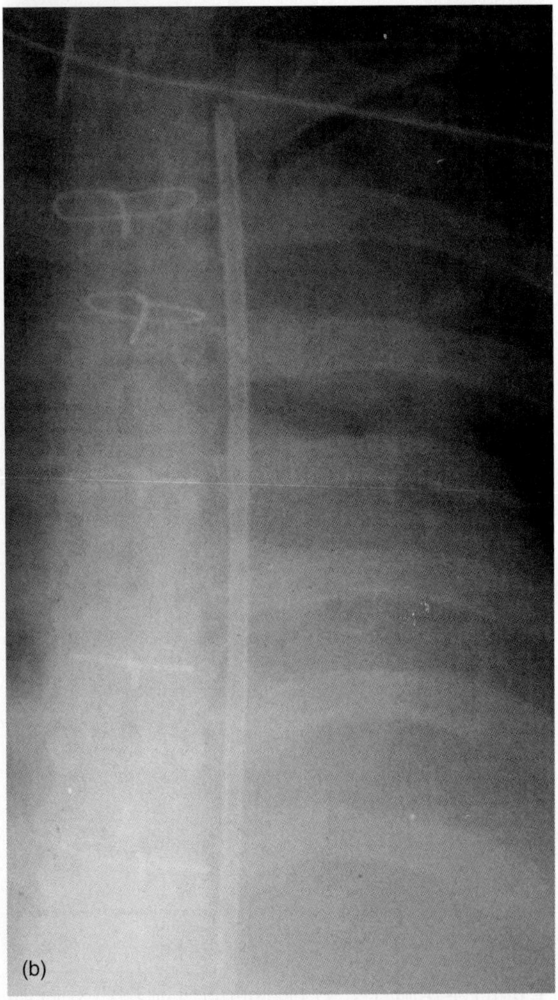

图 35.9 主动脉内球囊反搏。同一患者的胸部 X 线片显示了球囊在充气（a）和放气（b）两个阶段的对比。球囊导管远端合适的位置为左锁骨下动脉的起始处，该导管的位置可能稍微过高

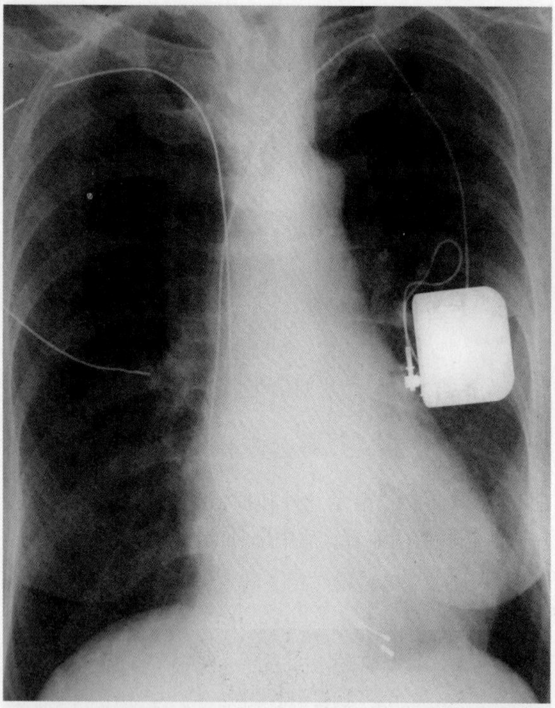

图 35.10 该胸片显示右侧起搏导线断裂。功能性起搏导线在越过第一肋时严重扭结，从而增加了导线断裂的风险

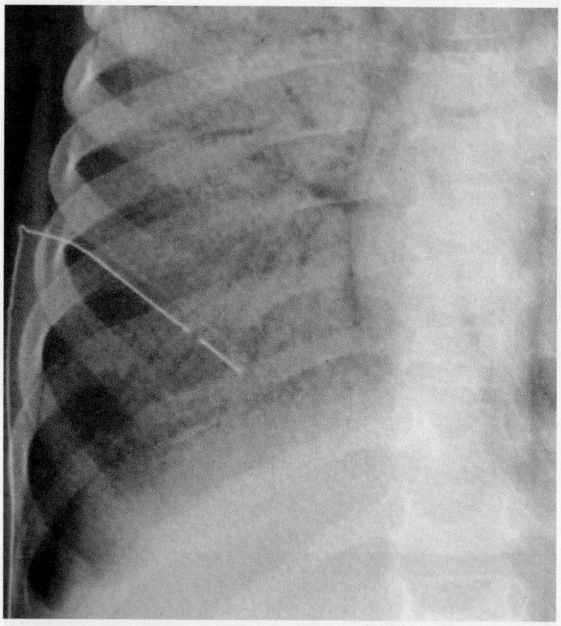

图 35.11 该片显示紧邻右心界的肺实变区呈模糊影。实变区可见支气管充气征。胸片可见胸腔引流管

变而周围仍有正常的充气肺组织围绕，直径约 0.5 ~ 1cm，常见于实变融合区的周边部；
- 当实变仅由肺含气腔的部分填充引起时，表现为“毛玻璃样影”；
- 边缘征象——当实变区域紧邻软组织结构时，实变将导致该结构边缘缺失。

当实变区域由于感染或梗死导致坏死时可形成液化，如果该坏死组织内含产气微生物或该区与支气管树交通，则伴随空洞形成的同时还将出现气液平面。

肺不张

萎陷或不张是指一个肺或肺叶存在部分或全部的体积减小。各种不同的机制均可导致肺或肺叶的萎陷，例如液体或气体积聚在胸膜腔会造成肺被动性不张；肺纤维化时肺容积减少造成瘢痕性肺不张；ARDS 时的粘连性肺不张；又或者是当支气管阻塞时的吸收性肺不张。

肺不张的影像学表现取决于很多因素，包括肺不张的原因、范围、受影响区域有无肺实变以及之前存在的胸膜异常。后一种情况包括潜在的胸膜增厚或变薄以及胸腔积液。

肺不张的直接征象包括：

- 叶间裂移位；
- 由于缺乏通气导致肺密度增加或者存在边缘征；
- 肺血管和支气管聚集。

肺不张的间接征象包括：

- 患侧肺膈抬高，尤以下叶不张时明显；
- 纵隔移位，尤以上叶不张时明显；
- 肺门移位。上叶不张时肺门抬高；下叶不张时肺门降低；
- 残余正常肺组织代偿性过度充气，导致放射线透过度增加，或从健侧偏移过中线；
- 肋间隙变窄反映患侧胸腔整体容积减少。

一侧全肺不张

一侧全肺不张（图 35.12）会导致一侧肺野密度增高，受影响一侧纵隔移位、膈肌抬高。健侧肺代偿性过度通气，并可能越过中线向患侧疝出。疝可发生在胸骨后间隙，升主动脉前或心脏后方。

单叶或多叶肺不张

某些情况下，可存在以下一些或全部征象。

右肺上叶不张（图 35.13）
- 水平裂上移，上纵隔向内侧移位；
- 气管右偏；
- 右中、下叶代偿性过度通气。

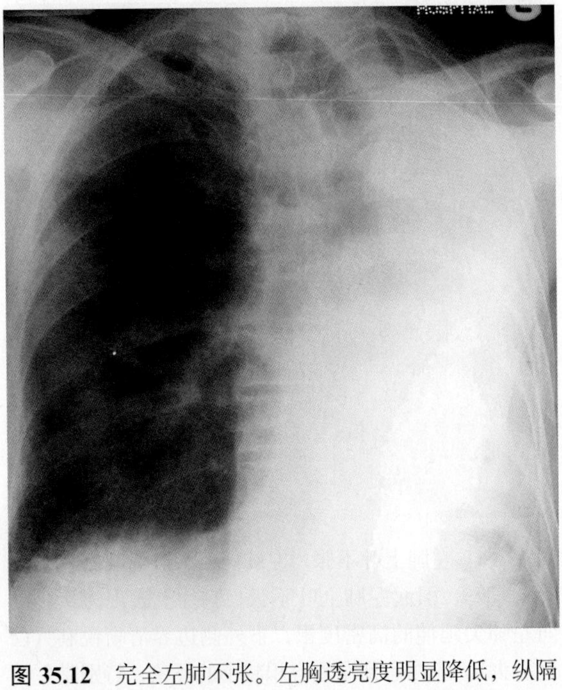

图 35.12　完全左肺不张。左胸透亮度明显降低，纵隔及气管左偏。可见肿瘤完全阻塞左主支气管

右肺中叶不张（图 35.14）
- 水平裂和下半部分斜裂相互位移，侧位片最明显；
- 正位片影像学改变可能很微小，右心界模糊；
- 肺容积减少的间接征象很不明显。

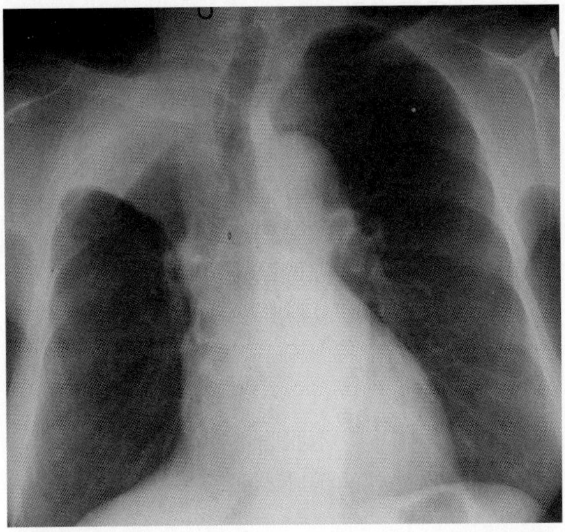

图 35.13　右肺上叶不张。水平裂上移，右肺上叶形成一个由肺门延伸至右侧肺尖的楔形高密度影。胸片显示右肺容积缩小伴气管向右侧移位

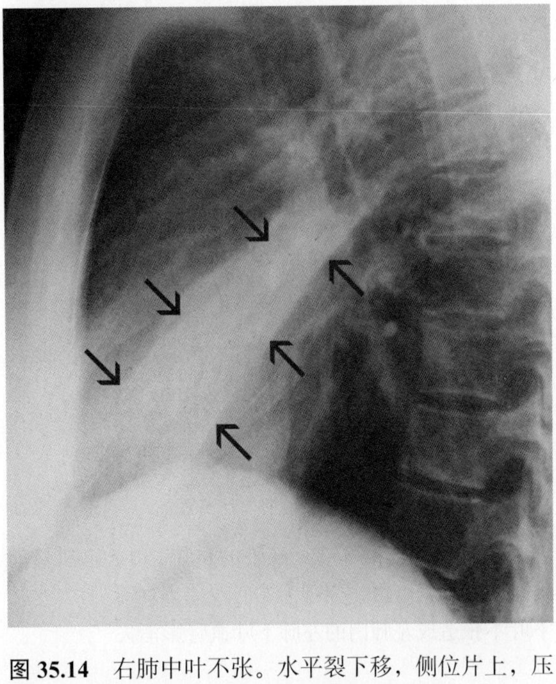

图 35.14　右肺中叶不张。水平裂下移，侧位片上，压缩的中叶显示为一个楔形的高密度影（箭头）

右肺下叶不张

- 水平裂部分降低；
- 正位胸片不张的下叶呈致密不透光的三角形，通常使膈肌不清，但是保留右心界；
- 下肺完全不张范围可能很小，以至于其变平，并与膈肌影融合，产生一个变薄的楔形阴影。

左肺下叶不张（图 35.15）

- 不张的肺叶可能被心影覆盖，这时可能需要过度曝光观察；
- 纵隔结构以及靠近无通气肺叶的膈肌模糊不清；
- 过度的肺容积减少会导致肺叶过小，以至无法作为一个单独的高密度影而被发现；
- 肺门处无下肺叶动脉影。

舌叶不张

- 通常与左肺上叶不张合并存在；
- 也可能是单独的舌叶不张；
- 影像学表现与中叶不张相似。

左肺上叶不张（图 35.16）

- 侧位片提示整个斜裂向前位移，与前胸壁几乎平行，上叶后表面形成一条细长的不透明区从肺尖几乎到达膈肌，且位于肺门前方；
- 不张的下叶最终向后回缩，与前胸壁分离；
- 正前位胸片显示位于肺上野、中野或下野的边界不清的阴影，同时伴有肺门影欠清；
- 肺门有时被抬高，支气管偏向左侧。

多叶不张

右肺下叶和中叶不张常合并发生，因为病变常发生于右肺中间段支气管。除了水平裂不显现以外，其表现与右下肺不张类似，在正位胸片上高密度影可至外侧胸壁，同样在侧位片上可达前胸壁。

右肺上、中叶不张不常见，因为开口位置尚存在一段距离，如果同时存在不张，则意味

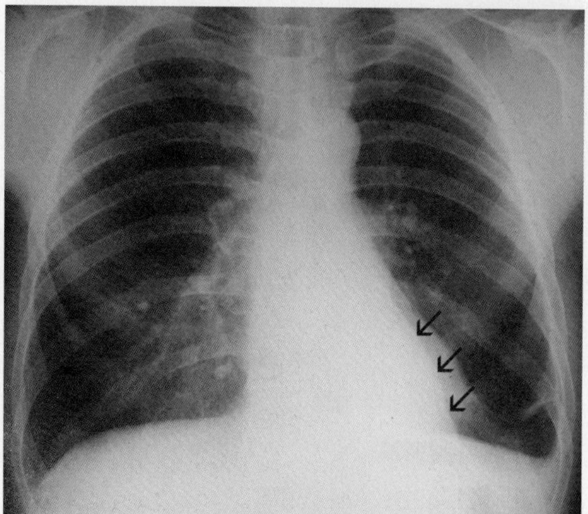

图 35.15 左肺下叶不张。压缩的左肺下叶在心脏后面形成楔形高密度影，表现为左心双边影（箭头）。左肺下叶不张造成左肺门的左肺下叶血管影消失

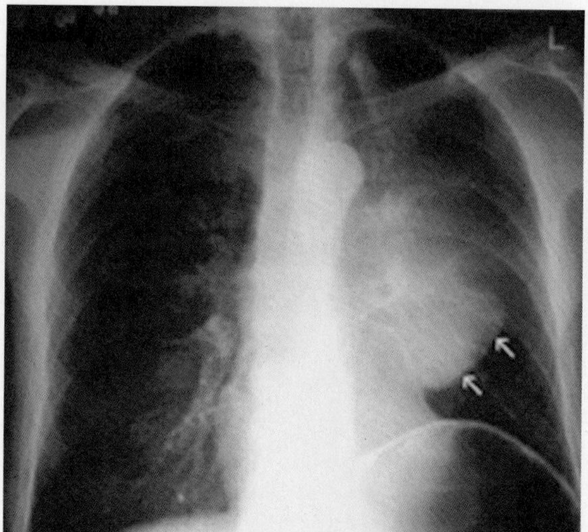

图 35.16 左肺上叶不张。左肺门巨大肿瘤阻塞左肺上叶支气管，引起左肺上叶不张。胸片上表现为从肺门向左肺尖延伸的高密度影，下外侧边界清晰锐利（白色箭头）。应注意到左侧容积减小的征象，特别是左侧膈肌抬高

着病变部位不只一处。右肺上中叶同时不张会产生与左肺上叶不张相似的表现（图 35.16）。有时单一的右肺上叶不张也会产生与左肺上叶不张相同的表现。

一侧肺透亮度增高

最常见的是技术性原因，包括：

- 患者转动；
- 定束中心较差；
- 网格偏移。

病理因素包括：

- 胸壁改变；
- 乳房切除术后；
- 先天性单侧胸肌缺失，即波兰综合征；
- 当血管阻断或供应一侧肺的血量显著减少时，会造成相应肺透光度增加；
- 因气体陷闭引起肺过度膨胀或不对称性肺气肿。

当半侧胸透光度相对增加，但没有明确的原因时，常应考虑对侧半胸是否存在透光度降低。例如仰卧位患者存在后部胸腔积液。通常对于因技术因素造成的透光度增加，可以通过与肩带周围特别是腋窝上的软组织对比予以确认。

纵隔异常

纵隔积气或纵隔气肿是指纵隔不同结构组织层次间存在气体（可参见以下纵隔损伤部分）。胸部 X 线片可见纵隔内垂直的半透明条带，表示软组织层被气体分离。气体可以延伸至颈部和整个胸壁，导致皮下气肿，也可以至膈上。纵隔胸膜可向外侧移位，表现为沿纵隔两侧的细条带。

急性纵隔炎通常因食管、咽喉、气管穿孔所致，胸片常表现为纵隔增宽和纵隔气肿。

纵隔出血可源于动、静脉出血（图 35.17）。表现为纵隔增宽，出血可以追踪至肺尖。必须明确是否存在危及生命的情况，例如主动脉破裂。

胸腔积液

胸膜腔最低的部位是后肋膈角，少量液体容易聚集于此。平卧位水平照射的胸片、超声或 CT 可发现少至几毫升的积液。较大量积液在正位片上可充满肋膈角，并且随着胸水的增加阴影会向上扩展，使肺底模糊不清（图 35.18）。胸腔积液常表现为上缘凹陷，即两侧比中间高，同时膈肌显示不清。积液也可进入叶间裂。大量积液可引起一侧肺野的密度增高，并伴有被动性肺不张。积液的空间占位效应可以将纵隔推向对侧，特别在无明显的肺不张时。患者仰卧位时胸腔积液可重新分布至椎旁沟，使得半侧胸腔肺野密度增加。

片状积液是肺表面与脏层胸膜之间的少量液体聚积，有时在肋膈角处可见，发生于心衰早期。

肺下积液指在膈肌和肺底面之间的液体聚积，类似于半侧膈抬高，膈肌轮廓发生改变，膈顶位置较正常向外移。当发生在左侧时，胃气泡与肺底间距离会增加。

叶间裂积液可出现分隔，这种情况在心衰时最常见。分隔的叶间积液可很快消失，有时被称为肺假性肿瘤。

单纯积液与复杂的肺炎旁积液或脓胸的鉴别常需进行胸腔穿刺。积液分隔形成最好通过超声显示。

气胸

对于直立位患者，气体常积聚于胸顶（图 35.19）。此时肺向肺门回缩，在正位胸片上可见脏层胸膜呈一条锐利的白线，与胸壁之间是透亮度增高的无肺纹理的胸膜腔。不应将其与皮肤皱褶相混淆，皮肤皱褶多见于仰卧位或平卧位的患者。肺通常仍保持充气状态，而灌注与通气将成比例减少，因此部分萎陷的肺密度仍相对正常。大量气胸可能导致肺完全回缩，同时纵隔向健侧移位。张力性气胸是一种急症，通常需要在拍摄胸片前就得到处理。如果

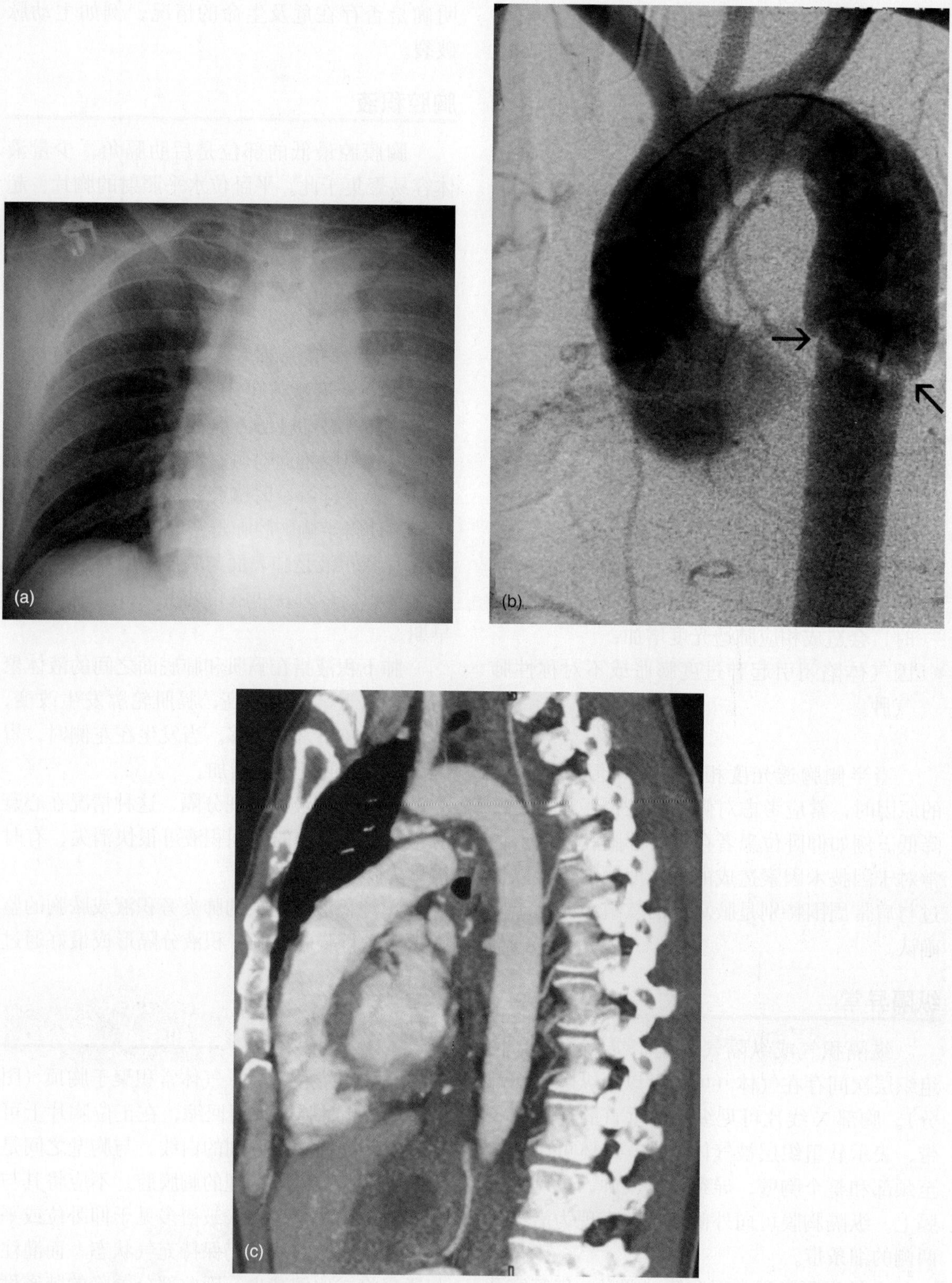

图 35.17 主动脉破裂。(a) 主动脉破裂患者仰卧位时因大量血胸向后分布造成左半侧胸的高密度影。纵隔出血可引起纵隔增宽。(b) 主动脉弓造影显示因主动脉壁破裂而造成降主动脉增宽。箭头显示病变处与正常血管的交界。(c) 另一名大呕血患者 CT 血管造影显示因透壁性溃疡引发主动脉食管瘘。应注意在矢状位重建的图像上，平滑的主动脉前壁出现局部的不规则

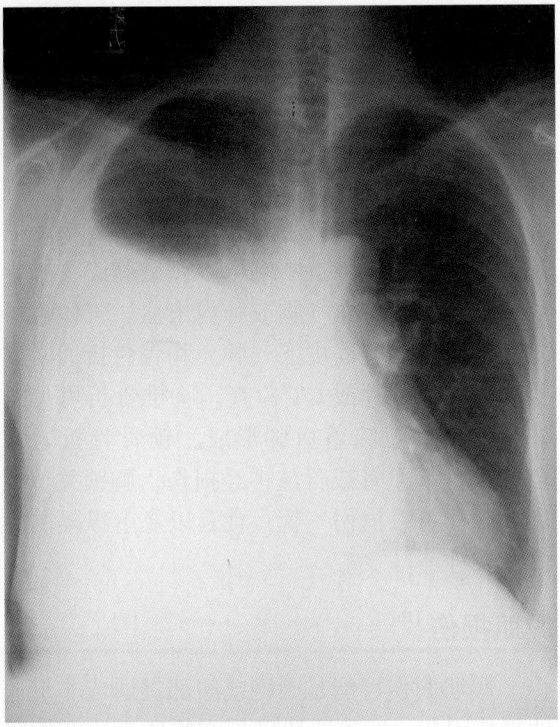

图 35.18　患者存在大量右侧胸腔积液。胸片显示胸腔积液上界为典型征象，呈现沿两侧胸壁向上延伸的弯月形表现

在这种情况下拍摄胸片，可看到非常明显的纵隔移位。影像学上可见肺被挤向纵隔，或者越过中线形成疝，同时，同侧膈肌将被压低。仰卧拍片时靠近膈肌部位透亮度增高，并可见深沟征。

气胸的并发症

胸膜粘连可能会限制气胸的分布，形成包裹性气胸或囊状气胸（图 35.8）。常表现毗邻胸壁的卵圆形气腔，可能很难从影像学上将其与胸膜下肺囊肿或大疱相鉴别。偶尔胸膜粘连可在胸片上发现，表现为脏层胸膜和壁层胸膜之间的线状影，影响了肺的回缩。胸膜粘连带的断裂可导致血气胸。与气胸相关的肺或肺叶的不张或实变很重要，因为它们可能会造成肺复张的延迟。

由于正常的胸膜腔含有少量液体，因此气胸时常见到肋膈角因小的液平面而变钝。对于少量气胸，该液平面可能是最明显的影像学征象。更大的液平面通常预示存在渗出、积脓或者出血等并发症，具体性质取决于气胸的病因。液气胸是指含有大量胸水的气胸（图 35.20）。水平投射的胸片上可见明显的液平面。

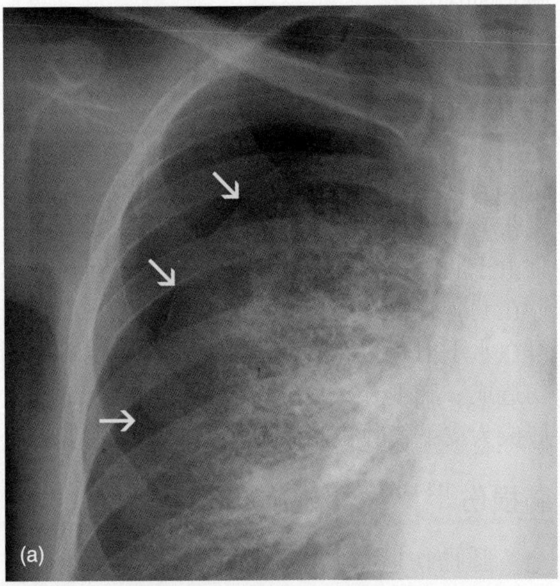

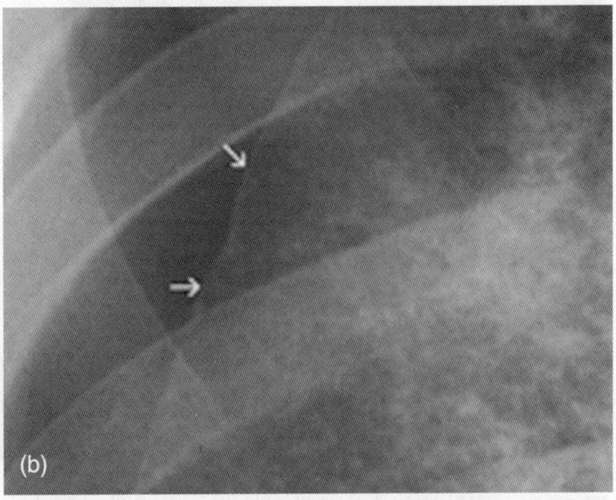

图 35.19　气胸。(a) 有潜在肺部疾病的患者出现气胸。脏层胸膜在胸片中表现为代表肺边缘的细白线。(b) 仔细观察胸膜线，注意胸膜线以外不应有肺纹理

液气胸或脓气胸可能是由于支气管胸膜瘘的结果，也可能是手术、肿瘤或感染的并发症。

肺栓塞

CT 作为肺栓塞的诊断方法已变得常规可行，CT 诊断肺栓塞依靠一次屏气过程中所能采集足够多数据的能力，这些数据应包含整个胸部的信息。快速数据采集允许在扫描期间肺动脉血管树形成良好的对比造影，可显示任何肺中心血管内的栓塞（图 35.21）。有大量研究对螺旋和电子束 CT 在急性肺栓塞诊断中的作用进行了评价，报道显示对于肺段水平栓塞的诊断有良好的特异性和敏感性[5-8]。大多数研究显示即使不存在肺栓塞，也可通过 CT 做出可以解释胸痛或呼吸困难症状的其他诊断。

创伤与 ICU 患者

骨骼损伤[9]

创伤引起的肋骨骨折很常见，可以是单发、多发、单侧或双侧。胸部创伤时，胸片对肋骨骨折的并发症的诊断比骨折本身的诊断更重要。上三肋的肋骨骨折多合并严重的胸腔内损伤，下三肋的肋骨骨折通常合并有肝、脾或肾的损伤。肋骨骨折的并发症包括连枷胸、气胸、血胸以及皮下气肿。连枷胸通常有临床以及影像学表现。骨折断端可以刺破胸膜、肺导致气胸、血胸、血气胸或肺内出血。气体也可以进入胸壁，造成皮下气肿。胸骨骨折通常需要进行侧位胸片或 CT 检查。胸椎骨折可见脊柱旁阴影，意味着血肿形成。锁骨骨折通常合并锁骨下血管或臂丛神经损伤，胸锁关节锁骨后脱位可以损伤气管、食管以及上纵隔的大血管或神经。

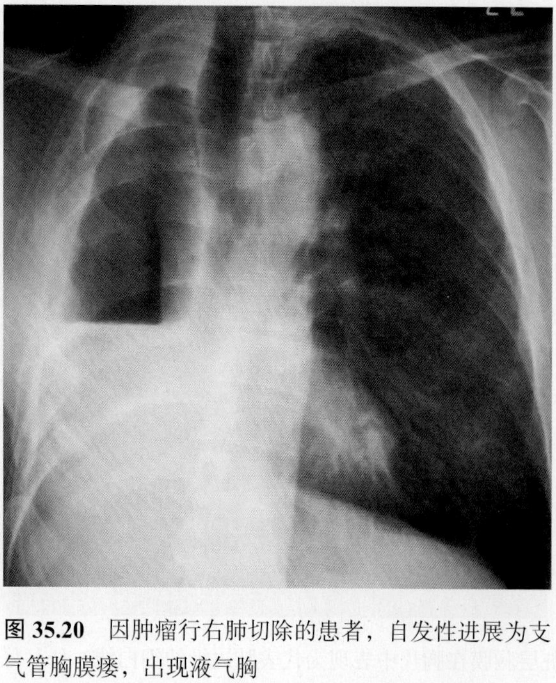

图 35.20 因肿瘤行右肺切除的患者，自发性进展为支气管胸膜瘘，出现液气胸

膈肌损伤[10]

膈肌裂伤可能是因胸或腹部贯通或非贯通性损伤引起。左侧膈肌破裂在临床上比右侧膈肌破裂更常见（图 35.22）。典型的平片表现是受损半侧膈肌模糊，并且由于胃、网膜、肠或其他内脏疝入造成半侧胸廓透光度进一步下降，虽然疝的临床表现可能会延迟出现。超声可以显示膈肌裂伤以及胸膜和腹膜内的游离液体。钡餐造影可能对明确胃或肠疝入胸腔有所帮助。

胸膜损伤[9,11]

气胸可能是肋骨骨折的并发症，常合并有血胸。如果肋骨未发生骨折，气胸也可能是继发于纵隔气肿、肺裂伤或胸部贯通伤。贯通伤造成的气胸可以进一步增加胸膜腔内压，并造成张力性气胸，需要紧急穿刺减压。血胸主要是由于肋间或胸膜血管损伤所致，可存在或不存在肋骨骨折。如果气胸同时存在液平面，则可在水平射片上看到。同样胸膜渗出也可由创伤造成。胸膜开放性损伤容易发生感染，并发展成为皮下气肿。

肺损伤[12-14]

肺挫伤通常发生在贯通或非贯通性创伤后头几小时内，血性渗出液进入到肺泡、肺间质，表现为片状、非节段性实变。通常在 2 天

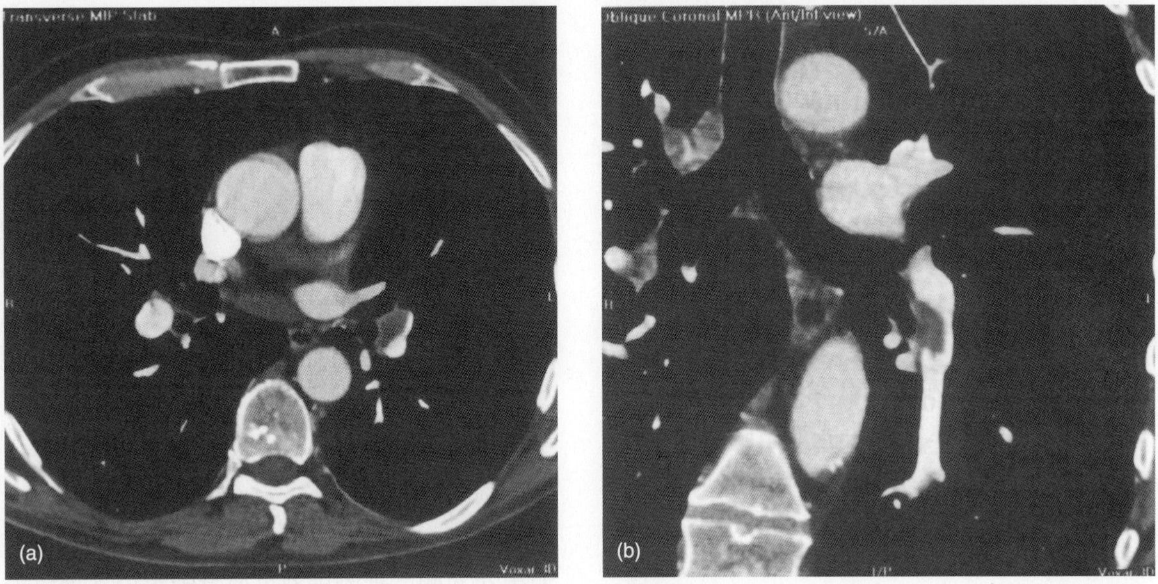

图 35.21　(a) 螺旋 CT 扫描显示右肺下叶肺动脉的栓塞。对比造影显示除栓子外的肺动脉。(b) 同一病例行冠状面重建显示栓子位于下叶动脉

之内就有所改善，3 ～ 4 天内可以完全清除。肺裂伤可因挫伤被掩盖，但是挫伤消失后，肺裂伤的表现就会明显。如果肺泡内充满了血液，则表现为均质的圆形斑片影；而如果血液并未充满肺泡，则会显示出液平面。肺血肿或血性囊肿体积会逐渐缩小，但完全消退需要几个月时间。脂肪栓塞是多发性骨折的罕见并发症，表现为双肺散在的、边缘不清的结节影，可于几天内完全消失。

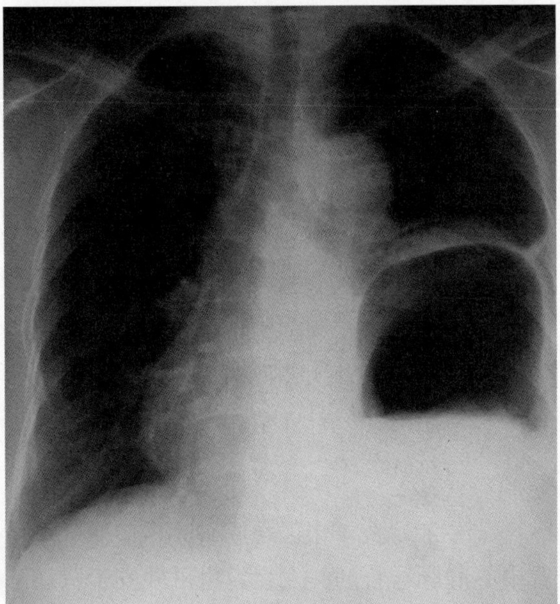

图 35.22　左侧膈肌破裂。既往外伤导致膈肌破裂，数月后胸部 X 线片检查提示胃疝入左侧胸腔

气管和支气管损伤 [13,15]

严重胸部创伤时主气道裂伤或破裂并不常见。上三肋的肋骨骨折、纵隔气肿和气胸可能非常明显。损伤常发生于紧邻隆突上方的主气管，或紧邻隆突远侧的主支气管。如果支气管鞘仍然完好，则可能并不马上出现症状或体征，但之后可能会发生气管狭窄或支气管扩张。CT 对于诊断很有帮助，但紧急情况下最好的诊断方法还是纤维支气管镜。

纵隔损伤 [16]

之前所讨论的纵隔积气或纵隔气肿都是指纵隔组织层次间存在气体。气体到达纵隔常由于肺间质气肿，食管、气管或支气管穿孔，或是由于胸部贯通伤所致。肺间质气肿通常是

由于高肺泡内压引起的肺泡破裂，也可能因剧烈咳嗽、严重哮喘、挤压伤或正压通气引起肺泡壁破裂。气体沿着血管周围鞘进入纵隔，罕见的还有因气腹引起的纵隔气肿。纵隔气肿可以向上延伸越过胸廓入口至颈部甚至整个胸壁。纵隔胸膜可向外侧移位，表现为与纵隔平行的线样软组织影。气胸常继发于纵隔气肿，但纵隔气肿却很少继发于气胸。纵隔积气在胸片上常表现为垂直半透明条带影，这表示气体存在于纵隔结构与软组织层次之间。气体影可向上延伸至颈部，向下至胸膜外膈肌，或扩展至胸壁软组织间形成皮下气肿。纵隔胸膜可向外侧移位，形成一条平行于纵隔的线样软组织影。如纵隔气体积聚在心包下，则可见到膈肌中央部，这种现象叫膈肌连续征。纵隔出血可因贯通或非贯通伤造成静脉或动脉出血而引起。由于缺乏临床或影像学征象，纵隔出血在很多病例中可能不能被发现。造成纵隔出血的主要原因包括车祸、动脉破裂和裂伤、放置中心静脉导管。通常表现为双侧纵隔增宽，但也可能发生局限血肿。

急性主动脉损伤

主动脉破裂（图 35.17）[17] 通常由车祸造成。大多数非致死性主动脉撕裂发生在主动脉峡部，即动脉韧带的位置。只有 10% ～ 20% 的患者可以于急性期存活，但有少部分患者会在撕裂的位置形成慢性动脉瘤。急性破裂最常见的影像学征象是上纵隔增宽、主动脉结模糊不清。其他影像征象包括左主支气管向前、向下和向右移位，主气道、鼻胃管或右胸骨旁线向右移位。还可见左肺尖的胸膜外帽状影或左侧血胸。虽然主动脉造影可以明确诊断，但 CT、经食管超声或磁共振成像也可用于诊断。通常在很多部门都有通往 CT 室的紧急通道，但并非都是心胸外科中心。如果正确指导下的 CT 扫描显示纵隔正常，则对主动脉破裂有很高的阴性预测价值。但如果 CT 扫描结果不清或显示纵隔血肿，此时就需要在手术之前进行常规血管造影。

心脏损伤 [18]

心脏损伤少见，可因贯通伤或钝伤引发。由贯通伤造成的心脏损伤可引起心脏压塞、心室壁瘤或室间隔缺损，常很快就导致患者死亡。钝伤可能会造成心肌挫伤和梗死并可合并短暂或永久的心律失常。

食管破裂 [19]

食管破裂常因器械操作或手术造成，但偶尔也会发生于贯通伤，极少情况下可因食管压力突然增加（布尔哈弗综合征）而发生自发性食管破裂。临床上会出现急性纵隔炎，影像学表现为纵隔积气，伴或不伴气胸或液气胸，常发生在左侧。食管破裂可通过钡餐检查确定诊断。应首选水溶性造影剂，以避免钡剂漏入纵隔引起肉芽肿的风险。胸导管损伤造成的乳糜胸可能会在外伤后数小时或数天后变得明显，胸外科手术是最常见的原因。

胸部术后表现

普外科手术的胸部并发症

肺不张

肺不张是最常见的胸腹部手术的肺部并发症。胸片常显示因吸气不足引起的膈肌抬高。线状影常位于较低位置，表示合并亚段的容积减少和实变。阴影常在术后约 24h 出现，并在 2 ～ 3 天内吸收。

胸腔积液

胸腔积液常在腹部手术后立即出现，但常在 2 周内吸收。可伴随肺梗死出现。胸腔积液还常继发于膈下感染。

气胸

对于非胸部手术，气胸常是正压通气或放置中心静脉导管的并发症，也可并发于肾切除手术。

吸入性肺炎

吸入性肺炎是麻醉的常见并发症，但幸运的是大多并不严重。严重的吸入性肺炎常于几小时内在肺底或肺门周围出现斑片状实变。除非发生二次感染，实变可在几天内消退。

肺水肿

术后肺水肿可以是心源性或非心源性的。

肺炎

肺炎可能并发于术后肺不张和吸入性肺炎。因此，术后常出现双侧下肺野阴影。

膈下脓肿

膈下脓肿常造成膈肌抬高、胸腔积液以及基底部肺不张。膈下可发现分隔的气体，并且透视下可见膈肌僵直。膈下脓肿可通过 CT 或 B 超证实。

肺栓塞

肺栓塞可能产生肺部阴影、胸腔积液或膈肌抬高，但即使影像学正常也不能完全除外。在 ICU 中最好的影像学检查手段首选螺旋 CT。

心脏手术的胸部并发症

大部分心脏手术都采用胸骨正中切口，在术后胸片中常可以看到胸骨的金属缝合线。二尖瓣瓣膜切开术现已很少采用开胸切口，但这一入路仍然在主动脉缩窄、动脉导管未闭、Blalock-Taussig 分流术及肺动脉束带术中应用。

心血管轮廓增宽很常见，代表存在出血和水肿。纵隔明显或进行性增宽提示明显的出血（图 35.23）。心脏术后常存在一些空气留在心包内，因此形成心包积气的迹象。

左胸基底部的阴影几乎无一例外地表示肺不张，阴影通常需超过一至两周的时间吸收。小的胸腔积液在术后早期也很常见。

有时可见气腹，是由于胸骨正中切口造成的腹膜受损引起的，无病理学意义（图 35.4）。

术中损伤左或右侧胸膜腔可能会导致气胸。大的淋巴管损伤可能会导致乳糜胸或局部的包裹性乳糜积液。膈神经损伤可能导致膈肌麻痹或瘫痪。

外科金属夹或其他金属标志有时被用来标记冠状动脉搭桥的两端。人工心脏瓣膜通常是 X 线下可见的，但如果曝光不足则很难见到。

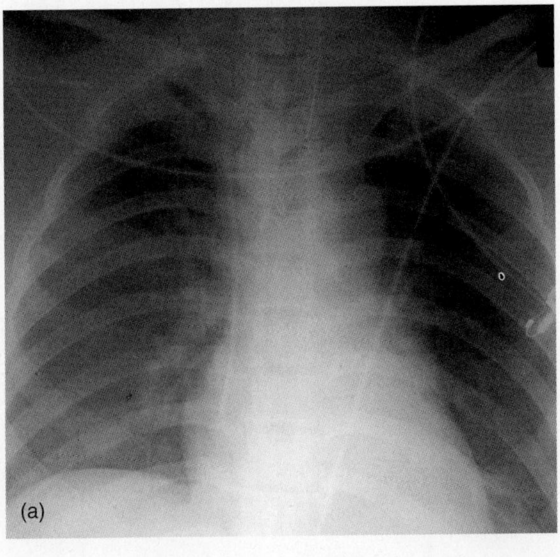

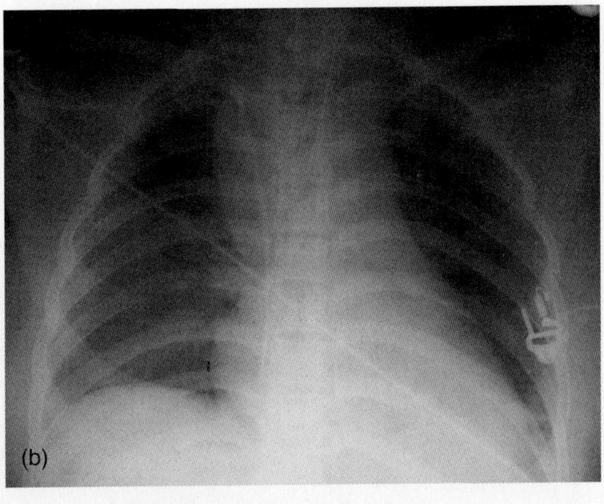

图 35.23 心脏手术后（a）胸部 X 线片表现正常。几小时后（b）纵隔明显增宽，提示纵隔出血

胸骨裂开时影像学可表现为胸骨上呈线性的透光影，连续摄片可发现胸骨缝线位置的变化。常可通过临床表现诊断，并可伴有骨髓炎。经胸骨开胸可能造成第 1 或第 2 肋骨发生骨折。这一观察的重要性在于它可以解释术后的胸部疼痛。

急性纵隔炎可能并发于纵隔手术，尽管更多的与食管穿孔或食管手术有关。在 X 线片中可能有纵隔增宽或气肿，而这些特征最好是由 CT 扫描进行评估。

（张　进　白　宇译　李文雄校）

参考文献

1. Desai SR. Acute respiratory distress syndrome: imaging of the injured lung. *Clin Radiol* 2002; **57**: 8–17.
2. Chastre J, Trouillet J-L, Vuagnat A *et al.* Nosocomial pneumonia in patients with acute respiratory distress syndrome. *Am J Respir Crit Care Med* 1998; **157**: 1165–72.
3. Gillette MA, Hess DR. Ventilator-induced lung injury and the evolution of lung-protective strategies in acute respiratory distress syndrome. *Respir Care* 2001; **46**: 130–48.
4. Knutstad K, Hager B, Hauser M. Radiologic diagnosis and management of complications related to central venous access. *Acta Radiol* 2003; **44**: 508–16.
5. Task force report. Guidelines on the diagnosis and management of acute pulmonary embolism. *Eur Heart J* 2000; **21**: 1301–36.
6. Monreal M, Suarez C, Fajardo JA *et al.* Management of patients with acute venous thromboembolism: findings from the RIETE registry. *Pathophysiol Haemost Thromb* 2004; **33**: 330–4.
7. Baile EM, King GG, Muller NL *et al.* Spiral computed tomography is comparable to angiography for the diagnosis of pulmonary embolism. *Am J Respir Crit Care Med* 2000; **161**: 1010–15.
8. Wildberger JE, Mahnken AH, Das M *et al.* CT imaging in acute pulmonary embolism: diagnostic strategies. *Eur Radiol* 2005; **15**: 919–29.
9. Wicky S, Wintermark M, Schnyder P *et al.* Imaging of blunt chest trauma. *Eur Radiol* 2000; **10**: 1524–38.
10. Eren S, Kantarci M, Okur A. Imaging of diaphragmatic rupture after trauma. *Clin Radiol* 2006; **61**: 467–77.
11. Miller LA. Chest wall, lung, and pleural space trauma. *Radiol Clin North Am* 2006; **44**: 213–24.
12. Nelson LD. Ventilatory support of the trauma patient with pulmonary contusion. *Respir Care Clin North Am* 1996; **2**: 425–47.
13. Wanek S, Mayberry JC. Blunt thoracic trauma: flail chest, pulmonary contusion, and blast injury. *Crit Care Clin* 2004; **20**: 71–81.
14. Keough V, Pudelek B. Blunt chest trauma: review of selected pulmonary injuries focusing on pulmonary contusion. *AACN Clin Issues* 2001; **12**: 270–81.
15. Kiser C, O'Brien SM, Detterbeck FC. Tracheobronchial injuries: treatment and outcomes. *Ann Thorac Surg* 2001; **71**: 2059–65.
16. Ketai L, Brandt MM, Schermer C. Nonaortic mediastinal injuries from blunt chest trauma. *J Thorac Imaging* 2000; **15**: 120–7.
17. Mirvis SE. Diagnostic imaging of acute thoracic injury. *Semin Ultrasound CT MR* 2004; **25**: 156–79.
18. Bansal MK, Maraj S, Chewaproug D *et al.* Myocardial contusion injury: redefining the diagnostic algorithm. *Emerg Med J* 2005; **22**: 465–9.
19. Younes Z, Johnson DA. The spectrum of spontaneous and iatrogenic esophageal injury: perforations, Mallory–Weiss tears, and hematomas. *J Clin Gastroenterol* 1999; **29**: 306–17.

第 5 部分

胃肠道急症

第 36 章

急性胃肠道出血

Joseph J Y Sung

急性胃肠道（GI）出血是患者收入 ICU 的常见原因，且是致残和致死的主要原因。上消化道出血中约 75% 是由消化性溃疡病所致[1-2]。静脉曲张出血、食管炎、十二指肠炎和 Mallory-Weiss 综合征造成的出血各占约 5% ～ 15%。大约 20% 的胃肠道出血源于下消化道。胃肠道出血常见原因见表 36.1。几十年来上消化道出血的病死率一直保持在 10% 左右，但近年的报道显示，溃疡出血的病死率下降到约 5%[3]。另一方面，静脉曲张出血具有较高的病死率，约为 30%，危险因素包括高龄、医源性问题、凝血功能紊乱和大量出血。

上消化道出血

临床表现

患者可能存在或不存在上消化道病史，常伴随疼痛，亦有无痛性溃疡出血，特别是老年患者及使用非甾体抗炎药物的患者。通常患者表现出低血容量症状如心动过速、面色苍白、出汗、发绀、精神错乱、少尿，尤其是大量胃肠道出血时。既往呕吐和干呕后呕血史应考虑 Mallory-Weiss 综合征。

呕血和黑便是急性上消化道出血最常见的表现。便血是指从直肠排出鲜红或红褐色的血液，可能为单纯血液或与大便混合。它通常表示低位肠道来源出血，也可能是大量上消化道出血。

辅助检查

内镜或钡餐

询问病史及体格检查在明确出血来源上用处不大，多数情况下需完善辅助检查。内镜检查已经取代钡餐成为辅助检查的首选。一旦患者血流动力学稳定，应立即在相关人员配合下行内镜检查。指南中更推崇内镜检查的原因如下：

- 内镜能更精确识别出血的位置和类型；
- 内镜能预测溃疡及静脉曲张导致再出血的风险（见下文）；
- 一些病变如胃炎、食管胃底静脉曲张和十二指肠炎很难由钡餐 X 线片诊断；
- 内镜操作过程中可以同时治疗溃疡（见下文）；
- 在既往有胃部手术史的患者身上，钡餐 X 线片可靠性很差。

然而，内镜检查在有心肺基础疾病的患者可诱发严重缺氧，必须连续监测血压、脉搏、脉搏血氧饱和度，必要的时候可通过鼻导管给予氧气。

血管造影

血管造影在诊断消化道出血上很少使用。从理论上讲，当出血量较大影响内镜视野时，血管造影可以帮助识别出血点，有时可能被用来栓塞止血，然而实践中，多数类似出血患者考虑行紧急剖腹手术治疗。

非静脉曲张上消化道出血的处理

急性消化道出血的处理原则：第一，积极复苏；第二，控制活动性出血；第三，预防再出血。

复苏

建立可靠的静脉通路，通过大口径血管通路输注血液和血浆扩充剂。严密监测患者生命体征，对于低血容量性休克的患者，还应监测中心静脉压和尿量（见第 11 章）。随着足量的液体复苏，医生应确认病变类型并识别高危患者，部分患者可能需要早期内镜或手术治疗。

高危患者

胃肠道出血常见临床表现为晕厥、呕血、收缩压小于 100mmHg、直立性低血压，以及在 12h 内需输注超过 4 个单位的血液以维持血压。60 岁以上及存在多重潜在疾病的患者具有更高的风险[3]。因其他疾病入院（如心脏或呼吸衰竭、脑血管出血），并在住院期间发生胃肠道出血患者具有较高的病死率。

高危溃疡

有活动性出血或近期出血的消化性溃疡内镜下显示为红斑，包括局部活动性出血（即搏动性动脉出血或单纯渗血）、附着的凝血块、突起的血管或溃疡面上的平面色素斑。出血处红斑是预示再出血的重要因素（表 36.2）。由于具有独立的动脉供血（胃左动脉和胃十二指肠动脉），十二指肠球部近端后下壁和高位胃小弯是严重再出血的常见部位。

表 36.1 急性胃肠道出血常见的原因

上消化道出血
消化性溃疡（DU ：GU ≈ 3：1）
静脉曲张出血（食管：胃≈ 9：1）
门脉高压性胃病
Mallory-Weiss 综合征
胃炎、十二指肠炎和食管炎
下消化道出血
憩室出血
血管畸形、动静脉畸形
结肠息肉或肿瘤
Meckel 憩室
炎症性肠病

治疗

药物治疗

抑酸药物，如 H_2- 受体拮抗剂和质子泵抑制剂是非常有效的药物，可促进溃疡愈合。由于酸性环境影响血小板功能和生理止血，因此，降低胃酸的分泌可以减少出血并促进溃疡愈合。最近的一项研究表明，静脉使用质子泵抑制剂抑酸可以减少内镜治疗后再次出血[4]。对于消化性溃疡出血高危患者，推荐使用质子泵抑制剂作为内镜治疗的辅助用药。相比之下，抗纤溶制剂如氨甲环酸尚不能有效减少急性消化道出血患者的手术率和病死率。最近的研究表明，对于具有再出血高危因素患者，单纯药物控制而不采用内镜止血是不恰当的[5]。因此对于溃疡出血患者，药物疗法联合内镜治疗是最佳选择[6-7]。

内镜治疗

大多数急性上消化道出血患者可自发止血而恢复，这类患者无需特殊干预。对于持续出血或再出血的高危患者应采用内镜止血。在过去的二十年间，内镜止血以其安全、高效使急诊外科手术数量大幅下降，大大降低了溃疡出

表 36.2 胃溃疡胃镜下表现和再出血的概率

胃镜下表现	再出血的概率（%）
有渗出或断端表现	85 ～ 90
血管突起	35 ～ 55
表面有凝血块	30 ～ 40
底部扁平	5 ～ 10
没有特殊表现	5

血的病死率。三种最常见的止血方法如下：

注射肾上腺素

内镜下在溃疡出血点及周围注射肾上腺素（1：10 000 稀释），每次注射 0.5 ～ 1.0ml（最多 10 ～ 15ml），在超过 90% 的病例能成功止血[6]。对于止血是由于注射药物的局部填塞止血还是由于肾上腺素收缩血管所致还存在一定争议。对肾上腺素吸收进入体循环的过程进行研究发现，对患者的血流动力学状态没有任何显著的影响[8]。肾上腺素局部注射是一种有效的、廉价的、简便且易用的止血方法，并获得了世界范围内的普及。

局部凝固治疗

这种方法使用直接压力和热能（加热探头）或电凝法（双极凝固探头 BICAP）来控制溃疡出血。由于出血血管凝固前先被填塞，故仪器所致组织损伤深度最小化。注射肾上腺素、探针加热和 BICAP 方法在止血效果上相当[9]。偶尔我们不能看到溃疡出血处的直观图像，特别是胃小弯或十二指肠球部后壁的溃疡出血。此时不能应用直接压迫止血，故凝固法的失败率在这些情况下较高。

血管夹止血

内镜下夹闭出血血管是近年来比较盛行的疗法。血管夹相对于热凝固法的优势是没有组织损伤的风险，穿孔风险很低。研究显示，与局部肾上腺素注射和热凝固法比较，血管夹止血更具优势[10-11]。然而，某些病变部位使用血管夹很困难，如在胃小弯、胃底部和十二指肠后壁放置血管夹十分麻烦、费时，而且操作受到从手柄到设备尖端扭矩的限制。

手术

手术仍然是最确切的止血方式。然而，手术适应证和最佳手术时机缺乏统一意见。在内镜治疗如此有效的今天这些问题仍不清楚。因此，ICU 医生、消化科医生和外科医生的良好合作是至关重要的。手术适应证包括：

- 动脉出血，经内镜下止血无法控制；
- 需持续大量输血以维持血压（如总量 6 ～ 8 单位的全血）；
- 内镜下成功止血后再出血；
- 有证据提示胃肠道穿孔。

外科手术包括溃疡出血部位止血、溃疡出血部位止血加迷走神经切断和引流术，以及各种类型的胃切除术。胃肠道出血急诊手术后病死率为 15% ～ 20%。一项调查表明，内镜治疗后再出血患者接受挽救性治疗时，手术止血与再次内镜下止血效果相似[12]。然而，外科手术患者的并发症显著高于内镜治疗患者。对于低血容量性休克和（或）伴血管突起的大型消化性溃疡患者，应考虑早期手术。消化性溃疡出血患者的处理流程见图 36.1[13]。

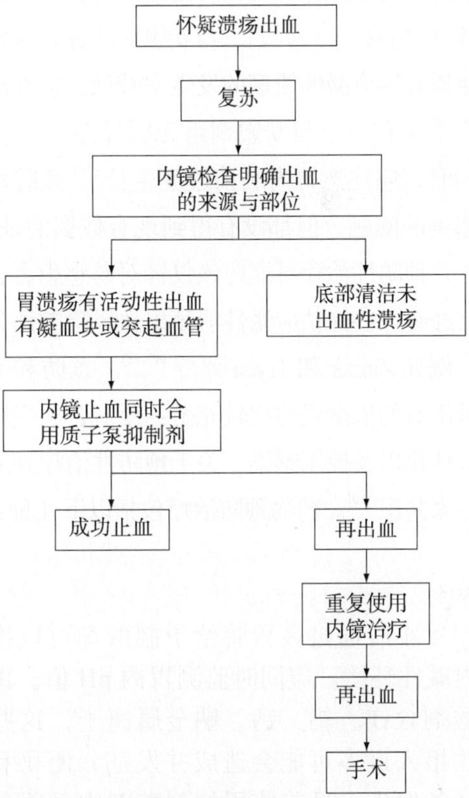

图 36.1 消化性溃疡出血的处理流程

急性应激性溃疡

急性应激性溃疡与休克、脓毒症、烧伤、多发伤、脑外伤、脊髓损伤呼吸衰竭、肾衰竭及肝衰竭密切相关。病变最常见部位为胃底部，损伤程度可从轻度糜烂到急性溃疡。导致重症患者急性黏膜糜烂 / 溃疡的确切机制不十分明确，胃十二指肠黏膜的缺氧和灌注不足可能是最重要的因素。除了血流动力学不稳定外，危重患者呼吸衰竭及凝血功能紊乱亦是重要的独立危险因素。据报道，ICU 患者应激性黏膜出血的发生率为 8% ~ 45%[14]。由于对低血压和低氧血症的有效纠正，应激性溃疡的发生率在过去十年里呈下降趋势。出血可能为隐性或显性的，胃管引流呈咖啡色液体，或者出现肉眼可见的出血。

预防和治疗

大溃疡的治疗如上。轻微出血和预防性治疗可在一起考虑。考虑到胃酸过多是导致应激性溃疡的主要原因，因此预防性治疗的目标为碱化胃液（胃 pH > 3.5）[14]。与安慰剂相比，预防性碱化胃液组应激性溃疡的发生率较低。但在改善患者的生存率上与安慰剂组无明显差异 [15]。与此同时，应注意胃内细菌过度生长 [16] 和院内肺部感染的问题，但都没有得到现有数据的证实。总之，预防性治疗可能应该仅针对易感患者。现在已经有一些评估应激性溃疡出血风险的评分系统，例如 Zinner 和 Tryba 评分 [17-18]。预防和治疗轻微出血的依据仍然比较充足：使氧合与组织灌注最佳化以及控制感染。关于预防性治疗并未达成专家共识 [19]。药物预防治疗包括以下几种：

制酸剂

每小时通过鼻胃管给予制酸剂可以维持胃内碱性环境，应同时监测胃内 pH 值。由于制酸剂含镁、铝、钙、钠金属离子，这些矿物质摄入过多可能会造成并发症，便秘和腹泻经常发生，目前使用的制酸剂中已很少含有这些物质。

硫糖铝

硫糖铝是蔗糖八乙酸酯的碱性铝盐，通过增加黏液分泌、黏膜血流量和局部前列腺素的分泌促进溃疡愈合，这些作用使得黏膜抗酸和胃蛋白酶能力增强（即细胞保护作用）。因为它不改变胃液 pH 值，故很少引起革兰阴性细菌过度繁殖。与使用 H_2- 受体拮抗剂和制酸剂相比，使用硫糖铝时院内感染性肺炎的发生率较低，但目前仍有争议，因为患者存在误吸的风险 [15]。硫糖铝可通过鼻胃管给药，每 4 ~ 6h 给予 1.0g。不良反应是便秘，对于肾功能不全患者可能会引起铝中毒。

H_2- 受体拮抗剂

这些药物通过竞争壁细胞上组胺受体以抑制胃酸分泌。西咪替丁的药效较弱，且与抗惊厥药物、茶碱类和华法林有相互作用。法莫替丁和尼扎替丁是较新药物，但与雷尼替丁相比没有什么特别优势。H_2- 受体拮抗剂的问题是在给药第一天后会产生快速耐药反应，导致胃酸抑制效果减弱。至少有一个 Meta 分析显示，在 ICU 中雷尼替丁不能为应激性溃疡患者提供任何有效保护。

质子泵抑制剂

质子泵抑制剂通过抑制壁细胞分泌胃酸的共同通路有效减少胃酸。所有质子泵抑制剂（奥美拉唑、兰索拉唑、泮托拉唑和雷贝拉唑）都可以口服。奥美拉唑和泮托拉唑也有静脉注射制剂，以用于那些不能口服药物的患者。在两个非随机的研究中显示，静脉奥美拉唑制剂可以保护机械通气的重症患者免于应激性上消化道出血 [20]。目前尚缺乏前瞻性数据显示高风险患者可以从质子泵抑制剂的治疗中受益。

静脉曲张出血

急性静脉曲张出血是门脉高压症的严重并发症，有较高的病死率。约 50% 的静脉曲张患者在住院早期会发生出血。肝功能衰竭的程度，Child-Pugh 分级（见第 38 章）是评估早期再出血和生存率的重要预后因子。

复苏

应立即输注全血和液体进行复苏。应避免过度输液可能引起的门静脉压力升高（会使再出血风险增加）。应输注新鲜冷冻血浆和浓缩血小板。插入鼻胃管用于清除胃内积血（也可给药）。应避免强力抽吸，此举可能会诱发出血。可给予乳果糖（每 4 ～ 6h 给予 15 ～ 30ml）以预防或治疗肝性脑病。结肠灌洗可以使用，但在肾衰竭的情况下应避免使用含镁灌肠剂。要对患者进行密切的血流动力学监测。

如果患者血流动力学稳定，可以采用上消化道内镜检查来识别出血来源。门脉高压患者出血可能为食管或胃静脉曲张、消化性溃疡和门脉高压性胃病。

药物治疗

血管加压素（0.2 ～ 0.4U/min）在以前应用较广泛，用来降低门脉压力，并控制静脉曲张出血。由于抗利尿激素的不良反应，如心肌缺血（大约有 10% 的患者出现）以及不断恶化的凝血功能（通过释放的纤溶酶原激活物），近年来已不提倡使用。特利加压素，一种抗利尿激素酯合成类似物，具有较长的半衰期和更少的心脏不良反应，当联合使用硝酸甘油时显得更加有效 [22]。注入生长抑素和其类似物可降低门脉压和奇静脉血流，是治疗急性静脉曲张出血安全、有效的血管活性药物 [23]。如果在内镜治疗前已经开始应用这些血管活性药物，会有更多获益 [22]。采用奥曲肽作为内镜辅助治疗亦可获益 [24]，再出血和需要输血的患者显著减少 [25]。

内镜硬化疗法

内镜下注射硬化剂疗法是治疗方法上里程碑式的进展。在内镜下，血管硬化剂可以直接注入静脉曲张血管内（曲张静脉内注射法）或者注射到曲张静脉毗邻的黏膜中（曲张静脉旁注射法），引起静脉血栓形成、炎症和组织纤维化。常用的血管硬化剂是乙醇胺油酸酯、十四烃基硫酸钠（1% ～ 3%）、聚乙二醇单十二醚和乙醇。至今，并无证据证明哪种硬化剂更好，因此多数硬化剂的选择源于内镜医生个人偏好和药品供应。内镜下硬化剂疗法能控制 80% ～ 90% 的急性静脉曲张出血。常见并发症有溃疡形成、发热、胸痛和纵隔炎。由于操作困难，胃静脉曲张出血很难采用注射硬化疗法控制。戊氰丙烯酸酯最近被用于胃静脉曲张的注射，据说具有很好的止血效果，它通常混以碘化油以延迟聚合的速率，并可以采用放射学手段监测注射过程。

内镜下曲张静脉结扎

内镜下曲张静脉结扎在 20 世纪 80 年代末开始应用，它通过机械方法控制静脉曲张导致的出血，在内镜下释放橡胶圈并捆扎曲张的静脉。无数的研究比较内镜下曲张静脉结扎与内镜下硬化疗法，结果显示两者一样有效 [9]。与注射疗法相比并发症明显较少，因为不再有组织的化学刺激。用于结扎的套圈避免了术中误吸，但是如果使用不当可能会导致严重的食管损伤。通过引入含有 5 ～ 10 个橡皮筋的多重捆扎设备和使用透明帽，克服了套圈损伤和视野狭窄的问题。在许多中心，内镜下曲张静脉结扎术已经取代注射硬化疗法作为静脉曲张出血治疗的第一选择。许多人都曾联合两种内镜治疗试图改善预后。到目前为止，现有的数据不支持联合治疗比单一疗法好。目前并不推荐内镜下联合治疗。

球囊压迫止血

静脉曲张出血可直接使用球囊压迫来止血。现在均使用三腔双囊管，可以抽吸胃及食管内容物。膨胀的胃囊（250 ～ 350ml 水）通常可以通过阻塞食管静脉曲张的供血静脉来止血。如果出血继续，可以通过膨胀食管球囊并保持 50 ～ 60mmHg 的压力（6.7 ～ 8.0kPa）。利用球囊充气止血的时间应该局限于 24h 内，以避免组织坏死。因为药物及内镜治疗的有效性，球囊填塞止血只用来治疗上述方法未能控制的出血。

经颈静脉肝内门体分流术（TIPS）

导管经颈静脉插入到肝静脉，在透视下进

入门静脉分支[26]，通过导丝和扩张器，放入可自行展开的金属支架，从而建立肝内门体分流，降低门静脉压力，从而控制静脉曲张出血。若操作熟练，成功率可达90%。主要并发症包括腹腔出血和支架阻塞。有25%～60%的患者发生肝性脑病。不过，对于难以控制的静脉曲张出血这是一种有效的抢救手段。Meta分析表明，与内镜治疗相比，经颈静脉肝内门体分流术止血效果较好，但肝性脑病风险增加[27]。

经颈静脉肝内门体分流术后的预后标志物正在研究中，包括APACHE评分、低钠血症和Child C级肝疾病、TIPS前肝性脑病、腹水和血清白蛋白情况。在可靠的预后标志物出现之前，TIPS仅适用于持续出血或内镜治疗后再出血的患者。TIPS不会降低远期肝移植的概率。

手术

外科治疗静脉曲张出血包括食管下端和胃近端直接去血管化以及多种分流术。自从内镜下治疗和TIPS问世以来，手术干预已经越来越少[28]，现在只能当作二线治疗，当持续出血或连续两次硬化剂注射或结扎后仍再出血时应选择手术治疗。食管断流术及门腔分流术都是很有效的应急措施。尽管手术能成功控制出血，长期生存率并无明显的提高。肝性脑病是分流手术主要的并发症之一。Warren远端脾肾静脉分流术期望能保留前向门脉血流和避免加速肝功能衰竭，但这并没有变成现实。这种手术操作更加复杂，尤其是急诊手术更难以完成。对于潜在的肝移植受者，要谨慎选择手术，因为这些手术可能会使肝移植手术复杂化。控制静脉曲张出血的流程见图36.2。

下消化道出血

下消化道出血是指Treitz韧带远端的出血，占急性消化道出血的20%。结肠出血常见原因包括憩室出血和血管发育不良（均发生于右半结肠）、肠息肉和恶性肿瘤、炎症性肠病。

临床表现

便血（鲜红色血液）是下消化道出血最常见的表现。小肠出血和右半结肠出血可能也表现为黑便。大量出血前腹痛提示缺血或炎症性肠病。无痛性大出血常见于憩室炎、血管发育不良或梅克尔憩室。门静脉高压患者、痔疮出血可能表现为大量红色血便。

辅助检查

行直肠乙状结肠镜检查，易于发现痔疮和直肠肿瘤。由于上消化道出血发生率是下消化道出血的5倍，因此应注意排除前者。当直肠乙状结肠镜和胃镜检查均阴性时应行结肠镜检查、血管造影或核素扫描。急性直肠出血时行钡灌肠毫无意义。

结肠镜检查

结肠镜检查对轻中度便血患者是比较安全的，但对活动性出血患者较困难，并可能造成穿孔。结肠出血颜色较深，往往不易分辨，如果出血已停止，充分的肠道准备后再行结肠镜检查可以取得较好的效果。

血管造影或放射性核素扫描

放射性核素扫描和血管造影的诊断效能在不同的研究中存在差异。^{99m}Tc的胶体注射后在血管内迅速衰减。由于^{99m}Tc半衰期短致使诊断率较低。^{99m}Tc标记的红细胞在体内持续时间更长。据报道，在超过80%的病例中通过红细胞扫描可检测到出血点。

诊断性血管造影对下面两种情况有益：①活动性出血导致内镜视野完全被遮挡；②即使未见造影剂外渗，血管造影在发现异常血管方面也更敏感。这些病变包括血管发育不良、动静脉畸形和各种各样的遗传性血管畸形（如Rendu-Osler-Weber综合征、弹性假黄色瘤和Ehlers-Danlos综合征）。当患者出血速度超过0.5ml/min时血管造影可定位80%～85%的出血部位。常需要行肠系膜上、下血管造影。

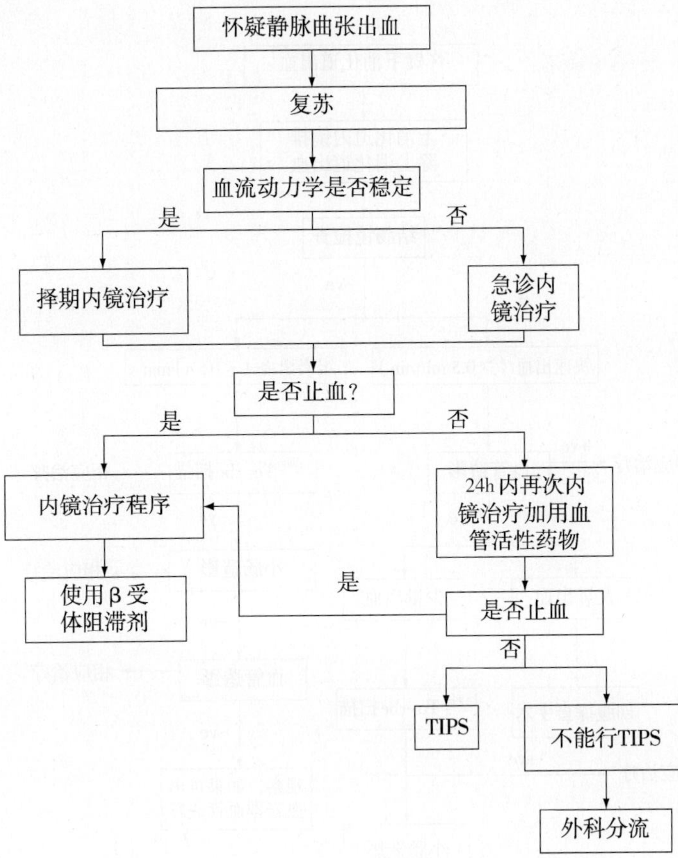

图 36.2 静脉曲张出血的处理流程

处理

内镜

血管畸形出血，可以采用电凝、热探针和激光光凝治疗，除非血管太大或太分散。结肠息肉出血可以通过息肉切除术或热活检钳去除。结肠憩室出血也可以通过结肠镜下热凝术控制[29]。

血管造影

下消化道出血时，血管造影可以使用血管加压素或可吸收明胶海绵栓塞出血血管。憩室出血和血管发育不良出血都可以在造影过程中通过输注血管加压素止血，但憩室疾病常发生再出血。

手术

憩室出血通常来源于相对较大的血管，而内镜、血管造影下的治疗很难控制。结肠肿瘤部分切除后应警惕手术部位是否出血。当内镜下治疗血管畸形失败时应考虑手术。当一个明确的或难治的胃肠道出血通过血管造影或内镜检查未发现出血点时，应立即行剖腹手术，做好行结肠次全切除术的准备。下消化道出血的处理流程见图 36.3。

（隋　峰　李文雄译　么改琦校）

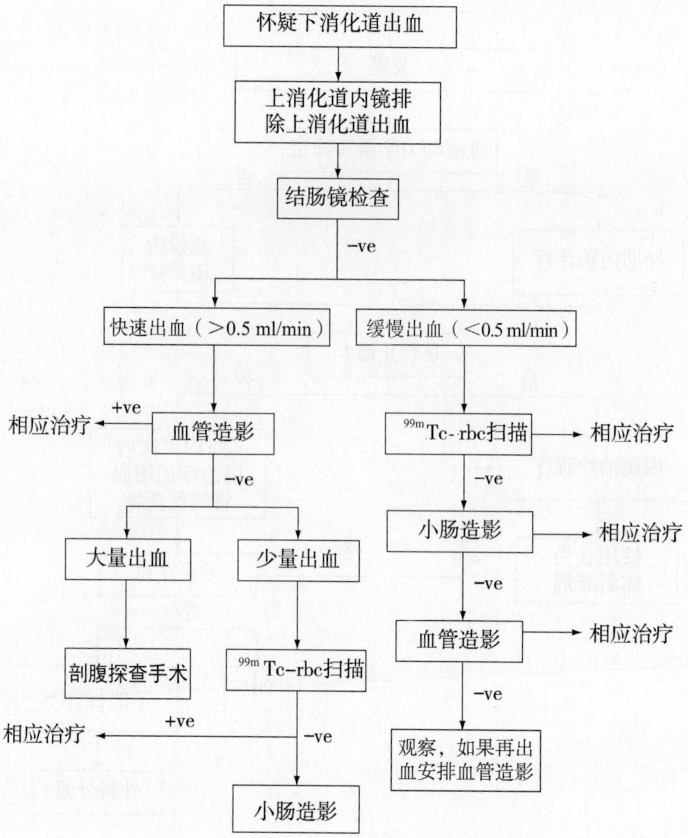

图 36.3 下消化道出血的处理流程

参考文献

1. Silverstein FE, Gilbert DA, Tedesco FJ *et al.* The national ASGE survey on upper gastrointestinal bleeding. I. Study design and baseline data. *Gastrointest Endosc* 1981; **27**: 73–9.
2. Silverstein FE, Gilbert DA, Tedesco FJ *et al.* The national ASGE survey on upper gastrointestinal bleeding. II. Clinical prognostic factors. *Gastrointest Endosc* 1981; **27**: 80–93.
3. Holman RA, Davis M, Gough KR *et al.* Value of a centralised approach in the management of haematemesis and melaena: experience in a district general hospital. *Gut* 1990; **31**: 504–8.
4. Lau JYW, Sung JJY, Lee KKC *et al.* A comparison of high-dose omeprazole infusion to placebo after endoscopic hemostasis to bleeding peptic ulcer. *N Engl J Med* 2000; **343**: 310–16.
5. Lau JY, Sung JJ, Lee KK *et al.* Effect of intravenous omeprazole on recurrent bleeding after endoscopic treatment of bleeding peptic ulcers [see comment]. *N Engl J Med* 2000; **343**: 310–16.
6. Chung SS, Lau JY, Sung JJ *et al.* Randomised comparison between adrenaline injection alone and adrenaline injection plus heat probe treatment for actively bleeding ulcers [see comment]. *Br Med J* 1997; **314**: 1307–11.
7. Sung JJY, Chan FKL, Lau JYW *et al.* The effect of endoscopic therapy in patients receiving omeprazole for bleeding ulcers with nonbleeding visible vessels or adherent clots: a randomized comparison. *Ann Intern Med* 2003; **139**: 237–43.
8. Sung JY, Chung SC, Low JM *et al.* Systemic absorption of epinephrine after endoscopic submucosal injection in patients with bleeding peptic ulcers. *Gastrointest Endosc* 1993; **39**: 20–2.
9. Laine L, Cook D. Endoscopic ligation compared with sclerotherapy for treatment of esophageal variceal bleeding. A meta-analysis [see comment]. *Ann Intern Med* 1995; **123**: 280–7.
10. Chung IK, Ham JS, Kim HS *et al.* Comparison of the hemostatic efficacy of the endoscopic hemoclip

method with hypertonic saline-epinephrine injection and a combination of the two for the management of bleeding peptic ulcers. *Gastrointestin Endosc* 1999; **49**: 13–18.

11. Cipolletta L, Bianco MA, Marmo R *et al.* Endoclips versus heater probe in preventing early recurrent bleeding from peptic ulcer: a prospective and randomized trial. *Gastrointest Endosc* 2001; **53**: 147–51.
12. Lau JY, Sung JJ, Lam YH *et al.* Endoscopic retreatment compared with surgery in patients with recurrent bleeding after initial endoscopic control of bleeding ulcers. *N Engl J Med* 1999; **340**: 751–6.
13. Sung JJY. Current management of peptic ulcer bleeding. *Nature Clin Pract Gastro Hepatol* 2006; **3**: 24–32.
14. Cook DJ, Fuller HD, Guyatt GH *et al.* Risk factors for gastrointestinal bleeding in critically ill patients. Canadian Critical Care Trials Group. *N Engl J Med* 1994; **330**: 377–81.
15. Tryba M. Sucralfate versus antacids or H_2-antagonists for stress ulcer prophylaxis: a meta-analysis on efficacy and pneumonia rate. *Crit Care Med* 1991; **19**: 942–9.
16. Cook DJ, Witt LG, Cook RJ *et al.* Stress ulcer prophylaxis in the critically ill: a meta-analysis. *Am J Med* 1991; **91**: 519–27.
17. Zinner MJ, Zuidema GD, Smith P *et al.* The prevention of upper gastrointestinal tract bleeding in patients in an intensive care unit. *Surg Gynecol Obstet* 1981; **153**: 214–20.
18. Tryba M. Risk of acute stress bleeding and nosocomial pneumonia in ventilated intensive care unit patients: sucralfate versus antacids. *Am J Med* 1987; **83**: 117–24.
19. Lam NP, Le PD, Crawford SY *et al.* National survey of stress ulcer prophylaxis [see comment]. *Crit Care Med* 1999; **27**: 98–103.
20. Lasky MR, Metzler MH, Phillips JO. A prospective study of omeprazole suspension to prevent clinically significant gastrointestinal bleeding from stress ulcers in mechanically ventilated trauma patients. *J Trauma-Inj Infect Crit Care* 1998; **44**: 527–33.
21. Messori A, Trippoli S, Vaiani M *et al.* Bleeding and pneumonia in intensive care patients given ranitidine and sucralfate for prevention of stress ulcer: meta-analysis of randomised controlled trials. *Br Med J* 2000; **321**: 1103–6.
22. Levacher S, Letoumelin P, Pateron D *et al.* Early administration of terlipressin plus glyceryl trinitrate to control active upper gastrointestinal bleeding in cirrhotic patients. *Lancet* 1995; **346**: 865–8.
23. D'Amico G, Politi F, Morabito A *et al.* Octreotide compared with placebo in a treatment strategy for early rebleeding in cirrhosis. A double blind, randomized pragmatic trial. *Hepatology* 1998; **28**: 1206–14.
24. Avgerinos A, Nevens F, Raptis S *et al.* Early administration of somatostatin and efficacy of sclerotherapy in acute oesophageal variceal bleeds: the European Acute Bleeding Oesophageal Variceal Episodes (ABOVE) randomised trial [see comment]. *Lancet* 1997; **350**: 1495–9.
25. Sung JJ, Chung SC, Lai CW *et al.* Octreotide infusion or emergency sclerotherapy for variceal haemorrhage. *Lancet* 1993; **342**: 637–41.
26. Rossle M, Haag K, Ochs A *et al.* The transjugular intrahepatic portosystemic stent-shunt procedure for variceal bleeding [see comment]. *N Engl J Med* 1994; **330**: 165–71.
27. Papatheodoridis GV, Goulis J, Leandro G *et al.* Transjugular intrahepatic portosystemic shunt compared with endoscopic treatment for prevention of variceal rebleeding: a meta-analysis. *Hepatology* 1999; **30**: 612–22.
28. Bornman PC, Krige JE, Terblanche J. Management of oesophageal varices. *Lancet* 1994; **343**: 1079–84.
29. Jensen DM, Machicado GA, Jutabha R *et al.* Urgent colonoscopy for the diagnosis and treatment of severe diverticular hemorrhage. *N Engl J Med* 2000; **342**: 78–82.

第 37 章

急性重症胰腺炎

Duncan L A Wyncoll

急性胰腺炎可表现为不同症状，可能症状轻微且能自限，亦可为严重疾病，迅速导致多器官衰竭而死亡。绝大多数患者的病因可以确认。尽管轻型间质水肿性胰腺炎更为常见，但严重的急性坏死性胰腺炎（acute necrotising pancreatitis，ANP）病死率仍很高。20 年前，即使在最好的治疗中心，其病死率也高达 25% ~ 35%[1]，不过最近公布的数据显示，其病死率有所降低（15%）[2]。治疗严重的 ANP 患者非常耗费时间和精力，占用了大量医疗资源，但长期随访显示，尽管一些患者的外分泌或内分泌激素分泌不足，大多数患者的生活质量良好[3]。

过去 20 年的临床实践显示，ANP 患者应采取积极的、强大的支持治疗。尽管尝试了很多新的治疗方法，但几乎没有客观证据显示患者能从中受益。

病因学

胆道系统疾病和酒精是导致急性胰腺炎最常见的两大原因，大约共占 70%。其他病例中虽然没有确切的原因被证实，但一般认为感染、某些药物损害、高脂血症、创伤均与 ANP 密切相关。详尽的列表见表 37.1。

RANSON 标准

虽然急性胰腺炎总体病死率为 10% 左右，但合并严重基础疾病者具有很高的病死率。从 1974 年以来，采用 Ranson 标准记录疾病的严重程度和进行死亡风险评估（表 37.2）[4]。通过对 100 例酒精引发的 ANP 患者入院 48h 内的临床和实验室分析，Ranson 评价能预测患者预后。10 年后，标准中的重新评估项目发现，前 8 个标准具有预测意义——这便是我们现在熟知的标准，Glasgow 标准或 Imrie 评分[5]。

评分

急性生理和慢性健康状况评估（APACHE）II 评分系统也被用于预测胰腺炎患者的严重程度，它可以在患者的住院治疗过程中每日使用，而非只是在发病 48h 内使用，从而记录和评价疾病的进展过程。然而，这样的评分系统较为复杂而难以实行，且只对胰腺炎发病 24~48h 内的患者有预测价值，可能此标准在患者入住 ICU 后没有意义。高龄、肾功能障碍、呼吸衰竭及休克等因素对预测病死率具有较大价值。

对急性胰腺炎患者进行评分仍十分重要。首先，临床医生可以获得一些对潜在严重疾病的提示；其次，可以比较同种或不同种患者之间疾病的严重程度；第三，可以为患者入选新的治疗或干预措施提供合理的选择标准。遗憾的是，目前的评分系统对严重 ANP 患者是不合适的，这些患者常迅速进展为多器官功能障碍。在这种情况下，Ranson 标准及 APACHE 评分没有考虑到那些治疗后评价疗效的指标。以后的方向可能是结合 Ranson 评分、影像学评分（见下文）和描述器官衰竭程度的评分（如 SOFA 评分）[6]。

表 37.1 急性胰腺炎的病因

酒精摄入过多
胆道系统疾病
特发性
代谢性异常
高脂血症
甲状旁腺亢进
酮症酸中毒
终末期肾病
妊娠
肾移植后
机械性损伤
创伤后、术后、ERCP 术后
穿透性十二指肠溃疡
感染
免疫缺陷病毒、腮腺炎病毒、EB 病毒、军团菌、弯曲杆菌、蛔虫
血管性
坏死性血管炎 - 系统性红斑狼疮（SLE）、血栓性血小板减少
动脉硬化
休克
药物性
硫唑嘌呤、噻嗪、呋塞米、四环素类、雌激素、丙戊酸、甲硝唑、喷他脒、呋喃妥因、红霉素、甲基多巴、雷尼替丁
毒素
蝎毒、有机磷、甲醇

表 37.2 急性胰腺炎不良预后评分：Ranson 评分[4]

入院时	年龄＞ 55 岁
	白细胞＞ 16 000/mm^3
	血糖＞ 11mmol/L
	乳酸脱氢酶＞ 400IU/L
	谷草转氨酶＞ 250 IU/L
入院 48h 内	血细胞比容下降＞ 10%
	血尿素氮上升＞ 1.8mmol/L
	血钙＜ 2mmol/L
	PaO_2 ＜ 8kPa
	碱剩余＞ 4mmol/L
	体液缺乏＞ 6L
危险因素	死亡率
0 ～ 2	1%
3 ～ 4	约等于 15%
5 ～ 6	约等于 40%
＞ 6	约等于 100%

Blamey 等[5]发现，只有 8 个变量（不包括乳酸脱氢酶、碱缺失和体液缺失）是有预测意义的，经常在 Glasgow 标准或 Imrie 评估中被提及

重症胰腺炎的处理

影像学

增强 CT 能清楚、准确地显示胰腺形态，给我们诊断胰腺炎及其局部并发症提供最好的方法，也可以引导经皮穿刺引流。有效利用 CT 扫描已被指南所推荐，具体见表 37.3[7]。

发生急性严重炎症的胰腺，增强后坏死的胰腺组织不显影，这与胰腺坏死的定义是一致的，表现为弥漫性或局灶性胰腺组织失活。显微镜下表现为胰腺间质、腺泡细胞、胰腺导管系统的组织损坏及小叶间脂肪坏死。坏死是多灶性的，很少涉及整个腺体，内部常常完好，病变往往局限于胰腺外围。疾病早期，在症状发生前 96h，胰腺坏死已发生[8]。胰腺坏死的范围和程度及胰腺周围炎症已被用来预测疾病转归。“CT 严重程度指数”综合胰腺坏死范围及胰腺周围炎症来评价胰腺坏死的严重程度。急性胰腺炎并发症多发生在那些最初靠胰周积液而确诊的患者中，并且 CT 显示的胰腺坏死程度与并发症和死亡率之间存在着很强的联系[9]。胰头部坏死患者的结局与整个胰腺坏死者相同，相比之下，仅存在胰腺远端部分坏死的患者，其预后常常较好，且少有并发症[10]。其机制可能是胰头坏死导致胰管梗阻，腺泡细胞压力增加，导致破坏性蛋白酶的激活与泄漏。

初始 CT 诊断后，患者临床状况恶化时应重新行增强 CT 检查，恶化原因包括胰腺坏死的进一步进展、脓肿、胰腺假性囊肿、出血、结肠缺血以及穿孔。

表 37.3 疑似急性胰腺炎的 CT 检查指征

临床诊断不确定
高淀粉酶血症、严重腹胀、腹肌紧张、高热（＞ 39℃）、白细胞增多
Ranson 评分＞ 3，APACHE II ＞ 8
保守治疗 72h 内没有明显改善
起始治疗临床症状改善后迅速恶化

因为胰腺腺体可能被胀气的肠管所遮盖，超声对急性胰腺炎的诊断价值降低，并且 B 超不能对能作为预测指标的胰腺坏死程度进行评估。然而，它能对胆结石成像，或者对后续治疗有益，如在超声引导下行胰腺或者周围组织细针穿刺活检，以帮助明确胰腺感染具有一定价值。

重症胰腺炎的手术治疗

严重 ANP 患者手术治疗仍有争议 [11]。上世纪 80 年代，大多数急性胰腺炎患者，甚至中等严重程度患者都行手术干预，结果很不乐观，病死率超过了 50%，但当时亦没有 ICU 的强大支持。1991 年，Bradley 和 Allen 提出对严重 ANP 患者实施非手术保守治疗方案 [12]。十年来，对 CT 引导下穿刺物行细菌染色和培养后进行感染评估，然后目标性外科干预，补充了保守治疗方案，并得到了更佳的治疗效果 [13]。

在未确诊胰腺炎的急腹症患者中，剖腹手术是必要的。手术可能增加感染的发生率，但这种风险与延迟诊断和治疗其他严重腹腔内疾病相比是微不足道的。严重 ANP 患者公认的和有争议的手术适应证总结见表 37.4。如果腹腔镜手术中“碰巧”发现了急性重症胰腺炎，应在胆总管中留置 T 管，值得一提的是，手术探查应尽可能行空肠造口术，留置喂养管。但也有外科医生反对这种做法，因为空肠造口可能增加腹膜炎的风险。

表 37.4　急性重症胰腺炎的手术指征

无争议	尚有争议
鉴别诊断	稳定但存在持续性坏死
胆源性胰腺炎	临床症状恶化
胰腺坏死感染	系统性器官衰竭
胰腺囊肿	腹腔间室综合征

感染性胰腺坏死

胰腺坏死继发感染是明确的手术指征。增强 CT 能够明确坏死，感染可由细针抽吸局部积液或坏死组织确定。所有感染患者可能都需要外科手术干预，包括清创、引流、持续性局部灌洗、阶段性反复剖腹探查或者实施腹腔开放性手术。目前，有很多种外科手术方法，由于缺乏良好设计的临床研究而难以进行科学评估。微创手术变得越来越受欢迎，但目前指南中并没有明确推荐。

无菌性胰腺坏死

据报道，一些急性重症坏死性胰腺炎患者在患病过程中并没有感染，同时也并未行外科手术治疗，这类患者行手术治疗理论上可能增加后续感染的风险而增加病死率。这一点对于无菌性急性坏死性胰腺炎是否进行手术干预很关键。目前，此类患者被推荐进行保守治疗，但是治疗过程中一定要密切监视患者的胰腺感染状况 [14]。

胰腺脓肿

胰腺脓肿通常被定义为胰周脓液积聚，不管有没有胰腺坏死。这类患者通常继发于急性胰腺炎或者胰腺创伤。通常发生在重症胰腺炎发病 3 ～ 4 周左右，并且可通过 CT 进行准确的诊断。如果采取措施得当，这类患者采取经皮穿刺引流术会非常有效。一些数据显示，一次腹腔穿刺引流术的临床有效率为 70%，两次引流术的有效率增加至 82%。外科手术引流也常用于胰腺脓肿，特别是伴有真菌感染的患者 [15]。

内镜下逆行胰胆管造影（ERCP）

ERCP 是胆源性胰腺炎患者的一种治疗方法。许多前瞻性随机研究比较了急性胆源性胰腺炎患者早期 ERCP 治疗与保守治疗的效果。尽管各种研究结果不尽相同，但大多数研究显示，对于确诊或疑似重症胆源性胰腺炎患者，如果医生技术精湛，行 ERCP 和外科引流都是十分有效的，但是对于轻度胰腺炎患者，手术的风险大于获益。这一观点被一篇 ERCP 的系统性综述所支持[6]，并为2004年国际急性重症胰腺炎会议共识所推荐[17]。

药物治疗

关于急性胰腺炎发病机制提出了腺体自身消化的概念，这一概念的核心观点是胰腺以及其他腺体组织被激活的胰酶所消化。这进而引出了一个治疗观点，即减少胰腺分泌胰液，使“胰腺休息”可能改善预后。但问题是，急性胰腺炎患者胰腺的分泌状态无从得知，因此，我们无法明确胰液的分泌是否减少以及这种治疗是否有益。通常的治疗药物包括 H_2 受体阻断剂、阿托品、降钙素、胰高血糖素、氟尿嘧啶等，但似乎并未改变疾病的进程。其他药物治疗，如抑酶肽和甲磺酸加贝酯、蛋白酶抑制剂、生长抑素和奥曲肽已被广泛应用，希望能够改善预后。

生长抑素和奥曲肽

生长抑素及长效的类似物 - 奥曲肽，具有强大的抑制胰液分泌的作用。它们通常还可以激活单核 - 吞噬细胞系统，并且通过自分泌和神经内分泌途径调节免疫应答，从而发挥整体的调节作用（大多数情况为抑制）。这些都可能对胰腺细胞具有保护作用[18]。其他作用总结如下：

- 生长抑素同时阻断肿瘤坏死因子和外周单核细胞所释放的干扰素因子；
- 加贝酯增加单核细胞的吞噬作用。

这些作用在急性呼吸窘迫综合征和感染性休克的发病机制中很重要，急性重症坏死性胰腺炎可并发这两种疾病。这两种药物在实验中证明对胰腺炎有效，并且对慢性胰腺炎外科手术并发症也有一定疗效[19]。潜在风险包括：紧急情况下使用发挥正性作用的可能性不大；这两种药物均为强效的血管收缩剂；胰腺坏死与腺体灌注不足有关，血管收缩剂在实验中证明会加重组织坏死[20]。因此，这些药物治疗是利弊共存的。

系统性综述指出，应用加贝酯和生长抑素治疗急性重症胰腺炎的证据尚不充分[21]。另外，应用加贝酯治疗急性坏死性胰腺炎的疗效十分有限，并没有显著的治疗意义。

蛋白酶抑制剂

急性胰腺炎的另一个发病机制是胰腺分泌活化蛋白酶的自身消化作用。更准确地说，这是蛋白酶和蛋白酶抑制剂之间的失衡。抑肽酶和甲磺酸加贝酯是蛋白酶的抑制剂，作用于含丝氨酸的蛋白酶，例如胰蛋白酶、磷脂酶A2、激肽释放酶、纤维蛋白溶酶、凝血酶和C1酯酶。

仅有的两项关于蛋白酶抑制剂甲磺酸加贝酯在中度和重症胰腺炎患者中的随机前瞻性应用研究，其结果显示，加贝酯并没有显著降低病死率及手术率[22]。

在临床实践中，这些药物之所以没有显示改善预后的结果可能是由于胰腺炎发病及治疗时间上的滞后所致。此外，胰腺微血管损伤及渗漏增加可能也是原因之一。持续的局部动脉灌注或腹腔内持续用药或许有益，但是到目前为止，只有少量患者应用了此种治疗方法。目前对于急性胰腺炎患者的治疗，推荐应用蛋白酶抑制剂的证据并不充足[23]。

抗炎治疗

ANP患者普遍出现了广泛的、不可控的炎症反应。在症状初始出现和器官衰竭之间存在着潜在的治疗窗，在此期间，抗炎治疗可能有益。潜在的目标治疗包括TNF-α、IL-1β、IL-6、IL-8、IL-10、血小板活化因子和细胞黏附分子[24]。尽管有许多动物实验研究，确切的人体数据还十分有限。

重组人活化蛋白C（rh-APC）被证明能降低重症脓毒症患者的病死率[25]。PROWESS试验纳入了62例重症胰腺炎患者，与对照药物rh-APC相比，接受安慰剂治疗者的病死率为24%，而rh-APC治疗组为15%。纳入患者均有明确或可疑的感染灶，而许多ANP患者没有感染。目前没有关于rh-APC在无感染病灶 ANP 患者中的研究，但这些患者显示具有同样低水平的活性蛋白 C、抗凝血酶Ⅲ和较高水平的 D- 二聚体以及与脓毒症患者预后相关的纤溶酶原激活物抑制物[26]。

ANP 患者被观察到垂体 - 肾上腺轴功能减退，表现为相对性肾上腺皮质功能不全，这与严重脓毒症和多器官功能衰竭非常相似[27]。目前没有用皮质类固醇激素治疗 ANP 患者的报道。

预防性应用抗生素

大约 40% ~ 70% 的 ANP 患者由于胰腺组织坏死而继发细菌感染，并且感染是致死和致残的主要原因。早期的研究未显示急性胰腺炎患者预防性应用抗生素可获益，但其中大多数患者较轻且应用了没能有效渗透至胰腺组织内的药物（如氨苄西林），后续的研究结果令人鼓舞。

碳青霉烯类抗生素能够有效渗透至胰腺组织，并对感染的常见病原体有广泛活性。一项研究比较了亚胺培南与安慰剂在早期坏死性胰腺炎中的作用[29]。治疗组明显降低了感染性并发症的发生率（12.2% 对 30.3%），稍降低了病死率（7% 对 12%）。另一项关于酒精导致 ANP 的研究中，比较了头孢呋辛与安慰剂的作用[30]，结果显示在安慰剂组有更多的感染并发症（平均每个患者 1.8 对 1.0，$P < 0.01$），病死率也较高。最近仅包含 3 项严格控制的、关于预防性应用抗生素研究的 Meta 分析证实，预防性应用抗生素对增强 CT 确诊的 ANP 患者有益，可以使感染发生率降低 21%，病死率降低 12.3%[31]。

轻型胰腺炎患者并未从抗生素预防性使用中获益。

预防性抗真菌治疗

真菌感染与胰腺坏死程度以及入院时的疾病严重程度相关。应用抗生素可能潜在促进真菌感染的发生。然而，高达 25% 的 ANP 患者虽未接受抗生素治疗也发生了真菌感染，并使其病死率增至 84%[32]。

一项小规模随机研究显示，氟康唑降低了真菌感染发生率，但对病死率无影响。预防性抗真菌治疗的拥护者认为，预防性使用抗真菌药物可能会使手术延迟，进而可能改善预后[33]。

选择性消化道去污法（SDD）

最初的选择性消化道去污法（SDD）采用多黏菌素 E、妥布霉素、两性霉素 B 以及静脉注射头孢他啶 4 天实施口咽部和胃内去污[34]。这种策略的有效性饱受争议，降低病死率的结果令人质疑，尤其涉及危重症患者时。然而，在某些特定的患者中观察到更令人鼓舞的结果。

急性重症胰腺炎可能支持肠道灌注不足而造成肠道细菌移位的学说，肠道细菌移位导致胰腺及胰腺周围组织感染[35]。唯一的一项关于 SDD 的对照试验包含了 102 位患者[36]，患者随机接受 SDD：口服多黏菌素、两性霉素、诺氟沙星以及三种药物的每日剂量灌肠治疗，并且全身性应用头孢噻肟直至口腔及直肠的革兰阴性杆菌清除成功。

后续感染可能来源于体内或体外的病原体，需定期监测并评估患者感染情况。对照组有 18 例患者死亡（35%），SDD 组 11 例死亡（22%）（$P < 0.05$）。这种差异来自于胰腺革兰阴性杆菌感染率的明显降低。同时，SDD 组剖腹手术的平均次数也有所降低。由于 SDD 组的治疗方法中包含了全身性应用头孢噻肟，预后改善的原因可能归因于全身性应用抗生素，而非多黏菌素、两性霉素 B 和诺氟沙星的作用。

关于 SDD 的 Meta 分析认为，应用 SDD 有降低重症患者病死率的趋势[37]。然而，担心筛选出耐药性革兰阳性球菌，这种策略的广泛使用受到了限制，目前暂无相关报道。

营养支持

对 ANP 提供营养支持是支持治疗的重要组成部分，尤其是许多胰腺炎患者在发病之前就存在营养不良，并且疾病本身需要更高的代谢需求。不能改善营养不良以及长时间的负氮平衡增加了病死率。关于营养路径依然存在争议。在过去的二十年间，重症患者已经出现了优先选择肠内营养（EN）的趋势，而非选择胃肠外营养（TPN）。研究表明，在入ICU的24h内早期应用EN较TPN能够降低感染并发症的发生率及缩短住院时间[38]。

全胃肠外营养（TPN）

严重胰腺炎常被认为是EN的绝对禁忌证，最近的一些报告中，TPN被认为是“标准”治疗。这在很大程度上基于假设认为坏死的胰腺仍旧有分泌活性酶的功能，而TPN被认为是一种使“胰腺休息”的方法。事实上，对严重坏死性胰腺炎中坏死胰腺的分泌状态从未做过前瞻性的研究。几个关于急性胰腺炎患者TPN的回顾性与前瞻性研究未能证明其对生存率或器官衰竭的发生率和严重程度产生影响。

肠内营养

关于重症胰腺炎患者使用EN的报道不断增加，这对坚持使用TPN的观点形成了挑战。使用EN时，应直接将营养管输送至屈氏韧带的远端，低于胆囊收缩素细胞所支配区域、十二指肠第三段的远端，因为刺激胆囊收缩素分泌可能加重病情。胃内营养导致胰腺蛋白及碳酸氢盐分泌增加，相反，空肠营养并未引起胰腺外分泌的增加。因此，通过放置尽可能远离上消化道的远端空肠管进行肠内喂养，符合“胰腺休息”的概念。在中度及重度胰腺炎患者中有许多关于EN与TPN的比较，结果一致认为EN在疾病的发展过程中能够很好地耐受且无明显不良反应[39]。接受EN的患者并发症较少，且患脓毒症性并发症的风险低于TPN[40]。

EN似乎能更好地调整机体炎症及脓毒症反应，如果患者能够耐受，效果可能优于TPN[41]。尽管一些临床医生推崇EN，但由于ANP患者经常伴有肠梗阻以及肠管蠕动变慢，一些患者不能耐受EN[42]。患者面临不能给予营养而选择TPN的情况并不少见，这种情形下应该选用富含谷氨酰胺的TPN[43]。

许多建议可供参考：

1. 轻型胰腺炎患者不受益于营养支持。
2. 中度至重度胰腺炎患者渡过急性炎症反应期后，尽早通过空肠营养管开始EN。
3. 需要手术诊断或治疗的患者应当留置空肠管，或者将胃管置入空肠，或者行空肠造瘘术。
4. 如果患者不能耐受5～7天的EN试验，TPN（富含谷氨酰胺）是唯一可行的方法。
5. 无论肠内营养或者肠外营养，所有患者都应该严格控制血糖。

结论

急性重症胰腺炎预后的主要决定因素是胰腺坏死程度以及胰腺坏死继发感染的情况。可以采用适当的评分体系对患者进行全面评估，并尽早通过增强CT找出那些可能从早期加强治疗中受益的患者。尽管有很多推荐的特殊疗法，尚未有无可争议的证据证明其中的任何一种治疗可以降低病死率。一般的支持措施应包括充分的液体复苏以稳定循环，纠正电解质与葡萄糖代谢异常，必要时实施呼吸、心血管和肾功能支持。胰腺坏死继发感染的患者可能应该接受手术治疗。无菌坏死患者应该使用广谱抗生素的预防性治疗，抗生素应具有较好的胰血屏障通透性。此外，应该重视患者的营养支持，推荐在开始TPN之前经空肠喂养管给予EN。

（么改琦　隋　峰译　李文雄校）

参考文献

1. Banerjee AK, Kaul A, Bache E *et al.* An audit of fatal acute pancreatitis. *Postgrad Med J* 1995; **71**: 472–5.
2. Malangoni MA, Martin EL. Outcome of severe pancreatitis. *Am J Surg* 2005; **189**: 273–7.

3. Cinquepalmi L, Boni L, Dionigi G *et al.* Long-term results and quality of life of patients undergoing sequential surgical treatment for severe acute pancreatitis complicated by infected pancreatic necrosis. *Surg Infect* 2006; 7: S113–16.
4. Ranson JHC, Rifkind KM, Roses DF *et al.* Prognostic signs and the role of operative management in acute pancreatitis. *Surg Gynaecol Obstet* 1974; **139**: 69–81.
5. Blamey SL, Imrie CW, O'Neill J *et al.* Prognostic factors in acute pancreatitis. *Gut* 1984; **25**: 1340–6.
6. Halonen KI, Pettila V, Leppaniemi AK *et al.* Multiple organ dysfunction associated with severe acute pancreatitis. *Crit Care Med* 2002; **30**: 1274–9.
7. Balthazar E, Freeny P, van Sonnenberg E. Imaging and intervention in acute pancreatitis. *Radiology* 1994; **193**: 297–306.
8. Isenmann R, Buchler M, Uhl W *et al.* Pancreatic necrosis: an early finding in severe acute pancreatitis. *Pancreas* 1993; **8**: 358–61.
9. Casas JD, Diaz R, Valderas G *et al.* Prognostic value of CT in the early assessment of patients with acute pancreatitis. *Am J Roentgenol* 2004; **182**: 569–74.
10. Kemppainen E, Sainio V, Haapianen L *et al.* Early localization of necrosis by contrast-enhanced computed tomography can predict outcome in severe acute pancreatitis. *Br J Surg* 1996; **83**: 924–9.
11. Uhl W, Warshaw A, Imrie C *et al.* IAP guidelines for the surgical management of acute pancreatitis. *Pancreatology* 2002; **2**: 565–73.
12. Bradley EL, Allen K. A prospective longitudinal study of observation versus surgical intervention in the management of necrotizing pancreatitis. *Am J Surg* 1991; **161**: 19–25.
13. Buchler MW, Gloor B, Muller CA *et al.* Acute necrotizing pancreatitis: treatment strategy according to the status of infection. *Ann Surg* 2000; **232**: 619–26.
14. Hartwig W, Maksan SM, Foitzik T *et al.* Reduction in mortality with delayed surgical therapy of severe pancreatitis. *J Gastrointest Surg* 2002; **6**: 481–7.
15. Cinat ME, Wilson SE, Din AM. Determinants for successful percutaneous image-guided drainage of intra-abdominal abscess. *Arch Surg* 2002; **137**: 845–9.
16. Sharma VK, Howden CW. Metaanalysis of randomised controlled trials of endoscopic retrograde cholangiography and endoscopic sphincterotomy for the treatment of acute biliary pancreatitis. *Am J Gastroenterol* 1999; **94**: 3211–4.
17. Nathens AB, Curtis JR, Beale RJ *et al.* Management of the critically ill patient with severe acute pancreatitis. *Crit Care Med* 2004; **32**: 2524–36.
18. Van Hagen PM, Krenning EP, Kwekkeboom DJ *et al.* Somatostatin and the immune and haematopoietic system: a review. *Eur J Clin Invest* 1994; **24**: 91–9.
19. Friess H, Beger HG, Sulkowski U *et al.* Randomised controlled multicentre study of the prevention of complications by octreotide in patients undergoing surgery for chronic pancreatitis. *Br J Surg* 1995; **82**: 1270–3.
20. Klar E, Rattner DW, Compton C *et al.* Adverse effect of therapeutic vasoconstrictors in experimental acute pancreatitis. *Ann Surg* 1991; **214**: 168–74.
21. Cavallini G, Frulloni L. Somatostatin and octreotide in acute pancreatitis: the never-ending story. *Dig Liver Dis* 2001; **33**: 192–201.
22. Heinrich S, Schafer M, Rousson V *et al.* Evidenced-based treatment of acute pancreatitis. A look at established paradigms. *Ann Surg* 2006; **243**: 154–68.
23. Seta T, Noguchi Y, Shimada T *et al.* Treatment of acute pancreatitis with protease inhibitors: a meta-analysis. *Eur J Gastroenterol Hepatol* 2004; **16**: 1287–93.
24. Bhatia M. Novel therapeutic targets for acute pancreatitis and associated multiple organ dysfunction syndrome. *Curr Drug Targets Inflamm Allergy* 2002; **1**: 343–51.
25. Bernard GR, Vincent JL, Laterre PF *et al.* Efficacy and safety of recombinant human activated protein C for severe sepsis. *N Engl J Med* 2001; **344**: 699–709.
26. Radenkovic D, Bajec D, Karamarkovic A *et al.* Disorders of hemostasis during the surgical management of severe necrotizing pancreatitis. *Pancreas* 2004; **29**: 152–6.
27. Muller CA, Vogeser M, Belyaev O *et al.* Role of endogenous glucocorticoid metabolism in human acute pancreatitis. *Crit Care Med* 2006; **34**: 1060–6.
28. Beger HG, Rau B, Mayer J *et al.* Natural course of acute pancreatitis. *World J Surg* 1997; **21**: 130–5.
29. Pederzoli P, Bassi C, Vesentini S *et al.* A randomised multicenter trial of antibiotic prophylaxis of septic complications in acute necrotizing pancreatitis with imipenem. *Surg Gynaecol Obstet* 1993; **176**: 480–3.
30. Sainio V, Kemppainen E, Puolakkainen P *et al.* Early antibiotic treatment in acute necrotizing pancreatitis. *Lancet* 1995; **346**: 663–7.
31. Sharma VK, Howden CW. Prophylactic antibiotic administration reduces sepsis and mortality in acute necrotizing pancreatitis: a meta-analysis. *Pancreas* 2001; **22**: 28–31.
32. Gotzinger P, Wamser P, Barlan M *et al.* *Candida* infection of local necrosis in severe acute pancreatitis is associated with increased mortality. *Shock* 2000; **14**: 320–3.
33. Eggiman P, Jamdar S, Siriwardena AK. Pro/con debate: antifungal prophylaxis is important to prevent fungal infection in patients with acute necrotizing pancreatitis receiving broad-spectrum antibiotics. *Crit Care* 2006; **10**: 229.
34. Stoutenbeek C, van Saene H, Miranda D *et al.* The effects of selective decontamination of the digestive tract on colonisation and infection rate in multiple trauma patients. *Intens Care Med* 1984; **10**: 185–92.
35. Lee TK, Medich DS, Melhem MF *et al.* Pathogenesis of pancreatic sepsis. *Am J Surg* 1993; **165**: 46–50.
36. Luiten EJT, Hop WCJ, Lange JF *et al.* Controlled clinical trial of selective decontamination for the treatment of severe acute pancreatitis. *Ann Surg* 1995; **222**: 57–65.
37. D'Amoco R, Pifferi S, Leonetti C *et al.* Effectiveness of antibiotic prophylaxis in critically ill adult patients: systematic review of randomised controlled trials. *Br Med J* 1998; **316**: 1275–85.
38. Peter JV, Moran JL, Phillips-Hughes J. A metaanalysis of treatment outcomes of early enteral versus early parenteral nutrition in hospitalised patients. *Crit Care Med* 2005; **33**: 213–20.
39. McClave SA, Chang W-K, Dhaliwal R *et al.* Nutritional support in acute pancreatitis: a systematic review of the literature. *JPEN* 2006; **30**: 143–56.
40. Abou-assi S, Craig K, O'Keefe SJ. Hypocaloric jejunal feeding is better than total parenteral nutrition in acute pancreatitis: results of a randomised comparative study. *Am J Gastroenterol* 2002; **97**: 2255–62.
41. Windsor AC, Kanwar S, Li AG *et al.* Compared with parenteral nutrition, enteral feeding attenuates the acute phase response and improves disease severity in acute pancreatitis. *Gut* 1998; **42**: 431–5.

42. Wan X, Gong Z, Wu K *et al.* Gastrointestinal dysmotility in patients with acute pancreatitis. *J Gastroenterol Hepatol* 2003; **18**: 57–62.
43. Dechelotte P, Hasselmann M, Cynober L *et al.* L-alanyl-L-glutamine dipeptide-supplemented total parenteral nutrition reduces infectious complications and glucose intolerance in critically ill patients: the french controlled, randomized, double-blind, multicenter study. *Crit Care Med* 2006; **34**: 598–604.

第 38 章

急性肝衰竭

Elizabeth Sizer 和 Julia Wendon

定义和病因学

急性肝功能衰竭（acute liver failure，ALF）是严重肝损伤后出现的复杂多系统疾病，常表现为数天或数周内发生凝血功能障碍和脑病。患者因病因、年龄、合并症以及持续时间不同而表现出不同的临床综合征。肝功能衰竭有多种定义，O'Grady 的定义最为常用，将本病分为急性、超急性和亚急性[1]。该诊断主要使用首发的黄疸与肝性脑病两种症状，而其他人常只使用脑病一种症状。所有采用的定义都认为这种综合征可迅速发作或稍缓慢发作，两种表现形式的临床特征和后果大相径庭。

O'Grady 的定义如下：

- 超急性：黄疸出现后 7 天内脑病发作；
- 急性：黄疸出现后 8 ～ 28 天脑病发作；
- 亚急性：黄疸出现后 4 ～ 26 周脑病发作。

超急性肝衰竭

超急性肝衰竭的常见病因包括：

- 对乙酰氨基酚（醋氨酚）；
- 缺血损伤；
- 病毒感染；
- 毒素。

这类患者经常发生严重的凝血功能障碍、脑病、脑水肿和器官功能障碍，但渡过急性期后患者存活的机会很大。

亚急性肝衰竭

本组疾病常见的病因为血清学阴性病毒感染、特发性以及药物所致，例如非甾体类抗炎药。患者常表现出黄疸，但转氨酶相比超急性患者升高不那么明显。患者常发生明显的腹水，因而可能难以与慢性肝病（chronic liver disease，CLD）相鉴别。脑病常较晚发生，伴有较轻的脑水肿和颅内高压的风险。一旦出现预后不良的指标，有效肝再生和自发性恢复的机会较小，如不进行肝移植，预后非常差。

我们应尽力寻找 ALF 的病因（表 38.1），这不只关系到患者预后，还与治疗有关。

在世界各地，肝功能衰竭的病因也有所不同。对乙酰氨基酚肝损伤在英国、美国和丹麦较常见，而在法国乙型肝炎则更常见。最近美国急性肝功能衰竭组的一份文献指出，对乙酰氨基酚中毒的发生率有所升高，该药在并无过量使用时可诱发肝功能衰竭，而以前这些非特异性症状则诊断为乙肝血清阴性型肝功能衰竭[2]。乙型肝炎病毒诱发 ALF 的发生率随着免疫接种的普及而下降，但是我们仍然应该有所考虑。

在发病前数周，阴性肝炎病毒的血液检测历史记录和回顾对诊断很重要。任何新药的服用（处方药、迷幻类药物或非处方药）都可能是致病药物，如果可能，应予停用。此外，应停用任何有碍肝恢复的治疗。

在世界范围内，ALF 患者有 40% ～ 70% 为急性病毒性肝炎所致。临床特征列于表 38.2。急性甲型肝炎病毒（hepatitis A virus，

表 38.1 肝功能衰竭的原因

病因	致病因素
病毒性肝炎	甲、乙、丁、戊型肝炎、巨细胞病毒、单纯疱疹病毒、血清学阴性肝炎（在英国占病例数的 14% ~ 25%）
药物相关性	剂量相关性，如对乙酰氨基酚；以及异质性反应，如抗结核药、他汀类、迷幻类药物、抗惊厥药、非甾体类抗炎药、环丙孕酮和许多其他药物
毒素类	四氯化碳，毒鹅膏
血管事件	缺血性肝炎、静脉闭塞性疾病、Budd-Chiari、中暑
其他	妊娠相关性肝疾病、Wilson 病、淋巴瘤、癌、创伤

HAV）感染极少导致 ALF（仅占感染者的 0.35%），但是约占 ALF 病例总数的 10%；发病率随患者年龄增加而增加。其发病率能够随着卫生保健标准的全面改善和预防接种的普及而降低。甲型肝炎可通过检测 HAV 免疫球蛋白（immunoglobulin，Ig）M 抗体进行诊断。虽然与年龄和伴随疾病有关，但是 HAV 相关性 ALF 的预后相对较好。

急性乙型肝炎（HBV）在病毒性肝炎引起的 ALF 中占 25% ~ 75%。免疫介导与病毒直接破坏共同导致肝损伤。抗乙型肝炎核心抗原的 IgM 抗体阳性（HBcAb）即可诊断。乙型肝炎表面抗原（HbsAg）在发病时常为阴性，还应检测乙型肝炎 DNA。ALF 也可见于同时感染或二重感染的丁型肝炎。乙型肝炎

表 38.2 急性肝功能衰竭的病因学以及初步检查

甲型肝炎（HAV）	抗 HAV 免疫球蛋白 M
乙型+丁型肝炎（HBV、HDV）	HBsAg、抗核心 IgM、HBeAg、HBeAb、HBV DNA、delta 抗体
戊型肝炎（HEV）	IgM 抗体
血清阴性肝炎	所有化验均阴性：使用排除法进行诊断
对乙酰氨基酚	血药浓度和疾病的临床特征——1/3 的患者可能为阴性或在过量服药后数天内阴性；谷草转氨酶和谷丙转氨酶显著升高（常＞ 10 000）
特异质药物反应	嗜酸细胞计数可升高，虽然大部分诊断均基于短暂改变
迷幻药	血、尿、头发分析和用药史
自身免疫	自身抗体、免疫球蛋白的分布特征
妊娠相关综合征	
脂肪肝	尿酸升高，中性白细胞增多症，常为首次妊娠，病史，CT 扫描以确定有无肝破裂并评估血管状况
HELLP 综合征	血小板计数，弥散性血管内凝血是一个显著特征；CT 扫描如上述
肝破裂	可伴发于先兆子痫、脂肪肝和 HELLP
Wilson 病	尿铜、血浆铜蓝蛋白（尽管许多急性肝功能衰竭的原因都可引起其减低）、二十岁之前发病、Kayser-Fleischer 环、碱性磷酸酶水平降低
毒蕈中毒	食用蘑菇史、腹泻
Budd-Chiari 综合征	血管超声（HV 征消失，门脉反流）、CT 血管造影术、腹水、影像学尾状叶突出、血液学评估
恶性肿瘤	影像学和病史、碱性磷酸酶和 LDH 升高、影像学结果经常为正常
缺血性肝炎	结合临床诊断，转氨酶显著升高（常＞ 5 000）；超声可见扩张的肝静脉，超声心动图
中暑	肌红蛋白尿和横纹肌溶解通常为其显著特征

CT，计算机体层摄影；HELLP，溶血（微血管病性溶血性贫血）、肝酶升高和血小板减少；HIV，人免疫缺陷病毒；LDH，乳酸脱氢酶

复发引起的 ALF 逐年增加，对于接受皮质类固醇治疗或化疗的患者应考虑到这一因素。高危患者应监测 HBsAg 和 HBV DNA，如果阳性则应给予抗病毒药物治疗。这在肿瘤和血液学界得到认可，但是对于在重症监护患者中给予皮质类固醇可能是一种潜在的危险。

丙型肝炎病毒（hepatitis C virus，HCV）感染常与 CLD 有关。在血清中存在 HCV 抗体即可诊断。丙型肝炎极少造成 ALF。

戊型肝炎（HEV）与甲型肝炎相似，通过粪口途径传染。在印度次大陆和泛亚洲特别流行，在西方仅引起散发 ALF 病例。可以通过检出血清 HEV 抗体加以诊断。

其他病毒，例如单纯疱疹病毒 1 型和 2 型、水痘带状疱疹病毒、巨细胞病毒、EB 病毒和麻疹病毒，均极少引起 ALF，但是可见于免疫抑制的宿主。通过相应血清学检测和聚合酶链反应（polymerase chain reaction，PCR）可以作出诊断。裂谷热、登革热、黄热病、拉沙热以及出血热对于有相应危险因素患者均应有所考虑。

所谓的血清阴性肝炎见于那些既没有可识别的病毒原因又没有明显服药原因的患者。这类患者可能具有前驱疾病和急性或亚急性疾病表现。预后比明确病毒性原因引起的疾病差，一旦出现预后不良的指标，如不进行肝移植，存活概率特别低。虽然很多患者没有任何阳性的免疫标记物，如 IgG 升高、平滑肌或肝肾抗体阳性，但有一种亚组人群可表现为急性自身免疫型 ALF。标记物的特征表明，在血清阴性病例和病毒引起 IgM 升高的病毒性病例中，自身抗体阳性发生率升高 [2~3]。

药物致肝损伤占 ALF 病例的 15% ~ 25%。在某些患者中似乎存在超敏反应，经过 1 ~ 5 周的致敏期后出现症状，再次给药后迅速复发，可伴有发热、皮疹和嗜酸性粒细胞增多。而在其他患者中，临床特征表现得不十分紧急。某些草药方剂可能具有肝毒性，但其成分多样而难以评估。氟烷性肝炎现在几乎很少见到。

治疗或无意间服用对乙酰氨基酚仍然是急性肝功能衰竭最常见的一种原因。过量服用后早期出现恶心和呕吐的征象，随后在服用对乙酰氨基酚后 48 ~ 72h 出现肝衰竭的症状。用 N- 乙酰半胱氨酸治疗可提高谷胱甘肽的肝储备以及对毒性代谢产物的代谢。

推荐的给药方案是将 N- 乙酰半胱氨酸溶于 5% 葡萄糖液中，以 150mg/kg 剂量 15min 内输完，后以 50mg/kg 维持 4h，再以 100mg/kg 维持 16h。

即使较晚给予 N- 乙酰半胱氨酸（服药后 36h）也可改善预后。下列情况可能易于出现对乙酰氨基酚诱导的肝毒性：

- 严重的长期饮酒；
- 酶诱导剂；
- 谷胱甘肽耗竭，如厌食。

即使摄入量极少，也可发生中毒，例如毒鹅膏。最初的表现通常为腹泻。患者在食用后 2 ~ 3 天内出现肝坏死的表现。肝损伤是由毒伞肽引起的。由于大量毒素经尿排泄，因此强制性利尿可能会有所助益，若不小心造成脱水，可导致肾衰竭。有人提倡用硫辛酸、水飞蓟宾和青霉素进行治疗，但是尚未进行对照试验。

迷幻类药物和急性肝功能衰竭

迷幻药（亚甲基二氧甲基麻黄碱）可导致 ALF，但发生率较低。推测其损伤机制包括免疫机制和（或）中暑。可卡因可造成缺血性肝炎。黄磷、四氯化碳、氯仿、三氯乙烯和二甲苯（在黏性取样器中）极少引起 ALF。

有一小部分 ALF 具有多种病因，进行识别非常重要。

暴发性 WILSON 病（肝豆状核变性）

特征性的表现为影像学可见的肝硬化表现合并其他问题，例如可长期存在血小板减少症、体检发现 Kayser-Fleischer 环以及频繁发生的非免疫介导性溶血。

妊娠相关性肝功能衰竭包括 HELLP（微血管病性溶血性贫血、肝酶升高和血小板减少）、妊娠急性脂肪肝和肝破裂，常伴有先兆子痫。虽然有些病例发展为伴有小血管病的重度肝损伤，妊娠相关性 ALF 一般预后较好，肝破裂可能需要局部填塞止血，偶有患者需行肝移植（图 38.1）。

热休克所致肝损伤相对少见，但缺血性肝损伤仍相对常见。已经淤血的肝更容易受到缺氧或肝动脉低灌注等打击而造成继发性损伤。这种情况常见于呼吸衰竭、心律失常和低血压。

肝静脉梗阻（Budd-Chiari 综合征）可引起 ALF。患者常表现为肝坏死的症状和体征，常因肝充血被膜肿胀导致疼痛和静脉回流障碍而引起腹水。在亚洲，Budd-Chiari 综合征多与下腔静脉的解剖学异常有关，而在欧美则常见于肝静脉血栓形成，患者常处于高凝状态（图 38.2 和 38.3）。

虽然罕见，但恶性肿瘤也可发生 ALF。临床特征除了转氨酶升高外，通常还伴有胆管酶升高。这种疾病特征可见于肝淋巴瘤患者，常伴有乳酸脱氢酶升高或存在其他恶性肿瘤弥漫性浸润。

诊断

必须准确判断 ALF 的病因，一些特殊的检查列于表 38.2。病史和临床体检在本病的诊断中至关重要，生化和血液学参数的变化过程对评估病程和疗效很重要。所有患者均应常规进行生化、血液学和凝血功能评估；同样也应对所有患者进行病毒和自身免疫性疾病相关检测数据的采集。

超声应用于评估肝的形态、质地及其血供情况，如果有腹水和脾大，超声也可检出。

发现肝内结节不应只认为代表硬化和 CLD。亚急性肝功能衰竭的影像学特点为局域性肝组织破坏和再生，可能会被错误地认为是

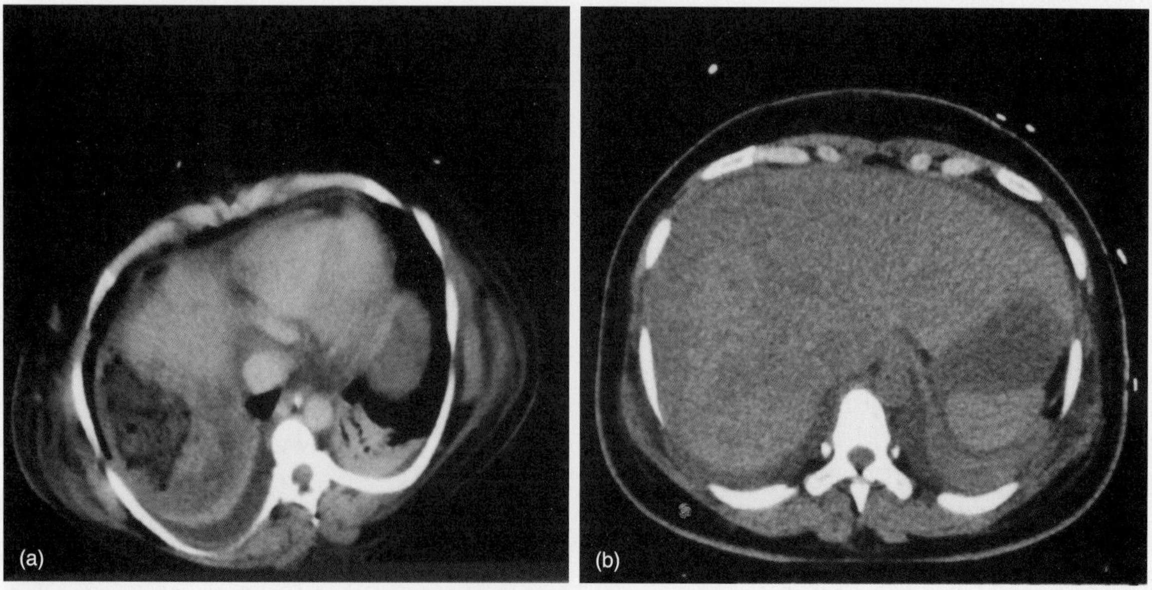

图 38.1 妊娠相关性肝病的肝 CT 证实肝存在撕裂、包裹（a）以及相关区域梗死时的异常灌注（a 和 b）。肝内大量出血

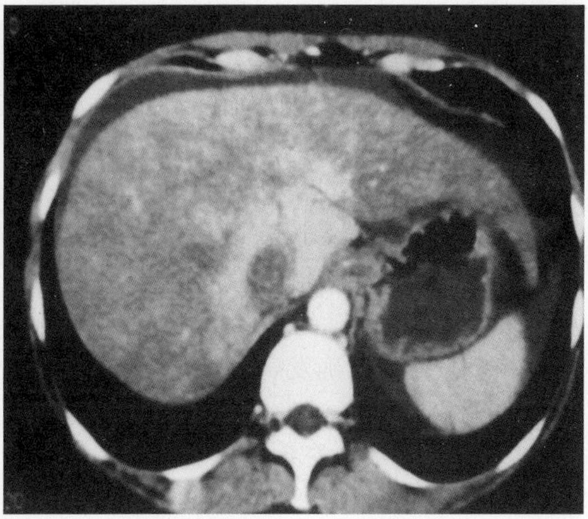

图 38.2 Budd-Chiari 综合征。CT 证实肝存在动脉门脉分流以及肝静脉内血凝块和 IVC

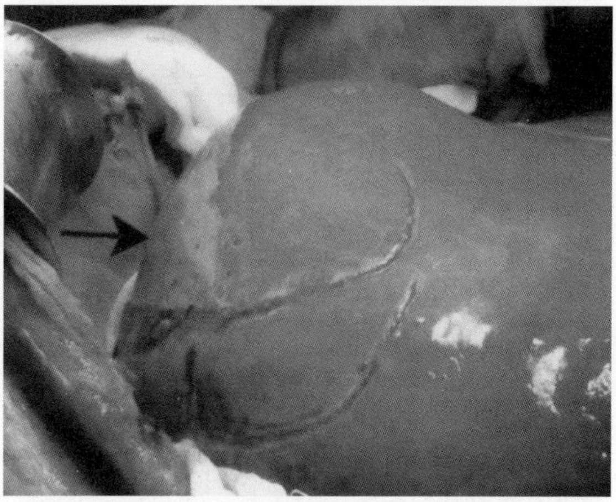

图 38.3 Budd-Chiari 肝。箭头指示处为肝坏死；缺血 / 梗死肝

肝硬化。组织学在评估 ALF 中发挥的作用尚有争议。组织学特征可提示特异性诊断，包括恶性肿瘤浸润、Wilson 病（硬化）和自体免疫特征。融合性坏死是最常见的组织学表现，但不具有诊断意义。其严重程度用于评估预后：肝细胞坏死大于 50%，预示预后不良。然而，再生结节的出现可能是随机的，特别是在亚急性肝功能衰竭中，因而采样误差可使这种方法在预测预后时不太理想，但也可以从中获取诊断线索，特别是在关注淋巴瘤或其他恶性病程时。

通常采用经颈静脉路径进行肝活检。

特异性治疗

ALF 的治疗很大程度上为支持性治疗，为肝细胞再生或稳定提供最佳环境，直到找到适合的肝源。

特殊性考虑

如上文所述，对乙酰氨基酚诱导的 ALF 患者应给予 N- 乙酰半胱氨酸治疗。N- 乙酰半胱氨酸在非对乙酰氨基酚诱导的 ALF 中的作用尚不明确，一项在美国进行的试验正对此进行评估。

螯合剂用于继发于 Wilson 病的 ALF 患者并无益处，但对慢性症状具有改善作用。停止治疗或确实难以依从者，特别是青少年，可能促进 ALF 的进展。

对使用化疗和皮质类固醇药物的患者来说，抗病毒疗法在预防乙型肝炎复发方面发挥了主要作用。

虽然经肝门体分流术目前应用得越来越多，但溶栓疗法可能使早期急性 Budd-Chiari 综合征患者获益。经肝门体分流术是通过下腔静脉将支架送入门静脉来减轻肝的压力。由于存在诱发 ALF 的风险，这个手术应在有能力施行肝移植的单位进行。化疗可用于那些累及肝的淋巴瘤患者，在这些病例中，组织活检至关重要，可从肝或其他部位获取组织标本。

皮质类固醇疗法用于急性自身免疫性肝炎是有益的，但其在急性自身免疫性 ALF 中的作用还不太清楚。巴黎工作组最近的一份刊物建议，对明确的 ALF 使用皮质类固醇可能是有害的[4]。

临床过程、并发症和治疗

肝性脑病

这是ALF综合征的一部分。其范围从轻度意识模糊到深昏迷、脑水肿和颅内高压。ALF还与肾、心血管和呼吸衰竭相关，伴有显著的代谢紊乱和凝血病。

凝血功能障碍

凝血功能障碍是ALF的标志，伴有凝血酶原时间显著延长和活化的部分促凝血酶原激酶比率（activated partial thromboplastin ratio，APTR）降低。一小部分患者的凝血障碍对维生素K治疗有反应，或者至少是有部分反应。通常静脉内给予维生素K 10mg。血小板减少较常见，一般为消耗性减少。出血罕见，但可见于那些APTR显著增高、低纤维蛋白原和重度血小板减少的患者。对于临床出血和大型侵入性操作前的预防来说，改善凝血和补充充足的凝血因子是必要的。一般不常规补充凝血因子，以便监测与预后相关的国际标准化比值（international normalised ratio，INR）。

肝性脑病

肝性脑病包括急性和慢性肝功能障碍相伴随的、广泛的神经精神性紊乱。重要的是，ALF所致脑病可能伴发脑水肿以及迅速从轻度进展为深度的昏迷。在医院之间转运患者时必须要考虑到这种情况。任何进行性脑病患者在转运前均应考虑行气管插管和充分镇静。

脑病是临床诊断，根据临床严重程度分为1～4级（表38.3）。脑病的发生对ALF的诊断至关重要。急性和超急性肝功能衰竭患者发生4级昏迷和脑水肿的风险最高。

脑病发生的明确发病因素仍在探讨中，但普遍是建立在毒素诱发的基础上，在这些毒素中，氨被认为是关系最大的毒素，造成谷氨酰胺在脑内蓄积以及脑水肿的发生[5-7]。在ALF中，重度昏迷与动脉血氨水平（150～200μmol/L）、肾功能障碍以及病因学之间有着明确的关系[8-10]。这种关系在CLD中也存在，但不那么明确。

ALF患者发生脑水肿和颅内高压被认为与发病速度以及其他一些因素有关。在CLD患者中，会出现自身适应现象，细胞内渗透压（肌醇）的控制得到改善，因而细胞水肿极少发生，即使出现，程度也较轻[11]。

脑病的发生与炎症标志物之间的协同作用已经得到良好的证实，与全身性炎症反应综合征（systemic inflammatory response syndrome，SIRS）标志物和炎症介导的细胞因子，如肿瘤坏死因子均有关[12-13]。奇怪的是，在CLD患者中也看到了炎症与脑病之间存在类似的

表38.3 Parsons-Smith肝性脑病修正量表

分级	临床特征	神经学体征	格拉斯哥昏迷评分
0/亚临床	正常	仅见于神经心理测验	15
1	知觉轻微缺损、注意力持续时间缩短	震颤、精神性失调、动作失调	15
2	嗜睡、定向障碍、人格改变	扑翼样震颤、共济失调、构音困难	11～15
3	意识错乱、嗜睡到半木僵状态、对刺激有反应	扑翼样震颤、共济失调	8～11
4	昏迷	±去大脑皮质状态	＜8

关系[14]。尚不清楚炎症调节治疗能否使患者获益。这种治疗方法和其他尚在动物研究阶段的治疗方法可能在未来几年内给我们治疗脑病和脑水肿提供新的治疗思路。

ALF 患者的脑血流呈现出显著的差异性。很多颅内高压患者都表现为颅内充血。过度通气在常规治疗中未显示出正性作用，但在治疗与充血相伴随的颅内压（intracranial pressure，ICP）升高时发挥了一定作用[15]。

对 ALF 脑部并发症的临床治疗是从神经外科文献中得出的数据延伸出来的，而不是从大规模随机对照临床试验的结果得出的。患者的意识水平恶化达到 3、4 级昏迷者应进行选择性插管、镇静和通气。镇静可使用多种制剂，标准方法应使用阿片类药物和丙泊酚等镇静剂。

脑灌注压至少高于 60mmHg。众所周知，ALF 患者通常无法对压力进行自身调节，因而血压的升高可伴有脑血流的增加并可能升高了 ICP，特别是这些患者处在其压力容积曲线的临界点时。因此，需要对使用升压药的患者进行 ICP 监测[8]。心血管系统功能衰竭需要进行侵入性监测以优化治疗并决定最佳治疗药物。去甲肾上腺素与加压素或特利加压素进行比较十分困难。在一项研究中，特利加压素造成了 ICP 显著升高，而在另一项研究中并未得出同样的结果[14,16]。特利加压素的作用可能是高度个体化的，并且可能与病程有关，这从另一个侧面支持了监测 ICP 的重要性。

二氧化碳

对大多数患者而言，正常碳酸血症是理想状态，这样就可以保持脑血流和动脉 CO_2 之间的平衡。

所有发生 3、4 级昏迷的 ALF 患者均应考虑实施监测，特别是对高危患者，包括呼吸功能障碍、年轻、超急性和急性表现、肾衰竭、发热、其他具有 SIRS 反应的患者或使用血管升压药的患者。

动脉血氨浓度（> 150 ~ 200μmol/L）以及经治疗该浓度未能下降均有助于预测预后[8,10]。监测项目包括逆行颈静脉 SjO_2 监测、大脑中动脉多普勒测量和 ICP 监测。因 ICP 监测未显示出益处而颇有争议（少数监测装置自身可改变预后），美国急性肝功能衰竭组的一项回顾性研究表明，ICP 监测的并发症发生率为 10%，半数并发症较严重，2/3 的并发症可能促进死亡。监测确实带来了更多的治疗干预[17]。

监测因凝血问题而增加出血风险可通过在实施监测前补充凝血因子与精湛操作而降低。某些中心在插管前用血浆制品和血小板来改善凝血，而其他中心则使用重组因子Ⅶa。

ALF 和 3、4 级昏迷患者的标准推荐治疗方法如下：适当的镇静和通气。虽然在急性肺损伤的治疗方案中应采用肺保护性通气策略，但本病的治疗应避免高碳酸血症，以确保生理参数处于最佳状态。

低钠血症和高血氨是有害的，一项随机对照试验表明，血清 Na^+ 保持在 140 ~ 150mmol/L 的患者可获益（ICP > 25mmHg 的患者静脉推注 30% 高张盐水）[18]。

保证脑灌注。使用 ICP 监测以确保平均动脉压的变化不会影响脑灌注压。

持续性 ICP 升高超过 25mmHg 者需要治疗。一线治疗仍为甘露醇 0.5g/kg 快速输注以脱水利尿治疗。重要的是将血清渗透压维持在 320mOsm/L 以上，以避免血脑屏障损伤及加重血管源性水肿。高张生理盐水的应用逐渐增多。

有些患者对以上治疗反应不佳，可考虑其他治疗方法。有些临床研究显示，低体温能降低脑血流、降低 ICP 和减少大脑对氨的摄取[19,20]。考虑到神经外科领域低体温的治疗问题，其在 3、4 级昏迷患者的早期预防性干预治疗中尚存争议，需要随机对照研究的结果证实。这些患者应避免发热，对标准治疗有抵抗的颅内高压患者可使用低体温治疗。

表现出潜在获益的其他治疗选择是静脉使用硫喷妥钠和吲哚美辛（0.5 mg/kg）[21]。ICP 升高的监测和治疗见图 38.4。

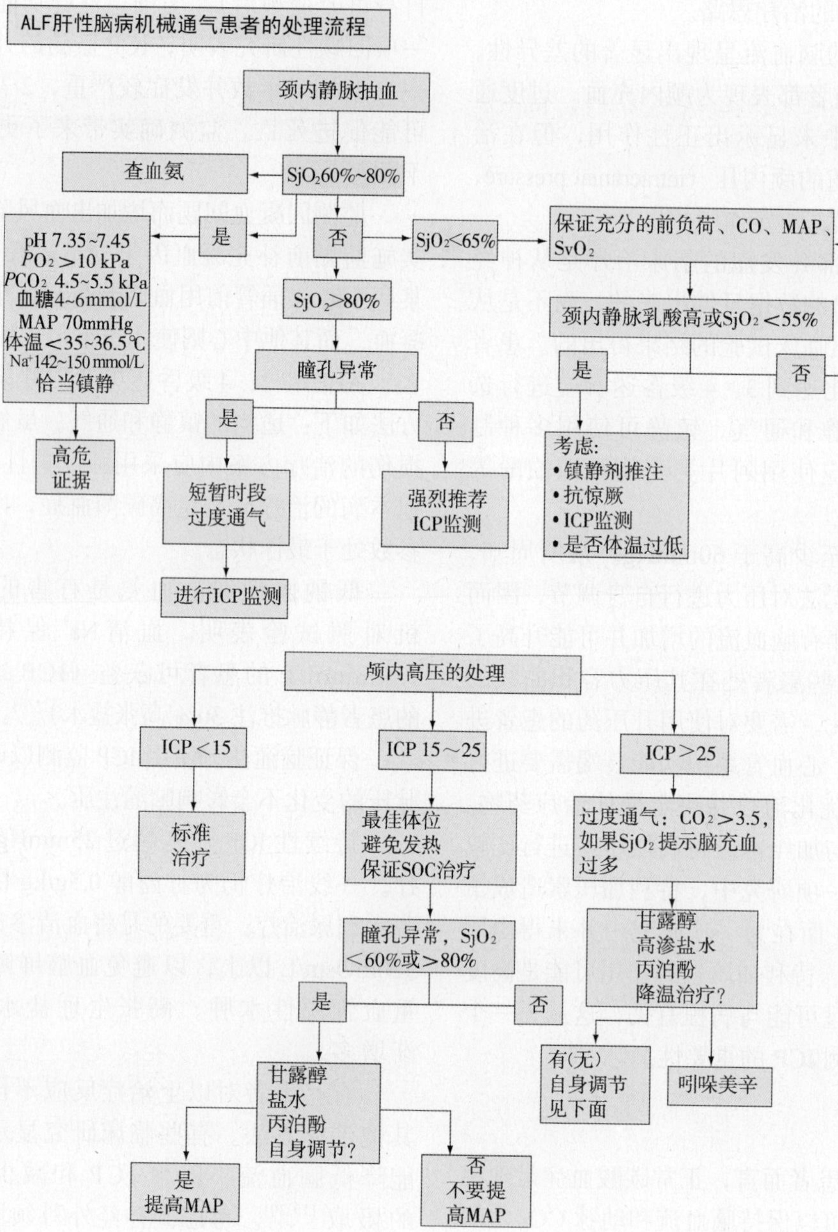

图 38.4 颅内压升高的治疗

脓毒症

脓毒症在 ALF 患者中较常见，可表现为微生物培养阳性和阴性的全身炎症反应综合征。脓毒症表现出功能性免疫抑制，其形式包括细胞免疫、补体水平和吞噬细胞功能受损[22]。功能性免疫麻痹、人白细胞抗原（human leukocyte antigen，HLA）DR 表达受抑与预后和肝损伤的严重程度相关[23-24]。因此，应密切关注手卫生和血管管路管理以降低院内感染的风险。需定期进行微生物学培养，患者有任何脓毒症的临床征象时均提示需要进行抗微生物治疗。应考虑预防性静脉内应用抗真菌药物，特别是准备行肝移植术的患者。抗微生物药物应根据本地的耐药特征进行选择。抗微生物治疗应根据培养结果进行调整。

心血管系统

ALF 患者可出现外周血管扩张和血管内容量不足的高动力循环。低血压较常见，容量不足可能是最初的反应。在临床环境中可能难以对容量反应性做出评估，测量压力对容量指导意义较差。对容量没有反应的低血压患者，一般需要行侵入性血流动力学监测及泵入血管活性药。在综合性重症监护病房的患者中，人们逐渐认识到容量反应性最好通过动态参数而不是静态参数进行判断。

肾上腺皮质功能不全增加了血管活性药物需求性。已证实 ALF 患者对促肾上腺皮质激素（adrenocorticotrophic hormone，ACTH）反应受损[25-26]。对所有需要使用升压药的 ALF 患者均应在使用 250μg ACTH 后 30min 和 60min 后监测血清皮质醇浓度。低于正常的反应提示需要氢化可的松替代治疗，一般治疗 10 天。有趣的是，肾上腺皮质功能障碍在慢性肝功能衰竭急性发作中有相关报道，类固醇替代治疗可能改善预后[26-27]。

肝功能衰竭患者可观察到肌钙蛋白水平升高，特别是伴有心血管功能衰竭者[28]。

呼吸系统

ALF 患者经常需要通气支持，常是因为意识水平下降而不是因为低氧血症，至少在疾病早期是这样的。

常见的呼吸系统并发症是胸腔积液、肺不张和肺内分流。也可见到 ARDS 和急性肺损伤，由肺外性脓毒症或炎症所致。

通气策略受呼吸和其他相关器官功能的影响。深度昏迷和具有脑水肿风险的患者需要密切检测 CO_2 水平和镇静疗法。进展为 ARDS 患者通气策略可为允许性高碳酸血症。这就需要针对患者脑组织代谢而权衡，因为高碳酸血症和脑血流的增加会造成 ICP 升高。如果胸腔积液妨碍通气，则可能需要引流。在 ALF 恢复期行气管造口术可促进脱机。

肾

肾衰竭较常见，发生率高达 50%。特别是对乙酰氨基酚诱导的肝功能衰竭，药物可能产生直接影响肾小管的毒素。发生急性肾功能障碍的病因常是多因素的，而肝肾衰竭极少发生。急性肾小管坏死和肾前性肾衰竭更为常见。因此，液体治疗和保持血管内容量与避免使用肾毒性药物同样重要。腹腔高压较常见，可导致肾灌注压降低并引起肾功能障碍。测量腹内压力可能是监测手段中比较有价值的一项内容。

明确的肾衰竭需行肾替代治疗（renal replacement therapy，RRT）。ALF 患者应尽早考虑 RRT 以控制液体平衡和酸碱平衡紊乱，并避免渗透压快速改变。RRT 可能延缓或控制动脉血氨的升高，延缓大脑并发症的进展。血流动力学不稳定及肝性脑病患者应使用连续性 RRT 而不是间断性的血液透析。肝不能代谢和利用乳酸或醋酸盐缓冲液，血滤中应使用碳酸氢盐缓冲液。从急性肾衰竭患者的临床数据推论，采用血液滤过治疗时的最佳滤过率为 35ml/(kg · h)。

抗凝和凝血功能障碍

出血风险和保护通过滤器的血小板之间需要达到平衡。前列腺素，例如依前列醇可能在降低血流和延长滤器寿命方面大有裨益。另一方面，可以考虑无需抗凝、局部应用肝素或枸橼酸盐或全身应用小剂量肝素。血小板减少症的患者应考虑肝素相关性血小板减少症，如果得到证实，应停用肝素并用其他备选药剂预处理 RRT 环路，如来匹卢定。

代谢和营养支持治疗

如果没有禁忌证，患者应在住院后适宜时机尽快开始肠内营养。在胃潴留量大（> 200 ml/4h）的患者中，应给予胃动力药物：红霉素（250mg 静注，q6h）似乎比甲氧氯普胺更有效。对顽固性病例应考虑内镜下置入空营养管，但脑水肿或具有脑水肿风险的患者可能需要延迟此项操作。重度凝血异常患者应防止留置鼻胃管所致的鼻 / 咽出血，对于机械通气患者，经口置管可能是更好选择。采用肠道喂养的最佳方案尚不清楚，但是这些患者的代谢数据表明其热量需求增加 [27,29]。ALF 患者证明了既有肝外性也有肝病性胰岛素抵抗 [30]。对这些人群严格控制血糖似乎是合理的。

代谢性酸中毒的发生相对频繁，可能与乳酸酸中毒、高氯血症性酸中毒或肾衰竭有关。

高乳酸血症可能继发于容量不足，因而可通过适量的液体治疗，或者可反映出肝对乳酸的清除能力下降。给予容量负荷后血乳酸未能正常者，常预后不良 [30-31]。代谢性酸中毒可能是其他摄入药物的继发效应，即药物性自身损害。血清磷酸盐水平的降低见于 ALF 伴肝再生，对乙酰氨基酚诱导的 ALF 患者血清磷酸盐水平降低与良好预后相关 [32]。胰腺炎是 ALF 常见的并发症，如有相关症状应积极行相关检查。

特异性治疗

只有极少的特异性治疗被证明能够获益。N- 乙酰半胱氨酸可用于对乙酰氨基酚相关性肝功能衰竭。对于危重患者可应用特异性抗病毒治疗防止乙型肝炎复活。

各种治疗的目的应着眼于肝再生或维持内环境稳定，直到找到适合的肝进行原位移植。体外肝支持系统在未来是有希望的，但是目前在对照研究中没有任何体外系统能够明确改善预后。

预后

在 ALF 的治疗中，预测预后很重要。识别出那些不进行肝移植就无法存活的患者很重要，但识别那些即使施行了肝移植术仍然难免一死的患者更重要 [33]。表 38.4 列出了几种风险分层系统。最常用的是 O'Grady 和 Clichy 创建的评估系统。终末期肝病模型（model for end-stage liver disease，MELD）对 ALF 预后具有较好的预测价值，可能特别有助于非对乙酰氨基酚所致的 ALF 病例 [34]。这样的系统应严格使用，仅用于对乙酰氨基酚所致的 ALF 患者时，至少在服药后 24h 开始使用，且之前要进行充分的容量复苏。

肝硬化和慢性肝病急性发作

这是 ICU 内最常见的肝病形式。最常见的表现为：

- 肝性脑病；
- 脓毒症；
- 肾衰竭；
- 静脉曲张破裂出血；
- 心力衰竭、呼吸衰竭。

在没有临床表现时，所有病例均应寻找肝功能失代偿的原因。常见原因包括脓毒症、脱水、使用阿片类和镇静剂等药物治疗、肝细胞癌（hepatocellular carcinoma，HCC）和门静脉血栓形成。

所有患者均应行超声检查，查看肝静脉和门静脉是否明显扩张。如果考虑肝细胞性肝癌则应行超声检查、甲胎蛋白和 CT 等辅助检查以寻找相关证据。目前，HCC 的治疗有明显提高，可能有相对较好的预后，特别是可以选择行肝移植术进行治疗的患者。

表 38.4 急性肝衰竭的预后标准

O'Grady 标准
对乙酰氨基酚相关性
酸中毒（pH < 7.3）或
凝血酶原时间 > 100s（INR > 6.5），肌酐 > 300μmol/L 以及 3、4 级脑病——全部在 24h 内出现
非对乙酰氨基酚相关性
脑病伴有下列各项中的任意三项：
年龄小于 10 岁或大于 40 岁
胆红素 > 300μmol/L
从黄疸到脑病的时间 > 7 天
病因学：非甲非乙型（血清阴性肝炎）或药物诱导性肝炎
凝血酶原时间 > 50s
或
凝血酶原时间 > 100s（INR > 6.5）
法国标准（Clichy 标准）
出现脑病（昏迷或意识错乱）以及
年龄 < 20 岁伴 V 因子水平 < 20%
或
如果年龄大于 30 岁，V 因子水平 < 30%[59]

INR，国际标准化比值

应积极寻找感染证据并积极治疗。腹水患者均应行诊断性穿刺抽液进行微生物学培养和细胞计数（多形核细胞计数 > 250/mm^3 是细菌性腹膜炎的指征）。

酒精性肝炎是失代偿性肝硬化较为常见的原因，需要积极治疗。其严重程度可用格拉斯哥评分或 Madrey 评分进行评估，高危患者可考虑激素治疗[36-37]。最初 7 天对激素的反应与预后相关[38]。研究显示，使用抗氧化剂治疗并未发现明显益处[39-40]。一项为期 4 周的小规模临床研究中，肠内营养的疗效与甾体类激素相当，显示了一定的益处[41]。在一项单中心研究中报道了使用己酮可可碱可降低肝肾衰竭发生的风险，改善预后[42]。

肝性脑病

这种情况经常发生在肝硬化和全身性炎症反应患者中，此时应寻找脓毒症的证据并加以治疗。与 ALF 不同，慢性患者一般不出现颅内高压，因此治疗脑病的主要目的为控制气道和防止误吸。

减轻脑病的治疗目标是降低血氨的水平，可以口服乳果糖等药物以减少氨类物质产生。目前几乎没有循证医学证据支持任何特殊治疗方法。一项验证白蛋白透析对脑病治疗作用的研究已于近期完成[43]。

之前提及，炎症反应在脑病的发生发展中似乎比较重要[44-45]。营养和脑病的关系仍有争论。最近提出，限制蛋白使用并不合适，一项检验早期、缓慢在肠道营养中添加蛋白的研究显示，脑病发生率并未升高，实际上从营养均衡的角度考虑似乎是获益的[46-47]。

静脉曲张出血

静脉曲张出血的治疗仍然是基础复苏和气道管理。凝血因子需要与其他血液制品一起进行适当补充。脓毒症在静脉曲张出血中的作用逐渐明朗，经常是引起出血的诱因。这些患者应进行微生物学培养，所有静脉曲张出血的患者均应给予抗生素，这种治疗有降低再次出血风险的作用[48-49]。内脏血管收缩剂，如赖氨酸加压素，有益于控制食管出血，但是其在胃静脉曲张出血中的作用尚未完全阐明[50-51]。套扎疗法仍是治疗食管出血的不二选择，可以在曲张静脉部位使用组织硬化剂。如果两次内镜治疗均未能控制静脉曲张出血，应考虑 TIPS 治疗[52-53]。对于那些考虑行 TIPS 控制静脉曲张出血的患者，需要考虑其肝病的严重程度，TIPS 治疗有可能加速疾病进展[54]。

肾衰竭

肝肾衰竭常见于肝硬化，而 ICU 中肾功能迅速恶化患者更常见，这需要排除其他可能的病因。循证医学证据支持使用胶体（确保中心容量充分补充）联合内脏血管收缩剂（赖氨酸加压素）治疗，近期的数据显示，可考虑使用去甲肾上腺素等收缩药物[51,55-57]。脓毒症和细菌性腹膜炎患者需适当的容量复苏以预防肾衰竭。引流大量腹水或容量不足的患者，应补充白蛋白[58]。

如果充分容量复苏后动脉乳酸仍然升高（> 3.5 mmol/L）且血清磷酸盐升高，应考虑为对乙酰氨基酚的肝毒性所致，此时应考虑实施肝移植术。

应该注意的是，这些标准并不适用于急性Budd-Chiari综合征、Wilson病或妊娠相关性肝功能衰竭的患者，也不适用于创伤相关性肝功能衰竭。不能通过上述标准来决定儿童（年龄 < 10岁）是否应该行肝移植手术。

儿童患者，如未服用对乙酰氨基酚，只要INR > 4.5即提示需要进行移植术（这类患者应使用对乙酰氨基酚标准）。

肝容积小于1 000ml、活检中肝细胞坏死超过50%与预后不良有关。后者可能存在一定误差。

在急性Budd-Chiari综合征中，脑病伴肾衰竭者应考虑移植术。TIPS在急性Budd-Chiari综合征的早期治疗中逐渐占有了一席之地。由于部分脑病和重度ALF患者会出现病情恶化而需要紧急移植术，因此TIPS应在能够进行移植的中心进行。

（么改琦　隋　峰译　李文雄校）

参考文献

1. O'Grady JG, Schalm SW, Williams R. Acute liver failure: redefining the syndromes. *Lancet* 1993; **342**: 273–5.
2. Lee WM. Acute liver failure in the United States. *Semin Liver Dis* 2003; **23**: 217–26.
3. Bernal W, Ma Y, Smith HM *et al.* The significance of autoantibodies and immunoglobulins in acute liver failure: a cohort study. *J Hepatol* 2007; **47**: 664–70.
4. Ichai P, Duclos-Vallee JC, Guettier C *et al.* Usefulness of corticosteroids for the treatment of severe and fulminant forms of autoimmune hepatitis. *Liver Transpl* 2007; **13**: 996–1003.
5. Jalan R, Olde Damink SW, Hayes PC *et al.* Pathogenesis of intracranial hypertension in acute liver failure: inflammation, ammonia and cerebral blood flow. *J Hepatol* 2004; **41**: 613–20.
6. Rose C, Ytrebo LM, Davies NA *et al.* Association of reduced extracellular brain ammonia, lactate, and intracranial pressure in pigs with acute liver failure. *Hepatology* 2007; **46**: 1883–92.
7. Tofteng F, Hauerberg J, Hansen BA *et al.* Persistent arterial hyperammonemia increases the concentration of glutamine and alanine in the brain and correlates with intracranial pressure in patients with fulminant hepatic failure. *J Cereb Blood Flow Metab* 2006; **26**: 21–7.
8. Bernal W, Hall C, Karvellas CJ *et al.* Arterial ammonia and clinical risk factors for encephalopathy and intracranial hypertension in acute liver failure. *Hepatology* 2007; **46**: 1844–52.
9. Bhatia V, Singh R, Acharya SK. Predictive value of arterial ammonia for complications and outcome in acute liver failure. *Gut* 2006; **55**: 98–104.
10. Clemmesen JO, Larsen FS, Kondrup J *et al.* Cerebral herniation in patients with acute liver failure is correlated with arterial ammonia concentration. *Hepatology* 1999; **29**: 648–53.
11. Shawcross DL, Balata S, Olde Damink SW *et al.* Low myo-inositol and high glutamine levels in brain are associated with neuropsychological deterioration after induced hyperammonemia. *Am J Physiol Gastrointest Liver Physiol* 2004; **287**: G503–9.
12. Rolando N, Wade J, Davalos M *et al.* The systemic inflammatory response syndrome in acute liver failure. *Hepatology* 2000; **32**: 734–9.
13. Vaquero J, Polson J, Chung C *et al.* Infection and the progression of hepatic encephalopathy in acute liver failure. *Gastroenterology* 2003; **125**: 755–64.
14. Shawcross DL, Davies NA, Mookerjee RP *et al.* Worsening of cerebral hyperemia by the administration of terlipressin in acute liver failure with severe encephalopathy. *Hepatology* 2004; **39**: 471–5.
15. Strauss GI, Moller K, Holm S *et al.* Transcranial Doppler sonography and internal jugular bulb saturation during hyperventilation in patients with fulminant hepatic failure. *Liver Transpl* 2001; **7**: 352–8.
16. Eefsen M, Dethloff T, Frederiksen HJ *et al.* Comparison of terlipressin and noradrenalin on cerebral perfusion, intracranial pressure and cerebral extracellular concentrations of lactate and pyruvate in patients with acute liver failure in need of inotropic support. *J Hepatol* 2007; **47**: 381–6.
17. Vaquero J, Fontana RJ, Larson AM *et al.* Complications and use of intracranial pressure monitoring in patients with acute liver failure and severe encephalopathy. *Liver Transpl* 2005; **11**: 1581–9.
18. Murphy N, Auzinger G, Bernel W *et al.* The effect of hypertonic sodium chloride on intracranial pressure in patients with acute liver failure. *Hepatology* 2004; **39**: 464–70.
19. Jalan R, Damink SW, Deutz NE *et al.* Moderate hypothermia for uncontrolled intracranial hypertension in acute liver failure. *Lancet* 1999; **354**: 1164–8.
20. Jalan R, Olde Damink SW, Deutz NE *et al.* Restoration of cerebral blood flow autoregulation and reactivity to carbon dioxide in acute liver failure by moderate hypothermia. *Hepatology* 2001; **34**: 50–4.
21. Tofteng F, Larsen FS. The effect of indomethacin on intracranial pressure, cerebral perfusion and extracellular lactate and glutamate concentrations in patients with fulminant hepatic failure. *J Cereb Blood Flow*

Metab 2004; **24**: 798–804.
22. Wade J, Rolando N, Philpott-Howard J *et al.* Timing and aetiology of bacterial infections in a liver intensive care unit. *J Hosp Infect* 2003; **53**: 144–6.
23. Antoniades CG, Berry PA, Davies ET *et al.* Reduced monocyte HLA-DR expression: a novel biomarker of disease severity and outcome in acetaminophen-induced acute liver failure. *Hepatology* 2006; **44**: 34–43.
24. Clapperton M, Rolando N, Sandoval L *et al.* Neutrophil superoxide and hydrogen peroxide production in patients with acute liver failure. *Eur J Clin Invest* 1997; **27**: 164–8.
25. Harry R, Auzinger G, Wendon J. The clinical importance of adrenal insufficiency in acute hepatic dysfunction. *Hepatology* 2002; **36**: 395–402.
26. Marik PE. Adrenal-exhaustion syndrome in patients with liver disease. *Intens Care Med* 2006; **32**: 275–80.
27. Fernandez J, Escorsell A, Zabalza M *et al.* Adrenal insufficiency in patients with cirrhosis and septic shock: effect of treatment with hydrocortisone on survival. *Hepatology* 2006; **44**: 1288–95.
28. Parekh NK, Hynan LS, De Lemos J *et al.* Elevated troponin I levels in acute liver failure: is myocardial injury an integral part of acute liver failure? *Hepatology* 2007; **45**: 1489–95.
29. Walsh TS, Wigmore SJ, Hopton P *et al.* Energy expenditure in acetaminophen-induced fulminant hepatic failure. *Crit Care Med* 2000; **28**: 649–54.
30. Clark SJ, Shojaee-Moradie F, Croos P *et al.* Temporal changes in insulin sensitivity following the development of acute liver failure secondary to acetaminophen. *Hepatology* 2001; **34**: 109–15.
31. Bernal W, Donaldson N, Wyncoll D *et al.* Blood lactate as an early predictor of outcome in paracetamol-induced acute liver failure: a cohort study. *Lancet* 2002; **359**: 558–63.
32. Schmidt LE, Dalhoff K. Serum phosphate is an early predictor of outcome in severe acetaminophen-induced hepatotoxicity. *Hepatology* 2002; **36**: 659–65.
33. Blei AT. Selection for acute liver failure: have we got it right? *Liver Transpl* 2005; **11** (Suppl. 2): S30–4.
34. Yantorno SE, Kremers WK, Ruf AE *et al.* MELD is superior to King's College and Clichy's criteria to assess prognosis in fulminant hepatic failure. *Liver Transpl* 2007; **13**: 822–8.
35. Schiodt FV, Rossaro L, Stravitz RT *et al.* Gc-globulin and prognosis in acute liver failure. *Liver Transpl* 2005; **11**: 1223–7.
36. Forrest EH, Evans CD, Stewart S *et al.* Analysis of factors predictive of mortality in alcoholic hepatitis and derivation and validation of the Glasgow alcoholic hepatitis score. *Gut* 2005; **54**: 1174–9.
37. Forrest EH, Morris J, Stewart S *et al.* The Glasgow alcoholic hepatitis score identifies patients who may benefit from corticosteroids. *Gut* 2007; **56**: 1743–6.
38. Mathurin P, Abdelnour M, Ramond MJ *et al.* Early change in bilirubin levels is an important prognostic factor in severe alcoholic hepatitis treated with prednisolone. *Hepatology* 2003; **38**: 1363–9.
39. Phillips M, Curtis H, Portmann B *et al.* Antioxidants versus corticosteroids in the treatment of severe alcoholic hepatitis – a randomised clinical trial. *J Hepatol* 2006; **44**: 784–90.
40. Stewart S, Prince M, Bassendine M *et al.* A randomized trial of antioxidant therapy alone or with corticosteroids in acute alcoholic hepatitis. *J Hepatol* 2007; **47**: 277–83.
41. Cabre E, Rodriguez-Iglesias P, Caballeria J *et al.* Short- and long-term outcome of severe alcohol-induced hepatitis treated with steroids or enteral nutrition: a multicenter randomized trial. *Hepatology* 2000; **32**: 36–42.
42. Akriviadis E, Botla R, Briggs W *et al.* Pentoxifylline improves short-term survival in severe acute alcoholic hepatitis: a double-blind, placebo-controlled trial. *Gastroenterology* 2000; **119**: 1637–48.
43. Hassanein TI, Tofteng F, Brown RS *et al.* Randomized controlled study of extracorporeal albumin dialysis for hepatic encephalopathy in advanced cirrhosis. *Hepatology* 2007; **46**: 1853–62.
44. Shawcross DL, Davies NA, Williams R *et al.* Systemic inflammatory response exacerbates the neuropsychological effects of induced hyperammonemia in cirrhosis. *J Hepatol* 2004; **40**: 247–54.
45. Shawcross DL, Wright G, Olde Damink SW *et al.* Role of ammonia and inflammation in minimal hepatic encephalopathy. *Metab Brain Dis* 2007; **22**: 125–38.
46. Marchesini G, Bianchi G, Rossi B *et al.* Nutritional treatment with branched-chain amino acids in advanced liver cirrhosis. *J Gastroenterol* 2000; **35** (Suppl. 12): 7–12.
47. Alvarez MA, Cabre E, Lorenzo-Zuniga V *et al.* Combining steroids with enteral nutrition: a better therapeutic strategy for severe alcoholic hepatitis? Results of a pilot study. *Eur J Gastroenterol Hepatol* 2004; **16**: 1375–80.
48. Hou MC, Lin HC, Liu TT *et al.* Antibiotic prophylaxis after endoscopic therapy prevents rebleeding in acute variceal hemorrhage: a randomized trial. *Hepatology* 2004; **39**: 746–53.
49. Fernandez J, Ruiz del Arbol L, Gomez C *et al.* Norfloxacin vs ceftriaxone in the prophylaxis of infections in patients with advanced cirrhosis and hemorrhage. *Gastroenterology* 2006; **131**: 1049–56; quiz 285.
50. Escorsell A, Ruiz del Arbol L, Planas R *et al.* Multicenter randomized controlled trial of terlipressin versus sclerotherapy in the treatment of acute variceal bleeding: the TEST study. *Hepatology* 2000; **32**: 471–6.
51. Gluud LL, Kjaer MS, Christensen E. Terlipressin for hepatorenal syndrome. *Cochrane Database Syst Rev* 2006; **4**:CD005162.
52. Khan S, Tudur Smith C, Williamson P *et al.* Portosystemic shunts versus endoscopic therapy for variceal rebleeding in patients with cirrhosis. *Cochrane Database Syst Rev* 2006; **4**: CD000553.
53. Thabut D, Bernard-Chabert B. Management of acute bleeding from portal hypertension. *Best Pract Res Clin Gastroenterol* 2007; **21**: 19–29.
54. Schepke M, Roth F, Fimmers R *et al.* Comparison of MELD, Child–Pugh, and Emory model for the prediction of survival in patients undergoing transjugular intrahepatic portosystemic shunting. *Am J Gastroenterol* 2003; **98**: 1167–74.
55. Alessandria C, Ottobrelli A, Debernardi-Venon W *et al.* Noradrenalin vs terlipressin in patients with hepatorenal syndrome: a prospective, randomized, unblinded, pilot study. *J Hepatol* 2007; **47**: 499–505.
56. Moreau R, Durand F, Poynard T *et al.* Terlipressin in patients with cirrhosis and type 1 hepatorenal syndrome: a retrospective multicenter study. *Gastroenterology* 2002; **122**: 923–30.
57. Moreau R, Lebrec D. The use of vasoconstrictors in patients with cirrhosis: type 1 HRS and beyond. *Hepa-*

tology 2006; **43**: 385–94.
58. Moreau R, Asselah T, Condat B *et al.* Comparison of the effect of terlipressin and albumin on arterial blood volume in patients with cirrhosis and tense ascites treated by paracentesis: a randomised pilot study. *Gut* 2002; **50**: 90–4.
59. Bernuau J, Goudeau A, Poynard T *et al.* Multivariate analysis of prognostic factors in fulminant hepatitis B. *Hepatology* 1986; **6**: 648–51.

第 39 章

腹部外科疾病

Stephen J Streat

ICU 中，腹部外科疾病并不少见，多发于合并多种基础疾病而生理储备不足的老年患者[1]。腹部外科病变通常与脓毒症相关，脓毒症可以是原发的，也可以是继发的，随后出现多器官衰竭，死亡率很高[2-3]，存活患者也需要在 ICU 中治疗较长时间。合并腹部外科疾病患者长期健康情况常很差，特别是对于在病变前就患有严重多种疾病和功能障碍的患者。这种情况正促使临床医生进一步仔细思考在疾病过程中各种治疗策略的得失[4-6]。通常患者的临床表现多变，并且很多治疗策略缺乏相应的对照研究，这造成临床决策十分困难。因此，ICU 医生和其他临床医生（特别是外科医生）常持有不同观点，在治疗目标和治疗策略[7]上产生分歧，对于生命垂危的患者尤其如此[8-9]。ICU 医生日常工作千头万绪[10-11]，包括精细的临床护理、讨论治疗意见、在不同医生及不同科室间进行合作。本章将讨论血管病变、腹腔感染和一些严重的腹部并发症。胃肠道出血和胰腺炎已在 36 章和 37 章进行讨论。

血管病变

腹主动脉瘤

腹主动脉瘤（abdominal aortic aneurysm，AAA）是一种老年性疾病，常见于 60 岁以上人群，男性发病率高于女性[12]。主动脉瘤破裂是 ICU 最常见的大血管病变，占 60 岁以上人群死亡率的 2%[13]。腹主动脉瘤发病率（肾下腹主动脉直径在 30mm 以上）随着年龄的增长不断上升，在 50 岁人群中不到 1%，60 岁人群中约为 4%，70 岁人群为 5% ~ 10%，80 岁人群约为 10%。老年人群进行腹主动脉瘤超声检查可以降低死亡率并且减少治疗费用[14]。腹主动脉直径是预测破裂风险最有效的指标，动脉直径在 5cm 以下者每年破裂风险在 1% 以下，而直径在 6cm 或更高的患者，其每年破裂风险则高达 17%[13]。女性破裂的风险比男性更大（由于女性的动脉瘤发病速度更快[15]），在高血压和吸烟女性人群中则更高。主动脉瘤在小于 3cm 时发展速度为每年 0.3cm，大于 5cm 时发展速度为每年 0.5cm，短期服用大环内酯类药物和戒烟有利于延缓病程。开放手术治疗动脉瘤死亡率约为 5%，术前有明显呼吸和肾功能障碍的患者死亡率则更高[16]。由于血管内修复术后死亡率低（约为 1.5%），且 2 年生存率与开放手术类似（约为 90%）[17]，因此血管内修复发展迅速。但是血管内修复的患者发生长期并发症（主要是内漏、血管破裂和植入物血栓形成）的比例会更高，花费也更高[18]。对于不适于开腹手术的患者，血管内修复也不会提高生存率[19]。

未破裂动脉瘤紧急手术的死亡率约为 15%，而破裂动脉瘤紧急手术的死亡率约为 50%[20]。约 30% 的动脉瘤破裂患者在入院前死亡[21]，如不能行手术治疗往往最终死亡[22]。因此，血管外科医生的选择余地（10% 行非手术治疗）比普通外科医生更小（60% 行非手术治疗）。

这使得对 65 岁以上人群行超声体检变得

非常重要，对微动脉瘤的患者要持续跟踪[23]，择期进行开放手术或血管内修复手术，而不是等到患者的动脉瘤直径达到 5 ~ 6cm 后已产生严重并发症再手术治疗[24]。

腹主动脉瘤破裂

临床症状包括背痛、腹痛及突然发生休克，70 岁以上患者表现尤为明显。大多数破裂最初都在腹膜后破裂，腹膜内破裂会导致更严重的损害和更高的术后死亡率[25]。由于腹部搏动性肿块一般不会被发现，并且患者最开始也没有休克，初诊医生经常难以作出正确诊断[26]。虽然及时的床旁超声有时可以明确临床诊断而不延误治疗，但也有人认为这会延误血管外科手术而没有益处[27]。确诊的动脉瘤破裂患者（CT 确诊）只有一半以前被怀疑破裂[28]。但是对于有严重基础疾病和生活环境较差的患者进行手术往往是不恰当的，手术要慎重决定[29]。缺乏生理储备的患者（往往同时也是高龄患者）会有较高的手术死亡率和较长的 ICU 住院时间。根据一项进行中的随机对照试验，开腹手术仍是首选，但是血管内修复在某些动脉瘤患者也是可行的[31]（有时为清除肿块，后期也会剖腹手术[30]）。很少一部分主动脉瘤患者，特别是破裂的患者会合并感染，以葡萄球菌和沙门菌为常见[32]。对于大多数患者，术后 ICU 治疗是必要的，当患者出现异常情况（如体温过低、稀释性凝血障碍、少量出血、循环休克、肾小管功能障碍）和严重并发症时可及时发现、及时治疗（表 39.1）。

患者应尽早脱离呼吸机，尽快拔除气管插管，在患者凝血情况允许时可以尝试胸段硬膜外麻醉[33]。对那些特殊患者，腹部减压术或许帮助不大[34]。最后，整个疾病进展过程应在 24 ~ 48h 后进行诊治评估。如出现严重或进行性多器官衰竭或内脏和四肢梗死[35]，应对进一步治疗的方案进行再评估。与其他 ICU 患者相比，以上患者中更常出现持续性肾衰竭。上消化道大出血是很少见的并发症，常由主动脉修复前的感染引起，并且很少是主动脉瘤初次感染。

急性主动脉梗阻

这是一种少见的并发症，主要是由于血栓性闭塞（主动脉狭窄或发生动脉瘤）和鞍状血栓所致。表现症状为下肢疼痛、瘫痪或半身不遂以及末梢循环障碍。尽早去急诊重建血运是治疗的根本措施，但其导致的死亡率和多器官病变发生率依然很高[36]。

肠系膜血管梗死

这是不常见的并发症，通常表现为急腹症，可见于危重患者，其首要原因是非闭塞性动脉缺血、动脉栓塞、动脉粥样硬化血栓形成，次要原因为静脉闭塞性低血流或高凝状态[37]。外科手术（通常包括肠切除）死亡率很高。已有报道进行了成功的血管血运重建。

主动脉壁夹层

主动脉壁夹层形成[39]发生率为每年 5 ~ 30 人 / 百万人，典型患者为有高血压病史的老年患者[40]，表现为夹层部位的疼痛、心脏压塞、胸腔积血、心肌梗死、卒中、骨髓缺血引起的半身不遂、无尿或急腹症。大多数主动脉

表 39.1　主动脉瘤破裂的一些并发症

大出血
肾衰竭
心肌梗死
急性肺损伤
外周局部缺血
卒中
肺栓塞
持续肠梗阻
肠系膜动脉缺血
胰腺炎
非结石性胆囊炎
腹腔高压 - 腹腔间室综合征

夹层源于胸升主动脉。一些夹层会扩展至腹主动脉，局限于腹主动脉夹层则很少见。尽管进行早期诊断和治疗可以降低死亡率，但死亡率依然很高[39]。

自发性腹膜后出血

如果没有主动脉瘤破裂，自发性腹膜后出血并不常见。自发性腹膜后出血通常与肾和肾上腺的血管和肿瘤疾病有关，较少情况下，自发性腹膜后出血与腹膜后静脉自发性破裂及使用华法林、普通肝素、低分子肝素的抗凝治疗有关。临床表现为急性腹痛、休克、可触碰到的腹部和腹股沟肿块，CT 有助于确定诊断[41]。某些情况下，纠正凝血功能障碍和介入放射下进行栓塞治疗可以控制病情，但在另外一些情况下需要外科手术止血或解除相关的腹腔高压。

腹腔源性脓毒症

概况

在 ICU 中腹腔源性脓毒症很常见，根据我们的经验，腹部（包括持续不卧床腹膜透析）是发生脓毒症的最常见部位，从 1984 年到 2000 年 17 年间[42]共有 1 624 人入住 ICU，有 583 人（35.9%）出现了严重脓毒症。文献报道，脓毒症的发病率正在不断上升[43]，这与临床中的体会一致。据报道，严重脓毒症患者的死亡率为 25% ~ 80%，这与其感染的严重程度及并发症的严重程度[43]密切相关。

严重脓毒症的基本治疗原则是保证充分的氧供，尽可能清除感染源[44]，给予恰当的抗生素。脓毒症的进展非常快[45]，延误治疗会造成病情恶化。其他治疗方案存在争论[46-47]，严重脓毒症的主要内容在 61 章讨论。

患有严重基础疾病的腹腔源性脓毒症患者经常需要外科手术以控制感染源，对大多数表现出休克和有临床证据的腹膜炎患者，一般推荐及时行剖腹手术。腹腔穿刺、腹腔灌洗、腹部 CT 扫描或腹腔镜可以在某些特殊情况下帮助诊断，决定是否行剖腹手术。

常见症状包括：

- 粪便性腹膜炎；
- 憩室性疾病或结肠肿瘤；
- 腹腔手术后二期探查；
- 上腹脏器穿孔（胃和十二指肠溃疡较为常见）；
- 胆道梗阻（有时穿孔）；
- 无穿孔的肠缺血（粘连较常见，局部缺血少见）；
- 阑尾炎（老年患者更易穿孔）。

另一些症状较少见，包括腹腔囊肿、无结石胆囊炎、中毒性巨结肠、输卵管囊肿穿孔、特发性细菌性腹膜炎（在肾病综合征和晚期肝病中出现）、行透析治疗的腹膜炎。

外科手术控制感染灶

外科手术控制感染灶是指手术时对感染部位的充分清除控制，但在手术过程中这项措施不总是可行的。手术包括以下几种[44]：

- 腹腔污染物的清除（包括肉眼可见的污染物和腹腔灌洗）；
- 脓肿引流；
- 坏死组织的切除；
- 祛除病灶以防止持续的污染。

如果出现腹腔高压或者需要多次开腹手术，可开放腹腔或临时覆盖补片。在脓毒症存在的情况下，一些研究支持对患者实施肠 - 肠吻合术，即使是左半结肠切除术[44]。

在确定性外科手术控制感染灶后，如果脓毒症症状没有得到控制，提示患者存在持续的腹腔污染、缺血、脓肿形成。如果术后早期感染控制不理想，可以进行再次剖腹探查术，如果晚期脓肿形成，根据 CT 检查结果进行目标性剖腹探查或穿刺引流术是最佳选择[48]。

肠源性腹膜炎

肠内容物污染腹腔会导致厌氧菌和需氧菌的混合感染，需要抗感染治疗[42,49]。通常采用氨基糖苷类联合甲硝唑治疗或者是单一采用碳青霉烯类抗生素进行治疗。类似的抗感染还常见于对无穿孔型肠梗阻引发感染的治疗。胃穿孔或十二指肠穿孔性腹膜炎可能还要加用抗金黄色葡萄球菌感染的抗生素[50]。

胆道感染

重症胆管炎患者行EST手术（内镜下乳头括约肌切开取石术）和胆管取石术后宜行胆道超声。抗生素应覆盖肠球菌和需氧型革兰阴性菌。

无结石性胆囊炎

无结石性胆囊炎是一种少见但很严重的疾病。少部分表现为急性胆囊炎症状的患者可能为无结石性胆囊炎，但是这种患者的死亡率很低，一般无需送往ICU。特别值得注意的是，近半数的无结石性胆囊炎发生于危重患者，他们多接受过手术或者存在外伤，很容易误诊直至出现坏疽、穿孔或脓肿等并发症。应详细了解病史，这部分患者常有动脉硬化、心输出量低或胆道缺血病史。危重患者若出现新发腹痛或感染症状，应考虑是否有无结石性胆囊炎。尽管有很多种检查方法如胆囊造影、CT、超声或腹腔镜，但都难以确诊[51]。如果怀疑该病，大多数外科医生都不主张开腹探查，可以考虑行经皮胆囊穿刺造瘘术，如果出现胆囊坏疽或穿孔，还是需要开腹行胆囊切除术[52]。

中毒性巨结肠

中毒性巨结肠症[53]是一种罕见的病症，需要ICU治疗。艰难梭状芽胞杆菌、巨细胞病毒（见于HIV患者或免疫抑制患者）或是其他罕见病原体感染引起结肠炎症，结肠严重扩张，并表现为全身性的中毒反应。患者常表现为腹泻、腹胀，结肠镜检查（有穿孔风险）和组织检查有助于判断微生物感染的类型和患者是否需要手术治疗。ICU中的支持治疗很重要，可使用抗生素（结肠穿孔时）和类固醇类激素（300 mg/d的氢化可的松或等量其他激素）。也可使用其他免疫抑制剂，如他克莫司或抗肿瘤坏死因子单克隆抗体。患者常需要多次外科评估或腹部X线检查以评估疾病进展。肠外营养支持有助于控制克罗恩病，但不能减少住院时间，也不能降低手术治疗率。一段时间的内科保守治疗很重要，需要细致的临床观察以评估药物疗效，急诊手术（结肠次全切除、末端造口）可能会增加结肠扩张、穿孔、出血及全身中毒的风险[54]。静脉使用甲硝唑对不伴结肠扩张的伪膜性肠炎患者有效，但如果伴发巨结肠症需早期手术治疗。

输卵管卵巢脓肿破裂

ICU内，输卵管卵巢脓肿破裂引起的腹膜炎很少见，最好是手术切除，并使用具有抗厌氧菌活性的抗生素。

自发性细菌性腹膜炎

自发性细菌性腹膜炎（SBP）多由一种微生物感染所致，常见的有大肠杆菌、肺炎克雷白杆菌、肺炎球菌、球形菌和少量厌氧菌。晚期肝病患者发生SBP是一种危险的征兆，通常引发肝功能失代偿和多器官衰竭，如不进行肝移植，则患者的存活期很短。肝病晚期伴发SBP的患者在早期可以补充白蛋白以减少肾衰竭和降低死亡率[55]。可使用广谱β内酰胺类抗生素治疗，随后口服抗生素实施预防性治疗。

CAPD相关性腹膜炎

连续可活动性腹膜透析（CAPD）性腹膜炎在腹膜透析患者中不少见，很少需要ICU治疗。肾外器官衰竭是危险征兆，表示治疗可能已经偏晚、脓肿形成、其他罕见病原体（包括真菌）或未知的胃肠道细菌感染。

第三型腹膜炎

第三型腹膜炎为重症患者在原发或继发性腹膜炎充分治疗48h后[57]发生的、持续性或再发性腹膜炎，偶见于首次腹腔探查术之后。第三型腹膜炎多由表皮葡萄球菌、肠球菌、肠杆菌、假单胞菌或者白色念珠菌所致[42,57]，初始可采用经验性抗生素治疗，包括阿莫西林、庆大霉素和甲硝唑直到获得细菌学培养结果。若感染是由念珠菌属所致，其他抗微生物药物需要继续使用，如果可能，尽量清除异物，并且给予至少 4 周两性霉素 B 治疗 [58]。

并发症

腹腔高压和腹腔间室综合征

这些并发症在重症患者中不常见。腹腔高压通常指腹内压（IAP）> 12mmHg，当 IAP > 20 mmHg 并且伴有器官功能障碍即可诊断为腹腔间室综合征（ACS）[59]。可以通过监测膀胱内压反映腹腔内压力（IAP）[34,59]，操作简单易行，成年患者 IAP 一般为 5 ~ 7 mmHg，随体重指数增加而增加。生理损伤（包括心肺、肾、内脏和神经损伤）可引起 IAP 上升至 12 mmHg。尽管缺乏随机对照研究，专家推荐迅速采取腹腔减压措施以缓解 ACS，传统的手段包括紧急开腹手术减压或者临时缝合筋膜 [60]，其他手段包括：

- 避免俯卧位；
- 胃和结肠减压；
- 使用新斯的明或者促胃动力药；
- 使用神经肌肉阻滞剂。

利尿、超滤或者经皮穿刺引流以减少腹腔内液体和气体聚集，对一些患者十分有效 [60]。即使行腹腔减压术，患者的死亡率依然很高（50%）[34]。

腹腔开放和分期腹部修补

可使用合成材料补片暂时封闭腹腔以利于再次手术或分期手术，这样可以掌握更恰当的干预时机并更加从容。我们在临床中采用聚丙烯补片封闭腹腔，如果再次开腹时间间隔较短（少于一周），补片在严重粘连之前很容易取出 [34]。在补片上可放置 2 个以上的引流管，上面再覆盖一层干净的无菌防水塑料敷料，以保证无菌封闭腹腔及持续引流腹水。如果再次开腹时间间隔较长，应用不容易粘连的塑料材料置于补片下或者替代补片以防止粘连，降低肠管穿孔和肠瘘的发生率。开腹处理肠瘘十分困难，很难完全阻止近端肠管污染腹腔，通过小肠瘘口留置软管引流以防止进一步污染也很难奏效。

肠外瘘——肠道、胆道、胰腺

重症患者发生这类并发症很少见，如果发生则很难处理，因为这可能合并其他多种胃肠道疾病，比如炎性肠病、恶性肠瘤、胰腺炎及其同时存在的严重脓毒症。肠外瘘的管理应该更加标准，包括以下内容：

- 仔细清除感染灶；
- 充分引流瘘口；
- 如有必要，经近端引流肠内容物；
- 加强皮肤保护以减轻漏出物的刺激；
- 加强营养支持；
- 补充丢失的水和电解质。

虽然生长抑素类似物被证明可以减少小肠瘘的分泌，并且和 H_2 阻滞剂合用可以治疗肠瘘和胰瘘，其疗效尚不明确 [62]。可以考虑为高位小肠瘘患者实施肠外营养，同样，胆瘘、胰瘘也需要肠外营养支持。使用肿瘤坏死因子抗体可以有效治疗非 ICU 内克罗恩病患者的慢性肠外瘘 [65]。需要仔细研究持续的、高排出量外瘘的原因，包括肠腔破裂、远端梗阻或持续腹腔源性脓毒症。

结肠假性梗阻

结肠假性梗阻，又称 Ogilvie 综合征，是一种极其严重的结肠梗阻，在 ICU 中并不常见。常见并发症包括呼吸困难、腹腔高压和肠内营养障碍，自发性穿孔者有很高的死亡率。传统的保守治疗包括：鼻胃管引流、静脉补液、避免使用阿片类和抗胆碱能类药物。使用新斯的明治疗十分有效 [64]，但可能会引起心动过缓。以上方法无效时可采用结肠镜检或手术治疗[65]。

（李宏亮　隋　峰译　李文雄校）

参考文献

1. Streat SJ, Plank LD, Hill GL. Overview of modern management of patients with critical injury and severe sepsis. *World J Surg* 2000; **24**: 655–63.
2. McLauchlan GJ, Anderson ID, Grant IS *et al.* Outcome of patients with abdominal sepsis treated in an intensive care unit. *Br J Surg* 1995; **82**: 524–9.
3. Hutchins RR, Gunning MP, Lucas DN *et al.* Relaparotomy for suspected intraperitoneal sepsis after abdominal surgery. *World J Surg* 2004; **28**: 137–41.
4. Sznajder M, Aegerter P, Launois R *et al.* A cost-effectiveness analysis of stays in intensive care units. *Intens Care Med* 2001; **27**: 146–53.
5. Heyland DK, Konopad E, Noseworthy TW *et al.* Is it 'worthwhile' to continue treating patients with a prolonged stay (>14 days) in the ICU? An economic evaluation. *Chest* 1998; **114**: 192–8.
6. Cassell J. *Life and Death in Intensive Care.* Philadelphia: Temple University Press, 2005.
7. Cassell J, Buchman TG, Streat S *et al.* Surgeons, intensivists, and the covenant of care: administrative models and values affecting care at the end of life – updated. *Crit Care Med* 2003; **31**: 1551–7.
8. Rabow MW, Hardie GE, Fair JM *et al.* End-of-life care content in 50 textbooks from multiple specialties. *JAMA* 2000; **283**: 771–8.
9. Streat S. When do we stop? *Crit Care Resuscitation* 2005; **7**: 227–32.
10. Fisher MM. Critical care. A specialty without frontiers. *Crit Care Clin* 1997; **13**: 235–43.
11. Curtis JR, Patrick DL, Shannon SE *et al.* The family conference as a focus to improve communication about end-of-life care in the intensive care unit: opportunities for improvement. *Crit Care Med* 2001; **29** (Suppl.): N26–33.
12. Vardulaki KA, Walker NM, Day NE *et al.* Quantifying the risks of hypertension, age, sex and smoking in patients with abdominal aortic aneurysm. *Br J Surg* 2000; **87**: 195–200.
13. Law M. Screening for abdominal aortic aneurysms. *Br Med Bull* 1998; **54**: 903–13.
14. Cosford P, Leng G. Screening for abdominal aortic aneurysm. *Cochrane Database Syst Rev* 2007; **2**: CD002945.
15. Mofidi R, Goldie VJ, Kelman J *et al.* Influence of sex on expansion rate of abdominal aortic aneurysms. *Br J Surg* 2007; **94**: 310–14.
16. Brady AR, Fowkes FG, Greenhalgh RM *et al.* Risk factors for postoperative death following elective surgical repair of abdominal aortic aneurysm: results from the UK Small Aneurysm Trial. On behalf of the UK Small Aneurysm Trial participants. *Br J Surg* 2000; **87**: 742–9.
17. Blankensteijn JD, de Jong SE, Prinssen M *et al.* Two-year outcomes after conventional or endovascular repair of abdominal aortic aneurysms. *N Engl J Med* 2005; **352**: 2398–405.
18. EVAR trial participants. Endovascular aneurysm repair versus open repair in patients with abdominal aortic aneurysm (EVAR trial 1): randomised controlled trial. *Lancet* 2005; **365**: 2179–86.
19. EVAR trial participants. Endovascular aneurysm repair and outcome in patients unfit for open repair of abdominal aortic aneurysm (EVAR trial 2): randomised controlled trial. *Lancet* 2005; **365**: 2187–92.
20. Sayers RD, Thompson MM, Nasim A *et al.* Surgical management of 671 abdominal aortic aneurysms: a 13 year review from a single centre. *Eur J Vasc Endovasc Surg* 1997; **13**: 322–7.
21. Johansson G, Swedenborg J. Ruptured abdominal aortic aneurysms: a study of incidence and mortality. *Br J Surg* 1986; **73**: 101–3.
22. Basnyat PS, Biffin AH, Moseley LG *et al.* Mortality from ruptured abdominal aortic aneurysm in Wales. *Br J Surg* 1999; **86**: 765–70.
23. The UK Small Aneurysm Trial Participants. Mortality results for randomised controlled trial of early elective surgery or ultrasonographic surveillance for small abdominal aortic aneurysms. *Lancet* 1998; **352**: 1649–55.
24. Scott RA, Ashton HA, Lamparelli MJ *et al.* A 14-year experience with 6 cm as a criterion for surgical treatment of abdominal aortic aneurysm. *Br J Surg* 1999; **86**: 1317–21.
25. Aburahma AF, Woodruff BA, Stuart SP *et al.* Early diagnosis and survival of ruptured abdominal aortic aneurysms. *Am J Emerg Med* 1991; **9**: 118–21.
26. Rose J, Civil I, Koelmeyer T *et al.* Ruptured abdominal aortic aneurysms: clinical presentation in Auckland 1993–1997. *ANZ J Surg* 2001; **71**: 341–4.
27. Acheson AG, Graham AN, Weir C *et al.* Prospective study on factors delaying surgery in ruptured abdominal aortic aneurysms. *J R Coll Surg Edinb* 1998; **43**: 182–4.
28. Hoornweg LL, Wisselink W, Vahl A *et al.* The Amsterdam Acute Aneurysm Trial: suitability and application rate for endovascular repair of ruptured abdominal aortic aneurysms. *Eur J Vasc Endovasc Surg* 2007; **33**: 679–83.
29. Prance SE, Wilson YG, Cosgrove CM *et al.* Ruptured abdominal aortic aneurysms: selecting patients for surgery. *Eur J Vasc Endovasc Surg* 1999; **17**: 129–32.
30. Greenberg RK, Srivastava SD, Ouriel K *et al.* An endoluminal method of hemorrhage control and repair of ruptured abdominal aortic aneurysms. *J Endovasc Ther* 2000; **7**: 1–7.
31. Peppelenbosch N, Yilmaz N, van Marrewijk C *et al.* Emergency treatment of acute symptomatic or ruptured abdominal aortic aneurysm. Outcome of a prospective intent-to-treat by EVAR protocol. *Eur J Vasc Endovasc Surg* 2003; **26**: 303–10.
32. Muller BT, Wegener OR, Grabitz K *et al.* Mycotic aneurysms of the thoracic and abdominal aorta and iliac arteries: experience with anatomic and extra-anatomic repair in 33 cases. *J Vasc Surg* 2001; **33**: 106–13.
33. Rodgers A, Walker N, Schug S *et al.* Reduction of postoperative mortality and morbidity with epidural or spinal anaesthesia: results from overview of randomised trials. *Br Med J* 2000; **321**: 1493–7.
34. Torrie J, Hill AA, Streat S. Staged abdominal repair in critical illness. *Anaesth Intens Care* 1996; **24**: 368–74.
35. Meesters RC, van der Graaf Y, Vos A *et al.* Ruptured aortic aneurysm: early postoperative prediction of mortality using an organ system failure score. *Br J Surg* 1994; **81**: 512–16.
36. Surowiec SM, Isiklar H, Sreeram S *et al.* Acute occlu-

sion of the abdominal aorta. *Am J Surg* 1998; **176**: 193–7.
37. Newman TS, Magnuson TH, Ahrendt SA *et al.* The changing face of mesenteric infarction. *Am Surg* 1998; **64**: 611–16.
38. Gartenschlaeger S, Bender S, Maeurer J *et al.* Successful percutaneous transluminal angioplasty and stenting in acute mesenteric ischemia. *Cardiovasc Intervent Radiol* 2008; **31**: 398–400.
39. Erbel R, Alfonso F, Boileau C *et al.* Diagnosis and management of aortic dissection. *Eur Heart J* 2001; **22**: 1642–81.
40. Meszaros I, Morocz J, Szlavi J *et al.* Epidemiology and clinicopathology of aortic dissection. *Chest* 2000; **117**: 1271–8.
41. Nazarian LN, Lev-Toaff AS, Spettell CM *et al.* CT assessment of abdominal hemorrhage in coagulopathic patients: impact on clinical management. *Abdom Imaging* 1999; **24**: 246–9.
42. Thomas MG, Streat SJ. Infections in intensive care patients. In: Finch, Greenwood *et al.* (eds) *Antibiotic and Chemotherapy.* London: Harcourt, 2001.
43. Angus DC, Linde-Zwirble WT, Lidicker J *et al.* Epidemiology of severe sepsis in the United States: analysis of incidence, outcome, and associated costs of care. *Crit Care Med* 2001; **29**: 1303–10.
44. Marshall JC, Maier RV, Jimenez M *et al.* Source control in the management of severe sepsis and septic shock: an evidence-based review. *Crit Care Med* 2004; **32** (Suppl.): S513–26.
45. Rivers E, Nguyen B, Havstad S *et al.* Early goal-directed therapy in the treatment of severe sepsis and septic shock. *N Engl J Med* 2001; **345**: 1368–77.
46. Eichacker PQ, Natanson C, Danner RL. Surviving sepsis – practice guidelines, marketing campaigns, and Eli Lilly. *N Engl J Med* 2006; **355**: 1640–2.
47. Poulton B. Advances in the management of sepsis: the randomised controlled trials behind the Surviving Sepsis Campaign recommendations. *Int J Antimicrob Agents* 2006; **27**: 97–101.
48. Bunt TJ. Non-directed relaparotomy for intra-abdominal sepsis. A futile procedure. *Am Surg* 1986; **52**: 294–8.
49. Wong PF, Gilliam AD, Kumar S *et al.* Antibiotic regimens for secondary peritonitis of gastrointestinal origin in adults. *Cochrane Database Syst Rev* 2005; **2**: CD004539.
50. Brook I, Frazier EH. Microbiology of subphrenic abscesses: a 14-year experience. *Am Surg* 1999; **65**: 1049–53.
51. Kalliafas S, Ziegler DW, Flancbaum L *et al.* Acute acalculous cholecystitis: incidence, risk factors, diagnosis, and outcome. *Am Surg* 1998; **64**: 471–5.
52. Shapiro MJ, Luchtefeld WB, Kurzweil S *et al.* Acute acalculous cholecystitis in the critically ill. *Am Surg* 1994; **60**: 335–9.
53. Sheth SG, LaMont JT. Toxic megacolon. *Lancet* 1998; **351**: 509–13.
54. Ausch C, Madoff RD, Gnant M *et al.* Aetiology and surgical management of toxic megacolon. *Colorectal Dis* 2006; **8**: 195–201.
55. Sort P, Navasa M, Arroyo V *et al.* Effect of intravenous albumin on renal impairment and mortality in patients with cirrhosis and spontaneous bacterial peritonitis. *N Engl J Med* 1999; **341**: 403–9.
56. Carmeci C, Muldowney W, Mazbar SA *et al.* Emergency laparotomy in patients on continuous ambulatory peritoneal dialysis. *Am Surg* 2001; **67**: 615–18.
57. Marshall JC, Innes M. Intensive care unit management of intra-abdominal infection. *Crit Care Med* 2003; **31**: 2228–37.
58. British Society for Antimicrobial Chemotherapy Working Party. Management of deep *Candida* infection in surgical and intensive care unit patients. *Intens Care Med* 1994; **20**: 522–8.
59. Malbrain ML, Cheatham ML, Kirkpatrick A *et al.* Results from the International Conference of Experts on Intra-abdominal Hypertension and Abdominal Compartment Syndrome. I. Definitions. *Intens Care Med* 2006; **32**: 1722–32.
60. Cheatham ML, Malbrain ML, Kirkpatrick A *et al.* Results from the International Conference of Experts on Intra-abdominal Hypertension and Abdominal Compartment Syndrome. II. Recommendations. *Intens Care Med* 2007; **33**: 951–62.
61. Hill GL. *Disorders of Nutrition and Metabolism in Clinical Surgery – Understanding and Management.* Edinburgh: Churchill Livingstone, 1992.
62. Li-Ling J, Irving M. Somatostatin and octreotide in the prevention of postoperative pancreatic complications and the treatment of enterocutaneous pancreatic fistulas: a systematic review of randomized controlled trials. *Br J Surg* 2001; **88**: 190–9.
63. Present DH, Rutgeerts P, Targan S *et al.* Infliximab for the treatment of fistulas in patients with Crohn's disease. *N Engl J Med* 1999; **340**: 1398–405.
64. Ponec RJ, Saunders MD, Kimmey MB. Neostigmine for the treatment of acute colonic pseudo-obstruction. *N Engl J Med* 1999; **341**: 137–41.
65. Saunders MD, Kimmey MB. Systematic review: acute colonic pseudo-obstruction. *Aliment Pharmacol Ther* 2005; **22**: 917–25.

第 6 部分

急性肾衰竭

第 40 章

急性肾衰竭

Rinaldo Bellomo

对危重症医生来说，急性肾衰竭（acute renal failure，ARF）的诊断及治疗仍很有挑战性。ARF 是一种综合征，其特征为肾清除代谢废物的能力迅速（数小时到数天）下降。这种功能的丧失临床上表现为氮质代谢终产物，例如尿素和肌酐的蓄积，其他典型的表现包括尿量减少（并非必然），非挥发性酸蓄积及钾和磷酸盐浓度的升高。

按照现有的诊断标准，ICU 患者 ARF 的发病率为 15% ~ 20%。最近一项关于住院及 ICU 患者 ARF 定义和分型的共识逐渐得到大家认可。这个定义为 RIFLE 标准（每个级别英文首字母连在一起的缩写），将肾功能障碍分为风险、损伤和衰竭三个级别（图 40.1），在将来 5 ~ 10 年内有望成为 ICU 内 ARF 的主要标准。最近一项研究[3]使用这个分类方法，在超过 5 000 名 ICU 患者中，肾功能障碍的发病率高达 67%。住院患者肾衰竭（按照 RIFLE 标准）死亡风险增加 10 倍[4]。

肾功能评估

肾的功能非常复杂，包括调节钙和磷酸盐、酸碱平衡、液体平衡、渗透压、红细胞生成、清除部分细胞因子、清除乳酸等。但在临床实践中，肾功能的监测被简化为通过测量血中尿素和肌酐间接评估肾小球滤过率（glomerular filtration rate，GFR）。这些代谢废物对 GFR 并非灵敏指标，经常受到营养、使用类固醇类药物、消化道出血、肌肉体积、年龄、性别或肌肉损伤等方面的影响。另外，只有 GFR 下降 50% 以上，这些指标才开始出现异常，它们无法动态反映 GFR 变化，很大程度上受到积极液体复苏的影响。肌酐清除率测定（收集 2 ~ 4h 尿量）或通过公式计算得出的清除率或许可增加 GFR 估计值的准确性，但对临床处理几乎没有帮助。更为复杂的放射性核素试验在 ICU 中应用非常困难，仅用于实验研究。

诊断及临床分类

针对导致 ARF 的病因进行诊断最为实用，按照病因 ARF 可分为：肾前性、肾性（间质）及肾后性。

肾前性肾衰竭

这是 ICU 中最常见的一类 ARF。肾前性表明肾功能异常主要是由降低 GFR 的系统性因素所致。如心输出量下降、低血压或腹腔高压，肾血流减少，GFR 也就下降。腹腔高压可基于临床表现，并能通过导尿管测量膀胱内压得以确诊。以耻骨为零点，如果压力超过 25 ~ 30mmHg，应该考虑开腹减压。如果肾衰竭的原因得以快速去除或纠正，肾功能可以明显改善并迅速恢复到接近正常水平。然而，如果干预延迟或失败，常需要数天或数周的时间来恢复。几个试验（尿钠测定，钠排泄分数和其他衍生指标）有助于帮助临床医生确认这种“确切性”ARF 的发生，但其准确性令人怀疑[5]。对于使用血管收缩药、大量液体复苏和袢利尿剂输注的 ICU 患者来说，这些试验的临

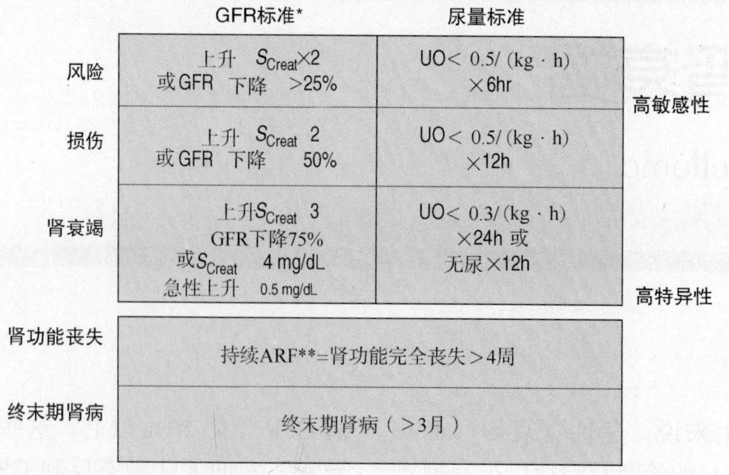

图 40.1 急性肾衰竭的 RIFLE 分级。分级系统包括肌酐和尿量两个独立指标。如果两项指标之间有差异，应该使用更重的分级标准。注意：即使血清肌酐浓度（S_{Creat}）升高小于三倍，只要在基础 S_{Creat} > 4.0 mg/dL（350 μmol/L）的情况下 S_{Creat} 急性升高超过 0.5 mg/dL（44 μmol/L）就可以诊断为 RIFLE-F（F 代表衰竭）。这种情况下用 RIFLE-F_C 来表示“慢性疾病急性加重”。与此类似，如果 RIFLE-F 分级只达到尿量标准，用 RIFLE-F_O 来表明少尿。图形的形状表明更多的患者（高敏感性）将被归为轻度，包括那些并不是真正的“肾衰竭”的患者（特异性低）。相反，在底部，标准非常严格，因此特异性高，但一些肾衰竭患者被忽略掉了。GFR，肾小球滤过率；ARF，急性肾衰竭；UO，尿量

床应用非常少。而且，肾前性 ARF 和确诊的 ARF 是一个连续过程的不同组成部分，把它们严格分割开来几乎没有什么临床意义。治疗是一样的——病因治疗，同时在有创血流动力学监测指导下积极实施液体复苏。

肾性肾衰竭

这个词用来描述这样一种综合征，其病变部位主要为肾本身，镜下能看到典型的结构改变。常由影响肾小球或肾小管的疾病所致（表 40.1）。

其中，肾毒性物质非常重要，特别是对于住院患者。最常影响 ICU 患者的肾毒性药物见表 40.2。许多药物性 ARF 病例在停用相关药物后迅速恢复。因此，对于 ARF 患者，必

表 40.1 急性肾衰竭间质性的原因

肾小球肾炎
血管炎
间质性肾炎
恶性高血压
肾盂肾炎
双侧皮质坏死
淀粉样变性
恶性肿瘤
肾毒性物质

表 40.2 ICU 内可引起急性肾衰竭的药物

造影剂
氨基糖苷类
两性霉素
非甾体类抗炎药
β- 内酰胺类抗生素（间质性肾病）
磺胺
阿昔洛韦
氨甲蝶呤
顺铂
环孢素 A
FK-506（他克莫司）

须细致地询问用药史。一部分肾性 ARF 患者，正确的诊断能够从病史、体格检查、放射学和实验室检查中获得。对于这类患者，医生无需借助于肾活检就可以进行试验性治疗。然而，如果考虑免疫抑制治疗，还是推荐肾活检。与普通情况相比，机械通气患者在超声引导下行肾穿刺活检并未增加额外风险。

ICU 发生 ARF 的患者中超过 1/3 存在慢性肾功能不全，可能由于以下原因，如年龄相关性改变、长时间高血压、糖尿病或肾血管动脉粥样硬化。这些慢性肾功能障碍可以表现为血清肌酐水平的升高，但并非全部如此。通常情况下，患者遭受轻微的打击后就发生了 ARF，此时应该考虑患者存在肾的储备功能不足。

肝肾综合征

肝肾综合征是 ARF 的一种类型，发生在严重肝功能障碍患者，并且找不到任何已知的可导致 ARF 的病因。典型特征为进行性少尿伴极低的尿钠浓度（< 10mmol/L），其发病机制尚不清楚。然而需要重视的是，对于严重肝疾病患者，导致 ARF 的其他病因更为常见。如脓毒症、穿刺导致的低血容量、大量腹水致腹腔内高压、利尿剂引起的低血容量、乳果糖引起的低血容量、酒精性心肌病变以及上述因素的同时存在。最近一项 RCT 研究表明，对于自发性细菌性腹膜炎患者使用白蛋白制剂进行容量复苏可减少肾衰竭的发生率[6]。必须积极寻找病因并及时治疗。最近有小规模研究表明一种血管加压素衍生物——特利加压素可改善 GFR[7]。

横纹肌溶解相关性急性肾衰竭

不同 ICU 中约 5% ～ 10%[8] 的急性肾衰竭是由横纹肌溶解所致。发病机制涵盖了肾前性、肾性以及肾后性因素。常见于严重创伤、麻醉药物过量、血管栓塞，以及与许多可导致大肌群损伤的药物相关。治疗包括积极大量液体复苏、去除致病药物、纠正骨筋膜室综合征、碱化尿液（pH > 6.5）及利尿（> 300ml/h）。是否应用甘露醇尚存在争议。这些治疗原则是基于回顾性资料、小的队列研究和多参数回归分析，目前尚无 RCT 的研究结果。

肾后性肾衰竭

尿路梗阻是院外肾功能障碍最常见的原因[9]，但在 ICU 并不常见。梗阻性 ARF 的常见原因包括前列腺增生堵塞膀胱颈、盆腔肿瘤或腹膜后纤维变性、乳头坏死或大的结石。长期肾结石患者梗阻的临床表现可以是急性发作或慢性病程急性加重，并不一定都发生少尿。如果怀疑梗阻，可以通过床旁超声很容易确诊。但是，并不是所有急性梗阻的病例超声都会有异常表现，许多病例，梗阻与其他肾损伤因素同时存在（如鹿角形结石、严重的肾源性脓毒症）。对危险因素的评估和整体治疗都应和泌尿科医生协商。ICU 患者意外、突然出现少尿也可能是尿管堵塞，这种情况下应冲洗或更换尿管。

急性肾衰竭的发病机制

梗阻性肾衰竭的发病机制不但有机械性因素，还有激素反应。间质性肾衰竭的发生机制通常是免疫反应。涵盖了从血管炎到间质性肾病，其免疫机制非常复杂。对于 ICU 医生来说，肾前性 ARF 的发病机制更为直接。已知下列机制在肾功能损伤中发挥了重要作用。

1. 髓质外层缺血，激活管球反馈[10]。
2. 细胞脱落管型堵塞肾小管[11]。
3. 液体逆向弥散导致间质缺血[11]。
4. 激素介导的入球小动脉血管收缩[11]。
5. 细胞损伤和局部介质释放引起的炎症反应[11]。
6. 附着于基底膜的细胞黏附受损[11]。
7. 氧自由基介导的凋亡[11]。
8. 磷酸酯酶 A2 介导的细胞膜损伤[12]。
9. 有丝分裂原（细胞分裂剂）激活蛋白酶介导的肾损伤[13]。

伴有循环高动力状态的脓毒症患者，即使

肾血流增加仍会发生 ARF，这是因为出球小动脉扩张使球内压下降，GFR 相应降低 [14]。

对于 ICU 内伴或不伴有脓毒症的患者，没有研究告诉我们上述发病机制中哪一条是最重要的，以及在患者的病程中何时发挥作用。

临床表现

重症患者绝大多数伴有或经历过大的系统性损伤（创伤、脓毒症、心肌梗死、严重大出血、心源性休克、大手术等）。当患者收入 ICU 时，通常已经过复苏，手术也刚结束，尽管全身情况有所改善，患者可能已经发生少尿或无尿，血肌酐水平升高，代谢性酸中毒逐渐加重，血钾及磷酸盐水平也快速升高，同时伴有多器官功能障碍（机械通气，广泛使用血管活性药物）。ICU 患者可以在有创血流动力学监测指导下进行液体复苏。血管活性药物通常将平均动脉压（MAP）维持在可接受水平（> 65 ~ 70mmHg）。随着治疗的继续，一部分患者病情逐渐改善，尿量在利尿剂的帮助下恢复，甚至不使用利尿药也会好转。如果尿量并没有恢复，那么就要考虑肾替代治疗。

如果 ARF 的病因得以去除，患者生理指标稳定，肾功能会慢慢好转（从 4 ~ 5 天到 3 ~ 4 周）。一些患者甚至有几天尿量超过正常水平。如果 ARF 的病因无法得到有效纠正，患者持续处于危重状态，肾就无法恢复，常死于多器官功能衰竭。

急性肾衰竭的预防

ARF 防治的基本原则就是对因治疗。如果是肾前性因素，必须快速识别并启动血流动力学监测实施液体复苏。

复苏

必须快速恢复血管内容量，在有创血流动力学监测下进行液体复苏更有效（中心静脉导管、动脉导管、部分病例甚至使用肺动脉导管或脉搏轮廓心输出量监测）。必须保障氧合，快速纠正并维持血红蛋白浓度（至少> 70g/L）。部分患者即使恢复了血容量仍然处于低血压（MAP < 70mmHg）状态。这部分患者很可能是肾丧失了血流自身调节能力。将 MAP 维持到正常范围附近可以增加 GFR[15-16]。但这种 MAP 的提高需要使用血管活性药物 [15-16]。对于高血压或肾血管疾病患者，MAP 在 75 ~ 80mmHg 可能仍然不够。对于正常或增加的心输出量和血压的患者来说，额外的液体治疗是否具有肾保护作用尚存在疑问。如果心输出量不足，即使采取了这些复苏措施，肾衰竭仍然会进展。这就需要使用包括正性肌力药物和心室辅助设施在内的多种干预手段。

肾保护药物

在血流动力学指导下有效的液体复苏及去除肾毒性药物后，尚不清楚额外用药能否给肾带来更多益处。

“肾剂量”或“小剂量”多巴胺

目前尚无危重患者使用多巴胺的效果及安全性的证据。多巴胺是小管利尿剂，偶尔可增加尿量。这也许被错误的解释为增加 GFR。另外，最近对危重患者做的一项大型的Ⅲ期临床试验表明，小剂量多巴胺和安慰剂在预防肾功能障碍上没有差别 [17]。

甘露醇

使用甘露醇的理由同多巴胺一样，但其作为肾保护剂的作用仍存在质疑，目前尚没有随机对照研究支持临床应用甘露醇。

袢利尿剂

这类药物通过降低亨利袢的转运负荷，保护其免受缺血损伤。动物的离体试验结果令人振奋。没有适度样本量的双盲 RCT 研究证实这类药物可降低肾衰竭发生率。但有几项研究支持袢利尿剂可减少进行性 ARF 患者血液透析的需求 [18]。它们是通过增加尿量，从而预防或更早地控制液体负荷过量、酸中毒及高钾血症来实现这一作用，而上述三项都是 ICU 内肾替代治疗的主要原因。由于不做透析简化了治疗且降低了治疗费用，有时肾功能障碍患者也会使用袢利尿剂，特别是采用持续输注的方式。

其他药物

有人也提出使用其他药物，如茶碱、尿钠素及阿那立肽（一种合成的心房钠尿因子）。但目前为止，相关研究不是停留在试验阶段，就是规模太小，或已经证实没有用处。在一项随机双盲、安慰剂对照的研究中，非诺多泮减轻了脓毒症患者常见的血肌酐进行性恶化[19]。但在其他情况下这种药物并未显示出效果[20]。它在 ARF 中的作用仍然不清楚。与此类似，在一项单中心研究中，rhANF（重组心房利钠肽）降低了心脏术后高危患者的肾损伤，但在一项大型多中心研究中并未证实其有效性[22]。这个领域仍有很多工作要做。

造影剂相关性肾损伤

一项 RCT 研究发现，造影剂相关性肾损伤输注生理盐水维持血管内液体容量优于使用甘露醇或呋塞米。几个 RCT 研究表明，接受造影剂前后使用 N- 乙酰半胱氨酸对肾具有保护作用，这一结果被近期的一项 Meta 分析所证实[23]。当患者接受静脉造影剂时，应考虑应用不良反应很小的干预措施。目前还不清楚 ICU 内已经液体复苏的患者使用这些药物是否有效。

诊断检查

第一步就是 ARF 的病因诊断，这在临床中比较容易。但某些患者应该考虑所有可能性并通过简单调查排除通常可治疗的原因。这些检查包括尿沉渣化验及排除泌尿系感染（很常见），排除尿路梗阻（部分患者）及仔细排除肾毒性物质（所有患者）所致的肾损伤。

特殊情况下，明确诊断还需要其他检查，如肌酸激酶及肌红蛋白检测以除外溶血。胸片、血涂片、测定非特异性炎性标记物及特异性抗体（抗肾小球基底膜抗体、抗中性粒细胞胞浆抗体、抗 DNA 抗体及抗平滑肌抗体）都是帮助诊断血管炎、某种类型结缔组织疾病或肾小球肾炎非常有用的检查。如果怀疑血栓性血小板减少性紫癜，还需要监测乳酸脱氢酶、结合珠蛋白、非结合胆红素及游离血红蛋白。特异性发现（冷球蛋白、本周蛋白）是诊断某些疾病的关键。极少数情况下，临床特征、实验室检查及放射性检查都无法明确诊断，这就需要肾活检了。

急性肾衰竭的治疗

急性肾衰竭的治疗原则是治疗或去除病因，在恢复过程中维持内环境稳定。在 ICU 中，相关并发症如脑病、心包炎、心肌炎、神经病变、电解质紊乱或其他主要电解质、液体或代谢异常都不应该出现。通过限制液体量或肾替代治疗等综合措施都可预防这些并发症的发生。

尽早开始营养支持，通过补充碳水化合物及脂肪以提供充足的热量 [30 ~ 35kcal/ kg · d]。每日提供足量蛋白质（每日至少 1 ~ 2g/kg）。尚无证据证实特殊的肾营养液有作用。维生素及微量元素至少按照推荐的每日剂量予以补充。新型免疫营养药物作用还存在争议。优先考虑肠内营养途径。

高钾血症（> 6mmol/L）必须用高糖加胰岛素积极纠正，如果存在酸中毒还可以输注碳酸氢钠，雾化吸入沙丁胺醇，或者同时使用上述措施。如果“真实的”血钾 > 7mmol/L，或心电图有高钾血症表现，要使用氯化钙（10% 溶液 10ml，静脉给药）。上述措施都是肾替代治疗建立过程中的临时处理。高钾血症是立即开始肾替代治疗的一个主要指征。

代谢性酸中毒很常见，但其本身几乎无需

治疗。贫血要把血红蛋白维持在至少 70g/L 以上。如果要输注更多红细胞则需要进行个体评估[24]。药物剂量要根据肌酐清除率调整。建议使用 H_2 受体拮抗剂预防应激性溃疡，部分患者可使用质子泵抑制剂。注意预防感染。

多尿期患者可用袢利尿剂预防液体负荷过重。如果少尿，避免液体过量的唯一办法是早期使用肾替代治疗（见第 41 章）。严重氮质血症（尿素氮 > 40mmol/L 或肌酐 > 400μmol/L）可采用肾替代治疗，除非肾功能很快恢复或已经处于恢复过程中，预期 24 ~ 48h 相关指标回到正常水平。目前仍没有统一实施肾的替代治疗的最佳时机。

预后

危重患者合并 ARF 的病死率仍然非常高（40% ~ 80%）。我们经常说患者因肾衰竭死亡，而不说患者死于肾衰竭。越来越多的证据表明，更好地控制氮质血症和强化人工肾支持可以将生存率提高 30%[25-26]。这些证据支持更精细的、基于预防角度而更积极地控制高氮质血症，使整个病程期间维持低尿素氮水平可能使 ARF 患者受益。

（隋　峰译　李文雄　隋　峰校）

参考文献

1. Chew SL, Lins RL, Daelemans R *et al.* Outcome in acute renal failure. *Nephrol Dial Transplant* 1993; **8**: 101–7.
2. Bellomo R, Ronco C, Kellum JA *et al.* Acute renal failure – definition, outcome measures, animal models, fluid therapy and information technology needs: the Second International Consensus Conference of the Acute Dialysis Quality Initiative (ADQI) Group. *Crit Care* 2004; **8**: R204–10.
3. Hoste EAJ, Clermont G, Kersten A *et al.* RIFLE criteria for acute kidney injury are associated with hospital mortality in critically ill patients: a cohort analysis. *Crit Care* 2006; **10**: R73–83.
4. Uchino S, Bellomo R, Goldsmith D *et al.* An assessment of the RIFLE criteria for acute renal failure in hospitalized patients. *Crit Care Med* 2006; **34**: 1913–17.
5. Langenberg C, Wan L, Bagshaw SM *et al.* Urinary biochemistry in experimental septic acute renal failure. *Nephrol Dial Transplant* 2006; **21**: 3389–97.
6. Sort P, Navasa M, Arroyo V *et al.* Effect of intravenous albumin on renal impariment and mortality in patients with cirrhosis and spontaneous bacterial peritonitis. *N Engl J Med* 1999; **341**: 403–9.
7. Fabrizi F, Dixit V, Martin P. Meta-analysis: terlipressin therapy for the hepatorenal syndrome. *Aliment Pharmacol Ther* 2006; **24**: 935–44.
8. Uchino S, Kellum J, Bellomo R *et al.* Acute renal failure in critically ill patients – a multinational, multicenter study. *JAMA* 2005; **294**: 813–18.
9. Feest TG, Round A, Hamad S. Incidence of severe acute renal failure in adults: results of a community-based study. *Br Med J* 1993; **306**: 481–3.
10. Brezis M, Rosen SN, Silva P *et al.* Selective vulnerability of the medullary thick ascending limb to anoxia in the isolated perfused rat kidney. *J Clin Invest* 1984; **73**: 182–90.
11. Bonventre JV. Mechanisms of ischemic acute renal failure. *Kidney Int* 1993; **43**: 1160–78.
12. Portilla D, Mandel LJ, Bar-Sagi D *et al.* Anoxia induces phospholipase A_2 activation in rabbit renal proximal tubules. *Am J Physiol* 1992; **262**: F354–60.
13. Di Mari JF, Davis R, Safirstein RL. MAPK activation determines renal epithelial cell survival during oxidative injury. *Am J Physiol* 1999; **277**: F195–203.
14. Langenberg C, Wan L, Egi M *et al.* Renal blood flow in experimental septic acute renal failure. *Kidney Int* 2006; **69**: 1996–2002.
15. Bellomo R, Kellum JA, Wisniewski SR *et al.* Effects of norepinephrine on the renal vasculature in normal and endotoxemic dogs. *Am J Respir Crit Care Med* 1999; **159**: 1186–92.
16. Bersten AD, Holt AW. Vasoactive drugs and the importance of renal perfusion pressure. *N Horizons* 1995; **3**: 650–61.
17. ANZICS Clinical Trials Group. Low-dose dopamine in patients with early renal dysfunction: a placebo-controlled randomised trial. *Lancet* 2000; **356**: 2139–43.
18. Majumdar S, Kjellstrand CM. Why do we use diuretics in acute renal failure? *Semin Dialysis* 1996; **9**: 454–9.
19. Morelli A, Ricci Z, Bellomo R *et al.* Prophylactic fenoldopam for renal protection in sepsis: a randomized double-blind, placebo-controlled trial. *Crit Care Med* 2005; **33**: 2451–6.
20. Bove T, Landoni G, Calabro MG *et al.* Renoprotective action of fenoldopam in high-risk patients undergoing cardiac surgery: a prospective double-blind randomized clinical trial. *Circulation* 2005; **111**: 3230–5.
21. Sward K, Valsson F, Odencrants P *et al.* Recombinant human atrial natriuretic peptide in ischemic acute renal failure: a randomized placebo-controlled trial. *Crit Care Med* 2004; **32**: 1310–15.
22. Chertow GM, Lazarus JM, Paganini EP *et al.* Predictors of mortality and the provision of dialysis in patients with acute tubular necrosis: the Auriculin Anaritide Acute Renal Failure Study Group. *J Am Soc Nephrol* 1998; **9**: 692–8.
23. Birck R, Krzossok S, Markowetz F *et al.* Acetylcysteine for prevention of contrast nephropathy. *Lancet* 2003; **362**: 598–603.
24. Hebert P, Wells G, Blajchman MA *et al.* A multicenter randmized controlled clinical trial of transfusion requirements in critical care. *N Engl J Med* 1999; **340**: 409–17.

25. Saudan P, Niederberger M, De Seigneux S *et al.* Adding dialysis dose to continuous hemofiltration increases survival in patients with acute renal failure. *Kidney Int* 2006; **70**: 1312–17.

26. Ronco C, Bellomo R, Homel P *et al.* Effects of different doses in continuous veno-venous haemofiltration on outcomes of acute renal failure: a prospective randomized trial. *Lancet* 2000; **355**: 26–30.

第41章

肾替代治疗

Rinaldo Bellomo

严重肾衰竭病程为几天到几个星期。肾衰竭期间，肾无法维持机体液体、电解质、酸性代谢产物和代谢废物的平衡，常常出现危及生命的并发症。这些患者必须使用血液净化治疗来预防和治疗其并发症。这类技术统称为肾替代治疗（renal replacement therapy，RRT），包括连续性血液滤过（continuous haemofiltration，HF）、间断血液透析（intermittent haemodialysis，IHD）和腹膜透析（peritoneal dialysis PD），每一种都有技术上的差异，但其清除水分及废物的基本原理都是通过半透膜实现的。半透膜有生物膜（腹膜），也有人造膜（透析膜或血滤膜），优缺点各有不同。

原则

RRT 的治疗原则已经有很多研究[1-3]，以下总结了 ICU 医生密切关注的几个问题。

水分清除

理论上，对水分的清除与对不需要的溶质（酸性物质、尿毒症毒素、钾等）的清除同样重要。肾替代治疗过程中，水分通过超滤的方式清除，这一方式实质上与肾小球工作原理相同，需要驱动压将水分通过半透膜转运。驱动压力通过下列方式获得：

1. 产生的跨膜压（如 HF 或 IHD）高于胶体渗透压
2. 增加透析液中的渗透压（如 PD）

溶质清除

通过下列方式清除不需要的溶质：

1. 利用透析液在半透膜两侧产生电化学梯度（弥散），如 IHD 和 PD。
2. 通过有孔的膜表面时，产生的跨膜驱动压叫做“溶剂牵拉”，溶质随溶液一起移动（对流）而被滤出，滤出液中有用的成分用置换液替代，如 HF。

特定溶质的弥散速率取决于分子量、膜孔特性、血流速、透析液流速、蛋白质结合率和跨膜浓度梯度差。标准的低通量纤维素膜无法清除分子量＞500 道尔顿（D）的中分子物质（MW）。而合成的高通量膜（分子截留量在 1 ～ 2 万道尔顿）可清除更大分子量的物质。对于中大分子来说，对流的清除效率远优于弥散。

肾替代治疗的适应证

对于危重患者而言，肾替代治疗应该在并发症出现前尽早开始。临床医生对早期透析的顾虑，来自使用传统透析器的并发症（特别是血流动力学不稳定），以及连续或间断 PD 的风险[4-5]。而目前连续性 RRT（CRRT）[6-7]或缓慢低效日间透析（SLEDD）[8]已大大降低了不良反应的发生率。慢性肾衰竭患者开始 RRT 的治疗指征并不适用于危重患者[9-10]。表 41.1 列出了 ICU 患者开始 RRT

表 41.1 ICU 内开始肾替代治疗（RRT）的标准 *

少尿（尿量< 200 ml/12h）
无尿（尿量 0 ～ 50 ml/12h）
尿素氮> 35 mmol/L
血肌酐> 400 μmol/L
血钾> 6.5 mmol/L，或迅速上升†
肺水肿或利尿剂抵抗
未代偿的代谢性酸中毒（pH 值< 7.1）
血钠< 110 或> 160 mmol/L
体温> 40℃
尿毒症的并发症（脑病 / 肌病 / 神经病变 / 心包炎）
可滤过的毒素（如锂）过量

* 如果满足其中一项，RRT 应予以考虑。如果两项同时存在，强烈推荐 RRT

* 请注意血浆与血清在实验室测量之间的差异

的指征。

无论 IHD、CRRT 还是 SLEDD，都没有足够资料表明什么是“最佳”透析强度。关于这一问题，应考虑到在各个层面上维持内环境稳定，更好地控制氮质血症也许能带来更高的生存率[11-12]。在每日蛋白质摄入量约 1.5 g/kg 情况下，较理想的尿素氮控制目标大概是 15 ～ 25 mmol/L。依据患者的体重和代谢率，CRRT 治疗剂量可达到 35 ～ 45 升 / 天，因此很容易控制氮质血症。如果间断治疗，每日行 SLEDD 并延长治疗时间会更好一些[13]。

肾替代治疗的模式

由于没有随机对照试验对不同的 RRT 技术进行比较，关于 ICU 中“最佳”治疗模式仍存在译文争议。RRT 技术可通过下列指标来评价：

1．血流动力学影响情况
2．控制液体平衡的能力
3．生物相容性
4．感染风险
5．氮质产物消除能力
6．避免脑水肿
7．营养支持能力
8．酸性代谢产物消除能力
9．不存在特定的不良反应
10．治疗费用

与 PD 和传统 IHD（3 ～ 4 小时 / 天，3 ～ 4 次 / 周）相比，CRRT 和 SLEDD 优势更大。尽管一些治疗中心几乎全部使用 CRRT，但只占美国 ICU 患者很小的比例。CRRT、IHD 和 PD 的一些显著特征需要进一步讨论。

连续肾替代治疗

1977 年开始应用以来，CRRT 已经经历了几次技术上的改进。最初，它是通过动 - 静脉治疗的途径来实现（连续性动 - 静脉血液滤过：CAVH），需要动脉插管，发病率高达 15% ～ 20%。随后引入了双腔导管及蠕动式血液泵（连续性静 - 静脉血液滤过：CVVH），需要或无需控制超滤率。2 升 / 小时的超滤率可达到> 30 ml/min 的尿素清除率。典型的血液滤过回路示意图见图 41.1 至 41.3。

在静 - 静脉系统中，如果逆血流方向提供透析液（连续性静 - 静脉血液透析 / 血液透析滤过，CVVH/CVVHDF），可以实现几乎单纯弥散，或者弥散与对流相结合清除溶质。

无论使用哪一种技术，都可达到下列治疗效果：

1．持续的液体平衡控制
2．血流动力学稳定
3．控制酸碱平衡
4．控制氮质血症的同时提供高蛋白质营养支持
5．维持电解质平衡，包括磷酸盐及钙离子
6．预防脑组织细胞内液自由转移
7．降低感染风险
8．高生物相容性

CRRT 需要受过专业训练的医生和护士 24 小时不间断实施，许多小型 ICU 无法做到这点。如果每年只使用 5 ～ 10 次 CRRT，则培训费用可能花得没有道理，技术水平也难以维

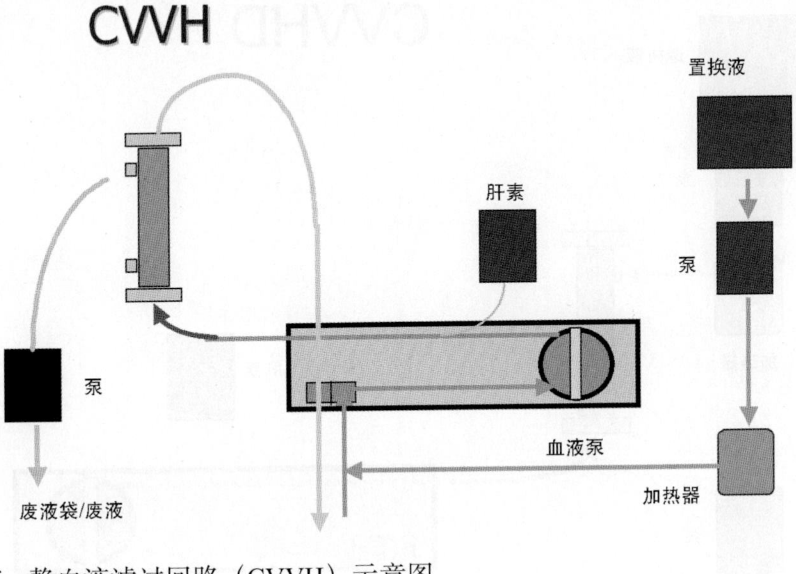

图 41.1 连续性静 - 静血液滤过回路（CVVH）示意图

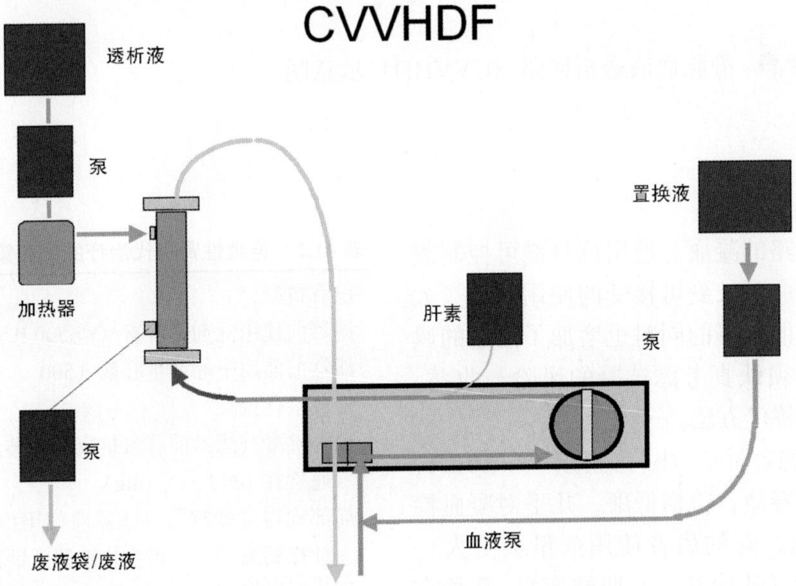

图 41.2 连续性静 - 静脉血液透析滤过回路（CVVHDF）示意图

持稳定。另外，由于患者群体的不同，CRRT 可能比 IHD 费用更高。最后，环路持续抗凝及潜在的出血风险也需要重视。

CRRT 的治疗剂量及管路抗凝

CRRT 的最佳治疗剂量（每小时每公斤体重的有效流出量或超滤量）目前尚无定论。有研究表明高治疗剂量预后可能更佳[12,15]。但这些研究都是单中心的研究，应进行多中心随机对照研究以验证其结论，这样的研究目前已经开展了（见下文）[16]。在大型研究结果出来之前，最好还是采用澳大利亚和新西兰所推荐的 25 ml/(kg · h) 剂量。

血液通过体外回路，激活凝血级联反应，

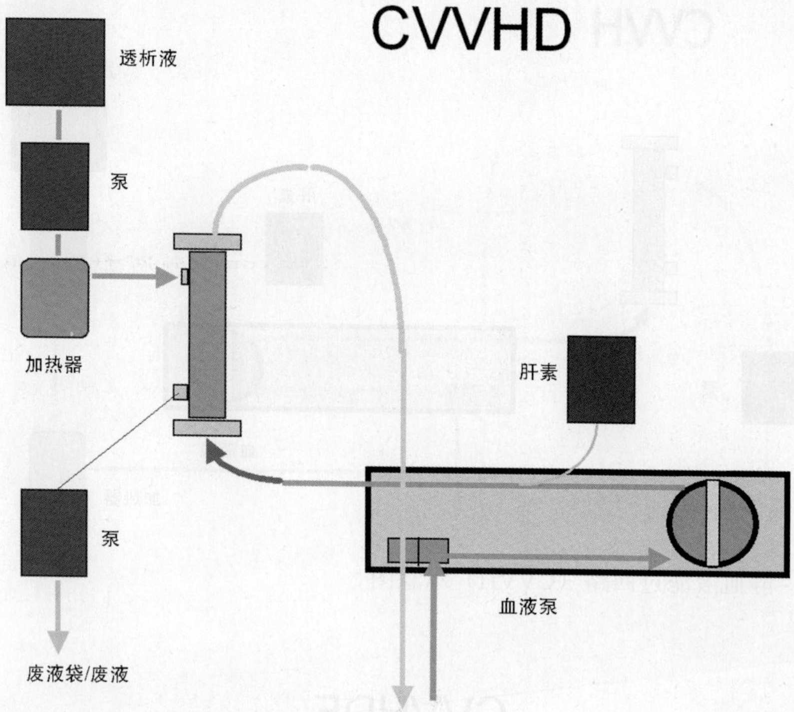

图 41.3　连续性静 - 静脉血液透析回路（CVVHD）示意图

造成滤器及管路的凝血。使用抗凝剂可控制凝血，将管路寿命延长到可接受的使用期限（大约 24 小时）。但抗凝的同时也增加了出血的风险。因此，必须认真考虑抗凝的风险与收益，并寻找可能的替代方法。

对大多数患者而言，小剂量肝素（< 500 IU/h）足以延长滤器寿命，价格低廉，几乎对凝血检验结果无影响。有的患者使用剂量会更大一些。特殊患者（肺栓塞、心肌缺血），必须完全肝素化。局部枸橼酸抗凝效果非常好，但是需要特殊的透析液或置换液[18]。局部肝素 / 鱼精蛋白抗凝比较复杂，对于滤器经常堵塞但加大抗凝非常危险的患者来说就很适用。低分子肝素使用方便，但价格要昂贵一些，还要根据肾功能调整剂量。如果患者出现肝素诱导的血小板减少或栓塞，可考虑使用水蛭制剂及前列环素。还有 10% ~ 20% 的患者合并内源性凝血病或刚接受手术，最好避免抗凝治疗。在血管通路可靠并将血流速度控制在 200 ml/min 的情况下，滤器基本都能达到使用寿命[19]。

表 41.2　连续性肾替代治疗的抗凝策略

没有抗凝
滤器前使用低剂量肝素（< 500 IU/h）
滤器前使用中等剂量肝素（500 ~ 1000 IU/h）
全肝素化抗凝
局部抗凝（滤器前肝素抗凝和滤器后鱼精蛋白中和，通常在 100 IU ∶ 1mg）
局部枸橼酸盐抗凝（滤器前使用枸橼酸盐，滤器后补充钙离子——需要特殊的无钙置换液）
低分子肝素
前列环素
肝素
丝氨酸蛋白酶抑制剂（甲磺酸萘莫司他）

许多回路血凝块堵塞是机械性因素（引血不畅，患者体位引起的双腔管血流量不稳定，导管扭曲）所致。如果滤器频繁血凝块堵塞，不去寻找原因（检查体位和导管血流、了解凝

血事件的过程、确认凝血发生部位）而仅仅简单地增加抗凝剂量，注定是无效的，同时增加了患者的风险。应该特别注意双腔管的血流通畅程度。放置在锁骨下的小号导管（11.5Fr）经常出现问题，而股静脉的大号导管（13.5Fr）则要可靠得多。

CRRT 技术

静 - 静脉 CRRT 日益广泛的使用促进了 CRRT 技术的发展，不同类型的机器都能非常方便地进行操作[20]。在任何 ICU 中，对这些设备的了解都有助于顺利实施 CRRT。可以使用简单的带有安全装置（气泡收集器及压力报警）的血液泵及使用随处可得的容量泵以控制置换液或透析液流速及废液流速。这样的技术改进并不昂贵，但使用不便，而且容量泵误差在 5% 左右，这在 50 升 / 天的治疗剂量下可能带来很多问题。许多制造商现在可以按照客户需求制造血滤机，有许多精密的泵控制系统、报警及曲线图，这样操作更加方便（特别是起始设置步骤）、更加安全。

血滤膜的选择也存在争议，尚没有对照试验比较哪一种更有优势。目前澳大利亚应用最广泛的是 AN69 膜。也没有对照试验对不同膜面积进行比较，因此膜的尺寸也无定论。但是如果计划进行高容量血液滤过的话，膜面积需要在 1.6 ～ 2 m^2 左右。

间断血液透析

同连续性血液滤过一样，血管通路通常选择双腔导管，回路也没有差别。逆流的透析液流速同 CVVHD。主要差别是 IHD 使用高透析液流速（300 ～ 400 ml/min），将纯化水及浓缩电解质混合制成透析液，治疗时间较短（3 ～ 4 小时），通常每两天一次。这些差别意义重大。首先，短时间内清除更多血管内液体可导致低血压。反复发生的低血压延缓了肾功能的恢复[4]。其次，溶质的清除是脉冲式的，使得氮质血症[21]及酸碱控制不佳。液体及氮质控制的受限又使营养支持受限。另外，溶质的快速转移增加脑细胞水肿，使颅内压升高[22]。最后，关于膜的生物相容性争议甚多。与高通量的合成膜（也用于连续性血液滤过）相比，标准的低通量铜纺透析膜能够激活几种炎症介质通路。这种促炎反应可能会进一步损伤肾功能，延长恢复时间，甚至会增加病死率。考虑到高生物相容性及生物相容性较差的低通量膜的价格相差不大，最好还是选择高生物相容性的聚砜膜。

治疗 ARF 的所谓“标准”IHD 的缺陷[9]引发了新技术（所谓“杂合式技术”），如 SLEDD[13] 的发展。这些技术根据临床情况改良 IHD，增加其耐受性及清除率。

腹膜透析

目前发达国家较少使用腹膜透析治疗成人 ARF[14]。腹膜透析更适用于发展中国家或者儿童患者（腹膜面积比相对较大），与其他血液净化治疗技术相比，价格更昂贵，创伤大，技术要求更高。通过腹腔内插管建立通路，而富含葡萄糖的透析液通过管路输入腹腔，扮演“透析液”作用。停留一段时间后，再把通过腹膜血管中清除出来的多余水分、毒素及透析液引流到体外废弃掉。有相应的机器可以较高流速灌入及排出透析液，提供间断治疗或更高的溶质清除效果。腹膜透析（PD）的几个重要的缺陷使其并不适合治疗成人 ARF：

1. 溶质清除能力有限，常常不充分
2. 腹膜炎风险较大
3. 可能无法预测的高血糖
4. 液体渗漏
5. 蛋白质丢失
6. 影响膈肌功能

过去的 15 年中，没有任何单纯应用 PD 治疗成人急性肾衰竭的文献报道。一项比较 PD 和 CVVH 的随机对照试验发现 PD 会增加病死率[23]。

其他血液净化治疗技术

血液灌流

血液灌流使用的管路与 CVVH 相似，但

表 41.3　RRT 治疗的药物剂量 *

药品	CRRT	IHD
氨基糖苷类抗生素	常规剂量 q36h	50% 正常剂量 q48h 至 IHD 后再给予 2/3 的正常剂量
头孢噻肟或头孢拉定	1g q8 ～ 12h	IHD 后 1g q12 ～ 24h
亚胺培南	500mg q8h	IHD 后给予 250 mg q8h
美罗培南	500mg q8h	IHD 后给予 250 mg q8h
甲硝唑	500mg q8h	IHD 后给予 250 mg q8h
复方新诺明	正常剂量 q18h	IHD 后正常剂量 q24h
阿莫西林	500mg q8h	IHD 后每日给予 500 mg
万古霉素	1g q24h	1g q96 ～ 120h
哌拉西林	3 ～ 4g q6h	IHD 后给予 3 ～ 4 g q8h
替卡西林	1 ～ 2g q8h	IHD 后给予 1 ～ 2 g q12h
环丙沙星	200 mg q12h	IHD 后给予 200 mq 24h
氟康唑	200 mg q24h	IHD 后给予 200 mg q48h
阿昔洛韦	3.5 mg/kg q24h	IHD 后每天给予 2.5 mg/kg
更昔洛韦	5 mg/（kg · d）	IHD 后给予 5 mg/kg q48h
两性霉素 B	正常剂量	正常剂量
脂质体两性霉素	正常剂量	正常剂量
头孢曲松钠	正常剂量	正常剂量
红霉素	正常剂量	正常剂量
米力农	滴定式治疗直至发挥效应	滴定式治疗直至发挥效应
氨力农	滴定式治疗直至发挥效应	滴定式治疗直至发挥效应
儿茶酚胺	滴定式治疗直至发挥效应	滴定式治疗直至发挥效应
氨苄西林	500 mg q8h	IHD 后每天给予 500 mg

CRRT，连续肾替代治疗；IHD，间断血液透析

* 以上数值为近似值，应作为一般推荐。当重症患者有明显异常容量分布时会影响药物的剂量。CRRT 治疗强度影响药物剂量的调整。表中推荐剂量为超滤率 2 升 / 小时的数据。万古霉素在 CVVH 中清除很少。不同治疗单位 IHD 的使用可能存在差异。这些值与使用低通量膜的标准 IHD 相关，每隔一天行 IHD 一次，每次 3 ～ 4 小时

使用的是炭罐，而不是透析膜。有些病例使用离子交换树脂。微型碳粒能有效清除 300 ～ 500 D 的 MW 分子，包括一些脂溶性及蛋白结合物质。肝素化对抗凝是必需的。炭罐预冲容量较大（260 ml），刚开始治疗时一定要注意血管内血容量。同时葡萄糖也大量被吸附，必须监测血糖以防止低血糖发作。血小板减少常见，有时非常显著。由于没有对照试验证明其临床优势，血液灌流的作用仍存争议。血液灌流强大的清除率对于治疗危及生命的茶碱中毒非常有效。

血浆分离或血浆置换

这种技术可将血浆从患者体内分离出来，代之补充新鲜冰冻血浆（FFP）及晶体和胶体的混合液。熟悉 CRRT 技术的 ICU 都很容易

开展。在 CVVH 通路中用血浆分离器（允许高达 500 kD 的大分子物质通过）替代血液滤过器，并将超滤液（血浆）废弃。也可以利用离心原理的专用设备来实现血浆分离，目前还不清楚离心技术及滤过技术之间的差别。同 CVVH 一样使用置换液（滤器后），例如，50/50 比例的 FFP 及白蛋白。血浆分离能清除抗体，对治疗血栓性血小板减少性紫癜及几种抗体介导的疾病（Guillain-Barré 综合征、冷球蛋白综合征、重症肌无力、肺出血 - 肾炎综合征）非常有效。其治疗脓毒症的疗效尚不确定[24]。

非 ARF 治疗的血液净化技术

目前大量研究集中在通过血液净化技术清除循环中的“炎症介质”，从而为严重脓毒症 / 感染性休克患者提供更为积极的治疗。有很多种技术方法可以尝试，包括血浆分离、高容量 HF、超高容量 HF、双重血浆滤过吸附（coupled plasma filtration adsorption，CPFA）[24-27] 及大孔径 HF[27]，有些已在进行动物试验及人体 Ⅰ/ Ⅱ 期临床试验。最初的试验支持继续探索这种治疗方法，但目前为止，还没有意义较大的随机对照试验结果发表。另外，血液净化技术联合使用含有人类或猪肝细胞的生物反应器也是目前研究的热点，其可以为暴发性肝衰竭或慢性肝病急性发作的患者提供人工肝支持。用白蛋白做透析液可用于清除肝衰竭患者体内的蛋白质结合毒素。分子吸附再循环系统（molecular adsorption recirculating system，MARS）已被证实对颅内高压患者及 / 或慢性肝衰竭急性发作患者非常有效，但对急性暴发性肝衰竭患者无效[28]。

透析治疗中的药物剂量调整

ARF 及 RRT 对药物清除影响很大。按照不同的 RRT 技术、残余肾肌酐清除率及其他药效学的影响因素全面分析药物剂量的调整超出了这个章节的范畴，可以到原文中找到[29]。表 41.3 提供了 ICU 内常用药物的使用指南。

结语

在过去的十多年里，RRT 领域变化巨大并持续快速发展。技术在持续改进，更方便临床应用，新的研究方向也不断进展。全世界范围内 CRRT 几乎成为最常使用的 RRT 技术。但逐渐失去市场的传统血液透析，正以缓慢持续低效血透的新面目再次出现，特别是在美国。美国及澳大利亚 / 新西兰正在进行两项大型Ⅳ期临床试验（> 1000 名患者），比较不同的透析方法（IHD 或 SLEDD 或 CRRT），以及定义 CRRT 的最佳治疗剂量，结果将在 2008 年公布。与此同时，在脓毒症治疗及肝支持领域正在探索带有吸附剂的新型膜和不同强度的治疗。ICU 医生如果要给患者提供最好的治疗，一定要积极快速地更新相关知识。

（李宏亮　白　宇 译　隋　峰　李文雄 校）

参考文献

1. Sargent J, Gotch F. Principles and biophysics of dialysis. In: Maher J (ed.) *Replacement of Renal Function by Dialysis*. Dordrecht: Kluwer Academic; 1989: 87–102.
2. Henderson L. Biophysics of ultrafiltration and hemofiltration. In: Maher J (ed.) *Replacement of Renal Function by Dialysis*. Dordrecht: Kluwer Academic; 1989: 300–32.
3. Nolph KD. Peritoneal dialysis. In: Brenner BM, Rector FC (eds) *The Kidney*. Philadelphia: WB Saunders; 1986: 1791–845.
4. Conger JD. Does hemodialysis delay recovery from acute renal failure? *Semin Dial* 1990; **3**: 145–6.
5. Howdieshell TR, Blalock WE, Bowen PA *et al*. Management of post-traumatic acute renal failure with peritoneal dialysis. *Am Surg* 1992; **58**: 378–82.
6. Bellomo R, Boyce N. Continuous venovenous hemodiafiltration compared with conventional dialysis in critically ill patients with acute renal failure. *ASAIO J* 1993; **39**: M794–7.
7. Gettings LG, Reynolds HN, Scalea T. Outcome in post-traumatic acute renal failure when continuous renal replacement therapy is applied early vs. late. *Intens Care Med* 1999; **25**: 805–81.
8. Chatoth DK, Shaver MJ, Marshall MR *et al*. Daily 12-hour sustained low-efficiency hemodialysis (SLED) for the treatment of critically ill patients with acute renal failure: initial experience. *Blood Purif* 1999; **17**: abstract 16.
9. Paganini EP. Dialysis is not dialysis is not dialysis! Acute dialysis is different and needs help! *Am J Kidney Dis* 1998; **32**: 832–3.
10. Bellomo R, Ronco C. Adequacy of dialysis in the acute renal failure of the critically ill: the case for continuous therapies. *Int J Artif Organs* 1996; **19**: 129–42.

11. Kanagasundaram NS, Paganini EP. Critical care dialysis – a Gordian knot (but is untying the right approach?). *Nephrol Dial Transplant* 1999; **14**: 2590–4.
12. Ronco C, Bellomo R, Homel P *et al.* Effects of different doses in continuous veno-venous haemofiltration on outcomes of acute renal failure: a prospective randomized trial. *Lancet* 2000; **356**: 26–30.
13. Marshall MR, Golper TA, Shaver MJ *et al.* Hybrid renal replacement modalities for the critically ill. *Contrib Nephrol* 2001; **132**: 252–7.
14. Cole L, Bellomo R, Silvester W *et al.* A prospective, multicenter study of the epidemiology, management and outcome of severe acute renal failure in a 'closed' ICU system. *Am J Respir Crit Care Med* 2000; **162**: 191–6.
15. Saudan P, Niederberger M, De Seigneux S *et al.* Adding a dialysis dose to continuous hemofiltration increases survival in patients with acute renal failure. *Kidney Int* 2006; **70**: 1312–17.
16. Bellomo R. Do we know the optimal dose for renal replacement therapy in the intensive care unit? *Kidney Int* 2006; **70**: 1202–4.
17. Mehta R, Dobos GJ, Ward DM. Anticoagulation procedures in continuous renal replacement. *Semin Dial* 1992; **5**: 61–8.
18. Naka T, Egi M, Bellomo R *et al.* Low-dose citrate continuous veno-venous hemofiltration and acid–base balance. *Int J Artif Organs* 2005; **28**: 222–8.
19. Tan HK, Baldwin I, Bellomo R. Hemofiltration without anticoagulation in high-risk patients. *Intens Care Med* 2000; **26**: 1652–7.
20. Ronco C, Brendolan A, Bellomo R. Current technology for continuous renal replacement therapies. In: Ronco C, Bellomo R (eds) *Critical Care Nephrology.* Dordrecht: Kluwer Academic; 1998: 1327–34.
21. Macias WL, Clark WR. Azotemia control by extracorporeal therapy in patients with acute renal failure. *N Horizons* 1995; **3**: 688–93.
22. Davenport A. The management of renal failure in patients at risk of cerebral edema/hypoxia. *N Horizons* 1995; **3**: 717–24.
23. Phu NH, Hien TT, Mai NT *et al.* Hemofiltration and peritoneal dialysis in infection-associated acute renal failure in Vietnam. *N Engl J Med* 2002; **347**: 895–902.
24. Reeves JH, Butt WW, Shann F *et al.* Continuous plasmafiltration in sepsis syndrome. *Crit Care Med* 1999; **27**: 2096–104.
25. Bellomo R, Baldwin I, Ronco C. High-volume hemofiltration. *Contrib Nephrol* 2001; **132**: 375–82.
26. Brendolan A, Bellomo R, Tetta C *et al.* Coupled plasma filtration adsorption in the treatment of septic shock. *Contrib Nephrol* 2001; **132**: 383–91.
27. Uchino S, Bellomo R, Morimatsu H *et al.* Cytokine dialysis: an ex-vivo study. *ASAIO J* 2002; **48**: 650–3.
28. Mitzner SR, Stange J, Klammt S *et al.* Extracorporeal detoxification using the molecular adsorbent recirculating system for critically ill patients with liver failure. *J Am Soc Nephrol* 2001; **12**: S755–82.
29. Buckmaster J, Davies AR. Guidelines for drug dosing during continuous renal replacement therapies. In: Ronco C, Bellomo R (eds) *Critical Care Nephrology.* Dordrecht: Kluwer Academic; 1998: 1327–34.

第 7 部分

神经系统疾病

第 42 章

意识障碍

Balasubramanian Venkatesh

神经解剖和觉醒的生理

正常的意识状态依靠两个大脑半球和位于脑干上部的上行激动系统（RAS）的相互作用。虽然 RAS 是一种弥漫投射，但 RAS 的投射区域对于维持意识特别重要，该区域位于脑桥腹侧和中脑之间。相对应的，意识并不集中体现在任何一个大脑半球，而是从多方面与大多数的功能性皮质有关。因此，双侧大脑半球结构的损伤或者脑干的损伤可以引起意识状态的改变[1]。大的单侧大脑半球病变可压迫上位脑干造成意识障碍。除此之外，代谢过程可因为能量底物输送中断或神经元兴奋性改变而引起昏迷。意识障碍是以意识水平或者意识内容的变化为特征（表 42.1）。表 42.1 中最后的几种情况是引起意识混乱的常见原因，需要进一步讨论（表 42.2）。这些神经病学上的状态在现代临床实践中更为多见，在一定程度上是因为严重脑损伤治疗和重症监护的进步，使许多本会死亡的患者得以生存。

昏迷的鉴别诊断

虽然昏迷的病因始终是多因素的，但昏迷的鉴别诊断能被大致分为三类：

1. 引起局灶性或单侧体征的疾病
2. 没有局灶性或单侧体征，但是有脑膜刺激征的昏迷
3. 没有局灶性、单侧体征或脑膜刺激征的昏迷

表 42.3 中对这些有更详细的叙述。

昏迷患者的临床检查

昏迷患者的神经学检查对评价昏迷深度和确定病变部位至关重要。虽然能在清醒患者身上进行的详细神经学检查不可能在昏迷患者中开展，但是通过彻底的全身和神经学检查能够获得有用的信息，特别是评价昏迷当中的意识水平、脑干体征和运动反应。

表 42.1　意识异常

意识清楚	清醒的个体对自身和环境有充分认识
混乱	无法去用习惯的速度清晰思考，常表现为注意力不集中，意识水平降低和定向力障碍
谵妄	意识混乱，躁动和幻觉
嗜睡	反应迟钝，只有通过很强的和反复刺激才能唤醒
昏迷	无法唤醒，对刺激没有应答
闭锁综合征	第三脑神经核以下完全瘫痪，心理功能正常或有障碍
持续植物状态	长期的昏迷长于 1 个月，有些患者可保留一些脑干和运动反射
无运动性缄默症	长期昏迷，有觉醒，肌张力减低
最低意识状态	保存觉醒，知觉和脑干反射消失，但反应差

表 42.2 昏迷样综合征及相关状态

综合征	特征	病变部位	EEG	代谢水平（% 正常）	其他
闭锁综合征	警觉和觉醒，保存垂直眼球运动，能眨眼。四肢瘫痪，低位脑神经麻痹，没有言语、面部或咽部运动	双侧前脑桥病变，横断所有下行运动通路，但保留上行的感觉和网状激活系统	正常	90% ~ 100%	同样能在严重的神经元病、重症肌无力和神经肌肉阻断看到类似的状态
持续植物状态（PVS）	先前处于昏迷状态，现表现为觉醒。自发肢体运动、眼球运动，有时可见打呵欠。但患者注意力不能集中，没有言语，没有环境的意识，不能响应指令	广泛的双侧大脑半球损伤，相对保留脑干功能	多形 δ 或 θ 波，有时为 α 波	40% ~ 60%	当植物状态持续超过 4 周，它被称为持久性。PVS 持续超过 2 周，意味着预后不良
无运动性缄默症	部分或完全清醒的患者，不能运动和保持沉默	双侧额叶病变，脑积水或第三脑室病变	广泛减慢	40% ~ 80%	“意志缺失”（abulia 这个术语用于较轻的运动不能性缄默症）
紧张症	清醒的患者，有时保持固定的姿势，无语伴运动减少	通常起源于精神病	非特异性模式	可变的代谢变化	某些额叶疾病和某些药物可能有类似表现
最低意识状态	总的说应答性缺损，但可觉察到对自身和环境的有限的应答	广泛神经元损伤	θ 和 α 波	40% ~ 60%	此类患者与 PVS 患者的不同之处在于还有某种水平的意识

EEG，脑电图

全身检查

患者的全身检查可针对昏迷的病因。一氧化碳中毒（皮肤樱桃红色），酒精性肝疾病（毛细血管扩张，杵状变），甲状腺功能减退（面部肿胀）和垂体功能减退（面色萎黄）会看到皮肤改变。出现皮肤瘀点或瘀斑说明脑膜炎球菌血症、立克次体感染或心内膜感染可能是昏迷的原因。针刺痕迹或许表明药物滥用。皮肤的大疱损害是巴比妥酸盐过量的特征。过分干燥的皮肤表示有糖尿病酮症酸中毒或者抗胆碱药物过量的可能。

眶周血肿（熊猫眼）表明前颅底骨折，特别是在合并脑脊液鼻漏的情况下。颅底骨折的其他体征包括 Battle 征（乳突瘀斑）和脑脊液耳漏。脑膜脑炎和蛛网膜下腔出血可见到颈项强直，尽管该体征在老年人和深昏迷患者身上可能并不出现。

存在肝大或慢性肝疾病的皮肤红斑可能表示肝性脑病。双侧肾增大可能表明多囊肾，应促使医生想到蛛网膜下腔出血可能是昏迷的原因。呼吸可闻到酒精或其他毒物（有机磷酸酯）的气味。呼吸中酮体的味道不是可靠的体征，肝和尿毒症恶臭罕见。

表 42.3 昏迷的鉴别诊断

疾病种类	特异性异常	病史和体检	辅助检查	其他
昏迷有定位体征	创伤——硬膜外、硬膜下和脑实质出血，脑震荡	有外伤史，常有颅底骨折，头皮血肿，身体其他部位伤	通常 CT 明显异常	排除同时服用的药物或酒精摄入
	血管性——脑出血	起病突然，有头痛或高血压病史，可能表现颈强直	异常 CT 表现	年轻的高血压患者考虑是否有继发性高血压病因
	血栓——栓塞	起病突然，心房颤动，血管杂音，感染性心内膜炎	几天后可表现异常 CT	超声心动图可明确心源性栓子
	脑脓肿	亚急性发作，请耳鼻喉科和口腔科寻找感染源，	异常 CT 表现和脑脊液检查	考虑脓毒症来源于感染性心内膜炎或化脓性肺疾病
昏迷无定位体征，但有脑膜刺激征	感染，脑膜炎，脑炎	起病时间可能几小时到几天，颈强直，脑膜炎双球菌血症性皮疹	脑脊液异常	应考虑潜在的免疫抑制状态
	蛛网膜下腔出血	通常突然起病，眼底镜检查可能存在眼底出血	异常 CT 表现和脑脊液检查	蛛网膜下腔出血患者考虑是否存在多囊肾
昏迷无定位体征，无脑膜刺激征	代谢原因 低钠血症 低血糖 高血糖 低氧 高二氧化碳 高 / 低体温 高 / 低渗透压	病史可能指向代谢紊乱原因，高碳酸血症可引起扑翼样震颤	血液检查异常	应避免快速纠正低钠血症和低渗透压
	内分泌原因导致黏液性水肿、肾上腺皮质功能减退和垂体功能低下	水肿表现，可能低体温	异常电解质，低血糖	一个患者可能出现多种异常
	癫痫	典型病史	异常脑电图，检查抗惊厥药物的血药浓度	CT 扫描，以排除潜在的占位性病变
	脏器衰竭 肝衰竭、肾衰竭	黄疸病史，慢性酒精摄入，肝疾病的皮肤表现，扑翼样震颤	异常肝肾功能	动静脉瘘的存在可能指示慢性肾衰竭的存在
	毒物 / 药物 镇静 / 麻醉药品、酒精、精神药物、一氧化碳中毒	注意病史，可能存在低体温，排除精神药物过量	代谢性相关检查通常正常	使用相应解毒剂后意识状态迅速改善
	行为性睡眠剥夺，假性昏迷	无特异性典型表现	无特异性检查	主要依靠排除诊断

CT，计算机断层扫描，CSF，脑脊液，ENT，耳鼻喉，EEG，脑电图，A-V，动静脉瘘

意识水平

意识水平的评价采用 Glasgow 昏迷评分（GCS）[2]，通过患者对命令和身体刺激的应答评价昏迷程度。原本 GCS（表 42.4）是用于对颅脑损伤的严重程度和预后进行分级，现在它已被拓展应用于各种原因所致的意识受损和昏迷。虽然它是一项简单的临床评分，医务和护理人员都能够在床旁容易使用，但它有很多附加说明。

1. 在给予镇静药物或进行气管内插管前判定 GCS。
2. 注意患者的生命体征，也就是血压、心率和体温。
3. 之前或者同时使用药物治疗，必须对 GCS 加以解释。
4. 呼吸或血中出现酒精时。
5. 因为不同的观察者给出的分数差异相当大，所以重要的是用描述性的术语来定义应答很重要，而不是强调每个反应的计分。
6. GCS 衡量意识的作用有限。脑干反射细微的变化不足以用 GCS 评价。

表 42.4 格拉斯哥昏迷量表

睁眼	分数
自动睁眼	4
呼唤睁眼	3
刺痛睁眼	2
不能睁眼	1
最佳口语应答	
正常交谈	5
胡言乱语	4
只能说出单词（不适当的）	3
只能发音	2
不能发音	1
最佳运动应答	
遵嘱运动	6
刺痛定位	5
刺痛屈伸	4
异常屈伸（去皮质状态）	3
异常伸展（去脑状态）	2
无应答	1

昏迷患者的瞳孔反应 [3]

瞳孔正常（2 ~ 5 mm，等大，直接和间接光反射都存在）证明瞳孔反射通路完整（视网膜、视神经、视交叉、中脑和第三对脑神经核和神经）。瞳孔大小是交感（使瞳孔扩大）和副交感神经系统（使瞳孔收缩）两者对抗作用的平衡。瞳孔异常在临床神经病学中有定位和诊断价值（表 42.5）。当瞳孔呈针尖样大小时，光反射难以观察到，可能需要使用放大镜。

昏迷患者的眼底镜检查

在没有记录瞳孔大小和光反射前绝对不要用药物散大瞳孔。出现视神经盘水肿表明存在颅内高压，急性损害时，通常没有视神经盘水肿。蛛网膜下腔出血患者能见到透明膜下和玻璃体积血 [4]。

昏迷患者的眼球运动 [5]

眼球水平运动转向对侧是由同侧额叶支配的，并与对侧脑桥的相应中枢紧密协调支配。内侧纵束联合第三、四、六神经核共同促进眼球共济运动。

向左看的运动来自于右额叶并与左侧脑桥区域相互协调，反之亦然。与水平凝视相比，垂直眼球运动受皮质和上部中脑的双侧控制。

眼球的位置和运动要在静息状态下观察。出现眼球的自主环顾运动可排除脑干病变导致的昏迷。额叶病变时眼球会偏向患侧，当脑桥病变时眼球则偏向病变对侧。眼球浮动是一种间歇性的眼球急速向下视，在脑桥病变时能够见到，这是由于丧失水平凝视和中脑控制的垂直凝视运动控制的结果 [6]。反向偏斜（眼轴的垂直分离）发生在脑桥和小脑功能失调 [7]。

表 42.5　昏迷患者的瞳孔异常

异常表现	病因	神经解剖学基础
瞳孔缩小（ < 2 毫米大小）		
单侧	Horner 综合征	交感神经麻痹
	局部受损	交感神经受损
双侧	脑桥病变	
	丘脑出血	交感神经麻痹
	代谢性脑病	
	服用药物	
	有机磷农药	抑制胆碱酯酶
	巴比妥类药物	
	麻醉药物	中枢作用
瞳孔散大（ > 5 毫米大小）		
单侧固定的瞳孔	中脑病变	动眼神经损伤
	颞叶钩回疝	小脑幕切迹压迫受牵拉的动眼神经
双侧瞳孔固定	中脑广泛出血	双侧动眼神经损伤
	缺氧性脑损伤	广泛脑实质改变
	药物性	
	阿托品	副交感神经麻痹
	三环类药物	减少神经末梢突触再摄取儿茶酚胺
	交感神经病变	交感神经受刺激

存在对眼头和眼前庭刺激的完全性眼球共济运动反应表明脑干大部具有完整的功能。深昏迷前角膜反射一直会存在。刺激角膜后眼球上视（Bell 氏现象）表明中脑和脑桥功能完整。

昏迷中的肢体运动和姿态变化

坐立不安、交叉双腿、自主咳嗽、打哈欠、吞咽和定位动作表明意识仅有轻度抑制。舞蹈手足徐动样或颤搐样运动表明基底节损害。肌阵挛运动通常表示缺氧后造成的代谢紊乱。代谢性脑病可见到扑翼样震颤。呃逆是一种非特异的体征，没有任何定位价值。

去大脑强直以四肢僵硬伸直、上肢内旋和踝关节跖屈为特征。在严重强直的情况下，可见到角弓反张和牙关紧闭。这些运动可以是单侧或双侧的，可以是自主的或是对有害刺激的反应。但是动物研究表明损害通常位于中脑或者尾侧间脑，在人类的多种疾病状态下可以看到这种姿态：中脑病变、某些代谢紊乱如低血糖、缺氧、肝性脑病和药物中毒。去皮质姿态以屈肘、屈腕和下肢伸直为特征。损害通常在中脑以上的大脑白质。

呼吸系统 [8]

已发现在昏迷时有呼吸频率和呼吸方式的异常，但它们准确定位的价值还不能确定。一般来说，意识受损较轻时以呼吸急促为主，而深度昏迷时呼吸抑制增多。在表 42.6 中总结了经常能观察到的呼吸异常。昏迷患者的呼吸衰竭可能是由低通气、吸入性肺炎和神经源性肺水肿引致，神经源性肺水肿在急性颅脑损伤时出现的、由交感神经系统介导的综合征。

昏迷患者的体温

出现核心体温变化有助于诊断昏迷。低体温（< 35℃）在酒精或巴比妥中毒、伴有休克的脓毒症、淹溺、低血糖、黏液水肿、昏迷和遭受低温的患者中能够经常见到。脑桥出血、颅内感染、心脏病发作和抗胆碱药物的毒性作用则可见到严重的高体温。

脑疝的识别 [9-10]

当患者的意识障碍水平恶化时，首先应确认有无脑疝。脑疝由脑干上部向下移位（中心疝）形成，伴或不伴有海马沟受累（侧疝）。中心疝的临床体征是进行性的意识障碍、潮式呼吸、小瞳孔，随后出现伸展体态，瞳孔中等大小、散大固定。颞叶钩回疝不同于中心疝，因为第三脑神经受压，所以瞳孔散大在病程早期发生。传统的 Cushing 反应，高血压和心动过缓并不总是脑疝的特征，任何心律都可以出现。

表 42.6　昏迷患者的呼吸频率和节律异常

异常呼吸形式	意义
呼吸缓慢	药物引起的昏迷，甲状腺功能减退昏迷
频率增快	中枢性过度通气（中脑受损）代谢性脑病
Cheyne-Stokes 呼吸	大脑深部病灶，代谢性脑病（呼吸增快与呼吸暂停交替出现）
深长呼吸（吸气暂停）	脑桥病变
共济失调性呼吸（正常呼吸接下来进入濒死喘息，最后以呼吸暂停终止）	延髓病变

鉴别真性昏迷和假性昏迷

伪装昏迷的患者会抵抗被动睁眼，甚至会紧闭眼睛。他们对威胁的反应是眨眼，不表现为自主眼球环视运动。相比之下，他们在转头的同时伴随有眼球的移动，做冷试验时他们可能苏醒或显示有眼球震颤的快速相存在。他们也会表现出避免“自伤”。除此之外，临床上“异常”的方式不符合任何特定的神经病学综合征。

昏迷患者的管理

紧急治疗措施

不管昏迷的病因如何，某些紧急的治疗措施适用于所有患者的治疗。这些措施优先于任何诊断调查。

1. 保证气道通畅和充分的氧供。
2. 可靠静脉通道，维持循环。
3. 抽取用于检测血清葡萄糖水平的血标本后给予 50% 葡萄糖。虽然在理论上担心这样做会增加缺氧性昏迷时的脑乳酸产量 [11-12]，但是对于预后相对良好的低血糖性昏迷来讲，此时快速治疗远比给予葡萄糖产生的任何潜在风险重要。
4. 必须重复给予维生素 B_1，以与葡萄糖协同作用防止发生 Wernick 脑病。
5. 怀疑到麻醉药过量即将发生呼吸停止时，应考虑给予纳洛酮。
6. 如在初次就诊时出现高血压、心动过缓和瞳孔固定散大表明有明显的颅内高压和小脑幕裂孔疝，应给予 20% 甘露醇 0.5 ~ 1 g/kg。要考虑紧急放置脑室外引流。

7．即使没有脑脊液的结果也要用抗生素治疗可疑的脑膜炎。通常推荐青霉素和头孢曲松联合治疗社区获得性细菌性脑膜炎。
8．必须控制癫痫发作，在第 43 章中进行了简述。
9．治疗极端的体温异常。

检查

检查的顺序要依据临床情况。大多数病例的病史和查体就会提供足够的信息，因而能进行特异性的病因相关检查。总的来说，检查分组如下。

常规检查

血清葡萄糖、电解质、动脉血气、肝和肾功能、渗透压、血细胞计数和血涂片的检测是常规检查的一部分。当怀疑到药物过量时，要对酒精、对乙酰氨基酚、水杨酸盐、苯二氮䓬类和三环类抗抑郁药进行毒理筛查。考虑罕见的药物中毒要保留血清样本供日后分析。

神经影像学检查

计算机断层扫描（CT）

评价昏迷患者最常用的放射学诊察方法是脑 CT 扫描。它对于诊断中枢神经系统创伤、蛛网膜下腔和脑内出血、出血性和非出血性卒中、脑水肿、脑积水和占位性病变（SOL）有帮助（图 42.1 至 42.10）。腰椎穿刺（LP）前做 CT 常常是排除而不是确定严重的脑水肿或 SOL。这样做的其他好处还有在带有起搏器、外科血管夹和其他铁磁物质时花费较低、易用、检查时间短和安全。螺旋 CT 的出现使临床获得多个影像成为可能，它减少了扫描时间，适合不配合的患者。CT 扫描的局限性有：

1．需要将患者转运到一个复苏和监测设备都有限的场所
2．需要给烦躁不安的患者镇静及可能进行气管内插管
3．脑卒中急性期发现异常的敏感性低
4．需要静脉给予造影剂。静脉造影剂的两个主要不良反应是过敏（大致死亡率 1/40 000）和肾衰竭。虽然危重患者的资料极少，但已有报道，应用 N- 乙酰半胱氨酸、碳酸氢钠和血液透析能减少造影剂肾病的发生率[13]。
5．磁共振成像（MRI）

磁共振成像检查（MRI）

MRI 与 CT 扫描相比，对灰质和白质具有良好的对比度和分辨力，因此容易区分出脑内深部的核心结构。检查急性缺血、弥漫性轴索损伤、脑水肿、肿瘤和脓肿时，MRI 比 CT 更敏感。脑干和后颅窝结构能更好成像（图 42.11 ~ 42.13）。它也能显示脉管系统（看图 42.13b 和 c）。MRI 的其他好处是使用非电离能量。钆是一种顺磁性药物，作为造影剂使用可让病变轮廓清晰地显现出来。MR 加上血管造影（MRA）能够诊断血管性病变。MRI 受到如下限制：

1．需要特定的设备
2．成像时间长

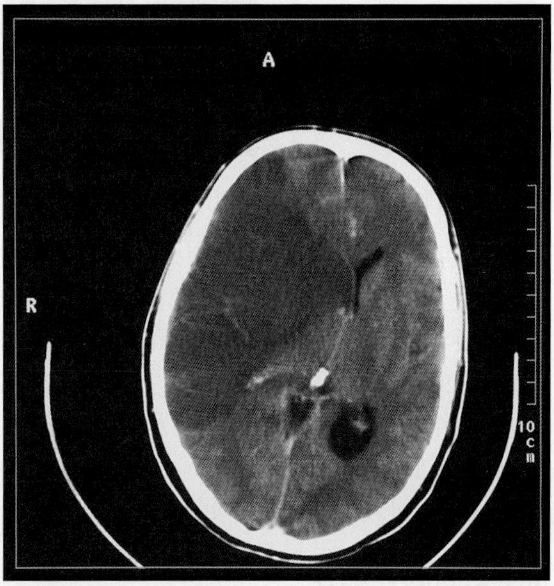

图 42.1　右侧大脑中动脉梗死。右侧脑室消失。中度占位效应伴中线移位

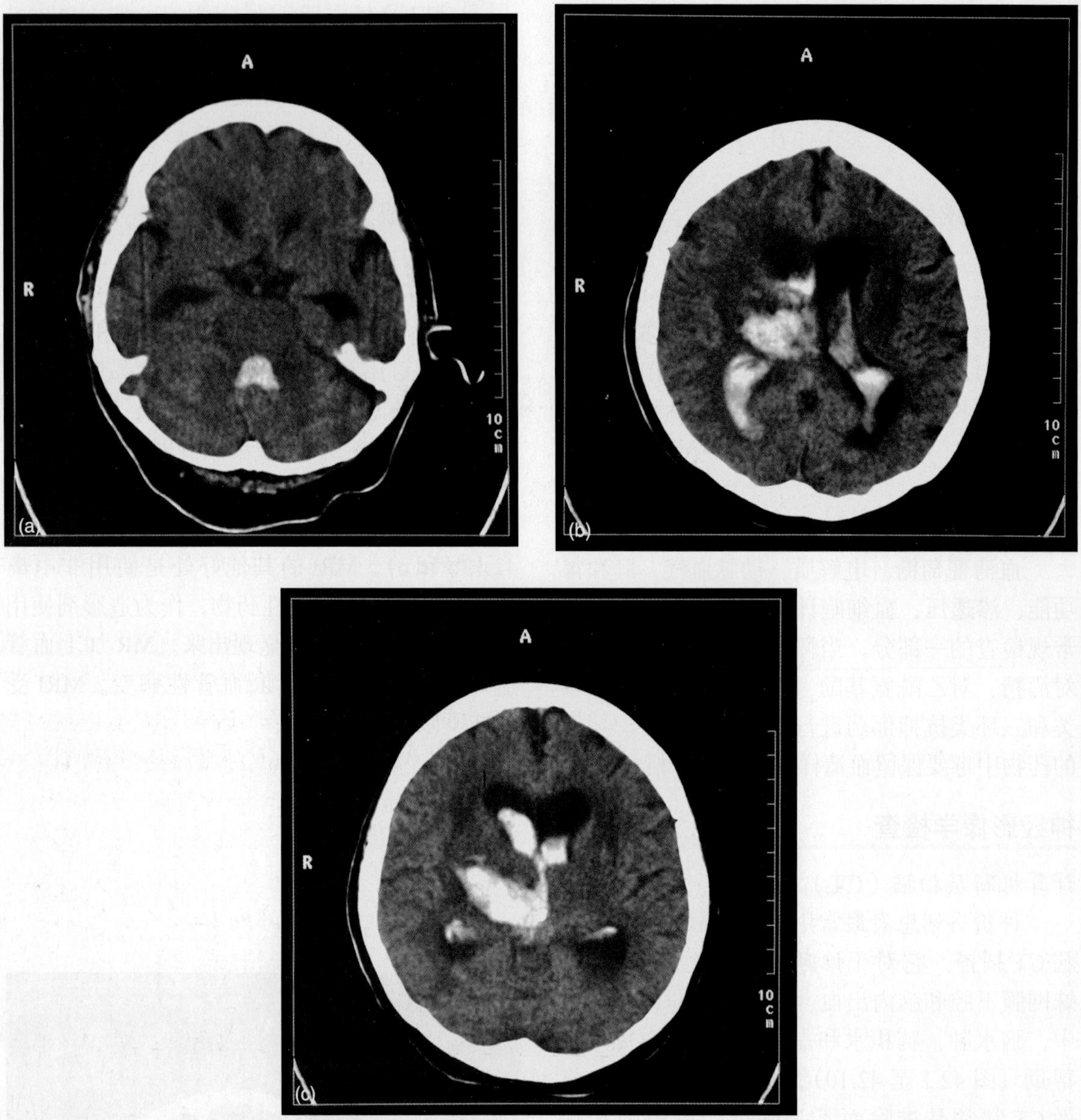

图 42.2 出血。右丘脑的脑实质出血伴蛛网膜下腔出血。(a) 第四脑室；(b) 双侧脑室；(c) 脑室和脑实质出血

3. 需要将患者转运到一个复苏和监测设备都有限的场所
4. 需要给烦躁不安的患者镇静及可能进行气管内插管
5. 有血管上的金属夹移位和起搏器复位的风险

PET 和 SPECT 扫描

新出现的核医学扫描，例如，单光子发射计算机断层扫描（SPECT）和正电子发射断层扫描（PET）对于脑血流、氧合以及神经创伤的预后评估都有用处，但在急性意识障碍的治疗中几乎没有作用。PET 扫描时，^{11}C、^{18}F 和 ^{15}O 这些能发射正电子的同位素被整合进入脱氧葡萄糖或氟脱氧葡萄糖这样的具有生物活性的化合物当中，它们可在体内进行代谢。通过测定脑内各种示踪剂的浓度，构建断层图像，脑血流和代谢就能够被 PET 扫描检测了。

SPECT 扫描使用的含碘同位素被整合入

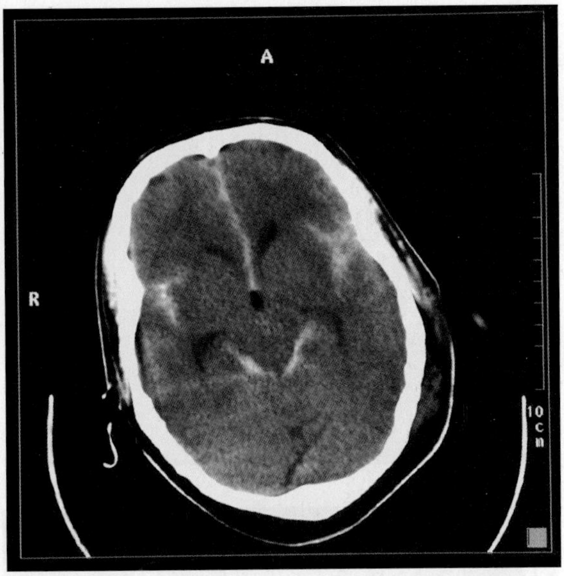

图 42.3 蛛网膜下腔出血。大脑外侧裂与基底池积血

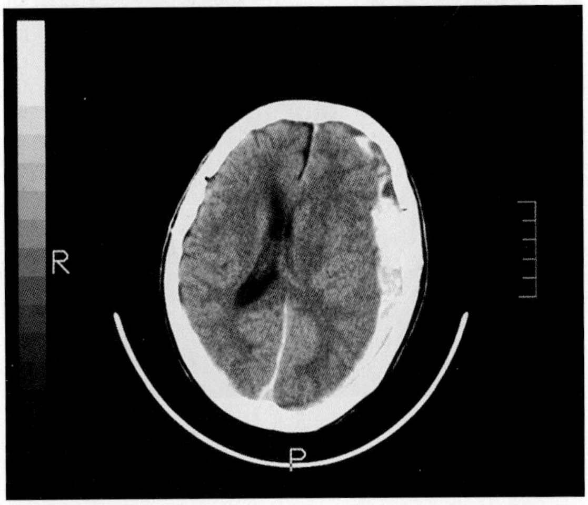

图 42.4 急性左硬膜下血肿。颅内新月状高密度影。侧脑室消失

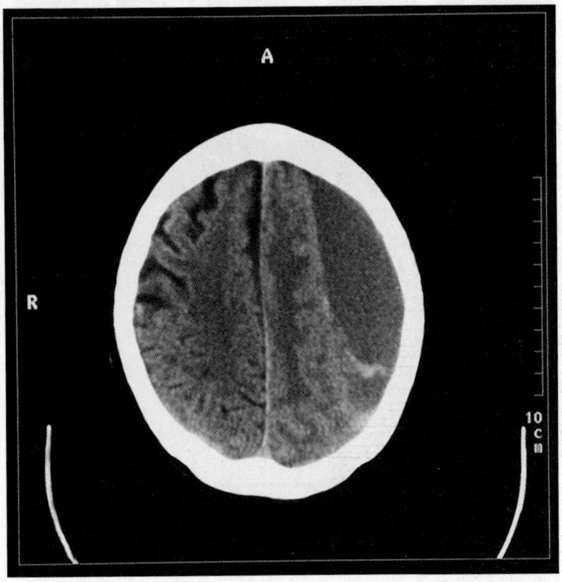

图 42.5 慢性左硬膜下血肿。等密度液体充盈区域。小白影提示近期急性出血

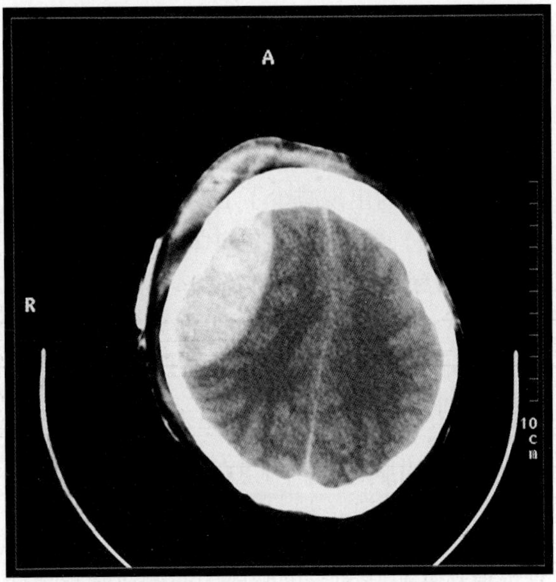

图 42.6 右硬膜外血肿。请注意局部软组织肿胀

具有生物活性的化合物当中，如同 PET 一样在单次给予示踪剂后检测它们的头颅分布。PET 的好处在于不需要回旋加速器来产生同位素。尽管它们有很多优点，但这两项技术仍然只是研究工具，在许多医疗中心并不常规使用。

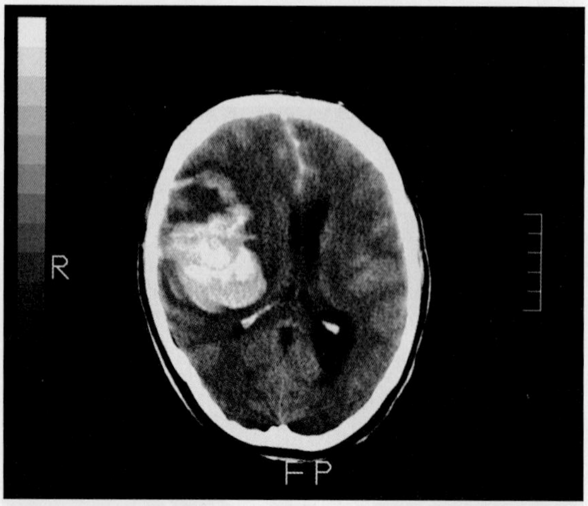

图 42.7 右额顶叶出血。注意局部明显水肿，侧脑室消失和轻微的中线移位

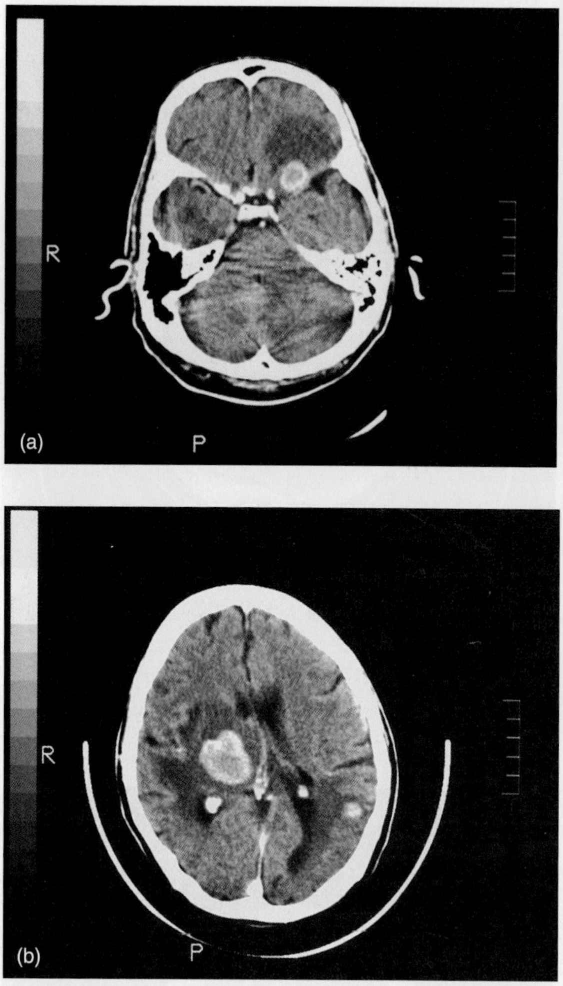

图 42.8 多个增强病灶 - 转移灶。(a) 左额叶病变；(b) 右丘脑病变

腰椎穿刺 [14]

最常通过腰椎穿刺（LP）的方法获得脑脊液。在临床或放射学上确保排除颅内压升高后才使用这种方法。LP 的主要用途是诊断颅内感染和检查怀疑恶性脑膜浸润患者的异常细胞。CT 扫描的出现减少了 LP 诊断蛛网膜下腔出血的作用。部分 LP 后的并发症经常被报道，其中包括穿刺后头痛（12% ~ 39%）和腰背痛（15% ~ 20%）。脑疝是一种罕见的潜在并发症，由占位性病变造成颅内压增高的情况下能见到。

昏迷患者的脑电图（EEG）[15-16]

表 42.7 总结了昏迷患者脑电图的有效性。有报道在 ICU 中持续的脑电图监测对确定急性脑缺血和非痉挛性癫痫有帮助。

诱发电位

视觉、脑干和躯体感觉诱发电位测试了脑和脊髓内神经解剖学通路的完整性，可被用于失明和昏迷患者的诊断，以及评估闭锁状态。有资料表明它们对缺氧性昏迷的患者比临床判断预后更有价值 [17]。

生化异常 [18]

脑损伤的许多生物标记物被评价为脑损伤严重程度的预测因子，它们还用于评估创伤性到非创伤性病因造成的损伤严重程度的进展。这些包括神经元特异性烯醇酶（神经细胞胞浆）、S-100 B 蛋白（星形神经胶质细胞）、CK-BB 片段（星形神经胶质细胞）、胶质细胞原纤维酸性蛋白（神经胶质来源）、钙蛋白和半胱天冬酶。先前的研究显示，S-100 B 是一种可靠的脑损伤标记物的同时，人们一直关注这些标记物在评估损伤严重程度和预后方面的

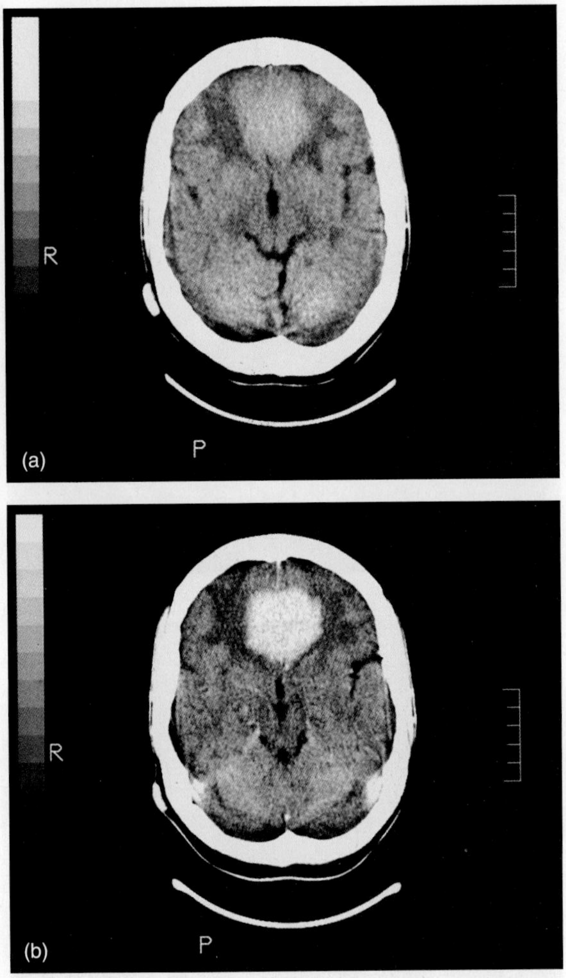

图 42.9 额叶脑膜瘤。(a) 增强前；(b) 增强后

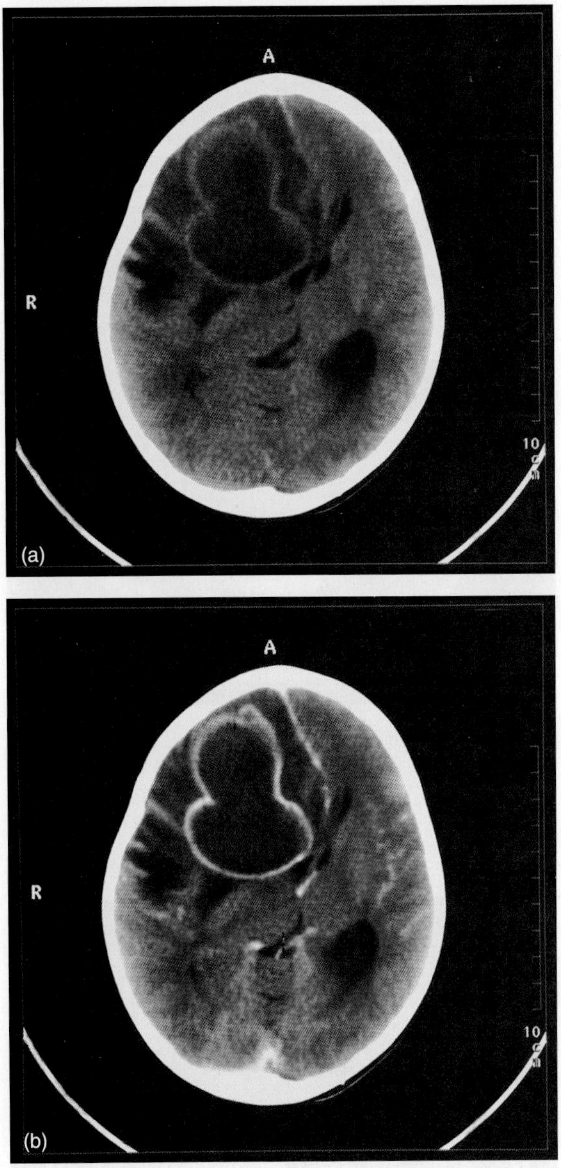

图 42.10 脑脓肿。(a) 增强前；(b) 增强后

敏感性和特异性。

昏迷患者的治疗

气道

前面已提及，昏迷患者气道的评估应优先于任何诊断检查。患者对命令和躯体刺激的应答，以及呕吐反射是否存在等评估要最先完成。气道保护能力依赖于意识水平。所有昏迷患者都有误吸的风险，必须有确切的气道保护，可能需要如推下颚、抬下颌这样简单的动作开放气道，使用口咽通气道或者实施气管插管。

一般来说，昏迷患者如果气道是通畅的，可以采用侧卧位（昏迷体位）。所有创伤患者均考虑有潜在的颈椎外伤，必须保持颈椎处于中立位和（或）使用硬质颈托进行护理，直到有明确的放射学影像排除损伤。所有意识障碍的患者必须氧疗。

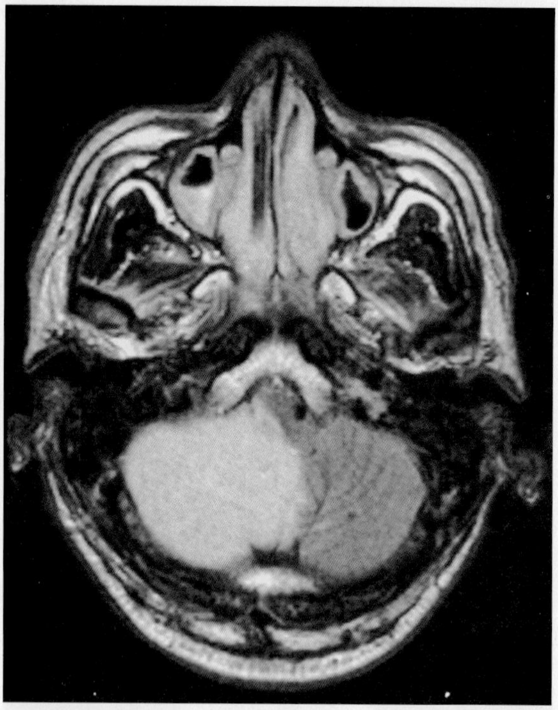

图 42 .11　小脑梗死

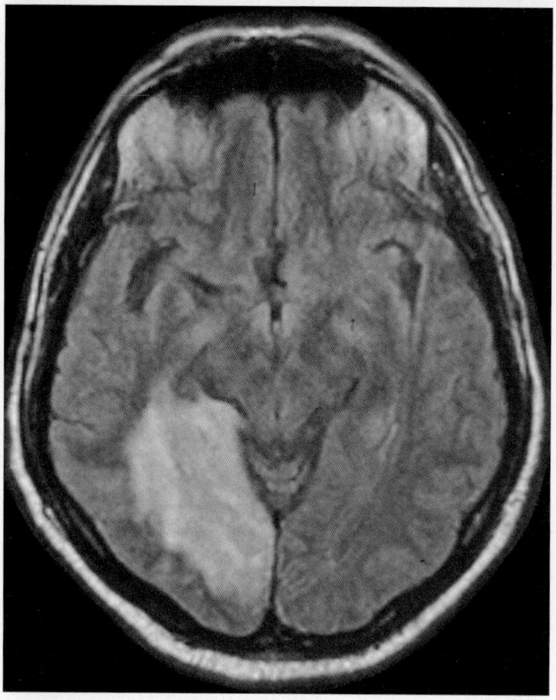

图 42.12　大脑后部出血

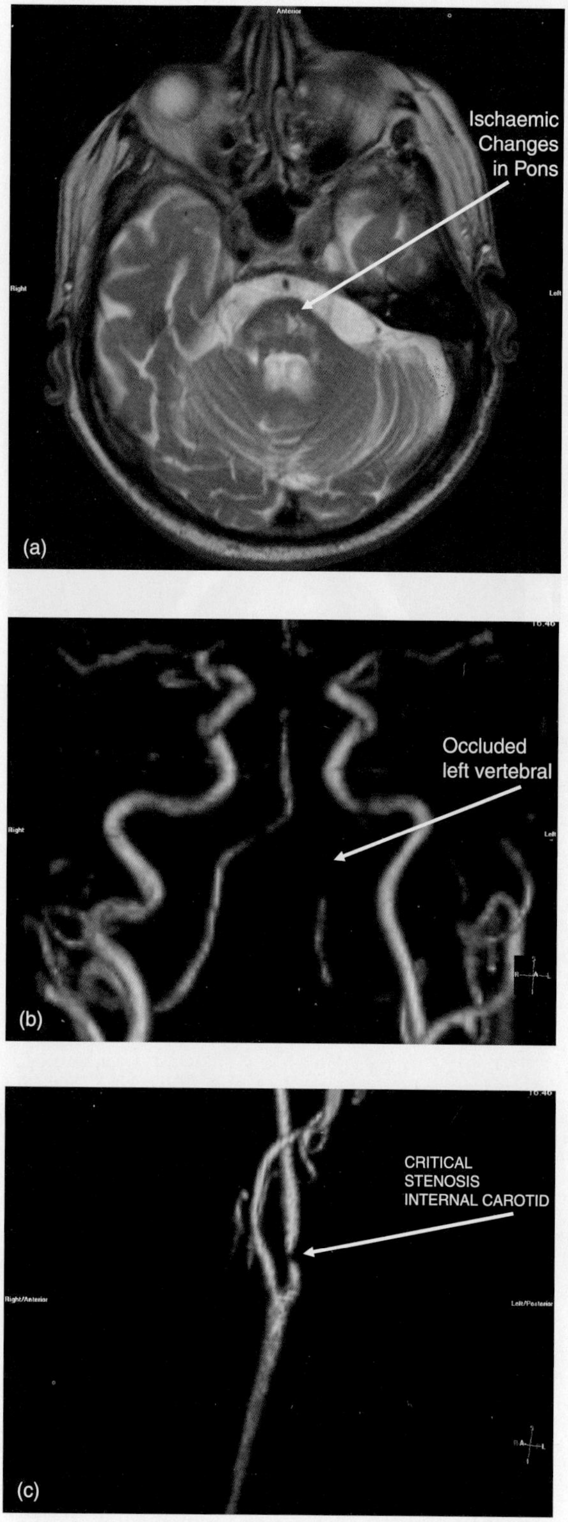

图 42.13　(a) 磁共振成像 (MRI) 显示脑桥缺血。MRI 也可显示血管。(b) 左椎动脉阻塞。(c) 左侧颈内动脉严重狭窄

通气

保证最佳的气体交换，避免缺氧和高碳酸血症很重要。通常 $PaO_2 > 80$ mmHg，$PaCO_2$ 维持在 35 ～ 40 mmHg 较为合适。如果自主通气不足以达到这些指标，那么就可能需要机械通气支持。

循环

良好的循环状态应以常规的临床指标来评价。昏迷中循环治疗的目标包括：维持适当的平均动脉压，纠正脱水和低血容量及紧急处理危及生命的休克。

特殊治疗

这些治疗依赖昏迷的潜在病因，将在相关章节中讨论。避免继发性损害在治疗这些患者中显得极其重要。

护理

仔细的眼部和口腔护理、定时改变肢体位置、肢体物理治疗、支气管引流和心理支持都很必要。院内感染和医源性并发症在这些患者中有较高的发病率和病死率，必须注意诊断和治疗。必须合理应用日常诊察、侵袭性操作和抗生素等各项措施。

表 42.7　昏迷患者脑电图的检查意义

识别癫痫非痉挛状态
肝性脑病的诊断
阵发性三相波的存在
评估缺氧性脑病的严重程度
存在 θ 波活动
弥漫性减慢
暴发性抑制（更严重的形式）
阿尔法昏迷（更严重的形式）
疱疹病毒性脑炎
周期性锐利波峰

其他治疗

注意预防应激性溃疡和深静脉血栓形成。早期通过鼻肠管进行肠内营养更为合适。插入鼻肠管之前要排除颅底骨折。

缺氧性昏迷 / 缺氧性脑病

心搏骤停是因昏迷入住 ICU 的第三位主要原因，排在创伤和药物过量之后。缺氧和脑损伤患者的症状和临床预后取决于大脑缺氧的严重程度和持续时间。临床制定了许多标准来预测缺氧性昏迷的预后。虽然很多实验室和影像学标准有助于评价预后，但临床体征检查仍有很重要价值。表 42.8 列出了重要的预后临床预测指标。有资料表明，使用诱发电位的电生理研究比临床评估能更准确地判断预后 [20]。

ICU 中的意识混乱 / 脑病患者

“脑病”是用以描述由于神经系统以外原因造成的意识水平改变的术语。代谢性脑病，尤其是脓毒症，是 ICU 环境中意识状态改变的

表 42.8　缺氧性脑病时预后不良的临床和实验室预测指标 [17,36-38]

临床预测指标	预后不佳指标
缺氧持续时间（虚脱和开始 CPRR 之间的时间间隔）	8 ～ 10 分钟
CPR 时间（从开始 CPR 到 ROSC）	> 30 分钟
后缺氧性昏迷持续时间	> 72 小时
瞳孔反应	第 3 天光反消失
疼痛的运动性反应	第 3 天消失
自主眼球运动	第 1 天消失
神经元特异性烯醇化酶升高	> 33 μg/L
SSEP 记录	无 N20

CPR，心肺复苏术；ROSC，自主循环恢复；SSEP，体感诱发电位

最常见原因[21]。许多疾病都能够导致代谢性脑病（表 42.9）。病史和体检中的一些特征有助于区分意识状态改变是代谢性原因还是器质性原因所致（表 42.10）。

由于ICU特殊环境和高发病率，两种脑病要细致考虑：脓毒症性脑病（septic encephalopathy）和ICU综合征。

脓毒症相关性脑病（sepsis-associated encephalopathy，SAE）在脓毒症患者中的发病率达 8% ～ 80%[22]。SAE 的诊断标准包括脑功能受损、有颅外感染的证据和没有其他明显的、引起意识状态改变的病因。虽然尚未对脑损害的机制进行详细描述，但脑病的发病机制被认为是多因素的：炎症介质引起的脑血流改变，活化白细胞产生的自由基引起红细胞在微循环中淤滞，血脑屏障破坏造成脑水肿，内毒素和细胞因子造成的脑氧耗下降，神经元变性和神经元凋亡增加、芳香族氨基酸增加引起的神经递质功能改变以及 γ- 氨基丁酸（GABA）介导的神经传导引起中枢神经系统的全面抑制。低血压也会诱发脑病的发生。扑翼样震颤、震颤和肌阵挛——其他代谢性脑病的特征在脓毒症中少见。SAE 时出现单侧体征极为罕见，一定要除外卒中等其他原因。SAE 患者的病死率高于不合并脑病的脓毒症患者[23]。治疗主要针对脓毒症。

ICU 脑病或 ICU 综合征[24-25]

用以描述入住 5 ～ 7 天后的患者出现的行为紊乱。在临床上它可以表现为躁动、坐立不安和谵妄。病因为多因素：长时间机械通气、睡眠剥夺[26-27]、感觉失真伴有昼夜颠倒、制动、环境嘈杂和环境单调。加之使用多种镇静剂和潜在疾病的神经的影响，这些因素能促使 ICU 内发生精神异常。ICU 综合征是一个排除性诊断，要在做出诊断前寻找所有其他可逆性病因（表 42.7）。

异常行为会增加患者并发症的发生率（意外拔管、血管内导管脱落、软组织损伤）。确定异常行为的潜在原因很重要，尽早开始相关的治疗。这种情况可能需要约束患者和镇静治

表 42.9　代谢性 / 中毒性脑病的原因

肝衰竭
肾衰竭
呼吸衰竭
全身性感染
电解质紊乱：低钠血症，高钠血症，高钙血症
低血糖和高血糖
急性胰腺炎
内分泌：肾上腺危象，黏液水肿性昏迷，甲状腺危象
药物：苯二氮䓬类，阿片类药物
体温过高
毒素：醇类，二醇类，三环类抗抑郁药
ICU 综合征
D- 乳酸性酸中毒

表 42.10　器质性与代谢性脑病的鉴别

	器质性脑病	代谢性脑病
意识状态	通常是稳定的意识状态减低，可能会逐渐恶化	轻度改变的意识状态，感觉功能发生变化
眼底镜检查	可能出现异常	通常是正常的
瞳孔	可能出现异常，大小和对光反射可能出现异常	通常对光反射正常（尽管某些药物过量后的瞳孔形状或光反可能受到影响：见上文）
眼球运动	可能受到影响	通常会保留
运动能力	不对称性改变	如果出现异常通常是对称的
不自主运动	通常没有	可能出现扑翼样震颤、肌阵挛和肌颤

疗。改善睡眠质量（不打断夜间睡眠、调整 ICU 照明）、使用电视和音乐减轻患者的无聊、更好与患者交流可以减少 ICU 综合征的发生率和严重程度。

昏迷的预后

药物引起的昏迷通常预后较好，除非是低氧和低血压已造成严重的继发性损害。脑损伤后昏迷与非创伤性昏迷（内科疾病过程中出现的昏迷）相比，在统计学上有更好的预后。非创伤性昏迷持续 6 小时或更长时间，仅有 15% 的患者意识清楚，健康[28]。缺氧性昏迷的预后在单独的章节中叙述。在非创伤性昏迷中，由感染、代谢原因和多器官功能障碍综合征引发的昏迷比缺氧性昏迷有更好的预后[29]。有许多预后标准来评估脑损伤后神经学上的恢复情况[30]。这些标准有 Barthel 指数、Rankin 分级和 Glasgow 预后评分（Glasgow outcome scale，GOS）。GOS 被广泛用于评价创伤性脑损伤后的恢复。它分为五类：1 = 恢复良好；2 = 中等程度的残疾；3 = 严重的残疾；4 = 持续植物状态；5 = 死亡。GOS 简单易行，且具有评判间一致性。

（汪宗昱　白　宇译　隋　峰　李文雄校）

参考文献

1. Ropper A, Martin J. Coma and other disorders of consciousness. In: Isselbacher K (ed.) *Harrison's Principles of Internal Medicine*. Maidenhead and New York: McGraw Hill; 1994: 146–52.
2. Teasdale G, Jennett B. Assessment of coma and impaired consciousness. A practical scale. *Lancet* 1974; **2**: 81–4.
3. Adams R, Victor M, Ropper A. Coma and related disorders of consciousness. In: *Principles of Neurology*. New York: McGraw Hill; 1997: 344–66.
4. Keane JR. Retinal hemorrhages. Its significance in 100 patients with acute encephalopathy of unknown cause. *Arch Neurol* 1979; **36**: 691–4.
5. Keane J. Eye movements in coma. In: Jakbiec AA (ed.) *Principles and Practice of Ophthalmology*. Philadelphia, PA: WB Saunders; 2000: 4075–83.
6. Fisher C. Ocular bobbing. *Arch Neurol* 1964; **11**: 543.
7. Keane JR. Ocular skew deviation. Analysis of 100 cases. *Arch Neurol* 1975; **32**: 185–90.
8. North JB, Jennett S. Abnormal breathing patterns associated with acute brain damage. *Arch Neurol* 1974; **31**: 338–44.
9. Kernohan J, Woltman H. Incisura of the crus due to contralateral brain tumour. *Arch Neurol Psych* 1929; **21**: 274.
10. McNealy D, Plum F. Brainstem dysfunction with supratentorial mass lesions. *Arch Neurol* 1962; **7**: 10.
11. De Salles AA, Muizelaar JP, Young HF. Hyperglycemia, cerebrospinal fluid lactic acidosis, and cerebral blood flow in severely head-injured patients. *Neurosurgery* 1987; **21**: 45–50.
12. Penney DG. Hyperglycemia exacerbates brain damage in acute severe carbon monoxide poisoning. *Med Hypotheses* 1988; **27**: 241–4.
13. Van Den Berk G, Tonino S, De Fjtjer C *et al.* Bench to bedside review: preventive measures for contrast induced nephropathy in critically ill patients. *Crit Care* 2005; **9**: 361–70.
14. Venkatesh B, Scott P, Ziegenfuss M. Cerebrospinal fluid in critical illness. *Crit Care Resuscit* 2000; **2**: 43–55.
15. Bauer G. Coma and brain death. In: Niedermeyer E, Da Silva F (eds) *Electroencephalogrpahy: Basic Principles, Clinical Applications and Related Fields.* Baltimore, Williams & Wilkins; 1999, 459–75.
16. Nuwer MR. Continuous EEG monitoring in the intensive care unit. *Electroencephalogr Clin Neurophysiol* 1999; **50** (Suppl.): 150–5.
17. Zandbergen EG, de Haan RJ, Stoutenbeek CP *et al.* Systematic review of early prediction of poor outcome in anoxic-ischaemic coma. *Lancet* 1998; **352**: 1808–12.
18. Berger RP. The use of serum biomarkers to predict outcome after traumatic brain injury in adults and children. *J Head Trauma Rehabil* 2006; **21**: 315–33.
19. Chesnut RM, Marshall LF, Klauber MR *et al.* The role of secondary brain injury in determining outcome from severe head injury. *J Trauma* 1993; **34**: 216–22.
20. Kaplan PW. Electrophysiological prognostication and brain injury from cardiac arrest. *Semin Neurol* 2006; **26**: 403–12.
21. Stevens RD, Pronovost PJ. The spectrum of encephalopathy in critical illness. *Semin Neurol* 2006; **26**: 440–51.
22. Wilson JX, Young GB. Progress in clinical neurosciences: sepsis associated encephalopathy: evolving concepts. *Can J Neurol Sci* 2003; **30**: 98–105.
23. Eidelman LA, Putterman D, Putterman C *et al.* The spectrum of septic encephalopthy. Definiitons, etiologies and mortalities. *JAMA* 1996; **275**: 470–3.
24. McGuire BE, Basten CJ, Ryan CJ *et al.* Intensive care unit syndrome: a dangerous misnomer. *Arch Intern Med* 2000; **160**: 906–9.
25. Pun BT, Ely EW. The importance of diagnosing and managing ICU delirium. *Chest* 2007; **132**: 624–36.
26. Granberg Axell AI, Malmross CW, Bergbom IL *et al.* Intensive care unit syndrome/delirium is associated with anemia, drug therapy and duration of ventilation. *Acta Anaesthesiol Scand* 2002; **46**: 726–31.
27. Shilo L, Dagan Y, Smorjik Y *et al.* Patients in the intensive care unit suffer from severe lack of sleep associated with loss of normal melatonin secretion pattern. *Am*

J Med Sci 1999; **317**: 278–81.
28. Plum F, Levy DE. Outcome from severe neurological illness; should it influence medical decisions? *Ciba Found Symp* 1979; **69**: 267–77.
29. Levy DE, Bates D, Caronna JJ *et al.* Prognosis in nontraumatic coma. *Ann Intern Med* 1981; **94**: 293–301.
30. Kasner SE. Clinical interpetation and use of stroke scales. *Lancet Neurol* 2006; **5**: 603–12.
31. Nordgren RE, Markesbery WR, Fukuda K *et al.* Seven cases of cerebromedullospinal disconnection: the 'locked-in' syndrome. *Neurology* 1971; **21**: 1140–8.
32. Multi Society Task Force on PVS. Medical aspects of the persistent vegetative state (1). *N Engl J Med* 1994; **330**: 1499–508.
33. Jennett B, Plum F. Persistent vegetative state after brain damage. A syndrome in search of a name. *Lancet* 1972; **1**: 734–7.
34. Cairns H, Oldfield R, Pennybacker K. Akinetic mutism with an epidermoid cyst of the third ventricle. *Brain* 1941; **64**: 273.
35. Stevens RD, Bhardwaj A. Approach to the comatose patient. *Crit Care Med* 2006; **34**: 31–41.
36. Berek K, Jeschow M, Aichner F. The prognostication of cerebral hypoxia after out-of-hospital cardiac arrest in adults. *Eur Neurol* 1997; **37**: 135–45.
37. Levy DE, Caronna JJ, Singer BH *et al.* Predicting outcome from hypoxic–ischemic coma. *JAMA* 1985; **253**: 1420–6.
38. Wijducks EF, Hijdra A, Young GB *et al.* Practice parameter; prediction of outcome in comatose survivors after cardiopulmonary resuscitation (an evidence based review): report of the quality standards subcommittee of the American Academy of Neurology. *Neurology* 2006; **67**: 203–10.
39. Surtees R, Leonard JV. Acute metabolic encephalopathy: a review of causes, mechanisms and treatment. *J Inherit Metab Dis* 1989; **12** (Suppl. 1): 42–54.
40. Uribarri J, Oh MS, Carroll HJ. D-lactic acidosis. A review of clinical presentation, biochemical features, and pathophysiologic mechanisms. *Medicine (Baltimore)* 1998; **77**: 73–82.
41. Plum F. Sustained impairment of consciousness. In: Bennett CPF (ed.) *Cecil Textbook of Medicine*. Philadelphia: PA: WB Saunders; 1996: 1970–8.

第 43 章

癫痫持续状态

Helen Ingrid Opdam

癫痫持续状态（status epilepticus，SE）是一种需要紧急干预的医学急症，以防止发展成为不可逆的脑损伤。

如何确定 SE 的发作持续时间尚未得到普遍认可。大多数作者把 SE 定义为癫痫持续超过 30 分钟，或单次发作，或间断发作，且发作期间无意识[1-4]。这个定义对于流行病学研究最为有用，它也是基于试验研究结论，癫痫发作持续 30 分钟后，易发生不可逆的神经元损害[5-6]。

最近采用的 SE 的定义是癫痫持续发作 5 分钟，或者 2 次或 2 次以上间断癫痫发作，无需干预，意识能恢复，此定义更便于临床操作使用[7]。这样的定义提高了对 SE 的早期诊断和治疗价值的认识。由于观察发现癫痫持续发作超过这个时间，就不可能自行缓解，因此已经广泛认识到，SE 需要接受即刻干预治疗[8]。

难治性 SE 定义为初始治疗（如苯二氮䓬类和苯妥英钠）失败，发作持续超过 1 ~ 2 小时，通常需要全麻药物才能控制[9-10]。难治性 SE 预后差[9-11]。

SE 通常被分为两类：

1. 全身痉挛性 SE（generalized convulsive SE，GCSE）：是原发或继发性全身发作，患者有强直性和（或）阵挛性痉挛运动，伴有意识丧失。
2. 非痉挛性 SE（non-convulsive SE，NCSE）：有意识改变但不伴有痉挛性运动，脑电图（EEG）有癫痫发作的表现。当癫痫持续放电，伴有肌肉运动消失时，GCSE 就会发展成 NCSE。NCSE 包括非 SE 和复杂部分性 SE。

SE 的发生率呈 U 字形，1 岁以下和 60 岁以上最高[2]。

病理生理学

持续性发作或周期性发作的癫痫是由于正常的癫痫中止机制失效或者过度放电引起癫痫持续发作。大脑中主要的抑制机制是 γ-氨基丁酸 A（$GABA_A$）受体介导的抑制。在持续的 SE 中，谷氨酸激发的突触传导作用非常重要[12]。

癫痫发作对脑的病理生理损害包括两部分，由兴奋毒性引起的神经元直接性损伤和全身并发症导致的继发性损伤，如低血压、缺氧和体温过高。持续异常放电刺激引起钙离子经过开放的 NMDA（N-甲基-D-天冬氨酸）受体介导的钙通道，过度地向细胞内流动，从而引起细胞内神经化学事件的级联反应，损害或杀死细胞。

病因

可能首次发病就表现为 SE（大约占到 60%），SE 也可在以前诊断癫痫的患者中发生，但比较少见[2]。表 43.1 中为成人 SE 的病因，按发生率降序罗列[2]。

对于重症监护病房（ICU）中 SE 发作来讲，应考虑如下可能的原因：

- 药物撤离（吗啡类、苯二氮䓬类、遗漏抗

痉挛药物)
- 代谢紊乱(低钠血症、低钙血症、高血糖、低血糖、尿毒症、肝性脑病)
- 药物毒性(哌替啶、茶碱、环孢素、肾衰竭时使用亚胺培南)
- 卒中—血管性梗死或出血

全身性痉挛性癫痫持续状态(GCSE)

GCSE是SE最常见且最危险的类型,占病例的大约75%[2]。它涵盖广泛的临床表现,从全身性强直性阵挛发作到深昏迷患者出现细微的痉挛[13]。

临床表现

患者的典型临床表现为:癫痫发作的早期,意识丧失并伴有明显的肌肉强直(持久性收缩)和(或)阵挛(有节律的肌肉痉挛)(又称:明显的GCSE)。抽搐表现可以是对称性的或不对称性的。

随着时间延长,肌肉抽搐可以变得微弱,患者仅有面部、手或脚小幅度的颤搐或者眼球震颤样跳动(又称:后期或微弱的GCSE)[13]。

较晚期,部分患者仍会有看不到的肌肉抽搐,此时需做EEG检查才能发现持续癫痫发作(又称:放电性GCSE)。大多数作者把这种情况作为非痉挛性癫痫持续状态(NCSE),的一种形式来分类[14-16]。这样的患者仍然有中枢神经系统(CNS)损伤的风险,也需要立即处理。

EEG改变

在未治疗的GCSE患者,正像临床表现存在从明显的肌肉抽搐,演变为越来越细微的颤动连续过程一样,EEG表现也会有可预见的顺序改变。开始时从不连续的癫痫脑电图波形,融合为发作时的异常起伏波形,继之以单形性的癫痫放电,随后出现一段肌电图像静止,最终会在相对平直的背景上出现周期性癫痫样放电[13,17]。出现这些EEG中的任何一种形态都提示GSCE的诊断。

内分泌和代谢变化

GCSE早期会有明显的血浆儿茶酚胺增加,产生全身性生理变化,如果SE早期被终止(表43.2)这种变化就会消失。然而如果癫痫持续发作,许多这些早期的生理变化就会进展,引发低血压和低血糖,从而加重神经损害[18]。

由于肌肉持续抽搐和中枢神经交感兴奋导致体温升高,因此当用肌肉松弛剂阻止肌肉运

表43.1 成人癫痫持续状态病因

抗癫痫药物服用量低(依从性差、最近减量或停药)
有过脑损伤史(如卒中、创伤、肿瘤、脑膜炎)
卒中——缺血性或出血性
脑组织低氧或缺氧
代谢紊乱(电解质异常、尿毒症、高血糖、低血糖)
酒精——戒断或中毒
中枢神经系统肿瘤——原发或继发
全身感染
原发性或突发性(指原因不明)
中枢神经系统感染——脑膜炎,脑炎
头部创伤
药物中毒(三环类抗抑郁药、吩噻嗪类、茶碱、异烟肼、可卡因、安非他明)

表43.2 全身痉挛性癫痫持续状态的生理变化[18,56]

组织缺氧
呼吸性酸中毒
乳酸酸中毒
体温过高
高血压(早期)/低血压(晚期)
高血糖(早期)/低血糖(晚期)
心动过速
心律失常
血白细胞增多
脑脊液细胞增多,脑脊液蛋白质增高
颅内高压
神经源性肺水肿
吸入性肺炎
横纹肌溶解

动时仍然会发生体温升高。SE 早期，脑代谢和脑血流（CBF）都会增加。SE 晚期，虽然保持了高的脑代谢，但可能由于低血压和脑血管自主调节丧失，CBF 下降，并引起脑缺血。

假性癫痫发作

全身痉挛性癫痫的一项重要鉴别诊断是假性癫痫发作。它发生在有或没有癫痫病史的患者身上 [19]。表 43.3 中列出了假性癫痫的临床特征。区别两者可能极为困难，只有使用 EEG 监测才能做出完全准确的判断 [19]。假性持续状态若被误诊为真正的 SE，通常难于对初始治疗有反应，并会导致患者接受全身麻醉和机械通气的治疗。

非痉挛性癫痫持续状态（NCSE）

因为不能识别和诊断 NCSE，它的发生率有可能被低估，大约可以占到 SE 的 25%。

对于出现任何无法解释的意识状态改变，特别是伴有 CNS 损伤、代谢紊乱、肝性脑病和脓毒症的患者，均应考虑 NCSE 诊断。对出现无法解释的意识状态改变的危重患者，进行连续 EEG 监测已发现了较高的 NCSE 发生率（8% ~ 18%）[20-22]。明显的痉挛发作消除后，仍没有意识恢复的 GCSE 患者需要 EEG 监测，一项研究中显示超过 14% 的该类患者有 NCSE[14]。

表 43.3　假性癫痫发作的特征

缺少固定抽搐模式，每次发作的行为表现均不同
缺少持续痉挛—“开 - 关”表现
如果进行约束，则活动挣扎反而增加
安慰或暗示后痉挛活动会停止
对睁眼和凝视转移有抵抗
对治疗反应差，难治性癫痫持续状态
没有瞳孔扩大
痉挛后即刻的腱反射和跖反射正常
尽管有数小时明显的发作，但没有代谢方面的影响

关于诊断 NCSE 的准确标准还存在相当大的争论，已有的文献通常描述不同的患者群体。诊断 NCSE 经常需要基线的行为和（或）心理状态发生改变并至少持续 30 分钟，而且没有明显的癫痫发作和 EEG 中的癫痫样放电。对静脉抗癫痫药物的反应（如苯二氮䓬类药物）有助于确定诊断，如：患者出现临床症状改善及消失，和 EEG 癫痫活动缓解 [23]。

有人提出了对 NCSE 的各种分类 [4,23-25]。虽然并不总是能把两种类型区分开，但习惯上将 NCSE 分为失神性 SE（absence SE，ASE）和复杂部分性 SE（complex partial SE，CPSE）[23-24]。

ASE 特征是双侧同步的弥散性癫痫发作 [23]。典型的 ASE 是 EEG 上产生 3Hz 棘波放电活动，伴有行为改变或响应性丧失，可见于特发性全身癫痫的儿童，他们在其他方面属正常。这种类型的 SE 相对是良性的。不典型的 ASE 是一种表现各异的综合征，发生在智力迟钝和有多种发作类型的癫痫，或有其他形式的弥漫性脑功能障碍的患者身上。预后与基础状况有关，但通常较差。

CPSE 在 EEG 上为单侧癫痫发作，也被认为是“癫痫性朦胧状态”和“颞叶 SE”[23]。可能出现多种临床特征和某种程度的意识受损，包括意识混乱、躁动、行为怪诞、攻击性行为以及昏迷。可伴随行为改变，依赖于脑内癫痫发作部位，会出现诸如吧唧嘴、自动症和凝视偏斜等行为变化。关于发作是否会引起脑损害和发病率在多大程度上归咎于基础疾病还有争论。

NCSE 经常被误认为其他情况，而造成诊断和治疗的延误。因此高度怀疑时就必须做 EEG 检查。

NCSE 的鉴别诊断：

- 代谢性脑病
- 药物中毒
- 脑血管疾病
- 精神疾病综合征（分裂反应，急性精神病）
- 发作后意识混乱

癫痫样脑病

SE 的某些种类值得注意，例如,EEG 上有癫痫样波形的昏迷患者，并不适合 NCSE 的传统分类方法。部分病例可能是 GCSE 晚期，但是许多病例在发病前并没有出现临床上的抽搐。在这种情况下，不清楚 EEG 上见到的异常放电是否能导致或是助长意识改变和行为异常，抑或仅仅是一种严重脑损伤的表现[24]。

缺氧损伤后继发的肌阵挛性 SE 属于此类。患者有持续不断的，间或非同步的、有节奏的抽搐，还可能累及整个身体。缺氧打击之后的这种临床表现说明预后极差[26]。

化验及检查

表 43.4 中列出的所有化验及检查，并不是每个患者都需要做。应根据患者的病史和症状来选择。

神经影像学

大多数 SE 患者应该在某个时候进行头部计算机断层扫描（CT）。许多已确诊癫痫的患者已经做了彻底的检查评估，当再一次 SE 发作后，则不需要再做脑部影像学检查[1]。然而，如果有理由怀疑出现了新的问题，而且对 CT 扫描检查并不急迫时，选择磁共振成像（MRI）可能更为适合，因为它偶尔会显示出在 CT 扫描中不易察觉的异常。在儿童如果有持续的神经功能缺损或精神状态异常则需行紧急的影像学检查，对于局灶性癫痫则可选择。只有在 SE 被控制和患者情况稳定后，才能进行影像学检查[27]。

表 43.4 癫痫持续状态的检查

初始检查
血糖、电解质（钠、钾、钙、镁）、尿素
血氧饱和度 SpO_2 或动脉血气
抗痉挛药物浓度
全血细胞计数
尿液分析
稳定后的进一步检查
肝功能、乳酸、肌酸激酶
毒物筛查
腰椎穿刺
脑电图
计算机断层扫描或磁共振成像等脑影像学检查

腰椎穿刺

任何患者，特别是幼儿伴有发热和 SE 时，要考虑 CNS 感染，并行腰椎穿刺和血培养。在成人脑膜炎很少引起 SE，除非高度怀疑 CNS 感染，应在腰椎穿刺前进行脑影像学检查。腰椎穿刺的禁忌证有颅内压增高、实质性占位和脑水肿。如果怀疑脑膜炎，但又不便进行腰椎穿刺，应立即给予抗生素而不要拖延时间。在 SE 发作后，大概 20% 的患者会出现 CSF 中白细胞计数中度增高，这样的患者应按可疑脑膜炎进行治疗，直至通过培养或其他方法排除此诊断[1]。

治疗

全身痉挛性癫痫持续状态

应掌握准确的病史，要特别重视目击者对抽搐发作和性质的描述，并进行全面的体格检查。然而，它们都不应延误紧急初始治疗。有证据显示 SE 未治疗的时间越长，药物控制起来就越困难[28-29]。

SE 治疗包括终止癫痫发作和预防复发，治疗诱发原因和潜在疾病，以及避免并发症。

很少有对照研究的资料支持使用任何特别有效的药物。最有力的证据来自于 GCSE 治疗的一项随机、双盲临床试验，发现劳拉西泮、苯巴比妥或地西泮之后继用苯妥英钠维持，都是可接受的初始治疗，但单用苯妥英钠不如劳拉西泮有效[29]。另有院前环境下的随机对照试验发现，在终止 GCSE 方面静脉劳拉西泮和地西泮效果相当，优于安慰剂组[7]。

对于难治性 SE，以 EEG 为目标的治疗仍有争议，有些人主张用药需达到 EEG 出现背景抑制（等电位抑制）才行，另一部分人则主张首要抑制癫痫发作，不管 EEG 背景电活动如何[10,16,30]。

对于 SE 治疗已有各种流程[1,16,30]。图框 43.1 中列出了一种方案的要点。

非痉挛性癫痫持续状态

NCSE 的患者是表现各异的群体，他们随潜在病因不同可能对治疗的反应各异[23]。

对于 NCSE 与 GCSE 是否有相同的神经损害风险，还有相当大的争议[25]。一般推荐立即治疗，开始采用非麻醉性抗惊厥药物，如苯巴比妥和丙戊酸钠，无效时再考虑全身麻醉[16,23]。有人推荐对于伴有昏迷的 NCSE 患者，采取与 GCSE 类似的治疗方案[30]。

积极治疗产生的不良反应（低血压，免疫抑制）需要与治疗 NCSE 时潜在的神经系统损害相平衡[24,31]。特别对于老年患者，积极治疗和麻醉可能带来更大的风险，招致更差的预后[31,32]。

预后与潜在病因的关系最为密切[33]。

癫痫持续状态的治疗药物

苯二氮䓬类

苯二氮䓬类药物是快速起效的抗癫痫药物，因此被作为初始治疗的首选。它们主要通过增强 $GABA_A$ 的神经元抑制效应而发挥作用。在 SE 时长期使用苯二氮䓬类药物，与 $GABA_A$ 受体的亲和力会下降，其效力可能减弱[12]。

地西泮是一种高度脂溶性的药物可快速渗透进入 CNS，但作用时间短。它能够经静脉或直肠给药。直肠给药：使用特殊配方的直肠凝胶或静脉剂型，用等量盐水稀释后灌入直肠。当开放血管通路不便时，应考虑直肠给药，在院前情况下或许特别有用。

劳拉西泮的脂溶性比地西泮稍差，静脉注射后在脑和 CSF 中浓度上升的速度比地西泮慢。然而一项双盲、随机试验，对比了院前条件下 SE 时，静脉注射地西泮和劳拉西泮，结果发现两种药物一样安全和有效[7]。尽管它们在初始治疗时效果相同，但劳拉西泮比地西泮抗癫痫作用时间更长，当单独使用时癫痫复发的概率更低[1]。

咪达唑仑作用时间短，相对于长效苯二氮䓬类药物来讲能更早地评估患者发作后的神经功能。咪达唑仑的好处是能通过口腔、鼻内和肌肉途径给药。儿童咪达唑仑鼻内给药和地西泮静脉注射同样有效；长时间癫痫发作时，咪达唑仑口腔内给药和地西泮直肠内给药同样有效[35]。而地西泮和劳拉西泮肌内注射由于吸收缓慢不做推荐。咪达唑仑肌内注射吸收快，在一项研究中它和地西泮静脉注射在治疗儿童的动作性发作时一样有效[36]。特别是在院前条件下静脉通路难以建立时，这些可供选择的给药途径可能比静脉和直肠给药更加方便，更易被患者耐受。

在其他药物治疗失败的情况下，咪达唑仑推注和输注给药可以终止癫痫发作。在治疗难治性 SE 时，与其他可用的替代药物相比，此药不良反应更少[37]。它的局限性是快速抗药反应，这时需要增加几倍剂量才能维持对癫痫发作的控制[30]。推荐的药物用量变化大，从 0.1 ～ 0.4 mg/(kg · h) 到 0.2 ～ 2.9 mg/(kg · h)[10]。

氯硝西泮作用时间比地西泮长，通过静脉推注给药。虽然还没有比较研究，但早期报告氯硝西泮比地西泮更有效，不良反应更少。

苯妥英钠

苯妥英钠是在苯二氮䓬类药物快速终止癫痫发作后，用于长期维持抗癫痫效应，或者在苯二氮䓬类药物治疗失败时使用。当作为初始治疗单独应用时，苯妥英终止癫痫发作不如苯二氮䓬类药物有效[29]。

推荐静脉注射的负荷剂量是 20 mg/kg。常规给予苯妥英钠 1000 mg 标准负荷剂量的做法，可能对某些成年人不够。

当苯妥英钠按成人最大推荐速度 50 mg/min 输注的时候，低血压发生率可高达 50%，心律失常发生率为 2%。这些不良反应在老年

框 43.1 癫痫持续状态的治疗流程

1．评估 A、B、C、GCS
2．给氧，考虑插管 / 保持通气
3．监测血压、ECG、脉搏血氧饱和度
4．建立静脉通路和抽血检查
5．如果患者是低血糖，或如果不能测量血糖，给予葡萄糖：
　成人：维生素 B_1 100 mg 和 50 ml 50% 葡萄糖 IV
　儿童：给 2 ml/kg 25% 葡萄糖 IV
6．痉挛抽搐控制：
　A．给苯二氮䓬类 *，如：
　　地西泮 0.2 mg/kg IV，以 5 mg/min 的速度直至总量达 20 mg
　　劳拉西泮 0.1 mg/kg IV，以 2 mg/min 的速度直至总量达 10 mg
　　氯硝西泮 0.01 ～ 0.02 mg/kg IV，以 0.5 mg/min 的速度直至总量达 4 mg
　　如果地西泮终止了抽搐，应继续予苯妥英防止复发
　　重复给药每次间隔 2 ～ 5 分钟。注意：随剂量累积有发生呼吸抑制的风险
　B．若抽搐持续，应给予苯妥英：苯妥英 15 ～ 20mg/kg IV［注射速度成人：50mg/min；儿童：1 mg/(kg · min)］或磷苯妥英 15 ～ 20 苯妥英当量（PE）mg/kg［注射速度成人：150 mg/min；儿童：3 mg/(kg · min)］
　　对于持续抽搐发作能追加 5mg/kg IV，至最大剂量 30mg/kg
　　注射过程中监测血压和 ECG。如果出现低血压或心律失常，停止或减慢注射速度
　C．如抽搐持续（即难治性癫痫持续状态），给患者气管插管和机械通气。选择以下一种药物注射：
　　硫喷妥钠：3 ～ 5 mg/kg 缓慢静脉推注，继之 1 ～ 5 mg/(kg · h) 静脉维持 +，或者
　　异丙酚：1 ～ 2 mg/kg 缓慢静脉推注，继之 2 ～ 5 mg/(kg · h) 静脉维持，长时间大剂量维持时需多加小心。或者
　　咪达唑仑：0.1 ～ 0.2 mg/kg 缓慢静脉推注，继之 0.1 ～ 1.0 mg/(kg · h) 静脉维持
　　根据临床症状和脑电图发作表现来滴定剂量，目标是脑电图上的抽搐抑制或 EEG 背景抑制（等电位）
　　监测 BP，通过减少输注速度和（或）给予液体 / 升压药物等，来保持血压正常
　D．如果患者因为癫痫正在接受治疗，就可插入鼻饲管，给予常用的抗痉挛药物
　E．警惕存在不易识别的癫痫性抽搐
　　采用 EEG 监测在抽搐被完全控制，直到抽搐停止后 1 ～ 2 小时为止。在维持治疗阶段，持续监测 EEG 或每 2 小时监测一次，每次超过 30 分钟
　　避免使用肌肉松弛药物（如果重复给予肌肉松弛药物，则需使用持续监测 EEG）
　F．抽搐发作消失大约 12 小时后，停止咪达唑仑或硫喷妥钠，或者异丙酚开始减量。使用连续 EEG 监测，观察进步的临床表现和（或）EEG 抽搐电活动。如抽搐复发，则重新开始输注，并维持 12 ～ 24 小时，若患者的抽搐为难治性，则需维持更长的时间

除此之外：
努力寻找和治疗病因以及促发因素 ‡
关注和治疗并发症：低血压，体温过高，横纹肌溶解等。

* 如果无法获得静脉通路，则考虑直肠苯二氮䓬类、颊部 / 舌下或鼻内或肌内咪达唑仑，肌内磷苯妥英
\+ 对延长期而言，高输注率需要警惕
‡ 难治性癫痫持续状态出现时，对于小于 18 个月的儿童，或者对于怀疑异烟肼中毒的成人，可考虑给予维生素 B_1
GCS，Glasgow 昏迷评分；ECG，心电图；IV，静脉；EEG，脑电图；BP，血压

人和有心脏疾病的患者中更为常见，是由于苯妥英钠本身和丙二醇稀释液共同造成的。在输注苯妥英的过程中应监测血压和ECG，如果出现心血管并发症可减慢输注速度或停用。

因为吸收不规律以及可造成局部组织的反应，所以不推荐苯妥英肌内注射。

磷苯妥英（fosphenytoin）是一种新型的水溶性苯妥英钠前体药物，经内源性磷酸酯酶作用而转变为苯妥英[38]。磷苯妥英钠的剂量是用苯妥英的等效量（PE）来表示。磷苯妥英能以最大 150 PE mg/min 的速度给药，因它不溶于丙二醇，在 10 分钟内就可达到磷苯妥英的血清治疗浓度。但是这并不一定能使该药物更快地进入 CNS，发挥作用[39]。

虽然磷苯妥英注射的局部反应少见，但苯妥英和磷苯妥英的全身不良反应是类似的[38]。

磷苯妥英也能肌内注射给药，虽然吸收比静脉给药要慢，这种给药方式应仅在静脉通路难以建立时使用。

丙戊酸钠

有报道称静脉注射丙戊酸钠（sodium valproate）用于治疗成人和儿童的GCSE和NCSE。它无镇静作用，耐受性良好，很少有低血压或呼吸抑制[40]。推荐初始剂量 25 ～ 45 mg/kg，最大速度可达 6 mg/(kg · min)[16]。丙戊酸在治疗SE中的准确作用尚未证实，没有足够的资料推荐它在苯妥英之前使用。

巴比妥酸盐

苯巴比妥是一种强力的抗痉挛药物，作用时间长。常用剂量 15 ～ 20 mg/kg，静脉注射。作为一线药物，它和苯二氮䓬类药物以及苯妥英同样有效，但是引起呼吸抑制、血压下降和意识障碍的可能性更大，因此经常仅在这些药物治疗失败的时候使用。然而许多人认为对于难治性 SE，应采取更为积极的替代措施，因为当其他药物治疗失败时，苯巴比妥控制癫痫发作的可能性也很小[10,15]。

硫喷妥钠是一种静脉麻醉药物，可用于难治性 SE 治疗。给予 3 ～ 5 mg/kg 的剂量进行气管插管，继之以 0.5 ～ 1 mg/kg 的剂量反复给药直至癫痫发作被控制。在单次静脉注射给药后，药物快速分布到外周脂肪储存，需要按 1 ～ 5 mg/kg 每小时输注继续抑制癫痫发作。一旦脂肪储存饱和，作用时间就会延长，恢复起来可能要花费几小时到几天。长期治疗需要使用 EEG 监测，以确保癫痫发作被持续抑制，允许滴定至以最小剂量达到控制 EEG 上癫痫发作和（或）背景抑制的目标。不良反应有低血压、心肌抑制和免疫抑制伴感染危险增加。

戊巴比妥（硫喷妥钠的首个代谢产物）在美国有现成的商品作为硫喷妥钠的替代品。

在难治性 SE 治疗中，与其他药物（如咪达唑仑和异丙酚）相比，巴比妥酸盐可能引起短期治疗失败率较低并能有效控制癫痫发作，但低血压和麻醉恢复缓慢较多见[41]。

异丙酚

异丙酚（propofol，2，6- 二异丙基苯酚）是一种麻醉药，已越来越广泛地用于难治性 SE。它是静脉推注给药，继之静脉输注维持，并需要气管插管和机械通气。

对成年难治性 SE 患者，与使用大剂量巴比妥酸盐（戊巴比妥）相比，已发现异丙酚控制癫痫发作更快，因为它作用时间短，麻醉苏醒更早[42]。然而突然停止异丙酚，癫痫容易复发，迫使从新开始输注和逐渐减少剂量，这样做最终可能引起两种药物的机械通气和 ICU 停留时间相似[42]。

长期大剂量（如 > 5 mg/kg 每小时）使用异丙酚，有人担心可以引起心肌衰竭、低氧、代谢性酸中毒、高脂血症、横纹肌溶解和死亡（异丙酚输注综合征）[43]。最初在儿童有报告，但是后来在成人也有报告，如果这样的话在使用上就需要注意。但是，成人 SE 患者长时间大剂量使用异丙酚，也有不出现不良反应的一批病例[44]。

神经肌肉阻滞药物

如果未控制的癫痫发作造成无法充分通气或严重的乳酸酸中毒，那么就需要使用肌松药。当癫痫发作的临床表现停止时，仅在持续 EEG 监测的情况下才能使用神经肌肉阻滞剂。

难治性癫痫持续状态备选的其他药物

氯胺酮可以是治疗难治性 SE 的一种有用的辅助药物 [45]。新出现的抗癫痫药物，例如，托吡酯可能也在难治性 SE 的治疗中有作用 [46]。吸入麻醉药，如异氟醚（isoflurane）可能也有作用 [47]。

手术

手术偶尔被用于难治性 SE 的治疗，它的程序以标准的癫痫手术技术为基础。有一些用局部切除、软脑膜下横断术、胼胝体切开术、大脑半球切除术和迷走神经刺激等治疗成功的病例报告 [48-50]。

重症治疗监测

对有循环呼吸衰竭损害或风险的患者，应考虑使用 ECG、动脉内和中心静脉内导管、二氧化碳分析仪和脉搏血氧饱和度监测。表 43.5 中列出了 EEG 监测的指征。脑功能检测有助于调节麻醉药物剂量达到 EEG 背景抑制，但它通常可能没有足够的敏感性发现癫痫活动。如果怀疑颅内压增高，应考虑颅内压监测。

预后

SE 患者的预后与年龄和病因的关系密切 [3,33]。30 天总病死率是 15% ~ 20%[3-4]。儿童的病死率要低很多，为 3%[51]，而年龄大于 65 岁的患者病死率达 30%[3-4]。由抗癫痫药物低水平维持或全身感染促发的 SE 病死率非常低 [3]。继发于急性 CNS 疾病或全身代谢紊乱的 SE 患者，比没有明确促发因素的患者病死率更高 [3]。缺氧引发的 SE 通常易致死亡 [22-23]。昏迷的重症患者出现 NCSE，不管识别和治疗与否预后都很差 [22-23]。难治性 SE 预后更差主要取决于其根本的病因 [9,11]。

从 SE 到充分治疗的间隔时间，是影响癫痫发作控制的难易程度，神经功能损害残留和死亡风险的重要因素 [9,28-29]。有症状的意识障碍程度也是影响预后的重要因素 [4]。

EEG 可提供有用的预后信息，在 SE 过程中或 SE 后的任何时候出现周期性癫痫样放电，表明预后差 [52]。

神经元特异性烯醇酶（NSE）是一种脑损伤标记物，经深入研究发现 GCSE 和 NCSE 时，血清 NSE 浓度升高，特别是在 CPSE 的时候 [53]。浓度升高可以反映 SE 引起的脑损害和脑部基本病变的严重程度，或两者兼有。血清 NSE 增高与 GCSE 持续时间和预后相关 [53]。

儿童癫痫持续状态

大多数儿科 SE 病例是幼儿，80% 发生于小于 4 岁的儿童 [51]。绝大多数是痉挛性和全身性病例 [27]。

病因分布与年龄高度相关，出现发热性 SE，源于急性神经系统疾病（如 CNS 感染），在 4 岁以下的儿童中较为常见。既往有脑损伤史和以前诊断过癫痫的儿童，出现 SE 的年

表 43.5 脑电图（EEG）监测指征 [14]

难治性癫痫持续状态，帮助滴定治疗抗痉挛麻醉药物（减少剂量和毒性），确保抑制癫痫发作 *
患者接受神经肌肉阻滞药物治疗 *
癫痫发作确实停止后，患者意识状态不良
意识状态改变患者怀疑出现非痉挛性癫痫持续状态
怀疑假性癫痫发作

* 推荐持续或者规律的间断 EEG 监测

表 43.6　儿童癫痫持续状态的病因[27,51]

高热（之前神经学上正常，体温＞38℃，除外中枢神经系统感染）
急性脑损害——脑膜炎、脑炎、创伤、代谢紊乱、组织缺氧、药物相关脑损害、脑血管疾病
既往脑损害——以前创伤性脑损伤或脑损害、中枢神经系统畸形、大脑性瘫痪
进展性神经疾病
病因不明

龄较晚[51]。表 43.6 中列出了儿童 SE 最常见病因[27,51]。

发热儿童出现首次 SE 发作，细菌性脑膜炎的可能性高达 12%，与短暂癫痫发作（1%）相反，高度怀疑时要详细检查，并针对性治疗脑膜炎[51]。

儿童 SE 的治疗本质上与成人相同[54]。

病因是病死率的主要决定因素，而长时间的高热惊厥和 12% ~ 16% 的急性脑损害病因易被忽视[55]。与此类似，神经功能正常的儿童继发性癫痫的风险较低，但对于急性或既往脑损害的儿童，获得 SE 的风险则超过 50%[55]。

（汪宗昱　白　宇译　尹培刚校）

参考文献

1. Treatment of convulsive status epilepticus. Recommendations of the Epilepsy Foundation of America's Working Group on Status Epilepticus. *JAMA* 1993; **270**: 854–9.
2. DeLorenzo RJ, Hauser WA, Towne AR *et al.* A prospective, population-based epidemiologic study of status epilepticus in Richmond, Virginia. *Neurology* 1996; **46**: 1029–35.
3. Logroscino G, Hesdorffer DC, Cascino G *et al.* Short-term mortality after a first episode of status epilepticus. *Epilepsia* 1997; **38**: 1344–9.
4. Rossetti AO, Hurwitz S, Logroscino G *et al.* Prognosis of status epilepticus: role of aetiology, age, and consciousness impairment at presentation. *J Neurol Neurosurg Psychiatry* 2006; 77: 611–15.
5. Meldrum BS, Brierley JB. Prolonged epileptic seizures in primates. Ischemic cell change and its relation to ictal physiological events. *Arch Neurol* 1973; **28**: 10–17.
6. ILAE Commission Report. The epidemiology of the epilepsies: future directions. International League Against Epilepsy. *Epilepsia* 1997; **38**: 614–18.
7. Alldredge BK, Gelb AM, Isaacs SM *et al.* A comparison of lorazepam, diazepam, and placebo for the treatment of out-of-hospital status epilepticus [see comment] [erratum appears in *N Engl J Med* 2001; **345**: 1860]. *N Engl J Med* 2001; **345**: 631–7.
8. Shinnar S, Berg AT, Moshe SL *et al.* How long do new-onset seizures in children last? *Ann Neurol* 2001; **49**: 659–64.
9. Mayer SA, Claassen J, Lokin J *et al.* Refractory status epilepticus: frequency, risk factors, and impact on outcome. *Arch Neurol* 2002; **59**: 205–10.
10. Bleck TP. Refractory status epilepticus. *Curr Opin Crit Care* 2005; **11**: 117–20.
11. Rossetti AO, Logroscino G, Bromfield EB. Refractory status epilepticus: effect of treatment aggressiveness on prognosis. *Arch Neurol* 2005; **62**: 1698–702.
12. Macdonald RL, Kapur J. Acute cellular alterations in the hippocampus after status epilepticus. *Epilepsia* 1999; **40**: S9–20; discussion S21–2.
13. Treiman DM. Electroclinical features of status epilepticus. *J Clin Neurophysiol* 1995; **12**: 343–62.
14. DeLorenzo RJ, Waterhouse EJ, Towne AR *et al.* Persistent nonconvulsive status epilepticus after the control of convulsive status epilepticus. *Epilepsia* 1998; **39**: 833–40.
15. Dhar R, Mirsattari SM. Current approach to the diagnosis and treatment of refractory status epilepticus. *Adv Neurol* 2006; **97**: 245–54.
16. Meierkord H, Boon P, Engelsen B *et al.* EFNS guideline on the management of status epilepticus. *Eur J Neurol* 2006; **13**: 445–50.
17. Kaplan PW. The EEG of status epilepticus. *J Clin Neurophysiol* 2006; **23**: 221–9.
18. Walton NY. Systemic effects of generalized convulsive status epilepticus. *Epilepsia* 1993; **34**: S54–8.
19. Betts T. Pseudoseizures: seizures that are not epilepsy. *Lancet* 1990; **336**: 163–4.
20. Towne AR, Waterhouse EJ, Boggs JG *et al.* Prevalence of nonconvulsive status epilepticus in comatose patients. *Neurology* 2000; **54**: 340–5.
21. Claassen J, Mayer SA, Kowalski RG *et al.* Detection of electrographic seizures with continuous EEG monitoring in critically ill patients. *Neurology* 2004; **62**: 1743–8.
22. Pandian JD, Cascino GD, So EL *et al.* Digital video-electroencephalographic monitoring in the neurological–neurosurgical intensive care unit: clinical features and outcome. *Arch Neurol* 2004; **61**: 1090–4.
23. Kaplan PW. The clinical features, diagnosis, and prognosis of nonconvulsive status epilepticus. *Neurologist* 2005; **11**: 348–61.
24. Krumholz A. Epidemiology and evidence for morbidity of nonconvulsive status epilepticus. *J Clin Neurophysiol* 1999; **16**: 314–22; discussion 353.
25. Kaplan PW. No, some types of nonconvulsive status epilepticus cause little permanent neurologic sequelae (or: "the cure may be worse than the disease"). *Neurophysiol Clin* 2000; **30**: 377–82.
26. Wijdicks EF, Hijdra A, Young GB *et al.* Practice parameter: prediction of outcome in comatose sur-

vivors after cardiopulmonary resuscitation (an evidence-based review): report of the Quality Standards Subcommittee of the American Academy of Neurology. *Neurology* 2006; **67**: 203–10.
27. Riviello JJ Jr, Ashwal S, Hirtz D *et al.* Practice parameter: diagnostic assessment of the child with status epilepticus (an evidence-based review): report of the Quality Standards Subcommittee of the American Academy of Neurology and the Practice Committee of the Child Neurology Society. *Neurology* 2006; **67**: 1542–50.
28. Lowenstein DH, Alldredge BK. Status epilepticus at an urban public hospital in the 1980s. *Neurology* 1993; **43**: 483–8.
29. Treiman DM, Meyers PD, Walton NY *et al.* A comparison of four treatments for generalized convulsive status epilepticus Veterans. Affairs Status Epilepticus Cooperative Study Group. *N Engl J Med* 1998; **339**: 792–8.
30. Marik PE, Varon J. The management of status epilepticus. *Chest* 2004; **126**: 582–91.
31. Walker MC. Status epilepticus on the intensive care unit. *J Neurol* 2003; **250**: 401–6.
32. Litt B, Wityk RJ, Hertz SH *et al.* Nonconvulsive status epilepticus in the critically ill elderly. *Epilepsia* 1998; **39**: 1194–202.
33. Shneker BF, Fountain NB. Assessment of acute morbidity and mortality in nonconvulsive status epilepticus. *Neurology* 2003; **61**: 1066–73.
34. Mahmoudian T, Zadeh MM. Comparison of intranasal midazolam with intravenous diazepam for treating acute seizures in children. *Epilepsy Behav* 2004; **5**: 253–5.
35. Scott RC, Besag FM, Neville BG. Buccal midazolam and rectal diazepam for treatment of prolonged seizures in childhood and adolescence: a randomised trial. *Lancet* 1999; **353**: 623–6.
36. Chamberlain JM, Altieri MA, Futterman C *et al.* A prospective, randomized study comparing intramuscular midazolam with intravenous diazepam for the treatment of seizures in children. *Pediatr Emerg Care* 1997; **13**: 92–4.
37. Prasad A, Worrall BB, Bertram EH *et al.* Propofol and midazolam in the treatment of refractory status epilepticus. *Epilepsia* 2001; **42**: 380–6.
38. Browne TR. Fosphenytoin (Cerebyx). *Clin Neuropharmacol* 1997; **20**: 1–12.
39. Walton NY, Uthman BM, El Yafi K *et al.* Phenytoin penetration into brain after administration of phenytoin or fosphenytoin. *Epilepsia* 1999; **40**: 153–6.
40. Limdi NA, Shimpi AV, Faught E *et al.* Efficacy of rapid IV administration of valproic acid for status epilepticus. *Neurology* 2005; **64**: 353–5.
41. Claassen J, Hirsch LJ, Emerson RG *et al.* Treatment of refractory status epilepticus with pentobarbital, propofol, or midazolam: a systematic review. *Epilepsia* 2002; **43**: 146–53.
42. Stecker MM, Kramer TH, Raps EC *et al.* Treatment of refractory status epilepticus with propofol: clinical and pharmacokinetic findings. *Epilepsia* 1998; **39**: 18–26.
43. Vasile B, Rasulo F, Candiani A *et al.* The pathophysiology of propofol infusion syndrome: a simple name for a complex syndrome. *Intens Care Med* 2003; **29**: 1417–25.
44. Rossetti AO, Reichhart MD, Schaller MD *et al.* Propofol treatment of refractory status epilepticus: a study of 31 episodes. *Epilepsia* 2004; **45**: 757–63.
45. Nathan BN, Smith TL, Bleck TP. The use of ketamine in refractory status epilepticus. *Neurology* 2002; **58**: A197.
46. Towne AR, Garnett LK, Waterhouse EJ *et al.* The use of topiramate in refractory status epilepticus. *Neurology* 2003; **60**: 332–4.
47. Mirsattari SM, Sharpe MD, Young GB. Treatment of refractory status epilepticus with inhalational anesthetic agents isoflurane and desflurane. *Arch Neurol* 2004; **61**: 1254–9.
48. Ma X, Liporace J, O'Connor MJ *et al.* Neurosurgical treatment of medically intractable status epilepticus. *Epilepsy Res* 2001; **46**: 33–8.
49. Duane DC, Ng YT, Rekate HL *et al.* Treatment of refractory status epilepticus with hemispherectomy. *Epilepsia* 2004; **45**: 1001–4.
50. Winston KR, Levisohn P, Miller BR *et al.* Vagal nerve stimulation for status epilepticus. *Pediatr Neurosurg* 2001; **34**: 190–2.
51. Chin RF, Neville BG, Peckham C *et al.* Incidence, cause, and short-term outcome of convulsive status epilepticus in childhood: prospective population-based study. *Lancet* 2006; **368**: 222–9.
52. Nei M, Lee JM, Shanker VL *et al.* The EEG and prognosis in status epilepticus. *Epilepsia* 1999; **40**: 157–63.
53. DeGiorgio CM, Heck CN, Rabinowicz AL *et al.* Serum neuron-specific enolase in the major subtypes of status epilepticus. *Neurology* 1999; **52**: 746–9.
54. Prasad AN, Seshia SS. Status epilepticus in pediatric practice: neonate to adolescent. *Adv Neurol* 2006; **97**: 229–43.
55. Raspall-Chaure M, Chin RF, Neville BG *et al.* Outcome of paediatric convulsive status epilepticus: a systematic review. *Lancet Neurol* 2006; **5**: 769–79.
56. Simon RP. Physiologic consequences of status epilepticus. *Epilepsia* 1985; **26**: S58–66.

第 44 章

急性脑血管并发症

Bernard Riley

脑血管疾病临床上很常见，其急性表现为脑卒中，脑血管疾病患者为数众多，病死率也很高。脑卒中定义为脑血管疾病造成的急性局灶性脑神经功能缺损，持续超过 24 小时，或可在 24 小时内引起患者死亡。短暂缺血发作（transient ischaemic attack，TIA）也会造成局灶性脑神经功能缺损，但它会在 24 小时内消失。在英国，脑卒中占到了全部死亡的 12%，是成人身体致残的最常见原因。在大多数发达国家，每年发生率大约是（1 ~ 2）/1000 人口 [1]。脑卒中的主要原因是血栓栓塞造成脑梗死和自发性颅内出血［脑内出血或者蛛网膜下腔出血（subarachnoid haemorrhage，SAH）］，脑梗死占 85% 而脑出血占 15%。主要的危险因素是年龄增加、高血压、缺血性心脏病、心房颤动、吸烟、肥胖、某些口服避孕药、胆固醇和红细胞压积增高。脑卒中的表现是：

- 脑梗死
  - 血栓形成
  - 脑血栓栓塞
- 自发性颅内出血
  - 脑内出血
  - SAH

急性脑血管疾病的预后

脑卒中后一个月内的病死率平均 30%，虽然出血组患者 1 年期存活率略高，但 SAH 或脑内出血后患者的病死率还是比脑梗死后要高一些。所有类型的脑卒中，大约 30% 的幸存者致残，并需要依靠他人才能存活。脑卒中的风险随着年龄而增加，30 ~ 40 岁发病率为 3/100 000，80 ~ 90 岁则增高到 300/100 000[2]。因此脑卒中常常是与年龄密切相关的共患病。这可能是过去对脑卒中患者采取非侵袭性治疗方法的部分原因，以致脑卒中预后前景黯淡成为必然。对重症监护医生的挑战是识别出那些最可能存活的患者，对不能存活的患者仍然采取非侵袭性治疗。有人建议，把脑卒中当做医学急症，类似于“心肌梗死”，确保患者得到早期重症监护支持，以图改善预后 [3,4]。

脑梗死

脑组织梗死是由于脑血管堵塞造成灌注不足以及侧支循环不充分的结果。它可以在脑血栓形成或血管栓塞时发生。

病因和病理学

脑血栓形成

动脉粥样硬化是大动脉阻塞的主要原因，如果阻塞发生在颈动脉分叉处或颈动脉虹吸部最常出现临床症状。进展期斑块形成引起动脉管腔狭窄，并且成为一个血小板聚集和血栓形成的病灶。斑块溃疡和破裂暴露其脂质核心，激活凝血反应，血栓形成堵塞血管。高血压和糖尿病是较小动脉血栓形成的常见原因。血栓形成罕见的原因包括引起血管炎的任何疾病、椎动脉或颈动脉夹层（自发的或者创伤后的）、颈部勒伤造成颈动脉阻塞或心搏骤停后致全身低血压等。脑静脉血栓形成不到脑卒中原因的 1%，可发生在高凝状态下，例如，脱水、红细胞增多症、血小板增多症、某些口服避孕药、C-蛋白或S缺乏或者抗凝血酶Ⅲ缺乏，肿瘤或脓肿造成血管阻塞等。脑梗死也可由任何原因造成的持续性全身低血压引起，特别是在伴有低氧血症时更易发生。

脑栓塞

栓塞通常是由附着在动脉粥样硬化斑块上的血栓或血小板聚集物脱落引发，但是30%大脑栓子来源于心脏左房或左室的血栓。合并有心房颤动、左心瓣膜疾病、近期的心肌梗死、慢性心房增大或室壁瘤时，出现脑栓塞的可能性非常大。存在卵圆孔未闭或间隔缺损时，可发生反常栓塞。心肺旁路手术、心导管检查或脑血管造影时，会发生医源性空气栓塞。在SAH后试图用弹簧圈栓塞脑动脉瘤或动静脉畸形（arteriovenous malformation，AVM）时，也可能并发脑栓塞。

临床表现

在脑血栓形成中，早期没有意识丧失或头痛，在数小时内便出现初期的神经功能丧失。脑栓塞也可以突然发作并快速进展为完全的神经功能丧失为特征。没有一个临床体征和症状，能可靠地把血栓形成和血管栓塞区分开。梗死发生在局限的动脉供血区内，临床体征常常有特征性。最常见的部位是累及大脑中动脉，典型的症状为急性对侧臂、面偏身轻瘫，伴有感觉或运动障碍，取决于具体的梗死区域。

- 大脑中动脉供血区梗死导致对侧偏瘫、对侧面瘫、对侧偏盲和同侧眼球偏视。
- 优势左半球损伤由于失语、言语障碍、书写障碍和计算障碍造成语言表达困难。
- 非优势右半球损伤造成患者忽视左侧，可能不会与从该侧接近的任何人交流。
- 脑卒中涉及后颅窝时，准确的症状表现要依据所涉及的动脉供血区，以及有没有侧支循环。可以非常快地出现如步态紊乱、头痛、恶心、呕吐和意识丧失等症状。
- 静脉血栓形成特别是发生在脑静脉、矢状窦或硬脑膜横窦中的血栓形成，会引起头痛、抽搐、局灶性神经病和意识丧失。

脑卒中还有其他认知改变，包括记忆受损、焦虑、抑郁症、情绪不稳定、失语症和空间感受损。基底动脉血栓形成引起的双侧脑干梗死，可以造成深度昏迷和四肢轻瘫。脑桥卒中可造成“闭锁”综合征。具体的临床表现取决于梗死区域的大小和它在脑中的位置。

检查

需要详细询问患者病史，进行全面体格检查，这些结果有助于鉴别诊断，鉴别诊断还需特定的检查。目标是明确诊断，确定病变性质、范围和位置，以便给予正确的治疗，弥补原发损伤带来的后果，预防病变扩散或出现并发症等。

血液化验

化验血红蛋白、白细胞计数和血小板，注意红细胞增多症、感染或血小板增多症。红细胞沉降率或C反应蛋白增加存在血管炎、感染或肿瘤可能，是进一步检查的依据。

凝血筛查应连同血清胆固醇、三酰甘油和梅毒血清学一同检测。对于静脉血栓形成或不明原因的脑梗死或TIA的患者，应进行针对血栓形成倾向的特定检查，如：蛋白C、蛋白S、莱顿Ⅴ因子和抗凝血酶Ⅲ异常等。

心电图

这项检查可以显示心房颤动或其他心律失常，或近期的心肌梗死。

超声心动图

经胸或者经食管超声心动图（TOE）可以显示成为栓子来源的腔壁或心房附壁血栓。TOE在检测卵圆孔未闭、主动脉硬化或夹层时更为有效。

计算机断层扫描（CT）或磁共振成像（MRI）

这些技术用于鉴别梗死和出血。肿瘤、脓肿或硬膜下血肿也可出现类似脑卒中的症状和体征。理想情况下，应尽快进行头颅扫描以排除需神经外科治疗的情况。如果计划实行像溶栓、抗凝、抗血小板或手术这样的干预治疗，那么早期扫描就至关重要。

缺血性脑卒中后的第一个 24 小时，CT 扫描可以是正常或仅显示灰 / 白质间密度区别稍降低，而出血性脑卒中在数分钟内就能看到衰减增加的区域。几星期后梗死或出血的 CT 表现变得非常类似，如果 CT 扫描被拖延超过这个时间段，就不可能把梗死和出血区分开。CT 血管造影常能显示血管异常和血管痉挛，但多功能的 MRI，如：弥散和灌注成像的 MRI 联合 MR 血管造影（MR angiography，MRA）能更敏感地显示脑组织小面积缺血，主要针对那些最适合溶栓的患者[5]。静脉血栓形成造成的脑梗死，最佳的成像技术是 MRA。其他成像技术适合确定脑卒中定位诊断。任何颈内动脉供血区的脑卒中或 TIA 的患者应进行双功能彩色多普勒超声检查，它可显示颈内动脉狭窄、闭塞或夹层分离。头颅创伤需进行 CT 骨窗重建，以了解头颅骨折情况。

治疗

理想情况下，应在脑卒中病房里协调开展卒中患者的救治，与在普通病房治疗的患者相比，3 个月时脑卒中患者的病死率和致残率下降 28%[6]。总的来说，只有那些意识水平下降或威胁生命的循环呼吸紊乱造成气道通气受损的患者，才需要进入内科或神经外科 ICU 治疗。无论哪种情况，重视基础复苏，包括保持气道通畅、稳定呼吸和循环是非常重要的事情。

气道和呼吸

Glasgow 昏迷评分（GCS）小于等于 8 分或者没有咳嗽的患者需要气管插管，以保护气道，防止误吸。当保护气道的需求可能持续较长时间时，就要考虑早期气管切开。适当的氧合与通气应以动脉血气分析来确定，若有任何缺氧表现时就要补充给氧。若发生高碳酸血症，必需予以通气支持以维持正常二氧化碳水平，防止加重脑水肿。已有研究显示在此情况下通气支持能改善预后[7]。

循环支持

很多的脑卒中患者就诊时存在血压升高现象，大概是血管运动中枢在尽力改善脑灌注。患者血压升高表明可能有血压自身调节功能受损，而且脑组织局部灌注非常依赖于血压[8]。应根据患者的全身临床条件和神经损害状态来决定治疗，而不是主观地确定血压水平。试图控制非常高的血压（220/120 mmHg；29.3/16.0 kPa）不是没有风险，可能会引起缺血性脑卒中恶化，因此应严密监测血压下降水平[9]。虽然缺乏有力的证据，但从生理学的角度看避免使用脑血管扩张药似乎是合理的。动物实验已表明血液稀释能降低全血细胞黏滞性，改善脑血流，但多中心研究最近却不能证实它有任何临床益处[10]。心输出量应予维持，任何基础的心脏疾病，如心力衰竭、心梗和心房颤动等，都要给予适当的治疗。

代谢支持

低血糖和高血糖都已证实会恶化急性脑卒中的预后，因此血糖水平应维持在正常范围[11]。从长期治疗角度看，不能忽视营养支持，必须通过鼻胃置管早期开始肠内营养。从更长期治疗的角度看，特别是延髓功能下降时，必须进行经皮内镜胃造瘘。

抗凝治疗

理论上，使用抗凝治疗能抑制血栓增长，应能防止进一步的血管栓塞。但实际上，抗凝治疗虽能降低再出现血栓栓塞的风险，但此作用被类似数量死于脑或全身出血的患者所抵消[12-13]。抗凝治疗仅推荐给有高度复发风险的患者，例如，人工心脏瓣膜、伴有血栓的心房颤动或有形成血栓倾向的患者。必须在开始治疗前进行 CT 扫描，以排除出血，并在使用中严密监测。大面积梗死的患者一直有梗死区域出血（即梗死出血转换）的风险，最好避免早期肝素化。

溶栓治疗

用链激酶全身溶栓有非常高的脑出血风险，不应使用[14]。有一些证据显示静脉用重组组织型纤溶酶原激活物（阿替普酶）有更好的安全性/有效性比值。国家神经疾病和卒中研究院（National Institute of Neurological Disorders and Stroke，NINDS）的试验显示，使用阿替普酶的急性卒中患者3小时内的改善比安慰剂组明显[15]。在两个相似的欧洲试验中并未发现其有效性有统计学意义，并且ATLANTIS试验表明阿替普酶治疗组在90天无明显益处，但急性颅内出血的风险却增加[18]。2006年Cochrane图书馆数据库的记录显现溶栓治疗使得死亡或日常活动依赖他人的患者比例明显降低。然而，也存在头7～10天内死亡数增多，3～6个月随访时有颅内出血后遗症和死亡数增加的现象。到目前为止，静脉用重组组织型纤溶酶原激活物治疗的试验资料，有最多的溶栓治疗证据，表明该药物有更少的危险和更多的益处。已公布的试验中某些结果存在差异性，因此在确定最适宜的临床指证时，既要从中获益最大，又要受到伤害的可能性最小、同时把握最好的时间窗、选择的药物、给药的剂量和途径等等，临床上都不十分清楚。然而，资料显示前景有希望，并且在有经验和资质的各医学中心，对严格选择的患者采用重组组织型纤溶酶原激活物进行静脉溶栓治疗完全正当。但是资料并不支持这个时候在常规临床实践中，广泛使用溶栓治疗，建议还需要进一步的试验确定，哪些患者最有可能从治疗中受益，在什么条件下实施该治疗最好[19]。

脑保护

各种药物，如自由基清除剂、钙拮抗剂、镁、氨基-3-羟基-5-甲基-4-丙酸异噁唑（AMPA）拮抗剂、谷氨酸盐拮抗剂和γ-氨基丁酸拮抗剂等已经在临床使用，试图限制缺血后脑细胞内生化演变的有害作用。在安慰剂对照Ⅲ期试验中，没有一个药物显示有效。

开颅减压

是年轻患者非优势半球的大脑中动脉供血区域大面积梗死的一个治疗选择。若未经治疗，通常这部分患者的病死率达80%，据报道这项手术能降低病死率约30%，但会遗留神经功能缺损。开展这项手术仅限于有专科医生的医学中心。其他外科干预方式，如：通过置入脑室外引流（extraventricular drain，EVD）引流继发性脑积水或梗死区出血抽吸等，能有效地扩大颅内空间，降低颅内压，否则会引起新的挤压综合征。这在后颅窝脑梗死特别有用，因为解剖原因，脑组织在此损伤后的膨胀空间受限。

并发症

局部并发症包括脑水肿、梗死区出血或继发脑水肿。全身并发症有支气管肺炎、吸入性肺炎、深静脉血栓、尿路感染、压疮、挛缩和抑郁症。一个专家团队，包括专业护理、理疗师、职业的语言和语言治疗师等，是避免这些并发症的最好方法。

自发颅内出血

自发颅内出血引发脑卒可能来源于脑内出血（10%）或者SAH（5%）。

脑内出血

脑内出血的发生率大约是9/100 000人口，大多数患者的年龄范围是40～70岁，男性和女性的发生率相同。

病因和病理

最常见原因是慢性高血压。这会通过脂质透明变性导致血管或小动脉瘤的血管壁变性，小动脉瘤突然破裂。这种情况也会发生在：

- 恶性肿瘤的新生血管丛
- 血管炎
- 真菌性动脉瘤
- 淀粉样变性
- 结节病
- 恶性高血压
- 原发出血性疾病
- 抗凝过度

脑动脉瘤或 AVM 偶尔可引起脑内出血而没有 SAH。年轻患者发生脑内出血的最可能原因是潜在的脑血管异常。在某些地区，也与可卡因等药物滥用引起拟交感活性兴奋有关。小动脉瘤破裂易发生在小穿动脉的分叉部分。出血的常见部位是壳核（55%）、大脑皮质（15%）、丘脑（10%）、脑桥（10%）和小脑（10%）。出血通常是单支血管破裂，出血量受到所发生部位解剖阻力的影响。出血的效应由它所破坏的脑组织区域决定。皮质出血要多于脑桥出血，但是后者由于神经束和神经核解剖密度的原因，破坏力却要大得多。

临床表现

通常没有前驱症状，而是突然出现局灶性神经症状或意识障碍。如蛛网膜下腔出血蔓延，血液可进入脑室，神志清醒患者会出现头疼和颈项强直。脑室内出血蔓延，随继发性脑积水加重，会出现 GCS 进行性降低，并伴有眼麻痹，出现“落日征”。与缺血性脑卒中类似，局灶性神经损害表现由所累及的脑损伤区域决定。完全区分缺血性脑卒中、脑内出血或 SAH 的唯一方法是影像学检查。临床症状与脑组织破坏、压迫和颅内压升高有关，若症状进行性发展将会引起脑干缺血和死亡。

检查

全身检查很必要，内容参见前面缺血性脑卒中检查列表，因为早期阶段，难于分辨出血还是缺血性脑卒中。另外，应找机会尽早做头颅 CT 和（或）MRI 检查。如果怀疑真菌性动脉瘤，可以做腰椎穿刺除外颅内感染，但只有在 CT 排除颅内压升高或非交通性脑积水后才能施行。数控减影血管造影能够定位出血来源，有利于外科干预动脉瘤或 AVM（图 42.7，图 44.1 和图 44.2）。

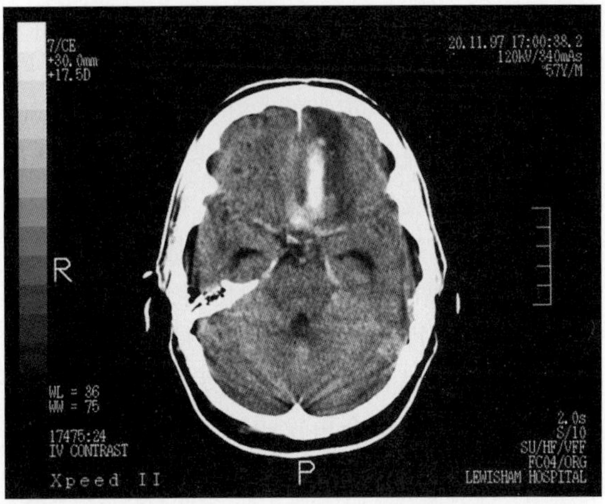

图 44.1　左前额实质内出血，伴局限性水肿

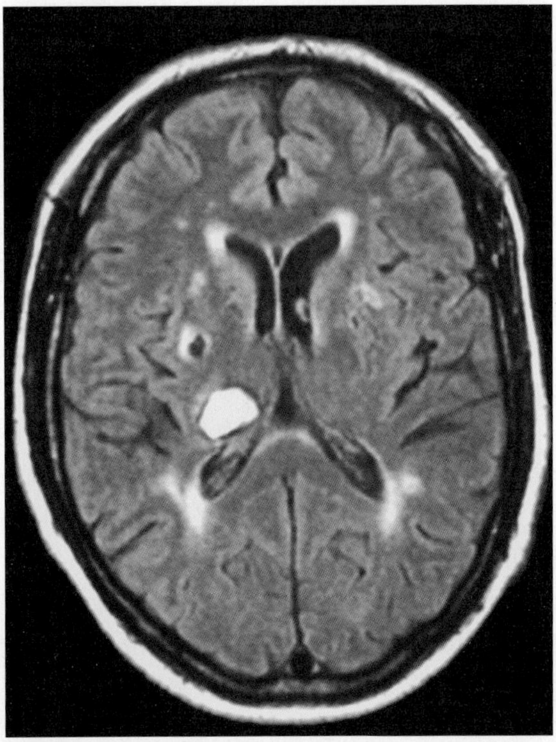

图 44.2　磁共振成像：丘脑出血

治疗

一般治疗原则与缺血性脑卒中相同。当然无需抗凝或溶栓治疗，以及对原发于或者继发于抗凝治疗引起的任何凝血障碍，必须以紧急事件做拮抗逆转处理。必须做全面的凝血筛查，根据结果给予维生素 K、新鲜冰冻血浆、冷沉淀等。发生脑室内出血扩散时，特别是出现继发性脑积水时，插入 EVD 可以提高意识水平。EVD 水平应设置在维持脑脊液（CSF）压约 10 mmHg 的程度。正常的 CSF 引流应有每小时的计量，若引流量突然减少到零，会使医务人员意识到可能发生引流管堵塞。如果 CSF 呈血性，色深，就特别可能是引流受阻。检查 CSF 引流管中形成的弯月面上的传导性血管搏动，或将引流平面暂时降低几厘米看是否液体流出，均是监测引流导管是否通畅的方法。若引流堵塞，继发性脑积水会再次出现。因为有导致感染的风险，从而造成脑室炎，引流管必须由神经外科医生按无菌原则解除导管堵塞。血肿的手术减压术应在神经外科中心才能进行，如果考虑这样做的话，应确保安全转运。这是一项有争议的治疗，大多数最近公布的试验结果显示，神经外科病房里的自发性幕上脑出血患者，早期手术组与初期保守治疗组相比，并未从手术中获得整体的益处[20]。亚组分析显示那些从皮质表面小于 1 cm 的脑出血患者可从早期手术中获益。患者的 GCS 小于 8/15，几乎普遍预后很差。不是所有的脑内血肿都适合手术，CT 扫描应由神经外科医生阅读，最好是在转运前通过数字图像进行评估。理想的目标是最长在 6 小时之内，进行血块清除。

临床治疗自发性脑出血后高血压可能比较困难，维持血压太高会引起进一步脑出血，而太低会造成脑缺血。美国心脏协会脑卒中委员会推荐慢性高血患者平均动脉压不应超过 130 mmHg，若收缩压低于 90 mmHg，就应使用升压药物[21]。转运前给予甘露醇应与神经外科医生讨论。无需使用类固醇激素，过度通气使 $PaCO_2 \leqslant 30$ mmHg（4 kPa）以控制颅内压升高的办法，会危害到其他区域的脑血流灌注。

蛛网膜下腔出血

SAH 主要是指出血进入蛛网膜下腔，而不在脑实质内。SAH 的发生率大约为 6/100 000：此发生率与早期研究相比明显下降，这是由于临床更频繁使用头颅 CT 扫描，排除了一部分其他类型的脑出血。其危险因素与其他类型的脑卒中相同，但 SAH 患者通常较为年轻，60 岁为高峰，女男比率为 1.6∶1。黑人患 SAH 的风险性是白人的两倍。5% ～ 20% 的 SAH 患者有阳性家族史，直系一级家属有 3 到 7 倍的风险性，而二级家属则和普通人群的风险性一样。特有的遗传性疾病罕见，仅占所有 SAH 患者的一小部分[22]。对于 SAH 唯一可改变的危险因素有吸烟，大量饮酒和高血压，它们的相对风险度比值比是 2 ～ 3 倍[23]。总病死率是 50%，其中 15% 在到达医院前死亡，多达 30% 的幸存者会残留功能障碍并长期需要照顾。

病因和病理

SAH 的大多数病例是由囊状（浆果状）动脉瘤（占 85%）破裂造成，其余由非动脉瘤性脑周围出血引起（占 10%），更罕见的原因有动脉夹层、脑或硬脑膜 AVM、真菌性动脉瘤、垂体卒中、脊髓上部的血管损伤和可卡因滥用。囊状动脉瘤不是先天性的，几乎从不发生在新生儿和幼儿，而是在以后的生活中发展形成。还不知道为什么一些成年人在 Willis 环的动脉分叉处形成动脉瘤，而另一些人却没有。过去认为动脉中膜有先天性缺陷，但有或者没有动脉瘤的患者其动脉肌肉层的缺陷同样常见，一旦动脉瘤形成，发现囊壁较为薄弱而不是颈部[24]。与吸烟、高血压和大量饮酒的相关性表明有血管退变参与其中。骤然的高血压会造成动脉瘤破裂，吸食高纯度可卡因或者罕见情况下使用 sulfenidil 引发 SAH 就是很好的例证。

临床表现

在数秒钟内出现典型的‘霹雳样’头痛，一半的患者将其发作描述为在瞬间发生。50% 的患者随之会出现不到一小时的意识障碍，大约 30% 患者伴有定位神经症状[25]。大约 1/5 的患者能回忆起类似的头痛，这可能就是‘血管破裂的警告’。意识障碍的程度取决于出血的部位和程度。假性脑膜炎症状——颈项强直、畏光、呕吐和 Kernig 征阳性——在那些 GCS 较高的患者中常见。SAH 临床严重性经常用分级表示，广为认可的标准是由世界神经外科医师联盟（WFNS）制定[26]，参见表 44.1。

应用该分级标准，结合出血的范围和患者的年龄，有一定的预后指向性，分级越差（越高）出血越多，年龄越大预后良好的可能性就越小。

并发症

患者的临床状态除受最初出血时的物理影响外，还受到其他因素影响而变得复杂多变，如急性脑积水、早期再出血、脑血管痉挛、实质血肿、癫痫抽搐和内科并发症等。

表 44.1　蛛网膜下腔出血的临床神经分级

分级	体征	
Ⅰ	患者神志清楚伴或不伴假性脑膜炎	
Ⅱ	患者嗜睡没有明显神经功能缺损	
Ⅲ	患者嗜睡伴有神经功能缺损——可能脑内血凝块	
Ⅳ	患者恶化伴有严重的神经功能缺损（因为巨大的脑内血凝块）	
Ⅴ	患者濒死伴有伸肌强直和生命中枢衰竭	
WFNS 分级	**GCS**	**运动缺损**
Ⅰ	15	无
Ⅱ	14 ~ 13	无
Ⅲ	14 ~ 13	存在
Ⅳ	12 ~ 7	存在或无
Ⅴ	3 ~ 6	存在或无

WFNS，世界神经外科医师联盟；GCS，Glasgow 昏迷评分

急性脑积水

它可以在发作后的最初 24 小时内发生，通常特征为 GCS 降低一分，瞳孔反应迟缓和双侧眼球向下偏视（落日征）。如果出现这些体征，应复查 CT 扫描，如果确认为脑积水或大量脑室内聚血，那么可进行脑室引流。这种做法不是没有风险，因为它可能引起更多的出血和诱发感染。仅有的各种观察研究结果互相矛盾，因此不能做出确定的推荐（图 44.3）。

再出血

再出血可发生在入院后的头几个小时，15% 的患者可能比入院时的情况更加恶化[26]。此时需要紧急气管插管和复苏治疗，但不是所有的再出血患者都不能存活，因而此类恶化应予治疗。再出血的概率取决于动脉瘤的部位、有血凝块存在、血管痉挛的程度、年龄和性别。1983 年动脉瘤协作研究初步报告揭示，初次 SAH 后头 2 周再出血概率累计为 19%，以后的 13 天大概每天为 1.5%。

脑血管痉挛

这是描述在 SAH 后，脑血管造影观察到脑血管反应性收缩的术语。高达 70% 的

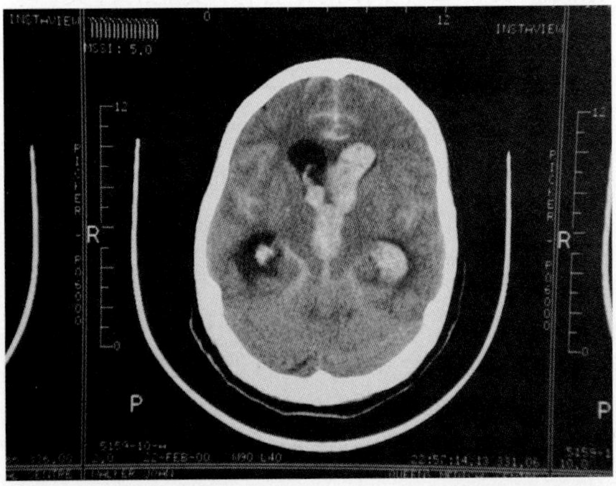

图 44.3　自发性蛛网膜下腔出血和继发性脑积水

患者都会发生这种情况，但不是所有的患者都有症状[29]。使用经颅多普勒（transcranial Doppler，TCD）估计大脑中动脉血流速度显示，流速超过 120 cm/s 与血管造影中血管痉挛的证据相关。这一技术在 ICU 内就能确定诊断，并提供了一种方法能监测血管扩张治疗的效果，该治疗用以降低血管痉挛带来的迟发性脑神经功能损害的严重程度。问题在于并不是所有血管造影显示血管痉挛或者 TCD 显示血流增速证据的患者都有临床症状。如果没有再出血、脑积水或代谢紊乱时，出现意识障碍，而 TCD 或血管造影照片上有血管痉挛的证据，此时似乎适合开始脑血管扩张治疗。如果在血管造影或放置螺丝圈时发生血管痉挛，就可以静脉使用如罂粟碱之类的血管扩张药。

实质血肿

这种情况可发生在高达 30% 的 SAH 患者，继动脉瘤破裂后，它比单独 SAH 的预后要差得多[29]。如果伴有占位效应的压迫症状，那么血肿清除和同时动脉瘤夹闭术可以改善预后。

内科并发症

在 SAH 患者属于 WFNS Ⅰ和Ⅱ级的尼卡地平安慰剂对照研究中，在安慰剂组有 40% 的病例出现至少有一种威胁生命的内科并发症[30]。内科并发症的病死率几乎与初次出血、再出血和血管痉挛加在一起造成的病死率相同。表 44.2 中列出了内科并发症的种类。

表 44.2 蛛网膜下腔出血的内科并发症

内科并发症	发生率
心律失常	35%
肝功能不全	24%
神经源性肺水肿	23%
肺炎	22%
ARDS 和肺不张	20%
肾功能不全	5%

ARDS，急性呼吸窘迫综合征

检查

应对脑卒中患者进行全面检查，必须早期做头颅 CT。在 CT 上出血征象表现为高密度影，出血的形式能够定位对所累及的动脉区域。即使有严重的广泛脑水肿引起蛛网膜下腔的静脉淤血，也很难作出假阳性的诊断。少量脑出血可能不会发现，报告的假阴性率大概为 2%[31]。有时难于区分创伤后 SAH 还是原发性动脉瘤造成的 SAH，后者引起意识水平迅速下降，也会造成意外跌倒[32]。磁共振扫描对于定位 48 小时后的脑出血特别有效，此时渗出的血发生变性，就会在 MRI 上出现明显的信号[33]。

腰椎穿刺：尽管 CT 检查为阴性或者需要排除感染可能，对那些高度怀疑 SAH 的患者仍然必须进行该项检查。必须在颅内压没有升高的情况下进行，至少要过 6 小时让 CSF 中的血液有时间溶解，并发生黄变。

血管造影：通过动脉导管进行血管造影，仍然是手术前定位动脉瘤或其他血管异常最普遍使用的检查方法。一般是在 SAH 后意识仍然清醒的患者身上操作。此操作并不是毫无风险，动脉瘤可能在操作过程中破裂，一项 Meta 分析显示其发生率为 1.8%[34]。其他检查方法还有 CT 血管造影和 MR 血管造影，虽然仍需要动脉内导管技术进行血管内治疗，但这些造影技术有可能会取代单纯的血管造影术用于临床诊断[35-36]。

颅内压监测：在 SAH 患者中使用有限，除非有脑积水或脑实质血肿的患者，早期监测到脑压升高可能是引流或减压手术的适应证。

经颅多普勒检查：对血管痉挛或脑血管自主调节功能受损的患者有用[37]。该技术依赖于超声波透过薄的颞骨‘窗’，多普勒信号沿着大脑中动脉探测。取决于于操作者的技术能力，15% 的患者没有足够的骨窗。

临床治疗

日常护理

SAH 的初期治疗受到分级、合并症或并发症，以及手术时机或需要等因素影响。GCS 减低的患者可能需要早期气管插管和机械通气，仅为气道保护；而那些症状不严重的患者需要规律的神经系统观察、在检查和手术前对头痛进行止痛和卧床休息。其他治疗选择有：

- 预防应激性溃疡
- 使用弹力袜或靴预防深静脉血栓
- 用苯妥英或巴比妥酸盐控制癫痫抽搐

如果患者在镇静和机械通气状态，可使用脑功能监测分析仪来检测亚临床性抽搐电活动。

低钠血症是常见表现，需要用生理盐水进行适当液体治疗，保持电解质水平在正常范围。如其他类型的脑损伤一样，偶尔会发生过度的尿钠排泄，引起低钠性脱水——脑耗盐综合征（cerebral salt-wasting syndrome，CSWS）。其发生原因还不清楚，有人认为与心房利钠肽水平升高有关。常在发病后第一周出现，2 ~ 4 周内自行缓解。不能有效鉴别 CSWS 和抗利尿激素异常分泌综合征（syndrome of inappropriate secretion of antidiuretic hormone，SIADH）时，可能会导致不适当的限制液体治疗，从而损害脑灌注。在 SIADH 和 CSWS 时，尿钠浓度通常都会升高（> 40 mmol/L），但 24 小时尿钠排泄量，即尿钠浓度 [Na mmol/L] × 尿量 [l/24 小时]，在 CSWS 时较高，SIADH 时正常。如果 CSWS 对盐水输液无反应或没有自限性，那么加用氟氢可的松或许有用。

血压控制

SAH 后经常能见到血压升高，没有准确资料解释是什么导致 SAH 发生后出现不可接受的高血压，并能造成再出血。同样，也没有准确资料说明最低血压水平是多少，低于它就可能发生脑梗死，因为这依赖于患者的正常血压水平、脑水肿程度和脑血管自主调节功能完好的程度。一项观察研究已证实 SAH 后高血压患者经降压治疗与未治疗组相比，再出血率减少，但脑梗死率却更高[38]。如果收缩血压 ≥ 200 mmHg（26.6 kPa）或舒张压 ≥ 100 mmHg（13.36 kPa），从经验上看，对未夹闭动脉瘤的 SAH 患者，降低血压似乎很明智。广泛使用的降压药为 β 肾上腺素能阻滞剂或钙拮抗剂，因为能扩张脑血管的药物可能会增加颅内压，要避免使用。

血管痉挛

血管造影显示 70% 的 SAH 患者中可以见到血管痉挛现象，但仅有大约 30% 的患者出现血管痉挛相关的脑部症状。经颅多普勒得到大脑中动脉血流速超过 120 cm/s 能准确预测缺血改变[37]。临床症状一般在出血后 4 到 14 天发生，在 SAH 发生后的这段时间，脑血流下降。

防治血管痉挛的方法之一是尼莫地平 60 mg 口服，每 4 小时一次，共 21 天，研究显示其能降低 34% 的缺血性脑卒中风险[39]。静脉尼莫地平应用于不能口服吸收的患者，但用量必须滴定调节至不降低体循环血压的程度。其他钙拮抗剂，如有名的尼卡地平和试验药物 AT877，可减少血管痉挛，但不改善预后。

脑血流低灌注会恶化预后，从而出现了预防性高血压（hypertension）、高血容量（hypervolaemia）、血液稀释（haemodilution）——即所谓的三 H 治疗策略[40]。治疗上就会使用增加液体负荷达到血液稀释，采用升压药物治疗增加脑血流，结合尽可能在 24 小时内进行开颅引流术治疗。此治疗策略持续 21 天，结果是所有患者神经系统表现保持稳定或有改善，没有明显的血管痉挛现象。很少有中心严格遵循这样的流程，但液体负荷增加而不是限制液体是基本准则，如果神经系统功能下降，要赶紧使用正性肌力或升压药物以维持高血压状态。尽管这些策略已被广泛应用，但仍没有前瞻性随机试验证实其有益性。

使用血管内导管将罂粟碱输送到痉挛血管区域依然在探索中。出现相应症状时，重要的是需排除颅内再出血、脑水肿或代谢紊乱等情况。

手术

夹闭动脉瘤是外科治疗的选择之一，如果不能用动脉瘤夹接近动脉瘤，就用包裹、近端结扎或旁路移植的方法。手术的时机仍有争议。早期手术（指出血3天内）的优点是减少再出血死亡，但由于相关组织的脆性，增加了手术技术难度。延期手术（指出血后大约10～12天）提供了更好的手术条件，但有一部分患者会发生再出血。没有1类证据只有一项观察研究提示，早期或晚期手术后预后没有区别[41]。

血管内放置螺丝圈

1990年Gugliemi发明了白金制成的可分离微型螺丝圈，通过介入放射学方法应用于动脉瘤或AVM血管内栓塞治疗[42]。一根微导管经股动脉送入脑动脉瘤，随后将螺丝圈放置在囊状动脉瘤的管腔内，使其堵塞。动脉瘤破裂或邻近血管阻塞，造成局部缺血等是最常见的并发症[43]。国际蛛网膜下腔动脉瘤试验（ISAT）针对2143例颅内动脉瘤破裂患者，采用神经外科夹闭与血管内放置螺丝圈治疗进行对比——随机比较了生存率、依赖度、抽搐发作、再出血、亚组和动脉瘤闭塞——在一年随访后结果支持血管内放置螺丝圈优于开颅夹闭动脉瘤手术。对于颅内动脉瘤破裂患者，两种治疗均适合，但血管内螺丝圈组比神经外科夹闭组有更好的一年期独立生存率；生存获益至少持续7年。晚期再出血的风险均较低，但血管内放置螺丝圈组比神经外科夹闭组更为常见[44]。放置螺丝圈的其他并发症包括放置导管过程中动脉瘤破裂、螺丝圈栓塞和血管痉挛。不是所有脑动脉瘤都适合栓塞治疗，特别是那些宽颈、多根灌注血管或巨大的动脉瘤等患者。

神经保护治疗

已有大量涉及脑损伤后细胞和生化反应的研究，曾尝试多种药物用于降低SAH病死率。像各种自由基清除剂包括21-氨基类固醇替拉扎特、烟拉文和依布硒啉，也已进行了最广泛的研究。对所有类型的SAH患者，没有一种药物能彻底改善预后。

内科并发症的治疗

显然是特定的治疗方案针对相应的并发症病患。肺炎可能需要持续正压通气或辅助通气，并结合针对性抗生素治疗；急性呼吸窘迫综合征需要肺保护/肺复张通气策略；肾衰竭需适当的肾替代治疗。心律失常需要纠正各种诱发因素，如：使用适当抗心律失常药或直流心脏电复律之前，已存在循环容量过低，电解质或酸碱紊乱等问题。神经源性肺水肿可能与严重的心源性休克有关，此时需要正性肌力药物支持，甚至临时性主动脉内球囊反搏。心源性休克一般可逆，经过积极干预治疗，患者常恢复良好[45]。

（汪宗昱　白　宇译　尹培刚校）

参考文献

1. Wolfe CDA. The impact of stroke. *Br Med Bull* 2000; **56**: 275–6.
2. Bonita R. Epidemiology of stroke. *Lancet* 1992; **339**: 342–4.
3. Treib J, Grauer MT, Woessner R *et al.* Treatment of stroke on an intensive stroke unit: a novel concept. *Intens Care Med* 2000; **26**: 1598–11.
4. Wolfe C, Rudd A, Dennis M *et al.* Taking acute stroke care seriously. *Br Med J* 2001; **323**: 5–6.
5. Jansen O, Schellinger P, Fiebach J *et al.* Early recanalisation in acute ischaemic stroke scar tissue at risk defined by MRI. *Lancet* 1999; **353**: 2036–7.
6. Stroke Trialists Collaboration. Collective systematic review of the randomised trials of organised inpatient (stroke unit) care after stroke. *Br Med J* 1997; **314**: 1151–9.
7. Steiner T, Mendoza G, De Gorgia M *et al.* Prognosis of stroke patients requiring mechanical ventilation in a neurological critical care unit. *Stroke* 1997; **28**: 711–15.
8. Fujii K, Satoshima S, Okada Y *et al.* Cerebral blood flow and metabolism in normotensive and hypotensive patients with transient neurological deficits. *Stroke* 1990; **21**: 283–90.

9. Treib J, Haa BA, Stoll M *et al.* Monitoring and management of antihypertensive therapy induced deterioration in acute ischaemia stroke. *Am J Hypertens* 1996; **9**: 513–14.
10. Aichner FT, Fazehar F, Bainin M *et al.* Hypervolaemic hemodilution in acute ischaemic stroke. The Multicenter Austrian Hemodilution Stroke Trial (MAHST). *Stroke* 1998; **29**: 743–9.
11. Jorgensen HS, Nakayam H, Raaschon HO *et al.* Effect of blood pressure and diabetes on stroke in progression. *Lancet* 1994; **344**: 156–9.
12. International Stroke Trial Collaborative Group. The International Stroke Trial (IST): a randomised trial of aspirin, subcutaneous heparin, both or neither among 19435 patients with acute ischaemic stroke. *Lancet* 1997; **349**: 1564–5.
13. The Publications Committee for the Trial ORG 10172 in Acute Stroke Treatment (TOAST). Low molecular weight heparinoid ORG 10172 (Danaparoid) and outcome after acute ischaemic stroke. *JAMA* 1998; **279**: 1265–72.
14. Multicentre Acute Stroke Trial – Europe Study Group. Thrombolytic therapy with streptokinase in acute ischaemic stroke. *N Engl J Med* 1996; **335**: 145–50.
15. National Institute of Neurological Disorders and Stroke rt-PA Stroke Study Group. Tissue plasminogen activator for acute ischaemic stroke. *N Engl J Med* 1996; **333**: 1–7.
16. Hacke W, Kaste M, Fieschi C *et al.* Intravenous thrombolysis with recombinant tissue plasminogen activator for acute hemispheric stroke. The European Co-operative Acute Stroke Study (ECASS) *JAMA* 1995; **274**: 1017–25.
17. Hacke W, Kaste M, Fieschi C *et al.* Randomised double blind placebo-controlled trial of thrombolytic therapy with intravenous alteplase in acute ischaemic stroke (ECASS II). *Lancet* 1998; **352**: 1245–51.
18. Clark WM, Wissman S, Albers GW *et al.* Recombinant tissue type plasminogen activator (alteplase) for ischaemic stroke 3 to 5 hours after symptom onset. The ATLANTIS study: a randomised controlled trial. Alteplase thrombolysis for acute non-interventional therapy in ischaemic stroke. *JAMA* 1999; **282**: 2019–26.
19. Wardlow JM, del Zoppo G, Yamaguchi T *et al.* Thrombolysis for acute ischaemic stroke. *Cochrane Database of Systematic Reviews* 2003; **3**: CD000213.
20. Siddique MS, Mendelow AD. Early surgery versus initial treatment in patients with spontaneous supratentorial haematomas in the International Surgical Trial in Cerebral Haemorrhage (STITCH): a randomised trial. *Lancet* 2005; **365**: 361–2.
21. Broderick JP, Adams HP Jr, Barsan W *et al.* Guidelines for the management of spontaneous intracerebral hemorrhage: a statement for healthcare professionals from a special writing group of the Stroke Council, American Heart Association. *Stroke* 1999; **30**: 905–15.
22. Van Gijn J, Rinkel GJE. Subarachnoid haemorrhage: diagnosis, causes and management. *Brain* 2001; **124**: 248–9.
23. Teunissen LL, Rinkel GJE, Algra A *et al.* Risk factors for subarachnoid haemorrhage – a systematic review. *Stroke* 1996; **27**: 544–9.
24. Stehbens WE. Etiology of intracranial berry aneurysms. *J Neurosurg* 1989; **70**: 823–31.
25. Linn FH, Rinkel GJ, Algra A *et al.* Headache characteristics in subarachnoid haemorrhage and benign thunderclap headache. *J Neurol Neurosurg Psychiatry* 1998; **65**: 791–3.
26. Drake CG, Hunt WE, Kassell NF *et al.* Report of the World Federation of Neurological Surgeons Committee on a universal subarachnoid haemorrhage grading scale. *J Neurosurg* 1996; **84**: 985–6.
27. Fujii Y, Takeuchi S, Sasaki O *et al.* Ultra-early rebleeding in spontaneous subarachnoid haemorrhage. *J Neurosurg* 1996; **84**: 35–42.
28. Kassell NF, Torner JC. Aneurysmal rebleeding: a preliminary report from the Cooperative Aneurysm Study. *Neurosurgery* 1983; **13**: 479–81.
29. Weir B, MacDonald L. Cerebral vasospasm. *Clin Neurosurg* 1992; **40**: 40–5.
30. Hauerberg J, Eskesen V, Rosenova J. The prognostic significance of intracerebral haematoma as shown on CT scanning after subarachnoid haemorrhage. *Br J Neurosurg* 1994; **8**: 333–9.
31. Solenski NJ, Haley EC, Kassell NF *et al.* Medical complications of aneurysmal subarachnoid haemorrhage: a report of the multicenter cooperative aneurysm study. *Crit Care Med* 1995; **25**: 1007–17.
32. Van der Wee N, Rinkel GJ, Hasan D *et al.* Detection of subarachnoid haemorrhage on early CT: is lumbar puncture still needed after a negative scan? *J Neurol Neurosurg Psychiatry* 1995; **58**: 357–9.
33. Vos PE, Zwienenberg M, O'Hannion KL *et al.* Subarachnoid haemorrhage following rupture of an ophthalamic artery aneurysm presenting as traumatic brain injury. *Clin Neurol Neurosurg* 2000; **102**: 29–32.
34. Noguchi K, Ogawa T, Seto H *et al.* Sub-acute and chronic subarachnoid haemorrhage: diagnosis with fluid attenuated inversion – recovery MR imaging. *Radiology* 1997; **203**: 257–62.
35. Cloft HJ, Joseph GJ, Dion JE. Risk of cerebral angiography in patients with subarachnoid haemorrhage, cerebral aneurysm and arteriovenous malformation: a meta-analysis. *Stroke* 1999; **30**: 317–20.
36. Wardlaw JM, White PM. The detection and management of unruptured intracranial aneurysms. *Brain* 2000; **123**: 205–21.
37. Hashimoto H, Iida J, Hironaka Y *et al.* Use of spiral CT angiography in patients with subarachnoid haemorrhage in whom subtraction angiography did not reveal cerebral aneurysms. *J Neurosurg* 2000; **92**: 278–83.
38. Vora YY, Suarez-Almazor M, Steinke DE, *et al.* Role of transcranial Doppler in the diagnosis of cerebral vasospasm after subarachnoid haemorrhage. *Neurosurgery* 1999; **44**: 1237–47.
39. Wijdicks EF, Vermeulen M, Murray GD *et al.* The effects of treating hypertension following aneurysmal subarachnoid haemorrhage. *Clin Neurol Neurosurg* 1990; **92**: 111–17.
40. Pickard JD, Murray GD, Illingworth R *et al.* Effect of oral nimodipine on cerebral infarction and outcome after subarachnoid haemorrhage: British Aneurysm Nimodipine Trial (BRANT). *Br Med J* 1989; **298**: 636–42.
41. Origatano TC, Wascher TM, Reichman OU *et al.* Sustained increased cerebral blood flow with prophylactic hypertensive hemodilution ('triple-H' therapy) after subarachnoid haemorrhage. *Neurosurgery* 1990; **27**: 729–40.
42. Kassell NF, Torner JC, Jane JA *et al.* The International Cooperative Study on the Timing of Aneurysm

Surgery. Part 2: surgical results. *J Neurosurg* 1990; **73**: 18–36.
43. Guglielmi G, Vinuela F, Duckwriter G *et al.* Endovascular treatment of posterior circulation aneurysms by electrothrombosis using electric-ally detachable coils. *J Neurosurg* 1992; 77: 515–24.
44. Molyneux AJ, Kerr RSC, Yu LM *et al.* The International Sub Arachnoid Aneurysm Trial (ISAT) of neurosurgical clipping versus endovascular coiling in 2143 patients with ruptured intracranial aneurysms: a randomised comparison of effects on survival, dependency, seizures, rebleeding, subgroups and aneurysm occlusion. *Lancet* 2005; **366**: 809–17.
45. Parr MJ, Finfer SR, Morgan MK. Reversible cardiogenic shock complicating subarachnoid haemorrhage. *Br Med J* 1996; **313**: 681–3.

第 45 章

大脑保护

Victoria Heaviside 和 Michelle Hayes

脑循环可以被认为是身体里最重要和最脆弱的循环。循环骤停只需几分钟即可引起神经元死亡。脑保护的概念已经广泛运用于临床实践。其已经纳入到脑缺血和梗死的预防、治疗和后期管理中，甚至试图在心肺复苏后，改善缺血或缺氧后脑损伤。本章不能涵盖脑保护的所有内容，但了解目前脑保护的各种方法肯定有助于脑损伤的治疗。

正常脑生理

脑的热量需求高，大约每 100 g 脑组织耗氧 3 ～ 5 ml/min（每 1500 g 脑组织耗氧 45 ～ 75 ml/min）和耗葡萄糖 5 mg/min（每 1500 g 脑组织耗葡萄糖 75 mg/min）。脑储存代谢前体的能力微乎其微，需要依靠血流持续供给代谢底物。

当每 100 g 脑组织的脑血流（cerebral blood flow，CBF）为 50 ml/min（每 1500 g 脑器官为 750 ml/min），每 100 ml 血液的正常氧含量为 20 ml O_2 时，每 1500 g 脑组织接受的氧量约为 150 ml/min。是正常脑活动时耗氧量的 2 ～ 3 倍。

在同样的 CBF（即每 100 g 脑组织 50 ml/min）情况下，且血糖浓度为 5.5 mmol/L（即 100 mg/100 ml 血液）时，每 100 g 脑组织获得葡萄糖 50 mg/min（每 1500 g 脑器官获得葡萄糖 750 mg/min），而脑消耗葡萄糖的速度为每 100 g 脑组织 5 mg/min，只是输送量的 1/10，与氧消耗的量相比数值很小。

脑损伤有许多病因，但是脑损伤的机制就那么几种。最常见的机制是由于灌注减少或消失（即缺血或梗死）而缺乏必需的营养（氧和葡萄糖），此机制可以在脑血流稳定时单独存在（即单纯的缺氧或低血糖），或与脑血流不足（脑缺血或梗死）同时并存。无论病因如何，这些能量底物供应降低是脑损伤机制的主要构成因素。

天然保护机制

脑器官对于整个人体的重要性就体现在脑组织面临缺血损害时，有一个脑保护机制存在。

侧支循环

精细的脑血管构造用于保证充足的 CBF。前部脑循环由双侧颈内动脉供血，每一侧的颈内动脉都分出大脑前动脉和大脑中动脉。这些动脉提供大约 70% 脑循环血液，供应给前部大脑（额叶、顶叶和颞叶）和前侧间脑（基底节和下丘脑）。椎基底动脉系统供给剩下 30% 脑循环血液，经后颅窝供应脑干、小脑、大脑的后侧部分（枕叶）以及间脑（丘脑）。这两套循环之间有交通支相连，最终形成 Willis 环（图 45.1）。在大脑基底部形成的这种前后循环连接构造是人类大脑血管结构的主要组成部分。在两套动脉分布之间是软脑膜连接血管的灌注区域。此外，在前部和后部动脉系统之间偶然会见到残存的胎儿动脉提供侧支供血途径。

脑血流

脑灌注压

输送到大脑的血流量受到多个因素的高

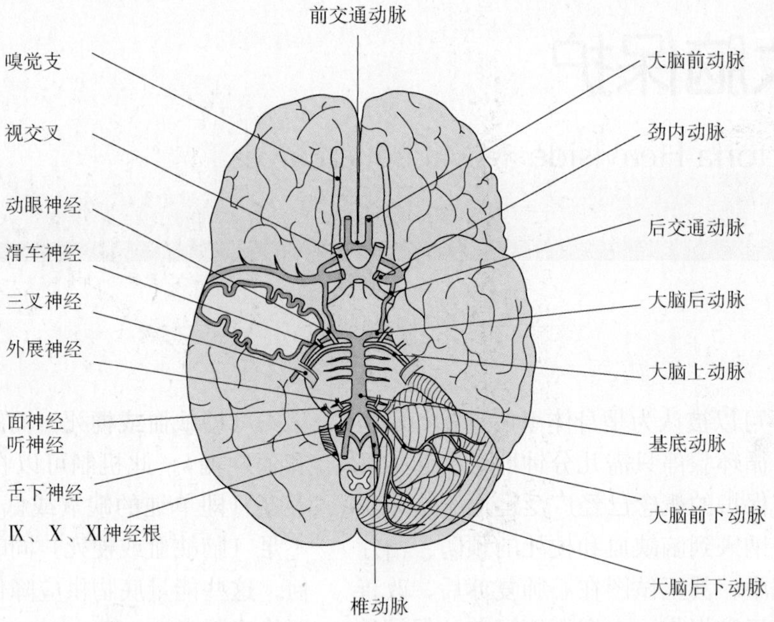

图 45.1 大脑动脉环（Willis 环）

度调节和控制。CBF 部分由跨大脑灌注压力称为脑灌注压（cerebral perfusion pressure，CPP）所决定。CPP 是指动脉血进入蛛网膜下腔时的动脉压与血液进入较大硬脑膜窦之前的引流静脉血压之间的差值。由于这些压力难以测量，因而 CPP 是根据全身平均动脉压（mean arterial pressure，MAP）与颅内压（intracranial pressure，ICP）的差值得出，是组织灌注压的估计值。

脑血管直径与灌注压的变化成反比：CPP 升高时血管收缩，而 CPP 降低时血管舒张，这样在 CPP 较大范围波动时，就可以保证血流量恒定（图 45.2a）。这种灌注压自身调节机制被认为是受到动脉内压波动的刺激，局部血管壁作出的肌源性调节反应。脑灌注压超出 6.7 ～ 20 kPa（50 ～ 150 mmHg）这个范围时，脑灌注呈压力被动状态，脑血流量的升高或降低与 CPP 的改变成正比。自身调节的范围随着年龄而改变，在新生儿发生左移（向低的方向），而慢性高血压患者则右移（向高的方向）。对于后者，重要的是要记住避免过度降低收缩压，在血压在自身调节范围的低限水平时，易招致脑缺血的风险。另一方面，急性高血压超过了自身调节的上限，可引起脑灌注高于正常。这可继发于静水压升高造成脑水肿（高血压脑病），并潜在地引起抽搐或脑出血。

PaO_2 和 $PaCO_2$ 的影响

调控 CBF 的次要因素是对局部代谢环境的影响。这种机制中最突出的就是氧和二氧化碳的影响。动脉氧含量或氧分压在正常或偏高水平变化时，几乎不引起 CBF 的改变。也许这意味着对另一种营养物质（即葡萄糖）的需求或需要清除代谢产物（即二氧化碳或代谢性酸）。随着出现低氧血症（PaO_2 60 mmHg 或 8kPa），CBF 迅速升高，升高程度与血氧含量的降幅成比例，以便维持恒定的氧输送（图 45.2b）。

CBF 和 $PaCO_2$ 之间也直接相关，因此随

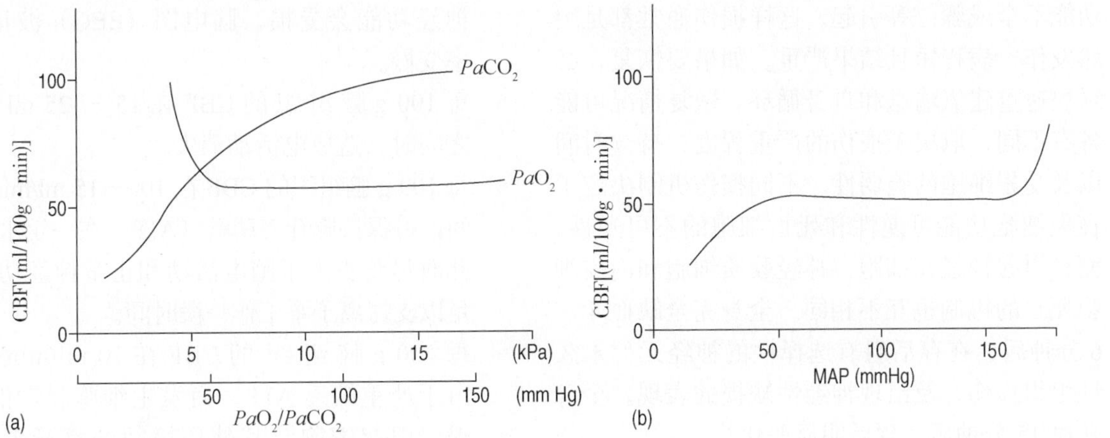

图 45.2 （a）氧分压（PaO_2）和二氧化碳分压（$PaCO_2$）与脑血流（CBF）之间的关系。（b）在正常情况下平均动脉压（MAP）与脑血流的关系，图解说明自身调节的范围

着 $PaCO_2$ 的升高而脑灌注增加（图 45.2b）。这可能意味着大脑需要通过增加血流量来更有效地清除代谢分解产物，以保持 pH 稳定。与对氧的反应不同，CBF 对 $PaCO_2$ 的变化在生理范围内即呈现出明显的改变，因此 $PaCO_2$ 每改变 0.13 kPa（1.0 mmHg），就可以引起每 100 g 脑组织的 CBF 变化 1 ~ 2 ml/min。因此 $PaCO_2$ 升高到 10.6 kPa（80 mmHg），可使每 100 g 脑组织的 CBF 升高到约 100 ml/min，而 $PaCO_2$ 降低到 2.7 kPa（20 mmHg）时，则可使每 100 g 脑组织的 CBF 降低到约 25 ml/min。所以：

- 将 $PaCO_2$ 翻倍即可使 CBF 翻倍
- 在此范围内，$PaCO_2$ 减半即可使 CBF 减半

理解了这个生理概念，会使治疗更有逻辑性（见下文），因为 CBF 的升高常导致脑血容量的升高，进而造成 ICP 的升高——这是一个常见的脑缺血原因。

脑损伤

脑血管的功能不全或破裂、创伤、肿瘤、感染、炎症以及代谢和营养紊乱等，均可引起脑损伤。无论病因如何，损伤的机制通常都是缺氧性和（或）缺血性损伤。

- 缺氧是氧供缺乏。
- 缺血是血液灌注缺乏。

因此可能存在高血流灌注而没有氧供，或者另一种情况，出现无血流但氧供充足。这两种情况在细胞水平上造成的后果都是一样。

在多数情况下，机体的保护机制能在应对低氧血症时刺激 CBF 急剧增加，和正常情况过度供给营养物质等条件下，提供充足的脑血流，从而维持了脑器官的氧输送和营养物质供给。任何限制 CBF 调节能力的因素，无论是通过脑血管疾病限制了脑灌注，抑或是颅内占位、水肿、ICP 升高造成局部压力过高并改变了脑血流等，都会引起缺氧性 / 缺血性脑损伤。全身性问题，例如，重度的或长时间的低氧血症，可最终扰乱全身循环稳定，造成低血压及组织缺血。因此，缺血性和缺氧性损伤可以看作同义词，尽管两者可能存在病因上的区别。全身性和局部性缺氧缺血损伤二者间更重要的差别尚待研究。

全身缺氧 / 缺血性损伤

这些类型的损伤分别由低氧血症，心血管

功能不全或骤停等引起。这样损伤通常都是突然发作、病程短且结果严重。如果要恢复，必须快速重建氧输送和自身循环。恢复情况可能各有不同，取决于损伤的严重程度，持续时间以及受累细胞的脆弱性。不同损伤机制决定了丧失细胞功能可逆性和死亡细胞的不可逆性，而且引起神经元细胞、神经胶质细胞和内皮细胞死亡的机制也互不相同。全身完全缺血 4 ~ 6 分钟后，在存活组有选择性的神经元群永久性组织损伤，及出现神经性缺损的表现。全身缺血 15 分钟后，预后明显恶化[1]。

局灶缺氧 / 缺血性损伤

这类损伤经常发生突然，但一般会持续更长时间。如果环绕大脑的侧支循环血供良好，仅有部分大脑受到影响，且损伤可能不太严重。

终末动脉供血区内的局部缺血可致细胞死亡，除非迅速建立循环再灌注。梗死区外周是缺血半阴影区。在这里的 CBF 比梗死核心区更丰富，但仍比周围正常组织的要少。动物研究表明由局灶缺氧 / 缺血性造成的脑梗死和不可逆损害的时程约为 30 ~ 60 分钟。治疗干预的焦点集中在半阴影区，其理论基础是如果血流在此区域得以正常化，或无论血流量如何减少，药物均可进入该区域，该区域脑组织就有恢复的希望。相反地，由于缺血持续存在而无法维持此区域的血供，就会导致半阴影区融入梗死区。

局部损伤引起的缺血半阴影区改变和一过性全脑缺血［例如，心搏骤停早期，低效的心肺复苏（CPR）或 ICP 升高等］，可能有相似的病理生理学进程。由于一般不可能预防治疗，因此神经保护和组织挽救策略侧重于预防和治疗继发性脑损伤。

大脑缺血和梗死的进程

当脑血流减少时，正常的生理状态开始发生变化。

- 每 100 g 脑组织的 CBF 低于 50 ml/min 时，神经功能会受损，脑电图（EEG）波形频率变慢。
- 每 100 g 脑组织的 CBF 在 15 ~ 25 ml/min 之间时，造成电活动消失。
- 每 100 g 脑组织的 CBF 在 10 ~ 15 ml/min 之间，可保持腺苷三磷酸（ATP）在一定水平，此时尽管丧失了脑电活动和正常神经功能，足以支持离子泵工作一段时间。
- 每 100 g 脑组织的 CBF 在 10 ml/min 时，由于严重缺乏 ATP，而发生细胞膜功能衰竭，引起细胞及其外环境间的离子失衡。如果 CBF 这样的低灌注时间延长或者进一步恶化，就会因细胞死亡造成永久性的神经损伤。

缺血的影响

缺血造成氧和葡萄糖供给减少，影响有氧代谢生成 ATP。完全缺血时，ATP 水平在 2 ~ 3 分钟内就能耗尽（动物研究资料）。葡萄糖或氧在大脑内的储存量很少，缺血期间 ATP 的生成就依靠无氧糖酵解，与底物的储备量消耗持续时间有关。这就造成 ATP 正常消耗在持续，但是 ATP 生成欠佳难以推动有氧代谢，因而发生乳酸酸中毒。ATP 的缺失引起细胞膜离子泵功能衰竭，导致钾离子外流和钠、钙、氯离子内流，从而开启了细胞毒性水肿。

细胞缺血启动的级联放大效应最终造成细胞死亡：

- 钾离子外漏引起细胞去极化、离子通道开放，以及兴奋性氨基酸（excitatory amino acid，EAA）神经递质（如谷氨酸盐、天门冬氨酸盐及其他递质）释放。
- EAA 引起临近细胞和远隔细胞（未受累的部分脑组织）进一步去极化。
- 钠和氯离子通过红藻氨酸盐（K）和使君子氨酸（Q）受体内流（同时伴有水分内流，加重细胞水肿）。
- 钙离子通过 N- 甲基 D- 天冬氨酸（NMDA）受体内流。
- 兴奋性递质释放。

- 磷酸化酶转化，氧化磷酸化解偶联，蛋白酶激活，细胞质蛋白降解和刺激脂肪酶释放。脂肪酶释放花生四烯酸和其他游离脂肪酸，从而生成氧自由基和前列腺素类导致组织损伤。

缺血在细胞内的其他效应影响了 DNA 和 RNA 生成，从而抑制蛋白质产生。这可能能够解释为什么即使再灌注成功，重建离子平衡和 ATP 恢复近乎正常水平后，细胞和临床恢复仍然是部分性的。在急性血管阻塞后的脑梗死中心区会出现脑细胞坏死，通过细胞凋亡或释放多种免疫介质，在半阴影区随后也会缓慢出现进一步的神经退行性变[2]。

细胞外影响

白细胞被认为是造成再灌注损伤的主要因素，因为：

- 在低血流速的条件下，白细胞可以阻塞毛细血管，妨碍特定区域的血液循环，从而阻碍血液灌注恢复。
- 白细胞可以增加氧自由基生成并启动炎症介质的级联反应，从而加重受损组织的细胞破坏。

这样易造成组织水肿，使血管变细和降低再灌注水平，进一步影响损伤中心区血供。局部机械性挤压组织或血供，可引起邻近组织的退行性变。成人脑组织容量的改变极其重要，因为成人头颅骨结构是不可膨胀的，妨碍了对膨胀脑损伤的适应能力。从而降低了局部和整体的 CBF。

缺氧/缺血性损伤后果几乎不可预知，临床医师对疾病过程的干预已经十分完备。即使这样，损伤也很可能只是部分治愈。

治疗

在神经损伤的治疗中，最初的目标是提供基本的支持。气道和呼吸功能的评估为第一要务，紧随其后是稳定循环。

在头部创伤的病例中，防止继发性脑损伤非常重要。依据重症监护临床工作积累的经验，提出了针对此类患者的推荐治疗方案。其中包括：

- 建立监护制度。
- 早期治疗低血压、缺氧、体温过高和颅内高压。
- 维持脑灌注压（CPP）。

发生卒中后，维持内环境稳定并及时处理高血压、高血糖、体温过高和颅内高压等问题非常重要，因为这些是预后不良的独立因素。

高血压

大部分患者在急性缺血性脑卒中早期会出现血压升高。对这种血压升高的机制和影响人们尚未完全理解，治疗干预的好处也存有争议。大部分专家不提倡在脑卒中的急性期进行抗高血压治疗，除非血压特别高（收缩压 > 180 mmHg）。目前的看法是，如果要给予溶栓治疗，则应治疗高血压，这个意见是基于有关的试验数据，溶栓治疗前先行降低血压[4]。正在进行的研究［如急性卒中的血压合作研究（Blood Pressure in Acute Stroke Collaboration，BASC）］应该会有助于明确最佳的治疗方法。

高糖血症

无论患者是否有糖尿病史，高糖血症也与脑卒中后病死率升高和脑功能衰退等有关[5]。可能的解释是：

- 高糖血症可能对缺血脑组织有直接毒性。
- 这些患者胰岛素水平降低和脑组织摄取外周胰岛素能力减弱，造成了脑组织葡萄糖利用率升高，可削弱内皮依赖性血管舒张。
- 高糖血症意味着糖代谢异常，后者与血管疾病和内皮功能紊乱有关，在脑卒中期间二者均可加重缺血性损伤。

高糖血症可导致伴有血浆纤溶活性降低的

高凝状态，对接受组织型纤溶酶原激活物治疗患者，可延迟再灌注且演变为出血性脑梗死的可能性上升[6]。

胰岛素具有降血糖作用，同时还表现出直接的神经保护作用，且是许多正在进行试验的研究对象[7]［如缺血性脑卒中的高血糖治疗（THIS）试验、急性脑卒中患者的血糖调节（GRASP）试验，和英国葡萄糖胰岛素脑卒中试验（GIST-UK）］。

体温过高

体温升高增加了脑代谢、氧需求、CBF和ICP。急性脑卒中后出现高热，对卒中的严重程度、梗死面积、功能预后和病死率等均有不良影响[8]。因此，应积极治疗体温升高，尽早识别合并感染的任何迹象，并使用适当抗生素治疗。

再血管化

对于心搏骤停后的全身缺血，理论原则是恢复全身血压，并注重脑特定区域的无再灌注现象。目前研究正在CPR期间提高血压，并尝试打开在骤停期间塌陷的毛细血管网。

对于局部脑缺血：

- 尽早开始治疗。
- 增加局部CBF（纤维蛋白溶解治疗）。
- 尝试改善缺血性级联反应（神经保护治疗）。

缺血性神经元变性发生在灌注衰竭之后，因此介入治疗必须立刻开始。在使用溶栓剂之前需要进行诊断性头颅扫描。对于急性缺血性脑卒中，美国国家神经疾病和脑卒中研究院（NINDS研究）认为在脑卒中症状开始后的3小时内进行静脉内溶栓治疗才会有效（使用重组组织型纤溶酶原激活物）[9]。

完成这种治疗前的问题包括：

- 诊断，包括在时间段内的头颅成像
- 溶栓的潜在风险
- 准确选择适合溶栓的患者

血液稀释

目前临床应用包括扩充容量以稀释血液；采用升压药和强心药增加心输出量，故意维持高血压状态；在蛛网膜下腔出血后治疗时要特别强调血管痉挛引起的迟发缺血性损害。这些治疗方法可以在重症监护下安全地实施，但获益只是个传闻，因为还没有进行同期对照试验[10]。

通过血液稀释降低红细胞压积和血液黏滞度提高血流速度，从而改善动脉血供受损区域的血流和氧供。在脑缺血动物模型中得到的获益数据，尚未在临床试验中发现。在正常容量性血液稀释[11]和高容量性血液稀释[12]的试验中，合并心脏病的患者均会出现扩容相关的并发症。

人血红蛋白衍生血代用品理论上有神经保护性，临床上并没有看到它的益处，这在很大程度上是由于不良事件，这也使此类代用品的临床研发被中断[13]。

颅内压

ICP升高可造成全脑缺血。治疗ICP需要知道，在固定的颅骨腔内形成ICP的三个部分：

1. 脑循环 血液
2. 相对无顺应性的脑组织
3. 脑脊液（cerebrospinal fluid，CSF）

ICP和颅内容积的关系可描述为非线性压力容积曲线。颅内容积较低时，ICP也维持在低水平并保持恒定合理。颅内容积升高时，则以大脑内血流或CSF容量降低为代偿。如果颅内容积持续在较高水平，就会失去这种补偿，此时只需大脑血容量小幅升高，ICP就会明显升高。最终ICP处于较高水平时，脑血管反应会丧失，当ICP等于MAP时，CPP就会非常低[14]。

为保持足够的脑灌注，治疗目标应为确保足够的脑灌注压和降低ICP。MAP应提高到平时患者血压水平或略高，保持在脑血管压力自身调节范围内——因而了解发病前的血压很重要。如果大多数颅内血管系统还保持自身调节能力，血压升高会降低血管直径并减少颅内血容量。如果 ICP 升高的原因无法纠正（如：血栓栓塞或脑肿瘤），那么治疗重点就应落在预防病变周围组织继发性损伤。ICP 升高可引起进一步缺血，ICP 降低有利于风险区域的充分血流灌注。无论何时均应尽可能优先治疗患病部分（如：切除肿瘤、清除血肿、脑积水引流，偶尔颅骨切除减压）。如果这些措施不可取，降低其他部分的相对容量，可能会改善脑组织总体顺应性并降低 ICP。

颅内压监测（图 45.3）

由脑外伤基金会根据准确性、稳定性和引流 CSF 的能力，对颅内压（ICP）监测装置进行分级。脑室内和脑实质内导管最受欢迎，其次依次为硬膜下、蛛网膜下和硬膜外装置。

脑室内装置

ICP 的测量是在插入一侧脑室的导管上连接外部压力传感器，以外耳道为参考零点。经此装置可以进行 CSF 采样用以进行微生物培养、治疗性引流、抗生素给药以及置管后调零矫正。主要缺点是有较高的感染率[14-15]。导管置入 5 天后以及反复使用装置冲洗系统时，感染率显著升高。使用抗生素涂层导管可以降低感染率。空气、血液、组织残渣和脑室塌陷均可影响测量结果。

脑实质内装置

ICP 可以通过连接在细导管尾端的微型应变式压力传感器测量，也可以通过放置在脑组织里光导纤维末端的微型镜片，可引导光照射进行测量。由于 ICP 升高侧脑室塌陷时，这些监测方法就很有优势。这个系统不依赖压力传导的介质——液体，因而避免了波形减幅和伪迹。感染率非常低。主要缺点是在活体无法校准、出现基线漂移趋势时需要重置传感器、不能引流 CSF 以及只能测量局部压力，可能不代表整体 ICP[15]。

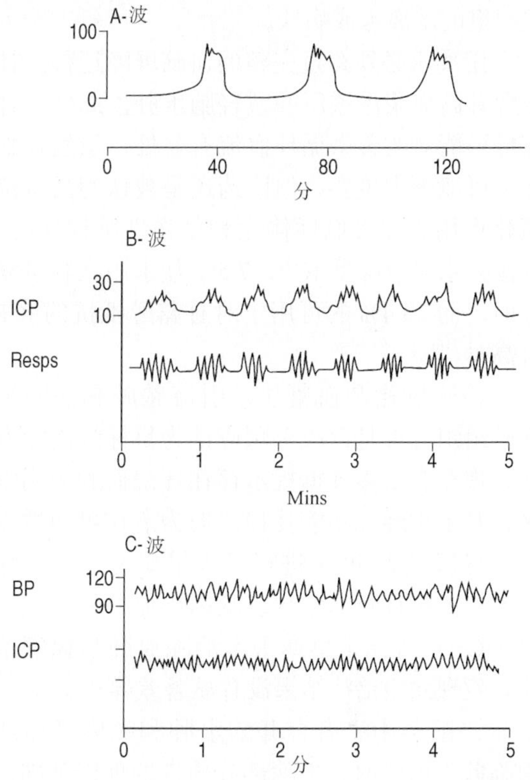

图 45.3 颅内压（ICP）波形。A-波为 50 ～ 100 mmHg 的平顶波，持续 5 ～ 15 分钟，与 ICP 升高和脑血流减弱有关。B-波为压力波动小，持续 0.5 ～ 2 分钟，常与呼吸模式有关，也可能因氧分压和二氧化碳分压的局部变化所致。C-波是低幅震荡波，频率为每分钟 5 次，与血管紧张度有关。Resps，呼吸；BP，血压

其他侵入性 ICP 监测包括硬膜外、蛛网膜下和硬膜下装置，但这些装置均不够准确。所有侵入性 ICP 监测装置均有脑实质损伤的风险，如：脑实质及硬膜下出血的潜在可能。在不可能置入 ICP 监测装置时，如严重的凝血病，ICP 可以通过非侵入性方法进行估测，如经颅多普勒检查。然而所有 ICP 监测装置均有其局限性。如果对是否干预 ICP 升高存有疑虑，则应通过计算机断层成像（CT）加以澄清。

颅内压的调节

脑实质间室

要缩小脑实质间室，降低 ICP，需清除脑

组织里的游离水或病灶。

游离水必须跨过完整的血脑屏障迁移。甘露醇升高血浆渗透压并减轻脑水肿。此外，甘露醇可能对改善微循环血流有益处。虽然在临床上可能不太重要，但该药还是被认为具有抗氧化作用。在失血性休克和创伤性脑损伤时，高渗盐水可以降低ICP，7.5%盐水用在容量复苏时，而23.4%的可用于对甘露醇抵抗的ICP升高时[16]。

清除肿瘤和血凝块，引流脓肿和摘除梗死脑组织等都是以改善顺应性为目标的治疗方法。现在有更多证据提示存在环绕血肿半阴影区，其中神经元功能受损，但为潜在可逆性损伤。尽管过去40年进行了大量研究，但清除血凝块的指征仍有争议。脑内出血外科学试验（STICH）对比了早期手术消除血肿与保守治疗，发现两组治疗结果没有显著差异[17]。

当脑卒中患者合并脑水肿和颅内高压或面临此类风险时，去除部分颅骨的理论基础是简单地对脑组织膨胀减压并防止脑疝形成。去骨瓣减压术已经在脑梗死治疗实验中进行了评估，在永久性大脑中动脉阻塞发病后不论1小时，还是24小时手术，均可有效降低病死率和减轻神经损伤[18]。一项非对照试验比较了偏侧颅骨切除术与历史对照，试验发现：手术组病死率从80%降低到35%[19]。这些非随机对比研究明显有误差过大的风险，对致命的大脑中动脉梗死后颅骨切除术，尚需进行带有适当对照的相关试验。

血液间室

尽管血液间室只占颅内容积中的一个小部分，但是最具顺应性。特别是在急性期，脑血容量降低有助于ICP升高的治疗。如上文所述，缺氧和高碳酸血症可造成脑部充血和血容量增加，加重ICP升高。另一方面，诱导性低碳酸血症非常迅速地改变脑血流和血容量。对ICP升高的患者出现过度通气仍有争议。直到10年前，常积极地给患者过度通气，让$PaCO_2$达到25 mmHg，使小动脉收缩从而迅速降低ICP。不幸的是，脑血容量下降可能伴有全面CBF降低，可导致脑组织缺血和更严重的后果。20世纪90年代，脑外伤基金会发布指南建议，对ICP正常的严重创伤性脑损伤患者不宜采用慢性过度通气（维持$PaCO_2$ = 25 mmHg），在重度创伤性脑损伤后的最初24小时内，也应避免使用预防性过度通气，来维持$PaCO_2$达到35 mmHg，因为这种方法在CBF减低时会降低脑灌注。目前的研究表明，在最初24小时采用中等过度通气导致ICP降低，而引起CBF下降并不危害脑组织代谢[20]。推荐尽早开始后续治疗方案以尽快逐步撤除过度通气[21]。如果不出现低碳酸血症适应性改变，可再度开始过度通气以到达同样作用。预防抽搐和体温过高可降低脑代谢需求，并降低CBF和脑容量。

脑脊液（CSF）间室

CSF引流可用于降低ICP，但只适合脑室导管放置就位的情况下。放置路径和CSF引流速度必须小心谨慎，以避免大块损伤组织向另一侧脑或透过大脑幕疝出。近年来已经倾向于尽量使用侵入性小的方法来测量ICP。然而，脑外伤基金会指南提出对于重度头部外损伤的治疗，一些证据支持使用CSF引流以控制ICP[22]。

低体温

损伤后的中枢神经系统具有温度依赖性。发热可使现存的神经功能障碍更加明显，并可能加重功能障碍。高体温加重脑缺血可能的机制包括：

- 神经递质和氧自由基生成
- 血脑屏障功能障碍
- 缺血半阴影区细胞的去极化受损
- 能量代谢的恢复能力受损
- 细胞骨架蛋白分解[23]

高体温有害，因此应积极处理发热，可使用冰毯、冷水、静脉内注入冷液体、风扇和解热药等措施。

长久以来，一直认为低体温对人体有保护作用。特别是溺水受害者，若处低体温状态，则在缺血状态下能长时间存活。ICP 降低的机制仍不清楚，但是可能继发于脑血管收缩或代谢改变引起颅内血容量下降所致。降温起到的保护作用要比仅只代谢改变一个因素的效果要强。

与预防体温过高相反，使用诱导性低体温更加复杂。诱导性低体温广泛用于冠状动脉旁路移植的术中保护，在术中保持低体温（28 ~ 30℃）较普遍，并且为深度低体温［在院外发生心搏骤停的成年患者，无意识有自主循环，初始节律为室颤（VF）时，应降温到 32℃到 34 ℃，持续 12 ~ 24 小时］。

还有人建议（目前没有证据），对其他严重心律失常或院内心搏骤停，采用低体温可能有益处。这种做法不推荐给重度心源性休克、致命性心律失常、妊娠患者或凝血障碍等患者[31]。

采纳这些建议的情况多种多样。近来在英国，一项调查表明目前仅有 26% 的单位在心搏骤停后采用治疗性低体温方法。不采用治疗性低体温的主要理由似乎归咎于后勤或设备问题，感觉缺乏证据，或在个别重症监护病房里缺乏统一意见等[32]。

目前尚无充分证据推荐儿童心搏骤停复苏后使用治疗性低体温。虽然研究显示在没有充分镇静时，低体温下的神经保护作用会消失，但新生动物研究表明低氧后低体温状态，在神经保护方面已展现出颇有希望的结果[33]。

麻醉药物

在多种动物实验中，巴比妥酸盐类特别是对局部缺血，已表现出肯定的益处。在一项小型临床研究中，在冠状动脉搭桥手术中用巴比妥酸盐诱导，发现局灶神经损害情况减轻[34]。巴比妥酸盐介导的神经保护作用，最初归结于抑制脑代谢率，但最近则认为应该归功于损伤区域 CBF 再分布、谷氨酸受体和钠通道阻断、抑制自由基生成和 GABA 作用增强等[35]。目前在冠状动脉搭桥手术中或全身缺血情况下，巴比妥酸盐并不常用，在头部损伤患者中更不常用，但在顽固性颅内高压患者中具有一定作用。

在局部和全身缺血的活体模型中，丙泊酚均展现出神经保护作用。该药降低了脑代谢率，从而降低了 CBF。它有抗氧化剂的特性、增强 GABA-A 介导的突触传递抑制、并抑制谷氨酸盐释放等作用。该药作为自由基清除剂、或预防脂质过氧化作用、并调整细胞凋亡调节蛋白等作用来延迟神经元死亡[35-36]。其不良反应包括低血压伴有 CPP 降低和在以 200 μg/(kg · min) 输注时产生暴发性抑制，高脂血症[37]。改成更浓缩配方后已然减轻了血脂升高的程度。

吸入性麻醉药有明显的神经保护作用，但其减轻脑损伤的准确机制尚不明确[36]。可能的机制是在 EEG 爆发抑制或麻醉浓度下，异氟醚通过抑制谷氨酸盐释放和突触后反应，从而减弱兴奋毒性。吸入性麻醉药也可能影响 GABA-A 受体，或减弱缺血引起的交感血管反应等作用，才具有神经保护作用。当然降低脑代谢率的作用不足以解释其神经保护特性[35-36]。这些对成年人神经保护的潜在益处，受到最近研究结果的冲击，尽管尚未证实，但最新研究表明在新生动物中，可能脑细胞凋亡存在出乎意料的增加。对氙气（xenon）的兴趣正在日益增加，因为目前看氙气麻醉更有前景。

一氧化二氮（笑气，nitrous oxide，N_2O）是 NMDA 受体拮抗剂，具有神经保护性和神经毒性特征。然而研究表明，当和阿片类药物（如芬太尼）联用时，笑气与其他吸入麻醉药相比，在不完全脑缺血期间，神经保护作用仍处于劣势[36]。

咪达唑仑降低脑对氧的代谢率、CBF 和脑循环容量。该药即使在大剂量下也不会引起爆发抑制或等电位 EEG。

神经肌肉阻滞剂常用于头部损伤患者，以防止气管插管引起咳嗽和 ICP 随后升高现象。尽管改善了对 ICP 的控制，但并未带来更好的结果。

钙拮抗剂

钙离子从细胞外和细胞内细胞器流入，暗示多种原因引起细胞死亡的常见介质。钙拮抗剂为第一种研究用于防止脑缺血的神经保护剂。不论动物模型观察到的效果如何，在人体上全脑缺血和局部缺血的研究结果早已令人失望。两项大规模试验，对急性缺血性脑卒中患者静脉内使用尼莫地平，在早期就告中止，因为在尼莫地平组，神经性和功能性结果明显更差[38-39]。尼莫地平治疗组发现舒张压和平均压的降低与神经学不良预后之间存在密切关系。在一篇综述中，分析总结29项急性脑卒中使用钙拮抗剂随机对照试验，得出结论：对缺血性脑卒中患者使用钙拮抗剂并不恰当，虽然已公开的试验表明对死亡和依赖性没有全面影响，但未公开的试验则出现有统计学上更差的结果[40]。然而，尼莫地平已成为蛛网膜下腔出血后脑血管痉挛的标准预防治疗，其结果是脑梗死发生率降低，患者的预后更好[41]。获益原因看来是归结于血管造影看不到的更细的脑穿透血管的影响，或在细胞水平上神经保护作用，而不是血管造影可见的脑血管扩张。

对颅脑损伤后出现蛛网膜下腔出血的患者，尼莫地平表现出了神经保护作用[42]。遗憾的是，对严重颅脑损伤伴创伤性蛛网膜下腔出血患者所做的多项研究中，测试尼莫地平的神经保护作用（包括多中心研究，HIT IV），未能证实尼莫地平的有效性。尼莫地平治疗组中，有一小组患者Glasgow昏迷评分 < 9，确实显得有好的结果[43]；但是最近的一篇综述中却推断尼莫地平对结果没有好的影响[44]，因此该药仍有争议。

类固醇

糖皮质激素已经在头颅损伤的治疗中使用超过30年，而事实是随机化试验未能可靠地确认其有效性。一般认为这类药物可以减轻血脑屏障破坏引起的脑水肿（即血管性水肿），且对脑肿瘤和脑脓肿患者，改善其中枢神经系统功能[45-46]。

严重颅脑损伤后皮质类固醇随机试验（Corticosteroid Randomisation After Significant Head injury，CRASH）对10008名严重颅脑损伤的成年患者，输注甲泼尼龙48小时，调查其对14天死亡率或6个月致残率的影响。这项试验在早期就被停止，因为在中期分析中发现，接受类固醇治疗受试者的2周全因病死率显著升高（21.1% 对 17.9%，$P = 0.0001$），且6个月死亡率也较高（25.7% 对 22.3%，$P = 0.0001$），并有死亡或重度残疾的联合终点增加倾向（38.1% 对 36.3%，$P = 0.08$）。这两份结果报告均未区别损伤严重度或损伤间隔时间[47]。病死率升高的原因还不清楚。

在蛛网膜下腔出血和原发性脑内出血中，也比较常用皮质类固醇。2005年Cochrane综述结论为：没有证据支持在蛛网膜下腔出血中使用盐皮质激素或糖皮质激素，也不支持在原发性脑内出血中使用糖皮质激素。此时使用皮质类固醇还可能出现不良事件[48]。

急性脊髓损伤中，在受伤后8小时内，使用大剂量甲泼尼龙24小时，已经显现出微小但却重要的好处［国家脊髓损伤研究（NASCIS）Ⅱ试验］[49-50]。这一观点仍有争议。与使用甲泼尼龙有关不良反应有脓毒症和伤口愈合差，尽管这些不良反应中有些没有统计学意义。目前脊髓损伤的类固醇疗法还是一种未经证实的标准治疗[51]。

试验性治疗——未来

有各种实验室研究已经鉴定出许多用于颅脑外伤和脑卒中治疗干预措施，其中一些已经进入临床试验阶段：

- 谷氨酸盐受体拮抗剂：地佐环平（MK-801）是一种非竞争性谷氨酸盐拮抗剂，作用于NMDA受体。由于对海马神经毒性的担心，因此临床试验尚未进行。
- 自由基清除剂：高浓度自由基几乎与所有细胞结构均可发生反应，最终引起细胞损伤和死亡。自由基清除剂通过直接的抗氧化作用或通过提供自由基降解酶等，试图来削弱它的作用。聚乙二醇结合超氧化物歧化酶（PEG-SOD）将这些有害的分子转化为无害的代谢产物。没有一种机制有明显的临床效果[43]。

- 环孢素 A 可通过阻断线粒体微孔和防止有害离子和自由基内流及外流，来保护创伤致线粒体损害。该药在动物模型试验中有神经保护作用，目前正在进行临床Ⅱ期研究。

在脑卒中里，几类脑保护制剂已经在Ⅱ期或Ⅲ期试验中进行研究。

- 加维斯替奈(Gavestinel)，一种作用于 NMDA 受体的甘氨酸位点拮抗剂，在脑卒中患者中用药后对脑功能恢复并无帮助[5]（神经保护中的甘氨酸拮抗剂：GAIN）[52]。
- 镁在脑循环中充当内源性血管舒张剂的角色，是一种非竞争性 NMDA 受体和电压依赖钙通道的拮抗剂。Ⅲ期试验（急性脑卒中静脉镁剂治疗的有效性：IMAGES）发现在脑卒中后 12 小时内给予镁剂并无益处[53]。一项正在进行的试验，评估发生脑卒中 2 小时内给予镁剂是否能够获益（脑卒中治疗的现场给药——镁剂：FAST-MAG）[54]。
- 托吡酯是一种 γ- 氨基丁酸（GABA）激动剂和抗惊厥药，通过增加氯的传导性稳定细胞膜，可能有助于创伤性脑损伤的治疗。作为 GABA 激动剂，通过使细胞膜超极化起到稳定剂的作用[43]。氯美噻唑是另一种 GABA 激动剂[55]。
- 一种钠通道和氧化一氮阻断剂（芦贝鲁唑）也正在试验中[56]。芦贝鲁唑 (lubeluzole) 抑制半阴影区的谷氨酸盐释放，并减轻缺血后兴奋毒性。
- 用大鼠模型给予 25% 白蛋白，剂量为 1.25 ~ 2.5 g/kg 时，降低脑梗死容积和脑肿胀。已经提示 脑保护效应不只是由于血液稀释，更因为白蛋白分子具有结合游离脂肪酸、抑制氧自由基生成和支持内皮功能的多重作用[57]。
- 脑内出血是最难以治疗的一种卒中，有较高的发病率和病死率。在一项试验中，在发病后 4 小时内或诊断性头颅 CT 扫描后 1 小时内给予重组活化因子Ⅶ a（rFVIIa）可以限制血肿增长，降低病死率，并改善 90 天功能恢复。但是血栓栓塞性事件的发生频率有小幅升高[58]。

缺血性脑卒中在发病后最初的数小时内进行溶栓治疗是有效的。仍在继续寻找安全的神经保护方案，可单独用于缺血性脑卒中或联合溶栓治疗。

迄今为止，已完成的试验得到的有效性结果令人失望，有些出了安全性问题。姑且不论这些，相信随着日益了解细胞死亡机制和发现新的药物治疗靶点，有效的脑保护制剂的问世只是时间问题。

（汪宗昱　吴丽娟 译　尹培刚 校）

参考文献

1. Bedell S, Delbanco T, Cook E *et al.* Survival after cardiopulmonary resuscitation in the hospital. *N Engl J Med* 1983; **309**: 569–76.
2. Dirnagi U, Iadecola C, Moskowitz MA. Pathobiology of ischaemic stroke: an integrated view. *Trends Neurosci* 1999; **22**: 391–7.
3. Maas AIR, Dearden M, Teassdale GM *et al.* EBIC guidelines for management of severe head injury in adults. *Acta Neurochir* 1997; **139**: 286–94.
4. Brott T, Lu M, Kothari R *et al.* Hypertension and its treatment in the NINDS rt-PA stroke trial. *Stroke* 1998; **29**: 1504–9.
5. Capes SE, Hunt D, Malmberg K *et al.* stress hyperglycaemia and prognosis of stroke in nondiabetic and diabetic patients; a systematic overview. *Stroke* 2001; **32**: 2426–32.
6. Ribo M, Molina C, Montaner J *et al.* Acute hyperglycaemia state is associated with lower t-PA-induced recanalisation rates in stroke patients. *Stroke* 2005; **36**: 1705–9.
7. Strong AJ, Fairfield JE, Monteiro E *et al.* Insulin protects cognitive function in experimental stroke. *J Neurol Neurosurg Psychiatry* 1990; **53**: 847–53.
8. Reith J, Jorgensen HS, Pedersen PM *et al.* Body temperature in acute stroke: relation to stroke severity, infarct size, mortality and outcome. *Lancet* 1996; **347**: 422–5.
9. The National Institute of Neurological Disorders and Stroke rt-PA Stroke Study Group. Tissue plasminogen activator for acute ischaemic stroke. *N Engl J Med* 1995; **333**: 1581–7.
10. Solomon R, Fink M, Lennihan L. Early aneurysm surgery and prophylactic hypervolemic, hypertensive therapy for the treatment of aneurysmal subarachnoid hemorrhage. *Neurosurgery* 1988; **23**: 699–704.
11. Italian Acute Stroke Study Group. Haemodilution in acute stroke: results of the Italian haemodilution trial. *Lancet* 1988; **1**: 318–21.
12. The Hemodilution in Stroke Study Group. Hypervole-

mic hemodilution treatment of acute stroke. Results of a randomised multicenter trial using pentastarch. *Stroke* 1989; **20**: 317–23.
13. Saxena R, Wijnhoud AD, Carton H *et al.* Controlled safety study of a haemoglobin-based oxygen carrier, DCL Hb, in acute ischaemic stroke. *Stroke* 1999; **30**: 993–6.
14. Brain Trauma Foundation. Available online at: www2.braintrauma.org/.
15. Steiner LA, Andrews PDJ. Monitoring the injured brain: ICP and CBF. *Br J Anaesth* 2006; **97**: 26–38.
16. Qureshi AI, Suarez JI. Use of hypertonic saline solutions in treatment of cerebral oedema and intracranial hypertension. *Crit Care Med* 2000; **28**: 3301–13.
17. Mendelow AD, Gregson BA, Fernandes HM *et al.* Early surgery versus initial conservative treatment in patients with spontaneous supratentorial intracerebral haematomas in the International Surgical Trial in Intracerebral Haemorrhage (STICH): a randomised trial. *Lancet* 2005; **365**: 387–97.
18. Forsting M, Reith W, Shabitz W-R *et al.* Decompressive craniectomy for cerebral infarction. An experimental study in rats. *Stroke* 1995; **26**: 259–64.
19. Rieke K, Schwab S, Horn M *et al.* Decompressive surgery in space occupying hemispheric infarction: results of an open, prospective trial. *Crit Care Med* 1995; **23**: 1576–87.
20. Oertel M, Kelly DF, Lee JH *et al.* Efficacy of hyperventilation, blood pressure elevation, and metabolic suppression therapy in controlling intracranial pressure after head injury. *J Neursurg* 2002; **97**: 1045–53.
21. Muizelaar JP, Marmarou A, Ward JD *et al.* Adverse effects of prolonged hyperventilation in patients with severe head injury: a randomized clinical trial. *J Neurosurg* 1991; **75**: 731–9.
22. Bullock MR, Povilshock JT. Indications for intracranial pressure monitoring. *J Neurotrauma* 1996; **13**: 667–9.
23. Ginsberg MD, Busto R. Combating hyperthermia in acute stroke: a significant clinical concern. *Stroke* 1998; **29**: 529–34.
24. Clifton GL, Miller ER, Choi SC *et al.* Lack of effect of induction of hypothermia after acute brain injury. *N Engl J Med* 2001; **344**: 556–63.
25. Clifton GL, Allen S, Barrodale P *et al.* A phase II study of moderate hypothermia in severe brain injury. *J Neurotrauma* 1993; **10**: 263–71.
26. Marion DW, Obrist WD, Carlier PM *et al.* The use of moderate therapeutic hypothermia for patients with severe head injuries: a preliminary report. *J Neurosurg* 1993; **79**: 354–62.
27. Baker J, Onesti T, Solomon R. Reduction by delayed hypothermia of cerebral infarction following middle cerebral artery occlusion in the rat: a time-course study. *J Neurosurg* 1992; 77: 438–44.
28. Schwab S, Schwartz S, Spranger M *et al.* Moderate hypothermia in the treatment of patients with severe middle cerebral artery infarction. *Stroke* 1998; **29**: 2461–6.
29. The Hypothermia after Cardiac Arrest Study Group. Mild therapeutic hypothermia to improve the neurological outcome after cardiac arrest. *N Engl J Med* 2002; **346**: 549–56.
30. Bernard SA, Gray TW, Buist MD *et al.* Treatment of comatose survivors of out-of-hospital cardiac arrest with induced hypothermia. *N Engl J Med* 2002; **346**: 557–63.
31. Nolan JP, Morley PT, Vanden Hoek TV *et al.* Therapeutic hypothermia after cardiac arrest: an advisory statement by the Advanced Life Support Task Force of the International Liaison Committee on Resuscitation. *Circulation* 2003; **108**: 118–21.
32. Laver SR, Padkin A, Atalla A *et al.* Therapeutic hypothermia after cardiac arrest: a survey of practice in intensive care units in the United Kingdom. *Anaesthesia* 2006; **61**: 873–7.
33. Tooley JR, Satas S, Porter H *et al.* Head cooling with mild systemic hypothermia in anaesthetised piglets is neuroprotective. *Ann Neurol* 2003; **53**: 65–72.
34. Nussmeier NA, Arlund C, Slogoff S. Neuropsychiatric complications after cardiopulmonary bypass: cerebral protection by a barbiturate. *Anesthesiology* 1986; **64**: 165–70.
35. Kawagughi M, Furuya H, Patel PM. Neuroprotective effects of anaesthetic agents. *J Anesth* 2005; **19**: 150–6.
36. Sanders RD, Ma D, Maze M. Anaesthesia induced neuroprotection. *Best Pract Res Clin Anaesthesiol* 2005; **19**: 461–74.
37. Menon DK. Cerebral protection in severe brain injury: physiological determinants of outcome and their optimisation. *Br Med Bull* 1999; **55**: 226–58.
38. Wahlgren NG, MacMahon DG, De Keyser J *et al.* Intravenous Nimodipine West European Stroke Trial (INWEST) of nimodipine in the treatment of acute ischaemic stroke. *Cerebrovasc Dis* 1994; **4**: 20–10.
39. Bridgers S, Koch G, Munera C *et al.* Intravenous nimodipine in acute stroke: interim analysis of randomised trial. *Stroke* 1991; **22**: 29.
40. Horn J, Limburg M. Calcium antagonists for ischaemic stroke: a systematic review. *Stroke* 2001; **32**: 570–6.
41. Pickard JD, Murray GD, Illingworth R *et al.* Effect of oral nimodipine on cerebral infarction and outcome after subarachnoid haemorrhage: British aneurysm nimodipine trial. *Br Med J* 1989; **298**: 636–42.
42. Harders A, Kakarieka A, Braakman R *et al.* Traumatic subarachnoid haemorrhage and its treatment with nimodipine. *J Neurosurg* 1996; **85**: 82–5.
43. Clausen T, Bullock R. Medical treatment and neuroprotection in traumatic brain injury. *Curr Pharm Design* 2001; 7: 1517–32.
44. Vergouwen MD, Vermeulen M, Roos YB. Effect of nimodipine on outcome in patients with traumatic subarachnoid haemorrhage: a systematic review. *Lancet Neurol* 2006; **5**: 1029–32.
45. Reulen H. Vasogenic brain oedema. New aspects in its formation, resolution and therapy. *Br J Anaesth* 1976; **48**: 741–52.
46. French LA, Galicich JH. The use of steroids for control of cerebral oedema. *Clin Neurosurg* 1964; **10**: 212–23.
47. CRASH trial collaborators. Final results of the MRC CRASH trial, a randomised placebo-controlled trial of intravenous corticosteroid in adults with head injury-outcomes at 6 months. *Lancet* 2005; **365**: 1957–9.
48. Feigin V.L, Anderson N, Rinkel GJE *et al.* Corticosteroids for aneurysmal subarachnoid haemorrhage and primary intracerebral haemorrhage. *Cochrane Database of Systematic Reviews* 2005; **3**: CD004583.
49. Bracken M, Shepard M, Collins W *et al.* Methylprednisolone or naloxone treatment after acute spinal cord injury: one-year follow-up data. *J Neurosurg* 1992; **76**: 23–31.
50. Bracken MB, Shepard MJ, Collins W *et al.* A rando-

mized, controlled trial of methylprednisolone or naloxone in the treatment of acute spinal-cord injury. Results of the second national acute spinal cord injury study. *N Engl J Med* 1990; **322**: 1405–11.
51. Hurlbert R. Strategies of a medical intervention in the management of acute spinal cord injury. *Spine* 2006; **31** (suppl.): S16–21.
52. Sacco RL, DeRosa JT, Clarke Haley Jr E *et al.* Glycine antagonist in neuroprotection for patients with acute stroke. GAIN Americas: a randomised controlled trial. *JAMA* 2001; **285**: 1728–9.
53. Meloni BP, Zhu H, Knuckey NW. Is magnesium neuroprotective following global and focal ischaemia? A review of published studies. *Magnesium Res* 2006; **19**: 123–37.
54. Saver JL, Kidwell C, Eckstein M *et al.* Prehospital neuroprotective therapy for acute stroke: results of the Field Administration of Stroke Therapy–Magnesium (FAST-MAG) pilot trial. *Stroke* 2004; **35**: 106–8.
55. Wahlgren NG, for the CLASS study group. The Clomethiazole Acute Stroke Study (CLASS): results of a randomised controlled trial of clomethiazole versus placebo in 1360 acute stroke patients. *J Stroke* 1999; **230**: 21–8.
56. Diener HC, for the European and Australian Lubelozole Ischaemic Stroke Study Group. Multinational randomised controlled trial of lubelozole in acute ischaemic stroke. *Cerebrovasc Dis* 1998; **8**: 172–81.
57. Ginsberg MD. Adventures in the pathophysiology of brain ischaemia: penumbra, gene expression, neuroprotection. The 2002 Thomas Willis lecture. *Stroke* 2003; **34**: 214–23.
58. Mayer SA, Brun NC, Begtrup K *et al.* Recombinant activated factor VII for acute intracerebral hemorrhage. *N Engl J Med* 2005; **352**: 777–85.

第46章

脑死亡

Marcus Peck 和 Martin Smith

大多人心脏停止搏动时，就会发生“普通意义上的死亡”。然而，随着器官高级支持治疗的出现，死亡的诊断越来越复杂。由于头部外伤、蛛网膜下腔出血、卒中或脑缺氧导致持续的不可逆的结构性脑损伤的患者存在无自主呼吸的深度昏迷。及时的医学治疗可以维持呼吸，但恢复是不能的，因此依据中枢神经系统的完整性重新评估死亡就变得很有必要[1-3]。脑死亡描述的是一种包括脑干功能丧失在内的不可逆的脑功能丧失的状态。在这种情况下诊断死亡可使危重病医师能基于伦理、人道和实用的依据撤除治疗，患者亲属可以免除不必要的长时间焦虑和错误的希望，还可以减少过重医疗负担。对社会进一步的益处是脑死亡者可作为器官移植的供体。

死亡的定义

识别死亡有三个明显的机制——心脏停搏、呼吸停止和脑死亡，这是人为的区分。如果心跳呼吸停止的时间足够长，结果脑干由于缺乏氧和血液的灌注而出现不可逆的损害，死亡常常是必然的。心跳或者呼吸停止时间较短的患者可能幸存，但会有不同程度的脑损伤。因为脑干神经元对缺氧的耐受性最强，患者可以保留自主呼吸的能力，但存活患者会遗留有严重的、不可逆的皮质损伤（持续植物状态：PVS）。心肺死亡和脑干死亡的关键特征是不可恢复的脑损伤。不论是颅内事件，还是如缺氧这样的颅外情况所造成的脑干死亡，它都表示作为整体的一个人死亡了。

死亡是一个过程，但死亡有多种定义。在英国对死亡没有法定的定义，但英国法律已采用了被广为接受的标准，认为死亡是“意识能力不可逆的丧失，合并有呼吸能力的不可逆丧失”。在澳大利亚，以获取器官为目的，法定的定义是“全脑功能的不可逆停止”。

脑死亡是由受创伤脑组织的大面积肿胀引起的，颅内压力的持续升高等于或超过全身动脉压力时引起大脑循环的停止和脑干疝。在成人脑死亡的主要原因是创伤性脑损伤（50%），蛛网膜下腔出血（30%）和严重的缺氧缺血性损伤（20%）。完全的不可逆性脑干功能丧失也可以在只有脑干损伤而没有典型脑疝特征（如脑干梗死）的情况下见到，它可以伴有或不伴有完全的脑半球功能丧失。

持续性植物状态

严重的脑损伤与脑死亡不同。尽管遗留不同程度的残疾，或有持续的昏迷，但严重脑损伤的昏迷患者可能恢复。持续性植物状态（PVS）是出现在丧失皮质活动患者身上的一种不可逆的状态。昏迷已发展为一种没有可被发觉意识的警醒状态，患者能自主呼吸。因此，如果提供了支持措施，PVS患者可以存活。这与脑死亡相对，脑死亡是不可逆的呼吸功能丧失，不可能独立生存。PVS在任何法律中都不被认为是死亡，并且大多数情况下，撤除对PVS患者的支持需要法律授权。

脑干的作用

有时脑死亡与脑干死亡之间没有明确的区

分，这反映了诊断方法的不同[4]。在美国《统一死亡判定法案》把脑死亡描述为全脑的死亡，表述为："包括脑干在内的全脑所有功能持续不可逆地停止时，一个人就死亡了"[5]。这种公式化的表述是在全世界得到最广泛应用的表述之一，它也是许多国家有关脑死亡立法的基础。一个著名的例外发生在英国，它使用的是以脑干为基础的死亡定义[2]。脑干包括脑神经核以及呼吸和心血管控制中枢。它也是连接皮质和身体其他部分的上行和下行传导通路的通道，是网状激活系统（RAS）必需的组成部分。觉醒要依靠RAS的完整性。脑干死亡时意识丧失的机制与RAS被破坏有关。脑干死亡发生后，脑干反射沿从头至尾的方向顺序消失。这个过程可能需要几个小时的时间才能完结，但最终由于延髓衰竭而造成呼吸停止。因为脑干重要的控制作用，心肌和其他全身生理功能在脑干死亡后发生恶化[6]。没有心血管的支持，大多数被证实为脑死亡的患者在24～48小时内进展为心搏停止。

脑死亡标准的建立

1959年两位法国医生，Mollaret和Goulon首先描述了脑死亡[7]，他们创造了"coma dépassé"（字面的意思是超出昏迷的一种状态）这个词组来描述23名丧失了脑干反射，失去知觉、呼吸停止的患者。

1968年哈佛医学院的特别委员会把原因明确的不可逆性昏迷或者脑死亡定义为无应答，缺乏感受性，没有运动和呼吸，脑干反射消失（哈佛标准）[1]。在接下来的一年中该委员会指出能单独基于临床证据诊断脑死亡。这种情况在1971年得到了两名神经外科医生（Mohandas和Chou）的证实，他们把不可逆性的脑干功能丧失描述为"不能恢复的时刻"（明尼苏达标准）[8]。在这段时间，只要有某种病原学先决条件，脑死亡能单独依靠临床判断来诊断，而不需要脑电图（EEG）证实。

1976年，医学院联盟及其在英国的学院同仁签署的备忘录规定"脑干永久性的功能丧失构成了脑死亡"，并且在排除某些具体的情况后，在不可治疗的结构性脑损害的情况下，能对脑死亡进行临床诊断[2]。该备忘录建立了一套诊断脑干死亡的指南和临床测验，它成为了全世界临床实践的基础。随后1979年的备忘录得出结论：确定脑死亡意味着患者死亡，不论一些器官的功能，例如，心跳是否仍然用人工的方法维持着。进一步，1983年的备忘录对临床测验的时机和由谁做这些测验作出了进一步的推荐。它也确认了可能存在一些情况，此时不可能或者不适合做每一项测验，而应是由病床旁的医生来判定患者于何时死亡。

当指南在英国发布的同时，其他国家正在实践中使其更有操作性。在美国，1981年的《对总统委员会的报告》确认，需要脑和脑干功能不可逆的停止来诊断死亡[5]。因为在美国要诊断全脑死亡，该报告推荐为了支持临床诊断和减少所需要的观察时间应进行验证试验。

脑死亡诊断的标准

在英国和美国普遍的脑死亡判定是确定脑干的临床功能消失，也就是意识消失、应答丧失、昏迷和脑干反射，包括呼吸的能力消失。英国的标准构成了其他国家脑死亡临床诊断的基础，将被用作临床试验的范例。诊断的方法有三个序贯的但相互依赖的步骤。某些前提条件和排除情况必须在做脑干功能的临床测试前得到满足。

前提条件

- 患者应处于呼吸停止的昏迷状态，即无应答和依赖机械通气。
- 患者的情况必须是由结构性脑损伤造成的，它与脑干死亡的诊断一致。
- 必须确定导致这种状态的基础疾病。

对于所有的病例头颅断层扫描（CT）和全面的神经系统检查非常重要。在头部损伤或颅内出血的病例中确定病因诊断相对简单，但由缺氧或其他原因导致的昏迷可能要花更长的时间。

排除情况

必须排除可逆性原因引起的昏迷。这些原因包括：

- 酒精中毒或药物过量。必需回顾用药史，如果有任何怀疑就应做毒物筛查。
- 治疗性镇静药物的效应。在发生脑死亡的这段时间很可能已经用了麻醉品、安眠药和镇静药。这些药物可能有着长时间和不可预测的清除时间，特别在危重病患者身上。药物的类型、剂量、药物代谢动力学、半衰期和有无器官功能不全是决定药效作用时间的全部因素。必须要有充足的时间以允许这些药物的镇静效应被排除，在没有器官功能不全的情况下，推荐观察时间应达药物半衰期 3 ~ 4 倍。大多数常用的药物在 10 ~ 12 小时内被清除。对活性药物或代谢产物血浆浓度的测定可以表明药物浓度是否低于常见的治疗范围。然而，血浆浓度并不总是与危重脑损伤患者的治疗效应相关。在某些情况下可以使用特定的药物拮抗剂。
- 神经肌肉阻滞药物的残余作用。这个必须通过确定深部腱反射消失或者对外周神经刺激没有应答来排除。
- 低体温。极度的低体温（< 28 ℃）总是会造成脑干反射抑制，但较高的体温（32 ~ 34 ℃）也会对意识水平产生影响。测试脑干反射前，中心温度应> 35 ℃。
- 代谢和内分泌紊乱。必须没有血清尿素和电解质、酸碱状态或血糖的严重异常。
    - 血清钠< 115 mmol/L 和> 160 mmol/L 的情况应在测试脑干反射前纠正。尿崩症（DI）是脑死亡常见的后续反应，常见严重的高钠血症。1998 年《英国执业守则》要求鉴别这些异常是由脑干衰竭引起的（如由于 DI 产生的高钠血症），还是由内分泌或生化功能异常导致的[9]。
    - 血糖应在 2 ~ 20 mmol/L。
    - 钾必须高于 2 mmol/L 以避免神经肌肉功能的影响。
    - 必须排除并存的内分泌疾病或者在测试脑干反射前进行治疗。
- 类似脑干死亡的神经疾病。这些应通过仔细的临床检查加以排除（见下文）。

临床测试

这些测试显示没有脑干反射，证实持续性呼吸停止。仅当前提条件和排除情况已被满足时才应该做这些测试。确认头眼反射消失（“玩偶眼”运动）并不是英国标准的一部分。然而，这个反射存在证实保留了脑干功能，进一步的测试并不合适。在其他国家，“玩偶眼”运动检查是测试的一部分。面部创伤或者外耳道的阻塞可能使得脑干反射的评估很困难，但妨碍双侧检查的损伤并不会使诊断无效。

脑神经检查

必须出现下述脑干反射消失的体征以确认脑干死亡的诊断[3,9]。

- 双侧瞳孔大小固定，对强光无应答。瞳孔大小无关，但通常瞳孔散大——检查视神经（Ⅱ）和动眼神经（Ⅲ）。
- 用纱布拭子用力压角膜时角膜反射消失——检查三叉神经感觉支（Ⅴ）和面神经（Ⅶ）。
- 在三叉神经分布的三个区域（如压眶或下颌关节前推）进行标准化的疼痛刺激不应引出脑神经或躯体神经分布区域的运动应答。虽然躯体脊髓反射可以存在，但像指甲加压这样的外周刺激也不应引起面部扭曲——检查三叉神经（Ⅴ）和面神经（Ⅶ）。
- 对咽、喉或气管的刺激应没有咽反射或咳嗽反射——检查舌咽神经（Ⅸ）和迷走神经（Ⅹ）。
- 眼前庭反射（冷热应答）必须消失。头部屈曲 30°，用超过 1 分钟的时间缓慢把冰冷的水（50 ml）注射入一侧耳道。眼球向注射侧强直性偏离消失。向一侧鼓膜转动眼球肯定首先能被肉眼发现——检查动眼神经（Ⅲ）、展神经（Ⅵ）和前庭蜗神经（Ⅷ）。

无呼吸试验

尽管 $PaCO_2$ 水平超过刺激呼吸的阈值（通常是 6.5 KPa），但无呼吸试验确定无自主呼吸。如果不能正确地做无呼吸试验，就会发生严重的低氧血症、过度的高碳酸血症和动脉血压的变化。为了减小对潜在可恢复脑组织进一步损害的风险，如果任何之前的试验确认存在脑干反射就不应做无呼吸试验。下列方法描述了一种进行无呼吸试验的安全方法。给予患者预先应用 100% 的氧气 10 分钟。检查动脉血气（ABG）以确保呼气末 CO_2（$EtCO_2$）和血氧饱和度（SaO_2）之间的关系。当 SaO_2 超过 95% 时，减少分钟通气量直至 $EtCO_2$ 上升到 6.5 KPa。然后检查 ABG 以保证 $PaCO_2$ 也 > 6.5 KPa，pH < 7.35。CO_2 潴留的患者可能需要 $PaCO_2$ 更高以达到目标 pH。如果血压稳定，这种状态应维持 10 分钟，之后将患者脱离呼吸机。以 5 l/min 的流速通过吸引管向气管内吹入氧气来维持氧合。如果氧合很难维持，那么之前可能需要肺复张和持续气道正压。观察患者在此后的 5 分钟的时间里有无自主通气动作。如没有呼吸动作，复查 ABG 显示 $PaCO_2$ 始终 > 6.5 KPa 后则能确定呼吸中枢活动消失，进行记录。试验结束后应恢复正常分钟通气量，将 ABG 维持到试验前的数值。

临床试验过程中的其他问题

在一些司法判定中，包括英国、澳大利亚和美国一些州的司法判定中，需要两名医师来确定脑死亡的诊断 [10]。基础特长并不重要，但每名医师必须能胜任这样的评估工作。经常推荐无呼吸试验由麻醉师或者重症监护医师来监督。医生应该是资深的，并且不参与器官移植工作。虽然两名医生可能共同或单独实施试验，但推荐做两遍试验以显示试验的不可逆性。在英国，对于成年人来说两遍试验的间隔时间没有规定，但其他法律规定了试验之间的最短时间限制 [10]。在英国虽然由第二套脑干试验确认死亡，但死亡认定的法定时间是最初试验的时间。在其他国家，如在澳大利亚，以认定为目的的死亡时间是第二次确定检查后的时间。

应用脑干死亡诊断的临床标准的信心来自 30 年的临床应用经验。在全球文献报告中，没有第一次试验中已满足脑死亡临床标准的患者，在第二次试验中又出现应答的报告。而且，在不停止机械通气的患者中还没有随后恢复的情况。

尽管诊断脑干死亡的指南很完善，但对指南的解读却有很多种 [11]。一项检查英国的指南依从性的研究中，发现在试验时间的选择、残余镇静药物的排出、对异常生化指标的治疗以及发热的控制和无呼吸试验方面存在着显著差异 [12]。

补充诊断技术

临床试验是评估脑干功能的金标准，英国、澳大利亚或者新西兰不要求做补充试验。在一些欧洲国家，法律要求做出全脑死亡诊断要有补充试验 [13]。在美国补充试验是可选择的，如果特殊情况限制了临床评估或致使其不可靠，补充试验就会被推荐使用。

补充检查不是测试脑干功能，而是用以替代皮质功能的指标。以临床诊断为对照的研究已证实许多补充试验不是 100% 的特异或敏感。因此通常推荐把它们作为验证性的检查，而不是确证性的试验 [14-15]。如果脑干功能不能被充分地临床评估，那么辅助试验就有帮助（表 46.1）。它们也应用于低龄幼儿。

表 46.1　诊断脑死亡的验证试验的指征

- 昏迷没有明确的原因
- 可能是药物或者代谢影响引起的昏迷不能排除
- 不能充分地进行双侧脑神经检查
- 存在或者怀疑颈脊髓损伤
- 循环呼吸不稳定妨碍检查有无呼吸

脑部大动脉血流的评估

脑血流的检查与诸如镇静、代谢紊乱或低体温这样的混杂因素无关。然而，存在残余脑血流并不能排除脑死亡的诊断。因此这些技术可能产生假阴性的结果，在开颅减压、颅骨骨折或脑脊液引流的情况下尤其可能。

- *四血管脑血管造影*：将造影剂注射入双侧椎动脉和颈动脉确定没有脑内血管的充盈。在后循环中可观察到枕骨大孔以外没有血流，在前循环中颈动脉颞骨岩部以外没有血流。孤立的或极少的充盈必需重复检查。脑血管造影是侵入性检查，很耗时，仅在有成套的神经科放射设备时才容易实现。然而，它可靠，易于解释，在一些法律中对于脑死亡是金标准的确证检查。
- *磁共振或 CT 血管造影*：这是非侵入性的检查，但是有类似于真正血管造影的设备问题。
- *经颅多普勒超声（TCD）*：TCD 是非侵入性的床旁检查，它作为脑死亡诊断过程中的验证试验使用越来越多。流经双侧大脑中动脉和椎动脉的血流与流经颅外血管的血流相比较。信号消失可能是人为造成的，不应把它当做诊断。脑死亡后的典型检查结果包括舒张期反向血流和很少或没有前向收缩期血流。对于熟练的操作者 TCD 的敏感性 91% ~ 99%，特异性 100%。然而，该技术具有明显的操作者依赖性，之前的外科手术或存在脑室引流时可能使得对波形的解释变得很困难。

脑组织灌注的评估

- 脑灌注增强 CT：使用这些技术正变得更为广泛，可能越来越多地被应用于确认脑死亡。
- 单光子发射计算机化断层显像：尽管这项技术解释起来比较困难，但敏感性和特异性均较好。
- 正电子放射断层造影术（PET）：PET 准确，清晰，但仅限于少数几个中心使用这样的技术。
- 核素显像：注射放射性核素后最多 2 小时就能得到脑显像，它可以证实脑内摄取消失。

神经生理功能的评估

- *EEG*：EEG 是一种广泛使用的验证试验。但是，需要专科医生的专业知识来解释。使用高灵敏度从 16 或 18 通道记录 30 分钟以上可显示皮质电活动消失。因为需要高灵敏度，所以来源于重症监护病房（ICU）环境的伪差常见。没有代谢或药物影响的 EEG 静默表明皮质死亡，但它不能确定或排除脑干的活动。同样，某些皮质细胞的电活动并不意味着大脑作为一个整体还活着。在许多欧洲国家验证性 EEG 检查是强制性的。在美国，如何选择支持试验要遵从主治医师的意见，但因为必须要证明全脑功能丧失，所以验证性 EEG 受到了强烈推荐。
- *体感诱发电位（SSEP）和脑干听觉诱发电位（BAEP）*：SSEP 和 BAEP 显示脑干各种传入通路的功能相继丧失。多模式诱发电位是非侵入性的，相对地不受镇静药物的影响，作为验证试验使用日益增多。

特定环境下脑死亡的诊断

高位颈脊髓损伤

确定无呼吸是脑死亡临床诊断的基础。无呼吸可能与高位颈脊髓损伤有关，这种可能性可给诊断带来一些困难[16]。通过仔细的临床检查、磁共振成像以及包括 SSEP 和运动诱发电位在内的电生理检查，在临床、结构和功能上确定所有脊髓损伤的程度很重要。验证试验也可以帮助临床医生确定患者发生了脑死亡。

神经系统疾病

一些罕见的神经系统疾病可能会使患者临床表现类似于脑死亡[3]。"闭锁综合征"的患者四肢瘫痪，但神志清醒，联合垂直凝视和眨眼存在。与 Guillain-Barré 综合征有关的脑神经受累和呼吸麻痹可以导致诊断上的混淆[17]，但在这种情况下瞳孔扩大罕见。脑干脑炎时脑干反射也可以消失，但患者通常为嗜睡，而不是昏迷。这些神经系统疾病不满足脑死亡诊断的前提条件。仔细应用临床标准和细致的临床检查会确保这些神经系统疾病不会被误认为脑死亡。

巴比妥类

在使用巴比妥类药物治疗难治性颅内高压时有苏醒的情况，一些患者则会进展为脑死亡。应用常用的排除标准，但因为之前输注的巴比妥类药物较长的作用时间和不可预测的作用，它为脑死亡的诊断带来了特殊的问题。血浆巴比妥浓度可能不能反映临床效应，特别是在脑损伤的情况下，关于可以接受的最低血浆浓度没有统一的意见[18]。使用化验也可能会受到限制，得到结果经常有延迟。另一选择是主观地等待一段时间以让巴比妥的效应逐渐消失：推荐为 2 ~ 5 天的时间。然而，这个"最佳估计时间"的办法代表了要无效使用 ICU 资源，因为拖延了时间，还要对家属带来额外的压力。大剂量巴比妥的效应可以类似于脑死亡，特别是在有低体温时。然而除儿童外，这种情况极罕见，脑干功能的某些方面，例如，瞳孔对光反应通常始终完好。存在脑死亡的其他特征，例如散大无反应的瞳孔、特征性的心血管改变和 DI 时诊断很少有疑问。验证试验，特别是脑血管造影或 BAEF，也可能会有帮助。

儿童

诊断小于 5 岁儿童的脑死亡需要特别小心[19]。一般标准与成人相同，但观察时间应该更长，经常要做像 EEG 或脑血管造影这样的验证性检查。在无呼吸试验过程中也推荐更高的 $PaCO_2$ 目标[20]。

- *妊娠小于 37 周*：无呼吸和昏迷在这个年龄组常见，脑干反射的发育不能确定。在英国已有人提出脑死亡的概念不合适这个年龄组，应根据有无价值而作出撤除重症支持的决定[21]。
- *37 周至 2 个月*：在这个年龄组可能因为多种原因而发生昏迷，但子宫内已出现或分娩时方出现的持续性缺氧缺血性脑病常见。在这个年龄作出脑死亡的诊断可能很困难。因为在这么小的年龄常见严重的多系统衰竭，如果能够因为无治疗价值而撤除监护，确认脑死亡可能就不合适或没有必要了。在美国，当出现等电位 EEG 时，间隔 48 小时做两遍临床试验。
- *大于 2 个月的儿童*：在英国和美国，评估成人脑干死亡的临床标准适用于这个年龄组的患儿。然而，临床试验要由两名高年资医师来完成，其中之一应是儿科医师，并且不主要参与该名儿童的监护。

国际间脑死亡标准的不同

尽管脑死亡诊断指南在世界范围内广泛应用，但特定的标准和要求常常并不一致[4]。在 2002 年一项回顾研究表明 80 个国家的脑死亡诊断指南中所包括的文化和宗教信仰存在极大的多样性[10]。其中仅仅 88% 有国家指南，这些指南显示出了相当大的差异。脑干反射消失的临床试验标准在所有的国家指南中是相同的，但在其他的操作方面中则有明显的不同（表 46.2）。

总结

从脑死亡诊断的临床标准被首次建立以来，损伤大脑的监护已取得了进展。全世界范围内缺少对如何诊断脑和脑干死亡的共识。紧迫需求对脑死亡诊断的国际一致意见。它应保留临床试验作为基本原则，但在适当的时候，

表 46.2 80 个国家国际间脑死亡诊断的差异

全国性实践		国家数目
有国家指南		70
通过临床试验确定脑干反射消失		70
无呼吸试验	有 $PaCO_2$ 目标	41
	没有 $PaCO_2$ 目标	20
	不需要	19
验证试验	不需要或可选择	52
	强制性的	28
作出临床诊断所需要的医生数量	1	31
	2	24
	> 2	11
	未特别指出	14
试验前最少的观察时间（小时）	2	4
	3	2
	6	20
	12	8
	24	8
	未特别指出	38

(Modified from Wijdicks E. Brain death worldwide – accepted fact but no global consensus in diagnostic criteria. *Neurology* 2002; 58: 20–5.)

应包括验证性检查。应保持适应性，像在其他医学领域一样临床检查结果应通过有经验的有同情心的医生以常识来解释[22]。

（汪宗昱　王铁华 译　冯海波 校）

参考文献

1. Ad Hoc Committee of the Harvard Medical School. A definition of irreversible coma. Report of the ad hoc committee of the Harvard Medical School to examine the definition of brain death. *JAMA* 1968; **205**: 337–40.
2. Working group of the conference of Medical Royal Colleges and their Faculties in the United Kingdom. Diagnosis of death. *Br Med J* 1976; **ii**: 1187–8.
3. Wijdicks EFM. The diagnosis of brain death. *N Engl J Med* 2001; **344**: 1215–21.
4. Baron L, Shemie SD, Teitelbaum J *et al.* Brief review: history, concept and controversies in the neurological determination of death. *Can J Anesth* 2006; **53**: 602–8.
5. Guidelines for the determination of death. Report of the medical consultants on the diagnosis of death to the President's Commission for the Study of Ethical Problems in Medicine and Biomedical and Behavioural Research. *JAMA* 1981; **246**: 2184–6.
6. Smith M. Physiological changes during brainstem death – lessons for management of the organ donor. *J Heart Lung Transplant* 2004; **23** (Suppl.): S217–22.
7. Mollaret P, Goulon M. Le coma dépassé. *Rev Neurol* 1959; **101**: 3–15.
8. Mohandas A, Chou SN. Brain death – a clinical and pathological study. *J Neurosurg* 1971; **35**: 211–18.
9. Department of Health. *A Code of Practice for the Diagnosis of Brainstem Death.* London: Department of Health, 1998.
10. Wijdicks E. Brain death worldwide – accepted fact but no global consensus in diagnostic criteria. *Neurology* 2002; **58**: 20–5.
11. Powner DJ, Hernandez M, Rives TE. Variability among hospital policies for determining brain death in adults. *Crit Care Med* 2004; **32**: 1284–8.
12. Bell MD, Moss E, Murphy PG. Brainstem death testing in the UK – time for reappraisal? *Br J Anaesth* 2004; **92**: 533–40.
13. Haupt WF, Rudolf J. European brain death codes: a comparison of national guidelines. *J Neurol* 2000; **246**: 432–7.
14. Young GB, Shemie SD, Doig CJ *et al.* Brief review: the role of ancillary tests in the neurological determination of death. *Can J Anaesth* 2006; **53**: 620–7.
15. Young GB, Lee D. A critique of ancillary tests for brain death. *Neurocrit Care* 2004; **4**: 499–508.
16. Waters CE, French G, Burt M. Difficulty in brainstem death testing in the presence of high spinal cord injury. *Br J Anaesth* 2004; **92**: 760–4.
17. Vargas F, Hilbert G, Gruson D *et al.* Fulminant Guillain–Barré syndrome mimicking cerebral death: case report. *Intens Care Med* 2000; **6**: 623–7.
18. Pratt OW, Bowles B, Protheroe RT. Brainstem death testing after thiopental use: a survey of UK neurocritical care practice. *Anaesthesia* 2006; **61**: 1075–8.
19. Banasiak KJ, Lister G. Brain death in children. *Curr Opin Pediatr* 2003; **15**: 288–93.
20. Shemie SD, Pollack MM, Morioka M *et al.* Diagnosis of brain death in children. *Lancet Neurol* 2007; **6**: 87–92.
21. Working Party of the British Paediatric Association. *Diagnosis of brain stem death in infants and children.* London: British Paediatric Association, 1991.
22. Shaner DM, Orr RD, Drought T *et al.* Really, most sincerely dead: policy and procedure in the diagnosis of death by neurologic criteria. *Neurology* 2004; **62**: 1683–6.

第 47 章

脑膜炎和脑脊髓炎

Angus M Kennedy

颅内感染可分为影响脑膜（脑膜炎）和影响脑实质（脑炎）的感染。慢性、隐性或罕见感染超出了本章的范围，本章着重于急性细菌性和病毒性脑膜炎和脑脊髓炎。

- 脑膜炎：可定义为脑膜和蛛网膜下腔的感染或者炎症。感染可由病毒、细菌、真菌或原虫引起。脑膜炎症可以由蛛网膜下腔出血或接种疫苗引起，可以是其他多器官疾病的一种表现，如系统性红斑狼疮、肉状瘤病、淋巴瘤或弥漫性癌的脑膜微转移。
- 无菌性脑膜炎：无菌性脑膜炎是对不能从脑脊液（CSF）中分离出细菌的脑膜炎病例的一个通称。这种情况下的鉴别诊断包括：①病毒性脑膜炎；②得到部分治疗的细菌性脑膜炎；③结核性脑膜炎；④真菌性脑膜炎；⑤淋巴瘤；⑥结节病；和⑦其他胶原血管疾病。无菌性脑膜炎的最常见原因是由病毒感染造成的，最常见于肠道病毒或柯萨奇病毒的感染。
- 脑炎：脑炎是一种脑实质的感染。可能存在伴有认知或行为异常的癫痫发作病史。
- 结核性脑膜炎：这会引起亚急性淋巴细胞性脑膜炎。患者可能有非特异性前驱症状期，包括如头痛、呕吐和发热的症状。
- 硬膜下积脓：硬膜下积脓是在软脑膜和硬脑膜间的空隙里的化脓过程。
- 脑脓肿：脑脓肿是脑组织内脓液的积聚。

细菌性脑膜炎

一般要点

细菌性脑膜炎是由于软脑膜和和蛛网膜下腔的感染造成的炎症反应。它是以发热、头痛、颈项强直和 CSF 细胞异常增多为特征的临床综合征。尽管有抗生素治疗，患者仍然有较高的发病率和病死率。

通常细菌性病原体并不局限于脑和脑膜，经常造成全身性疾病，如严重脓毒症、休克、急性呼吸窘迫综合征和出血障碍，如弥散性血管内凝血[1-2]。

多种其他病原体引起脑膜炎症，造成非常类似的临床表现。细菌感染必须紧急、适当地治疗以限制不断进展的中枢神经系统（CNS）的损害。治疗像癫痫发作和颅内压（ICP）升高这样的脑膜炎并发症也很重要。

只要有可能，为了确定诊断和证实感染的病原微生物需要腰椎穿刺后进行脑脊液检查。如果有 CIP 升高的征象，CSF 检查可能是禁忌的，包括：

- 视神经盘水肿
- 局灶神经体征
- 癫痫发作

这些特征增加了未诊断的脑大面积损伤的可能性，这种情况下，进行腰椎穿刺，会引起脑疝。在 CSF 检查前需要脑部计算机断层扫描

（CT）查看这种可能性，以减少但不能消除脑疝的风险。即使 CT 脑扫描正常，ICP 仍可以升高。对于每一个患者进行安全的 CSF 检查的重要性必须与立即开始治疗的需要相平衡[3-4]。

病因

脑膜炎的主要病原体是通过飞沫传染或唾液相交换而传播的。当病原微生物定植在舌咽，到达血脑屏障时脑膜炎就可以发生。中耳、鼻窦或牙齿感染也能，导致继发性脑膜感染。大多数细菌通过血液途径进入 CNS。当微生物繁殖时，它们释放出细胞壁产物和脂多糖，并产生局部炎症反应，炎症反应本身也能释放炎症介质。细胞因子、肿瘤坏死因子和其他因子释放的最终结果与显著的炎症反应有关。CNS 血管的血管炎、血栓形成、细胞损伤和渗出物都会造成血管源性和细胞毒性水肿，改变血流和脑灌注压。以后会发生梗死和 ICP 升高[5]。

感染性炎症反应总结见图 47.1。

微生物

虽然有三种微生物常见，但很多种细菌都能引起急性细菌性脑膜炎。

1. 流感嗜血杆菌
2. 肺炎链球菌
3. 脑膜炎奈瑟球菌（占到新生儿阶段病例的 70%）

在脑膜炎免疫接种计划出现前，B 型流感嗜血杆菌是细菌性脑膜炎最常见的病原体。虽然一项研究表明单核细胞增生利斯特菌是成年人群中第二常见的分离细菌，肺炎链球菌和脑膜炎奈瑟球菌最近仍被认为是主要病原体。对青霉素耐药的肺炎球菌菌株的出现也影响到了脑膜炎的流行病学[6]。

院内感染

常见的全身性院内病原体，如大肠杆菌、假单胞菌、克雷白杆菌和鲍曼不动杆菌占了脑膜炎院内感染很高的比例。

免疫抑制的宿主

在免疫受损的脑膜炎患者 [如人免疫缺陷病毒（HIV）感染者]，应考虑真菌、病毒和新型隐球菌脑膜炎[7]。

神经外科和创伤

颅骨创伤后的感染经常是由金黄色葡萄球菌和表皮葡萄球菌引起的，对于做过分流术和有其他颅内装置的患者应考虑这种可能。

临床表现

病史可以显示创伤或感染的证据。脑膜炎

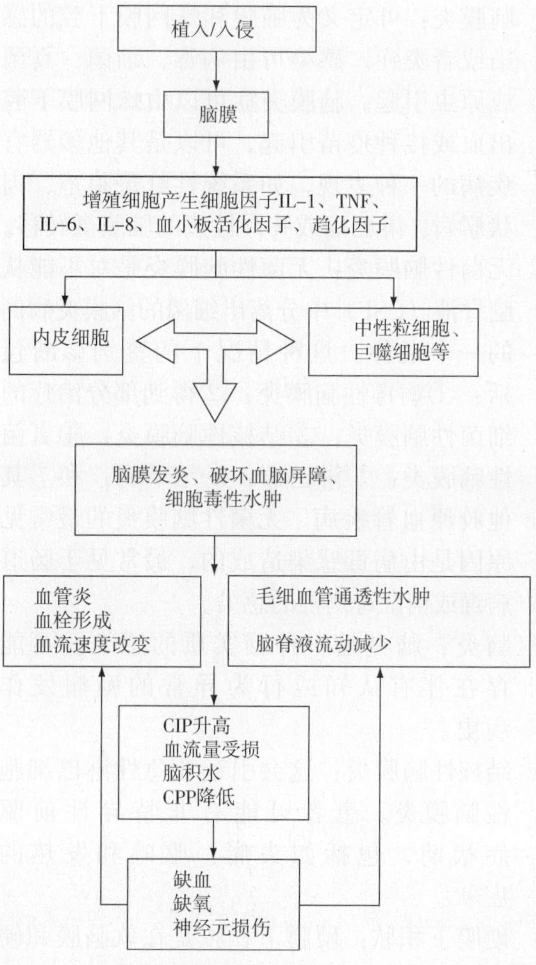

图 47.1 脑膜炎的级联放大反应。IL-1，白细胞介素 -1；TNF，肿瘤坏死因子；PAF，血小板激活因子；ICP，颅内压；CPP，脑灌注压

通常表现为急性起病：

- 发热
- 头痛
- 颈项强直
- 畏光
- 意识改变
- 易激惹
- 癫痫发作（儿科患者）

然而，对于免疫抑制、老年或婴儿患者，如低热或轻微的行为改变这些非特异性特征可能就是所有可被观察到的表现。许多典型的症状是脑膜炎晚期的表现：以前出现的腿疼或手冷之类不引人注意的早期症状可能不会立即令人想到患者患的是更为严重的潜在疾病。

从所报告的病史中识别出有关之前的创伤、上呼吸道感染或耳部感染的内容很重要。患者可以在数小时或数天内出现症状。具体的感染情况在一定程度上与患者的年龄有关。

脑膜炎时可以出现神经体征，但如颈项强直或 Kernig 征阳性（臀部固定时尝试将腿伸直造成的疼痛和跟腱痉挛）这样的体征并不总是能见到。许多最近的研究已显示典型的体征只在不到 50% 的病例中出现。全身性体征最常发生于脑膜炎球菌引起的疾病，可以观察到出血、瘀斑或紫癜性皮疹。还可以发生指（趾）坏疽或皮肤坏死。部分患者有重症脓毒症，并伴有急性呼吸窘迫综合征和弥散性血管内凝血。

大约 25% 的患者在该疾病的过程中有癫痫发作。鉴别诊断可以包括蛛网膜下腔出血、偏头痛、脑炎和肿瘤。

检查

怀疑细菌性脑膜炎的患者需要立即进行血培养，如果在进一步的评估上有可能存在任何延误时，应给予经验性静脉（IV）抗生素治疗（表 47.1）。

脑脊液检查结果

CSF 检查是一项极重要的检查，它可以决定性地证实细菌性脑膜炎的诊断。在这点上，它的价值不应被忽视。发生癫痫、局灶神经体征和视神经盘水肿可能表明 ICP 升高，此时腰椎穿刺存在一定的风险。神经影像学可以为腰椎穿刺的安全性提供一定水平的保证；然而，临床医生应该知道需要考虑的所有因素。

当有如下情况时，表明是细菌性脑膜炎：

- 多形白细胞增多
- 相对于血浆值来讲，CSF 葡萄糖偏低
- CSF 蛋白质浓度升高

必须立即进行革兰染色和微生物培养。在 50% ～ 60% 的病例革兰染色经常是阳性的。经验性抗生素治疗后立即进行 CSF 检查不一定就会降低 CSF 培养的诊断敏感性。聚合酶链反应（PCR）技术可以用于查明不同的微生物。应常规采用咽拭子检查。决定某个患者有或没有细菌性脑膜炎的临床决策程序不能简单地模式化，而是依靠包括临床、实验室检查结果和随时间变化对患者观察在内的多个因素。

表 47.1　脑膜炎时脑脊液的变化

	正常	细菌	病毒
外观	清亮	浑浊 / 有脓	清亮 / 浑浊
白细胞计数	单核细胞 < 5/mm^3	中性粒细胞为主（200 ～ 10 000）/mm^3	淋巴细胞为主 < 500/mm^3
蛋白质	0.2 ～ 0.4 g/L	0.5 ～ 2.0 g/L	0.4 ～ 0.8 g/L
糖类	血糖	血糖	血糖通常升高

血培养构成了脑膜炎患者的一项重要检查，因为是血行播散，应送多套血培养。常规检查全血细胞计数，凝血（排除弥散性血管内凝血）和生化检查，包括血糖。应进行胸部X线和血气确定全身受累情况。很明显，如果有受累及的迹象，窦或耳部这样的感染相关区域也应检查。

治疗

应尽可能早开始抗生素治疗，推荐广谱抗生素，直至鉴定出细菌（表47.2）。选择抗生素受到临床环境的影响，同时也受已知过敏或当地抗生素耐药情况以及CSF检查结果的影响。延迟给予抗生素是预后差的突出危险因素。没有已知的微生物情况下，耐药菌株的出现使经验性选择抗生素变得更加复杂。青霉素G、氨苄西林和第三代头孢菌素是典型一线药物。直到近期，氨苄西林仍适合肺炎球菌，脑膜炎球菌和李斯特菌感染。耐药菌株的出现影响了当地抗生素的使用。如果有近期头外伤的病史，就有指征使用广谱头孢菌素和万古霉素。推荐与当地的微生物服务机构进行讨论。如果CSF检查能确定微生物，那么就能实施具体的治疗方案（表47.3）。

对于免疫抑制的患者更难以选择一种合适的经验性抗生素。当已确定病原体，并得到药物敏感试验结果时，有必要更换抗生素或者使已给予的药物合理化[8]。

对于所有的病例，监测对治疗的临床反应很重要，如果需要应回顾抗生素，一旦知道抗生素敏感试验结果或者患者没有改善就要做出适当的调整。如果对抗生素敏感性或选择有顾虑，应进行反复的CSF检查。对那些耐青霉素的肺炎球菌脑膜炎患者，推荐在发病后48小时进行CSF检查以确保细菌学上有改善。虽然在某些情况下短疗程可能就足够了，但抗生素应给予10～14天。不推荐鞘内应用抗生素。

使用类固醇

成年脑膜炎患者使用类固醇的好处仍有争论。现在有来自于Cochrane数据库的明确指南支持常规使用类固醇，该数据库纳入了1 800名成人和儿童，证明这样做会降低病死率、听力损失和神经系统并发症。一些人仍有顾虑，包括地塞米松可能影响CSF渗透或引起更长期的认知问题[9]。有支持在细菌性脑膜炎的儿童中使用类固醇的更长期和更为肯定的文献。这些研究证实对于B型流感嗜血杆菌感染的患者类固醇激素有益，并能减少脑膜炎后耳聋的发生率。

成人的推荐

地塞米松是一种辅助治疗用药，应和首剂抗生素同时给药，6小时一次，持续4天（0.6 mg/kg每天）。

抗痉挛药物

局灶性或全身性癫痫立即静脉给予苯二氮

表47.2 治疗脑膜炎的经验性抗生素

指征	抗生素	剂量
＜50岁	头孢曲松或头孢噻肟	2～4g，q24h，2g，q4h
＞50岁或细胞免疫受损	头孢曲松或头孢噻肟 头孢噻肟＋氨苄西林或青霉素G	2～4g，q24h，2g，q4h 2g，q4h或3～4 MU，q4h
耐药肺炎链球菌	头孢曲松＋利福平	2～4，q8h，2g，q4h或万古霉素0.5g，q6 h
神经外科分流创伤	头孢他啶＋萘夫西林 或万古霉素＋氨基糖苷类 （庆大霉素，开始5～7 mg/kg）	2g，q8h，2g，q4h 0.5g，q6h，2 mg/kg，q8h

表 47.3 对已知微生物的一般推荐*

微生物	抗生素	二线或过敏
肺炎链球菌（耐青霉素）	头孢曲松＋万古霉素或利福平	万古霉素＋利福平
肺炎链球菌（青霉素敏感）	青霉素 G	2 ～ 4g，q24h，2g，q4h 2g，q4h 或 3 ～ 4MU，q4h
β 溶血性链球菌	青霉素或氨苄西林	头孢噻肟或氯霉素或万古霉素
流感嗜血杆菌	头孢曲松或头孢噻肟	氯霉素
脑膜炎奈瑟菌	青霉素 G	头孢曲松或氯霉素
单核细胞增多利斯特菌	氨苄西林＋庆大霉素	甲氧苄啶＋磺胺甲恶唑
肠杆菌科	头孢曲松＋庆大霉素	喹诺酮类
铜绿假单胞菌	头孢他啶＋妥布霉素	喹诺酮类

*因耐药情况容易变化，需核对当地的细菌敏感性

革类药物开始治疗终止癫痫发作，然后再接着给予静脉苯妥英的负荷量。癫痫的原因应考虑下列的可能性：

- ICP 升高
- 大脑炎
- 脑脓肿
- 静脉血栓形成

癫痫的发展可能表明预后差。

颅内压

颅内高压是一种常见的脑膜炎并发症。可能需要 ICP 监测，并要考虑如过度通气、甘露醇输注或 CSF 引流这样的标准措施。根据特定的环境，应进行数次腰椎穿刺或脑室外引流。

全身治疗要考虑的因素

静脉液体治疗

应保持正常的血流动力学。目前，强调维持脑灌注压大约 70 mmHg。脑膜炎可以发生抗利尿激素异常分泌。

呼吸支持

保证呼吸道通畅很重要，对于严重休克或深度昏迷的患者可能需要呼吸支持。应注意意识不清患者的治疗，有适当的口和眼部护理。为预防压疮的发生需要物理治疗。对于皮肤坏死可能需要外科评估[11-12]。

公共卫生

对于与患者有亲密关系（接吻）的人和那些与患者有密切接触的医务人员，推荐预防脑膜炎。推荐口服利福平 600 mg，12 小时一次，共 2 天时间。对于预警传染病的团队应有规程。

预后

未治疗的细菌性脑膜炎通常是致命性的。适当的治疗明显地降低病死率；然而最近的研究仍然显示全因病死率大约是 18%。那些有癫痫发作和开始治疗有延迟的患者，或者高龄或婴幼儿则病死率稍高[12-13]（表 47.3）。

病毒性脑膜炎

大多数病毒性脑膜炎病例是良性的，通常为自限性，它经常是由肠道病毒或柯萨奇病毒感染引起的。部分是由虫媒病毒造成的。相同的病毒可造成脑膜炎，也能引起脑炎。1 型单纯疱疹病毒（HSV1）经常造成脑炎，但是引起脑膜炎罕见。造成 CNS 感染的其他病毒还

包括埃可病毒、腮腺炎、脊髓灰质炎和 HIV。偏头痛患者经常要做腰椎穿刺以除外病毒性脑膜炎，但这样可能会因腰穿后头痛和偏头痛而延长患者的住院时间。

临床表现

病毒性脑膜炎患者经常表现为脑膜刺激症状：发热、头痛、颈项强直、眼球后疼痛、畏光、头晕、恶心和呕吐，这些表现要比细菌性脑膜炎的患者轻。出现智力受损、局灶性神经体征或癫痫发作表明脑实质受到累及，因此这部分患者就归入了脑膜脑炎。真正的病毒性脑膜炎在数小时到数天的时间内发展，但持续超过 7 ～ 10 天的罕见。各种相关症状，例如，恶心、呕吐和全身不适可以伴随这种情况同时发生 [14]。

检查

CSF 检查很重要，经常显示：

- 轻到中度的淋巴细胞异常增多
- 轻度 CSF 蛋白质浓度增加
- 葡萄糖浓度正常

必需要做微生物染色，包括细菌、结核分枝杆菌和隐球菌脑膜炎。培养部位有黏膜、咽喉、皮肤和直肠。

治疗

急性病毒性脑膜炎通常是自限性的，仅需要止痛和卧床休息这样的支持治疗。1 型或 2 型 HSV 引起的病毒性脑膜炎需要静脉使用阿昔洛韦。急性 HIV 感染造成的脑膜炎可能对反转录病毒治疗有反应。

脑炎

脑炎是脑的病毒感染。1 型 HSV 是最常见和最严重的局灶性脑炎的病因，它经常损伤颞叶和额叶。也有大量引起流行性脑炎的虫媒病毒。它们由节肢动物媒介，如蚊和蜱携带，因此被认为是空气传播的病毒 [15]。西尼罗河病毒在某些国家现在是最常见的流行性病毒脑炎的病因。基底节的神经影像改变可以提示该诊断，但 CSF 细胞异常增多极为重要。特定的 CSF 抗体能用于西尼罗河病毒诊断。

临床表现

脑炎的临床关键点是出现表明脑实质受累的局灶性神经症状。尤其是出现言语错乱、癫痫发作、认知改变和意识障碍都提示该疾病。

诊断可能是困难的。

- 头颅影像异常，例如，T2 加权磁共振成像（MRI）可能支持该诊断（图 47.2）。
- 脑电图（EEG）检查可以显示为颞叶的慢波活动或癫痫样放电。
- CSF 的 PCR 检查可以在日后证实有该病毒。

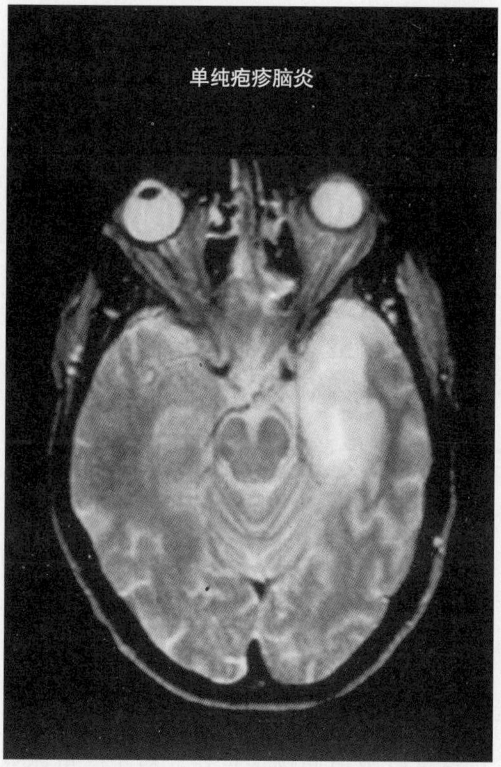

图 47.2　疱疹病毒性脑炎的颞叶强化

治疗

对于 HSV 脑炎的特异性治疗需要静脉使用阿昔洛韦，每天 30 mg/kg，共 14 天。若未治疗，HSV 脑炎的病死率大概是 70%，但最佳治疗的患者仍有 25% 的病死率。就认知功能障碍或癫痫发作而言，患者可能会遗留明显的残疾。虽然没有临床试验支持，但大多数有明显脑水肿的患者使用了经验性类固醇治疗。阿昔洛韦能造成肾功能损害，患者应静脉水化并监测肾功能[16]。积极治疗癫痫发作很重要。

巨细胞病毒（CMV）感染需要用更昔洛韦或缬更昔洛韦进行抗病毒治疗。CMV 可以引起神经节炎和多神经根炎，对于免疫抑制患者需考虑此诊断。

大多数 CNS 病毒引起神经元损伤，但少突胶质细胞的慢性 JC 病毒感染却引起进行性多灶性白质脑病（PML）综合征。这种疾病表现为亚急性起病的精神错乱、无力和视觉症状，经常发生于免疫抑制的患者。MRI 扫描通常有提示作用，但 CSF 检查需用 PCR 对 JC 病毒颗粒进行扩增。目前，对 PML 没有特异性治疗。并发 PML 的 HIV 患者很少存活，90% 的患者平均生存 6 个月。

HIV 合并病毒感染，麻疹和风疹也能引起慢性 CNS 感染，导致慢性脑炎。

很多全身的神经系统疾病可以表现为无菌性脑膜炎。例如，淋巴瘤、莱姆病、肉状瘤病和血管炎，如贝赫切特（Behçet）病，因此，对表现为病毒性脑膜炎或脑炎的患者考虑这些全身疾病很重要。

结核性脑膜炎

结核性脑膜炎自然病史多变，有一系列不同的临床表现，且缺乏特异的敏感的试验。这使疾病的诊断相对困难。大概 10% 患有结核的患者出现脑膜受累的临床表现。多种危险因素，例如，HIV、糖尿病和近期使用类固醇都可以增加罹患结核性脑膜炎的风险[17]。

临床特征

结核性脑膜炎有非常多样的临床表现。经常非特异性前驱症状期就预示了该疾病。患者常常有头痛、恶心和发热的症状但不一定非出现不可。在一项包括入住重症监护病房患者的病例分析中仅 65% 的患者有发热，52% 有局灶性神经病，88% 有假性脑膜炎体征。可发生多种脑神经麻痹，但其他表现如卒中、脑积水和结核瘤也可以发生。

诊断

对结核性脑膜炎的鉴别诊断来讲，检查很重要。分枝杆菌 DNA 的 PCR 扩增通常需要腰椎穿刺，但这项检查并没有得到充分的评价。免疫抑制的患者可能有不典型的 CSF 表现，偶尔 HIV 患者的 CSF 检查是正常的。需要 CSF 结核菌培养，但在得到阳性培养结果前可能要花多达 6 周的时间。影像学检查可以显示基底部脑膜炎和脑积水，但这些特征是非特异性的[18]。

目前通行的意见建议在治疗的最初 2 个月应包括四联治疗：

- 异烟肼口服 / 静脉，每天 10 mg/kg，最大量 300 mg。它是杀菌性药物，具有良好的 CNS 穿透性。
- 吡嗪酰胺口服 / 静脉，每天 25 mg/kg，最大量 2.5 g/d。
- 大剂量利福平穿透性差，每天 10 mg/kg，最大量 600 mg。
- 乙胺丁醇大剂量静脉，因它的蛋白结合率高，所以穿透性差。

链霉素很少使用。它存在肾功能损害、肝功能损害等不良反应使用时必须监测药物的毒性，同时应监测它对其他器官如眼睛的影响。

多重耐药的结核性脑膜炎越来越多，特别是在 HIV 阳性的人群当中，因此药物敏感性很重要。一些临床试验提示类固醇在某些患者人群中具有有益的效应[19]。患者可能需要神经外科干预来治疗脑积水。

硬膜下积脓

这是在硬脑膜和蛛网膜腔之间有脓液聚积，通常是中耳或鼻窦疾病的结果。这种情况可以继发于与之前神经外科手术相关的颅骨骨髓炎，头部创伤也可以导致这种情况的发生。

患者表现为急性头痛、发热、颈项强直、癫痫发作和局灶性神经症状。有脑膜刺激体征和半球功能障碍的证据，并伴有鼻窦炎时应考虑该诊断。

诊断

CT 和 MRI 都是有效的显示液体聚积的检查。

治疗需要外科手术干预、引流和适当的抗生素治疗。革兰阳性葡萄球菌和链球菌以及革兰阴性微生物可以合并感染。当一种或几种致病微生物已知时，初始的广谱抗生素覆盖应转变为有针对性的治疗。

预后

如果未治疗，则这种疾病就是致命性的。经过治疗，病死率大约为 20%，常遗留神经系统后遗症。

硬膜外感染

头颅和硬脊膜外脓肿是一种颅骨和硬膜间的感染，经常是骨髓炎的后果，或是由眼窝感染或恶性肿瘤造成的。硬膜外注射后的感染非常少，但偶有发生。它类似于硬膜下积脓。留置导管或引流处发现的病原菌经常与皮肤处发现的致病菌相同；因此，金黄色葡萄球菌是常见的病原体。

表现

硬膜外感染通常的表现在后背，可以遍布到背部受累区域。可以在导管置入部位发红的地方有局限性压痛。常见发热。开始时轻微的神经功能缺损可以迅速进展，导致下肢 / 四肢轻瘫。

血培养可以为阳性，可能提示病原体。

诊断

CT 和 MRI 在诊断中都有效。

治疗需要紧急的脊髓减压和引流。这种感染通常是一种院内感染，因此经常发现耐药的微生物。抗生素对于涉及的微生物来讲应是特异性的，可能需要持续比较长的时间，经常要几周完全清除感染。

手术前有神经学症状和体征的话，就经常会遗留神经功能缺损。在一项病例分析中，腰椎硬膜外脓肿后出现轻瘫 / 麻痹的患者恢复率是 50%，而胸内脓肿后出现轻瘫 / 麻痹的患者却不能恢复。大多数长期幸存者都有严重的神经功能缺损。

大脑静脉和矢状窦血栓形成

在感染的情况下可以发生静脉窦血栓形成；尤其是脑膜炎，硬膜外或硬膜下脓肿。它也可以继发于面部或牙齿感染。它可以没有脓毒症病因，但能作为一个孤立事件或者与促进血栓形成的问题有关，例如，糖尿病酮症酸中毒、亚甲二氧基甲基苯丙胺（methylenedioxymethamphetamine，MDMA，摇头丸）滥用、口服避孕药和妊娠时发生的遗传性促血栓形成疾病 [20]。

发病时的临床体征有：

- 头痛
- 局灶性神经功能缺损——特别是脑神经
- 癫痫发作
- 视神经盘水肿

CT，MRI 和数字减影血管造影的诊断敏感性分别是 59%、86% 和 100%，但 MRI 合并磁共振血管造影能达到 96%（图 47.3）。

治疗

- 如果有原发感染，则治疗原发感染。
- 抗凝剂是治疗的主要药物。矛盾的是，静脉血栓形成的患者经常有区域性的颅内出血。出现这样的出血不是抗凝的禁忌证。

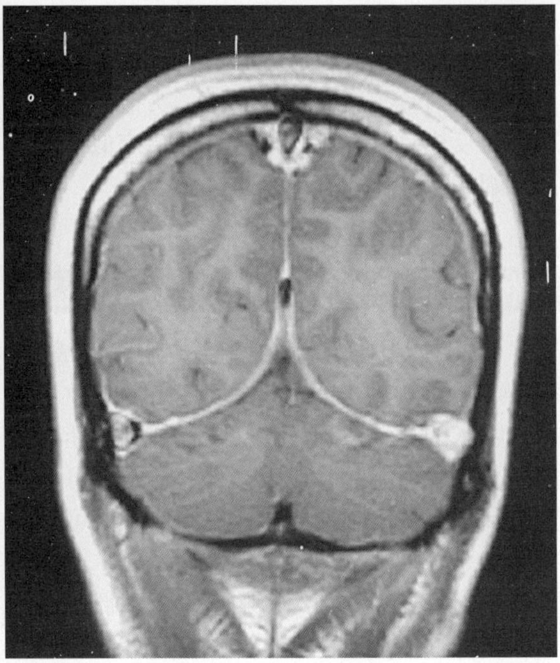

图 47.3 上矢状窦血栓形成的磁共振成像（MRI）。冠状位 T1 加权的强化后 MRI。患者在滞产和分娩后发生窦血栓形成

脑脓肿

病因

脑脓肿可以由骨或硬脑膜直接蔓延或者是由血源播散而来。易患因素包括头颅创伤、神经外科手术、慢性耳或窦疾病、化脓性肺疾病、先天性心脏病和复发的脓毒症。免疫抑制可能易于遭受到多种外来微生物的感染：较常见的微生物包括与创伤有关的葡萄球菌以及链球菌、拟杆菌和革兰阴性细菌，这些细菌在肺部疾病或复发的脓毒症时常见。

表现

表现为严重的头痛、恶心、迟钝、癫痫发作和局灶神经体征。常没有颈项强直。临床上脓毒症可以并不明显。

诊断（图 47.4）

- 明显的原发感染源

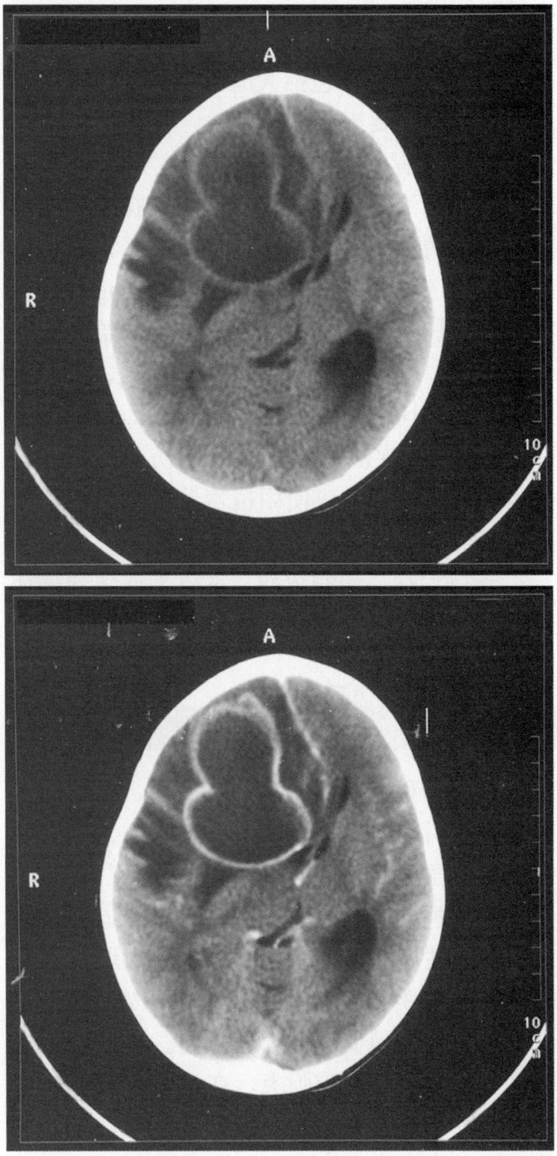

图 47.4 脓肿：(a) 强化前和 (b) 强化后

- ICP 升高的证据
- 局灶性脑或小脑体征

检查

- 腰椎穿刺有潜在危险，为禁忌。
- CT 扫描：对比剂通常有助于显示环形增强的病灶。
- MRI。
- 评估患者的免疫状态。
- 特异性血液试验，如 HIV 和弓形体血清学。

治疗

外科手术指征包括大的单个病灶，减轻升高的 ICP 和需要组织学诊断。

抗生素是治疗的主要部分。如果微生物已知，那么治疗应该是特异性的。在没有明确微生物的情况下，经验性治疗应是青霉素加氯霉素（由于脑膜炎）和甲硝唑 500 mg，静脉给药，8 小时一次或者 500 mg，直肠给药，12 小时一次。可以给予头孢噻肟 1 ~ 2g，静脉给药，6 ~ 8 小时一次和甲硝唑 500 mg，静脉给药，8 小时一次。如果有最近创伤或神经外科手术的病史，那么应使用覆盖葡萄球菌的治疗药物。抗生素应该持续 3 ~ 6 周。

支持治疗会限制致残，尽管如此致残率还是较高。脑脓肿病死率仍是 10% ~ 20%。

莱姆病

这是一种蜱传播的多系统疾病，由伯氏包柔螺旋体引起，出现皮肤病、心脏病、风湿性疾病和神经学上的影响。

莱姆病通常表现为一种伴有胃肠道不适的急性发热性疾病，但它也可以表现为形式多变的神经系统疾病，包括脑神经病（常见面瘫）或表现为脑膜脑炎或是神经根病。这种疾病也可以引起淋巴细胞脑膜炎，在过去，可能被诊断为一种病毒性脑膜炎。已发现有多种更长期的神经后遗症发生[22]。

检查

脑脊液

白细胞计数不确定，但可以升高。蛋白质正常或轻度增高，糖正常或轻度降低。血清学和酶联免疫吸附法可能很困难。PCR 可能会有帮助。莱姆病可以有特征性的 MRI 表现。预防接种是公认的可以预防莱姆病的经验性方法。

治疗

β 内酰胺抗菌药物是有效的一线治疗药物，如青霉素 V、阿莫西林和头孢呋辛。治疗的最佳时限不太清楚，但推荐 10 ~ 21 天[23-24]。神经系统莱姆病治疗的实践数据指出神经系统感染对青霉素、头孢曲松、头孢噻肟和多西环素反应良好。延长抗生素的治疗似乎对预防莱姆病后综合征没有益处。

其他疾病

有几种其他的疾病可能会有脑病的成分。脑型疟会在其他处论述。军团菌可以导致亚临床或临床的神经系统表现，从头痛到昏迷或者脑病，除了可能的肾损害之外，通常还可见到其与肺炎合并出现。同样，支原体感染可以出现神经系统症状，如意识，癫痫发作，可有正常的或非特异性的神经影响学发现。偶尔，可见到壳核的对称性病变和其外周环绕区域。

已将脓毒症性脑病看作危重病的一种常见并发症，可表现为各种各样的形式，从急性脓毒症时的激动恍惚状态到意识完全丧失。病因几乎肯定为多因素的，涉及脑血流的改变、氧摄取的变化、脑水肿、血脑屏障的破坏、多种炎症介质的存在和影响以及神经递质的活性。肝肾功能紊乱也有作用。它是一种基于观察和详细证据的排他性综合征。EEG 经常有异常，快被活动减少和慢波活动增加，但该发现并不能确定诊断。没有特异性治疗。总的来说，预后似乎与原发脓毒症的治疗有关[25]。

（汪宗星 吴丽娟 译 冯海波 校）

参考文献

1. Isenberg H. Bacterial meningitis: signs and symptoms. *Antibiot Chemother* 1992; **45**: 79–95.
2. Spach DH, Jackson LA. Bacterial meningitis. *Neurol Clin* 1999; **17**: 711–35.
3. Roos KL. Acute bacterial meningitis. *Semin Neurol* 2000; **20**: 293–306.
4. Anderson M. Management of cerebral infection. *J Neurol Neurosurg Psychiatry* 1993; **56**: 1243–58.
5. Pfister HW, Fontana A, Tauber MG *et al.* Mechanisms of brain injury in bacterial meningitis: workshop summary. *Clin Infect Dis* 1994; **19**: 463–79.
6. van Deuren M, Brandtzaeg P, van der Meer JW. Update on meningococcal disease with emphasis on pathogenesis and clinical management. *Clin Microbiol Rev* 2000; **13**: 144–66.

7. Gottfredsson M, Perfect JR. Fungal meningitis. *Semin Neurol* 2000; **20**: 307–22.
8. Vandecasteele SJ, Knockaert D, Verhaegen J *et al.* The antibiotic and anti-inflammatory treatment of bacterial meningitis in adults: do we have to change our strategies in an era of increasing antibiotic resistance? *Acta Clin Belg* 2001; **56**: 225–33.
9. Van de Beek D, de Gans J, McIntyre P *et al.* Corticosteroids for acute bacterial meninigitis (review). *Cochrane Collaboration* 2007.
10. Raser K, Deziel PJ. The danger of bacterial meningitis in the adult. *JAAPA* 2001; **14**: 16–18, 21–4.
11. Hussein AS, Shafran SD. Acute bacterial meningitis in adults. A 12-year review. *Medicine (Baltimore)* 2000; **79**: 360–8.
12. Durand ML, Calderwood SB, Weber DJ *et al.* Acute bacterial meningitis in adults. A review of 493 episodes. *N Engl J Med* 1993; **328**: 21–8.
13. Pfister HW, Feiden W, Einhaupl KM. Spectrum of complications during bacterial meningitis in adults. Results of a prospective clinical study. *Arch Neurol* 1993; **50**: 575–81.
14. Robert HA. Viral meningitis. *Semin Neurol* 2000; **20**: 277–92.
15. Schmutzhard E. Viral infections of the CNS with special emphasis on herpes simplex infections. *J Neurol* 2001; **248**: 469–77.
16. Gutierrez KM, Prober CG. Encephalitis. Identifying the specific cause is key to effective management. *Postgrad Med* 1998; **103**: 123–5, 129–30, 140–3.
17. Thwaites G, Chau TT, Mai NT *et al.* Tuberculous meningitis. *J Neurol Neurosurg Psychiatry* 2000; **68**: 289–99.
18. Roos KL. *Mycobacterium tuberculosis* meningitis and other etiologies of the aseptic meningitis syndrome. *Semin Neurol* 2000; **20**: 329–35.
19. Prasad K, Volmink J, Menon GR. Steroids for treating tuberculous meningitis. *Cochrane Database Syst Rev* 2000; **3**: Cd002244.
20. de Bruijn SF, Stam J, Koopman MM *et al.* Case-control study of risk of cerebral sinus thrombosis in oral contraceptive users and in carriers of hereditary prothrombotic conditions. The Cerebral Venous Sinus Thrombosis Study Group. *Br Med J* 1998; **316**: 589–92.
21. Yildizhan A, Pasaoglu A, Ozkul MH *et al.* Clinical analysis and results of operative treatment of 41 brain abscesses. *Neurosurg Rev* 1991; **14**: 279–82.
22. Halperin JJ, Shapiro D, Logigia N *et al.* Practice parameter: treatment of nervous system Lyme disease: report of the Quality Standards Subcommittee of the American Academy of Neurology. *Neurology* 2007: **69**: 91–102.
23. van Dam AP. Recent advances in the diagnosis of Lyme disease. *Exp Rev Mol Diagn* 2001; **1**: 413–27.
24. Glaser C, Lewis P, Wong S. Pet-, animal-, and vector-borne infections. *Pediatr Rev* 2000; **21**: 219–32.
25. Papadopoulos MC, Davies DC, Moss RF *et al.* Pathophysiology of septic encephalopathy: a review. *Crit Care Med* 2000; **28**: 3019–24.

第48章

破伤风

Jeffrey Lipman

破伤风是一种可预防的，经常出现在第三世界国家的疾病，通常需要昂贵的第一世界的技术来治疗。它是一种急性、经常由破伤风梭状芽孢杆菌产生的外毒素引起的致命疾病，它以全身肌肉强直、自主神经失调，有时发生抽搐为特征。

流行病学

近年来在发达国家，因为年轻人可能已被免疫[1]，破伤风已成为老年人和体质虚弱人的一种疾病。在美国，它的发生率从1955年的每100 000之0.23降到了1975年的每100 000之0.04，之后就始终保持稳定[1]。每年全世界由破伤风造成的死亡估计为400 000 ~ 2 000 000。在非洲，1991年破伤风造成的婴儿死亡超过433 000人，每1 000个安全出生的婴儿中有5个死于破伤风。它的地理流行分布区域在卫生和医疗条件差的农村地区。因此，破伤风始终是发展中国家的一个突出的公共卫生问题，主要是因为难于实行计划免疫。除此之外，现代治疗需要重症监护病房（ICU），但它在大多数深受病痛折磨的人口中却极少有[2]。因此，破伤风在可预见的未来会继续折磨发展中国家的人们。

发病机制

破伤风杆菌是一种专性厌氧、产生芽孢的革兰阳性杆菌。芽孢广泛存在于土壤和动物以及人的粪便中。在进入失活组织后，芽孢以生长型繁殖，产生毒素：破伤风痉挛毒素和破伤风溶血素。破伤风痉挛毒素威力极大；据估计240 g毒素能杀死全世界的人口[3]，对常人0.01 mg就可以致命。破伤风溶血素不具有临床重要性。

破伤风杆菌是非侵袭性的。因此，破伤风仅在芽孢得到机会进入组织形成繁殖体后才发生。虽然破伤风可以在外科手术、烧伤、坏疽、慢性溃疡、狗咬、注射（如在静脉注射毒品者）、牙齿感染、堕胎和分娩后发生，但常见的进入方式是通过刺伤或破口。新生儿破伤风经常在脐带残端感染后出现。损伤本身可能很小，20%的病例没有病史或伤口的证据[1]。在缺乏氧气的介质（如在坏死组织中）中、有异物和感染时芽孢萌芽。破伤风杆菌感染保持在局部，但外毒素破伤风痉挛毒素通过血流广泛分布，被摄取入运动神经末梢，转运进入神经系统。在这里它影响骨骼肌中的运动神经元的运动终板（减少乙酰胆碱的释放），脊髓（多突触反射功能障碍）和脑（伴有癫痫发作，皮质活动抑制和自主神经功能失调）。破伤风不在人与人之间传播。

破伤风的症状仅在破伤风痉挛毒素从细胞扩散到细胞外间隙以后才出现，进入邻近神经元的突触前末梢[1]。破伤风痉挛毒素蔓延到所有局部神经元，但其优先结合抑制性中间神经元，如脊髓的甘氨酸能突触末梢和大脑中的 γ 氨基丁酸（GABA）末梢[2]。它的主要效应是阻断这些抑制性通路。因此，对中枢神经系统（CNS）和来源于CNS的刺激没有“衰减”。

主动免疫预防 [1, 3]

没有对破伤风的天然免疫。破伤风可以再恶化和复发。破伤风的患者必须进行主动免疫。破伤风类毒素是一种廉价，有效的疫苗，热稳定 [3]。它是毒素的无毒衍生物，然而它能诱导产生，并与抗毒素抗体反应。一致认为 0.01 U/ml 血清的抗体滴度有保护作用 [4]。在高得多的血清抗体滴度情况下，依然有少数破伤风病例的报告 [1]。

成人完整的免疫过程由三剂类毒素组成，最佳的间隔为第一和二次剂量之间为 6 ~ 12 周，第二和第三次剂量间隔为 6 ~ 12 个月。对于未免疫的人，单次剂量不产生即刻保护作用，但完整免疫过程不应重复。新生儿可从母亲的抗体获得免疫。3 个月以上的儿童应进行主动免疫，总共需要四次剂量。对 14 岁以上的妊娠女性两次或更多的剂量将在今后 5 年内保护任何娩出的儿童。因此，未免疫的怀孕女性在分娩前 2 周到 2 个月应接受两剂，两剂间有一定时间间隔。常规地应每 10 年给予加强剂量。

破伤风类毒素的不良反应少见，不威胁生命。不良反应与不加区别地使用类毒素造成抗体水平过高有关 [5]。常见反应包括荨麻疹、血管性水肿和注射部位的弥漫性硬质肿块。

临床表现 [1, 4, 6]

潜伏期（即从损伤到出现症状的时间）从 2 天到 60 天不等。发病时间（即从首次症状到首次抽搐的时间）也差别很大。然而，几乎所有的病例（90%）在感染 15 天内出现临床表现 [6]。潜伏期和发病时间具有重要的预后价值，时间越短意味着病情越重。

表现出的症状是疼痛和僵硬。僵硬之后是强直，张口困难——牙关紧闭。大多数的非新生儿性全身破伤风病例（75%）表现为牙关紧闭 [6]。强直变为全身性，面部肌肉产生特征性的牙关紧闭表情，被称为苦笑面容。疾病呈下行性发展。典型的抽搐是胳膊的屈曲和内收，腿部过伸以及角弓反张非常疼痛，抽搐很剧烈以至于导致骨折和肌腱分离 [1]。抽搐由外部刺激（如噪音和压力）引起。当疾病恶化时，甚至最小的刺激都会造成更为强烈和长时间的抽搐。当抽搐累及到喉和（或）膈肌时，它就会危及生命。

新生儿破伤风最常见于出生后第 7 天 [7]，婴儿不能进食的病史短（1 天）。新生儿表现为典型的抽搐，容易被误诊为其他病因导致的抽搐。除此之外，因为这些婴儿有呕吐（由于腹内压增加的缘故），和脱水（因为他们不能吞咽），所以刚开始时会被怀疑为脑膜炎和脓毒症。

严重病例会发生自主神经功能障碍 [6-8]，在肌肉抽搐数天后开始。（毒素进一步扩散到达脊髓侧角。）基础的交感紧张增加，表现为心动过速，膀胱和肠功能障碍。也会出现明显的涉及 α 和 β 受体的交感过度。血管阻力、中心静脉压，以及心输出量常常增加，临床表现为不稳定的高血压、发热、出汗、苍白和指趾发绀 [7]。这些发作通常持续时间短，可以无缘无故地发生。它们是由中间与外侧细胞柱的突触后交感神经纤维的抑制降低所引起的，非常高的循环去甲肾上腺素浓度就是证据 [1, 8]。多变的交感神经过度兴奋的其他假定原因有肾上腺髓质的抑制丧失致肾上腺素分泌增加，破伤风痉挛毒素直接抑制内源性阿片的释放以及甲状腺激素的释放增加 [1-2]。

副交感神经系统的作用有争议。可见到心动过缓、低外周血管阻力、低中心静脉压和严重的低血压发作，经常在死亡前出现 [7]。发生突然和反复的心搏骤停，特别是静脉注射的吸毒者 [8]。因对阿托品无应答，所以认为这些事件是由于交感神经紧张性的完全消失造成的 [9]。然而，它们也可以是儿茶酚胺诱导的心肌损伤 [8, 10]，或直接脑干损伤的结果。不管机制如何，受到破伤风自主神经功能障碍威胁的患者，有突然死亡的风险。

局部破伤风是一种少见的轻微的破伤风形式，病死率 1%。体征和症状局限于一个肢体或肌肉，可以是免疫的结果。头部破伤风也很罕见。它是由于头部和颈部损伤、眼部感染和中耳炎造成的。脑神经，特别是第七对脑神经经常受累，预后差。这种形式可以进展为更广泛的形式。海洛因成瘾者的破伤风似乎很严重，病死率高，但病例数量很少[8, 11]。

诊断

临床上就可以诊断，通常很容易。没有针对破伤风的特异性实验室检查。伤口的破伤风杆菌培养仅用于 1/3 的病例。最常见的鉴别诊断是对三环类抗抑郁药的肌张力异常反应。其他鉴别诊断包括士的宁中毒、局部颞下颌疾病、局部口腔疾病、惊厥、手足搐搦、颅内感染或出血和精神疾病。

治疗

治疗的初始目标是中和循环中的毒素（也就是被动免疫），预防其进入外周神经（也就是伤口处理）和消除毒素来源（也就是广泛外科手术、保持卫生、伤口处理和抗生素）。然后治疗的目标是减轻已经结合到神经系统的毒素的效应，提供全身支持治疗。

被动免疫[1, 12]

人抗破伤风毒素由于其更少的抗原性，现已在很大程度上替代了马来源的抗破伤风血清（ATS）。抗破伤风毒素充其量仅能中和循环中的毒素，但并不影响已在 CNS 结合的毒素，也就是说不能减轻已经出现的症状。虽然从没有前瞻性试验，但现在对破伤风中人抗破伤风毒素的推荐量是 3000 ~ 6000 单位静脉注射（IV）。已有建议未免疫的患者或那些免疫状态不清楚的患者在出现污染伤口的时候应给予浓度高的人抗血清。没有对照研究显示这样做比清创和使用青霉素更有效。

鞘内给予抗破伤风毒素仍然有争议。一项大型 Meta 分析报告该做法无效[13]。最近的试验比较了鞘内注射抗破伤风免疫球蛋白，结果显示比那些用肌内注射途径治疗的患者有更好的临床进程，但病死率没有区别[14]。而且，合适的鞘内制剂不能广泛地获得。人抗破伤风毒素的不良反应有发热、颤抖和胸或背部疼痛。心血管参数需要监测，如果出现明显的心动过速和低血压，注射可能需要暂时停止[1, 5,12]。如果没有人抗血清，在试验和脱敏后能使用马 ATS[1]。

病原体清除

伤口处理

一旦给予人抗破伤风毒素，感染部位应彻底清理，所有坏死组织要广泛清除。

抗生素

破伤风芽孢可被抗生素摧毁。繁殖体（杆菌）在体外对抗生素敏感。然而，在体内的效力依赖于伤口部位的抗生素的浓度，可能需要大剂量。推荐的抗生素包括：

1. 甲硝唑 500 mg IV 每 8 小时一次，共 10 天：该药物有抗厌氧菌的抗菌谱，能渗入坏死组织，在这种情况下已显示出比青霉素更有效[15]。
2. 青霉素 G 1 ~ 3 百万单位 IV 每 6 小时一次，共 10 天：青霉素是一种 CNS 中的 GABA 拮抗剂[16]，可以加重抽搐。然而，在该种情况下仍然经常使用。
3. 已有使用红霉素的，但不应常规使用。

破伤风痉挛毒素效应的抑制

控制肌肉痉挛

破伤风的早期阶段，患者喉和其他呼吸肌肉痉挛的风险最高。因此，如果出现肌痉挛，应紧急用气管内插管或气管切开保护气道。如果呼吸肌受累应开始机械通气。严重的破伤风痉挛通常会阻碍有效的通气，可能需要肌肉松弛剂。可以使用任何肌肉松弛剂[17]。单用深度镇静可以阻止肌肉痉挛，改善自主神经功能障碍（见下文）。

自主神经功能障碍的治疗

自主神经功能障碍表现为基础交感神经紧张性增加 [18] 和儿茶酚胺阵发性大量释放 [18-20]。在发作时，去甲肾上腺素和肾上腺素可以高达基础水平的 10 倍 [18, 19]。临床情况多种多样 [20]。高血压、心动过速和出汗不总是同时出现。

传统上，联合 α 和 β 肾上腺素能阻滞剂已被用于治疗交感神经过度兴奋。酚苄明、酚妥拉明、苄二甲胍和氯丙嗪已被用作 α 受体阻滞剂。神经节阻滞剂和硝普盐偶尔使用。普萘洛尔和拉贝洛尔作用有限 [21-23]。然而，不建议无对抗的 β 肾上腺素能阻滞，这会引起急性充血性心力衰竭导致死亡 [21- 22]。β 介导的肢体肌肉的血管扩张作用消失会引起全身血管阻力上升，β 阻滞的心肌或许不能维持足够的心输出量。同样，使用 β 阻滞，当交感神经过度兴奋被消除时就会随之发生低血压。艾司洛尔是一种 IV 给药的作用时间短的 β 肾上腺素能阻滞剂，已报道有作用 [24]。然而，虽然交感神经危象能用艾司洛尔控制，但儿茶酚胺水平仍然会升高 [20]。这引起了关注，因为过度的儿茶酚胺分泌与心肌损伤有关 [10]。

从以上的叙述可以知道，减少儿茶酚胺的释放量就显得更为合理。这个用镇静剂就能完成。苯二氮䓬类和吗啡都成功地应用了 [19]。吗啡和地西泮在中枢的作用可减低破伤风痉挛毒素的效应。吗啡可能通过替代不足的内源性阿片而发挥作用 [1]。苯二氮䓬类增加 GABA 的亲和力和效力 [1]。可能需要非常大剂量的这些药物，例如，地西泮 3400 mg/d[19]，吗啡 235 mg/d[25]，耐受良好。

镁已被作为一种辅助药物用于镇静 [19, 26]，现在得到了一项大规模试验的证实 [27]。硫酸镁注入后保持血清浓度在 2.5 到 4.0 mmol/L 之间可降低全身血管阻力和脉率，心输出量则轻度降低 [19, 26]。在动物研究中，镁抑制肾上腺素和去甲肾上腺素的释放，降低受体对这些神经递质的敏感性。镁也有明显的神经肌肉阻滞效应，可以降低肌肉痉挛的强度。尽管如此，它未能显示减少对机械通气的需要 [27]。然而，硫酸镁必须与镇静剂一同使用 [19]，当注射镁的时候可能需要补充钙。有趣的是，可乐定是一种中枢 α_2 刺激药物，已成功地产生镇静，并控制自主神经功能障碍 [28]。看起来尝试利用一种 α_2 肾上腺素能激动剂的中枢神经系统效应，也就是镇静和血管扩张是明智的 [29]。鞘内使用巴氯芬已在一系列病例中产生了类似的效益，但是三分之一的病例中发生明显的呼吸抑制 [30]。当鞘内给药时，巴氯芬能减少痉挛和强直，减少对镇静和肌松的需要 [31]。

支持治疗

应采取措施预防挛缩、院内肺炎和深静脉血栓。患者（包括发病新生儿的母亲）必须主动免疫。有可能的话，应给患者和其家庭成员都提供支持性心理治疗。

并发症 [1, 4, 10, 32]

1 ～ 3 周后肌肉痉挛消失，但残留的僵硬可能要持续。虽然大多数幸存者在 6 周时完全恢复，但心血管病并发症，包括心力衰竭、心律失常、肺水肿和高血压危象可能是致命的。高达 20% 死亡病例在尸检当中不能发现明显的死亡原因。其他并发症还包括那些与在表 48.1 中列出的因素有关的并发症。

表 48.1 促进破伤风死亡的因素

缺氧
机械通气并发症
肌红蛋白尿和随之产生的问题
脓毒症、特别是肺炎
液体和电解质问题（包括异常的抗利尿激素分泌）
深静脉血栓和栓塞征候
褥疮
骨折

预后

破伤风恢复被认为是完全的。然而，随访25名非新生儿患者多达11年的时间[33]，15人被报告有一项或更多的异常神经学特征，如智力或情感改变、痉挛和肌肉强直、睡眠紊乱以及性欲降低。在10例显然是正常的幸存者中，6人有脑电图改变。部分这些症状在2年内消失。

病死率数据要依靠重症监护的可获得情况。在新生儿，没有ICU设施的非洲国家的病死率能高达80%的病例，但当使用人工通气时则下降到大约10%。在美国，非新生儿的病死率直接与年龄有关，从30岁以下患者的0%上升到60岁或以上患者的50%。对大多数ICU来讲，平均10%的病死率似乎是合理的。然而，因这个疾病容易，并且能够完全预防，丧失生命无法令人接受。

（宋韩明　吴丽娟译　李　刚校）

参考文献

1. Bleck TP. Tetanus: pathophysiology, management and prophylaxis. *Dis Mon* 1991; **37**: 556–603.
2. Ackerman AD. Immunology and infections in the pediatric intensive care unit. Part B: Infectious diseases of particular importance to the pediatric intensivist. In: Rogers MC (ed.) *Textbook of Pediatric Intensive Care*. Baltimore: Williams and Wilkins; 1987: 866–75.
3. Editorial. Prevention of neonatal tetanus. *Lancet* 1983; **1**: 1253–4.
4. Stoll BJ. Tetanus. *Pediatr Clin North Am* 1979; **26**: 415–31.
5. Editorial. Reactions to tetanus toxoid. *Br Med J* 1974; **1**: 48.
6. Alfery DD, Rauscher LA. Tetanus: a review. *Crit Care Med* 1979; **7**: 176–81.
7. Kerr JH, Corbett JL, Prys-Roberts C *et al.* Involvement of the sympathetic nervous system in tetanus. *Lancet* 1968; **2**: 236–41.
8. Tsueda K, Oliver PB, Richter RW. Cardiovascular manifestations of tetanus. *Anesthesiology* 1974; **40**: 588–92.
9. Kerr J. Current topics in tetanus. *Intens Care Med* 1979; **5**: 105–10.
10. Rose AG. Catecholamine-induced myocardial damage associated with phaeochromocytomas and tetanus. *S Afr Med J* 1974; **48**: 1285–9.
11. Sun KO, Chan YW, Cheung RT *et al.* Management of tetanus: a review of 18 cases. *J R Soc Med* 1994; **87**: 135–7.
12. Annotation. Antitoxin in treatment of tetanus. *Lancet* 1976; **1**: 944.
13. Abrutyn E, Berlin JA. Intrathecal therapy in tetanus: a meta-analysis. *JAMA* 1991; **266**: 2262–7.
14. Miranda-Filho Dde B, Ximenes RA, Barone AA *et al.* Randomised controlled trial of tetanus treatment with antitetanus immunoglobulin by the intrathecal or intramuscular route. *Br Med J* 2004; **328**: 615–17.
15. Ahmadsyah I, Salim A. Treatment of tetanus: an open study to compare the efficacy of procaine penicillin and metronidazole. *Br Med J* 1985; **291**: 648–50.
16. Clarke G, Hill RG. Effects of a focal penicillin lesion on responses of rabbit cortical neurones to putative neurotransmitters. *Br J Pharmacol* 1972; **44**: 435–41.
17. Spelman D, Newton-John H. Continuous pancuronium infusion in severe tetanus. *Med J Aust* 1980; **1**: 676.
18. Domenighetti GM, Savary G, Stricker H. Hyperadrenergic syndrome in severe tetanus: extreme rise in catecholamines responsive to labetalol. *Br Med J* 1984; **288**: 1483–4.
19. Lipman J, James MFM, Erskine J *et al.* Autonomic dysfunction in severe tetanus: magnesium sulphate as an adjunct to deep sedation. *Crit Care Med* 1987; **15**: 987–8.
20. Beards SC, Lipman J, Bothma P *et al.* Esmolol in a case of severe tetanus: adequate haemodynamic control despite markedly elevated catecholamine levels. *S Afr J Surg* 1994; **32**: 33–5.
21. Buchanan N, Smit L, Cane RD *et al.* Sympathetic overactivity in tetanus: fatality associated with propranolol. *Br Med J* 1978; **2**: 254–5.
22. Wesley AG, Hariparsad D, Pather M *et al.* Labetalol in tetanus. *Anaesthesia* 1983; **38**: 243–9.
23. Edmondson RS, Flowers MW. Intensive care in tetanus: management, complications and mortality in 100 cases. *Br Med J* 1979; **1**: 1401–4.
24. King WW, Cave DR. Use of esmolol to control autonomic instability of tetanus. *Am J Med* 1991; **91**: 425–8.
25. Rocke DA, Wesley AG, Pather M *et al.* Morphine in tetanus – the management of sympathetic nervous system overactivity. *S Afr Med J* 1986; **70**: 666–8.
26. James MFM, Manson EDM. The use of magnesium sulphate infusions in the management of very severe tetanus. *Intens Care Med* 1985; **11**: 5–12.
27. Thwaites CL, Yen LM, Loan HT *et al.* Magnesium sulphate for treatment of severe tetanus: a randomised controlled trial. *Lancet* 2006; **368**: 1436–43.
28. Sutton DN, Tremlett MR, Woodcock TE *et al.* Management of autonomic dysfunction in severe tetanus: the use of magnesium sulphate and clonidine. *Intens Care Med* 1990; **16**: 75–80.
29. Kamibayashi T, Maze M. Clinical uses of alpha$_2$-adrenergic agonists. *Anesthesiology* 2000; **93**: 1345–9.
30. Saissy JM, Demaziere J, Vitris M *et al.* Treatment of severe tetanus by intrathecal injections of baclofen without artificial ventilation. *Intens Care Med* 1992; **18**: 241–4.
31. Boots RJ, Lipman J, O'Callaghan J *et al.* The treatment of tetanus with intrathecal baclofen. *Anaesth Intens Care* 2000; **28**: 438–42.
32. Potgieter PD. Inappropriate ADH secretion in tetanus. *Crit Care Med* 1983; **11**: 417–18.
33. Illis LS, Taylor FM. Neurological and electroencephalographic sequelae of tetanus. *Lancet* 1971; **1**: 826–30.

第 49 章

重症监护中的神经肌肉疾病

George A Skowronski

许多造成全身神经肌肉无力的疾病需要进入重症监护病房（ICU），或者 ICU 患者在治疗过程中合并有神经肌肉无力。这些可能包括：

- 脊髓前角细胞——运动神经元病，脊髓灰质炎
- 外周神经传导——Guillain-Barré 综合征（GBS）和相关疾病
- 神经肌肉连接——重症肌无力（MG），肉毒杆菌中毒
- 肌肉收缩——重症疾病肌病，周期性瘫痪

表 49.1 列出了重症患者肌肉无力不同的诊断。

Guillain-Barré 综合征和相关疾病

1834 年 James Wardrop 报告了一例 35 岁男性出现上升性感觉丧失和无力，导致 10 天时间的几乎完全的四肢瘫痪，在几个月的时间完全恢复[1]。1859 年 Landry 描述 10 个患者的上升性瘫痪，其中 2 人死亡。1916 年 Guillain、Barré 和 Strohl 报告了 2 例与脑脊液（CSF：在 18 世纪 90 年代首次描述了腰椎穿刺 CSF 检查）中蛋白质增高相关的运动无力，感觉异常和肌肉无力。

自此以后报道了许多这种综合征的变体，这引起了命名的混淆。缺乏特异性的诊断标准也是一个问题。虽然 1% ~ 15% 的病例并不符合，但对于最常见的变体——急性炎症性脱髓鞘性多发性神经根病（AIDP），现在已有详细的临床、肌电和实验室检查标准的描述[3]，Guillain-Barré 综合征（GBS）最好被视为一组异质性的免疫介导的外周神经功能的疾病。

发病率

由于大量免疫计划的原因脊髓灰质炎的发病率已明显地下降了，GBS 已成为既往健康的人群速发的弛缓性瘫痪的主要原因，发病率大概是 1.7/100 000。在受到病毒性疾病或免疫影响的广大人群中此病更为流行[4]。免疫抑制和同时存在的自身免疫性疾病也是易患病的因素[5]。这种疾病在男性中较常见，老年人的发病率为年轻人的 4 倍。未显示一致的季节和种族倾向性。

病因

大多数最近的证据支持 GBS 是由免疫介导的神经损伤引起的这一论点[6]。特别是细胞介导免疫可能发挥了重要的作用，在脱髓鞘作用中经常能见到炎症细胞渗出，一般认为这是基本的病理过程。GBS 患者已显示出许多针对神经系统成分的抗体，近些年的兴趣主要集中在抗神经节苷脂抗体。

虽然准确的致敏机制不清楚，但临床相关性表明与事先的病毒感染或免疫异常有关。合并的感染病原体有甲型流感、副流感、带状疱疹、Epstein-Barr 病毒、水痘、腮腺炎、人免疫缺陷病毒（HIV）[7]、麻疹病毒和支原体。空肠弯曲菌胃肠炎是目前认为的最常见的主要致病感染，并与更为严重的临床过程有关；26% ~ 41% 的 GBS 患者显示出近期空肠

表 49.1 重症患者肌肉无力的鉴别诊断

大脑皮质
血管意外
代谢或缺血性脑病
脑干
低位脑桥出血或梗死（闭锁状态）
脊髓
横贯性脊髓炎
肿瘤、脓肿或出血压迫
肿瘤或淋巴瘤性脑膜炎
外周神经
重症疾病神经病
胸部手术过程中膈神经损伤
Guillain-Barré 综合征
摄入毒素，包括三氧化二砷、铊、氰化物
神经肌肉接头处
神经肌肉组织延迟恢复
重症肌无力
Lambert-Eaton 综合征
肉毒中毒
杀虫剂中毒
骨骼肌
急性坏死性肌病
类固醇肌病
严重低钾血症、低磷血症和（或）低镁血症
急性酒精性肌病
多肌炎或皮肌炎
中毒引起的肌病（秋水仙碱、洛伐他汀、可卡因、布美他尼、胺碘酮和其他）

Adapted from Hansen-Flaschen J. Neuromuscular disorders of critical illness. UpToDate 2006; version 14.3.

弯曲菌的感染[8]。巨细胞病毒感染占到了多达 10% ~ 22% 的病例[9]。对病毒感染的免疫、结核病、破伤风和伤寒都可出现在 GBS 发病前。大多数这些联系带有传说的性质，其病因学意义可疑，但 65% 的患者在发病前几周内有轻微的呼吸道（43%）或胃肠道（21%）疾病。

发病机制[6]

死于 GBS 的患者外周神经显示有明显的小静脉周围分布的神经内膜单核细胞的渗出。炎症过程可以沿神经全长分布，而神经根、脊神经和主要的神经丛会有明显的局灶性改变。电子显微镜照片显示从 Schwann 细胞和轴突上活跃剥脱髓磷脂的巨噬细胞。在某些病例，也可见到轴突的 Waller 变性，这种神经再生障碍与这些病例临床预后差相一致。

潜在的免疫反应是复杂的，了解还很少，但当补体存在时 GBS 患者血清的体外可造成髓磷脂损害[10]。虽然在 GBS 中已显示有对各种糖脂的抗体，但这些抗体通常为低滴度，在对照组中偶尔也能见到。最近患上空肠弯曲菌感染的患者，其体内神经节苷脂 GM1 抗体的出现率甚高[8]。对 GD1a 和 GQ1b 神经节苷脂的抗体与较为罕见的急性运动轴突神经病（AMAN）和急性运动感觉轴突神经病（AMSAN）病变（见下文）有关[11]。血浆置换和免疫球蛋白有效性的基础可能是通过几种机制阻断脱髓鞘抗体[12]。

临床表现

大多数患者会描述在出现本病的临床表现前 8 周内患有一种轻微疾病，高峰出现在 2 周前。大约一半的患者首先经历感觉异常，典型地出现在手和脚部。1/4 患者主诉运动无力，剩余的患者主诉两者都有[13]。运动无力进展为迟缓性瘫痪为主要主诉。主观无力和腱反射的减弱或消失通常从远端开始，向上发展，但可发生更不规律的播散。脑神经在 45% 的病例中受累，最常见是面神经，随后是舌咽和迷走神经。1/3 的患者需要机械通气支持。

Miller-Fisher 体综合征，GBS 的一种变形[14]，主要为脑神经异常，以共济失调、反射消失和眼肌瘫痪为主要特征。它与最近感染的空肠弯曲菌和 GQ1b 抗体有很强的相关性。

其他亚组的患者主要表现为轴突神经病——AMSAN。在这些病例当中运动和感觉轴突是主要的免疫攻击目标，而不是髓磷脂。这些患者有更为暴发性和严重的临床过程，也与空肠弯曲菌感染有强烈的相关性。

感觉丧失通常较轻微，伴有感觉异常或震动和本体感觉消失，但偶尔感觉丧失、疼痛或感觉过敏是主要表现。自主神经障碍常见，是呼吸机依赖病例的主要的致病和死亡的原因[15]。直立性或持续性低血压，突发性低血压和心动过缓都曾描述，室性心律失常则是致命的。窦性心动过缓在 30% 的病例中可见到。麻痹性肠梗阻、尿潴留和泌汗异常也很常见。

鉴别诊断

大多数重要的其他诊断在表 49.2 中作为排除标准列出。久病的患者，应考虑慢性炎症性脱髓鞘多发神经根病（CIDP）的可能性[16]。

表 49.2　典型 Guillain-Barré 综合征的诊断标准

诊断需要的特征
双上肢和双下肢的进行性肌无力
反射消失
强烈支持诊断的特征
进展超过数天到 4 周
相对对称的症状
轻微的感觉症状或体征
脑神经受累，特别是双侧面肌无力
病情进展停止后 2 ～ 4 周开始恢复
自主神经功能障碍
发病时没有发热
脑脊液中蛋白浓度高，细胞数少于 10×10^6/L
典型的电反应诊断特征
排除诊断的特征
诊断肉毒中毒、肌无力、脊髓灰质炎或中毒性神经病
卟啉代谢异常
近期白喉
有铅中毒的病史或证据
单纯的感觉综合征，没有肌无力

通常 CIDP 与 GBS 不同，CIDP 发病前病毒感染少见，其发病更隐匿，其病程是缓慢恶化或逐步再度恶化中。皮质类固醇和血浆置换在这一疾病可能有效，但是充分的免疫抑制药物研究尚未开展。

一种中间的亚急性多发性神经根病（SIDP）作为 GBS 的复发形式也有描述，所有这些变体均为单一疾病谱的一部分。然而，一种单纯的运动轴突神经病（AMAN）所引起的季节性儿童流行酷似中国和其他地方的经典 GBS[17]，表现为一个实体疾病。而且，它与空肠弯曲菌感染强烈相关。

检查

超过 90% 的患者，在出现症状的一周内 CSF 蛋白质升高（大于 0.4 g/L）。蛋白质升高程度不与临床表现相关。一小部分患者可见到脑脊液淋巴细胞和单核细胞增多，特别是在疾病晚期。典型的神经传导检查显示传导速度减慢，远端潜伏期延长[18]，但没有关于各种亚型的一致准确的电生理标准[11]。严重的远端运动幅度减低和显著的轴突模式与更为严重的疾病和谨慎诊断相关。

治疗

重症和迁延的 GBS 患者的治疗是主要的挑战，如果并发症能早期治疗或避免，预后通常良好。这些并发症可以是威胁生命的，影响任何主要器官系统或引起永久性的残疾，只有一丝不苟的注重细节的治疗才能避免这些并发症。

特殊治疗

血浆置换（血浆去除法）在 GBS 治疗中有价值。两个大型对照试验显示需要机械通气的患者减少，需要机械通气的患者通气时间缩短，运动恢复时间缩短，到无辅助行走的时间减少[19]。然而，病死率没有改变。在发生症状 7 天内进行血浆置换时最为有效。血浆置换计划共 3 ～ 5 次，每次 1 ～ 2 倍血浆容量，持续 1 ～ 2 周。不良反应常见，一些与疾病本身有关。有报道新鲜冰冻血浆作为置换液比白蛋白有更多的不良反应。

免疫球蛋白治疗和血浆去除法一样有效[20]，以前所关注的较高的复发率可能未被发现。因为使用简便，现在许多权威人士提倡把免疫球蛋白作为治疗的选择。大多数最近的试验中使用的剂量是每天 0.4 g/kg 静脉输注，共 5 天。

大约 10% 患者在血浆去除法或者免疫球蛋白的初始治疗后复发；大多数对进一步的治疗反应良好。

最近的系统评价证实低或高剂量的皮质类固醇没有价值[21]，甚至可能延缓恢复。大剂量类固醇与免疫球蛋白合用可以加速恢复，但不影响长期预后。

支持治疗

呼吸

自主呼吸的患者胸部物理治疗和对呼吸功能的仔细监测非常重要。常规测量肺活量可能是预测呼吸衰竭的最好方法，比动脉血气更加可靠[22]。但后者仍然是有用的指导。任何患者肺活量小于 15 ml/kg 或低于预测值的 30%，或者动脉 PCO_2 升高可能就需要机械通气。

应仔细寻找是否累及延髓，因为有很高的上呼吸道分泌物、胃内容物或进食的食物误吸的风险。咳嗽反射可能不充分，那就需要气管插管或气管切开保护气道。任何怀疑累及延髓的患者应停止经口进食。

若咳嗽不充分、发生肺塌陷或肺实变、动脉血气明显异常、肺活量小于预测潮气量（大约 10 ml/kg）或患者有呼吸困难、呼吸频率快或呼吸肌疲劳，可进行强制机械通气。如果必需，机械通气可能需要几周的时间（虽然变异很大），应考虑早期气管切开。

心血管

应监测心脏节律和血压。窦性心动过速是 GBS 最常见的自主表现，通常不需要积极治疗。感觉缺失特别可能引起严重的心律失常。使用琥珀胆碱可显著诱发心律失常[23]，与许多其他的神经肌肉疾病时一样应该避免。气管插管内吸引也与严重的心律失常有关。心血管不稳定也会被许多药物加重（表 49.3）。同样地，这些药物应予避免或慎重使用。

轻微低血压和心动过缓可能不需要治疗，特别是如果肾和脑功能正常的情况下。然而，在某些病例可能需要扩充血容量或正性肌力药物。高血压经常是短暂的，但偶尔需要适当的药物治疗。应排除缺氧、高碳酸血症、疼痛和腹胀的原因。

液体、电解质和营养

麻痹性肠梗阻并不少见，特别是在开始机械通气后的短时间内，可能需要一段时间的肠外营养。然而，因为肠内营养明显更为安全，如果可能应开始肠内营养。这些患者的能量和液体需求要做相当大的减量。

表 49.3 Guillain-Barré 综合征中与心血管不稳定有关的药物

过度的低血压反应
酚妥拉明
硝酸甘油
腾喜龙（依酚氯铵）
戊硫代巴比妥
吗啡
呋塞米
过度的高血压反应
去氧肾上腺素
麻黄碱
多巴胺
异丙肾上腺素
心律失常
琥珀胆碱
心搏骤停
全麻

(Modified from Dalos NO, Borel C, Hanley DF. Cardiovascular autonomic dysfunction in Guillain–Barré syndrome. Therapeutic implications of Swan Ganz monitoring. Arch Neurol 1988; 45: 115–17, with permission.)

镇静和镇痛

在非机械通气患者因为镇静剂有潜在的恶化呼吸和上呼吸道功能的作用，应避免使用。机械通气患者，因其变得习惯于呼吸机，镇静就显得不太需要了，但夜间镇静可帮助保持每日节律。肢体疼痛，特别是被动运动时的疼痛非常常见，经常颇为严重。奎宁，低级的非甾体类镇痛药物以及抗抑郁药物都可以尝试，但疼痛难于控制，经常需要阿片类药物。美沙酮、经皮吸收的芬太尼、加巴喷丁和曲马朵均得到提倡。

全身监护和护理

全面的物理治疗计划应由护士和理疗师实行，认真关注受压区域的护理，保持关节活动和肺部功能。应积极寻找机会性感染，尿和呼吸道分泌物培养至少一周两次。血管输液部位应经常检查，若需要就更换。不需静脉输液就可能治疗长期稳定的患者。采取护理措施预防角膜溃疡和粪块梗阻。

预防静脉血栓栓塞，长期住院的患者由肠道给予低剂量华法林可能优于每日两次的肝素注射。心理问题，特别是抑郁比较常见，抗抑郁药对一些患者有帮助。良好的交流以及患者和医务人员间的和谐、有关保健医师的参与、提供电视、收音机和辅助阅读，有可能的话偶尔离开 ICU 一段时间都有很大的价值。

预后

疾病在 2 ～ 4 周内达到最严重阶段，在随后数周到数月逐步缓解。急性疾病的存活者中，70% 在 1 年内完全恢复，另外的 20% 仅遗留轻微的功能障碍。预后差的特征有年龄超过 60 岁、不到 7 天内快速进展至四肢瘫痪、需要机械通气（儿童除外）、之前存在腹泻。甚至机械通气超过 2 个月的患者逐步改善可以持续 18 个月到 2 年[24]。这些严重受累的患者需要长时间的康复。

有报道在那些需要重症监护的 GBS 患者中有高达 25% 的人死亡[25]。许多患者的死亡是由于可避免的潜在问题，如呼吸骤停、心室功能障碍和间发的脓毒症，这些问题已经得了相当好的解决。对总体病死率更有代表性的估计是 5% ～ 8%[26]。

并发重症疾病的肌无力综合征[27]

与重症疾病特别相关的许多神经肌肉疾病在过去 30 年中已有描述，但仍了解甚少。它们可能比以前认识到的要常见得多，已表明在某些程度上可有高达 50% 的患者[28]。这些包括神经病、肌病以及两者合并出现。命名的变异、缺乏满意的分类或诊断试验以及与如 GBS 和皮质类固醇诱发的肌病等其他疾病混淆使得这一领域更为复杂。也有各种亚型间相当程度的重叠。脓毒症、神经肌肉阻滞剂（NMBA）、失用性萎缩、哮喘、皮质类固醇和多器官功能不全综合征（MODS）都可与之合并出现。虽然两个主要的亚型在下面简述，但许多更为罕见的病变也已有描述。尚没有特定的治疗，但大多数患者在一定时间的支持治疗后会有改善。

重症疾病多神经病

这种急性弥漫性运动神经病可能是这些疾病中最常见的。通常它出现在严重全身性疾病的恢复期，伴有持续的四肢麻痹性肌无力、反射减退并且难于脱离呼吸支持。表现出与重症脓毒症和 MODS 有特定关联。组织学和电生理学的特征与轴突变性一致。这一组患者的病死率高，这可能反映了潜在疾病的情况。然而，从急性疾病存活的患者功能恢复的前景非常好，70% 在平均 4 ～ 5 个月的时间内完全恢复[29]。

重症疾病肌病

这种疾病与哮喘和使用皮质类固醇、NMBA 有关系，而与氨基糖苷类和 β 肾上腺素能激动剂的关系不太令人信服。除重症病例外，反射和感觉存在。常可见血肌酸磷酸激酶（CPK）浓度升高。少数患者病情更为严重，可暴发性产生非常高的 CPK 浓度，明显的横纹肌溶解，而肾衰竭罕见。虽然肌肉坏死通常在病理上较明显，但电生理的表现会稍微有变化。虽然类固醇肌肉松弛药（泮库溴铵或维库溴铵）[30] 已被提示有这样的作用，但该疾病在其他类型的 NMBA 中也可见到。两个小型系列病例报告显示其功能恢复的前景良好 [30]。

鉴别诊断

当无法解释的神经肌肉无力发生在重症监护患者身上时，药物、代谢异常和体温过高的影响总是应予排除。同时发生 Eaton-Lambert 综合征、MG、血管炎或 GBS 疾病的可能性也要仔细考虑。在这些患者中常可见严重分解代谢和失用性萎缩，其本身也能引起明显的肌肉无力。

重症肌无力

MG 是由骨骼肌中针对乙酰胆碱（ACh）受体的抗体所引起的自身免疫性疾病。尽管它相对罕见，但它是研究最多，了解最透彻的有关神经受体功能的临床疾病，也是可论证的了解最透彻的器官特异性自身免疫性疾病。临床以持续运动时出现肌无力或过度疲劳为特征。因为严重病例累及延髓和呼吸肌，常需要重症监护，这可能是疾病自发加重，药物治疗、并发疾病、外科手术或外科胸腺切除术后并发症的结果，胸腺切除是许多患者的确定性治疗方法。

发病率

MG 的发病率在美国大概是 1/20 000。没有种族或者地理的倾向性。虽然 MG 可在任何年龄发病，但在出生的头 2 年却非常罕见，发病率高峰是年轻成年女性。总体上，女性受累大约是男性的两倍。随着年龄增长，性别倾向性降低，在老年男性有较小的第二发病高峰 [31]。

病因和病理生理

75% 的病例有胸腺异常的组织学证据。胸腺肥大在大多数患者均会出现，但大约 10% 有胸腺瘤。后者在年龄更大的人群中更为普遍。胸腺的准确作用不清楚，但 Ach 受体存在于正常胸腺的肌样细胞中，有抗 Ach 受体抗体的产生是由胸腺来源的 B 和 T 淋巴细胞共同介导的证据。其他器官特异性自身免疫性疾病，最常见的是甲状腺疾病 [32]，但类风湿性关节炎、系统性红斑狼疮和恶性贫血也明显与 MG 相关，针对其他器官的自身抗体在没有疾病证据的 MG 患者中可以见到。

MG 母亲生出的小孩大约有 15% 表现出短暂的肌无力（“新生儿 MG”）。许多先天性肌无力综合征在婴儿期出现症状，没有自身抗体产生的证据 [33]。这类患者家族倾向更为普遍，已显示有神经肌肉接头处的结构改变。

自身抗体产生的刺激因素还不清楚，但 90% 的全身肌无力患者可检测到自身抗体。干扰神经肌肉传导的方式可以有通过竞争性阻断受体部位，通过启动免疫介导的受体破坏，或者通过与受体分子结合。这种受体并不是 Ach 受体部位的部分，然而它对于允许 Ach 结合非常重要。

临床表现

上睑下垂和复视是最常见的初始症状，20% 的病例疾病仅局限于眼肌（眼部 MG）[34]。延髓肌肉无力常见，可以引起鼻反流、构音困难和吞咽困难。肢体和躯干无力可有各种分布，通常为非对称性。一些患者主诉疲劳而不是无力，可能被误诊为精神问题。然而，涉及一组肌肉的持续运动能引出肌无力，如持续向上凝视经常在傍晚时加重，休息后改善。

检查

神经肌肉传导的损害可以通过腾喜龙（tensilon，依酚氯铵）试验阳性证实。然而，该传统试验的使用正在逐渐减少，因其敏感性高但特异性差 [35]。阿托品 0.6 mg 静脉给药预防毒蕈碱样不良反应，继之 1 mg 腾喜龙。如果在 1 ~ 2 分钟内没有明显改善，可以再给 5 mg。一些作者推荐使用盐水对照注射，有第二位医生作为“盲法”的观察者。准备复苏设备，因为严重的肌无力可能因此产生，特别对于已经接受抗胆碱酯酶药物治疗的患者。肌内注射新斯的明，1 ～ 2 mg，在 5% ～ 10% 对腾喜龙没有反应的患者可产生阳性反应。

存在针对 Ach 受体的自身抗体是非常特异的，但用青霉胺治疗类风湿疾病的患者，其他自身免疫性疾病患者和虚弱患者的某些一级亲属可发生假阳性[36]。大约 20% 患者血清反应阴性。

90% 全身 MG 患者的肌电图显示特征性改变，仅有眼睛症状的患者也会有。

肌无力综合征的发生与恶性肿瘤和其他的自身免疫性疾病（Eaton-Lamber 综合征）有关。虽然有疲劳，但主要是骨盆和大腿肌肉受累，眼肌和延髓受累罕见。腱反射减弱或消失，有特异性肌电图改变。

治疗

1. 用抗胆碱酯酶药进行对症治疗，它在受体部位增强 Ach 的作用。最常使用溴吡斯的明（Mestinon）通常从 60 mg，每日四次口服开始。药物剂量在大多数情况下需要调整。
2. 皮质类固醇在大约 70% 的患者是有效的，开始使用高剂量（如泼尼松龙 50 ～ 100 mg/d）时效果最好，然后逐渐减量。然而，在激素开始的时候有短暂加重非常常见[37]，严重受累的患者经常在开始治疗，逐步增加剂量时需要住院。老年患者更可能产生反应，但平均需要 4 个月的治疗达到临床稳定，大多数需要无限期的持续治疗[38]。
3. 咪唑硫嘌呤和环磷酰胺对皮质类固醇治疗都是有效的辅助药物。总体上对 80% 的患者有益，但改善仅在几个月后可以见到。少数患者可以达到完全缓解。环孢素也有效，患者可显示出比咪唑硫嘌呤受益更快[40]。
4. 胸腺切除术为长期、无药物缓解的病例提供了最佳的选择，尽管没有确定的临床试验证据，现在早期胸腺切除在大多数患者受到提倡，特别是在 60 岁以下的，病情在轻度以上的患者，而不管存在胸腺瘤与否[41]。与内科治疗相比，胸腺切除使患者更早缓解、病死率低、发生胸腺外复发的时间也更长。手术前优化神经肌肉功能非常重要，使用抗胆碱酯酶药物和激素，如果需要再辅助血浆置换。虽然抗胆碱酯酶药物的需要量经常在术后立即减量到术前剂量的大约四分之三，胸腺切除后的持续改善在数月，甚至数年的时间里可能都见不到。提倡经颈部的手术路径，但对于该路径的切除彻底性仍有疑问。胸腔镜路径可以取得相同的效果，短期发病率更低，但传统的劈开胸骨的手术路径仍然使用得更为广泛[42]。
5. 血浆置换对改善短期临床是有效的。主要用于肌无力危象或改善胸腺切除手术前严重受累的患者。特别是对常规治疗有抵抗的严重呼吸衰竭患者应考虑使用（见下文）。典型的是在两周时间内五次置换，每次 3 ～ 4 升，这样会在数天内有改善。然而，受益是短期的，持续仅数周[44]。
6. 静脉 γ 球蛋白与血浆置换有类似的效应。400 mg/（kg · d）的剂量经常要给连续 5 天，偶尔患者会得到长期受益。有趣的是 γ 球蛋白对 Ach 受体抗体浓度没有一致的作用，它的作用机制不清楚，临床试验的证据表明 γ 球蛋白和血浆置换一样有效[45]，但一些临床专家一直偏爱后者，声称临床反应更快。

肌无力和胆碱能危象

已知患有 MG 的患者会出现威胁生命的延髓和呼吸功能的急性病情恶化。这些情况可以自发出现，也可以在并发感染、妊娠、手术、给予各种药物（表 49.4）[46] 或试图减少免疫抑制剂剂量之后出现。这样的病情变化被称为肌无力危象，通常在数周内缓解，但偶尔持续数月。肌无力危象的发病率随年龄显著升高。

少见的情况下患者可因抗胆碱酯酶药物过量而病情恶化（“胆碱能危象”）。可出现腹部肌肉痉挛、腹泻、肺部分泌物过多、出汗、流

表 49.4 可以加重重症肌无力的药物

抗生素
链霉素
卡那霉素
妥布霉素
庆大霉素
多黏菌素类
四环素
抗心律失常药
奎尼丁
奎宁
普鲁卡因胺
局麻药
普鲁卡因
利多卡因
全麻药
乙醚
肌肉松弛药
箭毒
琥珀胆碱
镇痛药
吗啡
哌替啶

涎和心动过缓，但这些症状也能在使用高剂量溴吡斯的明的肌无力危象患者身上出现。虽然两种情况可能难以区别，但肌无力危象的可能性要大得多，除非使用极大剂量的溴吡斯的明，至少给予 120 mg，每 3 小时一次。

现在腾喜龙试验被认为是鉴别这两种可能性的可靠方法，但可能有危险，通常不推荐。

肌无力危象患者应直接收入 ICU，因为存在明显的由于延髓受累导致误吸、因坠积而发生肺炎、急性呼吸衰竭或心脏呼吸骤停的危险。在最初稳定和复苏后，应尽一切努力确定和纠正可逆的病因，特别是呼吸道感染和电解质紊乱。

应经常对肺活量和最大吸气用力进行评估，并记录。对明显的延髓受累或有进行性恶化的呼吸衰竭的临床证据的患者应考虑气管插管和机械通气。与其他神经肌肉疾病一样，血气恶化可能发生较晚，是进行性呼吸衰竭的不可靠体征。需要积极的胸部理疗、尿液引流和鼻胃管喂养。应避免低钾血症、低钙血症和高镁血症，因所有这些可以加重肌肉无力。

如果患者临床状态不能通过调整抗胆碱酯酶药物剂量和积极治疗并发疾病得到快速改善，应同时开始大剂量皮质类固醇和血浆置换，某些患者在 24 小时内就可以产生效果 [47]。

围术期治疗

MG 患者经常需要与所并发疾病有关的手术重症监护，更常见的是胸腺切除手术。不稳定患者应提前几天收入院使病情稳定。严重受累患者术前大剂量皮质类固醇和（或）血浆置换可以用于改善患者对手术的适应性。可以审慎地省略术前用药，虽然维库溴铵和阿曲库铵在减量的情况下或许可以接受，提倡麻醉剂避免使用非去极化肌松药 [48-49]。琥珀胆碱可在正常剂量范围内安全使用 [50]。

高达三分之一的患者在胸腺切除术后需要持续机械通气。预测因素包括术前肌无力时间长、并存慢性呼吸系统疾病、需要高剂量的抗胆碱酯酶药物（如溴吡斯的明＞ 750 mg/d）、术前肺活量小于 2.9 升 [51]。在需要机械通气的这些病例中，一些作者提倡暂时停用抗胆碱酯酶药物以减少呼吸道分泌物，但所有其他病例应该继续使用，虽然剂量必须仔细、反复地再评估。

运动神经元病（肌萎缩性脊髓侧索硬化，Lou Gehrig 病）[52]

运动神经元病是指相关的一大组疾病（表 49.5），其中少数在遗传学上得到了清楚的确定，而大多数疾病为散发，病因完全不清楚，通常无法治疗。最常见的病变是肌萎缩脊髓侧索硬化（ALS）的散发形式，一种无情进展的退行性疾病，它最常影响 50 岁以

表 49.5　退行性运动神经元病

肌萎缩侧索硬化
脊柱肌肉萎缩
延髓性麻痹
原发性侧索硬化
假性延髓性麻痹
遗传性运动神经元病
常染色体隐性遗传脊柱肌肉萎缩
家族性肌萎缩性侧索硬化
其他
与其他退行性疾病有关的

(Modified from Beal MF, Richardson EP, Martin JB. Degenerative diseases of the nervous system. In: Wilson JD, Braunwald E, Isselbacher KJ et al. (eds) Harrison's Principles of Internal Medicine. New York: McGraw-Hill; 1991: 2060–75, with permission.)

上的男性。在北美“ALS”这一术语使用更为普遍，实质上等同于更广泛的术语“运动神经元病”。

发病机制

该疾病影响上和下运动神经元。受累的两者在早期都可能起主导作用，据此可产生多种临床可认知的亚型（见表 49.5）。大脑皮质和脊髓前角一样可受到累及，出现皱缩、变性色素沉着、最终受累细胞消失伴有侧索胶质增生（“侧索硬化”）。肌肉去神经支配，出现肌纤维进行性萎缩（“肌萎缩”），但引人注目的是感觉神经元和那些与自主功能、协调和更高脊髓功能有关的神经元正常。准确的原因不清楚。假定发病原因有氧自由基、病毒或朊病毒感染、过多的兴奋性神经递质和生长因子及免疫异常[53]。重金属暴露也有涉及。唯一确定的临床危险因素是年龄和家族史。

临床表现

最早的症状是隐匿的进展的肢体无力，经常是非对称性，伴有明显的肌肉废用。典型地影响手部小肌肉，可伴有肌束震颤。随着时间延长，疾病变得更加广泛、更加对称，上和下运动神经元体征混合（也就是除了显而易见的废用外，还有强直和反射亢进），最终累积延髓呼吸肌肉。以前认为意识和智力保留，但现在认为多达一半的患者有认知功能障碍的证据[54]。50% 病例在 3 ～ 5 年内发生死亡，通常由于呼吸道感染、误吸或严重肌无力导致的通气衰竭。然而，有很大的可变性，许多患者存活多年。

诊断

没有特异性检查，诊断必须根据临床背景及肌电图（EMG）显示至少三个肢体去神经支配的证据共同做出。有经验的神经病学家可以有 95% 的准确性诊断该种情况[55]。最重要的鉴别诊断是多灶性运动神经病。临床上的区别很重要，因为后者易于治疗。脊髓灰质炎也能引起进展性肌无力、废用和肌束震颤，从最初疾病后的许多年开始（脊髓灰质炎后综合征），偶尔导致呼吸衰竭和死亡[56]。

治疗

治疗本质上是对症和支持性的。用抗氧化剂、生长因子和免疫抑制尚未显示益处[53]。然而，中枢活化的谷氨酸拮抗剂利鲁唑已显示出能稍微减慢 ALS 进展[57]。当这些患者出现急性恶化或并发疾病时，有时需要收入 ICU。重症监护医生可能被要求对逐渐恶化的慢性呼吸衰竭患者辅助移动或者家庭呼吸支持。那样的病例和临床问题一样，还存在较大的伦理问题，但提供辅助呼吸功能改善生活质量，可能延长谨慎选择个体的生存期[58]。可以通过面罩、鼻罩或者少见的气管切开使用简单紧凑的呼吸机给予呼吸支持，特别是在夜间或由于并发疾病急性恶化的阶段。长期 ICU 外的呼吸支持是一项重要的任务，需要特定的设备和与患者、家庭及大量专业支持人员有广泛的联络。

ICU 内罕见原因的急性肌无力

周期性瘫痪 [59]

这个术语描述了一组罕见的原发疾病，可产生周期性肌无力，大多数是常染色体显性遗传。它们必须与其他原因的间歇性肌无力，包括电解质异常、MG 和短暂脑缺血发作相鉴别。在遗传性疾病中，潜在异常是骨骼肌离子通道的缺陷。症状在早年（25 岁之前）就开始出现，随后静止或休眠而不是进展。在发作过程中意识存在，发作间期肌肉力量正常。治疗通常是成功地预防发作和慢性肌无力，未治疗的患者在许多年后发生。

低钾血症型周期性瘫痪主要是遗传性的，但也有与甲状腺功能亢进相关的散发病例。延髓和呼吸肌肉受累罕见，心律失常亦是。发作时低钾血症程度轻微，但患者对钾剂治疗反应迅速。有效预防是使用乙酰唑胺，而不是使用口服钾剂。

高钾血症型周期性瘫痪更轻微，几乎都是遗传性，实际上从不需要重症监护。在发作过程中，血清钾可以中度升高或正常。患者对给予碳水化合物有反应，噻嗪类利尿剂或乙酰唑胺可提供有效预防。

肉毒中毒 [60]

肉毒中毒分布广泛，但非常少见，由肉毒杆菌——一种厌氧菌、形成芽孢的革兰阳性杆菌菌产生的外毒素引起的潜在致命疾病。大多数肉毒中毒是食物源性的，它的爆发在很大程度上是由于家庭保存的蔬菜（A 型毒素）、肉（B 型毒素）、或者鱼（E 型毒素），但高风险的食物也包括低酸水果和调味品。体外产生毒素，然后吃下，引起体征和症状。

创伤性肉毒中毒很少出现，当伤口（典型是开放性骨折）被含有 A 型或 B 型毒素的土壤污染时发生。静脉药物滥用是这个疾病一个逐渐增多的原因，毒素通过受到感染的注射部位进入体内。

婴儿期肉毒中毒出现在 6 个月以下的婴儿，是由于肠内的微生物活跃产生的毒素而引起，而不是直接摄入毒素。

隐匿性肉毒中毒一词用以描述成人中等同于婴儿期肉毒中毒的疾病，是各种胃肠道异常中一种罕见的并发症。

疏失性肉毒中毒是近期主要出现的使用医用或美容用肉毒毒素产生的并发症。

吸入肉毒中毒是在生物恐怖主义背景下因释放雾化毒素而发生的肉毒中毒。

大多数病例，外源性产生的毒素被吸收（主要是小肠上段），它被血流带到神经肌肉接头处的胆碱能神经、节后副交感神经末梢和自主神经节，与之不可逆结合。毒素进入神经末梢干扰 Ach 释放。

大多数患者在摄入毒素后 3 天左右开始发病，表现为胃肠道症状（恶心、呕吐、腹痛、腹泻或便秘），眼干和嘴干，吞咽困难和全身无力，肌无力的发展呈对称性、上升性，严重病例出现呼吸衰竭。脑神经功能不全表现为上睑下垂、复视、面肌无力和上呼吸道反射受损。

鉴别诊断有其他原因导致的食物中毒、MG 和 GBS。大约 2/3 的病例，肉毒中毒能通过毒素的存在得到确诊（在患者的血清或大便中，或者在被污染的食物中）。

治疗主要是支持性，当需要时给予气道保护和机械通气。提倡用灌肠剂和泻药从肠道清除毒素。盐酸胍可增强 Ach 从神经末梢的释放，已有报道它可改善肌肉力量，特别是眼肌，对轻度病例可有帮助。尚未清楚地表明抗生素有用。已有马抗毒素，但不良反应常见，效力有限。人体来源的抗毒素已显示对婴儿期肉毒中毒有效 [61]，美国国防部有五价抗毒素，但不供公众使用。对于创伤性肉毒中毒，推荐使用抗生素（青霉素或甲硝唑）和积极清创。

大多数患者在大约一周后开始改善，但住院治疗通常需要 1 ～ 3 个月的时间。在良好支持治疗，包括机械通气的情况下，病死率低。轻微肌无力和便秘可以持续多月。

（宋韩明　陈德生译　李　刚校）

参考文献

1. Wardrop J. Clinical observations on various diseases. *Lancet* 1834; **1**: 380.
2. Guillain G, Barré JA, Strohl A. Sur un syndrome de radiculo-névrites avec hyperalbuminose du liquide cephalorachidren sans réaction cellulaire. Remarques sur les caractères cliniques et graphiques des reflexes tendineaux. *Bull Soc Med Hop Paris* 1916; **40**: 1462.
3. Asbury AK, Aranson BG, Karp HR *et al.* Criteria for diagnosis of Guillain–Barré syndrome. *Ann Neurol* 1998; **3**: 565–6.
4. Sliman NA. Outbreak of Guillain–Barré syndrome associated with water pollution. *Br Med J* 1978; **1**: 751–2.
5. Korn-Lubetzki I, Abramsky O. Acute chronic demyelinating inflammatory polyradiculoneuropathy: association with auto-immune diseases and lymphocyte response to human neuritogenic protein. *Arch Neurol* 1986; **43**: 604–8.
6. Giovannoni G, Hartnung H-P. The immunopathogenesis of multiple sclerosis and Guillain–Barré syndrome. *Curr Opin Neurol* 1996; **9**: 165–77.
7. Simpson DM, Olney RK. Peripheral neuropathies associated with human immunodeficiency virus infection. *Neurol Clin* 1992; **10**: 685–711.
8. Jacobs BS, van Doorn PA, Schmitz PIM *et al. Campylobacter jejuni* infection and anti-GM1 antibodies in Guillain–Barré syndrome. *Ann Neurol* 1996; **40**: 181–7.
9. Visser LH, van der Meché FGA, Meulste J *et al.* Cytomegalovirus infection and Guillain–Barré syndrome: the clinical, electrophysiological and prognostic features. *Neurology* 1996; **47**: 668–73.
10. Sawant S, Clark MB, Koski CL. In vitro demyelination by serum antibody from patients with immune complexes. *Ann Neurol* 1991; **29**: 397–404.
11. Hughes RAC, Cornblath DR. Guillain–Barré syndrome. *Lancet* 2005; **366**: 1653–66.
12. Slater RA, Rostomi A. Treatment of Guillain–Barré syndrome with intravenous immunoglobulin. *Neurology* 1998; **51** (Suppl. 5): S9–15.
13. Loffel NB, Rossi LN, Mumethaler M *et al.* Landry–Guillain–Barré syndrome: complications, prognosis and natural history in 123 cases. *J Neurol Sci* 1977; **33**: 71–9.
14. Fisher CM. Unusual variant of acute idiopathic polyneuritis (syndrome of ophthalmoplegia, ataxia and areflexia). *N Engl J Med* 1956; **255**: 57–65.
15. Truax BT. Autonomic disturbances in the Guillain–Barré syndrome. *Semin Neurol* 1984; **4**: 462–8.
16. Hughes RA. The spectrum of acquired demyelinating polyradiculopathy. *Acta Neurol Belg* 1994; **94**: 128–32.
17. McKhann GM, Cornblath DR, Griffin JW *et al.* Acute motor axonal neuropathy: a frequent cause of acute flaccid paralysis in China. *Ann Neurol* 1993; **33**: 333–42.
18. Olney RK, Aminoff MJ. Electrodiagnostic features of the Guillain–Barré syndrome: the relative sensitivities of different techniques. *Neurology* 1990; **40**: 471–5.
19. The Guillain–Barré study group. Plasmapheresis and acute Guillain–Barré syndrome. *Neurology* 1985; **35**: 1096–104.
20. Plasma Exchange/Sandoglobulin Guillain–Barré Syndrome Trial Group. Randomised trial of plasma exchange, intravenous immunoglobulin and combined treatments in Guillain–Barré syndrome. *Lancet* 1997; **349**: 225–30.
21. Hughes RA, Swan AV, van Koningsveld R *et al.* Corticosteroids for Guillain–Barré syndrome. *Cochrane Database Syst Rev* 2006; **2**: CD001446.
22. Hund EF, Borel CO, Cornblath DR *et al.* Intensive management and treatment of severe Guillain–Barré syndrome. *Crit Care Med* 1993; **21**: 433–66.
23. Fergusson RJ, Wright DJ, Willey RJ *et al.* Suxamethonium is dangerous in polyneuropathy. *Br Med J* 1981; **282**: 298–9.
24. Ropper AH. Severe acute Guillain–Barré syndrome. *Neurology* 1986; **36**: 429–32.
25. Scott IA, Seeley G, Wright M *et al.* Guillain–Barré syndrome: a retrospective review. *Aust NZ J Med* 1988; **18**: 149–55.
26. Ng KKP, Howard RS, Fish DR *et al.* Management and outcome of severe Guillain–Barré syndrome. *Q J Med* 1995; **88**: 243–50.
27. Sliwa JA. Acute weakness syndromes in the critically ill patient. *Arch Phys Med Rehabil* 2000; **81**: S45–52.
28. Deem S, Lee CM, Curtis JR. Acquired neuromuscular disorders in the intensive care unit. *Am J Respir Crit Care Med* 2003; **168**: 735–9.
29. Op de Cool AAW, Verheul GAM. Leijten ACM *et al.* Critical illness polyneuropathy after artificial respiration. *Clin Neurol Neurosurg* 1991; **93**: 27–33.
30. Margolis B, Kachikian D, Friedman Y *et al.* Prolonged reversible quadriparesis in mechanically ventilated patients who received long-term infusions of vecuronium. *Chest* 1991; **100**: 877–8.
31. Kurtze JF, Kurland LT. The epidemiology of neurologic disease. In: Joynt RJ (ed.) *Clinical Neurology*, vol. 4. Philadelphia: JB Lippincott; 1992: 80–8.
32. Osserman KE, Tsairis P, Weiner LB. Myasthenia gravis and thyroid disease. Clinical and immunological correlation. *Mt Sinai J Med* 1967; **34**: 469–83.
33. Engel AG, Ohno K, Sine SM. Congenital myasthenic syndromes. *Arch Neurol* 1999; **56**: 163–7.
34. Sharp HR, Degrip A, Mitchell D *et al.* Bulbar presentations of myasthenia gravis in the elderly patient. *J Laryngol Otol* 2001; **115**: 1–13.
35. Meriggioli MN, Sanders DB. Myasthenia gravis: diagnosis. *Semin Neurol* 2004; **24**: 31–9.
36. Vincent A, Newsom-Davis J. Acetylcholine receptor antibody as a diagnostic test for myasthenia gravis: results in 153 validated cases and 2967 diagnostic assays. *J Neurol Neurosurg Psychiatry* 1986; **48**: 1246–52.
37. Johns TR. Long-term corticosteroid treatment of myasthenia gravis. *Ann NY Acad Sci* 1987; **505**: 568–83.
38. Sghirlanzoni A, Peluchetti D, Mantegazza R *et al.* Myasthenia gravis: prolonged treatment with steroids. *Neurology* 1984; **34**: 170–4.
39. Niakan E, Harati Y, Rolak LA. Immunosuppressive drug therapy in myasthenia gravis. *Arch Neurol* 1986; **43**: 155–6.
40. Schalke BCG, Kappos L, Rohrbach E *et al.* Cyclosporine A vs azathioprine in the treatment of myasthenia gravis: final results of a randomised, controlled double-blind clinical trial. *Neurology* 1988; **38** (suppl. 1): 135.
41. Busch C, Machens A, Pichlmeier U *et al.* Long-term outcome and quality of life after thymectomy for myasthenia gravis. *Ann Surg* 1996; **224**: 225–32.
42. Younger DS, Jaretzky A III, Penn AS *et al.* Maximum

thymectomy for myasthenia gravis. *Ann NY Acad Sci* 1987; **505**: 832–5.
43. Gracey DR, Howard FM, Divertie MB. Plasmapheresis in the treatment of ventilator-dependent myasthenia gravis patients. Report of four cases. *Chest* 1984; **85**: 739–43.
44. Drachman DB. Myasthenia gravis. *N Engl J Med* 1994; **330**: 1797–810.
45. Gajdos P, Chevret S, Clair B *et al*, Myasthenia Gravis Clinical Study Group. Clinical trial of plasma exchange and high-dose intravenous immunoglobulin in myasthenia gravis. *Ann Neurol* 1997; **41**: 789–96.
46. Wittbrodt ET. Drugs and myasthenia gravis. *Arch Intern Med* 1997; **157**: 399–408.
47. Berroschot J, Baumann I, Kalischewski P *et al.* Therapy of myasthenic crisis. *Crit Care Med* 1997; **25**: 1228–35.
48. Bell CF, Florence AM, Hunter JM *et al.* Atracurium in the myasthenic patient. *Anaesthesia* 1984; **39**: 691–8.
49. Eisenkraft JB, Sawkney RK, Papatestas AE. Vecuronium in the myasthenic patient. *Anaesthesia* 1986; **41**: 666–7.
50. Wainwright AP, Broderick PM. Suxamethonium in myasthenia gravis. *Anaesthesia* 1987; **42**: 950–7.
51. Eisenkraft JB, Papatestas AE, Kahn CH *et al.* Predicting the need for postoperative mechanical ventilation in myasthenia gravis. *Anaesthesiology* 1986; **65**: 79–82.
52. Rowland LP, Shneider NA. Amyotrophic lateral sclerosis. *N Engl J Med* 2001; **344**: 1688–700.
53. Jerusalem F, Pohl Ch, Karitzky J *et al.* ALS. *Neurology* 1996; **47** (Suppl. 4): S218–220.
54. Ringholz GM, Appel SH, Bradshaw M *et al.* Prevalence and patterns of cognitive impairment in sporadic ALS. *Neurology* 2005; **65**: 586–90.
55. Rowland LP. Diagnosis of amyotrophic lateral sclerosis. *J Neurol Sci* 1998; **160** (Suppl. 1): S6–24.
56. Fisher DA. Poliomyelitis: late respiratory complications and management. *Orthopedics* 1985; **8**: 891–4.
57. Bensimon G, Lacomblez L, Meininger V *et al.* A controlled trial of riluzole in amyotrophic lateral sclerosis. *N Engl J Med* 1994; **330**: 585–91.
58. Edwards PR, Howard P. Methods and prognosis of non-invasive ventilation in neuromuscular disease. *Monaldi Arch Chest Dis* 1993; **48**: 176–82.
59. Gutman L. Periodic paralyses. *Neurol Clin* 2000; **18**: 195–202.
60. Cherington M. Clinical spectrum of botulism. *Muscle Nerve* 1998; **21**: 701–10.
61. Arnon SS, Schechter R, Maslanka SE *et al.* Human botulism immune globulin for the treatment of infant botulism. *N Engl J Med* 2006; **354**: 462–71.

第 8 部分

内分泌紊乱

第 50 章

糖尿病急症

Richard T Keays

糖尿病是因胰岛素的绝对或相对缺乏而致病的。长期血糖控制不良引起小血管或大血管病变，最终导致广泛的终末器官受损。糖尿病的发病率和病死率与这种损害的进展有关，但有时代谢急性恶化有生命危险。糖尿病酮症酸中毒（diabetic ketoacidosis，DKA）和高渗性高血糖状态（hyperosmolar hyerglycaemic state，HHS）是糖尿病患者高血糖时最常见的两种急性并发症，其病理生理改变都是饥饿状态的极端表现。胰岛素治疗过程中药物过量可引起严重低血糖，从而导致患者昏迷。

糖尿病

1 型

胰岛素依赖型糖尿病（insulin-dependent diabetes mellitus，IDDM）在 9 个月到 14 岁年龄段的人群中发病率高，随后呈下降趋势。25% 的患者有酮症酸中毒表现，特别是 5 岁以内患儿[1]。空腹血糖值通常 > 7.8 mmol/L，尿中可检测出糖和酮体。空腹血糖值不稳定的无症状患者可行葡萄糖耐量试验明确诊断。

2 型

非胰岛素依赖型糖尿病（non-insulin dependent diabetes mellitus，NIDDM）可见于任何年龄段，老年人多发。向心型肥胖是一个 w 危险因素，各种族的易感性也不同。诊断经常被延误，偶尔在血、尿糖筛查中被发现[2]。除器官受损或血管疾病的并发症之外，还可出现糖尿病急症的典型症状。

流行病学

全世界糖尿病患病率在 6% 左右，预计 2025 年将有 3 亿人患病[3]。其中绝大多数（97%）是 2 型糖尿病，但是治疗 1 型糖尿病并发症的费用昂贵，因此两类患者的医疗费用相差不大。1 型糖尿病 DKA 的年发生率在（4.6 ~ 8）例 / 千人，在美国每年治疗 DKA 的医疗费用约 10 亿美元。与 DKA 相比，HHS 大约只占因糖尿病住院患者的 1%。基因与环境因素的交互作用对疾病的发展都起作用。有证据表明 1 型糖尿病存在基因易感性，但环境因素作用更大。不同种族及地区间也存在差异，北欧和美国发病率最高，亚洲和澳大利亚最低[4]。2 型糖尿病受基因因素影响更为明显，单卵双胎一致性接近 100%。

发病机制

正常情况下，在碳水化合物的代谢过程中胰岛素必不可少（图 50.1）。但不同的组织利用葡萄糖的方式各有不同；例如，红细胞内没有线粒体，因此缺少丙酮酸脱氢酶及参与 β 氧化的酶，而肝细胞能够全程处理葡萄糖（图 50.2）。DKA 和 HHS 都是因胰岛素作用不足，而同时胰高血糖素、儿茶酚胺、皮质醇和生长激素等拮抗激素增多所造成的结果。下列因素引起高血糖：①糖异生增加；②肝糖原分解增加；③外周糖利用减少。肝和肾都有大量的糖异生的前体，如氨基酸（蛋白质平衡破坏，合成减少，分解增加），从而可生成葡萄糖。骨骼肌的糖原分解和脂肪组织溶解增加分别导致

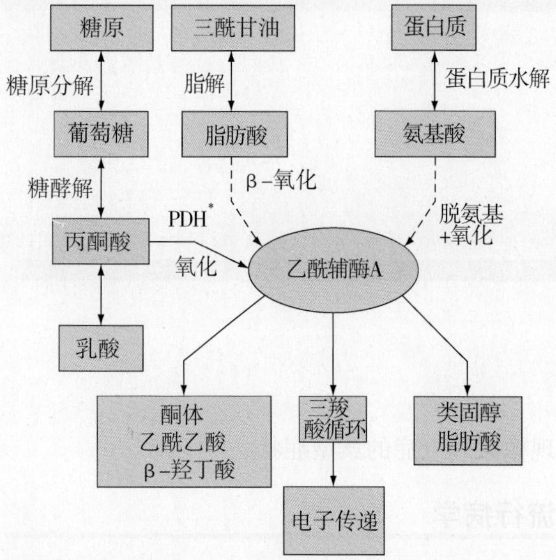

图 50.1 乙酰辅酶 A（CoA）的来源及归途。通过丙酮酸脱氢酶（PDH）的丙酮酸转化事实上是不可逆的，因此不可能发生脂肪酸到碳水化合物的转化。TCA，三羧酸

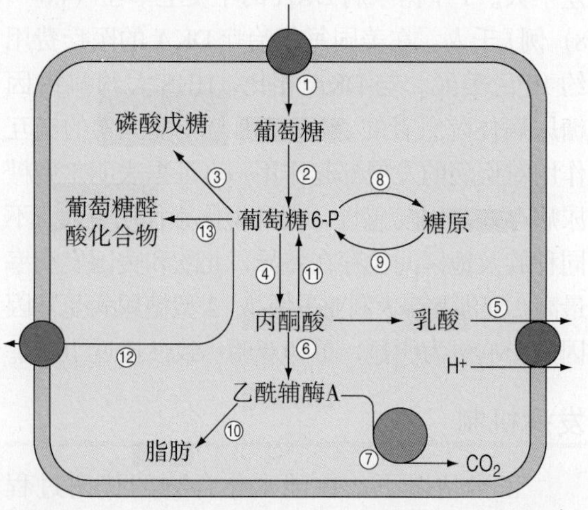

图 50.2 肝细胞的葡萄糖代谢。①葡萄糖转运：GLUT-1。②己糖激酶磷酸化。③戊糖磷酸途径（己糖单磷酸旁路）。④葡萄糖酵解。⑤乳酸从细胞内转运出来。⑥丙酮酸去碳酸化。⑦三羧酸（TCA）循环。⑧糖原生成。⑨肝糖原分解。⑩脂肪形成。⑪糖原异生。⑫葡萄糖 -6- 磷酸水解，释放葡萄糖。⑬葡萄苷酸化

乳酸和甘油增加。最后，糖异生酶活性增加，并进一步被应激激素所强化。同时肝的糖异生是产生高血糖的最主要的机制，肾也占到相当比例[5]。尽管早期儿茶酚胺及胰高血糖激素 / 胰岛素比例都增加，但这些变化短期内的相互作用尚不明了[6]。

胰岛素的减少和肾上腺素水平的增加激活脂肪组织脂质溶解，打断了三酰甘油向甘油和游离脂肪酸（FFA）的转化。胰高血糖素再一次通过其对乙酰辅酶 A 羧化酶的抑制作用刺激 FFA 在肝氧化为酮体。结果是丙二酰辅酶 A 的合成减少，酰基肉毒碱合成去抑制，相应促进游离脂肪酸转移到合成酮体的线粒体内。皮质醇和生长激素都能增加 FFA 和酮体水平，而胰岛素缺乏或应激激素增加酮体生成的确切机制尚不甚清楚。由于酮体相对是强酸，在生理 pH 下解离后生成大量氢离子。缓冲氢离子消耗体内的碱储备，酮阴离子不断蓄积，导致血清阴离子间隙升高。

HHS 和 DKA 的酮体生成机制不同，至于其差别何在仍是研究热点。有研究显示与 DKA 相比，HHS 的 FFA、胰高血糖素、皮质醇和生长激素水平都降低，尽管并非所有人都观察到这一点。但 HHS 与 DKA 相比有更高水平的 C 肽水平（生长激素水平更低），这表明 HHS 有足够的胰岛素防止脂质溶解，但并不足以促进外周组织对葡萄糖的利用[7]。

HHS 的主要特征之一是高渗状态，是由于长期渗透性利尿和无法摄入足够的液体造成的。研究证实，即使临床表现良好时，HHS 患者干渴反射也是受损的。尽管约 1/3 的 DKA 患者的高渗状态是由短时渗透性利尿及恶心呕吐导致的液体摄入不足引起，更多数则要归因于酮体的脑干效应。

有趣的是，伴或不伴有酮症酸中毒的高血糖，均可显著增致炎细胞因子的产生，开始胰岛素治疗后此现象可得以缓解[8]。这使一些人推测胰岛素治疗有更广泛的抗炎症作用。

临床表现

DKA 和 HHS 代表了胰岛素绝对或相对缺乏的两种极端表现。但高达 1/3 的病例表现为混合型[9]。DKA 进展很快，而 HHS 则要隐匿的多（表 50.1）。入院前都有一段时间不等的

表 50.1 DKA 与 HHS 的比较

临床表现	DKA	HHS
前兆疾病	天	周
昏迷	++	+++
血糖	++	+++
酮体	+++	0 or +
酸血症	+++	0 or +
阴离子间隙	++	0 or +
渗透压	++	+++
典型的水和电解质丢失		
总的水丢失量 (L)	6	9
水 (ml/kg)	100	100 ~ 200
Na^+ (mEq/kg)	7 ~ 10	5 ~ 13
Cl^- (mEq/kg)	3 ~ 5	5 ~ 15
K^+ (mEq/kg)	3 ~ 5	4 ~ 6
PO_4 (mEq/kg)	5 ~ 7	3 ~ 7
Mg^{2+} (mEq/kg)	1 ~ 2	1 ~ 2
Ca^{2+} (mEq/kg)	1 ~ 2	1 ~ 2

多尿、多饮及体重减轻，DKA 患者恶心和呕吐也是常见症状。腹痛常见于儿童，成人也偶有发生，有时症状类似急腹症。脱水表现为皮肤皱褶、黏膜干燥、心动过速及低血压。HHS 患者高渗状态比例较高，因此比 DKA 患者更易出现意识不清或昏迷。对于渗透压不高却存在感觉麻木或昏迷的患者，要仔细寻找其他可以引起意识状态改变的原因 [10]。事实上，意识水平的下降在 DKA 或 HHS 患者中并不常见（< 20%）。在已确诊糖尿病患者中，大多数患者的住院原因为感染（29%）或药物治疗效果不良（17%）；但是，在一些未确诊糖尿病患者中，意识状态改变仍是首发症状（17%）[11]。如果高度疑似并发感染，大多数患者体温正常或降低，并且不论有无感染，大多数患者的白细胞增多。

糖尿病酮症酸中毒

DKA 倾向多发于 I 型糖尿病患者。酸中毒导致的快深呼吸（Kussmaul 呼吸）可能出现。呼吸气味为一种类似于指甲油清洗剂的酮味。胰岛素治疗缺失病史常见。如果患者使用持续胰岛素注射装置，就更有风险，因为当注射泵失灵时，短效胰岛素不能提供胰岛素储备。诊断标准包括 PH < 7.3、HCO_3^- < 15mmolL 和血糖值 > 14mmol/L。酸中毒、酮症进展及意识水平恶化提示病情加重。血糖本身并不是一个好的决定严重程度的指标，有可能发生酮症酸中毒时，血糖控制水平却看似良好，这取决于 DKA 发生之前的肝糖原储备——患者近期进食不佳，血糖轻度升高。淀粉酶升高很常见，但可能并非胰腺来源，不要轻易诊断胰腺炎。

高渗性高血糖综合征

HHS 更常见于 2 型糖尿病患者，主要特征是高渗（> 320 mosmol/kg）。常见于老年 NIDDM 患者，偶尔以年轻 IDDM 或其他非糖尿病的严重烧伤 [12]、静脉高营养、腹膜透析或血液透析的并发症形式存在。接受某些药物，如利尿剂、皮质醇、β 受体阻滞剂、苯妥英、二氮嗪的患者都有发病的风险。锂诱导的糖尿病尿崩也可导致 HHS[13]。不但会发生意识障碍，局灶神经系统体征或癫痫也偶有发生。

治疗

无论是 DKA、HHS 还是两者同时存在的患者，如果有循环不稳定，气道保护反射消失，知觉改变，出现急腹症的体征或急性胃扩张症状，都是收入 ICU 的指征。

初始评估

这些内科急症需要立即进行全面的病史回顾及体格检查，特别应关注气道保护能力，意识水平，心血管及肾功能，潜在感染来源及水化状态。酸中毒的程度也可用来评估 DKA 的严重性。无论是否存在感染，大多数患者都有白细胞升高的表现。

液体需求

与 DKA 和 HHS 的高血糖相伴的渗透性利尿会造成脱水及钠离子丢失。DKA 患者还有额外的酮阴离子排泄，其量相当于葡萄糖的一半。这会导致阳离子（钠、钾、氨盐）排泄，引起电解质丢失。尽管 DKA 患者葡萄糖及酮体负荷量相当于 HHS 的两倍，但后者持续时间更长，因此脱水也更严重。胰岛素自身也有促进肾重吸收盐、水及磷酸盐的作用，它的缺乏会导致这些物质的进一步丢失。DKA 患者肾总渗透负荷可高达 2000 mosmol/d[14]。最初的液体复苏是针对循环血容量的缺失，胶体液比晶体液见效更快。至于需要多少液体，个体差异较大，基本的生命体征如心率、血压及外周灌注有助于指导复苏。对液体冲击治疗的反应评估不能避免液体负荷过重的问题。一般来说尿钠浓度为 60 ~ 70 mmol/L，几乎相当于 1/2 当量的生理盐水，因此需要使用半张液体补液治疗[15]。这避免了钠离子负荷过重，不太会引起高氯性酸中毒。一旦发生横纹肌溶解，高氯性酸中毒会进一步酸化尿液，促进肌球蛋白在肾小管沉积。开始胰岛素治疗后，细胞外水转移到细胞内，加重低血容量。

液体治疗不当会产生新的问题。对于 DKA 及脑水肿的研究有限，但有证据表明过于积极的补水会导致脑水肿及其他形式的水肿。不必快速纠正脱水，每小时纠正高渗的速度不要超过 3 mosmol/kg。液体复苏不当还会导致血清钠急剧升高，进一步增加血浆渗透压，甚至发生脑桥髓鞘溶解[16]。

一般性的处理指南见图 50.3，但必须记住每一个病例都需要个体化治疗。多数医生都同意第一个小时内输注 1000 ml 等渗盐水，即使患者渗透压已经很高。如果有证据提示心血管系统的变化是由低血容量引起的，紧急情况下也可以使用胶体液扩容。如果血清钠是正常或升高的，随后的 2 小时可输 0.45% 的盐水。如果仍然是低钠，还应继续输 0.9% 生理盐水。血糖值低于 15 mmol/L 后，可以输 5% 的葡萄糖溶液（100 ~ 250 ml/h）及含钠液。如果心血管系统功能稳定，治疗目标是在随后的 24 ~ 48 小时逐步纠正液体缺失，包括尿液的继续丢失量。

胰岛素治疗

初始 0.15 U/kg 的胰岛素负荷量，随后小剂量 [0.1 U/(kg·h)] 持续输注逐渐纠正高血糖能

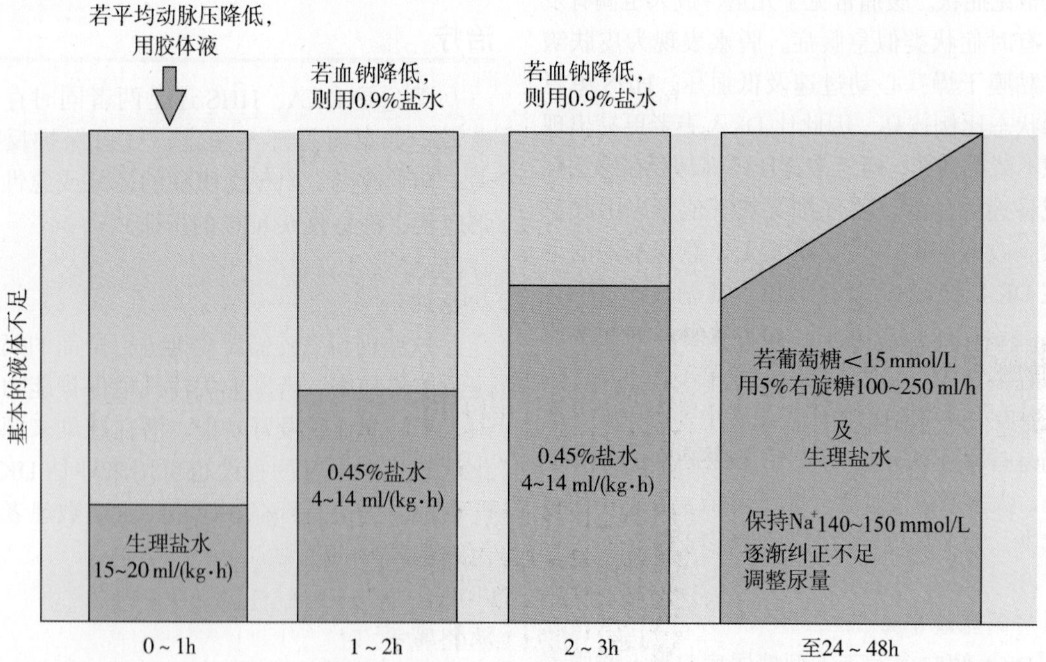

图 50.3 高血糖急诊的液体治疗。DKA 及 HHS 的治疗没有大的差别，除了血糖低于 17 mmol/L 时 HHS 要更早一些开始胰岛素治疗。MAP，平均动脉压

明确降低 DKA 的病死率[17]。其原因在于治疗过程中低血糖及低血钾的发生率都较低。采用静脉注射而不是肌注方式给药，是因为无论哪种途径，降低血糖的机制都是一样的，但静脉胰岛素治疗可更快减少酮体生成。如果患者出现低血容量休克，胰岛素必须通过静脉给药。恰当的液体复苏通过增加肾小球滤过率、降低拮抗激素水平，也能起到降糖的效果。如果降糖效果不佳，则提示容量复苏不足。约 10% 病例存在严重胰岛素抵抗，需要更大剂量的胰岛素来治疗。

电解质治疗

血钾

高渗引起钾离子从细胞内转移到细胞外间隙，再通过渗透性利尿排出体外。继发性醛固酮增多症和酮离子排泄时肾钾盐丢失增加。通常全身总缺失量见表 50.1。血清钾水平最初可能升高，在其降低到 5.5 mmol/L 以内前无需补钾。同时补充氯化钾和磷酸钾可以防治低氯血症和低磷血症。有时血钾很低（$<$ 3.3 mmol/L），意味着严重的钾缺失（600 ~ 800 mmol），必须立刻在胰岛素治疗开始前补钾。如果患者血钾在两者之间，第一个小时内补充 20 ~ 40 mmol 钾——通常不超过此量。随后应该参考血清钾水平及尿量补钾，一般为 20 ~ 30 mmol/L。治疗低钾血症或除窦性心动过速以外的心律失常时的补钾应该监测心电图[7]。

磷酸盐

一般机体的磷酸盐缺失量多于 1 mmol/kg。磷酸盐从细胞内转移出来，经肾排泄，但血清水平不变或升高。胰岛素引起细胞内磷酸盐转移，尽管低磷血症很少有并发症，但还是可以表现为肌肉无力，溶血性贫血，心肌收缩力受损。一般来说 DKA 患者无需常规补磷，但严重低磷血症（$<$ 0.4 mmol/L）除外。过度补磷会导致低钙血症，要监测血清钙水平。

镁

1 型及 2 型糖尿病患者可以合并慢性镁缺乏，肾功能受损时加重。糖尿病急症时补镁的必要性尚不清楚，但补充的原则同其他危重状态。

纠正酸中毒

纠正酸中毒要比纠正血糖慢得多，对 DKA 患者是否使用碳酸盐也存在争议。大多数研究中使用碳酸氢钠都未能稳定血流动力学，这并不能全部归因于钠离子造成的渗透压负荷[19]。毫无疑问 pH 值会提高，但同时也加重了细胞内酸中毒[20]。除脑脊液酸中毒外，碳酸氢钠还有其他抵消其治疗作用的不良反应，如 CO_2 生成增加、低钾血症、反跳性碱中毒、容量负荷过重及组织氧合改变。当为 DKA 患者补充胰岛素和葡萄糖时，碳酸氢钠还会延缓酮体的清除，甚至继续促进肝生成酮体[21]。pH 值 $>$ 7.0 时胰岛素阻断脂质溶解及酮酸生成；但当 pH 介于 6.9 和 7.1 之间时，碳酸氢钠是否有效尚不清楚。pH 低于 6.9 时大多数专家都建议使用碳酸氢钠部分纠正 pH 值。pH 在临界值（pH 在 6.9 ~ 7.15）是否需要纠正尚可以商榷，但危及生命的高钾血症用碳酸氢钠治疗是毫无争议的。

不伴有酮症的酸中毒有时持续存在。一旦胰岛素活性恢复，DKA 患者碳酸氢钠通过两种机制再生：肾途径和肝途径。后者需要代谢底物，一般是酮体，而其在机体丢失，特别是多尿持续时。前者的进程非常缓慢，并且高氯血症可能持续存在，特别当使用如生理盐水等含高氯溶液时[22]。

潜在原因

必须注意任何可能的潜在易患因素。最主要的两个因素是胰岛素治疗不充分，及感染导致的胰岛素反应性改变。治疗这类患者时必须积极查找感染灶。

监测

下面介绍研究时的监测参数：

1. 血糖浓度：最初每小时一次，随后可延长监测的时间间隔。

2. 尿素氮及肌酐：收治时常规监测，随后至少每天一次。使用比色法测定肌酐有时会受到乙酰乙酸的干扰，数值假性升高。

3. 电解质：

(a) *血清钠*：收治时常规监测，随后每天至少一次。血清钠代表相对的水及电解质丢失，但并不能用来代表脱水状态。结果可以正常（50%的病例）、升高或降低。血糖值每升高 1.0 mmol/L，相应血清钠降低 0.3 mmol/L，因此高钠血症代表严重缺水。

(b) *血清钾*：最初每小时一次，然后延长间隔（每 2 ~ 4 小时）。DKA 患者钾缺失可达 3 ~ 5 mmol/kg。但由于酸中毒、胰岛素缺乏及高渗透性，钾离子从细胞内转移到细胞外，血清钾浓度通常正常或升高。收治时低钾血症意味着严重缺钾（> 600 ~ 800 mmol），必须在开始胰岛素治疗前补钾。

(c) *血清氯*：按照需要进行监测。

(d) *磷酸盐*：收治时常规监测，而后每 1 ~ 2 天一次。常规补充并无明显获益。尽管有证据表明低磷血症导致 2,3- 二磷酸甘油水平降低，但补充后对氧解离曲线影响不明显，还有导致低钙血症的风险[18]。

(e) *血清镁*：收治时常规监测，而后每 1 ~ 2 天一次。可能会有慢性低镁血症，导致胰岛素抵抗、碳水化合物不耐受及高血压。严重的未控制的糖尿病也会导致镁缺乏。尽管无证据表明补镁有何益处，但心律失常时必须补充。

4. 血清酮体（如条件允许）：收治时监测。该项监测需要硝基氢氰酸盐参与反应，由于并不测定 β- 羟基丁酸盐（DKA 时最主要的酮体），因此会低估酮症酸中毒的严重程度。

5. 尿糖及尿酮体：4 小时一次。丙酮并非酸性阴离子，脂溶性高，酸中毒纠正 2 天后，尿酮仍可持续存在。

6. 动脉血气：按照需要经常测定。

7. 血清渗透压及阴离子间隙：收治时及按照需要进行监测。血渗透压可通过渗透压测定仪测定或公式计算：

渗透压（正常范围 285 ~ 300 mosmol/L）= 2 (Na^+ + K^+) + 血糖 + 尿素氮（均用 mmol/L 表示）

阴离子间隙用以下公式计算：

阴离子间隙（正常范围 10 ~ 17 mmol）=（Na^+ + K^+）−（Cl^- + HCO_3^-）（均用 mmol/L 表示）

8. 血乳酸：酸中毒严重，阴离子间隙大的情况下测定。

9. 血常规及凝血：每日及按需测定。脓毒症时白细胞增多，核左移。

10. 胸部 X 线片。

11. 血培养，尿及痰液镜检和培养，相关标本的培养。

12. 持续脉搏血氧饱和度监测。

13. 心电图——12 导联心电图及连续心电监测。

14. 必要时有创血流动力学监测。

15. 神经功能状况：对持续昏迷或神经功能恶化患者进行 Glasgow 昏迷评分及 CT 检查。

16. 其他检查（如肝功能、血清淀粉酶、心肌酶及肌酐清除率）。

并发症

早期

最常见的早期并发症是开始胰岛素治疗过量的低血糖，补钾不充分的低钾血症和中断胰岛素治疗后的高血糖。约 10% 的 DKA 患者出现高氯性酸中毒。大量输入生理盐水可加重高氯血症，如果不伴有急性肾衰竭或严重少尿，一般临床上并不明显。

临床上脑水肿是罕见（0.5% ~ 1%）但非常严重的并发症，主要发生在儿童 DKA 患者。近期研究[23]显示亚临床型发生率近 50%。发生脑水肿的危险因素包括：低碳酸血症及脱水、治疗后血钠水平未升高及使用碳酸氢钠[24]。脑水肿也见于年轻人，可有意识水平的快速恶化，伴或不伴有癫痫发作。如果出现进行性脑干疝出的征象，病死率很高，仅 7% ~ 14% 能完全恢复。脑干疝出的风险与酸中毒的程度及最初的液体复苏容量有关。脑水肿的形成的机制最有可能是血管源性[25]，有证据表明脑组织充血，丧失了自调节能力，持续 36 小时方才缓解[26-27]。建议缓慢降低血清渗透压，DKA 患者血糖值低于 15 mmol/L 时液体中必须加糖，HHS 患者甚至加糖更早。HHS 患者也有致命的脑水肿报道，治疗目标为静脉使用甘露醇维持血浆渗透压。

测定感觉诱发电位可在严重 DKA 但尚未昏迷的患者发现明显的某种程度的脑功能障碍。纠正酮症酸中毒后可恢复正常[28]。

低氧血症及非心源性肺水肿时有发生，肺水的增加及相应肺顺应性的降低进一步降低胶体渗透压。心梗亦可出现，特别对于老年患者。

中期

可逆的危重运动无力综合征见于 HHS 患者的报道，引起觉醒延迟及可逆性四肢麻痹[29]。DKA 患者经常发生深静脉血栓及肺栓塞，并是 HHS 的一个主要死亡原因[30-31]。建议用皮下肝素注射预防。

晚期

各种运动异常很少会持续到 HHS 恢复以后[32]。神经低血糖的后果可导致从健忘症到视神经萎缩在内的一系列晚期并发症。

预后

一项 610 例的系列研究中 DKA 或 HHS 患者总病死率 6.2%。HHS 比 DKA 更加严重，病死率高 2 ~ 3 倍，然而 DKA 发病率要高 6 倍。这一组患者的回顾性分析显示肺炎是最常见的死因（37%），其次是心肌梗死（21%），肠系膜或回肠动脉栓塞约占死亡总数的 16%[33]。DKA 和 HHS 都可有发生横纹肌溶解的报道，病死率相应增加[34]。HHS 预后更差，可能与年龄更大、低血压、低钠、pH 值及血浆碳酸氢根水平，高血清尿素氮水平有关，其中尿素氮相关性最高[35]。DKA 病死率也是与年龄相关的。1 型糖尿病的孕妇 DKA 患者比非妊娠女性糖尿病 DKA 患者预后更差。低温也是预后不良的一个征象。

生存率取决于建立一个疑诊的高敏感指数以及快速诊断[36]。

低血糖昏迷

低血糖昏迷是胰岛素治疗过量导致的，也是糖尿病昏迷最常见的原因。临床上可见到意识模糊及躁动，继而进展到昏迷和昏厥。震颤、心动过速及出汗可能被糖尿病自主神经病变所掩盖。1 型糖尿病患者（每年高达 10%）因肉食摄入不足、体育锻炼及胰岛素过量或口服降糖药物诱发。治疗方案改变或胰岛素治疗期间是易患期，同时使用长效磺脲类药物可增加出现低血糖的风险。酒精性酮症酸中毒是表现为低血糖，酮症酸中毒及脱水的综合征，伴有饥饿、呕吐、上腹痛及神经改变，包括癫痫和昏迷。低血糖可加重其他疾病（如肝衰竭、肾衰竭或肾上腺皮质功能不全）。

严重低血糖（< 1 mmol/L）是内科急症。脑会代谢肝生成的一半葡萄糖，神经元储备的糖原 2 分钟内就会耗竭，随后脑组织非常容易损伤。紧急输注葡萄糖（50 ml 的 50% 葡萄糖）可使昏迷患者迅速苏醒。院外环境适合胰高血糖素肌内注射，但与静脉使用葡萄糖相比起效较慢[37]。由长效胰岛素或口服降糖药引起的低血糖需要持续输注葡萄糖。

（薄世宁　陈德生 译　李　刚 校）

参考文献

1. Pinkey JH, Bingley PJ, Sawtell PA *et al.* Presentation and progress of childhood diabetes mellitus: a prospective population-based study. The Bart's-Oxford Study Group. *Diabetologia* 1994; **37**: 70–4.
2. Harris MI. Undiagnosed NIDDM: clinical and public health issues. *Diabetes Care* 1993; **16**: 642–52.
3. Adeghate E, Schattner P, Dunn E. An update on the etiology and epidemiology of diabetes mellitus. *Ann N Y Acad Sci* 2006; **1084**: 1–29.
4. Karvonen M, Tuomilehto J, Libman I *et al.* A review of the recent epidemiological data on the worldwide incidence of type 1 (insulin-dependent) diabetes mellitus. World Health Organization DIAMOND Project Group. *Diabetologia* 1993; **36**: 883–92.
5. Meyer C, Stumvoll M, Nadkarni V *et al.* Abnormal renal and hepatic glucose metabolism in type 2 diabetes

mellitus. *J Clin Invest* 1998; **102**: 619–24.
6. Schade DS, Eaton RP. The temporal relationship between endogenously secreted stress hormones and metabolic decompensation in diabetic man. *J Clin Endocrinol Metab* 1980; **50**: 131–6.
7. Kitabchi AE, Umpierrez GE, Murphy MB *et al.* Management of hyperglycemic crises in patients with diabetes. *Diabetes Care* 2001; **24**: 131–53.
8. Stentz FB, Umpierrez GE, Cuervo R *et al.* Proinflammatory cytokines, markers of cardiovascular risks, oxidative stress, and lipid peroxidation in patients with hyperglycemic crises. *Diabetes* 2004; **53**: 2079–86.
9. Magee MF, Bhatt BA. Management of decompensated diabetes. Diabetic ketoacidosis and hyperglycemic hyperosmolar syndrome. *Crit Care Clin* 2001; **17**: 75–106.
10. Umpierrez GE, Khajavi M, Kitabchi AE. Review: diabetic ketoacidosis and hyperglycemic hyperosmolar nonketotic syndrome. *Am J Med Sci* 1996; **311**: 225–33.
11. Wachtel TJ, Tetu-Mouradjian LM, Goldman DL *et al.* Hyperosmolarity and acidosis in diabetes mellitus: a three-year experience in Rhode Island. *J Gen Intern Med* 1991; **6**: 495–502.
12. Inglis A, Hinnie J, Kinsella J. A metabolic complication of severe burns. *Burns* 1995; **21**: 212–14.
13. Hyperosmolar coma due to lithium-induced diabetes insipidus. *Lancet* 1995; **346**: 413–17.
14. DeFronzo RA, Goldberg M, Agus ZS. The effects of glucose and insulin on renal electrolyte transport. *J Clin Invest* 1976; **58**: 83–90.
15. Hillman K. Fluid resuscitation in diabetic emergencies – a reappraisal. *Intens Care Med* 1987; **13**: 4–18.
16. McComb RD, Pfeiffer RF, Casey JH *et al.* Lateral pontine and extrapontine myelinolysis associated with hypernatremia and hyperglycemia. *Clin Neuropathol* 1989; **8**: 284–8.
17. Wagner A, Risse A, Brill HL. Therapy of severe diabetic ketoacidosis. Zero-mortality under very-low-dose insulin application. *Diabetes Care* 1999; **22**: 674–7.
18. Fisher JN, Kitabchi AE. A randomized study of phosphate therapy in the treatment of diabetic ketoacidosis. *J Clin Endocrinol Metab* 1983; **57**: 177–80.
19. Cooper DJ. Hemodynamic effects of sodium bicarbonate. *Intens Care Med* 1994; **20**: 306–7.
20. Forsythe SM, Schmidt GA. Sodium bicarbonate for the treatment of lactic acidosis. *Chest* 2000; **117**: 260–7.
21. Okuda Y, Adrogue HJ, Field JB *et al.* Counterproductive effects of sodium bicarbonate in diabetic ketoacidosis. *J Clin Endocrinol Metab* 1996; **81**: 314–20.
22. Matz R. Severe diabetic ketoacidosis. *Diabetes Med* 2000; **17**: 329.
23. Glaser NS, Wootton-Gorges SL, Buonocore MH *et al.* Frequency of sub-clinical cerebral edema in children with diabetic ketoacidosis. *Pediatr Diabetes* 2006; **7**: 75–80.
24. Glaser N, Barnett P, McCaslin I *et al.* Risk factors for cerebral edema in children with diabetic ketoacidosis. *N Engl J Med* 2001; **344**: 264–9.
25. Figueroa RE, Hoffmann WH, Momin Z *et al.* Study of subclinical cerebral edema in diabetic ketoacidosis by magnetic resonance imaging T2 relaxometry and apparent diffusion coefficient maps. *Endocrinol Res* 2005; **31**: 345–55.
26. Roberts JS, Vavilala MS, Schenkman KA *et al.* Cerebral hyperemia and impaired cerebral autoregulation associated with diabetic ketoacidosis in critically ill children. *Crit Care Med* 2006; **34**: 2217–23.
27. Hyperglycemic crises in patients with diabetes mellitus. *Diabetes Care* 2001; **24**: 154–61.
28. Eisenhuber E, Madl C, Kramer L *et al.* Detection of subclinical brain dysfunction by sensory evoked potentials in patients with severe diabetic ketoacidosis. *Intens Care Med* 1997; **23**: 587–9.
29. Kennedy DD, Fletcher SN, Ghosh IR *et al.* Reversible tetraplegia due to polyneuropathy in a diabetic patient with hyperosmolar non-ketotic coma. *Intens Care Med* 1999; **25**: 1437–9.
30. Ceriello A. Coagulation activation in diabetes mellitus: the role of hyperglycaemia and therapeutic prospects. *Diabetologia* 1993; **36**: 1119–25.
31. Whelton MJ, Walde D, Havard CW. Hyperosmolar non-ketotic diabetic coma: with particular reference to vascular complications. *Br Med J* 1971; **1**: 85–6.
32. Lin JJ, Chang MK. Hemiballism-hemichorea and non-ketotic hyperglycaemia. *J Neurol Neurosurg Psychiatry* 1994; **57**: 748–50.
33. Hamblin PS, Topliss DJ, Chosich N *et al.* Deaths associated with diabetic ketoacidosis and hyperosmolar coma. 1973–1988. *Med J Aust* 1989; **151**: 439–44.
34. Wang LM, Tsai ST, Ho LT *et al.* Rhabdomyolysis in diabetic emergencies. *Diabetes Res Clin Pract* 1994; **26**: 209–14.
35. Pinies JA, Cairo G, Gaztambide S *et al.* Course and prognosis of 132 patients with diabetic non ketotic hyperosmolar state. *Diabetes Metab* 1994; **20**: 43–8.
36. Small M, Alzaid A, MacCuish AC. Diabetic hyperosmolar non-ketotic decompensation. *Q J Med* 1988; **66**: 251–7.
37. Patrick AW, Collier A, Hepburn DA *et al.* Comparison of intramuscular glucagon and intravenous dextrose in the treatment of hypoglycaemic coma in an accident and emergency department. *Arch Emerg Med* 1990; **7**: 73–7.

第 51 章

尿崩症及其他多尿性疾病

Craig Carr

尿崩症（diabetes insipidus，DI）是指一类以病理性多尿，烦渴及多饮为特征的综合征。多尿是主观性的定义，即正常体重成人尿量＞3L/d。DI 患者尿液过度稀释，即使在血浆渗透压正常或升高的情况下，尿比重及渗透压也是降低的。

DI 有下列三种亚型：

1. *肾源性 DI*（*NDI*）——因肾对抗利尿激素（ADH）不敏感所致。
2. *中枢性 / 下丘脑 / 神经源性 DI*——ADH 生成减少或缺乏所致。
3. *妊娠 DI*（*GDI*）——由胎盘产生的血管加压素酶生成增加所致，部分是中枢性 DI 或 NDI 在妊娠期的一种特殊表现。

另一种独立的病症偶尔会被定义为 DI 的第四种类型——原发性多尿症（也称精神性或神经性烦渴症或烦渴性 DI）。一般因心理疾病，偶尔因下丘脑病变导致水摄入过多所致。住院患者中，静脉输注过多 5% 葡萄糖溶液或低张盐溶液也可引起医源性 DI。同时水负荷过重使得血浆渗透压下降，并显著降低肾的尿液浓缩能力，此时低渗性的多尿并非病理性，而是正常的生理反应。这种情况下，血浆渗透压降低或处于正常低限，机体通过减少肾对水的重吸收及促进水排出利尿，尽量将血浆渗透压恢复到正常水平。

对于危重患者，多尿可能是临床医生唯一可以观察到的症状。患者几乎无法控制自身的液体摄入，并常常无法表达口渴的主诉。如果没有及时诊治会导致严重的脱水及高渗，显著增加发病率及病死率，因此识别 DI 非常重要。危重患者多尿的原因非常多（表 51.1），因此有必要采取系统性方法来评估、研究、诊断及治疗这类患者。

溶质利尿或水利尿的分类并不绝对；本表格只是提供了一种简洁的分类，但多尿应综合考虑患者的个体差异，体格检查及生化检查。多尿往往意味着机体在同时清除体内过多的水及溶质，例如，伴有多器官功能衰竭的感染中毒性休克的恢复期。

生理学及解剖学背景

重量渗透摩尔浓度

重量渗透摩尔浓度是对每千克溶剂中溶质渗透量的测量，包括可渗透溶质（如尿素氮）和非渗透溶质（如钠离子），因此其随水的运动及可渗透溶质的运动而改变。容量渗透摩尔浓度是对每升溶液中渗透量的测量，因此是温度依赖型的。重量渗透摩尔浓度是非温度依赖型的。正常血浆渗透压范围为 275 ～ 295 mosmol/kg。有几个公式可估算血浆渗透压[1]。Worthley 等[2]提出的下列公式不但简单，而且与测量值有较好的相关性[3]。

$$血浆渗透压（mOsm/kg）= 2[Na^+]+[尿素氮]+[血糖]$$

所有溶质的单位均为 mmol/L。

表 51.1 多尿的病因

水利尿
病理性
尿崩症：颅脑型、肾型、妊娠型
生理性
精神性多尿（多饮是病理性的，而多尿不是）
医源性——过量使用低张液体，如 5% 葡萄糖溶液、0.45% 盐水、0.18% 盐水 4% 葡萄糖溶液
溶质性利尿
病理性
Fanconi 综合征
肾小管酸中毒
肾小球肾炎
醛固酮增多症
神经性厌食症
偏头痛
阵发性心动过速（通过增加心房利钠尿肽的释放）
毒物 / 药物：
乙醇
甲醇
乙二醇
甘露醇
袢利尿剂
噻嗪类利尿剂
高血糖
生理性
脓毒症缓解期（液体从第三间隙重新分布到血管内）
医源性——过量使用等张或高张溶液，如
0.9% 盐水
高张盐溶液
Hartmann 溶液
佳乐施

当患者有严重尿毒症时，用 8 mmol/L 代替实际尿素水平。在未测量甘露醇、乙醇、碳酸氢盐、乳酸及氨基酸等渗透活性溶液的情况下，实际渗透压与计算数值可能相差很大。只要怀疑患者可能有高渗或低渗，就应测定血浆或尿液的冰点，看其是否降低。渗透压升高时冰点下降。

渗透间隙是血浆或尿液渗透压计算值与实际测定值的差值。正常情况下渗透间隙 < 10 mosmol/L。渗透间隙升高意味着存在未测定的渗透活性溶剂。

张力

张力一词用来描述溶液中的非渗透性溶质（如钠）引起水在该溶液和另一种液体之间移动的能力。由于溶质是不可渗透的，因此张力被用来作为水浓度而非溶质浓度的指数。血浆张力绝大部分由钠含量决定，钠是细胞外液中最主要的溶质，无法自由进入细胞内。这一特性使得通过调节钠平衡就很容易控制细胞外液容量。

一种液体可以既是低张，又是等渗的。如 5% 的葡萄糖溶液，溶液中没有非渗透溶质（假设没有胰岛素缺乏，葡萄糖可自由进入细胞），但在细胞内是等渗的。

溶质和水的摄入及丢失

要理解渗透压、张力、液体平衡及尿量的紊乱，就必须知道正常机体维持液体及渗透状态的根本生理机制。假设一个 75 kg 正常饮食男性，每日至少丢失 800 mmol 溶质——大约 300 mmol 尿素及 500 mmol 阴离子和阳离子。正常肾最大浓缩能力约 1200 mosmol/kg，相应的，每日至少产生 666 ml 尿液以排泄渗透活性溶质。另外，不显性失水（呼吸道、粪便及汗液）每日约 10 ml/kg，在发热和干燥炎热天气时更多。因此不显性丢失及基本的溶质排泄至少会导致每日 1.5L 的水分丢失。

正常尿渗透压

健康个体尿渗透压通常维持在 500 ~ 700 mosmol/kg。由于要排泌的基本溶质量相对恒定，尿渗透压在自由水摄入增加时下降，在脱水或水摄入受限时升高（图 51.1）。人类最低尿渗透压约 25 mosmol/kg。多尿是指一过性或持续性尿量增多 [> 1.5 ml/(kg· h)]，可以是生理性也可是病理性的。通常尿量 > 3 L/d 就定义为多尿症。如果每天尿中排泄的总溶质量在正常范围但尿渗透压低，就是水利尿。当每

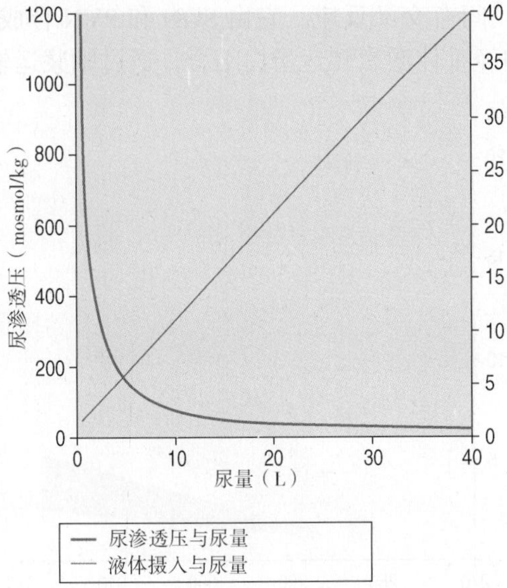

图 51.1　健康个体增加水摄入量后尿量增加，尿渗透压降低。假设溶质摄入量正常，当水摄入量在 1.5~32L/d 时，正常的溶质排泄（约 800 mmol/d）不发生变化

日总溶质丢失超过正常水平就是渗透性或溶质性利尿，如果细胞外液体容量增加，则尿渗透压与血浆相同，如果患者低血容量或容量适中尿液就是高渗的。

血浆渗透压及血浆容量调节

血浆渗透压与血浆容量的变化可以是先后发生或独立出现。尽管正常人群血浆渗透压范围为 275 ～ 295 mosmol/kg（孕妇为 265 ～ 285 mosmol/kg），个体差异也很少超过 ±1%。孕妇的正常值有所下降，但波动范围不变。机体通过不同的机制调节渗透压和容量。渗透压感受器通过对口渴及 ADH 的生成来控制液体平衡及渗透压。容量感受器及钠感受器通过交感神经系统、肾素 - 血管紧张素 - 醛固酮系统及心房利尿钠肽（ANP）来维持血浆容量。此外，容量感受器还可将冲动传入下丘脑，通过其介导释放 ADH 及产生口渴的感觉。

渴感

健康个体的液体摄入由口渴的感觉及随后的液体摄入所决定。血浆渗透压＞290 mosmol、血管紧张素Ⅱ浓度升高、交感神经兴奋、循环血容量缺失 5% ～ 10% 都会引起口渴。液体及溶质的排泄主要由肾调节，尽管某些溶质如乙醇和葡萄糖主要是代谢清除而非排泌。

ICU 的患者由于无法控制液体及溶质摄入，排泄机制往往也不健全。因此容量和溶质的内环境稳定主要依赖于主治医生的治疗水平。

视上核和室旁核的渗透压感受器及其他传入冲动

渗透压的探测主要由位于第三脑室前端的渗透压（Na^+）感受器完成。它们对血浆渗透压及脑脊液钠离子浓度非常敏感。高张盐溶液比其他等张溶液刺激作用更加强大[4]。这些渗透压感受器与室旁核（PVN）及视上核（SON）这一 ADH 合成部位的细胞关系密切。PVN 和 SON 的细胞轴突终止于腺垂体，构成了连接下丘脑的垂体柄。另有小部分轴突终止于中央隆起，在其中释放 ADH 和催产素，通过门脉血管转运到腺垂体。释放出的 ADH 和催产素分别刺激促肾上腺皮质激素（ACTH）和泌乳素释放；ADH 与促肾上腺皮质激素释放因子（CRF）协同作用，也有人认为其自身就有类似 ACTH 促分泌素的作用[5-6]。

交感神经系统对 PVN 和 SON 的直接信号输入可通过 α- 肾上腺素受体刺激 ADH 释放。其他中枢渗透压感受器位于穹隆下器官的血 - 脑屏障之外，与血浆接触。一般认为 ANP 和血管紧张素Ⅱ[7] 通过这些受体抑制或清除 ADH 的合成及释放来调节口渴的感觉。其他位于口腔、胃和肝的渗透压感受器在食物消化所导致的渗透压力增加的刺激下抢先激活下丘脑合成 ADH。

由于 PVN 和 SON 的压力感受器和渗透压感受器各自独立，因此有可能 ADH 对低张状态的正常反应消失，但对低血容量仍保持正常的 ADH 反射[8]。另外在动物实验中，低血压增加血浆基础 ADH 浓度，为了在新的高基线水平维持渗透调节功能，会同时重设渗透压 - 血浆 ADH 反射曲线[9]。如果上述情况没有出现，对低血压的 ADH 反射将进一步导致低渗状态并引起血管收缩。

图 51.2 展示了渗透压感受器以 ADH 的形式对不同血浆渗透压的正常反应。血浆渗透压＜ 275 mosmol/kg 时，渗透压感受器超极化，没有 ADH 释放。血浆渗透压＞ 295 mosmol/kg 时，渗透压感受器最大限度去极化，血浆 ADH 浓度达到＞ 5 pg/ml。图 51.3 和表 51.2 总结了 ADH 释放的其他影响因素。

抗利尿激素 / 精氨酸血管加压素（AVP）

ADH（8- 精氨酸血管加压素）是 9 肽，与催产素仅有两个残基不同，但在第一、六残基均由二硫键连接。构象的相似导致受体及功能[10]间有交叉反应。它由 SON 和 PVN 合成，与神经垂体激素转运蛋白结合，通过轴浆运输

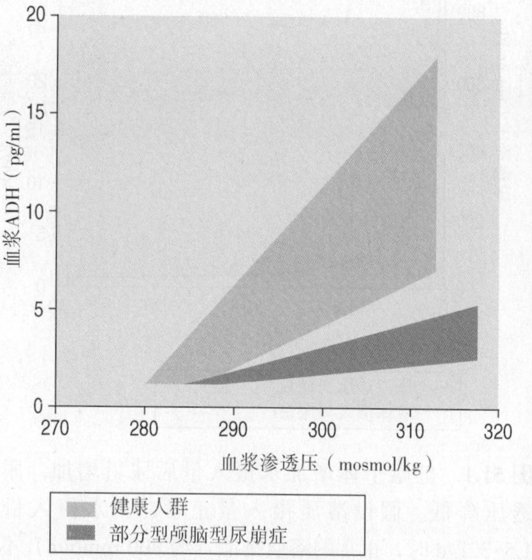

图 51.2 健康个体及部分型颅脑型尿崩症患者的血浆抗利尿激素（ADH）及血浆渗透压

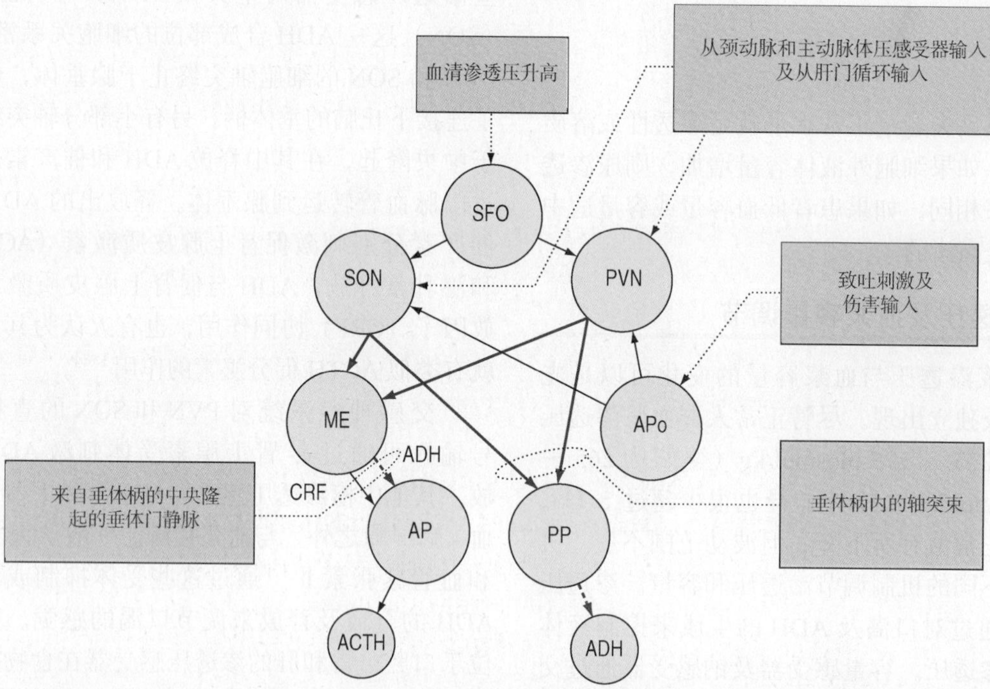

图 51.3 下丘脑内抗利尿激素（ADH）主要合成场所——视上核（SON）和室旁核（PVN）的解剖及生理连接图解。蓝色箭头代表在解剖上不同部位间 ADH 及其前体的转运。传入这些核的压力感受器信号通过迷走神经到达中枢神经系统。尽管 SON 及 PVN 合成的大多数 ADH 转运到神经垂体储存，还有一部分转运到中央隆起（ME），然后向前到达腺垂体（AP），在那里作为促肾上腺皮质激素（ACTH）的促泌素发挥协同作用。Apo，极后区；SFO，穹隆下器官；CRF，促肾上腺皮质激素释放激素

表 51.2 影响抗利尿激素（ADH）释放的因素

增加 ADH 释放的因素：
高渗
低血容量
低血压
低氧
甲减
高热
正压通气
疼痛
心理压力
锻炼
恶心
尼古丁
创伤 / 手术
降低 ADH 释放的因素：
低渗
高血容量
高血压
乙醇
颅脑尿崩症

到神经垂体，在释放之前储存在颗粒中。任何储备的释放都会引起快速合成（从合成到储存 1 ～ 2 小时），垂体损伤的患者 ADH 血浆浓度能够维持在接近正常水平，新合成的 ADH 通过终止于中央隆起的轴突释放。但是低血容量无法产生更高浓度的 ADH。调节血浆渗透压的正常 ADH 浓度范围为 1 ～ 8 pg/ml，但在交感神经系统、压力感受器反射及血管紧张素Ⅱ的作用下，低血容量患者的 ADH 浓度可高达 40 pg/ml。

一旦从垂体释放，ADH 的血浆半衰期约 10 ～ 35 分钟[11]。ADH 经肝和肾血管加压素酶代谢，约 10% 的活性成分以原形经尿排泄。

ADH 的作用

ADH 有抗利尿、升压、止血及促 ACTH 分泌作用。另外，它具有水溶性，可通过血脑屏障，也参与到记忆、伤害性感知、内脏收缩及体温调节等过程。V_1、V_2、V_3 受体介导这一过程。ADH 还通过催乳素受体作用于子宫及乳腺组织。有报道称其通过 P2 嘌呤受体可影响心肌收缩力，但这一观点目前尚存争议[12]。

抗利尿

ADH 与集合管、远曲小管细胞的基底膜上的 V2 受体相结合，受体激活后通过腺苷酸环化酶生成环磷酸腺苷（cAMP），继而激活蛋白激酶，整合到含有高选择性水通道 -2 的血管腔内膜上。生成的前列腺素 E_2（PGE_2）抑制 cAMP 的合成。ADH 通过集合管管腔膜上的 V_1 受体刺激 PGE_2 合成。因此可能存在一种自身调节系统抑制 ADH 的抗利尿作用。低钾、锂及高钙也可以拮抗 ADH 对肾的作用。

ADH 还可以增加集合管上尿素转运蛋白的表达及降低肾髓质血流（V_1- 介导）使得髓质间质内高渗，增加尿液浓缩能力。高渗同时也依赖于 Henle 襻升支功能的完整性，在此处钠和氯重吸收，而水并没有重吸收。即使存在 ADH 及功能性水通道 -2 的情况下，对这一过程的干扰也会降低集合小管及肾间质间的渗透梯度，从而减少水分的重吸收。

感染性休克患者使用小剂量外源性 ADH 反而会导致利尿[14]。至于是由于肾灌注压提高还是肾小球滤过率（GFR）增加则不得而知。

血管收缩

高浓度（> 40 pg/ml）的 ADH 可同时激活 V_2 和 V_1 受体，优先收缩肌肉、皮肤及脂肪的血管，而相对来说对冠状动脉、脑及肠系膜血流影响较小。但这种相对较小的影响也存在争议，因为还有作者报告有明显的血管收缩[15-18]。活化的 V1 受体激活磷脂酶 C，增加细胞内肌醇三磷酸。最终细胞内游离钙水平升高并导致血管壁平滑肌收缩。

脑死亡的器官供体患者无法产生 ADH，导致低血压及颅脑 DI（CDI），同时伴有渗透压及器官功能异常。使用α- 肾上腺素受体激动剂可以恢复器官灌注压，但也会导致缺血性损伤。以 0.5~3 U/h 的速度使用小剂量 ADH 减少尿量可降低机体对儿茶酚胺的需求，并减少血浆渗透压及液体平衡的紊乱。1- 脱氨基 -8- 精氨酸血管加压素（DDAVP）有类似治疗作用，但血管收缩程度较轻，常被用于治疗脑干死亡的 CDI，这种情况下一般没有低血压。

凝血

ADH 可能通过 V2 受体来增加组织纤溶酶原激活剂、Ⅷ因子及 von Willebrand 因子的血浆浓度[19]，但结果尚有争议。高的生理浓度 ADH 还可作为血小板聚集剂[20-21]。血小板聚集是由活化的血小板 V_1 受体介导的[22]。ADH 及其类似物 DDAVP 被当作治疗血管性血友病的一线药物，也可治疗伴有肾衰竭及血小板功能障碍患者的出血。

ACTH 分泌

通过中央隆起及腺垂体的门静脉系统转运的 ADH 与腺垂体的 V_3 受体结合，刺激 ACTH 的释放，从而增加血浆皮质醇浓度。ADH 不但促进 CRF 释放 ACTH，同时也可直接刺激 ACTH 释放。在感染性休克的某些患者中相对肾上腺功能不全的部分原因就是 ADH 不足。与 CRF 相比，人类 ADH 在刺激 ACTH 释放的重要性及效力尚有待研究。

容量感受器

容量稳定要比钠稳态更加重要，因此为了维持循环容量的稳定会出现钠的升高或降低。容量合适的患者钠稳态是得以维持的。血脑屏障之外的穹隆下器官及肾小球旁器都能探测钠离子浓度，后者在 GFR 下降及小管内低钠的刺激下分泌肾素[23]。

但决定钠平衡最主要的是肺静脉、左房、颈动脉窦及主动脉弓上的高压压力感受器[24]。这些感受器的张力下降会增加交感神经活性，激活肾素 - 血管紧张素 - 醛固酮系统，钠排泌减少（通过降低 GFR），近端及远端小管钠重吸收增加。另外，水潴留也刺激 ADH 释放。相反，压力感受器的牵张通过降低交感神经系统活性及肾素 - 血管紧张素 - 醛固酮系统活性减少钠潴留。牵张还通过减少远曲小管及集合管的钠离子重吸收促进 ANP 释放及尿钠排泄。交感神经张力下降引起 ADH 释放减少。ANP 作用于血脑屏障之外的脑渗透压感受器也会抑制 ADH 释放[25]。

静脉系统及右房的低压压力感受器的作用尚不清楚。如前所述，脓毒症或心输出量下降时静脉扩张，高压系统的压力感受器信号传导下降引起水钠潴留。这将导致细胞外液的增加并可能引起组织水肿。脓毒症纠正后，静脉张力恢复，毛细血管渗漏减少，高压压力感受器的负荷增加，相应发生尿钠排泄。患者出现一过性多尿以清除休克过程中积累的多余的钠离子及水分。在这一生理性利尿过程中，如果肾浓缩机制没有受到休克打击或药物损伤，血浆渗透压将始终保持在正常范围之内。

颅性尿崩症

先天性 CDI

先天性 CDI 是一种罕见的常染色体显性遗传病，是由于编码 ADH 前体——前血管加压素神经垂体后叶素运载蛋白Ⅱ的基因突变所致。发病年龄从一岁到中年不等，由于异常 ADH 前体大量积聚，ADH 生成细胞被完全破坏。直到 SON 及 PVN 细胞破坏前，ADH 分泌（正常基因表达所致）及对血浆渗透压的调节通常不受影响。

获得性 CDI

获得性 CDI 是因绝对（完全）或相对（不完全）ADH 缺乏所致的一过性或永久性疾病。完全性中枢性 DI 通常与 SON 或 PVN 的中央隆起以上水平的病变有关，也可能是下丘脑生成 ADH 的神经垂体柄部病变所致[26]。永久性中枢性 DI 一般与离断、摩擦或慢性炎症性病变有关，而一过性 DI 更可能与急性炎症或水肿性病变有关，当炎症或水肿得以纠正后 ADH 分泌也随之恢复正常。一个例外情况是神经垂体的切除或破坏；下丘脑产生的 ADH 仍然能从中央隆起的毛细血管释放到循环中去。

过去大多数获得性非外伤性 CDI 被归类到特发性，但目前已明确其中的大多数都与垂体下动脉系统异常或对抗 ADH 生成细胞的自身免疫反应有关 [28]。这些研究结果表明了它们之间的因果关系或相关性。

脱水患者血浆渗透压升高导致释放到循环中的 ADH 减少或缺乏，从而出现尿量过多，尿渗透压过低。如果循环中完全缺乏 ADH，每天甚至可以产生超过 20 升的极度稀释的尿液（25 ~ 200 mosomol/kg）。如果患者不能自由饮水（多数 ICU 患者）或口渴机制受损，除非医生采取必要的干预措施，否则将会迅速发生严重的脱水。

当 ADH 相对缺乏时，患者可能部分浓缩尿液，以使尿渗透压达到 500 ~ 800 mosmol/kg。但是，相对应血渗透压来说，尿渗透压还是较低。对于部分 ADH 缺乏者，尿量可能低至 3 L/d。如果从患者的溶质排泌角度来说，尿量仍然过多，但由于有许多其他利尿的原因也可达到这个程度，因此据此诊断是 DI 引起还是非常困难的。另外，刺激 ADH 释放的外源性物质（见表 51.2）可能有抗利尿作用，这进一步增加了诊断的困难性。

中枢性 DI 的血浆渗透压通常处于正常值高限或稍高于正常。对于能够自由饮水或渴感正常的患者来说，由于可以摄入大量的水来调节及维持水平衡，渗透压一般都是非常稳定的。高渗透压或高钠血症表明渴感受损或无法摄入水（见后面的水剥夺试验），也可见于输入大量等张盐溶液或 Hartmann 溶液用来补充低张尿丢失的患者。如果没有及时诊断及治疗，高渗透压及高钠血症可以导致死亡。

CDI 经常伴有 ADH 生成减少或正常的释放机制受损。但是在实际 ADH 产生及储存均正常的情况下，受体或细胞内信号水平的渗透压感受机制可能功能不全。有可能压力感受器探测到低血压，相应 ADH 正常释放，但高渗时则释放不足。这一点已经在慢性高钠血症中有报道 [29]。

表 51.3 列出了中枢性 DI 的主要原因。ICU 内 DI 特别常见的一个原因是创伤或手术后脑损伤。经蝶骨治疗蝶鞍上肿瘤的手术有 10% ~ 70% 发生 DI；发生率与切除的肿瘤大小成正比。另外，经颅手术在没有血浆 ADH 水平下降的情况下导致 DI 的发生。目前猜测可能是下丘脑 ADH 前体释放，竞争性抑制 ADH 及合成类似物。竞争性抑制剂的存在与 NDI 的内分泌非常相似，血浆 ADH 水平正常或升高，但尿量增多，尿液被稀释。

脑部手术或创伤后，可见到几种不同形式的多尿：立即永久或一过性多尿；初始尿量正常或减少，但随后一过性或永久性多尿；初始少尿，随后尿量正常。另外还可观察到经典的尿量的三个阶段：

1. ADH 释放的一过性损伤（持续 0 ~ 5 天）导致一过性多尿，然后
2. 尿量正常或减少阶段；大量储存在垂体腺叶细胞里的 ADH 逐渐释放到循环中（持续 3 ~ 6 天）。
3. 垂体储备耗竭，没有下丘脑激素替代，持续多尿。

在第二个阶段，ADH 的释放没有渗透压感受器的反馈调节，垂体变性使之处于失控状态，输液可导致容量负荷过重及低钠血症。事实上也就是一过性 ADH 异常分泌综合征（SIADH）。以上三个阶段通常见于下丘脑或垂体的严重创伤、手术或颅内出血，因此在从 DI 到 SIADH 再到 DI 的转变过程中，仔细规律的临床及生化检查对于保持正常的水平衡及渗透压非常重要。

一过性 DI 患者尿量的具体变化过程并不重要，几个月后 DI 可自然缓解。重要的是仔细地评估患者及血、尿生化检查，同时注意液体出入量，避免不必要的液体及溶质失衡导致的发病率及死亡率的增加。

对于患有垂体疾病或垂体损伤的患者都要高度警惕 DI 的发生，有时症状是逐渐出

表 51.3 颅脑尿崩症的病因

获得性
特发性
自身免疫
肿瘤（特别是蝶鞍上、肺、乳腺、淋巴瘤和白血病）
手术（特别是经蝶骨手术）
头部创伤（与颅底骨折紧密相关*）
缺氧性脑病
脑干死亡
电解质紊乱——严重低钠血症
放射治疗
药物——胺碘酮、锂（锂更易引起肾性尿崩症）
炎症/感染性疾病
镰状细胞疾病
肺结核
脓肿
脑炎
脑膜炎
结节病（也可引起肾性尿崩）
Wegener 肉芽肿
组织细胞增多症 X
血管性疾病
缺血性或出血性卒中
动脉瘤出血（特别前交通动脉蛛网膜下腔出血）
Sheehan 综合征
垂体卒中
先天性
抗利尿激素表达的常染色体显性突变（尽管基因显性表达，出现尿崩的临床症状仍可能需要 30 年时间）†
Wolfram 综合征——常染色体隐性突变，特征为尿崩、糖尿病、视神经萎缩及耳聋

* Doczi T, Tarjanyi J, Kiss J. Syndrome of inappropriate antidiuretic syndrome after head injury. Neurosurgery 1982；10：685–8.

† Repaske DR, Medlej R, Gulteken EK et al. Heterogeneity in clinical manifestation of autosomal dominant neurohypophyseal diabetes insipidus caused by a mutation encoding Ala[1]-Val in the signal peptide of the arginine vasopressin/neurophysin II/copeptin precursor. J Clin Endocrinol Metab 1997；82：51–6.

现的。腺垂体功能衰竭时 ACTH 及皮质醇缺乏，GFR 下降，自由水丢失减少，中枢性 DI 对机体的影响反而减少。另外，反馈抑制的丧失可刺激中央隆起的 ADH 释放增加。因此在 Sheehan 综合征及垂体卒中时，表现出来的症状可能并不是多尿的 DI。然而一旦开始皮质类固醇治疗，多尿则意味着 DI 的发生或加重。相反，特发性持续 DI 患者应进行长期的内分泌随访，因为部分患者在诊断 DI 几年后会发展为垂体肿瘤[30-31]。

CDI 的治疗

治疗 CDI 需要注意下列四个问题：

1. 应考虑伴随的腺垂体功能不全
2. 识别高钠血症，细心治疗
3. 必须识别体内总水量的任何缺失（如果患者休克则更为紧急）
4. 必须重视导致多尿的潜在 ADH 缺乏

对所有 DI 的 ICU 患者，建议监测每小时尿量、液体出入量，至少每天两次血尿渗透压。休克及高钠血症患者，每小时监测血钠以免高渗加重或高钠血症纠正过快。

腺垂体功能不全

腺垂体功能不全需要及时识别和治疗。对休克等紧急情况下，先使用 100 mg 氢化可的松静脉入壶，必要时持续类固醇替代治疗。使用类固醇可能会加重利尿，但可以改善垂体切除术后患者的心血管稳定性。

高钠血症

如果 CDI 或进行性多尿患者液体摄入受限，并已发展到高渗/高张状态，或由于静脉使用等张溶液（相对于血浆）治疗稀释性尿液而发展到高张的话，血浆张力的突然下降会引起脑桥髓鞘溶解及永久性神经系统损伤。如果血容量正常，可使用 AVP 或 DDAVP 来减少尿量（如下文）。与此同时应限制液体摄入，用适当的液体补充前一小时的尿量以避免血钠浓度降低超过 0.5 mmol/h[32]。目前的研究还不确定安全降低血钠的理想速率。但应避免 24 小时内血钠下降超过 5 mmol/L。

脱水及低血容量

合并休克的低血容量要快速液体复苏。如果低血容量伴有高钠血症，用等张盐溶液复苏要特别小心，经常反复评估血清钠及心血管、神经系统状态。如果血钠显著升高（> 155 mmol/L），要考虑联合使用等张（0.9%）及高张盐溶液，以降低血钠下降的速率。血浆高张时，细胞降低氯及钾的传导性并合成细胞内渗透性物质如氨基酸、牛磺酸及山梨糖。如果在血钠 160 mmol/L，有效渗透压 330 mosmol/kg 的高张血浆中快速输入 0.9% 的生理盐水（血浆蛋白稀释后有效渗透压 290 mosmol/kg），血浆渗透压的快速下降可引起脑组织及其他器官水肿、癫痫甚至死亡。如果逐渐降低血浆张力，细胞就有时间下调细胞内渗透性物质的合成，增加钾及氯的传导性，减轻在血浆张力下降时的肿胀。

多尿及 ADH 缺乏的纠正

轻度多尿 [2 ~ 3 ml/(kg · h)] 往往可以自行缓解，最好用适当的液体（5% 葡萄糖溶液或 0.18% 盐水 /4% 葡萄糖溶液）补充上一小时的尿量，同时规律监测血浆及尿渗透压和电解质。注意不要补充太多的葡萄糖以免发生高血糖、高渗及渗透性利尿。

如果是持续性多尿或程度较重，可以应用 ADH 或其人工合成物 DDAVP。DDAVP 是选择性 V_2 受体拮抗剂，因此不易引起高血压。而且是长效制剂、不被血管加压素酶水解，每日用一次或两次即可。静脉、肌内注射或皮下常规给药剂量为每日 1 ~ 4 μg。ADH 可以皮下给药或静脉输注，DDAVP 可以鼻腔内、皮下、静脉及口服给药。紧急情况下，可以根据尿量滴定式输注 ADH（0.1 ~ 3 U/h）。静脉用药生物利用度可达 100%，在患者转用长效 DDAVP 前可重新建立肾髓质间质的高张状态。在 CDI 急性发作期 ADH 或 DDAVP 的剂量一般较大——这可能是由于髓质间质高张性的丧失或从受损的下丘脑 - 垂体通道释放出的 ADH 前体没有生物活性，而其是肾 V_2 受体竞争性拮抗剂。

合适的 ADH 和 DDAVP 剂量应是把尿量控制在合理范围的最小剂量。用量过大会引起水潴留和低渗综合征。

还有一些药物也可以减少 CDI 的多尿。文献报道残余的 ADH 合成、氯磺丙脲、氯贝丁酯、酰胺咪嗪（卡马西平）都可以促进 ADH 释放并增加肾对 ADH 的应答。噻嗪利尿剂效果也很好。虽然这些药物都能减少尿量，但在现代 ICU 对 CDI 的治疗中都应用较少，因为 DDAVP 和 ADH 安全性高，可滴定治疗。这些替代性药物将在后面的 NDI 治疗中介绍。

肾源性尿崩症

NDI 有先天性的，也有获得性的（表 51.4）。绝大多数先天性病例在出生后第一个星期就有症状，成人 ICU 内见到的基本上都是获得性的。最常见的原因是长期用药导致的锂中毒、高钙血症及尿路梗阻缓解后的梗阻后尿路病。

先天性 NDI

80% ~ 90% 的先天性 NDI 患者都有编码 V_2 受体的 X 染色体 $AVPR_2$ 基因隐性变异。基因的不同变异都有报道，但大多数是因为 V_2 受体在细胞内被捕获，无法整合到集合小管的细胞膜上。目前已研发出多种药物促进受体整合到膜上，恢复部分 ADH 的尿液浓缩能力[33]。因为与性染色体相关，所以绝大多数患者为男性。但女孩因异常基因的表达也可以有程度较轻的多尿、多饮。

非性别相关的基因异常也可引起 NDI。约 10% 的先天性 NDI 患者有编码 AQP_2 通道的 AQP_2 基因突变。目前已报道了包括常染色体显性及隐性在内的 40 多种突变。

其他先天性 NDI 的大量病理改变还可导致肾髓质的非高张状态，即使 V_2 受体及水通道 2 正常也无法重吸收水分。

表 51.4 肾性 DI 的病因

获得性
（i）锂中毒
（ii）梗阻后多尿
（iii）高钙血症
（iv）低钾血症
（v）低蛋白血症
（vi）Sjögren 综合征
（vii）淀粉样变性
（viii）镰状细胞病
（ix）多囊肾
（x）其他药物：胺碘酮、两性霉素 B、氯氮平、脱甲氯四环素、膦甲酸、庆大霉素、袢利尿剂、利福平
先天性
（i）X 染色体隐性——$AVPR_2$ 基因突变
（ii）常染色体显性或隐性——AQP_2 基因突变
（iii）Bartter 综合征
（iv）Gitelman 综合征
（v）尿素转运蛋白 B（Kidd Ag）缺陷 / 缺乏

如果 Kidd 抗原（血型抗原）缺失，即使严重缺水及使用外源性 ADH，也无法将尿液浓缩到 800 mosmol/kg 以上。这是因为这种抗原也在集合小管上皮表达，作为尿素载体（尿素转运蛋白 B）加速尿液中尿素转运到髓质间质，维持渗透梯度促进水分的重吸收。同样，Bartter 综合征患者氯通道基因、钾通道基因或钠 - 钾 - 氯联合转运基因的突变都无法维持髓质间质的高张性。但这些患者病情更严重，尿液很少能够浓缩到 350 mosmol/kg 以上。

对于先天性 NDI，由于预防高钠血症和脱水是诊治的关键环节，且可以避免曾认为是 NDI 并发症的脑损伤，因此早期诊断和治疗非常重要。

获得性 NDI

获得性 NDI 最常表现为锂相关肾毒性，超过 20% 的长期锂治疗患者都会发生多尿。集合小管的主细胞通过钠通道摄入锂，抑制细胞内腺苷酸环化酶，拮抗 ADH 效应。另外，它可能通过减少尿素转运蛋白 B 的表达降低髓质间质的高张性。如果早期锂相关 NDI 患者使用氨氯吡咪（阿米洛利），有部分患者多尿及锂中毒都可缓解。盐酸阿米洛利的尿钠排泄作用是通过关闭集合管腔上的钠通道实现的；锂就是通过钠通道进入细胞内的[34]。吲哚美辛增加细胞内 cAMP，抵消锂引起的 AQP_2 及 cAMP 的减少，导致尿量迅速明显减少。但是，必须注意非甾体抗炎药（NSAID）可加重肾衰竭，降低 GFR 及锂的排泄从而增加毒性。

高钙血症、低钾血症，输尿管或尿路梗阻的解除及低蛋白血症也可引起 NDI，减少 AQP_2 通道、尿素转运蛋白的表达，丧失间质的高张性。这些异常与锂中毒相比，导致多尿的程度较轻。

NDI 的治疗

NDI 的治疗目标是尽量减少高钠血症和低血容量的发生率，尽量去除一切病因。

1. 纠正可逆性病因：
（**a**）停用一切可疑药物。
（**b**）纠正低钾血症、高钙血症及低蛋白血症。

2. 减少溶质负荷。既然尿量是由待排泄的溶质负荷所决定，那么减少溶质的摄入也就会相应减少尿量。如果最高尿液浓度是 250 mosmol/kg，则每天摄入 750 mosmol 的溶质至少需要 3 升的尿液来清除，如果摄入减少到 500 mmol，2 升尿液就足够了。ICU 中，药物及液体应用比较繁杂，要减少溶质的量非常困难。另外，患者分解代谢旺盛，需要大量蛋白质。所以对这类患者最好不要限制溶质摄入，而应严密监测液体平衡，适量补充。
（**a**）调节盐的摄入（目标为＜ 100 mmol/d）。
（**b**）减少蛋白质摄入，提供包括必需氨基酸在内的每日最小需要量——应遵循专业营养师的意见，认真随访以免发生蛋白质营养不良。儿童患者最好不要限制蛋白质摄入，以免影响正常的生长发育。

3. 利尿剂——噻嗪类及阿米洛利：

(a) 噻嗪类利尿剂——DI 时失水多于溶质丢失，血浆高渗，细胞内脱水以维持血管内容量，而噻嗪利尿剂可使溶质丢失多于水分丢失，引起血管内容量减少。这一过程激活了交感神经系统，肾素 - 血管紧张素 - 醛固酮系统，肾小球滤过率及 ANP 降低。另外，噻嗪类利尿剂也可增加集合管上 AQP2 通道的表达[35]。近曲小管钠和水重吸收增加，ADH 释放增加。因此，到达集合管的超滤液减少，尿量可减少 30%。如果同时饮食中减少溶质摄入，尿量的减少可高达 50%。

(b) 阿米洛利——治疗 NDI 时与噻嗪类利尿剂联用效果很好，因其可进一步轻度减少尿量，并对抗噻嗪类利尿剂造成的低钾血症。它还可以阻断锂进入主细胞所需要的钠通道，因此对锂相关的肾毒性治疗有效。在锂造成不可逆损伤之前用药，不但可减少对细胞的损伤，还可以逆转锂对 ADH 效应的拮抗。

襻利尿剂治疗 NDI 的多尿效果不佳，虽然同噻嗪类利尿剂一样减少血管内容量及激活交感神经系统，但同时也降低间质髓质内钠浓度及高张性，因此不是增加，而是减少集合管对水的重吸收。

4. ADH。对于不完全 NDI（大多为获得性 NDI），补充内源性 ADH 在血浆中造成超生理浓度可使尿量减少达 25%。这一作用可能是通过拮抗任何 V_2 受体拮抗剂或更多的占用受体来实现的。长期使用时要注意高血压及其他相关并发症的发生。

5. NSAID。NSAID 可使造成 GFR 及尿量增加的肾 PGE_2 的合成减少，降低细胞内 cAMP 从而减少水通道蛋白的表达。单独使用 NSAID 后 PGE_2 的减少可使尿量减少达 50%[36]。同时低盐饮食并用噻嗪类利尿剂还可进一步加强抗利尿作用[37]。但长期使用之前必须权衡利弊，特别是肾功能受损及消化道糜烂风险较高的 ICU 患者。在治疗 NDI 时吲哚美辛比其他 NSAID 效果更好[38]，但不良反应发生率也更高一些。

6. 氯磺丙脲。这种口服的降糖药加强 ADH 释放，并增加肾对其的敏感性。它是通过增加肾髓质的高张性而起作用的。剂量为 250 mg 每天一次或两次，但有可能引起低血糖[39]。因此仅在治疗严重难治性部分 NDI 患者时使用。

7. 氯贝特。作为口服降脂药有加强 ADH 释放及增加肾对 ADH 敏感性的作用[40]。对 DDAVP 有效性及安全性的质疑已大大限制了它在 CDI 中的应用。且治疗 DI 时有诱发肌病的可能[41]。如果用于治疗部分型 NDI，应定期监测肌病的生物标记物。

8. 酰胺咪嗪。尽管酰胺咪嗪治疗部分型 CDI 更有效，但也可用于部分型 NDI 的治疗。它可增加肾对 ADH 的敏感性，但剂量要三倍于其抗癫痫用量，因此限制了其使用。

9. 分子伴侣。针对 V_2 受体完整，功能正常但停留在细胞内，无法整合到主细胞基底膜上的 NDI，已研发出一种叫做“分子伴侣”的新型药物。该药为膜通透性 V_2 受体拮抗剂，可使受体再次折叠，以顺利进入膜内[42]。先天性 NDI 的动物模型及人类 V_2R 突变 NDI 患者的体外试验已经成功证实这一点。对人类的早期研究也有一些成功的报道[43]。

妊娠多尿症（表 51.5）

妊娠时血浆渗透压的正常范围降至 265 ~ 285 mosmol/kg，血浆钠＜ 140 mmol/L。渗透压下降是因为中枢性渗透压稳定器重新设定的结果[44-45]。压力感受器刺激减少，水钠潴留[46]。

表 51.5 妊娠性 DI 的病因

(ⅰ) Sheehan 综合征
(ⅱ) 垂体卒中
(ⅲ) 妊娠急性脂肪肝
(ⅳ) 胎盘释放血管紧张素酶
(ⅴ) 特发性妊娠 NDI (产后缓解)

怀孕期间，胎盘生成血管加压素而使 ADH 代谢增加 4 倍，及松弛素，可使 GFR 增加 50%，静脉血管扩张 [47]。醛固酮浓度升高 5 倍。溶质清除也增加，因此尿液浓缩能力的轻度下降也会效果显著。由于溶质负荷加大（包括尿蛋白质、葡萄糖及氨基酸），饮水增多，GFR 升高，因此每日的尿量也增加。妊娠患者诊断 DI 要仔细鉴别，排除生理性多尿或其他不同病因引起的病理性多尿（如妊娠期糖尿病）。

GDI 可由下列原因引起：

1. 大量产生的胎盘血管加压素酶导致 ADH 破坏增加 [48]。外源性 ADH 代谢过快，效果不佳。DDAVP 不被胎盘血浆加压素酶降解，可用作替代药物。
2. ADH 分泌能力的永久性缺陷，在非妊娠情况下没有症状，而妊娠时血管加压素酶的活性很高，由于无法通过增加分泌来代偿而显现症状。此种情况用 ADH 治疗有效。
3. 中枢性 DI 伴有妊娠急性脂肪肝 [50]、Sheehan 综合征及垂体卒中。Sheehan 综合征最为常见，通常因分娩时出现大出血或低血压而诱发。垂体卒中也见于产前 [51]。
4. 有报道未知病因的妊娠 NDI，ADH 及 DDAVP 治疗均无效，可于产后自行缓解 [52]。

GDI 的治疗因病因不同而异。对所有患者一定避免发生高钠血症及高渗，以免对母亲和孩子产生不利影响。一旦已经发生，必须严密监测，缓慢逐步地纠正。即使血钠下降 10 mmol/d 都可能引起脑桥髓鞘溶解 [53]。

多饮（心理性 / 神经源性）

多饮可能是因为：

1. 精神异常或紊乱 [54]。
2. 药物引起口腔或气道干燥 [55]，如吸氧、酚噻嗪类药物、抗胆碱能药物。
3. 下丘脑病变直接影响口渴中枢 [56]，如结节病。

上述三种原因的多饮，过量饮水产生大量渗透压正常的尿液。如果摄入的水为低张，尿液也为低渗，并导致 ADH 分泌减少。如果摄入的液体为高张，则尿液为高渗同时量也很大，因为产生的 ADH（由渗透压感受器和容量感受器决定）和 ANP（由容量感受器决定）相互作用引起溶质性利尿。

血糖或血钠升高，引起血浆渗透压升高并被渗透压感受器探测到后也可出现多饮。尿糖本身引起渗透性利尿，血浆渗透压依高血糖、酮症酸中毒及脱水的严重程度而维持正常或升高。

溶质性利尿

与水重吸收障碍引起多尿一样，溶质重吸收障碍引起小管内渗透负荷，阻碍远曲小管及集合管内水的重吸收。一般人群中最常见的原因是糖尿。在 ICU 中溶质性利尿也可见于应用利尿剂、高蛋白质饮食（增加尿素负荷）、过量的钠及其他液体溶质摄入、营养及药物、急性肾衰竭恢复期肾小管重吸收溶质能力较差，及药物导致的肾小管损伤。

要鉴别溶质性利尿和水利尿，最好监测 24 小时尿溶质排泄量。正常情况下，尿中每天排出溶质 600 ~ 900 mosmol，超过此范围提示溶质性利尿。或者测定某一点的尿渗透压，超过 300 mosmol/kg 提示溶质性利尿。危重患者同时发生水重吸收障碍和肾单元溶质清除受损并不常见。在这种情况下，24 小时溶质排出可能增加，但尿液仍然是低渗的。

多尿综合征的诊断

血尿渗透压的测定和计算

血浆渗透压高时尿渗透压也会相应升高，如果血浆渗透压超过 295 mosmol/kg，尿渗透压可达到 1000 ~ 1200 mosmol/kg，低于此值意味着尿浓缩障碍，要考虑 DI 的原因及使用可能降低肾髓质高张性的药物，如襻利尿剂。尿渗透压＜ 150 mosmol/kg 就足以诊断 DI，前提是患者没有明显的总体水及溶质的过负荷。

如果患者的多尿伴有高血浆渗透压且尿渗透压达到最大值，意味着发生了渗透性利尿。利尿导致脱水对人体是不利的，但对于肾尽量保留水分以排泄大量溶质来说就是恰当的了。如果渗透间隙为正常（实测与计算渗透压之差，正常情况下＜ 10 mosmol/kg），则提示高血糖、高钠血症或高钾血症。如果渗透间隙超过 10 mosmol/kg，要检查是否有未测定的溶质，如乙醇、甘露醇、乙二醇、山梨糖或甲醇。

如果血浆渗透压小于 280 mosmol/kg，由于机体尽可能清除自由水，尿渗透压可能低于此值。这种情况意味着水过量可能是医源性的或患者介导的。低血浆渗透压伴尿渗透压增高提示 SIADH，通常不会伴随多尿。

水剥夺及 ADH 试验

健康个体缺水后血浆渗透压会迅速升高，引起 ADH 释放及尿渗透压升高至 1000 ~ 1200 mosmol/kg 以保留水分，并将血浆渗透压降低到正常。当多尿原因不清且患者已无临床脱水表现，水剥夺试验有助于查找多尿原因。严重多尿患者进行以上试验有一定风险，因为脱水及高渗可快速进展并导致永久性脑损害及心血管系统衰竭。因此最好白天在严密的监督下进行这项试验。

试验的局限性如下：

1. 急性 CDI 从受损脑组织释放出来的 ADH 前体可影响对 ADH 试验结果的判断，并与 ADH 测定分析有交叉反应。
2. ADH 浓度高时，部分 NDI 及原发性多尿的尿液浓度是相似的。
3. 部分型 CDI 患者有时对渗透压升高伴缺水引起的 ADH 轻度增加非常敏感，因此一旦渗透压升高，尿液就最大限度地浓缩，容易被误诊为原发性多尿 [57]。
4. 对于有慢性高钠血症及继发于渗透压感受器功能障碍的 CDI 患者来说，水剥夺导致的低血容量对压力感受器产生强烈刺激以释放 ADH，表明尿液浓缩能力正常 [58]：

第一步：在时间 0 点未输液或进食的情况下测定血尿渗透压及血浆 ADH。

第二步：连续每小时测定血尿渗透压直到连续三次尿渗透压两两差值在 50 mosmol/kg 之间，或血浆渗透压＞ 295 mosmol/kg。此时要复测 ADH。

第三步：如果血渗透压＞ 295 mosmol/kg，尿渗透压＜ 1000 mosmol/kg，使用 ADH（5 单位的 AVP 皮下注射，或 4 μg DDAVP 皮下注射）并连续三小时测定尿渗透压（这个时间足以让原发性多尿患者的髓质间质高张梯度部分恢复）。（血管加压素酶快速降解 AVP，容易将 CDI 误诊为 NDI，因此最好使用 DDAVP 而不是 AVP。）

第四步：根据血浆渗透压调定尿渗透压（图 51.4）。

第五步：根据 ADH 浓度调整血浆及尿渗透压（图 51.5）。

试验结果的判读（见图 51.4 和 51.5）

完全型 DI，血浆渗透压升高而尿渗透压不会超过 300 mosmol/kg。如果使用 ADH，完全型 CDI 患者尿渗透压会升高到 500 mosmol/kg 或更高，而完全型 NDI 患者尿渗透压不会上升。

完全型 CDI 血浆初始 ADH 浓度为零，而完全型 NDI 初始 ADH 是正常或升高的，依不同时间测量的血浆渗透压而异。

部分型 DI 血浆渗透压升高，尿渗透压通常升高到 400 ~ 800 mosmol/kg。部分型 CDI

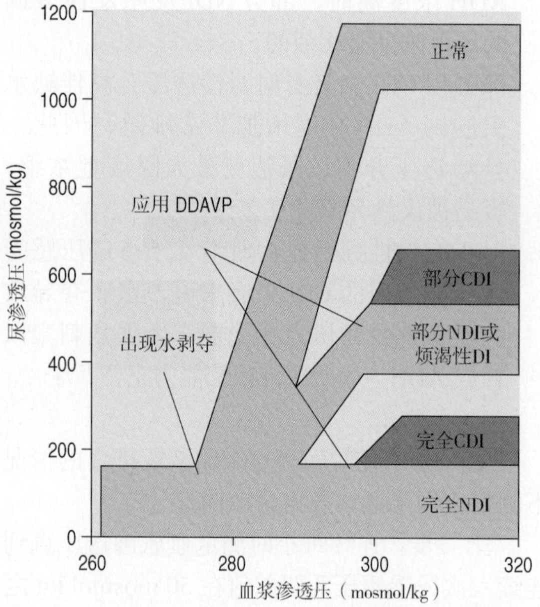

图 51.4 水剥夺试验中的尿、血渗透压。DDAVP，1-脱氨基-8-O-精氨酸血管加压素；CDI，颅脑型尿崩症；NDI，肾性尿崩症。Adapted from Sands JM, Bichet DG. Ann Intern Med 2006; 144: 186–94.

患者的 ADH 初始浓度正常或偏低，其后随着血浆渗透压的升高而上升，但不会超过 4 ~ 5 pg/ml。部分型 NDI 患者的 ADH 初始浓度正常或偏高，当血浆渗透压升高时其上升到 > 8 pg/ml，但尿浓度不会同等程度升高。

使用 ADH 或 DDAVP 后，完全型 CDI 尿渗透压至少应升高两倍，部分型 CDI 或 NDI 会升高 10% ~ 50%，而完全型 NDI 不会升高。理论上，可根据尿渗透压鉴别部分型 CDI 和部分型 NDI；前者尿渗透压高于血渗透压，而部分型 NDI 在使用 ADH/DDAVP 后血浆仍保持低渗或等渗。但这只有提示意义，更准确的方法是连续测定 ADH 浓度以评估不依赖于肾浓缩能力的下丘脑 - 垂体功能。

对于婴儿或有低血容量或高渗的患者最好不要做水剥夺试验。对于后两种情况，治疗液体缺失和（或）溶质过量应远远早于进一步的检查。对于水剥夺试验结果模棱两可的婴儿或成人来说，应考虑输注高张盐水。

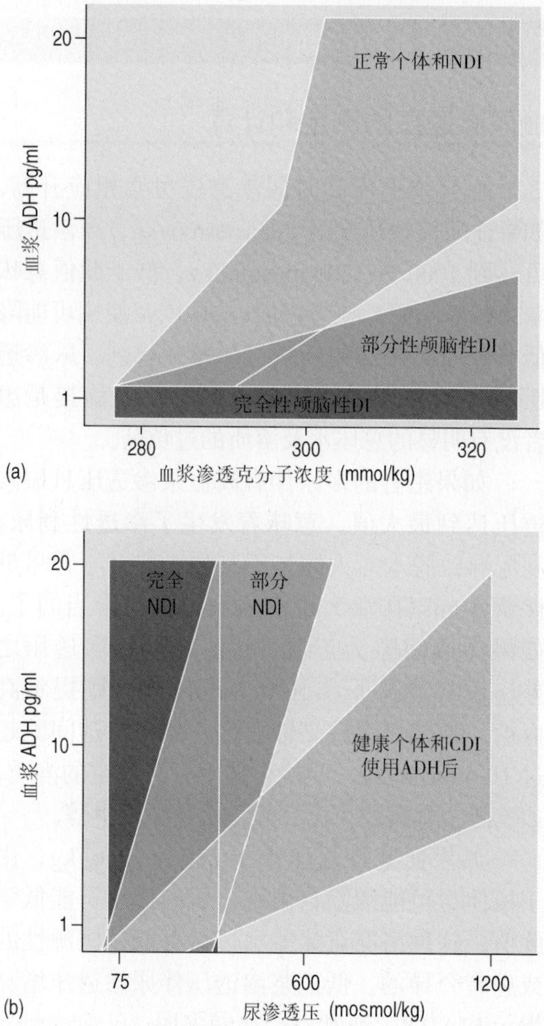

图 51.5 水剥夺试验或输注高张盐溶液后，血浆渗透压升高，抗利尿激素（ADH）浓度也应升高。如果未升高提示颅脑型尿崩症。(b) 对于无论内源性还是外源性达到的特定血浆 ADH 值，尿渗透压都应该维持在一个相应的范围内。但当渗透压感受器根据基础 ADH 水平调整的话，这个范围会升高，容量感受器同样有部分影响。对于肾性尿崩症（NDI），即使血浆 ADH 浓度高，尿渗透压仍然是低的

输注高张盐水

对于水剥夺试验结果模棱两可及水剥夺试验后有脱水及低血容量高风险的患者来说，可以输注高张盐水以明确多尿的原因。结果的解读同水剥夺试验，但部分型 CDI 和原发性多尿

的鉴别更容易，而且也减少了对继发于渗透压感受器功能障碍的 CDI 的漏诊。

可使用不同浓度的高张盐溶液。由于高张盐浓度不同，使用时要仔细计算合适的输注速率。高张氯化钠溶液 [0.0425 mmol/(kg · min)] 最多输注 3 小时或使血浆渗透压达到 300mosmol/kg。

试验开始前 30 分钟，试验期间每 30 分钟测定血钠、血浆渗透压及 ADH 浓度。试验开始前 60 分钟，可能的话试验期间每 60 分钟留尿标本测定尿渗透压及尿钠。每 30 分钟记录渴感及血压。

（薄世宁　刘鸿宇译　黄　絮　李　刚校）

参考文献

1. Dorwart WV, Chalmers L. Comparison of methods for calculating serum osmolality from chemical concentrations and the prognostic value of such calculations. *Clin Chem* 1975; **21**: 190–4.
2. Worthley LI, Guerin M, Pain RW. For calculating osmolality, the simplest formula is the best. *Anaesth Intens Care* 1987; **15**: 199–202.
3. Rasouli M, Kalantair KR. Comparison of methods for calculating serum osmolality: multivariate linear regression analysis. *Clin Chem Lab Med* 2005; **43**: 635–40.
4. McKinely MJ, Denton DA, Weisinger RS. Sensors for antidiuresis and thirst – osmoreceptors or CSF sodium detectors? *Brain Res* 1978; **141**: 89–103.
5. Keller-Wood M. ACTH responses to CRF and AVP in pregnant and non-pregnant ewes. *Am J Physiol Regulat Integr Comp Physiol* 1998; **274**: 1762–8.
6. Kalogeras KT, Nieman LK, Friedman TC *et al.* Inferior petrosal sinus sampling in healthy human subjects reveals a unilateral corticotropin-releasing hormone-induced arginine vasopressin release associated with ipsilateral adrenocorticotropin secretion. *J Clin Invest* 1996; **97**: 2045–50.
7. Stricker EM, Sved AF. Thirst. *Nutrition* 2000; **16**: 821–6.
8. Halter JB, Goldberg AP, Robertson GL *et al.* Selective osmoreceptor dysfunction in the syndrome of chronic hypernatraemia. *J Clin Endocrinol Metab* 1977; **44**: 609–16.
9. Holmes CL, Patel BM, Russell JA *et al.* Physiology of vasopressin relevant to management of septic shock. *Chest* 2001; **120**: 989–1002.
10. Antunes-Rodrigues J, de Castro M, Elias LLK *et al.* Neuroednocrine control of body fluid metabolism. *Physiol Rev* 2004; **84**: 169–208.
11. Czaczkes JW. Physiologic studies of antidiuretic hormone by its direct measurement in human plasma. *J Clin Invest* 1964; **43**: 1625–40.
12. Holmes CL, Landry DW, Granton JT. Science review: vasopressin and the cardiovascular system parts 1 and 2. *Crit Care* 2003; 7: 427–34; 2004; **8**: 15–23.
13. Bankir L. Antidiuretic action of vasopressin: quantitative aspects and interaction between V1a and V2 receptor mediated effects. *Cardiovasc Res* 2001; **51**: 372–90.
14. Landry DW, Levin HR, Gallant EM *et al.* Vasopressin pressor hypersensitivity in vasodilatory septic shock. *Crit Care Med* 1997; **95**: 1122–5.
15. Maturi MF, Martin SE, Markle D *et al.* Coronary vasoconstriction induced by vasopressin. Production of myocardial ischaemia in dogs by constriction of non-diseased small vessels. *Circulation* 1991; **83**: 2111–21.
16. Vanhoutte PM, Katusic ZS, Shepherd JT. Vasopressin induces endothelium-dependent relaxations of cerebral and coronary but not of systemic arteries. *J Hypertens* 1984; **2** (Suppl.): S421–2.
17. Okamurat T, Ayajiki K, Fujiokah H *et al.* Mechanisms underlying arginine vasopressin induced relaxation in isolated monkey coronary arteries. *J Hypertens* 1999; **17**: 673–8.
18. Sellke FW, Quillen JE. Altered effects of vasopressin on the coronary circulation after ischaemia. *J Thorac Cardiovasc Surg* 1992; **104**: 357–63.
19. Nussey SS, Bevaqn DH, Ang VT *et al.* Effects of arginine vasopressin (AVP) infusions on circulating concentrations of platelet AVP, factor VIII:C and von Willebrand factor. *Thromb Haemost* 1986; **55**: 34–6.
20. Haslam RJ, Rosson GM. Aggregation of human blood platelets by vasopressin. *Am J Physiol* 1972; **223**: 958–67.
21. Wun T, Paglieroni T, Lanchant NA. Physiological concentrations of arginine vasopressin activate human platelets in vitro. *Br J Haematol* 1996; **92**: 968–72.
22. Filep J, Rosenkranz B. Mechanisms of vasopressin induced platelet aggregation. *Thromb Res* 1987; **45**: 7–15.
23. Vander AJ. *Renal Physiology*, 5th edn. McGraw Hill, USA; 1995: 116–44.
24. Schrier RW. Water and sodium retention in edematous disorders: role of vasopressin and aldosterone. *Am J Med* 2006; **119**: S47–53.
25. Richard D, Bourque CW. Atrial natriuretic peptide modulates synaptic transmission from osmoreceptor afferents to the supraoptic nucleus. *J Neurosci* 1996; **16**: 7526–32.
26. Shucart WA, Jackson I. Management of diabetes insipidus in neurosurgical patients. *J Neurosurg* 1976; **44**: 65–71.
27. Maghnie M, Altobelli M, di Iorgi N *et al.* Idiopathic central diabetes insipidus is associated with abnormal blood supply to the posterior pituitary gland caused by vascular impairment of the inferior hypophyseal artery system. *J Endocrinol Metab* 2004; **89**: 1891–6.
28. Pivonello R, De Bellis A, Faggiano A *et al.* Central diabetes insipidus and autoimmunity: relationship between the occurrence of antibodies to arginine vasopressin-secreting cells and clinical, immunological and radiological features in a large cohort of patients with central diabetes insipidus of unknown etiology. *J Clin Endocrinol Metab* 2003; **88**: 1629–36.
29. Halter JB, Goldberg AP, Robertson GL *et al.* Selective osmoreceptor dysfunction in the syndrome of chronic hypernatraemia. *J Clin Endocrinol Metab* 1977; **44**: 609–16.
30. Charmandari E, Brook CG. 20 years of experience in idiopathic central diabetes insipidus. *Lancet* 1999; **353**: 2212–13.
31. Sudha LM, Anthony JB, Grumbach MM *et al.* Idio-

pathic hypothalamic diabets insipidus, pituitary stalk thickening and the occult intracranial germinoma in children and adolescents. *J Clin Endocrinol Metab* 1997; **82**: 1362–7.
32. Blum D, Brasser D, Kahn A *et al.* Safe oral rehydration of hypertonic dehydration. *J Pediatr Gastroenterol Nutr* 1986; **5**: 232–5.
33. Robben JH, Sze M, Knoers NV *et al.* Functional rescue of vasopressin V2 receptor mutants in MDCK cells by pharmacochaperones: relevance to therapy of nephrogenic diabetes insipidus. *Am J Physiol Renal Physiol* 2007; **292**: F253–60.
34. Battle DC, von Riotte AB, Gaviria M *et al.* Amelioration of polyuria by amiloride in patients receiving long-term lithium therapy. *N Engl J Med* 1985; **312**: 408–14.
35. Kim GH, Lee JW, Oh YK *et al.* Nephrogenic diabetes insipidus is associated with up-regulation of aquaporin-2, Na-Cl cotransporter and epithelical sodium channel. *J Am Soc Nephrol* 2004; **15**: 2836–43.
36. Lam SS, Kjellstrand C. Emergency treatment of lithium-induced diabetes insipidus with non-steroidal anti-inflammatory drugs. *Renal Fail* 1997; **19**: 183–8.
37. Hochberg Z, Even L, Danon A. Amelioration of polyuria in nephrogenic diabetes insipidus due to aquaporin-2 deficiency. *Clin Endocrinol* 1998; **49**: 39–44.
38. Libber S; Harrison H; Spector D. Treatment of nephrogenic diabetes insipidus with prostaglandin synthesis inhibitors. *J Pediatr* 1986; **108**: 305–11.
39. Thompson P Jr, Erll JM, Schaaf M. Comparison of clofibrate and chlorpropamide in vasopressin responsive diabetes insipidus. *Metabolism* 1977; **26**: 749–62.
40. Moses AM, Howanitz J, vanGemert M *et al.* Clofibrate-induced antidiuresis. *J Clin Invest* 1973; **52**: 535–42.
41. Matsukura S, Matsumoto J, Chihara K *et al.* Clofibrate-induced myopathy in patients with diabetes insipidus. *Endocrinol Jpn* 1980; **27**: 401–3.
42. Wuller S, Wiesner B, Loffler A *et al.* Pharmacochaperones post-translationally enhance cell surface expression by increasing conformational stability of wild type and mutant vasopressin V2 receptors. *J Biol Chem* 2004; **279**: 47254–63.
43. Bernier V, Morello JP, Zarruk A *et al.* Pharmacologic chaperones as a potential treatment for X-linked nephrogenic diabetes insipidus. *J Am Soc Nephrol* 2006; **17**: 232–43.
44. Durr JA, Stamoutsos B, Lindheimer MD. Osmoregulation during pregnancy in the rat. Evidence for resetting of the threshold for vasopressin secretion during gestation. *J Clin Invest* 1998; **68**: 337–46.
45. Lindheimer MD, Davison JM. Osmoregulation, the secretion of arginine vasopressin and its metabolism during pregnancy. *Eur J Endocrinol* 1995; **132**: 133–43.
46. Schrier RW, Durr J. Pregnancy: an overfill or underfill state. *Am J Kidney Dis* 1987; **9**: 284–9.
47. Dschietzig T, Stangl K. Relaxin: a pregnancy hormone as central player of body fluid and circulation homeostasis. *Cell Mol Life Sci* 2003; **60**: 688–700.
48. Durr JA, Haggard JG, Hunt JM *et al.* Diabetes insipidus in pregnancy associated with abnormally high circulating vasopressin activity. *N Engl J Med* 1987; **316**: 1070–4.
49. Iwasaki Y, Osio Y, Kondo K *et al.* Aggravation of subclinical diabetes insipidus during pregnancy. *N Engl J Med* 1991; **324**: 522–6.
50. Cammu H, Velkeniers B, Charels K *et al.* Idiopathic acute fatty liver of pregnancy associated with transient diabetes insipidus. *Br J Obstet Gynaecol* 1987; **94**: 173–8.
51. de Heide LJM, van Tol KM, Doorenbos B. Pituitary apoplexy presenting during pregnancy. *Netherl J Med* 2004; **62**: 393–6.
52. Jin-no Y, Kamiya Y, Okado M *et al.* Pregnant woman with transient diabetes insipidus resistant to 1-desamino-8-D-arginine vasopressin. *Endocrinol J* 1998; **45**: 693–6.
53. Hoashi S, Margey R, Haroum A *et al.* Gestational diabetes insipidus, severe hypernatraemia and hyperemesis gravidarum in a primigravid pregnancy. *Endocrinol Abstr* 2004; **7**: 297.
54. de Leon J. Polydipsia: a study in a long-term psychiatric unit. *Eur Arch Psychiatry Clin Neurosci* 2003; **253**: 37–9.
55. Rao KJ, Miller M, Moses A. Water intoxication and thioridazine. *Ann Intern Med* 1975; **82**: 61–5.
56. Martin JB, Riskind PN. Neurologic manifestations of hypothalamic disease. *Prog Brain Res* 1992; **93**: 31–40.
57. Zerbe RL, Robertson GL. A comparison of plasma vasopressin measurements with a standard indirect test in the differential diagnosis of polyuria. *N Engl J Med* 1981; **305**: 1539–46.
58. Bayliss PH, Robertson GL. Osmoregulation of vasopressin secretion in health and disease. *Clin Endocrinol* 1988; **29**: 549–76.
59. Mohn N, Acerini CL, Cheetham TD *et al.* Hypertonic saline test for the investigation of posterior pituitary function. *Arch Dis Child* 1998; **79**: 431–4

第 52 章

甲状腺急症

Jonathan Handy

因甲状腺急症入ICU的情况比较罕见。但如果早期针对性治疗不及时，病死率会非常高。危重患者甲状腺功能异常却非常常见；在诊断甲状腺疾病前要考虑许多因素。

生理基础

甲状腺激素可影响每一个器官系统的功能，对于维持器官功能正常必不可少。两种有生物活性的激素分别是四碘甲状腺原氨酸（甲状腺素或 T_4）及三碘甲腺原氨酸（T_3）。它们都是在甲状腺腺腔里的甲腺球蛋白里通过将碘与酪氨酸残基结合而合成的。通过促甲状腺激素（TSH）刺激释放的激素使得管腔内的甲状腺球蛋白被滤泡细胞内吞，随后水解成 T_3 和 T_4，进而释放到循环中 [1]。

T_3 和 T_4 的内环（酪氨酸）上都有两个碘原子，它们的区别在于 T_4 在外环（苯酚）上还有两个碘原子，而 T_3 只有一个。T_4 完全由甲状腺合成，而大多数 T_3 为在外周通过将 T_4 外环去掉一个碘原子（脱碘）而成。如果内环上也脱一个碘原子，就代谢成无活性的反式 T_3（rT_3）。饥饿及许多非甲状腺疾病时优先转化为 T_3，无活性（rT_3）与有活性 T_3 比值在控制机体代谢上非常重要 [2]。很多因素都可影响外周脱碘过程（表 52.1）。T_3 和 T_4 血清蛋白质结合率都很高，主要与甲状腺结合蛋白质（TBG）结合，其次与白蛋白和前白蛋白结合。这些血浆结合蛋白质的浓度的改变对血清总 T_3 和 T_4 浓度有很大影响。但这些蛋白质的改变，不影响游离激素的水平或它们的代谢率。血浆结合蛋白质同时还有储存及缓冲作用，可在需要时立即释放有活性的游离 T_4（fT_4）及游离 T_3（fT_3）。另外，蛋白质结合会减少肾小球滤过率及肾对激素的排泌。

到达靶器官后，fT_4 和 fT_3 主要通过弥散进入细胞内，微粒体酶将 fT_4 脱碘转化为 fT_3。不同组织略有差异，主要发生在肝、肾及肌肉。fT_3 随后弥散进细胞核，与核受体结合，刺激信使RNA（mRNA）合成多肽，包括激素和酶。甲状腺激素对内环境稳定的影响广泛而又深远：最显著的效应是刺激基础代谢率及心血管系统和神经系统对儿茶酚胺的敏感性。

甲状腺功能的调节主要有三种机制，后两种为生理学控制。首先，碘原子对于合成甲状腺激素必不可少。饮食中碘被吸收后迅速分布到细胞外液，那里也有从甲状腺中释放出来及外周脱碘后形成的碘原子。甲状腺滤泡细胞摄取后，主动转运到管腔内氧化为碘，继而与酪氨酸结合 [3]。其他离子如高氯酸盐及高锝酸盐

表 52.1　使甲状腺素脱碘为三碘甲状腺原氨酸减少的因素

- 系统性疾病
- 饥饿
- 营养不良
- 术后
- 创伤
- 药物：丙基硫尿嘧啶、糖皮质激素、普萘洛尔、胺碘酮
- 造影剂（碘泊酸盐、碘番酸盐）

作为竞争性抑制剂共同参与了这个滤泡细胞主动转运过程。

其次，腺垂体通过反馈环控制甲状腺激素的释放。循环中激素浓度降低引发 TSH 的分泌，继而作用于甲状腺腺泡细胞，使其从管腔中释放富含甲状腺球蛋白的胶体液，水化为 T_4 和 T_3 后进入循环系统。T_3 和 T_4 水平升高后 TSH 分泌减少，腺泡细胞空虚以增加胶体的储备能力。结果，流动的及水化的甲状腺球蛋白减少，T_3 和 T_4 释放减少。循环中甲状腺激素改变到何种程度才引发 TSH 分泌取决于下丘脑激素——促甲状腺激素释放激素（TRH），后者通过甲状腺激素反馈自身调节。多巴胺、糖皮质激素和生长抑素可抑制 TRH 分泌。

最后，更进一步的调节发生在酶依赖的外周 fT_4 转化为 fT_3 这一过程。正是这一最后阶段快速精细控制局部 fT_3。上述所有这些机制都会被药物及病理状态所改变。

甲状腺危象（甲状腺风暴）

可以认为，甲状腺风暴是甲亢最严重的并发症，文献报道住院患者的病死率 10% ~ 75%[4-5]。危象一般发生于未发现或控制不佳的 Graves 病；但也可能为其他疾病所致[6-7]。女性发病率高于男性。循环中正常稳态的急性破坏使得实验室结果不一致，甲状腺毒症及甲状腺风暴间没有一个明确界限。甲状腺风暴是临床诊断，目前已有评分系统用来指导诊断（图 52.1）[8]。尽管已经发现许多易患因素，但事实上并非都存在（表 52.2）。

表 52.2 甲状腺风暴的诱发因素

- 感染；脓毒症
- 停用抗甲状腺治疗
- 手术、创伤
- 分娩
- 糖尿病酮症酸中毒
- 放射性碘治疗
- 碘化造影剂
- 低血糖
- 过度挤压甲状腺
- 情感应激
- 烧伤
- 肺血栓栓塞
- 脑血管意外；癫痫（包括子痫惊厥）
- 甲状腺激素过量

临床表现（表 52.3）

甲状腺危象的典型表现为发热、心动过速、震颤、腹泻、恶心和呕吐[9]。但表现差异极大，可从淡漠型甲亢（淡漠、抑郁、反射减弱及肌病）[10] 到多器官功能不全[11-12]。鉴别诊断包括脓毒症及其他高热原因，如肾上腺素能及抗胆碱能综合征。

表 52.3 甲状腺功能亢进 / 甲状腺危象的临床表现

- **发热**
- **心血管**
  - 心动过速、心房颤动、室性心律失常
  - 心力衰竭
  - 高血压（早期）、低血压（后期）
- **神经肌肉**
  - 震颤
  - 脑病，昏迷
  - 无力
- **胃肠道**
  - 腹泻、恶心、呕吐
- **呼吸系统**
  - 呼吸窘迫
  - 氧耗及二氧化碳生成增加
- **甲状腺肿（可能压迫气道）**
- **实验室检查异常**

发热

发热是最典型的表现。体温可升高到 41℃以上。尽管有体温正常的报道[11]，但基本上所有甲状腺风暴都会有发热[13]。发热在无并发症的甲状腺毒症中非常罕见，若出现应怀疑甲状腺危象的可能。目前尚不清楚这种发热是

体温(℃)	脉搏	心力衰竭	中枢神经系统表现	胃肠道症状	分数
正常	<99	无	正常	正常	0
37.2 ~ 37.7	99 ~ 109	足部水肿	–	–	5
37.8 ~ 38.2	110 ~ 119	双肺基底系统多发房颤	易激患	腹泻 恶心 呕吐 腹痛	10
38.3 ~ 38.8	120 ~ 129	肺水肿	–	–	15
38.9 ~ 39.3	130 ~ 139	–	谵妄	难以解释的黄疸	20
39.4 ~ 39.9	>140	–	–	–	25
>40	–	–	癫痫发作 昏迷	–	30

计算：

- 将五类临床表现得分相加
- 若存在心房纤颤，另加10分
- 若存在相对明确的潜在病因，另加10分

- 总分≥45分高度提示甲状腺风暴
- 总分25 ~ 44分提示潜在风险较高
- 总分<25分不支持甲状腺风暴

图 52.1 甲状腺危象严重程度评估。CNS，中枢神经系统；GI，胃肠道 (Adapted from Tewari K,Balderston KD, Carpenter SE et al. Papillary thyroid carcinoma manifesting as thyroid storm of pregnancy: case report. Am JObstet Gynecol 1998; 179: 818–19.)

因为中枢体温调节的改变还是基础代谢产热的增加超过了机体散热的能力。

心血管表现

对某些患者来说补充液体非常必要，而严重心脏充血的患者则可能需要利尿。既往无心脏疾病的年轻患者可发生心脏失代偿。最初常出现收缩压升高，脉压增大；随后出现低血压。心源性休克伴循环衰竭是临终征象[14]。心律失常发生率高，包括房性及多形性室性心动过速。后者可由 QTc 间期延长所致，这种情况下使得胺碘酮治疗更加复杂甚至是禁忌。

神经肌肉表现

震颤是早期常见体征，但当“风暴”进展，可使中枢神经功能障碍，甚至到脑病或昏迷[15]。有报道甲状腺风暴同时可导致癫痫及脑血管意外[16]。无力也是临床表现之一，特别是淡漠型甲状腺功能亢进[10]。还可能存在甲状腺毒性肌病及横纹肌溶解[11,17]，后者肌酸磷

酸激酶水平明显升高，据此与前者相鉴别。其他神经肌肉无力的综合征也有报道，包括低钾性周期性麻痹[18]及重症肌无力[19]。

胃肠道表现

腹泻、恶心和呕吐很常见，也有患者有急腹症症状[20]。严重的腹肌紧张要考虑急腹症。由于充血及坏死，肝功能试验异常，有时肝区有压痛。也可出现肝脾肿大。黄疸是预后不良的征象[14]。

呼吸系统

多种原因都会引起静息或劳力性呼吸困难。氧耗和二氧化碳生成增加，相应增加呼吸负荷，在肺水肿、呼吸肌无力及甲状腺肿大导致的气道梗阻时上述情况加重。

实验室检查

可出现许多异常结果：

- fT_4 和 fT_3 升高，但不与临床严重程度直接相关：TSH 无法测得。
- 非糖尿病患者的高血糖
- 即使并无感染也有白细胞升高，核左移（Graves 病时可见到白细胞减少）。
- 肝功能异常，高胆红素血症。
- 血液浓缩及甲状腺激素对骨骼重吸收的影响引起高钙血症。
- 低钾血症及低镁血症（特别是淡漠型甲状腺功能亢进者）。
- 血清皮质醇应该升高。如果降低，应考虑肾上腺皮质功能不全并积极治疗。在不存在肾上腺功能绝对不全的情况下，甲状腺毒症患者肾上腺储备通常增加。

治疗

治疗目标为：

- 控制及减轻肾上腺素能症状
- 纠正甲状腺激素异常
- 去除诱因
- 检查并治疗潜在的甲状腺疾病
- 支持治疗

β- 肾上腺素能阻断

这是控制肾上腺素能症状最重要的措施[21]。静脉使用普萘洛尔，每次增加 0.5 ~ 1 mg 进行滴定式调节，同时监测心血管反应，消除全身对儿茶酚胺的高敏感性。另外其还可抑制外周 T_4 到 T_3 的转化[22]。目前标准是肠内用普萘洛尔，由于甲状腺危象导致药物清除增加，药物剂量可高达 60 ~ 120 mg，每 4 ~ 6 小时一次[23]。另一种方案是静脉用艾司洛尔，负荷量 250 ~ 500 μg/kg，随后以每分钟 50 ~ 100 μg/kg 的速度持续输注，这样可以快速滴定 β- 受体阻滞剂，同时避免了不良反应[24]。也可使用选择性 $β_1$- 阻滞剂如美托洛尔，特别是在气道高反应及心衰的时候。这些药物对 T_4 到 T_3 转化的抑制程度不如非选择性 β- 阻滞剂，应联合其他治疗措施。对 β- 肾上腺素能阻滞剂抵抗的患者可使用利血平或胍乙啶，不过它们起效较慢且不良反应明显。

地高辛

对心律及心率的控制可以明显改善心脏功能。用药前应纠正电解质紊乱，特别是低钾血症及低镁血症。肾清除率增加[25]及心肌细胞 Na/K-ATP 酶增加[26]时可能出现对地高辛的相对耐药。甲状腺毒症相关心房颤动常发生动脉血栓栓塞（10% ~ 40%），可能是因为高凝状态及二尖瓣脱垂发生率升高。考虑到对华法林敏感性增加及潜在的出血风险，是否抗凝仍有争议，但治疗这类患者时要考虑抗凝。

胺碘酮

理论上，胺碘酮抑制外周的 T_4 到 T_3 的转化，降低 T_3 诱导的肾上腺素受体浓度[27]。然而它会对甲状腺功能造成严重影响（有时与生理上无关），因此不应作为一线用药。开始治疗前要排除 QTc 间期延长。

硫代酰胺

用药后 1 ~ 2 小时可阻止甲状腺激素

重新合成，但对已释放到腺泡储存的甲状腺激素没有作用。一过性白细胞减少常见（20%），使用卡比马唑时偶尔会发生粒细胞缺乏。

丙基硫尿嘧啶

在甲状腺风暴时可选择这种药物，因其可部分阻断外周 T_4 到 T_3 的转化。它的主要作用机制是阻断酪氨酸的碘化。目前只有口服剂型，在甲状腺风暴时药物吸收无法预测。也有经直肠给药的报道。负荷量 100g，然后每两小时给 100 mg。

甲巯咪唑

甲巯咪唑没有外周效应，但作用时间长，使用方便可靠，可与阻断外周 T_4 到 T_3 转化的药物［如甲亢平（卡比马唑）或胺碘苯丙酸盐］联合使用。目前只有口服剂型，也有经直肠给药的报道。负荷量 100 g，随后每 8 小时给 20 g。

甲亢平

代谢物为甲巯咪唑，极少发生粒细胞缺乏。只有口服剂型。

碘

无机碘或锂都会抑制已形成的腺泡甲状腺激素。肠内碘剂包括 Lugol 溶液、碘化钾或碘化钠。静脉输注的灭菌碘化钠可每 12 小时给 1 g，但购药比较困难。如果缺药，医院药房应该提前备药。使用硫代酰胺前不要开始碘治疗。单独使用时，它会使甲状腺内储存的激素更多，加重甲状腺毒症。

含碘造影剂（如碘泊酸盐和碘番酸盐）可用来替代单纯碘化物；前者阻断 T_4 到 T_3 的转化，抑制 T_4 对心脏的影响。碘泊酸盐口服给药，首剂 3 g，然后每日 1 g。同碘一样，治疗开始前应该先用硫代酰胺。

锂

碳酸锂作用与碘相似，但效果略弱，可用于碘过敏患者。初始用量 300 mg，每 6 小时一次，随后根据血清药物浓度进行调整，维持在 1 mmol/L 左右 [28]。肾毒性及神经毒性限制了其使用。

激素

糖皮质激素减少 T_4 到 T_3 的转化，可以调节任何潜在甲状腺危象（如 Graves 病）的自身免疫过程。另外，糖皮质激素相对缺乏可能是危象的特征之一。在使用氢化可的松（100 mg，6 ~ 8 小时一次）前可进行促肾上腺皮质激素（ACTH）刺激试验；或者在试验前使用地塞米松（4 mg，6 小时一次）。同时用碘治疗可加速结果判定。糖皮质激素是治疗 2 型胺碘酮诱发的甲状腺毒症最有效的药物 [29]。

其他疗法

血浆分离、炭罐血液灌流及丹曲林都是治疗甲状腺危象的新疗法，但其疗效目前还未得到证实

支持治疗

液体管理

甲状腺风暴的患者液体管理非常困难，特别是老年患者。由于腹泻、呕吐、发热及摄入减少，液体丢失可能会非常多。同时心脏高负荷也可能造成心衰。超声心动图及心输出量监测对治疗这类患者非常重要。

营养

甲状腺毒症患者能量消耗非常高，能量、维生素及氮缺乏明显。营养需求要考虑到全部的消耗及持续的高分解代谢状态。不要忘记补充维生素 B_1。

药物治疗

应考虑到甲状腺毒症患者的代谢及药物清除增加。水杨酸和呋塞米可促进结合于蛋白质的甲状腺激素的释放并加重临床症状，因此应避免使用。

诱因

应积极寻找并治疗诱发因素及隐藏于甲状腺危象中的疾病。感染是危象的首要诱因，因此要考虑早期行微生物培养和抗生素治疗。

黏液水肿昏迷

黏液水肿昏迷是甲状腺功能减退的极端表现，虽然其发生率极低，病死率却高达 30% ~ 60%。这个名称并不恰当，因为大多数患者既无非凹陷性水肿（称为黏液水肿），又无昏迷[30]。任何意识状态恶化或低体温的患者都应考虑其可能性。通常发生于长期未确诊或甲状腺功能减退治疗不充分，而又经历了一次严重应激的老年女性患者。目前已经发现许多诱发因素（表 52.4）。

临床表现（表 52.5）

有神志改变、低体温及伴有甲状腺功能减退表现的患者可诊断黏液水肿昏迷（表 52.5）。当这些特征都出现时，诊断没有问题，但有时会没有临床症状或症状不典型（如活动性降低）[31]。

神经肌肉

所有患者都有意识或神志的改变，其程度可从人格改变到昏迷，约 25% 的患者在昏迷前有癫痫发作。脑电图一般没有特异性改变。无力很常见，细胞膜通透性增加，磷酸肌酸激酶升高，继发骨骼肌功能障碍。约 50% 的患者合并低钠血症，可能导致意识状态改变（如下）。腰穿压力及蛋白质水平升高。

低体温

低体温代表代谢率降低后产热减少，较低的环境温度会进一步加重低体温。死亡率与低体温程度成正比。评估期间应使用一支低读数的体温计。

心血管特征

舒张期高血压是因为全身血管阻力增加，血容量减少[32]，而黏液水肿伴有心动过缓及心肌收缩力受损，常出现心输出量下降及低血压。虽然可出现心包积液，但心脏压塞并不常见。磷酸肌酸激酶可以升高，但主要来源于骨骼肌而非心肌。然而，急性冠状动脉综合征作为危象的诱发因素必须排除。心电图改变包括心动过缓、低电压、非特异性 ST-T 改变，不同类型的传导阻滞及 QT 间期延长。但这些心血管异常用甲状腺激素治疗后都可纠正[33]。

呼吸系统表现

甲状腺功能减退可导致很多的呼吸系统病变（见表 52.2）。临床上有发生呼吸性碱中毒的倾向，特别是在人工通气的时候。这往往是低代谢率加上医源性过度通气所致[34]。膈神经异常可引起膈肌无力，导致运动耐力显著降低。用甲状腺激素替代治疗后这些异常都可缓解，但完全恢复需要几个月的时间。

表 52.4 黏液水肿昏迷的诱发因素

- 感染
- 环境温度低 / 低体温
- 烧伤
- 卒中
- 手术
- 创伤
- 慢性心衰
- 二氧化碳潴留
- 胃肠道出血
- 低血糖
- 药物
  - 胺碘酮
  - 麻醉药
  - 镇痛 / 麻醉药
  - β 受体阻滞剂
  - 利尿剂
  - 锂
  - 苯妥英
  - 利福平
  - 镇静剂

实验室结果

甲状腺功能试验提示 T_4、T_3 降低，原发性甲状腺功能减退时 TSH 升高，继发性及三发性时降低。低钠血症常见，常因血管加压素分泌过多或肾功能受损导致自由水潴留所致[35]，低钠血症可以非常严重，甚至导致神志改变。虽然总的身体含水量增加，血管内容量还是减少的。低血糖可单由甲状腺功能减退所致，也可以是同时存在的肾上腺功能不全（Schmidt 综合征）的结果。其主要机制为糖异生减少，也可因感染或饥饿所致。氮质血症及低磷血症也很常见；由于低心排及血管收缩，肾功能会严重受损。轻度白细胞减少及正细胞性贫血也很常见，有时也有自身免疫功能障碍导致的大细胞性贫血及恶性贫血。动脉血气分析往往提示呼吸性酸中毒，低氧和高碳酸血症。

表 52.5 黏液水肿昏迷的临床表现

- **神经肌肉**
  - 意识障碍
  - 精神异常
  - 无力
  - 反射迟钝
  - 疲劳
- **低体温**
- **心血管**
  - 舒张期高血压
  - 心动过缓
  - 低心排
  - 心包积液
  - 心电图改变
- **呼吸**
  - 中枢对缺氧及高碳酸血症反应下降
  - 呼吸性碱中毒
  - 呼吸肌无力
  - 对镇静药物敏感性增加
  - 胸腔积液
  - 睡眠呼吸暂停
- **气道**
  - 嗓音低沉、甲状腺肿、声带水肿、巨舌
- **胃肠道**
  - 胃瘫、腹胀、麻痹性肠梗阻、大便秘结、巨结肠（后期）
  - 体重增加
  - 吸收不良
  - 腹水（罕见）
- **膀胱扩张，尿潴留**
- **畏寒**
- **毛发粗**
- **干燥、苍白、皮肤湿冷**
- **实验室检查异常**

治疗

最主要的治疗措施包括甲状腺激素替代、类固醇替代及支持疗法。一旦临床确诊或疑诊，应采血进行甲状腺功能及血浆皮质醇浓度检测。之后应尽早行甲状腺激素替代治疗，不要等到实验室结果出来才开始。同时要积极寻找并治疗危象的诱发因素及并发症。

甲状腺激素治疗

所有怀疑黏液水肿昏迷的患者都应接受甲状腺激素治疗，至于甲状腺激素的最佳用药速率、剂型、用药途径和剂量尚不清楚，原因在于发病率低、临床研究较少。临床严重程度与需要的治疗剂量之间并无相关性。快速替代治疗可导致危及生命的心肌缺血或心律失常，而治疗延误则会增加危象患者发生并发症的风险。这两种情况都会增加病死率。

部分专家更喜欢用 T_3，因其生物活性更高，起效更快，且不存在甲状腺功能减退及非甲状腺疾病时 T_4 到 T_3 脱碘受损这一过程。但血清 T_3 浓度过高反而增加病死率，且 T_3 价格昂贵并难以获得。T_3 可以口服给药，也可以和 T_4 一起联合静脉使用[37]。

大多数专家推荐单独使用 T_4[38-39]，因为其向 T_3 转化缓慢，可以更加平稳地补充缺失的激素。因很多患者有胃肠功能障碍，口服 T_4 的生物利用度无法预测，因此静脉剂型使用更为广泛。左甲状腺素蛋白质结合率高，建议静脉首剂 100 ~ 500 μg。随后每日剂量 50 ~ 100 μg，再转为同等生物效能的口服剂型。要根据患者的年龄、体重、心血管危险因素调整药物剂量，高龄、体弱或有合并症（特别是心血管疾病）者剂量要小。

皮质类固醇激素

皮质类固醇是治疗的重要一环，因为甲状腺功能减退常常同时合并绝对或相对肾上腺功能减退。应先测定随机血清皮质醇浓度，随后应用氢化可的松 100 mg，每 8 小时一次。如果能够进行 ACTH 刺激试验，应该开始地塞米松 4 mg，每 6 小时一次，一旦结果出来就转换为氢化可的松或停药。如果随机血清皮质醇浓度恢复到正常水平，可以停用类固醇。

支持疗法

低体温时如有可能应被动复温，但必须主动采取措施。在复温期间，为防止损害血流动力学及代谢，要监测心血管系统、体温变化、电解质及酸碱平衡。

呼吸生理会出现许多异常，如低通气、对动脉血氧及二氧化碳分压变化的反应改变。另外还可出现气道解剖变化、胃排空延迟及对镇静药物敏感性增加。机械通气时，特别是插管和脱机过程中要考虑到这些变化[34]。

尽管外周水肿，但患者还是存在血管内容量不足。心输出量监测有助于指导液体复苏及治疗。超声心动图有助于发现心功能不全及心包积液，并帮助判断血管内容量状态。心电监测有助于及时发现心律失常。避免使用正性肌力药及血管活性药，因为它们有诱发心律失常的可能。由于 β 肾上腺素能受体减少，使用正性肌力药物时需要加量。α 肾上腺素能受体功能一般不受影响。

使用甲状腺素可纠正低钠血症，但导致神经功能障碍的严重低钠血症需要更加迅速地纠正。应严格限制自由水的摄入，也可能需要高张盐溶液。禁止使用低张液体。如果要使用葡萄糖，应通过中心静脉输注高张液体（20% ~ 50%）。

要考虑诱发因素。对所有危重患者都要进行微生物学培养及抗生素治疗，除非培养阴性。应预防静脉血栓栓塞及消化道溃疡。最好进行肠内营养，但如果胃肠功能障碍或麻痹，可能无法喂养。

非甲状腺疾病

非甲状腺疾病用来描述表现为饥饿或全身不适，血清甲状腺功能试验异常但无明显甲状腺疾病的患者。常可见到低 T_3、T_4 及 TSH，异常的程度与疾病严重程度有关。各种激素水平的变化已经研究的比较清楚。血清 T_3 水平降低，主要是由于将 T_4 转化为 T_3 的单脱碘酶下调所致，而 T_4 到 rT_3 的单脱碘酶活性增加则使得 rT_3 增多[40]。

重症患者血清 T_4 降低也很常见。这是由于甲状腺激素结合蛋白质的浓度的下降和 T_4 结合到蛋白质的抑制剂的存在所致。也有人认为可能是由于 T_4 进入细胞的过程受阻[41]。在轻症患者中游离 T_4 水平应该是正常的；但是重症患者由于 fT_4 检测校正不足，其水平往往较低[42]。

以前认为低血清 TSH 水平是甲状腺功能正常状态，但越来越多的研究显示这些患者合并有获得性一过性中枢甲状腺功能减退[43]。已知细胞因子如肿瘤坏死因子 α 可抑制 TSH 分泌。这种现象可能是病情危重时机体保留蛋白质及能量的一种进化适应。非甲状腺疾病也可出现 TSH 升高，但只有少数患者从急性期恢复后证实患有甲状腺功能减退。

在饥饿、脓毒症、骨髓移植、外科手术、心梗、冠状动脉搭桥及任何危重疾病下，甲状腺功能的改变已经研究得很透彻。但这些患者补充甲状腺激素并无益处，甚至反而有害[44]，因此对危重患者不必评价甲状腺功能，除非有强烈的临床指征提示。很多特定的非甲状腺疾病都有甲状腺功能试验异常。包括：某些精神病、肝病、肾病综合征、肢端肥大症、急性间歇性卟啉病、库欣综合征[45]。从化验上看，不要孤立地分析 TSH，因为其值降低并不能将真实的或非甲状腺疾病鉴别开来。如果 T_4 也低，更可能是非甲状腺疾病。如果 T_4 升高，则有

表 52.6 甲状腺激素浓度改变

	fT_4	T_3	TSH
甲状腺功能正常	N	N	N
甲状腺功能亢进	↑	↑	↓
甲状腺功能减退	↓	↓ N	↑
非甲状腺疾病	↑ N ↓	↓	N ↓

fT_4，游离四碘甲腺原氨酸；T_3，三碘甲状腺原氨酸；TSH，促甲状腺激素；N，正常；↑升高；↓降低

可能是甲状腺功能亢进，尽管有时非甲状腺疾病 T_4 也会升高。

鉴于危重患者上述激素的正常变化以及化验的困难性，不要仅凭甲状腺功能试验结果进行甲状腺激素的替代治疗，必须结合其他的实验室检查及临床指征（表 52.6）。

（李宏亮 刘鸿宇 译 黄 絮 李 刚 校）

参考文献

1. Kopp P. Thyroid hormone synthesis. In: Braverman LE, Utiger RD (eds) *The Thyroid: Fundamental and Clinical Text*, 9th edn. Philadelphia: Lippincott Williams and Wilkins; 2005: 52.
2. Marshall W, Bangert S. The thyroid gland. In: Marshall W, Bangert S (eds) *Clinical Chemistry*, 5th edn. Mosby, Elsevier; 2004: 161–75.
3. Spitzweg C, Heufelder AE, Morris JC. Thyroid iodine transport. *Thyroid* 2000; **10**: 321.
4. Dillman WH. Thyroid storm. *Curr Ther Endocrinol Metab* 1997; **6**: 81–5.
5. Tietgens ST, Leinung MC. Thyroid storm. *Med Clin North Am* 1995; **79**: 169–84.
6. Tewari K, Balderston KD, Carpenter SE *et al.* Papillary thyroid carcinoma manifesting as thyroid storm of pregnancy: case report. *Am J Obstet Gynecol* 1998; **179**: 818–19.
7. Naito Y, Sone T, Kataoka K *et al.* Thyroid storm due to functioning metastatic thyroid carcinoma in a burn patient. *Anaesthesiology* 1997; **87**: 433–5.
8. Burch HB, Wartofsky L. Life-threatening thyrotoxicosis. Thyroid storm. *Endocrinol Metab Clin North Am* 1993, **22**: 263.
9. Waldstein SS, Slodki SJ, Kaganiec GI. A clinical study of thyroid storm. *Ann Intern Med* 1960; **52**: 626–42.
10. Yi-Sun Y, Chong-Jen Y, Fen-Yu T. Apathetic hyperthyroidism associated with thyroid storm. *Geriatr Gerontol Int* 2004; **4**: 255–8.
11. Jiang Y-Z, Hutchinson A, Bartelloni P *et al.* Thyroid storm presenting as multiple organ dysfunction syndrome. *Chest* 2000; **118**: 877–9.
12. Rufener S, Arunachalam V, Ajluni R *et al.* Thyroid storm precipitated by infection. *Endocrinologist* 2005; **15**: 111–14.
13. Mazzaferri MEL, Skillman TG. Thyroid storm: a review of 22 episodes with special emphasis on the use of guanethadine. *Arch Intern Med* 1969; **124**: 684–90.
14. Wartofsky L. Thyroid storm. In: Wass JAH, Shalet SM, Gale E (eds) *Oxford Textbook of Endocrinology and Diabetes*. Oxford: Oxford University Press; 2002: 481–5.
15. Aiello DP, DuPlessis AJ, Pattishall EG III *et al.* Thyroid storm presenting with coma and seizures. *Clin Pediatr* 1989; **28**: 571–4.
16. Lee TG, Ha CK, Lim BH. Thyroid storm presenting as status epilepticus and stroke. *Postgrad Med J* 1997; **73**: 61.
17. Lichstein DM, Arteaga RB. Rhabdomyolysis associated with hyperthyroidism. *Am J Med Science* 2006; **332**: 103–5.
18. Dias Da Silva MR, Cerutti JM *et al.* A mutation in the KCNE3 potassium channel gene is associated with susceptibility to thyrotoxic hypokalaemic periodic paralysis. *J Clin Endocrinol Metab* 2002; **87**: 4881–4.
19. Marino M, Ricciardi R, Pinchera A *et al.* Mild clinical expression of myasthenia gravis associated with autoimmune thyroid diseases. *J Clin Endocrinol Metab* 1997; **82**: 438–43.
20. Bhattacharyya A, Wiles PG. Thyrotoxic crisis presenting as acute abdomen. *J R Soc Med* 1997; **90**: 681–2.
21. Das G, Kreiger M. Treatment of thyrotoxic storm with intravenous administration of propranolol. *Ann Intern Med* 1969; **70**: 985.
22. Perrild H, Hansen JM, Skovsted L *et al.* Different effects of propranolol, alprenolol, sotalol, atenolol, and metoprolol on serum T3 and rT3 in hyperthyroidism. *Clin Endocrinol* 1983; **18**: 139.
23. Feely J, Forrest A, Gunn A *et al.* Propranolol dosage in thyrotoxicosis. *J Clin Endocrinol Metab* 1980; **51**: 658–61.
24. Brunette DD, Rothong C. Emergency department management of thyrotoxic crisis with esmolol. *Am J Emerg Med* 1991; **9**: 232.
25. Shenfield GM, Thompson J, Horn DB. Plasma and urinary digoxin in thyroid dysfunction. *Eur J Clin Pharmacol* 1977; **12**: 437–43.
26. Chaudhury S, Ismail-Beigi F, Gick GG *et al.* Effect of thyroid hormone on the abundance of Na,K adenosine triphosphate-subunit messenger ribonucleic acid. *Mol Endocrinol* 1987; **1**: 83–9.
27. Perret G, Yin YL, Nicolas P *et al.* Amiodarone decreases cardiac beta-adrenoceptors through an antagonistic effect on 3,5,3′triodothyronine. *J Cardiovasc Pharmacol* 1992; **19**: 541–5.
28. Boehm TM, Burman KD, Barnes S *et al.* Lithium and iodine combination therapy for thyrotoxicosis. *Acta Endocrinol (Copenh)* 1980; **94**: 174–83.
29. Bartalena L, Brogioni S, Grasso L *et al.* Treatment of amiodarone-induced thyrotoxicosis, a difficult challenge: results of a prospective study. *J Clin Endocrinol Metab* 1996; **81**: 2930–3.
30. Nicoloff JT, LoPresti JS. Myxedema coma. A form of decompensated hypothyroidism. *Endocrinol Metab Clin North Am* 1993; **22**: 279–90.
31. Mintzer MJ. Hypothyroidism and hyperthyroidism in the elderly. *J Fla Med Assoc* 1992; **79**: 231–5.
32. Streeten DHP, Anderson GH Jr, Howard T *et al.* Effects of thyroid function on blood pressure. *Hypertension* 1988; **11**: 78.

33. Shenoy MM, Goldman JM. Hypothyroid cardiomyopathy. Echocardiographic documentation of reversibility. *Am J Med Sci* 1987; **294**: 1.
34. Behnia M, Clay A, Farber M. Management of myedematous respiratory failure: review of ventilation and weaning principles. *Am J Med Sci* 2000; **320**: 368–73.
35. Iwasaki Y, Oisa Y, Yamauchi K *et al.* Osmoregulation of plasma vasopressin in myxedema. *J Clin Endocrinol Metab* 1990; **70**: 751.
36. Hylander B, Rosenqvist U. Treatment of myxoedema coma – factors associated with fatal outcome. *Acta Endocrinol (Copenh)* 1985; **108**: 65.
37. Wartofsky L. Myxedema coma. In: Braverman LE, Utiger RD (eds) *The Thyroid*. Philadelphia: Lippincott-Raven; 1996: 871.
38. Rodriguez I, Fluiters E, Perez-Mendez LF *et al.* Factors associated with mortality of patients with myxoedema coma: prospective study of 11 cases treated in a single institution. *J Endocrinol* 2004; **180**: 347.
39. Smallridge RC. Metabolic and anatomic thyroid emergencies: a review. *Crit Care Med* 1992; **20**: 276–91.
40. Peeters RP, Wouters PJ, Kaptein E *et al.* Reduced activation and increased inactivation of thyroid hormone in tissues of critically ill patients. *J Clin Endocrinol Metab* 2003; **88**: 3202.
41. De Groot LJ. Dangerous dogmas in medicine: the nonthyroidal illness syndrome. *J Clin Endocrin Metab* 1999; **84**: 151–64.
42. Chopra IJ, Solomon DH, Hepner GW *et al.* Misleading low free T4 index (FT4I) and usefulness of reverse T3 (rT3) measurement in nonthyroidal illness. *Ann Intern Med* 1979; **90**: 905.
43. Chopra IJ. Euthyroid sick syndrome: Is it a misnomer? *J Clin Endocrinol Metab* 1997; **82**: 329.
44. Utiger RD. Altered thyroid function in nonthyroidal illness and surgery. To treat or not to treat? *N Engl J Med* 1995; **333**: 1562.
45. Ross DS. Thyroid function in nonthyroidal illness. *Up To Date* 2006; version 14.2.

第 53 章

危重患者的肾上腺皮质功能不全

Balasubramanian Venkatesh 和 Jeremy Cohen

肾上腺是机体应激反应的基本组成部分。因此，目前认为适当的肾上腺反应对危重病治疗尤为重要。原发性肾上腺皮质功能不全（adrenal insufficiency，AI）容易诊断，但在 ICU 中比较罕见。继发性肾上腺皮质功能不全，或 RAI，却常见。肾上腺皮质功能不全可能以一种潜在的、隐匿的形式存在，只有在应激时才显现出来，或表现为一种灾难性综合征甚至死亡。

生理学

肾上腺按照功能分为髓质和皮质，皮质分泌三种重要的激素：糖皮质激素、盐皮质激素及性激素。大部分疾病多由皮质醇及醛固酮缺乏所致。

皮质醇，肾上腺皮质合成的最重要的糖皮质激素，在维持正常新陈代谢中发挥着关键作用，对于肾上腺素受体的合成、正常免疫功能、伤口愈合及血管张力必不可少。这些作用都由核激素受体超家族之一的糖皮质激素受体介导。激活的受体转移到细胞核内，与靶基因上的特异性识别序列结合，同时也与大量的转录因子及细胞胞质蛋白质相互作用。现在已经报道了很多糖皮质激素受体亚型；α 亚型，一种 777 个氨基酸的多肽链，最初被认为是糖皮质激素反应的主要调节因子。另一种 β 亚型，一种 742 个氨基酸的多肽链，原来认为没有生理活性。而最近研究表明 β 亚型对 α 亚型介导的基因转录有负性调节作用，所以它们在生理学上的关系尚存争议。此外，更多的亚型也已被报道，表明糖皮质激素受体多样性可能对理解皮质类固醇的复杂作用非常重要[1]。

正常情况下，皮质醇在白天呈脉冲式释放[2]。每日基础产生量为 15 ~ 30 mg，在上午 8 ~ 9 点血浆峰浓度为 110 ~ 520 nmol/L（4 ~ 19 μg/dL），午夜后形成血浆谷浓度，均 $<$ 140 nmol/L（$<$ 5 μg/dL）。每日醛固酮约产生 100 ~ 150 μg。

皮质醇的分泌受下丘脑 - 垂体轴的调控。有多种因素能刺激其分泌，包括应激、组织损伤、细胞因子释放、缺氧、低血压及低血糖。这些因素作用于下丘脑，刺激促肾上腺皮质激素释放激素（CRH）及血管加压素释放。CRH 在下丘脑内合成，通过门脉血转运到腺垂体，在此刺激促肾上腺皮质激素（ACTH）释放，进而刺激肾上腺皮质释放皮质醇、盐皮质激素（主要是醛固酮）及雄激素。CRH 是 ACTH 释放的主要（并非唯一）调节因子，在下丘脑正常昼夜节律及各种“应激”下释放。血管加压素、催产素、血管紧张素 Ⅱ 和 β- 肾上腺素能药物也可刺激释放 ACTH，而生长抑素、β- 内啡肽及脑啡肽则抑制 ACTH 释放。皮质醇对下丘脑及垂体具有负反馈作用，应激时可抑制下丘脑 CRH 释放及垂体 ACTH 释放。在应激、创伤或感染的过程中，CRH 及 ACTH 分泌的增加使得负反馈作用减弱，皮质醇水平上升，其上升程度大体上与疾病严重程度成正比[3-5]。

循环中的大多数皮质醇与一种叫做皮质素传递蛋白（皮质醇结合球蛋白，CBG）的 α 球蛋白相结合。在正常水平的血浆总皮质醇（如

375 nmol/L 或 13.5 μg/dL）中，只有不到 5% 以游离形式存在，但正是这些游离部分具有生物活性。循环中 CBG 浓度约为 700 nmol/L。正常人血浆中的 CBG 大约可结合皮质醇 700 nmol/L（即 25 μg/dL）[6]。若皮质醇分泌量超过此水平时，过多的皮质醇大部分就游离于血浆中。除了泼尼松龙外，CBG 对于合成类固醇的亲和力通常可以忽略。CBG 是弹性蛋白酶的底物，后者是一种白细胞分叶核酶，可降解 CBG，明显降低其对皮质醇的亲和力 [7]。在炎症部位该酶的降解作用使得游离皮质醇释放。危重患者 CBG 浓度常下降 [8-10]，这种改变可能会导致循环中游离皮质醇增加。

皮质醇半衰期为 70 ~ 120 分钟，主要通过肝代谢及肾小球滤过清除。通过肾排出的游离皮质醇大约占到总分泌量的 1%。目前能够开展的常规化验只能检测总皮质醇浓度——结合及游离皮质醇的总和。

皮质醇的代谢作用非常复杂。在肝，皮质醇通过提高糖原合成酶活性及抑制磷酸化酶活性 [11]，刺激糖原沉积。肝糖原生成增加，血糖升高。同时，皮质醇还抑制外周组织对糖的摄取 [12]。对脂肪代谢，增加循环中的游离脂肪酸，使三酰甘油浓度升高。

在循环系统，皮质醇通过直接作用于平滑肌及肾机制升高血压。增强收缩血管药物如儿茶酚胺的作用，抑制一氧化氮介导的血管扩张作用 [13-14]。对肾的影响包括增加肾小球滤过率，将钠转运到近曲小管，引起远曲小管钠潴留及钾丢失 [15]。

皮质醇对免疫系统的影响主要是抗炎及免疫抑制。血淋巴细胞计数减少，中性粒细胞计数升高 [15]。炎症部位免疫活性细胞的聚集减少。通过核转录因子（NF-κB）的介导细胞因子生成受限。此效应的机制是 NF-κB 抑制因子的诱发以及皮质醇直接结合到 NF-κB，从而防止其转运到细胞核内。虽然已知皮质醇对免疫系统主要为抑制作用，有研究表明正常宿主防御功能也需要皮质醇分泌。皮质醇有促进免疫球蛋白合成、增强急性期应激反应、伤口愈合及调理的作用。

分类

AI 主要分为原发性，继发性及相对性。原发性 AI，即 Addison 病，是由于肾上腺皮质功能低下所致。继发性 AI 主要发生在腺垂体 ACTH 分泌抑制或缺乏的情况下。RAI 一般是指危重症时面对应激，皮质醇分泌相对缺乏。

原发性肾上腺皮质功能不全

原发性 AI 或 Addison 病发病率低。在西方国家发病率约为 120/ 百万人 [17]。在成人，最常见病因为自身免疫性疾病，而在 ICU 中，则要考虑导致肾上腺受损的其他原因（表 53.1），如感染、出血或（肿瘤）浸润。结核是最常见的感染原因，但也有组织胞浆菌病、球孢子菌病、巨细胞病毒［特别是在人免疫缺陷病毒（HIV）感染患者中］等感染。腺体内出血见于败血症，特别是脑膜炎球菌感染时（Waterhouse-Friedrichsen 综合征）。无脾或抗磷脂综合征也可与肾上腺出血相关。肿瘤或淀粉样病变浸润也可继发肾上腺腺体的破坏。

药物通过抑制皮质醇合成（依托咪酯、酮康唑）或诱导肝皮质醇代谢（利福平、苯妥英）可损伤肾上腺功能。有报道称循环中高浓度细胞因子也对 ACTH 释放有抑制作用。

临床表现（表 53.2）

疾病早期特征不明显，一般不易识别。症状包括有疲劳乏力、呕吐、体重下降、厌食及体位性低血压。非暴露部位（如手掌皮肤皱褶）的色素沉着是由于褪黑激素分泌过多所致，后者为 ACTH 前体——前阿片黑素细胞皮质激素（POMC）的降解产物。

危重症医生所见到的临床表现多以肾上腺危象形式为主。由于同时存在的疾病或手术，或未服用替代药物所诱发。典型肾上腺危象表现为顽固性休克，对正性肌力药物或血管收缩药物反应不佳。腹部或季肋疼痛，有时会误诊为外科急腹症。

表 53.1　原发性肾上腺皮质功能不全的病因

感染
肺结核
组织胞浆菌病
球孢子菌病
巨细胞病毒
自身免疫介导
出血性
脓毒症（特别是脑膜炎球菌）
抗磷脂综合征
创伤
手术
凝血异常
浸润性
肿瘤
淀粉样变性
肉状瘤病
血色病
药物相关性
依托咪酯
氟康唑
酮康唑
甲吡酮
苏拉明
利福平
苯妥英
先天性
肾上腺发育不良
肾上腺脑白质营养不良
类固醇生成受损
细胞因子介导

治疗包括立即开始生命支持、液体复苏及静脉使用大剂量糖皮质激素治疗。标准剂量为 100 mg 氢化可的松，6 小时一次，或持续输入。此剂量时无需再补充盐皮质激素[19]。

在不明原因休克且对标准治疗无效时，应怀疑肾上腺危象的可能。提示指征包括与诊断吻合的有症状的病史、体格检查时见到色素沉着，合并低钠血症、高钾血症及外周血嗜酸性

表 53.2　Addison 病的临床特征

症状
肌肉无力
疲劳
腹痛
呕吐
腹泻
嗜盐
体重下降
关节痛及肌痛
情绪变化
头痛
出汗
昏厥
体征
色素沉着——皮肤皱褶，口腔黏膜
体位性低血压
白癜风
腋毛及阴毛减少
耳廓钙化
血管扩张性休克（危象时）

粒细胞增多。危象时随机血清总皮质醇浓度将降低（小于 80 nmol/L），急性期没有必要进行 ACTH 刺激试验。

继发性肾上腺皮质功能不全

ACTH 缺乏最常见的原因是突然停止外源性糖皮质激素治疗。患者每天使用氢化可的松超过 30 mg 或同等剂量激素，使用时间超过 3 周以上，均有肾上腺皮质功能不全的风险[20]。其他原因包括垂体手术，垂体梗死（Sheehan 综合征）或垂体肿瘤等。

其症状与原发性 AI 相似。主要区别在于无色素沉着以及无盐皮质激素缺乏；因此高钾并非继发性 AI 的特征，尽管由于血管加压素水平升高，仍然会有低钠血症发生。

肾上腺皮质功能不全的检查

对于病情稳定的疑似 AI 患者应常规进行

ACTH 刺激试验。使用的 ACTH 为人工合成，其中包括二十四肽促皮质素（Synacthen）的前 24 个氨基酸。250 μg ACTH 用药后 0 分钟和 30 分钟分别测定血浆总皮质醇浓度，正常值为皮质醇浓度超过 525 nmol/L[21]。需要注意的是，目前免疫测定变异性非常大，因此应该采用当地实验室的参考范围[22]。如果患者正在接受氢化可的松治疗，因为可能存在交叉反应，这种情况下应进行药物替代治疗如地塞米松替代后，方可进行试验。

继发性 AI 可采用 ACTH 延长试验，以此与原发性 AI 相鉴别。使用长效 ACTH 或连续静脉输注二十四肽促皮质素 24 ~ 48 小时来实现。继发性肾上腺皮质功能减退患者血浆皮质醇浓度在 24 小时达到高峰，而非 4 小时，另一种选择是测定 ACTH 基础值。原发性 AI 患者 ACTH 基础值会升高。

其他用来诊断 AI 的生化检测包括胰岛素低血糖试验、甲吡酮试验及 CRH 刺激试验。这些试验对非复杂病例并非必须。另外有人提倡进行低剂量 ACTH 刺激试验，只用 1 μg 二十四肽促皮质素，但并未获得广泛认可。

相对肾上腺皮质功能不全

相对性肾上腺皮质功能不全（RAI）用来描述这样一种综合征：肾上腺对应激有部分反应，但程度与应激相比并不相当。

Annane 等前瞻性地研究了 189 例感染脓毒症性休克患者，基于基础皮质醇浓度及对 ACTH 反应水平细化为三个层次[23]。基础皮质醇浓度超过 34 μg/dL（938 nmol/L），并且 ACTH 试验后升高少于 9 μg/dL（248 nmol/L）的患者病死率最高。基础皮质醇浓度超过 34 μg/dL（938 nmol/L），但 ACTH 试验后升高超过 9 μg/dL（248 nmol/L）的患者病死率次之，而预后最好的是基础皮质醇浓度低，而对 ACTH 反应非常好的一组患者。这种高基础皮质醇浓度及对 ACTH 试验反应不佳[24-27]，并伴随高病死率者，被称为 RAI。但这一现象的意义仍不清楚。或者代表肾上腺轴的部分抑制，提示需要皮质醇替代治疗，或者意味着肾上腺轴的“过度应激”，则类固醇治疗就不恰当了。虽然有许多研究表明对于符合 RAI 诊断标准的脓毒症患者进行氢化可的松治疗预后明显改善[28]，但这一结果尚未得到广泛接受（如下文）。仅仅根据基础皮质醇浓度而不进行 ACTH 刺激试验的诊断标准已经被提出[29]，但尚未观察到皮质醇浓度与病死率之间有一贯相关性，这意味着 RAI 的最佳诊断标准尚存争议（表 53.3）。造成对 RAI 患者评估肾上腺功能困难的原因，包括皮质醇测定有一个自然波动[30]，化验误差[22]，CBG 水平对游离皮质醇浓度的影响等[10,31]。

危重患者的皮质醇治疗

在多种危重症中皮质醇的应用原则已经建立，见表 53.4 所列。但它们在其他情况下的使用并非没有争议。

表 53.3　危重患者肾上腺皮质功能不全诊断上的争论

随机皮质醇测定的缺点
危重患者血浆皮质醇浓度波动明显，限制了随机皮质醇水平的应用[30]
危重患者的“正常”皮质醇浓度尚不清楚
缺乏一个“截断值”的共识，低于此值即诊断肾上腺皮质功能不全
总皮质醇浓度的缺点
游离皮质醇才是皮质醇的生物活性部分
同一样本在不同实验室及使用不同方法测定，结果变异极大[22]
外周组织特异性糖皮质激素抵抗无法测定
传统二十四肽促皮质素试验的缺点
血浆二十四肽促皮质素浓度的 HDSST 结果是超生理性的
因许多研究未排除接受依托咪酯的患者，已发表的数据可能高估了肾上腺皮质功能不全的发病率
低剂量的 SST 可能是预后更好的预测指标

HDSST，高剂量短期二十四肽促皮质素试验；SST，短期二十四肽促皮质素试验

表 53.4　危重患者使用激素的指征

Addison 病危象
过敏反应
哮喘
细菌性脑膜炎
慢性阻塞性肺疾病合并急性呼吸衰竭
哮吼
暴发性血管炎
高钙血症
特发性血小板减少性紫癜
肌无力危象
黏液水肿昏迷
器官移植
卡氏肺孢子虫肺炎
甲状腺危象

脊髓损伤

在全国急性脊髓损伤研究（NASCIS）Ⅱ期及Ⅲ期试验结果发表后，治疗脊髓损伤时提倡使用大剂量甲泼尼龙。这项研究的主要缺陷在于没有主要预后指标的改善。要了解脊髓损伤使用类固醇的更多信息，读者可以参考第 70 章。

头颅损伤

激素治疗继发于肿瘤的脑水肿已经得到验证并被临床接受。但是它们在治疗颅脑损伤的作用仍有很多争议。几个前瞻性研究均未能证实激素在治疗颅脑创伤中有任何好处。但这些研究并不足以发现差异。最近进行的严重颅脑损伤后激素的随机试验（CRASH）纳入近 10000 名患者，明确表明激素对颅脑损伤没有保护作用。

急性呼吸窘迫综合征（ARDS）

Meduri 等 1998 年第一个报道激素治疗 ARDS 有效[33]。在一项纳入 24 名患者的随机、安慰剂对照交叉、单中心的研究中，激素改善肺损伤评分并降低病死率。ARDS 临床研究协作网发表了它的多中心研究结果，在研究中，ARDS 的患者使用皮质类固醇持续 7 天。尽管使用激素可以更早脱机，改善氧合及增加呼吸系统顺应性，但同时也伴高的再次辅助通气及神经肌肉无力的发生率[34]。两组总病死率没有差异。ARDS 后 2 周以上才开始使用激素组的死亡率为对照组的 4 倍。因此，激素不能被常规推荐用于进展中的 ARDS 的治疗，对 ARDS 晚期患者可能有害。

感染性休克

自从 1951 年首次报道脓毒症使用激素以来，激素治疗经历过了几个转变，从 20 世纪 70 年代到 20 世纪 80 年代早期脓毒症及疟疾的“激素成功”到 20 世纪 80 年代中晚期在严重脓毒症中的“激素过量”（30 mg/kg 甲泼尼龙），再到 20 世纪 90 年代早期完全摒弃激素，最后在新千年再次开始使用。由 Annane 等[28]进行的激素用于感染性休克治疗的研究，是唯一的前瞻性随机研究，其结果显示有积极作用，但由于随机化、改变治疗流程及使用依托咪酯（一种抑制肾上腺的药物）等原因，因此至今未得到广泛认可。最近发表的激素治疗感染性休克的欧洲多中心对照研究（CORTICUS），并没有发现激素组及对照组的病死率有差异。但这项研究却因可能存在的选择性偏倚而受到批评。

激素治疗的不良反应

激素治疗有许多不良反应。与重症治疗特别相关的将在下面讨论。所有内容见表 53.5。

1. 抑制肾上腺轴（如上所述）。接受激素治疗时间少于一周的患者受影响不大。
2. 高血糖——这可能与危重患者的不良预后有关[35]。
3. 肌病：自 1932 年起就知道激素治疗与肌肉无力有关，但直到最近才发现激素是 ICU 患者获得性肌肉麻痹的一个独立危险因素[36]。这一点对于机械通气的患者来说临床意义重大。
4. 低钾血症。
5. 白细胞增多：皮质醇通过增加从边缘池向

表 53.5 激素治疗的不良反应

肾上腺抑制
低钾血症
葡萄糖不耐受
中心性肥胖
肌病
情绪改变，包括精神病
高血压
骨质疏松症
消化道溃疡
青光眼
高脂血症
股骨 / 肱骨头无菌性坏死

循环池转移来增加中性粒细胞计数。这一作用可能误导以为患者发生隐匿性感染。

6. 伤口愈合不良。

7. 免疫抑制。

8. 胰腺炎。

氟氢可的松在脓毒症中的作用

氟氢可的松在脓毒症性休克中的作用也存在争议。上面提到的 Annane 等的研究，包括了口服氟氢可的松 50 μg [28]。但有人质疑，每天超过 50 mg 的皮质醇就足以提供所需的盐皮质激素，因此另外补充并无必要 [19]。

另外，危重患者口服用药并不可靠。目前一项研究正在招募脓毒症患者，对使用氟氢可的松加氢化可的松与单独使用氢化可的松进行比较。

（李宏亮 刘鸿宇 译 黄 絮 李 刚 校）

参考文献

1. Yudt MR, Cidlowski JA. The glucocorticoid receptor: coding a diversity of proteins and responses through a single gene. *Mol Endocrinol* 2002; **16**: 1719–26.
2. Weitzman ED, Fukushima D, Nogeire C *et al.* Twenty-four hour pattern of the episodic secretion of cortisol in normal subjects. *J Clin Endocrinol Metab* 1971; **33**: 14–22.
3. Esteban NV, Loughlin T, Yergey AL *et al.* Daily cortisol production rate in man determined by stable isotope dilution/mass spectrometry. *J Clin Endocrinol Metab* 1991; **72**: 39–45.
4. Barton RN, Stoner HB, Watson SM. Relationships among plasma cortisol, adrenocorticotrophin, and severity of injury in recently injured patients. *J Trauma* 1987; **27**: 384–92.
5. Chernow B, Alexander HR, Smallridge RC *et al.* Hormonal responses to graded surgical stress. *Arch Intern Med* 1987; **147**: 1273–8.
6. Williams G, Dluhy R. Disorders of the adrenal cortex. In: Braunwald E, Fauci A, Kasper D *et al.* (eds) *Harrison's Principles of Internal Medicine.* New York: McGraw-Hill; 2001: 2001–84.
7. Pemberton PA, Stein PE, Pepys MB *et al.* Hormone binding globulins undergo serpin conformational change in inflammation. *Nature* 1988; **336**: 257–8.
8. Beishuizen A, Thijs LG, Vermes I. Patterns of corticosteroid-binding globulin and the free cortisol index during septic shock and multitrauma. *Intens Care Med* 2001; **27**: 1584–91.
9. le Roux CW, Chapman GA, Kong WM *et al.* Free cortisol index is better than serum total cortisol in determining hypothalamic–pituitary–adrenal status in patients undergoing surgery. *J Clin Endocrinol Metab* 2003; **88**: 2045–8.
10. Hamrahian AH, Oseni TS, Arafah BM. Measurements of serum free cortisol in critically ill patients [see comment]. *N Engl J Med* 2004; **350**: 1629–38.
11. Stalmans W, Laloux M. Glucocorticoids and hepatic glycogen metabolism. In: JD Baxter, GG Rousseau, eds. *Glucocorticoid Hormone Action.* New York: Springer-Verlag; 1979: 518–33.
12. Olefsky JM. Effect of dexamethasone on insulin binding, glucose transport, and glucose oxidation of isolated rat adipocytes. *J Clin Invest* 1975; **56**: 1499–508.
13. Grunfeld JP, Eloy L. Glucocorticoids modulate vascular reactivity in the rat. *Hypertension* 1987; **10**: 608–18.
14. Saruta T, Suzuki H, Handa M *et al.* Multiple factors contribute to the pathogenesis of hypertension in Cushing's syndrome. *J Clin Endocrinol Metab* 1986; **62**: 275–9.
15. Larsen P, Kronenburg H, Melmed S *et al. Williams Textbook of Endocrinology,* 10th edn. Philadelphia, PA: WB Saunders; 2003: 219–25.
16. Burchard K. A review of the adrenal cortex and severe inflammation: quest of the 'eucorticoid' state. *J Trauma* 2001; **51**: 800–14.
17. Willis AC, Vince FP. The prevalence of Addison's disease in Coventry, UK. *Postgrad Med J* 1997; **73**: 286–8.
18. Bateman A, Singh A, Kral T *et al.* The immune–hypothalamic–pituitary–adrenal axis. *Endocrinol Rev* 1989; **10**: 92–112.
19. Shenker Y, Skatrud JB. Adrenal insufficiency in critically ill patients. *Am J Respir Crit Care Med* 2001; **163**: 1520–3.
20. Larsen P, Kronenberg H, Melmed S *et al. Williams Textbook of Endocrinology,* 10th edn. Philadelphia, PA: WB Saunders; 2003: 1009–16.
21. Clark PM, Neylon I, Raggatt PR *et al.* Defining the normal cortisol response to the short Synacthen test: implications for the investigation of hypothalamic–pituitary disorders [see comment]. *Clin Endocrinol* 1998; **49**: 287–92.

22. Cohen J, Ward G, Prins J *et al.* Variability of cortisol assays can confound the diagnosis of adrenal insufficiency in the critically ill population. *Intens Care Med* 2006; **32**: 1901–5.
23. Annane D, Sebille V, Troche G *et al.* A 3-level prognostic classification in septic shock based on cortisol levels and cortisol response to corticotropin. *JAMA* 2000; **283**: 1038–45.
24. Bollaert PE, Fieux F, Charpentier C *et al.* Baseline cortisol levels, cortisol response to corticotropin, and prognosis in late septic shock. *Shock* 2003; **19**: 13–15.
25. Aygen B, Inan M, Doganay M *et al.* Adrenal functions in patients with sepsis. *Exp Clin Endocrinol Diabetes* 1997; **105**: 182–6.
26. Soni A, Pepper GM, Wyrwinski PM *et al.* Adrenal insufficiency occurring during septic shock: incidence, outcome, and relationship to peripheral cytokine levels. *Am J Med* 1995; **98**: 266–71.
27. Moran JL, Chapman MJ, O'Fathartaigh MS *et al.* Hypocortisolaemia and adrenocortical responsiveness at onset of septic shock. *Intens Care Med* 1994; **20**: 489–95.
28. Annane D, Sebille V, Charpentier C *et al.* Effect of treatment with low doses of hydrocortisone and fludrocortisone on mortality in patients with septic shock [see comment]. *JAMA* 2002; **288**: 862–71.
29. Cooper MS, Stewart PM. Corticosteroid insufficiency in acutely ill patients. *N Engl J Med* 2003; **348**: 727–34.
30. Venkatesh B, Mortimer RH, Couchman B *et al.* Evaluation of random plasma cortisol and the low dose corticotropin test as indicators of adrenal secretory capacity in critically ill patients: a prospective study. *Anaesth Intens Care* 2005; **33**: 201–9.
31. Ho JT, Al-Musalhi H, Chapman MJ *et al.* Septic shock and sepsis: a comparison of total and free plasma cortisol levels. *J Clin Endocrinol Metab* 2006; **91**: 105–14.
32. Roberts I, Yates D, Sandercock P *et al.* Effect of intravenous corticosteroids on death within 14 days in 10008 adults with clinically significant head injury (MRC CRASH trial): randomised placebo-controlled trial. *Lancet* 2004; **364**: 1321–8.
33. Meduri GU, Headley AS, Golden E *et al.* Effect of prolonged methylprednisolone therapy in unresolving acute respiratory distress syndrome: a randomized controlled trial. *JAMA* 1998; **280**: 159–65.
34. Steinberg KP, Hudson LD, Goodman RB *et al.* Efficacy and safety of corticosteroids for persistent acute respiratory distress syndrome. *N Engl J Med* 2006; **354**: 1671–84.
35. van den Berghe G, Wouters P, Weekers F *et al.* Intensive insulin therapy in the critically ill patients. *N Engl J Med* 2001; **345**: 1359–67.
36. De Jonghe B, Sharshar T, Lefaucheur JP *et al.* Paresis acquired in the intensive care unit: a prospective multicenter study. *JAMA* 2002; **288**: 2859–67.

第 54 章

急性钙代谢异常

Balasubramanian Venkatesh

钙是一种重要的阳离子，为人体最重要的电解质之一。成人体内总钙量 1 ～ 2 kg，其中 99% 存在于骨骼中。剩余的 1% 中，十分之九存在细胞内，只有十分之一存在于细胞外液。血浆中 50% 的钙为游离钙，40% 结合到血浆蛋白质，主要是白蛋白，剩下的 10% 与阴离子螯合，如枸橼酸盐、碳酸氢盐、乳酸盐、硫酸盐、磷酸盐及酮类等[1]。螯合部分的钙一般临床意义不大，但是当这些阴离子浓度升高，例如肾衰竭时，则临床意义增加。细胞内的大多数钙以不可溶解的复合体形式存在，细胞内钙离子的浓度为 0.1 μmol/L，在血浆及细胞内液间形成 10000 ∶ 1 的梯度差[2]。对于钙在机体中的分布情况描述见图 54.1。

由于游离钙是细胞外液钙发挥生理功能的组成部分（表 54.1），也是内分泌调节钙平衡的参照变量，因此测定游离钙的水平是治疗钙代谢异常最重要的一点。

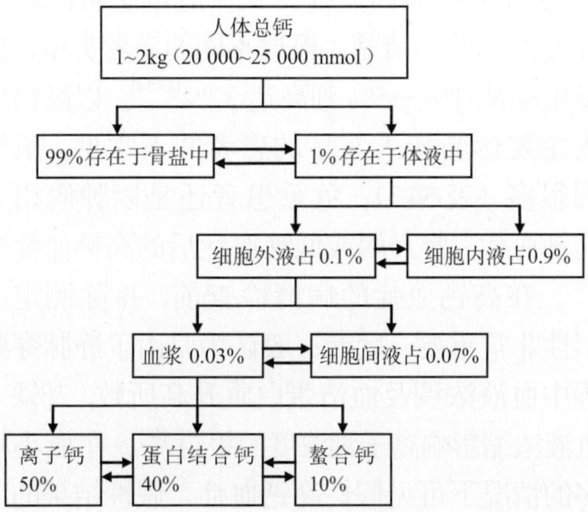

图 54.1　体内钙的分布

钙平衡的激素调节[1,3]

血浆中游离钙浓度受激素，特别是甲状旁腺激素（PTH）的严格调控。一种 G- 蛋白偶联受体在钙平衡中发挥关键作用。这种受体能感知细胞外液钙浓度，表达在甲状旁腺主细胞的细胞膜上，以及骨骼、胃肠及肾内。低钙血症时离子钙降低，刺激 PTH 分泌，继而通过增加骨骼的破骨活性及肾重吸收，以及刺激肾合成 1,25- 二羟维生素 D_3（骨化三醇——维生素 D 的活性代谢产物）从而增加胃肠道对钙的重吸收来恢复血清钙到正常水平。

骨化三醇的生成受血钙水平调节，低钙时刺激骨化三醇生成，反之则抑制生成。骨化三醇主要是通过促进胃肠道重吸收来增加血清钙，也有一小部分是通过增加肾重吸收钙来实现。

降钙素是一种由甲状腺分泌的短肽激素，其生理作用是拮抗 PTH。虽然在动物实验中降

表 54.1　钙离子参与的生理功能

心肌、骨骼肌和平滑肌的兴奋 - 收缩偶联
心肌动作电位和心脏起搏
神经递质释放
凝血过程
骨的生成和代谢
激素合成与分泌
纤毛运动
儿茶酚胺受体反应性
离子交换
控制细胞生长和细胞凋亡

钙素能通过增加肾清除及抑制骨骼重吸收，降低血清钙水平，但其在人类中的作用尚不明确。尽管降钙素水平变异极大，例如行全甲状腺切除的患者完全缺乏，而甲状腺髓质癌患者的血清浓度极高，但均未见到钙磷代谢有明显变化。降钙素作为高钙血症的药物治疗非常有用。

影响钙平衡的代谢因素

血清蛋白质、pH、血磷及镁的变化均能影响血钙浓度。血浆总钙水平随血浆蛋白质的浓度而变化。对于低蛋白质血症，血清白蛋白水平低于正常（40 g/L）时，每降低 10 g/L，测定的血清钙浓度都要加上 0.2 mmol/L。血清球蛋白每升高 10 g/L，血清钙要减去 0.04 mmol/L。应注意校正。

pH 值的变化影响钙与蛋白质的结合。pH 值每升高 0.1 都会导致离子钙降低约 0.1 mmol/L[4]。

细胞外液中钙和磷紧密相连，其关系遵循下式：$HPO_4^{2-} + Ca^{2+} = CaHPO_4$。血清磷升高时反应右移。当可溶解的磷酸钙超过 5 mmol/L 的临界值时，钙就会在组织中沉积，引起血清钙浓度降低，继发 PTH 分泌增加。磷酸盐浓度的降低时引起反方向变化。

镁对 PTH 的分泌及效应器官的反应必不可少，所以血清镁的变化也会影响血清钙浓度。

骨骼中钙的变化主要受到 PTH 及骨化三醇的控制，同时也受前列腺素及部分细胞因子的影响。骨骼重吸收主要由破骨细胞完成，而成骨细胞参与了骨骼的形成。表 54.2 总结了每日的钙平衡。

血清钙的测定

大多数医院实验室测定血清总钙浓度。正常血浆范围为 2.2 ~ 2.6 mmol/L。但离子钙（1.1 ~ 1.3 mmol/L）是其中的活性部分，并非实验室常规测定，而大多数血气分析仪能够测量血清离子钙。根据总钙浓度用数学运算法则估计危重患者的离子钙是不准确的[5-7]。肝素与钙形成的复合物可降低离子钙浓度[8]。当全血肝素浓度 < 15U/ml 时建议测定离子钙浓度[9]。在收集厌氧菌标本时推荐测定离子钙，因为样本中 CO_2 的丢失可引起碱中毒及离子钙浓度的降低。伴随乳酸性酸中毒，乳酸与钙螯合，钙浓度也会下降[10]。游离脂肪酸（FFA）增加钙与白蛋白的结合，形成一部分钙结合位点[11]。FFA 的增加可见于应激，使用类固醇激素、儿茶酚胺及肝素。pH 对测定钙的影响如上所述。妊娠及新生儿早期血清钙的正常参考范围需下调[12]。

表 54.2 每日钙平衡

消化道	
饮食摄入	600 ~ 1200 mg/d
肠道吸收	200 ~ 400 mg/d
排泄	150 ~ 800 mg/d
肾	
滤过	11000 mg/d
重吸收（97% 在近曲小管）	10800 mg/d
尿钙	200 mg/d
骨骼	
流失	600 ~ 800 mg/d

危重患者的高钙血症

尽管不如低钙血症常见，危重患者的高钙血症发生率并不清楚。根据不同的患者类型，报道发生率从 3% ~ 5% 到高达 32%[13-14]。以高钙危象为主要诊断转入 ICU 的患者并不常见。虽然病因很多（表 54.3），危重患者还是以肿瘤相关性高钙血症、肾衰竭或低钙血症后的高钙血症为主[15]。在高钙血症的病情检查前，排除测定的假阳性非常重要。后者一般认为是由于静脉穿刺过程中血液浓稠及血清蛋白质升高所致，却缺乏因血液浓缩影响离子钙浓度的报道[16]。在血小板增多的情况下可见假性高钙血症。假性结果的原因是体外血小板释放钙，与假性高钾血症的道理

表 54.3 高钙血症的病因

危重患者高钙血症的常见原因
恶性肿瘤相关性高钙血症
骨转移
肿瘤的体液中高钙
低钙血症后的血钙升高
胰腺炎恢复期
横纹肌溶解症引起的急性肾衰竭恢复期
原发性甲状腺功能亢进
肾上腺功能不全
长期制动
镁代谢紊乱
全肠外营养
低血容量
医源性钙剂使用过量
危重患者高钙血症的少见原因
肉芽肿病——结节病，结核病，铍中毒
维生素 A 和 D 中毒
多发性骨髓瘤
内分泌疾病
甲状腺功能亢进
肢端肥大症
嗜铬细胞瘤
锂剂治疗
罕见的钙摄入过多
茶碱、奥美拉唑和生长激素治疗

相似[17]。

从病理生理的角度，若高钙血症源于 PTH 升高，此种情况下稳态调节及反馈机制得以保留，称为平衡性高钙血症。相反，也可以是非甲状旁腺介导的高钙血症，与内稳态机制破坏有关，称为平衡失调型高钙血症。

高钙血症的机制

恶性肿瘤相关性高钙血症是由于肿瘤骨转移或肿瘤的体液中高钙所致。在后者（见于支气管癌及肾上腺样瘤），PTH 样物质（放射性免疫测定时与 PTH 有交叉反应，但与 PTH 并不相同）释放造成骨肿瘤溶骨，骨化三醇、破骨细胞激活因子及前列腺素被认为是主要的机制。加重因素包括脱水、制动及肾衰竭。

低钙血症后的高钙血症是低钙血症后的一过性现象[15]。这主要是由于低钙血症期间甲状旁腺增生，导致低钙血症病因祛除后的反跳性高钙血症。

制动性高钙血症主要是由于骨骼形成及重吸收的平衡发生改变[18-21]。这些改变导致骨骼矿物质的丢失，高钙血症，高钙尿症及肾衰竭风险增加。对于正常骨质变化的患者，制动很少导致明显高钙血症。但在骨质快速更新的患者（儿童、骨折患者、甲状旁腺功能亢进、Paget 病、脊髓损伤及 Guillain-Barré 综合征患者），制动会导致严重的高钙血症。

循环血容量不足降低肾对钙的排泄，同时肾小球滤过率下降，肾小管对钙的重吸收增加。高钙血症导致肾小管浓缩能力受损，进一步使问题复杂化，因此导致多尿，进一步加重低血容量。

肉芽肿中的淋巴细胞产生的肾外骨化三醇是肉芽肿病高钙血症的主要原因[22]。

肾上腺功能不全患者只有 10% ~ 20% 会发生高钙血症[23-24]。其病因是多因素的：循环血容量不足、血浆蛋白质浓缩及糖皮质激素抗维生素 D 的效应丧失。

要了解更少见的高钙血症的原因，读者可以参考最近的综述[25]。

高钙血症的临床表现

表 54.4 总结了高钙血症的临床表现（通常发生在血清总钙超过 3 mmol/L 的情况下）。高钙血症危象定义为严重的高钙血症（总血清钙＞ 3.5 mmol/L）伴有急性症状或体征。

检查项目

详细的诊断流程不属本章讨论的范畴。基本的病情检查应该包括：血清钙、磷及碱性磷

表 54.4 高钙血症的临床表现 *

心血管
高血压
心律失常
洋地黄中毒
儿茶酚胺抵抗
泌尿系统
肾钙质沉着症
肾结石
肾小管功能障碍
肾衰竭
胃肠系统
厌食 / 恶心 / 呕吐
便秘
消化性溃疡
胰腺炎
神经肌肉系统
肌肉无力
神经精神系统
抑郁
定向障碍
精神病
昏迷
癫痫发作

* 异位钙化通常可见于高钙血症

酸酶的水平，PTH 测定、肾功能评估及骨骼检查。

高钙血症及高钙血症危象的治疗

轻度无症状的高钙血症无需紧急治疗。通常应该针对病因治疗。

高钙血症危象的治疗包括以下两个主要部分：

1. 增加尿钙排泄。
2. 减少骨吸收。

增加尿钙排泄

由于大多数高钙血症患者都存在容量不足，最初的治疗包括用生理盐水水化，然后用呋塞米利尿。用生理盐水补液可以补充血容量，通过细胞外液稀释及尿盐排泄来降低血钙。容量补充应采用滴定式治疗，同时进行中心静脉压监测。为促进尿钙排泄，患者的目标尿量应该在 4 ～ 5 升。通过这些措施血钙能够降低约 0.4 ～ 0.5 mmol/L。低钾血症、低镁血症及泌尿系结石是这种治疗潜在的不良反应。

对于明确肾衰竭患者无法利尿，使用不含或含低浓度钙的透析液进行血液透析是治疗的首选。

减少骨吸收

增加尿钙排泄的措施使用后，还需使用药物减少骨质重吸收。有很多种药物都可以选择，列表见表 54.5。

乙二胺四乙酸二钠（EDTA）以 15 ～ 50 mg/kg 静脉推注可迅速降低血钙。但是它快速降低血钙的作用，却因其肾毒性而限制了在危及生命的高钙血症中的应用。其他治疗措施包括使用非甾体类抗炎药及甲状旁腺切除。钙敏受体激动剂增加钙受体的兴奋性，从而降低血清 PTH 浓度。拟钙剂是第一代钙敏受体激动剂，在治疗高钙血症的早期随机试验中展示出应用价值。但其治疗急性高钙血症的机制尚有待研究 [26]。

目前，几种新的更有效的双磷酸盐正在研发中。它们的疗效以及相对小的不良反应使得其成为治疗肿瘤相关性高钙血症的药物选择。

其他已经用于治疗高钙血症的药物还包括前列腺素抑制剂（用于肿瘤相关性高钙血症），酮康唑及氯喹（用于肉芽肿引发的高钙血症）[27]。

治疗高钙血症的辅助疗法

治疗高钙血症期间必须监测循环呼吸功能及生化状态。避免使用噻嗪类利尿剂、维生素 D 及可吸收的抑酸剂。高钙血症可增强洋地黄

表 54.5 抑制骨吸收的药物

治疗药物	适应证	剂量	起效 / 持续时间	用药限制	作用机制	用药建议
羟乙二磷酸盐（第一代）*	肿瘤相关性高钙血症	5 mg/(kg · d)	1 ~ 2 天，持续 5 ~ 7 天	高磷血症，短期使用	抑制破骨细胞的活动，可能对成骨细胞造成一定影响	强效药物。第二代降低血钙的速度更快
氨羟二磷酸（第二代）		90 mg 静滴，每 4 周一次	1 ~ 2 天，持续 10 ~ 14 天	低磷血症，发热和低镁血症		
降钙素	高钙血症，Paget 病	静脉起始剂量 3 ~ 4 U/kg，以后 4 U/kg 皮下注射，每 12 小时	几小时，持续 2 ~ 3 天	恶心，腹痛，面部潮红，快速过敏反应，作用有限	抑制破骨细胞的活动，减少肾小管对钙重吸收	发生过敏时给予激素治疗
糖皮质激素	维生素 D 中毒，骨髓瘤，淋巴瘤，肉芽肿疾病	氢化可的松 200 ~ 400 mg/d 静注	几天，持续数天至数周	糖皮质激素不良反应	抑制炎症细胞骨化三醇的生产，减少肠道吸收的钙	提高降血钙素的功效
硝酸镓	肿瘤相关性高钙血症	100 ~ 200 mg/（m^2 · d)，共 5 ~ 7 日	5 ~ 6 天，持续 7 ~ 10 天	肾毒性	抑制骨吸收和改变骨的结构	最近数据提示疗效与氨羟二磷酸近似[43]
普卡霉素	肿瘤相关性高钙血症	25 μg/kg 静注	迅速起效，持续数天	肝毒性、肾毒性和血小板减少	抑制细胞 RNA 的合成	因不良反应限制了临床使用
静脉给药磷酸盐制剂	临床作用有限	10 ~ 15 mmol 静滴，可重复使用	几小时，每次持续 24 ~ 48 小时	异位钙化，严重低钙血症	异位钙化，减少肠道吸收，抑制骨吸收	常用口服磷取代

* 其他二磷酸盐包括伊班膦酸盐，利塞磷酸盐，唑来膦酸二钠等。与氨羟二磷酸二钠比较，唑来膦酸二钠应用方便和对高钙血症控制更好

作用，联合使用时洋地黄剂量应做相应调整。咨询内分泌学专家以进一步治疗。

低钙血症

危重患者低钙血症比高钙血症更为常见，估计发病率在 70% ~ 90%[5]。由于游离钙才具有生物活性，所以真正有意义的是血游离钙低于正常值。低钙血症的发生率变异很大，从 15% 到 70% 不等[5,28-29]。在下列情况下可见到假性低钙血症：① 标本储存时间过长（导致 CO_2 从标本中溢出）；② 用含有大剂量肝素做抗凝剂的注射器抽取血标本；③ 不慎将血标本注入含有 EDTA 的试管中（与钙螯合）。如果用比色法测定钙，钆剂（用于 MRI 造影）也可造成假性低钙血症。

病因

根据低钙血症的病理生理机制，表 54.6 列出了低钙血症的主要病因。每种情况下的其他机制见括号中。

尽管低钙血症的病因很多，在危重患者中钙的螯合和甲状旁腺功能减退是低钙血症最常见的原因。长期低钙血症常伴随着其他生化异常，因此针对低钙血症病因的模式化识别方法，不仅能有效地找到病因，还可以为患者节省不必要的检查。表 54.7 列出了常见的诊断模式。

碱中毒常常与低钙血症同时存在，若血清离子钙低时出现代谢性酸中毒将进一步简化鉴别诊断（表 54.8）。

表 54.6　低游离钙血症的病因

钙螯合
碱中毒（增加了钙与白蛋白的结合）
枸橼酸毒性作用（钙螯合剂）
高磷血症（钙螯合剂，异位钙化，减少维生素 D_3 活性）
胰腺炎（钙皂形成，减少甲状旁腺的分泌）
肿瘤细胞溶解综合征（高磷血症）
横纹肌溶解症（高磷血症和降低骨化三醇的水平）
甲状旁腺功能减退
低镁和高镁血症
脓毒症（甲状旁腺激素分泌减少，骨化三醇抵抗，细胞内钙的转移）
烧伤（甲状旁腺激素分泌减少）
颈部外伤（甲状旁腺腺体切除，甲状腺手术时降钙素的释放和甲状旁腺切除后的骨饥饿综合征）
维生素 D 缺乏
摄入不足
吸收障碍
肝疾病（胆骨化醇 25- 羟基化障碍）
肾衰竭（胆骨化醇 1- 羟基化障碍，高磷血症）
骨更新减少
骨质疏松
老年
恶病质
药物诱导
苯妥英（加速维生素 D_3 代谢）
二磷酸盐（见高钙血症）
异丙酚
乙二酸四乙酸（EDTA：钙螯合剂）
乙二醇（在尿液中形成草酸钙结晶）
顺铂（肾小管损伤导致高镁血症）
鱼精蛋白
庆大霉素（尿镁排泄过多导致低镁血症，同时合并低钙血症）

低钙血症的临床表现

轻度低钙血症一般没有症状。离子钙低于 0.8 mmol/L 时神经肌肉兴奋性升高，引起临床症状。低钙血症的临床症状总结于表 54.9，虽非所有临床特征的全面总结，但包括了危重情况下最常见的部分。

如果发生手足抽搐，Trousseau 征（腕足抽搐）比 Chvostek 征（刺激面神经时面肌抽搐——见于 10% ~ 30% 的健康个体）在诊断低钙血症上更为特异。心电图改变与低钙血症程度并无关联。同时合并低钾血症及低镁血症会加重低钙血症的症状。

表 54.7　常见低钙血症病因的诊断模式

低钙血症的病因	临床 / 生化模式
低血清白蛋白	血总钙减低，离子钙正常
碱中毒	血总钙正常，离子钙减低
低镁血症	离子钙减低和低钾血症
胰腺炎	低钙血症、血清脂肪酶和血糖升高
肾衰竭	血尿素氮升高和高磷血症
横纹肌溶解症	低钙血症、高磷血症、肌酸激酶升高和肌红蛋白尿
肿瘤溶解综合征	低钙血症、高磷血症、高血钾和高尿酸血症

表 54.8　血清低离子钙合并代谢性酸中毒

急性肾衰竭
肿瘤溶解综合征
横纹肌松解症
胰腺炎
乙二醇中毒

表 54.9　低钙血症的临床症状

中枢神经系统
口周感觉异常
肌肉痉挛
手足搐搦
锥体外系表现：震颤，共济失调，肌张力障碍
近端肌病
焦虑，抑郁，精神病
心血管系统
心律失常
低血压，心力衰竭
QT 间期延长，T 波倒置
对洋地黄反应不良
呼吸系统
呼吸暂停
喉痉挛
支气管痉挛

实验室诊断包括血清钙、磷、镁及碱性磷酸酶，PTH 及维生素 D 检测及肾功能评估。

无症状性及有症状的低钙血症的治疗

对无症状性低钙血症是否治疗的争论

如上所述，目前尚不清楚无症状性低钙血症是否需要纠正。从已发表的资料表明低钙血症的危重患者病死率更高，ICU 住院天数更长 [30-32]，因此建议常规纠正低钙血症。但是对于无症状性低钙血症是否纠正仍存在争论。因为细胞内钙的增加能影响细胞内蛋白酶的加工及活化，从而引起缺血及再灌注损伤 [33]。另外，有数据表明游离钙参与冠状动脉及脑血管痉挛的发病 [34]。在啮齿类动物的内毒素休克模型中，有证据表明这些动物静脉使用钙后病死率升高 [35]。大多数临床医师认为离子钙＜ 0.8 mmol/L 时应该纠正，即使没有症状。

有症状的急性低钙血症的治疗

有症状的急性低钙血症是内科急症，需要立即治疗。在治疗潜在病因的同时给予气道、呼吸及循环的支持，明确的静脉补钙治疗。静脉用钙剂有氯化钙或葡萄糖酸钙及醋酸钙。这些剂型的钙主要差别在于单位容积的药物钙含量不同（表 54.10）。需要的钙剂剂量取决于元素钙的多少 [36]。静脉用钙可以推注也可以持续输注。快速推注可引起恶心、面部潮红、头痛及心律失常，加重洋地黄毒性。钙离子外溢可引起组织刺激，特别是氯化钙。

如果同时合并碱中毒，治疗低钙血症时氯化钙比葡萄糖酸钙更好一些。最初推注后，

表 54.10 常用静脉注射钙制剂

钙制剂	剂量	元素钙 / 克
葡萄糖酸钙	10 ml	93 mg（2.3 mmol）
氯化钙	10 ml	272 mg（6.8 mmol）

表 54.11 钙剂的治疗

绝对适应证
有症状的低钙血症
离子钙＜ 0.8 mmol/L
高钾血症
钙通道阻滞剂过量
相对适应证
β - 受体阻滞剂过量
高镁血症
低钙血症时需要促进肌肉收缩时
心肺转流后大量输血增加心脏收缩力

以 1 ~ 2 mg/(kg · h) 的速率输注元素钙以维持血清离子钙水平。在纠正了病因并恢复血清钙正常浓度以后，减慢并停止输注。补钙治疗是否合适可临床监测并连续监测钙离子浓度。静脉补钙后离子钙仍不升高表明可能还有镁缺乏。这可以通过静脉补充 10 mmol 镁 20 分钟以上治疗。应注意的是在高磷酸血症时使用钙剂会导致钙在组织中沉积。此外钙盐也不能与碳酸氢盐一起使用，因为二者会出现沉淀。表 54.11 列出了使用钙剂的其他情况。低钙血症的其他治疗还包括口服补钙及骨化三醇，尽管这些药物一般用于治疗慢性低钙血症。

（李宏亮 刘鸿宇译 易 丽，李 刚校）

参考文献

1. Bourdeau J, Attie M. Calcium metabolism. In: Narins R (ed.) *Clinical Disorders of Fluid and Electrolyte Metabolism*, 5th edn. New York: McGraw-Hill; 1994: 243–50.
2. Zaloga GP. Hypocalcemia in critically ill patients. *Crit Care Med* 1992; **20**: 251–62.
3. Holick M, Krane S, Potts J. Calcium, phosphorus and bone metabolism: calcium-regulating hormones. In: Fauci AS (ed.) *Principles of Internal Medicine*. New York: McGraw Hill; 1998.
4. Watchko J, Bifano EM, Bergstrom WH. Effect of hyperventilation on total calcium, ionized calcium, and serum phosphorus in neonates. *Crit Care Med* 1984; **12**: 1055–6.
5. Zaloga GP, Chernow B, Cook D *et al.* Assessment of calcium homeostasis in the critically ill surgical patient. The diagnostic pitfalls of the McLean–Hastings nomogram. *Ann Surg* 1985; **202**: 587–94.
6. Vincent JL, Jankowski S. Why should ionized calcium be determined in acutely ill patients? *Acta Anaesthesiol Scand* 1995; **107** (suppl.): 281–6.
7. Toffaletti J. Physiology and regulation. Ionized calcium, magnesium and lactate measurements in critical care settings. *Am J Clin Pathol* 1995; **104** (Suppl. 1): 88–94.
8. Landt M, Hortin GL, Smith CH *et al.* Interference in ionized calcium measurements by heparin salts. *Clin Chem* 1994; **40**: 565–70.
9. Sachs C, Rabouine P, Chaneac M *et al.* In vitro evaluation of a heparinized blood sampler for ionized calcium measurement. *Ann Clin Biochem* 1991; **28**: 240–4.
10. Toffaletti J, Abrams B. Effects of in vivo and in vitro production of lactic acid on ionized, protein-bound, and complex-bound calcium in blood. *Clin Chem* 1989; **35**: 935–8.
11. Zaloga GP, Willey S, Tomasic P *et al.* Free fatty acids alter calcium binding: a cause for misinterpretation of serum calcium values and hypocalcemia in critical illness. *J Clin Endocrinol Metab* 1987; **64**: 1010–14.
12. Aggarwal R, Upadhyaya M, Deorari AK *et al.* Hypocalcemia in the new born. *Ind J Pediatr* 2001; **68**: 973–5.
13. Forster J, Querusio L, Burchard KW *et al.* Hypercalcemia in critically ill surgical patients. *Ann Surg* 1985; **202**: 512–18.
14. Lind L, Ljunghall S. Critical care hypercalcemia – a hyperparathyroid state. *Exp Clin Endocrinol* 1992; **100**: 148–51.
15. Zaloga GP. Calcium homeostasis in the critically ill patient. *Magnesium* 1989; **8**: 190–200.
16. McMullan AD, Burns J, Paterson CR. Venepuncture for calcium assays: should we still avoid the tourniquet? *Postgrad Med J* 1990; **66**: 547–8.
17. Howard MR, Ashwell S, Bond LR *et al.* Artefactual serum hyperkalemia and hypercalcemia in essential thrombocythaemia. *J Clin Pathol* 2000; **53**: 105–9.
18. Massagli TL, Cardenas DD. Immobilization hypercalcemia treatment with pamidronate disodium after spinal cord injury. *Arch Phys Med Rehabil* 1999; **80**: 998–1000.
19. Sato Y, Fujimatsu Y, Kikuyama M *et al.* Influence of immobilization on bone mass and bone metabolism in hemiplegic elderly patients with a long-standing stroke. *J Neurol Sci* 1998; **156**: 205–10.
20. Kedlaya D, Brandstater ME, Lee JK. Immobilization hypercalcemia in incomplete paraplegia: successful treatment with pamidronate. *Arch Phys Med Rehabil* 1998; **79**: 222–5.
21. Evans RA, Lawrence PJ, Thanakrishnan G *et al.* Immobilization hypercalcaemia due to low bone formation and responding to intravenous sodium sulphate. *Postgrad Med J* 1986; **62**: 395–8.
22. Sharma OP. Hypercalcemia in granulomatous disorders: a clinical review. *Curr Opin Pulm Med* 2000; **6**: 442–7.
23. Miell J, Wassif W, McGregor A *et al.* Life-threatening

hypercalcaemia in association with Addisonian crisis. *Postgrad Med J* 1991; **67**: 770–2.
24. Vasikaran SD, Tallis GA, Braund WJ. Secondary hypoadrenalism presenting with hypercalcaemia. *Clin Endocrinol (Oxf)* 1994; **41**: 261–4.
25. Jacobs TP, Bilezikian JP. Clinical review. Rare causes of hypercalcemia. *J Clin Endocrinol Metab* 2005; **90**: 6316–22.
26. Steddon SJ, Cunningham J. Calcimimetics and calcilytics – fooling the calcium receptor. *Lancet* 2005; **365**: 2237–9.
27. Sharma OP. Hypercalcemia in granulomatous disorders: a clinical review. *Curr Opin Pulm Med* 2000; **6**: 442–7.
28. Zaloga GP, Chernow B. The multifactorial basis for hypocalcemia during sepsis. Studies of the parathyroid hormone–vitamin D axis. *Ann Intern Med* 1987; **107**: 36–41.
29. Desai TK, Carlson RW, Geheb MA. Prevalence and clinical implications of hypocalcemia in acutely ill patients in a medical intensive care setting. *Am J Med* 1988; **84**: 209–14.
30. Chernow B, Zaloga G, McFadden E *et al.* Hypocalcemia in critically ill patients. *Crit Care Med* 1982; **10**: 848–51.
31. Desai TK, Carlson RW, Thill-Baharozian M *et al.* A direct relationship between ionized calcium and arterial pressure among patients in an intensive care unit. *Crit Care Med* 1988; **16**: 578–82.
32. Broner CW, Stidham GL, Westenkirchner DF *et al.* Hypermagnesemia and hypocalcemia as predictors of high mortality in critically ill pediatric patients. *Crit Care Med* 1990; **18**: 921–8.
33. Cheung JY, Bonventre JV, Malis CD *et al.* Calcium and ischemic injury. *N Engl J Med* 1986; **314**: 1670–6.
34. Lemmer JH Jr, Kirsh MM. Coronary artery spasm following coronary artery surgery. *Ann Thorac Surg* 1988; **46**: 108–15.
35. Zaloga GP, Sager A, Black KW *et al.* Low dose calcium administration increases mortality during septic peritonitis in rats. *Circ Shock* 1992; **37**: 226–9.
36. Stratta P, Soragna G, Morellini V *et al.* The patient whose hypocalcaemia worsened after prompt intravenous calcium replacement therapy. *Lancet* 2006; **367**: 273.
37. Meneghini LF, Oster JR, Camacho JR *et al.* Hypercalcemia in association with acute renal failure and rhabdomyolysis. Case report and literature review. *Miner Electrolyte Metab* 1993; **19**: 1–16.
38. Akmal M, Bishop JE, Telfer N *et al.* Hypocalcemia and hypercalcemia in patients with rhabdomyolysis with and without acute renal failure. *J Clin Endocrinol Metab* 1986; **63**: 137–42.
39. Leonard CD, Eichner ER. Acute renal failure and transient hypercalcemia in idiopathic rhabdomyolysis. *JAMA* 1970; **211**: 1539–40.
40. Prince RL, Hutchison BG, Bhagat CI. Hypercalcemia during resolution of acute renal failure associated with rhabdomyolysis: evidence for suppression of parathyroid hormone and calcitriol. *Aust NZ J Med* 1986; **16**: 506–8.
41. Sperling LS, Tumlin JA. Case report: delayed hypercalcemia after rhabdomyolysis-induced acute renal failure. *Am J Med Sci* 1996; **311**: 186–8.
42. Izsak EM, Shike M, Roulet M *et al.* Pancreatitis in association with hypercalcemia in patients receiving total parenteral nutrition. *Gastroenterology* 1980; **79**: 555–8.
43. Cvitkovic F, Armand JP, Tubiana-Hulin M *et al.* Randomized, double-blind, phase II trial of gallium nitrate compared with pamidronate for acute control of cancer-related hypercalcemia. *Cancer J* 2006; **12**: 47–53.

第 9 部分

产科急症

第55章

先兆子痫和子痫

Warwick D Ngan Kee 和 Tony Gin

先兆子痫是一种特发于妊娠期间的综合征。它没有明确的生物学标记，诊断完全基于临床，即在孕20周后新发高血压和蛋白质尿(表55.1)。典型表现是水肿和反射亢进。虽然近年来国际工作组致力于达成共识，但其诊断标准在各国之间以及不同时期变化仍较大[1-2]。且先兆子痫、妊娠合并原发性高血压、先兆子痫与妊娠合并原发性高血压叠加以及非蛋白质尿性妊娠高血压之间可相互重叠。子痫指的是患有先兆子痫的女性患者发生除外其他诱因的癫痫。

发达国家妊娠合并先兆子痫的发病率为2%～7%，是造成母亲死亡的首要病因[2-3]。在美国，产妇的病死率为1.5/100 000活产儿[4]。美国和英国子痫发生率为0.04%～0.1%，英国产妇的病死率为1.8%，胎儿/新生儿的病死率约为7%[6]。在发展中国家先兆子痫和子痫的发病率和病死率则更高[5]。

与产妇风险增加有关的因素包括：

- 妊娠32周前发作
- 高龄妊娠和高产次
- 高血压病史或内科并发症
- 加勒比黑人血统家系
- 恶心和呕吐以及上腹痛
- 化验异常，包括肝酶升高、血肌酐升高和血尿酸升高[7-8]

对于高血压控制不良或出现惊厥、术后或伴有肺水肿、肾衰竭、出血、凝血病和卒中等并发症的患者，最好进入重症监护病房(intensive care unit，ICU)治疗。

病因

先兆子痫发生的原因尚不清楚。迄今为止尚没有一个统一的令人满意的病因学假设。虽然有遗传倾向，但确切的遗传方式仍不清楚，可能存在多种表型[9]。另外免疫因素，例如母体对胎儿父系抗原的异常反应证实与先兆子痫有关。先兆子痫在初孕妇、多胎妊娠、肥胖、黑色人种、葡萄胎、既往高血压病史及其他疾病（例如自体免疫性疾病、肾疾病、糖尿病和血栓形成倾向）以及有该病病史或家族史的产妇中更为常见[10]。性伙伴的改变也被认为是一种危险因素，可能与因妊娠间期延长而增加的风险部分相关[11]。

发病机制

先兆子痫是一种全身性疾病，大多数器官系统可受累。针对其发病机制提出了许多理论[12-14]，但是最常用的概念是两个阶段的疾病，初始阶段是胎盘形成异常，随后的第二个阶段出现临床症状。最初，胎儿滋养层不适当地侵入子宫螺旋动脉内，造成螺旋动脉扩张减弱和胎盘缺氧，进而引起广泛的炎症反应，突出表现为弥散性内皮功能障碍。结果是对血管活性物质的敏感性增加，内皮合成前列腺素和一氧化氮等血管舒张物质减少，血小板和凝血系统激活，以及毛细血管通透性增加。这就导致了广泛的血管收缩、液体外渗、蛋白质尿、血管内容量减低、血液浓缩以及器官低灌注。胎盘触发与全身性反应之间的联系尚属未

表 55.1 先兆子痫的主要诊断标准

高血压	动脉收缩压＞ 140 mmHg 或 动脉舒张压 * ＞ 90 mmHg
及	
蛋白质尿	24 小时尿蛋白质≥ 300 mg

*Korotkoff Ⅴ期

蛋白质尿的浸渍检查法阳性结果应用 24 小时尿蛋白质检测加以证实

血压高于基线水平和水肿现在一般不再作为诊断标准

知，但是理论上包括了氧化应激和循环细胞毒性因子。后者包括血管源性因子，例如血管内皮生长因子、胎盘生长因子和 fms 样酪氨酸激酶 -1（sFlt1）[13-14]。

表 55.2 提示重度先兆子痫的临床特征

血压	动脉收缩压＞ 160 mmHg 动脉舒张压＞ 110 mmHg
肾	蛋白质尿 ≥ 2 g/24 h 少尿＜ 500 ml/24 h 血清肌酐＞ 0.09 mmol/L
肝	上腹或右上腹疼痛 胆红素和（或）转氨酶升高
神经系统	持续性头痛 视觉障碍 惊厥（子痫）
血液学	血小板减少 凝血试验异常 溶血
心脏 / 呼吸	肺水肿 发绀

临床表现

先兆子痫具有一系列的临床表现。虽然主要的特征是高血压，但是一些妇女可表现为癫痫样发作、腹痛或全身乏力 [15]，甚至是伴有生命危险的并发症而血压并没有显著的升高。重度先兆子痫的典型特征列于表 55.2。极少数情况下，可卡因中毒和嗜铬细胞瘤可与先兆子痫相混淆。

先兆子痫的血流动力学改变包括高血压、全身血管阻力增加和血容量下降。心输出量一般降低，通常继发于前负荷和后负荷的改变而不是收缩力的改变 [16]。早期心输出量增加可能与交感神经兴奋有关 [17]。如果存在液体负荷过度、左心室功能减低、毛细血管通透性增加以及胶体渗透压 - 肺毛细血管楔压梯度减小等情况，可发生肺水肿，特别是在产后。在高血压危象期间可能出现突发室性心动过速。

*神经系统并发症*包括子痫惊厥、脑水肿、颅内压升高和卒中。颅内出血是引起死亡的重要原因 [3]。

*肾改变*包括肾小球滤过率降低和肾血浆流量降低，此二者与肾小球内皮增生这种特征性损伤相关。高尿酸血症增加产前风险，特别是血清尿酸浓度迅速升高时。

*止血异常*包括血小板减少症，可血小板功能减低。相关的凝血异常很少发生，除非血小板计数＜ 100 000 × 10^9/L[18-19]。

*肝并发症*包括肝水肿、肝细胞坏死、门静脉周围和被膜下出血、肝梗死以及破裂。HELLP 综合征（见下文）患者肝并发症尤为常见。

造成先兆子痫 / 子痫孕产妇死亡的首要原因是颅内出血、肺水肿和肝并发症 [3-4]。胎儿出现并发症常由于胎盘功能不全、早产和胎盘早期剥离。

治疗

先兆子痫的根本治疗是娩出胎盘和胎儿，分娩前以及产后即刻的治疗为支持性的，集中在控制血压、预防癫痫发作、保持胎盘灌注以及预防并发症。正常情况下，如果没有并发症，此病在分娩后可完全缓解。如果没有Ⅲ级新生儿病房（见第 1 章），可考虑在分娩前将母亲转运至三级医院。孕妇及产后妇女的某些特殊要求需要专业人士处理 [20]。重症患者或者产房缺乏专门技术或设备进行监护时，在分娩前将患者收入 ICU 比较合适。因为早产是新生儿出现并发症的主要原因，在孕龄＜ 34 周的患者可考虑延长妊娠[21]，这要求审慎的评估母体与胎儿的风险。分娩后，重症患者最好应在 ICU 治疗 24 ～ 72 小时。

一般措施

分娩前，患者应保持侧卧位或半侧卧位，并应监测胎心率。规律口服或静脉给予组胺 H_2 拮抗剂以降低胃液酸度及分泌量。如果胎龄小于 34 周且早产不可避免，考虑到胎肺的成熟度，应预防性应用地塞米松或倍他米松。常规监测应包括频繁的临床评估、血压、心电图（ECG）和液体平衡。脉搏血氧饱和度监测有助于早期肺水肿的检出[22]。中心静脉压（CVP）监测，最好通过肘前静脉和（或）肺动脉导管置入有助于维持液体平衡（见下文）。应连续检测全血细胞计数、凝血监测、电解质、尿酸、肾功能、肝功能和尿液分析以监测疾病进程。

抗高血压治疗

抗高血压治疗的目的是在保持胎盘血流的同时防止母体并发症（脑内出血、心力衰竭和胎盘早期剥离）的发生。要认识到高血压是先兆子痫的标志而不是偶然因素，因此，虽然控制高血压降低了出现并发症的风险，但是并没有从根本上改善病理过程。收缩压高于 160 mmHg 或舒张压高于 105 ～ 110 mmHg 提示需要紧急治疗。降低收缩压对预防卒中特别重要[23]。初始降压时，收缩压仅需降低约 20 ～ 30 mmHg，舒张压降低 10 ～ 15 mmHg，同时监测胎儿[1]。伴随的血容量扩张，使用血管扩张剂时突发低血压的风险随之降低[1]。急症时推荐的抗高血压药列于表 55.3，详见下文[1-2]。最常用的药物是肼屈嗪、拉贝洛尔和硝苯地平；目前尚没有充分的证据说明哪一个更好[24]。

表 55.3　先兆子痫发生高血压时紧急治疗的主要用药

药物	指导剂量
肼屈嗪	*推注* 5 mg IV，其后 5 ～ 10 mg/20 min，直至达到最大剂量 40 mg
拉贝洛尔	*推注* 20 ～ 40 mg IV/10 ～ 15 min，最大剂量 220 mg *输注* 1 ～ 2 mg/min，血压控制后逐渐减至 0.5 mg/min 或更少
硝苯地平	*口服* 10 mg，需要时 30 min 后可重复给药

IV，静脉内

肼屈嗪

肼屈嗪是直接的微小动脉扩张剂，用于先兆子痫的治疗已有相当长的历史。其起效相对缓慢，为 10 ~ 20 分钟，作用持续时间为 6 ~ 8 小时。同时出现的容量扩张可降低低血压和胎儿窘迫的发生率。不良反应包括头痛、心动过速、震颤、恶心，极少数病例可出现新生儿血小板减少。

拉贝洛尔

拉贝洛尔是一种非选择性 β- 肾上腺素能受体阻滞剂，带有部分 α_1- 阻滞效应。静脉内给药可迅速降低血压而不减少子宫胎盘血流[25]，不引起反射性心动过速、头痛或恶心。虽然拉贝洛尔可通过胎盘，但甚少见到新生儿心动过缓和低血糖。本药作用时间差异较大。禁用于哮喘或心肌功能紊乱的患者。

硝苯地平

硝苯地平是一种钙通道阻滞剂，可直接舒张动脉平滑肌。在伴有重度高血压的先兆子痫患者中，此药可在 30 min 内造成血压和全身血管阻力的稳步下降，同时伴有母体心脏指数和心率的升高[26]。建议硝苯地平口服给药。咀嚼或舌下含服也有效，但是可能会伴发突然性低血压并危害胎儿。低血压和神经肌肉阻滞增强作用在接受硫酸镁治疗的患者中已有报道。硝苯地平引起子宫平滑肌松弛，可增加产后出血的风险。轻度的不良反应包括头痛、潮红和恶心。

其他制剂

硝普钠［初始剂量 0.25 μg/(kg · min)，最大剂量 5 μg/(kg · min)］可用于对高血压急症迅速降低血压[3]，但是用于血容量缺乏的患者时需要小心，并且持续时间应限制在 4 小时以内以避免胎儿氰化物中毒[3]。硝酸甘油静点（初始剂量 5 μg/min，最大剂量 100 μg/min）对于对伴有肺水肿的病例较为有效。甲基多巴常用于轻症病例，但其起效时间较慢，不适用于急症治疗。不推荐将二氮嗪、酮色林、尼莫地平和镁剂作为一线用药[24]。β- 阻滞剂除了拉贝洛尔外均可引起子宫胎盘灌注不足、胎儿心动过缓和胎儿对缺氧的耐受性下降。血管紧张素转化酶抑制剂和血管紧张素拮抗剂不应在分娩前使用，因为对胎儿有不良影响[1,3]。由于先兆子痫患者血浆容量已经降低，因此应避免使用利尿剂。

抗惊厥疗法

抗惊厥药用于预防子痫复发或先兆子痫的首次发作。硫酸镁是唯一可用的药物，但并非对所有病例都有效[27–29]。

硫酸镁

虽然子痫患者接受硫酸镁治疗是普遍共识，但由于先兆子痫患者只有一小部分发展为子痫，对先兆子痫患者预防性用药的效果以及风险获益比和成本获益比仍有争议[30–32]。尽管子痫继发于重度先兆子痫的概念受到质疑，但笔者的经验是在出现重度先兆子痫的临床征象时开始给予镁剂[33]。镁剂防止子痫发作的作用机制尚不清楚。先兆子痫和子痫时常可发现异常脑电图，但这种异常不因使用硫酸镁而改变。镁剂的部分作用被认为是通过拮抗钙的跨膜通道或细胞内位点来减轻脑血管痉挛，然而在预防癫痫发作方面，脑血管扩张剂尼莫地平无效[34]。镁通过增强血管内皮前列环素的释放，可能抑制血小板聚集和血管收缩。多普勒超声检查提示镁能够扩张颅内的小血管，部分原因得益于脑缺血的改善。镁剂的部分抗惊厥活性可能受到 N- 甲基天冬氨酸（N-methyl-D-aspartate，NMDA）受体阻断剂或抑制剂的介导。镁剂具有安胎以及轻度的全身性血管扩张和抗高血压作用，并增加肾和子宫的血流。

硫酸镁的给药指南列于表 55.4。虽然可以选择肌内给药，但是首选静脉内负荷量后维持输注。镁经肾迅速排泄，肾功能正常患者的半衰期为 4 小时，输注后 24 小时可排泄出给药剂量的 90%[35]。如果合并肾损害或少尿，给药剂量应酌减，并监测镁的血清浓度。建议重度先兆子痫患者镁的目标血清浓度为 2 ~ 3.5 mmol/L (4 ~ 7 mEq/L 或 4.8 ~ 8.4 mg/dL)。镁中毒表现为肌肉无力，可导致呼吸肌瘫痪（> 7.5 mmol/L）。传导时间延长表现为 PR 间期、QT 间期以及 QRS 时程的延长，可导致窦房传导阻滞和房室传导阻滞（> 7.5 mmol/L）以及舒张期心搏骤停（> 12.5 mmol/L）。深反射（在硬膜外镇痛期间应使用上肢）存在时提示发生中毒的可能性不大。镁中毒可通过静脉内给予小剂量钙进行治疗。镁剂的其他不良反应还包括过量致死、增加出血风险、减缓宫颈扩张和增加肺水肿风险等。另外，镁可通过胎盘引起新生儿肌肉松弛和呼吸抑制。

其他抗惊厥药

镁剂治疗后，如果惊厥仍反复发作，可考虑使用传统的抗惊厥药，但重要的是排除其他引起惊厥的原因。虽然苯妥英在预防子痫惊厥方面的效果不如镁剂[36]，但合并肾衰竭时可考虑使用该药。初始静脉内负荷量为 10 mg/kg，2 小时后为 5 mg/kg。采用生理盐水稀释药物，给药速度不超过 50 mg/min，同时应监测心电图和动脉血压。在给予第二次负荷量 12 小时后开始给予维持量，为 200 mg 口服或静脉给药，每 8 小时一次。同样，地西泮也可用于静脉输注（40 mg 地西泮溶于 500 ml 生理盐水中，调节滴注速度以维持患者觉醒的同时保持镇静为准）[37]。

子痫

子痫发生之前可不伴有显著的高血压或蛋白质尿[33]，几乎 1/3 病例发生于产后，常在分娩后 48 小时以后发生[38]。子痫惊厥治疗的优先是气道保护、吸氧以及终止和预防惊厥发作。应在母体情况稳定后考虑娩出胎儿。患者应取左侧卧位并吸氧。如果尚未给予镁剂，考虑立即给予。无论是否接受镁剂治疗，约有 10% 的子痫患者可出现惊厥复发[39]。长时间的惊厥可通过静脉内给予地西泮 5 ~ 10 mg 予以终止。如果出现顽固性惊厥，应给予硫喷妥钠和琥珀胆碱并确保气道安全。复发性惊厥或长时间意识不清可能表示发生了脑病（例如脑水肿、颅内出血、静脉血栓形成），应进行计算机体层摄影检查（CT）。强化神经系统的治疗以控制颅内压和改善脑灌注，可以显著降低昏迷子痫患者的病死率[40]。

液体平衡

对先兆子痫的液体治疗仍有争议。先兆子痫患者循环血容量常减少，少尿相对常见。因而有人主张给予晶体或胶体溶液进行液体负荷，但效果尚不明确，并且由于存在发生肺水肿的风险，这种方法可能遭到质疑[41]。建议的补液方案为开始时给予静脉内晶体液，维持在 75 ~ 125 ml/h，通过观察 3 ~ 4 小时的尿量，使目标尿量 > 0.5 ml//(kg · h)。出现少尿或其他低灌注的迹象时，可给予晶体液 250 ~ 500 ml 或胶体液 100 ~ 200 ml 进行重复液体负荷，同时用

表 55.4 硫酸镁的给药方案

静脉给药方案	负荷剂量：20 min 内 4 ～ 6 g 维持量：1 ～ 2 g/h
肌内给药方案	4 g/4 h

应监测肾功能和腱反射。出现少尿或肾损害时降低剂量并监测血清浓度

（1 g 硫酸镁 = 98 mg = 4.06 mmol = 8.12 mEq 元素镁）

脉搏氧饱和度仪进行监测并检查液体是否过负荷。尿钠 < 20 mmol/L、重量克分子渗透压浓度 > 500 mosmol/kg 或钠排泄分数 < 1 支持肾前性原因造成的少尿。先兆子痫患者肾衰竭并不常见。某些患者出现持续性少尿且血清肌酐浓度升高，可能需要进行连续性肾替代疗法，但是绝大多数病例均能恢复。然而，当伴有胎盘早期剥离，弥散性血管内凝血（disseminated intravascular coagulation，DIC），低血压性休克，或败血症时，不可逆性肾损害发生的风险明显增高[15]。少尿的先兆子痫患者在纠正低血容量后可使用低剂量多巴胺 [3 μg/(kg · min)] 和呋塞米（5 mg/h）输注以改善尿量和肾功能，但是这样是否能够降低对透析的需求仍未明确。

关于应用 CVP 和肺毛细血管楔压（pulmonary capillary wedge pressure，PCWP）辅助先兆子痫患者液体治疗的效果仍有争议。CVP 和 PCWP 的关联性较差，特别是在 CVP 高于 6 mmHg（0.8 kPa）时[43]。最佳的 CVP 和 PCWP 值仍属未知，但是在进行液体冲击治疗时测定这两个数值可以提供相关信息并有所帮助。肺动脉导管置入在水肿和凝血障碍的患者中有一定风险，应仅在具有明确适应证（例如难治性高血压、肺水肿和顽固性少尿）时才予以考虑[43]。肺水肿时 CVP 不太可能低于 6 mmHg，但是如果出现这种情况，应根据指征给予相应的氧疗、带有呼气末正压的机械或非机械通气、强心剂、血管扩张剂、吗啡或利尿剂。

产后护理

患者常需要进入 ICU 进行产后护理，特别是在剖宫产后。产后出现肺水肿的风险最高，大多数产妇的死亡出现在此时[44]。分娩后，患者状况通常在第一个 24 小时内得到初步改善，但可出现复发，故镁剂应持续使用 24-48 小时。抗高血压药根据血压情况可以减量。某些患者可换成口服药物，并可能需要持续数周。心理支持很重要，特别是新生儿出现不良后果时。正常情况下，先兆子痫的器官功

能障碍预计在6周内可完全恢复。

HELLP综合征和肝并发症

HELLP综合征是先兆子痫的风险特别高的形式，其特征是肝受累更加显著，而不是脑或肾。其诊断基于实验室检查，虽然诊断标准有所变化，但通常表现为溶血（微血管病性溶血性贫血）、肝酶升高和血小板减低[45-46]。临床表现多种多样。许多患者具有非特异性征象，如右上腹或心口痛，恶心，全身乏力或头痛。尽管大多数患者会出现高血压和蛋白质尿，但可以为轻度甚或完全没有。主要的鉴别诊断包括特发性血小板减少性紫癜、系统性红斑狼疮、血栓性血小板减少性紫癜、溶血-尿毒症综合征和妊娠急性脂肪肝[45-46]。典型的HELLP综合征通常发生在低龄产妇，在白色人种和多胎产妇中更常见[47]。约有30%的病例首发于产后，有些时候在分娩前并无子痫前期的迹象[46]。分娩后，患者通常表现出血小板计数和肝酶的持续性恶化，24～48小时达到高峰，其后逐步缓解，如果没有并发症则可完全恢复。HELLP综合征的并发症包括DIC、胎盘早期剥离、急性肾衰竭、肺水肿、重度腹水、胸腔积液、肝出血或衰竭、急性呼吸窘迫综合征（acute respiratory distress syndrome，ARDS）、败血症和卒中[46]。

HELLP的患者应采取积极的治疗，与子痫前期相似，重点是强调稳定和分娩。对孕龄小于34周的患者的处理，其相对获益和风险仍有争议[45-46]。有报道称静脉给予高剂量皮质类固醇激素（例如地塞米松10 mg，间隔6小时给药2次，之后改为6 mg，间隔6小时给药2次）可加速患者恢复，但对这一观点依然有争议[45-46,48]。另外，采用新鲜冰冻血浆进行的血浆置换用于产后HELLP控制不佳的患者，其反应不尽相同[49]。

危及生命的肝并发症可能出现在子痫前期，特别是HELLP综合征的患者[45-46]，包括节段性肝梗死、肝实质出血、伴或不伴肝破裂的被膜下血肿。如果疑诊上述疾病，患者应行紧急CT扫描[46]。肝破裂是一种外科急症，而不伴破裂的肝出血可以保守治疗[45]。

麻醉和镇痛

进行局部麻醉前应检测血小板计数和凝血试验。分娩时采用硬膜外麻醉可减少动脉血压波动并改善胎盘血流[50]。对于剖宫产术，使用硬膜外或脊髓麻醉可避免全身麻醉相关的误吸、气道水肿引起的困难插管、插管造成的血压过度增高反应以及因镁剂应用造成的肌松药敏感的风险。如果需要全身麻醉，可能需要小号气管内插管。气管插管引起的血压增高反应应使用药物控制，例如芬太尼（2.5 μg/kg）、阿芬太尼（10 μg/kg）、硫酸镁（40 mg/kg）、联用阿芬太尼（7.5 μg/kg）和硫酸镁（30 mg/kg）或瑞芬太尼（1 μg/kg）。偶尔当存在气道梗阻时，需要在局部麻醉下行清醒状态插管。

（刘鸿宇　王书鹏 译　李　刚 校）

参考文献

1. Brown MA, Hague WM, Higgins J *et al.* The detection, investigation and management of hypertension in pregnancy: executive summary. *Aust NZ J Obstet Gynaecol* 2000; **40**: 133–8.
2. Report of the National High Blood Pressure Education Program Working Group on High Blood Pressure in Pregnancy. *Am J Obstet Gynecol* 2000; **183**: S1–22.
3. Confidential Enquiry into Maternal and Child Health. *Why Mothers Die 2000–2002: The Sixth Report of the Confidential Enquiries into Maternal Death in the United Kingdom*. London: RCOG Press, 2004.
4. MacKay AP, Berg CJ, Atrash HK. Pregnancy-related mortality from preeclampsia and eclampsia. *Obstet Gynecol* 2001; **97**: 533–8.
5. Aagaard-Tillery KM, Belfort MA. Eclampsia: morbidity, mortality, and management. *Clin Obstet Gynecol* 2005; **48**: 12–23.
6. Douglas KA, Redman CW. Eclampsia in the United Kingdom. *Br Med J* 1994; **309**: 1395–400.
7. Mattar F, Sibai BM. Eclampsia. VIII. Risk factors for maternal morbidity. *Am J Obstet Gynecol* 2000; **182**: 307–12.
8. Martin JN Jr, May WL, Magann EF *et al.* Early risk assessment of severe preeclampsia: admission battery of symptoms and laboratory tests to predict likelihood of subsequent significant maternal morbidity. *Am J Obstet Gynecol* 1999; **180**: 1407–14.
9. Lachmeijer AM, Dekker GA, Pals G *et al.* Searching for preeclampsia genes: the current position. *Eur J Obstet Gynecol Reprod Biol* 2002; **105**: 94–113.

10. Duckitt K, Harrington D. Risk factors for pre-eclampsia at antenatal booking: systematic review of controlled studies. *Br Med J* 2005; **330**: 565.
11. Skjaerven R, Wilcox AJ, Lie RT. The interval between pregnancies and the risk of preeclampsia. *N Engl J Med* 2002; **346**: 33–8.
12. Pridjian G, Puschett JB. Preeclampsia. Part 1: clinical and pathophysiologic considerations. *Obstet Gynecol Surv* 2002; **57**: 598–618.
13. Redman CW, Sargent IL. Latest advances in understanding preeclampsia. *Science* 2005; **308**: 1592–4.
14. Noris M, Perico N, Remuzzi G. Mechanisms of disease: pre-eclampsia. *Nat Clin Pract Nephrol* 2005; **1**: 98–114.
15. Walker JJ. Pre-eclampsia. *Lancet* 2000; **356**: 1260–5.
16. Lang RM, Pridjian G, Feldman T *et al.* Left ventricular mechanics in preeclampsia. *Am Heart J* 1991; **121**: 1768–75.
17. Easterling TR. The maternal hemodynamics of preeclampsia. *Clin Obstet Gynecol* 1992; **35**: 375–86.
18. Leduc L, Wheeler JM, Kirshon B *et al.* Coagulation profile in severe preeclampsia. *Obstet Gynecol* 1992; **79**: 14–18.
19. Sharma SK, Philip J, Whitten CW *et al.* Assessment of changes in coagulation in parturients with preeclampsia using thromboelastography. *Anesthesiology* 1999; **90**: 385–90.
20. Pollock WE. Caring for pregnant and postnatal women in intensive care: what do we know? *Aust Crit Care* 2006; **19**: 54–65.
21. Haddad B, Sibai BM. Expectant management of severe preeclampsia: proper candidates and pregnancy outcome. *Clin Obstet Gynecol* 2005; **48**: 430–40.
22. Walker JJ. Care of the patient with severe pregnancy induced hypertension. *Eur J Obstet Gynecol Reprod Biol* 1996; **65**: 127–35.
23. Martin JN Jr, Thigpen BD, Moore RC *et al.* Stroke and severe preeclampsia and eclampsia: a paradigm shift focusing on systolic blood pressure. *Obstet Gynecol* 2005; **105**: 246–54.
24. Duley L, Henderson-Smart DJ, Meher S. Drugs for treatment of very high blood pressure during pregnancy. *Cochrane Database Syst Rev* 2006; **3**: CD001449.
25. Jouppila P, Kirkinen P, Koivula A *et al.* Labetalol does not alter the placental and fetal blood flow or maternal prostanoids in pre-eclampsia. *Br J Obstet Gynaecol* 1986; **93**: 543–7.
26. Visser W, Wallenburg HC. A comparison between the haemodynamic effects of oral nifedipine and intravenous dihydralazine in patients with severe pre-eclampsia. *J Hypertens* 1995; **13**: 791–5.
27. Lucas MJ, Leveno KJ, Cunningham FG. A comparison of magnesium sulfate with phenytoin for the prevention of eclampsia. *N Engl J Med* 1995; **333**: 201–5.
28. Collaborative Eclampsia Trial. Which anticonvulsant for women with eclampsia? Evidence from the Collaborative Eclampsia Trial. *Lancet* 1995; **345**: 1455–63.
29. Sibai BM. Magnesium sulfate prophylaxis in preeclampsia: evidence from randomized trials. *Clin Obstet Gynecol* 2005; **48**: 478–88.
30. The Magpie Trial Collaborative Group. Do women with pre-eclampsia, and their babies, benefit from magnesium sulphate? The Magpie Trial: a randomised placebo-controlled trial. *Lancet* 2002; **359**: 1877–90.
31. Simon J, Gray A, Duley L. Cost-effectiveness of prophylactic magnesium sulphate for 9996 women with pre-eclampsia from 33 countries: economic evaluation of the Magpie Trial. *Br J Obstet Gynaecol* 2006; **113**: 144–51.
32. Sibai BM. Magnesium sulfate prophylaxis in preeclampsia: lessons learned from recent trials. *Am J Obstet Gynecol* 2004; **190**: 1520–6.
33. Katz VL, Farmer R, Kuller JA. Preeclampsia into eclampsia: toward a new paradigm. *Am J Obstet Gynecol* 2000; **182**: 1389–96.
34. Belfort MA, Anthony J, Saade GR *et al.* A comparison of magnesium sulfate and nimodipine for the prevention of eclampsia. *N Engl J Med* 2003; **348**: 304–11.
35. Lu JF, Nightingale CH. Magnesium sulfate in eclampsia and pre-eclampsia: pharmacokinetic principles. *Clin Pharmacokinet* 2000; **38**: 305–14.
36. Duley L, Henderson-Smart D. Magnesium sulphate versus phenytoin for eclampsia. *Cochrane Database Syst Rev* 2003; **4**: CD000128.
37. Crowther C. Magnesium sulphate versus diazepam in the management of eclampsia: a randomized controlled trial. *Br J Obstet Gynaecol* 1990; **97**: 110–17.
38. Chames MC, Livingston JC, Ivester TS *et al.* Late postpartum eclampsia: a preventable disease? *Am J Obstet Gynecol* 2002; **186**: 1174–7.
39. Sibai BM. Diagnosis, prevention, and management of eclampsia. *Obstet Gynecol* 2005; **105**: 402–10.
40. Richards AM, Moodley J, Graham DI *et al.* Active management of the unconscious eclamptic patient. *Br J Obstet Gynaecol* 1986; **93**: 554–62.
41. Duley L, Williams J, Henderson-Smart DJ. Plasma volume expansion for treatment of pre-eclampsia. *Cochrane Database Syst Rev* 1999; **4**: CD001805.
42. Keiseb J, Moodley J, Connolly CA. Comparison of the efficacy of continuous furosemide and low-dose dopamine infusion in preeclampsia/eclampsia-related oliguria in the immediate postpartum period. *Hypertens Pregnancy* 2002; **21**: 225–34.
43. Clark SL, Cotton DB. Clinical indications for pulmonary artery catheterization in the patient with severe preeclampsia. *Am J Obstet Gynecol* 1988; **158**: 453–8.
44. Sibai BM, Mabie BC, Harvey CJ *et al.* Pulmonary edema in severe preeclampsia-eclampsia: analysis of thirty-seven consecutive cases. *Am J Obstet Gynecol* 1987; **156**: 1174–9.
45. O'Brien JM, Barton JR. Controversies with the diagnosis and management of HELLP syndrome. *Clin Obstet Gynecol* 2005; **48**: 460–77.
46. Sibai BM. Diagnosis, controversies, and management of the syndrome of hemolysis, elevated liver enzymes, and low platelet count. *Obstet Gynecol* 2004; **103**: 981–91.
47. Saphier CJ, Repke JT. Hemolysis, elevated liver enzymes, and low platelets (HELLP) syndrome: a review of diagnosis and management. *Semin Perinatol* 1998; **22**: 118–33.
48. Visser W, Wallenburg HC. Temporising management of severe pre-eclampsia with and without the HELLP syndrome. *Br J Obstet Gynaecol* 1995; **102**: 111–17.
49. Martin JN Jr, Files JC, Blake PG *et al.* Postpartum plasma exchange for atypical preeclampsia-eclampsia as HELLP (hemolysis, elevated liver enzymes, and low platelets) syndrome. *Am J Obstet Gynecol* 1995; **172**: 1107–25.
50. Jouppila P, Jouppila R, Hollmén A *et al.* Lumbar epidural analgesia to improve intervillous blood flow during labor in severe preeclampsia. *Obstet Gynecol* 1982; **59**: 158–61.

第 56 章

ICU 内一般性产科急症

Tony Gin 和 Warwick D Ngan Kee

重症监护室（intensive care unit，ICU）常需收治合并内外科急症的产科患者，并为特殊的产科并发症患者提供支持性治疗。收治的模式在产科护理标准不同的国家变化较大，但高血压性疾病和出血这类并发症在病例中占较大比例[1]，呼吸衰竭和败血症也较常见[2]。在大多数ICU，产科患者的比例还是较低的，这可能造成管理和重症监护医务人员与产科医师协作方面缺乏经验。英国最近一份《对孕产妇死亡的机密调查》报告中提到，死亡患者中有 1/3 涉及重症监护[3]。在病房发现的主要问题是：

- 未能判别疾病的严重程度
- 转诊 ICU 治疗的时间较晚
- 在等待收住 ICU 时对患者的管理不当

因为产妇通常年轻且身体健康，故预后较好。似乎评分系统在评估产科问题时会高估病死率，但在其他医学时通常合理[1]。造成这种情况的部分原因是正常的妊娠生理学参数常被评为异常。

病理生理学

在治疗产科患者时需要重视的两点是：

1. 在妊娠期间，生理参数的正常值范围发生改变[4]（表 56.1）。这可能改变疾病的外在表现、用于指导治疗的生理参数正常值以及对治疗反应的评估。大部分生理改变在分娩数天后恢复正常。
2. 母亲和胎儿均可受到疾病及治疗的影响。

气道和通气

下列几个因素可使妊娠期间的气管插管变得复杂：

- 妊娠时解剖学的改变造成潜在的困难气道
- 组织水肿
- 胃排空延迟
- 氧耗量增加

重症护理人员必须熟悉困难气道的判断方法以及喉罩的使用[36-37]。在选定的病例中，避免气管插管而使用无创通气可能是较好的选择。

造成呼吸衰竭的原因有一些会因为妊娠而有所变化（如胃内容物误吸、病毒性肺炎），而还有一些则是妊娠独有的，例如羊水栓塞（amniotic fluid embolism，AFE）、先兆子痫[5]。妊娠患者因为血容量增加以及胶体渗透压降低而对肺水肿更加敏感。妊娠患者接受机械通气治疗可能存在更大的问题[6]。妊娠期间的呼吸性碱中毒是正常的，在调节呼吸支持水平时必须考虑到胎儿气体交换。虽然解剖结构和肺顺应性的改变并不代表通气机制有困难，但是在治疗成人呼吸窘迫综合征（adult respiratory distress syndrome，ARDS）时所采用的策略如容许性高碳酸血症可能更加难以实现[5,7]（见下文）。

循环

改变的体征

心动过速、低血压、心输出量增加和四肢

表 56.1 妊娠晚期生理参数的变化

动脉收缩压	–5 mmHg
平均动脉压	–5 mmHg
动脉舒张压	–10 mmHg
中心静脉压	无变化
肺毛细血管楔压	无变化
心率	+15%
每搏输出量	+30%
心输出量	+45%
全身血管阻力	–15%
肺血管阻力	–30%
潮气量	+40%
呼吸频率	+10%
每分钟量	+50%
氧耗量	+20%
pH	无变化
PaO_2	+10 mmHg
$PaCO_2$	–10 mmHg
HCO_3^-	–4 mmol/L
总血容量	+40%
红细胞压积	–0.06
血浆白蛋白	–5 g/L
胶体渗透压	–3 mmHg

温暖在妊娠晚期是正常的，但是这些变化可以掩盖败血症和低血容量的早期体征。在孕 20 周后，妊娠子宫压迫下腔静脉可降低子宫灌注和静脉回心血量。完全左侧卧位可以很好地解决这个问题，但是左侧斜位或人工子宫移位可能更加切实可行。

血流动力学支持通常应在良好水化后开始，并且评估时应考虑到妊娠期间循环参数的改变。重度先兆子痫、肺水肿和心脏疾病患者使用无创心输出量监测是不准确的，应用肺动脉导管进行有创监测可能会有所裨益[8]。虽然子宫血管床被最大限度地扩张，但仍可对引起血管收缩的刺激发生反应，例如循环儿茶酚胺类物质。麻黄碱是产科常用的血管收缩剂，因为该药被认为在维持子宫血流方面优于纯粹的α- 激动剂，但是，α- 激动剂，如去氧肾上腺素，则更加有效，并且在剖宫产手术中治疗低血压不引起胎儿酸中毒[9]。没有证据表明特定的影响肌收缩力的药有任何优势。

凝血

妊娠时血栓栓塞的风险增加 5 倍，应进行常规预防，代表性的用物是普通肝素或低分子肝 素（low-molecular-weight heparin，LMWH）以及弹力袜。

母婴

对母亲安全的关注通常高于胎儿，特别是当胎儿的存活依赖于母亲的治疗时。然而，胎儿是否存活也造成了伦理学困境。在重症患者，由于存在以下方面的问题，使得对胎儿的监测变得重要：

- 早产
- 药物通过胎盘
- 维持胎盘灌注和氧合

有关胎心描记、超声检查和分娩时间的问题应尽可能快地寻求产科意见。胎儿的营养支持也很重要，应尽快开始足量的母乳喂养。另外会阴和乳房的护理也不应忽视。

心肺复苏[10]

妊娠期间发生心搏骤停较为罕见，估计每 30 000 例分娩中发生一例。

在妊娠晚期发生心搏骤停必须考虑到胎儿的存活能力，并意识到心搏骤停的病因可能是由于特定的产科并发症，例如 AFE 或硫酸镁和局麻药的药物中毒。一旦心搏骤停警报激活，应通知产科医生，如有需要，则应准备好围死亡期剖宫产分娩（见下文）。

正常情况下，体外心脏按压仅能达到平时心输出量的 30%，如果存在腔静脉受压情况，这个数值会进一步降低。因此在孕 20 周后，进行基础生命支持（basic life support，BLS）时解除主腔静脉压迫变得更加必要。左侧斜位会降低闭合胸外按压的功效，但采用 27° 角的楔形架可以显著缓解腔静脉梗阻，且胸外按压的效率能达到最大值的 80%[11]。在 BLS 期间，可以通过放置楔形架进行人工子宫移位或将妊娠患者后背放置在救援者大腿上的方式将腔静脉压迫减到最小，同时胸外按压应采用略高的手位（略高于胸骨中心）。早期进行气管插管且采用环状软骨加压有利于通气并降低发生胃液误吸的风险。在高级生命支持（advanced life support，ALS）期间按照常规方案给予药物和除颤。因为体位和乳房增大的原因，在心尖部放置电极板可能比较困难，因而最好使用粘贴式除颤电极。

在除颤前应去除胎儿或子宫监测。

高孕龄病例报告表明发生心搏骤停后母体和胎儿的存活可能依赖于快速的剖宫产分娩以解除主腔静脉压迫。欧洲复苏委员会指南和国际复苏联络委员会（International Liaison Committee on Resuscitation，ILCOR）的顾问声明建议，如果对 ALS 没有即刻的反应，应考虑围死亡期剖宫产分娩。因为手术需要在心搏骤停的 4 分钟内开始，因此必须迅速做出施行手术的决定，目的是在心搏骤停 5 分钟内娩出婴儿。如果胎儿小于 20 周则无需手术分娩，因为此时主腔静脉压迫尚未形成。

目前在脑死亡后给予机体生命支持允许胎儿发育成熟已有些经验[10]。

创伤

约有 6% ~ 7% 的孕妇发生创伤，但是需要住院治疗的仅占所有孕妇的 0.3% ~ 0.4%。创伤是引起产妇死亡的首要非产科原因，幸存者有较高的流产发生率[14]。大多数产妇死亡是由头部损伤和失血性休克所致，而胎盘早期剥离和产妇死亡是造成胎儿死亡的最常见的原因[15]。大多数创伤是由于机动车事故造成的，其他常见原因还包括自杀（通常发生在产后）、跌倒和遇袭。

初始复苏应遵循常规方案，注意气道、呼吸和循环[16]。应给予 100% 纯氧，气管插时压迫环状软骨。妊娠期间的血容量是增加的，总血容量丢失超过 35% 或以上时，才会出现比较明显的低血压。但子宫血流缺乏自动调节机制，在母体血流动力学状态正常时也可能降低，因此轻度的液体过饱和可能比液体不足要好，但使用晶体液或非血液制品的胶体液进行过度复苏可能增加严重出血患者的死亡率。

处理低血压始终要注意保持体位或进行人工子宫移位以避免主腔静脉受压。对于轻中度低血压可以选择麻黄碱，但如果有必要则应使用更强效的血管收缩剂。已有腹部钝器伤后发生 AFE 的报道。

对创伤进行评估时应注意到骨盆骨折对子宫损伤和腹膜后出血的重要意义。

- 超声是首选的检查手段。
- 如果进行诊断性腹腔灌洗，应通过胃底（有疑问）上方的开放性外科切口进行。
- 胸部引流放置位置应比正常略高，位于第三或第四肋间隙。
- 注意排除腹部内容物是否从破裂的膈肌疝出。

如果有指征，还是应该进行必要的放射学检查，射线不太可能对胎儿造成伤害，除非是妊娠前三个月暴露在超过 50 ~ 100 mGy 的放射剂量下。胸部 X- 线照射到肺的射线量不足 5 mGy，有保护的腹部接受的放射剂量极低。腹部检查时胎儿能够承受从平片的 1mGy 到带透视的腹盆计算机断层摄影（computed tomography，CT）的 20 ~ 50 mGy[17] 放射剂量。

胎心监护是必要的，但在实践工作以及推荐的监测间期中具有较大的差异。除非进行连续 6 小时甚至 24 小时规律监测，否则早产和胎盘早期剥离可能无法诊断[18]。对所有 Rh D 阴性的孕妇在创伤后 72 小时均应考虑应用 Rh 免疫球蛋白 300 g。Kleihauer-Betke 试验可用于检测进入母体循环的胎儿血，并对经胎盘的出血量做出评估。

烧伤

妊娠期间的严重烧伤在发展中国家更常见。虽然孕妇通常都是年轻健康的，但是妊娠本身已是高代谢状态，另外许多并发症均可给胎儿带来极大的风险[19]。

- 重度烧伤和败血症可使前列腺素水平升高，从而导致早产。
- 烧伤进行补液时必须牢记正常的妊娠状态下循环血量是升高的。
- 缺氧和一氧化碳造成的吸入性损伤对胎儿特别有害。
- 感染是许多产妇和胎儿死亡的原因，但是预防性应用抗生素仍有争议。

较高孕龄的患者可能无法保持仰卧位。早期即有必要对胎儿进行营养支持。应避免局部使用碘伏溶液，因为碘可被吸收并影响胎儿甲状腺功能。大面积烧伤时，应考虑到早产的问题。

严重产科出血

严重出血在世界范围内是最重要的产妇死亡原因。围生期出血占产妇死亡的15%，如果包括异位妊娠，则出血造成产妇死亡的比例可达到25%。大量出血的治疗需要足够的静脉通路以及迅速用加温液体、血液和凝血因子补充循环血容量。充分的准备还应包括自体血回输技术、放置导管后行血管造影以防止栓子形成，不幸的是，许多情况都是因为低估了失血量而延误了容量补充致患者死亡。相反的，在需要输血时采用晶体液或非血液性胶体液进行过度复苏可能增加严重出血病例的病死率。

产前出血绝大多数均由前置胎盘或胎盘早剥造成，最终治疗方法都是分娩。前置胎盘者，胎盘的植入位置位于先露部之前，典型表现是中后期妊娠的无痛性出血。胎盘早剥相对常见（每200例妊娠中可见1例），但是严重出血相对罕见。在胎盘早剥中，正常植入的胎盘从子宫壁剥离。胎盘早剥发生率较低（0.5% ~ 2%）但围生期病死率可高达50%。子宫里可以胎盘后血凝块的形式隐藏数升血液。许多原因可以造成分娩后继续出血，这些原因包括：

- 宫缩乏力
- 子宫颈或阴道撕裂伤
- 弥散性血管内凝血
- 侵入性胎盘

产后出血通常是因为宫缩乏力或侵入性胎盘造成的。在紧急情况下，可以用拳头压在腹部脐的上方，将主动脉压迫到脊柱上。控制出血可为复苏和更有决定意义的手术治疗赢得时间。

宫缩乏力初始治疗使用双手按压、子宫按摩和静脉内给予催产素：推注5U或输注20U。也可采用口服米索前列醇（0.6 ~ 1.0 mg），持续性乏力可肌内或子宫肌内给予甲基麦角新碱（0.2 mg）或15-甲基-前列腺素 $F_{2\alpha}$（0.25 mg）。也有人使用重组因子Ⅶa，但是这种治疗方法的现状尚不明确[38-39]。如果持续出血，使用纱垫或球囊进行压塞的技术可能会有所帮助。否则，可能需要外科治疗，如血管造影动脉栓塞、外科结扎子宫、卵巢或髂内动脉以及子宫切除术[20]。

在大量出血和输血时，给予凝血因子前无需等待凝血分析结果。10% ~ 30%的患者仍会发生弥散性血管内凝血，部分原因是在剥离期间组织因子的释放。成分输血前应留取血标本并检测纤维蛋白原和纤维蛋白降解产物，在适当时候给予冷沉淀物。

败血症和感染性休克[21,22]

尽管败血症在重症监护中相当常见，但是孕妇的败血症和感染性休克相对少见，预后也通常好于一般人群。感染最常见的来源是绒毛膜羊膜炎、产后子宫内膜炎、尿道感染、肾盂肾炎和感染性流产。妊娠的生理变化可能影响感染性休克的进程和表现。动物研究表明，妊娠时对内毒素的敏感性增加，代谢性酸中毒和心血管系统衰竭出现得更早。

虽然血流动力学参数的正常范围可能不尽相同，但感染性休克的治疗应遵循标准指南，清除感染灶。革兰阴性菌是常见的病原体，但链球菌和拟杆菌属也可以引起感染。抗菌治疗取决于医院的流行情况和敏感试验，但应尽早给予经验性广谱抗生素治疗。经典的联合用药方案是氨苄西林、庆大霉素和克林霉素联用，或亚胺培南、西司他丁和万古霉素联用。妊娠患者不应使用四环素类和喹诺酮类抗生素。

胰岛素治疗、糖皮质激素和活化蛋白 C 等较新的治疗方法尚未在妊娠患者中进行适当的评价[2]。

静脉血栓栓塞[23]

肺血栓栓塞是常见的产妇死亡原因，约占产妇病死率的 15% ~ 25%。由于以下原因，妊娠期间血栓栓塞发生率升高 5 倍：

- 静脉淤滞
- 高凝状态
- 分娩造成的血管损伤

具有获得性或遗传性血栓形成倾向的患者的风险更高。

准确诊断静脉血栓栓塞非常关键，因其需要接受长期治疗。出现呼吸困难、腿痛或胸痛等症状需要作出准确的诊断，特别是在产后即刻发生的症状。虽然静脉造影术是诊断深静脉血栓形成的金标准，但是由于其存在放射暴露且属于侵入性操作，因而常将双功能多普勒超声检查作为首选方法。D- 二聚体检测也可有助于诊断，但是其阳性结果必须从临床的角度去解读，因为在正常情况下 D- 二聚体在妊娠期间可以升高。如果有指征，则不应回避施行静脉造影、肺灌注扫描、肺动脉造影和螺旋 CT 扫描[2]。

有多篇综述总结了妊娠期间的抗凝治疗指南[24-25]。虽然 LMWH 已经逐渐替代普通肝素用于妊娠期间深静脉血栓形成和肺栓塞的预防和治疗，但是没有足够的证据将其明确作为妊娠期间的推荐用药。疑诊或已证实深静脉血栓形成或存在肺内栓子的患者全面抗凝治疗应贯穿整个妊娠期间。在分娩前不应使用华法林，因此肝素应持续给予直到分娩开始前，产后患者应继续使用至少 6 ~ 12 周。

对于威胁生命的大块肺栓塞，必须考虑手术治疗或溶栓治疗。因为母体和胎儿有发生出血性并发症的风险，妊娠期间的溶栓治疗被认为是相对禁忌证。目前尚无可得的对照试验研究，数据仅来源于病例报告。近期一份综述发现采用溶栓疗法产妇的病死率较低（1%），且胎儿病死率为 6%，早产发生率为 6%[26]。接受溶栓治疗的妊娠患者胎儿的危险似乎低于手术干预者，产妇的风险也低于接受手术、溶栓或经静脉滤器治疗的非妊娠患者。虽然肝素仍然是治疗的首选用药，但是除了在产后即刻，溶栓似乎是更可行的选择。

羊水栓塞（AFE）

AFE 在很大程度上仍然是不可预知的并且无法预防的疾病，其病理生理学表现也不确定[27-28]。大部分关于 AFE 的信息来自于病例报告，产妇病死率的回顾和报告来自于国家 AFE 登记中心，例如美国[29]和英国[30]。AFE 的发生率在 1/8000 ~ 1/80000，但是必然存在一些病例由于羊水量极小没有出现症状而未被检出或怀疑。AFE 在产妇死亡的原因中占 5% ~ 10%，疑诊或确诊 AFE 的患者中有 25% ~ 50% 在发病后 1 小时内死亡。有症状的患者中的总病死率高达 86%，围生期和新生儿死亡率高达 40%，而幸存的新生儿可伴有严重的神经问题。但最近的病死率报告为 26% ~ 37%，这个数字比较令人鼓舞，这可能归功于早期疑诊 AFE 并给予重症监护支持。

AFE 被认为与强力分娩和使用催产素有关，但是也可以发生在任何产妇身上。引起 AFE 综合征的确切病因学因素尚不明确[31]。考虑羊水是通过宫颈或子宫的撕裂伤、胎盘分离或胎盘早剥部位的子宫静脉进入母体循环的。正常的羊水含有前列腺素、白三烯、内皮缩血管肽和胎儿碎片，可引起补体激活、肺血管收缩和肺毛细血管的物理性阻断，从而造成损伤并引起更进一步的介质释放。相对于其他栓塞性疾病，AFE 的这些机制与过敏反应和感染性休克具有更多的共同点。

AFE 的初次诊断建立在临床背景上，通常是一项排除诊断。典型的患者可表现为分娩时出现重度呼吸困难、发绀、突发心源性晕厥、昏迷或癫痫，但是 AFE 也可在妊娠早期、分娩期间或产褥早期发生。有些患者可表现为出血，大多数患者最终发展为凝血病。

动物研究表明，AFE 可引起双相性血流动力学反应。早期阶段持续可能不超过半小时，其特征是重度缺氧和由于血管收缩或血管受损造成的肺动脉高压引起的右心衰竭。从这个第一相存活下来的患者出现左心室功能衰竭而右心室功能恢复。左心室衰竭可能是发病初期缺氧或介质的抑制作用造成的。大多数患者发生弥散性血管内凝血，但其发生机制未明。可能是由因子 X 的特异性激活剂、组织因子或羊水中的其他物质如滋养母细胞引起的。传统意义上讲，通过在尸检或肺动脉导管取得的肺循环血液标本中检出鳞状细胞和胎儿代谢碎片能够证实 AFE，但是鳞状细胞是一种污染物，可以见于其他产妇，甚至在非妊娠患者中均可见到。

目前尚没有特异性治疗。即刻的心肺复苏以及 100% 纯氧是必不可少的。中心静脉压的数值可能会造成误导，在 5 名通过强有力的治疗左心室衰竭的患者而 100% 存活的系列病例报告中提倡早期肺动脉置管[32]。必须迅速进行鉴别诊断，因为紧急通过剖宫产娩出胎儿可改善复苏效果并防止进一步的 AFE。从最初的几个小时存活下来的患者会因肺损伤而需要继续支持性治疗。若有必要应给予成分血以治疗凝血病。冷沉淀物有时能显著改善患者的氧合功能，重组因子Ⅶ a 的应用也见于报道。AFE 幸存者可恢复正常的心肺功能，但是可能会有神经系统后遗症。

急性呼吸衰竭

哮喘是妊娠期间最常见的呼吸系统并发症，但主要应关注的是药物治疗对胎儿的可能毒性。然而，没有证据表明全身应用皮质类固醇或短期使用 β- 激动剂会给胎儿带来不良后果[6]。

妊娠患者心输出量和血容量增加而血浆渗透压降低，因此发生肺水肿（1：1000 例妊娠）的概率更大。治疗原则相对直接，即判定水肿的原因并改善氧和，但是有时区分静水压增高性水肿和渗透性水肿可能比较困难[2,7]。

妊娠合并急性呼吸窘迫综合征的发生率估计为每 100 000 例妊娠者 16 ～ 70 例，病死率为 23% ～ 50%。一些用于此症的推荐治疗策略可能尚有疑问。小潮气量难以满足妊娠期间增加的通气需求，因此可能有必要给予更大潮气量通气并维持肺泡平台压达到 35 cmH_2O（3.4 kPa）。CO_2 仅需要 10 mmHg（1.33 kPa）的压力梯度跨胎盘转运，容许性高碳酸血症可能引起胎儿呼吸性酸中毒，降低胎儿血红蛋白与氧结合的能力，因此 $PaCO_2$ 应保持低于 45 mmHg（6.0 kPa），而 PaO_2 应高于 70 mmHg（9.3 kPa）[5]。如果传统通气失败，其他策略的有效性也尚属未知，没有关于俯卧位的数据，吸入一氧化氮治疗也仅有少数病例报告。

与其他产科相关的问题不同，娩出胎儿似乎不能显著改善产妇的呼吸衰竭。

酸性物质误吸（MENDELSON 综合征）

产科患者由于胃排空延迟、胃酸酸度和分泌量增加以及腹腔内压力升高而增加了酸性物质误吸的风险。酸性物质的误吸可引起急性肺损伤，严重程度与误吸量、成分和酸度有关。

最初的表现为低氧血症和支气管痉挛。数小时后可进展为化学性肺炎和因通透性升高造成肺水肿。

治疗包括常规呼吸支持。可能需要使用硬式支气管镜去除较大的食物颗粒。支气管肺泡灌洗和皮质类固醇治疗没有任何帮助，并且抗生素应仅在证实感染存在时给予。

宫缩剂治疗和肺水肿 [33]

在使用 β- 肾上腺素能受体激动剂进行子宫收缩治疗时，肺水肿是一种不常见（每 400 例妊娠出现 1 例）但是很严重的并发症。发生肺水肿的潜在机制尚不清楚，可能与液体负荷过量和 β- 肾上腺素能受体激动剂的心血管作用造成的肺毛细血管静水压升高有关。即刻治疗为停用 β- 肾上腺素能受体激动剂并给氧，如有必要则给予进一步监测、利尿剂和呼吸支持。这个问题在使用硝苯地平和阿托西班等其他子宫收缩剂治疗时已不存在。

可卡因毒性 [34]

妊娠期间的可卡因滥用在美国已经变成了严重问题，超过 3 千万人、90% 的育龄女性受到影响。可卡因具有局部麻醉和拟交感作用，可以引起：

- 高血压、心律失常、心肌缺血和梗死
- 心动过速和心输出量升高，但是子宫血流减低
- 增加子宫收缩力

患者一般表现为胸痛、心血管并发症或胎盘早期剥离和胎儿窘迫。急性毒性也可以因发生脑出血或意识不清而呈现出类先兆子痫样表现。

对于高血压的治疗，药物的选择颇有争议。虽然产科常用肼屈嗪，但是拉贝洛尔的应用也很广泛。然而，对应用 β- 阻滞剂后放大 α- 肾上腺素能受体激动效果的关注也波及拉贝洛尔，只是程度有所减轻，也有人提倡使用钙通道拮抗剂和硝酸甘油。推荐将硝酸甘油和苯二氮䓬类药物用于可卡因相关性心肌缺血和心肌梗死。

卵巢过度刺激综合征 [35]

卵巢过度刺激综合征（ovarian hyperstimulation syndrome，OHSS）是一种不可预知的严重卵巢刺激并发症，尚不能完全解释。该综合征主要与以下因素有关：

- 在辅助生殖技术中用于诱导排卵的外源性人绒毛膜促性腺激素（human chorionic gonadotrophin，hCG）
- 毛细血管通透性增加，进展造成低血容量，导致血液浓缩、水肿和腹部及盆腔的液体累积

OHSS 的病理生理学机制尚不完全明确。可能是由血管内皮生长因子介导，但可能还有许多相互影响的细胞因子和内分泌因子参与其中。

OHSS 在一个刺激周期之后的数天至一周内最严重，但是早期症状和体征常可见于刺激期。生育诊所有自己的方案试图将 OHSS 的发生率减到最低，并且在其发病早期检出。一般来说，症状可在 2 周后自愈，hCG 在末次给药后也会呈现出与症状相平行的降低。然而，成功的妊娠植入会增加内源性 hCG，可能在短期内加重 OHSS。虽然在大部分患者均可发现亚临床 OHSS，但是只有一小部分需要收住病房进行谨慎的液体治疗，给予盐水或白蛋白以恢复循环血容量，应用肝素防止血栓形成，必要时通过超声引导穿刺治疗腹水。重度 OHSS 可引起肾衰竭、呼吸衰竭或血栓栓塞，这时就需要支持性重症监护治疗。有创监测对于液体管理来说是必需的。

（刘鸿宇　王书鹏 译　李　刚 校）

参考文献

1. Zeeman GG. Obstetric critical care; a blueprint for improved outcomes. *Crit Care Med* 2006; **34** (Suppl.): S208–214.
2. Martin SR, Foley MR. Intensive care in obstetrics: an evidence-based review. *Am J Obstet Gynecol* 2006; **195**: 673–89.
3. Clutton-Brock T. Maternal deaths from anaesthesia. An extract from Why Mothers Die 2000-2002, the Confidential Enquiries into Maternal Deaths in the United Kingdom. Chapter 17: Trends in intensive care. *Br J Anaesth* 2005; **94**: 424–9. [Full report avail-

able at http://www.cemach.org.uk/.].
4. Chamberlain G, Broughton-Pipkin F. *Clinical Physiology in Obstetrics*, 3rd edn. Oxford: Blackwell Science; 1998.
5. Cole DE, Taylor TL, McCullough DM *et al.* Acute respiratory distress syndrome in pregnancy *Crit Care Med* 2005; **33** (Suppl.): S269–78.
6. Campbell LA, Klocke RA. Implications for the pregnant patient. *Am J Respir Crit Care Med* 2001; **163**: 1051–4.
7. Bandi VD, Munnur U, Matthay MA. Acute lung injury and acute respiratory distress syndrome in pregnancy. *Crit Care Clin* 2004; **20**: 577–607.
8. Fujitani S, Baldisseri MR. Hemodynamic assessment in a pregnant and peripartum patient. *Crit Care Med* 2005; **33** (Suppl.): S354–61.
9. Macarthur A, Riley ET. Obstetric anesthesia controversies: vasopressor choice for postspinal hypotension during cesarean delivery. *Int Anesthesiol Clin* 2007; **45**: 115–32.
10. Mallampalli A, Guy E. Cardiac arrest in pregnancy and somatic support after brain death. *Crit Care Med* 2005; **33** (Suppl.): S325–31.
11. Rees GAD, Willis BA. Resuscitation in late pregnancy. *Anaesthesia* 1988; **43**: 347–9.
12. Soar J, Deakin CD, Nolan JP *et al.* European Resuscitation Council Guidelines for Resuscitation 2005. Section 7. Cardiac arrest in special circumstances. *Resuscitation* 2005; **67** (Suppl. 1): S135–70.
13. Kloeck W, Cummins RO, Chamberlain D *et al.* Special resuscitation situations. An advisory statement from the International Liaison Committee on Resuscitation. *Circulation* 1997; **95**: 2196–210.
14. Mattox KL, Goetzl L. Trauma in pregnancy. *Crit Care Med* 2005; **33** (Suppl.): S385–9.
15. Rogers FB, Rozycki GS, Osler TM *et al.* A multi-institutional study of factors associated with fetal death in injured pregnant patients. *Arch Surg* 1999; **134**: 1274–7.
16. Tsuei BJ. Assessment of the pregnant trauma patient. *Injury* 2006; **37**: 367–73.
17. Goldman SM, Wagner LK. Radiological management of abdominal trauma in pregnancy. *Am J Radiol* 1996; **166**: 763–7.
18. Curet MJ, Schermer CR, Demarest GB *et al.* Predictors of outcome in trauma during pregnancy: identification of patients who can be monitored for less than 6 hours. *J Trauma* 2000; **49**: 18–25.
19. Polko LE, McMahon MJ. Burns in pregnancy. *Obstet Gynecol Surv* 1998; **53**: 50–6.
20. American College of Obstetricians and Gynecologists. ACOG Practice Bulletin: Clinical management guidelines for obstetrician-gynecologists number 76, October 2006. Postpartum hemorrhage. *Obstet Gynecol* 2006; **108**: 1039–47.
21. Sheffield JS. Sepsis and septic shock in pregnancy. *Crit Care Clin* 2004; **20**: 651–60.
22. Fernández-Pérez ER, Salman S, Pendem S *et al.* Sepsis during pregnancy. *Crit Care Med* 2005; **33** (Suppl.): S286–93.
23. Stone SE, Morris TA. Pulmonary embolism during and after pregnancy: maternal and fetal issues. *Crit Care Med* 2005; **33** (Suppl.): S294–300.
24. Krivak TC, Zorn KK. Venous thromboembolism in obstetrics and gynecology. *Obstet Gynecol* 2007; **109**: 761–77.
25. Andres RL, Miles A. Venous thromboembolism and pregnancy. *Obstet Gynecol Clin North Am* 2001; **28**: 613–30.
26. Ahearn GS, Hadjiliadas D, Govert JA *et al.* Massive pulmonary embolism during pregnancy successfully treated with recombinant tissue plasminogen activator: a case report and review of treatment options. *Arch Intern Med* 2002; **162**: 1221–7.
27. O'Shea A, Eappen S. Amniotic fluid embolism. *Int Anaesthesiol Clin* 2007; **45**: 17–28.
28. Davies S. Amniotic fluid embolus: a review of the literature. *Can J Anaesth* 2001; **48**: 88–98.
29. Clark SL, Hankins GDV, Dudley DA *et al.* Amniotic fluid embolism: analysis of the national registry. *Am J Obstet Gynecol* 1995; **172**: 1158–69.
30. Tuffnell DJ. United Kingdom amniotic fluid embolism register. *Br J Obstet Gynaecol* 2005; **112**: 1625–9.
31. Moore J, Baldisseri MR. Amniotic fluid embolism. *Crit Care Med* 2005; **33** (Suppl.): S279–85.
32. Clark SL, Cotton DB, Gonik B *et al.* Central hemodynamic alterations in amniotic fluid embolism. *Am J Obstet Gynecol* 1988; **158**: 1124–6.
33. Lamont RF. The pathophysiology of pulmonary oedema with the use of beta-agonists. *Br J Obstet Gynaecol* 2000; **107**: 439–44.
34. Kuczkowski KM. Peripartum care of the cocaine-abusing parturient: are we ready? *Acta Obstet Gynecol Scand* 2005: **84**: 108–16.
35. Avecillas JF, Falcone T, Arroliga AC. Ovarian hyperstimulation syndrome. *Crit Care Clin* 2004; **20**: 679–95.
36. Vasdev GM, Harrison BA, Keegan MT, Burkle CM. Management of the difficult and failed airway in obstetric anesthesia. *J Anesth* 2008; **22**: 38–48.
37. Kuczkowski KM, Reisner LS, Benumof JL. Airway problems and new solutions for the obstetric patient. *J Clin Anesth* 2003; **15**: 552–63.
38. Welsh A, McLintock C, Gatt S *et al.* Guidelines for the use of recombinant activated factor VII in massive obstetric haemorrhage. *Aust NZ J Obstet Gynaecol* 2008; **48**: 12–6.
39. Platt F, Van de Velde M. Recombinant factor VIIa should be used in massive obstertric haemorrhage. *Int J Obstet Anesth* 2007; **16**: 354–9. (Report on debate: Platt F, Proposer, pp 354–7 and Van de Velde M, Opposer, pp 357–9).

第 57 章

妊娠期间的严重既患疾病

Steve M Yentis

关于可在妊娠期间引起严重病情的既患疾病范围的两个主要信息来源是国家性或地区性登记 / 数据库以及收住高依赖性单位、重症监护病房或产科病房的病例系列。关于病死率的信息来自于产妇死亡登记，例如英国的母婴健康保密调查机构［Confidential Enquiries into Maternal and Child Health，CEMACH；产妇死亡秘密调查报告（Reports of Confidential Enquiries into Maternal Deaths）的前身］，或单独的病例系列。综合考虑，造成收住重症监护病房（ICU）和（或）死亡的最严重的预患疾病为心脏疾病、呼吸疾病、神经疾病、精神疾病（包括药物成瘾）以及血液病、结缔组织病和代谢病。

随着儿童期和早期成年期医学护理的日益成功，患有严重疾病而能够成功存活到育龄期的女性数量日益增多。其中部分女性希望能够正常生活，包括对生孩子的渴望，这就造成了对产科、麻醉科和 ICU 的要求日益增加，同时也增加了对女性生理储备的要求。

由于对自身和胎儿的风险都可能很严重，患有严重疾病的女性在妊娠前应给予适当的忠告，这一点很重要。理想的早期的忠告应包括应用麻醉剂的问题。

心脏疾病

在英国，死于心脏疾病的产妇比死于先兆子痫合并出血的产妇多[1]。在过去的 20 ~ 40 年里，由于现代心脏外科技术在生命早期的应用，使得以前具有致命性疾病的女性婴儿可以生长到成熟期，因而出现了从获得性心脏病（主要为风湿性心脏病）向先天性心脏病的偏移。最近，由于肥胖、母亲年龄和吸烟情况的增加，缺血性心脏病发生率升高。即使采用了现代的医学治疗手段，病死率仍然在从没有并发症的 1% 到罹患 Eisenmenger 综合征患者的超过 40% 之间[2]。

生理学和病理生理学

妊娠的生理变化在第 56 章讨论。主要与心脏疾病有关的改变是：

- 易患主动脉腔静脉压迫
- 全身血管阻力下降
- 孕龄 20 周时血容量和心输出量增加了 40% ~ 50%，在分娩期间心输出量还可进一步增加（达 50%）

在心功能已经受损的患者中，例如心肌病或瓣膜狭窄者，无法应对这些挑战则会导致心功能衰竭。如果存在右向左分流，全身血管阻力降低促使血液绕过肺；再加上胎儿需求增加和母体肺储备降低，可导致低氧血症严重恶化。

产前和围生期的一般治疗

产前治疗主要包括对降低心肌工作负荷的定期评估和降低其工作负荷的相应措施，例如，减少活动和治疗心律失常 / 心力衰竭。

心电图、胸部 X 线、超声心动图是最有

用的检查。跨狭窄瓣膜的血流梯度预计会在妊娠期间随心输出量的增加而升高，超声心动图测量瓣膜面积为评估这些病例的严重程度提供了更加一致并且有用的测量手段。脉搏血氧测定法是一种简单、无创的监测右向左分流程度的方法，并且在妊娠期间易于重复使用。

应提前准备好产科和麻醉科方案，应将预产期告知重症监护人员。由于心脏病患者风险更高，因而应考虑抗血栓栓塞的预防，甚至不延长卧床休息的时间。虽然肝素和华法林也用于人工瓣膜的患者，但是低分子肝素现在已经成为了预防的标准用药，其选择主要还是在以下两者中权衡：是使用对胎儿的安全性更好但使母体有更高的血栓形成风险的肝素，还是使用抗凝更有效但引起胎儿并发症的风险更大的华法林[3]。妊娠期间对肝素的需求增加，因此通常需要高于正常的剂量。

围生期治疗的原则在过去的几年里已经倾向于经阴道分娩，除非医师发现有剖宫产的产科适应证。过去曾理所当然地提倡行选择性剖宫产，传统的手术需在全身麻醉下完成，但是现在通常认为手术的应激和并发症超过了控制良好的经阴道分娩。已经发现使用局部麻醉剂的稀溶液（如 0.1% 布比卡因或更低浓度）和阿片样物质如芬太尼进行低剂量硬膜外麻醉是有效的，且能保证心脏的稳定[4]。使用相似的低浓度进行的腰脊柱硬膜外联合阻滞麻醉也是适宜的，也有人记述了持续性脊髓麻醉。对于明显的不能耐受运动的患者，通常推荐进行低位钳或吸引分娩以限制产妇的推挤动作并减少第二产程的时间。如果需要行剖宫产术，局部和全身麻醉均有人倡导[5-6]，但是只要进行了应有的监护，二者均可。

患者储备功能受限时，对出血、肺水肿、心律失常和肺动脉阻力突然升高或全身血管阻力突然降低等围生期并发症的耐受较差。

缩宫素类似物（催产素）具有显著的心血管效应[7-8]，虽然正常患者可以耐受，但在易感患者中可引起全身血管阻力灾难性地下降，并出现低血压、心动过速和分流加重。如果需要使用催产素，应稀释后非常缓慢地给药（如 5 U 输注 10 ~ 20 分钟）。完全停用缩宫素会造成患者对急性失血特别敏感的问题。心输出量固定且没有肺动脉高压的患者使用麦角新碱可能更好。在剖宫产中，用“固定”缝合机械压迫子宫可能有助于降低或避免对缩宫素的需要[9]。加重的低氧血症提示右向左分流的恶化，可通过使用血管收缩剂如去氧肾上腺素加以改善——通常不希望肾上腺素的变时效应和正性肌力作用发生在有心脏病的患者身上。

监测方法从简单的无创方法到外周动脉、中性静脉和肺动脉插管，取决于所患疾病的严重程度[10]。动脉插管一般比较直接，而中心静脉置管则变得困难，因为产妇体重和液体潴留均增加，无法平卧，更不用说头低位了。应考虑将肘窝作为置管的首选入路。必须谨慎地注意避免右向左分流患者动脉内进入气体，因为有发生全身性栓塞的危险。

血流动力学支持的原则一般与非妊娠患者相同，记住妊娠的女性如果液体过量，极易发生急性肺损伤。应牢记妊娠的生理变化，特别是心动过速和心输出量增加。主腔静脉压迫带来的危险经常被遗忘，这一点必须时刻牢记，同时还要记住将患者置于侧卧位或楔形仰卧位。如果妊娠女性患者在婴儿出生前需要进行重症监护，则可能在产妇需要血管加压剂和（或）强心剂和这些药物对子宫胎盘血流量的不良影响之间存在冲突。与之相似，试图使用皮质类固醇和特布他林或舒喘灵（沙丁胺醇）这类 β_2-肾上腺素能受体激动剂延长妊娠时间可对母体心血管造成不良影响（主要是肺水肿）。

常见围生期并发症总结于表 57.1。

产后并发症

产妇发生出血、心律失常和心力衰竭的风险在产后仍可持续存在。需要考虑的特定问题：

- 如果已经停用了催产素，产后出血就可能变成一个问题。
- 产后肺栓塞是一种特殊的风险，这种风险和抗凝治疗的获益必须针对每个病例加以

表 57.1　既患心脏疾病的患者的围生期的常见问题

- 心律失常
- 心力衰竭 / 肺水肿
- 肺栓塞
- 细菌性心内膜炎
- 对出血造成的影响的敏感性增加
- 因为医源性全身血管阻力降低造成心血管衰竭的风险增加，如局部麻醉、催产素静脉推注
- 心肌缺血（确定的损害）
- 气体栓塞的风险增加（确定的损害）

权衡。

- Eisenmenger 综合征患者常因肺出血、肺栓塞或两者并存而在产后第 10 天左右死亡[11]。
- 应使用适当的抗菌药物预防心内膜炎（通常使用阿莫西林和庆大霉素，或对青霉素过敏时可用万古霉素）。始终均应考虑到心内膜炎的威胁。
- 胸部感染易感性，其作用（和伤口或其他感染的作用）可能是破坏性的；因而要保持高度警觉，并在早期就需要进行积极的治疗。

呼吸系统疾病

妊娠期间最常见的并且最常造成死亡的呼吸系统疾病是肺炎、哮喘和囊性纤维化；而后两者是造成母亲收住 ICU 的最常见的预患呼吸疾病[1,12-14]。

哮喘非常常见，虽然母体和胎儿患病的风险较高，但是其本身极少引起严重的疾病[12]。

囊性纤维化相对罕见，但更有可能带来较差的预后[13-14]。研究表明，妊娠本身并不会增加轻度囊性纤维化女性患者的病死率，危险因素与非妊娠患者相同 [妊娠前的 1 秒用力呼气量（FEV_1）＜ 预计值的 50% ~ 60%；洋葱伯霍尔德杆菌定植，以及胰腺功能不全]。报道的总病死率在妊娠后 2 年内为 5%，5 年内为 10% ~ 20%，10 年内为 20% ~ 21%。心理支持是很重要的。决定要孩子但同时存在遗传囊性纤维化基因和母亲妊娠期的不良效应的风险，这给母亲及其伴侣以及他们的亲属带来巨大压力。

生理和病理生理

如果呼吸功能已经受损，妊娠的生理学效应给呼吸系统增加了额外的负担，可诱发呼吸衰竭：

- 功能残气量降低
- 膈肌夹板
- 耗氧量增加

在囊性纤维化患者中，一项额外的压力是营养需求的增加，而患者可能因吸收不良已经造成了营养不良。此外，慢性低氧血症可导致慢性肺血管收缩、肺源性心脏病和肺动脉高压。

一般治疗和并发症

产后的治疗包括规律性地评估，并根据需要调整医疗方案。患者可能服用多种药物，包括皮质类固醇。这种药物与哮喘特别有关，现在正形成一种对急性哮喘恶化而采用早期积极使用皮质类固醇的治疗倾向。虽然泼尼松龙约有 99% 通过胎盘代谢，但是大剂量应用与新生儿肾上腺抑制有关。

对有中度或重度功能受限的患者适用局部麻醉，以降低分娩时的需求。如果需行剖宫产，虽然尚缺乏产科证据，但局部麻醉被认为可以降低术后肺部并发症的发生风险。如果局部麻醉范围太大，需注意通气和咳嗽能力可能受损。

在囊性纤维化患者中，重症监护的原则一般与非妊娠患者相同。对罹患呼吸系统疾病患者的评估需要了解妊娠造成的生理变化，并需要考虑到血气等参数。二氧化碳动脉分压为 45 mmHg（6 kPa）表示妊娠患者相对于正常值的偏差比非妊娠患者更大。支持性治疗

的主要内容就是规律地物理治疗和抗生素治疗。重要的是了解患者之前是否有过罕见和（或）耐药菌定植，如洋葱伯克霍尔德杆菌。单独对母体构成的最大危害是在妊娠的中间/第三个妊娠三月期发生急性感染恶化引起初发的呼吸衰竭。感染必须早期积极地治疗。呼吸疲劳和呼吸衰竭采用无创通气技术获得了一定的成功。

严重疾病的急性加重期使用间歇正压通气带来的问题似乎与不同肺部区域顺应性之间较大的差异有关。这造成了 V./Q. 不匹配，使得生理无效腔增大。治疗的关键是控制和清除潜在的感染，但是要做到这一点非常困难。

虽然剖宫产后的疼痛可能限制了深吸气并促成了肺底肺不张（basal atelectasis），但分娩对母体氧合的获益效应通常是即刻显现的。疲劳也会成为一个问题。不能因为婴儿已经娩出就停止谨慎的呼吸支持。

神经系统疾病

癫痫作为引起产妇死亡的重要原因，通常与妊娠造成抗惊厥药的药效动力学和药动学改变而未能有效进行医学调控有关。在浴室里发生的惊厥特别危险。由于预患神经系统疾病在妊娠期间或妊娠结束后短期内可导致收住 ICU，虽然那些潜在影响呼吸功能的情况（如重症肌无力、多发性硬化和高位脊髓损伤）可能预计会引起特定的问题，但是没有某一种情况显得特别突出。

一般治疗

因为害怕加重病情或因病情恶化被问责，局部麻醉和全身麻醉仍然避免用于大多数神经系统疾病，直到最近才有所改善。现在，多数权威人士积极地鼓励在分娩时使用局部麻醉，因为局部麻醉可以降低生理需求，从而降低发生呼吸功能不全或衰竭的风险。与之类似的，剖宫产术采用局部麻醉避免了术后过度镇静的问题，以及如何使用包括琥珀胆碱在内的神经肌肉阻断药的问题。幸运的是，关于局部麻醉后增加多发性硬化复发率的担忧并未得到大规模的前瞻性研究的支持[15]。

如果颅内压升高，使用局部技术存在更多争议。一方面，没有有效镇痛的分娩和经阴道分娩可造成颅内压升高；另一方面，意外的硬脊膜穿刺可以引起灾难性的后果。甚至即使置管成功，快速的硬膜外注射可能会造成颅内压升高[16]。这种硬膜外麻醉技术的风险持续到术后仍然存在。

对脊柱的异常情况的治疗也存在争议。虽然对每个病例必须仔细权衡风险和获益，但是脊柱裂和其他损伤已经通过局部技术成功地得到治疗。除非伴有呼吸系统损伤，这些患者不太可能出现在重症监护人员的面前。

对重症肌无力的治疗较为特殊，因为在分娩时和分娩后都需要规律药物治疗。胃排空在分娩期间可减慢，特别是在给予全身性阿片类药物时，尽管静脉注射阿片类药物也会引起胃排空减慢。如果阿片类药物是通过这种途径给予的，那么考虑改变母亲药物治疗的给药途径是比较重要的。表 57.2 提供了比较有用的指南。硬膜外镇痛在分娩期间及其后限制产妇疲劳方面非常有帮助。产后，母亲需要 7 ~ 10 天仔细观察有无虚弱加重的迹象

表 57.2 母亲患重症肌无力时由口服改为全身用药的指南。给出近似的转换剂量

药物	口服剂量	肌内给药剂量	静脉给药剂量
新斯的明	15 mg	0.7 ~ 1.0 mg	0.5 mg
溴吡斯的明	60 mg	3 ~ 4 mg	2 mg

精神疾病（包括药物成瘾）

在产妇发病率和病死率的调查中，精神疾病的特征比较一致，例如，自杀企图或自杀、暴力或药物成瘾的并发症。在最近的 CEMACH 报道里，自杀和精神疾病是产妇总体病死案例中相对常见的原因[1]。精神病患者可能更容易受到影响而怀孕，而妊娠患者无论

是在妊娠期间还是妊娠结束以后均更易罹患精神疾病。

妊娠人群的药物滥用带来与非妊娠人群相似的问题，同时还有胎儿成瘾和发育不良的额外作用。特别是可卡因在部分发达国家是常见的滥用药物，已经证明与造成胎盘早期剥离和产妇惊厥、高血压和心动过速有关，并增加了产妇和胎儿的发病率和病死率[17]。分娩时有更高的可能造成计划外的手术干预，促成对重症监护的需求增加。药物滥用合并人免疫缺陷病毒（human immunodeficiency virus，HIV）感染给产科患者提出了特殊的挑战。

以重症监护的方式进行治疗通常与非妊娠患者相似，但要特别注意产妇用药对胎儿的影响（如果在分娩前），如超剂量用药或使用镇静药和解毒剂。

血液病、结缔组织病和代谢病

数种血液学状况可在妊娠期间诱发严重疾病，镰状红细胞贫血是其中最常见的一种。凝血功能障碍的患者显然增加了出血的风险，但是一般来说，ICU 对血液病患者的治疗与非妊娠患者一样。重要的是所有工作人员都要认识到，没有外部可见的出血时，可能已经有相当大量出血流入子宫或阴道。

除非全身均被广泛、严重累及，否则重症监护人员极少能见到结缔组织病。通常报告的都是心脏和肺部表现，这些可能因妊娠期间需求增加而加重。这些患者也具有发生产科并发症的风险，如出血（包括产后）。

妊娠期间最重要的预患代谢性疾病是糖尿病。众所周知，糖尿病可增加产妇和胎儿的发病率，但是在 ICU 里通常作为其他情况的一个促进因素，如败血症。无对照的报告提示妊娠期间发生的糖尿病昏迷可能特别难以治疗，可能只有在胎儿娩出后才能让血糖稳定下来。

（李 敏 李 涛译 李 刚校）

参考文献

1. Lewis G (ed). The Confidential Enquiry into Maternal and Child Health (CEMACH). Saving mothers' lives: reviewing maternal deaths to make motherhood safer 2003–2005. The seventh report on confidential enquiries into maternal deaths in the united kingdom. London, CEMACH: 2007.
2. Uebing A, Steer PJ, Yentis SM *et al.* Pregnancy and congenital heart disease. *Br Med J* 2006; **332**; 401–6.
3. Bates SM, Greer IA, Hirsh J *et al.* Use of antithrombotic agents during pregnancy: the Seventh ACCP Conference on Antithrombotic and Thrombolytic Therapy. *Chest* 2004; **126** (Suppl. 3): 627S–44S.
4. Suntharalingam G, Dob D, Yentis SM. Obstetric epidural analgesia in aortic stenosis: a low-dose technique for labour and instrumental delivery. *Int J Obstet Anesth* 2001; **10**: 129–34.
5. Brighouse D. Anaesthesia for caesarean section in patients with aortic stenosis: the case for regional anaesthesia. *Anaesthesia* 1998; **53**: 107–9.
6. Whitfield A, Holdcroft A. Anaesthesia for caesarean section in patients with aortic stenosis: the case for general anaesthesia. *Anaesthesia* 1998; **53**: 109–12.
7. Weis FR, Markello R, Mo B *et al.* Cardiovascular effects of oxytocin. *Obstet Gynecol* 1975; **46**: 211–14.
8. Pinder AJ, Dresner M Calow C *et al.* Haemodynamic changes caused by oxytocin during caesarean section under spinal anaesthesia. *Int J Obstet Anesth* 2002; **11**: 156–9.
9. Hayman RG, Arulkumaran S, Steer PJ. Uterine compression sutures: surgical management of postpartum hemorrhage. *Obstet Gynecol* 2002; **99**: 502–6.
10. Fujitani S, Baldisseri M. Hemodynamic assessment in a pregnant and peripartum patient. *Crit Care Med* 2005; **33**: 10 (suppl.) S354–61.
11. Yentis SM, Steer P, Plaat F. Eisenmenger's syndrome in pregnancy: maternal and fetal mortality in the 1990s. *Br J Obstet Gynaecol* 1998; **105**: 921–2.
12. Kwon HL, Belanger K, Bracken MB. Effect of pregnancy and stage of pregnancy on asthma severity: a systematic review. *Am J Obstet Gynecol* 2004; **190**: 1201–10.
13. McMullen AH, Pasta DJ, Frederick PD *et al.* Impact of pregnancy on women with cystic fibrosis. *Chest* 2006; **129**: 706–11.
14. Gillet D, de Braekeleer M, Bellis G *et al.* Cystic fibrosis and pregnancy. Report from French data (1980–1999). *Br J Obstet Gynaecol* 2002; **109**: 912–18.
15. Confavreux C, Hutchinson M, Hours MM *et al.* Rate of pregnancy-related relapse in multiple sclerosis. *N Engl J Med* 1998; **339**: 285–91.
16. Hilt H, Gramm HJ, Link J. Changes in intracranial pressure associated with extradural anaesthesia. *Br J Anaesth* 1986; **58**: 676–80.
17. Ludlow JP, Evans SF, Hulse G. Obstetric and perinatal outcomes in pregnancies associated with illicit substance abuse. *Aust NZ J Obstet Gynaecol* 2004; **44**: 302–6.

第 10 部分

感染与免疫疾病

第58章

过敏反应

Malcolm McD Fisher

过敏反应是伴有一系列症候群的对可辨识针对性化学物质发生的急性反应。在典型的反应中，虽然致敏物质可能并未确知，但患者在反应发生前就已被致敏（即刻超敏反应或1型超敏反应）。术语“过敏样反应”用于描述临床上难以与过敏反应相鉴别的反应，在这类反应中，其发生机制不是免疫性的，或者尚未明确。最近的共识建议停止使用“过敏样反应”这一术语，而用“过敏反应”来描述那些“非免疫性”或“免疫性”的综合症状[1]。非免疫性过敏反应可能由直接的药物效应、物理因素或运动引起，而并不一定能够判定致病因素。所涉及的介质与脓毒症等其他急性炎症反应相同，但释放速度更快，持续时间更短。

病因

院内临床常见的过敏反应常发生在注射药物、血液制品、血浆代用品、造影剂或暴露于橡胶产品或氯己定（洗必泰）之后。在医院外，对食物或食物添加剂（特别是花生产物）的摄取或虫叮咬可能是比药物更常见的原因。

Neugut等人[2]估计美国有3.3～40.9百万的患者有发生过敏反应的风险，其中每年约有1400～1500人死亡。他们估计放射性造影剂和青霉素是引起死亡的最大原因，食物和虫叮咬次之。相反的是，英国一项56例死亡病例的尸检研究表明，19例死于毒液，16例死于食物，另19例死于药物和放射性造影剂。

在过敏反应中，暴露于致敏性物质后造成致敏，致敏性物质可单独刺激免疫球蛋白E（immunoglobulin E，IgE）合成，也可与蛋白质或半抗原相结合刺激IgE合成。有些IgE结合于肥大细胞或嗜碱性粒细胞表面。之后再次暴露于抗原则诱导抗原-细胞表面IgE抗体相互作用，即两个IgE分子桥接。这就造成了肥大细胞脱颗粒作用以及组胺和其他介质，包括白细胞介素、前列腺素和血小板激活因子的释放。组胺引起早期的体征和症状，但是迅速从血浆中清除。介质的总体效应是引起血管舒张、平滑肌收缩、增加腺体分泌和增加毛细血管通透性。这些介质既作用于局部，也作用于远隔靶器官。

过敏反应可能是由药物直接的组胺释放效应或其他可触发嗜碱性粒细胞或肥大细胞的因素引起的。也可能有其他机制引起。某些静脉用药物和X线造影剂可激活补体系统。血浆蛋白质和人血清白蛋白反应可能是被其他白蛋白聚集物或稳定剂修饰的白蛋白分子诱发的。包括对右旋糖酐类和明胶制剂在内的其他反应可能是被已经存在于血浆中的非IgE抗体或渗透性因素（右旋糖、甘露醇）激活的。

某些药物的直接组胺释放效应可引起因单一组胺作用而引发的反应，这些反应与输液的剂量、速度和总量有关。最近的工作提示组胺的释放部位在其临床效应中可能比较重要。药物，例如，吗啡和海脉素（尿素交联明胶）可促使皮肤单独释放组胺[4]，不太可能引起支气管痉挛这样的症状，而促使肺肥大细胞释放组胺的药物（如阿曲库铵、维库溴铵和丙泊酚）更有可能造成支气管痉挛[5]。直接组胺释放通常是一种短暂的现象，但是有些患者可能出现严重的表现，特别是使用海脉素和万古霉素时。

过敏反应常见于一般状况较好的患者。很可能肾上腺对应激的应答“预处理”了患者，阻止了过敏性介质的释放和作用。这种现象的例外情况是哮喘患者，患者体内可能出现对类固醇和氨茶碱制剂添加剂的反应，这可能与在哮喘中儿茶酚胺应答减低有关[6]。接受β受体阻滞剂治疗以及硬膜外阻滞的患者更有可能发生因组胺释放造成的不良反应，这可能也与儿茶酚胺应答性减低有关。这组患者出现的反应更难以治疗。

临床表现

从暴露到出现症状之间的潜伏期各有不同，如果为胃肠外给药，一般发生在激发剂给药后5分钟内。反应可能是短暂的或者是长时间的（持续数日），严重程度从轻度的到致命性的不等。有人描述了复发性过敏反应。皮肤、心血管、呼吸或胃肠道表现可单独或同时出现。

皮肤表现包括立毛、红斑状皮肤潮红、全身性或局部性荨麻疹、血管神经性水肿、结膜充血、苍白和发绀。清醒患者可能会出现先兆，这是即将来临的反应的警兆。心血管系统受累最常发生，也可能是唯一的临床表现[7]。其特征为最初表现为心动过缓，之后发生窦性心动过速、低血压并进展为休克。

对于因毒液脱敏治疗而发生反应的患者，心动过缓可能较严重并需要进行治疗[8]。呼吸系统表现包括鼻炎、支气管痉挛和喉梗阻。可出现恶心、呕吐、腹部绞痛和腹泻等胃肠道症状。其他特征还包括忧虑、口中有金属味、气哽感觉、咳嗽、感觉异常、关节痛、癫痫、凝血异常和意识丧失。肺水肿较为罕见。极少数时候，某些女性患者在过敏反应后3～5天出现大量稀水样阴道排出物。这种现象是自限性的。

过敏反应在重症监护病房极少见，可能因为应激引起的肾上腺反应的保护性效果。然而，在重症监护中使用肥大细胞类胰蛋白酶化验（见下文）可将过敏反应作为休克的排除性诱因进行检测。

心血管系统改变的病理生理学

对临床过敏反应中心血管改变的传统概念是以血管扩张开始，继之以毛细血管渗漏，造成内源性低血容量，降低了静脉回流和心输出量。

心功能是否受损仍有争议。虽然在体外研究中大多数过敏反应介质对心肌功能有不良影响，但是在大多数使用了侵入性心血管监测的过敏反应病例报告中均提示心功能受损程度极小。在过敏反应发生前心功能正常的患者极少表现出心功能衰竭或除室上性心动过速以外的心律失常的迹象，但是严重心律失常和心功能衰竭的发生率在既往患有心脏病的患者中有所升高[7]。过敏反应中的超声心动图通常表现为“空的”正常收缩的心脏。发生过敏反应后肌钙蛋白升高，但这种升高并不意味着存在需要干预的冠状动脉性疾病。最近的一项关于毒液脱敏期间发生过敏反应的患者的研究表明，需要治疗的心动过缓较常见[8]。有人报道了既往没有心脏病的患者的两种反应，主要表现为迁延性的全心肌功能紊乱，使用球囊反搏具有挽救生命的意义[9]。

治疗

尚未有关于过敏反应的治疗的随机对照试验，不可预知的发作、快速的病程以及通常对治疗迅速的反应均阻碍了此类试验的进行。治疗建议是基于过去的临床实践、病例报告、病例系列和动物模型而提出的。

氧

通过面罩给氧。可能需要进行气管内插管以易化通气，特别是存在血管性水肿或喉水肿时。上气道水肿在食物所致过敏反应中比在药物所致的过敏反应中更常见[3]。重度支气管痉挛、呼吸暂停或心搏骤停者需行机械通气。

肾上腺素

肾上腺素是严重过敏反应唯一的推荐用药。在社区，肾上腺素可在过敏反应发作早期肌内给药，剂量为 0.3 ～ 1.0 mg。对于稳定的过敏患者，肾上腺素肌内给药可比皮下给药更早地达到较高的浓度 [10]。对于重度休克或考虑肌肉血流因休克而减少的患者，可静脉内注射 3 ～ 5 ml 1 ∶ 10 000 肾上腺素。必要的二次给药剂量为其 35%，输注剂量为其 10%。

肾上腺素通过增加白细胞和肥大细胞的细胞内环一磷酸腺苷（cyclic adenosine monophosphate，cAMP）的浓度来抑制组胺的进一步释放。对心肌收缩力、外周血管张力和支气管平滑肌均有获益性效应，并且可稳定肥大细胞。常见的治疗错误是在心律失常为“良性”时没有开始体外心脏按压（external cardiac massage，ECM）。虽然尚未有数据支持其有效性，但如果患者没有脉搏，则不论何种心律失常均应开始 ECM。

关于医院外给予肾上腺素的最佳途径一直争论不休。无论是病例报告还是患者的自行注射均表明早期肌内给予肾上腺素的有效性。静脉内给予肾上腺素极少引起心律失常和心肌梗死，特别是在未监测的患者中。在我们的病例系列中，似乎误诊为过敏反应更有危害。最近的建议赞同肌内使用肾上腺素 [12]。

其他拟交感神经胺类

其他拟交感药物可能逆转症状，但似乎（虽然在没有任何随机试验的情况下）不如肾上腺素有效。在对液体负荷和肾上腺素没有反应的情况下，输注去甲肾上腺素可能可以挽救生命。有人报道对一例去甲肾上腺素难治性低血压使用血管加压素有效。

胶体类

快速给予血浆膨胀剂可纠正由于急性血管扩张和血管内液体漏出至组织间隙所造成的低血容量 [13]。作者偏爱血浆蛋白质溶液或明胶制剂而不是晶体液，因为前者早期存在于血管腔隙内并可维持更长时间。然而，没有数据表明胶体液比晶体液更能改善后果，而且还有许多单独使用晶体液复苏成功的患者。更大容量的晶体液是必要的，偶尔可能会需要非常大量的液体；中心静脉压监测和红细胞压积测定可有所裨益。

支气管痉挛

应给予肾上腺素。重症哮喘者应使用雾化舒喘灵（沙丁胺醇）。如果单用肾上腺素治疗支气管痉挛无反应，可给予氨茶碱 5 ～ 6 mg/kg 静脉内给药，应持续 30 分钟。氨茶碱通过抑制磷酸二酯酶增加细胞内 cAMP，其抑制组胺和白细胞介素释放的作用理论上是附加于肾上腺素的同类作用之上的（同时肾上腺素的作用理论上可以阻止组胺和白介素的释放。）在我们的病例系列中尚未观察到不良反应，但是最近的一份综合性回顾 [14] 建议应首选已经证明有效的更安全的制剂。挥发性麻醉剂、氯胺酮和硫酸镁对某些重症哮喘患者具有改善作用。

皮质类固醇

并未证明甾体类药物在治疗中可获益，特别是在早期，应该仅用于难治性支气管痉挛。但相反，甾体类药物经常被应用，且尚无不良反应的证据。

抗组胺药

抗组胺药可用于局部不严重的过敏反应的治疗。在严重的过敏反应中，仅适用于迁延性病例或伴有并可能复发血管神经性水肿的病例。抗组胺药的数据并不是决定性的，但是在迁延性过敏反应中，常有报道应用 H_2- 阻断剂对其有所改善。

诊断

过敏反应诊断上最重要的进步就是引入了肥大细胞类胰蛋白酶的检测。肥大细胞酶在过敏反应开始后 1 小时升高，可持续长达 4 小时。这种方法也可用于在尸检中诊断过敏反应[15-16]。虽然肥大细胞酶的升高水平也可见于直接组胺释放和某些心肌梗死患者的尸检，但此项化验对过敏反应具有较高的特异性和敏感性。肥大细胞类胰蛋白酶化验阴性并不能排除过敏反应的诊断。肥大细胞类胰蛋白酶已经用于在尸检中诊断过敏反应。

随访

成功地急性期治疗之后，应尽可能通过体内或体外化验决定后续给予相应的药物或制剂。应考虑针对食物、花粉和蜂毒过敏者进行脱敏治疗。患者应佩戴医用警示腕带，并携带一封说明对特殊致病因素发生反应的特性的说明函。

如果很可能在家里再次暴露于过敏原，应教导患者或其亲属使用肾上腺素、舒喘灵吸入剂和抗组胺药。临床过敏反应可能会因预先采用色甘酸钠、皮质类固醇、抗组胺药、舒喘灵或异丙肾上腺素治疗而发生改变。

找不到原因的复发性过敏反应患者隔日应用皮质类固醇可降低发病次数和严重程度。

（李 敏 李 涛译 李 刚校）

参考文献

1. Sampson HA, Munoz-Furlong A, Campbell RL *et al.* Second symposium on the definition and management of anaphylaxis: summary report. Second National Institute of Allergy and Infectious Disease/Food Allergy and Anaphylaxis Network symposium. *J Allerg Clin Immunol* 2006; **117**: 391–17.
2. Neugut AL, Ghatak AT, Miller RL. Anaphylaxis in the United States: an investigation into its epidemiology. *Arch Intern Med* 2001; **161**: 15–21.
3. Pumphrey RS, Roberts IS. Postmortem findings after fatal anaphylactic reactions. *J Clin Pathol* 2000; **53**: 273–6.
4. Tharp MD, Kagey-Sobotka A, Fox CC *et al.* Functional heterogeneity of human mast cells from different anatomic sites: in vitro responses to morphine sulphate. *J Allergy Clin Immunol* 1987; **79**: 646–53.
5. Stellato C, de Paulis A, Cirillo R *et al.* Heterogeneity of human mast cells and basophils in response to muscle relaxants. *Anesthesiology* 1991; **74**: 1078–86.
6. Ind PW, Causon RC, Brown MJ *et al.* Circulating catecholamines in acute asthma. *Br Med J* 1985; **290**: 267–9.
7. Fisher MM. Clinical observations on the pathophysiology and treatment of anaphylactic cardiovascular collapse. *Anaesth Intens Care* 1986; **14**: 17–21.
8. Brown SG, Blackman KE, Stenlake V *et al.* Insect sting anaphylaxis; prospective evaluation of treatment with intravenous adrenaline and volume resuscitation. *Emerg Med J* 2004; **21**: 149–54.
9. Raper RF, Fisher MM. Profound reversible myocardial depression following human anaphylaxis. *Lancet* 1988; **8582**: 386–8.
10. Simons FE, Roberts JR, Gu X *et al.* Epinephrine absorption in children with a history of anaphylaxis. *J Allergy Clin Immunol* 1988; **101**: 33–7.
11. Korenblat P, Lundie MJ, Dankner RE *et al.* A retrospective study of epinephrine administration for anaphylaxis: how many doses are needed. *Allergy Asthma Proc* 1988; **20**: 83–6.
12. Project team of the Resuscitation Council UK. Emergency medical treatment of anaphylactic reactions. *Resuscitation* 1999; **41**: 93–9.
13. Fisher MM. Blood volume replacement in acute anaphylactic cardiovascular collapse related to anaesthesia. *Br J Anaesth* 1977; **49**: 1023–6.
14. Ernst ME, Graber MA. Methylxanthine use in anaphylaxis: what does the evidence tell us? *Ann Pharmacother* 1999; **33**: 1001–4.
15. Yunginger JW, Nelson DR, Squilace DL. Laboratory investigation of deaths due to anaphylaxis. *J Forensic Sci* 1991; **36**: 857–65.
16. Fisher MM, Baldo BA. The diagnosis of fatal anaphylactic reactions during anaesthesia: employment of immunoassays for mast cell tryptase and drug-reaction IgE antibodies. *Anaesth Intens Care* 1993; **21**: 353–7.

第 59 章

宿主防御机制和免疫缺陷病

Steve Wesselingh 和 Martyn A H French

细胞免疫和体液免疫在感染免疫中发挥着相辅相成的作用。感染的结局取决于机体免疫力和微生物毒力之间的平衡。人类通过多种宿主防御机制保护机体各个部位免遭各种微生物的侵害（表 59.1）。很多原因都可以造成免疫系统缺陷，使人容易感染。另外，免疫反应也需要加以控制，尽可能避免其不恰当的或过度的作用对人体造成损伤。人体针对感染的免疫反应会不可避免地导致机体的损伤，特别是当波及全身，造成弥散性血管内凝血（disseminated intravascular coagulation，DIC）和过度炎症反应时。

天然免疫反应

免疫系统能够在没有预先暴露在微生物抗原的情况下对微生物发生反应。这种天然免疫系统由血浆蛋白质［包括补体替代途径和甘露糖结合凝集素（mannose-binding lectin，MBL）途径的成分］，具有细胞毒性作用的淋巴细胞（自然杀伤细胞，简称 NK 细胞）以及某些巨噬细胞功能组成。天然免疫反应为抵抗许多病原微生物提供了第一道防线。

急性期反应

急性期反应是造血系统和肝系统的反应，涉及血液中至少 20 种血浆蛋白质和细胞组分。反应在应激或感染后数小时内发生。许多急性期蛋白质的功能目前仍不清楚，但是按道理说，它们应该对人体有益。血红蛋白、血清铁和白蛋白的降低在急性期反应中是正常的。大多数此类蛋白质是炎症介质或转运蛋白质的抑制物。纤维蛋白原是凝血系统中体积最大的成分，也是急性期反应中升高得最明显的蛋白质之一，它的升高使得血沉增快。白蛋白的减低归咎于再分布和合成下降，通常不需要补充。

适应性免疫系统

适应性免疫反应的特点为特异性、记忆性、扩增性和多样性。免疫系统针对微生物特定抗原成分反应的特异性和再次暴露时表现出的记忆性取决于淋巴细胞及其表面的抗原受体。免疫反应的扩增性和多样性则受到淋巴细胞和其他细胞分泌的细胞因子的调节，并通过多种淋巴细胞表面分子，包括黏附分子和共刺激分子来实现。细胞因子具有多种作用，其中最重要的是活化细胞（如干扰素 γ）、调节免疫功能［如白细胞介素（interleukin，IL）-10］和促进炎症反应［如肿瘤坏死因子（tumour necrosis factor，TNF）和淋巴毒素］。

抗原呈递

免疫反应初始阶段最重要的事件是将微生物的某个分子加工成具有抗原性、能够被淋巴细胞识别的片段，并将其呈递给淋巴细胞。主要组织相容性复合物（major histocompatibility complex，MHC）——又称人白细胞抗原（human leukocyte antigen，HLA）——的 I 类（HLA-A、B、C）和Ⅱ类（HLA-DR、DP、DQ）分子是细胞表面主要的抗原呈递分子。这些分子也决定了随后针对抗原反应的特点。

表 59.1 宿主防御机制

物理屏障
皮肤和黏膜表面
纤毛
发热
溶菌酶
乳铁蛋白
急性期蛋白质，如 C 反应蛋白
纤连蛋白
免疫系统，包括次级介质
其他炎症介质
激肽类
血管活性胺类
凝血系统

大多数有核细胞均表达Ⅰ类 MHC 分子，该分子将处理过的内源性抗原（如病毒片段）呈递给 $CD8^+$ T 细胞上的抗原受体（T 细胞受体，TcR）。Ⅱ类 MHC 分子将外源性抗原呈递给 $CD4^+$ T 细胞的 TcR，呈递前要经过抗原的加工，即细菌片段通过吞噬作用进入巨噬细胞和单核细胞，或通过与细胞表面抗原特异性免疫球蛋白（B 细胞抗原受体）相结合进入 B 细胞。

T 细胞和 B 细胞

$CD8^+$ T 细胞对表达 MHC Ⅰ类分子相关病毒抗原的细胞具有细胞毒作用，造成细胞死亡并抑制病毒复制。$CD4^+$ T 细胞在受到抗原刺激后激活，表达细胞表面分子，并分泌具有免疫调节效应的细胞因子。这些免疫调节分子增进了其他许多细胞的功能，包括 B 细胞、T 细胞和巨噬细胞。$CD4^+$ T 细胞针对抗原的反应可促进巨噬细胞活化并杀伤表达该抗原的微生物；这个过程需要 IFN-γ 介导。

T 细胞的活化和增殖需要细胞因子和其他调节分子的参与，包括共刺激分子，如 B 细胞膜分子 CD40 的配体（CD40L）。增殖的 B 细胞分化成浆细胞，后者分泌针对相应抗原的免疫球蛋白，也就是抗体。B 细胞一共可生成九种功能不同的同种型免疫球蛋白。

免疫球蛋白和抗体

免疫球蛋白 M（immunoglobulin M，IgM）是五聚体大分子，是一种有效的细菌凝集物和补体激活物，主要在血液中发挥作用。IgA_1 和 IgA_2 由具有分泌功能的组织产生，如消化道和呼吸道黏膜，乳腺组织也可生成，IgA 是初乳的重要成分，为新生儿的肠道提供分泌型抗体。IgE 也在黏膜表面生成，在对抗寄生虫感染的免疫反应中发挥重要的作用。IgG_1 和 IgG_3 可以激活补体系统，并结合吞噬细胞表面的 Fc 受体。IgG_2 抗体的激活主要针对多糖抗原，如细菌的细胞壁成分。IgG_4 的功能尚不清楚。

抗体的继发效应

抗体清除微生物通常需要继发效应发挥作用，下面详细论述。抗体抗原复合物通过经典途径激活补体。而微生物成分则可通过旁路途径或 MBL 途径激活补体。补体系统激活后产生一系列具有生物活性的分子，如发挥调理素作用的 C3b，以及能够溶解细菌细胞壁的膜攻击复合物（membrane attack complex，MAC）。与 C3b 相似，IgM、IgG_1 和 IgG_3 同种型抗体也都是重要的调理素。这些分子与微生物的表面结合后可促进调理作用和吞噬作用的发生。补体和抗体的这些作用均通过位于中性粒细胞和巨噬细胞等吞噬细胞表面的补体受体（complement receptor，CR）和免疫球蛋白 Fc 段受体介导。

免疫反应的多样性

抗微生物免疫反应的类型依病原体的特性而有所不同。被病毒感染的细胞引起 $CD8^+$ T 细胞的细胞毒反应；细胞内病原体如分枝杆菌和原虫引起 $CD4^+$ T 细胞反应，进而激活巨噬细胞；有荚膜的细菌引起受调理素作用的抗体反应；某些细菌，如奈瑟菌引起的抗体反应可激活补体，进而溶解细菌细胞壁。免疫反应的特性受细胞因子的调节，后者对 T 细胞进行辅助（Th）。其中 IL-2、IL-12 和 IFN-γ 主要参与细胞免疫（Th1），而 IL-4 和 IL-13 则主要参与体液免疫（Th2）。

由免疫缺陷导致的免疫系统疾病

免疫系统缺陷可造成免疫系统疾病，通常分为五种类型：抗体缺陷、补体缺陷、细胞免疫缺陷，联合（T 细胞、B 细胞和 NK 细胞）免疫缺陷以及吞噬细胞功能障碍。

抗体缺陷

系统性抗体缺陷最常表现为抗体调理作用的缺失，患者容易感染有荚膜的细菌，如肺炎链球菌、流感嗜血杆菌，使得鼻窦炎等呼吸道感染反复出现。在重度原发性免疫球蛋白缺乏，如先天性无丙种球蛋白血症的患者可出现支原体感染或神经系统慢性埃可病毒感染。

抗体分泌缺陷常见于 IgA 缺乏的患者，但大部分患者能够代偿性产生 IgM 或 IgG，所以感染概率未见显著增加。

细胞免疫缺陷

细胞免疫缺陷明显增加微生物感染的概率，而正常情况下这些病原体能够被细胞免疫控制（表 59.2）。这些微生物常为在细胞内复制的病原体（细胞内病原体）并引起永久性（隐匿性）的感染，当细胞免疫缺陷时，感染就会活动。

表 59.2 最常导致细胞免疫缺陷患者感染的致病微生物

分枝杆菌	结核分枝杆菌
	非结核分枝杆菌
细菌	沙门氏菌
	志贺氏菌
	单核细胞增多性李斯特菌
真菌和酵母菌	念珠菌（黏膜感染）
	耶氏肺孢子菌
	隐球菌
	曲霉菌
原虫	弓形体
	隐孢子虫
病毒	单纯疱疹病毒
	巨细胞病毒
	水痘 - 带状疱疹病毒
	EB 病毒
	传染性软疣病毒
	JC 病毒（引起进行性多灶性脑白质病）

补体缺陷

补体介导的细菌细胞壁溶解效应在针对特定细菌的免疫反应中发挥重要的作用，特别是奈瑟菌属、莫拉菌属和不动杆菌属某些种。所以补体成分特别是膜攻击复合物成分（C5-C9）缺乏可增加这些细菌的感染概率。C3b 是一种重要的调理素，它的缺乏会削弱细胞吞噬细菌的能力。补体经典途径成分缺陷也可影响抗体的作用。

吞噬细胞缺陷

吞噬细胞数量减少或功能受损可造成细菌和真菌感染的概率增加，特别是金黄色葡萄球菌、肠道革兰阴性菌、念珠菌和曲霉菌。粒细胞严重缺乏者常出现全身性真菌感染，这说明吞噬细胞在针对微生物的全身免疫反应中发挥重要的作用。

中性粒细胞或巨噬细胞通过下列步骤吞噬细菌和真菌。首先，吞噬细胞在趋化因子的作用下向感染部位移动，随后通过整合素等黏附分子黏附于内皮细胞，在与微生物表面的调理素结合后将其吞噬，并在细胞内将其杀灭。细胞内杀伤包括氧化和非氧化两种机制。原发性或获得性吞噬细胞缺陷可导致局部化脓性感染或肺炎。然而对于粒细胞减少的患者来说，局部感染可能并不明显，致命性的全身感染更为常见。

免疫缺陷病

免疫缺陷病分为原发性或获得性。原发性免疫缺陷病由遗传基因异常或发育障碍引起。

遗传基因异常导致的免疫缺陷病又分为以下两种情况：

1. 基因产物缺失或无功能，对免疫系统相应组成部分的生长发育和功能发挥产生致命的影响。
2. 淋巴细胞分化调节异常，这种异常属于多基因病，也可能与环境因素有关。

与第一种情况相比，第二种情况发病年龄一般较大。

获得性免疫缺陷病比原发性免疫缺陷病更常见，可在任何年龄段发病。大多数获得性免疫缺陷病是由其他疾病或感染造成的，也可以由脾切除、免疫抑制剂或造血干细胞移植（haemopoietic stem cell transplantation，HSCT）等治疗行为导致。

对具有异常感染倾向的患者做出免疫缺陷病的诊断需要证明存在免疫缺陷，如表 59.3 所示。

表 59.3 免疫活性检测

体液免疫
血清免疫球蛋白，包括 IgG 亚型
全身抗体反应（如果必要，可在预防接种后）
多糖抗原，如肺炎链球菌的抗原
蛋白质抗原，如破伤风类毒素
血 B 细胞（$CD19^+$）计数
细胞免疫
迟发型超敏反应皮肤试验
血 T 细胞（$CD3^+$）和 T 细胞亚群（$CD4^+$ 或 $CD8^+$）计数
吞噬细胞功能
血中性粒细胞计数
氧化杀伤机制的测试，如 NBT 试验
白细胞 CR3 表达（一种 CD18 整合素）
中性粒细胞迁移测定
细菌或念珠菌属杀伤测定
补体系统
单个补体成分的免疫化学定量测定
经典途径（CH50）或旁路途径（AH50）的功能测定

IgG，免疫球蛋白 G，NBT，氮蓝四唑

抗体缺陷

原发性抗体缺陷

B 细胞生成障碍或分化成熟障碍是大部分原发性抗体缺陷的病因[1]。X 连锁无丙种球蛋白血症（X-linked agammaglobulinaemia，XLA）患者 X 染色体 Btk 基因突变，造成 B 细胞酪氨酸激酶缺乏，骨髓中的前 B 细胞无法变成 B 细胞，致使血液和次级淋巴组织中成熟 B 细胞缺乏 。在高 IgM 综合征中，X 染色体上的 CD40L 基因突变，使 T 细胞表达 CD40L 缺陷，T 细胞无法调节 B 细胞的分化，最终分化成的浆细胞只能分泌 IgM，不能产生 IgG 和 IgA。

普通变异型免疫缺陷病（common variable immunodeficiency，CVID）和选择性 IgA 缺陷是由免疫调节缺陷导致的 B 细胞分化障碍所引起。重度免疫球蛋白缺乏（低丙种球蛋白血）和全身性抗体缺乏是 CVID 的特征。大部分 IgA 缺乏者没有症状。反复感染的 IgA 缺陷患者往往存在全身抗体反应缺陷，常表现为 IgG 亚类缺乏和（或）对多糖抗原的免疫反应异常[2]。

CVID 和选择性 IgA 缺陷患者的免疫调节异常可导致自身免疫病，包括产生抗 IgA 自身抗体。这些抗体可能导致患者对含有 IgA 的血制品产生过敏反应。

获得性抗体缺乏疾患

B 细胞来源的慢性淋巴细胞白血病、淋巴瘤以及骨髓瘤常使正常免疫球蛋白合成受抑制，导致免疫球蛋白和抗体缺乏，患者容易出现细菌感染[3]。胸腺瘤是引起免疫球蛋白和抗体缺乏的少见原因，当超过 40 岁的患者出现原发性免疫球蛋白缺乏时应考虑此病[4]。脾切除术后的患者针对多糖抗原的抗体生成障碍，容易感染有荚膜的细菌，如肺炎链球菌和脑膜炎奈瑟菌，特别是合并血液系统恶性肿瘤的患者[5]。

药物也可影响 B 细胞分化并引起免疫球蛋白，特别是 IgA 缺乏。最常见的药物是苯妥英。大部分患者的抗体缺乏并未增加感染概率。进行血浆置换治疗时若不及时补充免疫球蛋白，也会导致严重的免疫球蛋白缺乏。

抗体缺乏性疾患的治疗

原发性或获得性抗体缺乏患者可通过定期静脉输注免疫球蛋白（intravenous immunoglobulin，IVIg）预防感染。一般剂量为每月输注 300 ～ 500 mg/kg。出现急性感染时应针对性使用抗生素。此类患者出现脓毒症，特别是肺炎链球菌导致的脓毒症时，建议加用静脉免疫球蛋白作为辅助治疗措施。但对于未确认存在抗体缺陷的患者，不推荐使用该治疗措施。

细胞免疫缺陷

原发性细胞免疫缺陷

胸腺完全或部分缺如造成的血液和淋巴组织中 T 细胞缺失是 Di George 综合征患儿的特征性免疫缺陷[6]。自出生以后患儿即可发生表 59.2 所示的各种感染。慢性黏膜皮肤念珠菌病患者可表现出不太严重的细胞免疫缺陷。这种现象一般见于自身免疫性多内分泌腺病 - 念珠菌病 - 外胚层营养不良（autoimmune polyendocrinopathy-candidiasis-ectodermal dystrophy，APECED）综合征患者，该综合征是由胸腺内 T 细胞发育异常所致[7]。

获得性细胞免疫缺陷

截至目前，获得性细胞免疫缺陷是细胞免疫缺陷最常见的原因。其中又以人类免疫缺陷病毒（human immunodeficiency virus，HIV）1 型和 2 型感染最为常见（见第 60 章）。Hodgkin 病、T 细胞淋巴瘤和病也可导致细胞免疫缺陷而引起机会性感染，但不太常见。胸腺瘤是慢性皮肤黏膜念珠菌的少见原因。慢性皮肤黏膜念珠菌病多见于中老年人，也可引起获得性细胞免疫缺陷[4]。

免疫抑制剂对细胞免疫的抑制作用被用来防治移植排斥，治疗移植物抗宿主病（graft-versus-host disease，GVHD），自身免疫疾病和血管炎等多种疾病。然而由此带来的机会致病菌感染可能造成严重的并发症，甚至导致死亡。

细胞免疫缺陷性疾患的治疗

细胞免疫缺陷继发的感染大部分是机体原有潜伏感染的再度激活，因而主要依靠预防性使用抗生素，例如，HIV 感染导致的免疫缺陷就是这么处理的[8]。在制订治疗计划时，要考虑到免疫缺陷的严重程度和持续时间，这有助于预测感染风险以及可能的病原体。从而进行恰当的检查、治疗和预防。

获得性细胞免疫缺陷可以通过去除病因（如抑制 HIV 感染或减停免疫抑制剂）而加以纠正，至少是暂时性的纠正。对胸腺发育不良的儿童进行胸腺移植可能有效。

补体缺陷

补体缺陷不太常见并经常被忽视，但它却可导致反复的细菌感染。

原发性补体缺陷

先天性 C3 缺乏极其罕见，常引起严重化脓性感染。相比之下，MAC 成分（C5-9）缺乏更常见，对脑膜炎奈瑟菌感染特别是复发性感染的患者应考虑此病[9]。经典途径成分（C1、C2、C4）也可造成脑膜炎奈瑟菌等感染好发，但是大部分患者不出现复发性感染。

获得性补体缺陷

引起补体系统持续激活的疾病过程可造成补体成分的耗竭，特别是经典途径的成分。从而导致奈瑟菌等感染，重度补体缺乏有时可造成致命的脓毒症。系统性红斑狼疮、骨髓瘤和慢性心房心室分流感染也可造成补体水平降低。

补体缺乏患者的治疗

治疗的关键在于对可疑患者想到补体缺陷的可能性。目前还无法对补体缺陷患者进行替代治疗。如果确诊补体缺陷，应对患者的血亲进行筛查。

吞噬细胞功能缺陷

原发性吞噬细胞功能缺陷

先天性中性粒细胞减少症较罕见。吞噬细胞缺陷一般表现为趋化、黏附或细胞内杀伤中的一种或几种功能异常。最典型的吞噬细胞黏附功能缺陷是1型白细胞黏附缺陷综合征，该病由整合素的β-亚单位（CD18）先天性缺失造成[10]。细胞内杀伤缺陷通常由相关酶的缺乏引起。在慢性肉芽肿病（chronic granulomatous disease，CGD）中，吞噬体酶（NADPH氧化酶）缺乏造成氧化杀菌过程受阻[11]。CGD一般在童年发病，但也可成年后，甚至在70岁后发病[12]。对于反复出现器官脓肿、化脓性淋巴结炎，以及肺部金黄色葡萄球菌或曲霉菌感染的患者应考虑该病。

获得性吞噬细胞功能缺陷

粒细胞减少或缺乏的患者常合并细菌或真菌感染。造成粒细胞减少或缺乏的原因很多，包括自身免疫性中性粒细胞减少症、药物和血液病，如周期性中性粒细胞减少症、骨髓增生异常综合征、再生障碍性贫血等。恶性肿瘤化疗患者常出现中性粒细胞减少症，进而合并细菌和真菌感染。

吞噬细胞功能缺陷的治疗

治疗获得性中性粒细胞减少症应首先去除潜在病因，必要时配合使用粒细胞集落刺激因子（granulocyte colony-stimulating factor，G-CSF）。伴有发热的中性粒细胞减少症需要在查找感染源的同时经验性应用广谱抗生素。如果发热仍持续，应加用抗真菌药。IFN-γ治疗对CGD患者可能有效。

联合免疫缺陷病

联合免疫缺陷可造成多种免疫缺陷病。某些先天性联合免疫缺陷若不及时纠正可致死，被称为重症联合免疫缺陷（severe combined immune deficiency，SCID）综合征。

原发性联合免疫缺陷

许多原发性联合免疫缺陷病发病较早[13]。有些疾病仍采用描述性分类，但许多疾病的分子机制已经阐明，如MHC Ⅱ类分子表达缺陷、腺苷脱氨酶（adenosine deaminase，ADA）缺乏以及多种白介素（IL-2、4、7、9、15、21）受体γ链缺失等均可导致B细胞、T细胞以及某NK细胞的功能障碍。X染色体上的基因突变导致白介素受体γ链缺失是造成X连锁SCID的根本原因。

原发性联合免疫缺陷的治疗

造血干细胞移植可以治疗多种联合免疫缺陷病，酶替代疗法可用于治疗ADA缺乏症，基因疗法可用于治疗X连锁SCID。适时输注免疫球蛋白以及预防条件致病菌感染对于原发性SCID也同样重要。

获得性联合免疫缺陷

获得性联合免疫缺陷病见于下列情况。

造血干细胞移植

接受造血干细胞移植的患者可因联合免疫缺陷造成严重感染[14]。移植后，供者干细胞对受者的免疫系统进行重建。移植物中的抗原特异性淋巴细胞以及受者残留的免疫细胞都具有一定的免疫活性，但它们会逐渐减退。在新的免疫体系完全建成之前，受者仍处在免疫缺陷状态。因此在移植后的最初3～4个月内细胞免疫和体液免疫均存在功能缺陷，存在GVHD的患者缺陷时间还会更长。中性粒细胞减少、糖皮质激素及免疫抑制剂治疗GVHD会加重患者的免疫缺陷。抗体反应，特别是针对多糖抗原的抗体反应缺陷可能在移植后持续数年。

危重病

许多危重病患者因遭受手术、创伤、热损伤或严重脓毒症打击，也会出现获得性免疫缺陷[15]，包括细胞免疫、体液免疫和中性粒细胞功能都会受到影响。这些缺陷原因复杂，常导致感染风险增加。细胞免疫缺陷通常表现为 T 细胞增殖障碍和迟发型过敏反应受损，可能是多种因素联合作用的结果，这些因素包括麻醉药物、输血、负氮平衡和包括 TNF 等细胞因子在内的血清抑制因子。吞噬细胞缺陷最常见的原因是因粒细胞趋化功能及细胞内杀伤受损。血清免疫球蛋白，特别是 IgG 缺乏也可发生，可伴有抗体缺陷。热损伤患者的血清外渗，以及在危重病患者中常见的免疫球蛋白合成减少和分解增加均可导致免疫球蛋白水平降低。

危重病患者免疫缺陷早已引起人们的重视，但目前尚无特效治疗方法。加强营养、保持正氮平衡以及切除热伤组织等治疗措施均有一定的效果。生物应答调节剂、细胞因子和介质抑制剂以及静脉输注免疫球蛋白均有报道。静脉输注免疫球蛋白可以减少急性感染特别是肺部感染的发生率，但患者的生存率并没有增加。危重病患者粒细胞集落刺激因子（G-CSF）水平升高，并与疾病的严重程度相关。G-CSF 对危重病患者来说是安全的，用药后急性呼吸窘迫综合征及多器官功能障碍的发病率没有明显增加，但患者的预后并未得到改善。因此截至目前，不推荐将 G-CSF 常规用于危重病患者。

无脾和脾功能减退症

脾在对抗感染，特别是血行感染中发挥着重要的作用。脾巨噬细胞能够清除经过调理素作用的微生物；脾中产 IgM 的记忆性 B 细胞（又称外套层 B 细胞）能够对有荚膜细菌的多糖抗原产生早期抗体反应。对于脾切除或脾无功能的患者，最实用的指南推荐终身宣教、预防接种以及适当使用抗生素。每年由于脾切除术导致的严重致命感染的发生率约为 1/500，病死率为 50%。导致凶险性脾切除后感染（overwhelming postsplenectomy infection，OPSI）的微生物为荚膜细菌，如肺炎链球菌、流感嗜血杆菌和脑膜炎奈瑟菌，这些细菌都有相应的疫苗。其他致病菌包括 A 组链球菌、犬咬嗜二氧化碳菌、沙门氏菌、肠球菌和拟杆菌。

建议此类患者使用针对肺炎链球菌、流感嗜血杆菌和脑膜炎奈瑟菌疫苗以及每年流感疫苗来预防感染。美国的指南推荐上述所有疫苗，英国指南将脑膜炎奈瑟菌疫苗列为非必需选项。另外，只要患者不过敏，应在脾切除术后预防性使用青霉素，至少维持 2 年。

小结：如何处理免疫缺陷患者

1. 确定：① 免疫缺陷的类型；② 免疫缺陷的程度；③ 免疫缺陷的持续时间。
2. 预测：① 感染的可能性；② 感染的类型。
3. 开始：① 经验性的；② 预防性治疗。
4. 特异性诊断试验。

（王书鹏　黄絮 译　冯海波 校）

参考文献

1. Buckley RH. Primary immunodeficiency diseases due to defects in lymphocytes. *N Engl J Med* 2000; **343**: 1313–24.
2. French MA, Denis K, Dawkins RL *et al.* Infection susceptibility in IgA deficiency: correlation with low polysaccharide antibodies and deficiency of IgG_2 and/or IgG_4. *Clin Exp Immunol* 1995; **100**: 47–53.
3. Tsiodras S, Samonis G, Keating MJ *et al.* Infection and immunity in chronic lymphocytic leukemia. *Mayo Clin Proc* 2000; **75**: 1039–54.
4. Tarr PE, Sneller MC, Mechanic LJ *et al.* Infections in patients with immunodeficiency with thymoma (Good syndrome). Report of 5 cases and review of the literature. *Medicine (Baltimore)* 2001; **80**: 123–33.
5. Cherif H, Landgren O, Konradsen HB *et al.* Poor antibody response to pneumococcal polysaccharide vaccination suggests increased susceptibility to pneumococcal infection in splenectomized patients with hematological diseases. *Vaccine* 2006; **24**: 75–81.
6. Hong R. The DiGeorge anomaly. *Clin Rev Allergy Immunol* 2001; **20**: 43–60.
7. Collins SM, Dominguez M, Ilmarinen T *et al.* Dermatological manifestations of autoimmune polyendocrinopathy–candidiasis–ectodermal dystrophy syndrome. *Br J Dermatol* 2006; **154**: 1088–93.
8. Kovacs JA, Masur H. Prophylaxis against opportunistic infections in patients with human immunodeficiency virus infection. *N Engl J Med* 2000; **342**: 1416–29.
9. Fijen CA, Kuijper EJ, te Bulte MT *et al.* Assessment of complement deficiency in patients with meningococcal disease in The Netherlands. *Clin Infect Dis* 1999; **28**: 98–105.

10. Bunting M, Harris ES, McIntyre TM *et al.* Leukocyte adhesion deficiency syndromes: adhesion and tethering defects involving beta 2 integrins and selectin ligands. *Curr Opin Hematol* 2002; **9**: 30–5.
11. Winkelstein JA, Marino MC, Johnston RB Jr *et al.* Chronic granulomatous disease. Report on a national registry of 368 patients. *Medicine (Baltimore)* 2000; **79**: 155–69.
12. Schapiro BL, Newburger PE, Klempner MS *et al.* Chronic granulomatous disease presenting in a 69 year old man. *N Engl J Med* 1991; **325**: 1786–90.
13. Buckley RH. Advances in the understanding and treatment of human severe combined immunodeficiency. *Immunol Res* 2001; **22**: 237–51.
14. Ninin E, Milpied N, Moreau P *et al.* Longitudinal study of bacterial, viral, and fungal infections in adult recipients of bone marrow transplants. *Clin Infect Dis* 2001; **33**: 41–7.
15. Napolitano LM, Faist E, Wichmann MW *et al.* Immune dysfunction in trauma. *Surg Clin North Am* 1999; **79**: 1385–416.

第 60 章

HIV 和获得性免疫缺陷综合征

Steve Wesselingh 和 Martyn A H French

HIV 的复制

人类免疫缺陷病毒（human immunodeficiency viruses，HIV）1 型和 2 型属于反转录病毒科慢病毒属。与其他慢病毒一样，它们主要攻击免疫细胞并引起免疫系统异常，特别是免疫缺陷。神经系统免疫细胞感染后可引起神经系统疾病。HIV 通过细胞表面的受体进入免疫细胞。其中主要的受体是 CD4 分子，但趋化因子受体 CCR5 和 CXCR4 作为辅助受体也发挥了重要作用。在细胞内，病毒 RNA 通过反转录酶反转录为 DNA，DNA 通过整合酶整合入宿主 DNA，成为前病毒 DNA。前病毒 DNA 始终存留，直到细胞被激活后才转录为 RNA，以此为模板，在蛋白水解酶的催化下合成新的病毒。新病毒从细胞内出芽后感染新的细胞，并重复上述循环。

HIV 急性感染

50% ～ 70% 的患者在 HIV-1 感染之初会出现 HIV 急性感染综合征（也称为血清转换病）。临床表现为发热、头痛、畏光、疲劳、肌痛及淋巴结肿大，与传染性单核细胞增多症类似。此外，患者还可出现皮肤黏膜损伤、神经系统损害甚至一过性免疫缺陷，若发生免疫缺陷，则可与传染性单核细胞增多症鉴别。在感染的最初几周，用 ELISA 法测定 HIV 抗体可能是阴性的；而血浆 HIV RNA 的水平非常高。在此期间可利用 HIV RNA 进行 RT/PCR（对 RNA 进行反转录并通过聚合酶链反应加以放大）来测定 HIV 病毒载量。HIV RNA 滴度达峰的中位时间为 10 天[1]。

慢性 HIV 感染

急性 HIV 感染导致的病毒血症可被细胞免疫和体液免疫所控制，从而进入无症状期。尽管绝大多数患者都没有症状，但 HIV 的复制仍在继续，造成免疫系统激活、$CD4^+$ T 细胞耗竭以及免疫缺陷，特别是细胞免疫缺陷。不同患者的病变进展速度各不相同。未治疗的患者感染 HIV 后进展为获得性免疫缺陷综合征（艾滋病，acquired immunodeficiency syndrome，AIDS）的中位时间是 9 年。约 5% 的 HIV 感染者在 15 年后仍不出现临床症状，被称为长期不进展者。

在慢性 HIV 感染的早期，病毒存在于淋巴组织内，与滤泡树突细胞相结合。虽然抗 HIV 的免疫反应长期存在，但是随着这种反应的失效，病毒复制增加，病毒载量升高，其他细胞，包括巨噬细胞、神经系统小胶质细胞和 $CD4^+$ T 细胞等也被感染。

慢性 HIV 感染可表现为体重减轻、发热和腹泻，但对于免疫缺陷患者而言，这些症状往往是由机会性感染引起的。HIV 感染恶化最终导致免疫缺陷综合征，造成机会性感染、肿瘤和神经系统疾病。其中神经系统疾病是由于 HIV 感染中枢和外周神经系统的巨噬细胞及小胶质细胞造成的。

诊断

诊断 HIV 感染最常用的手段是检测血清 HIV 抗体，但这个检查是有问题的。极少数没有感染 HIV 的人具有能与 HIV 的某些蛋白质发生反应的抗体，从而导致 ELISA 法假阳性，因此许多实验室使用两种 ELISA 法对这类血清进行复查。为避免误诊，应进行确证试验，如 Western 印迹免疫测定等协助诊断[2]。急性 HIV 感染者血清中可能检测不出 HIV 抗体，通常在感染后 2 ~ 6 周才能检测到，而在 12 周时几乎都能检测到。若超过这个时间 HIV 抗体仍阴性，除了晚期的 AIDS 或合并抗体缺陷病的患者外，均可除外 HIV 感染。

病毒学监测

从某种意义上说，HIV 是现代病毒学发展的重要驱动力。HIV 病毒载量的测定第一次使得临床医生能够判断病毒感染的预后，并监测抗病毒治疗的反应。

HIV 病毒载量测定

病毒诊断学的一项重要进展是研究出聚合酶链反应（polymerase chain reaction，PCR），并将其应用于体液内病毒核酸的定性、定量测定。所谓的“HIV 载量”其实是通过对血浆 HIV RNA 的定量测定来实现的。测定 HIV 载量有助于评估预后，也是制定和修改治疗方案的重要依据[3]（图 60.1）。

HIV 基因分型以及耐药性突变检测

对 HIV 感染者的血清进行药物敏感性检测，可以检测出耐药突变，以预测抗病毒治疗失败的可能性。通过对患者血浆或脑脊液标本进行 RT/PCR，能够获得互补的 DNA（complementary DNA，cDNA），由此测定反转录酶和蛋白酶基因的序列，进而找出优势基因型。此项信息有助于临床医生和患者选择抑制 HIV 复制的成功率最高的抗病毒药，特别是在怀疑存在耐药，即治疗计划失败的情况下[4]。

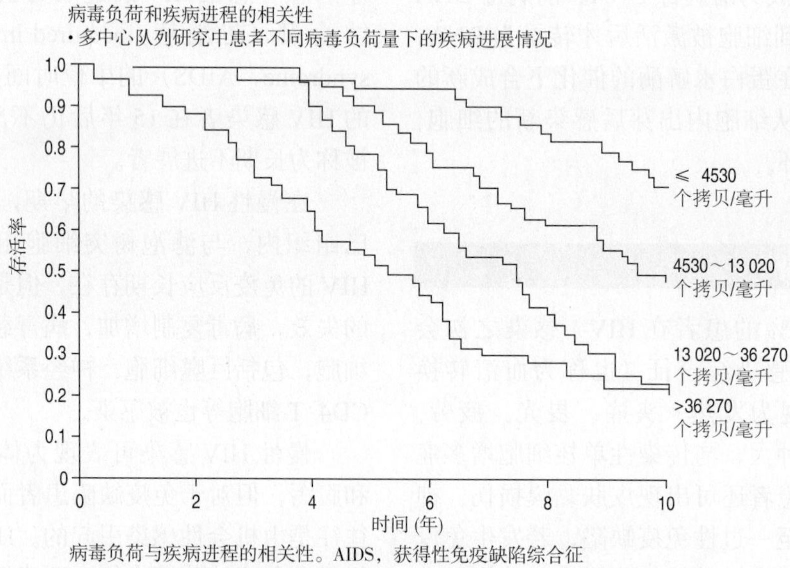

图 60.1 病毒负荷与疾病进程的相关性。AIDS，获得性免疫缺陷综合征 (From Mellors JW,Rinaldo CR, Gupta P et al. Prognosis in HIV-1 infection predicted by the quantity of virus in plasma. Science 1996; 272: 1167–70.Copyright: American Association for the Advancement of Science; reproduced with permission.)

免疫学监测

HIV 感染引起的免疫缺陷和神经系统损害一般呈渐进性发展，可达数月或数年。因此需要密切监测其严重程度，以决定何时开始治疗，并预测何时患者容易出现何种临床表现。

全血 $CD4^+$ T 细胞计数或百分比是 HIV 所致免疫缺陷严重程度的最佳指标，也可用来预测患者对机会性感染的易感性。因此，测定全血 $CD4^+$ T 细胞计数或百分比可用来判断 HIV 感染者的症状是否由机会性感染引起，由何种感染引起。（图 60.2；并见下文）[5]。

HIV 感染患者的治疗

联合抗反转录病毒疗法对 HIV 感染者的发病率和病死率的影响值得关注。HIV 门诊患者研究表明，随着抗反转录病毒治疗强度的增加，机会性感染和病死率均逐渐降低 [6]。澳大利亚的一项队列研究表明，加用抗反转录病毒治疗可显著降低患者的进展速度和死亡风险 [7]。瑞典 [8]、法国 [9] 和美国 [10] 类似的流行病学研究的结果也得出了相同的结果。5 年病死率基本可降低 70% ~ 80%。现在澳大利亚的 AIDS 患者主要是那些既往未被诊断 HIV 感染而错过了最佳治疗时机的病例。

目前使用的抗反转录病毒药共有 6 类（表 60.1）。融合抑制剂阻断病毒与细胞膜的融合，CCR5 抑制剂阻断 CCR5 趋向性毒株与共受体 CCR5 的结合。反转录酶抑制剂有以下三种。① 核苷类似物和核苷酸类似物：在病毒复制期替代原有的核苷或核苷酸，从而抑制 DNA 链的延长以及反转录酶的作用。② 非核苷反转录酶抑制剂：通过其他机制抑制反转录酶。③ 整合酶抑制剂：阻断病毒 DNA 与宿主 DNA 的整合；蛋白酶抑制剂：抑制病毒蛋白酶。各种药物单独使用只能作用在病毒复制的个别阶段，且病毒会对其产生耐药性，故效果有限。联合用药比单剂用药更有效，耐药性产生较慢是其中的一个原因。坚持抗反转录病毒疗法对治疗成功至关重要 。

药物毒性

随着抗 HIV 治疗效果的改善，人们的注意力集中在治疗的毒性上。抗反转录病毒药物的不良反应较常见，严重者可以致死。

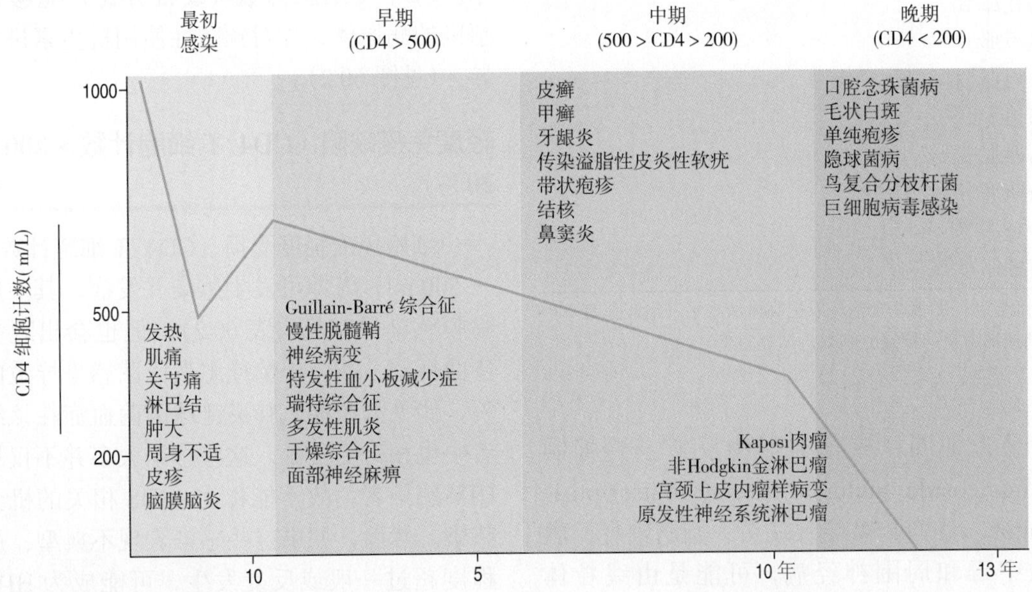

图 60.2 理解 HIV 疾病及其处理的年代框架

表 60.1 用于治疗人免疫缺陷病毒感染（HIV）的抗反转录病毒药

融合抑制剂
恩夫韦肽（T20）
CCR5 抑制剂
马拉韦罗
核苷 / 核苷酸类反转录酶抑制剂
核苷类似物
阿巴卡韦（ABV）
去羟肌苷（ddI）
恩曲他滨（FTC）
拉米夫定（3TC）
司坦夫定（d4T）
齐多夫定（AZT）
核苷酸类似物
替诺福韦（TNF）
核苷 / 核苷酸固定剂量复合片
双汰芝（AZT + 3TC）
三协唯（AZT + 3TC + ABV）
克为滋（ABV + 3TC）
舒发泰（Truvada）（TNF + FTC）
非核苷反转录酶抑制剂
地拉韦定
依非韦伦
奈韦拉平
整合酶抑制剂
拉替拉韦
蛋白酶抑制剂
阿扎那韦*
达芦那韦*
呋山那韦*
茚地那韦*
洛匹那韦*
奈非那韦
沙奎那韦*
替拉那韦*

* 与小剂量利托那韦联合给药以提高血清水平（洛匹那韦 + 小剂量利托那韦是一种复方制剂，即克力芝）

最近证明，核苷类似物反转录酶抑制剂（nucleoside analogue reverse transcriptase inhibitor，NRTI）可导致疲劳、脂肪消耗、乳酸酸中毒和周围神经病，可能是由线粒体 DNA（mitochondrial DNA，mtDNA）合成受抑制所致[11-12]。部分使用 ddI（5% ~ 7%）和 d4T（1% ~ 2%）的患者发生胰腺炎。

非核苷反转录酶抑制剂（NNRTI）最常见的不良反应是皮疹。初始服用奈韦拉平的患者发生率达 25%，轻者表现为一般皮疹，重者表现为 Stevens-Johnson 综合征。蛋白酶抑制剂和 d4T 联用可导致脂肪重新分布（脂营养不良）和脂肪萎缩（脂肪萎缩症），具体机制不清[13]。

约 10% 的患者在应用抗反转录病毒药物时还会出现肝损伤[14]。合并丙型肝炎病毒感染是其中一个危险因素，而在某些患者，肝损伤的出现是免疫系统重建的表现[15]。使用抗反转录病毒药物后出现的免疫系统重建还可导致其他脏器的炎症反应[16-17]。

HIV 诱导的免疫缺陷

未接受抗反转录病毒治疗或由各种原因造成治疗无效的患者常会出现免疫缺陷，$CD4^+$ T 细胞耗竭和其他免疫损伤均与之有关。这种损伤的特征是细胞免疫受损，患者容易出现机会性感染。此外，有些患者还会出现抗体缺陷和吞噬细胞功能障碍，导致荚膜细菌的感染。如前文所述，在慢性 HIV 感染期间，免疫缺陷的程度与机会性感染发生率之间有密切的联系。$CD4^+$ T 细胞计数（或百分比）能够预测感染的病原体，并对预防性使用抗生素进行指导。（见图 60.2）。

轻度免疫缺陷（$CD4^+$ T 细胞计数 > 200/ml，20%）

细胞免疫轻度受损（$CD4^+$ T 细胞计数 200 ~ 500/ml）时即可发生感染并发症，其中皮肤黏膜感染最常见（表 60.2），但也会出现空肠弯曲杆菌、沙门氏菌或志贺氏菌感染导致的腹泻，偶见菌血症。肺炎链球菌菌血症在该组患者中也相对更常见。这些感染大多并不仅见于 HIV 感染者，故不能称为 AIDS 相关的机会性感染。然而，如果这些感染表现不典型、严重程度超过一般或反复发生，可能成为 HIV 所致免疫缺陷的早期表现。与其他感染不同的

表 60.2　人免疫缺陷病毒（HIV）诱导性免疫缺陷患者的皮肤黏膜机会性感染

带状疱疹（水痘 - 带状疱疹病毒感染）
黏膜念珠菌病
口腔毛状白斑（EB 病毒感染）
脂溢性皮炎（皮肤芽孢菌属某些种酵母菌感染）
触染性软疣（痘病毒感染）
生殖器和皮肤疣（人乳头状瘤病毒感染）
皮肤和指（趾）甲真菌感染
复发性皮肤黏膜单纯疱疹病毒感染
毛囊炎（金黄色葡萄球菌，皮肤芽孢菌）

是，口腔毛状白斑（由 EB 病毒感染上皮细胞所致）几乎仅见于 HIV 感染。

中度免疫缺陷（$CD4^+$ T 细胞计数 50 ~ 200/ml，10% ~ 20%）

$CD4^+$ T 细胞计数< 200/ml 时，全身机会性感染的发生风险明显升高。这些感染一旦发生，则高度提示存在 AIDS。可能感染的微生物种类很多，包括不常见的微生物感染。本文仅描述其中最常见的感染。

肺囊虫肺炎

肺孢子菌感染主要引起间质性肺炎。患者亚急性起病，临床表现为进行性呼吸困难、咳嗽、发热和体重减轻，查体可发闻及肺底湿啰音，胸部 X 线可见间质浸润影，偶尔也可正常。其他支持肺孢子菌肺炎（PJP）诊断的表现还有低氧血症、血清乳酸脱氢酶（lactate dehydrogenase，LDH）升高、镓标记的核素扫描可见肺内弥漫性浓聚、高分辨 CT 扫描中可见肺内毛玻璃影、痰涂片可见肺孢子虫或 PCR 法检测出肺孢子虫 DNA。痰标本、支气管肺泡灌洗液或支气管镜活检找到包囊可确诊 [18]。

治疗 PJP 主要使用复方新诺明（甲氧苄啶 - 磺胺甲异恶唑），可根据疾病的严重程度选择口服或静脉给药。但许多患者对复方新诺明过敏，一般为一过性，症状较轻，但如果出现全身性严重过敏反应，则需换用其他药物，包括口服氨苯砜、甲氧苄啶或静脉用喷他脒。对于吸空气时动脉血氧分压< 70 mmHg (9.3 kPa) [19] 的患者，应加用糖皮质激素。

预防性用药可防止肺孢子菌感染，所有 $CD4^+$ T 细胞计数< 200/ml 的患者均应采用。最有效的药物还是复方新诺明。对复方新诺明过敏者可用氨苯砜（联用或不联用乙胺嘧啶）或吸入喷他脒 [20]。

食管念珠菌病

食管黏膜念珠菌感染表现为吞咽疼痛和吞咽困难。若这些症状与口腔念珠菌病同时存在，则应考虑诊断食管念珠菌病，并开始治疗。确诊需要行内镜检查。治疗一般使用唑类药物，如氟康唑。然而，重度免疫缺陷患者的感染常对唑类耐药，需要静脉用两性霉素。

隐球菌性脑膜炎

脑膜炎是 AIDS 患者新型隐球菌感染最常见的表现。一般表现为头痛和发热，但有时也以意识障碍或行为异常为首要表现。颈强直一般程度较轻或不存在。脑脊液检查，特别是大多数严重病例的脑脊液检查表现的炎症反应并不重，但血清和脑脊液隐球菌抗原以及隐球菌培养结果阳性率较高 [21]。治疗应予静脉用两性霉素，感染控制后必须维持抑菌治疗或口服氟康唑，直到通过抗反转录病毒疗法达到免疫重建，以预防复发 [22]。

弓形体脑炎

刚地弓形体感染复发最常引起局灶性脑炎。临床表现为头痛、发热、局灶性神经功能缺乏、癫痫发作甚至昏迷。脑内可出现一个或多个病灶。头颅增强 CT 可见环形增强灶伴周围水肿，以基底节区最多见。几乎所有患者弓形体血清学试验均阳性，血清弓形体抗体阴性可除外此病诊断。治疗采用静脉磺胺嘧啶、克林霉素以及口服乙胺嘧啶。对这些药物过敏者应选用其他药物。治疗开始后 2 ~ 3 周应复查头颅 CT，如果病灶未见明显变化应考虑其他诊断。脑淋巴瘤的病灶与弓形体脑炎非常相似。有时需要通过脑组织活检加以鉴别[23]。

重度免疫缺陷（CD4$^+$ T 细胞计数 < 50/ml, 10%）

巨细胞病毒（CMV）感染

CMV 病最常见于严重的免疫缺陷患者（CD4$^+$ T 细胞计数< 50/ml），其中最常见的复发部位是视网膜。CMV 视网膜炎通常表现为单侧视力模糊、视野缺损或视物漂浮感。可由眼科医师行眼底镜检查以确诊。治疗可使用更昔洛韦或膦甲酸静点，或缬更昔洛韦口服，感染控制后应继以抑制疗法防止复发，直到应用联合抗反转录病毒疗法后获得免疫重建。

CMV 感染在其他器官相对少见，特别是食管、胆管和结肠。确诊依赖于活检。血液中的 CMV 病毒载量较高或进行性增高支持 CMV 感染的诊断。此外，CMV 载量可用于监测治疗反应并早期发现耐药。

隐孢子虫病

胃肠道小球隐孢子虫感染可引起严重且难治的分泌性腹泻，常伴有吸收不良综合征。该病还可引起胆管炎。粪便、直肠或十二指肠活检中召见隐孢子虫卵可确诊。此病目前尚无有效治疗，部分患者可使用硝唑尼特。成功的抗反转录病毒治疗可缓解症状。

鸟复合分枝杆菌感染

鸟复合分枝杆菌感染通常是播散性的，可累及白细胞、肝、脾、淋巴结以及胃肠道。临床表现为消瘦、乏力、发热、贫血和腹泻。一般从血培养阳性鸟复合分枝杆菌可确诊，也可通过粪便镜检和培养或组织活检协助诊断。联合药物治疗效果较好。常用药物为克拉霉素、利福平和乙胺丁醇。感染控制后必须维持抑菌治疗或口服氟康唑，直到通过抗反转录病毒疗法达到免疫重建，以预防复发[24]。抗反转录病毒疗法开始后出现罕见的痛性坏死性淋巴结病是针对 MAC 免疫应答的结果[16-17]。

AIDS 相关性肿瘤

某些肿瘤是包括 HIV 所致免疫缺陷在内的细胞免疫缺陷患者所特有的。因免疫缺陷造成的机会性病毒感染是其中重要的发病机制。

Kaposi 肉瘤是一种血管增殖性肿瘤，起源于血管内皮，与人类疱疹病毒 8 型（human herpesvirus-8，HHV-8）感染有关。一般表现为红褐色皮损，可以是 1 ~ 2 个小丘疹，也可以是多个大包块。也可累及胃肠道黏膜和淋巴结，实质脏器受累者罕见。确诊依赖于活检。Kaposi 肉瘤可发生于任何程度的免疫缺陷，但以中度到重度免疫缺陷患者最多见，也更加严重。由于新型抗有丝分裂药物和抗反转录病毒药物广泛应用，典型 Kaposi 肉瘤已基本消失。

淋巴瘤也是 HIV 所致免疫缺陷的并发症。主要为 B 细胞淋巴瘤（非 Hodgkin 淋巴瘤），其中多数病例与 EB 病毒感染有关。重度免疫缺陷患者常出现原发性脑淋巴瘤或累及结外器官的脑外淋巴瘤。这些淋巴瘤通常分级较晚且预后差（3 ~ 4 级，CD4$^+$ < 100/ml，中位生存时间 44 周）[25]。

宫颈上皮内瘤样病变更常见于 HIV 感染的妇女，这大概是因为 HIV 感染导致的免疫缺陷促进了人乳头瘤病毒的复制。因此，HIV 感染妇女宫颈癌的发生率高于其他人群，而男性患者肛门癌形成的发病率高于其他人群。

HIV 相关性神经系统疾病

除了上文讨论过的神经系统机会性感染之外，HIV 感染神经系统的巨噬细胞和小胶质细胞后也可造成神经系统损害，具体机制未明。临床可表现为脑病、肌病和周围神经病。对某些患者来说，神经系统损害比免疫缺陷的临床表现更为突出。在重度免疫缺陷的患者中，脑病往往隐匿起病，最终造成认知、运动和行为异常。肌病较罕见，可导致痉挛性共济失调性轻瘫[26]。

对具有定位体征的 HIV 患者的需要进行血清学、脑脊液以及神经系统影像学检查。脑脊液分析包括针对 EB 病毒（淋巴瘤）、单纯疱疹病毒、CMV、水痘 - 带状疱疹病毒（病毒性脑炎）、JC 病毒（进行性多灶性脑白质病）、弓形体以及结核分枝杆菌进行 PCR[27]。

HIV/AIDS 与收入重症监护病房

HIV 感染仍是无法治愈的病况，但是有效的抗反转录病毒治疗可在较长时间内控制临床症状。患者的预后在过去的 10 年里得到显著改善，中位生存时间延长至 30 年，因此常会出现 AIDS 患者需要收住 ICU 的情况 [28-29]。

最常见的适应证是：

- 由耶氏肺孢子菌肺炎或其他肺部感染导致的呼吸衰竭
- 颅内机会性感染、脑肿瘤等导致的昏迷或抽搐
- 非 HIV 相关性疾病，如服毒和术后监护

PJP 导致的呼吸衰竭已成为 HIV 感染患者收入 ICU 的最常见原因。20 世纪 80 年代早期，接受机械通气的 PJP 患者存活率很低，近年来随着治疗手段的改进，存活率有所提高。近年的一些队列研究显示患者的存活率再次下降，特别是 $CD4^+$ T 细胞计数 < 50/ml 以及气压伤造成气胸的患者。这可能是因为随着治疗水平的提高，患者生存时间延长，因此而发生 PJP 时存在的免疫缺陷比 30 年前的患者要重。首次感染、$CD4^+$ T 细胞计数 > 50/ml 以及之前并未接受抗反转录病毒治疗是保护性因素。此外，通过使用持续气道正压（continuous positive airways pressure，CPAP）或双水平气道正压（bilevel positive airways pressure，BiPAP）能够避免有创机械通气，从而降低气胸、气道梗阻和院内感染的风险。入住 ICU 前病史已较长、低白蛋白血症以及可选用的抗反转录病毒疗法有限提示预后差。

治疗过程中应特别关注药物相互作用，尤其是在抗反转录病毒治疗方案中包含蛋白酶抑制剂或依法韦仑（通过肝 P450 酶代谢）时应特别小心。当需要合用抗生素、止吐药和降脂药时，应上网查阅相关指南（www.HIV-druginteractions.org）。

针刺损伤和暴露后预防

尚未确诊的 HIV 感染者或 AIDS 患者可能会因 HIV 感染的相关并发症被收入 ICU。因而 ICU 的所有工作人员都应随时做好感染防控工作。

针刺伤导致 HIV 感染的发生率约为 0.3%，黏膜暴露造成的感染发生率约为 0.009%。尚未有皮肤暴露后发生血清抗体转阳。针刺伤后造成 HIV 感染的主要危险因素是：① 伤口较深；② 锐器上有肉眼可见的血迹；③ 静脉或动脉留置针刺伤；④ 被晚期 HIV/AIDS 患者（病毒载量高）用过的锐器损伤。

有证据表明预防性使用抗反转录病毒治药物可降低感染风险，相应的指南已经发布 [30]。每个卫生保健机构均应制订血液和体液暴露的应急预案。

（王书鹏 黄 絮译 冯海波校）

参考文献

1. Tindall B, Cooper DA. Primary HIV infection: host responses and intervention strategies. *AIDS* 1991; **5**: 1–14.
2. Robertson P, Dwyer D. Western blot assay. In: Lee N (ed.) *Clinical Microbiology Update* no. 35. Sydney: University of New South Wales; 1993: 9–16.
3. Mellors JW, Rinaldo CR, Gupta P *et al.* Prognosis in HIV-1 infection predicted by the quantity of virus in plasma. *Science* 1996; **272**: 1167–70.
4. Durant J, Clevenbergh P, Halfon P *et al.* Drug resistance genotyping in HIV-1 therapy: the VIRADAPT randomised controlled trial. *Lancet* 1999; **353**: 2195–9.
5. Mellors JW, Munoz A, Giogi JV *et al.* Plasma viral load and CD4+ lymphocytes as prognostic markers of HIV-1 infection. *Ann Intern Med* 1997; **126**: 946–54.
6. Palella FJ, Delaney KM, Moorman AC *et al.* Declining morbidity and mortality among patients with advanced human immunodeficiency virus infection. *N Engl J Med* 1998; **338**: 853–60.
7. Correll PK, Law MG, McDonald AM *et al.* HIV disease progression in Australia at the time of combination antiretroviral therapies. *Med J Aust* 1998; **169**: 469–72.
8. Egger M, Hirschel B, Francioli P *et al.* Impact of new antiretroviral combination therapies in HIV infected patients in Switzerland: prospective multicentre study: HIV cohort study. *Br Med J* 1997; **315**: 1194–9.

9. Mouton Y, Alfandari S, Valette M *et al.* Impact of protease inhibitors on AIDS defining events and hospitalizations in 10 French AIDS reference centres. *AIDS* 1997; **11**: F101–5.
10. Dore GJ, Cooper DA. HAART's first decade: success brings further challenges. *Lancet* 2006; **368**: 427–8.
11. Brinkman K, Smeitink JA, Romijn JA *et al.* Mitochondrial toxicity induced by nucleoside-analogue reverse-transcriptase inhibitors is a key factor in the pathogenesis of antiretroviral-therapy-related lipodystrophy. *Lancet* 1999; **354**: 1112–15.
12. Carr A, Miller J, Law M *et al.* A syndrome of lipoatrophy, lactic acidaemia and liver dysfunction associated with HIV nucleoside analogue therapy: contribution to protease inhibitor-related lipodystrophy syndrome. *AIDS* 2000; **14**: F25–32.
13. Carr A, Cooper DA. Adverse effects of antiretroviral therapy. *Lancet* 2000; **356**: 1423–30.
14. Monforte Ade A, Bugarini R, Pezzotti P *et al.* The ICONA (Italian Cohort of Naive for Antiretrovirals) Study Group. Low frequency of severe hepatotoxicity and association with HCV coinfection in HIV-positive patients treated with HAART. *J Acquir Immune Defic Syndr* 2001; **28**: 114–23.
15. John M, Flexman J, French MA. Hepatitis C virus-associated hepatitis following treatment of HIV-infected patients with HIV protease inhibitors: an immune restoration disease? *AIDS* 1998; **12**: 2289–93.
16. French MA, Lenzo N, John M *et al.* Immune restoration disease after the treatment of immunodeficient HIV-infected patients with highly active antiretroviral therapy. *HIV Med* 2000; **1**: 107–15.
17. French MA. Disorders of immune reconstitution in patients with HIV infection responding to antiretroviral therapy. *Curr HIV/AIDS Rep* 2007; **4**: 16–21.
18. Frame P, Wilkin A. *Pneumocystis carinii* pneumonia. In: Crowe S, Hoy J, Mills J (eds) Management of the HIV-Infected Patient. London: Martin Dunitz; 2002: 421–42.
19. Consensus statement on the use of corticosteroids as adjunctive therapy for *Pneumocystis* pneumonia in the acquired immunodeficiency syndrome. The National Institutes of Health University of California expert panel for corticosteroids as adjunctive therapy for *Pneumocystis* pneumonia. *N Engl J Med* 1990; **323**: 500–4.
20. Kovacs JA, Masur H. Prophylaxis against opportunistic infections in patients with human immunodeficiency virus infection. *N Engl J Med* 2000; **342**: 1416–29.
21. Dismukes WE. Cryptococcal meningitis in patients with AIDS. *J Infect Dis* 1998; **157**: 624–8.
22. Powderly WG, Sagg MS, Cloud GA *et al.* A controlled trial of fiuconazole or amphotericin B to prevent relapse of cryptococcal meningitis in patients with the acquired immunodeficiency syndrome. *N Engl J Med* 1992; **326**: 793–8.
23. Porter SB, Sande M. Toxoplasmosis of the central nervous system in the acquired immunodeficiency syndrome. *N Engl J Med* 1992; **327**: 1643–8.
24. Aberg A J, Yajko DM, Jacobson MA. Eradication of AIDS-related disseminated *Mycobacterium avium* complex infection after twelve months of antimycobacterial therapy combined with highly active antiretroviral therapy. *J Infect Dis* 1998; **178**: 1446–9.
25. Straus DJ, Huang J, Testa MA *et al.* Prognostic factors in the treatment of human immunodeficiency virus-associated non-Hodgkin's lymphoma: analysis of AIDS Clinical Trials Group Protocol 142-low-dose versus standard-dose m-BACOD plus granulocyte-macrophage colony-stimulating factor. *J Clin Oncol* 1998; **16**: 3601–6.
26. McArthur JC, Brew B, Nath A. Neurological complications of HIV infection. *Lancet Neurol* 2005; **4**: 543–55.
27. Antinori A, Ammassari A, De Luca A *et al.* Diagnosis of AIDS-related focal brain lesions: a decision-making analysis based on clinical and neuroradiologic characteristics combined with polymerase chain reaction assays in CSF. *Neurology* 1997; **48**: 687–94.
28. Nickas G, Wachter RM. Outcomes of intensive care for patients with human immunodeficiency virus infection. *Arch Intern Med* 2000; **169**: 541–7.
29. Gill JK, Greene L, Miller R *et al.* ICU admission in patients infected with the human immunodeficiency virus – a multicentre survey. *Anaesthesia* 1999; **4**: 727–32.
30. Young TN, Arens FJ, Kennedy GE *et al.* Antiretroviral post-exposure prophylaxis (PEP) for occupational HIV exposure. *Cochrane Database Syst Rev* 2007; **1**: CD002835.

第 61 章

严重败血症

A Raffaele De Gaudio

在过去的三十年里，败血症的发病率稳步增加，至少有部分原因是因为西方人口老龄化[1]。重症监护患者约有 15% 发生严重败血症，其中有 2/3 发生感染中毒性休克[2-3]。尽管我们对疾病的理解在增加，支持治疗得到改善，还有更强效的抗生素治疗，但是严重败血症始终在非心脏重症监护病房的死亡原因报告上高居榜首。如此高的病死率[3-4]，使严重败血症远比急性心肌梗死、卒中和创伤等西方国家的常见病吞噬更多的生命[1,4]。

定义

1991 年，美国胸科医师学会和危重症医学协会召开了联席会议，主旨在于使用体温变化、心动过速、呼吸急促和血液白细胞计数异常等常见的、可以在床旁或临床过程的早期判定的临床表现为败血症及其转归提供统一的定义[5]。他们提议将全身炎症从炎症反应中分离出来，并且支持将败血症定义为一种伴有全身性激活的炎症反应的感染（表 61.1）的模型。为了进一步鉴别疾病的严重程度，严重败血症被定义为伴有器官功能障碍的败血症，感染性休克被定义为伴有血流动力学障碍（haemodynamic collapse）的败血症[5]。

这些共识定义（consensus definition）描述了死亡风险的分层，但没有从基础的病理生理变化或对治疗可能的反应产生的应答的角度将患者充分划分为同类组。他们定义了概念，但没有用单一疾病判别患者[6-7]。出于这些原因，2001 年举办的新的联席大会提出了一种新的共识定义架构和分期系统。这个系统被称为 PIRO 系统（表 61.2），其范围包括易感性（predisposition）（发病前的疾病）、损伤 / 感染（insult/infection）（部位，感染的细菌学，其他损伤，如外伤的严重程度）、应答（response）（低血压、疾病严重程度的测定，如急性生理、年龄和慢性健康评估——APACHE）以及器官功能障碍（organ dysfunction）（总计器官功能障碍评分，如多器官功能障碍综合征和序贯性器官衰竭评估——SOFA）[6-7]。

发病机制

严重败血症和感染性休克的发生来自于有明确感染证据的全身性炎症和凝血反应。虽

表 61.1　1991 年美国胸科医师学会与重症医学协会联席会议的败血症定义[5]

全身性炎症反应综合征（systemic inflammatory response syndrome，SIRS）	至少具有以下之中的两项：体温 < 36℃或 > 38℃；心率 > 90 次 / 分；呼吸频率 > 20 次 / 分或 $PaCO_2$ < 32 mmHg 或机械通气；白细胞计数 < 4000/μl 或 > 12000/μl 或 > 10% 幼稚带型
败血症	SIRS ＋已确诊的或推测的感染
严重败血症	Sepsis ＋器官低灌注或功能障碍
感染性休克	Sepsis 伴难治性低血压（动脉收缩压 < 90 mmHg，平均动脉压 < 70 mmHg）或经过充分容量复苏后仍为血管加压剂依赖

表 61.2 PIRO 败血症分期系统 [6]

患病易感性	之前患有降低短期存活率可能性的疾病 年龄 在炎症反应的构成中存在基因多态现象
损伤 / 感染	感染病原体的培养和敏感性测定 可从源头加以控制的疾病基因转录特征
应答	全身炎症反应综合征（SIRS） 败血症 严重败血症 感染性休克 激活炎症反应的标记物（C 反应蛋白、原降钙素、白细胞介素 -6） 宿主反应性受损的标记物（人白细胞抗原［human leukocyte antigen，HLA）-DR］ 治疗目标检测（蛋白 C、肿瘤坏死因子、血小板活化因子）
器官功能障碍	衰竭器官的数量 合成分数

然真菌、病毒和寄生虫也可引起综合征，但革兰阴性杆菌（主要是大肠杆菌、某些种属的克雷伯菌和铜绿假单胞菌）和革兰阳性球菌（主要是葡萄球菌和链球菌属）是发生败血症最常见的病原体。真菌仅占所有严重败血症病例的5%，主要致病原是念珠菌属的真菌[7-8]。

细菌性败血症的病理生理学过程由革兰阴性菌的外膜成分（脂多糖、脂质 A、鞭毛蛋白和肽多糖）和革兰阳性菌的外膜成分（胞壁酸、脂胞壁酸、肽多糖）引发。这些外膜成分和其他细胞壁成分能够与 CD14 受体相结合，该受体是一种固定于单核细胞表面外小叶上的蛋白质。近来，某些被称为 Toll 样受体的复合受体被识别出来，并被证实同样可与细菌成分发生相互作用。Toll 样受体家族共鉴别出 10 个成员，每个成员对病原微生物和细胞产物均表现出不同程度的特异性（如 TLR2 对肽多糖、脂磷壁酸或 TLR4 对脂多糖）[7-8]。

与 Toll 样受体结合激活了细胞内信号通道，使之触发转录因子，如核因子 κB，该因子可依次控制免疫反应基因的表达，引起细胞因子的释放（图 61.1）。分泌的细胞因子要么具有炎症性质［包括肿瘤坏死因子 α（tumour necrosis factor-α，TNF-α）、白细胞介素 -1（interleukin-1，IL-1）、IL-2、IL-6］，要么具有抗炎症性质（IL-4 和 IL-10）[7-8]。

炎症介质网激活白细胞，促进白细胞 - 血管内皮黏附并造成内皮损伤[6]。这种内皮损伤随后造成组织因子表达和组织因子依赖性凝血级联效应激活，其后形成凝血酶，以致纤维蛋白、血小板、中性粒细胞和红细胞的微聚团影响毛细血管血流，从而降低氧和养分的供应[6-8]。

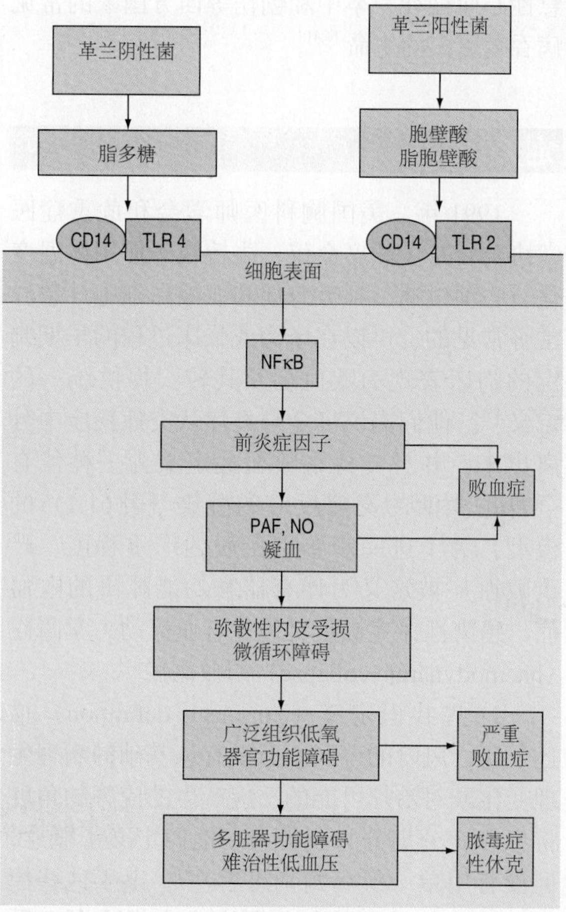

图 61.1 细菌性败血症的发病机制

特别的是，早期的炎症细胞因子增加了内皮细胞内酶诱导型一氧化氮合成酶（enzyme-inducible nitric oxide synthase，eNOS）的表达；有效的血管扩张物质一氧化氮的合成增加造成了休克特征性的全身血管阻力降低。炎症性细胞因子，如 TNF 同样促进内皮细胞间的紧密连接被破坏，造成对血浆蛋白质和液体通透性增加而形成广泛的组织水肿[7,9]。IL-6 改变了肝细胞的蛋白质合成，包括急性期反应物的合成，并促进贫血的发生。急性期反应也造成白蛋白和蛋白 C 等抗凝蛋白的生成下调[7,9]。微循环障碍在败血症患者的器官功能障碍中扮演了关键性的角色[10]。作为炎症和凝血的恶性循环的结果，心功能不全（由于 TNF 的心肌抑制效应、血管舒张和毛细血管渗漏所致）和多器官功能衰竭，常导致死亡（见图 61.1）。

表 61.3 败血症相关性器官功能障碍的诊断

心血管系统	收缩期动脉压＜ 90 mmHg 收缩期动脉压降低＞ 40 mmHg 平均动脉压＜ 70 mmHg 毛细血管再充盈或色斑减弱
呼吸系统	PaO_2/FiO_2 ＜ 300
肾	肌酐相对于基线水平升高 ＞ 60 μmol/L 在过去的 24 小时内肌酐升高＞ 60 μmol/L 尽管进行了液体复苏，尿排出量仍持续 2 小时 ＜ 0.5 ml//(kg · h)
凝血系统	活化的部分促凝血酶原时间＞ 60 秒 国际标准化比值 ＞ 1.5 血小板 ＜ 100 000/μl
肝	胆红素 ＞ 70 mmol/L
酸碱	乳酸盐 ＞ 2.1 mmol/L

诊断

严重败血症和感染性休克的首发表现通常没有特异性，其严重程度较隐匿。诊断需要有可疑的或已知的感染部位、全身性炎症反应综合征和急性败血症相关性器官功能障碍的证据（表 61.3）。

临床体征包括发热或低体温、心动过速、呼吸急促、精神状态改变和外周血管扩张的体征，即为全身性炎症反应综合征的表现。

实验室和侵入性血流动力学测定包括：

1. 心输出量增加伴全身血管阻力正常或减低
2. 氧耗量增加（$ScvO_2$ 减低）
3. 白细胞增多或白细胞减少
4. 乳酸酸中毒
5. 肾或肝功能受损

肺功能障碍

几乎普遍存在的呼吸急促和低氧血症易于发现败血症。肺功能障碍需行高容量通气，准确地说是在肺顺应性降低、气道阻力增加和肌肉功能受损时需要如此。呼吸衰竭常进展迅速；持续较高的呼吸频率通常是即将发生通气崩溃（ventilatory collapse）的征象，尽管此时动脉氧含量仍正常。

心功能衰竭

心功能衰竭是由供血不足或不适当的使用代谢底物（metabolic substrate）造成的。越来越多的证据表明，败血症多呈高代谢状态，伴有糖酵解加强以及高乳酸血症，但未必提示组织缺氧[11]。低血压通常是全身血管阻力降低造成的。休克的经典定义为收缩压低于 90 mmHg，对补液无反应或需要使用血管活性药物。

肾功能障碍

少尿与低血压有关。无尿者罕见。纠正容量不足可逆转少尿，但不总是能够防止血清肌酐水平的中度增加。约有 5% 的肾衰竭患者需要透析治疗。

肝功能障碍

肝是门脉血的机械性和免疫学滤器，同样可能是重要的细胞因子来源。转氨酶和胆红素水平的升高较常见[12]，但肝功能衰竭罕见。

凝血异常

可能发生伴凝血酶原或部分促凝血酶原时间轻度升高或血小板计数中度减少或血浆纤维蛋白原降解水平及D-二聚体水平升高的亚临床凝血障碍。凝血障碍由凝血系统蛋白（抗凝血酶Ⅲ、蛋白C、组织因子途径抑制物和激肽系统）缺乏引起（图61.2）。同时，炎症细胞因子激活凝血以及抗凝蛋白质生成的减少造成了弥散性血管内凝血[12]。

败血症相关性脑病

弥漫性脑功能障碍在败血症中较为常见，甚至可能在出现其他器官功能衰竭的迹象之前发生。最好将其定义为“败血症相关性脑病”(sepsis-associated encephalopathy，SAE)，以便强调没有中枢神经系统的直接感染。SAE的主要征象是精神状态改变。脑电描记法是最敏感的诊断试验，并可对与后果有关的脑功能障碍的严重程度进行分级。SAE有可能是可逆的，但总是使预后恶化。SAE的病理生理学情况尚未完全清楚，可能是由多因素引起的。实际上，败血症的脑功能障碍可能与微生物毒素活性、炎症介质、代谢改变以及脑循环异常有关[13-14]。

生物学标记物

到目前为止有超过80种候选生物学标记物（包括C反应蛋白、IL-6、原降钙素）用于败血症的诊断和预后。但缺乏实用性、非标准化分析以及甄别阈值均限制了其实际应用[12]。

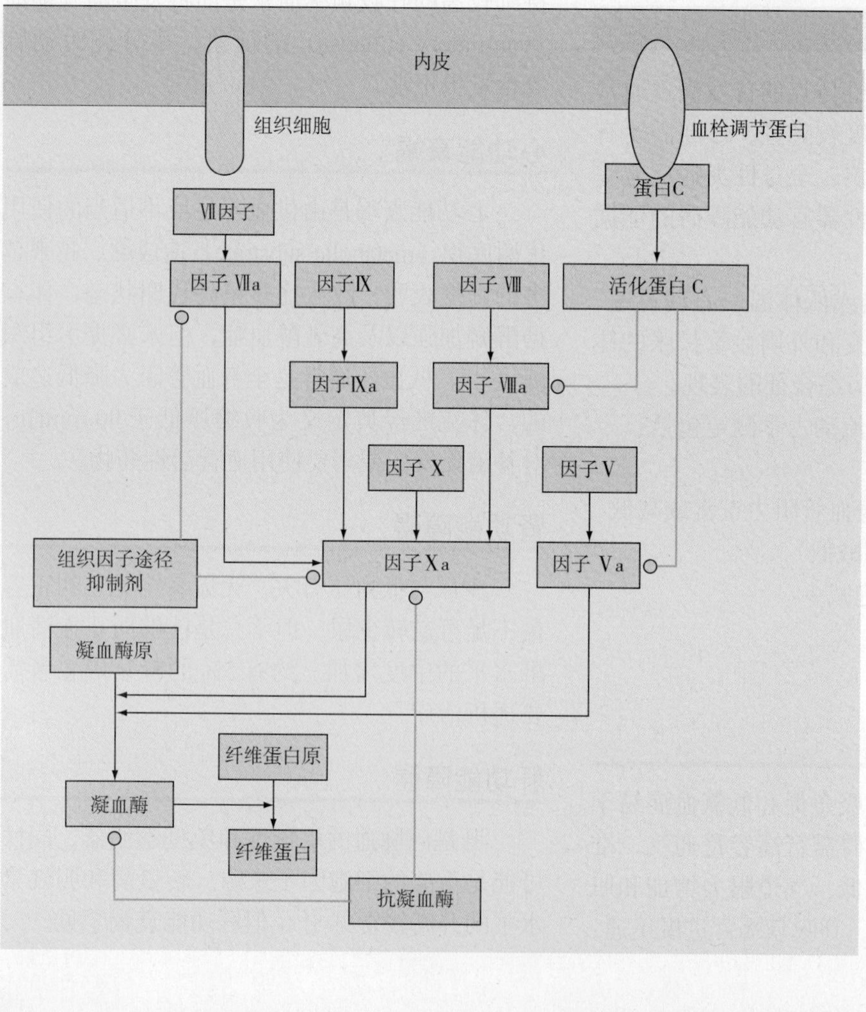

图61.2 凝血连锁及其被活化蛋白C、抗凝血酶和组织因子途径抑制剂抑制

治疗

及时全面的对严重败血症患者进行治疗是很重要的，包括：① 通过控制感染源和抗微生物药物治疗感染；② 支持治疗，如液体疗法和血管活性药；③ 辅助疗法（表 61.4）。

在过去的几年里，在严重败血症和感染性休克患者中开展的数个随机对照试验已经证实，采用新应用的疗法显著降低病死率。与此同时，对数种抗微生物药物的耐药性已经开始显现，并改变了关于实验疗法的考虑。影像学和非侵入性干预技术的进步也使得在早期控制感染源方面产生了新的诊断和治疗策略。某些治疗严重败血症的新方法似乎是时间依赖性的，因此在这种综合征的治疗中提出了“黄金小时”和“白银天”的说法[15]。

挽救败血症运动

为了改进败血症患者的标准治疗，危重症医学协会、欧洲重症监护协会和国际败血症论坛发起了挽救败血症运动（Surviving Sepsis Campaign，SSC）并发表了成立声明，即“巴塞罗那宣言”[16]。严重败血症患者治疗的各个方面均涵盖在内，并根据现有证据水平为每一类问题设计建议或的措施或成组的措施（表 61.5）[16]。

表 61.4　严重败血症 / 感染性休克的治疗

监测心率、血压、脉搏血氧测定和尿量
查找感染源
针对器官功能障碍和全身组织缺氧（乳酸盐）的实验室检查
经验性应用广谱抗生素
建立中心静脉通路并早期开始对乳酸盐＞ 4 mmol/L 或收缩期动脉压＜ 90 mmHg 的患者进行目标指向疗法，即便之前已经进行了 20 ～ 40 ml/kg 的液体冲击
病源控制（脓肿引流、组织清创术、修复清除）
液体疗法、血管活性药和强心剂
考虑辅助疗法
其他一般性治疗

然而，目前尚未有证据表明这些获益效应是相互协同的[17-18]。

控制感染源

充分控制感染源与适当的抗微生物治疗同样重要。所有出现败血症临床综合征的患者均应评估其是否存在能够通过控制感染源措施加以治疗的感染灶。应通过整合临床病史、体格检查和集中的诊断性试验以及影像学结果迅速查找传染源[7]。诊断性的或介入放射学以及手术操作的进展已经引起了许多腹腔内感染治疗的革新：特别值得一提的是，腹部计算机体层成像（CT）扫描给具有多种潜在诱因的急性腹痛或未知来源败血症的患者的诊断带来重要影响[15]。

感染源控制包括：去除感染的异物（如血管内导管、血管移植物），切开和引流（开放或经皮）脓肿或积液，感染坏死组织清创术，以及对微生物污染持续存留的解剖学结构紊乱的最终治疗。（以及处理由于解剖学结构紊乱而导致微生物持续感染。）对于坏死性筋膜炎

表 61.5 《挽救败血症运动指南》考虑的问题[16]

诊断
初期复苏
抗生素治疗
液体治疗
血管加压剂
强心剂治疗
甾体类
活化蛋白 C
给予血液制品
机械通气
镇静 / 镇痛
血糖控制
肾置换
碳酸氢盐治疗
预防深静脉血栓形成
预防应激性溃疡
关于生命支持受限的考虑

患者，病死率与组织损失的范围与外科干预的速度直接相关[7]。

抗微生物疗法

感染部位和致病微生物通常是未知的。对这些病例中必须经验性地给予适当的抗微生物治疗，并以最常见的感染部位和最常见的感染微生物为指导。作为细菌培养和敏感测定的标本应在开始经验性广谱抗生素治疗之前采集。

如果3天之内的培养结果无法支持目前作为产生全身性炎症反应诱因的感染的诊断，应中止全身性应用抗生素以降低耐药菌株二重感染的风险，对患者应进行重新评估。

观察性研究表明，当在收住院后4小时和8小时内给予抗生素时，病死率显著降低[19]。目前SSC建议在诊断败血症后1小时内给予抗生素[16]。特异性抗生素应用策略可参见第64章。

早期血流动力学复苏（最初6小时）

血流动力学复苏到正常生理参数水平已经被作为早期目标指向疗法（early goal-directed therapy，EGDT）进行了试验，显示病死率降低16.5%，具有统计学显著性意义[20]。EGDT的目标是在最初的6小时内恢复氧的供需平衡。该治疗策略包括通过优化血管内容量（前负荷）获得足够的氧输送，使用的方法是：(a) 中心静脉压监测；(b) 血压（后负荷）及平均动脉压监测；(c) 监测收缩力以避免心动过速；(d) 恢复全身氧输送与氧需求之间的平衡以解决全面的组织缺氧（以 $ScvO_2$ 为指导）[15,21-22]。低 $ScvO_2$（< 70%）伴乳酸水平升高提示全身氧输送与组织氧耗量之间不匹配。发现中心静脉氧饱和度（$ScvO_2$）减低时，推荐使用促进氧输送的治疗方法以恢复全身氧输送与消耗之间的平衡（携氧能力、动脉血氧饱和度和心输出量）。$ScvO_2$ 可通过标准中心静脉导管远端部分采集静脉血气标本进行间歇性测定[23]。现在，EGDT似乎减少了ICU中肺动脉导管的使用[23-24]。在任何病例中，虽然其获益性后果尚有待证实，但肺动脉导管均为有效的测量部位[23-24]。

SSC中提议的复苏目标[16]包括：中心静脉压达到8 ~ 12 mmHg，平均动脉压≥ 65 mmHg，尿量≥ 0.5 ml//(kg · h)，中心静脉（上腔静脉）血氧饱和度≥ 70%或混合静脉血≥ 65%。

液体疗法

初期复苏应包括静脉内液体疗法。败血症的容量疗法的首要目标是补足患者的血管内容量。对晶体液和胶体液的选择仍然存有激烈争论。现在还没有随机对照试验或系统性回顾能够明确地显示出危重病败血症患者使用晶体液或是胶体液的获益情况[25-26]。晶体液一般需要较大的剂量（2 ~ 3倍）。而较小剂量的胶体液可对容量状态造成相似的改善，但这些液体价格更贵且可能改变凝血状况。静脉液体疗法开始应给予1000 ml晶体液冲击或500 ml胶体液输注30 min[16]。可能需要快速重复给予500 ml负荷量的晶体液或胶体液直到达到20 ~ 40 ml/kg体重的初期复苏容量[15,21]。

血管活性药和强心剂

器官灌注无法单独用液体维持。当进行了20 ~ 40 ml/kg晶体液冲击治疗后仍持续低血压或平均动脉压低于65 mmHg时，应给予血管活性药（表61.6）[15,21]。然而，现有证据并没有明确支持某一种血管升压药比另一种更优越[27]。去甲肾上腺素及多巴胺均被主张作为败血症病例中的一线血管升压药[15,21]，虽然有些人更喜欢应用去甲肾上腺素[28]。去甲肾上腺素和去氧肾上腺素均为更偏向于α受体激动剂效应的药物，对心动过速或缺血性心脏病患者可能更好。与肾上腺素或多巴胺相比，去甲肾上腺素联合小剂量多巴酚丁胺已经表现出妨碍胃黏膜灌注的作用[28-29]。

用多巴酚丁胺给予强心支持可治疗心肌抑制（myocardial depression），改善收缩力[15]。当低血压持续存在时，可考虑存在血管加压素不足。以生理置换剂量给予外源性血管加

表 61.6 用于严重败血症 / 感染性休克的血管加压剂和强心剂

药剂	受体药理学				心血管效应		剂量
	α_1	β_1	β_2	多巴胺能的	CO	SVR	
多巴胺	0 + ++	+ ++ ++	0 0 0	++ ++ ++	+ + +	+ + ++	0.5 ~ 2 μg/(kg · min) 5 ~ 10 μg/(kg · min) 10 ~ 20 μg/(kg · min)
多巴酚丁胺	0/+	+++ +	++	0	++	–	2.5 ~ 20 μg/(kg · min)
肾上腺素	+++	+++	++	0	++	0/+	1 ~ 10 μg/min
正肾上腺素（去甲肾上腺素）	+++	++	0	0	0/+	++	0.5 ~ 1.5 μg/(kg · min)
去氧肾上腺素	+++	0	0	0	0/+	++	1 ~ 10 μg/(kg · min)

CO，心输出量；SVR，全身血管阻力

压素可与其他血管加压素发挥协同作用[18,23]。SSC[16] 推荐将输注血管加压素用于顽固性休克并以限制剂量给药。

输注红细胞

患者携氧能力可以通过给予压积红细胞使红细胞压积高于 30% 而得以增强，在疾病的恢复期应采用更严格的输注策略[16,30]。

降低氧耗量

应考虑采用将氧需求降至最小化的治疗策略：插管、镇痛 - 镇静、用解热药控制发热、机械通气以降低呼吸肌的呼吸做功和氧耗量[21]。

辅助疗法

在被判定为严重败血症后，早期即可开始的几种附加疗法能够改善患者的预后，降低病死率。但目前在这些问题上还没有形成一致意见。

活化蛋白 C（activated protein C，APC）

在败血症期间，APC 途径是控制血栓形成、抑制凝血酶形成、限制炎症反应以及可能减少内皮细胞凋亡的主要系统。根据最近体内测定的结果，重组 APC（recombinant APC，rhAPC）也能改善败血症患者的微循环血流[10]。尽管在严重败血症患者的多相群给予 rhAPC 治疗已经显示出造成 28 天全因病死率的绝对降幅为 6.1%［严重败血症应用蛋白 C 的全世界评估（Protein C Worldwide Evaluation in Severe Sepsis，PROWESS） 试验］，仍有人担心重组 APC 的效应[31]。这一结果得到了重组人蛋白 C 的标签公开扩展性评估（ENHANCE 研究）的支持[32]。然而，一项次大规模随机对照试验对比了 rhAPC 与安慰剂对不太严重的败血症患者的疗效，发现对所研究的患者人群似乎并无病死率方面的获益，该试验被提前终止［早期严重败血症给予替加色罗 α（活化）试验，Administration of Drotrecogin alfa（activated）in Early Stage Severe Sepsis trial，ADDRESS trial］[33]。

SSC 推荐将 rhAPC 用于具有高度死亡风险（APACHE Ⅱ ≥ 25）、败血症诱导的多器官衰竭、感染性休克或败血症诱导的急性呼吸窘迫综合征（acute respiratory distress syndrome，ARDS）以及没有与出血风险相关的禁忌证或重于 rhAPC 潜在获益的相对禁忌证的患者[16]。这对于选定的患者来说可能不是最可靠的方法，因为在这种背景下使用该种药物尚未得到验证，而且在 APACHE Ⅱ评分的计算中存在大量的变量，其中包括年龄[18]。有必要进行进一步的研究以优化该药物的应用；仍有许多不确定性，而且还应考虑到药物昂贵、伴有出血风险以及该治疗的引入仍伴随着远超寻常的大量学术争议[7,34-35]。

类固醇

对严重败血症和感染性休克给予类固醇仍有争议。SSC 建议对已经过充分补液但仍需血管加压剂治疗以维持血压的感染性休克患者使用皮质激素[16]。

甲强龙的大剂量应用并未呈现出获益效应[36]。近来，肾上腺储备不足或肾上腺功能相对不全（relative adrenal insufficiency，RAI）的概念致使人们考虑给予中等剂量的类固醇。感染性休克患者给予小剂量氢化可的松（200 ~ 300 mg/d，连用 7 天）加上氟氢可的松（每日 50 μg 口服，连用 7 天）降低了对血管加压剂的需求并降低了病死率[37-39]。在其他研究中，采用 250 μg 促肾上腺皮质激素试验诊断 RAI 以判定哪些患者可以从甾体激素治疗中得到更多获益[37-39]。

最近，在一项对约 500 名患者进行的多中心随机双盲安慰剂对照研究中，氢化可的松并未改善感染性休克的全部患者或是对促肾上腺皮质激素没有反应的患者的存活率或逆转率[40]。

严格控制血糖

在一项多中心随机临床试验中将保守的控制血糖和严格控制血糖进行对比时，严格控制血糖可使死亡率显著下降，并改善了 1 年发病率[41]。其他优势还包括重症监护病房滞留时间缩短、肾衰竭危险降低和更低的危重症多神经病发生率。该研究中包括了心脏手术的患者。最近对同组患者中的内科危重症患者的试验并未呈现出显著性差异[42]。由于不太严格的血糖控制是否具有同样的优势尚未可知，因而有必要进行精确的血糖监测，以防止低血糖的发生，特别是对那些病情不稳定的败血症患者。

胰岛素因为其抗炎效应，因此可能在败血症的治疗中发挥了有益的作用。胰岛素在这类患者中发挥最重要的治疗效应的其他特性（即防止细胞凋亡）也不应被忽视。

肺保护性策略

对于由严重败血症引起急性肺损伤（acute lung injury，ALI）或 ARDS 的患者应避免使用高潮气量加高平台压[43]。大潮气量机械通气可过度牵张肺组织（容积伤），加重炎症反应并造成 ALI。在一项研究中，ALI 或 ARDS 患者随机分配至潮气量为 12 ml/kg 预计体重的对照组或 6 ml/kg 的治疗组，接受机械通气，平台压维持在＜ 30 cmH_2O。该研究证实低潮气量组的 28 天病死率降低了 9.9%[44]，且通气支持的天数更少，循环 IL-6 的水平也更低。

体外血液净化技术

这些技术可能是治疗败血症的希望[45]。现在决定性的研究尚未开展。透析确实改善了伴有明确的肾功能不全的败血症患者的存活状况。透析、血浆去除术或血浆置换能否改善未出现肾衰竭的败血症患者的后果尚不确定。验证这个问题的动物研究和人类研究均仍无定论。由于这种治疗也可去除有益的复合物或分子，因而也可能是有害的[46]。

附加的全身治疗成分

严重败血症的治疗中的附加成分包括：

1. 早期充分的营养，最好通过肠内途径完成，以避免导管相关性血行感染，并保持肠黏膜的完整性
2. 预防深静脉血栓形成，可皮下应用肝素或持续使用空气加压长袜（pneumatic compression stockings）
3. 预防胃溃疡，可使用硫糖铝、H_2- 受体拮抗剂或质子泵抑制剂

4. 防止医院内感染（采取对消化道进行选择性抗微生物净化[47]、去除导管）

后果

医院严重败血症患者的总病死率较高。由于疾病的可逆性，快速识别和复苏是优化预后的关键。关注新目标、作用机制和联合用药的研究也可以改善预后[48]。

（黄 超 顾思超译 黄 絮校）

参考文献

1. Finfer S, Bellomo R, Lipman J *et al.* Adult population incidence of severe sepsis in Australian and New Zealand intensive care units. *Intens Care Med* 2004; **30**: 527–9.
2. Martin GS, Mannino DM, Eaton S *et al.* The epidemiology of sepsis in the United States from 1979 through 2000. *N Engl J Med* 2003; **348**: 1546–54.
3. Brun Buisson C. Epidemiology of severe sepsis. *Presse Med* 2006; **35**: 513–20.
4. Angus DC, Linde-Zwirble WT, Lidicker J *et al.* Epidemiology of severe sepsis in the United States: analysis of incidence, outcome and associated costs of care. *Crit Care Med* 2001; **29**: 1303–10.
5. Bone RC, Balk RA, Cerra F *et al.* Definition for sepsis and organ failure and guidelines for use of innovative therapies in sepsis: American College of Chest Physicians/Society of Critical Care Medicine. *Chest* 1992; **101**: 1644–55.
6. Levy MM, Fink M, Marshall JC *et al.* SCCM/ESICM/ACCP/ATS/SIS international sepsis definitions conference. *Crit Care Med* 2003; **34**: 1250–6.
7. Marshall JC. Sepsis: current status, future prospects. *Curr Opin Crit Care* 2004; **10**: 250–64.
8. Bochud PY, Calandra T. Pathogenesis of sepsis: new concepts and implications for future treatment. *Br Med J* 2003; **326**: 262–6.
9. Opal SM, Esmon CT. Bench-to-bedside review: functional relationships between coagulation and the innate immune response and their respective roles in the pathogenesis of sepsis. *Crit Care* 2003; 7: 23–38.
10. Hoffmann JN, Fertmann JM, Jauch KW. Microcirculatory disorders in sepsis and transplantation: therapy with natural coagulatory inhibitors antithrombin and activated protein C. *Curr Opin Crit Care* 2006; **12**: 426–30.
11. Levy B. Lactate and shock state: the metabolic view. *Curr Opin Crit Care* 2006; **1**: 315–21.
12. Marshall JC. Inflammation, coagulopathy, and the pathogenesis of the multiple organ dysfunction syndrome. *Crit Care Med* 2001; **29**: S106.
13. Gren R, Scott LK, Minagar A *et al.* Sepsis associated encephalopathy (SAE): a review. *Front Biosci* 2004; **9**: 1637–41.
14. Consales G, De Gaudio AR. Sepsis associated encephalopathy. *Minerva Anestesiol* 2005; **71**: 39–52.
15. Nguyen BN, Rivers EP, Abraham FM *et al.* Severe sepsis and septic shock: review of the literature and emergency department management guidelines. *Ann Emerg Med* 2006; **48**: 1–54.
16. Dellinger RP, Levy M, Carlet J. Surviving Sepsis Campaign: international guidelines for management of severe sepsis and septic shock: 2008. *Intens Care Med* 2008; **34**: 17–60.
17. Poulton B. Advances in the management of sepsis: the randomised controlled trials behind the Surving Sepsis campaign recommendations. *Int J Antimicrob Agents* 2006; **27**: 97–101.
18. Vincent JL. Is the current management of severe sepsis and septic shock really evidence based? *Plos Med* 2006; **3**: 346–50.
19. Houck PM, Bratzler DW. Administration of first hospital antibiotics for community-acquired pneumonia: does timeliness affect outcomes? *Curr Opin Infect Dis* 2005; **18**: 151–6.
20. Rivers E, Nguyen B, Havstad S *et al.* Early goal-directed therapy in the treatment of severe sepsis and septic shock. *N Engl J Med* 2001; **345**: 1368–77.
21. Rivers EP, McIntyre L, Morro DC *et al.* Early and innovative interventions for severe sepsis and septic shock: taking advantage of a window of opportunity. *CMAJ* 2005; **173**: 1054–65.
22. Hollenberg SM, Ahrens TS, Annane D *et al.* Practice parameters for hemodynamic support of sepsis in adult patient: 2004 update. *Crit Care Med* 2004; **32**:1928–48.
23. Trzeciak S, Dellinger RP, Abate NL *et al.* Translating research to clinical practice: a 1-year experience with implementing early goal-directed therapy for septic shock in the emergency department. *Chest* 2006; **129**: 225–32.
24. Harvey S, Harrison DA, Singer M *et al.* Assessment of the clinical effectiveness of pulmonary artery catheters in management of patients in intensive care. *Lancet* 2005; **366**: 472–7.
25. Finfer S, Bellomo R, Boyce N *et al.* A comparison of albumin and saline for fluid resuscitation in the intensive care unit. *N Engl J Med* 2004; **350**: 2247–56.
26. Boldt J. Do plasma substitutes have additional properties beyond correcting volume deficits? *Shock* 2006; **25**: 103–16.
27. Sessler CN, Perry JC, Varney KL. Management of severe sepsis and septic shock. *Curr Opin Crit Care* 2004; **10**: 354–63.
28. Leone M, Vallet B, Teboul J *et al.* Survey of the use of catecholamines by French physicians. *Intens Care Med* 2004, **30**: 984–8.
29. Zhou SX, Qiu HB, Huang YZ *et al.* Effects of norepinephrine, epinephrine, and epinephrine – dobutamine on systemic and gastric mucosal oxygenation in septic shock. *Acta Pharmacol Sin* 2002; **23**: 654–8.
30. Vincent J L., Baron JF, Reinhart K *et al.* Anemia and blood transfusion in critically ill patients. *JAMA* 2002; **288**: 1499–507.
31. Bernard GR, Vincent JL, Laterre PF *et al.* Efficacy and safety of recombinant human activated protein C for severe sepsis. *N Engl J Med* 2001; **344**: 699–709.
32. Vincent JL, Bernard GR, Beale R *et al.* Drotrecogin alfa (activated) treatment in severe sepsis from the global open-label trial ENHANCE. *Crit Care Med* 2005; **33**: 2266–77.
33. Abraham E, Laterre PF, Garg R *et al.* Administration

of Drotrecogin alfa (activated) in Early Stage Severe Sepsis (ADDRESS) study group: drotrecogin alfa (activated) for adults with severe sepsis and a low risk of death. *N Engl J Med* 2005; **353**: 1332–41.
34. Warren HS, Suffredini AF, Eicchacker PQ *et al.* Risks and benefits of activated protein C treatment for severe sepsis. *N Engl J Med* 2002; **347**: 1027–30.
35. Eichacker PQ, Natanson C. Increasing evidence that the risks of rhAPC may outweigh its benefits. *Intens Care Med* 2007; **33**: 396–9.
36. Hotchkiss RS, Karl IE. The pathophysiology and treatment of sepsis. *N Engl J Med* 2003; **348**: 138–50.
37. Briegel J, Forst H, Haller M *et al.* Stress doses of hydrocortisone reverse hyperdynamic septic shock: a prospective, randomized, double-blind, single-center study. *Crit Care Med* 1999; **27**: 723–32.
38. Annane D, Sebille V, Charpentier C *et al.* Effect of treatment with low doses of hydrocortisone and fludrocortisone on mortality in patients with septic shock. *JAMA* 2002; **288**: 862–71.
39. Annane D, Bellissant E, Bollaert P *et al.* Corticosteroids for treating severe sepsis and septic shock. *Cochrane Database Syst Rev* 2004; 1: CD002243.
40. Sprung CL, Annane D, Keh D *et al.* Hydrocortisone therapy for patients with septic shock. *N Engl J Med* 2008; **358**: 111–24.
41. Van den Berghe G, Wouters P, Weekers F *et al.* Intensive insulin therapy in the critically ill patient. *N Engl J Med* 2001; **345**: 1359–67.
42. Van den Berghe G, Wilmer A, Hermans G *et al.* Intensive insulin therapy in the medical ICU. *N Engl J Med* 2006; **354**: 449–61.
43. Frank JA, Matthay MA. Science review: mechanisms of ventilator-induced injury. *Crit Care* 2003; 7: 233–41.
44. The Acute Respiratory Distress Syndrome Network. Ventilation with lower tidal volumes as compared with traditional tidal volumes for acute lung injury and the acute respiratory distress syndrome. *N Engl J Med* 2000; **342**: 1301–8.
45. Ronco C, Brendolan A, Lonnemann G *et al.* A pilot study of coupled plasma filtration with adsorption in septic shock. *Crit Care Med* 2002; **30**: 1250–5.
46. Hotchkiss RS, Karl IE. Sepsis – theory and therapies. *N Engl J Med* 2003; **348**: 1600–2.
47. De Jonge E. Effects of selective decontamination of digestive tract on mortality and antibiotic resistance in the intensive-care unit. *Curr Opin Crit Care* 2005; **11**: 144–9.
48. Russell JA. Management of sepsis. *N Engl J Med* 2006; **355**: 1699–713.

第 62 章

医院内感染

Neil Soni

医院内或医院获得性感染是医院里的一个主要问题，多达 9% 的住院患者会受此影响。重症监护病房（intensive care uni，ICU）虽然只占医院床位的 2% ~ 10%，但却引起所有医院内血和肺部感染病例的 25%。在欧洲重症监护病房感染流行率调查（European Prevalence of Infection in Intensive Care，EPIC）中，ICU 的粗感染发生率为 20.62%[1]。至少在理论上，医院内感染的发病和死亡是可预防的（表 62.1）。

流行病学

据报道医院内感染的发病率在大部分医院为 3% ~ 12% 之间，但在每个医院的不同部门之间变化较大[2]。人群的易感性、干预的种类以及交叉感染仅仅是许多因素中的三个。如果对比眼科和重症监护科的发病率，即可明确这一点——0% ~ 23%[3]。

感染部位随部门不同而变化，在整个医院里，以尿道和肺部感染最为常见，而在 ICU，手术切口感染、肺炎和血行感染则更常见（8% ~ 12%）。

医院内感染影响深远。常见的呼吸机相关性肺炎（ventilator-associated pneumonia，VAP）发病率较高，会延长住院时间，增加费用，并且病死率升高两倍[4]。已被证明血行感染、手术切口感染和医院内肺炎分别造成住院时间延长了 14、12 和 13 天[5]。导管相关性血行感染（catheter-related blood stream infection，CR-BSI）也有较高的发病率，但奇怪的是，病死率并不高[6]。这些感染造成病死率难以从严重疾病所导致的病死率中分离出来，往往这些患者本身就是易感人群。可以明确的是医院内感染增加病死率，并花费巨大的资金和资源[2]。

涉及医院内感染的机制

大量因素汇集到一起促使医院内感染发生。有些因素本身可能是危险因素，而其他因素可能仅仅代表患者危重，是易感人群（表 62.2）。

宿主

潜在宿主的易感性通过数个因素加以判断：

- 急性疾病或问题需收住 ICU
- 慢性健康状况和基础疾病，如糖尿病患者的易感性问题
- 患者的免疫状态，可能包括用药，如类固醇类药物的影响
- 天然自然防御的完整性，如皮肤和黏膜。烧伤、手术可对其造成破坏，或由于组织损伤而被破坏，如压力区。侵入性装置的存在（如气管内置管、静脉内装置）提供了透过天然防御的通道
- 给予患者的抗生素可能促成特殊菌株或耐药微生物的出现
- 输血被建议列为一个危险因素[7]

环境

局部环境压力发挥了作用。抗生素联用，

表 62.1 医院内感染的诊断原则

- 诊断感染一般既要有临床发现又要有诊断性试验结果
- 通过手术、内镜或其他诊断性操作直接观察到的感染的临床诊断是可以诊断感染的一个标准
- 必须是医院获得性的。必须没有证据表明在收住院时感染即存在或在孵育中。在医院内获得但是仅在出院后才表现出来的感染也满足此标准
- 通常在住院期间或出院后没有特定的时间段用于判断感染是医院内感染还是社区获得性感染。对每种感染均查找与住院有关的证据（这是个仍有争议的问题）

表 62.2 医院内感染的危险因素

患者
- 疾病严重程度
- 基础疾病
- 营养状态
- 免疫抑制
- 开放性伤口
- 侵入性装置
- 多次手术
- 长期滞留
- 通气
- 多种或长期应用抗生素
- 输血

环境
- 手术或治疗方案的改变
- 工作人员多次更换，新工作人员
- 无菌操作差——洗手差
- 患者对患者的影响：繁忙、拥挤的病房，工作人员短缺

致病微生物
- 耐药性
- 幸存下来后迅速恢复的能力
- 黏液形成或黏附的能力
- 致病性
- 广泛分布的情况

特别是多种抗生素联用，以及交叉感染促成易感人群发生梭状芽孢杆菌毒素所致伪膜性结肠炎[8]。流行病学特征可能与广泛应用头孢菌素有关如粪肠球菌为手术人群中常见的病原体，大部分多重耐药问题可能均源自抗生素压力[9]。交叉感染是重症监护病房中最大的孤立性问题，传播可通过多种途径，但是最常见的途径仍然是经手传播[10]。

表 62.3 引起易感宿主感染的常见正常菌群

部位	常见正常共生微生物
皮肤	表皮葡萄球菌，链球菌属，棒杆菌属（类白喉菌），念珠菌属
咽喉	草绿色链球菌，类白喉菌
口腔	草绿色链球菌，黏膜炎莫拉菌，放线菌属，螺旋体
呼吸道	草绿色链球菌，莫拉菌属，类白喉菌，微球菌
阴道	乳酸菌，类白喉菌，链球菌属，酵母菌
肠	拟杆菌属，厌氧链球菌，产气荚膜梭菌，大肠杆菌，克雷伯菌属，变形杆菌属，肠球菌

微生物

宿主通常生活在大量微生物相互协同或共生的稳态下（表 62.3）。抗生素抑制了许多正常微生物，使得一般情况下不重要的微生物或同类微生物的耐药株得以出现并过度生长。例如，一种固有微生物如念珠菌可在广谱抗生素存在下活跃繁殖，这种过度生长可引起症状甚至引起侵袭性念珠菌病。头孢菌素的使用可促使形成本质上的耐药，且造成休眠的肠球菌占据主导地位并成为致病微生物。

外来微生物可以从环境中、其他患者、工作人员或皮肤表面引入。由于局部压力（如抗生素压力）或较差的卫生环境，这些微生物可能是在那种环境中易于生存。实例包括不动杆菌属，当然还有耐甲氧西林的金黄色葡萄球菌（*Staphylococcus aureus*，MRSA）。在住院时，患者可能携带大量有可能造成潜在问题的微生物，但是在他们住院期间，很可能从其周围环境中获得一种新的生态。在医院里，这种生态可能非常有害，常存在多重耐药。

微生物的个体特征很重要，包括其在局部环境中的适应力、易于传播的能力和个体致病性。这些显然与宿主的易感性相互作用，由于某些一般情况下无害的微生物，如念珠菌或黏质沙雷菌，只会在易感宿主中引起问题，而某些微生物，如金黄色葡萄球菌的某些株、不动杆菌属或难辨梭菌本身就具有更大的毒力。

不同的微生物种类

很多微生物均可引起医院内感染（表 62.4）。必须强调的是，每家医院和每个 ICU 都有其自身的局部生态，了解这种生态很重要。地区性、国家性和国际性调查给出了总体趋势的指引，但这并不能代替对局部情况的了解。

医院内感染是动态变化的，受到许多因素影响，包括环境因素、患者情形、手术或疾病类型、抗生素的使用情况以及许多其他变量。20 世纪五六十年代主要为革兰阳性菌感染，到了 20 世纪 70 年代则以革兰阴性菌为主，而现在当多重耐药微生物成为了主要问题时，这些微生物又被超级耐药微生物，如狭长平胞属和不动杆菌属所取代，这种演变证明了这种动态学说。在目前多重耐药微生物的暴露因素中，易于传播或易于产生耐药是其中的关键。

表 62.4 引起绝大部分医院内感染的微生物

抗甲氧西林金黄色葡萄球菌（MRSA）
凝固酶阴性葡萄球菌（CNS）
肠球菌属（粪球菌，粪肠球菌，屎肠球菌）
铜绿假单胞菌
鲍曼不动杆菌
嗜麦芽狭长平胞菌
肠杆菌某些属
克雷伯菌属某些种
大肠杆菌
黏质沙雷菌
变形杆菌属某些种
念珠菌属某些种（白色念珠菌，光滑念珠菌，克鲁斯念珠菌）

其他微生物可能在免疫严重受损时致病，如获得性免疫缺陷综合征（acquired immunodeficiency syndrome，AIDS：见第 60 章）

强效抗生素在患者中的广泛应用筛选出了造成问题的微生物，随着这一现象成为重症监护临床活动的缩影，使得 ICU 成为多重耐药的常见场所。

引起医院内感染的微生物可能是内源性或外源性的。疾病和抗生素的使用都可以促使一般状态下受到抑制的内源性微生物涌现并过度生长，因而皮肤、鼻咽和肠的生态发生了改变。另一方面，同样的因素也影响环境中的外源性微生物的定植。交叉感染扮演了重要的角色，决定了外源性微生物的局部容器的大小。定植的微生物定位于有利位置以便通过侵入性操作、装置或简单地通过损伤区域侵入或被引入体内。感染即接踵而至。

多重耐药微生物

多重耐药是许多引起医院内感染的微生物的特征。其耐药和传播涉及多种机制。酶类如 β- 内酰胺酶，造成大批抗生素无效。1 类 β- 内酰胺酶仅抵抗某些含有 β- 内酰胺的抗生素，但广谱 β- 内酰胺酶（extended-spectrum β-lactamase，ESBL）再加上一些如 TEM-24 的酶类会形成对多种类别的抗生素的交叉耐药，其中包括喹诺酮类和氨基糖苷类抗生素。耐药性的产生可能是由于多种机制联合造成的，如铜绿假单胞菌，其耐药性的形成是由于蛋白质排泄系统脱抑制、头孢菌素酶类和 AmpC 酶脱抑制联合所致。

耐药性可通过多种途径获得。以 $1/10^7$ 的比率发生的细胞内的任何基因都会突变，如果该突变细胞能够在抗生素存在下存活，则变成优势细胞，其再生率为一宿 10^9 个细胞。例如，在患者应用第三代头孢菌素治疗时肠杆菌属可生成 AmpC β- 内酰胺酶。相似的例子是在亚胺培南存在时铜绿假单胞菌的孔蛋白 OprD 丢失。

一个非常重要的问题，特别是与 ESBL 有关的问题是，它们可以通过质粒非常快速地传播。在微生物内对酶生成进行染色体编码，然后通过质粒在细菌间传递。转位子可在质粒之间转移基因。

具体实例包括：

1. 来自克雷伯菌属的SHV-1质粒β-内酰胺酶
2. 来自柠檬酸杆菌属的质粒AmpC β-内酰胺酶
3. 来自生成氨基糖苷链霉菌的氨基糖苷钝化酶

也可见到诱导现象。这个过程是抗生素的存在似乎“诱导”或加速了相关酶的生成，以致微生物迅速变成耐药株。

葡萄球菌耐甲氧西林的发生是因为青霉素结合蛋白质发生变化，造成对所有β-内酰胺制剂亲和力减低。这与MecA基因有关。该基因并不会轻易表达，甲氧西林耐药性的扩散是由于带菌者的传播而不是重新生成耐药性[7]（表62.5）。

表62.5 广谱β-内酰胺酶类（extended-spectrum β-lactamase，ESBL）对克雷伯菌属耐药性的影响

抗生素	ESBL阴性（%耐药）	ESBL阳性（%耐药）
庆大霉素	8	76
阿米卡星	3	52
环丙沙星	3	31
以上全部	0	5

(Reproduced from Livermore DM, Yuan M. Antibiotic resistance and production of extended-spectrum beta-lactamases amongst Klebsiella spp. from intensive care units in Europe. J Antimicrob Chemother 1996;38: 409–24.)

一些常见的微生物

引起绝大多数医院内感染的微生物见表62.4。

大肠杆菌

大肠杆菌是最早多重耐药的微生物之一。其耐药性的扩散可以作为这个问题在不同的环境中如何进展的范例。目前在欧洲，约有4%大肠杆菌对头孢他啶耐药，但是在土耳其，这个数字为26%。耐药性增加的趋势似乎与喹诺酮类的使用有关[11]。

肠杆菌属、阴沟菌和产气菌

作为正常肠道菌群的一部分，这些菌种有相对易于产生ESBL的倾向，这使得它们对许多抗生素产生多重耐药，包括头孢他啶。许多西方国家的ICU中耐药的发生率约为35%，并逐渐升高。这种微生物也涉及ICU内的交叉定植，且包括TEM-24等相关酶类传递对多种抗生素的交叉耐药。快速识别和治疗一般是有效的[12]。

克雷白菌属

随着ESBL的获得，克雷白菌属已经变得越来越耐药，并可多重耐药。在各个国家之间，其耐药性的发生率差异极大。

假单胞菌属

假单胞菌属是危重症中常见的万能型机会致病菌；它们可定植在慢性肺病的患者体内。有一系列途径可形成耐药并产生非常广谱的耐药，使其非常难以治疗，以至于联合疗法的使用逐渐增多[13]。这可给危重症患者带来不良后果[14]。

嗜麦芽狭长平胞菌

这是一种越来越常见且越来越麻烦的环境微生物，常对β-内酰胺类抗生素、喹诺酮类和氨基糖苷类耐药，还可产生碳青霉烯酶，使其对碳青霉烯类耐药。

鲍氏不动杆菌

鲍氏不动杆菌的问题越来越多，并成为了主要的问题。它甚至能在干燥的环境中存活，虽然名字叫不动杆菌，但易于扩散与造成交叉感染。该菌是多重耐药菌，尽管对碳青霉烯类敏感，但其耐药性日益增强，甚至对这些制剂也产生耐药，并推测其耐药性是通过基因交换获得的。该菌迅速变得耐药，其耐药性特征难以预测，但可以非常广泛，近来其中一些只对黏菌素敏感[15]。

凝固酶阴性葡萄球菌（CNS）

CNS 是低毒力微生物，但是越来越多地引起医院内感染。其耐药的部分原因是生物膜的生成。它们常对甲氧西林耐药，同样对多种抗生素耐药，但一般对糖肽类敏感。当对糖肽类耐药特征发生改变时，新的制剂如奎奴普丁、达福普丁和利奈唑胺将会具有一定的作用。

金黄色葡萄球菌

这是一种高度致病病原体，可引起大范围的感染。对甲氧西林耐药始于 20 世纪 60 年代早期，虽然发生率在各个国家和各个 ICU 之间变化相当大，但在大多数国家，其发生率仍然呈现无法遏制的增长。该菌易于判别，既可以定植又可以感染，但相对易于用糖肽类治疗。因而最近关于偶见糖肽类耐药微生物的报道成为了关注的主题。一些控制感染治疗方法的失败已经成为一种模型。越来越多的人采用以消化道选择性去污染（selective decontamination of the digestive tract，SDD）的方法以达到清除抑制力的方式对其进行评估[16]。

粪肠球菌和屎肠球菌

这些微生物是随着第三代头孢菌素的使用开始显现的。粪肠球菌最常被分离出来，可能仍对氨苄西林敏感，但是超过 30% 对氨基糖苷类耐药。这一点与屎肠球菌形成对比，后者对于万古霉素耐药率达 7%（并且还在升高），53% 对氨苄西林耐药，30% 对氨基糖苷类耐药。对糖肽类的耐药正在增加，而在 10 年前闻所未闻的耐万古霉素肠球菌（vancomycin-resistant enterococcus，VRE）在现在则能经常被识别出来[17]。

结核病

通常并不见于医院内感染，但是仍有引起医院内感染的可能。随着感染数量的增加，感染患者在住院期间未能被识别出来，因此有可能在其他患者和工作人员中迅速传播。特别是多重耐药结核病正在增加。虽然目前只是偶有发流行，但是这种流行是可以轻易增长的。

难辨梭菌

该菌最初是使用特定的抗生素后才造成问题的微生物，包括克林霉素。现在清楚的是，虽然一般在数个疗程或某一相当长的时间后显现，但在危重症患者中，几乎使用任何广谱抗生素后均可引起其出现。可能同样重要的还有观察到成群出现的病例，这提示交叉感染也很重要。该微生物产生一种引起伪膜性结肠炎的毒素，但出乎意料的是，对毒素的检测提供了快速诊断的途径，以易于早期治疗。虽然通常只在口服甲硝唑或万古霉素时发生，但侵袭性假膜性结肠炎可能是一种灾难性的疾病，不仅常常因为其复发，更因为其还能进展为重症结肠炎并必须行根治性手术，如结肠切除术治疗[18]。手术治疗的病死率很高，占全部结肠切除术的 11%，侵袭性较小的手术如中毒性巨结肠时所行的结肠部分切除术死亡率同样非常高[19]。

念珠菌败血症

念珠菌败血症几乎总是存在于医院内感染，可能最初是内源性的，继发于抗生素压力而出现过度生长。在 ICU 偶有较少见的念珠菌如光滑念珠菌或克鲁斯念珠菌感染，这提示存在交叉感染。每个 ICU 有明确的流行菌种，其中白色念珠菌最常见。有一些证据表明广泛使用抗真菌药可能影响了光滑念珠菌和克鲁斯念珠菌种的相对增长。通过血培养作出明确诊断，但可通过临床感染、高危患者和在两个以上部位发现念珠菌的三联征作出推定诊断。抗真菌治疗取决于侵犯菌株的敏感性。

在下一个十年，三种微生物将主导医院内感染，而其中的一种——MRSA，将提供历史视角。这些微生物还包括狭长平胞属和不动杆菌属，二者变得越来越常见并越来越不容易治疗。对于第三种，与多重耐药结核的发生率逐渐升高相关，虽然病例数量相对较少，可能但又不仅是可能，甚至已经给危重症的感染控制带来了挑战（图 62.1）。

定植和感染

许多微生物既可以定植又可以感染，但是鉴别到底是定植还是感染则较为困难。其实这种的存在并不一定提示感染，而在具有多重定植和感染的复杂患者中，判断罪犯微生物可能颇有难度甚或根本不可能。因此使得治疗通常都基于可能性或证据的权重，而不是确定性的依据。

MRSA 的定植非常容易，引起相当大比例的病例，但是通常易于判别和治疗。VRE 仍然相对少见。虽然目前显性感染的发生率不高，但 VRE 确实发生定植，而且一旦出现就难以治疗。不动杆菌属易于定植和感染，可能需要花费数天加以判别，且难以治疗 [20]。

感染部位

医院内感染的主要部位是胸、伤口和静脉留置管。经常被引证为常见的尿道感染在危重症中似乎极少见。

医院性肺炎

医院性肺炎在危重症中是常见问题，特别是机械通气的患者，发生率约为 15% ~ 30%[21-23]。

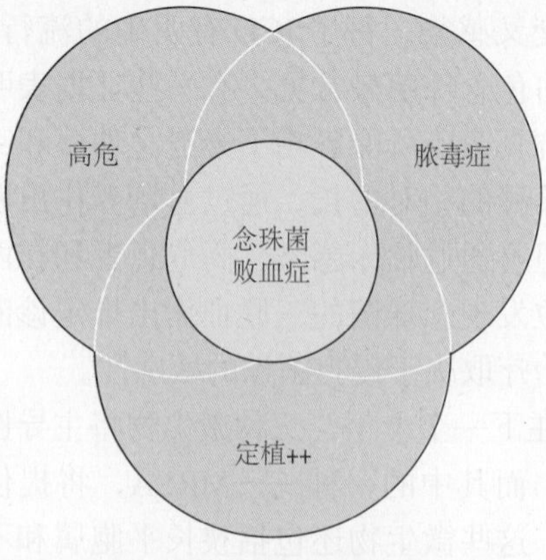

图 62.1 念珠菌败血症的诊断三联征

病因学

有几种可能的机制，包括来自鼻咽部的误吸、感染的局部扩散或血源性播散。约有 45% 的健康成年人在睡眠时发生误吸。在患者中，大量微生物可以迅速在鼻咽部定植，通常为革兰阴性细菌，而意识障碍、有鼻胃管或气管内插管均可诱发误吸。定植的患者中有 25% 可发生肺炎，相比之下无定植患者肺炎发生率仅为 3%。还可能与上消化道的微生物定植有关，可能会逆行定植到鼻咽部。

很可能促成咽部微生物定植的因素包括抗生素和留置鼻胃管。还涉及宿主咽部防御的改变、局部 pH 值的变化、表面黏蛋白的总量以及其他局部免疫机制的损伤。

易于罹患医院性肺炎的患者因素包括急性疾病的严重程度；慢性疾病，特别是慢性肺疾患；糖尿病，免疫抑制，高龄，近期喉或腹部手术；气管插管，以及支气管镜。环境因素包括广谱和长期应用抗生素，附近潜在病原体，细菌性质，如黏附能力；交叉感染；24 小时气道更换；以及异物，如鼻胃管。气管插管机械通气的患者比接受无创通气的患者医院内感染的发生率更高。然而，这可能是由于不同的患者人群具有不同的基础问题和背景发病率所致 [24]。对 H_2 拮抗剂和质子泵抑制剂在中和作用所扮演的角色仍有争论 [25-27]。

诊断

诊断的一般标准是感染的一般征象，肺部感染的临床体征，浓痰，放射学证据，如新发肺浸润；以及痰或血液的阳性培养结果 [21,23,28-29]。这些构成了非特异性诊断。咳出的痰难以评估，但每低倍镜视野含有的多形核白细胞应＜ 25，鳞状上皮细胞应＞ 10。可以通过气管插管提供痰的标本，并进行定量检查技术加以鉴别，这在 ICU 中十分常见。这种标本可通过使用防污染刷标本（protected brush specimen，PBS）、支气管肺泡灌洗（bronchoalveolar lavage，BAL）和防污染 BAL

取得。这些操作较难并且费时，从临床而不是科研角度出发，似乎非支气管镜技术如经气管内插管进行气管盲法抽吸即切实可行又相当有效[23,30]（表 62.6）。

微生物

革兰阴性需氧菌占优势，包括铜绿假单胞菌、肠杆菌某些种、克雷伯菌属、大肠杆菌、黏质沙雷菌和变形杆菌属；这些细菌在感染中约占 70%。葡萄球菌属，特别是 MRSA，在医院性肺炎中数量较少但具有重要意义。早发 VAP 在机械通气 48 小时到 5 天之间发病，可能是由于社区病原体所致，如甲氧西林敏感金黄色葡萄球菌、肺炎链球菌和流感嗜血杆菌以及革兰阴性肠杆菌（Gram-negative enteric bacilli，GNEB）。这种情况被描述为早期内源性感染。相反，发病晚至 5 ~ 7 天以后，包括更加耐药的菌种，如 MRSA、铜绿假单胞菌、鲍氏不动杆菌和嗜麦芽狭长平单胞菌[31-32]，这种情况被称为继发内源性和外源性感染。

预防

预防的方法包括减少误吸、交叉感染和呼吸设备的污染[29]。推荐的几种方法是：

- 洗手
- 限制抗生素的使用
- 以较长的周期更换呼吸机环路——1 周
- 经口气管内插管而不是经鼻气管内插管
- 去除鼻胃管
- 半卧位——这样减少误吸
- 避免使用肌肉松弛药
- 避免重插管
- 如果可能，使用无创通气

其他颇有争议的方法包括：

- 插管后预防性应用抗生素
- 声门下分泌物持续抽吸
- 早期肠道营养：胃肠道定植方面的获益可能被留置鼻胃管和鼻咽部定植带来的问题抵消
- 使用热湿交换器
- 闭式抽吸：一些有限的证据表明可减少 VAP

治疗

不适当或不足量使用抗生素导致病死率升高，因而目前倾向于初始使用广谱抗生素，之后进行再评估和降阶梯治疗[33-34]。其原则是经验性广谱抗生素将会覆盖相关的微生物，但一旦判别出特异性微生物，即可合理地将抗生素调整为集中针对该种微生物的药物；这种方法用于实践时显然比理论上更难。随着耐药谱的扩大，很有可能这种广谱抗生素的经验性治疗越来越难以应用，特别是对迟发型 VAP。对目前定植的监视、认知每个 ICU 的生态以及靶向性治疗将会替代经验性治疗。目前推荐使用联合疗法，但很少有证据支持其优于单一疗法[23,33,35-37]。

另一个感兴趣的领域是抗生素治疗的持续时间。许多治疗方案是惯例性的方案而不是循证方案，可能导致不必要的治疗期延长。目前的趋势倾向于缩短疗程。对于 VAP，8 天的疗程可能就足够了[30]。尽管可能已经露出端倪，但还没有使用对治疗的临床反应或细菌反应作为治疗持续时间的指示器的实际行动。

可归咎于医院性肺炎的死亡难以判定，因为需要机械通气的患者本身常具有较高的固有病死率，有人认为这一病死率为 30%：而其中肺炎占医院内感染死亡病例的 60%。此外，医院性肺炎使住院时间延长了 12 ~ 23 天[4,38-39]。

伤口感染

伤口感染较常见，占所有医院内感染的 20%。引起感染的微生物可能是在伤口形成时引入的或在之后伤口污染引起的。

危险因素

- 手术本身以及手术前或手术期间的污染程

度。在清洁的择期手术中，发生率应低于10%，但在可能被污染的部位（如肠道手术）则可高达15%。在污染的手术中，发生率升高到20%，而在已经存在感染的部位则可高达40%或更高。

- 外科医生的技术能力[40]
- 宿主因素：见表62.2
- 预防性抗生素的使用
- 在ICU滞留时间

致病微生物

致病微生物常根据手术或操作类型加以判定。皮肤正常菌群较常见，如葡萄球菌属或链球菌属，且常为早期感染。其特征为发热、疼痛和感染部位周围发红。链球菌属感染者，这些表现可能同时出现。革兰阴性菌也可引起感染。引流至关重要。

预防

清洁的手术室、良好的手术技术以及严格的无菌处理，无论在手术室里还是在术后都很重要。

抗生素预防

这是个困难并且有争议的领域。应避免不必要的广谱抗生素的应用，但是在某些外科领域，预防性应用已经被证实了其价值。如果进行清洁操作则没有感染的风险，无需使用抗生素。如果发现污染或很可能出现污染，则使用抗生素是为了对付溢出的污染物。可能有其他情况，使患者特别易于发生菌血症，例如，瓣膜病患者或有可能酿成悲剧性后果的感染。有效的预防需要符合下列条件的抗生素：

- 可以覆盖最有可能的微生物
- 在污染前给予
- 在发生污染时达到峰值剂量

尽管如果手术时间超过3小时，建议二次给药，但是单次给药应能满足预防的需要。延长给药时间：

表62.6 医院性肺炎的诊断原则

胸部体检中听诊闻及捻发音或叩诊浊音并有以下情况：

- 新出现的脓痰
- 血培养分离出有微生物
- 从经支气管抽吸、支气管刷检或活检得到的标本中分离出病原体
- 胸部放射学检查显示无或进行性浸润、实变空洞形成或
- 呼吸道分泌物中分离出病毒或检测到病毒抗原
- 出现针对病原体的诊断性单个抗体滴度（IgM）或在双份血清标本中（IgG）呈4倍增长
- 肺炎的组织病理学证据

IgM，免疫球蛋白M

- 增加发生抗生素耐药的机会
- 不必要地将患者暴露在药物的不良影响中
- 促使耐药微生物定植
- 如果出现迟发感染，造成感染的微生物一定会对预防治疗所用药物耐药

在许多情况下，支持预防应用的证据极少，通常情况下使用的抗生素不适用于察觉到的风险。局部因素，包括局部生态在内，将会决定具体的要求。虽然证据很少，但带有定植物、（滤网）网或假体者感染的发病率如此之高，这可以证明使用预防抗生素的重要（表6.27）。

导管败血症

在医院的临床实践中使用血管内装置是随处可见的。既造成导管败血症较高的发病率以致延长住院时间，又可因其使用造成感染而引起死亡[41-43]。

外周导管

使用外周导管常伴发静脉炎，可能是化学性炎症，但常为感染的先兆。一般外周导管留置时间不应超过72小时。

表 62.7 手术预防

手术类型	
腹壁	网（mesh）的插入。葡萄球菌或链球菌覆盖。在腹股沟可能需要革兰阴性菌覆盖
心脏	保护瓣膜和移植物。葡萄球菌可能耐药
血管	保护移植物。葡萄球菌是主要的问题。如果在腹股沟，则可能需要革兰阴性菌覆盖
整形外科	假体。葡萄球菌造成越来越多的问题
GI 以上胆道	一般为革兰阴性菌和厌氧菌覆盖，需警惕耐药性肠球菌
结肠直肠	针对粪便菌加以保护。头孢菌素类和甲硝唑最常用，但易诱发肠球菌如粪肠球菌或屎肠球菌感染，且可能是多重耐药菌株感染
妇科	传统的广谱抗生素包括头孢菌素类或现在的强力阿莫仙。也有人爱用甲硝唑
泌尿科	对尿道器械的防护，革兰阴性菌覆盖。警惕任何现存的感染

GI，胃肠道

动脉导管

奇怪的是，与其他外周装置相比，动脉导管似乎不常发生定植和感染。然而动脉导管确实引起微生物定植，应定期更换。并发症包括血管瘤感染或血栓形成。

肺动脉导管

插管器是潜在的感染源，插管器中的导管部分也同样如是。在移除该导管前，导管常离开原位。

中心静脉导管

导管的微生物定植较常见，并很可能是感染的先兆。定植率约为 5% ~ 40%，部分取决于所涉及的危险因素（见下文）。感染率约占定植导管的 10%[44]。

定义

1. 定植导管：在不伴有临床症状和体征的情况下，近端或远端导管节段生成＞15 个集落生成单位（半定量）或 10^3（定量）。
2. **导管相关血流感染**（CR-BSI）：导管节段（见上文）分离出与出现感染迹象的患者外周血培养出同样的微生物，且并无其他来源。没有感染的实验室证据，而在去除导管后感染迅速控制，则可视为间接证据。

与发生导管败血症有关的外在机制包括皮肤和插管部位感染；衬套污染后则向内部扩散；通过导管给药的药物或液体污染。菌血症向导管播种细菌属于一种内在机制。

微生物定植于导管的实际过程很重要。有些微生物，如 CNS，生成一种可对导管产生“黏性”的多糖薄膜，而宿主的蛋白质，如纤维连接蛋白也可提供让微生物黏附的基质，并提供一层保护性屏障以对抗白细胞和抗生素。聚氯乙烯或聚乙烯比其他材料如硅酮更易形成这种薄膜（表 62.8）。

微生物

微生物导管败血症的微生物多种多样。CNS 的发生率为 25%，因而越来越被当做病

表 62.8 导管感染的危险因素

宿主的危险因素
部位：锁骨下的风险低于颈内静脉和股静脉
导管材质：抗菌导管可减少感染，抗感染导管减少微生物定植
管腔数量：多腔导管增加感染风险[30]
通过导管给药的数量
包扎类型：改变的频度
皮肤准备
人员的技术经验
菌血症的发生
隧道：常用于维持长期通路，但数据仍有争议[31]

原体看待。金黄色葡萄球菌和MRSA比较普遍。可发生播种现象，引起椎骨骨髓炎和心内膜炎，而后者报道的发病率总在变化。肠球菌越来越多见。偶见真菌，可能又与播种到眼或心脏有关。

导管感染的治疗

治疗最重要的方面是高指数疑诊能对可能的患者做出高度疑似病例的诊断，如果出现局部或全身性的感染，因此而去除相关导管[42]。虽然发热和菌血症很可能在去除导管后迅速消退，但仍应给予适当的抗生素。推荐的治疗持续时间有所不同：CNS为5～7天，金黄色葡萄球菌、革兰阴性微生物和真菌为10～14天，如果有心内膜炎、感染性血栓或骨髓炎的证据，或3天后仍有导管败血症的临床表现，则应持续4～6周[42]。导管去除后应进行培养。如果存在感染，可能的话，最好在数天内避免更换中心静脉导管。在不确定导管是否受到感染的情况下，有人主张通过导丝更换一个新的导管。如果去除的导管随后发现被感染，则必须去除新置入的导管。

Broviac导管或Hickman导管的情况略有不同。通过导管给予抗生素偶尔可以根除感染并挽救导管。不幸的是，这种方法并不是总能成功：应在失败的危险以及留置导管的价值之间寻求平衡。某些医疗灾难就是坚持使用被感染的Hickman导管所致。

预防

重要的措施包括充分洗手；充分的皮肤消毒，在无菌状态下置管，尽量使用静脉进行插入和管理，固定导管以防过度移动，可有限地中断管路的闭合系统，在插管部位使用无菌敷料，每天观察置管部位。更换敷料最好在72小时进行。旋塞可能是必不可少的，但也可能成为是感染的入口。有人主张对置管部位护理时进行局部消毒，同时认为尽力降低置管部位的局部湿度可能比较重要，但是纱布和透明敷料之间的差别很小[45-47]。

尚未证明获益的技术包括在置管部位使用消毒乳膏，以频繁的间期常规更换敷料，闭塞式抗微生物敷料，管路内滤器，中心静脉导管的隧道效应，以及对长期留置的中心静脉导管的常规冲洗。

控制感染的方法

每个医院都有感染控制组，可通过一些技术减少感染（表62.9）。

预防医院内感染和易化感染控制最重要的部分是简单的卫生习惯，如洗手，并且留意这些问题的存在。有数种方法可以记录医院内感染的问题，包括监视、筛查、隔离、根除和策略规划[48]。

监测

对患者和环境的常规培养提供了关于当前流行的微生物的信息，并且可以作为出现感染时指导治疗的有效工具。常规培养还提供了关于交叉感染率方面的信息。利用“分型”技术，可以追踪个别微生物，这对于跟踪暴发流行有特别重要的意义。

筛查

筛查通过已识别的患者所携带的高危微生物以尽量防止多重耐药的出现。在危重症病房中，想要有效就需要隔离患者，直到可进行培养为止。这种做法对于罕见的或非常危险的感染有明确的获益，如出血性发热，但对于像MRSA这样普遍的微生物来说则既麻烦又无效。未来关于不动杆菌属带来的问题可能需要对其作用进行重新评价。

表62.9　感染控制组的作用

监视并调查感染的爆发
培训工作人员
检查抗生素的使用
检查抗生素耐药的类型
检查感染控制操作和策略

隔离

虽然物理屏障确定无疑地降低了交叉污染，但隔离可能是有危险的，因为隔离通常表明护理强度低。相对风险需要加以说明。

根除

根除需要使用强效抗生素 ± 抗菌药以清除可能是定植而不是感染的微生物。这种方法使用强效治疗药剂，并且易于形成耐药或产生更多耐药株。因而这在治疗策略中是一种危险的方法。(因此这种方法从长远利益看是得不偿失的)。

策略规划

有两个要素：一是加强卫生方面的实际应用，因为其简便、廉价且非常有效。另一个要素是寻找既能减少医院内感染又能降低耐药形成的方法。这就要求在本质上有计划地使用抗生素。

目前，同样的药剂在农村、社区和医院中均在使用，为耐药的形成提供了巨大的可能性。在人类的实践活动中，在社区里广泛使用强效药剂会对医院造成影响。在医院里，在某一区域集中使用抗生素的效果会被在另一区域广泛使用抗生素造成的影响逐渐削弱。应该控制这些使用区域的界线。

以个体情况为基础的治疗方法必须有所改变。过去，以可能的微生物为基础的经验性治疗造成非常广谱的抗生素的应用。已经清楚的是，任何住院患者，使用无论其住院时间长短，任何抗生素均可能无法覆盖某些耐药株。窄谱靶向性治疗不再是备选方案，而是将会成为必需方案。以应付任何可能性为目的长时间广谱抗生素治疗将会被短时间的特异且有效的治疗方案所取代。

消化道选择性去污染

SDD 以在肠道定植的微生物过度生长诱发医院内感染的观点为基础，因此降低或清除源自鼻咽部或胃肠道的微生物储源将会预防感染。要达到这个目的，口服非吸收性抗生素，如多黏菌素、妥布霉素、庆大霉素、新霉素和制霉菌素，用于口咽，并通过鼻胃管给药。在某些治疗方案中还加入了胃肠外抗生素。虽然阳性结果比阴性结果有价值，但对这项技术的认知仍然有限[31,49-50]。对于产生耐药性的担心既没有得到证实，也没有被完全驳倒[51-53]。

一项新的有争议但有趣的应用已经被应用于清除多重耐药微生物，例如，采用 MRSA 靶向性治疗方案清除 MRSA 等，据称这能根除 MRSA[16]。但这仍然是一个有争议的领域。

有用的网站

http://www.cdc.gov/ncidod/dhqp/pdf/nnis/NosInfDefinitions.pdf

（黄 超 顾思超 译 黄 絮 校）

参考文献

1. Vincent JL, Bihari DJ, Suter PM *et al.* The prevalence of nosocomial infection in intensive care units in Europe. Results of the European Prevalence of Infection in Intensive Care (EPIC) Study. EPIC International Advisory Committee. *JAMA* 1995; **274**: 639–44.
2. Rosenthal VD, Guzman S, Orellano PW. Nosocomial infections in medical–surgical intensive care units in Argentina: attributable mortality and length of stay. *Am J Infect Control* 2003; **31**: 291–5.
3. Sax H, Ghugonnet S, Harbarth P *et al.* Variation in nosocomial infection prevalence according to patient setting: a hospital wide survey. *J Hosp Infect* 2001; **48**: 27–32.
4. Safdar N, Dezfulian C, Collard HR *et al.* Clinical and economic consequences of ventilator-associated pneumonia: a systematic review. *Crit Care Med* 2005; **33**: 2184–93.
5. Pittet D. Pneumonie nosocomiale: incidence, morbidité et mortalité chez le patient intube-ventilé. *Schweiz Med Wochenschr* 1994; **124**: 227–35.
6. Blot SI, Depuydt P, Annemans L *et al.* Clinical and economic outcomes in critically ill patients with nosocomial catheter-related bloodstream infections. *Clin Infect Dis* 2005; **41**: 1591–8.
7. Taylor RW, O'Brien J, Trottier SJ *et al.* Red blood cell transfusions and nosocomial infections in critically ill patients. *Crit Care Med* 2006; **34**: 2302–8; quiz 9.
8. Ortiz R, Lee K. Nosocomial infections in neurocritical care. *Curr Neurol Neurosci Rep* 2006; **6**: 525–30.
9. Edgeworth JD, Treacher DF, Eykyn SJ. A 25-year

study of nosocomial bacteremia in an adult intensive care unit. *Crit Care Med* 1999; **27**: 1421–8.
10. Pittet D, Hugonnet S, Harbarth S *et al.* Effectiveness of a hospital-wide programme to improve compliance with hand hygiene. Infection Control Programme. *Lancet* 2000; **356**: 1307–12.
11. Hanberger H, Diekema D, Fluit A *et al.* Surveillance of antibiotic resistance in European ICUs. *J Hosp Infect* 2001; **48**: 161–76.
12. Blot SI, Vandewoude KH, Colardyn FA. Evaluation of outcome in critically ill patients with nosocomial *Enterobacter* bacteremia: results of a matched cohort study. *Chest* 2003; **123**: 1208–13.
13. Obritsch MD, Fish DN, MacLaren R *et al.* Nosocomial infections due to multidrug-resistant *Pseudomonas aeruginosa*: epidemiology and treatment options. *Pharmacotherapy* 2005; **25**: 1353–64.
14. Aloush V, Navon-Venezia S, Seigman-Igra Y *et al.* Multidrug-resistant *Pseudomonas aeruginosa*: risk factors and clinical impact. *Antimicrob Agents Chemother* 2006; **50**: 43–8.
15. Cisneros JM, Rodriguez-Bano J. Nosocomial bacteremia due to *Acinetobacter baumannii*: epidemiology, clinical features and treatment. *Clin Microbiol Infect* 2002; **8**: 687–93.
16. Wenisch C, Laferl H, Szell M *et al.* A holistic approach to MRSA eradication in critically ill patients with MRSA pneumonia. *Infection* 2006; **34**: 148–54.
17. Weber SG, Gold HS. *Enterococcus*: an emerging pathogen in hospitals. *Semin Respir Crit Care Med* 2003; **24**: 49–60.
18. Gerding DN. Treatment of *Clostridium difficile*-associated diarrhea and colitis. *Curr Top Microbiol Immunol* 2000; **250**: 127–39.
19. Koss K, Clark MA, Sanders DS *et al.* The outcome of surgery in fulminant *Clostridium difficile* colitis. *Colorectal Dis* 2006; **8**: 149–54.
20. Theaker C, Azadian B, Soni N. The impact of *Acinetobacter baumannii* in the intensive care unit. *Anaesthesia* 2003; **58**: 271–4.
21. Guidelines for prevention of nosocomial pneumonia. Centers for Disease Control and Prevention. *MMWR Recomm Rep* 1997; **46**: 1–79.
22. Mehta RM, Niederman MS. Nosocomial pneumonia. *Curr Opin Infect Dis* 2002; **15**: 387–94.
23. Ostendorf U, Ewig S, Torres A. Nosocomial pneumonia. *Curr Opin Infect Dis* 2006; **19**: 327–38.
24. Girou E, Brun-Buisson C, Taille S *et al.* Secular trends in nosocomial infections and mortality associated with noninvasive ventilation in patients with exacerbation of COPD and pulmonary edema. *JAMA* 2003; **290**: 2985–91.
25. Keenan SP, Heyland DK, Jacka MJ *et al.* Ventilator-associated pneumonia. Prevention, diagnosis, and therapy. *Crit Care Clin* 2002; **18**: 107–25.
26. Dodek P, Keenan S, Cook D *et al.* Evidence-based clinical practice guideline for the prevention of ventilator-associated pneumonia. *Ann Intern Med* 2004; **141**: 305–13.
27. Cook D, Heyland D, Griffith L *et al.* Risk factors for clinically important upper gastrointestinal bleeding in patients requiring mechanical ventilation. Canadian Critical Care Trials Group. *Crit Care Med* 1999; **27**: 2812–17.
28. Depuydt P, Myny D, Blot S. Nosocomial pneumonia: aetiology, diagnosis and treatment. *Curr Opin Pulm Med* 2006; **12**: 192–7.
29. Flanders SA, Collard HR, Saint S. Nosocomial pneumonia: state of the science. *Am J Infect Control* 2006; **34**: 84–93.
30. Chastre J, Luyt CE, Combes A *et al.* Use of quantitative cultures and reduced duration of antibiotic regimens for patients with ventilator-associated pneumonia to decrease resistance in the intensive care unit. *Clin Infect Dis* 2006; **43** (Suppl. 2): S75–81.
31. Silvestri L, Mannucci F, van Saene HK. Selective decontamination of the digestive tract: a life saver. *J Hosp Infect* 2000; **45**: 185–90.
32. Hospital-acquired pneumonia in adults: diagnosis, assessment of severity, initial antimicrobial therapy, and preventive strategies. A consensus statement, American Thoracic Society, November 1995. *Am J Respir Crit Care Med* 1996; **153**: 1711–25.
33. Bodmann KF. Current guidelines for the treatment of severe pneumonia and sepsis. *Chemotherapy* 2005; **51**: 227–33.
34. Porzecanski I, Bowton DL. Diagnosis and treatment of ventilator-associated pneumonia. *Chest* 2006; **130**: 597–604.
35. Costa SF, Newbaer M, Santos CR *et al.* Nosocomial pneumonia: importance of recognition of aetiological agents to define an appropriate initial empirical therapy. *Int J Antimicrob Agents* 2001; **17**: 147–50.
36. Rello J, Lorente C, Diaz E *et al.* Incidence, etiology, and outcome of nosocomial pneumonia in ICU patients requiring percutaneous tracheotomy for mechanical ventilation. *Chest* 2003; **124**: 2239–43.
37. Alvarez-Lerma F, Alvarez B, Luque P *et al.* Empiric broad-spectrum antibiotic therapy of nosocomial pneumonia in the intensive care unit: a prospective observational study. *Crit Care* 2006; **10**: R78.
38. Beyersmann J, Gastmeier P, Grundmann H *et al.* Use of multistate models to assess prolongation of intensive care unit stay due to nosocomial infection. *Infect Control Hosp Epidemiol* 2006; **27**: 493–9.
39. Hunter JD. Ventilator associated pneumonia. *Postgrad Med J* 2006; **82**: 172–8.
40. Holzheimer RG, Haupt W, Thiede A *et al.* The challenge of postoperative infections: does the surgeon make a difference? *Infect Control Hosp Epidemiol* 1997; **18**: 449–56.
41. O'Grady NP, Alexander M, Dellinger EP *et al.* Guidelines for the prevention of intravascular catheter-related infections. *Infect Control Hosp Epidemiol* 2002; **23**: 759–69.
42. Mermel LA, Farr BM, Sherertz RJ *et al.* Guidelines for the management of intravascular catheter-related infections. *J Intraven Nurs* 2001; **24**: 180–205.
43. Mermel LA. New technologies to prevent intravascular catheter-related bloodstream infections. *Emerg Infect Dis* 2001; **7**: 197–9.
44. Hannan M, Juste RN, Umasanker S *et al.* Antiseptic-bonded central venous catheters and bacterial colonisation. *Anaesthesia* 1999; **54**: 868–72.
45. Chatzinikolaou I, Raad II. Intravascular catheter-related infections: a preventable challenge in the critically ill. *Semin Respir Infect* 2000; **15**: 264–71.
46. Raad I, Hanna HA, Awad A *et al.* Optimal frequency of changing intravenous administration sets: is it safe to prolong use beyond 72 hours? *Infect Control Hosp Epidemiol* 2001; **22**: 136–9.
47. Rizzo M. Striving to eliminate catheter-related blood stream infection; a literature review of evidence-based strategies. *Semin Anesth Periop Med Pain* 2005; **24**: 4.

48. Bearman GM, Munro C, Sessler CN, Wenzel RP. Infection control and the prevention of nosocomial infections in the intensive care unit. *Semin Respir Crit Care Med* 2006; **27**: 310–24.
49. Carlet JM. Controversies in the antibiotic management of critically ill patients. *Semin Respir Crit Care Med* 2001; **22**: 51–60.
50. Zwaveling JH, Maring JK, Klompmaker IJ *et al.* Selective decontamination of the digestive tract to prevent postoperative infection: a randomized placebo-controlled trial in liver transplant patients. *Crit Care Med* 2002; **30**: 1204–9.
51. Bonten MJ, Krueger WA. Selective decontamination of the digestive tract: cumulating evidence, at last? *Semin Respir Crit Care Med* 2006; **27**: 18–22.
52. Al Naiemi N, Heddema ER, Bart A *et al.* Emergence of multidrug-resistant Gram-negative bacteria during selective decontamination of the digestive tract on an intensive care unit. *J Antimicrob Chemother* 2006; **58**: 853–6.
53. de Jonge E. Effects of selective decontamination of digestive tract on mortality and antibiotic resistance in the intensive-care unit. *Curr Opin Crit Care* 2005; **11**: 144–9.

第 63 章

严重的软组织感染

Hugo Sax 和 Didier Pittet

皮肤是人体最大的器官，也是抵抗感染的优良屏障。它由表皮和真皮组成，位于纤维结缔组织、浅筋膜和深筋膜之上（图 63.1）。带有神经、动脉、静脉、淋巴和脂肪组织的筋膜裂隙位于这些筋膜平面之间。正常的皮肤菌群包括棒状杆菌、凝固酶阴性葡萄球菌、微球菌属某些种、乳酸杆菌以及较罕见的金黄色葡萄球菌。革兰阴性菌的定植发生于住院患者；一旦发生变化，皮肤菌群会含有较高比例的金黄色葡萄球菌，最终成为致病性微生物。

这些定植的微生物很少引起皮肤和软组织感染，但是如果出现以下情况则可发生严重感染：由于创伤或浸泡使组织软化而造成的皮肤破裂、软组织缺血、定植的细菌毒力特别强；或患者处于免疫削弱状态（图 63.2）[1-9]。易于感染的情况包括糖尿病、肝硬化、营养不良、较大创伤、高龄、肾衰竭、使用类固醇激素、胶原血管病和恶性肿瘤 [1-10]。软组织感染之间的鉴别诊断会比较困难，同时针对重症感染形成一种统一的治疗方法是比较合适的 [11-13]。进一步治疗决策取决于可能的病原体、感染的深度以及临床严重程度 [8]。

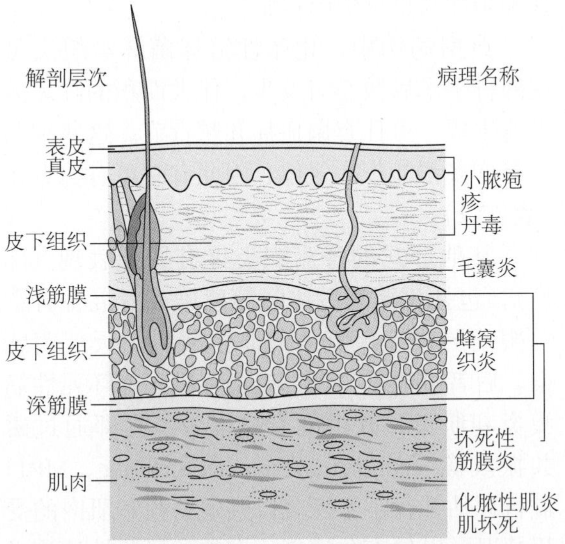

图 63.1 皮肤解剖和皮肤术语以及深部组织感染

软组织感染一般由通过皮肤损伤或毗邻肠结构的穿孔进入人体的细菌引起。皮肤损伤偶尔可以是全身性感染的表现；如脑膜炎球菌、葡萄球菌、铜绿假单胞菌、念珠菌属引起的菌血症以及细菌性心内膜炎 [3]。这些内容不会在本章着重讲述。

分类

严重软组织感染的细菌学和亚型在上个世纪没有明显变化 [8,14-16]。然而，在世界的某些特定地区，社区获得性耐甲氧西林金黄色葡萄球菌（meticillin-resistant *Staphylococcus aureus*，MRSA）可作为严重组织感染的一个新的发病因素，具有较高的发病率 [17-19]。软组织感染的分类是含混不清的，部分原因是某个具体的微生物可引起不同的临床症候群。而结果就是，相当多的术语常常都是表述同一种疾病的（如 Meleney 坏疽、溶血性链球菌性坏疽和进行性细菌协同性坏疽）[14]。所以，根据受累的解剖结构进行分类更合理一些，但是必须牢记的是，某些情况涉及多种软组织感染，并且某些病例首发于一个小的实体，但随着越来越复杂的解剖学结构被累及，会发展为较严重的形式（图 63.1）。

脓疱病

脓疱病[1-3]，常见于儿童，是由A组链球菌、金黄色葡萄球菌或二者同时引起的浅层皮肤感染。轻微感染可用局部抗生素治疗；较严重的感染则需应用第一代头孢菌素。病情严重时可经验性地选用耐青霉素酶青霉素（如双氯西林）[20]。链球菌和葡萄球菌日益增加的耐药性可能阻止了红霉素的应用，而红霉素原本是可以作为青霉素过敏患者的替代药物的。对于社区获得性MRSA可选用磺胺甲异恶唑。

毛囊炎

这是一种在毛囊和顶浆分泌腺发生的感染[2-3]。金黄色葡萄球菌是常见的病原体。局部抗生素治疗一般就足够了。当出现融合病灶时，毛囊炎可演进为疖病，唯一有效的治疗就是手术引流。如果伴有蜂窝织炎和（或）脓毒症则加用抗生素（见蜂窝织炎部分）。反复发作毛囊炎增加了发生慢性肉芽肿病的可能性，一种以粒细胞功能异常为基础的遗传性免疫缺陷综合征[21]。本病患者有发生严重软组织感染的风险，有时可发生罕见病原体感染，如曲霉菌属。

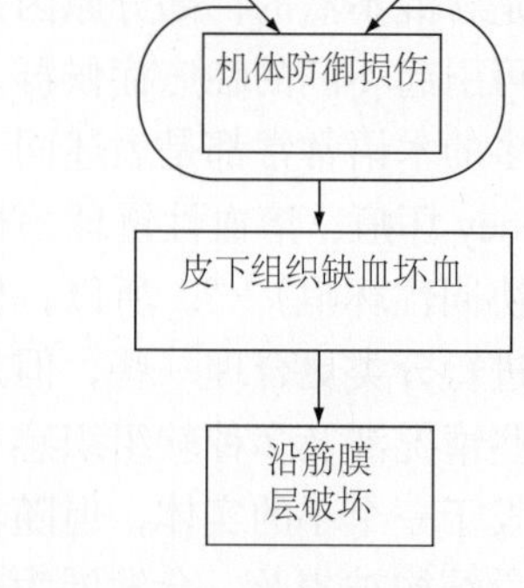

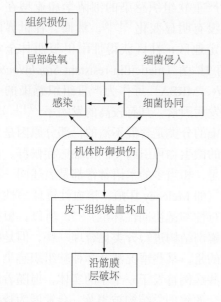

图 63.2 严重软组织感染的发病机制

丹毒

这种浅表皮肤感染大部分由A组链球菌引起，也可由其他链球菌和金黄色葡萄球菌引起[1-3, 8-9]。明显的淋巴梗阻造成边缘隆起的痛性红斑，隆起将感染与周围的正常皮肤组织清楚地区分开来。发热和寒战常出现在皮疹之前。诱发本病的情况包括溃疡、静脉淤滞、糖尿病、酒精中毒和下肢截瘫。在没有潜在疾病以及无法观察损伤的演进时，大剂量青霉素仍然是首选用药。糖尿病患者的严重感染需要使用第三代头孢菌素、哌拉西林他唑巴坦或一种碳青霉烯类抗生素。如果过早下床活动，体征复发并可能误以为治疗失败。然而，复发性丹毒确实存在，并伴有持续的淋巴管性水肿。

蜂窝织炎

蜂窝织炎[1-3, 5-9, 22]是一种可在浅筋膜下扩展的急性播散性皮肤感染，一般仅累及皮下组织的上部。该病可发生在身体的任何部分，但是最常见的部位是下肢和面部。由于淋巴受累较少，因而这种感染的边界常不太清晰。但有时蜂窝织炎和丹毒的鉴别诊断比较困难。发热、乏力和寒战较常见。本病在组织水肿患者更常见。大部分蜂窝织炎常由化脓性链球菌引起，但根据不同的地域和暴露史，其他革兰阳性和阴性菌也可引起本病[9]。

典型病例中，化脓性链球菌蜂窝织炎可在外科手术后数小时发生，伴大面积的红斑区迅速生成，可伴有菌血症和脓毒症。这些细菌中有许多都能产生气体，因此有时可有捻发音（表63.1）。

其他形式的蜂窝织炎伴有坏死表现（坏疽），包括梭菌属的厌氧菌感染或者混合有革兰阴性的兼性厌氧菌的非梭菌属的厌氧菌感染。后者可能难与深部感染鉴别，如坏死性筋膜炎和肌炎，并可能有捻发音。立即通过磁共振成像（magnetic resonance imaging，MRI）进行评估并行手术探查以判定筋膜和肌肉的受累情况，以便充分清创。有效的经验性治疗必

表 63.1　软组织捻发音的感染性原因

疾病	病因
蜂窝织炎	常为厌氧微生物、梭状芽孢杆菌或非梭状芽孢杆菌
滑囊炎	革兰阴性微生物
坏死性筋膜炎	常为 I 型（混合感染，革兰阴性微生物）
肌坏死	梭菌属微生物
感染性血管性坏疽	任何微生物

须包括所有可能的病原体，因为根据初期临床表现推断细菌学病因和感染深度是不可能的。抗菌治疗参见下文的坏死性筋膜炎一节。

眼周蜂窝织炎是医疗急症，需要立即进行临床和放射学评估，以鉴别更严重的眼眶蜂窝织炎。眼眶蜂窝织炎的临床体征包括因视神经受累而造成的视觉障碍。只有计算机体层摄影（computed tomography，CT）才能明确诊断。面部蜂窝织炎可能累及引流到静脉窦的静脉系统，从而导致血栓形成。病因包括许多种细菌：肺炎链球菌、流感嗜血杆菌、黏膜炎莫拉克斯菌、金黄色葡萄球菌、A 组链球菌和厌氧菌。

伴有出血性大疱损伤的严重暴发形式的蜂窝织炎，可由弧菌属中的海洋细菌引起，大部分患者均有海水或生鱼接触史[23]。在淡水中暴露伤口[24]或经水蛭治疗[25]后，嗜水气单胞菌则可能成为致病菌。

治疗

在开始抗生素治疗前进行适当的微生物学测试。任何一处皮肤磨损或引流部位均应行棉拭子试验进行革兰染色和培养。针吸活检、皮肤活检和血培养仅有 20% 阳性率[1]。治疗包括抬高患部和大剂量苯唑西林或第一代头孢菌素。如果存在 MRSA，应改用万古霉素。严重病例加用克林霉素可获益，因为克林霉素具有抗毒素效应以及更强的细胞内活性[26]。如果怀疑或鉴定为革兰阴性杆菌（如免疫削弱患者或累及肠道的损伤），应考虑第三代头孢菌素。长期住院或穿透性足部感染的患者更宜选用带有抗假单胞菌属活性的头孢菌素。如果怀疑或分离出弧菌属某些种，可加用多西环素。由于病死率高达 50%[23]，在缺乏对照研究的情况下，有些作者推荐在四环素类抗生素之外加用头孢他啶[27-28]。

坏疽性脓皮病有相似的表现，但病因和治疗方法则完全不同。该病是一种罕见的特发性、炎症性、溃疡性病因未明的疾病，常见于溃疡性结肠炎和风湿性关节炎患者，表现为边界不清的深部溃疡，一般发生在下肢或腹部。该病常因外科手术而诱发，且仅仅继发于皮肤菌群定植。治疗采取保守治疗，包括给予类固醇药物[29]。

坏死性筋膜炎

坏死性筋膜炎[1-3,5-8,10-13,30-35]是一种伴有周围组织广泛剥离的皮肤深部感染。近来对这种暴发性感染的关注正在增加[14,30,36]。世界卫生组织在 1989 年仅报道了 160 例，但美国的发病率每年约为 100 例，最近欧洲 A 组链球菌性筋膜炎的发病率正在增加[14,30]。

本病一般发生在四肢、会阴和腹壁。累及男性外生殖器者被称为 Fournier 坏疽[15]。根据病原体的不同而分为两种类型[33]。I 型为混合感染，一般由革兰阳性和阴性需氧和厌氧菌或弧菌属某些种引起。Ⅱ型感染由 A 组链球菌（偶尔合并金黄色葡萄球菌）引起。接合菌引起的继发性感染也可发生[32,34]。两种类型在临床病程、发病率和死亡率方面没有差异。

临床表现

常有轻度外伤史。坏死性筋膜炎可以使手术和水痘感染复杂化[30,37]。易感因素包括肝硬化、糖尿病和其他免疫受损状态。坏死性筋膜炎开始是典型的抗生素无法改善的蜂窝织炎，并迅速扩散。脓毒症的病理生理学后果造成微血栓和损伤，导致坏疽。疼痛为主要特征，且常与其他表现出来的症状和体征不一致。某些时候，没有明显的外部体征，进行性疼痛可能是仅有的首发症状。发热、寒战和休克较常见[30]。有半数坏死性筋膜炎病例伴有链球菌中毒性休克综合征[20]。全身性炎症反应综合征的表现较明显，大多数病例发生多器官功能障碍。可能会形成大疱，晚期损伤可能与无痛的深度烧伤相似，由于神经纤维坏死而不再引起疼痛。皮肤表面敏感性降低和肌酸磷酸激酶升高可能提示筋膜受累，可出现捻发音（见表63.1）。正常黏附的筋膜可能会易于从下层肌床上剥脱。

腹膜后坏死性筋膜炎非常凶险，其病死率较高的部分原因是难以诊断[38]。腹部或会阴创伤或脓毒症一直都是该病的致病性事件。此病只能在急腹症发病时的剖腹探查中作出诊断。强烈建议采取广谱抗生素治疗和积极手术——对所有坏死组织反复清创和有计划的“再探察”剖腹手术。

累及面部、眼睑或嘴唇的坏死性筋膜炎更多为Ⅱ型；而累及颈部者则多为Ⅰ型，且其病死率高达颜面部病例的4倍[39]。

治疗

由于进展迅速，早期诊断和治疗对预后至关重要。两个诊断工具比较合适。我们推荐，在治疗坏死性筋膜炎时要有经验丰富的外科医生在场，尽早进行手术切开、探察筋膜完整性并在术中对可疑筋膜取标本冰冻切片以作出组织学诊断[40]。诊断的另一个主要依据是MRI。近来，有人提出一种基于六种实验室检查结果的评分，来鉴别坏死性和非坏死性的严重软组织感染[41]。

完整的微生物学化验是极其重要的。它包括对任何捻发音区域进行针吸活检采样培养和血培养。单一抗生素治疗通常是不够的。立即对坏死和损伤组织行大范围手术切除是很重要的[11-12，30-32，34]。直到坏死进程停止前，均有必要以24小时为间隔行计划手术以清除扩散的坏死组织。如果累及四肢，截肢术可能是挽救生命的治疗手段。

在等待革兰染色和培养结果时，初期抗生素治疗包括碳青霉烯或第三代头孢菌素加克林霉素。由于具有抑制毒素和抗厌氧菌活性，加用克林霉素600 mg静脉内给药，每6小时一次[26]。如果分离出真菌（如毛霉菌），两性霉素B以0.5 mg/(kg · d)的剂量静脉内给药，应至少持续2周[32，34]。与蜂窝织炎相同，弧菌属某些种的感染可用第三代头孢菌素和四环素治疗[27]。

支持治疗，特别是对器官的支持，也是基础治疗（在其他章节讨论）。未能证明高压氧疗能获益，且很有可能延误外科干预的时机。坏死性筋膜炎的死亡率较高，如果早期手术，则幸存者的预后可有所改善。

化脓性肌炎和肌坏死

肌肉对感染的抵抗力极强，因此肌肉的细菌感染较罕见。化脓性肌炎是一种局部感染，常由金黄色葡萄球菌引起。肌坏死由梭菌属某些种引起，或是在由蜂窝织炎逐渐演进过程中由其他细菌引起[1-2,4-7,11,12,31-32,35,42-44]。细菌可能发挥了相互协同的作用，且常产生多种毒素（表63.2）[4，32]。由于感染很可能是混合的，对化脓性肌炎和肌坏死的鉴别诊断是细菌学层面的，对抗生素的选择有重要意义。

化脓性肌炎

脓性肌炎在热带地区更常见。超过90%病例的病原体为金黄色葡萄球菌，其他病原体还有化脓性链球菌、大肠杆菌和肺炎链球菌。肌坏死一般在躯干、大腿或臀部肌肉遭受钝伤后发生。自发性葡萄球菌肌脓肿偶有发生[2]。最初的临床表现是在体检时发现酸痛肌肉的硬结。如果不加以治疗，肌肉会出现红斑和渗出，并最终坏死。破碎组织和脓液不会发生自然引流。相反，会扩散到邻近周围组织，甚至转移扩散到胸壁（如脓胸）和心脏（如心内膜炎和心包炎）。

检查包括针吸活检（对抽吸物进行革兰染色）、超声（检查局限性肌肉水肿）以及新近

表 63.2 严重软组织感染的病原体和推定的抗生素治疗 *

疾病	可疑病原体	初始抗生素选择	备注†
脓疱病	金黄色葡萄球菌，A 组链球菌	第一代头孢菌素、克林霉素、口服阿莫西林 / 克拉维酸盐、双氯西林	检查当地链球菌对克林霉素的耐药性
毛囊炎	金黄色葡萄球菌，念珠菌属某些种，铜绿假单胞菌，卵状糠秕孢子菌	一般局部治疗就已足够，抗生素治疗仅用于伴发蜂窝织炎（见蜂窝织炎）	如果炎症局部巨大且有波动感，予行手术引流
丹毒	A 组链球菌（偶见 B、C、G 组或金黄色葡萄球菌）	青霉素 G 或阿莫西林仍然是首选用药（如果没有基础病且可以进行观察），第一代头孢菌素	糖尿病患者的严重感染：第三代头孢菌素，哌拉西林 / 他唑巴坦或碳青霉烯
蜂窝织炎	A 组链球菌，金黄色葡萄球菌；罕见多种其他微生物	苯唑西林，第一代头孢菌素，克林霉素（用于严重的青霉素过敏）	化脓性链球菌和金黄色葡萄球菌存在对克林霉素的耐药性。很有可能为 MRSA 时可用万古霉素
坏死性筋膜炎	Ⅰ型：厌氧菌种（拟杆菌属、消化链球菌属某些种）与兼性厌氧菌、非 A 组链球菌、肠杆菌科（大肠杆菌、肠杆菌属、克雷伯菌属等） Ⅱ型：A 组链球菌单独或与金黄色葡萄球菌合并感染	如果为多微生物感染则用碳青霉烯，如果是链球菌或梭菌感染则用大剂量青霉素加克林霉素，如果为 MRSA 感染则用万古霉素	外科清创术绝对必不可少。经验性治疗必须覆盖所有病原体。如果很可能为 MRSA 感染则加用万古霉素
脓性肌炎	金黄色葡萄球菌，A 组链球菌（罕见），革兰阴性杆菌（非常罕见），除了梭菌之外的厌氧细菌	苯唑西林，或第一代头孢菌素	手术引流必不可少
肌坏死	产气荚膜梭菌，其他梭状芽孢杆菌	大剂量青霉素加林可霉素	手术探查和清创对于开放性伤口的愈合具有决定性的意义；高压氧疗仍有争议。如果是由蜂窝织炎 / 坏死性筋膜炎演进而来，则参见相关部分

MRSA，耐甲氧西林金黄色葡萄球菌

* 一旦成因病原体被鉴定来，对抗生素的选择应做出改变，抗菌谱应缩窄

† 注意社区获得性或医院获得性 MRSA 的局部地方特性。甲氧苄啶磺胺甲异恶唑合剂对大部分社区获得性轻度感染均是很好的治疗选择；其他所有病例均使用万古霉素

应用的 MRI[2]。血清磷酸肌酸激酶较大幅度的升高可能是肌肉受累程度的指标[44]。使用耐青霉素酶青霉素或第一代头孢菌素进行抗生素治疗在早期阶段可能获得成功。但是更常见的情况是，由于诊断困难而没能在早期识别本病，而为了获得较好的治疗结果，必须行大范围手术引流[44]。即使在去除被破坏的肌肉后，功能性预后仍然良好。

肌坏死

由梭菌属微生物引起的肌肉细菌感染（常为产气荚膜梭菌或败血梭菌）由于可能出现捻

发音而被称为气性坏疽。然而，其他造成皮肤捻发音的原因同样常见（见表63.1）。诱因是伤口污染（如在创伤中和流产感染）以及免疫减弱患者的手术治疗。

发作常为突然性的，伴有受累区域非常疼痛和肿胀。患者表现出严重脓毒症的征象。如果有伤口，通常伴有大量芳香的浆血性溢液。稍后，皮肤变红、变黄、变绿或变黑。可形成大疱和捻发音。

革兰染色显示梭菌属的革兰阳性杆状菌具有诊断意义。肌坏死的治疗包括对感染组织迅速施行广泛的外科清创术并给予抗生素治疗（即大剂量青霉素加克林霉素）[2]。在术中，受累肌肉苍白或呈砖色，并不出血。有些人建议使用高压氧[45-46]，高压氧与良好的支持治疗相结合可能有益。然而，没有前瞻性证据支持使用高压氧[47]。

软组织感染的特殊区域

颈部感染

自抗生素问世以来，口咽部感染不再是颈部感染的主要病因[48-50]。现在，牙齿感染和局部创伤是更常见的病因。颈部感染包括Ludwig咽峡炎、咽后脓肿、咽旁脓肿和坏死性颈部筋膜炎。Ludwig咽峡炎是下颌下间隙感染。下颌下和下颚区有位置深而柔软的隆起，伴口腔底部隆起以及舌抬高。

致病微生物常为口腔共生菌，革兰阴性杆菌和金黄色葡萄球菌。主要症状几乎都是疼痛和吞咽痛。一般表现为局部隆起。牙关紧闭和牙科病较常见。约有2/3患者出现全身性炎症征象。

颈部X线检查一般能证实某些异常。CT或MRI可界定解剖结构并可有助于决定保守预期治疗[50]。所有咽后脓肿者均应行食管镜检查，因为食入异物可能是发病原因。

在任何颈部肿胀病例中，气道控制必须是首要考虑的问题。抗生素的给药剂量与坏死性筋膜炎相似，应同时覆盖革兰阳性球菌和革兰阴性杆菌。青霉素或克林霉素加庆大霉素，或一种第三代头孢菌素加甲硝唑比较合适。某些脓肿可能会保守治疗，特别是儿童出现的脓肿[50]。然而，早期手术引流仍然是那些影响气道开放性的颈部巨大脓肿或出现暴发性病程的深部感染的主要治疗手段。

扁桃体后脓肿可演进为Lemierre综合征，一种伴有厌氧菌菌血症的感染，大部分为坏死梭杆菌引起，该菌有可能进入颈静脉，可引起肝、肺和脑的转移性感染。由于可能涉及产生β-内酰胺酶的厌氧菌，应使用耐β-内酰胺酶的β-内酰胺类抗生素[51]。

（黄 超 李 涛译 李 刚校）

参考文献

1. Conly J. Soft tissue infections. In: Hall JB, Schmidt GA, Wood LDH (eds) *Principles of Critical Care*. New York: McGraw-Hill; 1992: 1325–34.
2. Canoso JJ, Barza M. Soft tissue infections. *Rheum Dis Clin North Am* 1993; **19**: 293–309.
3. Swartz MN. Cellulitis and subcutaneous tissue infections. In: Mandell GL, Bennett JE, Dolin R (eds) *Principles and Practice of Infectious Diseases*, 6th edn. New York: Elsevier Churchill Livingstone; 2004: 1172–94.
4. Pasternack M, Swartz M. Myositis. In: Mandell GL, Dolin R (eds) *Principles and Practice of Infectious Diseases*, 6th edn. New York: Elsevier Churchill Livingstone; 2004: 1194–204.
5. Ahrenholz DH. Necrotising fasciitis and other soft tissue infections. In: Rippe JM, Irwin RS, Alpert JS *et al.* (eds) *Intensive Care Medicine*. Boston: Little, Brown; 1991: 1334–42.
6. Cha JY, Releford BJ Jr, Marcarelli P. Necrotising fasciitis: a classification of necrotising soft tissue infections. *J Foot Ankle Surg* 1994; **33**: 148–55.
7. Sutherland ME, Meyer AA. Necrotising soft-tissue infections. *Surg Clin North Am* 1994; **74**: 591–607.
8. Vinh DC, Embil JM. Rapidly progressive soft tissue infections. *Lancet Infect Dis* 2005; **5**: 501–13.
9. Swartz MN. Clinical practice. Cellulitis. *N Engl J Med* 2004; **350**: 904–12.
10. Ward RG, Walsh MS. Necrotising fasciitis: 10 years' experience in a district general hospital. *Br J Surg* 1991; **78**: 488–9.
11. Kaiser RE, Cerra FB. Progressive necrotising surgical infections – a unified approach. *J Trauma* 1981; **21**: 349–55.
12. Freischlag JA, Ajalat G, Busuttil RW. Treatment of necrotising soft tissue infections. The need for a new approach. *Am J Surg* 1985; **149**: 751–5.
13. Anaya DA, Dellinger EP. Necrotising soft-tissue infection: diagnosis and management. *Clin Infect Dis* 2007; **44**: 705–10.

14. Loudon I. Necrotising fasciitis, hospital gangrene, and phagedena. *Lancet* 1994; **344**: 1416–19.
15. Fournier AJ. Clinical study of fulminating gangrene of the penis. *Semin Med* 1884; **4**: 69.
16. Meleney FL. Hemolytic streptococcus gangrene. *Arch Surg* 1924; **9**: 317–19.
17. Moran GJ, Krishnadasan A, Gorwitz RJ *et al.* Meticillin-resistant *S. aureus* infections among patients in the emergency department. *N Engl J Med* 2006; **355**: 666–74.
18. Fridkin SK, Hageman JC, Morrison M *et al.* Meticillin-resistant *Staphylococcus aureus* disease in three communities. *N Engl J Med* 2005; **352**: 1436–44.
19. Miller LG, Perdreau-Remington F, Rieg G *et al.* Necrotising fasciitis caused by community-associated meticillin-resistant *Staphylococcus aureus* in Los Angeles. *N Engl J Med* 2005; **352**: 1445–53.
20. Bisno AL, Stevens DL. Streptococcal infections of skin and soft tissues. *N Engl J Med* 1996; **334**: 240.
21. Lekstrom-Himes JA, Gallin JI. Immunodeficiency diseases caused by defects in phagocytes. *N Engl J Med* 2000; **343**: 1703–14.
22. Stevens DL. Cellulitis, pyoderma, abcesses and other skin and subcutaneous infections. In: Cohen J, Powderly WG (eds) *Infectious Diseases.* Edinburgh: Mosby; 2004: 145–55.
23. Morris JG Jr, Black RE. Cholera and other vibrioses in the United States. *N Engl J Med* 1985; **312**: 343–50.
24. Hiransuthikul N, Tantisiriwat W, Lertutsahakul K *et al.* Skin and soft-tissue infections among tsunami survivors in southern Thailand. *Clin Infect Dis* 2005; **41**: e93–6.
25. Sartor C, Limouzin-Perotti F, Legre R *et al.* Nosocomial infections with *Aeromonas hydrophila* from leeches. *Clin Infect Dis* 2002; **35**: e1–5.
26. Russell NE, Pachorek RE. Clindamycin in the treatment of streptococcal and staphylococcal toxic shock syndromes. *Ann Pharmacother* 2000; **34**: 936–9.
27. Bowdre JH, Hull JH, Cocchetto DM. Antibiotic efficacy against *Vibrio vulnificus* in the mouse: superiority of tetracycline. *J Pharmacol Exp Ther* 1983; **225**: 595–8.
28. Chuang YC, Yuan CY, Liu CY *et al. Vibrio vulnificus* infection in Taiwan: report of 28 cases and review of clinical manifestations and treatment. *Clin Infect Dis* 1992; **15**: 271–6.
29. Bennett ML, Jackson JM, Jorizzo JL *et al.* Pyoderma gangrenosum. A comparison of typical and atypical forms with an emphasis on time to remission. Case review of 86 patients from 2 institutions. *Medicine (Baltimore)* 2000; **79**: 37–46.
30. Chelsom J, Halstensen A, Haga T *et al.* Necrotising fasciitis due to group A streptococci in western Norway: incidence and clinical features. *Lancet* 1994; **344**: 1111–15.
31. Baxter CR. Surgical management of soft tissue infections. *Surg Clin North Am* 1972; **52**: 1483–99.
32. Patino JF, Castro D. Necrotising lesions of soft tissues: a review. *World J Surg* 1991; **15**: 235–9.
33. Giuliano A, Lewis F Jr, Hadley K *et al.* Bacteriology of necrotising fasciitis. *Am J Surg* 1977; **134**: 52–7.
34. Patino JF, Castro D, Valencia A *et al.* Necrotising soft tissue lesions after a volcanic cataclysm. *World J Surg* 1991; **15**: 240–7.
35. Stevens DL. Necrotising fasciitis, gas gangrene, myoxitis and myonecrosis. In: Cohen J, Powderly WG (eds) *Infectious Diseases.* Edinburgh: Mosby; 2004: 145–55.
36. Burge TS, Watson JD. Necrotising fasciitis. *Br Med J* 1994; **308**: 1453–4.
37. Wilson GJ, Talkington DF, Gruber W *et al.* Group A streptococcal necrotising fasciitis following varicella in children: case reports and review. *Clin Infect Dis* 1995; **20**: 1333–8.
38. Mokoena T, Luvuno FM, Marivate M. Surgical management of retroperitoneal necrotising fasciitis by planned repeat laparotomy and debridement. *S Afr J Surg* 1993; **31**: 65–70.
39. Banerjee AR, Murty GE, Moir AA. Cervical necrotising fasciitis: a distinct clinicopathological entity? *J Laryngol Otol* 1996; **110**: 81–6.
40. Stamenkovic I, Lew PD. Early recognition of potentially fatal necrotising fasciitis: use of frozen-section biopsy. *N Engl J Med* 1984; **310**: 1689.
41. Wong CH, Khin LW, Heng KS *et al.* The LRINEC (Laboratory Risk Indicator for Necrotising Fasciitis) score: a tool for distinguishing necrotising fasciitis from other soft tissue infections. *Crit Care Med* 2004; **32**: 1535–41.
42. Ahrenholz DH. Necrotising soft-tissue infections. *Surg Clin North Am* 1988; **68**: 199–214.
43. Stone HH, Matin JD. Synergistic necrotising cellulitis. *Ann Surg* 1972; **175**: 702–10.
44. Hird B, Byne K. Gangrenous streptococcal myositis: case report. *J Trauma* 1994; **36**: 589–91.
45. Kingston D, Seal DV. Current hypotheses on synergistic microbial gangrene. *Br J Surg* 1990; 77: 260–4.
46. Brown DR, Davis NL, Lepawsky M *et al.* A multicenter review of the treatment of major truncal necrotising infections with and without hyperbaric oxygen therapy. *Am J Surg* 1994; **167**: 485–9.
47. Heimbach D. Use of hyperbaric oxygen. *Clin Infect Dis* 1993; **17**: 239–40.
48. Sethi DS, Stanley RE. Deep neck abscesses – changing trends. *J Laryngol Otol* 1994; **108**: 138–43.
49. Linder HH. The anatomy of the fasciae of the face and neck with particular reference to the spread and treatment of intraoral infections (Ludwigs's) that have progressed into adjacent fascial spaces. *Ann Surg* 1986; **204**: 705–14.
50. Broughton RA. Nonsurgical management of deep neck infections in children. *Pediatr Infect Dis J* 1992; **11**: 14–18.
51. Sinave CP, Hardy GJ, Fardy PW. The Lemierre syndrome: suppurative thrombophlebitis of the internal jugular vein secondary to oropharyngeal infection. *Medicine (Baltimore)* 1989; **68**: 85–94.

第 64 章

抗生素的应用原则

Jeffrey Lipman

在任何医院，重症监护病房（intensive care unit，ICU）总是使用抗生素最广泛的场所。虽然这样的广泛使用是不可避免的，但是在 ICU 工作的临床医生必须意识到这样使用的必然后果，它可以消除敏感微生物，从而促进其他不敏感微生物，特别是真菌的（过度）生长。 对于细菌，抗生素可以增强它的耐药性，因此在 ICU，这种耐药性现象是最明显的。耐药性（和真菌的生长）是抗生素使用的直接结果，因此每个病房都应该避免不适当使用抗生素，以减少耐药性产生的负担。

已有人建议将抗生素管理 [1] 作为辅助限制耐药性的新策略。这包括：选择合理的抗生素并优化其剂量和用药疗程，在治疗感染的同时将药物毒性和产生耐药菌株的可能性最小化。即使是“敏感的”抗生素，用药剂量不足也可导致最初敏感的致病菌继续存活 [2-3]。对于抗生素的最佳用法，不仅应理解抗生素的药动学，还应对 ICU 里每一种特定的抗生素处方均有清楚合理的用药原则。而且，在同一时期让 ICU 各有一部分患者应用不同种类的抗生素可能会更好。

尽管本章为大部分 ICU 常用的抗生素种类提供了基本原则，但某些重要的抗微生物药物，也即大环内酯类、克林霉素和抗真菌药，则不会特别罗列在本章中。

一般原则 [4-8]

1. 在开始使用抗生素治疗前，应该收集所有适当的微生物标本，包括血培养标本。快速革兰染色报告可指示出适用的抗生素；否则将根据临床情况做出“最佳猜测”选择抗生素。尝试预测引起感染的微生物是这种重要且常见的临床现象。
2. 在充分的皮肤消毒后，血标本应该从静脉穿刺点采集，而不是从静脉或动脉的导管中收集。应分别收集两套 20 ml（成人）的标本，时间先后顺序不太重要 [9]。因为所用的系统不同，也有可能将 10 ml 血放入两个不同的血培养瓶。
3. 一旦决定给予某些抗生素，就应该立刻给药。
4. 要决定采取何种经验性治疗，即覆盖引起某种特定感染的最“可能”的微生物，必须包括多种因素，如导致感染的微生物的位置（呼吸道的病原体与引起腹部感染的病原体不同），社区感染和院内获得感染的不同；新近使用的抗生素处方；病房和 ICU 获得性感染的不同，以及知道患者某具体部位经常生长什么微生物。最后一点表明，病房 / ICU 的监测十分重要 [10-11]。
5. 在任何时候考虑可实行并且恰当的治疗方法，特别是在经验性治疗医院内脓毒症，要求使用广谱抗生素，甚至要求联合应用时，应该尝试使用一种窄谱抗生素，直到培养结果出来之后，随即应该着手降低用药的范围或强度（见下文）。在 ICU，不适当的和（或）延迟纠正抗生素的使用已经表现出对发病率和病死率的影响 [12-13]（表 64.1）。
6. 针对预判的微生物使用一种有效抗生素的

单药疗法，目的是减少耐药性、药物反应或药物毒性发生的风险[14-15]。单药疗法的花费常少于多种抗生素联合使用。

7. 当细菌学的结果建议应更改抗生素时，应该考虑对现有治疗的临床反应。
8. 使用抗生素标准的两周疗程是不必要的并且可能是有害的。肺炎的治疗有了向更短疗程的转变[16-17]（表 64.1）。
9. 经过与感染病专家的磋商后认为，在严重的感染中（如心内膜炎和免疫削弱患者的感染），一些额外的检测可能是有益的，如抗生素的最小抑菌浓度（minimum inhibitory concentration，MIC），抗生素测定，血清杀菌活性和联用抗生素的协同试验。敏感性测试的解读应谨慎。体外试验敏感并不等于临床有效；而体外试验耐药通常预示着临床无效。
10. 咨询实验室工作人员和传染病 / 临床微生物学专家，总是有用的，并且在严重的感染中（如脑膜炎球菌脓毒症、耐甲氧西林葡萄球菌和多重耐药的肠杆菌）应为强制性的。
11. 药动学和药效动力学（如了解药物如何渗透入相关组织）以及抗生素的抗菌谱都必须考虑。抗生素的药动学原理应决定用药剂量和频率（见下文）。
12. 应给予足够的药物剂量。对于危重症患者应优先使用静脉途径，但是合适的情况下也应考虑其他途径（如经直肠给予甲硝唑[18]）。
13. 应该监测可能有毒性的抗生素的血清浓度，尤其是对于已存在肝肾功能不良的患者。
14. 抗生素的预防性应用应被限制在某些情况下，应该涵盖可能在特定的患者组中引起感染的微生物（例如，引起皮肤和软组织感染的微生物不同于引起腹腔内感染的微生物），并且应该在适当的时限内使用（见下文）。
15. 感染的一般性体征是全身性炎症的征象。虽然很可能是细菌感染，但是非细菌感染和非感染因素也同样需要考虑。尽管难以测定，但是原降钙素水平升高和高 C 反应蛋白水平[19]可能与白细胞介素 -6 水平一样可用以识别感染。
16. 抗生素使用指南仅仅是控制感染的一个方面[20]。一般而言，洗手和手卫生是控制感染的关键和基本方面[20]。传染贮主的识别和消除、阻断感染的传播、隔离护理、打断从定植进展到感染的过程、去除诸如侵入性操作等的危险因素，也都是非常重要的。

表 64.1　治疗医院内败血症的新模式

旧模式	新模式
以青霉素开始	第一时间用有作用的药（广谱）
合算的小剂量	重创源头
小剂量＝较小不良反应	小剂量可能导致耐药性
长疗程，甚至超过 2 周	很少超过 7 天

抗生素使用中的常见错误

1. 在获得微生物学标本前使用抗生素。
2. 血培养数量不足以及质量不好。
3. 在感染治愈后仍继续使用抗生素（如在机械通气相关肺炎使用 2 周的疗程[16]）。
4. 当患者并未得到改善时，没有深入研究持续性炎症反应的原因就进行抗生素“冲浪”（即从一组联合用药转换为另一组）。
5. 治疗不充分以及延迟治疗和（或）抗生素的剂量不正确。
6. 治疗医院内感染时，未能充分地预计“固有”微生物菌群，因而不能正确地选择经验性用药的抗生素，即没有足够的监测数据。
7. 未能识别出抗生素的毒性作用，特别是在使用多种药物疗法的时候。
8. 不顾感染情况而使用联合治疗。

具体问题

药动学原理

抗微生物处方的目标是在感染部位达到有效的活性药物浓度（剂量和持续时间的综合

效果)，同时避免药物毒性或至少将药物的毒性降到最低。

不同种类的抗生素有不同的“杀伤性”，因此用药剂量也应该不尽相同[21]（表 64.2）。

β- 内酰胺类（所有的青霉素及头孢菌素类、单环内酰胺类）[22-23]

1. β- 内酰胺类抗生素对革兰阴性杆菌的作用的研究表明，该类药物杀菌活性相对缓慢，呈时间依赖性，并在相对较低的浓度下可达最大值。细菌杀伤几乎完全与组织和血浆浓度超过明确阈值的时间有关。血浆 β- 内酰胺浓度高于 MIC 的最长时间为给药间期的 40%。
2. β- 内酰胺类抗生素没有显著的抗生素后效应（postantibiotic effect，PAE），特别是对革兰阴性菌，并且不需要达到很高的峰值血浆浓度。PAE 是在抗生素血清浓度为零时仍能继续抑制细菌的作用。建议任何 β- 内酰胺的浓度均应该长期保持为 MIC 的 4 ～ 5 倍，因为体外试验中在该水平下出现对细菌的最大杀伤。如果抗生素的浓度低于这一阈值，细菌生长将会立即恢复。
3. 因此，对于 β- 内酰胺类的效能，重要的是给药方案尽可能在给药间期里维持足够的血浆浓度。因而为了在给药间期里将血浆浓度保持在革兰阴性微生物的 MIC 的特定阈值之上更长时间而对 β- 内酰胺类抗生素的给药方案进行再评价也就不足为奇了[24-25]。

碳青霉烯类

1. 与 β- 内酰胺类抗生素相似，碳青霉烯类同样具有时间依赖性杀伤性，但是也有一定的 PAE。
2. 延长输液时间（3 小时以上）用以延长浓度高于 MIC 的时间[25-26]。
3. 体外试验数据提示低浓度可能诱发耐药微生物的出现[2]。

氨基糖苷类（药动学研究得最好的抗生素类型）[22-23]

1. 与上述抗生素相反的是，氨基糖苷类的杀菌特性是浓度依赖性的。根据实验结果，较高峰值浓度的氨基糖苷类抗生素可以对标准细菌接种体形成更好、更快的杀伤效应。
2. 所有的氨基糖苷类都呈现出显著的 PAE。这种效应的持续时间各有不同，但是之前的峰值浓度越高，PAE 持续时间越长。这种现象使得药物浓度降低到明显低于病原体的 MIC 时也不会造成细菌的再生长，因此不影响抗菌效能。PAE 现象在氨基糖苷类抗生素中比在其他的抗生素中更加普遍，而且对革兰阴性菌也比对其他细菌更显著。
3. 这些原则允许氨基糖苷类抗生素每日单次给药（也称延长间隔给药）。通过联合数千名患者的各种不同的 Meta 分析发现，每日一次用药更有效，并且可以减少毒性，获得更高的药物浓度 /MIC 比值，进一步延长了 PAE 并且减少了用药费用。
4. 对于肾功能障碍[27]的患者，药物剂量应该根据肌酐清除率调整。如果 ≥ 60 ml/min，应给予 5 ～ 7 mg/(kg · d)；如果为 59 ～ 40 ml/min，应该间隔 36 小时给予上述相同剂量；如果肾小球滤过率为 39 ～ 20 ml/min，用药间隔应延长至 48 小时。

表 64.2　选定的抗生素的药效学属性

抗生素	氨基糖苷类	氟喹诺酮类	β- 内酰胺类、碳青霉烯类、糖肽类
药效杀菌特性	浓度依赖	浓度和时间依赖	时间依赖
最佳药代参数	C_{max} ：MIC	AUC ：MIC	T ＞ MIC

C_{max}，峰值血清浓度；MIC，最小抑菌浓度；AUC，浓度时间曲线下面积；T ＞ MIC，达到 MIC 以上的时间

喹诺酮类 [22-23]

1. 相比较而言，环丙沙星既有上述特点（浓度依赖性和时间依赖性）又有一定的PAE。
2. 尽管有人建议：一个良好的临床杀菌效应的“目标”参数是较高的峰值，但最有效的参数是抑制剂曲线下面积（area under the inhibitor curve，AUIC），即 AUC/MIC 值＞125 可解释为临床治疗效果更好。
3. 目前普遍认为，不适当的低剂量使用环丙沙星与耐药性的发生相关 [3]（表 64.1）。

糖肽类 [22-23]

1. 万古霉素产生 PAE 和抗生素后亚 MIC 效应。这些联合效应意味：药物浓度降低到低于 MIC 后的相当长时间里均不会出现细菌再生长。
2. 万古霉素连续输注可能具有一定优势。

氨基糖苷类和糖肽类主要分布于血管外及细胞外间隙，其次是组织中。这有二层重要含义。第一，这类药物对于实质器官感染（肺、肾、肝）既不是一线药物，也不是单药疗法用药。第二，在血管外的体液转移显著的情况下，如腹部脓毒症的“第三间隙丢失”和严重的烧伤时，这些药物的分布容积会受到显著影响。因此，为了达到所需的血清浓度，可能不得不给予更大剂量的药物。喹诺酮类的分布容积（非常大）意味着这类药物向大部分组织的渗透性优异，因此这些药物治疗实质器官感染效果较好。同样地，β- 内酰胺类抗生素（包括碳青霉烯类）整组药物均具有相当的组织渗透性。

抗生素的预防性应用 [4,6-7,28]

预防性应用的主要适应证是：

1. 当外科手术切口通过有定植菌群或正常共生菌群生长的区域，并因而可能导致潜在的致病性或致死性感染时。
2. 当一个操作（如导管置入术、探查、插管、牙科操作）可能在免疫削弱患者中引起菌血症，或者在存在异常心脏瓣膜或假体的情况下可能引发菌血症时。

选择预防性应用方案的基本原则应该包括：

1. 定植在切口所经区域的微生物均应被涵盖在内（若要切开皮肤则为革兰阳性菌，若要打开肠管则为革兰阴性菌和厌氧菌）。
2. 对于在因导管置入术或器械使用而造成皮肤完整性破坏的区域定植的微生物应采取同样的措施（膀胱导尿术易导致革兰阴性菌感染，牙科操作易导致革兰阳性菌和厌氧菌感染）。
3. 如果耐药微生物在特定区域的发病率较高［如烧伤病房里的耐甲氧西林金黄色葡萄球菌（MRSA）］，则预防性用药方案也应覆盖这些微生物。

预防用药的时机和持续时间

1. 当潜在的菌血症发生的时候需要抗生素的最佳血液水平，即对于外科手术，抗生素的最佳使用时间应该是在诱导麻醉和皮肤切开时，或者在二者之前 [28]。
2. 当操作时间长、菌血症仍有可能发生时，可考虑抗生素二次给药。
3. 术后预防性应用抗生素并没有额外的好处。

剂量

对给药方案的评论列于下文。下文建议的剂量为 70 公斤体重肾功能正常成年人的静脉用药剂量。所有这些药物会因肾功能不良而累积，因此需要相应地调整剂量。

1. β- 内酰胺类抗生素中的各个药物的剂量均有所不同，但最近强调以小剂量更频繁地给药，即每 4 小时一次对比每 8 小时一次，一天两次对比一天一次。持续输注可能会变成临床实践的标准 [25]。
2. 氨基糖苷类：妥布霉素和庆大霉素的首日

负荷量为 7 mg/ kg，以后每天 5 mg/kg。阿米卡星以 20 mg/kg 为负荷量，继之以 15 mg/kg。这些剂量对成人和儿童是一样的，但新生儿除外。

3. 喹诺酮类：环丙沙星至少 400 mg bid（最多 tds）。
4. 糖肽类：万古霉素至少 2 g/d，既可以持续输注，也可以分次给药（儿童每天 40 mg/kg）。
5. 碳青霉烯类：美罗培南或亚胺培南，3 g/d，至少分 3 次给药。

监测

主要收集微生物隔离群（分离群）的数据和耐药模式的某些类型的单一实验室定向监测是很重要的。由于 ICU 中耐药微生物的日益流行，出现了一些国际性的项目[11]，但是每个病房应该有权使用自己的数据。由于不同的病房具有不同的耐药模式，这使得这一问题更加复杂[10]。经验性的抗生素治疗必须考虑到这些因素。因此一些向病房提供他们自己的微生物数据、可以每季度或每半年更新一次的监测形式，有利于帮助具体的病房选出适用的经验性或预防性用药方案[10]。

多重耐药微生物

虽然这一章是讲抗生素，但是有一点必须申明：在所有治疗危重症患者的区域里，如果没有良好、高效和有效的感染控制策略，那么多重耐药微生物的传播将会十分猖獗，控制也毫无作用。这些策略中的一部分应包括注意良好的手部卫生以及使用杀菌肥皂和含酒精的洗手液[20]。手仍然是记录最多且归罪最多的感染传播模式。在这一点上，护理人员数量的减少也被归于感染暴发的原因，可能因为在操作之间没有足够的时间正确洗手[20]

1. 虽然多重耐药链球菌和耐万古霉素肠球菌（vancomycin-resistant enterococci，VRE）并不是在所有国家都常见，但它正成为一个逐渐严峻的世界性问题，就像社区获得性 MRSA 一样。
2. MRSA 的流行比较广泛，许多 ICU 都有几乎是本地化的这种微生物。由于确诊和初始治疗困难，社区获得性 MRSA 正在变成一个严峻问题[29]。与医院获得性菌株不同的是，它远没有达到多重耐药的程度，但却对苯唑西林耐药。
3. 已有新型药剂治疗革兰阳性菌感染[30]。
4. 抗生素耐药是药剂特异性的。常见的耐药据称是针对第三代头孢菌素的，其中大部分是针对头孢他啶的（特别是肺炎克雷白杆菌、大肠杆菌和某些肠杆菌的广谱 β-内酰胺酶）
5. 令人担忧的革兰阴性微生物是肺炎克雷白杆菌、铜绿假单胞菌、鲍曼不动杆菌某些种以及嗜麦芽狭长平胞菌（特别是后者，可能需要使用甲氧苄啶）。这些微生物的共同特征是对多种抗生素具有内在性耐药。铜绿假单胞菌和不动杆菌集合体（也被称为鲍曼不动杆菌）已经变成了特殊问题。舒巴坦和多黏菌素 B 或黏菌素已经用于治疗这些成问题的微生物[31]。
6. 自从出现碳青霉烯类抗生素以后，尽管最近已经推出了替加环素，但尚未有新的针对多重耐药革兰阴性微生物的制剂问世[1]。

单一用药治疗和联合用药治疗的比较[14-15]

1. 这一领域的许多工作都是在临床引入碳青霉烯类、青霉素 /β- 内酰胺酶合剂以及第四代头孢菌素类抗生素之前开展的。似乎更新型的单一药剂可能就足以分别对付耐药假单胞菌属感染[12]。
2. 没有明确的证据支持所谓的抗微生物药物联合治疗可以避免耐药发生[14]。
3. 然而，联合用药常被建议用于治疗心内膜炎和一些假单胞菌属感染[12]。使用联合治疗时，应优先考虑联合疗法的两种不同类别的能够协同作用的抗生素。两种β-内酰胺类抗生素不应该联合使用。

广谱抗生素初始覆盖，随后降阶梯[32]（表64.1）

鉴于延误适当的治疗造成的医院内脓毒症，特别是肺炎的发病率和病死率[12-13,32]，具有耐药病原体感染危险的患者应在最初接受广谱抗生素治疗，甚至可能需要联合治疗[12,32]，一旦获知病原体以及易感性，治疗就应该立即简化为更有靶向性的治疗——即所谓"降阶梯"治疗[32]。迄今为止，在有限的研究中，降阶梯治疗已经带来更少的抗生素使用、更短的治疗时间、更少的继发性肺炎发作以及降低的病死率的效果，同时并没有增加抗生素耐药的发生率。

将抗生素使用的时间当作一项质量指标

最近的数据表明适当的抗生素即使延迟几个小时给药也会增加发病率和病死率[33]。因此抗生素使用延迟已经成为患者预后中的一个重要负面因素。与"病情缓解时间"的概念相类似，从识别出感染到给药的时间间隔可能会在将来变成感染治疗的质量指标。

（姚志渊 李 涛译 李 刚校）

参考文献

1. Fishman N. Antimicrobial stewardship. *Am J Med* 2006; **119**: S53–61.
2. Tam VH, Schilling AN, Neshat S *et al.* Optimization of meropenem minimum concentration/MIC ratio to suppress in vitro resistance of *Pseudomonas aeruginosa*. *Antimicrob Agents Chemother* 2005; **49**: 4920–7.
3. Zhou J, Dong Y, Zhao X *et al.* Selection of antibiotic-resistant bacterial mutants: allelic diversity among fluoroquinolone-resistant mutations. *J Infect Dis* 2000; **182**: 517–25.
4. Reese RE, Douglas RG Jnr (eds) *A Practical Approach to Infectious Diseases.* Boston: Little, Brown; 1986.
5. Lundberg GD. Making use of the microbiology laboratory. 1. Use of the laboratory. *JAMA* 1982; **247**: 857–9.
6. Sanford JP. *Guide to Antimicrobial Therapy.* West Bethesda, Maryland: Antimicrobial Therapy; 1993.
7. Mandell GL, Douglas RG, Bennett JE. *Principles and Practice of Infectious Diseases*, 4th edn. New York: Churchill Livingstone; 1994.
8. Neu HC. Antimicrobial agents: role in the prevention and control of nosocomial infections. In: Wentzel RP (ed.) *Prevention and Control of Nosocomial Infections,* 2nd edn. Baltimore: Williams & Williams; Chapter 18.
9. Weinstein MP. Current blood culture methods and systems: clinical concepts, technology, and interpretation of results. *Clin Infect Dis* 1996; **23**: 40–6.
10. Namias N, Samiian L, Nino D *et al.* Incidence and susceptibility of pathogenic bacteria vary between intensive care units within a single hospital: implications for empiric antibiotic strategies. *J Trauma* 2000; **49**: 638–45.
11. Marchese A, Schito GC. Role of global surveillance in combating bacterial resistance. *Drugs* 2001; **61**: 167–73.
12. Mutlu GM, Wunderink RG. Severe pseudomonal infections. *Curr Opin Crit Care* 2006; **12**: 458–63.
13. Kollef MH. Inadequate antimicrobial treatment: an important determinant of outcome for hospitalized patients. *Clin Infect Dis* 2000; **31** (Suppl. 4): S131–8.
14. Paul M, Benuri-Silbiger I, Soares-Weiser K *et al.* Beta lactam monotherapy versus beta lactam-aminoglycoside combination therapy for sepsis in immuno-competent patients: systematic review and meta-analysis of randomised trials. *Br Med J* 2004; **328**: 668–72.
15. Safar N, Handelsman J, Maki DG. Does combination antimicrobial therapy reduce mortality in Gram-negative bacteraemia? A meta-analysis. *Lancet Infect Dis* 2004; **4**: 519–27.
16. Chastre J, Wolff M, Fagon JY *et al.* Comparison of 8 vs 15 days of antibiotic therapy for ventilator-associated pneumonia in adults: a randomized trial. *JAMA* 2003; **290**: 2588–98.
17. Singh N, Rogers P, Atwood CW *et al.* Short-course empiric antibiotic therapy for patients with pulmonary infiltrates in the intensive care unit. A proposed solution for indiscriminate antibiotic prescription. *Am J Respir Crit Care Med* 2000; **162**: 505–11.
18. Baker EM, Aitchison JM, Crindland JS *et al.* Rectal administration of metronidazole in severely ill patients. *Br Med J* 1983; **287**: 311–14.
19. Uzzan B, Cohen R, Nicolas P *et al.* Procalcitonin as a diagnostic test for sepsis in critically ill adults and after surgery or trauma: a systematic review and meta-analysis. *Crit Care Med* 2006; **34**: 1996–2003.
20. Pittet D, Allegranzi B, Sax H *et al.* Evidence-based model for hand transmission during patient care and the role of improved practices. *Lancet Infect Dis* 2006; **6**: 641–52.
21. Craig WA. Pharmacokinetic/pharmacodynamic parameters: rationale for antibacterial dosing of mice and men. *Clin Infect Dis* 1998; **26**: 1–10.
22. Pinder M, Bellomo R, Lipman J. Pharmacological principles of antibiotic prescription in the critically ill. *Anaesth Intens Care* 2002; **30**: 134–44.
23. Roberts J, Lipman J. Antibacterial dosing in intensive care: pharmacokinetics, degree of disease and pharmacodynamics of sepsis. *Clin Pharmacokinet* 2006; **45**: 755–73.
24. Lipman J, Wallis S, Rickard C. Low cefepime levels in critically ill septic patients: pharmacokinetic modeling indicates improved troughs with revised dosing. *Anti-*

microb Agents Chemother 1999; **43**: 2559–61.

25. Kasiakou SK, Lawrence KR, Choulis N *et al.* Continuous versus intermittent intravenous administration of antibacterials with time-dependent action: a systematic review of pharmacokinetic and pharmacodynamic parameters. *Drugs* 2005; **65**: 2499–511.
26. Lomaestro BM, Drusano GL. Pharmacodynamic evaluation of extending the administration time of meropenem using a Monte Carlo simulation. *Antimicrob Agents Chemother* 2005; **49**: 461–3.
27. Nicolau DP, Freeman CD, Belliveau PP *et al.* Experience with a once daily aminoglycoside program administered to 2184 adult patients. *Antimicrob Agents Chemother* 1995; **39**: 650–5.
28. Classen DC, Evans RS, Pestotnik SL *et al.* The timing of prophylactic administration of antibiotics and the risk of surgical-wound infection. *N Engl J Med* 1992; **326**: 281–6.
29. Nimmo GR, Coombs GW, Pearson JC *et al.* Meticillin-resistant *Staphylococcus aureus* in the Australian community: an evolving epidemic. *Med J Aust* 2006; **184**: 384–8.
30. Schmidt-Ioanas M, de Roux A, Lode H. New antibiotics for the treatment of severe staphylococcal infection in the critically ill patient. *Curr Opin Crit Care* 2005; **11**: 481–6.
31. Rahal JJ. Novel antibiotic combinations against infections with almost completely resistant *Pseudomonas aeruginosa* and *Acinetobacter* species. *Clin Infect Dis* 2006; **43** (Suppl. 2): S95–9.
32. Niederman MS. De-escalation therapy in ventilator-associated pneumonia. *Curr Opin Crit Care* 2006; **12**: 452–7.

第 65 章

热带病

Ramachandran Sivakumar 和 Michael E Pelly

热带病曾经是一个异国情调的、有些神秘的话题，现代旅行和人们对于特别假期的追求，有可能将热带病带到任一个 ICU 病房。本章包括了一些在热带地区常见的重要疾病。

疟疾

流行病学和发病机制

估计四种疟原虫（间日疟原虫、三日疟原虫、卵形疟原虫和恶性疟原虫）造成每年 3 ~ 5 亿感染病例。每年死于疟疾的 100 ~ 300 万患者中的大部分是由恶性疟原虫引起，并且大多数死者是居住撒哈拉以南非洲的 5 岁以下儿童。疟疾也广泛流行于印度次大陆和东南亚。它通过被感染的雌性按蚊的叮咬在人与人之间传播。经过在肝的发育，裂殖子侵入红细胞，随后在红细胞内进行裂体增殖，最终导致红细胞破裂。其后，这个循环在红细胞内反复进行。在间日疟原虫和三日疟原虫感染中，在肝内可能出现休眠形式的疟原虫，这可以导致疟疾复发。

临床特征

无并发症的疟疾

疟疾的始发症状是非特异性的，与病毒性疾病相似。常见的典型症状有发热、疼痛和头痛，但不总是出现。其他特点包括腹泻、呕吐、咳嗽以及腹痛，这可能造成误诊。不典型的表现在儿童更为常见，且可能被忽视。典型的寒战或者周期性发热（间日发热或者每隔三日发热）在恶性疟原虫感染早期通常不会出现。虽然肝脾肿大可出现在疾病早期，但这些临床体征可能帮助不大。

重症疟疾

重症疟疾的危险因素

- 流行地区的 5 岁以下儿童
- 低流行区的成年人和儿童
- 前往流行区的无免疫力的旅行者

定义

具有无性繁殖恶性疟原虫的寄生虫血症患者，排除了其他明确的病因，且必须具有下列一项或者多项表现，才能诊断为重症疟疾 [1]：

- 意识状态受损
- 多次惊厥发作
- 呼吸窘迫
- 肺水肿
- 循环衰竭
- 异常出血
- 黄疸
- 血红蛋白尿
- 重度贫血

潜伏期最短为 7 天，一般为 9 ~ 14 天，但可能会更长。贫血、黄疸、肾功能障碍、凝血异常、血小板减少、肺水肿、休克、低血糖以及严重的代谢性酸中毒在重症疟疾中较常见。上述数种并发症可能并存或可能快速演变进展。咳嗽、抽搐和低血糖在儿童更为常见。

黄疸常见，但肝功能衰竭不常见。疟疾的酸中毒是多因素的，并且大抵上与其他形式的脓毒症非常相似，包括组织缺氧、肝功能障碍和肾处理碳酸氢盐的功能受损。

疟疾的鉴别诊断包括：

- 脑膜炎、伤寒、败血症
- 重症流行性感冒、登革热和其他虫媒病毒感染
- 出血热
- 肝炎、钩端螺旋体病
- 立克次体病，如丛林热斑疹伤寒
- 回归热（回归热包柔螺旋体）
- 儿童的热惊厥

妊娠期罹患重症疟疾的风险增加。妊娠期间，母体和胎儿的发病率和病死率均升高。

预后较差的指证包括：年龄小于3岁、脑型疟疾、循环衰竭和器官功能障碍。预后较差的实验室证据包括：高寄生虫血症（> 250，000/μL 或 > 5%）、外周裂殖体血症、重度贫血（PCV < 15% 或 Hb < 50 g/L）、血尿素氮升高 > 60 mg/dL 以及血清肌酐 > 265 μmol/L（> 3.0 mg/dL）、静脉血乳酸升高（> 5 mmol/L）、CSF 乳酸升高（> 6 mmol/L）、CSF 葡萄糖降低和极高浓度的 TNF-α。

脑型疟疾

脑型疟疾可能是全世界最常见的非创伤性脑病。这个术语严格限定于由疟疾引起的意识改变，而不包括由抽搐、镇静剂、低血糖或其他非疟疾的病因引起的意识状态改变。它与癫痫发作后状态的区别在于前者抽搐后的意识不清持续时间超过30分钟。

临床、组织病理学和实验室研究已经提出两种可能的机制：

- 机械假说（mechanical hypothesis）：被寄生的红细胞发生细胞粘连。
- 细胞毒假说（cytotoxic hypothesis）：疟疾毒素和过量的细胞因子产物造成神经元损伤。

脑型疟疾很少有特异性特征，但非洲儿童和未免疫成人之间的临床表现是有区别的[2]。

临床所见包括：

- 昏迷
- 抽搐
- 颅内压升高
- 低血糖
- 酸中毒
- 音调和姿势异常（最常见的是对称性锥体束征）
- 视网膜病变：视网膜出血、棉絮状渗出点、视神经盘水肿、视网膜变白和视网膜血管异常，所有这些现象在儿童更常见。

诊断

厚膜和薄膜血涂片的染色显微镜检查仍然是诊断和随访疗效的金标准。在未免疫患者中，寄生虫的水平和并发症之间密切相关；然而，严重并发症也可以出现在寄生虫计数较低的患者。

快速诊断试验（rapid diagnosis test，RDT）是有用的诊断方法，它检测的是疟原虫产生的特异性抗原（蛋白质）。目前的试验是基于检测富含组氨酸的蛋白2（histidine-rich protein 2，HRP2）（对恶性疟原虫是特异的），泛特异性或种特异性寄生虫乳酸脱氢酶（parasite lactate dehydrogenase，pLDH）或其他泛特异性抗原如醛缩酶。许多RDT试剂已经商用。某些试验仅能检测出一种疟原虫（恶性疟原虫），而另一些试验则能检测出其他三种疟原虫中的一种或多种。快速诊断试验不能提供寄生虫载量的信息，而且在低寄生虫血症时其敏感性和特异性下降。因此，寻求关于当地应用RDT的微生物学建议非常重要。检测疟原虫DNA的聚合酶链反应（PCR）试验比显微镜检查更为敏感，但价格昂贵且同样不能估计寄生虫载量。

疟疾的治疗[3]

WHO最近已经发布了疟疾治疗的新

指南。

恶性疟疾（表 65.1）

为了应对恶性疟原虫对单药治疗耐药的威胁，并改善治疗预后，目前 WHO 推荐联合应用抗疟药来治疗恶性疟疾。抗疟药联合疗法是同时使用两种或以上的具有不同作用机制的杀血液裂殖体药物。推荐以青蒿素为基础的联合疗法（artemisin-based combination therapy，ACT）来治疗无并发症的恶性疟疾。

目前推荐下列 ACT 方案之一：青蒿琥酯＋阿莫地喹，青蒿琥酯＋磺胺多辛 - 乙胺嘧啶，青蒿琥酯＋甲氟喹，或蒿甲醚 - 本芴醇。要根据不同国家或地区的当地药物耐药水平，来选择不同的 ACT 组合方案。

重症恶性疟疾（表 65.2）

现在有两类药物可用于重症疟疾的胃肠外治疗：金鸡纳生物碱类（奎宁和奎尼丁）和青蒿素衍生物（青蒿琥酯、蒿甲醚和蒿乙醚）。最近的证据[4-5]显示成人应用青蒿琥酯的效果优于奎尼丁。在器官功能障碍时无需调整青蒿素衍生物的剂量。

在开始的胃肠外治疗后，一旦患者可以耐受，目前的临床实践是切换为口服药治疗，并完成完整的 7 天疗法。对于除外妊娠的成年人，在奎宁、青蒿琥酯或蒿甲醚的基础上增加多西环素［3.5 mg/(kg · d)］联合治疗，并且也应给予 7 天。在妊娠女性或儿童，用克林霉素代替多西环素。

在具有重症疟疾特征的患者中，即使在涂片时只发现了良性疟原虫，也应假定合并了恶性疟原虫感染。重症疟疾偶尔也可见于间日疟原虫感染。如果临床高度怀疑，即使涂片阴性，进行试验性抗疟治疗是合理的。

重症疟疾可引起严重的感染性休克，治疗原则与其他感染性休克相同，包括复苏和给予支持性治疗。这些患者有发生急性肺损伤的危险，但是仍需要恰当的液体复苏。抽搐必须给予积极治疗。并发症一旦出现就应给予处理。透析的门槛应当降低。肺炎和细菌性败血症也较常见，应及早识别和治疗。

换血疗法（exchange blood transfusion，EBT）已经用于重症疟疾的治疗。然而，最近 WHO 的指南[3]不推荐 EBT，并且强调关于换血的指征、相关的益处和危险、或者换血

表 65.1 WHO 推荐的无并发症恶性疟疾的治疗方案

青蒿琥酯＋阿莫地喹

青蒿琥酯 4 mg/kg 和阿莫地喹 10 mg 基质 /kg，每日给予 1 次，共 3 日

青蒿琥酯＋磺胺多辛 - 乙胺嘧啶

青蒿琥酯 4 mg/kg，每日 1 次，共 3 日；在第 1 日，给予硫酸多辛 - 乙胺嘧啶 25/1.25 mg 基质 /kg 体重

青蒿琥酯＋甲氟喹

青蒿琥酯 4 mg/kg，每日 1 次，共 3 日；甲氟喹 25 mg 基质 /kg，通常分 2 ~ 3 日应用

蒿甲醚 - 本芴醇

作为复合制剂应用，每片含蒿甲醚 20 mg，含本芴醇 120 mg；推荐体重超过 34 kg 者的治疗为：每次 4 片、每日 2 次，共 3 日

表 65.2 WHO 推荐的重症恶性疟疾的治疗方案

青蒿琥酯

在低传播地区或疟疾流行区以外，建议青蒿琥酯 2.4 mg/kg，iv 或 im，开始给药（时间＝ 0），然后在 12 小时和 24 小时各给药 1 次，以后每日 1 次。如果没有青蒿琥酯可用，应使用奎宁静脉注射

高传播地区的儿童患者，因为没有证据证明哪种药物在重症疟疾治疗中更优，建议使用下列抗疟疾药物之一进行治疗：

- 青蒿琥酯：2.4 mg/kg，iv 或 im，入院时给药 1 次（时间＝ 0），然后在 12 小时和 24 小时各给药 1 次，以后每日 1 次
- 蒿甲醚：3.2 mg/kg，im，入院时给药，然后每日 1.6mg/kg 体重
- 奎宁：20 mg/kg 盐，入院时给药（静脉输注或分次肌内注射），然后每 8 小时 10 mg/kg；静脉输注速度不应超过每小时 5 mg/kg 盐

的容量等实施细节尚未达成共识。如果有不含病原体的合适血液可供使用，EBT 的经典指征为：

- 寄生虫血症＞30%，即使还没有临床并发症
- 寄生虫血症＞10%，伴有严重疾病，特别是脑型疟疾、急性肾衰竭、ARDS、黄疸以及重度贫血和（或）预后不良因素［如老年患者、外周血出现晚期寄生虫（裂殖体）］
- 寄生虫血症 ＞ 10% 并且经最佳化疗方案治疗 12 ～ 24 小时无效

其他类型疟疾

其他类型疟疾的治疗要点详见表 65.3。

预后

数据主要来自疟疾流行地区，存在抽搐、酸中毒或低血糖等表现的预后较差。在一项临床试验中[5]，用青蒿琥酯治疗重症恶性疟疾组的病死率仍然较高（青蒿琥酯组为 15%，而奎宁组为 22%）。脑型疟疾的病死率大约为 20%。脑型疟疾的预后常取决于其他并发症的处理，如肾衰竭和酸中毒，但神经系统的后遗症日益受到重视。

表 65.3 WHO 推荐的间日疟、卵形疟和三日疟治疗方案

无并发症的间日疟
氯喹敏感的间日疟：氯喹 25 mg 基质 /kg，分 3 天服用，联用伯氨喹 0.25 mg 基质 /kg，每日一次，随餐服用，共用 14 天。在大洋洲和东南亚，伯氨喹的剂量应为 0.5 mg/kg
氯喹耐药的间日疟：阿莫地喹 30 mg 基质 /kg，分 3 天服用，每日剂量为 10 mg/kg，联用伯氨喹
有并发症的间日疟
治疗与重症恶性疟疾相同
卵形疟和三日疟
治疗与无并发症的间日疟相同，但三日疟不使用伯胺喹

结核病

流行病学

结核病仍旧是一种全世界范围的破坏性疾病，估计每年有 800 万新发病例及 260 ～ 290 万死亡病例。结核的易感因素包括 HIV 感染、矽肺、糖尿病、慢性肾衰竭和血液透析、营养不良、实质器官移植、胃切除术、空肠回肠旁路术、注射和吸入性药物滥用、酒精中毒、慢性肺疾患以及长期应用类固醇。社会因素包括居住在公共机构（养老院、流浪人员庇护所、监狱），城市居民和贫困等也与结核病风险的增加有关。

发病机制

结核病（tuberculosis，TB）一般由结核分枝杆菌和分枝杆菌属的四种其他类型（牛分枝杆菌、非洲分枝杆菌、田鼠分枝杆菌和卡氏分枝杆菌）的感染导致的。分枝杆菌属包含许多不同的种，它们在抗酸染色上的表现都相似。

吸入结核杆菌导致以下四种可能的结果之一：病原体立即清除、原发性或进展的原发性疾病、慢性或潜伏性感染以及结核复活。潜伏性感染指的是存在结核菌感染（结核菌素反应阳性）但没有发病。

原发性结核大部分都是无症状的；临床肺炎见于 5% ～ 10% 的成人患者，而在儿童和 HIV 感染者有较高的发病率。原发感染后结核分枝杆菌微病灶可保持休眠，并且有可能复活导致继发性结核，常称为结核复活。90% 的无 HIV 感染的患者罹患结核是由结核病复活引起。

临床表现

结核病的表现变化多端，对所有不明原因的发热、盗汗或不能解释的体重减轻的患者的鉴别诊断均应考虑到结核病。除了肺以外，还可以累及中枢神经系统、腹膜、心包、胃肠道和泌尿生殖道、骨和关节、淋巴结和皮肤。偶尔能以粟粒性结核的形式而全身播散。

肺结核

典型的结核病复活起始于一侧或双侧肺尖，导致慢性炎症反应和纤维化。虽然咳嗽、呼吸困难和咯血是比较有用的线索，但肺结核最初常无症状。肺门淋巴结病是儿童最常见的肺部表现。偶尔在疾病的很晚阶段表现为双肺的广泛病变，伴有严重的肺损害，包括空洞和气胸。

可通过痰液、诱导排痰、支气管灌洗和浸润部位的经支气管活组织检查来分离病原体。肺部 CT 检查在检出浸润、空洞、淋巴结病、粟粒样病变、支气管扩张、支气管狭窄、支气管胸膜瘘和胸腔积液方面比胸部 X 线检查更敏感。

结核性胸腔积液

胸膜结核可引起胸腔积液、胸腔积脓伴或不伴支气管胸膜瘘。应行胸腔穿刺术和胸膜活检术。只有不足 25% 的病例培养结果阳性。60% 的患者胸膜活检术显示为肉芽肿性炎症。然而，将三个活检标本的培养结果与组织学检查相结合时，诊断的正确率能达到 90%。胸腔镜引导下组织活检术能提高胸膜采样的成功率。

胸水检查应包括总蛋白质和葡萄糖含量、WBC 分类计数和胸水 pH 值。腺苷脱氢酶（ADA）水平升高有助于作出诊断，胸水 ADA 水平超过 70 U/L 强烈倾向于结核性的病因，而低于 40 U/L 则不太可能为结核病；ADA 的阴性预测价值较好。然而，不应认为 ADA 测定可以替代活组织检查和培养[6]。γ- 干扰素升高也被认为是有助于诊断的。PCR 试验在结核性胸腔积液的临床应用价值有限[7]。

结核性脑膜炎

结核性脑膜炎[8]仍然是重症监护医生所面临的最严重的结核相关临床表现。结核性脑膜炎来自于血源性传播。在大脑外侧裂、基底池、脑干和小脑周围有一层较厚的胶状渗出物。

大部分的结核性脑膜炎患者都在近期有结核接触史，随后出现持续 2 ~ 8 周前驱不适症状，再晚一些就会出现脑膜刺激征和症状。20% ~ 25% 的患者出现脑神经麻痹，可发生视神经盘水肿。脉络膜结节罕见，但几乎是特异性病征。视神经受累造成的视力丧失偶尔会成为首发就诊症状。可有局灶性神经损伤表现，如偏瘫；锥体外系动作和癫痫发作也可出现。随着疾病的进展，可逐渐出现脑功能障碍，病死率近乎 50%。

诊断方案已经提出，但这不太可能有把握地明确排除其他诊断[9-10]。关键是临床上要保持高度的警惕，特别是危重症患者。在一项研究里，只有 36% 的结核性脑膜炎得到确诊，并且只有 6% 的患者得到立即治疗[11]。

结核性脑膜炎的确定诊断依靠脑脊液中检出病原体，无论是涂片检查还是细菌培养。涂片检出率差异较大，但是普遍较低。脑脊液的病原体培养也并不总是阳性。ADA 水平升高不具有特异性。

结核性脑膜炎诊断的商业化核酸扩增分析的敏感性和特异性分别为 56% 和 98%[12]。细致的细菌学检查与商业化核酸扩增化验的效果一样好，或者更好，但当已经开始给予抗结核药物治疗时，分子学方法可能更有用。然而，即使这些检查结果都是阴性的，仍然不能排除结核性脑膜炎的诊断[8]。

脑部的 CT 或 MRI 较为敏感但不特异，可以显示出脑膜的增厚和信号增强，特别是在颅底区。也可出现脑积水和结核瘤的表现。由血管炎或周围渗出物造成血管的机械性堵塞引起的梗死的检出率高达 40%。放射学鉴别诊断包括隐球菌脑膜炎、巨细胞病毒性脑炎、肉瘤样病、脑膜转移瘤和淋巴瘤。

结核急症

- 大咯血
- 呼吸衰竭
- 心脏压塞
- 小肠梗阻
- 结核性脑膜炎
- 结核瘤引起的癫痫持续状态

结核病的诊断

一旦考虑结核病，应隔离患者，并对所有可能的部位进行采样行抗酸染色和培养。胸腔积液、腹腔积液、心包积液和其他体液必须进行培养，并分析细胞分类计数、蛋白质、葡萄糖和 ADA。组织学检查对支气管、胸膜、腹膜和骨组织肉芽肿性感染的诊断有帮助。腹膜活组织检查最好通过腹腔镜进行。新型培养基可将培养时间缩短到 2 周。

核酸扩增试验（NAA）可扩增靶核酸区来特异性地鉴别结核分枝杆菌复合体，可以使用商品化的试剂盒或单位内部的检测方法。它们能在几小时对临床标本进行扩增。根据现有的证据，NAA 试验不能替代显微镜检和培养这样的传统诊断方法。

NAA 试验的现状总结如下：

- 总的说来，NAA 试验具有高度特异性和较高的阳性预测值；有助于判定 TB 而不是除外 TB。
- 在涂片阳性的患者，NAA 试验能鉴别结核分枝杆菌和非结核性分枝杆菌；之后即可开始治疗。
- 对涂片阳性而 NAA 阴性试验的结果的解读尚有争议。
- 涂片阴性而 NAA 阳性的患者，如果临床高度疑诊，可开始治疗，特别是在急需进行快速治疗时。
- 如果临床高度怀疑，无论是涂片结果阴性还是 NAA 阴性均不能除外 TB。
- NAA 结果可能持续阳性达数月。这种方法应仅用于初始诊断而不应用于随访。

尽管结核的血清学诊断在低发病率地区是较差的确诊工具，但有助于排除疾病。

所有患者首次分离出病原体时均应行药物敏感性试验，以便确定有效的抗结核方案，如果患者在 3 个月后培养仍为阳性，可能必须重复进行药物敏感性试验。

结核的治疗

当地的指南是至关重要，而且应寻求相关咨询建议。最常用的方案是异烟肼（5 mg/kg）和利福平（10 mg/kg）连用 6 个月，在最初 2 个月加用吡嗪酰胺（15 ~ 30 mg/kg）和乙胺丁醇（5 ~ 25 mg/kg）。有人提出在结核性脑膜炎中用丙硫异烟胺代替乙胺丁醇效果更好。一般建议在结核性脑膜炎 [13-14] 和心包结核中使用类固醇激素。

耐药性结核

这是一个日益严峻的难题。多重耐药结核定义为对两种或以上的一线抗结核药耐药，通常为异烟肼和利福平耐药。多重耐药结核可以为原发性（之前未接受抗结核治疗）或继发性（在化疗期间或之后形成耐药）。

诊断依赖于在开始抗结核治疗前采集恰当的标本。对危重症患者，耐药的快速诊断是至关重要的。随着培养方法的改进和新技术的应用，包括以噬菌体为基础的分析技术，使得快速鉴定耐药成为可能 [15]。存在对两种或以上的一线药物耐药时，通常加用胃肠外氨基糖苷类（链霉素、阿米卡星等）和氟喹诺酮类。应征询专家的微生物学建议。

伤寒

伤寒是由伤寒沙门氏菌引起的，通常很少由副伤寒 A、B 和 C 沙门氏菌引起。甚至偶尔分离出非伤寒沙门氏菌 [16]。伤寒常见于南亚和东南亚，几乎仅通过粪 - 口途径传播。在发达国家，病例可见于国际旅行者，或偶尔由被污染的食物引起。

临床特征

潜伏期为 5 ~ 21 天。伤寒表现为非特异性的发热、畏寒、腹痛和全身症状。便秘可能比腹泻更常见。也可出现肝脾肿大、玫瑰疹（30%）以及相对心动过缓。相对心动过缓对于肠热病（伤寒）并不是特异性的，但却是一个有用的线索[17]。

并发症

- 休克
- 肠穿孔
- 胃肠道出血
- 黄疸和脑病[18]
- 神经精神性表现
- 脓毒性关节炎、心包炎等
- 妊娠妇女可有产科并发症

诊断[19]

贫血、白细胞减少/白细胞增多以及肝功能紊乱较常见。约有 80% 的病例血培养阳性，可作为检查项目；10 ～ 15 ml 血量比较少的血量能获得更高的阳性率[20]。尽管可对尿、粪便、玫瑰疹和十二指肠内容物进行培养，但骨髓培养最为敏感，在开始治疗 5 天内进行培养仍能保持阳性率不变[21]。

Widal 试验作为血清诊断的临床价值有限。商品化的血清学试验，如 Typhidot-M 和 Tubex 可以检测针对不同的伤寒沙门氏菌抗原的 IgM 抗体，具有更高的敏感性和特异性[22]。巢式 PCR 在伤寒的诊断方面非常有前途。

治疗[23]

无论有无并发症出现，伤寒的治疗均选择氟喹诺酮类药物（环丙沙星或氧氟沙星 15 mg/kg，无并发症者疗程 5 ～ 7 天，有并发症者疗程 10 ～ 14 天）。对于氟喹诺酮类耐药的病例，可用阿奇霉素、头孢克肟或头孢曲松。在儿童使用氟喹诺酮类存在顾虑，因为它在未成年动物中已显示可引起软骨毒性，但是这在大规模的临床试验中并未发现[24-25]。

在具有谵妄、迟钝、木僵、昏迷或休克等重症伤寒中，地塞米松能降低病死率[26]：回肠穿孔可能会较晚发生，典型者常发生在第三周，需要迅速的外科干预，推荐段切除作为选择术式[27-28]。

霍乱

霍乱由产肠毒素的霍乱弧菌引起[29]。潜伏期从 12 小时到数天不等。临床病例与感染者的比率约为 1 ∶ 10。开始为突然发作的无痛性水样腹泻，伴呕吐和疼痛性肌肉痉挛。呕吐可能是腹泻之前的首发症状。

粪便检查既见不到白细胞也见不到红细胞。暗视野显微镜检可在新鲜大便中看到活动迅速的逗号形的杆菌。现在商品化检验可在不到 5 分钟内检测出 O 抗原，并且敏感性和特异性同大便培养。积极补充丢失的体液是主要的治疗，可能需要非常大量的液体。辅助性的抗微生物治疗能有效地缩短腹泻持续的时间。单剂多西环素（300 mg）或单剂环丙沙星（1 g）非常有效，但是最近发现阿奇霉素效果更佳[30]。

钩端螺旋体病

本病由问号钩端螺旋体引起。因暴露于被污染的水体而发病。本病潜伏期为 7 ～ 10 天，其范围可在 2 ～ 20 天。病程有两个阶段：败血症期和免疫期。临床特征包括结膜充血或出血（有用的诊断线索）、葡萄膜炎、严重的肌肉压痛、非少尿型肾衰竭、低钾血症、肝功能障碍、肺出血、ARDS、心肌炎、横纹肌溶解、血小板减少、DIC、皮肤和内脏出血以及四肢末梢坏疽。Weil 综合征的特征为肝肾功能障碍、出血倾向以及肺损伤。

通过培养（血、尿、CSF）分离病原体或作为金标准的显微镜下凝集试验的血清学检查来作出诊断。如果可能，培养和血清学检查均应进行，还应寻求当地的微生物学的建议。治疗使用青霉素 G 或头孢曲松。对青霉素过敏的患者可使用多西环素。

登革热

流行病学和发病机制

据估计全世界每年发生 1 亿例登革热和

250 000 例登革出血热[31]。病原体是一种黄病毒，具有四种不同血清群，通过伊蚊的叮咬进行传播。已经确认的传播方式有两种：一种是流行性的，是由于登革热孤立地传入一个地区，通常由单一血清型所致；另一种是高度地方性的，是指多种登革热病毒血清型的持续性传播流行。

在蚊叮咬之后，出现病毒血症，一般持续长达 7 天。由四种血清型中的某一种感染（原发感染）可以产生针对该血清型的终生免疫，但是对其他血清型（继发感染）则无免疫力。流行病学研究已经提出，继发感染者发生危重疾病（登革出血热 / 登革休克综合征）的风险显著高于原发感染。

临床特征

临床表现从轻度发热到严重的出血热不等，大部分感染是无症状的。WHO 将登革感染分类为未分型发热、登革热（DF）和登革出血热（DHF）/ 登革休克综合征（DSS）。

登革热的潜伏期为 3 ～ 14 天，其特征为突然发作的发热、严重头痛、活动眼球时眼窝后疼痛和乏力。常伴有严重的肌痛和关节痛（裂骨热）。斑丘疹、面部潮红和结膜充血也较为常见。登革热也可出现出血表现，不应与登革出血热相混淆。登革出血热主要发生在小于 10 岁的儿童，特征为血浆渗漏综合征和血液浓缩（红细胞压积升高 20% 以上）、胸腔积液或者腹水。如果存在下列症状或体征即可诊断：出血、血小板计数＜ 100 000/mm^3、血浆渗漏。不具备血浆渗漏证据的出血，不能构成登革出血热的诊断。严重毛细血管渗漏出现在登革出血热而不出现在登革热，对其背后的机制了解甚少。观察登革出血热的发病十分重要，典型的发病在起病后 4 ～ 7 天，大约是在退热期。血小板下降和红细胞压积上升是有用的线索。

登革休克综合征的特征是严重的低血压和休克。

诊断

所有居住在流行地区、或者前 2 周内刚从流行区归来的发热患者，均应怀疑登革热的可能。白细胞减少、血小板减少伴止血带试验阳性和天门冬氨酸氨基转移酶（AST）升高常见；前两者对于早期登革热的诊断具有高度的敏感性（90%）[32]。止血带试验阳性并不能鉴别登革出血热和登革热。

登革热病毒 IgM 免疫分析能够快速确定诊断。如果结果为阴性，尤其是在病程的前 6 天，不能完全排除此诊断。对急性期和恢复期血清进行血凝试验或者 IgG 免疫分析，滴度 4 倍升高。病毒分离和 PCR 分析也可使用，但是通常不用于临床机构。

治疗

对休克进行支持治疗，尤其是足够的和积极的液体复苏，可以降低病死率。WHO 提供了液体处理的相关指南[33]。未能证实类固醇激素在登革休克综合征中具有益处。一旦毛细血管渗漏减轻，液体过量和肺水肿可能会成为问题。

汉坦病毒

汉坦病毒是一种全球分布的鼠类病毒，每年报告病例超过 150 000 例。具有两种主要的临床类型：汉坦病毒心肺综合征（Hantavirus cardiopulmonary syndrome，HCPS）和肾综合征出血热（haemorrhagic fever with renal syndrome，HFRS）。两者都是通过接触鼠类的气溶胶状态的分泌物而感染的。

汉坦病毒心肺综合征

潜伏期为 3 周。分为两个期：① 前驱期：特征是相对轻的发热疾病，典型的持续 3 ～ 5 天；② 心肺期：特征是严重的、快速进展的呼吸衰竭。在后一期，由于毛细血管通透性增加而发生急性肺水肿。从前驱期进展到心肺期是戏剧性的。在重症病例，也可出现显著的心肌抑制，导致低心输出量和低血压。可出现急性肾衰竭。血小板减少、粒细胞增多、血液浓缩、中性粒细胞内缺乏显著的中毒颗粒、具有免疫母细胞形态特征的淋巴细胞（异形淋巴细胞）

超过 10%，这些特征的联合对于诊断具有很高的特异性和敏感性。ELISA 法检测病毒的 IgM 和 IgG 抗体是有助于诊断。可通过组织 RT-PCR 来检测汉坦病毒。针对病毒抗原的免疫组织化学检查也可以应用。治疗主要是支持性治疗，包括静脉液体、正性肌力药、机械通气、体外膜氧合（ECMO）和血制品。静脉输注利巴韦林在 HCPS 的心肺期很可能是无效的。

肾综合征出血热

其特征是发热、出血和肾衰竭。该病有五个进展期：发热期、低血压期、少尿期、多尿期及恢复期。非特异性全身症状之后出现休克、少尿、DIC 和出血等表现。使用 ELISA 法检测 IgM 和 IgG 来作出诊断。治疗是支持性的，包括肾支持。已经发现利巴韦林是有用的。

虫媒病毒脑炎

通过节肢动物（尤其是蚊和蜱）的叮咬传播给人类的病毒，是全球范围内脑炎的主要病因。尽管不同的病毒能导致脑炎，但是一个抗原性相关的黄病毒属导致了大部分的病例。这包括蚊传疾病，如日本脑炎、西尼罗病毒脑炎、圣路易脑炎、墨累山谷脑炎，以及蜱传脑炎。病毒性脑炎具有特征性的三联征：发热、头痛和意识水平改变。其他常见临床表现包括定向力障碍、行为异常和言语混乱，以及局灶或弥漫性的神经体征，如偏瘫和癫痫。潜伏期通常为 5 ～ 15 天。其他表现还包括反复癫痫（包括癫痫持续状态）、脊髓灰质炎样迟缓性麻痹和帕金森样运动障碍。黄病毒属脑炎通常使用 ELISA 检测 IgM 来诊断。治疗是支持性的。α 干扰素、利巴韦林和静脉免疫球蛋白已经试用于治疗，但结果毁誉参半。

病毒性出血热（VHF）

流行病学

拉沙病毒感染、裂谷热、刚果 - 克里米亚出血热、肾综合征出血热、马尔堡和埃博拉病毒感染、黄热病和登革热等，是一些最重要的病毒性出血热。血管通透性增加是其基本病变。瘀点和出血通常伴随发热和肌痛。随后，出现明显的黏膜出血，伴随低血压、休克和循环衰竭。可出现多器官功能障碍。临床表现的相对严重程度有很大的变化。

至少有四种出血热——拉沙热、埃博拉病毒感染、马尔堡病毒感染和刚果 - 克里米亚出血热，能通过密切接触感染者的血液或其他身体分泌物进行人与人之间传播。对人类出血热的流行病学提示，尽管有可能，但是空气传播途径不容易造成从人到人传播感染。

临床表现

这些患者到过流行地区或者曾与流行地区的某些人有所接触。病毒性出血热通常会在小于 10 天的潜伏期后突然发病[38]。潜伏期也可能到达 21 天。它们以急性热病起病，伴有严重头痛、头晕、皮肤潮红、结合膜充血、肌痛、腰痛和虚脱等前驱症状。可出现恶心、呕吐、腹痛和腹泻等胃肠道症状。

在疾病早期，白细胞减少或白细胞增多、血小板减少和血清转氨酶升高可能比较明显。瘀点可在病程的 3 ～ 10 天出现。凝血功能变得日益异常，而且在疾病的第 5 日或者有时更早，可以并发本病的明显出血特点（瘀斑、鼻出血、牙龈出血、黑便和血尿等）。多器官衰竭和死亡可能随着发生。在那些存活患者中，到病程的第 2 周末临床改善已经显现。

诊断

在以下情况下必须高度怀疑，并且应当诊断疑似病毒性出血热（VHF）。

- 患者曾到访过 VHF 流行地区，在 3 周内发病，出现不明原因发热。如果他们在草丛露营，睡在地上或者在乡村农场就寝，或者曾经被叮咬或者接触过患者，则可能性更大。
- 在流行区的发热医疗和护理人员，以及操作 VHF 病毒的实验室人员。
- 发热的接触者。

样本的检验存在极大的生物危害风险。从组织和血液中分离到病毒，IgM 抗体阳性或者恢复期血清抗体滴度 4 倍升高，即可作出诊断。通过电子显微镜检测到特征性的病毒可以确定马尔堡和埃博拉病毒的诊断。如果为了感染控制，对尸检组织（尤其是肝）进行电子显微镜检查有助于确定诊断的。

治疗

治疗实质上是对严重休克状态的支持性治疗。当有指征时，通过补充血、血小板和凝血因子来处理出血。利巴韦林对拉沙热和刚果-克里米亚出血热的治疗是有益的。如果在发病的 6 日内给予，利巴韦林可以使病死率减少到原来的 $^1/_{10}$。利巴韦林负荷剂量为 30 mg/kg 静脉输注；随后每次 15 mg/kg，每 6 小时 1 次，共使用 4 天；其后每次 7.5 mg/kg，每 8 小时 1 次，再使用 6 天。

预防

在多数国家这些疾病必须立即报告。除了通用的血液和体液预防以外，当对接触者进行调查时，建议使用空气隔离措施，这包括护目镜、高效面罩、没有空气循环的负压病房、正压过滤呼吸器。如果可能的话，为了阻断蚊的传播，患者应该在一个屏蔽良好的且喷撒过残效杀虫剂的房间内隔离。

（姚智渊　熊号峰 译　刘景院 校）

参考文献

1. WHO. *Management of Severe Malaria. A Practical Handbook*, 2nd edn. Geneva: WHO; 2000.
2. Idro R, Jenkins NE, Newton CJRC. Pathogenesis, clinical features, and neurological outcome of cerebral malaria. *Lancet Neurol* 2005; **4**: 827–40.
3. WHO. *Guidelines for the Treatment of Malaria*. Geneva: WHO; 2006. www.who.int/malaria/docs/TreatmentGuidelines2006.pdf.
4. Adjuik M, Babiker A, Garner P *et al.* Artesunate combinations for treatment of malaria: meta-analysis. *Lancet* 2004; **363**: 9–17.
5. Dondorp A, Nosten F, Stepniewska K *et al.* Artesunate versus quinine for treatment of severe falciparum malaria: a randomised trial. *Lancet* 2005; **366**: 717–25.
6. Laniado-Laborin R. Adenosine deaminase in the diagnosis of tuberculous pleural effusion: is it really an ideal test? A word of caution. *Chest* 2005; **127**: 417–18.
7. Moon JW, Chang YS, Kim SK *et al.* The clinical utility of polymerase chain reaction for the diagnosis of pleural tuberculosis. *Clin Infect Dis* 2005; **41**: 660–6.
8. Thwaites GE, Tran TH. Tuberculous meningitis: many questions, few answers. *Lancet Neurol* 2005; **4**: 160–70.
9. Kumar R, Sing SN, Kohli N. A diagnostic rule for tuberculous meningitis. *Arch Dis Child* 1999; **81**: 221–4.
10. Thwaites GE, Chau TT, Stepniewska K *et al.* Diagnosis of adult tuberculous meningitis by use of clinical and laboratory features. *Lancet* 2002; **360**: 1287–92.
11. Kent SJ, Crowe SM, Yung A *et al.* Tuberculous meningitis: a 30 year review. *Clin Infect Dis* 1993; **17**: 987–94.
12. Pai M, Flores LL, Pai N *et al.* Diagnostic accuracy of nucleic acid amplification tests for tuberculous meningitis: a systematic review and meta-analysis. *Lancet Infect Dis* 2003; **3**: 633–43.
13. Prasad K, Volmink J, Menon GR. Steroids for treating tuberculous meningitis. *Cochrane Database Syst Rev* 2000; (3): CD002244.
14. Thwaites GE, Nguyen DB, Nguyen HD *et al.* Dexamethasone for the treatment of tuberculous meningitis in adolescents and adults. *N Engl J Med* 2004; **351**: 1741–51.
15. Nahid P, Pai M, Hopewell PC. Advances in the diagnosis and treatment of tuberculosis. *Proc Am Thorac Soc* 2006; **3**: 103–10.
16. Obeogbulam SI, Oguike JU, Gugnani HC. Microbiological studies on cases diagnosed as typhoid/enteric fever in Nigeria. *J Commun Dis* 1997; **27**: 97–100.
17. Ostergaard L, Huniche B, Anderson PL. Relative bradycardia in infectious diseases. *J Infect* 1996; **33**: 185–91.
18. Kamath PS, Jalihal A, Chakraborty A. Differentiation of typhoid fever from fulminant hepatic failure in patients presenting with jaundice and encephalopathy. *Mayo Clin Proc* 2000; **75**: 462–6.
19. Bhutta ZA. Current concepts in the diagnosis and treatment of typhoid fever. *BMJ* 2006; **333**:78–82.
20. Bhan MK, Bahl R, Bhatnagar S. Typhoid and paratyphoid fever. *Lancet* 2005; **366**: 749–62.
21. Gasem MH, Dolmans WM, Isbandri BB *et al.* Culture of *Salmonella typhi* and paratyphi in blood and bone marrow in suspected typhoid fever. *Trop Geogr Med* 1995; **47**: 164–7.
22. Olsen SJ, Pruckler J, Bibb W *et al.* Evaluation of rapid diagnostic tests for typhoid fever. *J Clin Microbiol* 2004; **42**: 1885–9.
23. WHO. *The Diagnosis, Treatment, and Prevention of Typhoid Fever*. Geneva: WHO, 2003. http://www.who.int/vaccine_research/documents/en/typhoid_diagnosis.pdf.
24. Bethell DB, Hien TT, Phi LT *et al.* The effects on growth of single short courses of fluoroquinolones. *Arch Dis Child* 1996; **74**: 44–6.
25. Doherty CP, Saha SK, Cutting WA. Typhoid fever, ciprofloxacin and growth in young children. *Ann Trop Paediatr* 2000; **20**: 297–303.
26. Hoffman SL, Punjabi NH, Kumala S *et al.* Reduction of mortality in chloramphenicol-treated severe typhoid fever by high-dose dexamethasone. *N Engl J Med*

1984; **310**: 82–8.
27. Ameh EA, Dogo PM, Attah MM *et al.* Comparison of three operations for typhoid perforation. *Br J Surg* 1997; **84**: 558–9.
28. Shah AA, Wani KA, Wazir BS. The ideal treatment of the typhoid enteric perforation – resection anastomosis. *Int Surg* 1999; **84**: 35–8.
29. Sack DA, Sack RB, Nair GB *et al.* Cholera. *Lancet* 2004; **363**: 223–33.
30. Saha D, Karim MM, Khan WA *et al.* Single-dose azithromycin for the treatment of cholera in adults. *N Engl J Med* 2006; **354**: 2452–62.
31. Gubler DJ. Dengue and dengue haemorrhagic fever. *Clin Microbiol Rev* 1998; **11**: 480–96.
32. Wilder-Smith A, Schwartz E. Dengue in travelers. *N Engl J Med* 2005; **353**: 924–32.
33. WHO. *Dengue.* Geneva: WHO; 1997. http://www.who.int/csr/resources/publications/dengue/024-33.pdf.
34. Panpanich R, Sornchai P, Kanjanaratanakorn K. Corticosteroids for treating dengue shock syndrome. *Cochrane Database Syst Rev* 2006; **3**: CD003488.
35. Mertz GJ, Miedzinski L, Goade D *et al.* Placebo-controlled, double-blind trial of intravenous ribavirin for the treatment of hantavirus cardiopulmonary syndrome in North America. *Clin Infect Dis* 2004; **39**: 1307–13.
36. Huggins JW, Hsiang CM, Cosgriff TM *et al.* Prospective, double blind, concurrent, placebo-controlled clinical trial of intravenous ribavirin therapy of haemorrhagic fever with renal syndrome. *J Infect Dis* 1991; **164**: 1119–27.
37. Solomon T. Flavivirus encephalitis. *N Engl J Med* 2004; **351**: 370–8.
38. Richards GA, Murphy S, Jobson R *et al.* Unexpected Ebola virus in a tertiary setting: clinical and epidemiologic aspects. *Crit Care Med* 2000; **28**: 240–4.

第 11 部分

严重和多发性创伤

第 66 章

严重和多发性创伤

James A Judson

创伤可定义为机械能引起的物理损伤。它通常分为闭合伤或穿通伤。在西方国家，严重的闭合伤通常由交通事故、高空坠落引起，很少由殴打和攻击引起。严重的穿通伤经常由刺伤和枪击引起，除了美国的大城市[1-2]、南非和战区之外很少见。闭合伤比穿通伤更难处理。闭合伤的评估更困难，因为损伤经常是内在的、多发的而且起初并不明显。只有通过系统化方法并反复评估，才能减少严重损伤的漏诊风险。

评估和优先权

检伤分类

检伤分类是非常重要的第一步：把有急性威胁生命的损伤和并发症的患者从没有生命危险的患者中分选出来。全身损伤的严重程度与存在的单独损伤的数量和每个损伤的严重程度有关。评估可以在损伤现场或者在到达医院时进行。由于在任何紧急情况下，评估、诊断和治疗必需同时进行。在开始紧急治疗前，用于详细询问病史、查体、检查或者做出全面诊断的时间非常有限。根据下列表现，可以早期区分出大部分严重损伤患者：

- 意识障碍：在创伤患者中，这可能与脑损伤、低氧血症、休克、饮酒或其他摄入的药物，或者诱发的神经或心脏事件有关。常常多种因素混合在一起，而且开始时不知道脑部损伤的精确程度。患者的最初治疗取决于其意识水平而非确切原因。
- 呼吸困难：常见于头、面、颈和胸部创伤患者。如果出现呼吸急促或呼吸窘迫，必须考虑是否存在气道梗阻、喉损伤、误吸，以及肺或胸壁的损伤（尤其气胸和肺挫伤）。
- 休克：几乎都是由于失血引起的低容量，但是创伤患者偶尔发生其他类型的休克（见下文）。

优先次序

创伤患者通常有多种问题需要关注。决定优先次序往往并非易事。一般而言，优先事项如下：

- 生命支持：首先应该使用复苏技术以维持患者生命，虽然有多种损伤和并发症需要关注。
- 定位和控制出血：这可能变化较大（见下文）。
- 防止脑干挤压和脊髓损伤。
- 诊断和治疗所有其他损伤和并发症。

基本治疗原则

系统化处理方案对于处理严重和多发创伤是很重要的。目前美国外科医师学会已经制定了有效的程序。很多基本治疗原则适用于所有严重创伤患者。

紧急评估（初步调查）

在其他任何事情之前，必须识别和处理下

列问题：

- A- 气道梗阻：表现为有噪声的（或寂静的）呼吸、伴有胸部矛盾运动和呼吸窘迫，以及意识障碍患者因咽反射受损而不能充分保护气道。
- B- 呼吸困难：表现为呼吸急促、腹式呼吸、发绀或者意识模糊。
- C- 循环休克：表现为外周湿冷伴毛细血管再充盈延迟，脉搏细数或者低血压（见下文）。

氧疗和通气治疗

所有创伤患者经面罩给予高流量吸氧。然而，严重创伤患者常常需要通气支持。烦躁不合作的患者应该在快速诱导下气管插管以便于复苏。

交叉配血和检测

紧急情况下应交叉配血，要配 6 个单位的红细胞，但是不可能预测需要的红细胞总量。同时送血液进行基础血液学和生化试验，包括血液乙醇水平的检测。血液乙醇含量对于每个意识抑制患者的评估具有临床意义，此外还有流行病学、预防医学和法律上的考量。

液体复苏

给予液体复苏（见下文）。如果需要时，可以在上肢、颈外静脉或者股静脉插入 14G 或 16G 静脉插管来建立 2 ～ 3 条大的静脉通路。

镇痛

镇痛容易被忽略。阿片类制剂应该通过静脉注射给予，而不要肌内注射或皮下注射给予。可能需要大剂量。

尿量

除非怀疑尿道破裂（如尿道外口出血、重度骨盆骨折、或者直肠检查发现前列腺位置异常），否则都应该插入导尿管，而尿道破裂的患者应行耻骨上置管。监测尿量对于复苏具有重要指导意义。

其他损伤

所有的损伤都应进行评估。

损伤的临床评估（再次调查）

在紧急情况下，损伤很容易被漏诊，尤其是当一个损伤很明显时。应该进行再次调查，甚至第三次调查[5]。患者身体的前后都要检查。特别要留意有外部的撕裂伤、挫伤和擦伤的区域。全身都应系统地检查。

头部

进行神经学观察。检查耳、鼻有无脑脊液和血液，并且全面地检查头皮情况。

脸部

应该清除气道内的出血，并且检查脸和下颌是否存在异常活动。

脊柱

所有意识障碍的患者在被完全排除之前，都要假定存在颈椎骨折和错位。应寻找脊柱损伤的体征（比如：血管运动张力丧失引起的外周温暖膨胀、腹式呼吸、瘫痪、阴茎异常勃起和直肠张力丧失）。应对胸椎和腰椎进行视诊和触诊。

胸部

肋骨骨折本身通常没有生命威胁，但是如果出现血胸、气胸、肺挫伤和胸壁不稳定（连枷胸）就需要重视。心脏和大血管的损伤少见，但是可出现非常严重的损伤（见第 69 章）。

腹部

脾、肝和肠系膜经常受损。腹膜后出血很常见。胰腺、十二指肠和其他空腔脏器损伤少见，而且可能被漏诊直到出现腹膜炎的体征。血尿和腰痛可能提示肾损伤伴后腹膜出血（见

第 71 章）。

骨盆

骨盆骨折临床上发现困难，尤其是在意识丧失的患者。失血量可能巨大，尤其是涉及骶髋关节脱位的后部骨折。骨盆前部骨折可能发生膀胱破裂和尿道破裂。

四肢

股骨骨折时可能有 1 升或更多的失血流入。长骨骨折如果是开放性、粉碎性或错位，或者伴随相关神经和动脉的损伤时，则更加严重。

体表

挫伤可能广泛而严重，尤其在高空坠落，如果不检查受伤者的背部则可能被漏诊。道路碰撞受伤者可能会有严重的烧伤和擦伤。

创伤患者的休克

最早、最常见和可靠的休克体征见于外周循环。患者出现外周湿冷、苍白应考虑休克，直到证明有其他原因。心动过速并不一定出现，而低血压是休克的晚期体征。创伤中最常见休克形式是低血容量休克。

低血容量休克

如果颈静脉空虚，应当考虑低血容量休克。引起休克的失血部位可能是：

- 体表丢失：有血液浸透衣服和血迹等明显的临床表现。
- 大的骨折：临床表现为畸形、肿胀、捻发音、疼痛和压痛（比如股骨）或者 X 线平片可见骨折（比如骨盆）。
- 胸腔：紧急的胸部 X 线检查可发现。胸腔引流可显示血液丢失的量和速度。
- 腹腔：通过开腹、诊断性腹腔灌洗、CT 扫描或超声来发现。当患者处于中毒、意识障碍或者有多处损伤时，腹部体检可能会误导诊断。单一的临床检查价值有限：随时间的动态变化更加重要。
- 腹膜后间隙：开腹时或者通过 CT 扫描而被发现，当上述都是阴性时可进行推断，尤其是在盆腔或腰椎骨折时。

心源性休克

如果休克的创伤患者有颈静脉怒张，可能的原因是张力性气胸、并发心肌梗死、心脏压塞或者心肌挫伤。

神经源性休克

脊髓损伤致截瘫和四肢瘫的患者可有低血压、末梢温暖扩张、直肠松弛、男性阴茎异常勃起等（见第 70 章）。这是个排除性诊断，而且必须寻找引起低血容量休克（见上文）的所有原因。

感染性休克

肺部误吸的患者偶然会发展成感染性休克。这不大可能对损伤后的初始创伤评估造成混淆，但是几个小时或者一两天后则需要考虑。

腹部超声

超声扫描技术的进步，以及在急诊科中对创伤的超声重点评估（focused assessment with sonography for trauma，FAST）的应用日益增多，使其在创伤诊疗中备受关注，而且超声扫描的应用愈来愈多。然而：

- 它依赖于操作者的水平
- 它具有不能容忍的较高假阴性率
- 腹腔内出血的假阳性率较小，但是却很重要
- 它不能诊断肠破裂
- 它不适用于盆腔内出血的诊断

在不稳定的患者，超声扫描的主要作用在于当有阳性发现时，可能提示需要剖腹手术而不必进行诊断性腹腔灌洗[9]。在没有治疗方案的条件下由急诊科内，热心的非超声专业人员实施的 FAST 扫描可能造成误导，因而比不作检查更糟糕。

诊断性腹腔灌洗

诊断性腹腔灌洗在诊断腹腔内出血的适应证是：

- 不直接进行剖腹手术的休克患者。
- 在没有休克的患者，由于镇静或麻醉而在 6 小时内不能进行反复的腹部临床检查时。

对于有妊娠、腹部手术史或者广泛骨盆损伤的患者必须谨慎应用。在胃和膀胱引流后，将等张盐水 1L（或者 10 ml/kg）缓慢灌入腹腔。当引流管中出现 10 ml 以上的不凝血时，需要立即剖腹手术；否则灌洗液标本应该进行红细胞、白细胞计数和淀粉酶浓度的检查。红细胞计数超过 100 000/mm^3，白细胞计数超过 500/mm^3，或者淀粉酶浓度升高，提示出血和内脏损伤，而且需要立即剖腹手术。这些绝对数值是有争议的，而且对于穿通伤患者在数值更低时就应该剖腹手术[6, 10]。腹腔灌洗不可避免地会导致一些不必要的剖腹手术。然而在严重创伤，与漏诊重要的腹腔内损伤的可怕后果相比而言，非治疗性剖腹手术（即不确定的外科手术）的伤害是很小的[11]。

腹部 CT

腹部 CT 不适用于休克患者，但是在稳定的患者很有价值。随着 CT 扫描的普及、技术的进步，扫描所需的时间越来越短，扫描精确率越来越高，对于病情稳定能够安全地耐受扫描过程的患者，腹部 CT 的应用已经超过了诊断性腹腔灌洗。它需要在经胃或经静脉增强造影下快速安全地进行，并且由创伤领域经验丰富的影像学专家进行解读。腹腔、盆腔脏器和出血的显影极佳[12-13]，但是使用较差技术的结果可能是误导性的和灾难性的[4]。

液体复苏

液体

几乎所有低血压或者显著的血管收缩患者都需要输血。然而，因为交叉配血不能立即得到，应首先使用其他液体。未经交叉配血的 O 型 RH 阴性血液偶尔适用于快速大量失血的患者，但是一般而言当失血未能控制时大量输血是不经济的。高张液体在创伤复苏中的地位尚未确定。

等张盐水或者平衡盐液应作为首选的输注液体。休克患者在最初几分钟内可能需要 2 ~ 3 L 液体。所有静脉通路都应该使用一升袋或瓶以及使用输液泵。如果需要大量的液体复苏，应使用加温的液体和快速输液装置。白蛋白溶液（和其他胶体液）禁用于创伤患者，因为在 ICU 患者中进行 SAFE 研究显示，在事先确定的创伤亚组中给予白蛋白的患者有较高的病死率，特别是有创伤性脑损伤的患者[14]。经过 20 ~ 30 分钟后，可以获得交叉配血。血小板和新鲜冰冻血浆用于明确的或可疑的凝血功能障碍（例如，由于液体内缺乏凝血因子造成的稀释性凝血功能障碍，以及长时间休克导致的弥散性血管内凝血）。

所有的复苏液体都具有与细胞外液相同的较高钠浓度。5% 葡萄糖和糖盐溶液不是有效的复苏液体，实际上很少有创伤患者在第一天需要它们。

限制性液体复苏

在穿通性创伤，有证据表明在止血前进行大量的液体复苏可能是有害的，推测这可能是由于较高的血压、血凝块被移位和凝血因子被稀释的缘故[15]。

在钝性创伤，没有这样的证据。此外，将来自穿通性创伤的证据普及到钝性伤是不恰当的，因为这两类创伤是完全不同的。在穿通性创伤，失血常常来自单一动脉而不伴广泛组织损伤，而且完全止血常常容易达到。

相反，钝性伤的出血经常是静脉性和动脉性同时存在，还伴有毛细血管渗出到软组织中，这可能持续数小时。通过手术、介入放射学治疗和骨折复位固定，这种出血通常能被控制或者仅部分控制。据此，在钝性创伤，当面临持续性失血时液体复苏是循环休克治疗的重要部分（详见不恰当复苏部分）。尽管如此，液体复苏不能替代止血，而且不应作为在钝性创伤延误止血的借口。

而且，创伤性脑损伤经常发生在钝性创伤中，后者常常涉及身体多个部位。低血压对于已受到损伤的脑具有极大的损害，在复苏期间一定不能故意地延长低血压时间（见第 67 章创伤性脑损伤的急救治疗部分）[16-18]。

尿量

每小时尿量对休克复苏是有用的指标。最少的可接受的尿量是每小时 0.5 ml/kg，但是每小时 1 ~ 2 ml/kg 更为合适。在最初复苏时不应使用呋塞米。除充分的复苏之外，利尿可能是由乙醇、甘露醇、多巴胺、肾性或者神经性尿崩症、或者非少尿型肾衰竭等引起。多尿可能掩盖对急性肾衰竭的早期识别。

不充足的复苏

休克患者除了循环血容量外还有组织间液的缺失，而且创伤复苏所需的液体量大于实际丢失的血容量。在钝性创伤，容量丢失常常持续 24 ~ 48 小时。由于延迟或者不恰当的复苏使休克时间延长，导致肾衰竭、急性呼吸窘迫综合征（ARDS）、脓毒症、DIC 和多脏器功能障碍[19-20]。

肺水肿

复苏期间的肺水肿可能与液体过剩、直接肺创伤、胃内容物的吸入、非胸部创伤的肺部反应和对复苏液体的反应等有关。它们都可引起毛细血管渗漏并产生非心源性肺水肿。

创伤患者的放射学

伴有意识障碍、呼吸困难或者循环不稳定的患者应在急诊科进行 X 线检查，而不要送到不具备复苏条件的放射科。在急诊科对休克患者进行广泛的影像检查是不可行的。只有三项检查应要求在急诊科进行。

胸部

这是对未复苏患者的唯一合理的 X 线检查。仰卧位平片通常就能满足要求。直立位平片对于显示胸腔内气体或者液体、膈肌破裂、游离腹腔积气和确定纵隔异常更好，但是对于休克或怀疑脊髓损伤的患者常常无法实施。如果可行的话可稍后再做。明显的气胸不需要在置入胸腔引流之前做胸部 X 线检查。

颈椎侧位

所有头部损伤或者多发伤的患者应当检查，因为颈椎骨折常常被漏诊。患者存在头部和面部损伤时，开始就应假定存在颈椎骨折并使用颈托。侧位颈椎 X 线可以稍后做。它只是颈椎骨折初步筛查的检查并非排除脊柱损伤。

骨盆

无法解释的失血可能由漏诊的骨盆骨折引起。在多发损伤中髋关节脱位很容易被漏诊。在无骨盆异常的清醒患者，不需要进行骨盆 X 线检查。

其他放射学检查

其他 X 线检查应该在充分的复苏后在放射科、手术室或者重症监护室（ICU）进行：

- 头颅：头颅 X 线平片不能指导即刻治疗，脑部 CT 扫描是一个更有用的紧急检查。
- 四肢：除非存在血管损伤，否则四肢的 X 线检查并不急需。因此，这些影像检查不应在急诊室用于诊断，除非患者将直接去手术室行骨折固定。
- 脊柱：急诊室内很少需要进行胸椎或腰骶部脊柱的 X 线检查。
- 腹部：在最初评估创伤时腹部平片价值有限。
- 腹部 CT：如果患者的血流动力学稳定且能安全地耐受这项检查，腹部 CT 对于评估患者是有价值的（见上文）。

- 头部 CT：这在创伤性脑损伤治疗时是必不可少的。
- 颈部 CT：排除或描述颈椎损伤的最可靠方法是颈部 CT 扫描[4, 21]，当患者去做其他 CT 检查时可顺便进行。
- 胸部 CT：除了主动脉损伤的诊断外，胸部 CT 在创伤患者中价值有限。胸腔结构的显像极佳，但很少发现影响患者治疗的重要的未被诊断的损伤[22]。如果怀疑主动脉损伤，多层螺旋 CT 是目前的确诊方法。在有条件开展主动脉覆膜支架治疗主动脉损伤的地方，CT 不仅是最佳的诊断方法，而且是术前计划所必需的[23]。主动脉造影不再作为创伤性主动脉破裂的确诊方法。
- 尿道造影：怀疑有尿道损伤时使用。正确完成的腹部 CT 可以很好地显示膀胱损伤，否则应进行膀胱造影。
- 介入放射学：经皮导管栓塞是治疗而非诊断。在骨盆骨折相关的腹膜后大出血中，它能提供救命性的止血治疗[24]。在放射科处理此类血流动力学不稳定患者的保障支持是非常棘手的。

快速大量失血的患者

对于继发于胸部穿通伤的快速失血，需要进行急诊室开胸术，但是这种手段在钝性创伤很少有用武之地[25]。快速大量失血的钝性创伤患者需要快速插管、容量复苏、双侧胸腔引流或者开胸术、胸和骨盆 X 线检查，如果出血似乎像是在胸腔或者腹腔内，应快速转运至手术室。

创伤性脑损伤（见第 67 章）

头部损伤常见，但很少需要紧急开颅手术。创伤性脑损伤在多脏器损伤中可能最初就是明显的，但是可能不是最重要的损伤。相反，创伤性脑损伤在最初可能似乎并不重要，但在危重的患者，创伤性脑损伤是预后的主要决定因素。

急诊治疗

在上述的紧急评估（初步调查）后，就要采取复苏措施。患者一侧或双侧瞳孔散大、对光反射消失，或者出现非低氧或休克引起的意识水平迅速恶化，在确定诊断和治疗前应当给予甘露醇 1 g/kg 静脉输液减轻脑干受压。当甘露醇用于低血容量患者时，应当在足够的容量复苏后才给予。高张盐水备受关注，尤其在头部创伤，而且在这种情况下高张盐水可能最终证实是比甘露醇更好的药物，因为高张盐水不会引起低血容量[26-27]。

创伤休克患者不论是否存在创伤性脑损伤，都需要同样的晶体复苏液。治疗休克和维持脑灌注是极其重要的，因为低血压对于已经损伤的大脑是灾难性的[16-18]。与普遍的观念相反，含钠液体本身对创伤性脑损伤并不造成危害。然而，在恰当的复苏后，并不推荐进一步给予含钠液。过多的（自由）水存在着潜在的危害，因为它可能导致低渗透性脑水肿[28]。

神经评估

包括低氧血症、休克、酒精、镇痛药、麻醉药、肌肉松弛剂及其他药物在内的多种因素都会对意识产生抑制作用，并且干扰神经体征的评价。临床神经评估包括 Glasgow 昏迷评分（GCS）[29-30]和寻找单侧体征。

所有不能服从语言指令的患者都应进行 CT 扫描，尤其是如果他们接受了镇静药和肌松药而无法进行神经学评价时。单侧运动或瞳孔体征并伴随意识水平恶化是立即 CT 扫描的指征（或者如果不能进行，需紧急颅骨钻孔）。对于不稳定的患者，针对腹腔内出血的剖腹手术应优先于头部 CT 扫描。

创伤的严重程度和病死率

采用简明损伤定级（AIS）来判断损伤的严重程度，这个评分在不断更新，最新版发布于 2005 年[32-34]。AIS 把身体分成六个区：头和颈、面、胸、腹、骨盆和四肢以及体表。每个身体区域的特定损伤分级分为 1（轻微）、2

(中等)、3 (严重、非致命性)、4 (重度、致命性、可能生存)、5 (危急、生存不确定) 和 6 (不能生存)。AIS 是为交通损伤而设定的，但已经被有效地用于钝性创伤和贯通性创伤。它为科研、培训、审核以及资源分配提供了依据。

创伤的严重程度不仅仅与每个损伤的严重程度相关，而且与多发伤的联合效应相关。根据创伤严重程度评分 (ISS) 对多发伤进行分级，该评分是基于对三个最差身体区域的 AIS 分级的经验性系统 [35-36]。ISS 评分给予全身损伤一个 0 ～ 75 之间的评分；大于或等于 16 表明为较大的创伤。ISS 低于 24 的死亡者罕见。ISS 在 25 以上，病死率逐渐增加并且高达 50% 以上 [37-38]。

AIS 和 ISS 基本按照解剖学对创伤进行研究。其他影响创伤发病率和病死率的因素包括年龄、先前的健康状态、生理紊乱的程度、入院前的情况和医院的早期治疗和并发症。生理紊乱的程度可通过修订的创伤评分来判断 [39]，修订创伤评分通常在收入急诊科时，根据 GCS 评分、收缩期血压和呼吸频率来计算。TRISS 严重程度指数基于修订创伤评分、ISS 和患者年龄 [40]。它与预后的相关性很好，而且已被用于编写钝性伤和穿通伤的抢救规范 [37-38]。生理评分系统比如 APACHE (急性生理、年龄和慢性健康评估) 对创伤患者效果不好 (见第 3 章) [41-42]。损伤前疾病状态 (合并症) 对创伤结果有深远的影响 [43]。

休克影响创伤死亡率和病死率。临床观察中发现患者休克时间越长，即刻的或迟发的并发症的概率越高，据此提出了便于记忆的“黄金小时”这个的概念。然而，明确的时限并没有现实的意义。休克的并发症包括肾衰竭、急性呼吸窘迫综合征、脓毒症、肝衰竭和多脏器功能障碍 [19-20, 44]。目前创伤后第一天出现急性少尿型肾衰竭罕见，但是由休克和延迟或不恰当的复苏引起的非少尿型肾衰竭在此后的 2 ～ 4 天常见。非少尿型肾衰竭常常以多尿为先驱症状，但是常常被误解为恰当复苏的征象。

损伤的流行病学

重度创伤的受害者仅有小部分可活着到达医院 [45-46]。大多数是在损害现场即刻死亡 (数分钟内)。一部分死亡发生在急诊科或手术室的早期 (数小时内)，而少数是后期 (数天或数周后) 死于 ICU 或病房 [47]。在 ICU 死亡的患者多数在几天内死于严重颅脑损伤，少部分死于后期的多脏器功能衰竭。

医院收治的创伤患者只有少数是严重或多发创伤 [48]。按照发生频率的顺序，危及生命的损伤涉及头、腹和胸部 (表 66.1) 而且常常是多发伤。这一小部分严重损伤患者占用了与他们的数量不相称的大量医疗资源，包括大部分手术、重症监护、X 线和 CT 扫描 [48]。在美国、[37] 英国 [38] 和澳大利亚 [49] 进行的严重创伤预后的研究，提供了有价值的流行病学资料。美国的研究发现直接入院的死亡率与严重颅脑损伤密切相关。

创伤治疗的组织管理

创伤治疗有许多组织管理上的问题。卫生部门面对的问题是在损伤现场提供更好的治疗

表 66.1　ICU 创伤患者不同身体区域损伤分级的百分比

	AIS ≥ 4	AIS = 3	AIS = 1 或 2	AIS = 0
头和颈	64	9	10	18
面部	2	11	8	79
胸部	10	17	6	67
腹部	16	6	2	77
四肢	1	33	10	56
体表	0	＜ 1	64	36

DCCM 和 Auckland 医院 1988 ～ 2006 年 3965 成人损伤患者 (除外烧伤) 的数据。简略损伤评分 (AIS-80) 代码：[31]0 = 没有损伤；1 = 轻微；2 = 中等；3 = 严重，非危及生命；4 = 重度，危及生命、可能生存；5 = 危急，生存不确定；6 = 不能生存。在第三级转诊中心，这些数据将随着本地和转诊患者的不同组合而变化 [50]

设备、如何快速转运至医院、对接受创伤患者医院的政策、医院内快速评估和决策制定的体系以及如何快速且安全地在医院间转运患者。如果要使严重创伤的生存率最大化，院前和医院治疗必须相互协调。

创伤治疗的区域化已成为公认的观念[2,51]。创伤中心是满足某些要求的指定医院。最重要的先决条件是具有可以迅速到场且经验丰富的外科医生、麻醉师和神经外科医生，以及能够保证人员专业技能的每年处理的最少的病例数量。区域化的概念还包括急救车要绕开非指定医院[2]。直升机使用日益增加以加快患者的转运[52]。创伤团队由外科医生和重症医生或麻醉医生师组成，他们在受伤者到医院时能立即加入并展开治疗[2-4, 44]。

伤情登记和数据库是组织管理和改善创伤救治的重要工具。英国大多数的创伤预后研究[38]显示负责复苏的医生常常为低年资医生，急诊手术被延误的情况很普遍，并且可避免的死亡数量是很显著的。一个医院可能没有见到足够多的创伤病例，来证明创伤小组的能力或者为本院人员提供足够的经验，而且可能没有处理创伤患者所需要的全部设备。转运至创伤医院可能是可取的，但是地理因素和有限的转运设施可能使这种转运存在危险。

在西方国家，创伤是导致38岁以下死亡和残疾的首要原因[37]。降低发病率和病死率有赖于公共教育、新的立法、现场的先进治疗、快速转运（见第4章）、医院创伤救治专业技能和服务机构的协调[53-54]。

（熊号峰　王铁华 译　刘景院 校）

参考文献

1. Trunkey DD. Trauma. *Sci Am* 1983; **249**: 20–7.
2. Trunkey DD. Overview of trauma. *Surg Clin North Am* 1982; **62**: 3–7.
3. Trunkey DD. Initial treatment of patients with extensive trauma. *N Engl J Med* 1991; **324**: 1159–263.
4. Enderson BL, Maull KI. Missed injuries: the trauma surgeon's nemesis. *Surg Clin North Am* 1991; **71**: 399–418.
5. Janjua KJ, Sugrue M, Deane SA. Prospective evaluation of early missed injuries and the role of tertiary trauma survey. *J Trauma* 1998; **44**: 1000–6.
6. Committee on Trauma, American College of Surgeons. *Advanced Trauma Life Support (ATLS) Program for Physicians*, 7th edn. Chicago: American College of Surgeons; 2004.
7. Soderstrom CA, Cowley RA. A national alcohol and trauma center survey: missed opportunities, failures of responsibility. *Arch Surg* 1987; **122**: 1067–71.
8. Shackford SR, Rogers FB, Osler TM *et al.* Focused abdominal sonogram for trauma: the learning curve of nonradiologist clinicians in detecting hemoperitoneum. *J Trauma* 1999; **46**: 553–64.
9. Branney SW, Moore EE, Cantrill SV *et al.* Ultrasound based key clinical pathway reduces the use of hospital resources for the evaluation of blunt abdominal trauma. *J Trauma* 1997; **42**: 1086–90.
10. Day AC, Rankin N, Charlesworth P. Diagnostic peritoneal lavage: integration with clinical information to improve diagnostic performance. *J Trauma* 1992; **32**: 52–7.
11. Weigelt JA, Kingman RG. Complications of negative laparotomy for trauma. *Am J Surg* 1988; **156**: 544–7.
12. Trunkey DD, Federle MP. Computed tomography in perspective [editorial]. *J Trauma* 1986; **26**: 660–1.
13. Padbani HR, Watson CJE, Clements L *et al.* Computed tomography in abdominal trauma: an audit of usage and image quality. *Br J Radiol* 1992; **65**: 397–402.
14. Finfer S, Bellomo R, Boyce N *et al.* A comparison of albumin and saline for fluid resuscitation in the intensive care unit. *N Engl J Med* 2004; **350**: 2247–56.
15. Bickell WH, Wall MJ, Pepe PE *et al.* Immediate versus delayed fluid resuscitation for hypotensive patients with penetrating torso injuries. *N Engl J Med* 1994; **331**: 1105–9.
16. Chestnut RM, Marshall LF, Klauber MR *et al.* The role of secondary brain injury in determining outcome from severe head injury. *J Trauma* 1993; **34**: 216–92.
17. Wilden JN. Rapid resuscitation in severe head injury. *Lancet* 1993; **342**: 1378.
18. Brain Trauma Foundation. *Guidelines for the Management of Severe Traumatic Brain Injury.* New York: Brain Trauma Foundation; 2007. http://www.braintrauma.org/
19. Cowley RA, Trump BF. Editors' summary: Organ dysfunction in shock. In: Cowley RA, Trump BF (eds) *Pathophysiology of Shock, Anoxia, and Ischaemia.* Baltimore, MD: Williams & Wilkins; 1982: 281–4.
20. Faist E, Baue AE, Dittmer H *et al.* Multiple organ failure in polytrauma patients. *J Trauma* 1983; **23**: 775–87.
21. Daffner RH, Sciulli RL, Rodriguez A *et al.* Imaging for evaluation of suspected cervical spine trauma: a 2-year analysis. *Injury* 2006; **37**: 652–8.
22. Paul A, Blostein PA, Hodgman CG. Computed tomography of the chest in blunt thoracic trauma: results of a prospective study. *J Trauma* 1997; **43**: 13–8.
23. Nzewi O, Slight RD, Zamvar V. Management of blunt thoracic aortic injury. *Eur J Vasc Endovasc Surg* 2006; **31**: 18–27.
24. Panetta T, Sclafani SJA, Goldstein AS *et al.* Percutaneous transcatheter embolisation for massive bleeding from pelvic fractures. *J Trauma* 1985; **26**: 1021–9.
25. Boyd M, Vanek VW, Bourguet CC. Emergency room resuscitative thoracotomy: when is it indicated? *J Trauma* 1992; **33**: 714–21.
26. Suarez JI, Qureshi AI, Bhardwaj A *et al.* Treatment of

refractory intracranial hypertension with 23.4% saline. *Crit Care Med* 1998; **26**: 1118–22.
27. Prough DS, Zornow MH. Mannitol: an old friend on the skids? *Crit Care Med* 1998; **26**: 997–8.
28. Fishman RA. Effects of isotonic intravenous solutions on normal and increased intracranial pressure. *Arch Neural Psychiatry* 1953; **70**: 350–60.
29. Teasdale G, Jennett B. Assessment of coma and impaired consciousness: a practical scale. *Lancet* 1974; **2**: 81–4.
30. Jennett B, Teasdale G. Aspects of coma after severe head injury. *Lancet* 1977; **1**: 878–81.
31. Thomason M, Messick J, Rutledge R *et al.* Head CT scanning versus urgent exploration in the hypotensive blunt trauma patient. *J Trauma* 1993; **34**: 40–5.
32. American Medical Association Committee on Medical Aspects of Automotive Safety. Rating the severity of tissue damage: I – the abbreviated scale. *JAMA* 1971; **215**: 277–80.
33. Committee on Injury Scaling. The Abbreviated Injury Scale – 1980 Revision. Morton Grove, IL: American Association for Automotive Medicine; 1980.
34. Committee on Injury Scaling. The Abbreviated Injury Scale – 2005 Revision. Des Plaines, IL: American Association for Automotive Medicine; 2005.
35. Baker SP, O'Neill B, Haddon W *et al.* The injury severity score: a method for describing patients with multiple injuries and evaluating emergency care. *J Trauma* 1974; **14**: 187–96.
36. Baker SP, O'Neill B. The injury severity score: an update. *J Trauma* 1976; **16**: 882–5.
37. Champion HR, Copes WS, Sacco WJ *et al.* The major trauma outcome study: establishing national norms for trauma care. *J Trauma* 1990; **30**: 1356–65.
38. Yates DW, Woodford M, Hollis S. Preliminary analysis of the care of injured patients in 33 British hospitals: first report of the United Kingdom major trauma outcome study. *BMJ* 1992; **305**: 737–40.
39. Champion HR, Sacco WJ, Copes WS *et al.* A revision of the trauma score. *J Trauma* 1989; **29**: 623–9.
40. Boyd CR, Tolson MA, Copes WS. Evaluating trauma care: the TRISS method. *J Trauma* 1987; **27**: 370–8.
41. McAnena OJ, Moore FA, Moore EE *et al.* Invalidation of the APACHE II scoring system for patients with acute trauma. *J Trauma* 1992; **33**: 504–7.
42. Roumen RMH, Redl H, Schlag G *et al.* Scoring systems and blood lactate concentrations in relation to the development of adult respiratory distress syndrome and multiple organ failure in severely traumatized patients. *J Trauma* 1993; **35**: 349–55.
43. Sacco WJ, Copes WS, Bain LW *et al.* Effect of preinjury illness on trauma patient survival outcome. *J Trauma* 1993; **35**: 538–43.
44. Cowley RA, Dunham CM (eds). *Shock Trauma/Critical Care Manual.* Baltimore, MD: University Park Press; 1982.
45. Baker CC, Oppenheimer L, Stephens B *et al.* Epidemiology of trauma deaths. *Am J Surg* 1980; **140**: 144–50.
46. Smeeton WMI, Judson JA, Synek BJ *et al.* Deaths from trauma in Auckland: a one year study. *N Z Med J* 1987; **100**: 337–40.
47. Sauaia A, Moore FA, Moore EE *et al.* Epidemiology of trauma deaths: a reassessment. *J Trauma* 1995; **38**: 185–93.
48. Streat SJ, Donaldson ML, Judson JA. Trauma in Auckland: an overview. *N Z Med J* 1987; **100**: 441–4.
49. Cameron P, Dziukas L, Hadj A *et al.* Major trauma in Australia: a regional analysis. *J Trauma* 1995; **39**: 545–52.
50. Data updated from that published in: Gardiner JP, Judson JA, Smith GS *et al.* A decade of ICU trauma admissions in Auckland, New Zealand. *N Z Med J* 2000; **113**: 326–7.
51. Eggold R. Trauma care regionalisation: a necessity. *J Trauma* 1983; **23**: 260–2.
52. Freeark RJ. The trauma center: its hospitals, head injuries, helicopters, and heroes (1982 AAST presidential address). *J Trauma* 1983; **23**: 173–8.
53. Judson JA. Trauma management: modern concepts [editorial]. *N Z Med J* 1985; **98**: 8–9.
54. Trunkey DD. On the nature of things that go bang in the night. *Surgery* 1982; **92**: 123.

第 67 章

严重脑创伤

John A Myburgh

尽管复苏和重要脏器支持技术不断进步，但是在 ICU 内处理创伤性脑损伤患者对于重症医疗团队的所有成员都是一个挑战。由于头部损伤有较高的发病率和病死率，加强治疗和护理的益处可能直到损伤后数月或数年的康复期后期才能显现出来。

流行病学

创伤性脑损伤被称为“沉默的全球流行病”。它引起近乎 30% 的创伤相关死亡，而且是发达国家年轻男性的首要死亡原因。在发展中国家，机械化带来的影响导致了交通创伤的发病率和病死率急速上升。

除了高病死率以外，这些生存者在情感、社会和财务方面所付出的代价是巨大的，因为最初损伤的影响可能持续很多年。

病因学

交通创伤、工业事故、坠落和攻击是头部损伤的主要原因，世界各地的损伤模式显著不同。例如，在澳大利亚由交通创伤所致头部损伤的发病率正在逐渐下降，这归功于诸如限速器、速度控制和严格的酒后驾车立法等预防策略的成功实施[1]。

人口学数据

依据医院的收治政策和能力，收治的创伤性颅脑损伤患者的数量变化很大。在发达国家，全病因头部损伤住院的典型构成比是（200 ~ 300）/100 000 患者。

对患者的年龄和性别分析显示有两个高峰：第一个峰是 20 ~ 30 岁，男：女比率为 2 ∶ 1；第二个峰是 70 ~ 90 岁，性别比率相当。

损伤类型

创伤性颅脑损伤的损伤范围从轻度损伤（可完全恢复）至重度损伤（有高病死率和高致残率）。

损伤可能是钝性或者穿通伤，后者有较高的病死率。

尽管大多数（70% ~ 80%）脑损伤患者病情较轻，但是这些患者中有相当一部分可能会出现较差的功能后果，这是由于继发性脑损伤、漏诊的损伤和并发症造成的。另外 20% ~ 30% 为中重度脑部损伤患者，其中大约 10% 的患者在入院时已经死亡，其余患者通常需要在开始的 7 ~ 10 天内在 ICU 内处理。

病理生理

脑部损伤是一个异源性病理生理过程。它包含一个损伤谱：受伤时脑损害的程度（原发损伤）和在受伤后阶段发生的损伤（继发损伤）。这些过程在图 67.1 进行描述。

原发性和继发性损伤都与发生不同程度的颅内炎症及脑血管自我调节功能破坏有关。

为了定量分析损伤的严重程度、指导恰当的处理策略和解释临床监测系统的信息，必须理解这些过程。

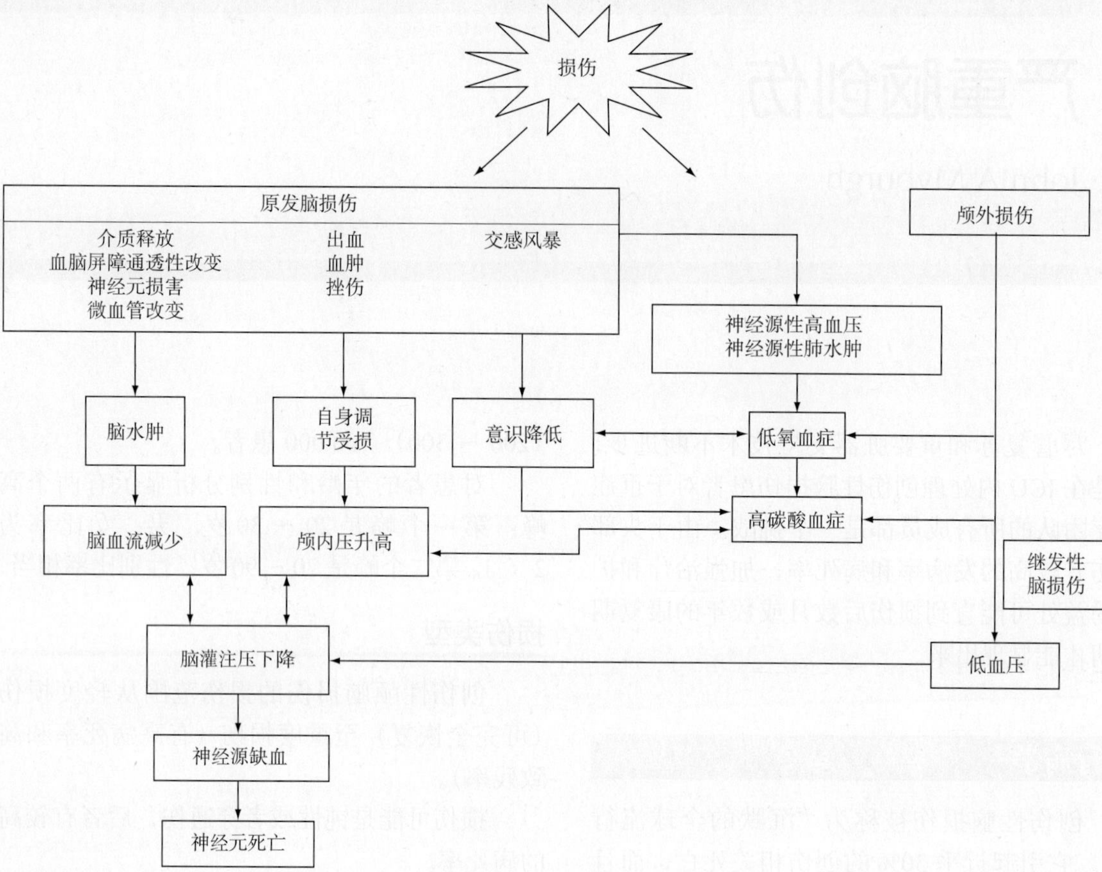

图 67.1 创伤性脑损伤的病理生理学

原发损伤

原发损伤的严重程度是由撞击当时神经损害的程度或者死亡来决定。这是创伤性脑损伤结局的主要决定因素，而且除了手术可抽吸的占位病变之外，通常是不可逆的。

原发损伤包括所有类型的脑实质和血管损伤。与不良预后相关的原发损伤包括蛛网膜下出血和不可抽吸的占位病变，尤其是在脑部的重要部位比如后颅窝。

继发损伤

继发脑损伤的特征是脑的代谢底物利用率降低，尤其是氧（表 67.1）。在这些损伤中，已经证明低血压（定义为收缩压 < 90 mmHg）、低氧血症（氧饱和度 < 90% 或者 PaO_2 < 50 mmHg）、低血糖、高热（体温 > 39℃）和长时间的低碳酸血症（$PaCO_2$ < 30 mmHg）等可独立地恶化创伤性脑损伤后的存活率。

继发损伤可发生在复苏期间，医院内和医院间转运、麻醉和手术期间，以及随后的 ICU 内。这些损伤可启动或扩大病理生理过程，这个过程可能对已经被原发损伤致敏的神经元造成致命性损害。因而，继发性脑损伤的恶性循环可产生不良的结局。

颅内炎症

由于脑被坚硬的颅骨和硬脑膜包覆，颅内容量小的升高会导致颅内压急速升高（Monro-Kelly 学说）。因此，脑是顺应性差的器官，其适应颅内压病理性升高的能力非常有限。

表 67.1 创伤性脑损伤伴随的与病死率增加有关的继发性脑损伤

全身	颅内
低氧	癫痫
低血压	迟发性血肿
低碳酸血症	蛛网膜下腔出血
高碳酸血症	血管痉挛
高热	脑积水
低血糖	神经系统感染
高血糖	
低钠血症	
高钠血症	
高渗透压	
感染	

创伤性脑损伤引起炎症反应，以释放细胞因子、自由基、兴奋性氨基酸和其他介质为特征。炎症反应的后果是血脑屏障的通透性破坏和改变，神经胶质水肿，以及局部和全脑的血流改变。炎症反应的程度是颅内压的重要决定因素，而且炎症反应在损伤后会持续一段时间。此外，血脑屏障通透性的改变可增强脑循环对某些药物影响的敏感性，这些药物正常情况下不能通过血脑屏障，比如渗透性利尿剂和外源性儿茶酚胺。

脑血流和自我调节

正常情况下，脑血流在灌注压改变时通过肌源性或代谢性自我调节保持恒定的流速。在脑损伤后，这些稳态机制由于神经元损伤或者颅内炎症而受损。脑损伤后脑血流的不同模式已有阐述，这与相关处理有直接临床关联性[2]（图 67.2）。

低灌注期

在损伤后最初 72 小时内，外在或内在机制使脑血流量降低，导致全脑或局域缺血。因为在此期间，肌源性自我调节明显受损，脑血流量在低灌注期直接依赖于全身血压。神经元缺血可导致“细胞毒性”脑水肿和颅内压增加。

为了维持脑灌注，在这个期必须保持全身血压以使脑灌注压（定义为平均动脉压和颅内压的差值）保持在 60 ～ 70 mmHg[3]。

充血期

在开始的低灌注期之后，自我调节机制开

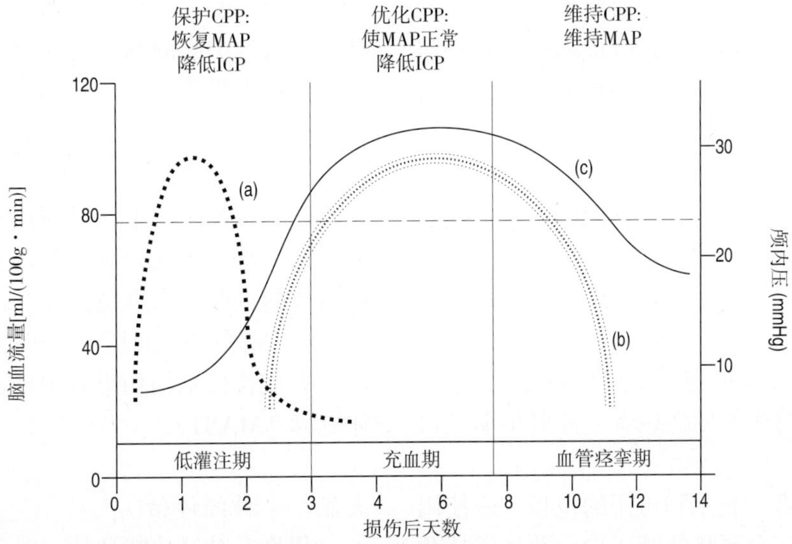

图 67.2 创伤性脑损害后脑血流量和颅内压随时间的概念变化。 图示：(a) 细胞毒性脑水肿；(b) 血管源性脑水肿；(c) 脑血流量；ICP 颅内压；MAP 平均动脉压；CPP 脑灌注压

始恢复以改善脑血流。

在此期间，脑内炎症和（或）以维持适当脑灌注压为目标的药物治疗的作用，可导致脑充血和颅内压增加。充血、炎症和血脑屏障通透性改变的后果导致“血管源性”脑水肿。

这个充血期可持续至损伤后的 7 ~ 10 天，并且发生在 25% ~ 30% 的患者中。由于在此期脑血流量恢复或增加，建议脑灌注压的范围为 50 ~ 70 mmHg[4]。

血管痉挛期

在一小群患者中（10% ~ 15%），尤其是那些有严重的原发和继发损伤或者那些有明显的创伤性蛛网膜下出血的患者，可能持续存在具有特征性脑血流模式的血管痉挛期。由于动脉痉挛、创伤后低代谢和自我调节受损，本期表现为复杂的脑灌注不足[5]。

复苏

初始评估

头部损伤患者的复苏应遵循高级创伤生命支持（ATLS）指南中关于严重创伤早期处理的原则[6]。

开始的重点是气道的评估和控制，保证充足的氧合和通气，建立静脉通路并纠正血流动力学异常。一旦心肺稳定，应该随后进行神经评估和脑特异性治疗。在创伤性脑损伤，低血压和低氧血症与不良结局之间直接相关，这是绝对优先项目。

对于脑损伤的患者，以下原则适用于初始评估[7-8]。

气道

所有严重头部损伤（创伤性昏迷）、明显烦躁或者显著的颅外创伤患者，需要早期经口气管插管。

根据操作者的技术和可用的设备，应使用快速诱导插管结合环状软骨压迫，并且保持颈椎固定在轴线。

所有脑损伤的患者应假定有潜在的颈椎损伤，而且应该使用硬质颈托固定直到这种可能性完全被排除。

呼吸（= 通气）

在获得血气分析之前，应当以 100% 氧气吸入并使用 6 ~ 10 ml/kg 的潮气量进行通气。

氧合状态应至少保持在 100 mmHg（13 kPa），并调整呼吸机达到正常动脉二氧化碳分压（35 ~ 40 mmHg；4.5 ~ 5.0 kPa）。

非去极化肌松药和麻醉药比如芬太尼，可使插管后烦躁患者的通气更容易。

在最初复苏期间，在达到充足的氧合、血流动力学稳定和急诊 CT 前，没有指证给予经验性过度通气[9]。

循环（= 控制休克）

快速恢复循环血容量和恢复正常血容量是治疗的关键[10]。

新出现的证据建议使用晶体液，尤其是生理盐水，作为创伤性脑损伤患者复苏的液体。用白蛋白进行液体复苏与死亡率增加有关，应避免使用[11]。高张盐水可作为小容量的复苏液体对扩张血管内容量有作用，对脑血流量有额外的有利作用而且减轻脑水肿[12]，虽然没有证据显示在院前阶段使用它可降低病死率[13]。

早期进行有创动脉压监测准确测量平均动脉压，放置中心静脉导管为容量替代和输血及药物治疗提供指导，这些都是必需的。放置这些管路必须不延误容量复苏。

一旦低血容量的纠正已经达到或正进行中，可能需要使用正性肌力药物（肾上腺素或去甲肾上腺素）或者血管升压药（如去甲肾上腺素或间羟胺）来维持血压[4]。如果同时使用镇静药和麻醉药，升压治疗可能是必需的。

在创伤性脑损伤患者中不建议使用军用抗休克裤（MAST）。

失能（= 神经评估）

损伤后神经功能评估，对于定量评估神经创伤的严重程度和提供预后信息非常重要。功能水平可能受到伴发伤、低氧、低血压和（或）药物或者酒精中毒的影响。同样，记录损伤发生的机制也很重要，因为高速损伤与重度神经损害相关。询问急救车和救助人员、查询相关记录以获得最准确的信息，也有重要的帮助。

意识水平

ATLS 建议在最初复苏期间基于患者对刺激的反应性对意识状况（AVPU）进行初始评价，这包括：清醒（Awake）、言语（Verbal）、疼痛（Pain）、无应答（Unresponsive）。这为严重脑损伤提供了一种快速和可行的功能分级，仅仅对疼痛有应答和无应答的患者被定义为严重脑损伤。

Glasgow 昏迷评分（GCS）在创伤性脑损伤处理中有确定的地位，是被广泛接受和了解的评分[14]。同时，最初它被作为预后指标，基于三个参数：睁眼、言语应答和运动应答，提供了一个神经功能的全面评价（表 67.2）。

在心肺复苏后和手术干预之前，应记录 GCS 组分的最好反应以便提供预后信息。GCS 14 ～ 15 分意味着轻度损伤，9 ～ 13 分为中度损伤，3 ～ 8 分为重度损伤。在严重损伤的患者中，如气管插管患者或者眼睛或面部损伤的患者，运动反应是最有用的。

瞳孔反应

意识受损时瞳孔的大小和反应很重要。虽然不是 GCS 的一部分，但瞳孔功能应当和 GCS 评分同时评估和记录，尤其在给予麻醉药、镇静药和肌松药之前。

当不存在创伤性瞳孔散大时，瞳孔大小和反射的异常可能表明第三对脑神经受到挤压，提示颅内压升高或者脑疝，尤其是当与单侧运动征象和意识水平降低结合在一起时。

脑损伤早期视神经盘水肿并不常见。

运动功能

除了 GCS 的运动应答之外，去大脑或去皮质体位、偏瘫或者单侧运动征象、下肢瘫和四肢瘫（与脊髓损伤和创伤性脑损伤高度相关）应该与 GCS 和瞳孔反应同时记录。

再次评估

一旦完成初始评估并且复苏在进行之中，必须采用“从头到脚”的方法进行全面彻底的再次评估。应遵循高级创伤生命支持（ATLS）指南中有关创伤患者的评估方法[6]。

初始评估中所遵循的原则，构成了在创伤性脑损伤患者的再次评估中优先干预的基础。低氧血症的颅外原因比如肺挫伤或者血 / 气胸必须被除外，而且迅速治疗。由骨折或撕裂伤等外伤和大血管破裂或者脏器损伤等内伤引起的出血，应给予积极处理，直到循环稳定。在脑损伤患者中没有“允许性低血压”的位置，尽管在穿通伤的特定病例中提倡“允许性低

表 67.2　Glasgow 昏迷评分[14]（记录非手术复苏后最佳应答的积分）

最佳睁眼反应		最佳语言应答		最佳运动反应	
自主睁眼	4	能定向，正确对答	5	服从语言指令	6
呼唤睁眼	3	不能定向，含混语言	4	疼痛定位	5
疼痛刺激	2	不恰当词语	3	屈曲回缩	4
无反应	1	不能理解	2	不正常的屈曲	3
		无反应	1	伸直	2
				无应答	1
		气管插管：			
		似乎能交谈	5		
		可疑的交谈能力	3		
		无反应	1		

血压”。

目标平均动脉压应根据患者发病前的血压情况进行估计。在高血压或者老年患者中，保持较高的血压可能是必需的。有必要在早期使用正性肌力药物比如肾上腺素或去甲肾上腺素以达到这个目标。

现在提倡在脑损伤患者中采用“损伤-控制手术（damage-control surgery）”的方法，来减少继发性损伤。在损伤后最初 24 ~ 48 小时，应该只解决有生命威胁的或者肢体威胁的损伤，随后将患者转运至 ICU 来稳定病情和监护。此后，再考虑次紧急手术（semi-urgent surgery），比如闭合骨折固定术或者延迟的整形修复术。在观念上，对于接受长时间急诊手术的重度脑损伤患者，应尽早放置颅内压监测。

常规进行胸部、盆腔和颈椎 X 线检查和基线的血液检测（部分病例包括血酒精水平），也是再次评价的一个部分。

脑特异性复苏

在严重脑损伤处理的循证医学指南中，特别对旨在降低颅内压的干预和治疗的地位进行了广泛的综述。同时也对证据极少的一些治疗的作用进行了评述，如在复苏期间的经验性过度通气和渗透疗法，它们在临床实践中仍然广泛使用。

过度通气

过度通气诱导的低 $PaCO_2$ 导致脑血流明显降低，进而降低颅内压。然而，因为损伤后初始阶段脑血流量可能降低，如果这个时期使用过度通气将进一步降低脑灌注（图 67.2）。

过度通气与脑的氧合作用降低有关，尤其是在神经损伤区域，可能加重脑缺氧。与过度通气诱导的脑缺血结合在一起，抵消了颅内压降低的益处。因此，在脑血流量下降的脑损伤初始复苏期间，经验性过度通气是没有应用指证的。

然而，过度通气仍然是降低颅内压的有效的非手术临床方法。在复苏后的脑损伤患者中，如果有颅内压升高或者即将发生小脑幕裂孔疝（瞳孔扩大、单侧体征或者证明神经恶化）的明确临床征象时，过度通气是一种治疗选择。因此，在紧急影像学检查或者手术清除占位病变前，要考虑将 $PaCO_2$ 水平降低至 30 mmHg（4 kPa）以下 [9]。

渗透疗法

具有渗透活性的药物比如甘露醇广泛应用于创伤性脑损伤的治疗。理论上，给予甘露醇可增加血浆渗透压，使液体从损伤和水肿脑组织区域流出，从而降低颅内压。出现这一效应必须有完整的血脑屏障。静脉给予甘露醇后，立即产生的血浆扩张效应可降低红细胞压积和黏滞度，使脑血流量短暂增加。随后的颅内压降低可能由于脑灌注压的恢复和脑血流的流变学改变引起，而不是特异的脑组织脱水作用。

渗透疗法有许多潜在的不良反应。甘露醇能发挥的渗透效应仅仅在很窄的血浆渗透压范围内（290 ~ 330 mosm/L），据此，理论上的有益效应可能被否定。甘露醇可产生渗透压测量值和计算值之间的差异，因此在治疗期间规律地测量血浆渗透压对于监测给药总量是必需的。这种差异可能被酒精进一步增大，因为在急性期常常合并存在酒精中毒。甘露醇从血脑屏障受损的地方进入大脑，可能通过增加脑渗透压进而使脑水肿加重。另外，甘露醇还是有力的渗透性利尿剂，在低血容量患者中通过不恰当的利尿从而危害血流动力学稳定。随后，可能出现全身低血压，进而可能造成进一步的脑缺血或者器官功能障碍如急性肾衰竭。为了维护全身血压而同时使用的儿茶酚胺，可能会加重这种影响。

由于复苏期间使用甘露醇带来高风险和低效益，不建议在没有颅内压升高和脑血流量受损的患者中常规应用甘露醇 [15]。

与过度通气一样，仅在有明确的颅内压升高的临床征象的复苏后患者，在影像学检查或抽吸占位性病变之前，甘露醇可以考虑作为一种治疗选择。尽管通常采用的剂量为 0.25 ~ 1.0 g/kg，但是低剂量与高剂量在改善脑灌注方面效果相同，而且相关不良反应的发生率更低。

高张盐水（3% 溶液）具有与甘露醇相同的渗透性血浆扩张效应。这些液体并不产生渗透性间隙（osmolal gap），以便于使用血清钠来反映血浆渗透压，使渗透压的滴定更加容易。这些液体被推荐作为“小容量复苏液体”，在损伤后急性期恢复全身和脑灌注非常有效。除了降低颅内压外，这些液体用于复苏似乎优于甘露醇[16]。

急诊外科减压术（“钻孔”）

不断涌现的精良的现场复苏装置，医学检索、成像技术和技术革新，诸如远程放射学和远程医学等，已经大大地减少了在脑损伤患者中实施紧急开颅术的需求。多数情况下，在任何手术干预之前患者已经复苏、稳定和完成了 CT 扫描。这可能涉及转运到专业创伤中心。CT 扫描能提供准确的信息，并为外科医生提供占位性病变的导向，这些病变需要在最佳环境下进行抽吸。

偏远的社区不能立即进行 CT 扫描来评价，当患者有正在扩大的占位病变的明确病史比如硬膜外和硬膜下血肿时，手术清除可能挽救生命。这包括颞区低速损伤和相关颅骨骨折的患者，具有脑疝临床征象和目睹的病情恶化。

影像学检查

X 线

所有脑损伤患者均应接受常规“创伤系列”X 线检查，即胸部、盆腔和颈椎（侧位、前后位和多层视图），虽然最终全颈椎的高分辨 CT 扫描可能会替代颈椎 X 线片[17]。

颅骨 X 线检查基本上已被 CT 扫描代替，而且它常规用于脑损伤患者的急诊评估已受到质疑。

计算机断层扫描（CT 扫描）

在急性脑损伤患者的评估中，CT 扫描是提供信息量最大的放射学方法，事实上目前已经成为所有头颅损伤的标准检查。CT 扫描常常需要搬运患者至放射科，因此只有当初始评估和复苏完成而且患者足够稳定时，才可由训练有素和装备精良的医护人员来转运。

以下患者需要在创伤性脑损伤后接受头部 CT 扫描：

- 所有有意识丧失或者创伤性昏迷病史的患者；
- 情绪激动的患者，其临床评估可能被相关的酒精、药物或颅外损伤所掩盖。这些患者可能会需要进行气管插管、镇静和通气支持，以便于完成 CT 扫描。

现在成像技术的进步能够快速对脑实质和颅骨行高分辨数字成像。CT 扫描最重要的作用是迅速发现占位性病变比如硬膜外或硬膜下血肿。此后，可以根据放射学标准对脑损伤程

表 67.3 创伤性脑损伤后 CT 扫描分级[16]。举例在图 67.3a 显示

分级	定义
DI- Ⅰ（弥漫性损伤）	CT 上未见明显颅内病变
DI- Ⅱ（弥漫性损伤）	脑池存在伴中线偏移 0 ~ 5 mm 和（或） 存在病变密度 无 > 25 mm 的高密度或混合密度的病变 可能含有骨碎片和异物
DI- Ⅲ（肿胀）	脑池受压或缺失伴中线偏移 0 ~ 5 mm 无 > 25 mm 的高密度或混合密度的病变
DI- Ⅳ（偏移）	中线偏移 > 5 mm 无 > 25 mm 的高密度或混合密度的病变
可清除的占位病变	任何手术去除的病变
不能清除的占位病变	> 25 mm 高密度或混合密度的病变，但不能手术清除

度进行定量分析（表 67.3 和图 67.3a）[18]。

这些标准的重要性在于：

1. 提供损伤严重度指数
2. 提供颅内压监测标准
3. 与随后的扫描比较损伤的进展
4. 提供预后指数

每次 CT 扫描后应记录这些标准，尤其当患者转至二级或者三级中心。典型损伤的例子在图 67.3a 和 67.3b 显示。

出现创伤性蛛网膜下出血应记录。这是损伤严重度的重要指标而且与预后相关 [19]。

脑血管造影术

当怀疑有血管损伤时要考虑脑血管造影术，比如颈动脉撕裂。CT 扫描提示大面积等密度病变或者患者的临床情况与 CT 发现不一致时（比如在没有占位病变情况下的密集的轻偏瘫），有指证进行脑血管造影。

磁共振影像学

磁共振成像能够提供精确而详细的脑实质损害影像，尤其小面积非出血性挫伤。然而，MRI 提供的信息并比不 CT 扫描获得信息更好，因此急性期无需常规进行 MRI 检查。另外，急性创伤患者在 MRI 设备中放置和监护，造成了另外的危险，这尚未被已有的信息所证实。

在患者处理的后期，MRI 在预后判断中有重要的作用，尤其在轻、中度脑损伤患者。

院间转运

所有重度脑损伤患者都应在专门的神经创伤中心由重症监护和神经外科医生密切合作进行处理 [20]。这可能涉及院内或者院间转运。这是一个具有潜在危险的活动，而且可能导致继发损伤，进而造成不良后果。因此，一旦复苏、情况稳定和初始影像检查完成后，只能由具有足够技能和装备齐全的专业人员进行转运。

在转运至二级或三级中心后，需要进行充分的初次和再次评估，并回顾所有的文件和调查。

重症监护处理

在 ICU 内如何处理脑创伤患者还没有标准的或一致的方法。大多数实践是由当地的文献和经验、待处理病例的数量和资源来决定。美国神经外科协会脑创伤基金会 [21] 和欧洲脑创伤协会 [22] 发布了循证基础上的重度脑损伤处理指南。这些出版物提供了极少的指导治疗的标准，而大多数内容着重提出了处理的指南或者选项。

尽管在 ICU 内头部损伤的处理将在两个方面考虑——支持治疗和脑特异治疗，但两者同时进行。处理原则致力于整合所有潜在损伤的监测信息，以便防止继发损伤。

支持治疗

初始复苏后，良好的重症监护处理构成了头部损伤处理的基础，而且被认为是一个连续性监护治疗。支持治疗应该优先于脑特异性治疗，迄今为止后者的有效性仍无明确的结论。

血流动力学管理

监测

准确测量体循环血压是必需的，而且应通过动脉导管测量主动脉根部相关的血压。在血流动力学不稳定患者应考虑大动脉比如股动脉测压，因为在休克患者桡动脉和足背动脉血压会低估真实的体循环血压。考虑到保持恰当体循环血压的重要性，在急性期监测中不推荐无创血压 [10]。

应依据患者发病前的血压来治疗滴定平均动脉压，即在老年人保持较高平均动脉压（如 80 mmHg）可能是必要的。

使用临床指标、中心静脉压监测和每小时尿量评估容量状态。

肺动脉导管测量心输出量和肺动脉压很

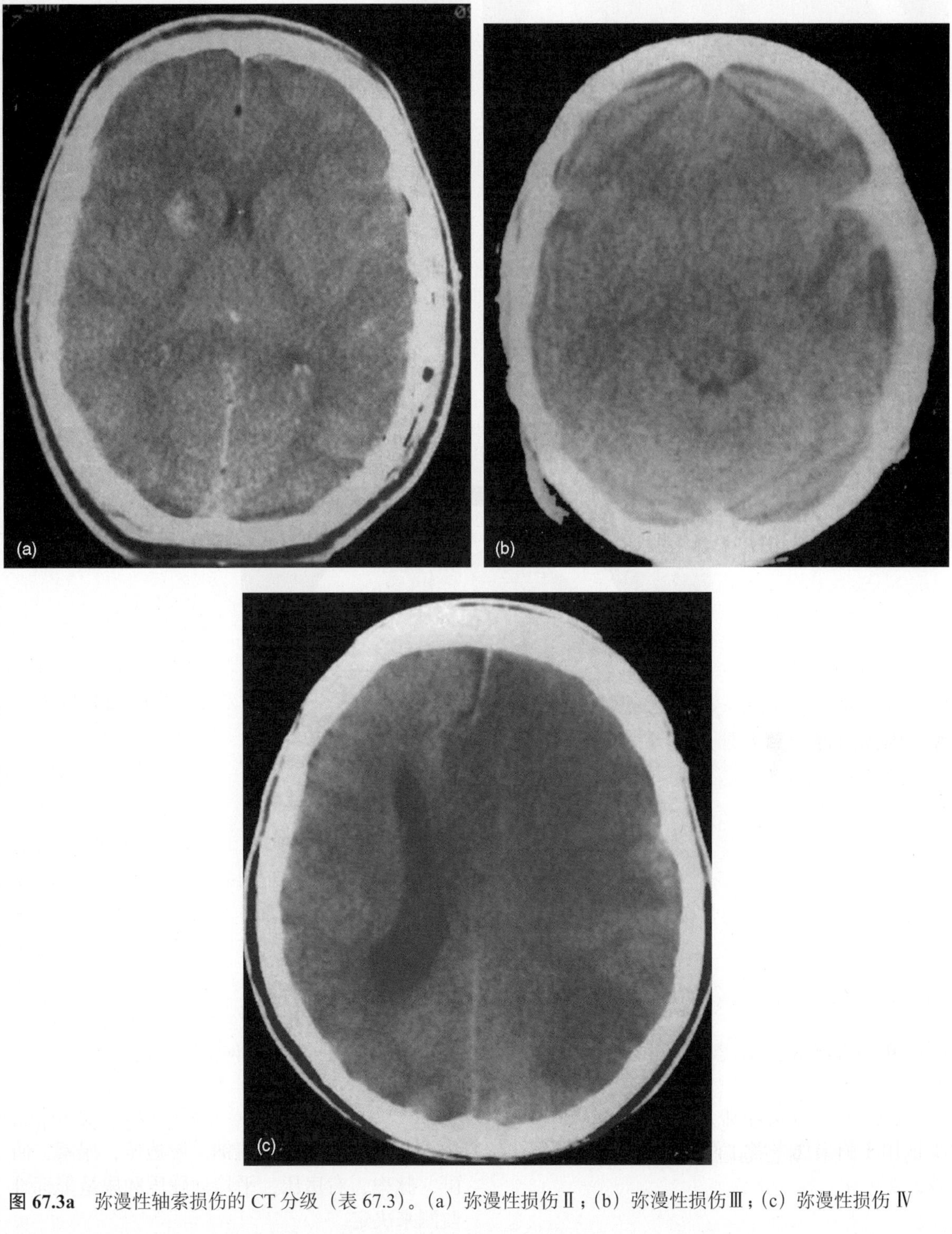

图 67.3a　弥漫性轴索损伤的 CT 分级（表 67.3）。(a) 弥漫性损伤Ⅱ；(b) 弥漫性损伤Ⅲ；(c) 弥漫性损伤Ⅳ

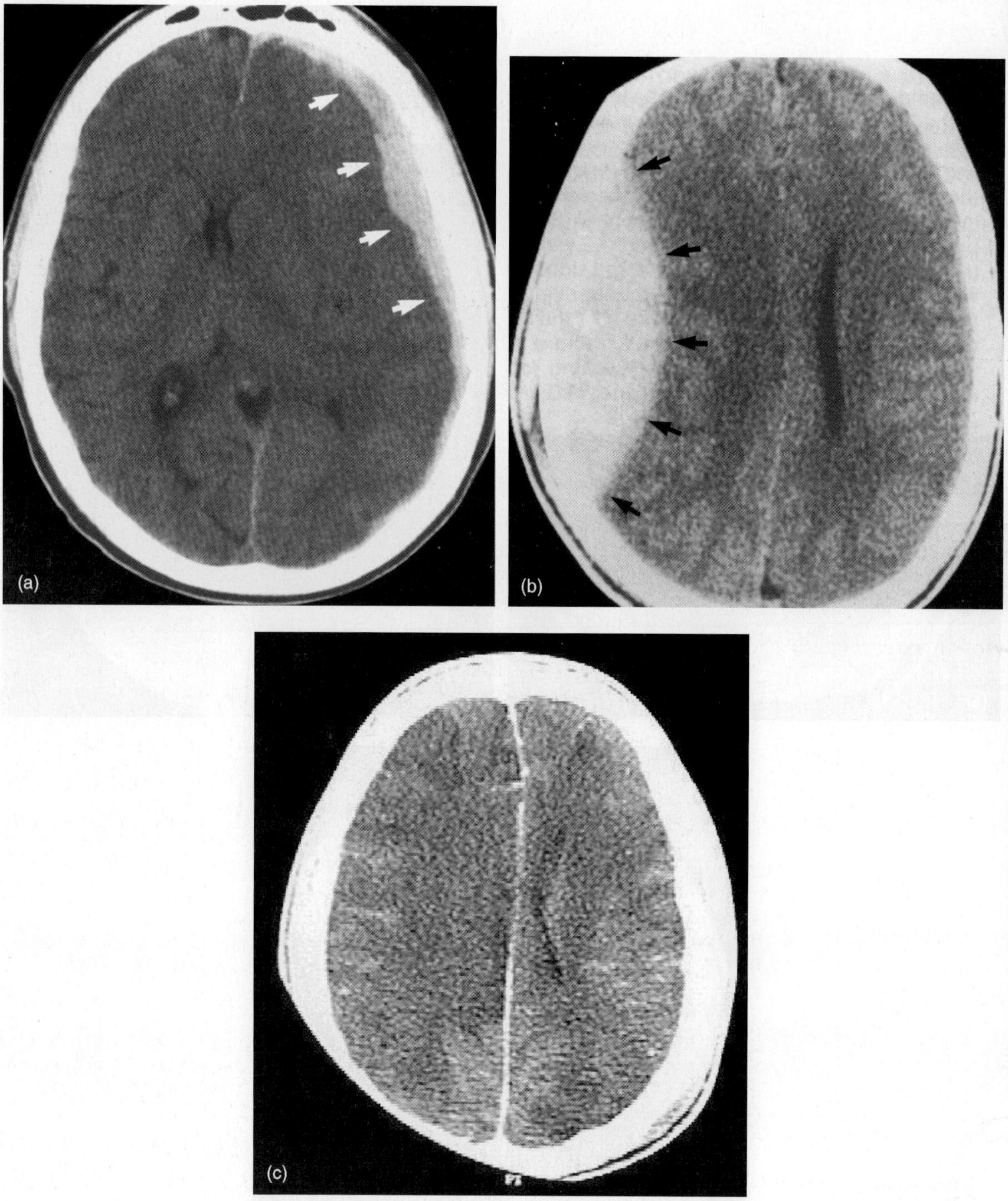

图 67.3b 颅内出血。(a) 急性硬膜下血肿；(b) 急性硬膜外血肿；(c) 急性创伤性蛛网膜下腔出血

少适用于脑损伤患者，而且目前的证据也不推荐。

液体治疗

维持正常容量状态必须贯穿于整个重症监护处理过程。这由血清钠、渗透压、尿素、肌酐、脉率、右房压、平均动脉压和尿量等标准监测来决定。

复苏所用的液体取决于各当地的实际情况，因为没有证据推荐晶体液超过胶体液。

脑循环的最佳血液流变学要求红细胞压积接近 30%，如果患者有活动性出血应给予输血或者使血红蛋白保持在 8.5 ~ 10 g/L 之间。

维持液体应当以维持正常渗透压为目标，作为一般原则，不推荐含糖液输注；然而，如果患者处于高渗状态（渗透压＞ 320 mosm/L）时可能需要输注 5% 葡萄糖。

正性肌力治疗

正性肌力药物如肾上腺素、去甲肾上腺素或者多巴胺常常用来增加平均动脉压以保持恰当的脑灌注压。一旦容量复苏在积极进行或者完成时，才可开始应用这些药物。愈来愈提倡在复苏早期使用正性肌力药物作为低血压期的一个重要策略[4]。

目前没有证据证明哪种正性肌力药物超过另一种或者正性肌力药物的组合。肾上腺素、去甲肾上腺素或者多巴胺在增加脑灌注压时效果相同。尽管一些证据显示多巴胺有直接的脑血管和神经内分泌不良反应[23，24]，但脑损伤后这些药物对脑血流量的直接影响程度尚未明确。

肾上腺素作为最初的正性肌力药物已经广泛使用，通过滴定治疗以达到预期的平均动脉压或者脑灌注压。在有效性的同时，可能引起相关的代谢性不良反应如高乳酸血症和高血糖，可使代谢处理更加复杂。由于这个原因，目前多数人将去甲肾上腺素作为脑创伤患者的首选药物[25]。

正性肌力药物剂量范围广，为了达到理想的脑灌注压常常需要使用高剂量，尤其是需要将脑灌注压维持至目标值 72 小时以上。在存在潜在损伤的情况下，给予正性肌力药物非常重要。当患者出现脑充血时，必须维持较低的灌注压目标（50 ~ 70 mmHg）以及相应的较低剂量的正性肌力药物。在此阶段，使用正性肌力药物滴定治疗需要参考脑血流指标，比如颈静脉饱和度监测。

神经源性高血压

神经源性高血压常出现在损伤后期（＞ 5 天）并且通常是中枢介导的。它可伴随有 ECG 改变和（或）室上性心律失常。它通常为自限性的，并且和损伤严重程度有关。根据问题的严重程度来治疗：β- 阻滞剂或者中枢作用的药物，如可乐定，通常是有效的；血管扩张剂相对禁忌。

呼吸治疗

监测

必须持续监测动脉氧饱和度。

通常进行持续性呼气末二氧化碳监测，尽管可信性存在质疑，且需要间断使用动脉血气进行校对。

监测呼吸机参数应当与标准方案保持一致，包括测量潮气量、呼吸频率以及吸气和呼气气道压。

呼吸机

重度脑损伤患者大多数需要机械通气以确保提供适当的氧供，并维持动脉二氧化碳在 36 ~ 40 mmHg 间（4.8 ~ 5.3 kPa）。

最佳机械通气原则、湿化和撤机的原则在别处阐述。提倡用于急性肺损伤或者急性呼吸窘迫综合征患者的通气策略，如“允许性高碳酸血症”，对于脑损伤患者并不合适，因为需要维持正常二氧化碳水平。

推荐给予低水平（5 ~ 10 cmH_2O）呼气末正压（PEEP）以保持功能残气量和氧合。高水平 PEEP 可致血压下降，尤其在低血容量的患者使用时应注意。高水平（＞ 15 cmH_2O）PEEP 可降低脑静脉回流，但是对颅内压的不良影响不常见。

一旦颅内病变稳定（CT 扫描提示脑水肿减轻、颅高压控制和脑灌注压适当），可以考虑撤离机械通气。

为了防止缺氧过程发生，应当谨慎考虑拔管试验。缺氧是继发损伤的高危因素。

患者意识恢复缓慢应考虑早期行气管造口术，采用经皮或者手术切开均可。

神经源性肺水肿

神经源性肺水肿是严重的临床综合征，重

度脑损伤患者大多数会发生，而且与损伤的严重度相关。其病理生理学过程较为复杂，但是主要与中枢介导的交感过度活动有关。特征为临床上突然发生的肺水肿、低氧、低灌注压、肺顺应性降低和双肺浸润，常常在损伤后 2 ~ 8 小时内出现。

此过程常常具有自限性，治疗主要是支持治疗以保证适当的氧合和通气。通常需要气管插管和机械通气并给予 PEEP。消除交感过度活动通过恰当的镇静即可有效实现；通常不需要使用 β-阻滞剂。利尿剂具有一定的效果，但是需要根据患者容量状态逐渐增加剂量以防止脑灌注压降低[26]。

对于存在心脏疾病的患者发生肺水肿时，应该视为心源性肺水肿，直到证明是其他原因。

医院获得性肺炎

机械通气时间较长的脑损伤患者发生医院获得性肺炎的危险性增加。这与继发性脑部损伤相关而且增加死亡率[27]。危险因素包括巴比妥盐和低温治疗。诊断和治疗在其他章节进行讨论。

镇静、镇痛和肌松

脑损伤患者没有标准的镇静、镇痛方案，方案取决于当地的习惯和资源。脑损伤患者镇静和镇痛水平依赖于创伤昏迷的程度、血流动力学、颅内压和脑损伤本身所致的全身反应。

在复苏阶段，脑低灌注较为常见，镇静治疗应该采取滴定治疗，以对全身血压影响最小为原则。在这个阶段，短效麻醉药如芬太尼较有效，尤其是患者有颅外损伤时。这些药物对血流动力学的影响较小，而且对调节损伤后常发生的全身交感瀑布样反应有额外的益处。由于麻醉药影响瞳孔反应，在给药前必须记录，而且需要立即进行头颅 CT 扫描以确定颅内病变的基线情况。在此期间，为了控制患者插管、机械通气和镇静后的躁动可使用短期肌肉松弛剂如维库溴铵。

在重症监护阶段，镇静剂的使用量因人而异。同样，镇静剂应该采用滴定式治疗，使患者既被镇静易于机械通气，又能允许临床评估神经功能。镇静水平取决于血流动力学稳定程度和颅内压的程度。输注麻醉药和苯二氮䓬类（如吗啡和咪达唑仑）药物可达到中度至深度镇静，有助于控制颅内压波动。然而，这些药物可能蓄积，导致意识延迟恢复，如果使用时间延长可能导致谵妄状态。

单独使用异丙酚镇静越来越普遍[28]。异丙酚可提供深度镇静，能有效控制全身交感神经兴奋导致的颅内压升高。停止使用后代谢快不致导致蓄积，能快速评估神志状态。另外，瞳孔反应不会直接受影响。由于存在较强的负性肌力作用，异丙酚在血流动力学不稳定的患者应谨慎使用。长期使用异丙酚，可能导致快速耐受；同时由于是脂类溶剂，导致热量明显增加。近期，关于心肌抑制和心源性猝死的报道有所增加，尤其在大剂量给药时易发生[29]。

目前并不推荐常规使用肌肉松弛剂来加强镇静或者控制颅内压升高。延长使用这些药物与创伤性脑损伤的不良后果相关，而且延长使用非去极化肌松药与多发性神经炎相关。

体位

应保持头部抬高 30° ~ 45° 以利于通气，改善氧合并降低误吸风险。头部保持在中立位[30]。

物理治疗

物理治疗在清理痰液、防止肌肉挛缩和预防静脉血栓有重要的作用。颅内压升高的患者在胸部物理治疗前需要推注镇静药以防止颅内压急性升高。

代谢处理

为保持所有参数在正常范围内，需要常规进行生化测量。脑损伤后常常发生抗利尿分泌异常综合征和尿崩症。治疗在其他章节讨论。

重度脑损伤后高血糖较为常见，常为中枢介导的且短暂出现。应用输注胰岛素使血糖水平保持在正常范围内。在创伤性脑损伤患者中严格血糖控制（即 4.0 ~ 6.0 mmol/L）的作用尚未确定，而且由于低血糖是公认的继发性损伤，因此推荐血糖控制在正常水平（即 8.0 ~ 10.0 mmol/L）。

因为高热是继发性损伤的原因之一，需要常规监测核心体温。然而，由于已经证实核心温度和脑温度之间有 1 ~ 2℃的温度梯度，导致低估了高热的继发脑损害的真实发生率，因此应采取措施努力将核心体温保持在 37.5℃。

营养

脑损伤患者需要在复苏后尽早给予营养支持。推荐早期进行肠内营养[31]。

在除外颅前窝（筛板骨折）后，才能经口途经放置鼻胃管和（或）空肠喂养管。此后，因为脑损伤患者常存在胃轻瘫，推荐经口、鼻或者经皮穿刺置入幽门后喂养管。

预防应激性溃疡

由于较好的复苏和早期肠内营养后，胃糜烂和“应激性溃疡”的发生率明显降低。脑损伤患者发生应激性溃疡的风险并不高于其他重症患者。

在机械通气的患者应当使用 H_2 拮抗剂如雷尼替丁，直到开始肠内营养，随后可以停止使用。

有溃疡病病史的患者在重症监护期间应当维持抑酸治疗。

预防血栓

脑损伤患者，尤其需要长时间机械通气和镇静、或者有颅外伤的患者发生血栓栓塞的风险增加。使用抗凝药如普通或者低分子肝素在颅内出血的患者是禁忌的。因此，在脑损伤患者使用预防血栓药物非常困难，而且没有使用它们的标准[32]。

作为一般原则，在有任何破坏性颅内病变或者出血证据的脑损伤患者不应使用抗凝药，直到 CT 扫描提示这些问题已经解决。

预防静脉血栓的非药物方法如弹力袜或者充气式小腿挤压装置的作用尚未证实，但是可作为合理的选择。高危患者比如骨盆骨折，应使用多普勒超声反复地监测髂骨静脉。那些产生了静脉血栓而且不能抗凝的患者，应当考虑放置下腔静脉滤网。在伴有肺栓塞的脑损伤患者中是否使用抗凝剂，取决于威胁患者生命的相对风险度。

抗生素

抗生素应当保守使用，而且符合公认的微生物学原则。预防性抗生素只有在进行颅内压监测置管时才给予，并且不推荐用于颅骨骨折[33]。应反复多次进行脑脊液和引流液培养以使抗感染治疗更特异。

脑特异性监测

创伤性脑损伤后最精确的脑功能评估，是在没用药物和镇静剂时全面的临床神经系统查体。然而，这对大多数在 ICU 处理的脑损伤患者常常不太可能。

理想的神经监测应当提供关于颅内压 – 容量关系（弹性）、脑灌注的模式和充足性以及脑功能评估等准确且完整的信息。尽管这些参数中的每一个都可通过不同途径来监测，并且具有不同水平的准确度和临床实用性，但不存在能整合全部信息的监测。

临床评估

规律的评估 GCS、瞳孔体征和运动反应（参见上边），并且在 ICU 流程表格中加以记录。镇静可影响意识水平，这也应记录。最初，这些评估应每小时记录，但是当患者病情稳定时可以进行调整。

GCS 显著恶化，尤其是运动反应、或者新出现的单侧体征应当视为危及生命的颅内高压或者小脑幕裂孔疝，直至证明是其他问题。

颅内弹性

颅内压监测

公认颅内压升高与不良预后有关，所以监测这个参数来定量分析脑损伤程度，以及评价以降低颅内压为目标的治疗反应。

颅脑损伤基金会的指南推荐：若创伤性

昏迷患者（重度脑损伤：非手术复苏后 GCS = 8）[34] 伴有下述情况之一，则应监测颅内压。

- 异常的 CT 扫描：
  - 弥漫性损伤Ⅱ – Ⅳ（表 67.3）或者
  - 高或者混合密度病变＞ 25 mm
- 正常 CT 扫描而具有两个或者更多的以下表现：
  - 年龄＞ 40 岁
  - 单侧或者双侧运动姿势
  - 明显颅外创伤伴随低收缩压（＜ 90 mmHg）

凝血病是颅内压监测的禁忌。脑室内导管测量 [35] 是颅内压监测最准确和临床最常用的方法。具有可调零、颅内压升高时可进行脑脊液引流和允许动态监测压力 - 容量关系的优点。缺点包括插管技术困难，尤其是对脑水肿和侧脑室挤压的患者，并且增加感染的发生率。

固态系统比如光导纤维（如 Camino®）或者应变仪尖端导管（如 Codman®）被放置在脑实质内或者脑室内。这些系统转换颅内压提供高保真波形。它们是小口径管，虽然需要小的颅骨切开术（钻孔）来置管，但可在床旁置管。缺点包括置管后不能调零和基线漂移，5 天后基线漂移可能具有临床意义。

充满液体的硬膜下导管已应用了很多年。然而，由于更准确的固态系统的发展，这些不再推荐。硬膜下压力不能准确反映整个颅内压，尤其在颅骨切开术时。压力读数也可受到导管内局部血块的影响。

测量结果用于计算：脑灌注压 = 平均动脉压 - 颅内压。为了计算，两个测量都应以外耳道为参照点（相当于大脑动脉环水平）

颅内压监测应当持续至患者能进行临床评估、颅内压稳定（＜ 20 ~ 25 cmH_2O）和 CT 扫描中脑水肿已消退。在大多数患者中这出现在 7 天内。顽固性颅高压的患者需要监测较长时间，尽管这会并发漂移（固态系统）、感染（脑室内导管）、或者堵塞（硬膜下导管）。在这种情况下，需要更换或者移除颅内压监测器，并且通过系列 CT 扫描或者临床评估来判断病情。

脑血流

目前，没有在床旁常规测量脑血流的方法。技术进步比如 CT 下氙示踪图谱和激光多普勒血流仪提供了有用的区域图像和脑血流图。然而，这些技术都是间断的，在 ICU 不易被实施，目前仅限于研究型单位。

许多定性测量技术可提供有用的间接脑血流评价，尤其联合其他方法比如颅内压监测和 CT 扫描时。解释这些测量数值必须考虑临床背景，尤其是根本的损伤的时间过程（图 67.2）。

颈静脉球血氧饱和度监测

通过逆行放置光导纤维测量颈静脉球血氧饱和度可间接评估脑灌注。低颈静脉血氧饱和度（＜ 55%）预示由全身性低血压或者低碳酸血症导致的脑低灌注。高水平颈静脉血氧饱和度（＞ 85%）预示脑充血或者不恰当的神经元代谢，比如脑充血期或者脑死亡进展期。低或者高颈静脉氧饱和度都与不良后果相关 [36]。

尚无足够的循证资料支持常规使用颈静脉球体血氧饱和度监测。它的使用仅限于有经验的单位，当颅内高压患者的辅助治疗期间需要监测脑血流指标时使用，例如，通过儿茶酚胺增强脑灌注压、巴比妥昏迷、过度通气或者低体温辅助治疗时。

经颅多普勒

经颅多普勒超声使用 2 兆赫脉冲多普勒超声探头允许无创、间断或者持续地评估流经脑大血管的血流速度。通过天然存在的声窗接受超声波，比如经颞叶入路允许接受大脑前、中和后动脉、颈内动脉末端和前后交通动脉的超声波 [37]。

血流的测量指数包括收缩、平均和舒张血流速度。可以区分为正常、充血、血管痉挛和无血流等相关的不同模式。衍生的指数比如 Gosling 搏动指数（收缩压与舒张压之差除以平均速度）和 Lindegaard 比率（大脑中动脉和颅外颈内动脉之间），可能有助于区别这些血流模式。

尽管愈来愈多地使用经颅多普勒来诊断创

伤后充血和血管痉挛，但没有充足的循证数据来支持哪些指证要常规使用经颅多普勒。

经颅多普勒超声持续和动态监测比间断或每天测量能更好地评估血流量 / 流速模式。这种技术依赖于操作者，而且在损伤病程中速度模式上有明显的变化。所以，解释间断测量值应结合其他变量，比如 CT 扫描、颅内压和颈静脉氧饱和度。

脑功能和新陈代谢

脑电图

脑电图用于评估癫痫活动已很多年，这可能被镇静剂或者肌松剂掩盖，而且提供了巴比妥治疗对神经元电活动的抑制程度的客观评估。同时一部分癫痫患者没有临床表现，但可能造成重要的继发损伤，由于来自监测仪和呼吸机等体外电干扰，ICU 中脑电图的准确性和可靠性是可疑的 [38]。

作为监测麻醉深度的双频谱指数（BIS 监测）的发展，导致建议在创伤性脑损伤中用 BIS 替代脑电图来监测巴比妥和镇静治疗。双频谱指数尚未批准用于这种情况，而且不推荐作为滴定的终点 [39]。

其他形式的脑电图比如程序化脑电图和整合脑功能监测仪，由于它们生成大量的数据，需要熟练的工作人员来获取和解释，所以在脑损伤患者中的作用有限。

诱发电位

测量诱发电位，评估感觉和运动通路的完整性，可能提供诊断和预后的信息；然而，由于这项技术的复杂性，不推荐普遍使用 [40]。不推荐依靠一个变量，如诱发电位，来预测创伤性脑损伤的后果。

神经元的功能

微探针技术的研究进步，已经可以使用特异性电极置入脑实质，来测量脑氧、pH 和二氧化碳分压。这可以是单个电极或者联合其他传感器比如压力感受器，来构成多种模式的组织监测器。

脑微透析是测量脑细胞外液代谢物的技术。通过与颅内压监测同一个钻孔置入的微透析导管来获得透析液，以测量颅内炎症标志物（比如乳酸、丙酮酸和嘌呤）的浓度和流量 [41]。

同时，这些方法提供了关于脑组织病灶部位的高度特异的生物化学环境信息，它们的临床应用仅限于研究中心。

脑损伤监护

系列评估解剖学损伤是监测脑损伤的必要部分。这通过系列 CT 扫描来完成，检查的频率周期取决于患者的神经状态。

任何患者出现无法解释的神经学恶化或者确定的监测参数偏离，都应当做 CT 扫描，以便鉴别出新的或者迟发的颅内占位性病变。

根据表 67.3 列出的分类，对 CT 扫描进行评估和积分。应该记录轴突损伤、脑水肿、挫伤和出血的进展和消除。其他参数比如颅内压和颈静脉氧饱和度，应根据 CT 扫描表现来进行解释。

然而，因为 CT 扫描需要转运患者至放射科，这只能在患者稳定时由经验丰富的人员来完成。

脑特异性治疗

旨在改善脑损伤的治疗选择是有限的。尽管对原发损伤的病理生物学进程进行了深入研究，但是设计来调节颅内炎症的治疗研究没有成功。这些包括氨基甾类、钙通道阻滞剂和 N- 甲基 -D- 天门冬氨酸（NMDA）拮抗剂 [42]。

脑特异性或“靶向”治疗旨在保持脑灌注压和降低颅内压。同时，在这两种原则之间存在内在的联系，依据基础损伤的时间过程的不同，其优先级是不同的。这一点是非常重要的，因为旨在一方的治疗策略可能对另一方产生不利的影响（图 67.2）。

保护脑灌注压

第 45 章大脑保护中描述的病理生理学原理，对于定义损伤后脑灌注压最佳策略很重要。然而，脑创伤基金会指南推荐脑灌注压为 60 ～ 70 mmHg，这个数值不适用于涵盖损伤后整个过程[3]。

为了达到满意的治疗目标，需要从“一劳永逸”的理念转变到“随时滴定”。

低灌注期（0 ～ 72 小时）

大多数重度脑损伤患者（GCS = 8）都出现脑低灌注。在此期间，增加脑灌注压是首要的，并且应该通过维持恰当的血流动力学功能来实现。

在上面“血流动力学治疗”中所述原则是保护脑灌注压的支柱。该期应当视为复苏和支持治疗的延续。在此期间，推荐脑灌注压至少在 60 mmHg。除了脑血流降低以外，占位性病变或者“细胞毒性”脑水肿可使颅内压升高。后者通常对脑灌注压的恢复有反应。

在此期间，针对颅内压升高的内科治疗，比如渗透治疗或者过度通气，只有在脑灌注压保持在恰当的水平和患者得到充分监护的情况下才能使用。

通过颅内压趋势、CT 扫描表现和神经评估（如果可能），来评估患者对增加脑灌注压的反应充分性。如果患者表现已经稳定，可以减少镇静以便于拔除气管插管。

充血期（3 ～ 7 天）

大约 25% ～ 30% 的患者出现脑充血期的临床征象，特征为颅内压升高、CT 扫描显示持续的脑水肿，并且可通过高颈静脉氧饱和度来证实[43]。这可能归咎于颅内炎症或者输注儿茶酚胺造成的血管源性脑水肿，儿茶酚胺经常用于增加脑灌注压。

儿茶酚胺诱导的脑充血的诊断很困难。在需要逐渐增加儿茶酚胺剂量（即肾上腺素或者去甲肾上腺素＞ 20 μg/min）来达到预期的 60 mmHg 脑灌注压的患者，应当怀疑这种诊断。这种现象是由于对长期输注儿茶酚胺的快速耐受造成的，并且可能是医源性颅内压增加的原因。

如果 CT 表现不变，为了使用更低剂量的正性肌力药，可以降低脑灌注压的目标。通过颈静脉氧饱和度监测或者经颅多普勒为更低的脑灌注压提供适当的脑血流指数，可能使这一过程更加容易实行。

如果患者仍然有颅内压升高，应该考虑降低颅内压的对策。

降低颅内压

在没有颅内占位性病变的情况下，颅内压增加通常是基础损伤严重度的指标，并且代表颅内弹性耗竭。

降低颅内压最有效方法是机械性干预措施，如清除占位性病变、脑脊液引流或者颅骨切除减压术。

许多旨在降低颅内压的内科对策已经应用很多年。尽管广泛使用且坚信不疑，但是支持常规使用这些治疗的证据很少[44]。

颅内压应维持在＜ 25mmH$_2$O 的水平[45]，颅内压的趋势同样重要，应在考虑和守护脑灌注压的情况下予以评估。

手术去除占位性病变

迅速发现和去除引起颅内压升高的占位性病变是缓解高颅压最有效的方法。尽管这些病变大多数在损伤后立即出现而且在复苏期治疗，但仍有大约 10% 的患者发生迟发性颅内血肿。通过无法解释的颅内压突然升高或者 CT 扫描监测来发现。

与神经外科医生保持密切联系和协作是必要的。

脑脊液引流

通过脑室内导管引流脑脊液是降低颅内压有效的方法。如果需要，这些导管应放置在头部以上 5 ～ 10 cm 处，并且每隔 1 ～ 4 小时开放引流。

颅骨切除减压术

在顽固性颅高压患者中，日益提倡应用广泛双侧额顶骨部分切除术来降低颅内压。虽然有很多系列病例提示显著改善，但是没有确凿的基于预后的临床实验支持该推荐 [46]。

最近儿科患者的经验是令人鼓舞，而在高危患者预先进行颅骨切除术减压的作用仍有待确定 [47]。

渗透治疗

使用甘露醇和高张盐水渗透治疗的原理和作用在第 801 页已阐述。在复苏期相同的原则也适用于重症监护处理。

甘露醇或者高张盐水仅用于血容量正常、血流动力学稳定、血清渗透压＜ 320 mosm/L 的颅内高压患者。没有证据表明渗透治疗或者诱导脱水改善预后，或者在细胞毒性脑水肿比在血管源性脑水肿更有效 [15]。

过度通气

在脑损伤患者常规长期使用过度通气，与血二氧化碳正常的患者相比，有更坏的结果。这可能由于脑血流量减少和继发性脑缺血造成的。

目前循证指南不推荐常规使用过度通气 [9]。

低温疗法

人工低温用于降低脑代谢和颅内压升高，在临床已应用很多年。人工低温存在充分的理论上的益处，在动物模型中，损伤后立即诱导低体温能快速降低颅内压。然而，在许多临床试验中这些益处并未转化为对结局的改善 [48]。

人工低温（体温至 30 ～ 33℃）会延长机械通气的时间，增加脑损伤患者的院内感染易感性，并且可能与病情迁延和病死率增加相关。

目前，低温作为顽固性高颅压患者的“二线”选择，但是基于现有证据，它不能被推荐。

巴比妥昏迷

创伤性脑损伤中巴比妥的作用与低温相似。尽管实验室证据显示巴比妥降低脑代谢并降低颅内压，但没有权威研究显示在临床试验中的益处。巴比妥常常用于顽固性高颅压的患者，这不太可能有肯定性的结果，使得很难解释这些试验。

推荐巴比妥昏迷的合理终点为滴定至脑电图上的暴发抑制。然而，这常常很难获得和测量。

巴比妥可引起低血压和降低脑血流量，在脑血流量减少的患者中可能加重继发性损伤。长期使用巴比妥将延迟苏醒，而且使患者易患院内感染。

巴比妥是顽固性高颅压患者的“二线”选择，而且以目前的证据不能被推荐 [49]。

类固醇激素

很多年来类固醇一直被提倡用于改善颅内炎症，进而降低颅内压。一项大型国际性研究提供了明确的证据，在创伤性脑损伤中类固醇激素与不良后果相关，因而在治疗中没有地位 [50-51]。

脑血容量的调节

复苏和稳定后，使用胶体、β- 阻滞剂、可乐定和双氢麦角胺使脑灌注压降低至＞ 50 mmHg 的策略，在缩小继发脑充血和血管源性水肿方面可能是有效的。这种策略需要测量脑血流以证实恰当的脑灌注 [52]。

脑血管痉挛

创伤后的脑血管痉挛大约在 10% ～ 15% 的患者中出现。这与高发病率和高死亡率相关。它在创伤性蛛网膜下腔出血患者中经常出现，是损伤严重性的一个标志。

脑血管造影和经颅多普勒经常用来诊断脑血管痉挛，尽管这两项技术均存在假阳性和假阴性，而且具有临床意义的血管痉挛的真实发生率仍不确定。

治疗选择仍然有限。钙拮抗剂比如尼莫地平，未证明其在创伤性蛛网膜下腔出血中的有效性。已用于动脉瘤的蛛网膜下腔出血的策略，如“3H”［诱导高血压（hypertension）、高血容量（hypervolaemia）和血液稀释（haemodilution）］或化学性血管成形术，尚未在创伤性蛛网膜下腔出血中进行评估，也不予推荐[5]。

预防癫痫

创伤性脑损伤后癫痫不常见而且通常出现在损伤当时。当癫痫发生时应该使用抗惊厥剂治疗（如地西泮、咪达唑仑）。后续的苯妥英预防仅推荐用于CT扫描上有破坏性实质病变的患者，并且持续至损伤后10天。短期的癫痫预防不能防止迟发的创伤性癫痫[53]。

转归和预后

决定创伤性脑损伤结局的患者因素包括原发性和继发性损伤的严重度、低GCS[54]，高龄（> 60岁）[55]和并发症。预测结局是很困难的，必须谨慎对待，因为显著的改善可能随时发生，尤其在年轻患者。

有些患者预后是明确的极差或者没有希望。这些患者的一部分会变成脑死亡，而且可作为器官捐献者。这在其他地方讨论。在其他患者，撤除积极的治疗可能是合理的。这是一个日益复杂的过程，需要时间，需要谨慎的考虑，需要与所有医护成员和患者亲属达成一致意见。

创伤性脑损伤的后果难以定量。病死率是一个容易测量的终点，同时，功能后果是同等重要的测量，因为创伤性脑损伤在社会心理恢复和康复期限上的影响经常要花费大量时间。

创伤性脑损伤的重症监护治疗将来面临挑战是去确定标准的实践和创新是否改善病死率和功能恢复。我们有责任在协会和地区的水平上确保收集的后果数据的正确性。这将阐明流行病学，并为将来研究提供基础。

（王铁华　熊号峰 译　刘景院 校）

参考文献

1. Myburgh JA, Cooper DJ, Finfer SR *et al.* Epidemiology and 12-month outcomes from traumatic brain injury in Australia and New Zealand. *J Trauma* 2008; **64**: 854–62.
2. Martin NA, Patwardhan RV, Alexander MJ *et al.* Characterization of cerebral hemodynamic phases following severe head trauma: hypoperfusion, hyperemia, and vasospasm. *J Neurosurg* 1997; **87**: 9–19.
3. BTF Guidelines. Brain Trauma Foundation. American Association of Neurological Surgeons. Guidelines for cerebral perfusion pressure. *J Neurotrauma* 2000; **17**: 497–506.
4. Myburgh JA. Driving cerebral perfusion pressure with pressors: how, which, when? *Crit Care Resusc* 2005; 7: 200–5.
5. Oertel M, Boscardin WJ, Obrist WD *et al.* Posttraumatic vasospasm: the epidemiology, severity, and time course of an underestimated phenomenon: a prospective study performed in 299 patients. *J Neurosurg* 2005; **103**: 812–24.
6. American College of Surgeons Committee on Trauma. *Advanced Trauma Life Support for Doctors.* Chicago IL: American College of Surgeons; 1997.
7. BTF Guidelines. The Brain Trauma Foundation. The American Association of Neurological Surgeons. Initial management. *J Neurotrauma* 2000; **17**: 463–70.
8. BTF Guidelines. Brain Trauma Foundation. American Association of Neurological Surgeons. Resuscitation of blood pressure and oxygenation. *J Neurotrauma* 2000; **17**: 471–8.
9. BTF Guidelines. Brain Trauma Foundation. American Association of Neurological Surgeons. Hyperventilation. *J Neurotrauma* 2000; **17**: 513–20.
10. BTF Guidelines. Brain Trauma Foundation. American Association of Neurological Surgeons. Hypotension. *J Neurotrauma* 2000; **17**: 591–5.
11. SAFE Study Investigators. A comparison of albumin and saline for fluid resuscitation in the intensive care unit. *N Engl J Med* 2004; **350**: 2247–56.
12. Qureshi AI, Suarez JI. Use of hypertonic saline solutions in treatment of cerebral edema and intracranial hypertension. *Crit Care Med* 2000; **28**: 3301–13.
13. Cooper DJ, Myles PS, McDermott FT *et al.* Prehospital hypertonic saline resuscitation of patients with hypotension and severe traumatic brain injury: a randomized controlled trial. *JAMA* 2004; **291**: 1350–7.
14. Teasdale G, Jennett B. Assessment of coma and impaired consciousness. A practical scale. *Lancet* 1974; **2**: 81–4.
15. BTF Guidelines. Brain Trauma Foundation. American Association of Neurological Surgeons. Mannitol. *J Neurotrauma* 2000; **17**: 521–6.
16. Doyle JA, Davis DP, Hoyt DB. The use of hypertonic saline in the treatment of traumatic brain injury. *J Trauma* 2001; **50**: 367–83.
17. Cooper DJ, Ackland HM. Clearing the cervical spine in the unconscious head injured patient. *Crit Care Resusc* 2005; 7: 181–4.
18. BTF Guidelines. Brain Trauma Foundation. American Association of Neurological Surgeons. Computed tomography scan features. *J Neurotrauma* 2000; **17**: 597–627.
19. Servadei F, Murray GD, Teasdale GM *et al.* Traumatic subarachnoid hemorrhage: demographic and clinical study of 750 patients from the European brain injury consortium survey of head injuries. *Neurosurgery* 2002; **50**: 261–7.
20. BTF Guidelines. Brain Trauma Foundation. American Association of Neurological Surgeons. Trauma sys-

tems. *J Neurotrauma* 2000; **17**: 457–62.
21. BTF Guidelines. Brain Trauma Foundation. American Association of Neurological Surgeons. Management and prognosis of severe traumatic brain injury. *J Neurotrauma* 2000; **17**: 449–554.
22. Maas AI, Dearden M, Teasdale GM *et al.* EBIC-guidelines for management of severe head injury in adults. European Brain Injury Consortium. *Acta Neurochir (Wien)* 1997; **139**: 286–94.
23. Myburgh JA, Upton RN, Grant C *et al.* A comparison of the effects of norepinephrine, epinephrine, and dopamine on cerebral blood flow and oxygen utilisation. *Acta Neurochir Suppl (Wien)* 1998; **71**: 19–21.
24. Van den Berghe G, de Zegher F. Anterior pituitary function during critical illness and dopamine treatment. *Crit Care Med* 1996; **24**: 1580–90.
25. Ract C, Vigue B. Comparison of the cerebral effects of dopamine and norepinephrine in severely head-injured patients. *Intensive Care Med* 2001; **27**: 101–6.
26. McManis P, Lee C, Morgan M *et al.* Neurogenic pulmonary oedema. *Aust N Z J Med* 2000; **30**: 514.
27. Ewig S, Torres A, El Ebiary M *et al.* Bacterial colonization patterns in mechanically ventilated patients with traumatic and medical head injury. Incidence, risk factors, and association with ventilator-associated pneumonia. *Am J Respir Crit Care Med* 1999; **159**: 188–98.
28. Kelly DF, Goodale DB, Williams J *et al.* Propofol in the treatment of moderate and severe head injury: a randomized, prospective double-blinded pilot trial. *J Neurosurg* 1999; **90**: 1042–52.
29. Cremer OL, Moons KGM, Bouman ACB *et al.* Long-term propofol infusion and cardiac failure in adult head-injured patients. *Lancet* 2001; **357**: 117–18.
30. Winkelman C. Effect of backrest position on intracranial and cerebral perfusion pressures in traumatically brain-injured adults. *Am J Crit Care* 2000; **9**: 373–80.
31. BTF Guidelines. Brain Trauma Foundation. American Association of Neurological Surgeons. Nutrition. *J Neurotrauma* 2000; **17**: 539–48.
32. Hammond FM, Meighen MJ. Venous thromboembolism in the patient with acute traumatic brain injury: screening, diagnosis, prophylaxis, and treatment issues. *J Head Trauma Rehabil* 1998; **13**: 36–50.
33. Jacobs DG, Westerband A. Antibiotic prophylaxis for intracranial pressure monitors. *J Natl Med Assoc* 1998; **90**: 417–23.
34. BTF Guidelines. Brain Trauma Foundation. American Association of Neurological Surgeons. Indications for intracranial pressure monitoring. *J Neurotrauma* 2000; **17**: 479–92.
35. BTF Guidelines. Brain Trauma Foundation. American Association of Neurological Surgeons. Recommendations for intracranial pressure monitoring technology. *J Neurotrauma* 2000; **17**: 497–506.
36. Macmillan CS, Andrews PJ, Easton VJ. Increased jugular bulb saturation is associated with poor outcome in traumatic brain injury. *J Neurol Neurosurg Psychiatry* 2001; **70**: 101–4.
37. Castillo MA. Monitoring neurologic patients in intensive care. *Curr Opin Crit Care* 2001; **7**: 49–60.
38. Procaccio F, Polo A, Lanteri P *et al.* Electrophysiologic monitoring in neurointensive care. *Curr Opin Crit Care* 2001; **7**: 74–80.
39. Myles PS, Cairo S. Artifact in the bispectral index in a patient with severe ischemic brain injury. *Anesth Analg* 2004; **98**: 706–7.
40. Carter BG, Butt W. Review of the use of somatosensory evoked potentials in the prediction of outcome after severe brain injury. *Crit Care Med* 2001; **29**: 178–86.
41. Peerdeman SM, Girbes AR, Vandertop WP. Cerebral microdialysis as a new tool for neurometabolic monitoring. *Intensive Care Med* 2000; **26**: 662–9.
42. Maas AI, Steyerberg EW, Murray GD *et al.* Why have recent trials of neuroprotective agents in head injury failed to show convincing efficacy? A pragmatic analysis and theoretical considerations. *Neurosurgery* 1999; **44**: 1286–98.
43. Marmarou A, Fatouros PP, Barzo P *et al.* Contribution of edema and cerebral blood volume to traumatic brain swelling in head-injured patients. *J Neurosurg* 2000; **93**: 183–93.
44. BTF Guidelines. Brain Trauma Foundation. American Association of Neurological Surgeons. Critical pathway for the treatment of established intracranial hypertension. *J Neurotrauma* 2000; **17**: 537–8.
45. BTF Guidelines. Brain Trauma Foundation. American Association of Neurological Surgeons. Intracranial pressure treatment threshold. *J Neurotrauma* 2000; **17**: 493–5.
46. Munch E, Horn P, Schurer L *et al.* Management of severe traumatic brain injury by decompressive craniectomy. *Neurosurgery* 2000; **47**: 315–22.
47. Taylor A, Butt W, Rosenfeld J *et al.* A randomized trial of very early decompressive craniectomy in children with traumatic brain injury and sustained intracranial hypertension. *Childs Nerv Syst* 2001; **17**: 154–62.
48. Clifton GL, Miller ER, Choi SC *et al.* Lack of effect of induction of hypothermia after acute brain injury. *N Engl J Med* 2001; **344**: 556–63.
49. BTF Guidelines. Brain Trauma Foundation. American Association of Neurological Surgeons. Use of barbiturates in the control of intracranial hypertension. *J Neurotrauma* 2000; **17**: 527–30.
50. Edwards P, Arango M, Balica L *et al.* Final results of MRC CRASH, a randomised placebo-controlled trial of intravenous corticosteroid in adults with head injury – outcomes at 6 months. *Lancet* 2005; **365**: 1957–9.
51. Roberts I, Yates D, Sandercock P *et al.* Effect of intravenous corticosteroids on death within 14 days in 10008 adults with clinically significant head injury (MRC CRASH trial): randomised placebo-controlled trial. *Lancet* 2004; **364**: 1321–8.
52. Eker C, Asgeirsson B, Grande PO *et al.* Improved outcome after severe head injury with a new therapy based on principles for brain volume regulation and preserved microcirculation. *Crit Care Med* 1998; **26**: 1881–6.
53. BTF Guidelines. Brain Trauma Foundation. American Association of Neurological Surgeons. Role of antiseizure prophylaxis following head injury. *J Neurotrauma* 2000; **17**: 549–54.
54. BTF Guidelines. Brain Trauma Foundation. American Association of Neurological Surgeons. Glasgow Coma Scale Score. *J Neurotrauma* 2000; **17**: 563–72.
55. BTF Guidelines. Brain Trauma Foundation. American Association of Neurological Surgeons. Age. *J Neurotrauma* 2000; **17**: 573–82.

第 68 章

颌面部和上气道损伤

Cyrus Edibam

颌面部损伤

威胁生命的出血和气道阻塞，是严重的钝性或穿透性颌面部和颈部损伤的常见并发症。损伤可以是单独的或者多发伤的一部分。高达 20% 的面部损伤患者将有威胁生命的相关损伤：15% 伴有闭合性头部损伤，3.5% 伴有气道阻塞，1.5% 伴有肺挫伤和（或）误吸 [1-3]。熟练的紧急气道管理，以及识别脑、颈椎、胸和食管等其他常见相关损伤，对于预防不良后果是至关重要的。本章概述了颌面部、上气道和非骨性颈部创伤紧急处理的基础解剖、病理学、并发症和常见误区。

流行病学

颌面部创伤多发生在 20 ～ 25 岁年龄段，其余年龄组发病率均有所降低。男性发生率是女性的 3 至 5 倍。钝性伤是最常见的机制，占所有额面部损伤的大约 97%[4]。机动车交通事故（MVA）几乎造成钝性伤的 3/4，其余常见的原因是坠落、人身攻击、运动冲撞和工业事故。包括禁止酒驾、座椅安全带和安全气囊的使用在内的立法变化和预防措施，已经降低了 MVA 相关颌面部损伤的发生率 [5-6]。在损伤严重度评分（ISS）＞ 12 的多发创伤患者中，发生额面部损伤者接近 17%，相对应的病死率为 13%[4]。

解剖学方面

骨折、出血、软组织损伤和水肿是面部钝性伤的最常见表现。面部损伤的严重度与所施外力的速度直接相关 [7]。常见的面部骨折有上颌骨（23%）、眶区（22%）、颧骨（16%）、鼻骨（15%）、下颌骨（13%）、牙齿（8%）、牙槽嵴（2%）和颞颌关节（1%）[4]。

下颌骨骨折

下颌骨是唯一的马蹄形骨，它是管状骨、最脆弱、骨皮质最薄；大多数骨折发生在易损部位，不管撞击点的位置 [8]。常见部位是分支（髁颈和下颌角）和第一或第二磨牙水平的体部。多发性骨折常见（64%）[8]，由于力的传导，下颌体骨折常常伴有对顶角或者颈部的骨折。由于下颚肌的作用，下颌骨碎片常常是分离的。双侧下颌角或体部骨折后，由于舌向后移位，可以发生呼吸阻塞——“Andy Gump”骨折 [9-10]。

面中部骨折

面中部 1/3 的骨骼相对薄和强度不足。全部的骨和缝隙都可发生骨折和脱位，当撞击作用于它时，面部骨骼充当可压缩的吸能物质。骨性框架内的一系列腔室（鼻腔、鼻旁窦和眼眶）逐渐塌陷，吸收能量并且保护大脑、脊髓和其他重要结构 [11]。多发的复杂面部骨折较为常见，而单一的面骨骨折罕见。Le Fort 描述了面部骨骼三种主要脆弱的线，由此衍生出 Le Fort 骨折分类 [12]（图 68.1）。Le Fort 骨折垂直于面部骨骼的三种主要垂直桥墩——鼻上颌线、颧上颌线和翼突上颌线“立柱”。Le Fort 骨折混合型（例如，右半侧面 -Le Fort Ⅰ型，左侧面 Le Fort Ⅱ型）占优势，发生单纯型较

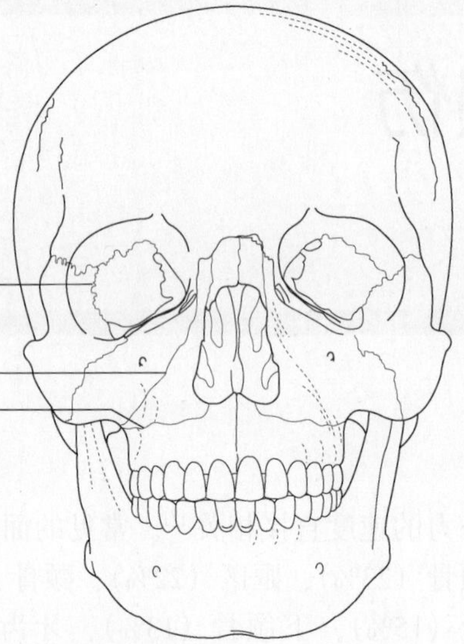

图 68.1 面部骨折的 Le Fort 分类

罕见。对着舌头的软腭和咽后壁向后移位会发生气道阻塞。口腔分泌物、血、骨骼和牙齿碎片及咽壁血肿会加重气道阻塞。

LE FORT Ⅰ（也称为 Guerin 骨折）

这种骨折只涉及鼻前庭水平的上颌骨。它沿着鼻水平线的水平面而行。骨折使上颚和面骨的其余部分分离（即上颚 - 面部分离），而且常常由低速上颌骨打击或者上颌骨侧面打击引起。

LE FORT Ⅱ

这是面中部骨折最常见的[13]。这涉及上颌骨、鼻骨和眼眶中间部，导致上颌骨锥形部分（即锥形分离）自由活动。骨折线从下部鼻柱延伸至眼眶中间壁，然后穿过颧骨上颌突。它由对牙槽中部直接打击，或者口腔闭合时侧面撞击和下方打击下颌骨引起。

LE FORT Ⅲ

因为骨折线平行颅骨基底而且把颅骨和面中部骨折分离，它也称为颅面分离。骨折延伸至上鼻柱和眼眶大部，而且横过颧弓。它涉及筛骨，因此可能在颅骨基底横断筛板[13-14]。这些骨折来源于从上面对鼻骨的直接打击[13]。

颞下颌关节（TMJ）

机械性 TMJ 损伤来源于髁和颧弓骨折，而且可能妨碍张嘴，甚至是在给予肌肉松弛药之后[15]。

颧骨、眼眶和鼻骨骨折

颧骨骨折不常见，但是它附着的上颌骨、额和颞骨是易损的并且可能被破裂。当颧骨移位时，眼眶侧壁和底部的破裂接踵而来。眼眶损伤常常与面中部创伤相关。眼眶区损伤的严重程度从骨膜软组织的水肿和淤血到结膜下出血和视力丧失或者眼球破裂不等。面部骨折致盲损伤的发生率报道为 3% ～ 12%，而且大多数继发于眼球穿透伤而不是视神经损伤[16]。当压力直接作用于眼部时，通过眼球的液压传递于眼内骨性结构，发生眼眶爆裂骨折。下壁较薄弱常常骨折，引起复视、眼球运动受损和眶下感觉减退。鼻骨骨折常见，常引起鼻出血和鼻中隔血肿。

软组织损伤

常见的主要是舌、上颚、咽、颊、眼、鼻泪管、耳、腮腺和面神经等的擦伤、挫伤、裂伤。水肿进展经过 24 ～ 48 小时可能成为大肿块，并造成严重的软组织变形。在此期间，最初无梗阻的开放气道会受压。

出血

钝性颌面部损伤后出血极其常见，但是危及生命的出血较为罕见。多个系列报道的发病率在 1% 至 10% 之间[1, 17-19]。尽管单独软组织裂伤也可引起明显的失血，但大多数严重出血与面中部骨折相关。吞咽大量的血液可能掩盖出血，而且容易发生误吸[20]。

面部创伤出血的原因复杂，因为其血供来源于颈内和颈外动脉，且解剖发生上它们两者之间在面部两侧是一样的。颌内动脉尤其是骨内动脉分支是面部损伤出血的主要来源，该动脉从常见的 Le Fort 骨折缘内经过[16]。因为上颌骨粉碎性骨折的自然特点，几乎不可能发现血管损伤的准确部位[16]。颈内动脉分支比如泪管支和颧支，还有前和后筛骨动脉，也可促成了出血。

伴发伤

颌面部损伤的患者超过一半有其他的损伤，列举如下。

颅底骨折

颅面部损伤常常涉及颅前窝。骨折涉及额骨、额窦、鼻筛复合体或者额-眶复合体，导致颅底骨质缺损，然后引起硬脊膜撕裂进而导致脑脊液（CSF）漏。10% ～ 30% 的颅底骨折可能发生 CSF 漏[21]。临床发现脑脊液鼻溢并不能诊断颅前窝损伤，因为这只代表这个部位存在 CSF。起源可能来自于颞骨骨折，因为 CSF 从中耳经咽鼓管排入鼻腔。中颅窝缺损可通过蝶窦产生鼻溢。大多数瘘出现在损伤一周内。尽管事实上大约 36% 的 Le Fort 骨折伴随前颅窝骨折患者有 CSF 漏，但在面中部骨折患者中脑膜炎并不常见[22-23]。

颈动脉海绵窦瘘可通过搏动性眼球突出和出现眶部杂音做出诊断，它可能发生在颅底和眼眶骨折后。

头和颈椎损伤

在颌面部创伤中，脑损伤发生率差异较大，重度脑损伤在 15% 左右，如果包括所有等级脑损伤则增加至 80%[1,4,24]。颈椎损伤发生率接近 11%。

颌面部损伤和颈椎损伤之间的联系取决于损伤的机制。坠落和机动车交通事故比体育运动或者人身攻击更可能有颈椎损伤[25]。下颌骨损伤伴发颈椎骨折的发生率在 3%[16]，而且这是由于力量直接地或间接地从面部施加到颈椎造成的。C1/C2 和 C5 ～ C7 尤其危险。

其他损伤

胸部的（9% ～ 40%）、腹部的（5% ～ 40%）创伤和肢体骨折（30%）是其他常见的共存损伤[24, 26]。颈内动脉（ICA）创伤性闭塞是颌面部创伤的罕见并发症，在钝性颌面部损伤患者中发生率不足 0.5%[27-28]。当患者在头、面或颈部的创伤或手术后，出现无法解释的神经功能缺失时，最常见的是偏瘫，通常需要考虑该病。如果可疑颈动脉损伤，通过 CT 血管造影来评估颈动脉循环是有用的检查。

损伤评估

气道管理、控制出血和识别其他危及生命的损伤是显然的优先选项。这些在后边进行详细讨论。一旦患者稳定，才能进行正规的面部损伤评估。

病史

面部骨折的评估需要从了解损伤的病史开始。损伤机制对于评估发生其他损伤的可能性非常重要。

查体

体格检查包括观察面部变形、存在眼球内陷、不对称、牙齿闭合不全、鼻中隔偏曲或者血肿、脑脊液鼻溢和张口的程度。颅骨基底骨折相关的其他体征也应注意（鼓室积血、Battle 征、熊猫眼）。双手触诊牙槽突、眶下缘或者额颧缝时有触痛和活动性，提示存在复杂的面中部骨折。鼻-眶-筛骨不稳定也可通过双手触诊确定。应早期和全面地评估视力（清醒的患者）、角膜完整性和瞳孔反射与眼球运动（眼眶爆裂骨折不能向上运动）。如果可能面神经功能也应评估。出现眼眶周围杂音可能提示颈动脉海绵窦瘘。

检查

X 线照相检查包括后位-前位、侧斜位、立体沃特位、立体 Caldwell 位和曲线体层 X 线影像。然而，CT 扫描的应用，尤其是具备三维重建的能力，是现在首选和最准确的成像方法。除了骨变形之外，鼻旁窦的液体，视神经完整性和软组织变形，脑、上颈椎和其他身体区域都能同时被看到。在可能存在颈动脉破裂或者颈动脉海绵窦瘘的情况下，可能需要进行诸如彩色多普勒超声、颈部大血管 CT 血管造影或者标准造影等其他检查。应对鼻腔排泄物进行检测以明确有无脑脊液漏。测定 β-2 转铁蛋白比传统的葡萄糖检测对于检出脑脊液漏更有价值[29]。

气道管理

颌面损伤的气道管理可能较为复杂，这归咎于多个并存的压迫因素（表 68.1）。

紧迫优先级别

- 评估和监测气道阻塞的体征
- 清理气道、辅助呼吸
- 决定性的气道

因为损伤后最初几小时肿胀和水肿逐渐进展，甚至未阻塞的气道可能会受压。在重症监护室（ICU）或者高度依赖性单位（HDU）中进行细致的密切监测是必需的。保持头高位和使用湿化氧气可减少以后气道受压的可能性。血块移动和吸入可导致突然的气道阻塞。部分梗阻体征包括呼吸杂音、喘鸣、肋间和锁骨上窝吸气凹陷和烦躁不安。

偶尔，患者可以采取减轻气道阻塞的体位（即前倾坐位或甚至俯卧位）[30]。简单措施比如吸痰、清理气道和插入口咽通气道就足够了。

在面中部损伤中，在活动的中段上进行向前的手指牵引可能减轻梗阻。双侧下颌骨的角部或体部骨折时，巾镊或者穿过舌的缝线对无支持的舌向前牵引，并且减轻梗阻。

由于解剖变形，球囊和面罩通气可能是困难的，当做出气管插管的决定时这一点应当牢记于心。这些简单手法失败时，必须立即实施

表 68.1　颌面部创伤的气道问题

一般问题	处理
出血 / 碎片	抽吸、补充容量
喉镜检查受损	头低位
血液吞咽误吸的风险	彻底控制出血（见正文）
血块吸入 / 梗阻	
牙齿、骨折碎片	
软组织水肿、血肿	密切监测气道
增加超过 48 小时	头抬高 30°
面罩切合可能差	在气道处理期间保持自主呼吸；喉罩通气
具体问题	
双侧下颌体 / 角骨折	舌或下颏向前牵引，巾钳或者缝合穿过舌体并抬起
舌向后移位	
颞下颌关节（TMJ）损伤	
下颌髁突、颧弓	经鼻气管插管（盲插 / 光导纤维）或者需要外科气道（见正文）
张口受限	
面中部骨折	
面罩封闭差	活动部分向前牵引
软腭向咽部塌陷	
颅骨基底	避免鼻插管
经鼻气管插管禁忌	
面罩通气引起颅腔积气	
颈脊髓损伤	经口气管插管时轴向固定；光导纤维插管；外科气道

决定性的气道管理。

技术（图 68.2）

在选择性气管插管之前，必须准备好外科建立气道的设备。为了确保气道安全，需要根据气道阻塞的表现，和直接喉镜插管的困难程度（张口的程度、明显的解剖学变形和肿胀、操作者经验），来选择气道建立的技术。在躁动的患者或者需要进行紧急气管插管时，如果不是预期的困难气道，可使用快速序列诱导。如果直接喉镜可能较为困难或者可能失败，那么必须保持自主呼吸，并在局麻下实施气管插管。

咽后壁喷洒或喷雾利多卡因（4%）和经环状软骨注射 2 ～ 4 ml 利多卡因（2%）相结合来进行镇痛。同时可对喉上部和舌咽神经进行阻滞[31-32]。在颅骨基底骨折中，经口气管插管是常规选择。

如果存在或者怀疑颈椎损伤，必须保持轴线固定。多种插管技术可以使用，如直接喉镜、光导纤维引导喉镜（口/鼻）、使用发光管芯、经鼻盲法和逆行插管方法[33-34]。操作者应使用自己最熟悉的方法。过量出血可能使光导纤维方法无法开展。

在存在气道阻塞时气管插管失败，必须进行紧急环甲膜切开术。对于那些可能需要长期呼吸机支持的患者（比如多发面部骨折合并脑损伤）可能需要进行气管造口术，而且最好作为准择期性手术在手术室内进行[16]。

出血的处理

局部血管收缩剂对于进行性鼻出血无效。前鼻咽填塞对于控制出血有效。将 Foley 导管插入到后鼻咽部并且球囊充气可阻止失血，尤其应用前端牵引时[20]。如果出血持续，需请整形或者颌面外科医生会诊，以确定手术复位、骨折固定及直接结扎血管等外科选项。颈外动脉结扎和血管造影栓塞可作为最后的补救方法。

决定性处理

手术治疗一般需延迟 4 ～ 10 天以便水肿消退。如果并存重度脑损伤，手术时间可能进

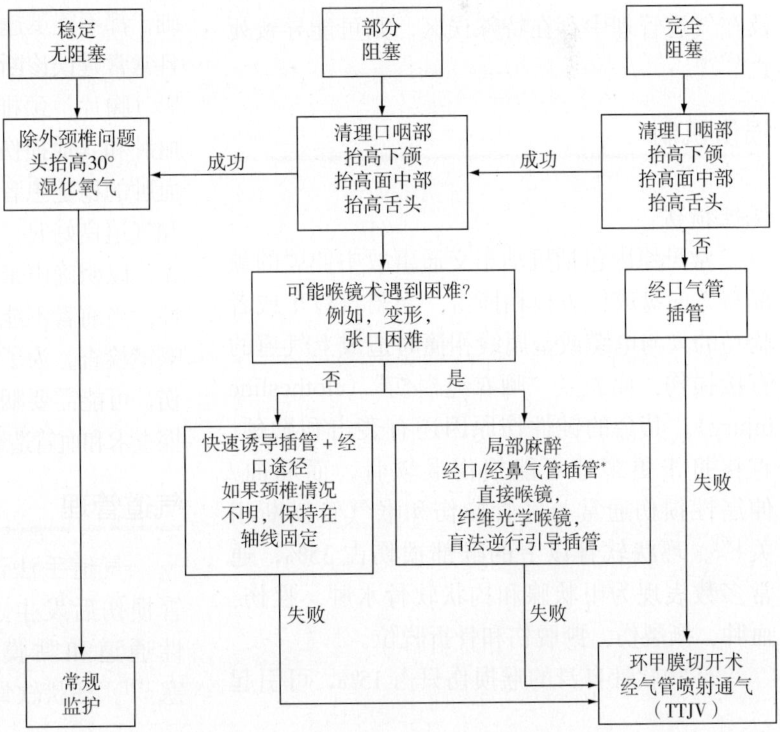

图 68.2　颌面部创伤的气道管理方案。* 在颅骨基底骨折禁忌经鼻插管

一步延迟。如果眼眶损伤出现视神经受压，早期手术治疗可能是合理的。在视神经受压时，应用大剂量类固醇激素仍存在争议，而且其有效性尚未确定[16]。开放伤口的冲洗和清创、面部撕裂伤的缝合和移除异物必须尽早实施，最好在24小时内。

在颅骨基底骨折和脑脊液漏的情况下预防使用抗生素尚有争议，需要遵循当地的实践经验[21]。持续的脑脊液漏（>2周）或者并发脑膜炎或颅腔积气需要手术修复[21]。必须给予正确的破伤风预防。

现代内固定术的应用，已经减少了在择期性面部骨折修复后对颌间固定的需要，只有在不稳定的粉碎骨折才需要使用这种方式进行固定。在骨折修复过程中，目前采用颏下插管作为气管造口术的替代方法[35]。

喉和气管损伤

气道直接损伤罕见，在大多数中心中占到创伤的不足1%[15, 36]。由于胸骨和下颌骨对气道提供骨性保护，在事故中死于窒息的仅占创伤的极小部分。喉气管损伤可分为钝性或者穿透性。如果未能识别这些损伤及其并发症，以及在气道管理中存在特殊误区，则可能导致死亡[37-38]。

损伤机制

钝性损伤

常见原因包括机动车交通事故中伸展的颈部与方向盘或仪表板相撞击。当骑自行车或者骑马的人与电缆或金属线相撞时造成上气道的直接损伤，而发生“晒衣绳损伤”（clothesline injury）。其余的钝性伤原因还有袭击和勒颈。直接打击更多地可能损伤喉软骨，而屈曲/伸展性损伤通常与气管撕伤和喉气管横断相关[37]。环状软骨以上的喉部损伤占35%，通常多数表现为甲状腺和杓状软骨水肿、挫伤、血肿、撕裂伤、撕脱伤和骨折脱位。

环状软骨自身的喉损伤只占15%，可引起喉返神经功能障碍[36]。颈部气管损伤占45%[38]。气管横断通常多数发生在环状软骨和气管连接部[39]。喉和气管黏膜下层的水肿液和空气分隔可引起气道阻塞。软组织中的气体可导致会厌气肿和声门上气道狭窄[40]。用力、讲话和咳嗽可加重水肿。

穿透伤

穿透伤通常由刺伤或枪击伤引起。颈前三角是最常见的进入部位。在刺伤中最常累及颈部气管。上气道损伤中大约1/3有喉损伤[38]。

伴发伤

钝性喉气管损伤的常见伴发伤包括颈椎、脑损伤和多发创伤。在穿透性颈部创伤中，大血管损伤（颈动脉、颈静脉、锁骨下、椎动脉）的发生率为25%～50%，咽、食管损伤发生率为30%，神经损伤（脊髓、臂丛）发生率为12%，胸部顶部损伤发生率为10%[7]。

损伤评估

根据气道的状态和相关伴发伤的表现，来确定检查和处置。以任何临床症状和体征为基础，都不能迅速地评估损伤的程度（表68.2），而且常常延误诊断。所有病例都要进行X线平片摄影（胸片、颈椎）。CT扫描可以证实软骨破裂、血肿和其他损伤，并常在喉触痛、喉内水肿和小血肿的稳定患者中进行。当没有明显的损伤体征和气道良好时，可在局麻下进行纤维喉气管镜检查，以明确声带功能、软骨结构和喉黏膜的完整性。当前者不能获得恰当的显像时，可进行硬质喉镜检查。为了排除呼吸、消化道和大血管的损伤，可能需要咽食管镜检查、造影检查、开放的探查术和血管造影。

气道管理

气道手法治疗的主要并发症均可在喉气管损伤后发生。由于盲探插管术可能造成假性通道和黏膜断裂，可导致完全的气道阻塞[15]。环状软骨压迫可导致喉气管分离，因而

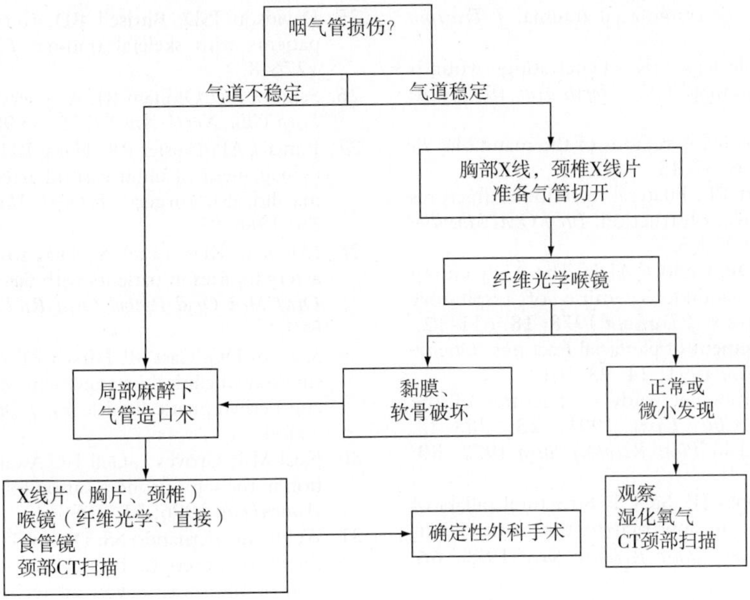

图 68.3　喉气管创伤的气道评估和处理方案

表 68.2　喉气管损伤的临床表现

症状
呼吸窘迫
声嘶
发声困难
咳嗽
喘鸣、呼吸噪声
吞咽困难
体征
喉部轮廓异常
皮下气肿
颈部瘀斑
咯血
检查
X 线平片
软组织气体影
纵隔积气
气胸
颈椎骨折
CT 扫描
软骨和软组织损伤
气道通畅性改变
喉镜检查
声带麻痹
黏膜或软骨破裂
血肿
撕裂伤

是禁忌证。正压通气可使气体泄漏快速恶化，因此在损伤的远端放置引流管之前，尽可能地保持患者自主呼吸。环甲膜切开术可使喉损伤复杂化，故不推荐使用。在等待下一步手术期间，可在直视下经敞口的气道伤口插入气管插管[38]。因此，最佳的插管方式是局麻下气管造口术（图 68.3）。在钝性创伤的病例，在气道的手法治疗中应避免颈椎过度运动。

（熊号峰　王铁华 译　刘景院 校）

参考文献

1. Gwyn PP, Carraway JH, Horton CE. Facial fractures: associated injuries and complications. *Plast Reconstr Surg* 1971; **47**: 225–30.
2. Tung T, Tseng WS, Chen CT *et al.* Acute life threatening injuries in facial trauma patients. A review of 1025 patients. *J Trauma* 2000; **49**: 420–4.
3. Luce EA, Tubb TD, Moore AM. Review of 1000 major facial fractures and associated injuries. *Plast Reconstr Surg* 1979; **63**: 26–30.
4. Hogg NJ, Stewart TC, Armstrong JE *et al.* Epidemiology of maxillofacial injuries at trauma hospitals in Ontario, Canada, between 1992 and 1997. *J Trauma* 2000; **49**: 425–32.
5. Telfer MR, Jones GM, Shepherd JP. Trends in the aetiology of maxillofacial fractures in the United Kingdom (1977–1997). *Br J Oral Maxillofac Surg* 1991; **29**: 250–5.
6. Hussain KW, Wijetunge DB, Grubnic S *et al.* A com-

prehensive analysis of craniofacial trauma. *J Trauma* 1994; **36**: 34–7.
7. Miller RH, Duplechain JK. Penetrating wounds of the neck. *Otolaryngol Clin North Am* 1991; **24**: 15–29.
8. Halazonetis JA. The weak regions of the mandible. *Br J Oral Surg* 1968; **6**: 37–48.
9. Bavitz JB, Collicott PE. Bilateral mandibular fractures contributing to airway obstruction. *Int J Oral Maxillofac Surg* 1995; **24**: 273–5.
10. Seshul MB, Sinn DP, Gerlock AJ Jr. The Andy Gump fracture of the mandible: a cause of respiratory obstruction or distress. *J Trauma* 1978; **18**: 611–12.
11. Wenig BL. Management of panfacial fractures. *Otolaryngol Clin North Am* 1991; **24**: 93–101.
12. Le Fort R. Experimental study of fractures of the upper jaw. *Rev Chir Paris* 1901; **23**: 208–27, 360–79 (Reprinted in *Plast Reconstr Surg* 1972; **50**: 497–506).
13. Manson PN, Hoopes JE, Su CT. Structural pillars of the facial skeleton: an approach to the management of Le Fort fractures. *Plast Recontr Surg* 1980; **66**: 54–61.
14. Cruise CW, Blevins PK, Luce EA. Naso-ethmoidal-orbital fractures. *J Trauma* 1980; **20**: 551–6.
15. Crosby R. The difficult airway 2. *Anesthesiol Clin North Am* 1997; **13**: 495–749.
16. Ardekian L, Rosen D, Peled M *et al.* Life-threatening complications and irreversible damage following maxillofacial trauma. *Injury* 1998; **29**: 253–6.
17. Ardekian L, Samet N, Shoshani Y. Life threatening bleeding following maxillofacial trauma. *J Cranio-Maxillofac Surg* 1993; **21**: 336–40.
18. Thaller SR, Beal SL. Maxillofacial trauma: a potentially fatal injury. *Ann Plastic Surg* 1991; **27**: 281–90.
19. Buchanan RT, Holtmann B. Severe epistaxis in facial fractures. *Plast Reconstr Surg* 1983; **71**: 768–90.
20. Murakami WT, Davidson TM, Marshall LF. Fatal epistaxis and craniofacial trauma. *J Trauma* 1983; **23**: 57–61.
21. Marentette LJ, Valentino J. Traumatic anterior fossa cerebrospinal fluid fistulae and craniofacial considerations. *Otolaryngol Clin North Am* 1991; **24**: 151–63.
22. Maxwell JA, Goldware SI. Use of adhesive in surgical treatment of cerebrospinal fluid leaks. *J Neurosurg* 1973; **39**: 322–36.
23. Laun A. Traumatic cerebrospinal fluid fistulae in the anterior and middle cranial fossae. *Acta Neurochir* 1982; **84**: 215–22.
24. Adams C, Januszkiewicz J, Judson J. Changing patterns of severe craniomaxillofacial trauma in Auckland over eight years. *Aust N Z J Surg* 2000; **70**: 401–4.
25. Davidson JSD, Birdsell BD. Cervical spine injury in patients with skeletal trauma. *J Trauma* 1989; **29**: 1276–8.
26. Schultz RC, Oldham RJ. An overview of facial injuries. *Surg Clin North Am* 1977; **57**: 987–1010.
27. Punjabi AP, Plaisier BR, Haug RH *et al.* Diagnosis and management of blunt carotid artery injury in oral and maxillofacial surgery. *J Oral Maxillofac Surg* 1997; **55**: 1388–95.
28. Marciani RD, Israel S. Diagnosis of blunt carotid artery injuries in patients with facial trauma. *Oral Surg Oral Med Oral Pathol Oral Radiol Endod* 1997; **83**: 5–9.
29. Skedros DG, Cass SP, Hirsch BE *et al.* Beta-2 transferrin assay in clinical management of cerebral spinal fluid and perilymphatic fluid leaks. *J Otolaryngol* 1993; **22**: 341–4.
30. Neal MR, Groves J, Gell IR. Awake fibreoptic intubation in the semi-prone position following facial trauma. *Anaesthesia* 1996; **51**: 1053–4.
31. Webb AR, Fernando SS, Dalton HR *et al.* Local anaesthesia for fibreoptic bronchoscopy: transcricoid injection or the spray as you go technique. *Thorax* 1990; **45**: 474–7.
32. Gotta AW, Sullivan CA. Superior laryngeal nerve block: an aid to intubating the patient with a fractured mandible. *J Trauma* 1984; **24**: 83–5.
33. King H, Huntington C, Wooten D. Translaryngeal guided intubation in an uncooperative patient with maxillofacial injury: a case report. *J Trauma* 1994; **36**: 885–6.
34. Verdile VP, Chang JL, Bedger R. Nasotracheal intubation using a flexible lighted stylet. *Ann Emerg Med* 1990; **19**: 506–10.
35. Chandu A, Smith ACH, Gebert R. Submental intubation: an alternative to short-term tracheostomy. *Anaesth Intensive Care* 2000; **28**: 193–5.
36. Gussack GS, Jurkovich GJ, Luterman F. Laryngotracheal trauma: a protocol approach to a rare injury. *Laryngoscope* 1986; **96**: 660–5.
37. Mathison DJ, Grillo H. Laryngotracheal trauma. *Ann Thorac Surg* 1987; **43**: 254–63.
38. Cicala RS, Kudsk KA, Butts A *et al.* Initial evaluation and management of upper airway injuries in trauma patients. *J Clin Anesth* 1991; **3**: 91–8.
39. Trone TH, Schaefer SD, Carder HM. Blunt and penetrating laryngeal trauma: a 13 year review. *Otolaryngol Head Neck Surg* 1980; **88**: 257–61.
40. Sacco JJ, Halliday DW. Submucosa epiglottic emphysema complicating bronchial rupture. *Anesthesiology* 1987; **66**: 555–7.

第 69 章

胸部损伤

Ubbo F Wiersema

胸部损伤

在澳大利亚大多数胸部损害是由机动车碰撞引起的钝性创伤。少数的病因包括坠落伤，以及刺伤和枪击伤引起的穿通伤。伴随的胸腔外损伤常见。胸部损伤所引起的死亡占全部创伤死亡的 1/4。钝性胸部损伤引起的立即死亡，通常是由胸主动脉、心脏和大血管的钝性破裂导致的。从损伤后即刻存活过来的患者，仍可能有危害生命的损伤，需要适时干预。大多数患者能够使用简单的措施进行处理，包括肋间插管引流、镇痛、氧疗和机械通气。罕有需要开胸术的情况。

由一个有组织的团队来实施即刻评价和复苏，是很重要的。随后进行详细的再次评价，以及恰当的进一步检查，来鉴别所有的损伤和决定患者的安排。

即刻处理

在初次调查期间，要对呼吸、循环和神经状况进行快速评估（表 69.1）。确保气道开放，通过面罩给氧和保证通气。控制明显的外部出血。置入两条大内径的血管内套管针，采集血液样本进行交叉配血、血液学和生化检验，并开始静脉输液。静脉内反复注射小量的阿片类镇痛药，滴定至有效。在初次调查期间，有四个重要的胸部损伤应该去排查，因为对它们进行即刻干预可以挽救生命：

- 张力性气胸
- 开放性（吸吮性）气胸
- 大量胸腔积血
- 心脏压塞

此外，要寻找连枷胸的临床特征，因为如果一旦进行机械通气，则这些表现将不再显现。胸部 X 线照片是最初评价所必备的，应该尽快完成。经肋间心脏超声检查作为创伤超声焦点性评价（FAST）的一个部分，在胸部穿通伤、或者存在血流动力学不稳定时，应该进行检查。ECG 在钝性心脏创伤的评价中非常重要（见下文）[4]。

对于气道损害、严重头部损伤、或者非气胸引起的严重通气不足和（或）低氧血症，有指征进行气管插管和机械通气。血流动力学不稳定应该是可以预计的（表 69.2）。紧急环甲膜切开术和气管造口术很少需要，只在气道阻塞不能经喉部气管插管时才需要。在气管插管后应当插入鼻胃管（或者口胃管，如果怀疑存在面部损伤）进行胃肠减压。

表 69.1　胸部创伤的即刻处理

保证气道开放、氧合和通气
排除或治疗
气胸
胸腔积血
心脏压塞
评价胸腔外损伤
提供镇痛
重新考虑气管内插管和通气

表 69.2 胸部损伤患者中麻醉和正压通气诱发心血管虚脱的原因

麻醉药物过量
低血容量
食管内插管伴低氧血症
张力性气胸
心脏压塞
过敏反应
全身性空气栓塞
严重钝性心脏损伤

气胸

在最初胸片上见到的气胸，应当插入肋间引流管并连接到水封瓶引流系统来进行治疗（图 69.1）。不带吸引的单瓶引流系统通常就足够了。如果气胸未能完全消除，或者如果伴发胸腔积血，应用负压吸引（20 cmH_2O）（图 69.2）。三瓶系统（或者市售“三合一”系统）提供了更精确的吸引控制（图 69.3）。没有指征给予预定的抗生素[5]。

张力性气胸 张力性气胸导致胸膜腔内进行性的空气积聚，造成腔静脉受压和心肺功能失代偿。在临床上，张力性气胸具有下列特征：

- 呼吸急促和心动过速
- 胸部过度膨隆
- 气管向对侧偏斜
- 胸部叩诊反响过强
- 呼吸音降低
- 低血压和颈静脉扩张

如果临床上怀疑张力性气胸，应在胸片检查之前立即插入肋间引流管。对于濒死患者，可以在锁骨中线第二肋间插入带有大内经套管的胸腔造口针来更迅速地引流空气。然而，这很少有必要，而且可能穿刺到肺，不能到达胸膜腔，或者在从套管中拔出针芯时引起扭结。不论成功与否，在穿刺胸腔造口术之后必须进行正规的肋间插管引流。

*开放性气胸*通常在穿通伤后，当胸壁缺损允许气胸与外界直接交通时，就产生了开放性气胸。如果空气能通过缺损进入而不能流出，就能够产生张力。治疗包括在消毒备皮后应用能阻塞、非黏着的、方形的敷料沿着伤口的三个边缘进行密闭包扎。这允许空气通过伤口溢出而不能进入，但是随后应在不紧邻伤口的部位插入肋间引流管。

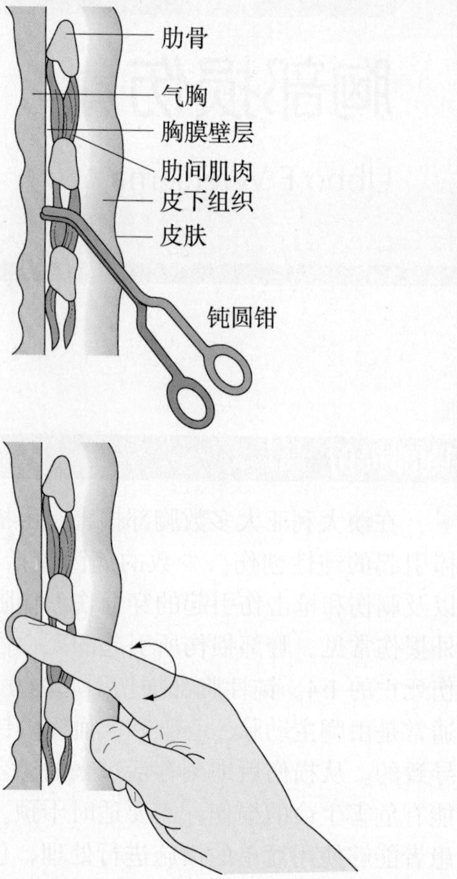

图 69.1 肋间引流管插入。消毒备皮和铺巾后，用 1% 利多卡因在乳头水平的锁骨中线上进行浸润麻醉。横行切开 2 ~ 3 cm 皮肤，用钝圆钳向下分离皮肤直至胸膜，注意紧贴着肋骨上缘以避免损伤神经血管结构。用一个戴手套的手指证实肺和胸壁分离。不用套管针，使用大内径（32F）的引流管插入胸膜腔，在气胸时指向前部，在胸腔积液指向后方。可用弯钳夹持管子前端，引导管子通过胸壁。引流管立即连接上水封引流系统（图 69.2 和 69.3），并且检查获得满意的引流，随着呼吸液体平面潮汐样上升或下降。使用非吸收缝线缝合密闭管子周围切口，并且固定引流管。应用胸片检查胸腔内引流管的位置

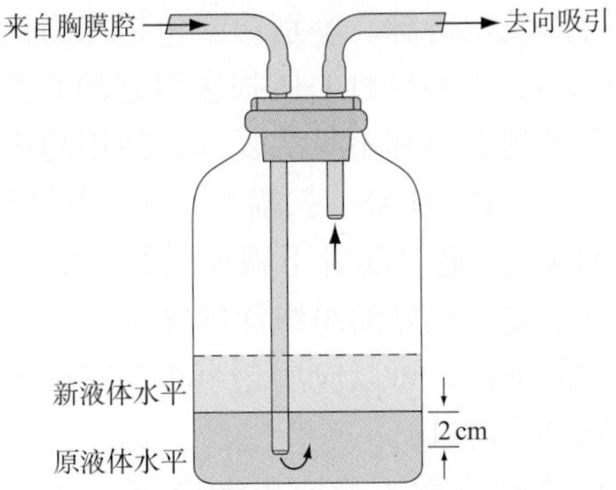

图 69.2　血气胸的单瓶引流系统。如果也存在液体引流，引流空气将很困难，瓶中液体平面（虚线所示）上升并且空心管插入的深度增加。这能通过应用低压吸引（20 cmH_2O）得到克服。箭头所示为气流方向

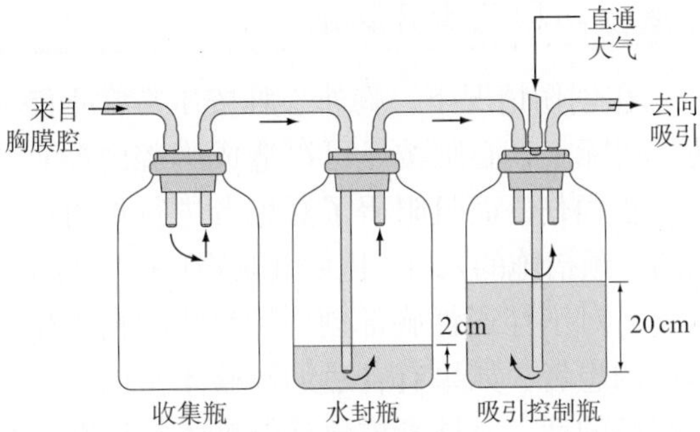

图 69.3　三瓶胸腔引流系统。第一个瓶子（连接到肋间引流管）是一个液体收集容器，第二个瓶子的功能是个单向阀门（水封瓶），第三个瓶子（连接到墙壁吸引）限制吸引的量。通过调整直通大气的管子的深度来设定吸引的水平，同时保证它持续有气泡冒出。市售引流系统在基本原理上与三瓶系统相同。箭头所示为气流方向

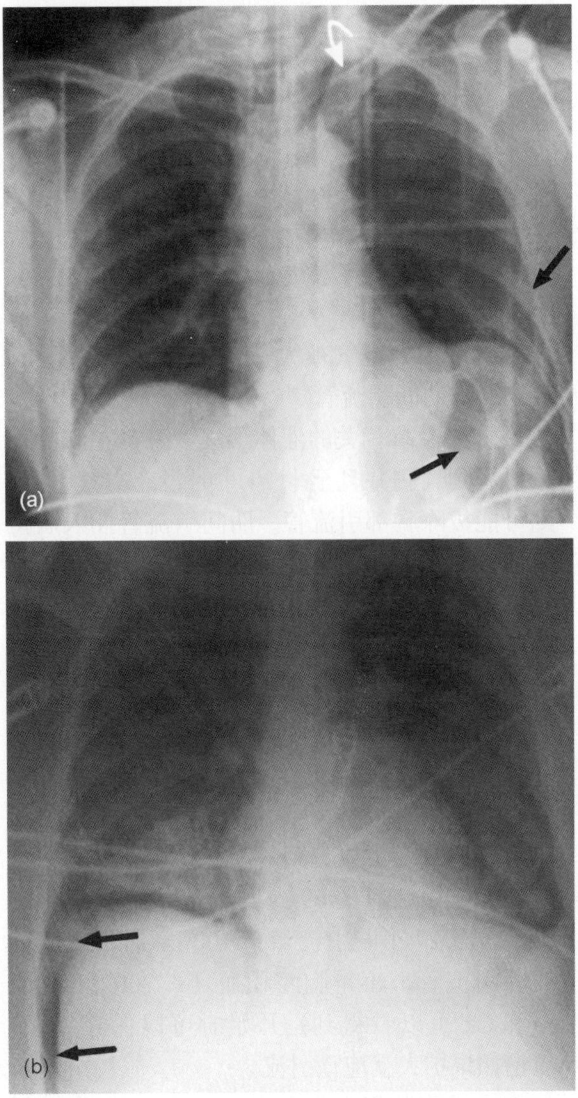

图 69.4　（a）左则中度气胸在仰卧位胸片上的表现。在肺尖可以看到肺胸膜（弯曲箭头）。在左下胸部可以看到高透过性（直箭头）。（b）右侧深沟征的仰卧位胸片表现（箭头）。（Miller LA. Chest wall，lung，and pleural space trauma. *Radiol Clin North Am 2006*; 44: 213–224，viii.）

单纯性气胸在任何阶段都可能产生张力，尤其是使用正压通气时（表 69.2）。小的气胸在最初的胸片上可能被漏诊。在仰卧位，空气向前下方聚集，而且通过深沟征或者胸部一侧比另外一侧的射线透过性增加来证明（图 69.4）[6]。

*隐匿性气胸*定义为在胸部 CT 上可见的但在胸部平片不可见的气胸 [7]。引流不是强制性的，但是如果预计要进行长时间的手术时，存在明显的心肺损害时，或者必须进行医院间转运时，应该考虑进行引流。对于保守性方法，应该仔细地监测患者，因为病情可因气胸扩大而恶化。

皮下气肿。在钝性胸部创伤患者，胸壁上的皮下气肿几乎总是与气胸有关，但是应该提高对其他损伤的怀疑（表 69.3）。气胸可能在胸部平片上看不见，或者因为被皮下气肿掩

表 69.3 气胸、皮下气肿和（或）纵隔气肿的原因

肺穿刺伤
气管支气管损伤
食管损伤
面部和咽部损伤
腹部和腹膜后损伤（气体循道而上）

盖，或者因为空气被大量减压到皮下组织中。应当插入肋间引流管。

如果没有相关的液体聚集，一旦在胸片上不再看到气胸并且至少 24 小时没有空气引出，则可能拔除胸部引流管。肋间引流管插入后持续性空气泄漏和不完全的引流，应该积极检查气管支气管的损伤。然而，应该检查引流管在胸膜腔内的深度和管道的连接，以保证不让外部空气在不经意间进入。无气体泄漏的不完全引流通常是由于导管异位。

胸腔积血

在胸片上可以看到的胸腔积血，应当尽可能地完全引流（图 69.1）。一旦达到胸片上的清除，且 24 小时引流量＜ 100 ml 时，就能够拔除引流管。小量胸腔积血（＜ 300 ml）（超声和 CT 可以看得到）开始时可以保守处理，但是如果扩大就应该引流。

大量胸腔积血定义为＞ 1500 ml，由于低血容量和腔静脉压迫，此外还有低氧血症，引起危及生命的循环衰竭。这需要立即插管引流。如果在开始引流之后进行性出血的量较少，患者在初始复苏以后血流动力学保持稳定，而且血液是静脉血样外观，可以用密切观察来处理患者。进行性出血＞ 200 ml/ 小时，或者 6 小时累积出血＞ 600 ml（相当于大量胸腔积血），是进行开胸手术的一个指征。

心脏压塞

在任何心前区枪击伤或者穿刺伤的患者，都应当怀疑心脏压塞。它很少发生在钝性创伤，但是如果存在与失血量不成比例的低血压和颈静脉怒张，就应该怀疑。在自主呼吸的患者，可以发现奇脉。鉴别诊断包括张力性气胸（很类似）、严重钝性心脏损害引起的心源性休克、或者延迟的和不足的复苏。使用超声能够发现心包液体（FAST 扫描）[3]。使用低频探头（3.5 MHz），通过肋骨下视窗进行心脏结构成像，可以提供很好的组织深度穿透力。如果诊断仍不能确定，可以应用超声心动图或者最合适的剑突下窗口。

血流动力学不稳定患者应该接受开胸手术 [8]。在特定的稳定患者可以实施剑突下心包切除术，但是可能需要转换为开放性开胸手术。心包穿刺术在紧急情况下很少有效，但是可以在穿刺伤之后的迟发性心包渗出的引流中发挥作用 [8]。

心搏骤停和急诊开胸术

在创伤情况下，胸外心脏按压常常不能成功。实际上，心脏按压可以造成胸腔内器官的进一步损伤，而且阻碍了对患者进行更可能有用的干预措施的入口，比如（双侧）插入肋间引流管。对于穿通性胸部创伤后目睹的丧失生命体征的患者，如果有合适的经验丰富的医疗人员在场的话，应该考虑急诊开胸术。这在钝性创伤中很少成功。标准的方法是左侧前外侧开胸术，这为特殊干预提供了进入胸腔的入口 [8]：

- 解除心脏压塞
- 控制胸腔内出血
- 控制大量气体栓塞和支气管胸膜瘘
- 横行钳闭降主动脉
- 胸内心脏按压

在这些拖延措施（损伤控制）之后，紧接着转移患者到手术室来完成手术 [9]：

- 心脏损伤的决定性修复
- 肺损伤的肺神经束切除术、楔形切除术或叶切除术 / 全肺切除术
- 血管损伤的修复或移植

手术后患者被收入 ICU 进行复温、纠正

凝血病和复苏。

特殊损伤

对特殊胸部损伤应系统性地进行排除。影像技术扮演着重要的角色。临床所见影响着检查的选择。血流动力学和呼吸的不稳定程度将决定是否能够将患者转运到影像科室。当地的设备条件和医生的经验可能会限制可利用的选项。胸外损伤常常会决定检查和处理的优先次序。随着快速高分辨 CT 扫描装置的出现，常规进行胸部 CT 已经日益流行，尤其是当患者需要进行腹部和头部 CT 时。为了使检查易于进行，可能需要进行气管插管和机械通气（例如，情绪激动的酒精中毒创伤患者）。

钝性主动脉损伤

钝性主动脉损伤经常发生在活动的主动脉弓与固定的下部主动脉之间的连接处，正好在左侧锁骨下动脉起源的远端，是严重的减速性损伤的结果。由直接创伤导致升主动脉和主动脉弓血管的损伤，极少发生。钝性主动脉损伤可以分为：

- 明显的主动脉损伤：内膜和中层全层破坏。存在破裂的高度危险。
- 轻微的主动脉损伤：限于内膜和中层内侧部分的撕裂。放射学上这表现为小于 1 cm 的内膜瓣，伴有微小的主动脉周围血肿。

大多数钝性主动脉损伤患者在现场死于主动脉壁横断或相关损伤。他们中能够达到医院的人中，90% 具有明显的主动脉损伤[11]。临床体征包括双上肢脉搏不相同、主动脉瓣假性缩窄症或肩胛间的杂音，但是这些很少被发现。如果损伤的机制是具有提示性的快速的减速，如高速的（大于 90 km/h）机动车或摩托车的碰撞，或者行人被车辆碰撞。

历史上，胸片作为筛查试验（来检测纵隔血肿）和主动脉血管造影作为钝性主动脉损伤的诊断试验[12, 14]。最近，为了筛查和诊断的目的，CT 和超声心动图已经被引入[15]：

- 胸片：钝性主动脉损伤的特征表现是由于主动脉周围出血引起的正常纵隔轮廓变形。纵隔增宽（在主动脉结水平 > 8 cm）是主要的表现（表 69.4）[12,16]。高质量的立位胸片具有很高的敏感性（> 90%），但是对于主动脉损伤的阳性预测值很低。历史上，这导致了大量的阴性主动脉造影。此外，仰卧位胸片放大纵隔宽度，而且在急性创伤情况下往往质量较低。左侧纵隔宽度（> 6 cm），或者左侧纵隔宽度与纵隔宽度的比值（> 0.6）可以提高特异性[16]。
- 薄层螺旋胸部 CT：可显示主动脉损伤的直接征象。然而，主动脉损伤通常是通过主动脉周围血肿来间接地表现出来，而且需要进一步的诊断试验[13]。不过，对于鉴别主动脉周围血肿与其他类型纵隔血肿，排除纵隔形态异常的其他原因，螺旋 CT 提供了一个有用的筛查方法。因此，对于具有高危损伤机制的血流动力学稳定患者，提倡常规进行胸部 CT 检查，尤其已计划进行其他部位 CT 扫描时[13, 17]。多排探测器胸部 CT（超过 16 个探测器）在多个平面中提供了足够的分辨率，使其能够用作单独的诊断试验。然而，CT 对于分支血管损伤的诊断作用仍未明确（表 69.5）[18]。
- 经食管超声心动图：是一种快速和便携的检查，使其更适合于不稳定患者（气管插管）的检查。它为主动脉损伤提供了高的

表 69.4　钝性主动脉损伤的胸片征象

主动脉周围血肿的征象	间接征象
纵隔增宽（> 8 cm）	左侧血胸
主动脉弓模糊	左侧胸膜帽
肺主动脉窗模糊	第一或第二肋骨骨折
气管、左主支气管或鼻胃管偏斜	
气管旁纹理增厚	

表 69.5 主动脉分支血管损伤的征象

锁骨上血肿
双上肢脉搏不一致
臂丛神经麻痹或卒中
胸片显示上纵隔增宽

诊断准确度，而且也允许用于钝性心脏损伤的检查 [19-20]。然而，对主动脉远端、主动脉弓近端和主要分支的影像诊断价值有限。因此，如果发现纵隔血肿，但是未鉴别出主动脉损伤，需要进行进一步检查 [19]。如果怀疑上气道或食管损伤，它是禁忌的。

- 主动脉造影：相对耗时且需转移患者至血管造影室，在不稳定患者中有潜在的危害。然而，如果怀疑分支血管损伤 [18]，或者如果在其他诊断影像后仍未确定时 [14]，它是首选的检查（表 69.5）。主动脉造影对于放置管腔内支架是必不可少的，对于手术计划也是必需的。

重要的主动脉损伤需要立即进行手术或管腔内支架修复 [21]。然而，这不应当优先于挽救生命的手术（比如开颅手术或开腹手术）[12]。手术选择包括直接修复（夹闭和缝合）或保持主动脉远端灌注的方法 [14]。后者降低了术后由于脊髓缺血导致截瘫的风险，但是常常需要全身肝素化，这可能会加重其他损伤的出血 [15]。如果严重的伴发伤或并发症导致手术风险高到难以接受时，手术应当延迟，有时不能确定 [12，22]。在这种情况下，管腔内支架修复仍然可行 [21]。保守治疗包括抗高血压治疗（β-阻滞剂 ± 血管扩张剂），并进行系列影像检查以评估假性动脉瘤是否逐渐扩大，那样的话就将需要干预。微小动脉损伤也可能期望进行处理 [11,15,20]。

钝性心脏损伤

钝性心脏损伤是由心脏在胸骨和脊柱之间受挤压、心腔内压力突然变化或者减速剪切力损伤引起。已经报道的损伤范围广泛，但是可根据临床结局和是否需要进行干预分类如下 [4]：

- 轻微的 ECG 和心脏酶异常：窦性心动过速和期前收缩较为常见，但是常常不经干预在 24 小时内消除。
- 复杂心律失常：可引起心力衰竭或持续性低血压，常需抗心律失常治疗。
- 游离壁破裂：这常常是致命的，但是心房破裂可能与心包出血和（或）填塞同时出现。需要立即引流和修复。
- 心力衰竭：严重的心肌损伤、间隔破裂（引起左向右分流）或者瓣膜损伤（引起反流）可发生心力衰竭。瓣膜损伤可能直到数周后才显现。间隔破裂和重度瓣膜损伤需要手术。心肌功能不全需要正性肌力药支持。
- 冠状动脉损伤：这很罕见，而且 ECG 上 ST 段抬高更可能是由原发性心肌梗死引起。

所有患者都应该有一个入院 ECG（图 69.5）。如果 ECG 正常，而且患者年轻、血流动力学稳定、没有心脏病史，显著损伤的风险很低，而且不需要进一步心脏评估。其他患者应当针对重要的心脏损伤（心律失常或心力衰竭）以后的转归进行监测 [4]。血流动力学仍然稳定、只有轻微 ECG 变化以及在损伤后 6 ~ 8 小时的肌钙蛋白水平正常的患者，发生心脏并发症的风险低 [4，23]。无法用其他损伤、心力衰竭或者持续性心律失常解释的低血压患者，有指征进行超声心动图检查 [4]。未移位的胸骨骨折本身并不需要心脏评估 [24]。

气管支气管损伤

气管支气管的钝性破裂是由挤压伤，或者迅速减速伴发固定的气管和活动的肺之间气道的剪切力引起的。右侧主支气管近端是最常见损伤部位 [25]。大的损伤可导致呼吸窘迫、皮下气肿和咯血（表 69.3）[26]。胸片可显示气胸和纵隔气肿。在开始正压通气后病情会有戏剧性的恶化（表 69.2）。对于较小的损伤，最初的表现常常被伴发伤掩盖而延误诊断。伴大量气体泄

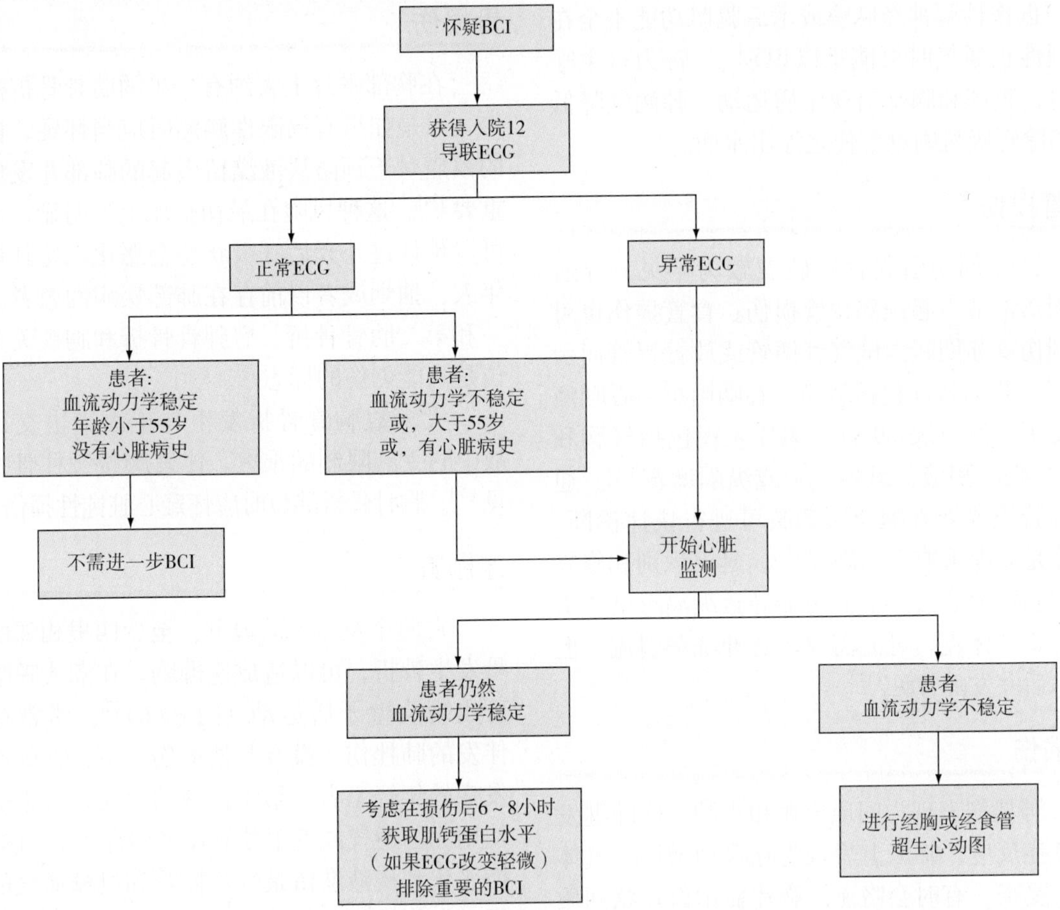

图 69.5　评估可疑心脏钝性损伤（BCI）患者的方案（Modified from Schultz JM，Trunkey DD. Blunt cardiac injury. Crit Care Clin 2004; 20: 57-70.）

漏的持续性气胸、或复发的气胸和肺塌陷，提示需要进一步检查。可曲支气管镜证实诊断和鉴别损伤的水平。治疗通常采取一期修复，虽然非手术处理方法已有报道 [27]。任何一种方法都有阻塞后肺炎、脓胸或支气管扩张等晚期并发症 [25]。

对于穿通性创伤，颈部气管是最常见的损伤部位。需要立即进行气管插管（首选可曲式支气管镜），套囊位于撕裂部位远端以消除气体泄漏。对于大的颈部伤口，紧急情况下可直接通过伤口插入气管插管。

膈肌破裂和膈瘫痪

膈肌破裂的常见机制是车辆直接撞击腹部引起巨大的腹部压迫。来自侧面冲击碰撞，但未使用座椅安全带时，膈肌破裂的风险较高。合并伤很常见 [28]。左侧横膈破裂更为常见，因为右侧横膈先天比较强壮而且受到肝保护。

症状（呼吸困难和胸痛）是非特异性的。罕有在胸部听诊闻及肠鸣音。胸片的诊断性表现为肠管疝入胸腔和鼻胃管在左侧横膈上。间接征象包括膈肌抬高或轮廓变形，或者胸腔积液，但是这些可被临近的肺病变、膈神经损伤或正压通气所掩盖 [29]。胸片诊断的精确度低，常常导致延误诊断，除非做进一步影像学检查。多排 CT 具有较高的诊断精确度，但是如果仍不能确定，需要进行核磁共振成像或可视胸腔镜 [29-31]。对于预防肠坏死或穿孔，立即手术修复很重要。手术路径的选择（剖腹手术或开胸术）要根据合并伤的情况来决定。

创伤性膈神经麻痹或术后膈肌功能不全在强制性正通气时可能难以识别 。转为自主呼吸时，腹部和胸壁出现矛盾运动、肺潮气降低和撤除呼吸机困难等使之浮出水面。

食管损伤

钝性创伤引起食管破裂较为罕见。穿通性创伤常常引起颈部食管损伤。食管损伤也可因创伤复苏期间尝试气管插管或放置胃管而引起[32]。临床特征包括胸痛、吞咽困难、吞咽痛和皮下气肿（表 69.3）。胸片表现包括气胸和（或）胸腔积液、纵隔气肿或纵隔增宽[26]。通过食管镜或者吞咽泛影葡胺可进行快速诊断。治疗是立即采取手术修复[32]。延迟识别和修复（超过损伤后 12 小时）可能导致纵隔感染并引起感染性休克，可能需要广泛冲洗和引流，但是术后并发症常见[32]。

肺损伤

肺挫伤表现为间质出血和水肿，伴随继发的炎症反应。临床上表现为呼吸功增加、气体交换受损、有时会咯血。胸片显示斑片状间质浸润或者不局限于解剖学肺段的实变。开始时气体交换和胸片表现可能不明显，经过最初 24 ~ 48 小时后恶化[2,6]。CT 对于挫伤更敏感，而且能定量分析受累的肺容积来预测急性呼吸窘迫综合征（ARDS）的风险[33]。如果没有并发症（ARDS、肺炎或误吸），预期临床和胸片在 3 ~ 5 天内恢复[6, 33]。

治疗主要是支持治疗，包括湿化氧疗，鼓励自主呼吸患者做深呼吸和咳嗽。如出现气体交换差，可使用无创通气。对于顽固性低氧血症，或者如果因肺外原因需要气管插管时，有指征进行气管插管和机械通气。没有指征常规使用皮质激素，重叠肺炎时需使用抗生素[2]。

在肺部钝性或穿通性创伤后，出现肺部结构破坏时发生肺裂伤，形成充满血液或空气的腔[6]。胸片上肺裂伤最初常常被临近的挫伤所掩盖，但是典型的挫裂伤需要数周来消除，而且可能并发脓肿形成或者支气管胸膜瘘[6]。

骨损伤

在胸部平片上大约有一半的肋骨骨折被漏诊，但是如果有局限性触痛时应当怀疑。良好的镇痛对于预防痰液潴留引起的肺部并发症很重要[34]。这种风险在最初临床上不明显，但是可以预计过几天后呼吸状态会恶化，尤其在老年人、抽烟或者以前存在肺部疾病的患者。第一和第二肋骨骨折、肩胛骨骨折和胸锁关节脱位是高能创伤的标志[6]。

大多数胸骨骨折发生与正面撞击交通事故中的受到限制的乘客。伴发胸腰脊柱骨折常见[24]。胸骨骨折移位时应怀疑心脏钝性损伤[24]。

连枷胸

在两个及以上的地方、至少四根相邻的肋骨发生骨折，可以造成连枷胸，在潮式呼吸时可出现胸壁矛盾运动（图 69.6）[2]。常常存在伴发的肺挫伤。没有其他损伤、不存在肺部并发症的年轻患者，给予良好的镇痛，常常能够使用无创通气或者单独氧疗来治疗[35]。气体交换恶化和痰液潴留是气管插管和机械通气的指征。在相关伴发伤和并发症不严重的患者，通常不需要延长的机械通气支持。为了减少机械通气的时间，对于重度连枷胸患者提倡进行手

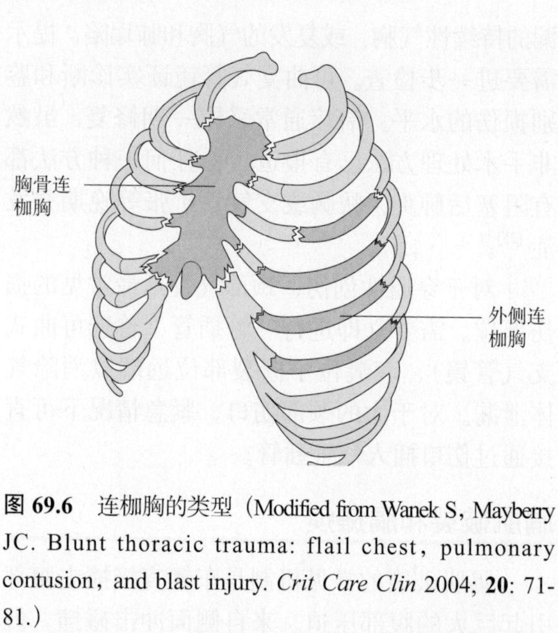

图 69.6 连枷胸的类型（Modified from Wanek S, Mayberry JC. Blunt thoracic trauma: flail chest, pulmonary contusion, and blast injury. *Crit Care Clin* 2004; **20**: 71-81.）

术固定[36]。

胸膜外血肿

当胸壁出血不进入胸腔时，出现创伤性胸膜外出血[37]。胸片显示侧壁阴影，它不引起肋膈角变钝或者随重力移动。巨大血肿应当用胸管或者开胸术清除。

全身空气栓塞

这常见于穿通伤，而且是立即威胁生命的。典型表现是开始正压通气后循环衰竭，在肺泡压力超过肺静脉压力时出现（表 69.2）。没有脑损伤时局灶性神经学改变也提示此诊断。头颅 CT 特征性表现已经描述[38]。

当怀疑此诊断时，首选保持自主通气。如果必须采用正压通气，应当使用 $FiO_2 = 1.0$，然后将通气压力和潮气量降到最低。应当考虑使用双腔气管插管或支气管阻断器进行选择性单侧肺通气，和（或）高频通气[8]。然而，有指征进行紧急开胸术肺门夹闭或肺隔离[8]。高压氧治疗已用于治疗脑空气栓塞，但常常是不切合实际的[38]。

并发症和 ICU 治疗

在入住 ICU 时常常需要进行复温、纠正凝血障碍和液体复苏。开胸术后患者应预料到心脏压塞和持续性空气泄漏[9]。对于经历肺手术的患者，有指征对液体治疗采取限制性方法。然而，应保证恰当的液体复苏。对所有患者均应采用慎重的输血策略[39]。

对于伴随其他危重疾病或者损伤的患者，应当使用预防血栓栓塞和上消化道应激性溃疡的措施。恰当的营养对改善代谢亢进和分解代谢的变化、降低脓毒症的发生和改善预后很重要。营养应尽早开始，首选经肠道途径。鼻胃管鼻饲受胃潴留的限制，在这些患者鼻空肠管喂养常常成功。

急性呼吸衰竭和机械通气

呼吸并发症常见。当急性肺损伤发生在创伤后早期时，常见原因是肺挫伤、误吸、大量输血和长时间休克或者复苏延迟伴发严重的全身炎症反应。误吸伴随持续性肺叶塌陷是支气管镜的适应证，以祛除由颗粒阻塞物引起的支气管阻塞。当肺损伤发生在数日之后时，更可能的原因是肺源性或非肺源性的脓毒症。

气管插管患者机械通气的方法遵循与其他危重患者同样的原则：

- 急性肺损伤 /ARDS 患者采用肺保护策略进行通气[41]。然而，如果伴发脑损伤，高 PEEP 和允许性高碳酸血症是禁忌的。
- 气胸或者气管支气管损伤患者应当采用低 PEEP、低气道峰压，而且如有可能应尽早过渡到自主通气。
- 连枷胸患者可从中等水平 PEEP 的夹板效应获益。
- 撤离机械通气失败应当引起对液体过负荷、膈损伤、心脏功能不全或连枷胸的怀疑。

痰液潴留

痰液潴留导致进行性肺塌陷，伴随气体交换受损、增加呼吸功和增加感染的风险。吸烟者、先前存在呼吸疾病者的风险更加显著。在自主呼吸的患者中，需要给予良好的镇痛而无过度镇静，允许患者进行深呼吸和充分咳嗽。在气管插管 / 机械通气的患者，湿化、气管内吸痰和定期改变体位很重要。在咳嗽不充分的非插管患者，但又没有机械通气的其他指征，微创气管造口术可避免对传统气管插管的需要。

镇痛

适当的镇痛对于深呼吸和有效的咳嗽是必需的，如果达到上述效果，将有可能减少非严重创伤患者对气管插管的需求。镇痛也便于胸部物理治疗和早期活动，降低肺部并发症。镇痛的选择取决于疾病的严重度，而且随时间而改变。选项包括[34]：

- 静脉吗啡：反复少量推注或者持续输注。这是气管插管和机械通气的重度损伤患者的主要镇痛剂。应用吗啡的患者自控镇痛（PCA）可被用于合作的非插管患者。
- 胸部硬膜外输注：联合阿片类和局部止痛药（比如芬太尼 2 μg/ml + 0.125% 布比卡因，以 5 ～ 15 ml/h 给予）这是非插管患者的首选，尤其是老年人，如果有四根或以上肋骨骨折，或者有心肺并发症。对于仍然明显需要镇痛的机械通气患者，这种方法可促进成功拔管。
- 肋间神经阻滞：如果只有少数低位肋骨骨折可使用这种方法。即可单次大剂量（0.5% 布比卡因 20 ml）注入一个肋间隙，也可少量注入多层水平。可能需要反复注射。
- 脊柱周围阻滞：除了进行胸外科手术外这种方法罕有使用。
- 非甾体抗炎药：这些药只在完全复苏、肾功能正常、而且没有其他禁忌证时使用。
- 对乙酰氨基酚：除外存在肝功能不全后，常规给予。

肺炎

脓毒症是大创伤后晚期死亡的主要原因。皮肤表面屏障破坏、坏死的组织和存在侵入性引流和导管，使得创伤患者尤其易于细菌感染。在胸部损伤患者，肺挫伤、急诊插管、休克、输血和存在胸腔外损伤增加了医源性肺炎的风险 [42]。

早发肺炎（住院前几天内）由损伤时的误吸导致，尤其是脑损伤时。常见的病原体有流感嗜血杆菌、肺炎球菌和厌氧菌。晚发医院性肺炎更可能是由需氧革兰阴性杆菌和金黄色葡萄球菌引起。

如果胸片上有新的或者进展性浸润和呼吸状态恶化，可怀疑肺炎的诊断。然而，新的浸润也可由肺挫伤、胸腔积液、肺不张、误吸和肺水肿引起。出现脓痰、新的发热和白细胞增多支持感染。确诊依赖于气管抽吸物或者支气管镜样本培养 [43]。抗生素治疗应当针对病原微生物。在不稳定的患者应当立即开始速效的经验性抗生素，并在 48 ～ 72 小时后再次评估。

预防措施包括：仔细洗手，减少气管插管和机械通气时间，半卧位，肠内营养，避免过度镇静或者高血糖，以及避免长期预防性抗生素 [43]。消化道选择性去污仍有争议。

残留的血胸和脓胸

引流不充分的血胸，在数日内变成血凝块，而且经过肋间胸管不能引流出来。血凝块机化和纤维化，伴随胸膜逐渐增厚（纤维胸）。这造成肺容积损失、肺顺应性受损和脓胸形成的风险增加。残留血胸应该使用超声或者 CT 进行评估。在临床情况稳定的患者，没有侵犯到胸膜腔的少量血胸（< 300 ml），可以观察。然而，出现呼吸受损、可疑脓胸或者残留的血胸超过 500 ml，则需要进一步引流。这应当在 5 ～ 7 内，在形成纤维胸和脓胸之前完成。

如果最初的胸管位置不佳或者堵塞，最好在超声或者 CT 引导下通过不同的皮肤切口放置第二个胸管。在没有出血素质或者脓胸形成的情况下，早期可尝试用胸膜内给予溶栓药清除残留的血胸（最初血胸几天内）。链激酶 250，000 单位或者尿激酶 100 000 单位溶于 100ml 盐水中慢慢灌入胸管，每日 4 小时，直到血胸溶解、引流量减少 [44]。另外一种方法，视频辅助胸腔镜手术（VATS）可用于血流动力学稳定、能耐受单肺通气的患者 [30-31]。这些方法失败或者已经形成脓胸，需要正规的开胸术 ± 胸膜剥脱术。

脂肪栓塞综合征

脂肪栓塞常常发生在长骨骨折的患者 [45]。尽管脂肪栓塞综合征（伴随肺、神经和皮肤后遗症）不常见，但氧饱和降低常常发生，而且在肺实质受损患者中更加严重和时间更长 [46]。治疗是支持性的，但是早期复苏和骨折固定是重要的预防措施 [45]。早期（< 24 小时）髓内钉是选择的固定方法，这引起的矫形并发症

比其他的固定方法少，而且比延迟手术的肺并发症少[47]。然而，内固定可能促发脂肪栓塞，需要较长的手术时间和造成比外固定更多的失血[47]。因此，在严重胸部损伤患者，使用外固定临时固定是首选，几天以后再行髓内钉固定[47]。

预后

胸部损伤患者报道的死亡率变化很大，反映了胸部损伤和伴发胸外损伤的严重程度。最初预测不良后果的生理学指标有低 Glasgow 昏迷评分、低血压和高呼吸频率。严重钝性创伤患者，双侧胸部损伤死亡率明显高于单侧，而且更多依赖于肺实质损伤程度而不是胸壁损伤程度[48]。高龄与更坏的结局高度相关，即便老年人似乎更多的是遭受肋骨骨折而非肺实质损伤[48]。在老年人，死亡和肺炎的风险随着肋骨骨折数量的增加而增加。在年轻人，较好的生理储备意味着只有四根或者更多肋骨骨折时结果才明显变坏[34, 49]。肥胖患者（BMI > 30）比非肥胖患者在住院期间可能罹患更多的并发症[50]。

（王铁华 熊号峰 译 刘景院 校）

参考文献

1. Kulshrestha P, Munshi I, Wait R. Profile of chest trauma in a level I trauma center. *J Trauma* 2004; **57**: 576–81.
2. Wanek S, Mayberry JC. Blunt thoracic trauma: flail chest, pulmonary contusion, and blast injury. *Crit Care Clin* 2004; **20**: 71–81.
3. Scalea TM, Rodriguez A, Chiu WC *et al.* Focused Assessment with Sonography for Trauma (FAST): results from an international consensus conference. *J Trauma* 1999; **46**: 466–72.
4. Schultz JM, Trunkey DD. Blunt cardiac injury. *Crit Care Clin* 2004; **20**: 57–70.
5. Maxwell RA, Campbell DJ, Fabian TC *et al.* Use of presumptive antibiotics following tube thoracostomy for traumatic hemopneumothorax in the prevention of empyema and pneumonia – a multi-center trial. *J Trauma* 2004; **57**: 742–8; discussion 748–9.
6. Miller LA. Chest wall, lung, and pleural space trauma. *Radiol Clin North Am* 2006; **44**: 213–24, viii.
7. Ball CG, Kirkpatrick AW, Laupland KB *et al.* Incidence, risk factors, and outcomes for occult pneumothoraces in victims of major trauma. *J Trauma* 2005; **59**: 917–24; discussion 924–5.
8. Hunt PA, Greaves I, Owens WA. Emergency thoracotomy in thoracic trauma – a review. *Injury* 2006; **37**: 1–19.
9. Rotondo MF, Bard MR. Damage control surgery for thoracic injuries. *Injury* 2004; **35**: 649–54.
10. Guerrero-Lopez F, Vazquez-Mata G, Alcazar-Romero PP *et al.* Evaluation of the utility of computed tomography in the initial assessment of the critical care patient with chest trauma. *Crit Care Med* 2000; **28**: 1370–5.
11. Malhotra AK, Fabian TC, Croce MA *et al.* Minimal aortic injury: a lesion associated with advancing diagnostic techniques. *J Trauma* 2001; **51**: 1042–8.
12. Nagy K, Fabian T, Rodman G *et al.* Guidelines for the diagnosis and management of blunt aortic injury: an EAST Practice Management Guidelines Work Group. *J Trauma* 2000; **48**: 1128–43.
13. Dyer DS, Moore EE, Ilke DN *et al.* Thoracic aortic injury: how predictive is mechanism and is chest computed tomography a reliable screening tool? A prospective study of 1,561 patients. *J Trauma* 2000; **48**: 673–82; discussion 682–3.
14. Fabian TC, Richardson JD, Croce MA *et al.* Prospective study of blunt aortic injury: multicenter trial of the American Association for the Surgery of Trauma. *J Trauma* 1997; **42**: 374–80; discussion 380–3.
15. Degiannis E, Boffard K. Critical decisions in trauma of the thoracic aorta. *Injury* 2002; **33**: 317–22.
16. Wong YC, Ng CJ, Wang LJ *et al.* Left mediastinal width and mediastinal width ratio are better radiographic criteria than general mediastinal width for predicting blunt aortic injury. *J Trauma* 2004; **57**: 88–94.
17. Mirvis SE. Thoracic vascular injury. *Radiol Clin North Am* 2006; **44**: 181–97, vii.
18. Holdgate A, Dunlop S. Review of branch aortic injuries in blunt chest trauma. *Emerg Med Australas* 2005; **17**: 49–56.
19. Cinnella G, Dambrosio M, Brienza N *et al.* Transesophageal echocardiography for diagnosis of traumatic aortic injury: an appraisal of the evidence. *J Trauma* 2004; **57**: 1246–55.
20. Vignon P, Martaille JF, Francois B *et al.* Transesophageal echocardiography and therapeutic management of patients sustaining blunt aortic injuries. *J Trauma* 2005; **58**: 1150–8.
21. Andrassy J, Weidenhagen R, Meimarakis G *et al.* Stent versus open surgery for acute and chronic traumatic injury of the thoracic aorta: a single-center experience. *J Trauma* 2006; **60**: 765–71; discussion 771–2.
22. Hirose H, Gill IS, Malangoni MA. Nonoperative management of traumatic aortic injury. *J Trauma* 2006; **60**: 597–601.
23. Rajan GP, Zellweger R. Cardiac troponin I as a predictor of arrhythmia and ventricular dysfunction in trauma patients with myocardial contusion. *J Trauma* 2004; **57**: 801–8; discussion 808.
24. von Garrel T, Ince A, Junge A *et al.* The sternal fracture: radiographic analysis of 200 fractures with special reference to concomitant injuries. *J Trauma* 2004; **57**: 837–44.
25. Kiser AC, O'Brien SM, Detterbeck FC. Blunt tracheobronchial injuries: treatment and outcomes. *Ann Thorac Surg* 2001; **71**: 2059–65.
26. Euathrongchit J, Thoongsuwan N, Stern EJ. Non-

vascular mediastinal trauma. *Radiol Clin North Am* 2006; **44**: 251–8, viii.
27. Self ML, Mangram A, Berne JD *et al.* Nonoperative management of severe tracheobronchial injuries with positive end-expiratory pressure and low tidal volume ventilation. *J Trauma* 2005; **59**: 1072–5.
28. Reiff DA, McGwin G Jr, Metzger J *et al.* Identifying injuries and motor vehicle collision characteristics that together are suggestive of diaphragmatic rupture. *J Trauma* 2002; **53**: 1139–45.
29. Iochum S, Ludig T, Walter F *et al.* Imaging of diaphragmatic injury: a diagnostic challenge? *Radiographics* 2002; **22**(Spec No): S103–16; discussion S116–8.
30. Carrillo EH, Richardson JD. Thoracoscopy for the acutely injured patient. *Am J Surg* 2005; **190**: 234–8.
31. Lowdermilk GA, Naunheim KS. Thoracoscopic evaluation and treatment of thoracic trauma. *Surg Clin North Am* 2000; **80**: 1535–42.
32. Asensio JA, Chahwan S, Forno W *et al.* Penetrating esophageal injuries: multicenter study of the American Association for the Surgery of Trauma. *J Trauma* 2001; **50**: 289–96.
33. Miller PR, Croce MA, Bee TK *et al.* ARDS after pulmonary contusion: accurate measurement of contusion volume identifies high-risk patients. *J Trauma* 2001; **51**: 223–8; discussion 229–30.
34. Simon BJ, Cushman J, Barraco R *et al.* Pain management guidelines for blunt thoracic trauma. *J Trauma* 2005; **59**: 1256–67.
35. Gunduz M, Unlugenc H, Ozalevli M *et al.* A comparative study of continuous positive airway pressure (CPAP) and intermittent positive pressure ventilation (IPPV) in patients with flail chest. *Emerg Med J* 2005; **22**: 325–9.
36. Tanaka H, Yukioka T, Yamaguti Y *et al.* Surgical stabilization of internal pneumatic stabilization? A prospective randomized study of management of severe flail chest patients. *J Trauma* 2002; **52**: 727–32; discussion 732.
37. Rashid MA, Wikstrom T, Ortenwall P. Nomenclature, classification, and significance of traumatic extrapleural hematoma. *J Trauma* 2000; **49**: 286–90.
38. Ho AM, Ling E. Systemic air embolism after lung trauma. *Anesthesiology* 1999; **90**: 564–75.
39. Croce MA, Tolley EA, Claridge JA *et al.* Transfusions result in pulmonary morbidity and death after a moderate degree of injury. *J Trauma* 2005; **59**: 19–23; discussion 24.
40. Knudson MM, Ikossi DG. Venous thromboembolism after trauma. *Curr Opin Crit Care* 2004; **10**: 539–48.
41. Fan E, Needham DM, Stewart TE. Ventilatory management of acute lung injury and acute respiratory distress syndrome. *JAMA* 2005; **294**: 2889–96.
42. Croce MA, Tolley EA, Fabian TC. A formula for prediction of posttraumatic pneumonia based on early anatomic and physiologic parameters. *J Trauma* 2003; **54**: 724–9; discussion 729–30.
43. Guidelines for the management of adults with hospital-acquired, ventilator-associated, and healthcare-associated pneumonia. *Am J Respir Crit Care Med* 2005; **171**: 388–416.
44. Inci I, Ozcelik C, Ulku R *et al.* Intrapleural fibrinolytic treatment of traumatic clotted hemothorax. *Chest* 1998; **114**: 160–5.
45. White T, Petrisor BA, Bhandari M. Prevention of fat embolism syndrome. *Injury* 2006; **37**(Suppl 4): S59–67.
46. Wong MW, Tsui HF, Yung SH *et al.* Continuous pulse oximeter monitoring for inapparent hypoxemia after long bone fractures. *J Trauma* 2004; **56**: 356–62.
47. Pape HC, Giannoudis P, Krettek C. The timing of fracture treatment in polytrauma patients: relevance of damage control orthopedic surgery. *Am J Surg* 2002; **183**: 622–9.
48. Pape HC, Remmers D, Rice J *et al.* Appraisal of early evaluation of blunt chest trauma: development of a standardized scoring system for initial clinical decision making. *J Trauma* 2000; **49**: 496–504.
49. Brasel KJ, Guse CE, Layde P *et al.* Rib fractures: relationship with pneumonia and mortality. *Crit Care Med* 2006; **34**: 1642–6.
50. Brown CV, Neville AL, Rhee P *et al.* The impact of obesity on the outcomes of 1,153 critically injured blunt trauma patients. *J Trauma* 2005; **59**: 1048–51; discussion 1051.

第 70 章

脊柱损伤

Geoff A Gutteridge

很少有损伤像脊髓损伤（spinal cord injury，SCI）那样对患者及其家庭造成如此的破坏性冲击。永久性的残疾给患者带来了巨大的躯体、心理和功能障碍。此外，由于劳动力丧失，住院、康复及后续治疗的费用，给个人及社会带来了巨大的经济成本。

病因学

在发达国家，脊髓损伤的发病率为每年每百万人口 12 ~ 53 例（除外入院前即死亡的病例）[1]。不同国家的发病率和病因有差异。80% 的患者为男性，通常是在 15 ~ 35 岁年龄组。

脊柱损伤的主要发病原因包括汽车、摩托车及自行车事故（50%），跌落伤（15% ~ 20%），以及运动损伤（10% ~ 25%）[1]。酒精摄入是常见的相关因素。在脊髓损伤中，工作相关损伤占 10% ~ 25%，躯体暴力相关损伤占 10% ~ 20%，在美国尤其以枪击伤多见。运动和娱乐的损伤显示正在增加（但目前很少由潜水引起），而且老年人脊髓损伤的发病率在逐渐增加，特别是来自跌倒 [2]。缺血性脊髓损伤偶尔由主动脉损伤或横行钳闭引起。以往存在的脊柱病变更容易出现脊髓损伤，包括骨性关节炎、强直性脊柱炎、风湿性关节炎和先天性脊柱畸形。

脊髓损伤中 55% 发生于颈部（多数在颈 4 ~ 6 水平），胸段、胸腰段和腰骶段各占脊髓损伤的 15%。45% 的脊髓损伤是完全性，其余 55% 为不完全性。20% ~ 60% 的脊髓损伤伴有头部和胸部损伤 [1]。

发病机制

脊柱损伤

颈椎

根据“两柱”理论（two-column concept），颈椎损伤根据相关发病机制可以用多种方法进行分类 [3-5]。区别主要在于事实是前柱压缩伴随着后柱牵张，或者相反。根据主要损伤的机制以及这些损害所具有的特征性 X 线影像学特点，可以对损伤分类（表 70.1）。

胸腰段

根据脊柱的“三柱”理论（three-column concept）提出的 Denis 分类法，已经被广泛采用。主要的损伤的分类列于表 70.2。

脊髓损伤

脊髓的创伤引起即刻的原发性损伤和迟发的继发性损伤。

表 70.1　颈部脊柱损伤

屈曲过度
屈曲过度和旋转
伸展过度
伸展过度和旋转
垂直压缩或爆裂损伤
侧屈
直接剪切力
穿通伤
其他

表 70.2 主要胸腰部脊柱损伤

压缩骨折
爆裂骨折
座椅安全带类型损伤
骨折脱位

原发性损伤

直接的机械损伤可以对脊髓产生局部的压迫、撕裂和牵拉伤。横断性损伤并不常见。阻碍节段性供血动脉可以导致缺血性脊髓损伤。

继发性损伤

对脊髓继发性损伤机制的了解来自于动物的实验性脊髓损伤。局部缺血和低灌注起始于损伤部位，并且经过数小时从损伤部位向两个方向进行性扩展。并发于高位脊髓损伤的动脉低血压，引发脊髓丧失自身调节功能。除了缺血机制之外，许多其他机制可能也参与了继发性损伤，包括释放自由基、花生四烯酸类、钙离子、蛋白酶、磷脂酶和兴奋毒性神经递质（如谷氨酸）。

点状出血起始于灰质内，经过数小时的进展，导致脊髓内的显著出血。那儿有水肿、细胞染色体降解和空泡形成，而且最终导致神经元坏死。凋亡也会经常出现，尤其是少突神经胶质细胞[1]。在白质中血管源性水肿、轴突变性和脱髓鞘会相继出现。在出血区域会出现多形核白细胞的浸润。最终出现凝固性坏死和空腔形成。

临床表现

严重创伤或头部损伤的患者，如果伴有感觉或运动的症状或体征，或者患者主诉颈部或背部疼痛，要怀疑脊柱或脊髓损伤的可能。

神经系统评估

详细的神经系统检查十分必要，包括运动功能、感觉功能（脊髓丘脑束和薄楔束）以及反射，同时也包括肛门的运动功能、感觉功能和反射。同时应当测量肺活量。在脊髓损伤及其预后的评价方面，这些神经学检查提供了非常有用的信息。但是，由于头部损伤或其他损伤，疼痛，酒精和给予镇痛药物或其他药物的影响，这些检查可能难以实施。

在清醒患者，脊髓损伤可明显地表现为肢体麻痹或无力、感觉麻木和反射消失。

完全性脊髓损伤表现为在断裂节段平面以下的肌肉麻痹，伴有节段性躯体和内脏感觉丧失。临床上经常出现脊髓休克，具有肌肉弛缓麻痹、腱反射消失、血管扩张、膀胱功能消失和麻痹性肠梗阻。脊髓休克这个术语，是指伴有损伤神经平面以下躯体和自主神经反射活性丧失的神经源性“休克”。在分离的脊髓节段的远端反射活动恢复以前，脊髓休克通常会持续 1 ～ 3 周。

名词术语

脊髓损伤的相关术语已经标准化[8]。

- 四肢瘫痪（tetraplegia）（而不是四肢麻痹）：是指由于椎管内神经元损害造成的脊髓颈段的运动和（或）感觉功能受损或丧失。
- 截瘫（paraplegia）：是指脊髓的胸段、腰段、骶段以及椎管内的脊髓圆锥、马尾的损害或丧失。
- 神经平面（neurological level）：通常指的是具有双侧正常感觉和运动功能的最尾侧脊髓节段。由于两侧经常存在差异，最好在每侧分别描述各自的运动和感觉平面（作为各自的具有正常感觉和运动功能的最尾侧脊髓节段）。在本文中，正常的运动功能被定义为肌力 3 级，同时所有头侧运动平面的肌力为 5 级。
- 骨骼平面（skeletal level）：是指 X 线显示的脊柱受损伤最严重的平面。
- 完全性损伤（complete injury）：是指在最低的骶段没有感觉和运动功能。如果神经平面以下的位置仍有感觉和运动神经支配，则称为部分保留区域（zone of partial preservation）。这一术语仅用于完全性脊髓损伤中。如果在神经平面以下仍保留部分神经支配的感觉和运动功能，而且包括最低的骶段（即保留肛门感觉和肛门外括约肌收缩功能），这种损伤称为不完全损伤。完全和不完全脊髓损伤的分级采用 ASIA 脊髓损伤评分（表 70.3）[8]。

不完全脊髓损伤

不完全脊髓损伤表现为多种独特的综合征。

- 脊髓中央综合征：是最常见的损伤，通常是由于颈部过伸对颈段的损伤，常常发生在有椎管狭窄的老年患者。表现为相对于下肢，上肢出现不成比例的麻痹，以及不同程度的感觉丧失。
- 脊髓前角综合征：具有双侧广泛的瘫痪伴痛温觉丧失，但是双侧薄楔束的深感觉保留。
- 布朗-塞卡尔综合征（Brown-Sequard syndrome）：由于脊髓的一侧损伤，导致同侧运动和深感觉丧失，同时对侧痛温觉丧失，通常由穿通伤造成。
- 脊髓圆锥综合征：由于 T12/L1 损伤伴有腰段和骶段脊髓的损害，造成上运动神经元和下运动神经元型的广泛下肢瘫痪。
- 马尾综合征：L1 节段以下骨骼损伤伴有腰骶神经根损害，导致下运动神经元型麻痹，以及膀胱和直肠反射消失。
- 无 X 线异常的脊髓损伤：主要发生在儿童，但是随着 MRI 的广泛应用目前已不多见。

无意识或不合作患者

对于无意识或不配合的患者，进行神经系统检查是非常困难的。在这种情况下，表 70.4 中的体征对诊断会有所帮助，并且可以通过 MRI 或者躯体诱发电位确诊。

脊柱损伤

清醒的患者多半有颈背部疼痛和压痛。在胸腰段棘突触诊可有落空感。然而，在伴发头部和其他主要损伤、或者饮酒的患者，脊柱损伤容易被忽略。

联合损伤

颈椎损伤 / 四肢瘫痪

全部大创伤中颈椎损伤的发病率为 1% ~ 3%。然而，头部损伤患者中 2% ~ 10% 伴有颈椎损伤。头部损伤越重，出现颈椎损伤的可能性越高。头部损伤患者都应怀疑有颈椎损伤，直到确实排除。在颈椎损伤的患者中，25% 具有不同程度的头部损伤，2% ~ 3% 有严重头部损伤。

胸椎腰椎损伤 / 双下肢瘫痪

虽然胸部损伤经常出现，但由于无法

表 70.3 美国脊椎损伤协会（ASIA）损伤评分

A	完全：骶段 S4–S5 感觉和运动功能没有保留
B	不完全：神经平面以下包括骶段 S4–S5 感觉功能保留但是运动功能没有保留
C	不完全：神经平面以下运动功能保留，而且损伤神经以下超过一半关键肌肉肌力小于 3 级
D	不完全：神经平面以下运动功能保留，而且损伤神经以下超过至少一半关键肌肉肌力大于等于 3 级
E	正常：感觉和运动功能正常

表 70.4 意识丧失或者不配合患者脊髓损伤的体征

损伤平面以上疼痛有反应，但是之下没有
上肢和（或）下肢弛缓性反射消失
屈曲的肘部不能伸展提示颈部脊髓损伤
矛盾呼吸伴随吸气时上胸部凹陷（不存在上气道梗阻或胸部损伤）
不适当的血管扩张（伴发低血压，伴有胸腰部脊髓损伤时血管扩张在下肢而非上肢）
无法解释的心动过缓、低血压
阴茎异常勃起
肛门张力和反射丧失

拍摄立位胸片却很难评价，而且存在脊柱损伤相关的纵隔血肿。胸部增强螺旋CT检查用于评估胸部损伤，并且用来除外主动脉损伤[13]。虽然，主动脉造影来评估主动脉损伤可能更好。

如果存在脊髓损伤时，腹部损伤很难诊断。然而，如果患者出现严重低血压、牵涉性肩部疼痛，在脊柱或者胸部X线发现的游离气体或液体，则应当怀疑伴有腹部损伤。腹部CT、诊断性腹腔穿刺和超声检查可以帮助进一步确定损伤情况。

影像学

X线平片（图70.1）

对可疑脊柱损伤的患者，除了在意识丧失或者多发伤患者以外，X线平片仍然是首选的筛查方法。但是平片未发现异常不能排除脊柱损伤。如果拍摄角度不当、技术质量差、观察者没有经验，可能发现不了病变。即使没有上述限制，颈部X线片仍可能漏诊颈部的骨折和半脱位，应该保持高度的怀疑。全颈椎的恰当视窗应当包含颅底至C7-T1关节。椎前软组织的异常经常存在，而且提示细微的损伤。

在大多数医院，对于创伤患者拍摄三位片是常规的检查方法（表70.5），这包括前后位、侧位和齿位（开口位）。有学者建议采用加拍双斜位的五位片来提高诊断质量，但是部分研究认为这在诊断率上并无不同。对于胸腰段损伤，前后位和侧位是常规检查方法。

计算机断层扫描（CT）

对于脊髓损伤的检查，CT的敏感性明显高于X线片，尤其是使用较新的多排CT。目前CT已在脊柱损伤的检查、评估以及排除脊柱损伤中发挥着主要的作用[18]。

CT扫描的适应证包括：

- X线平片未获足够信息。
- 尽管X线检查未见异常，但是临床上高度怀疑损伤的存在。例如进行性或持续性的颈部疼痛或压痛，或者神经症状或体征进展。
- 可疑的X线平片表现。
- X线平片异常：对X线所见的骨折、半脱位和脱位的进一步检查。经常在脊柱的同一位置、邻近的或远处椎体发现另外骨折。
- 评估椎管。

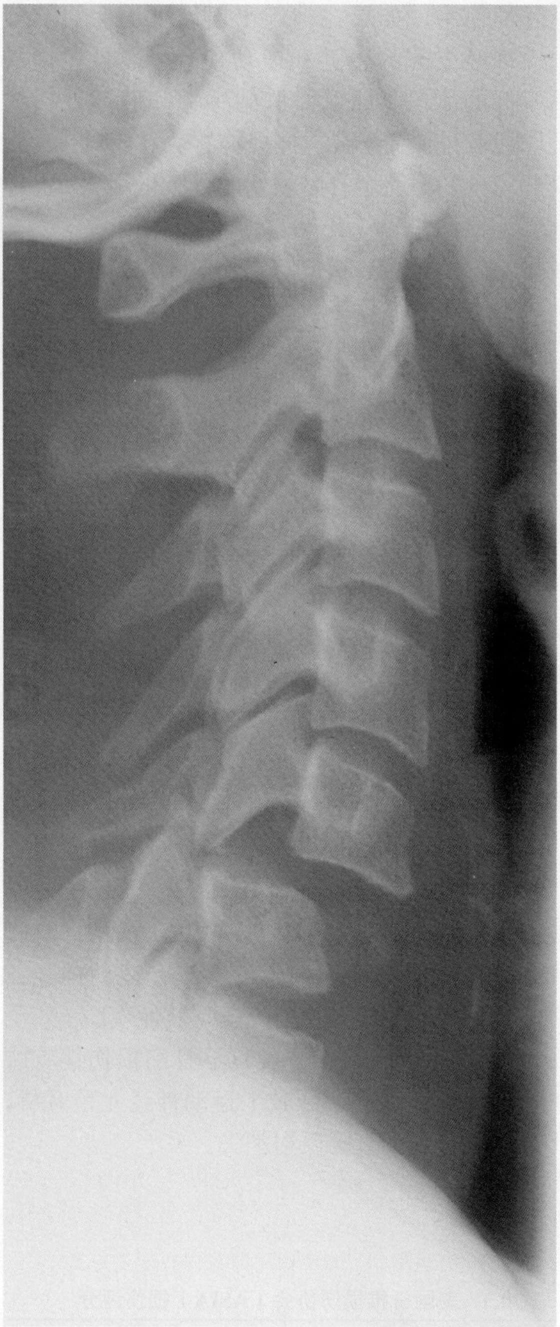

图70.1 颈椎侧位X线平片显示C5/6脱位

表 70.5　颈椎 X 线平片的基础检查

必须包括枕骨髁到 C7 ~ T1 关节	
侧位片是最重要的而且会显示大多数损伤	
检查：	
对线：	
椎体	前、后脊柱线
棘突在前后位片上的根	侧面对线
在斜位片上的椎弓板	脊骨椎弓板线
	后颈椎线
骨改变：	
骨完整性、密度、外形	
椎体高度	前位、后位
根，椎弓板	侧位
脊、横突	
寰椎，枢椎	
间隙：	
椎间盘间隙	
棘间隙	
突前（寰 - 枢椎）间隙	
关节面	
寰枢椎关节、寰枕关节	
软组织：	
椎骨前软组织阴影	

然而，所有怀疑或者证实的脊柱损伤，都应进行 CT 检查。如果患者意识丧失或者罹患严重的或多发的创伤，CT 扫描应该作为颈椎或胸腰椎损伤的一线影像检查[2, 19]，而不必进行 X 线平片筛查。并且常规需要行矢状位和冠状位重建。根据临床需要脊柱 CT 扫描可以和其他部位同时进行。目前 CT 脊髓造影已经被 MRI 替代，但如果没有 MRI 检查条件或者存在 MRI 的禁忌证，则可以进行。

磁共振成像（MRI）（图 70.2）

MRI 对软组织有较好的分辨率，包括对韧带、椎间盘和脊髓本身，它能很好地显示脊髓损伤的部位、程度和性质。但是 MRI 检查需要把患者置于一个物理隔离环境，而且需要较长的检查时间。然而，MRI 可以为神经缺损的评估、预后的评价和制定外科手术方案提供非常

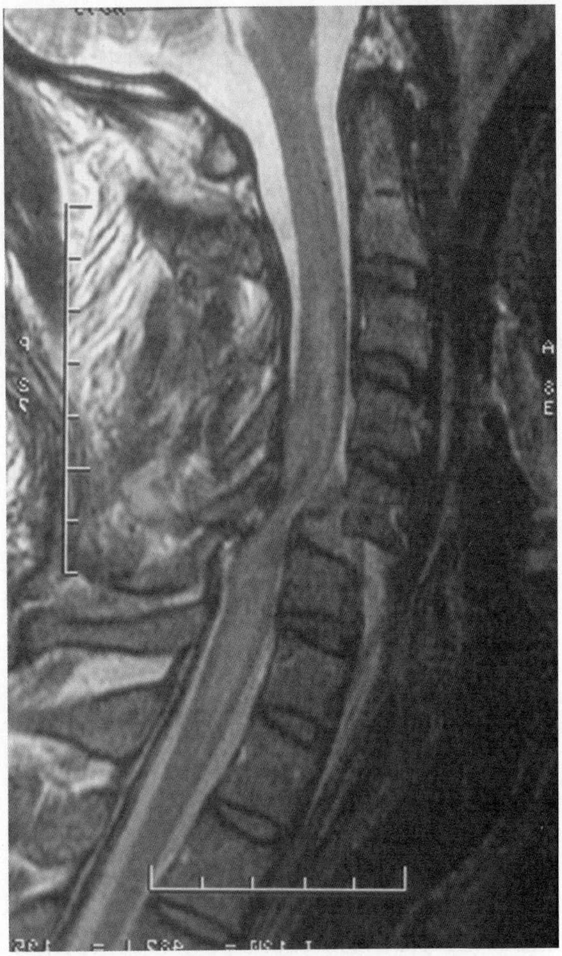

图 70.2　T2 加权像显示脊髓的严重损伤（与图 70.1 同一个患者）

重要的信息。如果患者出现不能解释的神经学缺损，损伤的神经平面与骨骼平面不一致，或者神经状况恶化，都需要紧急进行 MRI 检查。

颈椎损伤的排除

尽管对常见损伤的知晓程度是令人满意的，但是从漏诊脊髓损伤的严重后果的角度来看，排除脊柱损伤必须在充分的影像检查后，由有经验的专家来胜任。由漏诊脊柱损伤引起的神经学恶化仍然发生，通常是由于影像学信息不充足造成的[20]。

加拿大颈椎损伤治疗规定，提出了在急诊科对清醒的、稳定的损伤患者进行影像学检查

的指南[21-22]，但并不经常用于ICU患者。目前对于ICU中无意识患者排除颈椎损伤仍有争议，且没有标准化的方法。最佳的方法似乎是采用薄层多排螺旋CT扫描，并进行重建。对于特定的病例仍需进一步行MRI检查，例如高速机制的损伤或者损伤评分很高的患者，而不是采用屈伸位影像来检查有无不稳定韧带损伤。

早期排除颈髓损伤是希望允许早期去除护颈圈，由于它有多个问题，包括褥疮、气道管理的困难、中心静脉置管困难以及增加头部损伤相关的颅内压[26]。

治疗

脊柱损伤早期处理的主要原则涉及预防继发性损伤和为神经功能恢复提供最佳的条件。强调重点在于复苏措施、制动，加上优良的排除脊柱损伤的协议。

院前处理

对所有创伤患者都应该假定其伴有脊柱损伤，直到可以明确排除。如果脊柱损伤十分明显，也应当遵循基本的创伤评估和复苏的原则。

呼吸和循环系统

首先要保证气道通畅，清除气道异物，抬举下颌，必要时使用口咽或鼻咽导气管。必须保证足够的通气，并准备面罩供给补充氧气。可能需要紧急气管插管和人工辅助通气。

高位脊髓损伤可引起低血压，而且需要扩充血浆容量以纠正相对低血压，但是要避免过度的容量扩充。低血容量也可能由于合并的其他损伤造成。

固定

如果怀疑存在颈髓损伤，必须将患者从事故现场解救出来。使用四人平托患者，一人控制头颈部，手法将患者的头部固定在中立位。颈部使用坚固的硬质颈圈固定，使颈部不能运动。将患者仰卧放置于带有约束带和枕部衬垫的硬质脊柱板上，并予以固定。在头部两侧放置沙袋，并用宽带通过前额将头部安全固定在脊柱板上。对可疑伴有胸腰段损伤患者应进行整体搬运或原木样滚动，避免扭曲。

低体温

注意保暖，避免体温过低，对脊髓损伤患者很重要。

急诊处理

脊柱损伤的最初处理遵循普遍的创伤分拣原则：初次调查、复苏和细致的再次调查。之前讨论过的措施如建立恰当的气道、提供充足的通气和循环，应该持续进行来缩小任何进一步的继发性脊髓损伤。

待病情稳定后，在保持脊柱固定的情况下进行确定性X线和CT检查。护颈圈无法做到对患者颈部进行刚性固定，在搬运时仍然需要手法固定颈部。在急诊室和放射科要注意预防体温过低，这是一个始终存在的问题。对于脊柱骨折部位和（或）其他损伤的疼痛，可能需要使用吗啡镇痛。

对于脊髓损伤患者应插入鼻胃管，来防止胃内容物误吸和由于伴发肠梗阻引起的肠道扩张。留置尿管监测尿量，并防止膀胱过度膨胀。要注意皮肤，预防和护理压迫区域的皮肤很重要。如果要使用大剂量的皮质类固醇激素，应该在脊髓损伤后8小时内使用（见药物治疗）。如果患者病情稳定，建议尽早转运至一个最终治疗机构，比如多学科的脊髓损伤参照中心。已经证明这能够减少并发症，并且缩短住院时间。脊柱损伤患者（特别是四肢瘫），入院后应收入ICU来监测和处理呼吸和循环问题[28]。

医院内/ICU处理

呼吸系统

呼吸功能障碍

呼吸系统功能不全是脊髓损伤并发症的主

要原因，特别是四肢瘫的患者[29-30]。

四肢瘫：膈肌由颈 3 ~ 5 节段神经支配。因颈 5 脊髓损伤的患者，膈肌的神经支配是完整的，但是大约 50% 的患者仍然需要短期的机械通气。颈 4 脊髓损伤会出现膈肌神经支配的部分丧失，几乎都需要短期机械通气。因颈 3 脊髓损伤的患者，膈肌的大部分支配神经都丧失，在损伤初期都需要机械通气，大约 50% 的患者需要永久性机械通气。斜角肌和肋间内肌瘫痪会导致矛盾呼吸，腹肌瘫痪会引起咳痰无力。

肺活量下降显著，在就诊时通常在 1 ~ 1.5L。在颈 5 ~ 6 完全性脊髓损伤，患者肺活量在受伤后第一周降低至预测值的 31%，在颈 4 损伤时降低至 24%[31]。在病程中可能由于肺不张、神经平面上升引起肺活量进一步降低。然而，通常会在损伤后 3 ~ 5 周潮气量会显著升高，在损伤后 3 个月可以达到预测值的 44% ~ 51%[31]。目前认为这是由于胸廓的关节和韧带的僵硬，以及阻止膈肌引起的胸壁吸入而出现代偿性肋间肌张力的恢复。肺活量和潮气量依赖于体位，而且在仰卧位时令人惊讶地到达最大，这是由于膈肌能更大程度地向头侧位置运动[30, 32]。在疾病早期低氧血症十分常见。

截瘫：膈肌支配神经未受损，但肋间肌和腹部肌肉的瘫痪取决于脊髓损伤的神经平面。肺活量降低，但通常可以满足呼吸要求。存在不同程度的咳嗽机制的损害。

呼吸管理

呼吸管理的目的是预防低氧血症，防止出现呼吸并发症和呼吸衰竭。常规给予面罩吸入湿化氧气。在翻身床上或通过滚动翻身，每 2 小时改变一次体位，预防肺不张。加强物理治疗，每 4 小时通过面罩使用无创通气支持进行深呼吸，并根据病情需要给予支气管扩张剂。协助患者咳嗽（物理治疗师在患者声门闭合时压迫患者腹部）可以用于清除痰液。需要系统地评估呼吸频率、氧饱和度、肺活量和胸部 X 线。

呼吸并发症

呼吸并发症常见，而且是患者入住 ICU 的主要原因。它取决于脊髓损伤的平面、潜在的呼吸疾病、年龄和伴发的损伤。呼吸并发症是脊髓损伤后早期死亡的首要原因，并且主要是由肺炎造成的。

这些并发症包括肺不张、痰潴留、肺炎和急性呼吸衰竭。同时也存在口腔分泌物和胃内容物吸入、急性呼吸窘迫综合征（ARDS）、急性肺水肿和肺栓塞等风险。气管插管和机械通气的指征包括无力清除气道分泌物、进行性的肺不张或肺炎、或者急性呼吸衰竭。在伴发头部和胸部损伤时，或者如果肺活量低于 12 ~ 15ml/kg 时，也应行气管插管和机械通气。

脊髓损伤的气管插管：可选择清醒状态下纤维支气管镜引导经鼻气管插管，或者在全麻下经口气管插管。未能证明哪种方法是最优的，根据个体情况可选择任何一种方法。决定插管方式选择的因素包括病情的紧急程度、医生的经验和习惯、可利用的设备、患者的意识情况和伴发损伤[11]。

在局部麻醉下进行清醒经鼻气管插管，允许连续进行神经学评价，但仅限于在清醒且合作的患者进行尝试。其禁忌证包括需要紧急插管，或者存在凝血病、鼻腔堵塞或颅底骨折。盲法插管常需要反复多次尝试，且有显著的失败率和并发症发生率。由训练有素的医生使用光导纤维引导气管插管是一种更为可取的方法，尽管在插管过程中常见一过性氧饱和度下降。

全麻下经口气管插管是一个安全的技术，尽管有很大的可能会使颈部活动，但目前尚无证据表明会恶化神经学后果[11, 33]。插管前应该做好快速诱导插管和困难插管的准备。移除颈项圈的前面部分以保证足够的开口，此时需要手法固定头部，避免拖拉和按压环状软骨。静脉给予阿托品，随后给予诱导麻醉剂和肌松剂。为避免严重的高钾血症，在脊髓损伤后 10 天到 7 个月之间应避免给予琥珀胆碱。肌松剂首选罗库溴铵。

插管后应连接呼吸机进行机械通气，宜采用较大的潮气量，吸呼比大于 1 ∶ 2。持久的或复发性肺不张始终是一个问题，同时增加医院内呼吸机相关性肺炎的风险。

气管切开：气管插管的患者常常需要行气管切开。它能改善患者的舒适性和交流能力，有利于呼吸机的撤除和转出ICU病房。经皮气管造瘘可以在颈部内固定术后应用，但是通常无法将颈部伸展到最佳位置。首选外科气管造口术，而且最好在ICU内实施。

呼吸机撤离：伴有高位四肢瘫的患者，呼吸机撤离过程可能时间很长、很困难，并且经常合并反复的肺不张。通常在肺部病变消除后，在俯卧位并且肺活量至少为10 ml/kg时，开始进行撤机。没有哪种方法被证明是更优的。由转换为压力支持通气来开始撤机更为方便，应用流量触发更好。在转化T型管或气管造口盖之前，实施逐渐降低压力支持水平到能耐受的程度。另外，也可一开始就应用T型管行自主呼吸试验，但是需要更多的心理支持来防止患者焦虑和失去信心。几乎所有C_4或下位的四肢瘫患者，以及大约50%的C_3四肢瘫患者，能够在特定的时间脱离呼吸机[29]。撤机的患者可以转出ICU，但是应该延迟拔出气管造口中的套管，直到明确患者不再依赖呼吸机、没有复发肺不张、痰量极少和不再发生误吸为止。

对于不能撤机的$C_{1\text{-}3}$四肢瘫患者，通常需要使用家庭式呼吸机进行终生机械通气。这些患者中的一部分可能适合进行膈神经起搏。其他呼吸储备非常有限的四肢瘫患者可能需要夜间呼吸机支持。

心血管系统

心血管功能障碍

四肢瘫时丧失了脊椎上交感神经对心脏和外周血管的控制，迷走神经活动失去拮抗。在脊髓休克早期，分离的脊髓节段的自主反射活性也丧失。这些改变导致窦性心动过缓，以及与全身血管和静脉血管扩张相关的动脉低动脉压。同样的问题在截瘫中也可见到，尤其是在T6以上的脊髓损伤。对于体位改变、血液或体液丢失和间歇性正压通气（IPPV），患者更容易发生低血压。

心血管处理

监测应包括ECG、动脉压、锁骨下或股静脉中心静脉压（CVP）和尿量。针对纠正一定程度相对低血容量，给予一些血浆容量扩充是必要的。如果尿量足够［> 0.5 ml/(kg · h)］，平均动脉压（MAP）维持在60 ~ 70 mmHg即可接受。然而，动物实验强烈提示脊髓损伤后低血压导致脊髓的继发缺血性损伤。临床研究显示血压升高改善了神经学预后，而没有不良反应[36]。现在指南一致推荐在脊髓损伤后迅速纠正低血压，并在最初7天内使用升压药将平均动脉压维持在85 ~ 90 mmHg[37]。

心血管并发症

静脉血栓：如果未采取预防措施，静脉血栓发生率约为40%，脊髓损伤后第一年高达15%的死亡是由肺栓塞导致。指南[38]一致推荐使用间歇气压疗法或小腿肌肉电刺激，联合依诺肝素30 mg每天两次或者普通肝素（需要调整剂量至活化部分凝血酶原时间达到正常高限），上述措施需在72小时内开始，而且根据危险因素持续使用8 ~ 12周。如果高危和抗凝失败、或者存在抗凝的禁忌证，应当放置下腔静脉过滤器。

心动过缓，心搏骤停：由于交感神经通路的破坏和迷走神经失去对抗，在高位脊髓损伤中这些问题极为常见。患重度颈椎脊髓损伤者持续性心动过缓的发生率达100%，短暂的明显心动过缓（心率< 45次/分）发生率为71%，且16%的患者发生心搏骤停。这些心律失常在第一周达到高峰，而且在损伤后2 ~ 6周消失[39]。在存在低氧血症的情况下，气管内吸引显然是心搏骤停的一个原因，用阿托品可以预防。

急性肺水肿：目前已少见，但是在没有CVP监测的情况下，错误地使用过度的容量扩充来纠正低血压，造成急性肺水肿的发生。

自主神经反射亢进：在脊髓损伤早期没有这个问题。它开始于脊髓损伤后的6个月内，发生在脊髓休克恢复之后，通常只在T_6平面以上脊髓损伤中有意义[40]。在对损伤神经平面以下的传入刺激的反应中，存在过度的发作性自主神经反射活性。这些刺激常常是膀胱和直肠的扩张，但也可以是皮肤或手术的刺激。大量交感神经传出反应导致强烈的血管收缩，产生严重的高血压，并具有癫痫发作和脑出血的风险。在截瘫患者，压力感受器介导的心动过缓可以出现，伴有神经平面以上的反射性血管扩张。治疗包括预防和消除这些刺激，将患者放置于直立位，而且，如有必要可静脉应用抗高血压药物，比如硝普钠。

神经系统

药物治疗的目的在于降低继发性损伤的机制，而且允许损伤神经元的恢复。皮质类固醇激素的应用，在动物实验研究中取得了令人鼓舞的结果，而在人类的脊髓损伤中仅仅获得轻微的改善。在 NASCIS-2 试验中[41]，如果在脊髓损伤后的 8 小时内开始应用甲强龙(30 mg/kg 负荷，随后每小时 5.4 mg/kg 静脉维持 23 小时)，导致在脊髓损伤后 6 个月和 1 年的运动积分和功能结局轻度改善。在进一步的 NASCIS-3 试验中[42]，显示如果在脊髓损伤后的 3 ～ 8 小时内开始给予甲强龙，给药持续 48 小时的患者的运动积分和功能结局有部分改善，而持续 24 小时者则没有改善。然而，这与脓毒症和肺炎增多相关。甲强龙已经得到广泛的应用，但是仍未得到普遍认可。这个研究的批评者们随后对数据[43]进行了重新分析，并且对已经发表的研究进行了系统回顾[44]。一个建立指南[45]的尝试的结论是，给予 24 小时或 48 小时的甲强龙只是治疗急性脊髓损伤的一个选项，而且在接受它时应当认识到：证据提示的有害不良反应比提示的临床益处更具一致性。没有另外的证据即将出现，而且争论会依然继续[46-47]。

在人类研究中，已经证明 GM-1 神经节糖苷、替拉扎特、纳洛酮和尼莫地平等无益处。

肌肉痉挛是一个晚期问题，在 ICU 的急性期见不到。它在脊髓休克消退后产生。

骨骼

处理的原则包括恰当地复位、维持体位、固定，直至稳定性已经到达。对于脊柱损伤的处理有保守和手术两种选项。

脊髓损伤保守措施包括闭合复位，头部钳或头环、颈圈的牵引，或者应用头胸固定支架。对于胸腰部脊髓损伤可应用体位重建。然而，这些技术需要将患者长期固定在床上。机械翻身床便于这些方法的实施。一些人相信大多数脊柱损伤应该采用非手术治疗，尤其是胸腰部脊髓损伤。

外科手术采用开放复位和内固定，提供了充足的稳定性，允许早期活性。可以加用颈圈和固定支架等外部支撑。为了达到早期稳定、控制疼痛、早期活动和功能康复、更少的肌肉萎缩、更少的住院并发症和更早期的出院，目前外科手术的应用更加普遍。如果接受外科手术，最好在其他损伤和并发症允许的最早时机实施手术。在北美的多中心研究中，65% 的急性脊髓损伤患者实施了手术治疗，迄今为止没有一致意见[48]。尽管已经宣布并发症更少，且更早活动和更早出院，但是没有明确的证据支持手术治疗。

关于脊髓损伤本身，动物实验已经一致证明早期实施手术脊髓减压能改善神经系统的转归[49]。最近的人类研究的系统综述的结论是，与延迟减压术和保守治疗相比，早期手术减压(＜ 24 小时)产生更好的转归，尤其是在不完全脊髓损伤伴有神经状况恶化时[50]。但是，仍然没有早期脊髓减压术在临床实践中益处的结论性证据，并且这方面也仍是争议不断[49]。

物理治疗措施对于保持麻痹关节的所有运动和防止挛缩是必需的。

体温

由于高位脊髓损伤导致丧失交感神经功能，而且不能通过寒战来调节体温。必须规律地监测体温，并且同时采取预防低体温的措施。

胃肠道

脊髓损伤伴有一定程度的胃肠道问题。在

最初数日，麻痹性肠梗阻和急性胃扩张是最常见的胃肠道问题。应立即插入鼻胃管，来防止误吸或由于腹胀引起的呼吸损害。一旦这些问题已经解决，可以通过胃管进行肠内营养支持。应激性溃疡伴消化道出血的发生率为3% ~ 5%[41]。应当使用H_2受体拮抗剂或质子泵抑制剂进行预防。急性非胆石性胆囊炎、胰腺炎和肠系膜上动脉综合征不常见。在数日后，容易发生便秘和粪便嵌塞，应早期开始预防肠道方案，这包括软化粪便药、栓剂和缓泻剂等。

泌尿系

脊髓损伤后存在膀胱逼尿肌麻痹和尿潴留，有发生膀胱过度膨胀的风险。应当在早期插入导尿管并持续引流。应用间歇性导尿的膀胱锻炼技术，应推迟至患者稳定且转出ICU后。在导尿期间，尿中的细菌定植是可以接受的。

皮肤

皮肤压疮容易发生，并且可能导致多种疾病、延长住院时间、需要整形外科来闭合等。必须精心护理来预防，每2小时改变体位，使用充气床垫和枕头，以及注意保护骨性受压点。

代谢

已有报道低钠血症常见于完全性脊髓损伤或严重的不完全性脊髓损伤[51]。脊髓损伤后的制动导致骨中的钙动员，出现高钙尿或者偶有高钙血症。去神经支配的肌肉萎缩、肌肉消耗、体重丢失和负氮平衡十分显著。胃肠营养应该达到机体的热量需求（最好使用间接量热仪测定），而氮损伤不得不接受[52]。

疼痛

脊髓损伤后疼痛很普遍。疼痛可能来自脊柱骨折或者肠道。神经性疼痛可以发生在脊髓损伤平面或者以下部位。静脉应用阿片类、氯胺酮、利多卡因和加巴喷丁对于神经性疼痛是有效的[53]。

心理问题

对患者及其家属进行长期心理支持治疗是必要的，治疗抑郁，帮助他们接受和适应神经残疾。在气管插管和气管切开的四肢瘫患者，存在巨大的交流困难，因为他们不能通过写或使用字母板来交流。唇读法直到适合讲话的气管造口管应用后才能使用，或者在气管造口管上附加一个单向讲话瓣。

预后

在脊髓损伤的急性治疗期后，应该对患者进行较长时间的康复训练，在回归社会以前最大限度地恢复功能。

神经恢复

最好通过脊髓损伤后72小时的神经检查，来做出神经恢复的预测。多数完全性四肢瘫可重新获得一个运动平面，而不能恢复功能性下肢运动。不完全四肢瘫可获得更多的恢复，大约50%的不完全四肢瘫能够离床走动[54-55]。在MRI上显著的脊髓出血提示恢复运动的可能性极低，但是如果< 4 mm，则预后是较好的[56]。

生存率

脊髓损伤患者的医院存活率超过90%，具有日益增加的长期预期寿命。长期生存研究提示高位神经平面、完全性SCI、高龄和早年的损伤，具有较高的死亡风险[57]。现在，大多数死亡是由呼吸和心脏疾病引起，由泌尿系统并发症导致死亡的比例在逐渐下降。

（熊号峰　王铁华 译　刘景院 校）

参考文献

1. Sekhon LH, Fehlings MG. Epidemiology, demographics and pathophysiology of acute spinal cord injury. *Spine* 2001; **26**: S2–12.
2. Fisher CG, Noonan VK, Dvorak MF. Changing face of

spine trauma care in North America. *Spine* 2006; **31**: S2–8.
3. Holdsworth F. Fractures, dislocations and fracture-dislocations of the spine. *J Bone Jt Surg* 1970; **52A**: 1534–51.
4. Harris JH, Mirvis SE. *The Radiology of Acute Cervical Spine Trauma*, 3rd edn. Baltimore: Williams and Wilkins; 1996: 213–44.
5. Allen BL, Ferguson RL, Lehmann TR *et al.* A mechanistic classification of closed, indirect fractures and dislocations of the lower cervical spine. *Spine* 1982; 7: 1–27.
6. Denis F. The three column spine and its significance in the classification of acute thoracolumbar spinal injuries. *Spine* 1983; **8**: 817–31.
7. Tator CH, Fehlings MG. Review of the secondary injury theory of acute spinal cord trauma with emphasis on vascular mechanisms. *J Neurosurg* 1991; **75**: 15–26.
8. Maynard FM, Bracken MB, Creasey G *et al.* International standards for neurological and functional classification of spinal cord injury. *Spinal Cord* 1997; **35**: 266–74.
9. Waters RL, Adkins RH, Yakura JS. Definition of complete spinal cord injury. *Paraplegia* 1991; **29**: 573–81.
10. Tator CH. Classification of spinal cord injury based on neurological presentation. In: Narayan RK, Wilberger JE, Povlishock JT (eds) *Neurotrauma*. New York: McGraw-Hill; 1996: 1059–73.
11. Crosby ET. Airway management in adults after cervical spine trauma. *Anesthesiology* 2006; **104**: 1293–318.
12. Holly LT, Kelly DF, Counelis GJ *et al.* Cervical spine trauma associated with moderate and severe head injury: incidence, risk factors and injury characteristics. *J Neurosurg* 2002; **96**(3 Suppl): 285–91.
13. Lang-Lazdunski L, Pons F, Jancovici R. Update on the emergency management of chest trauma. *Curr Opin Crit Care* 1999; **5**: 488–99.
14. Schuster-Bruce M, Nolan J. Priorities in the management of blunt abdominal trauma. *Curr Opin Crit Care* 1999; **5**: 500–10.
15. Woodring JH, Lee C. Limitations of cervical radiography in the evaluation of acute cervical trauma. *J Trauma* 1993; **34**: 32–9.
16. Cooper DJ, Ackland HM. Clearing the cervical spine in unconscious head injured patients – the evidence. *Crit Care Resusc* 2005; 7: 181–4.
17. Turetsky DB, Vines FS, Clayman DA *et al.* Technique and use of supine oblique views in acute cervical spine trauma. *Ann Emerg Med* 1993; **22**: 685–9.
18. Brown CV, Antevil JL, Sise MJ *et al.* Spiral computed tomography for the diagnosis of cervical, thoracic and lumbar spine fractures: its time has come. *J Trauma* 2005; **58**: 890–5.
19. Tins BJ, Cassar-Pullicino VN. Imaging of acute cervical spinal injuries: review and outlook. *Clin Radiol* 2004; **59**: 865–80.
20. Levi AD, Hurlbert RJ, Anderson P *et al.* Neurological deterioration secondary to unrecognized spinal instability following trauma – a multicentre study. *Spine* 2006; **31**: 451–8.
21. Stiell IG, Wells GA, Vandemheen KL *et al.* The Canadian C-spine rule for radiography in alert and stable trauma patients. *JAMA* 2001; **286**: 1841–8.
22. Stiell IG, Clement CM, McKnight RD *et al.* The Canadian C-spine rule versus the NEXUS low-risk criteria in patients with trauma. *N Eng J Med* 2003; **349**: 2510–8.
23. Lien D, Jacques T, Powell K. Cervical spine clearance in Australian intensive care units. *Crit Care Resusc* 2003; **5**: 91–6.
24. Ackland HM, Cooper DJ, Malham GM *et al.* Magnetic resonance imaging for clearing the cervical spine in unconscious intensive care trauma patients. *J Trauma* 2006; **60**: 668–73.
25. Hogan GJ, Mirvis SE, Shanmuganathan K *et al.* Exclusion of unstable cervical spine injury in obtunded patients with blunt trauma: is MR imaging needed when multi-detector row CT findings are normal? *Radiology* 2005; **237**: 106–13.
26. Hadley MN. Cervical spine immobilization before admission to hospital. *Neurosurgery* 2002; **50**(Suppl): S7–15.
27. Rechtine GR. Nonoperative management and treatment of spinal injuries. *Spine* 2006; **31**: S22–7.
28. Hadley MN. Management of acute spinal cord injuries in an intensive care unit or other monitored setting. *Neurosurgery* 2002; **50**(Suppl): S51–7.
29. Mansel JK, Norman JR. Respiratory complications and management of spinal cord injuries. *Chest* 1990; **97**: 1446–52.
30. Winslow C, Rozovsky J. Effect of spinal cord injury on the respiratory system. *Am J Phys Med Rehabil* 2003; **82**: 803–14.
31. Ledsome JR, Sharp JM. Pulmonary function in acute cervical cord injury *Am Rev Respir Dis* 1981; **124**: 41–4.
32. Baydur A, Adkins RH, Milic-Emili J. Lung mechanics in individuals with spinal cord injury: effects of injury level and posture. *J Appl Physiol* 2001; **90**: 405–11.
33. Shatney CH, Brunner RD, Nguyen TQ. The safety of orotracheal intubation in patients with unstable cervical spine fracture or high spinal cord injury. *Am J Surg* 1995; **170**: 676–80.
34. Yentis SM. Suxamethonium and hyperkalaemia. *Anaesth Intensive Care* 1990; **18**: 92–101.
35. DiMarco AF. Restoration of respiratory muscle function following spinal cord injury. Review of electrical and magnetic stimulation techniques. *Respir Physiol Neurobiol* 2005; **147**: 273–87.
36. Vale FL, Burns J, Jackson AB *et al.* Combined medical and surgical treatment after acute spinal cord injury: results of a prospective pilot study to assess the merits of aggressive medical resuscitation and blood pressure management. *J Neurosurg* 1997; **87**: 239–46.
37. Hadley MN. Blood pressure management after acute spinal cord injury. *Neurosurgery* 2002; **50**(Suppl): S58–62.
38. Hadley MN. Deep venous thrombosis and thromboembolism in patients with cervical spinal cord injuries. *Neurosurgery* 2002; **50**(Suppl): S73–80.
39. Lehmann KG, Lane JG, Piepmeier JM *et al.* Cardiovascular abnormalities accompanying acute spinal cord injury in humans: incidence, time course and severity. *J Am Coll Cardiol* 1987; **10**: 46–52.
40. Colachis SC. Autonomic hyperreflexia with spinal cord injury. *J Am Paraplegia Soc* 1992; **15**: 171–86.
41. Bracken MB, Shepard MJ, Collins WF *et al.* A randomized controlled trial of methylprednisolone or naloxone in the treatment of acute spinal cord injury. *N Eng J Med* 1990; **322**: 1405–11.
42. Bracken MB, Shepard MJ, Holford TR *et al.* Administration of methylprednisolone for 24 or 48 hours or

tirilazad mesylate for 48 hours in the treatment of acute spinal cord injury. *JAMA* 1997; **277**: 1597–604.
43. Hurlbert JR. Methylprednisolone for acute spinal cord injury: an inappropriate standard of care. *J Neurosurg* 2000; **93**(1 Suppl): 1–7.
44. Short DJ, El Masry WS, Jones PW. High dose methylprednisolone in the management of acute spinal cord injury – a systematic review from a clinical perspective. *Spinal Cord* 2000; **38**: 273–86.
45. Hadley MN. Pharmacological therapy after acute cervical spinal cord injury. *Neurosurgery* 2002; **50**(Suppl): S63–72.
46. Baptiste DC, Fehlings MG. Pharmacological approaches to repair of the injured spinal cord. *J Neurotrauma* 2006; **23**: 318–34.
47. Sayer FT, Kronvall E, Nilsson OG. Methylprednisolone treatment in acute spinal cord injury: the myth challenged through a structured analysis of published literature. *Spine J* 2006; **6**: 335–43.
48. Tator CH, Fehlings MG, Thorpe K *et al.* Current use and timing of spinal surgery for management of acute spinal cord injury in North America: results of a retrospective multicenter study. *J Neurosurg* 1999; **91**(1 Suppl): 12–18.
49. Fehlings MG, Perrin RG. The timing of surgical intervention in the treatment of spinal cord injury: a systematic review of recent clinical evidence. *Spine* 2006; **31**: S28–35.
50. La Rosa G, Conti A, Cardali S *et al.* Does early decompression improve neurological outcome of spinal cord injured patients? Appraisal of the literature using a meta-analytical approach. *Spinal Cord* 2004; **42**: 503–12.
51. Peruzzi WT, Shapiro BA, Meyer PR *et al.* Hyponatremia in acute spinal cord injury. *Crit Care Med* 1994; **22**: 252–8.
52. Hadley MN. Nutritional support after spinal cord injury. *Neurosurgery* 2002; **50**(Suppl): S81–4.
53. Acute spinal cord injury. In: Australian and New Zealand College of Anaesthetists and Faculty of Pain Medicine. *Acute Pain Management: Scientific Evidence*, 2nd edn. 2005: 148–50.
54. Kirshblum SC, O'Connor KC. Levels of spinal cord injury and predictors of neurological recovery. *Phys Med Rehabil Clin N Am* 2000; **11**: 1–27.
55. Burns AS, Ditunno JF. Establishing prognosis and maximizing functional outcomes after spinal cord injury. *Spine* 2001; **26**: S137–145.
56. Boldin C, Raith J, Fankhauser F *et al.* Predicting neurological recovery in cervical spinal cord injury with postoperative MR imaging. *Spine* 2006; **31**: 554–9.
57. Frankel HL, Coll JR, Charlifue SW *et al.* Long term survival in spinal cord injury: a fifty year study. *Spinal Cord* 1998; **36**: 266–74.

第 71 章

腹部和盆腔损伤

Colin McArthur

尽管重要的腹部损伤只占到住院创伤患者的 16% ~ 27%[1]，但是腹部和盆腔损伤在可预防的创伤死亡中误诊大约占 60%[2]。大多数腹部和盆腔损伤由钝挫伤引起；穿透性创伤占患者的 6% ~ 21%，依赖于社会的关注度 [1, 3]。腹部和盆腔损伤的重要考虑的因素有：

- 潜在的严重出血
- 对脏器损伤难以做出诊断
- 伴发伤的严重度（如胸部和头部）
- 并发症，尤其是脓毒症

损伤机制

钝性损伤

交通事故引起大多数腹部和盆腔钝性损伤。损伤也可由坠落、袭击和工业事故引起 [1]。伴发伤常见，涉及胸部（多数常见）、头部和四肢。座椅的安全带和气囊降低了机动车辆交通事故的死亡率（主要通过减少脑损伤）[3]，但是常伴发更低身体部位的损伤。腹部和盆腔损伤更可能由于交通事故侧向撞击和碰撞造成方向盘变形引起 [4]。

穿透伤

刺伤和枪击伤占腹部穿透性损伤的大多数。

刺伤和撕裂伤

损伤部位不能准确预测出较深处损伤的本质。上腹部伤口应怀疑是否有胸腔穿透伤；相反，低位胸部伤口可能涉及腹部结构。应用可准确预测腹腔内损伤的检查程序，对血流动力学稳定的患者进行选择性处置，已取代了强制性开腹术 [5]。

枪击伤

损伤取决于枪支的口径、速度及轨迹。枪击伤引起的腹腔内、胸腔和多发脏器损伤及死亡率远高于刺戳伤。在所有的血流动力学不稳定、腹膜炎或临床无法评估腹部的患者，应进行开腹探查术。实质脏器损伤 [6] 的非手术方法带来了肠道损伤漏诊的风险。

初始的治疗和检查

复苏

确保气道畅通、人工通气和氧疗是紧急的治疗首选。然而，循环复苏不应延迟对未控制出血的手术 [7]。补充血容量的终点是有争议 [8]。如果穿透伤的患者能进行快速手术止血，手术前延迟或限制性液体复苏可改善预后 [9]。气压抗休克服没有益处 [7, 10]。

临床评估

由有经验的临床医生进行全面临床检查（包括后背）是最重要的。损伤机制可把注意力引向具体的解剖区域 [4]。

- 挫伤、身体表面的创伤以及它们与损伤部位内部脏器的关系，都要注意。

- 寻找腹胀、触痛和假性腹膜炎，但是听诊肠鸣音无用
- 直肠指诊检查前列腺、直肠张力、出血或者其他损伤证据
- 检查胃引流液和尿是否有血

单独的穿透伤很少出现诊断问题，但做出开腹探查的决定是有难度的。钝性腹部创伤常常是多发伤的一部分，而且临床诊断更加困难，除非腹部体征明显。

不过，在神志清楚的患者，系列评估可准确的鉴别那些明显的腹腔内病变。出现意识障碍或智力障碍或脊柱、胸部或盆腔损伤时，临床评估是不可靠的。其他更容易观察到的损伤也可能把注意力从腹部转移。

开腹探查适用于以下临床情况：

- 休克伴随腹腔内出血的征象（如假性腹膜炎或腹胀逐渐加重）
- 穿透伤患者除脏术或者假性腹膜炎不伴休克

临床检查不充分的所有情况下，必须行进一步检查[11]。

X 线平片

胸片（首选直立位）是基本的。它可以显示腹腔内游离气体、腹腔内容物通过破裂的横膈引起的疝或者其他异常损伤。腹部平片没有益处。除了盆腔检查正常的清醒患者外，前后位盆腔 X 线检查适用于所有钝性创伤患者[12]。

腹腔隐匿性损伤的检查

超声检查

聚焦腹部创伤超声检查（FAST）可以在复苏室快速进行，不会影响正在进行的治疗。它需要大量的培训达到可接受的准确度[13]，然而尽管特异性高，在钝性创伤[15-16]或者穿透伤[17]后检测腹腔游离液体，它的敏感性大约 85%[14]，小于腹腔灌洗或者 CT。FAST 也可鉴别心包积液但是不能鉴别中空脏器损伤或实质脏器损伤的性质[16]。FAST 可降低对其他检查的需要[18]，但是，在确定它在腹腔评估程序中的作用时，必须考虑到有很少的但是重要的假阴性率。

腹腔灌洗

诊断性腹腔灌洗（DPL）[19]适用于钝性创伤血流动力学不稳定或者临床发现不明确时及穿透伤可疑腹膜裂口时。

开放性和闭合性（经皮导丝）方法都可以[20]。

当开腹探查的指征存在时 DPL 就不合适了。在妊娠、明显肥胖和先前腹部手术时为相对禁忌。

在这些情况（或者合并盆腔骨折）下如果需要 DPL，应当考虑脐上开放方法。出现盆腔骨折时早期 DPL 是可靠[21]。DPL 鉴别腹腔内损伤准确性接近 98%[19]，但是它的高敏感性造成明显的非治疗性开腹探查率。灌洗液细胞计数法比定性方法更准确，但是空腔脏器损伤很难发现。一般，可接受的阳性 DPL 标准在表 71.1 显示。

计算机断层扫描（CT）

CT 检查需要患者安静，高分辨率扫描和

表 71.1　腹腔灌洗液阳性诊断临床标准

临床		
初次抽吸＞ 10 ml 不凝血		
灌洗液经胸管或尿管溢出		
灌洗液中有胆汁或植物样物质		
实验室		
	钝性损伤	穿透性损伤
红细胞		
确诊	＞ 100×10^9/L	＞ 20×10^9/L
不明确	50 ～ 100×10^9/L	5 ～ 20×10^9/L
白细胞	0.5×10^9/L	＞ 0.5×10^9/L
淀粉酶	＞ 20 IU/L	＞ 20 IU/L
碱性磷酸酶	＞ 10 IU/L	＞ 10 IU/L

有经验的图像判读，可匹敌腹腔灌洗液的敏感度。肠内对比剂的价值有争议[22]。静脉造影后，需要从横膈顶端扫到耻骨联合平面。在评估后腹膜和骨盆骨折上，CT 尤其有用，而且可描绘腹部损伤的性质（因此指导一些实质脏器损伤的非手术治疗）。它不能鉴别所有空腔脏器损伤，但是多排 CT 对于肠损伤特异性和敏感度更高[23]。磁共振成像在评估急性腹部创伤时提供的益处没超过 CT，而且提出明显的后勤问题。

在急性创伤时进行 CT 检查的安全性依赖于心肺的稳定性，与扫描速度和复苏支持的方法相关。

检查方法的选择

- FAST 是无创、快速而且当由受过训练的人员使用时相当准确。它可用于腹腔出血的筛查，但是结果为阴性应当进行其他的检查[15-16]。
- DPL 是侵入性操作，需要时间，而且在鉴别腹腔内出血或者污染时准确，但是，可能会漏诊横膈损伤，而且不能检查腹膜后腔。在钝性创伤的不稳定患者和前方刺伤的稳定患者，它是 FAST 的一种替代选择。
- CT 是无创、耗时、准确的，而且在侧腹部或后背的钝性创伤或者穿透伤稳定的患者中，在确定腹腔内损伤的部位和程度有主要的作用。
- FAST，DPL 和 CT 是互补的[24]，而且应该全都备有。如果没有 CT 时，DPL 比 FAST 更适用于临床检查不充分的稳定的钝性创伤患者。

腹腔镜检查

诊断性腹腔镜检查可以在血流动力学稳定的患者使用。它优点在于膈肌显影和鉴别需要剖腹术的病例，但是可能漏诊特殊的脏器损伤，特别是肠道。腹腔镜似乎最适用于评估可疑的穿透性创伤[25]。

血管造影术

选择性血管造影术和栓塞术在发现脾、肝、盆腔和后腹膜结构大出血的来源及治疗中是有价值的。

剖腹术

剖腹术被认为既是治疗性的，又是诊断性的。腹腔内损伤可通过以上讨论的方法检测到，但是常常只有剖腹术可准确诊断特殊的损伤。在重度和多发创伤中，与没有诊断和治疗重度损伤带来的悲惨后果相比，剖腹术的假阴性率是微不足道的。

手术治疗重度损伤伴随的止血困难可引起致死性的三联征：低温、酸中毒和凝血病。“损伤控制”剖腹术应该实行，即控制腹腔内出血和污染，腹腔内填塞，选择性再探查及 24 ~ 48 小时后移除填塞物。

- 应当考虑血管造影而且对于难以接近的动脉出血可能是必需的。
- 暂时的闭合修复常常需要避免升高腹腔内压。
- 当较早决定停止初次手术时，存活率更高。

特殊损伤

脾

脾是钝性损伤最常损伤的器官。损伤从少量的包膜下血肿到脾门血管断裂，或者脾粉碎伤不等，但经适当的医疗处理很少死亡[27]。轻度脾损伤的诊断可能会延迟。当伴随重度胸部或者神经损伤时，除非进一步检查，较小的脾损伤最初常不能被发现。左侧的低处肋骨骨折常常与脾损伤相关。当脾大（比如由疟疾、淋巴瘤和溶血性贫血引起）时，较小的创伤也可导致脾损伤。

立即脾切除术适用于脾撕裂、断裂或破裂，广泛的脾门损伤，凝血功能衰竭，由胃肠损伤引起腹腔污染或病脾破裂的患者[27]。然而，由有荚膜的微生物比如肺炎球菌引起的暴发性感染可以在脾切除后早期或后期（甚至数年）发生，发生率为0%～2%。在儿童和年轻人，它是脾切除术后特殊的风险。多价肺炎球菌疫苗（肺炎疫苗）、嗜血杆菌及流脑疫苗在脾切除术后应接种[28]。

如果伴发腹部损伤已被排除，非手术方法能够挽救80%以上的脾。动脉栓塞术可进一步降低剖腹术的需要[29]。重度损伤时失败率较高[28]。

其他治疗选择包括手术方法保存脾组织（比如局部止血药物、缝合修补、可吸收的补片、部分脾切除和脾动脉结扎）。脾切除自体移植的益处尚未证明。

肝

肝是钝性腹部损伤后第二常损伤的器官，而且是在创伤引起死亡中最常漏诊的[2]。在不稳定的患者通过剖腹术或者稳定的患者通过CT可明确诊断。损伤范围从少量包膜下血肿，到较大的实质破裂和肝静脉撕裂或者甚至肝撕脱。

CT评估使大多数患者能够不经手术治疗。患者的血流动力学应该是稳定的，可排除伴发较大的腹部损伤，而且应该反复评估。追踪CT扫描能够显示损伤消退，典型情况下消退需要2～3个月。CT引导经皮穿刺引流、内镜逆行胰胆管造影术（ERCP）和血管栓塞可治疗非手术方法的并发症，比如胆瘘、胆道出血、坏死、脓肿和延迟出血[28]。

如果需要手术，早期决定关于损伤控制方法的适应证是重要的。肝周填塞提供最好的止血方法。血管造影可鉴别和治疗未控制的动脉出血。肝损伤的早期并发症与低灌注或大量输血的影响有关。晚期并发症常常与脓毒症相关[30]。

胃肠道（GIT）

胃肠道损伤在穿透伤后比钝性伤更常见。在腹部枪击伤最可能为肠道损伤，需要剖腹术。当腹膜炎不能排除时，腹腔镜检查可用于鉴别那些需要剖腹术的刺伤。后面的刺伤可损伤后腹膜结构。对比灌肠CT检查可鉴别结肠损伤，比临床评估或DPL更好[5]。

伤及胃、十二指肠、小肠、结肠和其肠系膜的腹部钝性损伤难于评估。最初体征缺乏。

FAST或DPL提供了剖腹术的一般适应证，但是在诊断单一的肠道创伤（尤其是十二指肠）不准确，因为它处于后腹膜的位置。

CT是腹腔内游离积气的敏感指示器，但是十二指肠穿孔或者血肿的征象是不易察觉的，甚至是使用了肠道对比剂。因此，十二指肠损伤常常漏诊。对于持续性腹痛和触痛的患者应保持高度的怀疑[31]。

来源于肠系膜血管的出血常常是自限的，而且不需要手术控制。然而，血管损伤可引起缺血和梗死，而且可能需要切除受累的肠道。不复杂的钝性或穿透性肠损伤常常通过一期修复和吻合治疗而不是结肠造口术[32]。在明显腹膜污染时，延迟修复的粪便改道手术是适应证。

胰腺

胰腺钝性损伤需要相当大的力量，而且常常伴发十二指肠、肝和脾损伤。CT是最有用的检查。急性血淀粉酶升高不能预测胰腺或中空脏器损伤[33]。

轻度损伤需要单纯引流和止血。胰腺体部和尾部的重度损伤，胰腺末端切除术是最好的治疗方法。涉及胰腺近端和十二指肠伴随壶腹和胆总管完整的重度损伤可以通过单独引流治疗，如果相关十二指肠损伤可单纯修补的话。如果壶腹-胆道-胰腺连接部破裂或大部分失去活力，就需要胰十二指肠切除术。并发症比如胰腺炎、瘘、脓肿和假性囊肿常见[34-35]。

肾和泌尿道

泌尿道的钝性损伤比穿透性损伤更常见。鉴别和治疗其他的严重损伤常常优先。肉眼血尿应当检查。CT是选择性的检查。除非在注射造影剂完成后反复扫描10～20分钟，否则尿外渗可能被漏诊。除非有不明原因的休克，显微镜下血尿不需要进一步检查。肾血管蒂或者输尿管损伤可能不引起任何血尿。大多数肾损伤用等待治疗解决。尽管长时间暖缺血后肾功能恢复罕见，涉及集合系统的撕裂伤或者肾蒂损伤常常需要手术干预。如果较大的肾损伤在急诊剖腹术中发现，术中静脉泌尿系造影对于确保对侧的肾功能是明智的，而且可鉴别尿外渗。血管栓塞在控制肾出血时有用[36]。

膀胱破裂常常与骨盆骨折相关。超过 95% 的患者有肉眼血尿。因为 CT 假阴性率高，逆行膀胱造影是检查的首选。腹膜内膀胱破裂需要手术修补和尿引流。对于腹膜外破裂和无菌尿的患者可仅仅通过导尿管引流治疗。

尿道损伤由直接钝性损伤引起或者与骨盆损伤相关。如果尿道外口有血、会阴损伤或者男性直肠检查前列腺位置异常，这时应当怀疑尿道损伤。没有这些发现，谨慎的尿道导管插入术是恰当的。尿道损伤的治疗为耻骨弓上引流和以后的准确修补。

膈

在钝性损伤中膈损伤所占比例少于 5%，左侧损伤占 80%，而且常常与腹腔脏器损伤相关。第五肋骨以下穿透伤时应怀疑膈损伤。尤其在正压通气时，诊断会很困难，而且只在通气支持停止后变得明显。

- 胸片常常异常但是经常为非特异性发现
- 对于单独的膈损伤，DPL 不敏感
- 腹腔镜和胸腔镜提供好的膈的视图

自然的愈合不会发生，并且所有损伤应当被修补。在急性病例有相关损伤的风险时要求开腹的方法。

骨性骨盆和会阴

骨盆骨折主要由交通创伤或坠落引起。伴发膀胱、尿道和腹腔内器官损伤常见。损伤可能是危及生命的，开始由于大出血或后来由于脓毒症引起。重要的病态是由骨盆神经、尿道或骨盆结构完整性损伤引起。骨盆损伤表现为运动疼痛、结构不稳定、肉眼血尿或骨盆周围淤血。必须行直肠检查以便鉴别直肠损伤和前列腺位置。

X 线片可明确骨折，但是为确定伴发的腹腔内损伤（在血流动力学稳定时）需要 CT，而且 CT 可帮助设计手术固定方案。FAST 在较大的骨盆骨折有显著的假阴性率[39]。

血流动力学不稳定和骨盆骨折的患者必须排除腹腔内出血。早期脐上 DPL 或者 FAST 是检查的选择。如果阳性显而易见，剖腹术应在外固定或血管造影之前进行。如果 DPL 只是细胞计数阳性或者 FAST 阴性，危及生命的腹腔内出血的风险相对低，那么骨盆出血止血成为优先；如果患者仍不稳定，CT 和（或）剖腹术应随后进行。

- 急救处置通过降低骨盆容积（骨盆捆绑或 C- 型夹）改善压塞，以及快速血管造影及选择性动脉栓塞，可以降低病死率[40]。
- 骨盆外固定可控制骨折部位附近静脉和小动脉出血，而且也降低开放骨盆的容积。
- 大血管出血比如主动脉、髂总和髂外动脉及股总动脉需要手术控制。

骨盆骨折范围从只需要卧床休息的单个骨单纯性骨折到复杂骨折不等。在 ICU，早期手术固定复杂性骨盆骨折为首选，因为这利于呼吸护理、疼痛控制和早期活动。包括会阴、直肠或阴道的复合骨盆骨折需要积极手术（包括粪便改道）以避免高病死率。

腹膜后血肿

腹膜后血肿常常在钝性创伤后发生，而且常常由腰椎、骨盆、膀胱或肾损伤引起，少数由胰腺、十二指肠或较大血管引起。诊断通过排除其他部位大量血液丢失推论或者潜在的器官损伤的征象推测。

在稳定的患者上，CT 是最有用的检查方法。

由于胰腺、十二指肠或大血管损伤的风险，中央型血肿应当探查以便控制近端血管。

侧面或者骨盆血肿不应探查，除非有大血管损伤、腹腔内膀胱破裂或结肠损伤的证据[41]。

妊娠时创伤

妊娠期间妇女损伤提出了生理状态改变、妊娠子宫和胎儿的风险，以及在母亲和胎儿之间优先权的问题。

- 给予高流量吸氧，直到母亲低氧血症、低血容量和胎儿呼吸窘迫排除
- 呼吸储备降低需要早期干预
- 母亲血液丢失的补偿以子宫胎盘血流消耗为代价
- 母亲采用避免主动脉、腔静脉受压的体位
- 再次评估必须包括阴道检查
- 静脉输液应当在上肢
- 输血应当 Rh 相容
- 所有 Rh 阴性的母亲应接受免疫球蛋白，因为有较少的胎儿母亲输血的免疫风险[42]

只有当 X 线检查能够显著改变治疗时才进行（有恰当的屏蔽），尤其在妊娠 20 周以下。

超声是检查的首选，因为超声能安全而且准确发现腹腔内游离液体、证实妊娠和胎儿安全以及鉴别胎盘异常。如果在子宫基底以上通过开放方法完成 DPL，DPL 是安全的。由于腹部拥挤，CT 可能会漏诊损伤。

在妊娠的伤者腹膜后出血更常见。胎盘早剥可掩盖明显的血液丢失。治疗可以保守或者剖宫产术，这依赖于母亲和胎儿的条件。子宫破裂不常见，而且常常需要子宫切除。罕见情况下，在已死亡或濒死的母亲为了试图挽救胎儿，围死亡期剖宫产术是适应证。

钝性损伤后胎盘早剥、胎儿窘迫和胎儿死亡罕见，但是子宫收缩早产常见。

持续性胎心分娩力描记（表明有活力的妊娠）是发现产科并发症最敏感的检查，但是除非异常显著否则只能需要 4 小时[42]。Kleihauer-Betke 试验用于鉴别胎儿母亲出血，不能预测胎儿或母亲的发病率。

出血

腹腔和骨盆损伤出血的患者可能经历和任何重度出血患者相同的休克和大量输血的并发症。用缺乏凝血因子的液体复苏后，稀释性凝血病常见。使用晶体、胶体和红细胞复苏的患者常常需要输注血小板和新鲜冰冻血浆。弥散性血管内凝血在创伤后常常发生，通常是在休克延长时。

脓毒症

腹腔内脓毒症仍是创伤后重要的可预防的死亡原因。易感因素包括：

- 由胃肠道损伤引起的腹膜污染
- 外部伤口
- 侵入性操作
- 空腔脏器损伤诊断延迟
- 脾切除
- 组织失活

早期诊断和有效的灌洗及引流术可降低腹腔内脓毒症的发生率。

对于穿透性损伤预防性抗生素使用 24 小时足够。如果无法解释的发热和（或）中性粒细胞增多或者发生多器官功能衰竭，应当排除腹腔内脓毒症。感染性休克表现为创伤患者再次休克，导致多器官功能障碍。

胃肠道衰竭

胃肠道衰竭常有发生，表现为不同形式，从应激性溃疡和胃排空延迟到麻痹性肠梗阻。预防应激性溃疡是适应证。肠内营养与创伤后较低脓毒症发生率相关[43]。通过术中或在 ICU 放射线下放置空肠营养管喂养通常可行。在重度肠道或腹膜后损伤的患者肠外营养是必需的。

腹内压升高

作为出血、肠水肿、梗阻或手术填塞的后果，在重度损伤患者中可以见到伴随腹内压升高的腹胀。这对呼吸、心血管和肾功能有严重

的有害作用[44]。通过插入合成补片[45]腹腔减压，或者保持有或无脏器填塞的腹部开放腹腔减压，来缓解腹内高压。随后，当腹胀缓解时通过分期修复关闭腹腔。

（王铁华 熊号峰 译 刘景院 校）

参考文献

1. Cameron P, Dziukas L, Hadj A *et al.* Patterns of injury from major trauma in Victoria. *Aust N Z J Surg* 1995; **65**: 848–52.
2. Anderson ID, Woodford M, de Dombal FT *et al.* Retrospective study of 1000 deaths from trauma in England and Wales. *BMJ* 1988; **296**: 1305–8.
3. Champion HR, Copes WS, Sacco WI *et al.* The Major Trauma Outcome Study: establishing norms for trauma care. *Trauma* 1990; **30**: 1356–65.
4. Yoganandan N, Pintar FA, Gennarelli TA *et al.* Patterns of abdominal injuries in frontal and side impacts. Proceedings of the Annual Conference. *Assoc Advance Automot Med* 2000; **44**: 17–36.
5. Chiu WC, Shanmuganathan K, Mirvis SE *et al.* Determining the need for laparotomy in penetrating torso trauma: a prospective study using triple contrast enhanced abdominopelvic computed tomography. *J Trauma* 2001; **51**: 860–8.
6. Demetriades D, Hadjizacharia P, Constantinou C *et al.* Selective nonoperative management of penetrating abdominal solid organ injuries. *Ann Surg* 2006; **244**: 620–8.
7. Spahn DR, Cerny V, Coats TJ *et al.* Management of bleeding following major trauma: a European guideline. *Crit Care* 2007; **11**: 414.
8. Roberts I, Evans P, Bunn F *et al.* Is the normalisation of blood pressure in bleeding trauma patients harmful? *Lancet* 2001; **357**: 385–7.
9. Bickell WH, Wall MJ, Pepe PE *et al.* Immediate versus delayed resuscitation for hypotensive patients with penetrating torso injuries. *N Engl J Med* 1994; **331**: 1105–9.
10. Mattox KL, Bickell WH, Pepe PE *et al.* Prospective MAST study in 911 patients. *J Trauma* 1989; **29**: 1104–12.
11. Prall JA, Nichols JS, Brennan R *et al.* Early definitive abdominal evaluation in the triage of unconscious normotensive blunt trauma patients. *J Trauma* 1994; **37**: 792–7.
12. Koury HI, Peschiera JL, Welling RE. Selective use of pelvic roentgenograms in blunt trauma patients. *J Trauma* 1993; **34**: 236–7.
13. Gracias VH, Frankel HL, Gupta R *et al.* Defining the learning curve for the focussed abdominal sonogram for trauma (FAST) examination: implications for credentialling. *Am Surg* 2001; **67**: 364–8.
14. Lee BC, Ormsby EL, McGahan JP *et al.* The utility of sonography for the triage of blunt abdominal trauma patients to exploratory laparotomy. *Am J Roentgenol* 2007; **188**: 415–21.
15. Hsu JM, Joseph AP, Tarlinton LJ *et al.* The accuracy of focused assessment with sonography in trauma (FAST) in blunt trauma patients: experience of an Australian major trauma service. *Injury* 2007; **38**: 71–5.
16. Griffin XL, Pullinger R. Are diagnostic peritoneal lavage or focussed abdominal sonography for trauma safe screening investigations for haemodynamically stable patients after blunt abdominal trauma? A review of the literature. *J Trauma* 2007; **62**: 779–84.
17. Udobi KF, Rodriguez A, Chiu WC *et al.* Role of ultrasonography in penetrating abdominal trauma: a prospective clinical study. *J Trauma* 2001; **50**: 475–9.
18. Ollerton JE, Sugrue M, Balogh Z *et al.* Prospective study to evaluate the influence of FAST on trauma patient management. *J Trauma* 2006; **60**: 785–91.
19. Nagy KK, Roberts RR, Joseph KT *et al.* Experience with over 2500 diagnostic peritoneal lavages. *Injury* 2000; **31**: 479–82.
20. Hodgson NF, Stewart TC, Girotti MJ. Open or closed diagnostic peritoneal lavage for abdominal trauma? A meta-analysis. *J Trauma* 2000; **48**: 1091–5.
21. Mendez C, Gubler KD, Maier RV. Diagnostic accuracy of peritoneal lavage in patients with pelvic fractures. *Arch Surg* 1994; **129**: 477–82.
22. Tsang BD, Panacek EA, Brant WE *et al.* Effect of oral contrast administration for abdominal computed tomography in the evaluation of acute blunt trauma. *Ann Emerg Med* 1997; **30**: 7–13.
23. Romano S, Scaglione M, Tortora G *et al.* MDCT in blunt intestinal trauma. *Eur J Radiol* 2006; **59**: 359–66.
24. Gonzalez RP, Ickier J, Gachassin P. Complementary roles of diagnostic peritoneal lavage in the evaluation of blunt abdominal trauma. *J Trauma* 2001; **51**: 1128–34.
25. Poole GV, Thomas KR, Hauser CJ. Laparoscopy in trauma. *Surg Clin North Am* 1996; **76**: 547–56.
26. Shapiro MB, Jenkins DH, Schwab CW *et al.* Damage control: collective review. *J Trauma* 2000; **49**: 969–78.
27. Wilson RH, Moorehead RJ. Management of splenic trauma. *Injury* 1992; **23**: 5–9.
28. Spelman D, Buttery J, Daley A *et al.* Guidelines for the prevention of sepsis in asplenic and hyposplenic patients. *Int Med J* 2008; **38**: 349–56.
29. Haan JM, Bochicchio GV, Kramer N *et al.* Nonoperative management of blunt splenic injury: a 5-year experience. *J Trauma* 2005; **58**: 492–8.
30. Lee SK, Carrillo EH. Advances and changes in the management of liver injuries. *Am Surg* 2007; **73**: 201–6.
31. Hughes TM. The diagnosis of gastrointestinal tract injuries resulting from blunt trauma. *Aust N Z J Surg* 1999; **69**: 770–7.
32. Demetriades D, Murray JA, Chan L *et al.* Penetrating colon injuries requiring resection: diversion or primary anastomosis? An AAST prospective multicenter study. *J Trauma* 2001; **50**: 765–75.
33. Boulanger BR, Milzman DP, Rosati C *et al.* The clinical significance of acute hyperamylasemia after blunt trauma. *Can J Surg* 1993; **36**: 63–9.
34. Boffard KD, Brooks AJ. Pancreatic trauma – injuries to the pancreas and pancreatic duct. *Br J Surg* 2000; **166**: 4–12.
35. Krige JE, Beningfield SJ, Nicol AJ *et al.* The management of complex pancreatic injuries. *S Afr J Surg* 2005; **43**: 92–102.
36. Santucci RA, Wessells H, Bartsch G *et al.* Evolution and management of renal injuries: consensus statement of the renal trauma subcommittee. *BJU Int* 2004; **93**: 937–54.
37. Gomez RG, Ceballos L, Corburn M *et al.* Consensus statement on bladder injuries. *BJU Int* 2004; **94**:

27–32.
38. Rosati C. Acute traumatic rupture of the diaphragm. *Chest Surg Clin North Am* 1998; **8**: 371–9.
39. Tayal VS, Neilsen A, Jones AE *et al.* Accuracy of trauma ultrasound in major pelvic injury. *J Trauma* 2006; **61**: 1453–7.
40. Bim WL, Smith WR, Moore EE *et al.* Evolution of a multidisciplinary pathway for the management of unstable patients with pelvic fractures. *Ann Surg* 2001; **233**: 843–50.
41. Feliciano DV. Management of traumatic retroperitoneal haematoma. *Ann Surg* 1990; **211**: 109–23.
42. Mattox KL, Goetzl L. Trauma in pregnancy. *Crit Care Med* 2005; **33**: S385–9.
43. Kudsk KA, Croce MA, Fabian TC *et al.* Enteral versus parenteral feeding. Effects on septic morbidity after blunt and penetrating abdominal trauma. *Ann Surg* 1992; **215**: 503–13.
44. Saggi BH, Sugerman HJ, Ivatury RR *et al.* Abdominal compartment syndrome. *J Trauma* 1998; **45**: 597–609.
45. Torrie J, Hill AA, Streat SJ. Staged abdominal repair in critical illness. *Anaesth Intensive Care* 1996; **24**: 368–74.

第 12 部分

环境性损伤

第 72 章

溺水

Cyrus Edibam

定义

《美国心脏协会复苏指南》[1] 建议用“淹水受害者”（submersion victim）一词来描述那些经历与游泳有关的应激事件，且须在现场给予支持并转运至急诊室进行进一步观察和治疗的患者。“溺死”（drowning）指的是在淹水事件发生 24 小时内的死亡，“溺水”一词应停止使用。

流行病学

溺死在全世界范围内导致 40 多万人的死亡[2]。当然，其中 4000 例报告自美国（约每 10 万人中就有 1.5 人死于溺水）[3]，500 例报告自澳大利亚[4]，700 例来自英国[5]。非致命性淹水事件较溺死更为常见，预计其发生率为溺死的 2 ~ 20 倍[6]。半数以上的淹水事件发生在 5 岁以下的儿童，绝大多数集中在 1 ~ 2 岁儿童[7-8]。男性为主，发生溺死的高峰为 5 岁和 20 岁。私人游泳池和离家很近的天然水体是儿童的最大威胁[8]。其他场所还包括浴缸、鱼缸、水桶、马桶和洗衣机。青少年溺水往往发生在河流、湖泊、运河和海滩[9]。儿童意外的发生几乎总被归因于缺乏成人监管，但虐待儿童的现象也需考虑。青少年溺水的 40% 同时伴有酒精和药物中毒[10]。其他危险因素包括癫痫（18%）、外伤（16%）和心肺疾病（14%）[11]。游泳前的过度通气可抑制机体对二氧化碳分压升高的生理反应，导致低氧及随后出现的意识丧失和水吸入[12]。

病理生理学

淹水可导致自主的呼吸暂停和反射反应。潜水反应的特点是呼吸暂停，显著的全身性血管收缩，和三叉神经眼支对冷水刺激表现出的心动过缓。因此，血液会优先分流到大脑和心脏。在婴儿上述反应可能更加显著[13]，但只有 15% 的和衣成年人表现出显著的反应。虽然潜水反射在动物似乎发挥了强大的氧气保存功能，它在人体的作用仍然未知，但可能是具有保护作用的[14]。

淹水发生后有时会出现非自主吸气，导致水和呕吐物的误吸。喉痉挛此时可能会出现，这也许可以解释大约 15% 的干溺水（即肺内没有液体[15-16]）。继而出现喘息和持续的水误吸。据估计吸入水的容积达 22 毫升 / 公斤是最大的可存活容积[17]。随后可出现继发性的呼吸暂停和意识丧失相。若未进行救治和复苏，患者将由于低氧导致死亡。72% 的具有症状的存活患者会出现急性肺损伤（ALI），其常被称为继发性溺水，我们将在本书的其他章节讨论其病理生理机制[18]。那些存活到医院的患者可能会存在明显的多器官功能障碍和脑损伤。

吸入海水与淡水

海水和淡水溺水之间的差异应该被淡化[1]。动物研究表明高渗海水的误吸可将血浆拽入肺间质，导致低血容量、高钠血症和血液浓缩。同样，低渗淡水的误吸被认为可引起大容量入血导致高血容量、稀释性低钠血症、溶血反应和血红蛋白尿。

Modell 等[19]发现，正常水量的误吸很少会引起具有临床意义的综合征。Orlowski 与其同事[20]发现，六种不同张力的液体溺水并未引起狗溺水模型出现不同的心血管效应。因此他们得出结论：溺水和水误吸时出现的心血管效应并不依赖于吸入液体的张力大小，而是缺氧的直接结果。在 91 例严重淹水的患者中，并无患者出现严重的电解质异常或溶血反应。在另一项观察中，仅有 15% 的被解救但无法复苏的患者出现了预期的电解质改变[17]。一般来说，绝大多数具有 ALI/ 肺水肿的患者在到达医院前都存在低血容量[12]。尚无临床可检测的证据表明海水和淡水溺水引起的肺损伤模式存在差异，二者均可减少肺表面活性物质的数量和功能[21]。

水污染物

在那些生存期足够长的患者中，淹水损伤伴发的肺炎发病率可能会大于 15%[18]。与维护良好的游泳池相比，河流，湖泊和沿海水域是更大的微生物库。在淡水中，这些微生物主要以革兰阴性菌为主，同时有厌氧菌、金黄色葡萄球菌、真菌、藻类和原生动物。气单胞菌属是无处不在的水生细菌，可导致重症肺炎的发生[22]。

污染水源中的化学物质（如煤油[23]），氯[24]和颗粒物（如沙子[25]）可引起严重的肺功能不全。

温度

淹水受害者有可能出现原发或继发的低体温。如淹没在冷水中（< 5℃），可立即出现低体温，从而对缺氧提供一些保护作用。体表降温在缺氧发生前不可能产生充分的保护性低体温[14]。大部分长时间淹水的幸存者几乎都是淹没在冷水中的小儿，据推测，由于误吸、摄取和吸收了冷水，保护性核心降温可立即出现，但其机制仍存在争议[26]。

冷水淹水时的有害的“冷休克”反应更加重要[27]。这些反应包括无法控制的过度通气后出现的“气喘”和最大屏气时间的下降，血管收缩，心动过速，高血压和心肌耗氧量的增加。这些反应可能会导致运动功能失调和游泳失败以及心律不齐，因此即使对游泳强手来说在冷水中也可能迅速溺死。

治疗

基本生命支持

立即将溺水者从水中解救出来和及时的现场复苏同样重要。上岸后应立即进行口对口人工呼吸和心外按压。如果怀疑有外伤，特别是在潜水和冲浪意外时，应假定存在头部和脊椎受损，并注意在呼吸道管理和转运过程中应保持颈椎的稳定。由于按压清除误吸水的容积较小，而引起胃内容物误吸的风险却较大，因此目前已不再推荐本哈姆立克急救法用于治疗淹水损伤[1]。应立即以电热毯进行复温，避免进一步的热量丢失。当有经验的人员到达时，应立即启动储氧面罩通气以及高级心脏生命支持。

初始医院治疗

入院后继续进行复苏。尽管进行了高流量吸氧或面罩辅助呼吸，如低氧血症仍较严重，应进行气管插管和机械通气。通气功能衰竭（主要表现为呼吸窘迫的加重和二氧化碳水平的上升）、意识状态的下降或严重躁动的存在也需要插管。如条件允许，应进行鼻胃管插管以实施胃肠减压，但在缺氧躁动的患者可能比较困难。应尽快尝试积极复温。

评估

病史

应搞清淹水的时间和持续时间，受污染的水和可能污染物的存在，延迟复苏的时间，饮酒史，用药史，前期病史和同时存在的外伤。

体检

进行彻底的二次检查，特别是集中于心肺功能的检查，寻找呼吸窘迫、哮鸣音、捻发音和周围循环功能不全的征象。也应同时进行神经状态的评估。那些症状和体征较轻微的患者也可出现临床的恶化，因此应对患者进行频繁的再评估。

实验室检查

根据临床表现主要包括以下各项：

- 动脉血气体 / 乳酸水平
- 血液生化 / 血浆渗透压：在海水或淡水溺水时出现电解质异常的可能性不大。应测量 CK 水平，有报道指出可出现横纹肌溶解症[28]
- 血液学：溶血的检测，例如检测总血红蛋白（tHb），血液和尿液中的游离血红蛋白和肌红蛋白的浓度
- 药物毒理学检测，应同时考虑酒精水平
- 胸部 X 线片，12 导联心电图
- 微生物学：气管抽吸物或痰液的革兰染色，显微镜检和培养
- 创伤成像：颈椎和（或）胸腰段脊柱扫描；如果怀疑存在头部损伤或患者陷入昏迷，应进行头部 CT 扫描。其他身体部位的扫描根据临床损伤的可能性来进行

入院标准

临床体检无心肺异常，且胸片正常、血气正常的无症状患者一般不会发展为 ALI 和肺炎，因此不需要住院治疗[18, 29]。其他所有患者应进入高度依赖区或重症监护病房，进行连续的监测和复温。

呼吸支持

严重躁动或昏迷的患者应进行气管插管和机械通气；除非自始氧合即可通过高流量吸氧或由紧扣面罩的连续气道正压通气（continuous positive airway pressure，CPAP）来维持。并存的通气功能衰竭，除 CPAP 以外还可通过无创正压辅助通气来治疗（通常称为双相气道正压或无创压力支持）。静脉和吸入支气管扩张剂的使用可减少气流阻力和呼吸做功。选择性肺血管扩张剂如吸入一氧化氮或吸入前列腺素可能对严重的顽固性低氧血症有效。在严重的情况下，某些中心已开始使用体外膜肺氧合[30]。

心血管支持

伴有 ALI 的患者无论是何种淹水往往伴有血容量减少。谨慎扩容和输注儿茶酚胺可改善心输出量和血压。等渗补液的目的旨在不影响呼吸功能的前提下恢复充足的终末器官灌注。中心静脉或肺动脉导管的使用对实现这些目标可能是必需的。在那些严重循环系统功能不全或心搏骤停伴有严重低体温的患者，体外循环已被成功应用[31]。

脑保护

最近的数据显示，对室颤导致心搏骤停[32]的患者进行低温诱导（32 ~ 34℃）会产生较好的预后。虽然无具体数据表明低体温对淹水致缺氧性脑损伤患者的中枢神经系统具有保护作用，但数据提示不应积极将溺水昏迷的患者复温至 34℃以上。

尚无其他特异性脑保护措施已被证明对溺水引起的缺氧性脑病有效[33]。维持适当的脑灌注压（成人平均动脉压＞ 90 mmHg，儿童 60 ~ 70 mmHg）是治疗最重要的目标。可通过颈正中位固定的防阻塞气管内插管和头高位来预防脑静脉畸形和颅内高压。避免低碳酸血症（$PaCO_2$<30 mmHg），通过镇静降低脑代谢率，预防低血糖和高温，惊厥发作时使用抗惊厥药物，这些是预防继发性脑损伤的简单的方法。

其他治疗

预防性糖皮质激素治疗，在预防淹水后急性肺损伤中没有作用[12]。预防性抗生素治疗未经证实，在每个病例中，要根据水污染的程度、机械通气的需要和呼吸衰竭的严重程度来做出开始治疗的决定[18]。在开始治疗前，基线的微生物学检查应该送出。

预后

在一个近期的大规模系列研究中，那些生存超过 24 小时患者的病死率为 24%，并且 3/4 的死亡发生在损伤后早期阶段。据报道，33% 的存活者有中到重度脑损害。儿童的后果与此类似，30% 伴有选择性的缺陷，而且 3% 具有持久的植物状态[34]。文献报道[11]，淡水和海水淹溺的病死率并无不同。除发生在复苏之后的低体温以外，较低的核心体温似乎与较好的预后有关。然而，温水淹水中的低体温和冷水淹水中的重度低体温（< 30℃），提示长时间的淹水和更差的预后[27]。表 72.1 列举了一些与死亡和神经障碍相关的因素。这些预测因素并非绝对可靠，已经注意到部分病例尽管存在一些或全部因素，但却存活且脑功能正常[12]。

表 72.1　淹水后死亡和重度神经障碍的预测因素

在淹水现场：
淹水时间 > 10 分钟[35]
CPR 延迟时间大于 10 分钟[8]
在急诊科：
到达时心脏停搏[36]或 CPR 持续时间大于 25 分钟
瞳孔散大固定[37]且 Glasgow 昏迷评分 <5[38]
瞳孔散大固定且动脉 pH<7.0[39]
在 ICU：
淹水 24 小时后无自主的、有目的的运动和脑干功能异常
淹水后 36 小时 CT 扫描异常

译者注：参考文献表中未列出表中所注参考文献 35 ～ 39

（熊号峰　王铁华 译　刘景院 校）

参考文献

1. AHA Resuscitation Guidelines. Submersion or near-drowning. *Circulation* 2000; **102**(Suppl I): I-233–6.
2. World Health Organization. The World Health Report, 2002: Reducing risks, promoting healthy life. Geneva: WHO, 2002.
3. National Center for Injury Prevention and Control. WISQARS Leading Causes of Death Reports, 1999–2000. http://webappa.cdc.gov/cgi-bin/broker.exe.
4. Pearn J. Drowning in Australia: a national appraisal with particular reference to children. *Med J Aust* 1977; **ii** :770–1.
5. Golden F St C, Rivers JF. The immersion accident. *Anaesthesia* 1975; **30**: 364–73.
6. Weinstein M, Kreiger BP. Near drowning: epidemiology, pathophysiology and initial treatment. *J Emerg Med* 1996; **14**: 461–7.
7. Centers for Disease Control. Fatal injuries to children – United States, 1986. *MMWR* 1990; **39**: 442–51.
8. Orlowski JP. Drowning, near drowning, and ice-water submersions. *Pediatr Clin North Am* 1987; **34**: 75–92.
9. Wintemute GJ. Childhood drowning and near drowning in the United States. *Am J Dis Child* 1990; **144**: 663–9.
10. Wintemute GJ, Kraus JF, Teret SP *et al.* Drowning in childhood and adolescence: a population based study. *Am J Public Health* 1987; **77**: 830–2.
11. Spilzman D. Near drowning and drowning classification. A proposal to stratify mortality based on the analysis of 1831 cases. *Chest* 1997; **112**: 660–5.
12. Modell JH. Drowning. *N Engl J Med* 1993; **328**: 253–6.
13. Daly M deB, Angell-James JE, Elsner R. Role of carotid-body chemoreceptors and their reflex interactions in bradycardia and cardiac arrest. *Lancet* 1979; **1**: 764–7.
14. Gooden BA. Why some people do not drown; hypothermia versus the diving response. *Med J Aust* 1992; **152**: 629–32.
15. Karch SB. Pathology of the lung in near drowning. *Am J Emerg Med* 1986; **4**: 1.
16. Kringsholm B, Filskov A, Kock K. Autopsied cases of drowning in Denmark 1987–1989. *Forensic Sci Int* 1991; **52**: 85–92.
17. Modell JH, Davis JH. Electrolyte changes in human drowning victims. *Anesthesiology* 1969; **30**: 414–20.
18. van Berkel M, Bierens JJL, Lie RLK *et al.* Pulmonary oedema, pneumonia and mortality in submersion victims: a retrospective study in 125 patients. *Int Care Med* 1996; **22**: 101–7.
19. Modell JH, Graves SA, Ketover A. Clinical course of 91 consecutive drowning victims *Chest* 1976; **70**: 231–8.
20. Orlowski JP, Abulleil MM, Phillips JM. The hemodynamic and cardiovascular effects of near-drowning in hypotonic, isotonic, or hypertonic solutions. *Ann Emerg Med* 1989; **18**: 1044–9.
21. Sachdev R. Near drowning. *Crit Care Clin* 1999; **15**: 281–96.
22. Ender PT, Dolan MJ, Farmer JC *et al.* Near-drowning associated Aeromonas pneumonia. *J Emerg Med* 1996; **14**: 737–41.
23. Segev D, Szold O, Fireman E *et al.* Kerosene-induced severe acute respiratory failure in near-drowning. Reports on four cases and review of the literature. *Crit Care Med* 1999; **27**: 1437–40.
24. DeNicola LK, Falk JL, Swanson ME *et al.* Submersion injuries in children and adults. *Crit Care Clin* 1997; **13**: 477–502.
25. Dunagan D, Cox J, Chang MC *et al.* Sand aspiration with near drowning. Radiographic and bronchoscopic findings. *Am J Respir Crit Care Med* 1997; **156**: 292–5.
26. Conn AW, Miyassaka K, Katayama M *et al.* A canine

study of cold water drowning in fresh versus saltwater. *Crit Care Med* 1995; **23**: 2023–36.
27. Golden F St C, Tipton MJ, Scott RJ. Immersion and near drowning. *Br J Anaes* 1997; **79**: 214–25.
28. Agar JW. Rhabdomyolysis and acute renal failure after near drowning in cold salt water. *Med J Aust* 1994; **161**: 686–7.
29. Causey AL, Tilelli JA, Swanson ME. Predicting discharge in uncomplicated drowning. *Am J Emerg Med* 2000; **18**: 9–11.
30. Thalmann M, Trampitsch E, Haberfellner N *et al.* Resuscitation in near-drowning with extracorporeal membrane oxygenation. *Ann Thorac Surg* 2001; **72**: 607–8.
31. Letsou GV, Kopf GS, Elefteriades JA *et al.* Is cardiopulmonary by-pass effective for treatment of hypothermic arrest due to drowning or exposure? *Arch Surg* 1992; **127**: 525–8.
32. Oddo M, Schaller MD, Feihl F *et al.* From evidence to clinical practice: effective implementation of therapeutic hypothermia to improve patient outcome after cardiac arrest. *Crit Care Med* 2006; **34**: 1865–73.
33. Bohn DJ, Biggard WJ, Smith CR *et al.* Influence of hypothermia, barbiturate therapy and intracranial pressure monitoring on morbidity and mortality after near drowning. *Crit Care Med* 1986; **14**: 529–34.
34. Pearn J. Medical aspects of drowning in children. *Ann Acad Med Singapore* 1992; **21**: 433–55.

第 73 章

烧伤

David P Mackie

20 世纪后半叶见证了热损伤患者生存率的长久改善。可以说，集中化烧伤处理的建立是一个最重要的发展，它使液体复苏、生命支持技术和预防感染的进展成为了可能。通过最理想的处理，儿童和烧伤面积大于总体表面积（TBSA）80% 的年轻人现在有了生存的希望[1]。

生存的改进逐渐导致了烧伤处理的重点向一些定性方面转移，如在康复和生活质量方面。烧伤处理的复杂性引申出了多学科烧伤团队的概念，在该团队中烧伤综合临床处理的所有方面都可以得到协调[1]。

病理生理学

局部效应

热损伤产生复杂的局部和全身反应。局部炎症反应可引起血管舒张和血管通透性的增加。这些变化相结合，可迅速引起损伤局部的液体和血浆蛋白质外渗。大面积烧伤时水肿非常常见。水肿发生率最高的时间是烧伤前几个小时，但至烧伤后 24 小时，可出现进一步的血管外渗[2]。水肿的形成总量取决于损伤的范围和补液的容量及速度。如不进行补液，可出现低血容量性休克，限制了液体外渗的程度。另一方面，过度补液可产生过度的水肿。烧伤后 24 个小时，水肿已经最大程度形成并且血管损伤也基本上得到修复。

损伤后烧伤伤口向下侵蚀的范围超出热坏死组织的区域，其部分原因是由于微血管淤滞导致的。损伤后几分钟至几小时内可引起淤滞的原因主要包括微血栓形成、中性粒细胞黏附、纤维蛋白沉积和血管内皮肿胀。实验表明，包括抗氧化剂和抗炎药物等多种药物可减轻这一过程，但尚无药物应用于临床实践。根据经验，维持好的组织氧合，避免过度复苏和预防伤口脱水均可通过防止伤口床的广泛坏死以促进伤口愈合。

循环效应

在烧伤面积超过总体表面积 15% 时，烧伤对循环系统的影响较为显著。循环的改变很快，改变的程度与烧伤的程度大致呈正比。损伤后心输出量立即减少。肾上腺素、去甲肾上腺素、加压素和血管紧张素的分泌导致体循环和肺血管的阻力增加。烧伤后具有心肌抑制作用的成分如白细胞介素 1 和肿瘤坏死因子（TNF）-α，在循环中的水平增加，但低血容量的形成和血液黏滞度的增加可能同样重要[3]。

心输出量在烧伤后第二天逐渐恢复，并在第 3 天达到高于正常的水平（此时损伤引起的高代谢反应已显现）。水肿液的再吸收和创面持续的蒸发液体流失使循环动力学变得复杂。肾素 / 血管紧张素和抗利尿激素（ADH）持续升高，直至伤后第二周循环血容量可低于正常[4]。

代谢效应

在烧伤后第三天出现、并持续至伤口大致愈合的高代谢状态，是全身炎症反应综合征的一种表现。该高代谢状态部分是由于创面的蒸发和辐射散热引起的，可通过提高环境温度和应用封闭敷裹来减轻能量消耗[5-6]。其他影响代谢率的因素包括疼痛、恐惧和焦虑。另外有一种建议认为细菌定植可加剧高代谢状态[7-8]。即使所有微生物培养结果均为阴性，烧伤患者通常会呈现中度发热。

药理学效应

在烧伤患者中，许多药物的药动学和药效学都发生了明显的改变。在第一个24小时，当心输出量下降时，药物的吸收和分布出现延迟。此后，增加的心输出量会加速药物的吸收和分布，而水肿液则成为一个不明确的第三间隙。与此同时，肾血流量和肌酐清除率增加，特别是年轻患者更为多见。给予常规剂量的通过肾清除的药物（如喹诺酮类和氨基糖苷类抗生素）可能因为上述原因无法达到有效水平[9]。而在伴有肾衰竭时，可能达到毒性水平。因此，在应用抗生素时应尽可能监测血浆浓度水平来指导用药。

烧伤患者的血清白蛋白水平较低，与白蛋白相结合的药物（包括苯二氮䓬类）的生物利用度升高。通过氧化还原反应进行的解毒反应（如细胞色素P-450）被抑制，药物的半衰期延长（如地西泮）[10]。苯二氮䓬类衍生物的蓄积可能增加。

肌接头周围的乙酰胆碱受体的增加可导致肌肉松弛剂药效的显著改变[11]，患者对非去极化制剂变得相对不敏感，而琥珀胆碱的应用可能会引起钾的过度释放和心搏骤停。

烧伤创面是药物吸收和损失的重要途径。例如，外用磺胺制剂磺胺米隆，可通过抑制肾的碳酸酐酶而引起代谢性酸中毒；报告指出局部应用庆大霉素可引起耳聋。

临床治疗

急救

紧急援助包括停止燃烧进程，去除衣物和冷却伤口，最好用温的自来水冷却10～20分钟。这样可使疼痛缓解，并能防止伤口的恶化[12]。避免出现低体温。在条件允许的情况下应给予氧气，头颈部烧伤的患者应保持半直立位。只有在医院才能进行恰当的烧伤评估，应优先考虑将患者及早撤离。

综合治疗：0～24小时

入院时，应询问详细的受伤环境，并阐明病史。帮患者脱衣服，称重，并仔细检查，以排除其他外伤。根据Lund和Browder图表或“九分法”来评估损伤的程度和深度（图73.1）。用于评估儿童的修订的九分法见图73.2。给需要复苏的患者插鼻饲管和导尿管。对躯干和四肢环形烧伤的患者可进行切开减压。

液体疗法：0～24小时

烧伤体表面积超过15%患者（儿童和老人为10%）的需进行液体疗法，最好通过大口径的外周静脉套管来实施（最好不在烧伤区域）。这样做的目的是提供足够的盐和水以维持正常的器官功能，并同时最大限度地减少水肿的形成。复苏后过度输液可增加循环超负荷的风险。过度输液可能导致致命的并发症，包括成人的腹腔间隔室综合征[13]和儿童脑水肿的出现[14]。近年来，有对烧伤患者

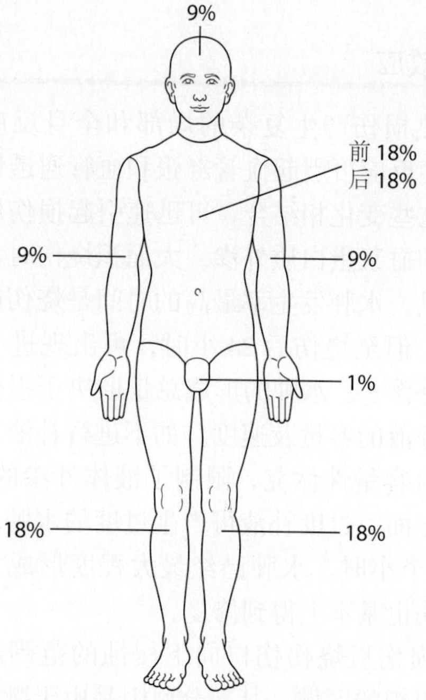

图73.1 估算成人的烧伤体表面积的“九分法”

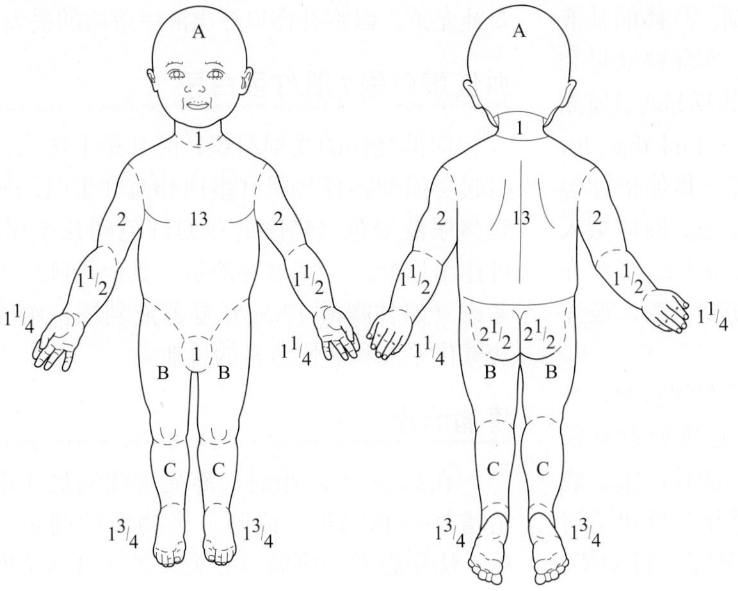

年龄	＜1岁	1 岁	5 岁	10 岁	15岁	成人
A区 = 头的1/2（%）	9.5	8.5	6.5	5.5	4.5	3.5
B区 =大腿的 1/2（%）	2.75	3.25	4.0	4.25	4.5	4.75
C区 =小腿的 1/2（%）	2.5	2.5	2.75	3.0	3.25	3.5

图 73.2　各年龄的体表面积百分数

过度复苏的倾向 [15-16]。相对于其他创伤，烧伤的低血容量是渐进的、必然发生的和可预见的。积极补液不会恢复循环容量 [17]，且在不存在明显休克的情况下，不应给予负荷量的液体。

过去发布了多种指导复苏的初始液体疗法的公式。这些公式完全是基于经验且许多方案具有一定的历史意义，但全都包括了 24 小时内每个烧伤百分数摄入 2 ～ 4ml/kg 体重的液体，以及每公斤体重每烧伤百分数大约 0.5 mmol 的钠摄入量 [18]。基于以上结果，一些人开始使用高张盐水的复苏液，以减少液体容量。然而，溶质负荷可能会过度，后来的几天需要额外的水，也增加了液体过负荷的风险。因此对于烧伤复苏没有经验的人士，更倾向于采用等张液。

应用最广泛的成人复苏公式是基于 Parkland 公式得出的，该公式已被大型培训方案所接受，如高级创伤生命支持及严重烧伤急救医学：

在烧伤后 24 小时，共给予 4ml 的乳酸林格液 × 公斤体重 ×%TBSA 的液体，其中一半应在烧伤后 8 小时内给予，另外一半应在接下来的 16 小时给予。

在该公式中，如初始治疗被延误了，则应提高补液速度。

儿童需要额外的液体以备基础消耗，体重小于 30 kg 的儿童，应使用 Carvajal[19] 的复苏公式：

烧伤后 0 ～ 24 小时的液体需要量（ml）=（2000 × TBSA）+（5000 × TBSAB）

TBSA 为总体表面积（m^2），TBSAB 为总烧伤体表面积（m^2）。同样开始 8 小时内给予半量。

这些公式仅被视为指导原则。具体的补液量应根据临床实际情况来决定，实际补液量和估计量可能存在很大差异。充足的复苏通过监测生命体征和目标尿量［成人：0.5～1 ml /(kg · h)，儿童：1～2 ml/(kg · h)］来确定。其他指标包括四肢温暖和和肠道蠕动的恢复等。液体摄入量可以调整至维持在理想的尿量范围。当存在机械通气、外伤和脱水（如消防员）时，液体需要量增加。

无并发症的烧伤没必要进行有创监测，且监测结果可能会有误，因为中心压力总是很低。低蛋白血症的进展较快且可能较严重。烧伤患者可耐受的低蛋白血症的严重程度仍不清楚，可转化为临床实践的临床研究值得期待。在我们的病房中，于烧伤后12小时，即毛细血管的完整性已基本恢复时，给予白蛋白使血清白蛋白水平保持在大于15g/L。

口渴较常见，但无限制的饮水会增加水肿的形成。为了保持胃肠功能的完整性，建议限制性给予营养液[20]。在具有广泛损伤的患者，在伤后几小时内可低速开始实施胃肠道管饲喂养。

24小时后的液体治疗

在第二个24小时，肠内营养的摄入量增加，而总补液率逐渐降低。在第二天结束时，因为要代偿伤口的蒸发损失，液体的摄入量应允许产生大量的尿液。

实际的伤口失水差别很大，并且与烧伤创面的类型和局部的处理有关。以下公式可用于粗略估计不显失水的量：

（25＋%烧伤体表面积）×体表面积（m^2）＝蒸发失水（ml/h）

烧伤后常出现电解质紊乱且需要治疗。高钠血症往往是低血容量的表现，如果尿钠较低则可证实。这种情况较危险，尤其是在烧伤后第一周常会突然出现少尿和肾衰竭。为避免液体过负荷，自由水的量应该逐渐增加，尤其是老年人更应如此。处于体液平衡的患者可能需要补充钠，以弥补伤口渗出液中溶质的丢失。

血红蛋白尿/肌红蛋白尿

深部烧伤的受损组织，尤其是电击伤，可引起受损细胞释放肌红蛋白和血红蛋白。通过观察尿液变色（轻度的浅粉红色到几乎黑色）可作出诊断。应增加补液量，其他措施也可以考虑（如甘露醇12.5g/L复苏液利尿，碳酸氢盐碱化尿液和加快色素的排泄）。

疼痛治疗

在第一个24小时，疼痛管理的最佳途径是增加静脉吗啡，或阿片类物质的剂量。此后，烧伤患者的疼痛可分为背景痛（这是连续的）和操作痛（由干预引起的）[21]。反复的换衣服、物理治疗和手术会产生恐惧和焦虑，均可以使患者产生疼痛。

经常性疼痛治疗需克服背景痛，在进行操作之前增加额外的镇痛药物。近年来，缓释阿片类口服药物的出现，大大提高了镇痛的管理。持续静脉吗啡或芬太尼滴注（按需滴定增量推注）是最好的控制操作痛的方法。患者自控镇痛是有效的，尽管对那些手绑绷带的患者须进行控制按钮的修改。亚麻醉剂量的氯胺酮对儿童的操作痛是非常有效的。焦虑和抑郁对痛觉形成的影响提示了其他治疗手段的有效性[22]。非药物干预措施，如催眠和其他的干扰技术，在易感患者中也是有效的辅助镇痛手段[23]。许多烧伤患者可能出现创伤后窘迫综合征，这种症状的出现可能需要额外的支持。最重要的是，医务人员安慰和理解的态度是必不可少的。

营养

高代谢反应与损伤的程度大致成正比。在严重烧伤的年轻人和儿童，能量消耗可能会增加一倍。此外，伤口渗出液中会丢失蛋白质和大量的微量元素，如锌、铜、硒[24]。

毫无疑问，烧伤患者需要额外的热量和蛋白质，但计算需要量的传统公式对新烧伤护理会产生过度估计[25]。在没有直接的代谢测量的情况下，目前我们采用经验公式来估计能量摄入：

能量需要 = REE +（REE × % TBSA 烧伤/100）

此处 REE 为根据 Harris 和 Benedict 公式计算的静息能量消耗。

大面积烧伤患者需肠胃营养，且通常有较好的耐受性。如果胃排空有问题，幽门后管通常有效。高蛋白质喂养液通常是足够的，但应额外补充微量元素和维生素。近来，对补充谷氨酰胺的可能益处进行了综述[26]。最好通过监测体重来评估喂养是否足够。为促进合成代谢的辅助治疗手段，包括使用胰岛素维持正常血糖水平，应用氧雄龙（成年人 10mg，2 次 / 天）[27] 和 β- 阻断剂来控制心动过速和广泛分解代谢[28]。

伤口愈合

早期切开和移植治疗与大面积、全层烧伤的生存率密切相关[29]。伤口切开应在最初的一周内进行，即在细菌定植前和创面新生血管浸润出现之前。因此这些操作非常紧急。成功移植的伤口会在 5 周内愈合，减少了细菌感染发生的时间，缩短了生理障碍的时间。自体移植物广泛覆盖的创面会丢失大量的液体，除非以半透层进行遮盖，如皮肤移植。自体移植供区也是液体丢失的一个来源。

对于伤口的保守治疗，主要工作是预防感染。外用抗菌药物最为常用，但可能有潜在的不良反应（见表 73.1）。这些化合物改变伤口的外观，在专科医师检查完伤口前不应使用。大量用于改善外观和功能生物合成材料目前已经上市。尽管应用了消毒敷料或生物合成敷料，但仍存在微生物感染或原因不明的脓毒症的风险，因此须进行紧急的伤口修复。

伤口感染的预防

细菌感染仍是烧伤患者最常见的死亡原因。已经证明了免疫系统受到抑制[30]，同时，烧伤创面为细菌生长提出了一个有利的培养基。

表 73.1 常用局部抗菌药物评价

药物	说明
磺胺嘧啶银（SSD）	应用最广泛的广谱药物。报道可出现过敏反应（罕见）和一过性白细胞减少症
0.5% 硝酸铈	常添加于 SSD 中，并形成一个稳定的焦痂。据报道可与“烧伤毒素”相结合，可见正铁血红蛋白血症
0.5% 硝酸银	用作为浸泡剂，尤其对假单胞菌有效。但是，它可能会增加钠的损失，并可能会导致正铁血红蛋白血症
5% ~ 10% 醋酸磺胺米隆	短效抗菌制剂，需要重复给药。它具有良好的渗透，且当使用浓度小于 5% 的溶液时，其不良反应（疼痛和代谢性酸中毒）不明显
氯己定溶液	（0.2%）或 1% 凝胶可覆盖较广的细菌谱，但迅速灭活，并且可能导致局部疼痛，但极少会导致过敏
呋喃西林	其聚乙二醇（PEG）溶液对金黄色葡萄球菌有效，但易早期出现耐药性。不良反应包括过敏（常见），高渗透性，和 PEG 引起的肾衰竭
聚维酮碘	其 PEG 溶液可提供广谱覆盖，但迅速灭活。它可以防止伤口浸渍。不良反应包括偶见的过敏反应，由于过量的聚乙二醇，代谢性酸中毒引起的肾功能障碍，且比较少见
抗生素	以溶液，膏剂，凝胶和喷雾的形式使用，但药物选择和耐药菌株的出现是不可避免的，耐药菌的吸收可引起全身毒性。通常不鼓励使用

细菌学检测

烧伤患者的常规细菌学监测（至少每周两次）是必不可少的。伤口分泌物病原菌的生长反映了局部伤口治疗的耐药，这表明需要更换药物。当怀疑感染时，应根据定植微生物和抗生素的抗菌谱来决定选用何种恰当的抗生素。

此外，可通过规律的监测烧伤病房的微生物来评估预防措施的有效性。

患者隔离

为了减少交叉感染污染引起的伤口细菌定植和污染，对大面积损伤的患者应进行保护性隔离。隔离措施的重要性已被强调[31]，但仍有相当一部分患者被内源性微生物定植所侵袭，这无法通过单纯的隔离护理来控制[32-33]。报道指出选择性消化道去污具有一定作用[8, 34]，但仍需大规模的前瞻性研究来证实。

胃肠道

烧伤患者肠道完整性的破坏已经得到了证实[35]。除了消化道缺血再灌注后的反应性损伤，伤口本身来源的介质可能也参与其中[36]。临床上保护胃肠道的策略包括损伤后第一个小时内的最佳液体治疗以防止肠系膜低灌注，和早期实施胃肠营养（可在损伤后几小时内开展[20]）。富含谷氨酰胺的饮食可能有助于肠道完整性的维持[26, 37]。无论每一种方法有何优势，都不如在患者护理的各个方面保持有效的卫生政策更重要。

创面脓毒症

局部影响包括伤口愈合的破坏和损伤的加深。

全身性影响通畅较隐匿。前驱症状较常见，可能包括胃肠道淤滞、液体正平衡、胰岛素抵抗和发热的加重。随着脓毒症的进展，临床恶化逐渐明显：呼吸急促，循环不稳定，血小板减少性血栓形成和少尿可能预示着多器官衰竭的发生。白细胞计数和C反应蛋白升高受全身炎症反应综合征（SIRS）的影响，并且在缺乏临床症状和体征的情况下上述指标并不可靠。如果怀疑发生脓毒症，应进行血培养。

抗生素治疗

抗生素的选择应基于细菌学监测数据的基础之上，若应给予抗生素则应尽可能早期给予。由于存在蒸发失水，烧伤患者的液体疗法较复杂，若伤口恶化蒸发失水可能会增加。应根据指征进行（多）器官衰竭的支持疗法。

在伤口覆盖前，脓毒症的诱因将会持续存在，手术伤口治疗不应该推迟。虽然病死率较高，但经验表明，预后并非绝无希望。

吸入性损伤

吸入性损伤一词包括三种独立的损伤，它们经常发生，并非总是同时出现。吸入性损伤的存在可能会增加广泛皮肤烧伤患者的复苏液体量。

上呼吸道热损伤

因吸入灼热气体（蒸汽除外）引起的烧伤很少超出喉部。黏膜和面部水肿可引起呼吸道阻塞，特别是在儿童。

诊断

面部烧伤，鼻毛烧焦，喉部的明显烧伤和声嘶是典型特征。

治疗

如怀疑出现上述情况，最安全的做法是早期进行气管插管，在水肿形成之前进行操作，避免操作的危险性。

烟雾对呼吸系统的影响

烟雾中含有多种可对气管支气管产生损伤的高活性化学物质。上皮细胞的剥脱和气管、支气管水肿的形成可引起气道狭窄和管型形成。小气道封闭可导致低氧血症及呼吸衰竭，之后支气管出血和黏膜脱落可能引起肺不张，并为感染提供一个焦点。在没有皮肤损伤时，临床经过通常是良性的。但是广泛皮肤烧伤的存在增加了急性呼吸窘迫综合征（ARDS）的可能性，呼吸道感染可能随之而来。

诊断

有暴露于密闭空间的病史，存在咳嗽、呼吸困难、喘息、喘鸣、低氧血症，且咽部存在煤烟颗粒。经支气管镜检查可确诊，可见支气管中存在煤烟颗粒，黏膜损伤和气管、支气管水肿。

治疗

轻症患者可给予高流量面罩吸氧。治疗重症病例的主要方法是气管插管和呼气末正压通气支持（PEEP）以保持气道通畅。定期的支气管冲洗被推荐用于清除碎屑和防止呼吸道感染。气管内插管可能被碎屑阻塞。由于小气道梗阻常见，通气压力可能受到不良影响。各种策略，如高频通气，近来被提倡用于减少出现气压伤的风险。

长期辅助呼吸可能是必要的。高代谢状态和不可避免的肌肉损失引起的呼吸需求的增加常使早期撤机受到影响。

有毒气体的吸入

在烟雾中的大量有毒化合物中[38]（表 73.2），一氧化碳（CO）值得特别一提。一氧化碳与血红蛋白的亲和力是氧气的 240 倍。氧气输送能力的丢失是由吸入一氧化碳浓度和暴露时间决定的。此外，一氧化碳与细胞色素系统结合，抑制细胞氧化过程。吸入空气时碳氧血红蛋白的半衰期为 4 小时，而吸纯氧时为 45 分钟。

诊断

凡是暴露于密闭空间中的燃烧产物，均应考虑存在一氧化碳中毒。典型的樱桃红色 CO 中毒表现非常少见，早期症状可能被误诊为醉酒。症状可由轻度中毒时的搏动性头痛（10% ~ 25% 碳氧血红蛋白），眩晕，意识混乱和恶心（25% ~ 40% 碳氧血红蛋白），进展至昏迷，意识丧失和抽搐（40% ~ 60% 碳氧血红蛋白）。碳氧血红蛋白浓度大于 60% 时，死亡的可能性增加。患者暴露于高浓度的一氧化碳可能会出现心脏不稳定的迹象。脑兴奋症状在明显的恢复后仍可持续数日至数周。

治疗

中毒后立即给予可提供的最高浓度的吸氧。意识丧失是气管插管氧疗的指征。如可立即提供高压氧，其使用似乎符合逻辑，但并未证实其有其他益处。

氰化氢中毒

氰化氢（HCN）中毒常与 CO 吸入协同出现。吸入浓度为 200 ppm 的氰化氢迅速致命，火灾现场很多人死于氰化氢中毒[39]。常规治疗为针对一氧化碳中毒。也可能用螯合剂如羟钴胺素清除或硫代硫酸钠清除，但由于治疗必须根据初步诊断结果立即开展，因此不普遍推荐此种方法。

展望

对于具有大面积烧伤的年轻患者，经最佳

表 73.2　常见的吸入有毒气体

气体	来源	影响
一氧化碳	有机物	组织缺氧，脂质过氧化
二氧化碳	有机物	昏迷，心动过速，高血压
二氧化氮	墙纸，木材	支气管发炎，头晕，肺水肿
氯化氢	塑料	严重黏膜刺激
氰化氢	木材，丝绸，尼龙，聚氨酯	头痛，昏迷，酸中毒
汽油	苯，塑料	黏膜刺激，昏迷
氨	尼龙	黏膜损伤，广泛的肺损伤
醛	木材，棉花，纸张	黏膜刺激性

条件的治疗后，目前在单纯生存率方面已经很难再有新的进展。而老年人的病死率却仍然很高。目前研究的主要目的是针对烧伤后功能和外观的改善。最明显的努力集中于与提高伤口愈合质量有关的技术和材料的发展，和重症监护领域的提高：预防呼吸机相关病死率的策略对烧伤患者也同样适用，这些患者通常需要长时间的通气支持；对炎症反应的新见解也可以改善烧伤患者的一般情况，增加对感染的抵抗力，提高组织修复。热创伤精神心理的影响近来受到了更多的关注，主要包括处理疼痛和精神抑制的新方法。

在过去烧伤中心的建立基本是偶然的，多依赖于个别专家的奉献。随着对医疗服务供给的越来越多的监管，很多国家的烧伤护理组织可能受到重组。为了确保这个群体护理质量的持续性，烧伤护理领域的专家在这个过程中的积极参与是至关重要的。

（冷玉鑫　王铁华 译　么改琦 校）

参考文献

1. Herndon DN, Blakeney PE. Teamwork for total burn care: achievements, directions and hopes. In: Herndon DN (ed) *Total Burn Care*, 2nd edn. London: WB Saunders; 2002: 11–15.
2. Demling RH, Mazess RB, Witt RM *et al.* The study of burn wound edema using dichromatic absorptiometry. *J Trauma* 1978; **18**: 124–8.
3. Cioffi WG, De Meules JE, Gamelli RL. The effects of burn injury and fluid resuscitation on cardiac function in vitro. *J Trauma* 1986; **26**: 638–43.
4. Cioffi WG, Vaughan GM, Heironimus JD *et al.* Dissasociation of blood volume and flow in regulation of salt and water balance in burn patients. *Ann Surg* 1991; **214**: 213–9.
5. Wilmore DW, Mason AD, Johnson DW *et al.* Effect of ambient temperature on heat production and heat loss in burn patients. *J Appl Physiol* 1975; **38**: 593–7.
6. Caldwell FT, Bowser GH, Crabtree JH. The effects of occlusive dressings on the energy expenditure of severely burned children. *Ann Surg* 1981; **193**: 579–91.
7. Waymack JP. Antibiotics and the post-burn hypermetabolic response. *J Trauma* 1990; **30**: S30–5.
8. Mackie DP, van Hertum WAJ, Schumburg T *et al.* Prevention of infection in burns: preliminary experience with selective decontamination of the digestive tract in patients with extensive injuries. *J Trauma* 1992; **32**: 570–5.
9. Alexander D, Richard K, Morris S *et al.* Application of newer antibiotic concepts in the use of ciprofloxacin for treatment of infections in the burn patient. *J Burn Care Rehab* 2001; **22**: S137.
10. Martyn JAJ, Greenblatt GS, Quinby WC. Diazepam kinetics following burn injury. *Anesth Analg* 1983; **62**: 293–7.
11. Martyn JAJ, Fukushima Y, Chon JY *et al.* Muscle relaxants in burns, trauma, and critical illness. *Int Anesthesiol Clin* 2006; **44**: 123–43.
12. Davies JWL. Prompt cooling of the burned area: a review of the benefits and the effector mechanisms. *Burns* 1982; **9**: 1–16.
13. Ivy ME, Atweh NA, Palmer J *et al.* Intra-abdominal hypertension and abdominal compartment syndrome in burn patients. *J Trauma* 2000; **49**: 387–91.
14. Prekop R, Bardosova G, Simko S *et al.* Brain oedema in burned children. *Acta Chir Plast* 1984; **26**: 184–92.
15. Pruitt BA Jr. Protection from excessive resuscitation: 'pushing the pendulum back'. *J Trauma* 2000; **49**: 567–8.
16. Friedrich JB, Sullivan SR, Engrav LH *et al.* Is supra-Baxter resuscitation in burns patients a new phenomenon? *Burns* 2004; **39**: 583–90.
17. Holm C, Mayr M, Tegeler J *et al.* A clinical randomised study on the effects of invasive monitoring on burn shock resuscitation. *Burns* 2004; **30**: 798–807.
18. Settle JAD. Principles of replacement fluid therapy. In: Settle JAD (ed) *Principles and Practice of Burns Management.* London: Churchill Livingstone; 1996: 217–22.
19. Carvajal HF. A physiologic approach to fluid therapy in severely burned children. *Surg Gynecol Obstet* 1980; **150**: 379–84.
20. Alexander JW, Gottschlich MM. Nutritional immunomodulation in burn patients. *Crit Care Med* 1990; **18**: S149–53.
21. Choinière M, Melzak R, Rondeau J *et al.* The pain of burns: characteristics and correlates. *J Trauma* 1989; **29**: 1531–9.
22. Taal LA, Faber AW, van Loey NEE *et al.* The abbreviated burn-specific anxiety scale: a multi-centre study. *Burns* 1999; **25**: 493–7.
23. Miller AC, Hickman LC, Lemasters GK. A distraction technique for control of burn pain. *J Burn Care Rehabil* 1992; **13**: 576–80.
24. Berger MM, Cavadini C, Chiolero R *et al.* Influence of large intakes of trace elements on recovery after burns. *Nutrition* 1994; **10**: 327–34.
25. Wolfe RR. Caloric requirements of the burned patients. *J Trauma* 1981; **21**: 712–4.
26. Windle EM. Glutamine supplementation in critical illness: evidence, recommendations, and implications for clinical practice in burn care. *J Burn Care Rehab* 2006; **27**: 764–72.
27. Wolf S, Edelman L, Kemalyan N *et al.* Effects of oxandrolone on outcome measures in the severely burned: a multicenter prospective double-blind trial. *J Burn Care Res* 2006; **27**:131–41.
28. Pereira CT, Murphy KD, Herndon DN. Altering metabolism. *J Burn Care Rehabil* 2005; **26**: 194–9.
29. Muller MJ, Ralston D, Herndon DN. Operative wound management. In: Herndon DN (ed) *Total Burn Care*, 2nd edn. London: WB Saunders; 2002: 170–82.
30. Abraham E. Physiologic stress and cellular ischemia: relationship to immunosuppression and susceptibility to sepsis. *Crit Care Med* 1991; **19**: 613–8.
31. McManus AT, Mason WF, McManus WF *et al.* A decade of reduced Gram negative infections and

mortality. Abstracts, 5th European Burns Association Congress 1992: M2.
32. Burke JF, Quimby WC, Bondoc CC *et al.* The contribution of a bacterially isolated environment to the prevention of infection in seriously burned patients. *Ann Surg* 1977; **186**: 377–87.
33. Lee JJ, Marvin JA, Heimbach DM *et al.* Infection control in a burns centre. *J Burn Care Rehabil* 1990; **11**: 575–80.
34. Manson WL, Klasen HJ, Sauer EW. Selective intestinal decontamination for prevention of wound colonization in severely burned patients: a retrospective analysis. *Burns* 1992; **18**: 98–102.
35. Deitch EA. Intestinal permeability is increased in burn patients shortly after injury. *Surgery* 1990; **107**: 411–16.
36. Trop M, Schiffrin EJ, Carter EA. Effect of platelet activating factor on reticulo-endothelial system function. *Burns* 1991; **17**: 193–7.
37. Peng X, Yan H, You Z *et al.* Glutamine granule-supplemented enteral nutrition maintains immunological function in severely burned patients. *Burns* 2006; **32**: 589–93.
38. Prien T, Traber DL. Toxic smoke compounds and inhalation injury – a review. *Burns* 1988; **14**: 451–60.
39. Purser DA, Grimshaw P, Berril KR. Intoxication by cyanide in fires: a study in monkeys using polyacrylonitrile. *Arch Environmental Health* 1984; **39**: 394–400.

第 74 章

热紊乱

Anwar Hussein

体温通常通过位于下丘脑的体温调节中枢复杂的反馈机制控制产热和散热（热损失）之间的平衡。在重症监护室（ICU），发热通常是由于激活热保存机制体温调定点在一个高的水平，然而高热通常是由于维持体温在正常调定点的效应机制衰竭。

尽管高热的病因学不同、发病机制也不同，但是并发症是相似的：

- 代谢性酸中毒
- 高钾血症
- 横纹肌溶解
- 肾衰竭
- 弥散性血管内凝血（DIC）
- 肝衰竭
- 死亡

体温调节

像所有的复杂生物学系统，体温的控制由感受器和控制器组成的复杂系统维持。目标调定点每天在生理基础上 1℃范围内变化，而女性每月内 ½℃范围内变化。但是，在任何时间核心体温都应该在调定点的 1℃的十分之几内。

体温调节系统的三大组成为：

- 传入
- 中枢控制
- 效应器的反应

体温由 A-δ 纤维（所有的冷信号）和无髓鞘的 C 纤维（所有的热信号）感受。这些感受器分布到全身各处，但是最大的感受器是从体温的核心（深处的腹部和胸部组织，以及神经轴索）。

这些感受器发出的信号通过脊髓前索的脊髓丘脑束上升到位于接近第三脑室底的下丘脑视交叉前区的体温调节中枢。这个区域包括热敏感神经元，但是也接收其他温度感受器的神经传入。视交叉前区接受外周温度感受器的传入信息，决定温度调节的调定点并协调合适的应答。

之后体温被一系列的包括从皮肤、神经轴索和深部组织（相关的温度由温度调节反应引起）组成的完整的温度传入的中枢结构调节。

人类抵抗极端环境的最重要的效应器反应是行为和更有价值的自主改变。在极端年龄，下丘脑体温调节是受损的、无效的。

循环中的激素介质的作用为通过血管的终板（OVLT）根本上来改变体温。位于下丘脑的有孔的毛细血管允许细胞因子进入到神经感受器。细胞因子看起来像内源性致热源，以白介素 6（IL-6）和前列腺素 E2（PGE2）作为最终通路。除了升高体温，一些细胞因子也能像我们所熟知的冷冻剂一样降低体温调节的调定点。

ICU 患者很可能有产热和散热两个方面的紊乱。产热是代谢活动和能量消耗的结果。炎症或感染作为急性期应答的一部分导致了体温和耗能的升高。发热又会导致代谢率的增加；但是我们能通过镇静降低活动，肌松降低耗能。

体温调节的主要效应器为散热的调节在ICU中经常会受到干扰。患者通常是半裸的、在床上洗澡、镇静并且有时候麻痹、在室温下输注药物和液体。在肾替代治疗时这个作用尤其显著。外周血流受血管升压药影响，肌松剂消除了颤抖的能力。镇静的应用使行为防御降低。评估ICU内的发热时应该考虑到所有的这些效应作为变化的一部分，以及降温的措施。

ICU 患者的发热

发热定义为调节的高热，也就是说，视交叉前的调定点温度调节性升高。内源性致热源同其他介质一样抑制热敏感神经元，热敏感神经元通常能促进热损失并抑制热产生。对所有体温调节反应，它升高了调定点温度，并激活了冷应激反应如血管收缩和寒战，分别能降低热损失和增加代谢性热生成。当致热源浓度降低时调定点的温度恢复到正常，触发血管扩张和出汗引起的散热[2]。

发热反映了一系列的病理生理过程，包括感染、炎症、创伤、恶性和结缔组织疾病（见表74.1），需要系统而复杂的诊断路径。通常认为发热的患者无论有无其他症状都应该治疗。但是缺乏抗感染治疗能使患病率和病死率改善，或者使患者舒适得证据[4]。

感染引起的发热可能是一种保护适应性的应答，看来是一种在系统发生过程中保存下来的进化应答，因为它能使机体存活下来。哺乳动物模型中体温的升高能够增强对感染的抵抗力。回顾性的临床试验显示菌血症患病日的最高体温与革兰阴性菌患者和自发性腹膜炎患者的生存率呈正相关。虽然其因果关系尚未清楚，但是低温脓毒症患者的病死率比那些有发热症状的患者高。局部和全身的热疗都是用来辅助治疗癌症。发热的保护性作用是由增强了免疫系统和细胞因子的功能。

体温升高能够增强：

表 74.1　ICU 患者发热的原因

系统	感染性病因	非感染性病因
心血管	心内膜炎 导管相关性感染 起搏器感染	心肌梗死 深部静脉血栓 心包炎
呼吸系统	肺炎 脓胸 鼻窦炎	肺不张 化学性肺炎 肺栓塞
消化系统	腹腔脓肿 胆道感染 腹膜炎 憩室炎 病毒性肝炎 抗生素所致肠炎	炎症性肠病 非结石性胆囊炎 胰腺炎 缺血性结肠炎 非病毒性肝炎 胃肠道出血
肾	肾盂肾炎 尿路感染	
中枢神经	脑膜炎 脑炎	脑出血 / 梗死 癫痫
风湿关节炎	化脓性 骨髓炎 痛风	结缔组织病 血管炎
内分泌系统		肾上腺皮质功能不全 酗酒和吸毒戒断 甲状腺功能亢进症
皮肤 / 软组织	蜂窝织炎 褥疮 伤口感染	烧伤 肌内注射 血肿
其他	咽炎 中耳炎 腮腺炎	药物热 输血反应 肿瘤

- 抗体的产生
- 中性粒细胞和巨噬细胞的活性和功能
- 细胞因子的产生
- T淋巴细胞的活性
- 减少细菌生长所需要的血清铁

此外，体温升高能够抑制某些病原体，如肺炎链球菌。

中度发热在ICU患者中很常见，但其中

约半数都是由非感染引起的。发热症状的出现往往意味着要进行诊断性试验，并使患者暴露于那些不必要的有创操作和不恰当的使用抗生素。

虽然高热（> 40℃）是危险的，但是并没有明确中度体温升高是不利的，事实上，它可能是保护性的。而且人为地降低发热患者的温度可能会掩盖感染的迹象，使诊断和监测更加困难。采取的任何物理或药物退热措施必须考虑病患的不同应答。退热药可能无效。我们通常所关注的外部降温方法包括使外周血管收缩，减少热量的损失以及让发热变得更严重的寒战和高代谢，可能无法在镇静的 ICU 患者身上观察到 [16]。这种反应的最可能原因是由于维持镇静状态的药物 [17-18]。

发热伴随着一系列有害的生理反应。心输出量，氧消耗量，二氧化碳产生量和能量消耗都增加，尤其是出现寒战时。耗氧量平均增加了 10%。对心肺储备功能有限的患者，以上这些变化可能很难耐受。这类患者可能会从降温措施中受益。其他的患者包括免疫抑制、假体植入物和急性脑损伤者需要特别对待。最近的亚低温治疗和创伤性颅脑损伤试验表明，低温治疗是一种复杂的治疗方法，很可能只适合创伤性脑损伤患者。

表 74.2　热射病的致病因素

年龄	老人
环境因素	高温和高湿 热浪 通风不良
行为学	水土不服 失盐和失水 肥胖
基本条件	感染 / 发热 糖尿病 营养不良 酗酒 甲状腺功能亢进症 出汗受阻 烧伤愈合后 外胚层发育不良症 排汗受损 心血管疾病 疲劳 缺钾
药物	抗胆碱药物 抗帕金森病药 抗组胺药 丁酰苯类药物 吩噻嗪类药物 三环素 利尿剂 拟交感神经药

热射病（中暑）

热射病的诊断建议为当受阳光直接暴晒或剧烈运动之后体温过高而伴随神经异常。直肠温度一般超过 42℃。热射病区别于通常被称为热应激的较轻形式的热损伤。

劳力型热射病是长期在高温潮湿的环境中剧烈运动导致的，多发于运动员和新兵。典型热射病多见于热浪来袭时久坐、年长、有基础疾病的人。诱发热射病的因素见表 74.2。因为老年人体温调节中枢能力减弱，大约 80% 的热射病死亡发生在 50 岁以上人群。在美国每年约 1700 人死于热射病。2003 年欧洲被热浪袭击，在两周内仅法国就有超过 14000 人死亡。据报道在这个年龄组死亡率高达 62%，病死率高于作为 ICU 头号杀手的急性呼吸窘迫综合征（ARDS）和感染性休克。此外，具有持续神经损伤的幸存者影响晚期死亡率。早期的热射病患者研究显示：炎热导致易感人士的核心体温、心率及出汗方面生理反应恶化。

有两种自主热应激应答：出汗和自主的毛细血管扩张。在环境温度、湿度和风速最佳时的环境条件下，出汗是非常有效的，能够消耗多达 10 倍的基础代谢率。热疾病和抗胆碱药物之间的相似之处在于出现汗腺的节后交感神经和胆碱交感神经所引起的中枢抗胆碱综合征。血管对应激的应答包括外周血管床的舒张以及内脏血管和肾血管的收缩。严重热应激时，流经每毫米皮肤顶部的血液量相当于静止时的全部心输出量。

发病机制

热射病出现多器官衰竭的发病机制十分复杂。虽然体温的升高直接引发细胞损伤，但是确切的损伤顺序和调解物却无从得知。在细胞水平上，热损伤能提高细胞膜的通透性，而这反过来又刺激细胞膜的 Na^+、K^+- ATP 酶维持细胞膜的完整性。ATP 酶的活性同时引发神经冲动传导，当 ATP 耗尽时，神经冲动传导也明显的缩减，这将导致组织水肿、神经元损伤和氧摄取量减少。高温促进 ATP 的合成导致疲劳。

最近的证据表明热射病组织损伤的途径与败血症、内毒素血症和全身炎症有许多相同之处。已证实热射病患者的循环内毒素和细胞水平是增高的。在灵长类热射病模型上使用抗内毒素抗体，表明内毒素至少部分介导了高温综合征引起的组织损伤。血浆 IL-6 浓度与热射病的严重程度显著相关。因为已知细胞因子能控制下丘脑调节点，所以在体温已经升高的患者身上这种应答的后果是很明显的。

有证据表明热射病中激活的或受伤的内皮细胞激活了凝血因子并释放出内皮素和黏附分子。最近的一些观察让我们猜测，涉及急性器官损伤发病机制的某些介质在热应激中也会升高，热射病进展时更剧烈直到降温后才正常化。

临床表现

热射病导致多器官衰竭，其临床表现也证实了这一点。第一临床症状可能是神经系统的表现，包括躁动、谵妄、瞳孔异常、癫痫发作和昏迷。脑干诱发电位存在时脑干反射可能会丧失。可能会有永久性的包括小脑损伤在内的局灶性病变。腰椎穿刺可能显示出的是蛋白质增高、黄变及淋巴细胞增多。

在许多患者身上出现的分布性休克都伴随着与脓毒症相似的高动力性血流动力学特征。过度换气导致呼吸性碱中毒。低氧性呼吸衰竭可能是由于心脏衰竭或急性肺损伤引起的。

虽然典型热射病的最终阶段是无汗，但是脱水出现在过度无感失水后，伴有皮肤干燥灼热。低血容量是脱水和体液分布改变的结果，最终减少器官灌注。出现严重的代谢酸中毒。主要的生化异常包括高血糖、血磷酸盐过少、血清酶和急性相蛋白升高（表 74.3）。血液学结果包括白细胞增多、血小板减少以及凝血和纤溶激活。

劳力型热射病略有不同，还额外包括横纹肌溶解和急性肾衰竭，这与高钾血症、高磷血症和低钙血症（表 74.3）有关。

治疗

热射病需要急诊。迅速降温至 40℃以下和器官功能支持是热射病治疗的两个主要原则。降温措施：

- 导热（在冰冷的水中浸泡或包裹冰）
- 蒸发散热（在室温和低湿度条件下重复用温水润湿患者皮肤和给患者扇风。）

我们认为蒸发散热更有效，解热剂或丹曲林药物治疗是无效的。由于会随后出现反弹性高热的危害，预防过冷引起的血管收缩和寒战是非常重要的。监测核心体温和皮肤温度是有用的，但应避免测量直肠温度，因为它在降温过程中相当滞后。当核心体温低于 39℃时可

表 74.3　经典型和劳力型热射病的生化特性差异

	经典型热射病	劳力型热射病
动脉气体	混合呼吸性碱中毒	严重代谢性酸中毒
血清电解质	钠离子，镁离子，钙离子通常正常	高钾高钙高磷酸盐血症
血糖	高血糖	低血糖
肌酸激酶	适度增加	显著增加
肝酶	明显升高	略有增加
急性相蛋白质	显著增加	略有增加

以停止降温措施。尽管采取了降温，但约 25% 的患者会表现出一个或多个器官系统衰竭。

通过测量充盈压、血清电解质及红细胞压积的指导，依照个体情况适当的补液，谨慎纠正体液和电解质失衡以及酸碱紊乱。

急性肾衰竭的机制是多方面的，但横纹肌溶解是主要因素。早期碱化利尿和甘露醇的使用可以避免采用肾替代疗法。

氧疗和控制通气可能是有指征的，同时抗惊厥药也是必需的。不推荐使用预防性抗生素和类固醇药物。必须积极的控制血糖。最后应寻找任何潜在的疾病并予以相应的治疗。

转归

虽然早期的确诊和积极的治疗已经大幅度地降低了病死率，但大量的研究报告表明重症监护中的热射病患者死亡率仍惊人地高达 60% 以上。永久性神经缺陷的发病率维持在 7% ~ 15%。与降低医院存活率相关的独立变量包括：

- 核心温度升高
- 高的简化急性生理学评分（SAPS）Ⅱ
- 在家中暑
- 凝血酶原时间延长
- 24 小时内血管活性药物治疗
- 住在没有空调的重症监护病房

药源性高热

与发热相反，高热期间的体温调节点仍然保持在常温水平，但体温却不受控制地上升，抑制了散热效应机制。虽然体温的升高不一定是由于产热增加，而是由于产热和散热失衡，但是大部分的高热是净热增加的结果。高热通过两个机制导致核心温度危险的升高：

- 长时间暴露在外部高温环境中
- 过多的内源性产热

高热的众多原因列于表 74.4。本节将回顾引发药源性高热比较常见的原因，包括恶性高热、安定药恶性综合征群以及拟交感神经和抗胆碱能综合征。

恶性高热

恶性高热（MH）是一种较为罕见的药物遗传性肌病，易感者接触到某些麻醉药物后触发。它的特点是由挥发性麻醉药或去极化肌肉松弛剂所触发的一种异常高代谢状态和骨骼肌高度僵硬状态。在极端情况下，体温可超过 42℃，动脉血 pH 达到 6.8，可迅速致死。使用琥珀酰胆碱的全身麻醉恶性高热的发病率为 1 /60 000，仅使用挥发性麻醉剂时发病率为 1 /250 000。在儿童中发病率更高（1 / 15000），其中 15 岁以前有超过 50% 的病例发生。

发病机制

骨骼肌是参与恶性高热反应的主要组织。恶性高热易感者的骨骼肌细胞膜存在缺

表 74.4　高热的原因

过多的产热障碍	运动性高热 热射病（劳力型） 恶性高热 抗精神病药物恶性综合征 致命性紧张症 甲状腺毒症 嗜铬细胞瘤 水杨酸中毒 拟交感神经药物滥用 震颤性谵妄 癫痫发作 破伤风
散热减少紊乱	热射病（经典型） 脱水 自主神经功能紊乱 抗胆碱中毒 抗精神病药物恶性综合征
下丘脑功能紊乱	脑血管意外 脑炎 创伤 肉芽肿性疾病 恶性综合征

陷，尤其是钙离子通道也被称为利阿诺定受体（RYR1）。在恶性高热中，在诱发药物作用下，肌肉敏感去极化，从胞质网释放出大量的钙离子，从而大大提高了其细胞质浓度。我们认为，理阿诺碱受体的动力学改变是由于细胞质钙离子浓度的小幅度增加（钙诱导的钙释放）引起钙离子大量释放，同时高浓度钙的抑制效果降低。依赖 ATP 的膜泵（Ca^{2+}- ATP 酶泵）试图将钙泵回胞质网，产生持续的糖酵解和有氧代谢。胞质膜不能使钙恢复正常，造成长期的兴奋收缩偶联和肌肉僵直。肌肉挛缩阻碍血液流动，干扰高代谢反应的营养供应和废物清除。最终，氧化磷酸化解耦联，新陈代谢变为厌氧，产生严重的乳酸中毒和呼吸性酸中毒。肌肉约占体重的 40%，是人体热量的主要来源，其持续增加的活动引起高热。

膜磷脂酶 A_2 也被钙激活，导致线粒体和肌浆通透性增加，同时钙调控失调（钾［K^+］、钙的［Ca^{2+}］、肌酸激酶（CK）和肌红蛋白）细胞内容物释放进入循环系统。

临床表现

恶性高热的早期征兆表现为不明原因的呼吸末二氧化碳上升和心率增加，并不一定是体温升高。急性恶性高热的典型表现为具有明显的代谢、肌肉异常以及交感神经刺激，一般不会误诊，但现在已经少见了。1960 年，琥珀酰胆碱和麻醉技术的使用改变了其临床表现形式。麻醉药触发后逐渐出现的临床征象使诊断变得更加困难，因为这些表现可能是细微的、非特异性的，同时它的强度、发病率以及时间的关联性都是可变的（表 74.5）。除了典型的表现，恶性高热还可能发生复发、延迟性发作和发作未遂。其他酷似恶性高热的表现包括麻醉或镇痛过浅、败血症、缺血或过敏反应。早期的诊断非常重要，因为即时的治疗影响预后。咬肌痉挛与恶性高热有关。当仅出现咬肌痉挛时，恶性高热易感者发病率可能会降低。然而如果恶性高热易感者还出现其他肌肉或代谢异常时，其发病率会增加。

氟烷是当今诱发恶性高热患者肌肉持续挛

表 74.5　恶性高热的临床特点

时间程序	临床体征	监测的变量变化	生化变化
急性	琥珀胆碱后持续的下颌僵硬 呼吸急促 碱石灰快速用尽 热碱石灰罐 高脉冲率 不规则的脉搏	分钟通气量增加 心动过速 心室异位 心电图 T 波呈尖峰	二氧化碳分压增加 pH 值降低 ［K^+］增加
中级	患者烫手 发绀 暗血的伤口 不规则的脉搏	体核温度上升 血氧下降 心室异位 心电图 T 波呈尖峰	氧分压下降 ［K^+］增加
晚期	一般化的肌肉僵硬 长时间出血 尿色深 少尿 不规则的脉搏 死亡	心室异位 心电图 T 波呈尖峰	肌酸激酶增加 肌红蛋白尿 ［K^+］增加

Adapted from Hopkins PM. Malignant hyperthermia: advances in clinical management and diagnosis. *BJA* 2000; **85**: 118-28.

缩最强的挥发性麻醉剂，已经建立恶性高热基本诊断试验 30 年。挥发性麻醉剂触发恶性高热的相对能力可能不同。琥珀酰胆碱将导致正常肌肉细胞质中的钙离子浓度增加，表现为恶性高热肌肉中的钙过度释放。在恶性高热中，去极化肌肉松弛剂一般是安全的。相关的安全药物见表 74.6。

恶性高热易感者常伴发几种神经肌肉和骨骼肌肉异常，如脊柱侧弯，斜视，肌肉萎缩症和中央轴空病，但是这种相关性缺乏确切的证据。抗精神病药物恶性综合征患者在全身麻醉时不用考虑有发生恶性高热的风险。

过去的 30 年恶性高热易感者通过体外的咖啡因－氟烷离体骨骼肌收缩试验进行诊断。最近，利阿诺定收缩试验已经证明是更有效的方法，此外还可能具有其他方面的意义。

恶性高热的分子遗传学

恶性高热是一种表达和渗透异常的常染色体显性遗传异质性疾病，分子遗传学研究进展证明 RYR1 基因在恶性高热发病中起重要作用。RYR1 基因位于 19q 染色体的 13.1，编码钙释放通道的利阿诺定受体。然而，迄今为止，仅有 50% 的恶性高热家族存在 RYR1 基因遗传连锁，并超过 17 个突变点。在一个家族里，突变并不总是能用体外挛缩试验区分。

表 74.6　恶性高热中药物的使用

禁忌药物	安全药物
氟烷	氧化亚氮
安氟醚	巴比妥酸盐
异氟醚	异丙酚
地氟醚	依托咪酯
七氟醚	氯胺酮
琥珀胆碱	阿片类药物
维拉帕米	酰胺 / 酯局部麻醉剂
硝苯地平	去甲肾上腺素
地尔硫	肾上腺素
	多巴胺
	多巴酚丁胺

而且在一些恶性高热家族里没有发现 RYR1 基因遗传连锁。尽管所有已知的突变都导致从胞质网中释放过量的钙，但是由于这种疾病遗传的多样性目前不太可能采用 DNA 方法进行诊断。

治疗

一旦怀疑患有恶性高热，并排除其他诊断，应根据下列措施进行治疗：

- 停止使用所有的触发麻醉药物，增加新鲜气体流量冲洗麻醉机，更换呼吸回路。不推荐更换仪器以免浪费宝贵的时间。加强通气 2 ~ 3 倍以去除 CO_2。
- 如果可能就放弃手术，或继续使用安全药物（表 74.6）。
- 静脉注射丹曲林是唯一的特异治疗方法，最初的剂量为 2.5mg/kg，每 5 ~ 10 分钟重复一次，直到逆转恶性高热引起的代谢紊乱（最大剂量 10mg/kg）。丹曲林通过抑制胞质膜钙的释放起效，但不影响吸收。可每 4 小时 1 ~ 2 mg/kg 重复给药 1 ~ 3 天，如有必要之后可改为口服。
- 心律失常在纠正酸中毒和高钾血症后没有缓解的应以传统的方式来治疗。但是禁止使用钙拮抗剂，因为这些药物能与高剂量丹曲林相互作用，引起严重的高钾血症和心血管崩溃。
- 为了避免血管收缩可采取简单的措施，如海绵、扇子和低温输液使患者降温，阻止热量的流失。有时可能需要更有效的降温方法。
- 频繁的采集血液标本进行血气分析、钾、肌酸激酶、肌红蛋白和凝血分析。早期积极地治疗高钾血症和酸中毒。
- 测量尿量防止急性肾衰竭。除了考虑阻止肌红蛋白在肾小管沉淀外还可以考虑用甘露醇或呋塞米利尿。甘露醇的剂量应该包含丹曲林制剂中含有的量。
- 急性后期根据症状和严重程度继续密切监测。肾保护治疗和凝血控制是可取的。

- 如果对丹曲林没有反应应考虑其他病因，例如，其他肌病，脓毒症，甲亢危象，嗜铬细胞瘤。
- 痊愈后，应将患者及其亲属转院至恶性高热筛查中心。

预后

恶性高热的病死率在世界范围内由1960年代的70%减少到少于10%。这一巨大的进步归功于麻醉师的认识和意识提高，监测技术的改进和利用（尤其是二氧化碳和脉搏血氧监测仪），以及早期静脉注射丹曲林。尽管应用了丹曲林治疗，恶性高热的晚确诊也可能会导致预后较差。

抗精神病药物恶性综合征

抗精神病药物恶性综合征（NMS）是服用精神病药物后所引起的一种与剂量无关、相对少见，但可能致命的异质反应。正因为其他一些疾病也能产生类似的症状，所以这种综合征的许多特征仍然有争议。而典型的症状包括：

- 脑病
- 肌肉僵硬
- 高热
- 自主神经功能紊乱

发病率为0.07% ~ 2.2%。所有年龄都受到影响，但某些研究表明男性首当其冲。

发病机制

抗精神病药物恶性综合征的发病机制尚未明确。已提出两种机制，抗精神病药引起中枢体温调节功能紊乱和骨骼肌异常反应。

下丘脑体温调节包括去甲肾上腺素、血清素、胆碱、和多巴胺途径。抗精神病药阻断了下丘脑中的多巴胺受体导致体温调节和散热功能紊乱。此外，基底神经节中阻断的多巴胺受体引起肌肉张力过高和收缩，导致进一步的产热。与抗精神病药物恶性综合征相关的药物似乎能占据多巴胺受体（主要是D2受体）或降低突触多巴胺的含量。最近的研究工作表明，谷氨酰胺能兴奋性氨基酸可能影响中枢多巴胺活性，并对抗精神病药物恶性综合征的发展起至关重要的作用。

抗精神病药物恶性综合征和恶性高热有类似的临床特征（高热、僵硬、血清肌酶升高），体外挛缩试验均异常，有趣的是丹曲林治疗二者均有效，这提示这二者具有相同的发病机制。然而，已有关于抗精神病药物恶性综合征患者中出现恶性高热易感者的矛盾的结果报导。抗精神病药物体外诱导肌肉挛缩，然而恶性综合征患者和正常人肌肉对四种精神病药物的反应并无差异。

虽然生化研究显示恶性综合征的发病机制与遗传因素有关，但其分子基础还是难以解释。恶性综合征与引起恶性高热的RYR1基因突变之间似乎没有关联。

临床表现

恶性综合征的临床表现和进程相当多变。它可能呈现一种相对良性和自限的进程，也可能是暴发性和致命的，尽管后者十分罕见。恶性综合征通常发生在开始抗精神病药物药物治疗的2 ~ 4周内，但大多数情况在用药后一周内发生。高度提示极可能患上恶性综合征的主要临床征象包括：

- 高热。
- 肌肉僵硬。
- 血清肌酸激酶升高。
- 自主神经功能紊乱。

在许多恶性综合征患者中可预见症状的恶化，精神状态的变化和先于高温之前的肌肉僵硬以及自主神经功能紊乱[36]：

- 体温升高可能是轻微的，也可能是严重的。但很少超过像热射病中常见的42℃。
- 肌肉僵硬的特点是颈部肌肉呈“铅管样”垂直，可导致胸壁顺应性下降和肺换气不足。

- 锥体外系症状也可能存在。
- 自主神经功能紊乱表现为不稳定性高血压（低血压罕见），心动过速和出汗。
- 意识障碍表现为典型的谵妄和躁动，可发展到恍惚和昏迷。

发生频率较低的临床症状包括发音障碍、吞咽困难、舞蹈病、缄默症和癫痫发作。血清肌酐激酶目前被认为是恶性综合征的一个主要特征。其他非特异性的实验室指标异常包括白细胞、肝酶轻度升高和包含低钙血症、低镁血症以及低磷酸盐血症的电解质紊乱。尿液分析常发现横纹肌溶解症引起的蛋白尿和肌红蛋白尿。脑电图（EEG）可见弥漫性慢波。恶性综合征患者的脑部 CT 扫描和脑脊液检查一般正常。

所有类别的抗精神病药物都能引起恶性综合征，包括丁酰苯类药物、吩噻嗪类药物、硫杂蒽类药物和苯酰胺类药物，以及诸如氯氮平和利培酮之类的新药。氟哌啶醇和氟奋乃静是报道最多的药物。其他阻断多巴胺受体或抑制多巴胺释放的药物包括胃复安（甲氧氯普胺）、利血平以及 α- 甲基对位酪氨酸能引起恶性综合征。抗帕金森病药物（导致多巴胺含量相对减少）的停用也能引起恶性综合征。

危险因素包括器质性脑病、功能性精神病、脱水和抗精神病药物快速加载。

并发症包括：

- 横纹肌溶解症引起急性肾衰竭
- 低通气呼吸衰竭和吸入性肺炎
- 心血管衰竭
- 极端体温可能导致不可逆的神经损伤

恶性综合征的鉴别诊断包括所有合并呈现高热、僵直、脑病的失调症。包括中枢神经系统感染，脑瘤，破伤风，热应激，恶性高热，紧张症和药物毒性（锂盐，阿托品和单胺氧化酶抑制剂）。

抗精神病药物诱发的热射病区别于恶性综合征，它发作更快，没有锥体外系症状和出汗（神经抑制剂的抗胆碱能特征），曾经大量消耗体力，并处于恶劣的环境。与恶性综合征类似，致命的紧张症可呈现高热、运动不能和肌肉僵硬。紧张症与恶性综合征的重要区别在于治疗方法不同。前者需要用到苯二氮䓬类药物。

血清素综合征

单独或合并使用能提高血清素神经传递或引起突触血清素水平相对升高的药物可导致相似于恶性综合征症状的中毒状态。这些药物包括选择性血清素再摄取抑制剂（SSRI），单胺氧化酶抑制剂（MAOI）和三环类抗抑郁药（TCA）。血清素综合征使麻醉过程中经常使用的药物管理复杂化，包括哌替啶和曲马朵，以及上述药物。这种综合征是由于大脑和脊髓中的 5-HT1A 受体过度刺激产生的毒性效应。区别于恶性综合征这种对抗精神病药物而不是血清素能药物产生的特异体质性应答。

血清素综合征的临床特征包括脑病，反射亢进，恶心和呕吐，以及自主神经不稳定。50% 的病例出现明显的出汗和体温轻度升高。横纹肌溶解症、高钾血症、肾衰竭、弥散性血管内凝血和癫痫都很少见但有过报道。血清素综合征通常是自限性的，一旦停药便无大碍。然而，很少类似于恶性综合征需要更积极的支持疗法进行治疗。已经提出特殊的治疗方法包括使用血清素拮抗剂，但由于目前缺乏设计良好的研究，所以并不推荐这些治疗方法。

治疗

恶性综合征温和的处理方式可能只需要早期确诊，停用所有抗精神病药，如多巴胺耗竭剂或多巴胺拮抗剂，采取一般的支持性疗法。应考虑停用所有的精神药物。鲜有严重者需要液体 / 电解质和酸碱平衡以及心肺功能的积极治疗。由于急性肾衰竭是恶性综合征最常见的并发症，治疗必须保护肾免受肌红蛋白的损伤。应如本章之前所描述的对高热患者进行降温。肾衰竭可能需要血液透析，但无法清除精神类药物，因为这些药物与蛋白质结合后过大而无法透析。

除了支持性治疗外增加特殊的药物治疗的好处尚不清楚，但不能排除潜在的用途。联用溴隐亭（一种多巴胺受体激动剂）和丹曲林进行治疗比单独支持性治疗能更快的缓解症状。然而，丹曲林在治疗恶性综合征中的地位尚未明确。溴隐亭尽管是一个强效中央多巴胺受体激动剂，但精神病患者似乎对其具有很好的耐受性。该药物在24小时内起效，随着温度降低、血压恢复正常后肌肉僵硬减轻。同样，据报道金刚烷胺合并使用左旋多巴 - 卡比多巴也是有效的。抗胆碱药物对肌肉僵硬和高温作用不大。非特异性辅助药物如苯二氮䓬类药物的使用对躁动不安的患者有用。电休克治疗（ECT）可在选定的患者发挥价值，例如，那些有难治性恶性综合征症状的患者，那些有紧张症或对电休克治疗有反应的精神病患者。

预后

病死率自1984年以来已经从1980年以前的22%减少了一半。这一减少主要归功于早期诊断、支持性治疗和危重病医学的进步，而不是丹曲林或多巴胺受体激动剂治疗的结果。肾衰竭使病死率增加至约50%，然而幸存者预后良好。

拟交感神经和抗胆碱能综合征

拟交感神经药物中毒

轻度至重度高温可能与中枢作用的拟交感神经药物有关。这些药物通过增加去甲肾上腺素、多巴胺和血清素的突触浓度产生临床效果。

可卡因主要阻断去甲肾上腺素突触前摄取，尽管多巴胺和血清素（5-羟色胺）神经递质也会受到影响。安非他明及相关药物增加从突触前神经末梢释放出的去甲肾上腺素、多巴胺和血清素，抑制突触对它们的摄取。有些安非他明的代谢产物也抑制单胺氧化酶。

拟交感神经药物引起的中枢体温调节紊乱可能源于脑干和下丘脑中神经递质之间复杂的相互作用。与拟交感神经药物中毒相关的高热症状与热射病、恶性高热、抗精神病药恶性综合征和血清素综合征的高热症状相似。这可能反映出最终的共同通路与严重高热的后果有关。拟交感神经药物如摇头丸就已被证明是通过涉及5 - HT_2受体的中枢机制显著诱发高热、继发性横纹肌溶解症、DIC和多脏器衰竭。肌肉多动症、运动兴奋和癫痫发作可能导致体核温度的升高。此外，可卡因和安非他明浓度的升高能够引起周围血管收缩，从而影响散热。病死率似乎与高温的程度和持续时间有关。

治疗措施包括前面提到的快速冷却方法，并支持衰竭的器官系统。苯二氮䓬类药物可缓解肌强直和多动产热。然而，依旧激动或不顺从的患者应该镇静和机械通气以便建立积极的降温措施。在中度高热中，丹曲林可通过使肌肉快速松弛和控制体温来提高治疗效果。然而，其应用的基础尚未建立。

抗胆碱能药物中毒

抗胆碱能综合征的中枢和外周症状是由阻断毒蕈碱乙酰胆碱受体引起的。中枢毒性表现为：

- 精神错乱
- 震颤
- 幻觉
- 肌阵挛
- 焦虑

而外周的毒性症状包括：

- 黏膜干燥
- 瞳孔散大
- 视力模糊
- 心动过速
- 尿潴留

焦虑、躁动和抽搐合并少汗引起的肌肉多动症可能导致高热和横纹肌溶解症。体温过高会导致如其他类型热疾病描述的多器官衰竭。

低温症

低温症定义为患者的核心温度低于 35℃。在英国，低温症患者占冬季入院人数的 1% 尤其是在老年人之中。在美国低温症的主要原因是由于酗酒、吸毒成瘾、精神疾病暴露在寒冷环境中或由于意外事故浸泡在冷水中。突发低温症的病死率视其严重程度而不同，但当体核温度降至 28 ～ 32℃时平均为 21%。然而，创伤遇难者的核心温度在 32℃或以下时其病死率接近 100%，低温症预后较差。

低温症传统上分为：

- 轻度（温度 32 ～ 35℃）
- 中度（温度 28 ～ 32℃）
- 重度（温度低于 28℃）

非偶然性低温根据严重程度和持续时间引起多个系统紊乱，最终导致组织氧合受损。冷应激的主要防御是适应行为。然而，由下丘脑协调的自主体温调节反应被激活以防止热损失和产生热量。这些反应包括：

- 周围血管收缩
- 颤抖
- 新陈代谢增加

从身体表面丢失体热的四个物理机制为传导、对流、辐射和蒸发。

可能出于治疗目的故意诱发低温症，如心血管手术或神经保护作用，也可能是偶然的。当原本健康的人遭遇无法抵抗的冷应激如冷水浸泡时会发生原发性意外低温症。继发性意外低温症的发生除了处于轻度低温的环境条件外，主要归因于疾病或受伤引起的体温调节和产热紊乱，如药物中毒或外伤。

体温症的原因和诱发条件列在表 74.7。但是，最常见的原因似乎是暴露在寒冷环境、低血糖和抗抑郁药物包括酒精的使用。体温调节系统受损和储备功能减少使老人更容易患低温症。

表 74.7 低温症诱发的原因及条件

年龄	年龄的极值
环境条件和原因	暴露在寒冷环境 浸泡在液体中 恶劣的生活条件
药物	麻醉剂 吩噻嗪 巴比妥酸盐 酒精
中枢神经系统疾病	脑血管意外 创伤 脊髓横断 脑肿瘤 Wernicke 脑病 老年痴呆症和帕金森病 精神病
内分泌功能失调	低血糖 糖尿病酮症酸中毒 高渗性昏迷 全垂体功能减退 肾上腺低能症 甲状腺功能减退症
创伤	严重创伤
虚弱	严重的心脏、肾、肝功能受损 营养不良、败血症
皮肤疾病	烧伤 剥脱性皮炎

麻醉药的使用损害了维持热平衡的能力，产热减少，血管扩张和暴露导致热损失。全身麻醉同时也改变了非麻痹患者体温调节血管收缩和寒战的阈值。

发病机制和临床表现

低温症抑制了所有器官的功能引起心脏功能下降、休克、呼吸衰竭、精神错乱、肌肉僵硬、肾衰竭和死亡。低温症的心血管反应初期包括心率、心输出量和血压升高促进寒战和增加代谢需求。外周血管收缩是由于交感神经系统的激活以及局部皮肤反应，导致外周血分流到中央池。随着低温症恶化出现：

- 进行性的心血管抑制导致组织灌注减少。
- 在 28 ℃时心率和收缩力降低导致心输出量减半。
- 传导和节律性活动降低，PR，QRS 波和 QT 间隔延长以及非特异性 ST-T 波改变。核心温度低于 33℃时能观察到 J 波或 Osborn 波的特征。
- 低于这个温度时心房纤维颤动和心脏传导阻滞也常见。心室颤动及心脏停搏可能分别在低于 28℃和 20℃时发生。如果心肌不健全或受到机械的或药理的刺激时心颤可能发生更早。

低温症初期呼吸频率增加，随后呼吸频率、肺活量、分钟通气量逐渐下降。咳嗽反射消失，患者患吸入性肺炎的风险增加。可能患支气管分泌物、肺不张和肺气肿。低于 24℃时可能会出现呼吸暂停。氧合血红蛋白解离曲线左移，导致输送到组织的氧减少，但是又被潜在的酸中毒引起的右移部分平衡了。

寒战发生在低温症的早期阶段，表现为储存的燃料代谢释放大量的热和能量。非颤抖性产热大概只对儿童意义重大。代谢过程减慢了约 6%/ ℃，28℃ 时代谢率降低一半。低通气和组织灌注减少引起混合性呼吸和代谢性酸中毒，导致无氧代谢产生的乳酸堆积。肝功能降低，影响大部分的酶和解毒过程，患胰腺炎的危险增高。

当脑代谢降低伴随核心温度下降时，普遍出现大脑抑制反应。这种反应具有神经保护作用，可能改善长时间低温后的生存机会。脑血流量以 7%/℃的速度下降，是心输出量减少和血液黏度增加的结果。意识模糊可能会导致不合逻辑的行为（如攻击）和自相矛盾的脱衣行为。低于 28℃时出现昏迷、瞳孔扩大、腱反射不能引出和僵硬。低于 20℃时脑电波活动停止。

作为应激反应，初期低温导致儿茶酚胺和皮质醇的释放增加。血清甲状腺素水平的增加延迟。在 30℃以下，垂体和胰腺的功能以及儿茶酚胺的分泌是减弱的。由于糖原分解增加和胰岛素抵抗的结果导致血糖浓度增加。

低血容量和隔室之间的液体变化引起血液浓缩。低温症以 2%/℃的速度提高了血液黏度。脾隔离症导致白细胞减少和血小板减少。低温也会干扰内源性凝血级联反应。严重低温时，血小板功能障碍和 DIC 十分常见。

治疗

一旦诊断为低温症，必须防止进一步的热损失以及复温治疗，同时开始密切监测以避免并发症。个体化治疗应该根据病因和低温症的严重程度以及患者的功能储备修改。严重的低温症，特别是浸泡于液体的患者，可能假死并伴随呼吸暂停、心脏停搏、昏迷、瞳孔无对光反射以及心电图和脑电图静止。这类患者的复苏成功已有报道，直到患者充分温暖（至少 35℃）复苏仍失败时，才能认定患者死亡。

一般措施开始应让患者尽快地脱离寒冷的环境，转运过程中必须避免粗暴行为，因为严重低温症中这可能诱发致命的心律失常。此外必须避免直立状态的转运，因为体位性低血压可能会影响脑血流量。

按照高级心肺生命支持（ACLS）原则为低温症患者提供基本和先进的生命支持，复苏过程中应持续的复温直到核心温度在 35℃以上。可能会使用一个以核心温度和心脏监测为基础的复苏草案。如果核心温度是未知的或已知高于 28℃的，应为心搏骤停设定心肺复苏术（CPR）。如果患者已确诊为严重低温症（< 28℃），除了维持窦性心律之外，胸部按压可能促使心室颤动（VF），最好停止胸部按压。

剧烈的血管收缩使血管穿刺变得困难，必然需要用到中心静脉导管，采取预防措施避免刺激心肌。

出于同样的原因，肺动脉导管应推迟到已重新建立常温。低血压者应接受积极的温暖液体治疗，应避免使用乳酸 Ringer 液因为肝可能无法代谢乳酸为碳酸氢盐。

除非失代偿，否则房性心律失常、心动过缓或房室传导阻滞一般不需要抗心律失常药物治疗，复温后即消除。

在身体温度低于 30℃时电除颤可能不会有效，事实上复温后室颤可自发地消除。

应避免使用碳酸氢钠，因为复温时自相矛盾的细胞内酸中毒和严重的碱中毒可引起的顽固性室颤和氧合血红蛋白解离曲线的左移，从而减少组织摄氧量。复温期间进行性的心脏抑制（“恢复性休克”，“体温后降”）可能是由于血液从中心流向相对较冷的外周血液进一步冷却的结果。

复温过程中增加的代谢需要氧疗。昏迷或呼吸衰竭的患者应插管，用温暖的气体机械通气。因为半衰期功能性的延长，低温症治疗期间复温后药物可能会达到毒性水平，因此应谨慎使用。胰岛素治疗应推迟直到温度高于 30℃。应给予小剂量治疗，因为患者复温时胰岛素降解缓慢，低血糖反弹可能出现胰岛素的累积。

复温

复温所采用的各种方法取决于低温症的严重性（表 74.8）。复温过程中必须进行仔细的监测和支持治疗。

被动复温包括使患者脱离寒冷的环境，让患者在温暖的房间（30℃）自发的复温。对于没有血液循环欠佳的轻度低温症患者，这种复温方法是最好的。复温以 0.5 ～ 1.0℃ /h 的速度逐步进行。

中度或重度低温治疗患者应积极复温，其中包括主动的外部复温和主动的体内复温。中度低温症患者和没有证据表明循环衰竭时可以在初期采取主动的外部复温技术治疗。这些技术包括浸泡、热辐射、加压气流和电热毯使用。43℃的对流（加压气流）加热已被证实能以 2 ～ 3℃ /h 的速度升高人体温度，并对预防和治疗低温症以及防止术后寒战非常有效。

主动的体内复温最好用于中度至重度的低温症患者。技术包括：

表 74.8 复温的方法

被动的方法	温暖的环境“30℃”（复温速率 0.5 ～ 1.0℃ /h） 绝缘罩（温暖的毛毯）
主动的、体外方法	传导 加温垫，毛毯 对流方法（速率 2 ～ 3℃ /h） 热风鼓风机（如升温仪） 辐射方法
主动的、体内方法	温暖加湿的气体（速率 0.5 ～ 1.5℃ / h） 温暖的静脉注射液 体腔灌洗（速率 2 ～ 3 ℃ / h） 胃灌流 胸腔灌流 腹膜透析 体外方法 血液透析，连续性动静脉或静脉回温（速率 5℃ /h） 体外循环（速率高达 10℃ /h）

- 呼吸道复温
- 胃肠道复温
- 腹膜或胸膜腔灌洗
- 体外复温
- 体外循环

主动的体内复温起效非常迅速但是是侵入性的，应该考虑操作过程中的内在风险。

在气道复温中，吸入的气体被加热加湿至 40℃，并通过面罩或气管内导管传送。它将呼吸道隔离开，通过通气阻止热量和水分的流失。复温的速率为 0.5 ～ 1.5℃ /h。可使用微波加热或热交换器温暖容量扩充的静脉内液体，但是这种方法本身是不够的，因为需要非常大体积的容量才能使体温显著上升。

也可以尝试通过大口径管用加热的透析液进行腹膜灌洗和使用温热的无菌生理盐水（温度 40 ～ 42℃）进行封闭胸腔灌流。这些方法都能有效提高温度（2 ～ 3℃ /h），但不能用于胸腹损伤患者。

血液透析和连续动静脉或静脉复温技术对于提高人体温度极为有效（5℃/h）。这种方法的优点包括：使用肝素结合管时不需要肝素化，低温快速逆转，总液体需求量降低，器官功能衰竭减少，ICU住院天数减少，早期病死率降低。严重心血管功能障碍的患者可能不能耐受高流量动静脉瘘。

对于血流动力学不稳定的严重低温症患者最好的复温方法涉及使用体外循环，它的优点包括复温率最高（高达10℃/h），能够控制复温速率、氧合、液体成分和血流动力学支持。然而，相关的风险包括肝素化、溶血和空气栓塞。

体温后降效应在复温血管已经收缩的组织和寒冷开始再灌注的地方可见。自这些区域回流的血液可能是冷的，并将导致核心温度后期降低。当核心温度接近正常和停止主动复温措施后可能看到这一现象。

预后

不良预后因素包括病因和低温症的严重程度、高龄、并发症和心跳呼吸骤停。创伤或脓毒症引起的低温症具有很高的病死率。

（冷玉鑫　王铁华 译　么改琦 校）

参考文献

1. Kluger MJ. Fever: role of pyrogens and cryogens. *Physiol Rev* 1996; **71**: 93–127.
2. Lenhardt R, Kurz A, Sessler DI. Thermoregulation and hyperthermia. *Acta Anaesthesiol Scand Suppl* 1996; **40**: 34–8.
3. O'Grady WP, Barie PS, Bartlett JG *et al.* Practice guidelines for evaluating new fever in critically ill adult patients? *Clin Infect Dis* 1998; **26**: 1042–59.
4. Gozolli V, Schottker P, Suter PM *et al.* Is it worth treating fever in intensive care unit patients. *Arch Int Med* 2001; **161**: 121–3.
5. Kluger MJ, Kozak W, Conn CA *et al.* The adaptive value of fever. *Infect Dis Clin North Am* 1996; **10**: 1–20.
6. Weinstein MR, Iannini PB, Stratton CW *et al.* Spontaneous bacterial peritonitis: a review of 28 cases with emphasis on improved survival and factors influencing prognosis. *Am J Med* 1978; **64**: 592–8.
7. Azocar J, Yunis EJ, Essex M. Sensitivity of human natural killer cells to hyperthermia. *Lancet* 1982; **1**: 16–17.
8. Biggar W, Bohn DJ, Kent G *et al.* Neutrophil migration *in vitro* and *in vivo* during hyperthermia. *Infect Immunol* 1984; **46**: 857–9.
9. Jampel HD, Duff GW, Gershon RK *et al.* Fever and immunoregulation: III. Hyperthermia augments the primary in vitro humoral immune response. *J Exp Med* 1983; **157**: 1229–38.
10. van Oss CJ, Absolom DR, Moore LL *et al.* Effect of temperature on chemotaxis, phagocyte engulfment, digestion and oxygen consumption of human polymorphonuclear leucocytes. *J Reticuloendothel Soc* 1980; **27**: 561–5.
11. Styrt B, Sugarman B. Antipyresis and fever. *Arch Intern Med* 1990; **150**: 1589–97.
12. Cunha BA, Shea KW. Fever in the intensive care unit. *Infect Dis Clin North Am* 1996; **10**: 185–209.
13. Circiumaru B, Baldock G, Cohen J. A prospective of fever in the intensive care unit. *Intensive Care Med* 1999; **25**: 668–73.
14. Cunha BA. Intensive care, not intensive antibiotics. *Heart Lung* 1994; **23**: 361–2.
15. Marik PE. Fever in the ICU. *Chest* 2000; **117**: 855–69.
16. Poblette B, Romand JA, Pilchard C *et al.* Metabolic effects of intravenous propacetamol, metamizol or external cooling in critically ill febrile sedated patients. *BJA* 1997; **78**: 123–7.
17. Kurz A, Go JC, Sessler DI. Alfentanil slightly increases the sweating threshold and markedly reduces the vasoconstrictor and shivering thresholds. *Anesthesiology* 1995; **83**: 293–9.
18. Kurz A, Sessler DI, Annadata R *et al.* Midazolam minimally impairs thermoregulatory control. *Anesth Analg* 1995; **81**: 393–8.
19. Hindman BJ, Todd MM, Gelb AW *et al.* Mild hypothermia as a protective therapy during intracranial aneurysm surgery: a randomized prospective pilot trial. *Neurosurgery* 1999; **44**: 23–33.
20. Marion DW, Penrod LE, Kelsey SF *et al.* Treatment of traumatic brain injury with moderate hypothermia. *N Engl J Med* 1997; **336**: 540–6.
21. Bernard SA, Jones BM, Buist M. Experience with prolonged induced hypothermia in severe head injury. *Crit Care* 1999; **3**: 167–72.
22. Centers for Disease Control. Heat related illness and deaths: United States, 1994–95. *MMWR* 1995; **44**: 465–8.
23. Hemon D, Jorgla E. The heat wave in France in August 2003. *Rev Epidemiol Sante Publique* 2004; **52**: 3–15.
24. Kosatsky T. The 2003 European heat waves. *Eur Surveill* 2005; **10**: 1–15.
25. Missett B, De Jonghe B, Bastuji-Garin S *et al.* Mortality of patients with heatstroke admitted to intensive care units during the 2003 heat wave in France: a national multiple-center risk factor study. *Crit Care Med* 2006; **34**: 1087–92.
26. Sminia P, van der Zee J, Wondergem J *et al.* Effect of hyperthermia on the central nervous system: a review. *Int J Hyperthermia* 1994; **10**: 1–30.
27. Bouchama A, Parhar RS, El-Yazigi A *et al.* Endotoxaemia and release of TNF and IL-1α in acute heat stroke. *J Appl Physiol* 1991; **70**: 2640–4.
28. Bouchama A, Al-Sedairy S, Siddiqui S *et al.* Elevated pyrogenic cytokines in heat stroke. *Chest* 1993; **104**: 1498–502.
29. Bouchama A, Bridley F, Hammami MM *et al.* Activation of coagulation and fibrinolysis in heat stroke. *Thrombosis Haemostasis* 1996; **76**: 909–15.
30. Bouchama A, Hammami MM, Hay A *et al.* Evidence for endothelial cell activation/injury in heatstroke.

Crit Care Med 1996; **24**: 1173–8.
31. Hammami MM, Bouchama A. Levels of soluble L-selectin and E-selectin in heatstroke and heatstress. *Chest* 1998; **114**: 949–50.
32. Bouchama A, Cafege A, deVol EB *et al.* Ineffectiveness of dantrolene sodium in the treatment of heatstroke. *Crit Care Med* 1991; **19**: 176–80.
33. Hopkins PM. Malignant hyperthermia: advances in clinical management and diagnosis. *BJA* 2000; **85**: 118–28.
34. Ramirez JA, Cheetham ED, Laurence AS. Succinylcholine, masseter spasm and later malignant hyperthermia. *Anaesthesia* 1998; **53**: 1111–16.
35. Reyford HG, Cordonnier C, Adnet P *et al.* The *in vitro* exposure of muscle strips from patients with neuroleptic malignant syndrome cannot be correlated with the clinical features. *J Neurol Sci* 1990; **98**: 527.
36. Velamoor VR, Norman R, Caroff SN *et al.* Progression of symptoms in neuroleptic malignant syndrome. *J Nerv Ment Dis* 1994; **182**: 168–13.
37. Rosenberg MR, Green M. Neuroleptic malignant syndrome: a review of response to therapy. *Arch Intern Med* 1989; **149**: 1927–31.
38. McKenna DJ, Peroutka SJ. Neurochemistry and neurotoxicity of 3,4 methylenediaoxymetamphetamine (MDMA, 'ecstasy'). *J Neurochem* 1990; **54**: 14–22.
39. Danzl D, Pozos RS, Auerbach PS *et al.* Multicentre hypothermia survey. *Ann Emerg Med* 1987; **16**: 1042–55.
40. Jurkovic GJ, Greiser WB, Luterman A *et al.* Hypothermia in trauma victims: an ominous predictor of survival. *J Trauma* 1987; **27**: 1019–24.
41. Smith CE. Focus on: Perioperative hypothermia. Trauma and hypothermia. *Curr Anaesth Crit Care* 2001; **12**: 87–95.
42. Sessler DI. Consequences and treatment of perioperative hypothermia. *Anesthesiol Clin North Am* 1994; **12**: 425–56.
43. Corneli HM. Accidental hypothermia. *J Pediatr* 1992; **120**: 671–9.
44. Morley-Forster PK. Unintentional hypothermia in the operating room. *Can Anaesth Soc J* 1986; **33**: 516–27.
45. Larach MG. Accidental hypothermia. *Lancet* 1995; **345**: 493–8.
46. Zell SC, Kurtz KJ. Severe experimental hypothermia: a resuscitation protocol. *Ann Emerg Med* 1985; **4**: 339–45.
47. Giesbrecht GG, Bristow GK. A second post-cooling afterdrop: more evidence for a convective mechanism. *J Appl Physiol* 1992; **73**: 1253–8.
48. Smith CE, Yamat RA. Avoiding hypothermia in the trauma patient. *Curr Opin Anaesthesiol* 2000; **13**: 167–74.
49. Smith CE, Patel N. Hypothermia in adult trauma patients: anaesthetic considerations. Part II. Prevention and treatment. *Am J Anesthesiol* 1997; **24**: 29–36.
50. Otto KJ, Metzler MH. Rewarming from experimental hypothermia: comparison of heated aerosol inhalation, peritoneal lavage and pleural lavage. *Crit Care Med* 1988; **16**: 869–75.
51. Brunette DD, Biros M, Mlinek EJ *et al.* Internal cardiac massage and mediastinal irrigation in hypothermic cardiac arrest. *Am J Emerg Med* 1992; **10**: 32–4.
52. Gentilello LM, Jurkovic GJ, Stark MS *et al.* Is hypothermia in the victim of major trauma protective or harmful? *Ann Surg* 1997; **226**: 439–49.
53. Walpoth BH, Walpoth-Aslan BN, Mattle HP *et al.* Outcome of survivors of accidental deep hypothermia and circulatory arrest treated with extracorporeal blood warming. *N Engl J Med* 1997; **337**: 1500–5.

第 75 章

电气安全和损伤

Lester A H Critchley

遭受触电损伤及相关烧伤的患者偶尔需要重症监护室（ICU）的治疗。ICU 患者患者和工作人员在电气设备故障时也有触电的风险。电气设备必须直接与患者接触增加了这种风险，当侵入性治疗近距离接触心脏时，微电击（microshock）是另外一种危害。电气设备故障也能导致断电、火灾和爆炸。在患者附近使用移动电话及相关设备可能导致仪器故障。

物理概念

电是带负电荷的电子运动产生的。如果一点的电子数目或密度比另一点更大时，这两点之间存在电位差或者电压，以伏特（V）来测量。当这些点由导体连接时，会引起电子的流动或者电流（I），以安培（A）来测量。电阻（R）阻止电子的流动，以欧姆（O）来测量。导体的电阻是很低的，电子可以从原子向原子自由移动。但是，绝缘体的电阻高，电子不能自由地移动。电压、电流和电阻之间的关系符合欧姆定律：

$$V = I \times R$$

当电流通过电阻时，电能转化为热能。每秒产生的热能就是功率，以焦耳（J）或瓦特（W）来衡量。

$$功率 = V \times I = I^2 \times R$$

当电流在一个方向流动（如电池产生的电流）时，被称为直流电。供给家庭、医院和工厂的电是交流电流，它以一定的频率来回的流动，也就是每秒周期数或赫兹（Hz）。全世界的电压和频率规格多样，这会导致为某一地区设计的电气设备不能用于其他地区的问题。电压规格范围从 100 伏（如日本）至 240 伏（如澳大利亚），其中最常见的电压是 220 伏（如英国、欧洲和亚洲的大部分地区）。最常使用的频率为 50 赫兹。但北美是一个特别的例外，那里的规格为 110 ～ 120 V 和 60 赫兹。

电流在电路中的流动产生了电场和磁场，电场和磁场使邻近的电路中产生感应电流。当感应电流导致电流在两个电路之间流动时，称为耦合。对于电容性耦合，高频电流最容易通过，当电路相互靠近时电流最大。重型电气设备，如变压器、电动机和磁共振成像机，产生的强磁场能导致电感耦合。与耦合有关的最常见问题是电干扰或者“噪声”。监护设备被设计为可以“过滤”掉这些噪声。然而在某些情况下，例如，使用高频外科电热法和磁共振设备时，可产生足够的感应电流造成微电击和灼伤[1-2]。移动电话等手持设备可发射出较小的电磁场，可能会影响微处理器的程序。患者设备失灵的事件已有报道[3]。

静电没有电子的自由流动。通常通过反复摩擦，绝缘体可带有强电荷。电子跃迁到达另外一个邻近的电势不同的物体上，使这些电荷消散。这些“跃迁的”电子使它穿越的空气发生电离和产热，引起的火花可能会点燃易燃的液体或气体。闪电就是静电放电的一个类型，释放出强度 12 000 ～ 200 000 安培且电压以百万伏特计的直流电，但这个电流仅持续零点几秒[4]。

生理学思考

电流流过身体时，身体必须构成一个回路，通常这包括电流从源头通过身体流向大地。其病理生理的影响取决于电流的大小、电压以及身体的电阻，其中大部分的电阻发生在皮肤。干燥的皮肤的电阻超过 100 000 欧姆[5]。但如果皮肤是湿的或者使用导电胶，电阻将明显降低（至1000 欧姆）[6]。因此，根据欧姆定律，干燥的皮肤接触 240 V 的电源时，将导致一种无害的 0.24 毫安的电流通过人体，而潮湿的皮肤会导致可致命性的 240 毫安的电流。

触电

大多数的触电病例发生在工作场所（约60%）或在家里（约 30%），其中滥搭电线是主要的罪魁祸首[6]。对电击伤准确的病理生理过程了解甚少。受伤的程度取决于：① 通过身体的电流量大小，② 电流持续的时间，③ 电流穿过的组织（表 75.1）。

损伤的程度大多数直接与电流强度相关。然而，通常只有电压是已知的。一般而言，较低的电压造成较小的损伤，尽管 50 V 的电压就可造成死亡。通过人体的电流产生这些主要影响。

表 75.1　不同程度电击伤的来源和病理生理影响

电流强度（A）	来源	对受害者的影响
10 ～ 100 微安	接地漏电	微电击（心室颤动）
300 ～ 400 微安	故障设备	刺痛（无害）
＞ 1 毫安	故障设备	疼痛（撤回）
＞ 10 毫安	故障设备	抽搐（不能放手）
＞ 100 毫安	故障设备	宏电击（心室颤动）
＞ 1 安培	故障设备	烧伤和组织损伤
＞ 1000 安培	高压电损伤	严重烧伤和肢体损失
＞ 12000 安培	雷击	昏迷、严重烧伤和肢体损失

组织热损伤

超过 1 安培的电流所产生的足够的热能，导致皮肤灼伤以及内部组织和器官的隐性热损伤。血管和神经组织显得尤其敏感[6]。

肌肉细胞的去极化

30 ～ 200 毫安的交流电流会引起心室颤动[7]。超过 5 安培的电流导致持续性的心脏停搏，这是心脏电除颤的原理。除了心室颤动，其他心律失常也可能发生。心肌损伤是常见的，并且导致 ST 段和 T 波的变化。尽管最初的心电图变化极小，数小时或数天后可能发生整个左心室功能不全[8-9]。心肌梗死也已有报道[10]。对所有疑似心脏电击伤的病例，都应该检查心肌损伤的特异性标志物，如肌钙蛋白[11]。

当电流超过 15 ～ 20 毫安时，骨骼肌会发生强直性收缩。对于频率为 50 ～ 60 赫兹的家用交流电，这个阈值特别低。肌肉的强直性收缩会阻止自愿地松开电击源，剧烈的肌肉收缩可能导致长骨和脊椎骨的骨折[6]。

血管损伤

作为热损伤的结果，血管可能发生血栓形成和闭塞。继发于组织水肿之后可以见到筋膜间隙综合征，造成组织缺血和坏死。患肢甚至可能需要截肢[12]。

神经损伤

神经损伤可以是中枢的或周围的，发病可以是即刻的或者迟发的。在患肢可以发生单肢轻瘫，正中神经尤其容易受损[6, 13]。头部的触电可能会导致昏迷、呼吸中枢麻痹，以及癫痫、脑病和帕金森病等晚期并发症[6, 13]。穿越双手的电流导致脊髓损伤，引起截瘫或四肢瘫痪。也可能会出现自主神经功能紊乱，引起急性血管痉挛或后期交感神经营养不良[6]。

肾衰竭

大面积的肌肉坏死所产生的肌红蛋白尿和

毒素可以引起的急性肾衰竭 [13]。

其他损伤

触电可能会导致受害人坠落或摔倒，衣服着火，可以引发相应的损伤。高压电损伤可以导致耳膜破裂 [14]。更晚时可能发生白内障 [13]。

微电击

当电流经完整的皮肤和身体通过心脏时，上述家庭或工业触电被称为宏电击（macroshock）。在重症监护病房，存在微电击触电的可能。当存在直流电流通向心肌时，会发生微电击（microshock）。这个通路可能是充满生理盐水的监测导管、肺动脉导管或经静脉心脏起搏器导线。在微电击中产生心室颤动所需的电流非常小，只需 60 毫安 [16]。1 ~ 2 毫安的电流几乎难以察觉，或产生皮肤刺痛（表 75.1）。因此，对患者致命的微电击可能来自工作人员，而传导电流的工作人员往往却不自知。直接接触来自故障电气设备的电流、来自于电容耦合或接地泄漏的杂散电流，都可能引起微电击。因为可以在心脏产生高的电流密度，这些小电流是可能致命的（图 75.1）。

高压电和闪电击伤

高压电（> 1000 伏特）的电压远远大于家用电，通常达数千伏特。由于很高强度的电流参与其中，组织损伤主要是由产生热量造成的。据目击者描述，组织实际上是在爆炸 [16]。

雷击伤是一种高压电损伤。它是罕见的，其发生率有赖于地理位置。由于剧烈的肌肉收缩，受害人可以被抛出几英尺（1 英尺 = 0.3048 米）远。空气中的电弧导致剧烈的热量，造成浅表性烧伤和衣服着火。可见特征性的入口处和出口处烧伤，外观呈蜘蛛状伴随红肿和水泡。受害者往往在最初阶段处于昏迷状态。然而，已经报道的许多受害者存活下来并且者恢复良好 [4]，尽管最初的神经系统应答毫无希望（如瞳孔固定散大）[17]。立即死亡通常是由心脏呼吸骤停引起，心搏停止比心室颤动更常见 [4]。

电击损伤的处理

电击损伤的治疗主要是支持性的，包括以下内容：

急救和复苏

首先必须保证施救人员周围环境的安全。应关闭电源，尽量避开潮湿的地方。在确保安全之前，务必避免出于本能而试图去抓住触电者。当有指征时，应尽早进行心肺复苏并且不能间断，即使预后似乎是无望的。应对颈部和脊柱可能的骨折进行保护。

检查

进行相关检查以发现器官的损害。这包括心电图（ECG）、超声心动图、头颅 CT、脑电

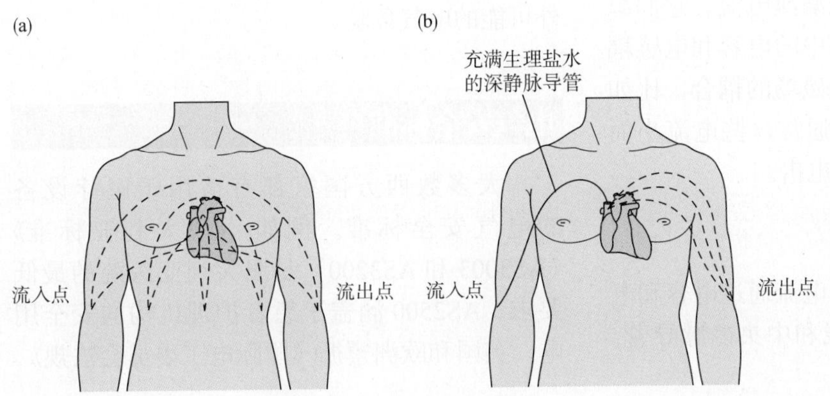

图 75.1 微电击。(a) 在心脏的低电流密度；(b) 在心脏的高电流密度，如果存在传导通路（如充满生理盐水的中心静脉导管）

图、脊椎和长骨的X线影像、血红蛋白、血清电解质、评估肌肉损伤的肌酸激酶和尿肌红蛋白，以及神经传导的研究。动脉造影可能有助于截肢的决策[12]。

医院和重症监护室的处理

处理主要是针对烧伤、缺血和坏死组织，以及器官损伤进行治疗。由于有发生急性肾衰竭和败血症的风险，治疗电烧伤的基本原则就是彻底清除坏死组织，筋膜切开术和截肢术可能是必要的。如有指征，应该给予破伤风类毒素和抗生素，尤其是青霉素。

重症监护室的电气危害

重症监护室的工作人员和患者都有遭受宏电击和微电击损伤的潜在风险。这些电气危害的潜在来源如下：

大电器的故障

电气设备的绝缘外壳和绝缘线能够防止触电。电线接线错误或部件出现错误，以及内部绝缘性能下降，可能会导致外壳变成“带电的”。接触带电的外壳或电线可导致电流经受害者流向地面。其后果在很大程度上取决于身体对电流的电阻，如果电阻低，如在潮湿的环境，充足的电流可能造成死亡。

微电击电流

接地漏电

电气设备内的所有部件存在低强度的杂散电流流向地球，这称为接地漏泄电流。它们源于绝缘有缺陷的电线、设备中的电容和电感耦合以及工作环境中的电场和磁场的耦合，比如50～60赫兹的输电干线。通常这些电流小而无害，但它们有可能造成微电击。

起搏导线和中心静脉导管

在某些情况下，微电击电流通过电容和电感耦合传导到心内起搏导线和中央静脉导管。肺动脉导管中的热敏电阻线可发生电容耦合而引起心室颤动[1]。

不同的地表电位

接地不恰当或故障可能导致相互独立的接地点处于不同的静息电位。如果接触了这样两个接地点，形成充足的电流可以造成微电击。

工作人员与患者接触

当工作人员同时接触有故障的电器设备和患者时，不知不觉地将能造成微电击的小电流传送给了患者。如果这些电流经心脏内的连线返回地球，高电流密度将通过心脏造成微电击。

感应电流

来自磁共振成像产生的强磁场的电感耦合，会造成电线和设备过热。在磁共振检查期间，使用脉搏血氧仪可能导致严重烧伤，因此推荐使用专门设计的导线和探头。类似的问题可能存在于任何含有导线的血管内设备，如肺动脉导管。最近，出现了由个人电脑、移动电话及患者有关设备造成的干扰现象。许多医院已禁止在患者治疗区域使用这种装置。

其他相关的危害

电气设备可导致其他危害，如烫伤、火灾和电源故障等。有关危急事故的初步报告表明，电源故障是ICU中最常遇见的电力事故。电源故障可能是灾难性的，因为许多患者的生命依靠电动的生命支持设备。由于ICU医生需要经常在ICU外工作，也应意识到重症监护室外可能的电气危险。

电气安全标准

大多数西方国家都有适用于医疗设备的电气安全标准。例如，《澳大利亚标准》（AS3003和AS3200）是澳大利亚医院的最低要求。AS2500涵盖了患者护理机构的安全用电。英国和欧洲遵循《国际电工委员会法规》，美国遵循《国家电气法规》(1993 年)。在过去几十年里，这些标准没有显著地变化，这些标准很容易在互联网上获得。医院应该建立自己的委员会以确保有恰当的标准可供使用。然而，患者护理机构在安全要求方面有所不同，常用分类如下。重症监护病房应遵守（1B）并且最好是（1C）。

1. 分区
   (a) 非保护区：只应用常规电气安全标准。
   (b) 身体保护区：该区域的电气安全水平，应满足当患者直接接触电气设备及皮肤阻抗减少或存在旁路时足以减少宏电击的风险。
   (c) 心脏保护区：该区域的电气安全水平，应满足减少对心脏的直接微电击的风险。
2. 潮湿的地方：这里经常发生水和生理溶液的泄露，如盐水和血液。
3. 直到最近，易燃麻醉剂的使用安全标准依然有效。

保护工作人员和患者的措施

接地、保险丝和断路器

接地降低了宏电击的风险。通过一根电阻非常低的电线将电气设备的外壳与地面相连接，使大部分电气设备接地。如果出现故障，接地线提供了一个低电阻的接地路径。高强度的电流会烧断主保险丝或断路器，因此警告存在故障。使用一根电阻非常低的电线将患者护理区域内的所有接地点连接起来，以提供附加的保护，这能降低由电位不同的接地点引起的微电击的风险，常用于心脏保护区。

供电隔离

电源隔离

使用电源隔离变压器将电源与大地隔离。如果接触带电的故障电路，因为杂散电流不再优先流经患者或工作人员接地，电击的危险就被降低了。使用线路隔离监控器可以检测出杂散的漏地电流。这种系统在人体接地电阻非常低的潮湿地方尤其有用。

内部隔离

通过使用隔离变压器和光电二极管将主电源和患者隔离。设备的外壳仍然接地，以防止电路故障。这种保护方法常用于 ICU 的设备。

漏电断路器

如果发现有小电流流向大地，这些设备能关闭电源，它们被用于防止微电击。该设备的主要缺点是基本生命支持设备的电源也被关闭了。

设备检查

购置新设备应严格管理，并应提供电路图。在重症监护病房，所有新设备使用前都要对其功能和漏电情况进行检查。设备的预防性维护应定期进行，应使用日期标签来标明设备最后检查的时间。所有的故障设备必须停止使用，妥善标记，只有经过彻底检查后才能重新投入使用。

备用电源和报警设备

所有重要设备应该有一个备用电源（通常为电池）和电源故障的报警设备。所有的医院都应提供紧急备用电源，已备断电之需。

员工教育

员工应该学会如何正确拿放电气设备。不使用电线损坏的设备，不要拉着插头，手推车不要压在电线上，绝不要同时拿放两件设备。员工也应对警报作出恰当的反应。

（冷玉鑫 译 么改琦 校）

参考文献

1. McNulty SE, Cooper M, Staudt S. Transmitted radiofrequency current through a flow directed pulmonary artery catheter. *Anesth Analg* 1994; **78**: 587–9.
2. Peden CJ, Menon DK, Hall AS *et al.* Magnetic resonance for the anaesthetist. *Anaesthesia* 1992; **47**: 508–17.

3. Hayes DL, Carrillo RG, Findlay GK *et al.* State of the science: pacemaker and defibrillator interference from wireless communication devices. *Pacing Clin Electrophysiol* 1996; **19**: 1407–9.
4. Apfelberg DB, Masters FW, Robinson DW. Pathophysiology and treatment of lightning injuries. *J Trauma* 1974; **14**: 453–60.
5. Bruner JMR. Hazards of electrical apparatus. *Anesthesiology* 1976; **28**: 396–424.
6. Fontneau NM, Mitchell A. Miscellaneous neurologic problems in the intensive care unit. In: Irwin RS, Cerra FB, Rippe JM (eds) *Intensive Care Medicine*, 4th edn. Philadelphia: Lippincott-Raven; 1999: 2127–35.
7. Loughman J, Watson AB. Electrical safety in hospitals and proposed standards. *Med J Aust* 1971; **2**: 349–55.
8. Lewin RF, Arditti A, Sclarovsky S. Non-invasive evaluation of cardiac injury. *Br Heart J* 1983; **49**: 190–2.
9. Jensen PJ, Thomsem PEB, Bagger JP *et al.* Electrical injury causing ventricular arrhythmias. *Br Heart J* 1987; **57**: 279–83.
10. Walton AS, Harper RW, Coggins GL. Myocardial infarction after electrocution. *Med J Aust* 1988; **148**: 365–7.
11. Karras DJ, Kane DL. Serum markers in the emergency department diagnosis of acute myocardial infarction. *Emerg Med Clin North Am* 2001; **19**: 321–37.
12. Hunt JL, McManus WF, Haney WP *et al.* Vascular lesions in acute electric injuries. *J Trauma* 1974; **14**: 461–73.
13. Solem L, Fischer RP, Strate RG. The natural history of electrical injury. *J Trauma* 1977; **17**: 487–92.
14. Ogren FP, Edmunds AL. Neuro-otologic findings in the lightning-injured patient. *Semin Neurol* 1995; **15**: 256–62.
15. Watson AB, Wright JS, Loughman J. Electrical thresholds for ventricular fibrillation in man. *Med J Aust* 1973; **1**: 1179–82.
16. Burke JF, Quinby WC, Bondoc C *et al.* Patterns of high tension electric injury in children and adolescents and their management. *Am J Surg* 1977; **133**: 492–4.
17. Hanson GC, McIlwaith GR. Lightning injury: two case histories and a review of management. *Br Med J* 1973; **4**: 271–4.
18. Australian Standard 2500. *Guide to the Safe Use of Electricity in Patient Care.* Sydney: Standards Association of Australia; 1988.
19. CEI-IEC 601-1&2. *Medical Electrical Equipment*, 2nd edn. Geneva: International Electrotechnical Commission; 1988.
20. Herrmann D. A preview of IEC safety requirements for programmable electronic medical systems. *Med Dev Diag Indust* 1995; **17**: 106–11.
21. Early MW, Murray RH, Caloggero JM. *National Electrical Code Handbook*, 6th edn. Quincy: National Fire Protection Association; 1993.
22. Litt L, Ehrenwerth J. Electrical safety in the operating room: important old wine, disguised new bottles. *Anesth Analg* 1994; **78**: 417–19.
23. Ehrenwerth J. *Electrical Safety in and around the Operating Room.* ASA Refresher Course in Anesthesia. Philadelphia: JB Lippincott; 1994: 123.

第 76 章

蜇刺中毒

James Tibballs

蛇、蜘蛛、蜱、蜜蜂、蚂蚁、黄蜂、海蜇、章鱼或芋螺等的毒液蜇入可以危及生命，其他生物的毒液蜇入也可以引起严重疾病[1]。尽管本文聚焦于澳大利亚，但治疗原则同样广泛适用于任何地方，除外蝎子蜇伤以外，因为蝎子蜇伤在澳大利亚并不是重要的健康问题。有关紧急处理的建议可以从澳大利亚毒液研究所（AVRU）的咨询部获得，该机构的 24 小时服务电话在澳大利亚境内是 1300 760 451，在境外是 613 8344 7753，或者访问他们的网站 http：//www.avru.org。

蛇

流行病学

澳大利亚是很多有毒的陆生蛇和海洋蛇（眼镜蛇科和海蛇科）的栖息地。引起大多数严重疾病的种属是褐蛇 [拟眼镜蛇属（*Pseudonaja*）]、虎蛇 [虎蛇属（*Notechis*）]、盾尖吻蛇 [尖尾蛇属（*Oxyuranus*）]、乌梢蛇 [拟蝮蛇属（*Pseudechis*）] 和致死毒蛇 [棘蛇属（*Acanthophis*）]。

在澳大利亚从 1981 到 1999 年间蛇咬伤的平均死亡率为每年 2.6 人[1]（≈0.014/100 000），通常发生在大量毒液蜇入、在偏远地区的蛇咬伤、迅速虚脱或者延误的或不恰当的抗毒血清治疗。然而，每年被蛇咬伤者多达 2000 人，其中至少有 300 人需要抗毒血清治疗。发病率和死亡率远远低于周边国家。死亡和危重疾病是由以下原因造成：① 进行性麻痹导致呼吸衰竭；② 出血；③ 由横纹肌溶解、弥散性血管内凝血（DIC）、出血、溶血等并发症或者它们的组合造成肾衰竭。蛇咬伤后几分钟内迅速虚脱是由于对毒素的过敏反应造成，或者可能是由于 DIC 造成的低血压对心肌的影响。

蛇咬伤通常是当蛇被踩踏或受到突然的惊扰时“意外”发生的。然而，多数蛇咬伤发生在人故意干扰蛇或抓蛇的时候。爬虫学者或捕蛇者具有特殊的风险。不仅是因为他们在工作或癖好中经常遭受蛇咬伤，而且还因为他们有对毒液或治疗所用的抗毒血清发生过敏的风险。接触外来的蛇类还会带来其他问题。

蛇的毒液

毒液是多种毒素的复杂混合物，毒素通常是蛋白质，它可以帮助蛇杀死猎物和辅助消化。多数毒素是磷脂酶类物质。主要的毒素能造成麻痹、凝血、横纹肌溶解和溶血（表 76.1）。凝血病可能是由于凝血酶原激活物（类 Xa 因子酶）的促凝血效应，伴随凝血因子的消耗，或者是蛇毒的直接抗凝作用。

蛇咬伤和中毒作用

尽管蛇咬伤可以经常见到，但中毒并不常见，因为没有毒液注入体内或注入毒液的量差异较大。蛇咬伤是相对无痛的，可能不引人注意。这显著不同于其他国家的响尾蛇科和蝰蛇科蛇类咬伤，由蛋白水解酶类引起大量的局部反应和坏死通常是一个重要特点。成对的毒牙咬痕通常比较明显，但有时仅发现抓

表 76.1 澳大利亚蛇毒液的主要成分

神经毒素类
突触前和突触后神经肌肉阻滞剂
存在于所有危险毒蛇。可造成麻痹
突触后阻滞剂容易被抗蛇毒血清逆转
突触前阻滞剂很难逆转，特别是如果治疗被延误时
一些突触前阻滞剂也是横纹肌溶解剂
凝血酶原激活物
存在于多数重要的种类中
通过消耗凝血因子（包括纤维蛋白原）造成弥散性血管内凝血（DIC）
内源性纤维蛋白（原）溶解产生纤维蛋白（原）降解产物
显著的出血风险
抗凝剂
存在于相对较少的危险种类中
阻止血液凝固而不消耗凝血因子
横纹肌溶解素
一些突触前神经毒素也会引起骨骼肌和心肌溶解
除了肌肉量的丢失外，还可引起肌红蛋白尿和肾衰竭
溶血
存在于很少的种类中
罕有严重的临床影响

表 76.2 未经治疗的蛇毒中毒的主要全身性症状和体征的进行性发作（在大量中毒或在儿童，危重疾病可能在数分钟内发生而非数小时）

咬伤后 < 1 小时
头痛
恶心、呕吐、腹痛
伴有意识障碍或丧失的一过性低血压
凝血障碍（实验室试验）
局域性淋巴结炎
咬伤后 1 ~ 3 小时
脑神经轻瘫 / 瘫痪，如睑下垂、复视、外眼肌麻痹、发声困难、吞咽困难、肌病性面容
黏膜表面和穿刺处出血
心动过速，低血压
呼吸急促，低潮气量
咬伤后 > 3 小时
躯干和四肢肌肉轻瘫 / 瘫痪
呼吸肌轻瘫 / 瘫痪（呼吸衰竭）
外周循环衰竭（休克）、低氧血症、发绀
横纹肌溶解
黑尿（因肌红蛋白尿或血红蛋白尿所致）
肾衰竭

伤或单个的刺伤。一般而言，澳大利亚蛇毒咬伤并不引起广泛的局部组织损伤，通常仅限于轻度隆起和擦伤，以及咬伤部位持续的轻度出血。

蛇咬伤中毒的症状和体征

在特定的病例并非出现所有可能的症状和体征：在某些病例，一个症状或体征可能支配着临床表现，而在其他病例中可能轻重不一（表 76.2）。这种现象可以解释为不同地域的同一种类蛇的毒液中所含毒素不同，以及不同毒素的吸收不同。

毒液注入后很快出现一过性低血压的原因尚不明确，但是可能与血管内凝血有关[3-4]。在毒液注入皮下后数分钟，凝血酶原激活物就进入循环。常出现心动过速和相对较轻的 ECG 异常。其他引起低血压的原因，如直接心脏毒性，尚未得到证实。低血压可能继发于心肌缺氧。

局部淋巴结触痛或疼痛也比较常见，但这不能作为抗毒血清治疗的指征，因为淋巴结炎也发生于轻微毒性蛇的咬伤，而此种蛇的咬伤并不引起严重的全身性疾病。

颅内出血偶见。未治疗的或注入大量毒液的病例可发生横纹肌溶解，通常涉及全部骨骼肌，有时也累及心肌，其结果是出现肌红蛋白尿并进而造成肾衰竭。仅在少数褐蛇咬伤病例中，怀疑存在蛇毒的直接肾毒性，但仍未被证实。

成年人在蛇咬伤前大量饮酒的现象较常见，在一开始这会使治疗变得十分困难。并存的治疗（如华法林治疗）或罹患的疾病（如胃肠道溃疡）会使凝血病的处理变得更为复杂。

儿童的蛇咬伤

幼儿的蛇咬伤存在其他的问题。当没有观察到蛇咬伤时，诊断将很困难。毒液注入的早期的症状可能毫不怀疑地放过，而且体征，尤其是脑神经的影响很难引出。咬痕可能很难与日常的轻微外伤相区别。最后，由于毒液与体重的比率相对更高，中毒症状的发作似乎比成人更迅速，而且中毒的严重程度也更加急剧。可以表现为心脏呼吸衰竭。

蛇的鉴定

蛇的鉴定指导着抗毒血清的恰当选择，并使人了解将会出现什么样的综合征。给予错误的抗毒血清可危及受害者的生命，因为它对毒液的中和作用可能极少。毒液检测试剂盒可用来鉴定蛇的毒液。如果毒蛇不能确定，应根据地域特点来选择特殊的抗毒血清，如联合多种单价抗毒血清或多价抗毒血清（见表 76.3 和表 76.4）。

通过毒液检测试剂盒的检查进行鉴定

在澳大利亚和巴布亚新几内亚被蛇咬伤，可应用毒液检测试剂盒（VDK）在体外对咬伤部位、尿、血或其他组织中的蛇毒进行检测和鉴别。该试剂盒采用酶联免疫分析技术，使用兔抗体、显色剂和过氧化物溶液。阳性结果将提示所需给予的抗毒血清类型。它能检测虎蛇、褐蛇、乌梢蛇、致死毒蛇以及盾尖吻蛇等种属蛇的毒液。该试剂盒不能鉴别出具体的单个蛇种，而不同属的蛇的毒液加在特定的加样孔内却可以得到阳性的结果。该试剂盒的检测假阳性和假阴性的发生率尚不知道，但一般认为较低。该检测非常敏感，能够检测出浓度低至 10 ng/ml 的毒素，并且能在大约 25 分钟内在加样孔内得到可视的定性结果。偶尔会出现测试结果阳性而患者没有任何症状。应站在临床的基础上决定是否给予抗毒血清。样本的毒液浓度太高可能会超过检测能力而得到假阴性结果（Hook 效应）。如果存在这种可能，

表 76.3 蛇的种类确定后抗蛇毒血清的选择及其初始剂量

蛇的种类	抗蛇毒血清	剂量（单位）
普通褐蛇	褐蛇	4000
查佩尔岛虎蛇	虎蛇	12000
铜头蛇	虎蛇	3000 ~ 6000
致死毒蛇	致死毒蛇	6000
Dugite 褐蛇	褐蛇	4000
瓜达尔褐蛇	褐蛇	4000
棕伊澳蛇	乌梢蛇	18000
巴布亚乌梢蛇	乌梢蛇	18000
红腹乌梢蛇	虎蛇 或乌梢蛇 *	3000 18000
粗鳞（克拉伦斯河）蛇	虎蛇	3000
海蛇类	海蛇或 虎蛇	1000 3000
小鳞（猛）蛇	盾尖吻蛇	12000
盾尖吻蛇	盾尖吻蛇	12000
塔斯马尼亚虎蛇	虎蛇	6000
虎蛇	虎蛇	3000

* 少量蛋白虎蛇抗毒血清更为适宜。抗毒血清每支所含单位剂量：褐蛇 1000 U；虎蛇 3000 U；乌梢蛇 18 000 U；盾尖吻蛇 12 000 U；致死毒蛇 6000 U；多价抗毒血清 40 000 U

注意：① 如果受害人发生危重疾病，初始治疗应给予 2 ~ 3 倍的剂量；② 由于可能出现毒液延迟吸收，治疗过程中可能需要追加抗蛇毒血清

表 76.4 蛇的种类不能确定时抗蛇毒血清的选择及其初始剂量

区域	抗蛇毒血清	剂量（单位）
塔斯马尼亚州	虎蛇	6000
维多利亚州	虎蛇和 褐蛇	3000 4000
新南威尔士和澳大利亚首都领地；昆士兰；南澳大利亚；西澳大利亚；北领地	多价抗蛇毒血清	40 000
巴布亚新几内亚	多价抗蛇毒血清	40 000

注意：① 如果受害人发生危重疾病，初始治疗应给予 2 ~ 3 倍的剂量；② 由于可能出现毒液延迟吸收，治疗过程中可能需要追加抗蛇毒血清

则需稀释样本后重新检测。

根据体格特征进行鉴定

这可能造成误导。如果只能根据形态学特征来给予抗毒血清治疗，非爬虫学者应该查阅注明鳞片特征的识别指南[1]来正确鉴定标本。

根据临床效应进行鉴定

根据咬伤部位的表现不能作为可靠的蛇种类鉴定。

综合分析症状和体征可以作出有限度的鉴别。例如，在常见的蛇属中，瘫痪伴促凝血病可能是由虎蛇、盾尖吻蛇、褐蛇、粗鳞蛇、盔头蛇属（*Hoplocephalus*）种类或红腹乌梢蛇咬伤所致，但如果还存在横纹肌溶解则不太可能是褐蛇咬伤。瘫痪伴抗凝作用可能是由乌梢蛇（除外红腹乌梢蛇）、铜头蛇或致死毒蛇咬伤所致，但如果发生横纹肌溶解则不太可能是致死毒蛇咬伤。瘫痪而不伴有凝血和横纹肌溶解，可能是致死毒蛇咬伤所致。

这些信息的实际重要性是有限的。重要的是有指征时应在第一时间即给予抗蛇毒血清，而不是要等到全部症状都出现，才得以进行“有根据的临床猜测，好选择恰当的抗毒血清”。

蛇咬中毒的处理

治疗的要点是：

- 复苏：机械通气和恢复血压，必要时给予静脉液体、正性肌力药和血管活性药
- 应用压力 - 固定急救绷带
- 给予抗蛇毒血清
- 进行调查

从实际的观点出发，蛇咬伤后常出现三种临床情况之一。对每一种临床情况的处理计划总结于图 76.1。

- 受害者存在危重疾病
- 受害者中毒但无危重疾病
- 受害者被咬伤但未出现中毒

蛇毒已注入体内而受害者没有危重病状时，就有更多的时间可用于调查研究以鉴定蛇的种类，以便给予特异的单价抗蛇毒血清。在到达救治场所之前，应使用加压固定绷带以阻断血流，直到给予抗蛇毒血清后方可去除绷带。

当受害者被蛇咬伤，但没有明显中毒，建议收住院并每小时观察和检查一次，儿童至少需持续 12 小时，成人可缩短观察时间。中毒综合征的发作可以经过数小时而缓慢地发作，伴有一个最初的无症状期。应常规进行凝血试验。如果存在凝血病，应该在鉴定出蛇的种属后或根据 VDK 检验结果的指导下给予特异性单价抗蛇毒血清。如果只有轻微的凝血病，预计这种情况可以自然消除，不给予抗蛇毒血清是可取的，但应定期检查凝血功能，对受害人进行密切监测，直至凝血功能正常。

急救中的压力固定技术

由于至少 95% 的蛇咬伤发生在胳膊和腿[1]，Sutherland 急救压力固定技术适用于绝大部分病例。在这项技术中，使用绉纱（或绉纱样）绷带从手指或脚趾到向肢体近端缠绕，尽可能包围住咬伤部位。其强度要符合踝关节扭伤的要求。使用刚性夹板对整个肢体进行额外的固定，目的是固定咬伤部位两端关节。

毒液通常储存在皮下。毒液的全身性扩散很大程度上取决于淋巴管[6]或小血管的吸收。在咬伤部位施加低于动脉的压力并与肢体固定相结合，能有效地延缓毒液向中心循环的移动[5]。虽然加压固定技术是一项设计用于现场的急诊技术，但是由于它能阻止毒液的吸收，因而应该作为医院内初始治疗的一部分。一些致死毒蛇咬伤的实验性和[1]非对照的[7]证据表明，这项技术灭活了咬伤部位的一些毒液，但是延长应用该技术还没有得到对照性研究的支持。

加压固定绷带的撤除

去除加压固定绷带可引起毒液的血浓度突

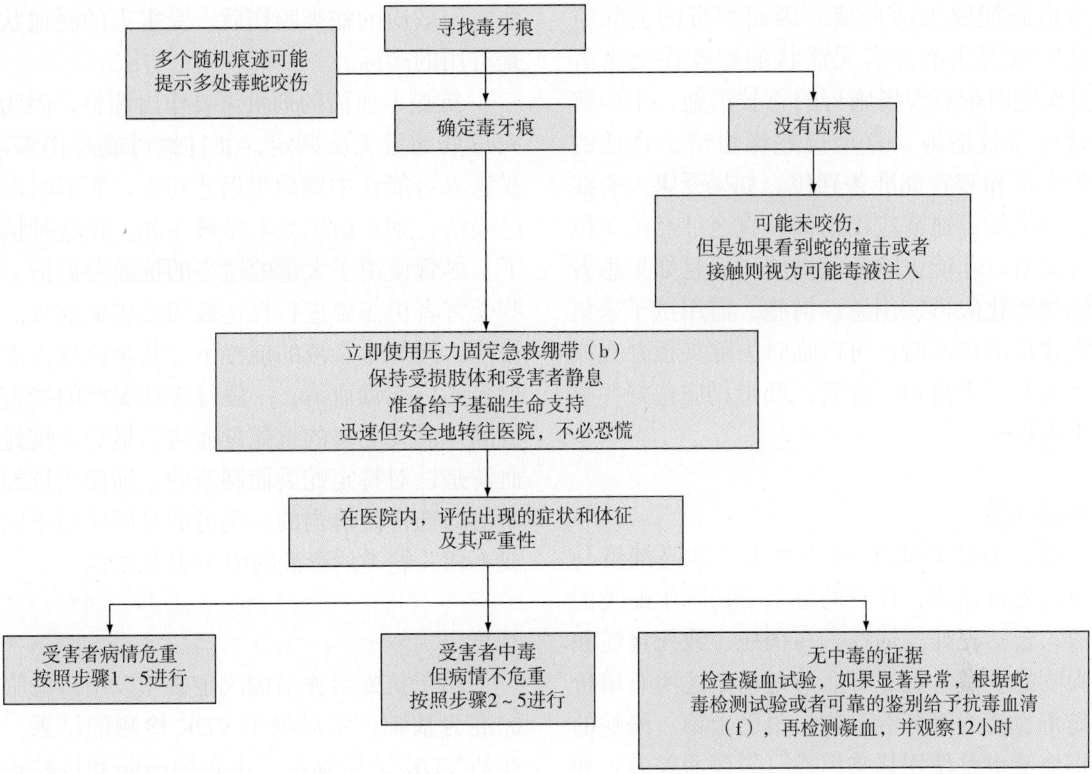

1. 复苏（治疗低氧血症和休克）
   准备气管插管和机械通气，收入ICU。
2. 使用压力固定绷带。如果已经使用不要撤除（b）
3. 静脉给予抗毒血清（c、d、e、f、g）
   - 如果知道可靠的蛇种类给予单价抗毒血清或者蛇毒检测试验提示的合适抗毒血清
   - 在危重患者，不必等待蛇毒检测结果或者如果蛇种类不能确定；依据地理位置给予：
   维多利亚—— 棕蛇和虎蛇
   塔斯马尼亚——虎蛇
   其他州和地区——多价抗毒血清
   - 根据临床和凝血状态滴定抗毒血清（注意：棘蛇不导致严重凝血病）
4. 进行检查
   - 叮咬部位拭子毒素检查。（急救压力绷带切开窗口露出叮咬部位，而且然后重新加压包扎）
   - 采集血液检查蛇毒、凝血、血型和交叉配血（如果出血）、纤维蛋白降解产物、全血检查、酶、电解质、尿素、肌酐
   - 采集尿液检查蛇毒、红细胞、血红蛋白、肌红蛋白
5. 反复检查来发现缓慢发病的麻痹（h）、凝血、横纹肌溶解和肾衰竭

处理中的危险和错误

a. 目视未见毒牙咬痕
b. 过早放松绷带可造成突然的全身中毒。离开事发地直至到达具有全部能力的医疗机构
   如果临床中毒，只有在给予抗毒血清后才移除
c. 蛇种的错误鉴定可造成给予错误的抗毒血清。如果有任何怀疑，按照蛇种未确定来处理
d. 抗毒血清前不给予前驱药物。过敏并不少见，而且可能对治疗无应答
e. 不充足的抗毒血清。针对临床和凝血状况来滴定剂量
f. 血液或凝血因子（新鲜冰冻血浆、冷沉淀物）之前未使用抗蛇毒血清，将使凝血恶化
g. 没有中毒的临床和实验室证据，而给予抗毒血清
h. 迟发性麻痹可能被漏诊。受害者必须至少每小时检查1次

图 76.1　蛇咬伤的处理

然升高和受害者虚脱。另外，在人类未能证实急救措施能够灭活毒液。因而绷带的去除应以实际情况为准。当无症状的蛇咬伤受害者到达医院时带有现场施行的急救措施，不应解除这些急救措施，直至抗蛇毒血清、合适的医护人员和装置都准备到位。如果受害人有症状且有抗蛇毒血清应用指征，直至已经给予抗蛇毒血清后才能去除急救措施，而且如果患者的病情恶化应再使用急诊措施。需用拭子采集咬伤部位的样本时，可以临时去除夹板并在绷带上剪开一个窗口。此后，绷带仍应包好并重新上夹板。

抗蛇毒血清

澳大利亚 CSL 有限公司生产的高纯度马单价抗蛇毒血清，针对的是主要的陆生蛇类的毒液，包括虎蛇、褐蛇、乌梢蛇、致死毒蛇和盾尖吻蛇。多价抗蛇毒血清是由上述所有单价抗蛇毒血清的等分混合物，也已上市。海蛇的抗毒血清也是使用钩吻海蛇（裂颏海蛇属）和虎蛇的毒素免疫马而生产的。

使用抗蛇毒血清应依据蛇的鉴定，如果不知道或者有疑问，则应根据 VDK 检测的结果（表 76.3）。如果上述两种标准均不能实现，并且受害人情况需要立即给予抗蛇毒血清治疗，可以参考地理位置，因为许多蛇类的分布情况是已知的（表 76.4）。可以恰当地使用单价抗蛇毒血清时，不应使用多价抗毒血清。对于未知种类的蛇咬伤，有使用抗毒血清指征时，应选用多价抗蛇毒血清或根据 VDK 检测来指导单价抗蛇毒血清的使用。

剂量

一瓶特异性抗毒血清在体外可中和平均的“挤奶”产量的毒素——“挤奶”是诱导蛇咬乳胶膜以采集毒液的工序。如果一次蛇咬伤的毒液注入量高于挤奶的平均产量，一瓶抗毒血清不足以完成治疗。对于重症的中毒病例，需要给予多支抗蛇毒血清。咬伤部位毒液的吸收是一个持续性过程。

抗蛇毒血清的初始剂量列于表 76.3 和 76.4，后续剂量应以临床反应为指导。被有凝血障碍效应的蛇类咬伤后，受害人的凝血状态是有用的指标。

抗蛇毒血清的剂量需要作出调整，因为注入毒液的量无法判定，并且蛇可能咬伤多次。受害人可能在中毒后很迟才到来，而那时毒素已经结合到靶组织且不易被中和。在这种情况下，尽管使用了大量的适当的抗蛇毒血清，一些受害者仍需要进行长达数周的机械通气。在被注入同等量毒液的前提下，儿童比成人需要更多的抗蛇毒血清，一般健康状况差的受害人也同样需要更多的抗蛇毒血清。最后，抗蛇毒血清是针对特定蛇类而制造的，即使当抗蛇毒血清的选择是恰当的，仍可能对同属而不同种或不相关蛇类的毒液的中和能力减弱。

给药

给予抗蛇毒血清的决定必须以中毒的临床标准为基础，不局限于 VDK 检测的结果。阳性的 VDK 试验确定了中毒的诊断和抗蛇毒血清的选择，但并不能提示应该或不应该给予抗蛇毒血清。

然而，由于没有其他有效的治疗，如果受害人显然是被注入了毒液，就必须给予抗蛇毒血清。如果中毒作用轻微且可自愈，或者给予抗蛇毒血清的不良后果可能超过受害人的获益，例如，若已知某爬虫学者对抗蛇毒血清过敏，则可不给予抗蛇毒血清。

蛇抗毒血清必须通过静脉途径给药，或因不幸而不能插入静脉管路时，在儿童可以经骨内途径给药。因液体容量大和吸收缓慢，致使肌内注射途径仅用于紧急情况。

不要应用试验剂量的抗蛇毒血清进行过敏试验，它不可靠且浪费宝贵的时间。

前驱给药

应用抗蛇毒血清之前应给予皮下注射作为前驱药物的肾上腺素，成人剂量约为 0.25 mg，儿童为 0.005 ~ 0.01 mg/kg，至少在开始静脉输注前 5 ~ 10 分钟给予。在濒死或病情危重的受害者中，当需要快速给予抗毒血清时，肾上腺素可以更小剂量通过肌内注射，甚至静脉注射给药。但是，一般来说，不推荐经上述两种途径给予肾上腺素，因为可能引起的高血压和凝血障碍共同作用有导致颅内出血的风险。尽管过去已经有颅内出血与前驱给药相关的报道，但所有这些病例的前驱给药都是静脉内应用了肾上腺素而非皮下给药。另一方面，抗蛇毒血清的不良反应发生率是 8% ～ 13%，这足以支持肾上腺素作为前驱给药的正确性，因为肾上腺素是唯一一种已被证实能够有效降低抗蛇毒血清诱发反应的发生率及其严重性的药物[8]。

放弃前驱给药而选择过敏发生时进行治疗是不明智的。即便有强有力的和专业的复苏技术，医源性过敏仍具有较高的病死率[9]。如果应用第一支抗蛇毒血清后没有出现不良反应，则后续给药前无需再给予肾上腺素。多价抗蛇毒血清的不良反应发生率高于单价抗蛇毒血清，在单价抗蛇毒血清或联用单价抗蛇毒血清能够满足治疗需要时不应使用多价抗毒血清。

抗组胺药如异丙嗪在这种条件下是无效的，并且可以引起意识迟钝和低血压，这两者均可使中毒作用的状况加重或产生混淆。不推荐使用抗组胺药。如甾体激素类和氨茶碱等其他药物，在预防过敏反应方面也没有作用，因为除了二者的作用未经证实之外，起效太慢也是一个原因，但甾体激素类在预防血清病方面还是大有裨益的。

输注

如果情况不危重，抗蛇毒血清可以通过开放的静脉通路进行缓慢注射，或用晶体液以 1 比 10 的容量比稀释后经滴定管给药，给药时间不得少于 15 ～ 30 分钟。这些措施降低了因与补体结合引起过敏反应的风险。对幼儿，如果需要使用多支抗蛇毒血清，稀释应减少以防止过多的输液输入。在紧急情况下，抗蛇毒血清可以高浓度快速输注。

不良反应

输注抗蛇毒血清始终应该在具备处置过敏反应的设备和人员的地方进行。过敏反应的处理在第 58 章有详细的讨论。肌内注射肾上腺素是关键性的治疗，成人剂量为 0.25 ～ 1.00 mg，儿童剂量为 10 μg/kg。应该暂时停止抗蛇毒血清治疗，并且在受害者的状态稳定后再重新开始。

轻度的即刻不良反应包括头痛、胸部不适、细小的皮疹、关节痛、肌痛、恶心、腹痛、呕吐和发热，这可以通过暂时停止输注、并给予甾类激素和抗组胺药处理后再重新开始输注。

应预料到迟发型超敏反应、血清病，提醒患者这些症状和体征通常出现在给予抗蛇毒血清后的数日到 2 周。其严重程度可以从模糊的皮疹和发热，到严重的多系统疾病，这包括淋巴结炎、多关节痛、荨麻疹、肾炎、神经病变和血管炎。血清病的发生更多见于多次使用单价抗蛇毒血清和使用多价抗毒血清的患者。预防性治疗是使用一个疗程的甾类激素，如泼尼松龙每天 1 mg/kg，连用 5 天。

检查和监护

应定期进行测试，快速解读试验结果，并且针对毒液的效应和并发症进行迅速地处理。系列的凝血功能试验和肾功能试验尤为重要。从咬伤部位吸收毒液是一个持续性的过程，处置务必要预先考虑到尚未吸收的毒液。除了对生命体征和氧合状态进行常规监测外，下列内容也是尤其需要的。

咬伤部位

应该为毒液试验采集拭子。如果咬伤部位尚未清洗过，则检测到毒液的可能性是最高的。如果伤口已经被清洗过了，那么挤压伤口可能得到毒液。

尿液

当血液中的毒素已经被抗蛇毒血清结合而无法检测到时，在尿中可能检测到毒素。还应该检测尿中的血和蛋白质。如果尿是着色的，应该区分是血红蛋白尿或者肌红蛋白尿，这不可能用简单的试验来实现。应记录尿量。

血液

凝血功能试验应包括凝血酶原时间、活化的凝血激酶时间、血清纤维蛋白原和纤维蛋白降解产物。

全血检查和血涂片用于判断血红蛋白水平，寻找溶血的证据和血小板计数。白细胞计数可能会有轻度升高。

电解质、尿素、肌酐和肌酸磷酸激酶（同工酶和肌钙蛋白是有用的）用于监测横纹肌溶解和可能发生的肾损害。

心电图

窦性心动过速、室性异位搏动以及 ST 段和 T 波改变并非少见。这些影响可能是毒液直接作用的结果，或因横纹肌溶解或肾衰竭引起的电解质紊乱所致。

辅助治疗

凝血因子和输血

尽管凝血病可以在给予数个剂量的抗蛇毒血清后得到解决，这本身并不能恢复凝血功能，而是允许新释放出的和新产生的凝血因子去发挥作用而不被蛇毒对抗。如果在数小时内给予数剂抗蛇毒血清后凝血功能仍没有恢复，应审慎地给予新鲜冰冻血浆并定期复查凝血功能。因为凝血因子的再生需要好几个小时，完全地依赖使用抗蛇毒血清和同时等待凝血因子的再生来治疗凝血病，会将患者置于严重出血的风险中，并蕴涵着抗蛇毒血清过量的风险。在给予凝血因子之前应先给予抗蛇毒血清以中和毒液中的凝血酶原激活物。可能会需要输血小板，但极少需要输全血。

静脉补液、横纹肌溶解和肾保护

在紧急复苏术后，为防止横纹肌溶解引起的急性肾小管坏死，应该静脉补充足量液体来保持尿量，成人尿量保持在每天 40 ml/kg，儿童保持在每小时 1 ～ 2 ml/kg。危及生命的高钾血症和低钙血症可能会伴随横纹肌溶解出现。可能会需要进行血液滤过或透析。

肝素

尽管这种抗凝剂在中毒的动物模型中可以阻止凝血酶原激活物的作用，但不能改善已经发生的弥散性血管内凝血（DIC）[11]。不推荐使用此类药物，应把重点放在治疗病因上，即用抗蛇毒血清中和毒液。

镇痛和镇静

澳大利亚的蛇咬伤不引起严重的疼痛。但是，需要对使用机械通气的毒液麻痹的受害人进行镇静，对横纹肌溶解者予以镇痛。

咬伤部位的护理

通常不需要特殊护理。咬伤部位偶尔可出现水疱、瘀伤、溃疡或坏死，尤其是是在现场放置急救绷带用时较长时或被乌梢蛇属的一员，如岩蕨蛇或红腹乌梢蛇咬伤时。

其他药物

不必常规使用抗生素，但对任何潜在的污染伤口均应予以考虑。海蛇咬伤可引起革兰阴性菌感染。应考虑破伤风的预防。

海蛇咬伤

某些海蛇毒液引起骨骼肌的广泛损害以及随之而来的肌红蛋白尿、神经肌肉瘫痪或直接肾损害。还有许多问题没有研究。治疗原则基本上与陆生蛇类中毒的治疗相同。重要的蛇类毒液都可以用 CSL 有限公司钩吻海蛇（*Enhydrina schistosa*，裂颏海蛇属）抗蛇毒血清进行中和。如果无法获得此药剂，应使用虎蛇抗毒血清或多价抗蛇毒血清。海蛇咬伤在澳大利亚并不常见，并且没有报道过死亡案例。

罕见的和外来毒蛇咬伤

动物园工作人员、爬虫学者和业余捕蛇者，这些抓捕、维护或喂养罕见的澳大利亚蛇类的人，或那些引进或喂养外来的（海外）蛇类的人，以及澳大利亚检验检疫局（AQIS）的工作人员有此类风险。没有针对此类澳大利亚罕见的蛇类毒液的抗毒血清，但是可以通过多价抗蛇毒血清或由 VDK 试验指导的单价抗毒血清来进行中和。外来蛇的抗毒血清由南澳大利亚 Tanunda 的毒液供应有限公司（电话：08 8563 0001）、皇家墨尔本医院（电话：03 9342 7000）、皇家阿德莱德医院（电话：08 8223 4000）、澳大利亚爬行动物公园（Tel：02 4340 1022）和 Taronga 动物园（Mosman，电话：02 9969 2777）保管。在澳大利亚治疗特殊外来蛇咬伤的抗蛇毒血清的存放位置的信息由 AVRU 负责维护，网址 http：//www.avru.org/reference/reference_avhold.html。

蛇咬伤的长期效应

经过恰当的治疗后，完全恢复是可以预期的，但是过程较慢，需要数周或数月，特别是罹患危重疾病或有神经毒性和横纹肌溶解的迟发表现者。孤立性的神经科或眼科体征可能会持续存在。偶尔也会发生长期失去味觉或嗅觉。

蜘蛛

尽管在澳大利亚有数千种蜘蛛，但只有漏斗网蛛 [澳毒蜘蛛属（*Atrax*）和蓝山漏斗网蛛属（*Hadronyche*）] 和红背蜘蛛（*Latrodectus hasselti*）可致人死亡或明显的全身性疾病。所有蜘蛛都有毒液，尽管极少发生，但确有少数蜘蛛引起严重的局部损伤，特别是白尾蜘蛛（*Lampona cylindrata*）和普通黑房蜘蛛（common black house spider，*Badumma insignis*）[1,12-13]。对于溃疡型皮肤损伤，应该寻找除了蜘蛛咬伤之外的其他原因。

漏斗网蜘蛛

漏斗网蜘蛛中的澳毒蜘蛛属和蓝山漏斗网蛛属（*Hadronyche*）的许多种都栖息在昆士兰、新南威尔士、维多利亚塔斯马尼亚和南澳大利亚，但是只有新南威尔士州和昆士兰州南部地区的蜘蛛引起明显的疾病和死亡，这些蜘蛛都是大个头、暗黑色、具有攻击性的蜘蛛。一个包含 138 个病例的系统性回顾表明，77 例发生严重中毒，其中 13 例死亡，但是自 1981 年引入抗毒血清后再也没有发生过，绝大多数人（97%）对抗毒血清治疗有效[14]。所有死亡案例均由悉尼漏斗网蜘蛛（*A. robustus*）[1] 所致，这种蜘蛛栖息在悉尼周边半径约 160 km 的区域内，喜好在雨后出来游荡，进入房间在衣物或被褥中寻找藏身之处，受到惊扰时会造成疼痛性咬伤。

南方乔木蓝山漏斗网蛛（*H. cerberea*）、北方乔木蓝山漏斗网蛛（*H. formidabilis*）、麦夸里港蓝山漏斗网蛛（*H.* sp. 14）、图文巴蓝山漏斗网蛛（或达令唐斯蓝山漏斗网蛛）（*H. infensa*）和蓝山蓝山漏斗网蛛（*H. versuta*）等种类也可以造成严重的中毒。与其他蜘蛛相反，雄性漏斗网蛛毒液的毒性比雌性漏斗网蛛的更强。

咬伤不总是造成中毒，但是中毒可能迅速致命。中毒综合征的早期特征包括恶心、呕吐、大量出汗、流涎和腹痛。咬伤部位出现肌束震颤，并迅速累及远端肌群，这是威胁生命的早期预警特征。高血压、快速型心律失常、血管收缩、多涎和支气管黏液溢也会出现。受害人可能陷入昏迷，出现中枢性通气不足，并且难以保持呼吸道内分泌物的清除。最终，因呼吸衰竭、肺水肿和严重的低血压而死亡。这些综合征可能在几小时内出现，但可能进展非常迅速。数名儿童死于中毒后 90 分钟内，其中 1 名死于中毒后 15 分钟内。毒液中的活性成分之一是多肽，可刺激神经肌肉接头和自主神经系统的乙酰胆碱释放，并刺激儿茶酚胺释放。

治疗包括加压固定绷带、静脉给予抗毒血清以及生命支持，后者包括气道支持、机械通气和加强心血管支持。

红背蜘蛛

这类蜘蛛在澳大利亚全境均有分布，可在

郊外和农村地区的家庭园林的户外环境中。相关的种类和相似的中毒（“毒蛛中毒”）在世界各地出现。红背蜘蛛咬伤是在澳大利亚使用蜘蛛抗毒血清最常见的原因，每年达到 300 ~ 400 例。成年雌性蛛容易鉴别，其身体约 1 cm 大小，在腹部上方的背部有一条清晰的红色或橙色条纹。当它受到惊扰时，会造成针刺样咬伤。咬伤部位会发炎，在接下来的数分钟到几小时内，剧烈的疼痛从局部开始并沿着肢体扩展或放射到别处，运动可使其加重。剧痛可伴有大汗、头痛、恶心、呕吐、腹痛、发热、高血压、感觉异常和皮疹。若延误治疗，少数病例可在几个小时后出现进行性的肌肉麻痹，需要进行机械通气。如果没有治疗，肌无力、痉挛和关节痛可以在咬伤后持续数月。自 1956 年引入抗毒血清以来未再出现死亡病例。

如果咬伤的影响轻微且局限于咬伤部位，则可不给予抗毒血清；否则，应肌内注射抗毒血清。对于有顽固性疼痛的患者，可以静脉内给予抗毒血清，但是静脉内给药发生过敏反应的风险远远高于肌内注射途径，肌内注射的过敏反应发生率很低（< 0.5%）。推荐给予异丙嗪进行前驱给药，而且手边必备肾上腺素。与毒蛇和漏斗网蜘蛛不同的是，红背蜘蛛叮咬并不立即威胁生命。没有被证实有效的急救措施，但是使用冰敷或冰水可帮助减轻疼痛。被脂蛛属（肥腹蛛属，*Steafoda*，又称橱柜蜘蛛）咬伤可以造成相同的症状，而且能使用红背蜘蛛抗毒血清有效地治疗[15]。

箱形水母

澳大利亚箱形水母（海黄蜂，*Chironex fleckeri*）大概是世界上最毒的生物。在澳大利亚北部水域它已经造成至少 63 例死亡[16]。它具有一个直径达 30 cm 的立方形钟状物。大量的触须从钟状物的角上伸出，拖尾达几米长。它是半透明的，在浅水区涉水或游泳的任何人都很难看到。它的触须上排列着数百万个刺丝囊，刺丝囊在于皮肤接触时，释放出带螺纹的倒刺，刺穿皮肤组织包括小血管。与触须接触可造成严重疼痛和中毒，可导致在数分钟内死亡。死亡很可能是由神经毒性作用导致呼吸暂停和心脏毒性造成的，虽然毒素作用的精确机制尚不清楚。在机械通气的动物中，在中毒中快速出现致死性低血压[17]。经受损伤的皮肤可能以毁容性瘢痕的形式而愈合。

急救措施必须在海滩上实施，包括用醋酸（食醋）浸透皮肤损伤处，这可以灭活尚未释放毒素的刺丝囊。然后能够清除黏附的触须。在海滩上可能需要心肺复苏。可以使用绵羊抗毒血清，但是预防是首位重要的。当已知这种水母靠近海岸水域时，务必不要进入这些水域。紧身潜水服、衣服和“防护服”可以提供保护。

伊鲁康吉水母

伊鲁康吉水母（*Carukia barnesi*）（可能还有其他水母）蜇伤，可以造成“伊鲁康吉综合征”。伊鲁康吉水母是一种小的立方形水母，具有一个直径小于 1 cm 的钟状物。单个触须从它的角上伸出。在水下实际上是不可能看见的。

它的蜇伤轻微，而且标记仅有一个小面积的红斑。然而，可能随后出现严重的全身疾病，出现腹部绞痛、高血压、背痛、恶心和呕吐、四肢抽搐、胸部紧迫感和显著痛苦[18]。偶尔，因心源性肺水肿需要机械通气和正性肌力药，同时高血压通过卒中而导致死亡。机制不明确，但是动物实验研究证明伊鲁康吉水母提取物可导致超敏反应综合征继发儿茶酚胺大量释放[19]。这至少可以部分地解释心力衰竭的原因。在轻、中度病例，解除疼痛是治疗一个重要的特点。在一个 10 例“伊鲁康吉水母综合征”的系列病例中，静脉镁盐能够缓解疼痛和降低血压[20]。在治疗的开始阶段，可能需要用酚妥拉明和“可滴定的”硝酸盐来抗高血压治疗。

澳大利亚硬蜱

硬蜱（全环硬蜱）（*Ixodes halocyclus*）注射一种毒素，会在叮咬人类后 3 ~ 5 天后导致麻痹性瘫痪。这种疾病的发病类似于 Guillain-Barré 综合征。迅速、仔细和全部清除硬蜱是必需的，随后要观察一个时期来保证不出现迟发性麻痹。无抗毒血清可用。

蜜蜂、黄蜂和蚂蚁

在澳大利亚，蜜蜂和黄蜂叮咬的过敏反应每年造成的死亡病例大约与毒蛇咬伤相同，平均每年 2.3 例[20]。欧洲蜜蜂（*Apis mellifera*）是最大的肇事者。跳蚂蚁和公牛蚁（*Myrmecia* spp）也可造成过敏反应。对叮咬产生反应的人应该寻求免疫治疗和携带可注射的肾上腺素。

蓝圈章鱼

篮圈章鱼属（*Hapalochlaena*）的数个种栖息在澳大利亚海岸线。当被手抓到时，这些章鱼叮咬和注射河豚毒素——一种在多种不同种类海生动物中发现的神经毒素。它可导致迅速的弛缓性麻痹。大约已经报道了一打的死亡病例。需要进行机械通气治疗直至出现自然恢复。

带刺鱼类

大量的海生和淡水鱼类背上的棘刺带有毒腺。最危险的是石鱼（*Synauceia* spp）。当踩踏上时，毒素被注入。即刻效应是极度疼痛。已经记录了数例死亡，推测可能是因为毒素对心血管、神经功能的抑制作用和肌肉毒性造成的。有抗毒血清可用。为缓解疼痛，可能需要局部或区域神经阻滞。其他带刺鱼类，如淡水的梭须蓑鲉（*Notesthes robusta*），当与它们的背脊接触时也造成极度疼痛。经患肢浸泡在温 - 热水中可以缓解疼痛。

有毒芋螺

许多腹足类从美丽的贝壳内射出带毒液的抓刮器，将毒液射入猎物，导致其即刻不能运动和死亡。芋螺毒素种类甚多，为短蛋白质，能刺激或阻滞神经元或神经肌肉受体，导致快速死亡。当人无意中或不小心地拿起这种贝壳时可出现中毒，已报道少量人类中毒死亡的病例。没有抗毒血清。需要进行机械通气直至自然恢复。

（冷玉鑫 译　么改琦 校）

参考文献

1. Sutherland SK, Tibballs J. *Australian Animal Toxins.* Melbourne: Oxford University Press; 2001.
2. Pearn JH, Covacevich J, Charles N *et al.* Snakebite in herpetologists. *Med J Aust* 1994; **161**: 706–8.
3. Tibballs J, Sutherland S, Kerr S. Studies on Australian snake venoms. Part I: the haemodynamic effects of Brown Snake (Pseudonaja) species in the dog. *Anaesth Intensive Care* 1989; **17**: 466–9.
4. Tibballs J. The cardiovascular, coagulation and haematological effects of Tiger Snake (*Notechis scutatus*) venom. *Anaesth Intensive Care* 1998; **26**: 529–35.
5. Sutherland SK, Coulter AR, Harris RD. Rationalization of first-aid measures for elapid snakebite. *Lancet* 1979; **1**: 183–6.
6. Howarth DM, Southee AE, Whyte IM. Lymphatic flow rates and first-aid in simulated peripheral snake or spider envenomation. *Med J Aust* 1994; **161**: 695–700.
7. Oakley J. Managing death adder bite with prolonged pressure bandaging. 6th Asia–Pacific Congress on Animal, Plant and Microbial Toxins and 11th Annual Scientific Meeting of the Australasian College of Tropical Medicine, 8–12 July 2002. Queensland, Australia: Cairns Colonial Club; 2002: 29.
8. Premawardhena AP, de Silva CE, Fonseka M *et al.* Low dose subcutaneous adrenaline to prevent acute adverse reactions to antivenom serum in people bitten by snakes: randomised, placebo controlled trial. *BMJ* 1999; **318**: 1041–3.
9. Pumphrey RS. Lessons for management of anaphylaxis from a study of fatal reactions. *Clin Exp Allergy* 2000; **30**: 1144–50.
10. Fan HW, Marcopito LF, Cardoso JL *et al.* A sequential randomised and double blind trial of promethazine prophylaxis against early anaphylactic reactions to antivenom for Bothrops snake bites. *BMJ* 1999; **318**: 1451–3.
11. Tibballs J, Sutherland SK. The efficacy of heparin in the treatment of Common Brown Snake (*Pseudonaja textilis*) envenomation. *Anaesth Intensive Care* 1992; **20**: 33–7.
12. Isbister GK, Gray MR. White-tail spider bite: a prospective study of 130 definite bites by Lampona species. *Med J Aust* 2003; **179**: 199–202.
13. Pincus SJ, Winkel KD, Hawdon GM *et al.* Acute and recurrent skin ulceration after spider bite. *Med J Aust* 1999; **171**: 99–102.
14. Isbister GK, Gray MR, Balit CR *et al.* Funnel-web spider bite: a systematic review of recorded clinical cases. *Med J Aust* 2005; **182**: 407–11.
15. Isbister GK, Gray MR. Effects of envenoming by

comb-footed spiders of the genera *Steatoda* and *Achaearanea* (family Theridiidae: Araneae) in Australia. *J Toxicol Clin Toxicol* 2003; **41**: 809–19.
16. Williamson JA, Fenner PJ, Burnett JW *et al. Venomous and Poisonous Marine Animals.* Sydney: University of New South Wales Press; 1996.
17. Tibballs J, Williams D, Sutherland SK. The effects of antivenom and verapamil on the haemodynamic actions of *Chironex fleckeri* (Box jellyfish) venom. *Anaesth Intensive Care* 1998; **26**: 40–5.
18. Little M, Mulcahy RF. A year's experience of Irukandji envenomation in far north Queensland. *Med J Aust* 1998; **169**: 638–41.
19. Winkel KD, Tibballs J, Molenaar P *et al.* Cardiovascular actions of the venom from the Irukandji (*Carukia barnesi*) jellyfish: effects in human, rat and guinea-pig tissues in vitro and in pigs in vivo. *Clin Exp Pharmacol Physiol* 2005; **32**: 777–88.
20. Corkeron M, Pereira P, Makrocanis C. Early experience with magnesium administration in Irukandji syndrome. *Anaesth Intensive Care* 2004; **32**: 666–9.
21. Levick NR, Schmidt JO, Harrison J *et al.* Review of bee and wasp sting injuries in Australia and the USA. In: Austin AD, Dowton M (eds) *Hymenoptera.* Melbourne: CSIRO Publishing; 2000.

第 77 章

冲击伤和枪击伤：病理生理学和治疗原则

Stephen Brett

最近遍布各地的恐怖分子暴行再次强调，不可预知的事件可能突然将大批伤亡人员转送给平民医院，而这是这类医院所不熟悉的损伤模式。了解冲击伤病理生理学特点，以及这类事件对医院功能的冲击，将有助于医务人员在非常困难的情况下做出恰当的处理决策[1-4]。

冲击伤

爆炸物理学[5]

爆炸是储存的能量几乎在瞬间的释放。例如，能量可以来自于压缩气体、核反应或储存的化学能。因此并不必然需要特定的“炸药”。炸药是可以快速地将储存的化学能释放出来的物质。高性能炸药藉化学反应将能量释放出来，能量以远远超过声速的速度通过爆炸物质快速地扩散；因此爆速（detonation velocity）是 8 km/s 的等级，而声速在空气中只有 0.33 km/s[5]。这就产生了一个超音速的激波阵面（冲击波），伴随着气态反应产物的云雾的快速扩张，从而对附近的建筑和人造成损害。实际上，大气压力以极快的速度升高，形成“正性超压（positive overpressure）”，其持续时间取决于炸药填充的量级。这种高压呈指数性衰减，随后由于冲击中心的气体被迫离开而留下一个真空，形成的负压期（negative pressure phase）。由于压力趋于均衡，爆炸气浪随即诡异地移向爆炸处。

冲击波裹挟着被它赋予能量的环境碎片和装置碎片。这些物品被推送到固定的距离。在空气中，冲击波的强度随着距离迅速衰减（呈倒数三次幂关系），而碎片飞得更远，具有在更远距离造成破坏和损伤的能力。这与水下爆破正相反，水能有效地传播冲击波，但“拖拽”降低了残骸和装置碎片扩散的范围。

除了释放动能之外，还产生热能和光能，并可以造成破坏和损伤。对于蓄意的爆炸物，例如，军队制造的或恐怖分子的装置，其确切特征取决于许多因素，包括容器的大小和本身材质、环境、建筑物和房间的布局。

冲击伤的分类

传统上根据造成创伤的爆炸特性对冲击伤进行分类[6-7]。概括如下：

- 第一类损伤：由冲击波与身体的相互作用引起，尤其会损伤肺、腹部脏器、耳朵，而且促成创伤性截肢。
- 第二类损伤：由带有高能量的碎片和武器碎片造成——主要导致穿通伤和软组织伤。
- 第三类损伤：由空气的大量移动（“冲击气浪”）造成受害者的移位所致；该组包括长骨骨折和头部损伤。
- 第四类损伤：是多种损伤混杂的一群，包括坠落的砖石造成的挤压伤（导致肾衰竭）和光辐射灼伤。

爆炸装置（表 77.1）

传统的军用杀伤性装置依靠产生碎片来造成“第二类”损伤。这些装置的外壳被设计来

表 77.1 爆炸装置的类型

类别	常见武器	损伤特点
常规军用品	手榴弹、航空炸弹、迫击炮弹、火箭弹	所有类型的冲击伤均可发生，但多以碎片造成的穿透伤为主。原发碎片来自于军用品，预装在外壳内或爆炸时由弹壳产生。其他物体（建筑残骸、汽车零件）被爆炸赋能后形成继发碎片
恐怖分子装置	典型的是含有几公斤炸药（注意：近期的攻击已经变得更大、技术更先进，并且特别设计以造成最大化的伤亡）	尽管报道的第一类冲击伤发生率从 1% ~ 76% 不等，严重的第一类冲击伤并不常见，以第二类和第三类冲击伤占优势。死亡率较低，除非装置较大、在狭窄空间爆炸或有建筑物崩塌。在这类爆炸中，就诊者中需要收住院者少于 50%[2]
杀伤性地雷	在发展中国家常见；作用无差别	损伤类型： ● 由于踩在埋置的“点起爆”地雷上，而造成的足或腿创伤性截肢。地雷碎片、草、泥土、鞋类和足的残骸被向上吹起造成严重的近端组织损伤和污染 ● 由拉线引爆地雷的碎片造成受害者的穿透伤，分布非常随机 ● 由于手持地雷所造成的严重上肢和面部损伤
增强爆破的军用品	燃料气体炸弹或热压炸药	设计通过第一类冲击效应造成损伤，而不是靠碎片。在最近的冲突中已被使用

产生碎片，并可装入预先制造的碎片或预制刻槽钢条以增加碎片的装载量。81 mm 迫击炮弹含有小量（约 1 kg）高爆炸药；爆炸本身只在 2 ~ 3 m 的范围内是致命的，但产生的碎片云可在 85 m 半径范围内造成严重杀伤或死亡。恐怖分子制造的简易爆炸装置（IED）含有增加第二类损伤的材料（如螺栓、钉子）。更大的装置，如空投自由落体炸弹、导弹或炮弹，含有足量炸药，通过将砖块、瓦砾废墟和玻璃抛掷到足够远的距离来造成第二类损伤。此外，爆炸可以造成物理结构的坍塌，如墙和建筑物。

杀伤性地雷广义上分为两种类型：

- 埋藏式地雷：爆炸使足和小腿破裂，冲击波将地雷、地面、鞋类和装置碎片向上炸起到靠近膝关节的筋膜面。
- 地上地雷：通过绊网、控制线或电子感受器触发，由预先装填的碎片造成第二类损伤，具有较高的眼睛损伤发生率。

第一类冲击伤

冲击波通过人体的行为与声波类似，在声学特性不同的物质界面处释放能量造成损害。肺、肠和耳朵等含气器官特别易损[8-9]。巨大的压力脉冲引起体壁扭曲变形，可以将实质器官与其供应血管撕裂。最近研究提示，创伤性截肢是由震动波引起的压力聚集所造成的，它使长骨骨折，随后通过连枷样打击和爆炸气浪效应造成骨折移位[10]。这就解释了为何肢体截断通常都不经过关节[11]。

第一类冲击伤（PBI）在幸存者中不多见[12]，但在即刻死亡者中非常普遍[13]。冲击波随着距离迅速衰减，但是装置碎片和赋能碎片可飞到更远的距离并造成损伤。如果伤员在足以造成 PBI 的距离内并经受住 PBI，则会出现破坏力极大的第二类和三类损伤。大多数爆炸幸存者会有第二类或第三类损伤[12]。军队和恐怖分子的装置专门设计通过碎片造成最大的伤亡。

第一类冲击伤有时确实会出现，而且对其机制的理解有助于指导这种伤亡的处理。如果幸存者存在一种 PBI 征象（如内脏贯通伤），必须假定其具有其他易损区域的损伤，并进行针对性检查。凡是靠近爆炸的伤员，就有其他压倒性损伤的死亡率，必须仔细检查 PBI。没有鼓膜损伤不能排除 PBI，因为鼓膜破裂取决于许多因素，包括头相对于爆炸的精确方位。

肺

严重爆炸的即刻效应包括呼吸暂停和心动过缓 [9]。冲击波对肺泡 - 毛细血管屏障造成破坏，导致肺泡内出血，可能是大出血。这发生在直接遭受冲击波袭击方向的胸部区域（不是由沿着气管向下传导的压力脉冲所致）。冲击波可能在胸膜腔周围形成“回波”，呈现出干扰效应并且在压力波聚集点造成其他区域的损伤。这些区域包括近纵隔组织和膈肌陷凹。产生肺挫伤，伴有相关的分流和肺顺应性降低，而且近期已有报道了肺的脂肪栓塞 [14]。肺表面可出现大泡，这是机械薄弱点，而且可以破裂造成气胸。这些情况的出现或早或晚，也许会被机械通气触发。严重且长时间的超压可破坏肺门结构；肺动脉和肺静脉损伤通常迅速致死。许多临床特征描述和总结在表 77.2 中，放射学特征概括在表 77.3 中。

表 77.2　肺爆炸伤的临床特征

症状	呼吸困难 咳嗽：从干咳到产生泡沫痰的咳嗽；咯血 胸痛或胸部不适（典型者为胸骨后的）
体征	发绀 凶猛的肺出血 呼吸急促 呼吸音减低，叩诊浊音 粗捻发音，哮鸣音 气胸或血气胸的特征 皮下气肿 胸骨后摩擦音（纵隔积气） 视网膜动脉空气栓子

表 77.3　肺爆炸伤的放射学证据

弥漫性肺野模糊影或“浸润影”（典型者发生于数小时内，在 24 ～ 48 小时最严重，7 天后消退）
气胸 / 血气胸
间质性（支气管周围）气肿
皮下气肿
纵隔积气
气腹（通常继发于腹部脏器穿孔，但是张力性气腹也见于肺爆炸伤者）

如果接收的伤员太多，要根据有效性和优先性的原则来选择检查。胸部 X 线（CXR）、血气分析、脉搏血氧测定法监测都是很有用的。CXR 可以提供关于气胸、纵隔积气、皮下和间质性气肿以及内脏穿孔所致膈下积气的资料。在挫伤范围的量化方面，CXR 提供不了多少信息，而计算机体层摄影（CT）性能优异 [15-16]。可能不具备 CT 检查的条件，或大量需求超出其检查能力。对大多数病例，CT 提供的数据并不能改变治疗。首要的是对常规参数进行密切临床观察，以识别发生呼吸衰竭的趋势。

显著的 PBI 的处理与任何其他肺挫伤相似，具有许多相似的病理学过程。PBI 使肺易于发生气胸，而更重要的是可能会产生明显的空气栓子 [17]。过去，曾认为持续气道正压（CPAP）和机械通气是相当有害的，以至于把它作为最后的治疗手段，这是由于惧怕造成或加剧空气栓塞。现代策略立足于最适合的气体交换目标，限制潮气量和压力变化，已经消除了这些顾虑 [18-19]。包括高压舱、一氧化氮吸入、高频喷射通气和体外膜式氧合（ECMO）在内的大量非常规治疗策略也已进行了尝试，并获得了不同程度的成功。存活者肺功能的预后通常都很好 [20]。

腹部

空腔脏器也存在第一类冲击伤的风险，

特别是在水下爆震伤的病例中。孤立的肠道PBI在空中爆炸中不常见，通常发生在存在严重的第二类和第三类损伤时。在较高的超压下，肠壁发生立即破裂，伴有出血和肠道内容物溢入腹膜腔。更常见的是，在较低的超压下，发生肠壁内出血，范围从小瘀点到融合性血肿。这些损伤的特征是不同程度的血管损伤，而且因此有些将发展为肠壁坏死和迟发穿孔[21]。

有大量伤亡时，外科伤病员分拣就变得较困难了。猪模型研究的数据，为那些有迟发穿孔高度危险的挫伤提供了指导[22]。小肠挫伤直径＞15 mm、结肠挫伤直径＞20 mm者有较高的风险，须行切除术；小的损伤可以保守治疗。环形损伤和系膜小肠游离部边缘损伤，也伴有微血管损伤和穿孔风险的较高证据。被膜下血肿、实质脏器的撕裂伤、睾丸破裂和腹膜后血肿也均有记载。这些是高爆炸载荷的结果，而且可能与腹部体征和心血管不稳定在早期出现有关。某些患者剖腹探查术的指征是明显的；而其他腹部PBI的诊断则极具挑战性，因为它可能直到并发症出现前始终在临床上保持静默。

耳[23]

耳的损伤包括感觉神经性耳聋、鼓膜破裂、听小骨损伤和植入性胆脂瘤。这些损伤在危重损伤的即刻处置中显然不是最重要的。急性耳聋可能令受害人非常沮丧，并且给评估意识水平带来障碍。急性耳聋还会阻碍获取精确的爆炸历史，而后者有助于PBI风险的评估。缺乏耳的PBI对于肺和肠PBI有较弱的负性预测价值。

创伤性肢体截断

常见于地雷伤，在爆炸伤幸存者中不常见。在立即死亡或迅速死亡的受害人中常见[13]。肢体截断通常都不跨越关节[10]。跨越关节的肢体截断见于从高速喷气机中弹射出的飞行员，他们承受了极高的风速（1100 km/h）。常见的部位是胫骨的上 $^1/_3$、股骨的上或下 $^1/_3$。计算机模型和离体动物肢体研究的证据表明，冲击波产生的应力集中作用在长骨的特定位点，在发生错位前造成骨折。随后，爆炸气浪造成的移位将肢体除去。这意味着，明显不是由碎片损伤引起的任何创伤性肢体截断的幸存者，必须当作为肺和肠道PBI的极高危人群，即便即刻没有表现，也应进行相应的观察。

外科治疗策略是开始进行的扩大清创术，仅留下有生机的组织。清创后的伤口要松松地填塞，使其引流，并按计划在几日后进行二次检查和软组织闭合[24]。出于后期可能会实施肌成形断端的目的，应对骨性基座给予保留，但外科医生必须肯定这可能就是最终的残肢[25]。在这种情况下发生的血管损伤是很严重的，千方百计地努力重建被截肢体的局部血供，尽管这可能是徒劳的；任何静脉吻合的尝试都可能是危险的，可能因延长休克时间而危及受害者的生命。

特殊情况

在特定的情况下，PBI发生率可能会相对较高，例如，如果伤亡人员受到个人身体防护具或环境工事的保护而幸免于致命性的第二类损伤时。另一种情况是，爆炸发生在狭窄的空间里，入射的爆炸能量和刚性表面的反射总和起来，可能使个体遭受到的超压加剧。对“开放场所”的爆炸而言，在爆炸的安全距离外（针对第一类效应而言）的伤亡人员，可能遭受到加强的冲击波效应并仍然具有PBI的风险；幸存者可具有较高的PBI发生率。这是对恐怖分子在公共汽车、近年来更多的是在火车内安放炸弹的最好描述。

传统的军事装备通过第二类和第三类作用发挥其杀伤效应。燃料-气体武器在目标上方或周围释放出燃料蒸气云，一旦与空气达到最佳混合状态就会爆炸，以此实现杀伤。这些装备的整体碎片装填量非常低，但是通过燃料云可覆盖广泛的区域，产生更强的冲击波效应；热量输出也是很重要的部分。虽然最初设计用于辅助扫雷，但这种武器是攻击战壕中或建筑物区域内敌方部队的理想武器[28]。这些武器的研发起步艰难，但大多数技术问题已经被攻克，新一代武器业已问世。据报道，这类装备已经被应用于最近的冲突中，并且已经有了空投型、火炮发射型、坦克装填型和肩扛式等变种。目前应用已相当广泛，这类增强冲击波效应的武器很可能成为日益严重的威胁。处在蒸气云中心的人不可能存活，处在边缘区的人则可预见到有很高的 PBI 发生率、严重的烧伤以及建筑物崩塌相关的损伤。

第二类冲击伤

第二类损伤可能是赋能的环境碎片或整合在爆炸装置自身中的材料的作用造成的。环境碎片包括玻璃碎片或来自运送装备车辆上的材料。显然，需要进行充分暴露，并进行仔细的体检和放射学检查，穿透进入体腔的物体可以移行一段距离并造成另一个体腔的损伤，这一点要牢记在心。在有恐怖分子的背景下，去除的物体、真正离断的和截肢的组织必须留存以备法医学检查。

外科决策围绕鉴定和去除大块异物，或者那些与神经血管危险相关的和可能造成神经血管损害的异物[29]。系统性地去除所有小碎片与不处理它们相比，可能会造成更多的组织破坏[30-31]。

现代的杀伤性弹药（手榴弹、迫击炮弹）被设计为通过向目标释放高能小碎片来致残或致死。在最近的冲突中，军事人员的大多数创伤都是这样的武器造成的[32]。预制的碎片质量通常为 0.1 ～ 0.2 g，初速度约为 1500 m/s。由于形状不规则，速度迅速衰减，但是在一定距离内仍可保持穿透力。在野外条件下的士兵穿着被泥土（以及梭菌属）污染的衣服，皮肤上沾满了粪便中的生物、化脓性链球菌和葡萄球菌属细菌[33]。高能碎片造成一过性带负压的孔洞（见下文），小碎片撕开衣服，污染的衣物纤维被送入或拉入伤口。有孔洞的伤口将有大量组织受到污染，这可能远远超过预期或者低能伤口的情形。早期使用抗生素来阻止或减缓感染的发展，其益处是十分确定的。

这些伤口大多位于肢体上，伤口小而数量多。传统的手术学说来自于第一次世界大战的经验，那时大的碎片造成了大多数的伤口。新的武器产生的小伤口已经引起了对这种原理的重新审视；对特定伤口可以进行适当地清创处理、闭合性骨折的处理、抗生素和观察，并且已经公布了相关的标准（表 77.4）[34-36]。

高能碎片可引起骨折，能穿透体壁并损伤肺或内脏结构。当体壁被穿透时，碎片的能量就显著地降低，因而到达医院的幸存者的体腔内的损伤往往为局限性损伤[31]。因此，肠系膜和肠穿孔往往很小而分散。小肠创口通常被首次修复；大肠创口的处理仍存有争议。现在越来越多热衷于首次切除和修复，包括或不包括近端改道[37]。寻找那些穿越结肠后进入腹膜后组织的小碎片可能会徒劳无功[38]。

最近报道的恐怖事件已突显出，来自同伴受害人、甚至自杀式炸弹的生物物质可以穿透伤亡者的身体，并具有传播病毒的风险[39]，因此应考虑预防接种或暴露后的预防。

第三类冲击伤

头部损伤、长骨、脊柱和骨盆的骨折以及软组织损伤，可能都是由于爆炸气浪推移伤亡者所造成。此外，肢体连枷样改变促进了创伤性肢体截断的发病。这些损伤的处置应遵循常规的创伤学原则。

表 77.4　处理小弹片伤需要考虑的因素

感染的危险因素[44]	可以接受合理的非手术治疗的标准
受伤到医治之间的时间过长	射入 / 射出伤口 < 1 cm
没有进行先期伤口清洁	伤口处没有形成永久性空洞的证据
伤口大小 > 1 cm	没有神经血管损伤
没有依从伤口护理制度	没有骨筋膜间隔综合征
低到中度能量转移性骨折	稳定性骨折
	无感染的征象
	早期进行过包扎和抗生素治疗

第四类冲击伤

这类损伤包括未分类的其他损伤，并包括浅表闪光灼伤和建筑物坍塌造成的挤压伤。根据实际炸药和物理环境，烧伤可能给治疗带来无法回避的重大挑战，烧伤与第二类损伤相结合提示有非常严重的感染的风险[40-41]。

地雷

据估计，当前全世界约有 1 亿枚反步兵地雷被埋置在地里，还有 2.5 亿枚库存。每 20 分钟就有一枚地雷爆炸，每年大约受伤或死亡 26 000 人，大多数都是儿童和农业职工。这些人中的多数在获得医疗援助之前已经死亡[42]（表 77.5）。

反步兵地雷设计用于使敌人丧失能力或伤残，而不是杀死敌人——除了触发线或控制线引爆的地面上地雷（如“双刃大砍刀”地雷）。通过压力引爆少量炸药，装置碎片、土壤和鞋袜残骸被迫向上飞起。冲击波集中于胫骨造成骨折，随后爆炸产物的膨胀打开组织面，引起严重的损伤和污染，常常最终造成创伤性截肢。因为有严重的软组织损伤，肢体没有被创伤截除者常需要外科手术截除。对侧肢体的破坏可能不太严重，但必须仔细地留意避免发生引发二次截肢的并发症。此外，约有 5% 的伤亡者发生眼睛损伤，对于手持的损伤和地上地雷会更高。会阴、外生殖器和直肠损伤均较常见。许多患者因穿透性创伤而需要剖腹手术[43-44]。

伤口被土壤生物严重污染时，外科策略包括：

- 首次清创术——暴露并探查所有组织面
- 去除失去生机的组织和异物
- 延迟闭合伤口

已有关于局限性足后部的创伤施行一次性闭合[45]和激进地保留肢体的报道。除非在理想状态下，否则任何状态下并发症发生率可能都很高，而且安全尝试这种方法所需的专家和设备，对于绝大多数这类损伤来说是不具备的。

表 77.5　反步兵地雷损伤的分类[42]

	激发方式	损伤模式
模式 1	踏踩上地雷	严重的下肢、会阴和生殖器损伤
模式 2	装置靠近受害者爆炸：被其他受害者激发或者是地上地雷	不太严重性的下肢损伤；头部、胸部和腹部损伤常见
模式 3	手持损伤	严重的面部和上肢损伤

枪击伤

轻武器弹药从广义上可分为两种：超音速的步枪弹药，以及亚音速的手枪或手提轻机枪弹药。这就造成了肤浅地将枪击伤分为高速伤或低速伤。由于认识到能量传递是重要的因素，现在这种分类方式已经被废止。具备的动能受下列方程支配：

动能 ＝ 1/2× 质量 × 速度[2]

高速弹药本身具有更多的可用能量。能量的传输量受多种因素支配，包括：

- 被穿透组织的阻力
- 直接与骨骼撞击
- 是否是子弹的首个穿透点或者在飞行中不稳定

因此，由手枪（甚或猎枪）在近距离造成的低速度创伤可引起大量组织破坏，而高速弹药偶尔会直接穿过伤亡者却造成极小的损伤。

枪击伤的病理学和处理

瞬时空洞形成的现象通常是高速弹药的特征[47]。子弹穿透伤亡者，是以其冲击波为先导将组织从其路径中挤开，产生了瞬时空洞，其直径数倍于子弹本身（图 77.1）。空洞即刻形成负压，将环境残骸、衣物碎片以及残留的皮肤微生物通过入射伤口吸入体内。此外，空洞壁和边缘的组织被损害并失活，形成了能让接

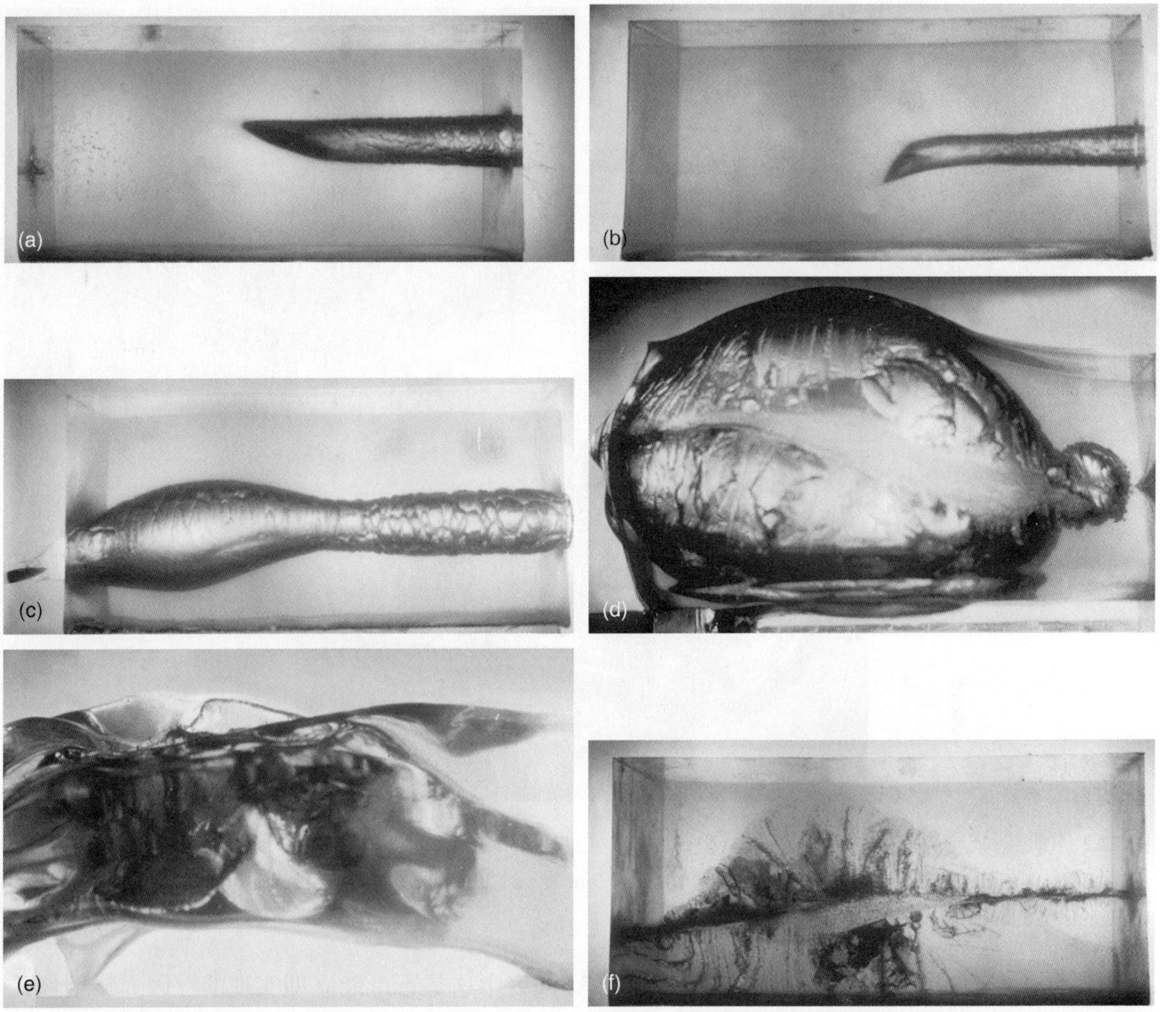

图 77.1　高速摄影机捕捉：(a) 步枪子弹穿透射击凝胶的阻挡；子弹穿过了模拟的衣物。子弹穿透后发生偏航和翻滚 (b)，瞬时空洞形成 (c)，振荡 (d) 和崩溃 (e)。可以清晰地看到衣物碎片被吸入“伤口”(f)

种的生物感染的底物。冲击波和空洞效应可能是造成非伤口通道的骨折的原因[47-49]。骨骼肌非常有弹性，可以较好地耐受空洞的形成，然而受到非弹性的包膜或骨性结构限制的器官则耐受极差，如肝和脑。

弹药在撞击之前或之后均可发生偏航或翻滚，导致穿透受害人的路径难以预料；这是高速小口径步枪、也被称为突击步枪的子弹的特殊特征。这样的损伤常涉及一个以上的体腔。因此，必须尽可能在外科探查之前进行广泛的放射学检查。偶尔，不透射线的子弹残骸的小碎片可以标志出伤口轨迹的路径[50]。无论有无，任何射出伤口的大小都不是伤口创伤量级的完美指标[47]。子弹的行为不可预知，试图通过这些武器的知识和开火的距离来预测子弹的行为，可能对治疗计划产生误导。

直接撞击骨骼引起骨折的严重程度，很大程度上取决于能量转移。军用步枪和猎枪等高能武器可造成高度粉碎性骨折，而大多数由手枪造成的弹道骨折的碎片数量极少[51-52]。

由于上述原因，枪击伤可很快出现感染。军事外科理论支持对肢体伤口广泛性局部切除和延迟一期闭合（图 77.2）。在军事冲突中，不仅负伤时间到手术之间的时间较长，而且伤口很可能受到大肠杆菌类和土壤生物的污染，根据这些要对治疗策略作出调整。在平民的实

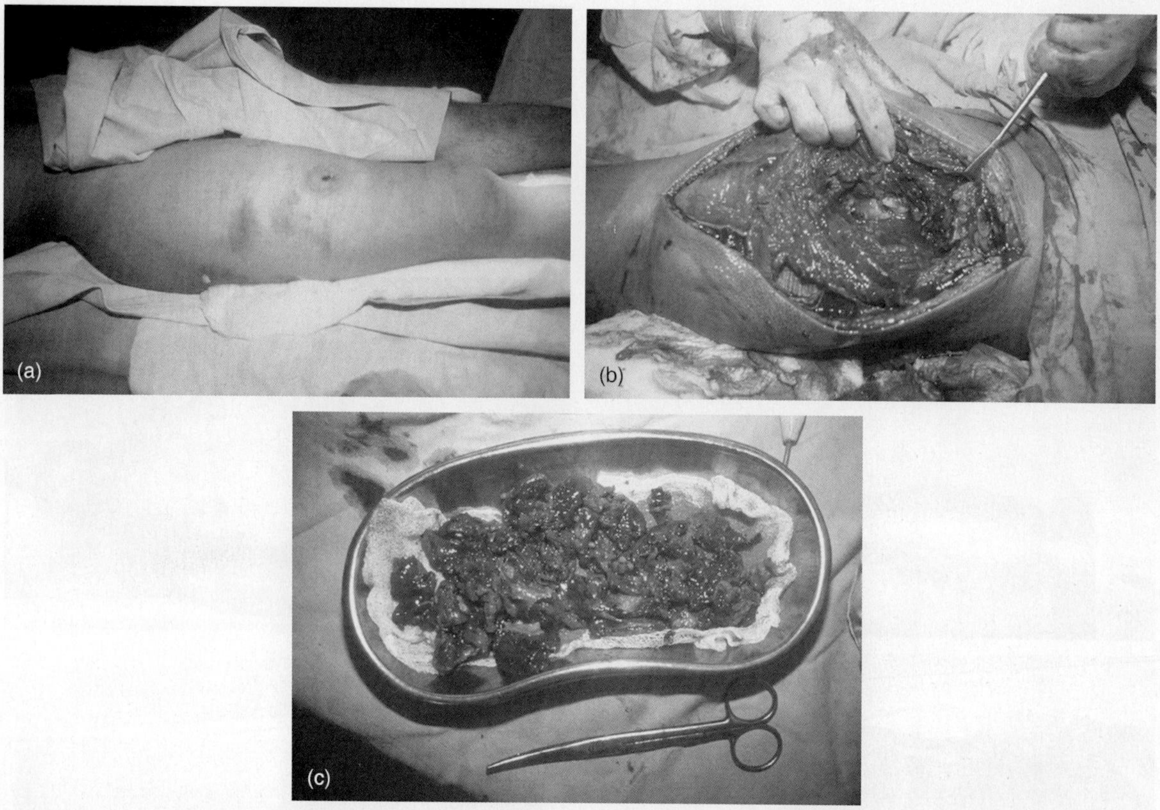

图 77.2 （a）射入伤口较小的步枪创伤；（b）探查时可见肌肉的严重损害；（c）清除出的典型的失活、污染组织块（Both Figure 77.1 and 77.2 courtesy of Professor Jim Ryan，Leonard Cheshire Professor of Conflict Recovery，University College，London.）

践中，负伤到治疗之间的间期通常很短，很少采用残肢的外科策略[53]。在特定情况下，上肢伤口可以在门诊基地治疗，进行适当的清创、固定，并可能需要给予抗生素。

在伤亡中大多数存活下来住院治疗的患者需要外科探查。所需清创术的程度要由手术所见和解剖情况来决定，而不是根据相关的武器知识来臆测。在特定情况下，血流动力学稳定的患者的腹部穿透伤可能需要进行腹腔镜评估，以尽可能避免施行阴性的剖腹手术[57-58]。

抗生素的考量

伤口、失活组织和异物结合起来是感染的理想条件。感染是否发生取决于接种入的细菌和异物的数量，以及伤口灌洗、手术或使用抗生素前细菌可进行分裂的时间[59-60]。如果外科手术被延迟，抗生素可以延长感染发作之前的安全期[61]。治疗的核心是外科处理，但在军事冲突中这是不可能立即实现的，因而早期包扎和应用抗生素就起着重要的作用。由于梭菌属和β-溶血性链球菌造成了大多数的战伤的感染性并发症，单纯的苄青霉素已经成为了最有价值的一线预防性和治疗性药物，并且强有力的证据支持其继续使用[33，59]。弹道骨折带有明显的葡萄球菌骨髓炎的风险，需要使用氟氯西林。在平民环境下，所接种的细菌的数量级较少。因此，对于单一肢体的枪击伤，如果接种的细菌量少且伤口早期得到护理，则对是否预防性应用抗生素还小有争议。手术后预防性应用抗生素的最佳时间尚不明确[59]；现有证据表明即使是空腔脏器穿透损伤，短疗程可能是恰当的[62]。

总结

对个体损伤的外科处理的详细描述超出了

本书的范围。然而，由于对相关病理生理学的理解，就可能制订出恰当的处理计划。在可以预见的将来，这类损伤可能提供临床挑战。

（冷玉鑫 译 么改琦 校）

参考文献

1. Kluger Y, Peleg K, Daniel-Aharonson L *et al.* The special injury pattern in terrorist bombings. *J Am Coll Surg* 2004; **199**: 875–9.
2. Arnold JL, Halpern P, Tsai MC *et al.* Mass casualty terrorist bombings: a comparison of outcomes by bombing types. *Ann Emerg Med* 2004; **43**: 263–73.
3. Shamir MY, Rivkind A, Weissman C *et al.* Conventional terrorist bomb incidents and the intensive care unit. *Curr Opin Crit Care* 2005; **11**: 580–4.
4. Almogy G, Mintz Y, Zamir G *et al.* Suicide bombing attacks: can external signs predict internal injuries? *Ann Surg* 2006; **243**: 541–6.
5. Cullis IG. Blast waves and how they interact with structures. *J R Army Med Corps* 2001; **147**: 16–26.
6. Zuckerman S. Experimental study of blast injury to the lungs. *Lancet* 1940; **2**: 219–24.
7. Krohn PL, Whitteridge D, Zuckerman S. Physiological effects of blast. *Lancet* 1942; **1**: 252–8.
8. Horrocks CL. Blast injuries: biophysics, pathophysiology and management principles. *J R Army Med Corps* 2001; **147**: 28–40.
9. Guy RJ, Kirkman E, Watkins PE *et al.* Physiologic responses to primary blast. *J Trauma* 1998; **45**: 983–7.
10. Hull JB, Cooper GJ. Pattern and mechanism of traumatic amputation by explosive blast. *J Trauma* 1996; **40**: S198–205.
11. Hull JB, Bowyer GW, Cooper GJ *et al.* Pattern of injury in those dying from traumatic amputation caused by bomb blast. *Br J Surg* 1994; **81**: 1132–5.
12. Brismar B, Bergenwald L. The terrorist bomb explosion in Bologna, Italy, 1980: an analysis of the effects and injuries sustained. *J Trauma* 1982; **22**: 216–20.
13. Mellor SG, Cooper GJ. Analysis of 828 servicemen killed or injured by explosion in Northern Ireland 1970–84: the Hostile Action Casualty System. *Br J Surg* 1989; **76**: 1006–10.
14. Tsokos M, Paulsen F, Petri S *et al.* Histologic, immunohistochemical and ultrastructural findings in human blast lung injury. *Am J Respir Crit Care Med* 2003; **168**: 549–55.
15. Schild HH, Strunk H, Weber W *et al.* Pulmonary contusion: CT vs plain radiograms. *J Comput Assist Tomogr* 1989; **13**: 417–20.
16. Wagner RB, Jamieson PM. Pulmonary contusion. Evaluation and classification by computed tomography. *Surg Clin North Am* 1989; **69**: 31–40.
17. Keren A, Stessman J, Tzivoni D. Acute myocardial infarction caused by blast injury of the chest. *Br Heart J* 1981; **46**: 455–7.
18. Sorkine P, Szold O, Kluger Y *et al.* Permissive hypercapnia ventilation in patients with severe pulmonary blast trauma. *J Trauma* 1998; **45**: 35–8.
19. Avidan V, Hersch M, Armon Y *et al.* Blast lung injury: clinical manifestations, treatment and outcome. *Am J Surg* 2005; **190**: 945–50.
20. Hirshberg B, Oppenheim-Eden A, Pizov R *et al.* Recovery from blast lung injury: one-year follow-up. *Chest* 1999; **116**: 1683–8.
21. Cripps NPJ, Cooper GJ. Intestinal injury mechanisms after blunt abdominal impact. *Ann R Coll Surg Engl* 1997; **79**: 115–20.
22. Cripps NPJ, Cooper GJ. Risk of late perforation in intestinal contusions caused by explosive blast. *Br J Surg* 1997; **84**: 1298–303.
23. Garth RJ. Blast injury of the ear: an overview and guide to management. *Injury* 1995; **26**: 363–6.
24. Covey DC, Lurate RB, Hatton CT. Field hospital treatment of blast wounds of the musculoskeletal system during the Yugoslav civil war. *J Orthop Trauma* 2000; **14**: 278–86.
25. Coupland RM. Amputation for antipersonnel mine injuries of the leg: preservation of the tibial stump using a medial gastrocnemius myoplasty. *Ann R Coll Surg Engl* 1989; **71**: 405–8.
26. Pizov R, Oppenheim-Eden A, Matot I *et al.* Blast lung injury from an explosion on a civilian bus. *Chest* 1999; **115**: 165–72.
27. De Ceballos JP, Turegano-Fuentes F, Perez-Diaz D *et al.* 11 March 2004: The terrorist bomb explosions in Madrid, Spain – analysis of the logistics, injuries sustained and clinical management of casualties treated at the closest hospital. *Crit Care* 2005; **9**: 104–11.
28. Demonstration of fuel-air weapon available at: http://www.nawcwpns.navy.mil/clmf/faeseq.html.
29. Hill PF, Edwards DP, Bowyer GW. Small fragment wounds: biophysics, pathophysiology and principles of management. *J R Army Med Corps* 2001; **147**: 41–51.
30. Coupland RM. Hand grenade injuries among civilians. *JAMA* 1993; **270**: 624–6.
31. Bowyer GW. Management of small fragment wounds: experience from the Afghan border. *J Trauma* 1996; **40**: S170–2.
32. Patel TH, Wenner KA, Price SA *et al.* A US Army forward surgical team's experience in Operation Iraqi Freedom. *J Trauma* 2004; **57**: 201–7.
33. Mellor SG, Easmon CSF, Sanford JP. Wound contamination and antibiotics. In: Ryan JM, Rich NM, Dale RF *et al.* (eds) Ballistic Trauma. London: Edward Arnold; 1997: 61–71.
34. Ordog GJ, Sheppard GF, Wasserberger JS *et al.* Infection in minor gunshot wounds. *J Trauma* 1993; **34**: 358–65.
35. Ordog GJ, Wasserberger J, Balasubramanium S *et al.* Civilian gunshot wounds – outpatient management. *J Trauma* 1994; **36**: 106–11.
36. Bowyer GW. Management of small fragment wounds in modern warfare: a return to Hunterian principles? *Ann R Coll Surg Engl* 1997; **79**: 175–82.
37. Gonzalez RP, Falimirski ME, Holevar MR. Further evaluation of colostomy in penetrating colon injury. *Am Surg* 2000; **66**: 342–6; discussion 346–7.
38. Edwards DP, Brown D, Watkins PE. Should colon-penetrating small missiles be removed? An experimental study of retrocolic wound tracks. *J Invest Surg* 1999; **12**: 25–9.
39. Wong JM, Marsh D, Abu-Sitta G *et al.* Biological foreign body implantation in victims of the London July 7th suicide bombings. *J Trauma* 2006; **60**: 402–4.
40. Kennedy PJ, Haertsch PA, Maitz PK. The Bali burn disaster: implications and lessons learned. *J Burn Care Rehab* 2005: **26**: 125–31.

41. Silla RC, Fong J, Wright J *et al.* Infection in acute burn wounds following the Bali bombings: a comparative prospective audit. *Burns* 2006; **32**: 139–44.
42. Coupland RM, Korver A. Injuries from antipersonnel mines: the experience of the International Committee of the Red Cross. *BMJ* 1991; **303**: 1509–12.
43. Bilukha OO, Brennan M, Woodruff BA. Death and injury from landmines and unexploded ordnance in Afghanistan. *JAMA* 2003; **290**: 650–3.
44. Centers for Disease Control. Injuries associated with landmines and unexploded ordnance – Afghanistan, 1997–2002. *CDC MMWR* 2003; **52**: 859–62.
45. Atesalp AS, Erler K, Gur E *et al.* Below-knee amputations as a result of land-mine injuries: comparison of primary closure versus delayed primary closure. *J Trauma* 1999; **47**: 724–7.
46. Selmanpakoglu N, Guler M, Sengezer M *et al.* Reconstruction of foot defects due to mine explosion using muscle flaps. *Microsurgery* 1998; **18**: 182–8.
47. Cooper GJ, Ryan JM. Interaction of penetrating missiles with tissues: some common misapprehensions and implications for wound management. *Br J Surg* 1990; **77**: 606–10.
48. Clasper JC, Hill PF, Watkins PE. Contamination of ballistic fractures: an in vitro model. *Injury* 2002; **33**: 157–60.
49. Hill PF, Clasper JC, Parker SJ *et al.* Early intramedullary nailing in an animal model of a heavily contaminated fracture of the tibia. *J Orthop Res* 2002; **20**: 648–53.
50. Ragsdale BD, Sohn SS. Comparison of the terminal ballistics of full metal jacket 7.62-mm M80 (NATO) and 5.56-mm M193 military bullets: a study in ordnance gelatin. *J Forensic Sci* 1988; **33**: 676–96.
51. Ragsdale BD, Josselson A. Experimental gunshot fractures. *J Trauma* 1988; **28**: S109–15.
52. Rose SC, Fujisaki CK, Moore EE. Incomplete fractures associated with penetrating trauma: etiology, appearance, and natural history. *J Trauma* 1988; **28**: 106–9.
53. Bowyer GW, Rossiter ND. Management of gunshot wounds of the limbs. *J Bone Joint Surg Br* 1997; **79**: 1031–6.
54. Knapp TP, Patzakis MJ, Lee J *et al.* Comparison of intravenous and oral antibiotic therapy in the treatment of fractures caused by low-velocity gunshots. A prospective, randomized study of infection rates. *J Bone Joint Surg Am* 1996; **78**: 1167–71.
55. Dickson K, Watson TS, Haddad C *et al.* Outpatient management of low-velocity gunshot-induced fractures. *Orthopedics* 2001; **24**: 951–4.
56. Byrne A, Curran P. Necessity breeds invention: a study of outpatient management of low velocity gunshot wounds. *Emerg Med J* 2006; **23**: 376–8.
57. Miles EJ, Dunn E, Howard D *et al.* The role of laparoscopy in penetrating abdominal trauma. *JSLS* 2004; **8**: 304–9.
58. Ahmed N, Whelan J, Brownlee J *et al.* The contribution of laparoscopy in evaluation of penetrating abdominal wounds. *J Am Coll Surg* 2005; **201**: 213–6.
59. Zimmerli W, Waldvogel FA, Vaudaux P *et al.* Pathogenesis of foreign body infection: description and characteristics of an animal model. *J Infect Dis* 1982; **146**: 487–97.
60. Simpson BW, Wilson RH, Grant RE. Antibiotic therapy in gunshot wound injuries. *Clin Orthop Relat Res* 2003; **408**: 82–5.
61. Mellor SG, Cooper GJ, Bowyer GW. Efficacy of delayed administration of benzylpenicillin in the control of infection in penetrating soft tissue injuries in war. *J Trauma* 1996; **40**: S128–34.
62. Kirton OC, O'Neill PA, Kestner M *et al.* Perioperative antibiotic use in high-risk penetrating hollow viscus injury: a prospective trial of 24 hours versus 5 days. *J Trauma* 2000; **49**: 822–32.

第 78 章

生化恐怖活动

Munita Grover 和 Michael E Pelly

生化恐怖活动被定义为使用生物学或化学制剂进行威胁、致残或灭绝农作物、家畜、平民和军事人员的活动[1]。这种方式非常适于贫困国家攻击富裕国家，就像是穷人的原子弹或不平衡性攻击方式。在伊朗/伊拉克战争中大规模使用芥子毒气和神经毒气[2]，神经毒气沙林在东京地下释放[3]，以及联合国观察员在伊拉克发现的装有肉毒菌毒素和黄曲霉毒素的飞毛腿导弹、火箭弹、航空炸弹[4-5]，这些恐怖活动均突显出需要制订相关计划。

生化武器的特点(表 78.1 和表 78.2)

预期靶效应归因于致病性微生物和其他可复制的实体，包括病毒、真菌和朊病毒的感染，或者归因于这些生物产生的毒素。其效应取决于在被攻击的人群、牲畜或植物中的繁殖能力[6]。结局则取决于宿主因子（营养状况、免疫活性）和环境（卫生设施、温度、湿度、水量、人口密度）[7]。

分类

尽管生物武器的分类建立在分类学的基础上（如细菌/病毒/真菌），调查特定的特点也有助于分类，例如：

- 传染力：暴露在给定的剂量下被感染的人口比例。这个特征反映出制剂起效、存活和复制的能力
- 毒力：临床病例数与被感染宿主数的比例。相同病原体的不同菌株之间可不尽相同
- 致死率：药剂在感染人群中导致死亡的能力
- 致病性：临床病例数与暴露人口数的比例，反映出制剂引起疾病的能力
- 潜伏期：从暴露在制剂中到出现疾病的首发症状和体征所消耗的时间
- 接触传染性：暴露于原发病例时的继发病例数与总暴露例数之间的关系
- 稳定性：制剂在环境中存活的能力

表 78.1　潜在的武器

生物病	化学药物
炭疽杆菌（炭疽）	水泡/发泡剂
肉毒杆菌毒素（肉毒杆菌中毒）	精馏芥子气（HD）
	路易气（Lewsite）（L）
鼠疫耶尔森菌（鼠疫）	
重型天花（天花）	芥子气（H）
图莱里弗朗西斯杆菌（图莱里菌病）	氮芥（HN-2）
	光气肟（CX）
病毒性出血热	血液
贝氏柯克斯体（Q 热）	砷化氢（SA）
羊布氏杆菌（布氏杆菌病）	氯化氰（CK）
	氯化氢
鼻疽伯克霍尔德菌（鼻疽病）	氰化氢（AC）
	窒息/肺损伤
蓖麻毒素(蓖麻籽）金黄色葡萄球菌肠毒素 B	氯（CL）
	一氧化氮（NO）
尼帕病毒（Nipah virus）	光气（CG）
汉坦病毒	神经
	沙林（GF）
	梭曼（GD）
	塔崩（GA）
	VX
	失能
	迷幻药
	大麻

表 78.2 合格的生物武器标准 [6]

攻击者
有方法来治疗自己的军队和人民
目标人群
非免疫
很少或没有有方法免疫或治疗
生物武器
始终造成疾病/死亡
低剂量即具有较高的感染性或传染性
较短的或可预知的潜伏期
在目标人群中难以鉴别
适于大量生产、储存和武器化
播散期间保持稳定
释放后持续时间较短

现有的另一种有用的分类源自于亚特兰大的疾病控制和预防中心（CDC）：

A 类

包括微生物在内的危害国家安全的高优先级制剂，因为此类制剂可以很容易地在人与人之间散播或传递。它们导致较高的病死率，具有对大多数公共卫生造成冲击的潜力，可能会导致公众恐慌和社会混乱，需要为公共卫生预备确立特别法案。实例包括炭疽、食物中毒、鼠疫、天花、兔热病和病毒性出血热。

B 类

次高优先级制剂包括中度容易播散的制剂。这类制剂造成中度发病率和低度病死率，需要特别加强 CDC 的诊断能力并加强疾病监控能力。实例包括布氏杆菌病、沙门氏菌病、马鼻疽、类鼻疽、鹦鹉热、Q 热、蓖麻毒素、斑疹伤寒、葡萄球菌肠毒素 B 和病毒性脑炎。

播散途径

- 利用喷雾剂或气雾剂造成吸入性暴露：形成肺泡沉积的最佳粒子大小为 0.6 ~ 5 微米。粒子大于此值则被鼻滤过，小于此值则被呼出。这个目标可以利用装在静止物体上或装在卡车、汽车、船、巡航导弹和飞机上的气雾发生器来达到。环境因素，如风速、云量、降雨和湿度，均可影响播散的效率 [7]。
- 皮肤途径：通过伤口和黏膜
- 通过食物和水摄入：手口接触是很合适的传播媒介，例如，1984 年 Rajneeshee 邪教成功地通过色拉散布了沙门氏菌，感染了 750 人。

生物恐怖事件的检出（表 78.3）

如果大量军事人员发生具有相似症候群的疾病，原因就会比较明显了，但是任何毒剂的释放都很可能是隐匿的事件。而且，基因工程造成致病性、潜伏期、临床效应以及对治疗的反应或免疫方面的改变。

特殊的制剂

炭疽

炭疽 [8] 是一种由炭疽芽孢杆菌引起的急性人畜共患传染病，炭疽芽孢杆菌是一种可形成芽孢的革兰阳性菌。感染剂量为 8000 ~ 50 000 个孢子，传播途径包括吸入、摄入和皮肤接触。人与人之间不会发生肺的传染，但是直接暴露在小水泡分泌液下可引起继发性皮肤损害。鉴于飞行器喷洒对大城市是潜在的威胁，肺暴露很可能是出现大量伤亡时的主要途径。

表 78.3 袭击发生的流行病学证据

正常健康人群发病率升高
亚组发病率升高，如户外工人/共用通风孔
具有相似症状而就医的患者例数增加
在非特征性时段里地方病发病率升高
大量迅速致死病例
任何罹患罕见病的患者均被看做是潜在的生物恐怖活动
大量死亡的动物或鱼以及不常见的大群昆虫死亡

临床特征

肺暴露 [9-10]

- 潜伏期为 2 ～ 60 天
- 前驱症状为流感样症状
- 短暂的改善后发生呼吸衰竭、心血管性衰竭。CXR 可见纵隔增宽，其原因为出血性纵隔炎和淋巴结病
- 血培养可见革兰阳性杆菌

皮肤暴露

- 潜伏期 1 ～ 7 天
- 大多数发生在头部、手部和前臂
- 出现瘙痒、红斑、水肿和斑丘疹损伤，并在 2 ～ 6 天内逐渐进展为扁平的黑色焦痂。焦痂脱落后不会形成瘢痕

胃肠道暴露

- 潜伏期 1 ～ 7 天
- 常发生在摄入被感染的肉类之后
- 表现为腹痛、痛性痉挛、呕血和血性腹泻，之后会发生毒血症和心血管性衰竭
- 血培养革兰染色呈阳性

暴露后的处置 [11]

- 医务人员进行综合预防
- 警示实验室人员和尸检人员注意病理学标本
- 联系感染控制小组
- 对污染品进行危害极小化处置
- 用肥皂和水进行彻底的净化
- 用 0.5% 次氯酸盐溶液进行表面消毒

治疗

用于生物恐怖活动的大多数菌株会产生 β- 内酰胺酶，美国在最近的案例中发现有产生头孢菌素酶者。适用的抗生素包括：

- 环丙沙星：成人 500 mg，b.d.，连用 8 周；儿童剂量为 20 ～ 30 mg/(kg · d)
- 多西环素：成人 1 mg，b.d.，连用 8 周；儿童剂量为 5 mg/(kg · d)
- 阿莫西林：如果微生物对青霉素敏感，儿童或妊娠患者的阿莫西林剂量为 40 mg/(kg · d)（最大剂量 500 mg，t.d.s.）较为适宜

炭疽菌苗免疫需要在第 0、2、4 周三次接种。接触预防应持续 8 周，如果暴露得到证实，应包括免疫接种。可以用灭活去细胞牛疫苗进行预防性免疫，但目前仅用于军事人员。

肉毒中毒

肉毒中毒 [5] 由肉毒梭菌引起，这是一种可以产生神经毒素的厌氧性革兰阳性杆菌。根据毒素的七种形式对菌株从 A 到 G 进行命名，但是引起人食物中毒的主要是菌株 A、B 和 E。神经毒素含有锌蛋白酶，可作用于神经肌肉接头的突触前末梢，阻止含有乙酰胆碱的小囊泡与突触前膜结合，从而阻止乙酰胆碱释放并引起迟缓性瘫痪。A 型的 LD_{50} 为 0.001 μg/kg。

暴露途径包括吸入或摄入，潜伏期为 12 ～ 36 小时。不发生人对人传播。

临床特点包括易感患者无发热。肌群从近端向远端出现均匀减低的迟缓性瘫痪，无感觉障碍。脑神经病（主要是延髓病变）导致复视、吞咽困难、发声困难和构音困难。由于上气道阻塞或肌肉瘫痪可造成呼吸功能障碍。诊断是以临床表现为基础的，确诊需用小鼠进行活体鉴定，即用抗毒素预处理小鼠后，让小鼠接触患者的血清。可用一种五价的类毒素疫苗进行预防，但不推荐作为常规免疫。

治疗

应经常评估测患者的咽反射、咳嗽反射、吸气力量和肺活量以进行监测。机械通气可以延长，也可以被需要抗生素治疗的医院交叉感染打断。

氨基糖苷类和克林霉素是禁忌用药，因为其能够增加阻滞 [12]。在等待确诊时应毫不迟疑地给予三价（A、B、E）抗毒素。这种

马血清有 < 9% 有超敏反应，< 2% 发生过敏。进行皮试是恰当的[13]。一种七价抗毒素正在研究中。中和抗体的被动管理减少了进一步的损伤。

儿童、妊娠妇女和免疫抑制患者的治疗应该没有不同；所有患者接受没有短期后遗症的马抗毒素。

接触的预防包括严密的观察疾病的最初体征，抗毒素治疗，中和抗体以及五价的类毒素疫苗的应用。

天花

天花[15]是一种由天花病毒（正痘病毒属）引起的急性疾病。世界上最后一个记录在案的病例 1972 年出现在索马里。人与人之间的传播通过空气传播。感染剂量为 10 ~ 100 个病毒粒子，潜伏期 7 ~ 17 天。在无免疫力群体因为人与人之间传播很难发现而且很多国家在人群拥挤的城市健康机构很匮乏，影响会是灾难性的[16]。另外，全球传播的影响将改变流行病学而且允许快速从一个大陆到另一个大陆快速传播。两个其他主要因素会改变可预期的流行病学的特点：可能有用的新的抗天花病毒药物和 HIV 的流行病学。预测困难。

临床表现[17]

感冒样的前驱症状包括乏力、发热和头疼。同时从头到四肢会有进展的斑丘疹，形成脓疱；口腔和咽部也会受累。天花病毒常常病发多器官衰竭。在水泡液中使用电子显微镜发现长方形的病毒体确认临床诊断。

预防

常规接种牛痘在 1972 年停止。接种牛痘的免疫状态不清楚，但是如果给予单一剂量疫苗必须明确主体是非免疫的。一种预防性疫苗接种计划，目前正在审查。

治疗

种痘的暴露期是 4 天[18]。然而并发症包括：

- 牛痘苗后脑炎
- 牛痘坏疽
- 牛痘性湿疹
- 泛发性牛痘
- 无意中接种

五种人被认为是这些并发症的高危人群。他们包括妊娠、HIV 感染、化疗、湿疹和免疫异常[19]。在这些人中，牛痘免疫球蛋白应该同时给予。其他的治疗包括：

- 护理隔离
- 激发细菌感染给予抗生素
- 西多福韦，一种 DNA 酶聚合酶抑制剂，还在调查研究中，但是需要静脉给予，而且会引起肾毒性[20]

鼠疫

鼠疫是由革兰阴性的肠杆菌科鼠疫耶尔森菌引起的急性细菌性疾病[22]。尽管常常通过引起腺鼠疫和败血症鼠疫的跳蚤传播，生物恐怖事件可能经空气传播导致肺鼠疫。感染剂量小于 100 个微生物而且潜伏期 2 ~ 3 天。不太可能人与人之间传播。鼠疫表现有发热、咯血、胸痛和呼吸困难。脓性痰液中可见革兰阴性杆菌。赖特、姬姆萨和 Wayson 染色显示两端浓染的杆菌，形似安全别针。诊断可通过血培养和荧光抗体实验确认。X 线片显示支气管肺炎、而且很快发展为多器官衰竭。抗生素治疗 72 小时之后，鼠疫才不具有传染性。甲醛灭活疫苗存在但是是无效的而且不可用。暴露后免疫没有益处。

治疗[21]

一旦诊断明确，建立隔离和通用的预防措施。从历史上记录来看，链霉素（1 g，b.d.，i.m.）降低病死率到 5%，而庆大霉素（每天 5 mg/kg）也成功被应用。四环素和多西环素（100 mg，b.d.）已被应用，但是在马达加斯加岛 13% 的菌株对多西环素耐药。动物研究显示氟喹诺酮包括环丙沙星（400 mg，b.d.）、氧氟沙星和左氧氟沙星有效。但到目前为止没有人类实验证实。氯霉素（25mg/kg，q.i.d.）被推荐用于鼠疫脑膜炎。

化学战剂

北大西洋公约组织定义化学战剂是军事活动中凭借其生理效应而杀死、严重损伤敌人或使之致残的化学物质。除了利用其生理学效应之外，这些物质也有助于进行心理战[23]。

散播途径

主要危害是吸入液体、气体或者小滴（0.6 ~ 5μm）。通过炮弹，导弹和航空炸弹传递。1995 年东京地铁攻击中，恐怖主义者将装有沙林毒气的塑料袋置于地铁车厢内，并用伞尖戳破，致毒气外泄。这次事件有 3796 名受害者，而且 12 人死亡[3]。

毒性依赖于浓度和暴露时间，测量单位时间、体积内的浓度［mg/（min · m^3）］，被称为 Haber 乘积[7]。与生物药剂不一样，大多数化学药剂被设计为可穿透皮肤、呼吸道、上皮和角膜。穿透性在更薄、更多的血管、潮湿、多毛的皮肤处更高，并且可被高湿度、泄漏和气溶胶促进。

蓖麻毒素

蓖麻毒素是最毒的生物学药剂——B 类的生物恐怖药剂和表 1 中的化学战剂。蓖麻毒素可从蓖麻籽中提取、净化、形成沉淀和白色粉末，或溶于水或作为弱酸性液体释放。它在外界环境中稳定。蓖麻毒素颗粒在悬浮不流动的空气中可保留数小时，而且来源于分布于表面已解决了的蓖麻毒素的再分布可能会发生。

传播

蓖麻毒素传播需要小于 5μm 的颗粒，可被用于通过空气传播的有效武器。准备这种大小的颗粒非常困难。暴露途径包括吸入，胃肠道外（注射）摄入，皮肤接触（暴露的危险低，除非通过不完整的皮肤或溶剂载体）或者眼睛接触。尽管蓖麻毒素可以黏附于皮肤，人与人之间通过偶然的接触传播还没有被报道。尽管蓖麻毒素可以黏附于衣服或者存在于物体表面，但通过接触污染的衣服或表面传播的可能性低。

危险人群

- 全世界都蓖麻分布。蓖麻籽制作蓖麻油时产生蓖麻毒素，但是人们并不认为有暴露的风险
- 在炼油厂蓖麻油中或者周围的人。然而，制造蓖麻毒素并且作为毒物使用的人将承担故意行为
- 蓖麻气溶胶释放扩散面积区域的人
- 静脉注射蓖麻毒素的受害者
- 摄入蓖麻籽或者蓖麻毒素污染食物或水的人
- 不明确是否易受蓖麻有特定的人群（比如儿童、孕妇、老年人、免疫抑制的人或者潜在的呼吸道或胃肠道疾病的人）更易受毒素暴露对身体的影响；但是，有先前存在组织刺激或损伤的人会遭受进一步损伤而且吸收更多蓖麻毒素

发病机制

- 蓖麻毒素是毒白蛋白、生物毒素，作用机制抑制真核细胞蛋白质合成；由于蛋白质缺乏导致细胞死亡。
- 蓖麻毒素的毒性效应依赖于蓖麻毒素的暴露量、暴露途径和患者先前的状态。
- 成人摄入和咀嚼三个到六个蓖麻籽是估计致死剂量。儿童的致死剂量未知，但是可能会低。
- 大多数情况下摄入蓖麻籽并未导致中毒：蓖麻毒素释放需要咀嚼，而且咀嚼的程度对确定中毒的程度可能很重要。和注射或吸入相比，蓖麻毒素也不经过胃肠道吸收。
- 注射或吸入蓖麻毒素预期会导致更快速出现蓖麻毒素中毒症状而且给予相同的曝光量注射或吸入蓖麻毒素与摄入相比更快速

的出现中毒进展。

关于人类吸入蓖麻毒素的数据相当有限，而且全身毒性没有被描述过。动物研究显示吸入是蓖麻毒素最致死的方式。严重蓖麻毒素中毒后，重要器官损伤可能是永久的或者有持续效应。蓖麻毒素暴露后没有长期效应存在，不会产生症状。

实验室诊断

蓖麻毒素中毒时非特异性实验室发现包括：

- 代谢性酸中毒
- 肝功能和肾功能受损
- 血尿
- 白细胞增多(较正常价值升高 2 ~ 5 倍)

在正确的临床背景下，检测的出现白细胞增多和（或）肝肾功能异常提示蓖麻毒素相关的疾病，但是不是非常特异性的。没有被医院/保健设施临床实验室所实施的特异性的临床有效方法来检测蓖麻毒素中毒，而且没有可用的方法来检测生物液体中的蓖麻毒素。然而，检测蓖麻碱（蓖麻植物的生物碱成分）正在研究中。在人类生物样本中检测蓖麻毒素或者蓖麻碱最初用于确诊暴露或者评估暴露流行，而不是用于明确诊断。

在环境样本中检测蓖麻毒素大多数不可能立即协助临床决策的制定。但是，它们可以提示暴露的可能性或者确定暴露环境。

实验室检测

对可疑的蓖麻毒素样本进行检测包括：

- 时间分辨免疫荧光分析：抗体结合蛋白
- 聚合酶链反应：定位或者复制蓖麻子包含的 DNA。搜索产生蓖麻毒素的特异 DNA 确定基因

治疗

由于蓖麻毒素的解毒剂不存在，如果可能尽量避免暴露。另外必须努力通过去污减少暴露。在某种程度上，支持治疗取决于暴露的途径：吸入、摄食、皮肤或眼暴露，治疗方法有通气、静脉输液和治疗癫痫和低血压。

沙林

沙林($C_4H_{10}FO_2P$，甲氟膦酸异丙酯)在室温下是无色无臭液体。它有挥发性而且不相容于的金属或混凝土，这导致产生氢气。沙林水解形成酸。在 49℃以下稳定，但是附着于衣服缓慢释放超过 30 分钟。通过抑制乙酰胆碱酯酶产生毒性。

暴露途径决定首先出现的临床表现(表 78.4)[24]。呼吸道吸入和眼暴露后出现症状，而皮肤暴露后出现出汗和肌震颤。在去除衣物和皮肤去污前，最初帮助把患者从危险区域移到通风好的地方。这可通过水雾或稀次氯酸钠达到。用水或生理盐水冲洗眼。

评估气道，呼吸和循环。由于无论是直接或继发作用，气道受损的患者意识水平降低，需要气道插管和正压通气。由于气道分泌物，可能需要积极吸引。

表 78.4 沙林毒性

轻度	鼻炎 呼吸困难 瞳孔缩小 视力模糊
中度	出汗 垂涎 支气管痉挛 恶心、呕吐、痛性痉挛 乏力 颤搐 头痛 意识模糊
重度	无意识排便/排尿 癫痫发作 呼吸停止 昏迷、死亡

治疗

- 抗胆碱能药物可拮抗毒蕈碱效应，通常阿托品 2 mg，每 3 ~ 5 分钟一次，直到患者阿托品化。可能需要 2 mg/ h 持续输注 24 小时。
- 肟类激活烟碱受体的胆碱酯酶酶，比如甲磺酸磷定 30 mg/kg 缓慢静脉注射，直到 2 ~ 4 g。 由于抑制酶的脱烷基可使它不易激活这应该是及时的。
- 预防性给予抗惊厥药物预防癫痫发作。在动物试验中任何途径给予地西泮 5 mg 可降低发病率。

芥子气

芥子气 (C4H8Cl2S，二氯二乙硫醚) 在室温下是黄色油状液体。它有微弱的大蒜气味而且可蒸发形成蒸气穿透衣服。尽管病死率低，芥子气中毒往往使人丧失活动能力。它是一种双功能烷化剂，可致癌 (口腔，喉，气管) 和刺激皮肤和黏膜 (表 78.5)。芥子气也可致骨髓中毒 (全血细胞减少) 和致畸。评估与沙林相似 [25]。

治疗

像其他烧伤一样大面积烧伤需要液体复苏，但是流体丢失是漏出液，因此蛋白质丢失很少 [26] 。控制疼痛很重要，常常需要止痛药比如吗啡。张力高的水泡要覆盖磺胺嘧啶银。芥子烧伤至少需要 12 周愈合，但是早期切痂和移植不减少愈合时间 [27-28]。眼部损伤常常在 2 周愈合，而且外用抗生素和生理盐水冲洗有辅助作用。氧疗、继发肺炎给予抗生素、理疗和机械通气是呼吸治疗的重要支柱。

表 78.5 芥子气毒性特征

眼	流泪，结膜炎，畏光
皮肤	红斑，发疱，部分或全层烧伤
呼吸道	鼻溢，气管支气管炎，支气管肺炎
全身性	恶心，呕吐，腹泻，心动过缓，低血压

（冷玉鑫 译 么改琦 校）

参考文献

1. Spencer R, Wilcox M. Agents of biological warfare. *Rev Med Microbiol* 1993; **4**: 138–43.
2. Evison D, Hinsley D, Rice P. Chemical weapons. *BMJ* 2002; **324**: 332–5.
3. KB O. Aum Shinrikyo: once and future threat? *Emerg Infect Dis* 1999; **5**: 513–16.
4. Zilinskas R. Iraq's biological weapons: the past as future? *JAMA* 1997; **278**: 418–24.
5. Arnon SS, Schechter R, Inglesby TV *et al.* Botulinum toxin as a biological weapon. Medical and Public Health Management. *JAMA* 2001; **285**: 1059–70.
6. Beeching NJ, Dance DA, Miller AR *et al.* Biological warfare and bioterrorism. *BMJ* 2002; **324**: 336–9.
7. WHO. *Health Aspects of Chemical and Biological Weapons.* Geneva: WHO; 2001: 2.
8. Inglesby TV, Henderson DA, Bartlett JG *et al.* Anthrax as a biological weapon. Concensus statement. *JAMA* 1999; **281**: 1735–45.
9. Meselson M, Guillemin J, Hugh-Jones M *et al.* The Sverdlovsk anthrax outbreak of 1979. *Science* 1994; **266**: 1202–7.
10. Swartz M. Recognition and management of anthrax – an update. *N Engl J Med* 2001; **345**: 1621–6.
11. English JF. Overview of bioterrorism readiness plan: a template for health care facilities. *Am J Infect Control* 1999; **27**: 468–9.
12. Schulze J, Toepfer M, Schroff KC *et al.* Clindamycin and nicotinic neuromuscular transmission. *Lancet* 1999; **354**: 1792–3.
13. Black R, Gunn R. Hypersensitivity reactions with botulinal antitoxin. *Am J Med* 1980; **69**: 567–70.
14. Amersdorfer P, Marks J. Phage libraries for the generation of anti-botulinum scFv antibodies. *Methods Mol Biol* 2000; **145**: 219–40.
15. Breman J, Henderson D. Poxvirus dilemmas: monkeypox, smallpox and biological terrorism. *N Engl J Med* 1998; **339**: 556–9.
16. Gani R, Leach S. Transmission potential of smallpox in contemporary populations. *Nature* 2001; **414**: 748–51.
17. Henderson DA, Inglesby TV, Bartlett JG *et al.* Smallpox as a biological weapon: medical and public health management. *JAMA* 1999; **281**: 2127–30.
18. Vaccinia vaccine: recommendations of the Immunization Practices Advisory Committee (ACIP). *MMWR Recomm Rep* 1991; **40**: 1–10.
19. Redfield RR, Wright DC, James WD *et al.* Disseminated vaccinia in a military recruit with human immunodeficiency virus. *N Engl J Med* 1987; **316**: 673–6.
20. Lalezari JP, Stagg RJ, Kuppermann BD *et al.* Intravenous cidofovir for peripheral cytomegalovirus retinitis in patients with AIDS: a randomised, controlled trial. *Ann Intern Med* 1997; **126**: 257–63.
21. Inglesby TV, Dennis DT, Henderson DA *et al.* Plague as a biological weapon: medical and public health management. *JAMA* 2000; **285**: 2763–73.
22. Perry R, Fetherston J. Yersinia pestis – aetiologic agent of plague. *Clin Microbiol Rev* 1997; **10**: 35–66.
23. Wesseley S, Hyams K, Bartholomew R. Psychological implications of chemical and biological weapons. *BMJ* 2001; **323**: 878–9.

24. Tu A. Overview of sarin terrorist attacks on Japan. *ACS Symp Ser* 2000; **745**: 304–7.
25. Newman-Taylor A, Morris A. Experience with mustard gas casualties. *Lancet* 1991; **337**: 242.
26. Mellor S, Rice P, Cooper G. Vesicant burns. *Br J Plast Surg* 1991; **44**: 434–7.
27. Eldad A, Weinberg A, Breiterman S *et al.* Early non-surgical removal of chemically injured tissue enhances wound healing in partial thickness burns. *Burns* 1998; **24**: 166–72.
28. Rice P, Brown RF, Lam DG *et al.* Dermabrasion: a novel concept in the surgical management of sulphur mustard injuries. *Burns* 2000; **26**: 34–40.

第 13 部分

药理学知识

第79章

危重疾病的药动学、药效学和药物监测

Richard N Upton、John A Myburgh 和 Raymond G Morris

药动学（pharmacokinetics，PK）研究的是药物的吸收、分布、代谢和清除（absorption，distribution，metabolism and elimination，ADME）的规律，通常通过测定血液或血浆中的药物浓度来进行研究。药效学（pharmacodynamics，PD）研究的是药物对机体的效应。药物的药（动）学特性是其药效学的一个决定因素。药（动）学 - 药效学（PK-PD）分析探索去总结药物在体内的行为，以了解这种行为差异性的根源，并应用这些知识来设计合理的、理想的个体化给药方案。本章节的目的在于回顾一些基本的 PK 和 PD 原理，介绍一些重症监护医生在阅读当代 PK-PD 文献时可能遇到的概念，并考虑到在加强医疗中危重疾病对所用药物的药动学和药效学所产生的影响。

剂量 - 效应关系

多数药物通过与受体[1]如酶或膜离子通道相结合而发挥作用。与受体的结合可直接或间接地触发一个连锁的生物事件，从而导致可观察到的药物效应。效应的强度取决于以下因素：

- 存在的受体数量
- 药物与相关受体的结合程度（受体亲和性）
- 存在其他与受体结合位点竞争性结合的化合物（激动剂 / 拮抗剂）
- 受体附近的游离（非结合）药物的浓度

由于存在的受体数量是有限的，药物具有最大的可达成效应。经典地，药物效应在一定范围内与剂量呈对数曲线关系，可用 S 形的剂量 - 效应曲线来描述（图 79.1）。实际上，使用于患者的药物剂量范围常常很窄，并且局限在剂量 - 效应曲线上一个更小的部分。

需要注意的是药物效应能以个体来描绘（如平均动脉血压对药物浓度），或者为由个人所组成的群体来描绘（如逐渐增加抗高血压药的剂量相对应的患者应答的百分比）。剂量 - 反应曲线的形状通常由以下三个参数决定：

- 最大可能效应（E_{max}）
- 50% 最大效应剂量（中位效应剂量，或者 ED50）
- 一个控制曲线的线性部分斜率的参数（有时称为 Hill 系数，图 79.1）

类似的曲线也经常为每一个不良反应和毒性作用而绘制。中位毒性剂量和中位有效剂量的比被称为治疗指数。一种药物的治疗指数越低，则药物弊大于利的可能性越大。

使用任何药物前都需清楚了解这种药物给患者带来的预期益处。尽管对于治疗指数高的药物而言，通常不会因给药引起药物毒性，然而粗心地使用药物仍可能导致治疗失败以及不必要的成本。治疗指数低的药物需要非常谨慎地使用，通过对可测量的药物效应进行滴定、剂量模式图或者测量药物浓度（治疗性监测）来协助用药。

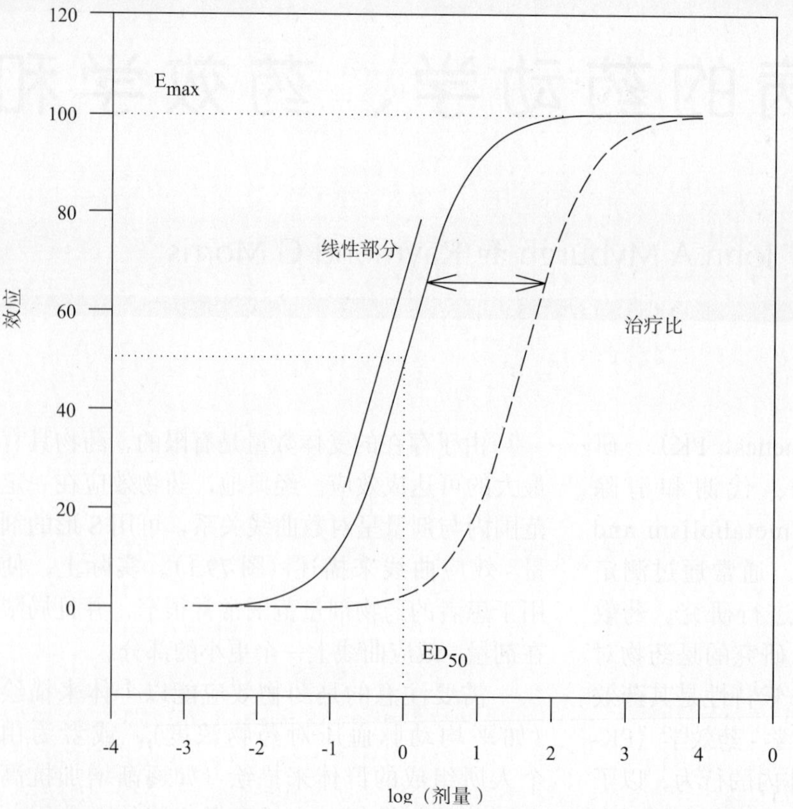

图 79.1 关于某种假设药物治疗和毒性作用的剂量 - 反应曲线的基本概念。每一曲线可被描述为最大效应（E_{max}）和半数最大效应剂量（ED_{50}）。Hill 系数（n）控制曲线线性部分的斜率。当这一斜率非常陡时，药物具有阈值效应并且表现为“开或关”的方式

滴定

重症监护中使用的许多药物具有相对快速起效且可直接测定的生理效应（表 79.1）。因此，这些特点可用于剂量对效应的滴定过程，以达到预期的治疗结果。尽管滴定可能是个经验性过程，但高效的滴定策略需要对药动学和药效学的了解来指导。对以下内容的了解具有重要意义：

- 静脉推注（bolus）给药后达到峰值效应所需的时间；在这一时间段内，多次给药可能导致“超射”效应。
- 重复推注剂量导致药物蓄积的可能性，对随后的给药可以表现为更强的、时间更长的作用。
- 滴定剂量大小的可能范围。
- 最优的静脉输注起始剂量、剂量增加和减少的速度。
- 对不断演变的病理生理和耐受性的影响。
- 与其他合并药物间可能的药动学和药效学相互作用。

要进一步深入理解这些内容，还需要一些基本药动学和药效学相关概念的知识。

药动学

关键的药动学概念包括分布容积（volume of distribution，V）和清除率（clearance，CL）。这些可应用于个别器官或全身。

器官内分布容积

给予患者的药物可以直接或间接进入血液，并通过遍布全身的血液循环进行分布。药物通过输入的动脉血供进入身体器官。任何特定的分子可以弥散入器官，或通过输出的静脉

表 79.1　部分常用药物的 PK-PD 总结

种类	家族	药物	滴定指数	PK 总结	在危重病的可能变化	剂量注释
正性肌力药 [2]	儿茶酚胺类	去甲肾上腺素	MAP 器官充盈压 低灌注的间接证据	高全身清除率（3 L/min） 低分布容积（0.1 L/kg） $t_{1/2}$ = 2 min[3]	清除率到正常 $t_{1/2}$ 的 1/3 到正常的 3 倍 [3] CO 依赖的动力学？	进行滴定 开始以 3 ～ 5 μg/min 的速度输注，3 ～ 10 min 到达稳定作用
		肾上腺素		同去甲肾上腺素	同去甲肾上腺素	
	磷酸二酯酶抑制剂	米力农		主要经肾清除（0.5 L/min） 中等分布容积（0.25 L/kg） $t_{1/2}$ = 1.5 ～ 2 h	在 CHF + RF 时，半衰期增至 20h[5]	需要负荷剂量 滴定较困难 20 min 以上静脉注射，12.5 ～ 50μg/kg，然后 0.375 ～ 0.75 μg/（kg・min）维持
		左西孟旦		胃肠外 $t_{1/2}$ = 1 h 活性代谢产物 $t_{1/2}$ = 80h[6]		需要负荷剂量 停止用药后作用持续时间长
血管升压药	儿茶酚胺类	去甲肾上腺素	MAP（一旦低血容量被纠正）	见上		见上
	其他	去氧肾上腺素		肝清除率低（0.03 L/min） 高 Vss（5 L/kg） $t_{1/2}$ = 0.08 h 和 0.8 h[7]	变化的清除率和药物相互作用	注意单胺氧化酶抑制剂 短期应用 需要负荷剂量，开始 100 ～ 180 μg/min，然后 40 ～ 60μg/min
		血管加压素		多肽 高 CL 低 Vss $t_{1/2}$ = 8 ～ 15min[8]		在儿茶酚胺类抵抗时使用 阈值效应——不可滴定 输注速度 0.04 U/min
抗高血压药		硝酸甘油	MAP，ICP	多变的动力学 非常高的 CL（> CO） 低 Vss $t_{1/2}$ = 2 ～ 3min[9]	CO 依赖型动力学	24h 后耐受 输注速度 0 ～ 20 mg/h
		硝普钠		多变的动力学	CO 依赖型动力学	耐受

表 79.1 部分常用药物的 PK-PD 总结（续）

种类	家族	药物	滴定指数	PK 总结	在危重病的可能变化	剂量注释
				非常高的 CL（> CO） 低分 Vss $t_{1/2}$ = 2 ~ 3min[10]		可能氰化物中毒 输注速度 0 ~ 20 mg/h
		拉贝洛尔		肝清除率高（1.2 L/min） 很高的 Vss（3 ~ 11 L/kg） $t_{1/2}$ = 3 ~ 5 h[11]	期望 CL 依赖于 CO 和 HBF	需要负荷剂量 给予静脉推注后缓慢输注 25 ~ 150 mg/h
		美托洛尔		肝清除率高（多态性） 很高的 Vss（3 L/kg） $t_{1/2}$ = 3 ~ 7 h[12]	期望 CL 依赖于 CO 和 HBF	通常重复负荷剂量，1 ~ 5 mg 缓慢升至 15 mg
抗心律失常药	心动过缓	肾上腺素	心电图	见上		见上，紧急时短期使用
		阿托品		肾和肝清除率高（1.1 L/min） 很高的 Vss（4 L/kg） $t_{1/2}$ = 2 和 222 min[14]		负荷剂量 0.6 mg 或 1.0 mg
	室上性心律失常	腺苷		极高的全身清除率（CL > CO） 低的 Vss $t_{1/2}$ < 2 min[14]	期望 CO 依赖型动力学	增加不同静脉负荷剂量（3、6、12、18 mg）直至达到预期的效果 通过周围静脉给药比中心静脉需要更高的剂量
		维拉帕米		负荷后开始重新分布 肝清除率中等（0.5 L/min） 高的 Vss（2.5 L/kg） $t_{1/2}$ = 0.2h 和 4h[15]	肾衰竭时清除率稍有改变	负荷剂量 5 mg，若需要 10 min 后给予 10 mg
		胺碘酮		肝清除率多变（0.1 ~ 0.7 L/min） Vss 多变（0.01 ~ 2.11 L/kg） $t_{1/2}$ = 3 ~ 80 h[16]	动物数据提示在胆汁淤积时清除率降低 肾衰竭影响总清除率但不影响组织水平[17]	在 30 ~ 60 min 内给药 5 mg/kg，然后 1200 mg 维持 24 h。长期缓慢给药可导致蓄积，需要较长时间恢复
	室性心律失常	胺碘酮		见上		见上

表 79.1 部分常用药物的 PK-PD 总结（续）

种类	家族	药物	滴定指数	PK 总结	在危重病的可能变化	剂量注释
呼吸系统		沙丁胺醇	呼吸状态	局部效应，仅右旋异构体有活性 主要经肾清除（0.7 L/min） $t_{1/2}$ = 2 h[18] 肺生物利用度变化		雾化吸入，MDI 或输注 0.5 ～ 1 mg/h
镇静剂		异丙酚	镇静 - 躁动评分，有可能需 EEG 监测 每日停药神经评估	负荷后快速再分布 高肝外清除率（2.2 L/min） 高 Vss（4.5 L/kg） $t_{1/2}$ = 1.5、30 和 350 min[19]	CO 依赖型动力学[20] 高碳酸血症是需要增加剂量[21]	长期输注有高三酰甘油血症风险，负荷剂量缓慢给予，输注开始速度 30 mg/h 活性代谢物
		咪达唑仑		大剂量后快速再次分布 活性代谢产物 肝清除率低（0.15 L/min） 中度 Vss（1.4 L/kg） $t_{1/2}$ = 2.5 ～ 3.5 h[23]	高度变化的动力学[24] 疾病时药物母体及其代谢产物 $t_{1/2}$ 延长[25] 血液透析清除药物母体，不能清除代谢产物 肾衰竭时游离部分的变化延长活性	负荷剂量 1 ～ 5 mg 输注 1 ～ 15 mg/h
抗惊厥药		苯妥因	发作行为，治疗性监测	高度可变的、饱和的肝清除率 治疗性监测 蛋白减少使非结合型浓度增加	与经肝代谢的药物相互干扰	负荷剂量 15 ～ 20 mg/kg 在 30 min 给予 维持剂量 300 mg/ 24 h 滴定至治疗浓度
镇痛药		吗啡	如果可能，由患者控制和反馈调节	活性代谢产物（M6G、M3G） 高肝清除率（1.3 L/min） 中度 Vss（0.9 L/kg） $t_{1/2}$ = 3 ～ 4h 缓慢地主动地对抗脑穿透	当血脑屏障受损时，脑内浓度高[26] 肾衰竭时代谢产物蓄积[27] 清除率依赖于 CO 和 HBF 透析可清除药物母体和代谢产物	有耐受现象 活性 M6G 代谢产物对于长期输注和肾衰竭是一个问题 负荷剂量 0.5 ～ 5 mg 维持输注速度 1 ～ 10 mg/h
		芬太尼		负荷后快速再分布 中度肝清除（0.6 L/min）	长期输注后延迟恢复 危重症的半衰期延长[29]	耐受现象 长期输注（> 6 h）的药物蓄

表 79.1 部分常用药物的 PK-PD 总结（续）

种类	家族	药物	滴定指数	PK 总结	在危重病的可能变化	剂量注释
				高 Vss（5L/kg） $t_{1/2}$ = 1、20 和 500 min[28] 中度快速脑穿透 （$t_{1/2}$ = 6 min）	期望清除率依赖于 CO 和肝血流量 肾衰竭影响极少	积导致较长的恢复时间
肌松剂		维库溴铵	在撤除镇静前如果有疑问，可进行周围神经刺激	肝清除率低（0.3 L/min） 低 Vss（0.2 L/kg） $t_{1/2}$ = 1.2、14 和 62 min[30] 快速血液效应平衡 （$t_{1/2}$ = 3 min）	期望清除率不固定 在肝衰竭和肾衰竭时活性代谢产物的作用延长 在低温时作用持续时间增加	限制使用，并且通常在镇静下使用，负荷剂量 2 ~ 8mg
肾		呋塞米	尿量	肾和肝清除率低（0.13 L/min） 低 Vss（0.3 L/kg） $t_{1/2}$ = 1.25 和 33 h[31]	在肾衰竭时需要调整剂量[31]	可能耐受 输注速度 2.5 ~ 10 mg/h
		螺内酯		母体药物的动力学比活性代谢产物更少相关	在肾衰竭时需要调整剂量 肝衰竭的影响极小 慢性给药时代谢增加	代谢产物有显著活性 肾衰竭或肝硬化应避免给药或增加给药间歇，25 ~ 100 mg，bid
抗生素		大多数	培养 临床应答	宽范围[32]	药物依赖[32]	对于方案的全部效果，大多数需要 48 h 以上

BBB，血脑屏障；CHF，充血性心力衰竭；CL，清除率；CO，心输出量；HBF，肝血流量；ICP，颅内压；MAO，单胺氧化酶；MAP，平均动脉压；MDI，定量吸入器；RF，肾衰竭；Vss，稳态分布容积

血离开器官（图 79.2）。达到稳态后（当动脉血中的浓度保持恒定，而且进入和流出器官的扩散净速率到达平衡），器官内药物总量（A）常常与输入的动脉血药浓度（C）形成固定的比率。这个比率被称为表观分布容积（V）：

$$V = A/C = \text{mg}/(\text{mg/L}) = \text{L} \quad (1)$$

将总量（如 mg）以浓度（如 mg/L）来进行标准化的过程，产生了一个以体积为单位的常数（L）。

任一指定的器官均有其特征性的确定性的“生理学的”空间大小，并且它与水、脂肪的相对比例和药物结合位点相关（图 79.2）。重要的生理学空间包括：

- 血管内空间（约占器官总体积的 3%）。
- 间质空间（约为器官总体积的 $^{1}/_{3}$）。由血管内皮将间质空间与血管内空间分开，内皮上有许多孔，它们具有足够的大小以允许大多数药物通过（跨毛细血管交换）但血浆蛋白不能（有效地）通过。
- 细胞内空间（约为总器官体积的 $^{2}/_{3}$）。它被实质细胞膜上的脂质屏障与间质空间分隔开来。

药物在这些空间均可以与受体发生作用。药物的理化特性决定了药物能够进入哪些生理性空间。药物在血液中以几种形式存在：离子型或非离子型（受局部 pH 以及药物的 pKa 控制），与血浆蛋白结合或不结合。

- 只有非结合型（游离）药物能够通过毛细

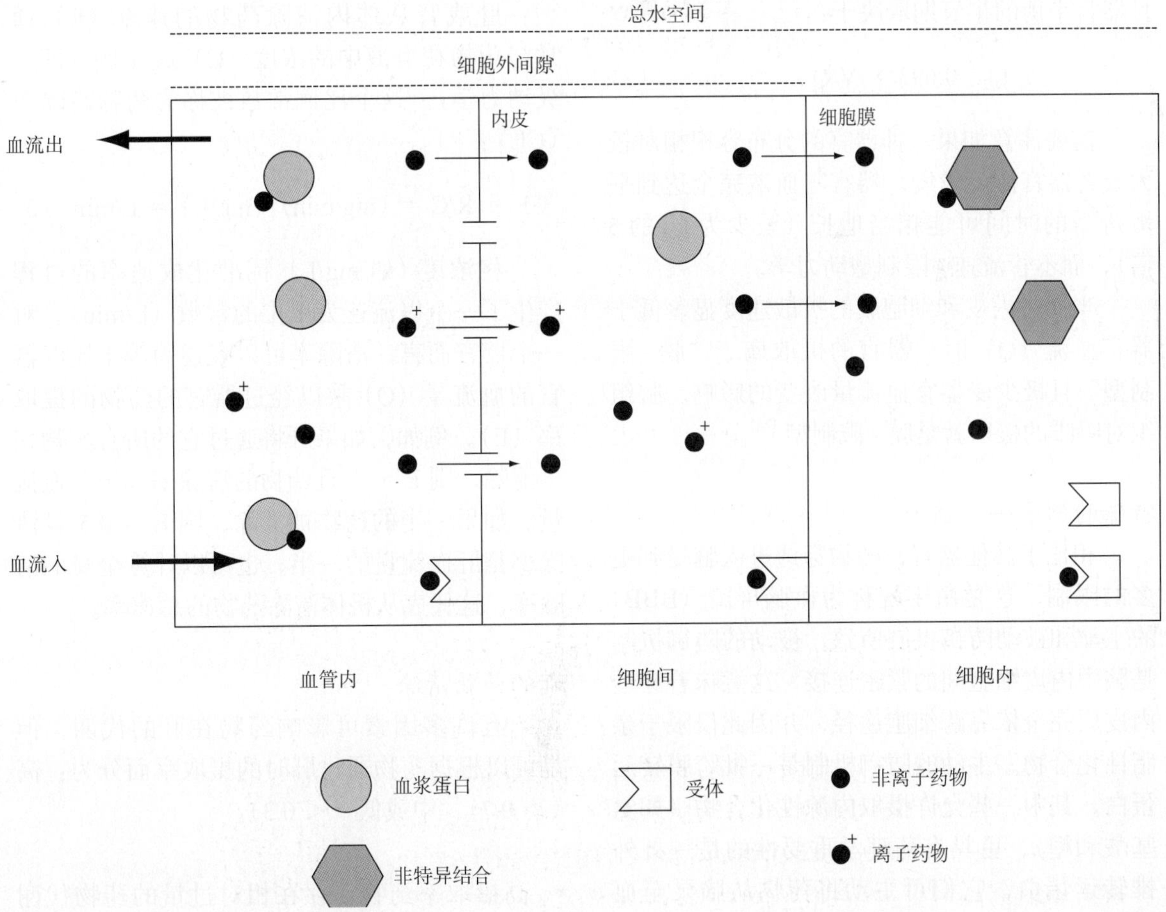

图 79.2　控制药物进入组织的过程

血管孔或者细胞旁路经弥散入间质空间

- 只有非结合型、非离子型的药物能够穿过细胞膜扩散（跨细胞途径）

因此，那些在血液中具有高度结合性或高度离子化的药物，通常在器官内有更小的分布容积。比如，因为异丙酚在血浆中是高度结合的，它在脑组织的分布容积远小于基于其高度亲脂性所预测的值。自相矛盾的是，一般而言高度亲脂性药物穿透组织不如中度亲脂性化合物那样广泛，由于高度亲脂性与血浆内高结合率相关[33]。

分布容积（V）提供了关于稳态时器官内有多少药物的信息，但不能提供关于在器官内多长时间将达到稳态浓度的信息。当药物通过内皮和细胞膜的扩散明显地快于器官血流（Q）时，这时的器官平衡速度可能是最快的。在此情况下，器官的摄取是“流速 - 限制型”，而且器官平衡的半衰期取决于：

$$t_{1/2} = 0.693 \times V/Q \qquad (2)$$

需要注意如果一种器官的分布容积相对较大或者器官血流较慢，器官与血液完全达到平衡所需的时间可能相当地长（至少为 $t_{1/2}$ 的 5 倍），而不管流速 - 限制型动力学。

当通过内皮和细胞膜的扩散速度显著低于器官血流（Q）时，器官的摄取属于“膜 - 限制型”且极少受器官血流量改变的影响。脑组织对吗啡的摄取就是膜 - 限制型[34]。

特殊的例子——脑

相比于其他器官，药物穿透进入脑受到更多的限制，这是由于统称为血脑屏障（BBB）的主动和被动防御机制所致。被动的防御机制是脑中内皮细胞间的紧密连接，这意味着穿透内皮层完全依靠跨细胞途径，并因此仅限于亲脂性化合物。主动的防御机制是一批跨膜转运蛋白。其中一些允许摄取内源性化合物（如氨基酸和糖）。更具有药理学重要性的是一批外排转运蛋白，它们可主动将药物从脑泵至血液[35]。这些转运蛋白的临床意义目前已经是确定的，但是可能对某些药物尤其重要。比如，洛哌丁胺是一种强大的阿片类物质，但是在正常剂量时无中枢性作用，因为它被 P- 糖蛋白排除在脑外[36]。同样的，由于主动转运，脑内吗啡的浓度保持在低水平。当 BBB 被损害，会发现脑内吗啡浓度升高[26]。

器官中的清除

肝和肾在机体清除药物方面发挥特别（但不是全部）的作用。肝即可将药物从血液转运至胆汁，也可将药物转化为另一种化学体（代谢产物）。代谢可以分为 I 相（例如通过细胞色素 P450 家族酶的氧化或还原，或被酯酶水解），或者 II 相（例如与另一种化合物结合而形成葡萄糖醛酸或硫酸盐）。肾将药物经过滤过和可能的主动分泌排泄至尿液。通常代谢产物的活性不如其母体化合物，且更具有极性、更容易排泌至胆汁或尿液。

肝或肾从体内清除药物的速率（R）通常与药物在血液中的浓度（C）成比例（即一级动力学）。这个比例常数被称为药物清除率（CL）：

$$CL = R/C = (mg/min)/(mg/L) = L/min \qquad (3)$$

将浓度（如 mg/L）标准化成速率的过程产生了一个以流速为单位的常数（L/min）。对一个器官而言，清除率可以表述为等于流经器官的血流量（Q）乘以经过器官的药物的提取率（E）。例如，如果肝将通过它的所有药物完全清除，则 E = 1 且药物的清除率等于肝血流量。如果一半的药物被清除，则 E = 0.5 且清除率是肝血流量的一半。也可以计算全身的清除率，这代表从机体清除药物的总速率。

肝的药物清除

有许多因素可影响药物在肝的代谢，但是可以根据药物通过肝时的摄取率而分为：高（> 0.7）、中或低（< 0.3）。

- 高摄取率药物：存在相对过量的药物代谢酶（即高固有清除率）。其限速步骤是给肝提供药物的速度，所以肝的清除率取决于肝的血流量（这与心输出量成比例[37]），而且不受活化酶量的变化的影响（因而不受酶抑制剂和酶诱导剂的影响），以及药物游离比例的影响。

- 低摄取率药物：存在药物代谢酶的相对短缺（即低固有清除率），而且限速步骤是酶自身的活性。肝清除率不依赖于肝血流量，但是受到酶抑制剂、酶诱导剂、其他竞争性药物以及药物游离比例变化的影响。

当一些药物的浓度相对较高时（例如乙醇、苯妥因、大剂量苯巴比妥盐类），代谢通路达到饱和，而且药物以固定速率缓慢地清除（即 0 级过程）。相对于一级药物清除动力学，在 0 级药物动力学中的必然结果是，小的药物剂量增加将导致血浆浓度显著的持续增加。

肾的药物清除

三个过程支配着肾对药物和代谢产物的净清除率：肾小球滤过、肾小管分泌和肾小管重吸收。肾小球的滤过允许游离药物自由正常地通过进入肾小管，但与蛋白质结合的药物则不能。因此，不受肾小管分泌和重吸收的药物，具有与肾小球滤过率相等的肾清除率（正常为 0.1 L/min）。那些主动排泄进肾小管的药物（通常是带电荷的分子），可能具有一个很高的肾清除率，到达理论上的肾血流量的最大值（1.2 L/min）。那些脂溶性或不带电荷的药物被滤过，但是快速地通过肾小管弥散返回血流，以至于它们的净肾清除率为零。

体内半衰期

对于特定药物，机体的每个器官具有特征性的分布速率（平衡半衰期）或清除率（摄取率）。当这些复杂过程综合在一起时，但总计表现为血液浓度的下降改变，可以用一个、二个或者三个指数函数来描述，每个都对应一个相关半衰期术语。半衰竭能描述给予一剂药物后血液药物浓度下降的速率，或者在输注期间浓度上升的速率。半衰期定义为血液中药物浓度降低（或增加）50% 所需要的实际时间，而且当只有半衰期已知时，它与分布容积和清除率的关系如下：

$$t_{1/2} = 0.693 \times V/CL \qquad (4)$$

在此情况下，清除率和分布容积描述药物在整个机体内的表观行为。这个分布容积和清除率可以用来计算这个特定病例的给药方案。

- 静脉推注给药：在推注药物剂量为 A mg 后的即刻，初始血液浓度将为：

$$A/V \qquad (5)$$

在一个半衰期后血药浓度将下降至这个浓度的 50%，四个半衰期后血药浓度将降至这个浓度的 6%。

- 静脉输注：以 X mg/min 的恒定速率输注药物，输注过程中的最终稳态浓度将会是：

$$X/CL \qquad (6)$$

一个半衰期后血药浓度将达到该浓度的 50%，四个半衰期后将为该浓度的 94%。

分布容积有时可提供有关药物在体内定位的信息[38]：仅分布在血管内间隙的药物（如与血浆蛋白紧密结合的药物，如吲哚菁绿）的分布容积约为 0.075 L/kg；分布在细胞外间隙的药物（带电荷且不能穿过细胞膜的药物，如呋塞米）的分布容积约为 0.21 L/kg；而分布于整体水间隙的药物（不带电荷、亲脂的、但不与蛋白结合的药物，如安替比林）的分布容积将约为 0.6 L/kg。具有较高分布容积的药物可以假定其在血液和（或）组织中被结合了。

半衰期的诠释

临床医生发现半衰期这一概念是概括药物行为的一种极具吸引力的手段。它的简单性极具吸引力，但是需要一些注意，因为一种药物可能具有不止一个半衰期。对许多药物而言，半衰期代表药物在血液中的最初混合、分布、清除和有时缓慢地封存在组织（例如脂肪）中。最相关的半衰期是在决定药物作用持续时间中占优势的那一个。因此，如果药物作用的终止是由药物静脉推注后的再次分布所致（如异丙酚），则清除半衰期的作用是有限的。药物的测定半衰期还依赖于研究的设计（是否早期频繁采集血液样本），可能依赖于分析方法（随着检测限更低的新方法的应用，所测定的异丙酚终末半衰期已经延长了），并且动脉和静脉血之间亦有区别（快速分布半衰期通常在动脉血更明显）。最后，药物的半衰期不是常数——它依赖于患者的生理和病理生理状态和他们的用药史。

药动学模型

采用分布容积、清除率和半衰期等概念描述药物在体内的行为是可行的。但是，药动学专家常常需要去预测剂量改变在药物浓度和效应上的后果——这就需要药物行为的一个数学表达（或模型）。模型是由一套方程（代表基本结构）和一套这些方程的参数值（代表一种特定药物的行为）来确定的。

共有三种基本的药动学的模型：

- 房室模型：是最常用和最传统的药动学模型，它假设机体由一个中央室和可能的一个或几个周围室组成。尽管这一模型被证明适用于治疗的若干领域，但由于它们不代表器官血流，因此它们在重症医学方面具有一些局限性，ICU 患者的生理状况极不稳定。
- 生理学模型：代表机体的主要器官，血管解剖和器官血流决定了药物在器官的进出。然而这个模型是为一些重要药物而研发的，尤其是针对动物，因此该模型在人类的文献中并不常见（有一些特别的例外[23]），因为它们的开发需要极大数量的数据。该模型的优势在于可预测给药方案变化和生理状态变化的后果。
- 再循环模型：是一种介于房室模型和生理模型之间的模型。再循环模型可以提供关于心输出量、静脉推注的速度和起始药物浓度之间重要关系的简单概念性框架[39]，这些在房室模型中是缺乏的。

在传统的药动学分析中，模型是拟合来自要评价的一组患者的汇总数据，例如，这组人的平均清除率（如 CL = 1.8 L/min）。相反，群体方法是一种建模的类型，它同时地拟合来自个体患者的数据[40]。它不仅能估计清除率的平均值，而且能估计群体中清除率的变异性（如 CL = 1.8±0.2 L/min）。群体药动学方法与重症监护有特别的关联性，因为它能容纳广泛的患者间及患者内的变异性，并且不需要研究中所有患者都给予相同的剂量或采血方案。

实践应用

静脉推注的速度

具体说明静脉推注的给药方案，通常没有阐明推注应该经过多长时间给予，而且通常使用主观性的和变数极大的描述，例如使用“缓慢”这个词。然而，对于确定短暂毒性作用的程度，静脉推注的速度是决定性的。这是因为快速注射在动脉血和靶器官内造成不均衡的高而短暂的“首过”浓度。例如，如果 100 mg 异丙酚在 20 秒内注射后动脉峰浓度为 60 mg/L，但如果注射时间为 2 分钟则峰浓度仅为 10 mg/L[39]。高的动脉异丙酚浓度与不良的血流动力学效应有关[41]。图 79.3 显示一个概念性液压模型，是用来阐释快速注射向血液和靶器官短暂地“负荷”药物的方法。

在静脉推注后达到的高“首过”浓度，也受到心输出量的反向影响[39]，在低心输出量状态尤其需要注意。例如，如果于 20 秒内注射异丙酚给心输出量为 5 L/min 的状态，则达到的峰值动脉浓度为 60 mg/L；而如果心输出量为 10 L/min，则峰浓度将为 30 mg/L；如果心输出量为 2 L/min，则峰浓度将为 150 mg/L。图 79.3 中所示概念性液压模型也常用来作为显示心输出量如何影响推注动力学的智能图。只有极少的药物适合在 2 分钟内静脉注射。

重复静脉推注或输注

同时具备较长半衰期和宽治疗指数的药物可以通过重复静脉推注来给药，同时具备短半衰期和窄治疗指数的药物（如儿茶酚胺）能通过输注以更具预测性和滴定性的方式来给药。

负荷剂量

一旦开始以恒定的速度输注，具有较长半衰期的药物[由于分布容积大和（或）清除率低]要达到稳态可能需要相当长的时间（5 倍半衰期）。给予负荷剂量（无论是静脉推注或者是短期内以很高的速度输注）能减少达到稳态所需的时间，这是因为通过增加额外的药物能补偿最初药物从血液进入周围分布容积的“损失”（见表 79.1 是关于药物负荷剂量的特殊信息）。

维持剂量

一旦达到稳态，传统上认为稳态血液浓度仅是关于剂量率和药物清除的函数（Eq 6）。但是，重症医师应当注意血流动力学状态也会显著地影响稳态血液浓度，因为心输出量（图 79.3）和血流量依赖的清除率起着关键的作用[37]。例如，在恒速输注异丙酚的同时给予儿茶酚胺能快速增加心输出量和降低血液和脑中异丙酚的浓度，这足以导致从麻醉状态中醒来[42]。这种行为对于高清除率的药物尤其明显[39]。

改变输注速度

改变药物输注速度的即刻效应有赖于药物的半衰期。对于长半衰期的药物（例如，咪达唑仑和吗啡），剂量需求的增加应该通过小

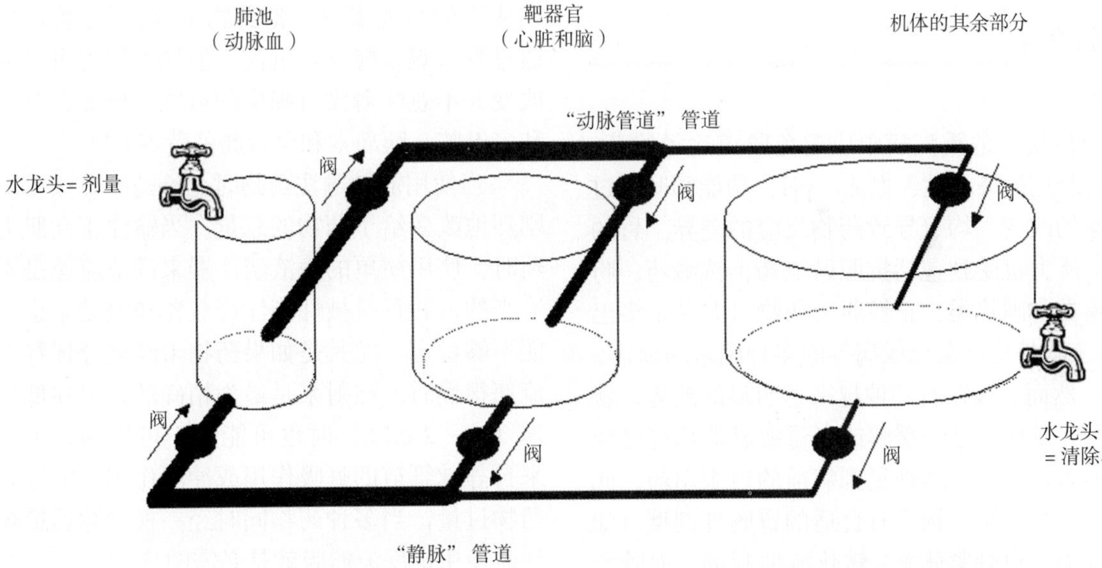

图 79.3　一种基于再循环理论的关于静脉推注给药后药物体内分布的重要支配因素的概念性液压模型。这个例子阐述的是当药物作用于灌注良好的靶器官（如心脏或脑），但是具有很大的分布容积的情况。三个水池表示药物在肺、重要靶器官以及“身体其余部分”；在每个水池中水的高度与药物浓度成比例。连接水池的管子代表循环；管子的直径与每一器官的血流成比例。为使再循环的特征同真实的循环相似，在显示的方向上在水池的前后均安装了单向瓣膜。静脉给药相当于添加至肺池；药物清除就是从“身体”池的“泄漏”。读者需要去想象快速静脉注射的后果，例如，向肺池中倾倒一桶水。可以看出在肺和靶器官池中的水处于高水位，直到有足够的时间让水分布至全身或者被清除；在体内这有可能表现为对靶器官的短暂性毒性药物作用。通过减慢“注射”和更慢地倾倒，可以达到较低的峰值浓度

剂量弹丸滴定以达到新的状态来满足，而且随后适量增加输注速度。剂量的减少则应通过停止输注来满足，而且当新的期望的状态达到后再开始以较慢的速度输注。如果严重疾病导致一种药物的分布容量加倍，则其半衰期也将加倍。严重疾病也可能降低药物的清除率；清除率减半将导致相似的半衰期加倍。如果这两种作用同时发生，半衰期将被增加四倍，对药物作用的持续时间有显著影响。

偏离时间

应该理解一些药物的半衰期依赖于输注的持续时间。这对于有高分布容积的药物，以及静脉推注动力学明显地取决于再分布而不是清除的那些药物（如芬太尼），这一点尤为明显。对短期输注，输注后的血浆半衰期将小于终末清除半衰期。然而，当输注的持续时间足够长以至能达到稳定状态，停止输注后的半衰期将增加直至它与终末清除半衰期相等[43]。

给药途径

口服

传统上危重疾病中应避免肠道途径给药，因为肠道的蠕动性、血流、pH、功能和肝首过代谢的改变，均可导致药物反应的差异。胃的排空能力也受到包括抗胆碱能药、抗酸药、吩噻嗪类和阿片类、正性肌力药物（尤其是多巴胺）、脑外伤以及糖尿病等的多种因素的损伤。

然而，现在有一种越来越明显的趋势，就是在并发疾病已经缓解或者重要脏器功能已经稳定后，应尽快地恢复到病前的口服用药。此外，一些常用药物没有合适的胃肠外剂型（如他汀类、血管紧张素 - 转化酶抑制剂、血管紧张素Ⅱ抑制剂、阿司匹林、地高辛、口服抗凝药以及一些抗生素如夫西地酸和利福平）。因此，使用口服途径正变得越来越普遍。有一个令人困惑的问题：危重症患者通过胃肠途径喂养的也正在不断增加[44]。胃肠喂养可能降低药物的利用率，这是由于药物在胃肠喂养部件、鼻胃管上的吸附或者因食物 ph 值导致药物吸收减少。反之，所给予的药物有可能会堵塞喂养管。

皮下和肌内注射

皮下注射和肌内注射也可能是不可预测的，因为药物的全身转移依赖于注射部位的血流，而后者又依赖于姿势、活动、注射部位和注射部位的血管收缩或血管扩张的程度。

静脉

静脉注射途径适用于快速、方便、安全、可滴定的和没有胃肠剂型的药物。含有玻璃、塑料和橡胶的静脉输液装置可能吸附药物，减少给药剂量（如胰岛素、肝素、胺碘酮）。当几种药物经过同一根静脉通路途径给药，也可能发生化学不相容。这可能因为 pH 效应改变了溶解度、溶剂效应（如当过度稀释时，用于溶解某些地西泮剂型的丙二醇会发生析出），以及阳离子 - 阴离子相互作用导致沉淀或形成活性较低但仍然可溶的复合物（例如，硫喷妥钠或钙能与大多数其他药物结合）。尽管可以通过视力观察能发现沉淀，但缺乏视力可见的改变并不意味着没有损失的可能（例如，肝素和多巴胺，胰岛素和全胃肠外营养）[45]。

当使用静脉输注药物时，给药的方法可以剧烈地改变给予药物的总量。当输注正性肌力药时，使用简单的输液滴注器来调节流速是不恰当的，并且机械性滴注计数器和蠕动泵也可能不够稳定，尤其是如果药物未经充分稀释和流速很慢时。注射泵是最为精确的，但在低流速（1 ～ 2 ml/h）时也可能是不可靠的。由于来自静脉管道的虹吸作用或冲洗作用也能导致药物过量，当多种药物同时经一根静脉通道输注时使用抗反流瓣膜就是必需的。

危重症中 PK-PD 的改变

危重症患者经常有多器官功能障碍，这导致在体内在所有水平上药物处理和效应的改变。这些多重改变的净效应是很难预测的。通常，主要作用是增加患者间应答的变异性，即使典型患者应答的改变微不足道。当患者的状

表 79.2　健康和重症患者心输出量的分布

	器官占体重的 %	心输出量的 %	危重疾病时心输出量 % 的变化
肺	2	100	Nil
心	0.5	5	+++
脑	2	14	+++
肾	0.5	23	---
肝 / 脾	10	28	---
内分泌 / 骨髓	2	6	--
皮肤	6	9	--
肌肉	50	16	--
脂肪	15	5	--
其他	12	5	--

在危重患者，心输出量随治疗不同可能变化极大，并且分布将依赖周围血管收缩（例如，低血容量）或者血管扩张（例如，全身炎症综合征）的总和

况改变时，经过一段时间患者对药物的应答也会改变，出现患者自身的变异。

循环衰竭

循环衰竭导致更大比例的心输出量流向重要器官（如心脏和脑），并且使流向周围组织的血流量减少（表 79.2）。这种净效应是：

- 增加心脏和脑的药物浓度（图 79.3）
- 降低周围组织的药物浓度
- 降低肾血流量和血液从皮质分流到近髓肾单位。肾小球滤过率和肾小管排泄下降，减少药物和代谢产物的重吸收。
- 肝血流量降低。肝细胞功能可能受到损害，减少了药物的清除，这不仅是因为高摄取率的药物输送至肝失败，而且低摄取率药物的细胞代谢出现故障。

机械通气通过增加胸腔内压力并因此减少静脉回流，从而可能导致肝血流的进一步减少。

初始效应是药物的分布容积和清除率的大幅度下降。这种效应对通常为快速分布型的药物如镇静剂的影响更为深。液体和正性肌力药治疗可能在短期内改变这种效应。如果容量过度负荷，则初始分布容积可能增加但是分布半衰期会更为延长。

肝衰竭

肝衰竭可能增加或降低分布容积和整体清除率，并增加经肝代谢的药物的清除半衰期。负荷剂量通常不受显著影响。在危重疾病中，肝血流通常下降并导致那些被输送至肝进行代谢的药物的代谢率下降。血流依赖性药物包括吗啡、异丙酚、拉贝洛尔、美托洛尔和阿托品（表 79.1）。血管升压药通常并不降低肝血流，因为它可增加心输出量。

常规肝功能试验的异常和药物代谢的受损程度之间相关性很弱。此外，损害程度在短期内可能变化极大。在危重症，一些药物的代谢将几乎停止，表现为没有代谢产物的形成和非常高的血浆浓度（如咪达唑仑[46]）。

肝衰竭时药物结合的总量趋于下降，这是由于代谢产物的聚集并竞争蛋白质结合位点。例如，升高的胆红素浓度降低了蛋白质与磺胺药、四环素类、青霉素类和头孢菌素类药物的结合。对于蛋白质结合率很高的药物，蛋白质结合率的下降将补偿分布容积的增加，比如大多数青霉素和红霉素。对蛋白质结合度低的药物，如氨基糖苷类，蛋白质结合率的下降对游离血浆浓度几乎没有影响。

肾衰竭

肾衰竭使肾药物清除率降低，并且如果有明显的液体潴留则分布容积将增加，导致经肾清除的药物的半衰期增加。药物剂量可以下降至正常的 10%。关于那些经肝代谢且代谢产物经肾排泄的药物，可能发生活性代谢物的蓄积（例如吗啡 -6- 葡萄糖醛酸）。通常肾衰竭对肾小球功能的影响大于对肾小管功能的影响，因此肾衰竭对氨基糖苷类排泄的影响大于对青霉素类排泄的影响，因为前者的排泄更多依赖于肾小球的功能，而后者的排泄则有赖于肾小管的功能。

肌酐清除率对危重疾病的肾功能通常缺乏指导性，因为肌酐形成的速度可能发生改变，同样肾对肌酐的排泄速度也发生改变。基于肌酐清除率来计算药物剂量同样是不可靠的，尤其是危重患者。代谢产物的蓄积可能导致药物的蛋白质结合减少。例如，尿毒症使青霉素类、磺胺类药和头孢菌素类药物的结合减少，而使苯妥英的排泄增加。

肾替代治疗彻底地改变了药物的分布容积和清除率。这种影响因使用的透析模式、膜的类型和涉及的药物等的不同而不同。对大多数现代膜，可获知的信息极少，但对已知的信息已经进行了综述 [47]。

系统性炎症反应综合征

在急性危重疾病，如脓毒症和多器官功能衰竭，存在毛细血管通透性增加，以及继发于毛细血管通透性增加和低白蛋白血症的机体总水增加。这会增加药物的分布容积，因此可能需要增加负荷剂量以获得满意的治疗浓度。类似的变化也发生在特重烧伤的患者中，这可能是由循环细胞因子所致。分布容积也可能会在短期内发生改变。当患者开始恢复，由于药物的分布容积下降（如万古霉素 [48]）而可能使血清浓度增加，同样也可能因为正常的代谢和清除的恢复而使血清浓度下降（如咪达唑仑 [46]）。循环、肝和肾衰竭还可能强化所述的这些特征性改变，如代谢和清除的下降以及代谢产物的蓄积。

急性疾病中受体的变化

在危重疾病中药物的受体可能发生变化，而影响药物反应。所谓药物耐受是指对于给定的剂量或血浆浓度的药物效果下降，耐受性的原因之一就是受体功能的改变。儿茶酚胺类显示，对缺乏激动剂的反应是受体数量增加（上调），而对激动剂浓度增加的反应则为受体数量下降（下调）。药物与受体的亲和力还依赖于 PH。酸中毒可降低儿茶酚胺与其受体的亲和力，且在 $pH < 7.1$ 时这成为一个重要问题。低温也会降低药物与受体的亲和力。

在烧伤和失神经支配等急性损伤后，神经肌肉接头外乙酰胆碱受体的增殖，可导致在使用琥珀胆碱后的高钾血症。

蛋白质结合

对于大多数的药物，正是以游离（非结合型）药物进入器官并与受体相结合、被代谢或清除（图 79.2）。白蛋白是血浆中主要的结合蛋白质，且结合的程度与血浆白蛋白浓度呈非线性关系。在多数情况下，白蛋白上可利用的药物结合位点的数量远远超过药物分子的数量，而游离药物浓度与药物总浓度是成比例的。大多数酸性药物，包括所有抗生素类，均与白蛋白相结合。碱性药物，如苯妥英和普萘洛尔，主要与 α_1- 酸性糖蛋白相结合。在急性疾病期间，α_1- 酸性糖蛋白浓度增加，并增加药物的结合。脂蛋白可以与高度亲脂性的药物如异丙酚相结合。还有很重要的一点是需考虑到药物 - 蛋白质复合物的解离速度 [50]。当这一速度较慢时，这种结合是“限制的”（如华法林），而且游离药物的浓度是非常重要的。当解离很快时，这种结合是“自由的”（如普萘洛尔），而且游离药物浓度对肝清除等过程的重要性就较低，当首次通过肝时药物从蛋白质快速解离能将药物提供给肝酶。

严重疾病中因为药物在蛋白质结合位点发生相互作用 [50] 或者结合蛋白质的浓度发生变化，可能导致药物与蛋白质的结合发生变化。但是，净效应具有药物依赖性，并且如果药物作用和药物清除率均由游离浓度决定，则这种效应是可以忽略不计的。在一些情况下，变化可能是非常显著。肾衰竭时咪达唑仑（通常蛋白质结合率达 96%）的作用增强了，尽管清除率增加，但是由于蛋白质结合率下降了 [51]。类似地，血液稀释时异丙酚的麻醉效应增加，这是因为游离异丙酚的浓度升高，尽管总浓度未发生变化 [52]。

药物监测

如果没有可替代药物，则可能必须使用

表 79.3 重症疾病中治疗性药物监测

	药物治疗浓度	毒性和剂量指南
抗心律失常药		
地高辛	0.5 ~ 0.8 ng/ml	监测 ECG——心律失常 / 传导缺陷
抗生素		
庆大霉素	峰值 5 ~ 10 μg/ml	肾毒性和耳毒性
	谷值 < 2 μg/ml	每日一次高剂量
		检查谷值（或者延长给药间隔，谷值< 0.5 μg/ml）
阿米卡星	峰值 8 ~ 16 μg/ml	见上
	谷值 < 4 μg/ml	
万古霉素	峰值 20 ~ 40 μg/ml	
	谷值 < 10 μg/ml	
抗惊厥药		
苯妥因	10 ~ 20 mg/L	心律失常
		尿毒症 / 低蛋白血症时检查游离浓度
茶碱		
氨茶碱	10 ~ 20 mg/L	
	> 25 mg/L	

窄治疗指数的药物。当无法直接测量临床反应时，如果血浆药物浓度与药理学作用［有效性和（或）毒性］之间存在相关性，则可能需要测定血浆药物浓度。毒性可能与药物的峰值浓度有关（如茶碱导致的癫痫和心律失常）或者与平均浓度有关（如氨基糖苷类药物导致的耳毒性）。一些药物的可接受的治疗和（或）毒性浓度显示在表 79.3 中。

药物分析通常测定药物的总血浆浓度；但是，正是血浆中不与蛋白质结合的那部分药物主要发挥药理学作用。这些血浆蛋白质水平在危重疾病中确实会发生变化，因此未结合部分可能不同于相对健康者，因而改变了测定的药物浓度与临床效应之间的关系。无论所测定的浓度如何，必须常规监测临床效力或毒性的证据，并且必须把药物浓度作为临床决策过程的一部分，以实现个体化给药方案并使有益反应最优化。出于以上考虑，相对于毒性和治疗失败的危险，必须认识到治疗性药物监测所付出的成本相对较小。

各种药物总结

表 79.1 总结了一些重症监护室常用药物的动力学特点。读者可参考本书其他章节以获取特定药物使用的详细注释。

致谢

本章是在 T G Short 和 G C Hood 前版的基础上更新和修订的。表 79.1 的给药方案改编自 the Royal Adelaide Hospital（2003） 和 Waikato Hospital（2004）的 ICU 手册。给药方案仅出于示例目的，应参照当地指南。

（伊　敏译　刘景院校）

参考文献

1. Alexander SP, Mathie A, Peters JA. Guide to receptors and channels, 2nd edn. *Br J Pharmacol* 2006; **147** (Suppl 3): S1–168.
2. Lehtonen LA, Antila S, Pentikainen PJ. Pharmacokinetics and pharmacodynamics of intravenous inotropic

agents. *Clin Pharmacokinet* 2004; **43**: 187–203.
3. Beloeil H, Mazoit JX, Benhamou D *et al.* Norepinephrine kinetics and dynamics in septic shock and trauma patients. *Br J Anaesth* 2005; **95**: 782–8.
4. Hilleman DE, Forbes WP. Role of milrinone in the management of congestive heart failure. *DICP* 1989; **23**: 357–62.
5. Taniguchi T, Shibata K, Saito S *et al.* Pharmacokinetics of milrinone in patients with congestive heart failure during continuous venovenous hemofiltration. *Intensive Care Med* 2000; **26**: 1089–93.
6. Hengstmann JH, Goronzy J. Pharmacokinetics of 3H-phenylephrine in man. *Eur J Clin Pharmacol* 1982; **21**: 335–41.
7. Stroshane RM, Koss RF, Biddlecome CE *et al.* Oral and intravenous pharmacokinetics of milrinone in human volunteers. *J Pharm Sci* 1984; **73**: 1438–41.
8. Dunser MW, Wenzel V, Mayr AJ *et al.* Management of vasodilatory shock: defining the role of arginine vasopressin. *Drugs* 2003; **63**: 237–56.
9. Bogaert MG. Clinical pharmacokinetics of nitrates. *Cardiovasc Drugs Ther* 1994; **8**: 693–9.
10. Schulz V. Clinical pharmacokinetics of nitroprusside, cyanide, thiosulphate and thiocyanate. *Clin Pharmacokinet* 1984; **9**: 239–51.
11. McNeil JJ, Louis WJ. Clinical pharmacokinetics of labetalol. *Clin Pharmacokinet* 1984; **9**: 157–67.
12. Mehvar R, Brocks DR. Stereospecific pharmacokinetics and pharmacodynamics of beta-adrenergic blockers in humans. *J Pharm Pharm Sci* 2001; **4**: 185–200.
13. Ali-Melkkila T, Kanto J, Iisalo E. Pharmacokinetics and related pharmacodynamics of anticholinergic drugs. *Acta Anaesthesiol Scand* 1993; **37**: 633–42.
14. Blardi P, Laghi Pasini F, Urso R *et al.* Pharmacokinetics of exogenous adenosine in man after infusion. *Eur J Clin Pharmacol* 1993; **44**: 505–7.
15. Koike Y, Shimamura K, Shudo I *et al.* Pharmacokinetics of verapamil in man. *Res Commun Chem Pathol Pharmacol* 1979; **24**: 37–47.
16. Latini R, Tognoni G, Kates RE. Clinical pharmacokinetics of amiodarone. *Clin Pharmacokinet* 1984; **9**: 136–56.
17. Fruncillo RJ, Swanson BN, Bernhard R *et al.* Effect of renal failure or biliary stasis on the pharmacokinetics of amiodarone in the rat. *J Pharm Sci* 1986; **75**: 150–4.
18. Boulton DW, Fawcett JP. Enantioselective disposition of salbutamol in man following oral and intravenous administration. *Br J Clin Pharmacol* 1996; **41**: 35–40.
19. Schuttler J, Ihmsen H. Population pharmacokinetics of propofol: a multicenter study. *Anesthesiology* 2000; **93**: 1557–60.
20. Upton RN, Ludbrook GL. A physiologically based, recirculatory model of the kinetics and dynamics of propofol in man. *Anesthesiology* 2005; **103**: 344–52.
21. Vinayak AG, Gehlbach B, Pohlman AS *et al.* The relationship between sedative infusion requirements and permissive hypercapnia in critically ill, mechanically ventilated patients. *Crit Care Med* 2006; **34**: 1668–73.
22. Barr J, Egan TD, Sandoval NF *et al.* Propofol dosing regimens for ICU sedation based upon an integrated pharmacokinetic–pharmacodynamic model. *Anesthesiology* 2001; **95**: 324–33.
23. Bjorkman S. Prediction of drug disposition in infants and children by means of physiologically based pharmacokinetic (PBPK) modelling: theophylline and midazolam as model drugs. *Br J Clin Pharmacol* 2005; **59**: 691–704.
24. Swart EL, Zuideveld KP, de Jongh J *et al.* Comparative population pharmacokinetics of lorazepam and midazolam during long-term continuous infusion in critically ill patients. *Br J Clin Pharmacol* 2004; **57**: 135–45.
25. Boulieu R, Lehmann B, Salord F *et al.* Pharmacokinetics of midazolam and its main metabolite 1-hydroxymidazolam in intensive care patients. *Eur J Drug Metab Pharmacokinet* 1998; **23**: 255–8.
26. Ederoth P, Tunblad K, Bouw R *et al.* Blood–brain barrier transport of morphine in patients with severe brain trauma. *Br J Clin Pharmacol* 2004; **57**: 427–35.
27. Lotsch J. Opioid metabolites. *J Pain Symptom Manage* 2005; **29**: S10–24.
28. Shafer SL, Varvel JR. Pharmacokinetics, pharmacodynamics, and rational opioid selection. *Anesthesiology* 1991; **74**: 53–63.
29. Murphy EJ. Acute pain management pharmacology for the patient with concurrent renal or hepatic disease. *Anaesth Intensive Care* 2005; **33**: 311–22.
30. Caldwell JE, Heier T, Wright PM *et al.* Temperature-dependent pharmacokinetics and pharmacodynamics of vecuronium. *Anesthesiology* 2000; **92**: 84–93.
31. Vree TB, van der Ven AJ. Clinical consequences of the biphasic elimination kinetics for the diuretic effect of furosemide and its acyl glucuronide in humans. *J Pharm Pharmacol* 1999; **51**: 239–48.
32. Roberts JA, Lipman J. Antibacterial dosing in intensive care: pharmacokinetics, degree of disease and pharmacodynamics of sepsis. *Clin Pharmacokinet* 2006; **45**: 755–73.
33. van de Waterbeemd H, Smith DA, Jones BC. Lipophilicity in PK design: methyl, ethyl, futile. *J Comput Aided Mol Des* 2001; **15**: 273–86.
34. Upton RN, Ludbrook GL, Martinez AM *et al.* Cerebral and lung kinetics of morphine in conscious sheep after short intravenous infusions. *Br J Anaesth* 2003; **90**: 750–8.
35. de Boer AG, van der Sandt ICJ, Gaillard PJ. The role of drug transporters at the blood–brain barrier. *Annu Rev Pharmacol Toxicol* 2003; **43**: 629–56.
36. Sadeque AJ, Wandel C, He H *et al.* Increased drug delivery to the brain by P-glycoprotein inhibition. *Clin Pharmacol Ther* 2000; **68**: 231–7.
37. Stenson RE, Constantino RT, Harrison DC. Interrelationships of hepatic blood flow, cardiac output, and blood levels of lidocaine in man. *Circulation* 1971; **43**: 205–11.
38. Rowland M, Tozer TN. *Clinical Pharmacokinetics*, 2nd edn. Philadelphia: Lea and Febiger; 1989.
39. Upton RN. The two-compartment recirculatory model – an introduction to recirculatory pharmacokinetic concepts. *Br J Anaesth* 2004; **92**: 475–84.
40. Csajka C, Verotta D. Pharmacokinetic–pharmacodynamic modelling: history and perspectives. *J Pharmacokinet Pharmacodyn* 2006; **33**: 227–79.
41. Zheng D, Upton RN, Martinez AM *et al.* The influence of the bolus injection rate of propofol on its cardiovascular effects and peak blood concentrations in sheep. *Anesth Analg* 1998; **86**: 1109–15.
42. Myburgh JA, Upton RN, Grant C *et al.* Epinephrine, norepinephrine and dopamine infusions decrease propofol concentrations during continuous propofol infusion in an ovine model. *Intensive Care Med* 2001; **27**: 276–82.
43. Bailey JM. Context-sensitive half-times: what are they and how valuable are they in anaesthesiology? *Clin*

Pharmacokinet 2002; **41**: 793–9.
44. Magnuson BL, Clifford TM, Hoskins LA *et al.* Enteral nutrition and drug administration, interactions, and complications. *Nutr Clin Pract* 2005; **20**: 618–24.
45. Florence AT, Attwood D. *Physicochemical Principles of Pharmacy*, 4th edn. London: Pharmaceutical Press; 2005.
46. Shelly MP, Mendel L, Park GR. Failure of critically ill patients to metabolise midazolam. *Anaesthesia* 1987; **42**: 619–26.
47. Bohler J, Donauer J, Keller F. Pharmacokinetic principles during continuous renal replacement therapy: drugs and dosage. *Kidney Int Suppl* 1999: S24–8.
48. Gous AG, Dance MD, Lipman J *et al.* Changes in vancomycin pharmacokinetics in critically ill infants. *Anaesth Intensive Care* 1995; **23**: 678–82.
49. Wilkinson GR. Plasma and tissue binding considerations in drug disposition. *Drug Metab Rev* 1983; **14**: 427–65.
50. Colmenarejo G. In silico prediction of drug-binding strengths to human serum albumin. *Med Res Rev* 2003; **23**: 275–301.
51. Vinik HR, Reves JG, Greenblatt DJ *et al.* The pharmacokinetics of midazolam in chronic renal failure patients. *Anesthesiology* 1983; **59**: 390–4.
52. Takizawa E, Takizawa D, Hiraoka H *et al.* Disposition and pharmacodynamics of propofol during isovolaemic haemorrhage followed by crystalloid resuscitation in humans. *Br J Clin Pharmacol* 2006; **61**: 256–61.
53. Rathore SS, Curtis JP, Wang Y *et al.* Association of serum digoxin concentration and outcomes in patients with heart failure. *JAMA* 2003; **289**: 871–8.

第 80 章

急性中毒的处理

Duncan L A Wyncoll

急性中毒目前仍然是最常见的医学急症之一，占了住院病例的 5% ～ 10%。尽管大多数病例是故意服药的，不过院内病死率依然很低（0.5%）[1]。只有少数毒物和药物具有特异性解毒剂；然而，在大多数中毒中，基础的支持治疗是最主要的必需条件，而且随后痊愈。本章是对急性中毒和药物中毒的一般处理的实践指导。如果需要特别详细的信息，有大量的参考书可供查询，基于互联网的信息服务（例如，Toxbase——http://www.spid.axl.co.uk） 可以参考。

临床中毒学仍然是一个基于经验的专业领域；所以，多数建议是以少量病例报告的文献为基础的，而非对照的临床研究。近年来，中毒学专家已经制定了关于特定治疗方面的权威观点和临床指南，应尽可能参考这些资料。

一般原则

中毒患者处理的一般原则是诊断、临床体检和复苏、检查、药物治疗、特异性措施和持续的支持治疗。在很多紧急情况下，这些行动经常不得不同时执行。

气道和机械通气

在意识丧失的急性中毒患者中，应该去除义齿和清理食物和呕吐物。但当患者能够耐受口咽通气管插入时，气管内插管和气道保护通常是必需的。经临床或血气分析确定的不恰当自主通气，显然需要通气支持。应建立静脉通路，而且进行循环评估。基础观察应该记录，包括血压、脉搏、周围灌注和尿量。有关有创监测和正性肌力药的使用并无特别之处，而且基本原则与本书其他地方所涵盖的内容相同。

临床检查

应当进行标准的临床检查，尤其是寻找针刺标志和以往自戕的证据。Glasgow 昏迷评分，虽然是为头部损伤患者设计的，仍被频繁使用。然而，意识受损程度的描述性记录更具价值。当患者意识不清和没有可用的病史时，诊断有赖于排除其他常见的昏迷原因（表 80.1）和考虑任何的间接证据。应该对体温、瞳孔大小、呼吸频率和心率给予特别的关注，因为这些可以帮助缩小可能的毒素的范围（表 80.2）。

检查

重要的初始检查包括：

- 尿液分析：如果需要，为以后的检测保留一份标本（快反应检测片，用来筛查常见滥用药物 / 娱乐性药物；但是，其可靠性受到一些质疑）。
- 基础生化：多数药物依靠肾排泄。显著的肾功能不全可以改变处理方法。
- 动脉血气分析：代谢和（或）呼吸性酸中毒最常见。阿司匹林可能在开始导致呼吸性碱中毒。代谢性碱中毒罕见。
- 阴离子间隙 =（$[NA^+]$ + $[K^+]$）－（$[Cl^-]$ + $[HCO_3^-]$）：正常时为 10 ～ 14。在临床毒理学上，乙醇、甲醇、乙二醇、二甲双胍、

表 80.1 除急性中毒外导致昏迷的常见原因

颅内出血
蛛网膜下腔出血
硬膜下 / 硬膜外血肿
脑膜炎或脑炎
糖尿病昏迷
尿毒症脑病

表 80.2 常见毒物的临床作用

惊厥	三环类抗抑郁药，异烟肼，锂，苯丙胺类，茶碱，一氧化碳，酚噻嗪类，可卡因
皮肤	
大疱	巴比妥类，三环类抗抑郁药
出汗	水杨酸盐类，有机磷，苯丙胺类，可卡因
瞳孔	
缩小	鸦片类，有机磷
扩大	缺氧，低体温，三环类抗抑郁药，酚噻嗪类，抗胆碱药
体温	
发热	抗胆碱药，三环类抗抑郁药，水杨酸盐类，苯丙胺类，可卡因
低体温	巴比妥，酒精，鸦片类
心脏节律	
心动过缓	地高辛，β 受体阻滞剂，有机磷
心动过速	水杨酸盐类，茶碱，抗胆碱药
心律失常	地高辛，酚噻嗪类，三环类抗抑郁药，抗胆碱药

氰化物、异烟肼或水杨酸盐是导致阴离子间隙升高的代谢性酸中毒的最常见原因。

- 渗透压间隙：指实验室测得的渗透压（O_m）和计算出的渗透压（O_c）之间的差异。$O_c = 2（Na^+ + K^+）$ + 尿素 + 葡萄糖。渗透压间隙正常情况下 < 10。可导致渗透压升高的原因包括乙醇、甲醇和乙二醇。
- 胸部 X 线：吸入胃内容物的情况并非少见。
- 药物水平：除特殊的中毒以外，很少有所帮助。这些药物包括对乙酰氨基酚、水杨酸盐、铁、地高辛和锂。

肠道净化

催吐

不再推荐使用吐根进行催吐，理由有二[2]：首先，这对于从胃内清除出有意义数量的毒物是无效的；其次，它限制了活性炭的使用。

洗胃

除非是在服药后 1 小时之内，否则不再推荐[3]。美国和欧洲毒理学家的联合报告阐明：如果在这一时段之后进行洗胃，清除掉的毒物量是没有意义的，并且洗胃可能只会将未吸收的毒物推进入小肠。然而，这一观点是基于有限的资料，并且最近已经受到质疑[4]。如果咽反射消失或可疑消失，首先的基本处理是进行气管插管，尤其是因为在大多数药物过量的病例中，肺内误吸药物比摄入药物更为致命。

为了实施洗胃，应将患者置于头低和左侧卧位，然后将带有大侧孔的大内径胃管（36 ~ 40 Fr）插入到胃内。在开始灌洗前要对胃管进行负压吸引，然后慢慢地灌入温水，完全吸出后再继续。重复灌洗过程，直至吸出的液体是澄清的；按摩胃部或胃镜可以辅助对结团的药物块的清除。在儿童，钠、水和热量的平衡非常重要。摄入腐蚀性和酸性物质后禁止洗胃，因为可能会发生食管或胃穿孔。吸入汽油、石蜡或白酒可能会导致严重的肺炎。

活性炭

活性炭（AC）仍然是大多数急性中毒的第一线治疗[5]。由于其表面积大且具有多孔性结构，它可以高效地吸附多种毒素且鲜有例外。例外的情况包括金属元素、农药、强酸和强碱以及氰化物。所有患者都应该在药物摄入 1 小时内给予活性炭，尽管如果在摄入过量会延缓胃排空的物质（比如阿片类、三环类抗抑郁药），在超过 1 小时后给予活性炭也是可取的。由于国际指南推荐在 1 小时内给予活性炭，因此最重要的是快速识别出那些可能严重药物过量的就诊者，从而立即给予活性炭[6]。

多次给予活性炭能通过干扰肠 - 肠和肠 - 肝循环来增加某些药物的清除。重复给予活性炭的指征见表 80.3[7]。活性炭的成人剂量为 50 g，儿童则为 1 g/kg。它常常会导致呕吐；因此在给药前考虑给予止吐药。每隔 4 小时重复进行给药。

全肠灌洗

这是一种新的胃肠净化方法，仅适应于有限数量的毒物[8]。全肠灌洗是通过给予非吸收性的聚乙二醇引起水样便，并且通过物理驱动使内容物快速地通过胃肠道以减少药物吸入。聚乙二醇制剂也偶然地用于手术科室的术前“肠道准备”。在处理大量摄入活性炭不能吸附的药物时，它可能会发挥治疗作用。其适应证包括大量摄入铁或锂，摄入塞满毒品的小包 / 避孕套（“利用身体运送毒品者”），以及大量摄入缓释或肠溶药物（例如，茶碱或钙离子通道阻滞剂）。目前，其疗效只是基于个案报告。

增强药物的清除

绝大多数药物过量患者只需要进行肠道净化和支持治疗即可。少数急性中毒的病例可能需要考虑增强清除的方法。

碱化尿液

碱化尿液（以前称为强制碱性利尿）对于以下药物的严重中毒可能有用：

- 水杨酸盐
- 苯巴比妥（同时多次给予活性炭）
- 氯磺丙脲
- 甲氨蝶呤

静脉输注碳酸氢钠（大约 1.26%）来维持中性平衡，并且尝试使尿液 pH 值达到大约 7.5。“碱化尿液”这个术语强调了调节尿液 pH 是治疗的首要目的；“强制碱性利尿”和“碱性利尿”这些术语则应停用。根据国际性的报告，碱化尿液应考虑作为中至重度的水杨酸盐中毒的治疗选择[9]。必须注意确保血钾不要过快地下降。

体外净化技术

多种体外技术可用于帮助中毒患者清除药物。这包括血浆置换、血液透析、血液滤过、血液透析滤过和血液灌流。文献中有关这些技术清除药物的数据很有限，并且不太可能从一个系统推及另一个系统。目前，仍依赖于这些方法的原理和相关药物的动力学知识。

仅当存在重度中毒的临床特征或标志物，对充分的支持治疗无反应，同时是由可被清除的药物引起的中毒时，才可以考虑使用体外技术。药物清除的常规途径受损也可能会影响到治疗决策。如果机体的总清除率提高至少 30% 时，才值得使用体外技术。在大多数重症监护室很少进行血液灌流，间断血液透析通常也仅限于肾病房。因此，当有体外净化技术的指征时，使用连续性血液滤过，同时伴或不伴血液透析，应用滤过率大于每小时 50 ～ 100 ml/kg，可能是同样有效。

表 80.3　多次给予活性炭可能有益的药物中毒

卡马西平
茶碱
地高辛
奎宁
苯巴比妥
氨苯砜
缓释制剂

连续的支持治疗

自我服毒的患者不是总能得到接诊医疗团队的同情。尝试去将这些患者视作医学上的挑战，而不仅仅是自我伤害的情况。除了下文将详细描述的特殊措施外，对意识丧失、不稳定的患者应当持续进行综合的护理。这包括生命体征的监测，必要时提供器官支持。也需注意液体平衡、纠正电解质、开始营养支持，以及积极地治疗医院内感染。

总之，尽管开始时生理紊乱的情况很严重，但这些患者通常有一个好的预后。

某些常见或困难的药物过量的特异性治疗

本节仅仅强调可能对临床诊断或预后有帮助的那些特征。治疗建议始终以一般原则的那些措施为基础。一些新的和有争议的疗法已被述及。

苯丙胺类（包括“摇头丸”、4-甲基二氧基甲基安非他明）

临床特征

轻度过量的症状包括出汗、口干和焦虑。尽管大多数服用摇头丸的患者都存在脱水，不过有一部分患者会因饮水过量而出现低钠血症。更严重的特征包括高渗、反射亢进、幻觉和高血压。室上性心律失常可能会伴随昏迷、惊厥及出血性卒中的风险。高热可发展为高热综合征，导致横纹肌溶解、代谢性酸中毒、急性肾衰竭、弥散性血管内凝血（DIC）和多器官衰竭（MOF）[10]。

治疗

在服药后 1 小时内可考虑使用活性炭。苯二氮䓬类对于激动不安或有精神症状的患者是有帮助的，对于降低心动过速、高血压和高热可能具有中枢性作用。如果苯二氮䓬类控制高血压失败，应当开始使用其他种类的抗高血压药，比如 α 受体阻滞剂、拉贝洛尔或者直接的血管扩张剂。重度低钠血症的患者可能需要考虑使用高渗盐水。高热应按标准方式进行处理，包括输注冷的液体。丹曲林可用于治疗摇头丸相关的高热；不过该药治疗的是结果而非原因，并且针对体温调节的中枢机制直接进行治疗可能更佳[11]。此外，还有使用氯氮平或奥氮平治疗高热的少量报告。

巴比妥类

临床特征

中枢神经、心血管和呼吸系统均受到抑制。心血管的抑制作用是由于血管运动中心的抑制，以及对心肌和外周血管的毒性作用。低血压和相对的低血容量可能会很显著。

治疗

支持性治疗；然而，可以考虑反复给予活性炭和碱化尿液。

苯二氮䓬类

临床特征

过量是很常见的，但临床特征通常并不严重，除非伴有其他中枢神经系统抑制药物（比如酒精）、既有的疾病或高龄。毒性作用通常引起嗜睡、构音困难、共济失调和眼球震颤；然而，也可能会出现烦躁和意识模糊。

治疗

如果患者在服药后 1 小时内可给予活性炭，不过通常只需给予支持治疗。氟马西尼是特异性的拮抗剂，不过它的作用时间很短，限制了它仅用于诊断目的。此外，由于氟马西尼可能会使混合服用了多种药物的患者产生其他症状（例如，在同时服用了三环类抗抑郁药的患者会导致痉挛坠落），它的使用有增加发病率和病死率的风险[12]。

β-受体阻滞剂

临床特征

对 β-受体阻滞剂过量的反应个体差异非常大。那些心脏病患者发生并发症的危险更高。低血压和心动过缓为主要表现，并且通常对标准复苏措施无效。心脏阻滞的程度可能从 PR 间期延长到完全性心脏传导阻滞和心脏停搏。心源性休克和肺水肿并非罕见[13]。

治疗

在服药后 1 小时内应当考虑活性炭，并且对摄入了缓释制剂的患者应多次给予活性炭。阿托品的作用尚不明确，尽管它常用于心动过缓和低血压的患者。如果对症治疗失败，则有指征选择其他方法，如胰高血糖素（直至 10 mg iv）、肾上腺素输注或心脏起搏等。尽管胰高血糖素的使用已经是医学惯例，但其证据还仅限于动物研究[14]。它通常以干粉与苯酚稀释液的形式到来，因此如果使用，应将胰高血糖素粉末溶解于 5% 葡萄糖溶液中，因为大量的苯酚是一种心肌抑制剂。

苯丁酮类（包括氟哌啶醇）

临床特征

嗜睡和锥体外系作用最常见。罕见低血压、QT 间期延长、心律失常和惊厥发作。

治疗

在服药后 1 小时内应当考虑活性炭，其他为支持性治疗。锥体外系症状可使用丙环定或苯扎托品来治疗。如果出现室性心律失常，最好进行心脏电复律治疗；1a 类抗心律失常药理论上是有害的。

钙通道阻断剂

临床特征

心脏作用是这些药物过量时的主要表现，尤其是低血压和房室传导阻滞，虽然硝苯地平过量可出现反射性心动过速。低血压的发生是由于外周血管扩张和负性肌力作用。当摄入缓释制剂时，最初表现良好的患者也可以出现严重毒性。

治疗

在服药后 1 小时内应当考虑活性炭，并且对于摄入了缓释制剂的患者应当多次给予活性炭。治疗仍然是支持性的；不过对于输液后仍有低血压的患者，通常会经静脉给予氯化钙[15]。阿托品常用于心动过缓，偶尔可能需要进行心脏起搏。在持续低心输出量状态，可能需要考虑磷酸二酯酶抑制剂、左西孟旦或高剂量胰岛素[16]。

印度大麻

临床特征

吸食大麻的过量不常见；然而，高剂量可能会引起急性偏执性精神病。已有报道，儿童摄入大麻后有共济失调、眼球震颤、心动过速和意识模糊。在成人，静脉滥用大麻粗提物可以导致腹痛、发热、低血压、肺水肿和 DIC。

治疗

治疗是支持性的，并且大多数患者仅有轻微症状。对于摄入大麻的儿童，应当考虑给予活性炭[17]。

卡马西平

吸收缓慢且无法预知；而且直到服药后 72 小时，最大血清浓度才可能达到。卡马西平经过肠肝再循环，并且代谢为活性代谢产物。

临床特征

眼球震颤、共济失调、颤抖和痉挛很常见，但重度过量也可能出现不同程度的昏迷和严重心动过速或心动过缓。可以测定卡马西平及其活性代谢产物的血浆浓度，但它们与毒性的相关性不佳。

治疗

如果患者是大量过量后的 1 小时内就诊，应当进行胃灌洗。多次给予活性炭适用于大量摄入药物或者有症状的患者，即使过量后数小时开始使用也可能有助于清除药物。

一氧化碳（CO）

在 1919 年 Haldane 第一次描述了 CO 中毒的症状，其中毒机制尚不明确。吸烟者可能有高达 10% 的血红蛋白与 CO 结合（即碳氧血红蛋白，COHb）而没有有害作用。在 CO 中毒期间，输送到心脏和脑部的氧气增加了。没有能可靠地检测 CO 中毒的标志物。同时存在昏迷和（或）COHb 水平 > 40% 通常提示严重中毒，不过缺乏这些表现时也可能会发生迟发性的病情恶化。CO 与血红蛋白的亲和力大约是氧气的 240 倍。

临床特征

神经体征的严重程度不一，从轻度意识模糊直到癫痫发作和昏迷。应该始终寻找意识丧失的病史，这可能是明显中毒的唯一标识。心电图上可能出现 ST 段改变。在缺乏呼吸抑制或误吸时，PaO_2 是正常的。必须通过血氧计直接测定 SaO_2，而不是计算。樱桃红色的皮肤仅见于教科书；发绀更为常见。

治疗

采取基础复苏措施后，应该给予高流量吸氧（尽可能达到 100%），并持续至 COHb 水平低于 5%。这有时需要长达 24 小时。高压氧（HBO）尽管经常应用，但仍然存在争议。已有 8 个关于高压氧和常压氧比较的随机对照试验。不幸的是，其中许多试验的质量很差，并且不可能显示高压氧（HBO）对降低 1 个月后的神经后遗症的任何统计学益处 [18]。考虑到将意识丧失的患者转运至高压氧中心经常遇到的后勤方面的困难，根据目前已有的资料还不能推荐高压氧治疗。

氯喹

临床特征

重度中毒时可能会导致低血压、低钾血症、惊厥、室性心律失常和心搏骤停。

治疗

在服药后 1 小时内应当考虑活性炭。血管升压药需要使用至低血压被逆转，同时对烦躁的患者应用地西泮。低钾血症很常见，且在早期可能是保护性的，它可以自行恢复，因此不推荐积极补钾 [19]。

可卡因

临床特征

重度中毒的特征包括反射亢进、嗜睡和惊厥 [20]。重度高血压可能会导致蛛网膜下腔或颅内出血，冠状动脉痉挛可能会导致心肌梗死或室性心律失常；死亡一般发生在早期。也可能发生高热伴横纹肌溶解、急性肾衰竭和 DIC。

治疗

中毒剂量是不同的，并且依赖于耐受性、是否有其他药物以及给药途径，但是摄入量＞1 g 是可能致命的。应当尽早设置血压和 ECG 监测，并在摄入后 1 小时内给予活性炭。苯二氮䓬类对于躁动或精神症状的患者有帮助，并且在降低心动过速、高血压和高热方面可能具有中枢性作用。如果苯二氮䓬类不能控制高血压，应开始使用其他种类的降压药，比如 α 受体阻滞剂、拉贝洛尔或直接血管扩张剂，如静脉注射硝酸盐类。因为 β 受体阻滞剂具有产生无拮抗的 α 受体兴奋的危险，它的应用存在争议且应慎用。高热应以标准方式进行处理，包括给予低温液体、物理降温措施，以及在存在惊厥、镇静、麻痹和通气。

氰化物

临床特征

重度中毒可快速致死；无论如何，其特征包括昏迷、呼吸抑制、低血压和代谢性酸中毒。更为缓和的特征包括短暂丧失意识、惊厥和呕吐。抢救人员必须确保它们不会污染到自己。

治疗

此时有充分的理由可以给予亚硝酸异戊酯吸入剂和 100% 纯氧，因为它包含于“氰化物解毒药套件”之中。随后有一系列选项：

1. 具有重度中毒特征的患者需要静脉注射依地酸二钴 300 mg，超过 1 分钟注完，随后静脉注射 50% 葡萄糖 50 ml，如果无反应再注射 300 mg。
2. 具有中度中毒特征的患者应当给予硫代硫酸钠 12.5 g 静脉注射。
3. 也可给予羟钴胺静脉注射，但并不是总能够获得合适的制剂。

4. 代谢性酸中毒的患者应当给予碳酸氢钠。

地高辛

临床特征

中毒可能是由于摄入量超过 2 ～ 3 mg，或者更常见是由于接受了过高的每日剂量和（或）肾清除率下降。任何类型的心律失常均有可能发生，并且不良作用可能会延迟数小时才发生。重度中毒可能引起高钾血症和低血压。

治疗

服药后 1 小时内应当考虑活性炭，多次给予活性炭可以干扰药物的肠肝再循环过程，可能有效。地高辛的血清水平可能是有帮助的，虽然它不等同于全身负荷量。高钾 / 低钾血症和低镁血症应当进行纠正。心脏起搏对于控制有症状的缓慢性心律失常可能是必要的，并且胺碘酮对于快速性心律失常可能有用。直流电击应尽可能避免使用，但是如确有必要则应从低能量水平开始。地高辛特异性抗体适用于对基本治疗无效的严重高钾血症、对阿托品无效的心动过缓或室性心律失常；在慢性中毒有时需要重复给药，因为地高辛可能会从较深部的储存组织中释放出来发生再分布[21]。

γ- 羟基丁酸（GHB）

临床特征

摄入中等至高剂量时（＞ 50 mg/kg），可能会出现昏迷、惊厥、心动过缓、低血压和严重呼吸抑制，其他中枢神经系统抑制药促进这种作用。大多数来院就诊的患者只需要支持治疗，即使来院时处于昏迷的患者通常也可在 2 ～ 4 小时内苏醒；极少需要重症监护[22]。

治疗

摄入量＞ 20 mg/kg 时，如果在 1 小时内就诊可以给予活性炭。大多数出现症状的患者都应当住院观察，直至症状消除，这一过程通常很快。苯二氮䓬类是治疗惊厥的可选药物。

铁

临床特征

对胃黏膜的腐蚀作用导致呕吐、疼痛、呕血和黑便、胃穿孔。重度中毒表现为服药后 4 小时内儿童的血浆浓度超过 90 μmol/L，成年人超过 145 μmol/L。

治疗

洗胃后胃内保留 5 g 甲磺酸去铁胺（一种铁螯合剂）。同时肌内注射 2 g，并且开始以每小时 15 mg/kg（最大量为 80 mg/kg）进行输注。治疗持续至血清浓度和临床状态达到满意为止。

异烟肼

临床特征

剂量＞ 80 mg/kg 可引起重度中毒，其特征是昏迷、呼吸抑制、低血压和惊厥。持续的惊厥可引起横纹肌溶解和急性肾衰竭。

治疗

大剂量摄入后 1 小时内就诊，应当考虑进行胃灌洗，随后给予活性炭。惊厥应当使用地西泮和维生素 B_6 来控制，这是异烟肼中毒的特异性解毒剂。大剂量摄入后应尽早地预防性给予维生素 B_6，因为它可以防止并发症的发生。

锂

临床特征

血清锂水平 ＞ 1.5 mmol/L 时具有毒性，主要特征为各种各样的神经系统症状和体征。重度中毒可能导致永久性神经损伤和肾性尿崩症。

治疗

血清浓度＞ 3.5 ～ 4.0 mmol/L 或具有重度中毒体征的患者需要使用体外清除技术。虽然如此，大多数患者对一般支持性治疗措施即有应答。

甲醇和乙二醇

临床特征

甲醇和乙二醇相对无毒，但摄入它们属于医学紧急事件，因为它们被分别代谢（经过12 ～ 18 小时的潜伏期）为甲酸和羟乙酸。这些毒性代谢产物造成代谢性酸中毒、视觉毒性、肾衰竭，并且偶尔会导致死亡。轻度的表现包括头晕、嗜睡和腹痛。若延误了治疗，代谢性酸中毒会发展为嗜睡、昏迷和惊厥。渗透压间隙和阴离子间隙增加。

治疗

活性炭不吸附甲醇或乙二醇。代谢性酸中毒应使用碳酸氢钠治疗，并监测血清电解质水平。乙醇可防止毒性代谢产物的形成，以前作为最确切的治疗。然而，乙醇的给药很复杂，需要反复监测，且有不良作用。目前引入的甲吡唑（4- 甲吡唑）尽管昂贵，但已显著地简化了乙二醇和甲醇中毒的治疗，目前在一些国家的指南中被强烈推荐为一线治疗 [23-24]。它已经显示出是安全与有效，且不良作用极少 [25]，并有可能避免视力受损或重度酸中毒患者对血液透析的需求 [26]。如果乙二醇的血液浓度＞ 20 mg/dL，或者有明确的乙二醇 / 甲醇摄入史且渗透压间隙＞ 10，则患者应当使用 15 mg/kg 的负荷剂量，随后在 48 小时内每 12 小时给予 10 mg/kg。

同时也应给予亚叶酸，因为它可以促进甲酸的代谢。

单胺氧化酶抑制剂（MAOI）

临床特征

MAOI 可导致胺类神经递质的蓄积，易于从胃肠道吸收，并且在肝中被代谢。过量可导致神经肌肉兴奋（肌肉痉挛、强直和角弓反张）和交感神经活动过度（震颤、心动过速、高热、高血压伴瞳孔固定和散大）。

治疗

处理与苯丙胺类和可卡因中毒时相似（见上文）。

非甾体类抗炎药（NSAID）

临床特征

过量摄入 NSAID 的情况很常见。不过，幸运的是，除了胃炎的严重发作之外，严重问题罕见。例外情况包括甲芬那酸或大剂量摄入布洛芬，已有报道这可发生自限性惊厥和肾衰竭 [27]。4 小时内未出现症状的患者不太可能发生迟发中毒。

治疗

大剂量服药后（＞ 10 片），若在 1 小时内就诊，可以给予活性炭。癫痫发作应使用苯二氮䓬类药物治疗，口服质子泵抑制剂可以缓解胃肠道刺激的症状。

阿片类物质

临床特征

服药过量的特征是针尖样瞳孔、嗜睡、呼吸浅慢，以及最终呼吸衰竭。

治疗

活性炭对口服摄入可能有效，其他是支持性治疗。可以静脉推注纳洛酮 0.1 ～ 0.4 mg；若无充分的应答，可能需要重复给药。若纳洛酮不能迅速逆转呼吸衰竭，则需要进行气管插管和机械通气。

对乙酰氨基酚

在正常成年人，剂量＞ 10 g 就可能超出肝的谷胱甘肽结合毒性代谢产物的能力。血浆浓度＞ 200 mg/L 持续 4 小时或以上；血浆浓度＞ 50 mg/L 持续 12 小时（图 80.1）通常与肝损害有关。对于高危人群在较低剂量就应当开始治疗（见表 80.4）。超过服药后 16 小时再静脉注射乙酰半胱氨酸可能无法防止严重肝损害，但仍然应该给药，因为对乙酰氨基酚诱导的暴发性肝衰竭的结局可以得到改善 [28]。尽管重度肝损害的病死率达到 10%，但大多数患者可在 1 ～ 2 周内恢复。

临床特征

恶心和呕吐可能是最初 24 小时内的唯一特征。

治疗

- 按上述一般原则测量药物浓度。
- 尽快给予活性炭，即使药物过量后已超过 4 小时[29]。
- N - 乙酰半胱氨酸 150 mg/kg 溶于 5% 葡萄糖溶液 200 ml 中，经 15 分钟输注完成，随后 50 mg/kg 溶于 5% 葡萄糖溶液 500 ml 中输注 4 小时，或者 100 mg/kg 溶于 5% 葡萄糖溶液 1L 中输注 16 小时（20 小时总剂量 300 mg/kg）。最大保护作用具有时间依赖性。从摄入到治疗的间隔时间少于 10 小时可获得最佳结果。
- 对于暴发性肝衰竭，应重复给予这最后的剂量（100 mg/kg 溶于 5% 葡萄糖溶液 1L 中，输注 16 小时），直至患者的 INR < 2。
- 若肝衰竭进展，应当尽早咨询区域医疗中心专家的意见，因为可能必须进行肝移植。

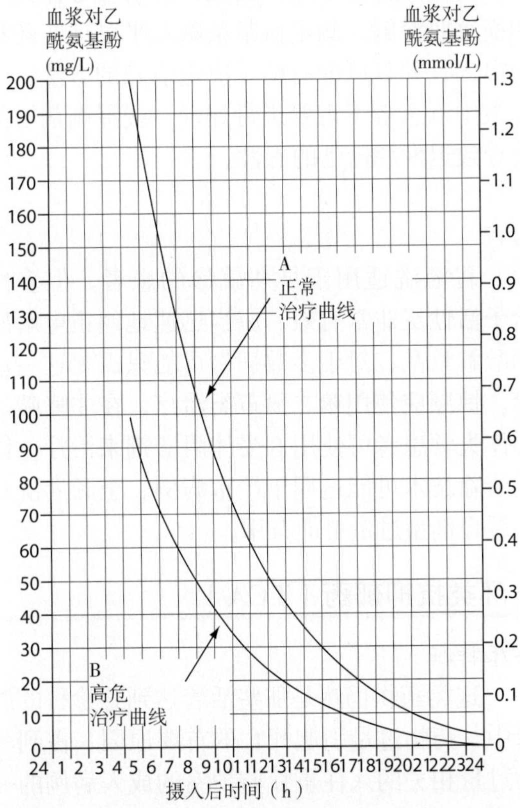

图 80.1 对乙酰氨基酚过量后与摄入后时间和血浆浓度相关的治疗流程 (Figure from Paracetamol Information Centre, London and the Welsh National Poisons Unit, Cardiff.)

表 80.4 对乙酰氨基酚过量后肝损害的高危因素

经常饮酒
经常服用酶诱导药物：苯妥英、卡马西平、苯巴比妥、利福平
导致谷胱甘肽缺乏的病症：HIV、饮食障碍、营养不良和囊性纤维化

百草枯

成年人的致死剂量是 3 ~ 6 g（即 15 ~ 30 ml 的 20% w/v 浓缩液）。摄入浓缩液的患者的病死率大约是 45%[30]。肺是主要靶器官，氧气会加重这种损伤。在 0.5 到 2.0 小时之间达到峰浓度。

临床特征

始发症状为胃肠疼痛和呕吐，伴口腔、咽喉和食管的腐蚀作用。呼吸困难和肺水肿会在 24 小时内相继出现，并发展为不可逆的肺纤维化和死亡。心脏、肾和肝的功能障碍亦常见。

治疗

若患者在 1 小时内就诊应当给予活性炭。除了止吐、镇痛和补液治疗这些基本措施之外，特殊治疗方案的疗效尚不明确。对于血浆和尿液中药物水平非常高的患者，姑息性治疗很可能是最佳方法。

苯妥英

临床特征

吸收缓慢且不可预知；此外，服药后 72 小时才能达到最大血清浓度。在最初的恶心和呕吐之后，可出现神经系统症状，包括嗜睡、构音困难和共济失调，最终可发展为癫痫发作。除非经静脉过量给药，否则心血管的毒性很少见。

治疗

大多数患者只需要支持治疗。

水杨酸盐类(阿司匹林)

血清浓度为500～750 mg/L（3600～5500 μmol/L）时可产生中度毒性，浓度＞750 mg/L时发生重度中毒。仅靠血清浓度不能决定预后。随着浓度增加，清除半衰期也明显增加。pH值微小的下降即可引起非离子化的水杨酸的大大增加，它然后可渗入组织。

临床特征

耳鸣、耳聋、出汗、发热、低血糖、呕血、过度通气和低钾血症都有可能发生。昏迷、高热、肺水肿和酸血症在致命的病例中更为常见，这些出现较晚。

治疗

多次给予活性炭可能有效，但并不确定。维生素K和葡萄糖用于纠正低凝血酶原血症和低糖血症。碱化尿液（见上）可以减少能进入组织的非离子化药物的总量，但具有害处，因此只可用于最危重的患者。体外技术对于清除水杨酸盐、纠正酸碱失衡非常有效。尽管使用体外技术的指征尚待确定，但对于严重病例应当考虑[31]。

选择性5-羟色胺再摄取抑制剂(SSRI)或5-HT药物

这类药物包括西酞普兰、氟西汀、氟伏沙明、帕罗西汀和舍曲林。这类药物逐渐取代了三环类抗抑郁药，一般说来发生过量时更为安全。

临床特征

嗜睡、心动过速和轻度高血压是最常见的特征。也可发生癫痫发作和昏迷，另有14%的病例出现5-羟色胺综合征[32]。

治疗

服药后1小时内应考虑活性炭，否则给予支持性治疗。应当使用苯二氮䓬类药物治疗躁动或高热的患者。另有使用赛庚啶治疗SSRI重度中毒的病例报告[33]。

茶碱

临床特征

急性茶碱中毒可能非常严重，重度中毒的病死率很高。血药浓度＜30 mg/L（167 μmol/L）时烦躁、震颤、恶心、呕吐和窦性心动过速等毒性作用即很明显。急性中毒时血药浓度＞60 mg/L（333 μmol/L）或长期使用时浓度＞40 mg/L（222 μmol/L），常常会引起癫痫发作、恶性室性心律失常、严重低血压和死亡[34]。一个关键性的特征是低钾血症，可诱发心律失常和横纹肌溶解。测定血浆茶碱水平可证实药物的摄入，并且可能有助于决定清除的方法；大多数中毒患者不需要进行处理。缓释制剂可能会导致迟发和迁延的毒性。

治疗

胃灌洗适用于早期就诊的患者，但多次给予活性炭非常有效。应当迅速地纠正电解质和酸解紊乱，对于多数病例可能只需要这一治疗。惊厥应使用苯二氮䓬类治疗，在非哮喘的心律失常患者可使用β受体阻滞剂来治疗。体外清除技术可能适用于严重病例。全肠灌洗对于缓释剂型过量可能有用。

三环类抗抑郁药(TCA)

临床特征

这类药物仍然是那些活着达到急诊科的患者中，药物过量引起死亡的首要原因，占到药物过量相关的入住重症监护室的成人病例的一半[35]。其特征包括诸如皮肤温暖干燥、心动过速、视力模糊、瞳孔散大和尿潴留等抗胆碱能作用。重度的特征包括呼吸抑制、意识水平下降、心律失常、痉挛和低血压。心电图上QRS时限

> 100 毫秒可能预示心律失常的可能；QRS 时限 > 160 毫秒增加癫痫发作的危险[36]。各种形式的心律和传导阻滞均有报道，且心电图不一定能预知[37]。在缺乏 QRS 波增宽时，阿莫沙平可引起重度中毒的典型特征。心脏毒性主要是由奎尼丁样作用所导致，延缓了动作电位的 0 期去极化。其他机制包括自主节律受损、胆碱能阻滞以及神经元摄入儿茶酚胺的抑制。酸血症、低血压和高热可使毒性加剧。

治疗

在给予以上概述的支持治疗和多次给予活性炭之后，应当进行连续的心电监护。提高动脉血 pH 值至 7.45 可明显地减少可利用的游离药物量，这可能是避免 TCA 毒性的最好方法。轻度的过度通气以及 8.4% 碳酸氢钠以 50 mmol 的剂量给予可实现这一策略，并且可以改善预后[38]。所有出现 QRS 时限延长（即使没有代谢性酸中毒）、恶性心律失常、低血压或代谢性酸中毒的病例，很可能均应给予碳酸氢盐。如果发生心律失常，应避免使用 1a 类药物；利多卡因可能最佳。苯二氮䓬类可作为镇静的药物选择、癫痫发作的治疗，并且可以预防谵妄的发生。

丙戊酸盐

临床特征

大多数过量病例呈良性过程，伴有恶心、轻度嗜睡和意识模糊。大量摄入时可能发生昏迷与脑水肿。

治疗

除了证实患者摄入了药物之外，测定丙戊酸盐水平的意义不大。昏迷的深度与游离的或者总的丙戊酸盐水平的相关性很差。通常只需进行支持治疗。由于吸收迅速，因此胃灌洗或活性炭的收益很小。

（伊 敏译 刘景院校）

参考文献

1. Gunnell D, Ho D, Murray V. Medical management of deliberate drug overdose: a neglected area for suicide prevention? *Emerg Med J* 2004; **21**: 35–8.
2. American Academy of Clinical Toxicology; European Association of Poison Control Centres and Clinical Toxicologists. Position statement: ipecac syrup. *Clin Toxicol* 1997; **35**: 699–709.
3. American Academy of Clinical Toxicology; European Association of Poison Control Centres and Clinical Toxicologists. Position statement: gastric lavage. *Clin Toxicol* 1997; **35**: 711–9.
4. Eddleston M, Juszczak E, Buckley N. Does gastric lavage really push poison beyond the pylorus? A systematic review of the evidence. *Ann Emerg Med* 2003; **42**: 359–64.
5. Chyka PA, Seger D, Krenzelok EP *et al.* American Academy of Clinical Toxicology; European Association of Poisons Centres and Clinical Toxicologists. Position paper: single-dose activated charcoal. *Clin Toxicol* 2005; **43**: 61–87.
6. Karim A, Ivatts S, Dargan P, Jones A. How feasible is it to conform to the European guidelines on administration of activated charcoal within one hour of an overdose? *Emerg Med J* 2001; **18**: 390–2.
7. American Academy of Clinical Toxicology; European Association of Poison Control Centres and Clinical Toxicologists. Position statement and practice guidelines on the use of multi-dose activated charcoal in the treatment of acute poisoning. *Clin Toxicol* 1999; **37**: 731–51.
8. American Academy of Clinical Toxicology; European Association of Poison Control Centres and Clinical Toxicologists. Position statement: whole bowel irrigation. *Clin Toxicol* 1997; **35**: 753–62.
9. Proudfoot AT, Krenzelok EP, Vale JA. Position paper on urine alkalinisation. *J Toxicol Clin Toxicol* 2004; **42**: 1–26.
10. Hall AP, Henry JA. Acute toxic effects of 'Ecstasy' (MDMA) and related compounds: overview of pathophysiology and clinical management. *Br J Anaesth* 2006; **96**: 678–85.
11. Padkin A. Treating MDMA ('Ecstasy') toxicity. *Anaesthesia* 1994; **49**: 259.
12. Seger DL. Flumazenil – treatment or toxin? *J Toxicol Clin Toxicol* 2004; **42**: 209–16.
13. Shepherd G. Treatment of poisoning caused by beta-adrenergic and calcium-channel blockers. *Am J Health Syst Pharm* 2006; **63**: 1828–35.
14. Bailey B. Glucagon in beta-blocker and calcium channel blocker overdoses: a systematic review. *J Toxicol Clin Toxicol* 2003; **41**: 595–602.
15. DeWitt CR, Waksman JC. Pharmacology, pathophysiology and management of calcium channel blocker and beta-blocker toxicity. *Toxicol Rev* 2004; **23**: 223–38.
16. Megarbane B, Karyo S, Baud FJ. The role of insulin and glucose (hyperinsulinaemia/euglycaemia) therapy in acute calcium channel antagonist and beta-blocker poisoning. *Toxicol Rev* 2004; **23**: 215–22.

17. MacNab A, Anderson E, Susak K. Ingestion of cannabis: a cause of coma in children. *Pediatr Emerg Care* 1989; **5**: 238–9.
18. Buckley NA, Isbister GK, Stokes B *et al.* Hyperbaric oxygen for carbon monoxide poisoning: a systematic review and critical analysis of the evidence. *Toxicol Rev* 2005; **24**: 75–92.
19. Jaeger A, Sauder P, Kopferschmitt J *et al.* Clinical features and management of poisoning due to antimalarial drugs. *Med Toxicol Adverse Drug Exp* 1987; **2**: 242–73.
20. Paul S, York D. Cocaine abuse: an expanding healthcare problem for the 1990s. *Am J Crit Care* 1992; **1**: 109–13.
21. Bateman DN. Digoxin-specific antibody fragments: how much and when? *Toxicol Rev* 2004; **23**: 135–43.
22. Liechti ME, Kunz I, Greminger P *et al.* Clinical features of gamma-hydroxybutyrate and gamma-butyrolactone toxicity and concomitant drug and alcohol. *Drug Alcohol Depend* 2006; **81**: 323–6.
23. Barceloux DG, Krenzelok EP, Olson K *et al.* American Academy of Clinical Toxicology practice guidelines on the methanol poisoning. *J Toxicol Clin Toxicol* 1999; **37**: 537–60.
24. Barceloux DG, Bond GR, Krenzelok EP *et al.* American Academy of Clinical Toxicology practice guidelines on the methanol poisoning. *J Toxicol Clin Toxicol* 2002; **40**: 415–46.
25. Brent J, McMartin K, Phillips S *et al.* Fomepizole for the treatment of methanol poisoning. *N Engl J Med* 2001; **344**: 424–9.
26. Megarbane B, Borron SW, Trout H *et al.* Treatment of acute methanol poisoning with fomepizole. *Intensive Care Med* 2001; **27**: 1370–8.
27. Smolinske SC, Hall AH, Vandenberg SA. Toxic effects of nonsteroidal anti-inflammatory drugs in overdose. *Drug Safety* 1990; **5**: 252–74.
28. Keays R, Harrison PM, Wendon JA *et al.* Intravenous acetylcysteine in paracetamol induced fulminant hepatic failure: a prospective controlled study. *N Engl J Med* 1991; **303**: 1026–9.
29. Spiller HA, Winter ML, Klein-Schwartz W *et al.* Efficacy of activated charcoal administered more than four hours after acetaminophen overdose. *J Emerg Med* 2006; **30**: 1–5.
30. Hwang KY, Lee EY, Hong SY. Paraquat intoxication in Korea. *Arch Environ Health* 2002; **57**: 162–6.
31. Dargan PI, Wallace CI, Jones AL. An evidenced based flowchart to guide the management of acute salicylate (aspirin) overdose. *Emerg Med J* 2002; **19**: 206–9.
32. Isbister GK, Bowe SJ, Dawson A *et al.* Relative toxicity of selective serotonin reuptake inhibitors in overdose. *J Toxicol Clin Toxicol* 2004; **42**: 277–85.
33. McDaniel WW. Serotonin syndrome: early management with cyproheptadine. *Ann Phamacother* 2001; **35**: 870–3.
34. Shannon M. Predictors of major toxicity after theophylline overdose. *Ann Intern Med* 1993; **119**: 1161–7.
35. Newton EH, Shih RD, Hoffman RS. Cyclic antidepressant overdose: a review of current management strategies. *Am J Emerg Med* 1994; **12**: 376–9.
36. Boehert MT, Lovejoy FH. Value of the QRS duration versus the serum drug level in predicting seizures and ventricular arrhythmias after an acute overdose of tricyclic antidepressants. *N Eng J Med* 1985; **313**: 474–9.
37. Harrigan RA, Brady WJ. ECG abnormalities in tricyclic antidepressant ingestion. *Am J Emerg Med* 1999; **17**: 387–93.
38. Hoffman JR, Votey SR, Bayer M *et al.* Effect of hypertonic sodium bicarbonate in the treatment of moderate-to-severe cyclic antidepressant overdose. *Am J Emerg Med* 1993; **11**: 336–41.

第 81 章

重症监护病房中的镇静、镇痛和肌松弛

Peter V van Heerden

尽管镇静剂和镇痛剂在重症监护病房（ICU）中广泛使用，但镇静和镇痛的目标还不明确。使用镇静剂的指征包括：

- 使危重患者能够耐受有创性和令人感到不适的监护及治疗操作
- 通过减少患者的觉醒和活动来降低氧耗量[1]
- 促进患者忘记在 ICU 中发生的事件

例如，在癫痫或破伤风等情况下，镇静剂还可以用做特异疗法。谵妄患者可能需要进行镇静以确保患者和护理人员的安全。

ICU 中通常联合使用阿片类和苯二氮䓬类以使患者“镇静”。高剂量的阿片类镇痛剂本身就可能产生明显的镇静作用，并与一些镇静剂，例如，苯二氮䓬类有协同作用。因此，镇静和镇痛之间的区别很模糊，难以定义并实现明确的镇静目标。

在现代 ICU 中，镇痛剂的熟练使用确保了危重患者不再遭受疼痛。控制疼痛在很大程度上依赖于与局部麻醉技术联合使用的阿片类镇痛剂。在危重患者中，镇静和镇痛的使用不当可能导致持续的心理疾病，如创伤后应激障碍。

镇静

在 ICU 中，患者的镇静治疗是整体护理的一部分，它体现了对危重患者的关怀。

使用镇静剂的目标是：

- 减轻患者对自身疾病、亲属的福利或死亡风险的焦虑
- 确保充分的休息
- 减少不适感的影响如口渴的影响
- 减少有创性治疗和监护的痛苦，如气管内插管的痛苦
- 当患者几乎不能控制周围环境并可能无法沟通时，钝化其对环境的感知

注意细节，如避免可能产生痛苦的情况、在可能的情况下允许与来护理的探视者有足够的接触、与患者保持足够交流及护理人员保持积极的态度，将满足很多这些目标。一些小小的令人感到舒适的事物，例如，口中的冰片、舒适的床垫或舒缓的录音磁带对此均有帮助。

镇静深度

适应证不同，需要达到的镇静深度也不同，例如，控制癫痫持续状态期间可能必须达到深度镇静，而为了耐受气管内插管需要达到的镇静深度则浅很多。最新的机械通气模式不需要深度镇静来实现耐受舒适。治疗团队应明确镇静的目的，确定并记录期望的镇静深度。一旦开始实施镇静，应定期评估镇静深度。基于协议的疗法能够降低药物成本并提高镇静和镇痛的质量[2]。未遵循此类方案的做法可能导致重大的问题，例如[3]：

- “过度镇静”增加院内获得性肺炎的风险
- 需要进行更频繁的神经学评价，包括计算

机控制轴向 X 线断层摄影术（CT）扫描
- ICU 监护时间更长
- 心理问题的发病率升高，例如，创伤后应激障碍和抑郁

镇静深度可通过许多测量工具进行评价，包括：

- 评分系统，如 Ramsay 评分（见表 81.1），该评分是 6 分评分标准，从焦虑和躁动（1 级）至无反应（6 级），根据对标准化刺激（大声听觉刺激或轻扣眉间）的反应进行判断[3]。此评分在不同评分者间的可靠性很好并提供了数字化的评分，适于在 ICU 观察图上作图及进行描述。
- 脑电图（EEG），可以是“原始”或“处理”后的图，能够测量大脑的活动。这种监测更适于评价麻醉的深度，但在脑病患者中可能难以解释监测结果。现在出现了更新式的设备，整合了 EEG，易于使用，但其有效性和在 ICU 中的作用尚需验证。出于实际的考虑，例如，由于移动伪像导致的干扰也限制了其使用。迄今为止，这些监测仪尚未在 ICU 得到广泛使用，但是在特定的适应证中可能有用，例如，在治疗颅内高压患者时确保得到等电位脑电图记录。
- 视觉模拟评分法，更适于评价疼痛（见下）或用作研究工具。

表 81.1 Ramsay 评分

程度	反应
清醒程度	
1	患者焦虑，躁动不安
2	患者配合，有定向力，安静
3	患者仅对指令有反应
睡眠程度	
4	对轻叩眉间或大声听觉刺激反应敏捷
5	对轻叩眉间或大声听觉刺激反应迟钝
6	对轻叩眉间或大声听觉刺激无反应

- 诱发电位。

镇静深度也可通过监测痛苦体征的生理参数来评价。当镇静剂完全停药时，每天的“无药”期是评价镇静深度的极佳方法[4]——做法为记录患者醒来或 Ramsay 评分升高到预定水平的时间。

理想的镇静剂

没有理想的镇静剂。镇静剂在将来可能针对每例患者镇静的特定方面，例如，催眠、抗焦虑或遗忘，而不必针对镇静的所有方面。目前，一个好的镇静剂应具备如下特征：

- 催眠状态 / 睡眠
- 抗焦虑
- 遗忘
- 抗惊厥
- 非累积
- 不依赖于肾或肝代谢途径
- 不产生呼吸或心血管抑制
- 与其他药物的相互作用极小
- 费用不高
- 起效快，消退快
- 对记忆无长期影响
- 无长期心理效应

ICU 中使用的镇静剂

苯二氮䓬类

作为一类药物，苯二氮䓬类（BZA）可能是 ICU 中使用最广泛的镇静剂。这类药物具有催眠、遗忘和抗焦虑的作用，没有镇痛作用。BZA 是很好的抗惊厥药，也有一定的肌肉松弛作用。它们通过与 $GABA_A$ 受体紧密相关的 BZA 受体起作用，受体活化时氯离子流入细胞内。这类药物可口服（PO）、直肠（PR）或静脉注射（i.v.）给药。在 ICU，这类药物最常见的给药方式是间歇或持续静脉输注，例如，1 mg/ml 稀释液的咪达唑仑，逐步增高剂量至起效。

通过逐步增高剂量，确定这类药物的剂

量，根据不同因素，剂量变化很大，例如：

- 之前暴露于 BZA（耐受性增加）
- 年龄和生理储备
- 容量状况（低血容量患者更敏感）
- 肾和肝功能不全
- 合用的药物（BZA 是否与阿片类联合）
- 饮酒史（耐受性增加）

尽管有报道称一些 BZA（如咪达唑仑）为短效、水溶性药物，母体化合物和活性代谢物还是都有可能在肝、肾功能不全患者体内蓄积。这可能导致镇静状态延长、机械通气时间和 ICU 监护时间增加。在危重患者，BZA 的药动学参数可能出现广泛的干扰。因此，预先确定这些药物的合适剂量有些困难。典型的例子是将咪达唑仑剂量水平按照个体反应逐步增高剂量，在剂量为每小时 0.02 ～ 0.2 mg/kg 时都可能是合适的。药效更长的药物，例如，安定可间歇静脉注射给药，比如必要时安定以 5 ～ 10 mg，i.v. 给药。

BZA 经常与阿片类联合使用，作为一种复合“镇静剂”输注给药。这能够降低 BZA 所用剂量，并利用阿片类药物的呼吸和咳嗽抑制效应，从而有利于机械通气。

氟马西尼是特异性 BZA 拮抗剂，可用于逆转 BZA 的效应以降低不必要的急性不良反应，如重度低血压或呼吸抑制，或者使镇静患者能接受进行灵敏的神经学评价。

静脉麻醉剂

丙泊酚

静脉麻醉剂丙泊酚（2,6- 二 - 异丙基苯酚）在 ICU 经常用于镇静。该药起效快、药效很好且消退得很快（这是由于其在肝迅速代谢为无活性的代谢产物）。这些特征使其非常适合用于在 ICU 中需要短期镇静或操作前麻醉的患者。尽管已有研究显示与 BZA（特别是咪达唑仑）镇静相比，丙泊酚减少了机械通气的时间，但尚无研究显示其减少 ICU 监护时间[5-6]。在用于低血容量患者或心肌功能受损者时，用药需要小心，因为丙泊酚可能导致严重的低血压。用于 ICU 镇静的剂量一般比麻醉所需的每小时 6 ～ 12 mg/kg 低很多。丙泊酚给药的稀释剂富含脂质，根据剂量和治疗持续时间，可能得将其考虑为一个营养源和高脂血症的实际原因。接受长期丙泊酚输注的患者，丙泊酚溶液中的乙二胺四乙酸二钠似乎对患者无危害[7]。

最近，所谓的“丙泊酚输注综合征”引起了一些担心，其表现是长期输注高剂量的丙泊酚后，特别是儿科患者，但也有成人，发生了重度心力衰竭（之前出现代谢性酸血症、肝脂肪浸润和横纹肌损害）。[8] 因此在长期使用丙泊酚时应谨慎。

硫喷妥钠

硫喷妥钠专门用于特定的适应证，如处理顽固性颅内高压（以降低大脑代谢）或治疗癫痫持续状态。它通常不用作全身性镇静剂。因为硫喷妥钠药效持续时间和终末半衰期都很长，所以该药的长期输注使用受到了限制。

氯胺酮

氯胺酮通过阻断 N- 甲基 -D- 天门冬氨酸（NMDA）受体起作用。氯胺酮产生一种称为“分离性麻醉”镇静状态，其特征如下：

- 轻度镇静
- 遗忘
- 镇痛
- 运动活动减少

该药在较低剂量没有呼吸和心血管抑制效应，这使其在 ICU 中的使用非常安全。其用药限制因素包括恢复 / 撤药期间的幻觉和谵妄。可给予 BZA 改善这些症状。氯胺酮可专门用于重度哮喘（因为其有支气管扩张效应）、头部损伤后（因为其对 NMDA 受体的效应）或镇痛困难（例如广泛烧伤）患者的镇静。

依托咪酯

由于其肾上腺皮质抑制（免疫抑制）作

用，依托咪酯不再用于ICU镇静。

强镇静剂

在ICU里对谵妄患者实施镇静时，苯丁酮类（如氟哌啶醇）和酚噻嗪类（如氯丙嗪）是非常有用的药物。它们通过多种受体发挥其作用，包括多巴胺能（D_1和D_2）、α-肾上腺素能、组胺、5-羟色胺和胆碱能受体。主要作用包括：

- 运动活动减少
- 情感淡漠和主动性降低
- 镇静和嗜睡
- 攻击减弱
- 止吐

这些药物中不良反应是常见的，包括：

- 锥体外系效应（张力失调和迟发性运动障碍）
- 内分泌效应（如泌乳）
- 抗胆碱能效应（如视力模糊、口干、尿潴留、便秘）
- 低血压
- 神经阻滞剂恶性综合征

较之大剂量弱镇静剂，强镇静剂的主要优势在于形势困难时可使用这些药物控制局面（例如，谵妄患者可能威胁到自身或其护理人员时）而不会有呼吸抑制的重大风险。除了用于精神病的特异治疗，这些药物不应用于长期镇静。典型的例子是稀释至1 mg/ml的氟哌啶醇溶液可以按5～20 mg/h的剂量重复静脉注射，直至谵妄患者可以接近。然后可以逐步增高重复给药剂量，以便容易唤醒患者而使患者保持安静。氟哌啶醇也可口服或肌内注射给药。

奥氮平，一种更新型的"非经典"抗精神病药物，以5～20 mg/d的剂量口服给药时也是一种镇静谵妄患者的有用药物。它的不良反应表现优于更为"典型"的抗精神病药物，特别是在运动相关的不良反应方面。奥氮平也可口服/舌下含服给药。对于不合作的患者，这是一个特别有用的给药途径。

挥发性麻醉剂

挥发性麻醉剂在ICU中广泛用于镇静的限制因素：

- 长期给药的费用
- 给药所需装置更复杂（蒸发器、换气装置，等等）
- 特异性的不良反应，如"氟烷"肝炎、氟离子蓄积及因此引起的肾功能不全（安氟醚和异氟醚）、蛋氨酸合酶失活和骨髓抑制（一氧化二氮）

在ICU中的有创性操作中，挥发性药物对于短期麻醉很有用。由于具有支气管扩张作用，这些药物可在急性重症哮喘患者中使用更长的时间（长达数日），有效地实施镇静。在引起疼痛的操作中（如移除肋间导管），安桃乐（Entonox，含50%一氧化二氮的氧气）短期给药对于镇痛和镇静仍然有用。该药可通过按需活瓣（由患者控制）或由医务人员给药。

阿片类

尽管阿片类药物在ICU主要用作镇痛剂（见下文），它们也有一些镇静作用。因此，它们补充了ICU中所用其他镇静剂的效应，经常与之联合给药。

右美托咪定

右美托咪定是一种新型的高选择性α_2-激动剂，研究已经显示其在ICU以单药静脉输注给药时能够提供安全的镇痛和镇静[9]。

用法为：1 μg/kg、超过10分钟的负荷剂量，随后每小时输注0.2～0.7 μg/kg。

目前不推荐输注时间超过24小时。可根据其作用机制预测它的不良反应，后者包括低血压、心动过缓、低氧血症和心房颤动。当

ICU 中主要使用 BZA 和阿片类进行镇静时，使用 α_2- 激动剂，如可乐定，可用于增强镇静和镇痛。

镇痛

控制患者疼痛是 ICU 护理中优先重要的一项任务。

很多患者进入 ICU 时处于疼痛之中，或者在 ICU 监护期间接受引起疼痛的操作。疼痛有很多不良后果：

- 焦虑
- 失眠
- 加重谵妄
- 增强应激反应——增高循环儿茶酚胺水平和氧耗量
- 造成呼吸窘迫，原因是肺不张和痰潴留
- 导致不能活动的患者静脉淤血及肠淤滞

除镇痛剂和麻醉 / 镇痛之外，控制疼痛还包括很多种方法，例如：

- 患者信任的护理及支持的医疗团队
- 温暖舒适的环境
- 注意压力区（如定期翻身）
- 使用热敷袋
- 适当使用简单镇痛剂
- 肠道和膀胱护理
- 给予足够的水，减轻口渴（如湿润口腔）
- 为减轻气管内插管的不适，早期实施气管造口术
- 骨折的夹板疗法及早期固定。

当需要药物治疗来减轻疼痛时，通常使用以下各组药物：

- 阿片类镇痛剂
- 简单镇痛剂
- 非甾体抗炎药（NSAID）
- 新型药物，如右美托咪定（见上）和曲马朵
- 局部麻醉药物
- 吸入性药物（见上述吸入性麻醉药部分）
- 氯胺酮（见上文）
- “多种方式”的辅助治疗，例如，针刺、穴位按压、按摩和经皮电刺激神经疗法（TENS）

阿片类药物

阿片类仍是 ICU 中镇痛的支柱药物。这类药物包括：

- 吗啡及其类似物（如吗啡、二醋吗啡、可待因）
- 半合成及合成药物
  - 苯基哌啶衍生物（如哌替啶、芬太尼）
  - 美沙酮衍生物（如美沙酮、右丙氧芬）
  - 苯并吗啡烷衍生物（如喷他佐辛）
  - 蒂巴因衍生物（如丁丙诺啡）

阿片类药物的作用通过三类主要的阿片类受体亚型 μ、κ 和 σ 介导。这些 G 蛋白偶联受体抑制腺苷环化酶，其效应包括：

- 镇痛（中枢、脊髓和外周）
- 镇静
- 瞳孔收缩
- 呼吸抑制和咳嗽抑制
- 欣快或焦虑
- 胃肠活动减少
- 生理依赖性

阿片类通过间歇注射（ICU 中通常为 i.v.）或连续输注逐步增高剂量，此过程可以由护士控制（护士控制镇痛，NCA）或患者控制（患者自控镇痛，PCA）。适当的方案是 1 mg/ml 的吗啡稀释液，连续静脉输注给药，逐步增高剂量至患者感到舒适为止。该类药物经常与一种 BZA 药物（如咪达唑仑）联合应用进行‘镇静剂 / 镇痛剂’输注，用于机械通气的重症患者（见上述镇静部分）。阿片类药物还可

以通过蛛网膜下腔、硬膜外和鼻内途径给药。

在临床上，镇痛效果根据以下标准进行判定：

- 如果患者有意识，患者的应答可以用语言主观地描述疼痛的程度或使用视觉模拟法（图 81.1）[3] 或其他方法进行评估，如行为疼痛评分 [10]
- 疼痛的生理指标，如心动过速、高血压、发汗和多动

这些指征应该在临床环境中评估，就是说，病理生理过程可能导致了一定程度或相当程度的疼痛吗？应针对特定指征给予镇痛治疗并达到预期效应。很多因素导致疼痛在感受上有巨大差异，这些因素包括：

- 人格特质
- 以前疼痛的经验
- 恐惧
- 事件解释 / 定向障碍 / 人格解体
- 年龄
- 组织损伤程度

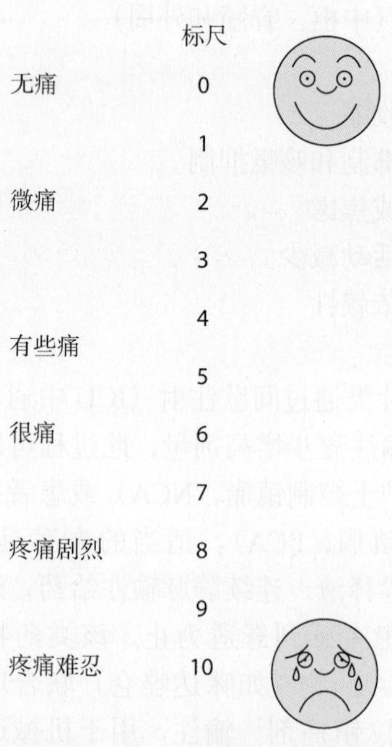

图 81.1 评估疼痛的视觉模型法 [3]

- 慢性疾病和衰弱

在危重患者中，以下因素导致阿片类药物的使用复杂化：

- 对相似剂量的个体反应差别巨大，特别是衰弱或年老的患者，必须逐步增高镇痛剂量
- 快速给药后的重度低血压，特别是低血容量的患者。芬太尼和舒芬太尼在“心血管稳定性”方面比吗啡有优势
- 在老年和肝肾功能不全的患者中，由于母体化合物和代谢产物（如吗啡及其主要代谢产物吗啡 -3- 葡糖苷酸和吗啡 -6- 葡糖苷酸）的蓄积导致作用持续时间延长。使用半衰期较短（如阿芬太尼）或代谢和排泄较少依赖肝肾途径（如瑞芬太尼）的药物能够减少这类问题。
- 便秘，需密切注意细节并明智地使用促胃肠动力药（如甲氧氯普胺、红霉素）消除胃潴留以便肠内喂养，或使用轻泻剂帮助排便
- 出现需要增加剂量以达到同样效果的耐药性
- 阿片类药物停药 / 减量时的戒断症状。“戒断综合征”的特点是：
  - 易激惹
  - 震颤
  - 攻击
  - 发热
  - 发汗
  - 竖毛
  - 瞳孔扩大
  - 腹泻
  - 失眠

在 ICU 患者中，这些戒断症状通常不易早期识别，可能会误诊为败血症或谵妄。处理方法为再次使用阿片类药物，然后缓慢撤药，尤其是在长期给药之后。或者联合应用长效阿片类药物（如美沙酮）、BZA 和 α_2- 激动剂（可乐定），可控制症状。

在使用吗啡以外的阿片类药物时，对药

物相关（而非类别相关）不良反应的认识很重要，例如，哌替啶和早期单胺氧化酶抑制剂存在相互作用，哌替啶高剂量或长期使用时可能发生癫痫，使用高剂量芬太尼偶见胸壁僵硬。

除了用于治疗阿片类药物给药后的重度低血压、过度镇静或呼吸抑制，特异性阿片类拮抗剂纳洛酮在 ICU 中极少使用。纳洛酮的另一项用途是为进行神经评估而快速逆转阿片类药物的药效。

药动学考虑

镇痛剂和镇静剂的药动学受以下因素影响：

- 患者液体容量状态
- 毛细血管渗漏（改变了分布容积）
- 血清蛋白质水平
- 肾功能
- 肝功能
- 肝血流量
- 药物结合载体分子、代谢和排泄途径的竞争

所有这些因素使得在危重患者中合理选择适当药物及剂量的难度很大。

使用简单镇痛剂或 NSAID 治疗疼痛将减少阿片类药物的用量。

简单镇痛剂治疗

对乙酰氨基酚和其他简单镇痛剂（如水杨酸盐类）对以下症状特别有效：

- 骨和关节疼痛
- 软组织疼痛
- 围术期疼痛
- 炎症疾病
- 作为多种方式镇痛的一部分，以减少阿片类药物的用量

这些药物经鼻胃管口服、经直肠或静脉注射给药，用于危重患者的辅助镇痛治疗（如对乙酰氨基酚，每 4 ～ 6 小时 1 ～ 2 g）。大剂量或长期使用该类药物有导致肝功能不全的风险，因此此类药物的使用是有限制的。

非甾体抗炎药（NSAID）

常用的 NSAID 是羧酸类（如吲哚美辛、布洛芬、甲芬那酸）或烯醇酸类（如吡罗昔康）。在 ICU 中，上述列出的简单镇痛剂使用情况下，NSAID 可用于辅助 / 多种方式的镇痛治疗。此类药物经鼻胃管口服、经直肠或肌内注射给药（例如，吲哚美辛 100 mg，每天 2 次，PR 或酮咯酸 10 ～ 15 mg，每 4 ～ 6 小时 i.m.），用于治疗疼痛和发热。不良反应包括：

- 肾功能不全
- 胃肠出血
- 因血小板抑制导致出血倾向增加

新的环氧化酶 2（COX-2）特异性抑制剂，例如，伐地考昔及其可注射前体帕瑞考昔，比传统 NSAID 的不良反应更少。由于最新证据显示长期使用 COX-2 抑制剂相关的心血管病死率增高，这些药物只应短期使用 [11]。

曲马朵

曲马朵是最近新添加的一类镇痛剂。它通过 μ 受体发挥作用，同时抑制 5- 羟色胺和去甲肾上腺素的摄取，伴有突触前刺激 5- 羟色胺释放，因此能够增强下行镇痛体系的效果。曲马朵用于术后患者中度至重度疼痛，剂量为每 4 ～ 6 小时 50 ～ 100 mg，i.v.，口服或 i.m.，最大剂量为 600 mg/d。

局部麻醉 - 区域麻醉 / 镇痛

危重患者中局部麻醉的应用在以下情况中受限：

- 经常来自多处的疼痛，因此单一区域麻醉不能起效
- 需要“强制性”镇静 / 镇痛，使患者能够耐受气管内插管，此时，针对其他部位疼痛

（如剖腹手术伤口）的局部麻醉是多余的
- 需要长期的疼痛治疗，要求反复给予局部神经阻滞（例如，因上腹部切口疼痛实施的肋间神经阻滞或因股骨骨折实施的股神经阻滞）或放置留置导管（如硬膜外导管）。留置导管也有一个确定的插管安全期（通常为 3 ~ 4 天），之后需移除及替换
- 这类患者常可见凝血病，致使一些操作（如硬膜外注射）安全性降低
- 危重患者的并存病（如重度缺血性心脏病）

当认为区域麻醉技术可行时（例如，因肋骨骨折疼痛而进行的胸部硬膜外治疗），就需要考虑以下问题：

- 应由训练有素的人员（通常是有麻醉背景的人员）进行该操作
- 区域麻醉技术可能非常耗时，需要额外的人员将患者置于合适的位置并协助操作者
- 区域麻醉可能有导致严重并发症的风险（例如，局部麻醉的蛛网膜下腔注射或硬膜外导管放置时产生的硬膜外血肿，伴有严重的血流动力学、神经学和呼吸性后果）
- 充分的准备是最重要的：
  - 患者或法定代理人的知情同意
  - 近来凝血参数正常或异常参数已纠正
  - 处理并发症的知识和能力（如突发低血压）
  - 有药物使用的经验（硬膜外输注使用的典型的局部麻醉剂，如 0.2% 罗哌卡因和阿片类药物，如 2 μg/ml 芬太尼的混合物）
- 训练有素的护理人员监测阻滞程度、血流动力学参数和可能的并发症

在上述背景下，特定的患者可能使用以下的阻滞：

- 因下肢损伤实施的股神经阻滞（在腹股沟韧带下方的股神经区域每 8 ~ 12 小时间歇注射 7.5 mg/ml 的罗哌卡因 10 ml）
- 因胸部或上腹部损伤或伤口实施的肋间神经阻滞（在适当的肋间神经区域 - 通常为单侧或双侧的 3 ~ 4 个部位，注射 7.5 mg/ml 的罗哌卡因 2 ~ 3 ml）
- 因单独的上肢损伤或操作（如骨折的手法复位）实施的臂丛或静脉注射区域麻醉
- 因胸部和腹部疼痛实施的硬膜外镇痛
- 胸膜内镇痛 / 麻醉，通过为此留置的导管或前期气胸治疗留置的肋间引流管给药

肌肉松弛剂

自从出现能够提供辅助通气模式（与以前使用的强制模式相反）的机械呼吸机，在 ICU 中很少出现长期常规使用肌松剂的情况。几乎所有的机械换气患者现在均鼓励自主的辅助通气。目前 ICU 内使用肌肉松弛剂（肌松剂）的指征包括：

- 为气管内插管和机械通气的开始阶段或短期外科手术（如气管造口术），作为全身麻醉的补充。
- 便于患者的安全转运及获取足够的放射摄影影像（如 CT 或 MRI）
- 当单纯充分的镇静 / 镇痛不足以控制时，用来使强制通气更容易，例如：
  - 增加胸壁顺应性（例如，在严重哮喘患者中或促进严重颅内高压患者的静脉回流）
  - 便于精确控制呼吸参数，比如气道压或 $PaCO_2$（例如，急性呼吸窘迫综合征患者的允许性高碳酸血症或大脑自身调节损害患者的正常二氧化碳血症）
  - 降低重度低氧血症患者的氧消耗
- 特定的指征，如破伤风肌痉挛的治疗

使用肌松剂之前，患者应该已经（或即将开始）进行机械通气，应该有能够处理“困难插管”或者意外拔管的专业人员和仪器，患者应进行镇静 / 麻醉给药，防止其镇静不足时有肌肉麻痹的意识。肌松剂可以间歇静脉注射或持续静脉输注给药。

肌肉松弛药的选择

对于出现以下情况的 ICU 患者，谨慎使用去极化肌松剂：

- 多处损伤
- 肾衰竭
- 神经障碍（如截瘫）
- 烧伤
- 长时间制动

在这些情况下，给予丁二酰胆碱后出现严重高钾血症的风险很高。罗库溴铵，一种快速起效、非去极化的肌松剂，可能是一种合适的选择。

非去极化肌松剂是 ICU 最常使用的肌松剂。以下情况使其使用复杂化：

- 母体化合物或活性代谢物在肝或肾功能不全患者体内蓄积。由于阿曲库铵和顺阿曲库铵的灭活途径不依赖于肾和肝，故可用于这些患者。应用阿曲库铵可能产生的一个问题是致癫痫代谢物劳丹碱的蓄积。
- 快速注射某些此类药物（如阿曲库铵）后通常导致组胺释放。维库溴铵显示出很好的“心脏稳定性”。
- 患者防御反射（如咳嗽、作呕、眨眼）消失，且不能移动和改变姿势。这种情况需要护理员提高警惕，多加关注。
- 麻痹患者不能进行神经学评估，需要密切关注细节以确保麻痹患者充分镇静。
- 以下情况可能导致作用时间延长：
  - 患者因素，如电解质紊乱（如低钾血症、低磷酸盐血症）
  - 药物因素，例如与甾体肌松剂（如泮库溴铵、维库溴铵）用药，尤其是甾体肌松剂与皮质类固醇或氨基糖苷抗生素联合用药时相关的肌病。

使用肌松剂时，应当有明确定义的适应证，并且使用时间应尽可能短。除此之外，应当使用适当的药物并定期监测（如四个成串刺激、强直后计数或短阵快速脉冲刺激）。或者，肌松剂可每天停药至少一次，直至肌肉活动恢复为止。对于稳定的患者，每天的这类停药时段可以与非镇静时段重合，以进行充分的神经学评估。

（伊敏泽 译 刘景院 校）

参考文献

1. Rhoney DH, Parker DJ. Use of sedative and analgesic agents in neurotrauma patients: effects on cerebral physiology. *Neurol Res* 2001; **23**: 237–59.
2. MacLaren R, Plamondon JM, Ramsay KB *et al.* A prospective evaluation of empiric versus protocol-based sedation and analgesia. *Pharmacotherapy* 2000; **20**: 662–72.
3. Wiener-Kronish JP. Problems with sedation and analgesia in the ICU. *Pulm Pers* 2001; **18**: 1–3.
4. Kress JP, Pohlman AS, O'Connor MF *et al.* Daily interruption of sedative infusions in critically ill patients undergoing mechanical ventilation. *N Engl J Med* 2000; **342**: 1471–7.
5. Hall RI, Sandham D, Cardinal P *et al.* Propofol vs midazolam for ICU sedation: a Canadian multicenter randomized trial. *Chest* 2001; **119**: 1151–9.
6. Walder B, Elia N, Henzi I *et al.* A lack of evidence of superiority of propofol versus midazolam for sedation in mechanically ventilated critically ill patients: a qualitative and quantitative systemic review. *Anesth Analg* 2001; **92**: 975–83.
7. Abraham E, Papadakos PJ, Tharratt RS *et al.* Effects of propofol containing EDTA on mineral metabolism in medical patients with pulmonary dysfunction. *Intensive Care Med* 2000; **26**(Suppl 4): S422–32.
8. Bray RJ. The propofol infusion syndrome in infants and children: can we predict the risk? *Curr Opin Anaesthesiol* 2002; **15**: 339–42.
9. Nasraway SA. Use of sedative medications in the intensive care unit. *Semin Respir Crit Care Med* 2001; **22**: 165–74.
10. Aissaoui Y, Zeggwahg AA, Zekraoui A *et al.* Validation of a behavioural pain scale in critically ill, sedated and mechanically ventilated patients. *Anesth Analg* 2005; **101**: 1470–6.
11. Lee YH, Ji JD, Song GG. Adjusted indirect comparison of celecoxib versus rofecoxib on cardiovascular risk. *Rheumatol Int* 2007; **27**: 477–82.

第 82 章

正性肌力药和血管加压药

John A Myburgh

循环衰竭的药理学支持是重症监护的基本组成部分。此类药物的主要目标是使全身和局部不足的血液灌注恢复到生理水平。

定义

正性肌力药（inotropic agent）的定义是作用于心脏能够提高心肌纤维收缩的速度和力度的药物。收缩力增加的结果导致心输出量和血压增加。理想的正性肌力药的特征列于表 82.1。

血管加压药（vasopressor）是对包括动脉和静脉血管在内的周围血管具有显著的收缩作用的药物。此类药物主要用于提高平均动脉压。

这两类药物的区别常常使人困惑。很多常用药物，如儿茶酚胺，既有正性肌力作用，也对周围血管有多样的作用，这包括静脉收缩、小动脉舒张和收缩。

血管调节药物可以在病理状态下（例如，脓毒症）调节周围血管对血管活性药的反应性。此类药物包括血管加压素和皮质类固醇。

由于这些药物的药效学作用相互重叠，因此“血管活性治疗”（vasoactive therapy）这个术语是一个更加合理的描述。

循环衰竭

生理学

传统上，从控制心脏功能因素的角度来讨论心输出量。这包括前负荷、后负荷、心率和心律以及收缩力。同时，这一观点有助于处理那些因心脏疾病而造成循环功能不全的患者。

心输出量受到外周血管系统的控制，就是说外周血管积极地使血液返回心脏，而心脏将血液泵向外周[1]（图 82.1）。

血液顺着压力梯度被泵出，压力梯度是由心肌射血力量（收缩力）和心室射血的阻力（后负荷）来决定。其生成的平均动脉压是局部灌注压的主要“输入”决定因素。20% 的血容量容纳在动脉（“传导”）血管中。灌注压存在明显的压降，血液流经毛细血管床以使底物和氧进行弥散。平均动脉压与末端毛细血管内

表 82.1　理想的正性肌力药

增强收缩性
提高平均动脉压
提高心输出量
改善局部灌注
不会增加心肌耗氧量
避免心动过速
不会导致心律失常
维持舒张压
不会产生耐药性
可滴定的
快速起效
作用迅速终止
与其他药物相容
无毒
性价比高

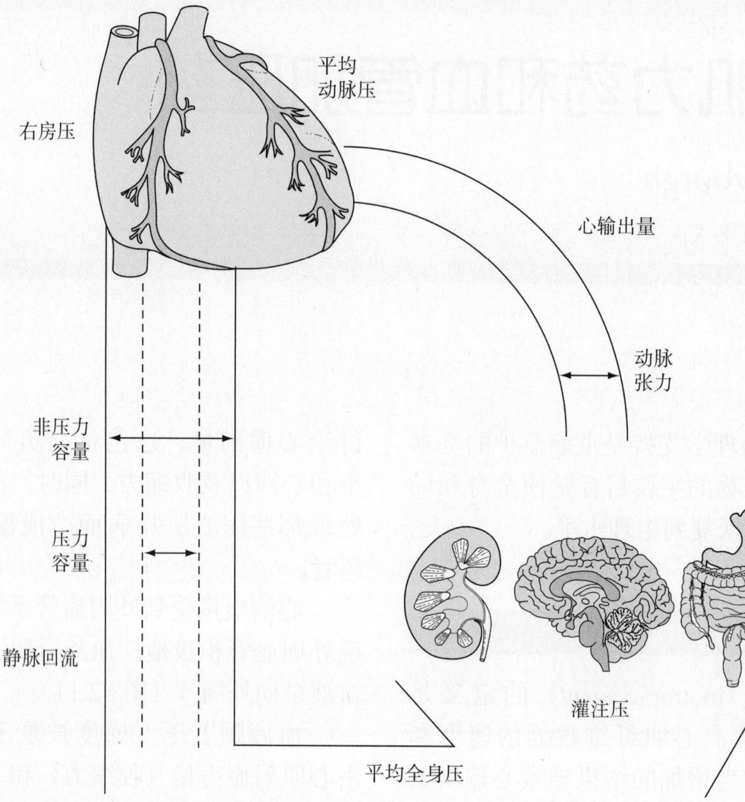

图 82.1 心输出量和静脉回流量决定因素的关系示意图

压力之差（"输出"灌注压）决定着局部的或器官特异的灌注压。

血液进入静脉系统，并在体循环平均压与右心房压决定的压力差的作用下返回心脏。返回到心脏的血液总量决定着在心脏收缩之前心室充盈的程度（前负荷），这进而决定每搏输出量和心输出量。

在生理学条件下，静脉（"容量"）系统容纳着大约70%的总血容量，它充当生理学上的容器（"无压力的"容量）。在循环需求增加的情况下，交感神经紧张增加将会引起这个容器的收缩。其生成的自体输血（"有压力的"容量）可使静脉回流量增加大约30%，并继而增加心输出量 [2-3]。

在复杂的神经激素影响下，动脉和静脉系统被整合为一体。这些神经激素包括肾上腺素系统、肾素-血管紧张素-醛固酮系统、血管加压素系统和糖皮质激素系统，此外还有局部介质如一氧化氮、内皮素、内啡肽和类花生酸等 [4]。

病理生理学

循环功能障碍或者衰竭可以从心输出量的主要决定因素的角度来考虑，尽管这些因素之间存在显著的相互依赖性。

心率障碍

如果交感神经张力降低，严重的心动过缓将降低心输出量和平均动脉压。正性肌力药将增加心率和传导速度，此外还使外周静脉回流量增加，从而恢复心输出量和平均动脉压。

心动过速与左冠状动脉灌注减少相关，这是由于心脏舒张时间减少，而冠状动脉灌注就发生在此期间。这可加重冠状动脉疾病患者的心肌缺血，尤其如果存在平均动脉压特别是舒张压降低时。因此，在易感患者应慎用缩短心脏舒张时间或危害冠状动脉灌注的药物。

前负荷障碍

血管内血容量或细胞外液的丢失是心室前负荷不足的最常见原因。通过适当的液体补充并恢复到正常血容量状态，这种情况可得以纠正。在使用血管活性药治疗前，必须尽早地识别并处理低血容量。

还存在其他决定心室前负荷和静脉回流的因素。肌肉紧张度丧失、胸腔内正压、心房收缩丧失（心房颤动）以及交感神经张力消失等因素，也会通过减少静脉回流量而降低前负荷。在此情况下，仅补充血容量不足以维持足够的前负荷，还需要血管活性药物治疗来增加静脉回流量。

心肌衰竭

心肌衰竭或“泵”衰竭可分为收缩期射血异常（收缩功能障碍）和舒张期充盈异常（舒张功能障碍）。

收缩功能障碍是有效心肌收缩力降低的必然结果。这可能归咎于原发心肌因素，如缺血、梗死或心肌病。左右心室功能的心肌抑制可发生于严重脓毒症或长期输注儿茶酚胺之后。心室射血的阻力增加（例如，高血压状态）或结构异常（例如，主动脉瓣狭窄或肥厚型梗阻性心肌病）可以引起心脏收缩功能障碍。

舒张功能障碍的特点是心室顺应性降低，或者舒张期内心室充盈的阻力增加。这可能是由于机械因素引起，例如，心室的结构异常（如限制型心肌病），或者因心肌缺血或严重脓毒症而引起的心脏舒张松弛受损。这会导致舒张期末压升高和肺静脉淤血。阵发性或“突发”的肺水肿是舒张功能障碍的常见临床体征[5]。心动过速使舒张期缩短，可以加重舒张性心力衰竭。在急性和慢性心力衰竭中，特别是老年人中，舒张功能障碍经常伴随着收缩性心力衰竭。

假如心脏舒张功能正常，在存在收缩功能障碍时，通过增加左室舒张末期容积（Frank-Starling 定律）可以保持足够的每搏输出量。然而，如果有效的心肌组织丧失严重，则心室将无法保持足够的每搏输出量，并且心输出量将下降。在这种情况下，通常需要应用正性肌力药治疗收缩功能障碍，以便增加每搏输出量，从而增加心输出量和平均动脉压。

血管调节障碍

外周血管系统调节功能混乱或受损可以导致循环衰竭。这包括：去交感神经支配状态，如高位四肢瘫、硬膜外或全脊髓麻醉（“脊髓”休克）；分布障碍，如过敏反应；或者发生于严重脓毒症的病理性“血管麻痹”。

这些综合征的特点是外周循环对内源性或外源性交感刺激的反应性降低。由于无法提供“有压力的”容量，结果是血液汇聚在静脉循环中[4]。

传统上，这种情况的处理集中在动脉循环，试图去增加全身的血管阻力，通常被错误地视为“后负荷衰竭”的治疗。这是一个用词不当，因为这个问题主要是静脉回流受损，混合有较小程度的病理性小动脉血管扩张[6]。显然，伴发低血容量将加重血管调节障碍的效应。补充液体以恢复有效的血管内容量是必需的。

一旦建立充足的容量，血管活性药可能在恢复血管调节张力中发挥作用。

分类

这些药物共同的基本细胞作用机制涉及对细胞内钙的释放、利用或扣留的影响（图 82.2）。根据其作用是否依赖于细胞内 3，5- 环单磷酸腺苷（cAMP）的增加，将这些药物分为两个大类，详见表 82.2。

儿茶酚胺类

拟交感胺类是重症监护室（ICU）最常用的血管活性药物，其中包括天然产生的儿茶酚胺，如多巴胺、去甲肾上腺素和肾上腺素，以及合成的药物，如多巴酚丁胺、异丙肾上腺素

表 82.2 正性肌力药分类

cAMP 依赖型	非 cAMP 依赖型
儿茶酚胺（β 肾上腺素能受体激动剂）	儿茶酚胺（α- 肾上腺素能受体激动剂）
肾上腺素	肾上腺素
去甲肾上腺素	去甲肾上腺素
多巴胺	多巴胺
多巴酚丁胺	地高辛
多培沙明	钙盐
异丙肾上腺素	甲状腺激素
磷酸二酯酶抑制剂	
氨力农	
米力农	
依诺昔酮	
左西孟旦	
钙增敏剂	
左西孟旦	
胰高血糖素	

和多培沙明。

受体生物学

生理学

激动剂与肾上腺素能受体结合，后者主要分为 α 受体和 β 受体。进一步已经鉴定出了不同的亚型：α-（α_{1A}、α_{1B}、α_{2A}、α_{2B}、α_{2C}）和 β 受体（β_1、β_2、β_3）[7]。

从激动剂－受体占位到效应细胞的信号传导，由这些受体相关的 G 蛋白的构象变化来进行调节。在一氧化氮、内皮素和花生四烯酸等等第二信使的辅助影响下，这些构象变化会促进细胞内储存的钙的释放，并增加细胞膜的钙通透性。随后由蛋白激酶使基质蛋白质磷酸化，这些磷酸化的蛋白质作为第三信使触发一连串级联事件，从而导致特异性的心血管效应。

β- 受体占领占优势地激活腺苷酸环化酶，提高腺苷三磷酸向 cAMP 的转化。α- 受体占位

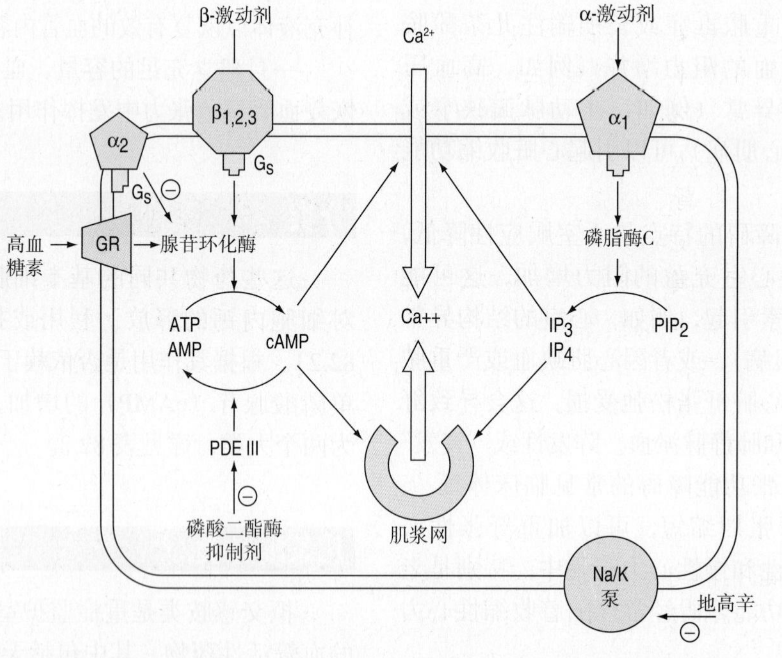

图 82.2 正性肌力药对肌细胞内钙的作用示意图。AMP，单磷酸腺苷；ATP，腺苷三磷酸；cAMP，环单磷酸腺苷；GR，胰高血糖素受体；Gs，G 蛋白复合体；IP，三磷酸肌醇；PDE Ⅲ，磷酸二酯酶Ⅲ；PIP2，二磷酸磷酸肌醇

是通过激活磷脂酶 C，从而增加磷酸肌醇（IP_3 和 IP_4）和二酰基甘油，而不依赖于 cAMP 发挥作用。

这种激动剂 - 受体 - 效应器间的复杂关系，是维持机体稳态的重要机制，如对于应激的生理学反应和自动调节。

病理生理学

本系统的活性和功能是动态的，可能受到病理状态的显著影响。这可能导致激动剂 - 受体 - 效应器官的关系发生质变（钝化），受体对生理学或药理学的交感刺激不再产生相同程度的应答。诸如受体密度、受体螯合和酶解偶联（下调）等量变，也可能导致应答受损 [8]。

生物合成

天然儿茶酚胺的生物合成和化学结构见图 82.3a。

儿茶酚胺包含一个芳香环，通过碳链与末端胺相连接。每种药物的结构在决定对各自受体的亲和力方面有重要意义。

多巴胺被羟基化形成去甲肾上腺素，后者是人体内主要的外周交感神经化学递质，作用于所有肾上腺素能受体。交感神经末端释放去甲肾上腺素受到 α_2 受体介导的再摄取机制的调控，并且在应激时从肾上腺释放的肾上腺素会增强该过程。去甲肾上腺素被转化成肾上腺素，随后在肝和肺内被代谢。

所有儿茶酚胺均具有非常短的生物半衰期（1 ～ 2 min），在开始恒量输注后的 5 ～ 10min 内达到稳态血浆浓度。这就能够通过药物的快速滴定以达到临床终点，如平均动脉压。

肾上腺素和去甲肾上腺素输注所产生的血药浓度与休克状态下产生的内源性浓度相似，而多巴胺输注产生的血药浓度高于天然遇到的浓度。多巴胺通过转化为去甲肾上腺素可以发挥更大的作用，因为避开儿茶酚胺合成中的限速性（酪氨酸羟化酶）步骤。

人工合成的儿茶酚胺是多巴胺衍生物（图 82.3b）。此类药物的特点是增加了碳链的长度，正是碳链赋予了与 β 受体的亲和力。多巴酚丁胺是异丙肾上腺素的合成衍生物。此类药物对 α 受体的亲和力相对较小，这是由于末端胺的结构不同于内源性儿茶酚胺。

肾上腺素、去甲肾上腺素和异丙肾上腺素的侧链 β- 碳原子上都有羟基，其效力比多巴胺或多巴酚丁胺高 100 倍与此有关。

全身效应

在不同患者之间，以及在不同时间的同一患者内，这些药物的全身效应变化极大。反应的程度通常无法预测，并且取决于循环衰竭的病因和全身性的并存疾病。在一些患者，小剂量便可产生显著的反应，同时在另外一些患者可能需要大剂量的正性肌力药来支持循环障碍。

根据上述结构和功能的关系，拟交感神经药被分为 α 受体激动剂和 β 受体激动剂，这种分类仅能粗略地预测这些药物的全身效应。

肾上腺素、去甲肾上腺素和多巴胺等在低剂量时几乎都是 β 受体激动剂，随着剂量的增加 α 受体的效应逐渐明显。

人工合成的儿茶酚胺绝大多数是 β 受体激动剂。

心血管效应

儿茶酚胺在生理条件下的心血管效应见表 82.3。

去甲肾上腺素、肾上腺素和多巴胺都趋向于增加每搏输出量、心输出量和平均动脉压，同时有较小的心率改变和较低的心律失常发生率低。对外周血管系统的作用是相似的，所有药物均增加静脉回流量，而不会明显改变全身血管阻力的计算值。

异丙肾上腺素主要通过增加心率以及中等的收缩力来增加心输出量。同时，由于占优势的 β_2- 受体引起静脉舒张和血管舒张，因此血压不会发生显著变化。

多巴酚丁胺的情况与异丙肾上腺素相似，尽管心率增加作用不像后者那么明显。这两种药物均可能降低平均动脉压，尤其是在低血容

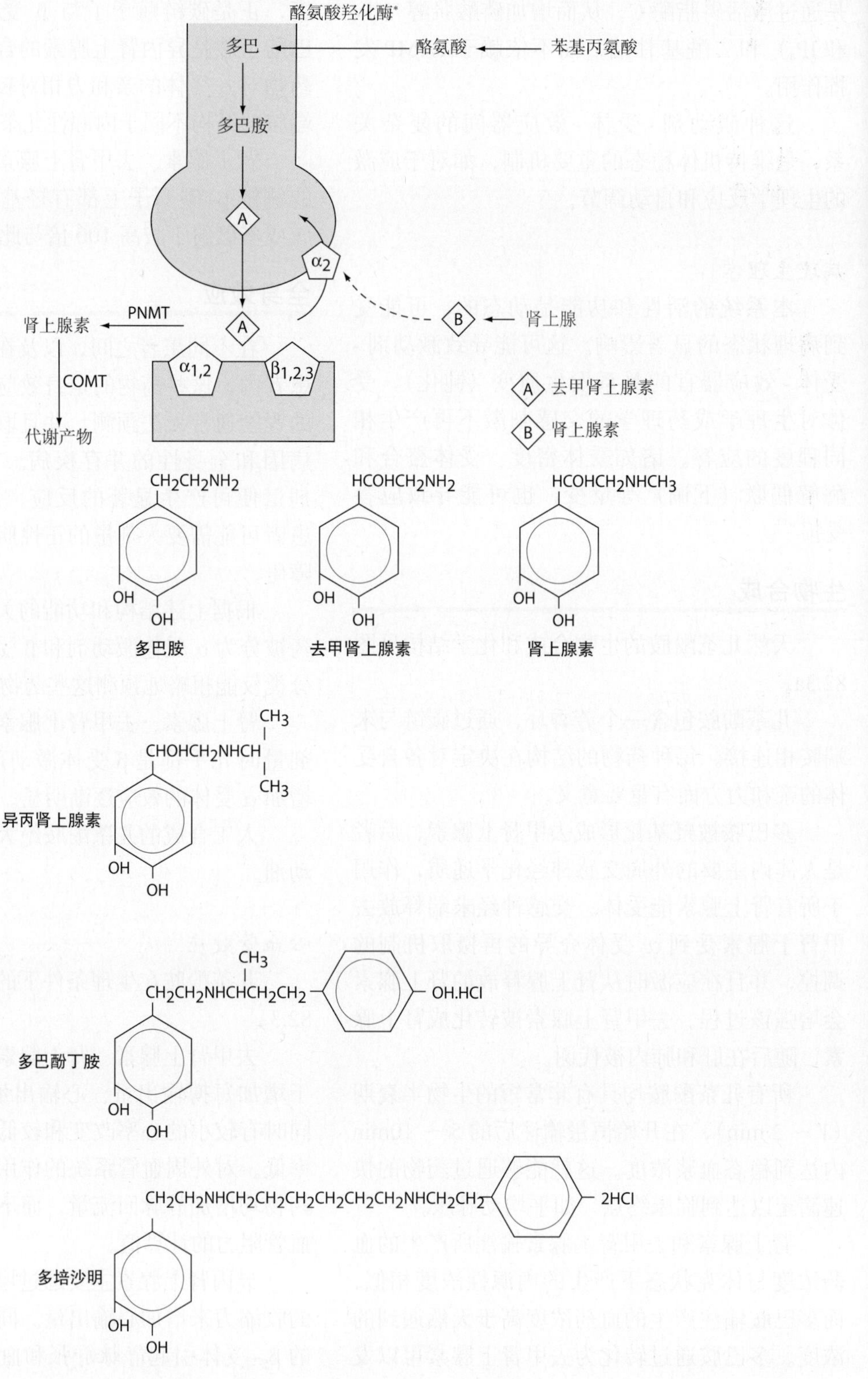

图 82.3 (a) 交感神经末端儿茶酚胺的生物合成。* 酪氨酸羟化酶限速步骤。COMT，儿茶酚氧位甲基转移酶；PNMT，苯乙醇胺 -N- 甲基转移酶。(b) 内源性和人工合成的儿茶酚胺的化学结构

表 82.3 儿茶酚胺类药物的心血管效应

制剂	β_1 作用	β_2 作用	α_1 作用	α_2 作用
	+ 变时作用 + 变力作用 + 变传导作用	+ 变力作用 血管扩张 支气管扩张	+ 变力作用 血管收缩	+ 变力作用 血管收缩
去甲肾上腺素				
肾上腺素	在低剂量水平，对 β 的作用占主导地位；在高剂量水平，对 α 受体的作用占主导地位			
多巴胺				
多巴酚丁胺	+	+	(+)	−
异丙肾上腺素	+	(+)	−	−
多培沙明	+	+	−	−

+，刺激；(+)，轻微效应；−，无效应

量患者中，这是由于静脉舒张引起静脉回流量减少。多巴酚丁胺和异丙肾上腺素对心率和平均动脉压的不良反应可能会危害缺血性心脏病患者。然而，多巴酚丁胺的血管舒张作用作为降低后负荷的手段，在收缩性心力衰竭的某些患者中可能是有用的。

当心肌出现问题时，特别是在心肺转流术或感染性休克后出现心力衰竭的患者中，去甲肾上腺素的内源性储量明显降低[9]。此外，心脏 β 受体可能出现明显的钝化和下调。在这些情况下，α_1 和 α_2 受体在维持心脏收缩力和外周血管反应性方面发挥着重要作用[10]。这可能表现为临床上对儿茶酚胺的“耐药性”或快速抗药反应，尤其是以 β 受体激动为优势的儿茶酚胺类，如多巴酚丁胺。这种现象可以解释为何在难治性休克状态下的患者需要高剂量的儿茶酚胺类药物。因此，β 受体激动剂在严重心肌衰竭患者中的作用已经受到质疑。

儿茶酚胺类对静脉循环具有显著影响。此类药物主要在病理条件下恢复或维持容量血管的“应激容量”，从而维持或增加心输出量及平均动脉压。在诸如感染性休克的“血管麻痹”状态下，这是非常重要的[11]。

在临床使用的剂量水平，静脉给予的儿茶酚胺类对传导性动脉血管仅具有微小的直接收缩效应。因此，如全身血管阻力等衍生指标，不能可靠地反映儿茶酚胺类对外周血管系统的影响。

在难治性感染性休克患者中外周坏疽的发生，被归咎于儿茶酚胺类诱发的血管收缩。但是支持这一观点的证据很少，因为这种情况下组织坏疽的发生，主要是脓毒症介导的凝血病引起的血管内血栓形成的后果。

脑的效应

在生理学条件下，儿茶酚胺类一般不会穿过血脑屏障。通过脑的自动调节，在一定的灌注压范围内脑血流量保持在一个恒定的速率。当血脑屏障的完整性被改变的情况下，例如，脑外伤和动脉瘤性蛛网膜下腔出血之后，超过了自动调节的上限和下限，外源性儿茶酚胺类可以直接进入脑循环[12]。

这些药物在脑损伤后直接影响脑循环的程度是未知的，虽然一些证据提示多巴胺具有引起脑血流和颅内压增加的直接作用[13]。

肾的效应

肾是一个高效的自动调节器官，通过肾素 - 血管紧张素 - 醛固酮系统等神经体液机制，维持恒定的肾小球滤过和肾血流量。所有儿茶酚胺类会增加肾血流量到相似的程度，因为心输出量和平均动脉压增加以及由此产生的利钠作用。儿茶酚胺介导的肾血流增加不影响肾小球滤过率。

直接的利钠作用也可能是因肾小管内cAMP抑制引起的。这种效应最初被认为是低剂量多巴胺［2 μg/(kg · min)］的结果，虽然其发生的程度与肾上腺素、去甲肾上腺素和多巴酚丁胺相似。已经证明，在易感患者中使用低剂量“肾的”多巴胺不能预防肾功能不全[14]。

内脏的效应

内脏的自身调节并不像脑和肾那样健全。灌注更多地依赖平均动脉压以及肠系膜和门静脉系统的双重作用。对儿茶酚胺诱导的内脏血管收缩以及肠系膜和肝缺血的关切，尚未得到证实[15]。

多巴胺和多培沙明已经被提倡为选择性内脏血管舒张药，但是尚无结论性的研究提示它们比去甲肾上腺素或肾上腺素更具显著益处。很多研究使用胃黏膜内pH值（pHi）作为主要终点，pHi是内脏血流的替代测量。然而，由于pHi仍然是一个尚未得到验证的测量方法，因此不同拟交感神经药的许多对照试验的结果是非结论性的。所有儿茶酚胺类通过提高心输出量和平均动脉压，在提高内脏灌注方面具有相同的效力。

代谢效应

儿茶酚胺介导的β受体刺激可以导致高血糖、低钾血症和低磷酸盐血症，这可能需要监测和纠正。

由于丙酮酸脱氢酶被激活，肾上腺素与高乳酸血症和酸血症的发生相关[16]。同时pH可能降至7.2左右的水平，酸中毒与组织灌注受损或细胞氧合障碍无关。在大部分血流动力学稳定的患者中，这是一种自限性现象，与不良转归无关[17]。但是在严重脓毒症合并代谢性酸中毒的患者中，这可能成为一个问题。

非儿茶酚胺类药物

磷酸二酯酶抑制剂

磷酸二酯酶抑制剂是引起非受体介导的磷酸二酯酶同工酶（PDE）竞争性抑制，从而导致cAMP水平增加的化合物（图82.2）。重要的是，cAMP还会通过调节受磷蛋白（肌质网钙泵的调解亚单位）影响心脏的舒张功能。这会增强钙的再螯合速度，从而增加舒张松弛。

对于心血管组织，同工酶PDE Ⅲ的抑制决定着治疗效果。心脏效应的特征是正性变力和舒张松弛增强。后者的术语是松弛效应（lusitropy），这对于心室顺应性降低或突出的舒张性心力衰竭患者可能是有益的[18]。

此类药物还会引起强效血管舒张，伴有前负荷、静脉回流量和后负荷的下降，同样也降低肺血管阻力。采用术语“变力舒张作用（inodilation）”来描述这一双重血流动力学效应。

不存在耐药性问题。这类药物通过引起内在的变力性刺激，并通过增加心肌对β受体激动剂的敏感性，可在β受体下调患者的处理中占有一席之地。其他推测的作用包括抑制血小板聚集和减少缺血后再灌注损伤。

磷酸二酯酶抑制剂的滴定药动学明显不同于儿茶酚胺类。药物半衰期可能延长，并以肾排泄为主。因血管舒张可能引起低血压，并且可能有必要联合应用儿茶酚胺类（例如，去甲肾上腺素或肾上腺素）作为互补，以维持平均动脉压。

临床实践中已经使用的磷酸二酯酶抑制剂包括二吡啶衍生物的氨力农和米力农、咪唑酮类的依诺昔酮和匹罗昔酮以及钙增敏剂的左西孟旦。心血管效应是相似的。

由于血小板减少、胃肠道和神经方面不良反应的发生率高，口服氨力农制剂已不再用于临床。米力农和依诺昔酮效力更强，且目前已用于临床实践，后者显示的正性变力作用超过了舒张作用。依诺昔酮代谢更快，但是代谢产物具有活性并且其心血管效应持续数小时。有证据显示，长期使用此类药物与严重心力衰竭患者的病死率增加有关。

左西孟旦是剂量依赖的选择性磷酸二酯酶抑制剂，对心肌钙代谢具有独特作用[19]。通过与心肌肌钙蛋白C相结合，在整个心动周期内增加肌丝钙的敏感性，相关的构象变化引起变力和松弛（lusitropic）功能的改善。通过 ATP 敏感性钾通道也可诱导血管舒张。在低剂量水平，钙敏感性作用占优势，而在高剂量则 PDE 抑制效应占优势。左西孟旦的半衰期比过去的 PDE Ⅲ抑制剂更短（大约 1 个小时），并且可以通过输液给药。两项大型试验已经证明，左西孟旦相对于多巴酚丁胺在治疗心源性休克和心肌梗死中，能改善血流动力学功能并降低短期病死率[20-21]，虽然基于危重患者的最终结果仍值得期待。

地高辛

洋地黄糖苷类用于心力衰竭的治疗已经有 200 年历史，并且其迷走张力作用常用于控制特定的室上性心动过速的心室反应。

地高辛的作用主要是通过抑制 Na^+/K^+ 膜泵间接地引起细胞内钙浓度的增加来介导的，从而导致心肌收缩性增加（图 82.2）。对冲动传导上的影响是通过迷走神经和交感神经的张力的变化来介导的，这些变化也会增加静脉回流量。

地高辛的治疗指数窄，蛋白质结合率高，主要在尿中以原形排泄。肾功能的改变可以使半衰期从正常的大约 35 小时延长至 5 天。

地高辛在急性心力衰竭中的作用是可疑的。它作为正性肌力药的作用微小，而且难以评估其有效性。在存在高水平交感神经活动的情况下，正性肌力作用是可忽略的，而且在急性心肌衰竭、心肌炎、晚期心肌病、休克状态和心脏压塞中，通常效应很差。

在危重患者中由于低钾血症、低镁血症、高钙血症、缺氧和酸中毒，毒性的可能性会增加。其毒性表现为心律失常，包括室上性心动过速、心动过缓、室性异位心律和任意水平的传导阻滞等任何形式。

建议在重症患者中监测地高辛水平，尽管对这些水平难以解释。1 ~ 2 ng/ml 的浓度代表可接受的风险 / 收益比，但是超过 2 ng/ml 的浓度在一些患者中可能与毒性相关。然而，血药浓度、有效性和毒性表现之间的相关性很弱。临床标准依然是毒性的最可靠评估，但是除心律失常以外，在 ICU 患者可能很难得到这些标准。

ICU 常用的药物，如胺碘酮、钙通道阻滞剂和红霉素，都会与地高辛发生不良相互作用。这些药物可能干扰放射免疫测定，表现为地高辛血药浓度明显升高。由于无法预测的疗效和毒性，因此地高辛在危重患者中的地位有限。为了控制危重患者室上性心动过速的心室率，小心滴定短效正性肌力药和如胺碘酮这样的药物，已经大量地取代了地高辛的使用。

地高辛在慢性心力衰竭中的作用是很确定的，尤其是与血管紧张素转换酶抑制剂联合时[22]。此类药物在患有相关慢性心力衰竭的长期重症监护患者中可能发挥作用。在危重患者中，由于口服生物利用度随着胃动力或灌注的改变波动相当大，地高辛应当仅以缓慢静脉注射方式给药。先给予负荷剂量（1 ~ 1.5 mg 分为三次或四次给药，相隔 4 ~ 6 小时），随后给予维持剂量（0.125 ~ 0.5 mg/ 日），是一个满意的给药方案。在老年患者、身型较小的患者、肾功能异常患者、电解质和酸碱平衡紊乱以及黏液性水肿的患者，应该使用较小剂量。

分析血样应当在口服后至少 6 小时以及静脉给药后至少 1 小时进行采集。

胰高血糖素

胰高血糖素是一种天然多肽，它通过特异性受体直接激发腺苷酸环化酶，以增加心肌细胞内的 cAMP 浓度，从而产生正性变力作用，但不会产生心肌兴奋性（图 82.2）。达到这一效果需要大剂量给药，这与代谢不良反应的高发生率有关。

除了它用于严重 β 阻滞剂和三环类抗抑郁药中毒的非对照研究报告之外，尚未确定该药具有明确的心血管作用。

甲状腺激素

甲状腺激素对于收缩蛋白的合成和正常心肌收缩都是必需的。它也是肾上腺素受体合成的一个调节剂。

已经证明在脑死亡器官捐献者、难治性心

源性休克患者中甲状腺激素水平低，特别是心肺转流术后和继发于黏液性水肿后。初步研究提示应用甲状腺激素治疗这些患者可以减少对血管活性治疗的需求，达到满意的血流动力学。

选择性血管加压药

血管的反应性是通过肾上腺素能受体来介导的：α- 机制主要引起血管收缩；β- 机制（特别是 $β_2$ 受体）介导血管舒张（表 82.3）。

去甲肾上腺素、肾上腺素和多巴胺对外周血管系统的影响是变化的，并且不应该将它们主要视为血管收缩药或血管加压药。

有一些选择性“血管收缩药”主要在血管扩张状态下发生作用，如局部麻醉（硬膜外）或某些急性脊髓损伤患者。它们在危重患者中的应用依然有限，其在儿茶酚胺耐药的感染性休克和心肺复苏患者中的作用尚未获得证实。

去氧肾上腺素和间羟胺

这类药物是直接作用的 $α_2$ 受体激动剂，对静脉和动脉都是选择性血管收缩药，且对 β 受体的作用微小。它们的药动学与儿茶酚胺相似，可以输注给药。在交感神经张力正常的患者中，这类药物可能引起反射性心动过缓，特别是在弹丸注射给药后。

麻黄素

麻黄素是一种人工合成的直接和间接起效的非儿茶酚胺类拟交感神经药，作用于 α 受体和 β 受体。作用持续时间超过等效剂量的肾上腺素，通常不适合输注给药。

血管调节药物

病理生理学

除了肾上腺素调节之外，神经体液的影响在维持血管紧张度方面具有“许可的”或者调节作用。这些作用是通过肾素 - 醛固酮 - 血管紧张素轴和局部介质（如血管加压素、皮质类固醇、一氧化氮和内皮素）介导的。

整个神经体液系统的反应在严重脓毒症等情况下可能钝化，此时可发生量变和质变。在这种情况下，血管舒缩的反应性衰竭可以看做是多器官衰竭的一部分。

血管加压素

在相关的交感神经末端已经鉴定出特异的血管加压素受体（V_1、V_2）。血管加压素是一种由脑神经垂体分泌的天然多肽。已经证明在感染性休克和心肺转流术后，血管加压素的血清水平降低，提示这是一种炎性介导机制。而在心源性休克时，血清水平保持稳定。

一部分需要高水平儿茶酚胺支持循环的严重感染性休克患者，可能对低剂量血管加压素输注（0.04 U/ 小时）有反应，显著地降低了儿茶酚胺的输注剂量。这种现象显然是不依赖于任何可直接归属的血管加压药效应；它是一种补充的“儿茶酚胺节约”策略，特别是在轻中度休克状态的患者 [23]。在一项大型临床试验（VASST 研究）中，尚未证实血管加压素对严重休克患者或病死率的影响 [24]。

类固醇激素

类固醇激素的补充在循环衰竭中的作用已被研究多年。同时免疫抑制或者抗炎剂量已显示是无效的，特别在感染性休克，“应激反应”剂量的替代治疗（每天 100 ～ 200 mg 氢化可的松）已经显示在部分难治性休克中能改善对儿茶酚胺输注的血管反应性。

对低剂量类固醇激素治疗有效的患者，可能具有肾上腺功能减退的生物化学证据，虽然在重症患者中仍难以确定这个诊断 [25]。早期研究提示，在对促肾上腺皮质激素的肾上腺兴奋治疗无效的患者中，肾上腺替代疗法能改善器官功能和生存 [26]。虽然在一项大规模随机对照试验（CORTICUS 研究）中这种作用未被证实 [27]。

临床应用

目前，尚无明确的研究比较正性肌力药

（或正性肌力药的联合）与其他药物在改善患者生存方面的有效性。

药物选择

大多数情况下，个人的经验和偏好决定着正性肌力药的选择。

在病理生理条件，外源性儿茶酚胺类主要用于增强内源性机制，在许多药物水平这个机制可能是失效的。在这种情况下，应将血管活性治疗视为“心血管神经内分泌强化治疗”。

在大部分原因的循环衰竭中，去甲肾上腺素或肾上腺素可以考虑作为一线药物。新出现的证据证实了该观点（CATS 和 CAT 研究）[28]。

多巴胺主要作为去甲肾上腺素的前体，可作为去甲肾上腺素的替代药物，虽然所有内源性儿茶酚胺类具有相似的药效学特征。

由于正性肌力药在不同患者间或同一患者内的效应可能发生变异，因此难以预测个体患者对儿茶酚胺的效应。

必须认真监测和评估药物的血流动力学和代谢反应。如果没有满意的效应，或者如果出现了不希望的作用，则应改变剂量或换用其他药物。

监测

准确监测循环状况对于循环衰竭患者是必要的，以评价基线参数和血管活性药物的效应。

血液循环的临床评价依然是监测这些患者的基础，包括频繁评价和记录脉率和节律、血压、外周灌注的充分性、皮肤肿胀、意识水平和尿量。

在 ICU 处理的大部分循环衰竭患者都需要血流动力学监测，因为临床体征可能被镇静、机械通气或器官衰竭所掩盖或影响。血流动力学监测将提供关于循环状况的精确信息，并结合基础病理生理学进行解释。

以下原则在需要血管活性药物治疗的患者中很重要。

血压

所有接受血管活性药的患者（除微小的剂量外）应该精确监测平均动脉压，理想的方法是使用动脉内导管监测，以主动脉根部为参照。

组织灌注的充分性与平均动脉压相关。因此，滴定血管活性药以达到相当于患者患病前血压的平均动脉压。

循环功能障碍通常被定义为：尽管采用了足够的液体复苏，平均动脉压仍低于 50 mmHg 并持续 1 小时，虽然这在不同患者间可能不同且将会依赖于病因学。

在血流动力学不稳定的患者，应当考虑采用如股动脉等大动脉来监测，因为在休克患者桡动脉或足背动脉的动脉导管会低估真实的全身血压。

在血流动力学不稳定患者中，收缩压和舒张压的测量可能是不准确的，特别是使用无创性设备时。这些设备倾向于在低血压患者中测量值过高，而在高血压患者中测量值又过低。

容量状态

经中央静脉导管监测右房压是容量状态的最佳评价方法[29]。其精确性可能受到三尖瓣反流或肺动脉高血压的影响。

通常在心脏手术期间，通过直接置入左心房导管来测量左心房压力。肺动脉楔嵌压可用作间接测量左心房压。然而，这种测量可能受到呼吸伪差、气道正压、心动过速、低血容量和差的心室顺应性等的影响。

对液体负荷和（或）血管活性药物的反应和趋势，提供了比绝对值更有用的信息。

心输出量

由于心输出量是平均动脉压的主要决定因素，足够的血压通常代表充足的血流量（心输出量）。这种关系依赖于充足的静脉回流量和后负荷水平。

在原发性心肌衰竭的某些患者中，评价心输出量有助于量化基线功能和评价心脏对药物治疗的反应。心输出量的测量可以应用经胸廓或经食管超声心动图进行非侵入性测量，或者应用肺动脉导管进行侵入性测量，理想的是应用连续性心输出量监测系统，虽然这些导管的使用已经大幅减少。

全身血管阻力经常被计算并且作为后负荷的代理指标。然而，全身血管阻力的临床应用仅限于粗略地估计全身血管的紧张度，因为它不反映后负荷、小动脉紧张度或静脉回流量。因此，全身血管阻力不应该作为选择血管活性药物的标准或者作为可滴定的终点。

组织灌注

恢复减少的组织灌注是正性肌力药物治疗的主要目的。这可通过尿量、血清尿素和肌酐的改善，代谢性酸中毒的逆转，以及血清乳酸的减少来进行临床评价。

全身氧输送（DO_2）、氧消耗（VO_2）以及氧摄取率（DO_2/ VO_2）等氧合作用的全局指标，尚未显示出与组织灌注或复苏充分性有关。局部组织灌注的测量，如 pHi（内脏的）和颈静脉饱和度（大脑的），由于特异性较差而受到限制，并且不常规使用。

剂量和给药方式

儿茶酚胺类或血管加压类等血管活性药物的给药方式，是经由专用的中心静脉导管，使用输液泵或注射器驱动装置等给药系统来连续地输注。

输液管路应不带注射口，并用识别标识进行清晰标记。

输液的浓度应按照每个单位的协议进行标准化。建议的输注浓度见表 82.4。

以 ml/ 小时输注近似于 μg/min。与体重相关的绝对剂量是无意义的；而有意义的是滴定的临床效应。血管活性药处方通常被开为滴定以接近所期望的平均动脉压。

具体情况

下文是在循环衰竭的通常情况下临床使用正性肌力药和血管加压药的总结。上文讨论了具体的药理学和生理学效应。

心肺复苏

至少从 1907 年以来肾上腺素已经用于治疗循环衰竭。国际复苏联合会指南推荐肾上腺

表 82.4 常用血管活性药物的输注浓度

药物	输注浓度	剂量
肾上腺素	6 mg/100 ml 5% 葡萄糖	滴定 ml/h（= μg/min）
去甲肾上腺素	6 mg/100 ml 5% 葡萄糖	滴定 ml/h（= μg/min）
多巴胺	400 mg/100 ml 5% 葡萄糖	滴定 ml/h［= μg/(kg · min)］
多巴酚丁胺	500 mg/100 ml 5% 葡萄糖	滴定 ml/h［= μg/(kg · min)］
异丙肾上腺素	6 mg/100 ml 5% 葡萄糖	滴定 ml/h（= μg/min）
米力农	10 mg/100 ml 5% 葡萄糖	负荷剂量：50 μg/kg，20min；输注：0.5 μg/(kg · min)
左西孟旦	25 mg/100 ml 5% 葡萄糖	负荷剂量：24 μg/kg，10min；输注：0.1 μg/(kg · min)
去氧肾上腺素	10 mg/100 ml 5% 葡萄糖	滴定 ml/h（= 100 μg/h）
间羟胺	100 mg/100 ml 5% 葡萄糖	滴定 ml/h（= mg/h）
麻黄碱	300 mg/100 ml 5% 葡萄糖	滴定 ml/h（= 3 mg/h）
血管加压素	20 U/20 ml 5% 葡萄糖	2.4 ml/h（0.04 U/min）
氢化可的松	100 mg/100 ml 5% 葡萄糖	负荷剂量：100 mg；输注：0.18 mg/(kg · h)

素作为心肺复苏的一线正性肌力药/血管加压药[30]。剂量为每 3 分钟 1 mg 静脉给药。

尚未证明在心肺复苏中使用"高剂量"肾上腺素（5 mg）、去甲肾上腺素或去氧肾上腺素能够促进自主循环的恢复或改善患者的生存。

肾上腺素被推荐作为一线治疗用于阿托品无效的严重心动过缓的"药物起搏"。传统上异丙肾上腺素曾被用于此用途；然而，由于担心其疗效以及缺乏 α 肾上腺能活性，它的作用已经被肾上腺素取代。

心源性休克

理论上讲，输注儿茶酚胺对于心源性休克可能具有某些优势，特别是急性心肌梗死相关的心源性休克。在收缩性心力衰竭的患者中，肾上腺素、去甲肾上腺素、多巴胺和多巴酚丁胺已经显示出满意的短期效果。这给心肌提供了从缺血后的"顿抑"中恢复正常的时间，特别是在血运重建之后。然而，已经证明使用此类药物不能增加长期生存率[31]。

磷酸二酯酶抑制剂（如米力农）和钙增敏剂（如左西孟旦）在急性心力衰竭治疗中的作用仍待确定，但是它们可能在舒张期心力衰竭患者的治疗中具有潜在作用。由于它们的非肾上腺素能受体作用机制，这些药物在儿茶酚胺"耐药"患者中可能是有用的。

脱离心肺转流

多种儿茶酚胺类的联合用药已经成功用于患者脱离心肺转流。然而，没有确定性的研究证明一种儿茶酚胺药物比另一种具有显著的益处。同样，心脏手术后机械支持设备（例如，主动脉内反搏术）是否比正性肌力药具有明显优势，这一问题尚无答案。

已经发现肾上腺素、去甲肾上腺素和（或）多巴胺能够提高心输出量，同时心率或后负荷有很小的增加，这些药物经常被作为一线药物。已发现多巴胺在较高剂量水平［> 40 μg/(kg · min)］时，比肾上腺素和去甲肾上腺素引起更多的心动过速。多巴酚丁胺可能与血管舒张和低血压相关。

尚无明确的证据证实，儿茶酚胺类会在临床应用的剂量水平引起动脉血管痉挛，包括去甲肾上腺素。

磷酸二酯酶抑制剂，如米力农和左西孟旦，不论是单药治疗还是与肾上腺素或去甲肾上腺素联合给药，均获得成功。在伴有肺动脉高血压或术前舒张性心力衰竭的患者，二尖瓣置换术后使用这些药物可能是有作用的[32]。

心肺转流术可能与全身炎症综合征有关，后者的特征是高动力、血管扩张的"低全身血管阻力"状态[33]。在这种情况下，经常提倡用去甲肾上腺素作为"血管加压药"，以恢复降低的平均动脉压。这种情况通常是自限性的，最低值是在转流术后 8 小时。尽管可能需要儿茶酚胺达到适当的目标平均动脉压和心输出量，但是如果需要高剂量（例如，去甲肾上腺素 > 30 μg/min），用药应该谨慎。这可能与快速抗药反应以及儿茶酚胺依赖性增强有关。

右心室衰竭

右室梗死和较大的肺栓塞可能与急性右心室衰竭相关。在严重脓毒症患者中还可能发生右心室抑制。在这些情况下恢复前负荷是关键，因为衰竭的右心室对前负荷降低是非常地敏感[34]。

在这些情况下，正性肌力药如去甲肾上腺素和肾上腺素被当作一线药物来维持适当的平均动脉压，以便维持整个心动周期内右冠状动脉的灌注。

担心去甲肾上腺素和肾上腺素引起肺动脉血管收缩和右室后负荷增加，显得毫无依据。因此，传统血管舒张药如异丙肾上腺素在急性右心室衰竭中的应用已经被这些药物取代。

感染性休克

脓毒症综合征和感染性休克的心血管影响是复杂的，从高动力、血管舒张状态到越来越重的心肌衰竭和外周血管瘫痪（血管麻痹）[35]。后者代表静脉循环丧失对内源性或外源性儿茶酚胺类的反应性，因而造成静脉内血液蓄积。

因此，在感染性休克中使用儿茶酚胺输

注之前，确定患者没有低血容量十分重要，因为有 20% 的患者会对血管内容量扩充有响应，至少在最初时刻。

越来越多的文献目前推荐应用儿茶酚胺作为感染性休克的一线治疗药物。拯救脓毒症运动的指南[36]推荐去甲肾上腺素或多巴胺作为血管加压药或正性肌力药的一线选择。这些推荐的根据是薄弱的，因为尚无高质量的证据去推荐一种儿茶酚胺优于另一种儿茶酚胺。对肾上腺素不良的代谢和内脏不良反应的担心未经证实，新近的证据显示去甲肾上腺素和肾上腺素在治疗感染性休克方面是等效的（CAT 研究：未发表的资料）。此外，证据显示多巴胺可能与不良结局相关，这可能是神经内分泌学[37-38]和免疫学的影响造成的，在缺乏对去甲肾上腺素和肾上腺素的优越性的情况下，多巴胺的使用正受到质疑。

多巴酚丁胺单独用药或与去甲肾上腺素联合用于治疗感染性休克的疗效尚未确定，在解除休克或减少病死率方面，似乎稍微地增加去甲肾上腺素或肾上腺素的疗效（CATS 和 CAT 研究）[28]。而且，已经证明在感染性休克中采用多巴酚丁胺去增加或增强氧输送是无效的[36]。

在感染性休克，要达到恰当的平均动脉压所需的药物剂量可能变化较大：可能需要去甲肾上腺素或肾上腺素输注（一直到 50 μg/min）。发生明显儿茶酚胺依赖的患者，在没有其他急性的可治疗的原因，如活动性感染，可能对低剂量的血管加压素或“应激反应”剂量的氢化可的松有反应，尽管对这些药物的反应存在明显的个体差异（详见上文）。

过敏反应

肾上腺素是过敏反应和威胁生命的支气管痉挛的首选药物，因为它能阻断介质释放并明确地逆转终末器官的效应（详见第 58 章）。

剂量为 0.1 mg，即 1 ml 的 1：10 000 的溶液进行皮下、肌内或静脉注射。可能需要重复给药或者输注至最高 100 μg/min。强有力而缓慢的脉搏提示升压的效应，并提供了有用的输注速度的临床终点。该 α 受体激动剂效应在过敏反应中可能也至关重要，因为死亡通常是由于急性双心室衰竭引起的长期难治性低血压。早期静脉补液治疗也非常重要。

肾保护

为了预防或改善重症患者的急性肾衰竭而提高平均动脉压，是正性肌力药的一项重要用途。除了确保充足的前负荷之外，可以使用儿茶酚胺将平均动脉压保持在适当的水平以保护肾灌注。这在高血压患者中非常重要，此时需要更高的平均动脉压来维持肾灌注，尤其当这些患者出现并存的循环衰竭的原因时。

多年来一直提倡采用“肾”剂量的多巴胺［2 μg/(kg · min)］通过引起肾血管舒张来作为肾保护剂。然而，在易感患者的对照临床试验中[14]，或者作为其他正性肌力药的辅助药物用于感染性休克的临床试验中，都未能证实这种保护作用。而且，长期使用低剂量多巴胺可能与腺垂体和后叶激素分泌抑制以及 T 细胞功能受损相关。因此，不再推荐使用低剂量多巴胺。

已证明多巴胺、去甲肾上腺素和多巴酚丁胺具有等效的肾保护作用，并且这种作用可能主要与保护肾灌注有关，而不是特别的肾效应。

脑灌注压

在脑血流出现病理性降低的患者中，增加脑灌注压是一个重要策略。在脑外伤和动脉瘤性蛛网膜下腔出血后患者中，这已得到详细的描述，并且在本卷第 45 章第 564 页另有讨论。前文已讨论了儿茶酚胺与脑血管的相互作用。

去甲肾上腺素、肾上腺素、多巴胺和去氧肾上腺素已用于增加脑灌注压，但目前尚无明确的证据来推荐一种药物优于另一种药物[13]。

（伊　敏译　刘景院校）

参考文献

1. Guyton AC, Lindsay AW, Kaufmann BN. Effect of mean circulatory filling pressure and other peripheral

circulatory factors on cardiac output. *Am J Physiol* 1955; **180**: 463–8.

2. Jacobsohn E, Chorn R, O'Connor M. The role of the vasculature in regulating venous return and cardiac output: historical and graphical approach. *Can J Anaesth* 1997; **44**: 849–67.
3. Magder S. The classical Guyton view that mean systemic pressure, right atrial pressure, and venous resistance govern venous return is/is not correct. *J Appl Physiol* 2006; **101**: 1533.
4. Magder S, Rastepagarnah M. Role of neurosympathetic pathways in the vascular response to sepsis. *J Crit Care* 1998; **13**: 169–76.
5. Cotter G, Kaluski E, Moshkovitz Y *et al.* Pulmonary edema: new insight on pathogenesis and treatment. *Curr Opin Cardiol* 2001; **16**: 159–63.
6. Magder S, Vanelli G. Circuit factors in the high cardiac output of sepsis. *J Crit Care* 1996; **11**: 155–66.
7. Hein L. Adrenoceptors and signal transduction in neurons. *Cell Tissue Res* 2006; **326**: 541–51.
8. Lamba S, Abraham WT. Alterations in adrenergic receptor signaling in heart failure. *Heart Fail Res* 2000; **5**: 7–16.
9. Levy RJ, Deutschman CS. Evaluating myocardial depression in sepsis. *Shock* 2004; **22**: 1–10.
10. Heusch G. Alpha-adrenergic mechanisms in myocardial ischemia. *Circulation* 1990; **81**: 1–13.
11. Magder S, Rastepagarnah M. Role of neurosympathetic pathways in the vascular response to sepsis. *J Crit Care* 1998; **13**: 169–76.
12. Myburgh JA. Quantifying cerebral autoregulation in health and disease. *Crit Care Resusc* 2004; **6**: 59–67.
13. Myburgh JA. Driving cerebral perfusion pressure with pressors: how, which, when? *Crit Care Resusc* 2005; **7**: 200–5.
14. Bellomo R, Chapman M, Finfer S *et al.* Low-dose dopamine in patients with early renal dysfunction: a placebo-controlled randomised trial. Australian and New Zealand Intensive Care Society (ANZICS) Clinical Trials Group. *Lancet* 2000; **356**: 2139–43.
15. Sakka SG, Meier-Hellmann A, Reinhart K. Do fluid administration and reduction in norepinephrine dose improve global and splanchnic haemodynamics? *Br J Anaesth* 2000; **84**: 758–62.
16. Day NP, Phu NH, Bethell DP *et al.* The effects of dopamine and adrenaline infusions on acid–base balance and systemic haemodynamics in severe infection. *Lancet* 1996; **348**: 219–23.
17. Totaro RJ, Raper RF. Epinephrine-induced lactic acidosis following cardiopulmonary bypass. *Crit Care Med* 1997; **25**: 1693–9.
18. Erhardt L. An emerging role for calcium sensitisation in the treatment of heart failure. *Expert Opin Investig Drugs* 2005; **14**: 659–70.
19. Innes CA, Wagstaff AJ. Levosimendan: a review of its use in the management of acute decompensated heart failure. *Drugs* 2003; **63**: 2651–71.
20. Follath F, Cleland JG, Just H *et al.* Efficacy and safety of intravenous levosimendan compared with dobutamine in severe low-output heart failure (the LIDO study): a randomised double-blind trial. *Lancet* 2002; **360**: 196–202.
21. Moiseyev VS, Poder P, Andrejevs N *et al.* Safety and efficacy of a novel calcium sensitizer, levosimendan, in patients with left ventricular failure due to an acute myocardial infarction. A randomized, placebo-controlled, double-blind study (RUSSLAN). *Eur Heart J* 2002; **23**: 1422–32.
22. The Digitalis Investigation Group. The effect of digoxin on mortality and morbidity in patients with heart failure. *N Engl J Med* 1997; **336**: 525–33.
23. Rozenfeld V, Cheng JW. The role of vasopressin in the treatment of vasodilation in shock states. *Ann Pharmacother* 2000; **34**: 250–4.
24. Russell JA, Walley KR, Singer J, Gordon AC, Hebert PC, Cooper DJ, Holmes CL, Mehta S, Granton JT, Storms MM, Cook DJ, Presneill JJ, Ayers D for the VASST Investigators. Vasopressin versus norepinephrine infusion in patients with septic shock. *New England Journal of Medicine* 2008; **358**: 877–87.
25. Prigent H, Maxime V, Annane D. Science review: mechanisms of impaired adrenal function in sepsis and molecular actions of glucocorticoids. *Crit Care* 2004; **8**: 243–52.
26. Annane D, Sebille V, Charpentier C *et al.* Effect of treatment with low doses of hydrocortisone and fludrocortisone on mortality in patients with septic shock. *JAMA* 2002; **288**: 862–71.
27. Sprung CL, Annane D, Keh D, Moreno R, Singer M, Freivogel K, Weiss YG, Benbenishty J, Kalenka A, Forst H, Laterre P-F, Reinhart K, Cuthbertson BH, Payen D, Briegel J for the CORTICUS Study Group. *New England Journal of Medicine* 2008; **358**: 111–24.
28. Annane D, Vignon P, Renault A, Bollaert P-E, Charpentier C, Martin C, Troche G, Ricard J-D, Nitenberg G, Papazian L, Azoulay E, Bellisant E for thr CATS Study Group. *Lancet* 2007; **370**: 676–84.
29. Magder S. Central venous pressure: a useful but not so simple measurement. *Crit Care Med* 2006; **34**: 2224–7.
30. Guidelines 2000 for Cardiopulmonary Resuscitation and Emergency Cardiovascular Care. Part 6: advanced cardiovascular life support: section 6: pharmacology II: agents to optimize cardiac output and blood pressure. The American Heart Association in collaboration with the International Liaison Committee on Resuscitation. *Circulation* 2000; **102**: I129–135.
31. Mann HJ, Nolan PE Jr. Update on the management of cardiogenic shock. *Curr Opin Crit Care* 2006; **12**: 431–6.
32. Raja SG, Rayen BS. Levosimendan in cardiac surgery: current best available evidence. *Ann Thorac Surg* 2006; **81**: 1536–46.
33. Kristof AS, Magder S. Low systemic vascular resistance state in patients undergoing cardiopulmonary bypass. *Crit Care Med* 1999; **27**: 1121–7.
34. Haji SA, Movahed A. Right ventricular infarction: diagnosis and treatment. *Clin Cardiol* 2000; **23**: 473–82.
35. MacKenzie IM. The haemodynamics of human septic shock. *Anaesthesia* 2001; **56**: 130–44.
36. Dellinger RP, Vincent JL. The Surviving Sepsis Campaign sepsis change bundles and clinical practice. *Crit Care* 2005; **9**: 653–4.
37. Van den Berghe G, de Zegher F. Anterior pituitary function during critical illness and dopamine treatment. *Crit Care Med* 1996; **24**: 1580–90.
38. Sakr Y, Reinhart K, Vincent JL *et al.* Does dopamine administration in shock influence outcome? Results of the Sepsis Occurrence in Acutely Ill Patients (SOAP) Study. *Crit Care Med* 2006; **34**: 589–97.

第 83 章

血管扩张剂和抗高血压药

John A Myburgh

血管扩张药是最初用于重症监护室（ICU）内处理急性高血压状态和高血压急症的一组普通药物。另外，它们在高血压和心力衰竭的处理中发挥着重要作用[1]。

生理学

血压是由复杂的生理学神经激素系统来控制的，涉及心血管系统中的所有构成部分[2-3]。传统上，临床实践主要集中在作为全身血压主要调节器的动脉循环。静脉循环在决定平均动脉压和心输出量方面的重要性，在第 82 章已做了讨论。

从概念上讲，外周血管（包括小动脉和静脉系统在内）在调节血压方面的作用，可以看做是血管舒张和血管收缩之间的平衡[3]（图 83.1）。

钙流动

细胞内钙离子浓度是血管平滑肌紧张度的主要决定因素：浓度增加导致平滑肌收缩，降低导致平滑肌松弛。肾上腺素能受体占位和电压门控通道介导的膜电位变化，控制着钙的流入和流出（详见第 82 章，图 82.2）。

内皮系统

内皮通过释放一氧化氮、环前列腺素和内皮素等物质，在血压动态平衡中起着中枢的作用[3]。内皮持续地释放这些物质，它们是整个局部自身调节的重要组成部分[4]。

一氧化氮经由一氧化氮合酶从 L- 精氨酸合成。它在去甲肾上腺素、乙酰胆碱和 P 物质等内皮激动剂的影响下释放的，并且是对内皮剪切力和搏动血流等机械因素的应答。一氧化氮弥散入下面的平滑肌，激化鸟苷酸环化酶，从而增加环磷酸鸟苷（cGMP）。随后的磷酸化作用导致下面的平滑肌松弛和血管扩张。

前列环素经花生四烯酸途径合成，在血管紧张度的控制中具有较小的作用。

内皮素是一种内皮源性血管收缩肽，它与血管平滑肌细胞内钙的增加有关。它作为调节电压门控钙通道的内源性配体，从而产生血管收缩，通常是对剪切应力、组织缺氧、血管紧张素 Ⅱ 和炎性介质（例如，白细胞介素 -6 和核因子 -κB）等的应答。

肾素 - 血管紧张素 - 醛固酮系统

血管紧张肽原在肾素的作用下转化形成血管紧张素 Ⅰ，随后被血管紧张素转换酶（ACE）转换成血管紧张素 Ⅱ。血管紧张素 Ⅱ 具有多种重要的调节血压动态平衡的作用。其中包括释放醛固酮、直接活化血管平滑肌上的 α- 肾上腺素能受体和对内皮的直接作用。这些效应旨在保护血压，是整个应激应答的重要组成部分。血管紧张素转换酶还负责对缓激肽的灭活，后者主要具有血管扩张效应，并且与花生四烯酸合成和前列环素腺素的产生相联系。

肾上腺素能系统

交感神经系统与上述系统是密不可分的整体，负责在中枢、神经节和局部神经层面调节血管紧张度。β- 受体的肾上腺素能刺激与血管

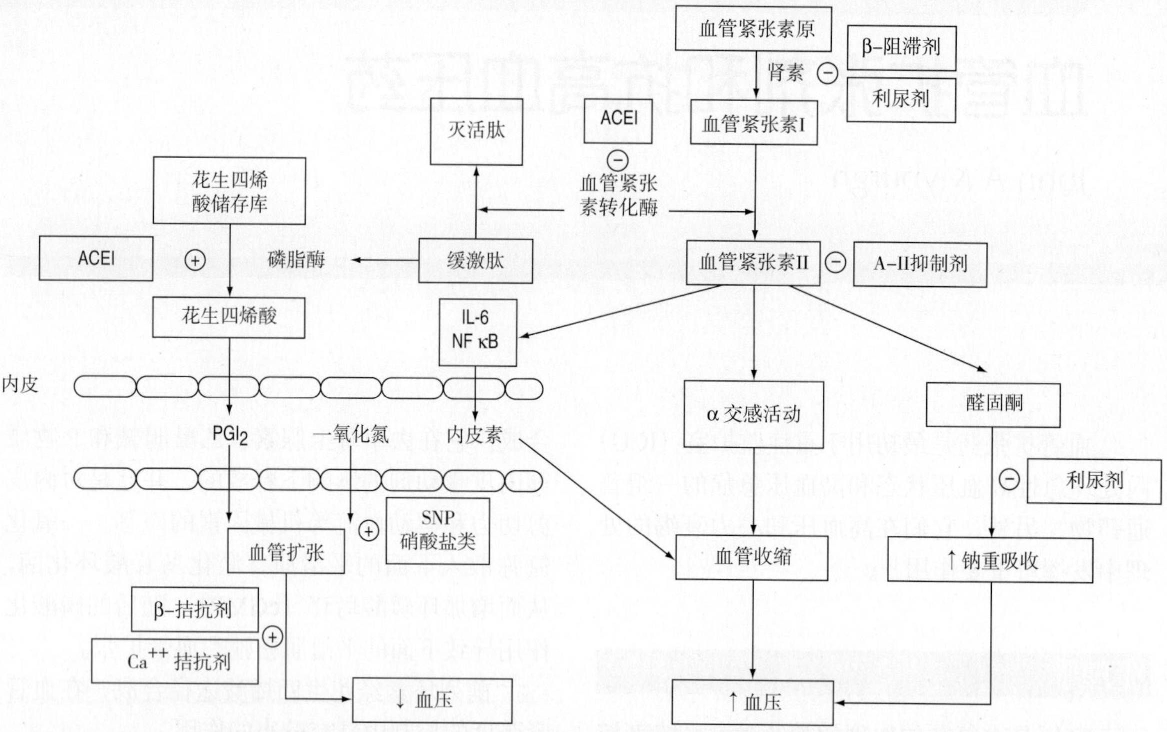

图 83.1 决定血管紧张度的神经激素因素的示意图。血管舒张药作用机制表示方法：（−）表示抑制，（+）表示兴奋。ACEI，血管紧张素转换酶抑制剂；A-Ⅱ，血管紧张素Ⅱ；IL，白细胞介素；NF，核因子；PGI2，前列环素；SNP，硝普钠

扩张相关；α-受体刺激导致血管收缩。儿茶酚胺和血管加压药的血管效应已在第 82 章作了讨论。

肾上腺素能刺激是调节静脉紧张度的主导系统[5]。这是由于静脉内皮的差异引起一氧化氮产量减少，并且对血管紧张素Ⅱ的反应性降低。

病理生理学

高血压状态的发生是稳态过程异常或受损的结果，造成血管收缩和血管舒张效应之间的失衡。

原发性高血压是高血压的最常见原因，是由于神经激素调节异常造成的，尤其是肾素-血管紧张素活性的过度效应。

高血压的继发性原因包括：主动脉瓣狭窄或肾动脉狭窄等结构性异常；嗜铬细胞瘤、Cushing 综合征和妊娠高血压等内分泌状况；或高血压脑病或颅内压升高等中枢性原因。

钙拮抗剂

钙拮抗剂对心血管系统具有多种作用，可以影响心率传导、心肌收缩性和血管紧张度。通过电压门控钙通道的钙流入是小动脉紧张度的主要决定因素，但不是静脉[6]。

动脉选择性钙拮抗剂主要分为三类：二氢吡啶类（例如，硝苯地平、尼莫地平、尼卡地平和氨氯地平），苯烷基胺类（例如，维拉帕米）以及苯并噻氮䓬类（例如，地尔硫䓬）。

镁是一种生理性钙拮抗剂，治疗用镁制剂为硫酸镁。

硝苯吡啶

硝苯吡啶（硝䓬地平）是一种卓越的小动脉血管扩张剂，对静脉容量血管作用微小，对心率传导无直接抑制作用。

它可经静脉给药、口服或舌下给药，起效快（2 ~ 5 min），作用持续时间为 20 ~ 30 min。

硝苯地平常用于治疗心绞痛，特别是由于冠状动脉血管痉挛引起的心绞痛。外周血管扩张引起全身血压降低，通常伴随着交感神经的兴奋，从而导致心输出量和心率增加，这可以抵抗硝苯吡啶的负性变力、变时和变传导作用。然而，在心室功能障碍、主动脉瓣狭窄和（或）同时使用 β- 阻滞的患者中，硝苯吡啶可能与深度低血压相关。由于这个原因，不再推荐采用舌下的硝苯吡啶治疗高血压急症[7]。

硝苯吡啶及相关药物可能引起利尿剂抵抗性外周水肿，这是由于细胞外液重新分布引起的，而非水钠潴留。

尼莫地平

尼莫地平是一种高度脂溶性的硝苯吡啶类似物。高度脂溶性使药物易于进入中枢神经系统，并引起选择性脑动脉血管舒张。

它可用于缓解动脉瘤性蛛网膜下腔出血后的脑动脉血管痉挛。已经证明这可改善 1 级和 2 级蛛网膜下腔出血患者的结局[8]。全身性低血压可能源于外周血管舒张，后者可能危害到易感患者的脑血流。同样，在颅内弹性降低的患者中，脑血管舒张可能使颅内压增加。

可采用静脉输注或肠内给药，效果相同。

氨氯地平

氨氯地平是一种口服制剂，其药效学特征与硝苯吡啶相似。除了小动脉血管舒张效应和心脏效应之外，还证明氨氯地平能够在高血压、糖尿病肾病患者中发挥特殊的抗炎效应，调节高胆固醇血症患者的高密度脂蛋白（HDL）[9]。正是由于具有这些效应，氨氯地平越来越多地被用于治疗高危患者的高血压，并且可能在稳定的危重症患者的相关并存病治疗中发挥作用。

维拉帕米

维拉帕米的主要作用是在房室结，该药主要作为抗心律失常药用于治疗室上性心动过速。因此，建议不要与 β 阻滞剂或地高辛联合使用。

维拉帕米对平滑肌的作用不如硝苯地平有效，因此对全身性血压和反射性交感神经活动的降低效应较小。作为血管舒张剂它的作用有限[10]。

地尔硫䓬

地尔硫䓬的心血管效应与维拉帕米相似，尽管其血管舒张作用介于硝苯吡啶和维拉帕米之间。地尔硫䓬的心脏抑制效应微小，不太可能强化 β 阻滞剂的作用。

硫酸镁

镁通过激活膜泵以及与钙竞争跨膜通道来调节细胞内钙、钾水平。生理学效应广泛，影响心血管系统、中枢和周围神经系统和骨骼肌肉接合处[11]。

它可以作为直接的小动脉和静脉血管舒张剂，引起血压降低。中枢介导的调节和外周交感的紧张度的调节，会导致对心输出量和心率的多变的效应。

因此，在先兆子痫和子痫[12]、嗜铬细胞瘤的围术期处理[13]以及破伤风自主神经功能障碍的治疗中，硫酸镁具有切实的作用[14]。

直接作用的血管扩张剂

这些药物直接作用于血管平滑肌，主要通过提高内皮的一氧化氮浓度来发挥其作用。这些药物另外也称为硝基血管舒张药[15]。

硝普钠

硝普钠是一种非选择性血管扩张剂，能够引起动脉和静脉的平滑肌松弛。它由一个亚铁离子中心、五个氰基和一个亚硝酰基构成。其分子重量的 44% 为氰化物。

该药是从粉剂复溶制得。该溶液具有光敏性，需要将给药装置包裹在铝箔中避光保护。长期曝光可能与氢氰酸释放增加有关，尽管这几乎没有临床意义。

静脉输注给药时，硝普钠与氧合血红蛋白相互作用，即刻离解，形成高铁血红蛋白，同时释放出游离氰化物和一氧化氮。后者提供了硝普钠的血管舒张效应。

即刻起效，但作用瞬间即逝，需要连续的输注来维持治疗效应。

快速抗药反应很常见，特别是在较年轻的患者。如果没有获得理想的治疗效应，不应使用大剂量，因为这可能与毒性相关。

硝普钠产生直接的静脉和动脉的血管扩张，引起全身血压的迅速降低。对心输出量的影响是可变的。右房压反映了静脉系统内的血液蓄积，这又可减少心输出量。这可能导致反射性心动过速，这可以对抗血压的全面下降。在左心室衰竭患者中，对心输出量的影响将取决于初始左心室舒张末期压。硝普钠对全身血管阻力具有无法预测的影响。保持心输出量的稳态机制可以解释对长期输注的快速抗药反应。

硝普钠通过对小动脉的血管扩张效应，造成从缺血区离开的冠状动脉内窃取血流，在冠状动脉疾病患者中可以加重心肌缺血。继发性心动过速也可使心肌缺血加重。

由于硝普钠的非选择性，它对大部分血管床具有直接的作用。在脑循环中，硝普钠是一种脑血管扩张剂，引起脑血流和血容量的增加。这在高颅内压患者中可能是危险的。硝普钠引起的平均动脉压快速和大幅降低，可能超出大脑维持适当脑血流量的自身调节能力。

硝普钠是一种肺血管扩张剂，可以缓解缺氧性肺血管收缩，导致肺内分流增加和动脉血氧压力降低。该现象可能被伴随的低血压所恶化。

长期使用大剂量硝普钠，可能造成与氰化物以及高铁血红蛋白（相关程度较轻）生成相关的毒性[16]。

硝普钠解离产生的游离氰化物与高铁血红蛋白相互作用，生成氰化高铁血红蛋白，或在肝、肾内由硫氰酸酶代谢，形成硫氰酸盐。健康成年人能够消除氰化物的速度，相当于硝普钠以 2 μg/(kg · min) 输注或者最大 10 μg/(kg · min) 输注 10 分钟，尽管存在明显的个体间差异。

即使以最大速度输注仍对硝普钠耐药的患者，以及发生无法解释的乳酸性酸中毒的患者中，应考虑毒性作用。在高剂量水平，氰化物可能引起癫痫发作。

可疑氰化物毒性反应的治疗是停止输注并给予 100% 氧气。硫代硫酸钠（150 mg/kg）将氰化物转化为硫氰酸盐，后者可以经肾排泄。对于严重氰化物毒性反应，可以输注硝酸钠（5 mg/kg）以生成高铁血红蛋白，继而产生氰化高铁血红蛋白。也可以给予羟钴胺（25 mg/h 至最高 100 mg），它可结合氰化物结合生成氰钴胺。

硝酸甘油

硝酸甘油是一种有机硝酸盐，它通过与硝普钠不同的机制生成一氧化氮。

根据硝酸甘油的药动学，该药可以通过输注方式给药，与硝普钠相比，它起效较慢而作用持续时间较长。硝酸甘油也可以采用舌下、口服和经皮的方式给药。

对硝酸甘油的快速抗药反应常见；如果患者对标准剂量不再有反应，则不应该增加剂量。由于硝酸甘油会被标准聚氯乙烯装置吸收，因此需要使用玻璃瓶或聚乙烯给药装置。

对外周血管的作用呈剂量依赖性，主要作用于静脉容量血管，造成静脉蓄积和心室后负荷降低。在心力衰竭患者中，这些都是重要机制。

硝酸甘油主要扩张冠状动脉循环的较大的传导血管，导致增加冠状动脉血流到缺血性心内膜下区域，从而缓解心绞痛。这与硝普钠正好相反，硝普钠可能引起冠状动脉盗血现象。

与硝普钠相比，该药物的降压作用更多地依赖血容量。低血容量患者接受小剂量硝酸甘油时，可能出现血压突然下降。在血容量正常的患者中，反射性心动过速不像硝普钠那么明显。在较高剂量水平，会出现小动脉扩张，但对计算的全身血管阻力无显著改变。

硝酸甘油是一种脑血管扩张剂，因此在颅内弹性降低的患者中应当慎用。在神志清醒的患者中，该机制造成的头疼是常见的不良反应。

硝酸异山梨酯

硝酸异山梨酯是预防心绞痛的最常用口服硝酸盐。在 60 ~ 120 mg 剂量水平，其生理学效应最长持续 6 个小时。作用机制与硝酸甘油相同。急性给药后可能发生低血压，但是慢性给药可对此产生耐受 [17]。

肼屈嗪

肼屈嗪是一种强效、动脉选择性的、直接作用的血管扩张剂，通过刺激 cGMP 和抑制平滑肌肌球蛋白轻链激酶来发挥作用。

静脉给药后，肼屈嗪起效迅速，通常在 5 ~ 10 min 内。该药也可肌注或口服给予。该药物的一部分经乙酰化作用代谢，乙酰化作用存在明显的个体间变异性（35% 的人是慢速乙酰化者）。尽管这对于抗高血压效应没有太大临床意义，但是对于毒性反应来说是非常重要的 [17]。

肼屈嗪能够引起明显的小动脉血管扩张，这种现象很广泛，但是并不完全相同。这与直接的和反射性交感神经活动有关，以至于心输出量和心率增加。长期使用肼屈嗪会刺激肾素释放，与钠潴留和水潴留相关。因此，肼屈嗪常与 β- 阻滞剂和（或）利尿剂联合使用。

长期使用肼屈嗪与免疫学不良反应相关，这包括狼疮样综合征、脉管炎、溶血性贫血和急进性肾小球肾炎。

二氮嗪

二氮嗪在化学上与噻嗪类利尿剂相关，是一种强效、非选择性、直接作用的血管扩张剂。作用机制不明，但它是以小动脉血管扩张为主的药物 [18]。二氮嗪可采用静脉给药或肌内注射给药。其起效迅速（3 ~ 5 min），作用持续时间长（1 ~ 2 h），通常导致血压骤降。二氮嗪的心血管效应与肼屈嗪相似，与明显的反射性交感神经刺激相关，会导致心输出量和心率增加。

该药物可有效治疗与急性肾衰竭（例如，肾小球性肾炎）有关的急进性高血压，已经应用于严重妊娠高血压和子痫患者。由于二氮嗪会刺激儿茶酚胺释放，因此禁用于嗜铬细胞瘤患者。

该药相关的代谢不良反应包括高血糖和水钠潴留。

α- 肾上腺素能受体拮抗剂

有几类化合物可作为 α- 肾上腺素能受体阻滞剂，对 α- 受体的亲和力各有不同。生理学和病理生理学可以影响药物受体 - 效应器关系的反应性。受体的病理生物学在第 82 章进行讨论。因此，患者对这些药物的反应存在显著的个体间差异和个体内差异性。

有六个主要的 α- 受体拮抗剂种类：咪唑啉类（例如，酚妥拉明），卤烃胺类（例如，酚苄明），哌唑嗪类、对 α- 受体具有拮抗作用的 β- 肾上腺素能受体拮抗剂（拉贝洛尔、卡维地洛），吩噻嗪类（氯丙嗪）和丁酰苯类（氟哌啶醇）。

酚妥拉明

酚妥拉明是一种非选择性、竞争性 α_1- 和 α_2- 受体拮抗剂。在低剂量水平，酚妥拉明引起去甲肾上腺素释放的突触前抑制（通过抑制 α_2- 受体）。在较高剂量水平，达到更加完整的 α- 受体阻滞，同时由于 α_2- 阻滞造成局部的去甲肾上腺素浓度增加，从而引起增强的 β- 激动剂效应（详见第 82 章，图 82.3a）。

酚妥拉明采用静脉给药，可间歇性给药或输注。起效迅速（2 min 内），作用持续时间为 10 ~ 15 min。

小动脉和静脉的血管扩张使全身血压下降，而对全身血管阻力计算值无明显改变。对心输出量的影响是可变的，并且存在适度的反射性交感神经刺激而没有显著的心率增加。

酚苄明

酚苄明是一种非选择性、非竞争性 α_1 和 α_2 受体拮抗剂。还会对组胺、5- 羟色胺和毒蕈碱型乙酰胆碱受体产生阻滞作用。去甲肾上腺素的再吸收受阻，因此有可能增强 β- 激动剂的效应。

酚苄明通常口服给药，但是也可静脉给药。该药起效慢，作用持续时间长（3 ~ 4 天）。它会引起全身血压逐步降低，而没有快速的反射性交感神经活动。

长期使用该药物与 β- 肾上腺素能的效应增强有关，主要是心率增加，为此需要使用 β - 阻滞剂联合治疗。酚苄明主要用于嗜铬细胞瘤的处理，用于患者手术前或者无法手术患者的长期治疗。该药还可用于控制脊髓横断患者的自主性反射亢进[19]。

哌唑嗪

哌唑嗪是一种相对的动脉选择性、竞争性的 α_1- 受体拮抗剂。它在突触后发挥作用，因此不会抑制去甲肾上腺素的重吸收。因此，对于全身血压降低，很少引起心动过速。

该药经口服给予，通常用于治疗原发性高血压或肾血管性高血压（高肾素血症）。它常与 β- 阻滞剂和利尿剂联合使用，特别是在肾功能不全患者中。

拉贝洛尔

拉贝洛尔是 α_1-、β_1- 和 β_2- 肾上腺素能受体的特异性竞争性拮抗剂。β- 受体作用占主导地位，对 α_1- 受体的阻滞能力大约是哌唑嗪的 10%。拉贝洛尔对 β_2- 受体具有部分激动剂作用。α_1 ：β- 受体阻滞之比是 1∶4。

该药采用静脉给药方式，起效迅速（5 ~ 10 分钟），作用持续时间为 2 ~ 6 小时。也可输注给药。

通过负性肌力作用、动脉和静脉的血管扩张作用的结合，降低全身血压和心输出量。通过 β 阻滞来减轻反射性心动过速。

支气管痉挛和高钾血症等不良反应主要与 β- 受体阻滞有关。

卡维地洛

卡维地洛是一种非选择性 β- 阻滞剂，具有 α_1- 拮抗作用。大部分血管扩张作用均与 α_1- 拮抗有关，尽管在高浓度水平它也会阻碍钙的进入。α_1 ：β- 受体阻滞之比为 1∶10。

口服给药；无可用的静脉制剂。

最近的研究已经证明，卡维地洛能够减缓充血性心力衰竭的进展并且降低病死率，尤其是与 ACE 抑制剂联合用于轻度至中度心力衰竭患者时[20-21]。它也可以用于不能使用 ACE 抑制剂治疗的患者。

氟哌啶醇和氯丙嗪

这些药物是竞争性 α- 受体拮抗剂，引起非选择性血管扩张和阻滞去甲肾上腺素的重吸收。

这些药物最初作为重要的镇静剂或抗精神病药使用；它们对外周血管系统的影响应看做是不良反应，而非特异性治疗作用。

全身血压的降低是可变的，并且可能突然下降，尤其在有较高的交感神经激动的低血容量患者中。这两种药物对神经源性高血压可能是有用的，但不作为一线血管扩张剂。

拟交感神经药

β 肾上腺素能激动剂的外周血管效应在第 82 章进行讨论，这包括肾上腺素、去甲肾上腺素、多巴胺和人工合成儿茶酚胺类如多巴酚丁胺和异丙肾上腺素。

在低剂量水平，肾上腺素、去甲肾上腺素和多巴胺主要是 β- 受体激动剂，并且会引起动脉和静脉的血管舒张，从而可能造成平均动脉压降低。

多巴酚丁胺和异丙肾上腺素主要是 β- 受体激动剂，并可以引起平均动脉压降低，特别是在低血容量患者或者那些交感神经激动增强的患者。这两种药物在收缩性心力衰竭患者中可能具有降低左心室后负荷的作用。

血管紧张素转换酶抑制剂

血管紧张素转换酶（ACE）抑制已经成为处理高血压、心脏衰竭和缺血性心脏病的基础[22-23]。这类药物通过非选择性、竞争性、不可逆地抑制血管紧张素Ⅰ结合位点而发挥作用。

市场上有很大数量的 ACE 抑制剂，在非卧床患者人群中有非常高的市场占有率。此类药物口服使用；没有常规使用的肠外剂型。因此，ICU 收治的很多重症患者都可能正在服用 ACE 抑制剂。作为一般原则，在大部分重症患者应停止使用 ACE 抑制剂，直至生命器官（特别是肾）功能稳定后并且患者可口服或肠内给药。因此，剂量要经过一段时间逐渐地增加，并且密切地监测肾功能。

制剂

卡托普利是此类药物的原型，依然在广泛使用。口服给药，逐步增加剂量和给药间隔周期，直至最高剂量为每 8 小时 50 mg。在急性高血压，可舌下给药（5 ～ 25 mg），20 ～ 30 分钟内起效，作用持续时间为 4 小时。卡托普利的心血管效应与其他制剂无显著差异。禁用于双侧肾动脉狭窄患者，妊娠期间也应避免使用。

依那普利是一种前体药物，经肝代谢形成依那普利拉而生效，产生更缓慢的和更可控的作用。口服给药，以 5 mg 幅度递增，直至总剂量 20 mg、每日两次。

赖诺普利的优势是可每日一次给药，并且可用于稳定的重症患者。

心血管效应

ACE 抑制的心血管效应是广泛的，可能影响外周血管系统、心脏性能以及水盐平衡。因此，ACE 抑制剂主要不作为血管扩张剂，尽管它们对外周血管系统具有直接和间接的作用。

内皮的血管扩张剂（如前列环素）的产生增加，以及由血管紧张素介导的内皮素生成减少，导致普遍的静脉和小动脉血管扩张。由于此类药物对肾上腺素能刺激的调节作用，在上述效应发生时，不存在反射性交感神经活动或心率变化。全身血压降低，但心输出量或心率不变。

由于左心室重塑和神经体液激活的改善，ACE 抑制与急性心肌梗死后心肌做功能力的改善相关。已发现此类药物能够改善左心室功能障碍患者在心肌梗死之后的生存率[24]。

在首次接受 ACE 抑制剂的患者中，曾报告发生“首剂低血压”。这特别容易发生于水盐缺乏的患者，或者那些对药物敏感的患者。药物过敏性也可表现为在开始给药后肾功能突然减退（见下文）。

肾血管效应

ACE 抑制剂可能导致肾衰竭，尤其是在肾血管疾病、高肾素血症型高血压和急性肾功能不全患者中。利尿剂、非甾体抗炎药和 β 阻滞剂可能增强 ACE 抑制剂的肾效应。

作为重症监护患者的一个规则，一旦肾功能稳定并且患者不再需要正性肌力药物支持，则在适合的患者可以开始 ACE 抑制剂治疗。

不良反应和毒性

除了肾功能不全，ACE 抑制剂还与多种不良反应有关。最常见的是咳嗽，这是由于激肽的产生增加引起的[25]。

在所有 ACE 抑制剂使用中，均可能出现由严重血管神经性水肿引起的上呼吸道梗阻，虽然这在依那普利和赖诺普利更为少见。这是由于缓激肽的激活增加引起的。具有遗传性或特发性血管神经性水肿病史的患者禁用 ACE 抑制剂[26]。

中性粒细胞减少和粒细胞缺乏不常见，但在易感患者中可能是致命性不良反应。

血管紧张素受体阻滞剂

此类药物是一类新型抗高血压药物，作用于 AT_1 受体上引起不可逆的、选择性阻滞血管紧张素Ⅱ[27-28]。

氯沙坦是原型药，随后已经研发出新型化合物，如厄贝沙坦、缬沙坦和替米沙坦。此类药物为口服制剂，没有肠外制剂。

血管紧张素受体阻滞剂的心血管效应与ACE抑制剂相似，尽管尚未对急性心肌梗死后的长期生存率进行明确的研究，也未在心脏衰竭患者中进行明确研究。

血管紧张素Ⅱ的选择性阻滞使其比ACE抑制剂具有多个可能的优势。此类药物作用持续时间长，可每天一次给药；起效缓慢，因此避免了首剂低血压；咳嗽和血管神经性水肿等不良反应更少见[29]。

中枢作用的药物

此类药物在中枢神经系统和脊髓水平调节肾上腺素能兴奋。

延髓的血管运动中枢主要控制交感神经加压效应，虽然其他脑干、中脑和脊髓的中枢也发挥作用。

大部分中枢效应通过α_2-肾上腺素能受体介导，α_2-肾上腺素能受体调节去甲肾上腺素的释放和重吸收，继而影响外周血管系统和心脏功能。

可乐定

可乐定是一种中枢作用的α_2-受体激动剂，它刺激血管运动中枢内的抑制性神经元。这导致中枢神经系统的交感神经流出量降低，以及相关的负性肌力作用和心率降低。通过这一机制使全身血压降低，并伴随相应的小动脉和静脉血管扩张。可乐定具有中枢作用的镇痛特性，因此使其成为术后高血压患者中的合适药物。

在外周神经方面，该药刺激突触前α_2-受体，因此可降低去甲肾上腺素的释放，但是也可能影响突触后α_1-受体而引起血管收缩。这可能表现为在血压开始降低后的反弹性高血压，这是由于中枢和外周作用的持续时间是不同的。

可乐定以静脉注射方式给药；不可输注给药。该药起效迅速（5～10分钟），作用持续20～30分钟。它对中枢和外周均有作用。

甲基多巴

甲基多巴用于治疗高血压已有30年历史。它是一种中枢作用的“假”递质，随后代谢为甲基去甲肾上腺素，继而刺激α_2-受体，尽管精确机制尚不清楚。

它对心脏和肾功能没有直接影响。保持心输出量，不伴有心率变化。因此，它可以阻止或改善高血压肾病。它对高血压急症作用有限，但可以有效治疗急进型原发性高血压、肾血管性高血压和妊娠高血压。

该药口服使用，剂量范围是每天250 mg至2 g。有静脉制剂可供使用。

其他抗高血压药物

β-肾上腺素能拮抗剂

β阻滞剂用于治疗高血压已有30多年的历史，在治疗心脏衰竭中发挥着越来越重要的作用[30-32]。

除了降低心率和收缩性之外，β-阻滞剂还有其他影响血管紧张度的神经体液效应。这归因于抑制肾球旁细胞的肾素释放（图83.1），以及去甲肾上腺素的突触前抑制，引起血管紧张度和血压降低。另外还提出β阻滞剂具有中枢作用。

药物作用方式被描述为对β-肾上腺素能受体的β_1和（或）β_2亚型的选择性阻滞。虽然这是一个恰当的药理学区别，但是这些药物的临床活动是不可预测的，这是由于大多数器官中同时存在β_1-和β_2-受体，并且在生理学和病理生理学条件下受体的反应性是可变的。因此，此类药物的疗效存在明显的个体差异。在足够高的剂量水平，不管是故意还是由于毒性，所有β-阻滞剂都会产生广泛的拮抗作用，并产生相应的疗效和毒性效应。

脂溶性β-阻滞剂包括主要经肝排泄的普萘洛尔和美托洛尔；主要经肾排泄的阿替洛尔和

索他洛尔，后两种药物慎用于肾功能不全患者。

β- 阻滞剂可以口服或静脉给药。因为存在显著的首过代谢效应，所以口服和静脉给药剂量明显不同。

艾司洛尔是一种静脉用 β- 阻滞剂，它被细胞酯酶快速代谢。它起效快，作用持续时间短，可以经输注方式给药，这使它在伴有心动过速的急性高血压状态的患者中成为一个有用的药物。拉贝洛尔和卡维地洛在上文已做讨论。

β- 阻滞剂经常作为血管扩张剂的辅助药物，用于治疗高血压急症和高血压状态，特别是在出现反射性心动过速和交感神经兴奋时（例如，肼屈嗪、硝苯吡定和哌唑嗪）。

β- 阻滞剂的不良反应和毒性反应包括心动过缓（可能是严重的）、低血压、支气管痉挛、外周血管缺血加重、高钾血症，以及掩盖对低血糖的交感神经反应。

利尿剂

同 β- 阻滞剂一样，利尿剂在高血压治疗中占有确定的地位。除了在水盐排泄和醛固酮抑制方面的作用外，直接血管扩张作用与呋塞米和噻嗪类等利尿剂的效应有关。

此类药物具有快速的静脉扩张作用，这可能是由于静脉上去甲肾上腺素激活的氯通道被抑制造成的。低剂量用药后可以发生血压和右房压的降低，而且可能出现在相关的利尿作用以前。

所有的利尿剂都应该慎用于肾功能不全的患者，并且在血容量正常之前应避免使用。

药物选择

血管扩张剂的临床使用在重症监护中不同于其在非卧床患者中的应用。在重症患者中，这些药物主要用于控制交感神经刺激相关的平均动脉压急剧增高，或者作为高血压急症的特效治疗[33]。

理想的血管扩张剂应该具有药物作用起效快且可预测，能够允许滴定以达到所期望的全身血压，不会损害心输出量，不会引起显著的反射性心动过速，并且无毒。

高血压治疗药物的选择将取决于造成高血压的主要的原因，以及在体内平衡途径中的作用机制，总结在图 83.1 中。

尚无大型研究来探讨高血压急症患者的最优治疗。高血压发生于异质性患者中，药物选择基本上根据基础的病理生理学、个人偏好和经验来决定[33]。

监测

在接受血管活性药物的患者中进行血流动力学监测的原则，已在第 82 章列出。

在严重高血压患者，或者那些接受静脉输注或应用强效血管扩张剂（如硝普钠、硝酸甘油、二氮嗪或硝苯吡定）的患者中，应该通过动脉内导管来进行监测。

在高血压急症患者中不建议使用无创测量装置。

由于外周血管扩张剂对动脉和静脉系统都具有显著影响，因此测量容量状态很重要。在绝大多数患者中，在使用血管舒扩张剂之前建立正常的血容量状态是必要的。

剂量和给药方式

使用输液泵或注射器驱动器经专用中央静脉导管来给予血管扩张剂，并且滴定以达到目标平均动脉压。

输液管路应不带注射口，并用识别标签进行清晰标记。

应按照每个单位的协定方案对输注浓度进行标准化。建议的输注浓度和常用药物剂量详见表 83.1。

具体情况

下文总结了上述药物在 ICU 常见的高血压状态中的临床使用。具体的药理学和生理学效应已在上文讨论。

表 83.1 重症监护室常用的血管舒张药和抗高血压药的剂量和输注浓度

药物	输注 / 剂量	注意事项
硝普钠	50 mg/250 ml 5% 葡萄糖； 范围 3 ～ 40 ml/h	氰化物毒性反应（24 小时总剂量＞ 0.5 mg/kg） 光降解作用 颅内压升高 反弹性低血压 分流和氧去饱和
硝酸甘油	30 mg/100 ml 5% 葡萄糖； 范围 2 ～ 25 ml/h	与聚氯乙烯结合的药物 快速抗药反应 颅内压升高
肼屈嗪	10 ～ 20 mg，静脉推注； 20 ～ 40 mg，每 6 ～ 8h 一次	心动过速 心肌缺血
二氮嗪	50 ～ 100 mg，静脉推注； 15 ～ 30 mg/min，输注	血压骤降 高血糖
咪噻芬	1 ～ 4 mg/min，输注	瞳孔散大，肠梗阻 心动过缓
酚妥拉明	1 ～ 10 mg，静脉推注； 5 ～ 30 mg/h，输注	心动过速
酚苄明	口服：10 mg/d，直到出现直立性低血压； 静脉给药：1 mg/（kg · d）	体质性低血压
哌唑嗪	2 ～ 10 mg/d，每 8h 一次	
硝苯吡定	5 ～ 10 mg，口服 / 舌下	血压骤降
氨氯地平	5 ～ 10 mg，口服，b.d.	肾功能不全患者慎用
卡托普利	6.25 ～ 50 mg，口服，每 8h 一次 急性高血压：6.5 ～ 25 mg，舌下，p.r.n.	肾血管性高血压患者和肾衰竭患者慎用 妊娠
依那普利	5 ～ 20 mg，每 8 小时一次	血管神经性水肿
依那普利拉	0.625 ～ 5 mg，推注	肾衰竭和血容量减少患者慎用
氯沙坦	25 ～ 100 mg/d	肾衰竭患者慎用
可乐定	25 μg ～ 150 mg，静脉推注	急性、围术期中枢神经引起的高血压 长期使用可能导致反弹性高血压
阿替洛尔	1 ～ 10 mg，静脉推注 25 ～ 100 mg，口服，b.d.	左心室功能不良患者和哮喘患者慎用 高钾血症 肾衰竭患者中药效增强
美托洛尔		对于阿替洛尔，在肾衰竭患者中是安全的
艾司洛尔	负荷剂量 0.5 mg/kg 10 ～ 40 mg/h，输注	
拉贝洛尔	20 ～ 80 mg，静脉推注 0.5 ～ 4 mg/min，输注	
硫酸镁	40 ～ 60 mg/kg 负荷剂量（或 6 g） 2 ～ 4 g/h，输注	维持血清镁水平 ＞ 1.5 ～ 2 mmol/L

急性高血压

重症监护患者中最常见的高血压原因是疼痛或焦虑，特别是在术后患者中。在使用抗高血压药或血管扩张剂之前，给予适当的镇痛和镇静是很重要的。

高血压的其他常见原因包括低体温、尿潴留、体位不适、入院前漏用抗高血压药（尤其是 β 阻滞剂）。

绝大部分 ICU 中的急性高血压病例，都将对上文所述的简单措施产生应答 [34]。

持续性高血压可通过增加剂量或者静脉输注短效药物，如硝酸甘油、硝普钠、酚妥拉明、肼屈嗪、硝苯吡定或可乐定进行紧急治疗。如果高血压持续存在，或者患者无法服用长效口服制剂（如哌唑嗪或氨氯地平），则可能需要输注血管扩张剂。伴有心动过速的高血压可以使用 β 阻滞剂来治疗。

高血压脑病

高血压脑病定义为由脑血管自身调节失败所导致的急性器质性脑综合征。引起脑病的高血压的严重程度可能存在差异。它可能表现为意识混乱、视觉障碍、失明、癫痫或卒中。如果没有得到恰当地治疗，高血压脑病可能引起脑出血、昏迷或死亡 [35]。

高血压脑病可发生在未经治疗或治疗不足的高血压患者中，或在伴随其他相关疾病时，如肾疾病（如肾小球性肾炎、肾血管疾病）、血栓性血小板减少性紫癜、免疫抑制治疗、胶原血管病或子痫等。因此，药物治疗将取决于疾病发生的具体背景。

在这些患者中，药物治疗的目的是以一种可控的、可预测的安全方式来降低血压。在急诊情况中，使用短效、可滴定的肠外药物进行紧急治疗是合适的。大多数情况下，能安全地使用硝普钠治疗。虽然硝普钠可以增加颅内压，但是伴随出现的平均动脉压降低会抵消这一效应。酚妥拉明同样有效。艾司洛尔可作为辅助药物 [36]。

在控制严重高血压中有用的其他药物包括肼屈嗪、二氮嗪、硝苯吡定、可乐定和 ACE 抑制剂（尽管伴随肾功能不全的患者应该慎用这些药物）。通常需要联合治疗，但是应该谨慎地给药，以缩小低血压的累加效应。

高血压急症患者由于过度的交感神经兴奋通常血容量过低。在不存在左心室衰竭情况下，谨慎的补液治疗可以降低血压并改善肾功能，从而减少在给予某些药物后可能出现的血压骤降。除非具有左心室衰竭证据，否则在这些情况下一般应避免使用利尿剂 [36]。

急性卒中

急性卒中综合征经常发生于严重高血压时。平均动脉压的降低必须与维持足够的脑灌注压和脑血流相互平衡。脑缺血或脑梗死容易受到脑血流量严重下降的影响，而平均动脉压过高可增加脑出血的风险 [37]。

在紧急情况下，应将血压保持在正常范围内，直到通过 CT 扫描对颅内病理做出了鉴别。缺血性卒中患者不建议进行积极地降低血压，然而动脉瘤性蛛网膜下腔出血或者颅内出血的患者可采用上文列出的药物进行处理。

主动脉夹层

主动脉夹层是严重高血压的最受关注和最快速地致命的并发症。应尽快将血压降至正常或轻微低血压水平。通常通过滴定以达到收缩压在 100 ～ 110 mmHg 或平均动脉压在 55 ～ 65 mmHg。这取决于患者在发病前的血压，以及血压测量值的准确度。重要的是要将血压保持在与适当的脑灌注和肾灌注相一致的水平 [38]。

达到这一目标最佳方案是在最初时采用 β- 阻滞剂组合（例如，艾司洛尔、拉贝洛尔或阿替洛尔），然后与血管扩张剂（例如，硝普钠或硝酸甘油）联合治疗。必须避免出现心动过速，因为这是主动脉剪切力的重要决定因素，而这种剪切力可使夹层加重。

左锁骨下动脉远侧的主动脉夹层使用抗高血压进行保守治疗。近端的主动脉夹层在紧急控制血压后进行外科手术处理。

急性心肌缺血

在没有闭塞性冠状动脉粥样硬化的情况下，严重高血压可以促发心肌缺血。左心室壁应力增加、前负荷降低、心动过速和心肌代谢需求增加，可能导致心肌缺血的发生。严重缺血可以导致急性左心室衰竭。

在这种情况下静脉输注硝酸甘油是有效的，并且可与艾司洛尔、拉贝洛尔或卡维地尔等 β 阻滞剂联合使用。

ACE 抑制剂可用于急性情况，并且在长期治疗中也可能需要。

嗜铬细胞瘤

肾上腺髓质瘤分泌儿茶酚胺，引起最初的阵发性高血压，然后发展为持续的严重高血压。此类患者可能因高血压急症或者在外科切除的围术期出现在 ICU[39]。

嗜铬细胞瘤相关的急性高血压危象，可使用酚妥拉明递增剂量给药或输注给药来处理。未经治疗的患者可能出现血容量显著过低，可能需要适宜的容量补充治疗。急性期不应使用 β- 阻滞剂，因为此类药物将增强无拮抗抗的 α- 肾上腺素能兴奋。

酚苄明作为治疗的主要基础，并用于手术前的准备。以 20 ～ 30 mg 的增幅逐渐增加剂量并持续用药，直到血压得到控制。使用酚苄明达到充分的 α- 阻滞后，采用 β- 阻滞剂来治疗过度的 β- 肾上腺素能效应 [19]。

硫酸镁在嗜铬细胞瘤的围术期管理中是有效的。以 2 ～ 4 g/ 小时的速度进行输注 [13]。

肾衰竭

肾功能不全可以是高血压急症的原因，也可以是高血压急症的后果。血液透析患者（特别是接受红细胞生成素或皮质类固醇的患者）和肾移植患者（特别是接受环孢素或皮质类固醇的患者）通常存在严重的高血压。在伴随严重高血压的新发肾衰竭患者中，必须控制血压而不加重肾功能不全。钙拮抗剂、酚妥拉明或哌唑嗪等药物可以保护肾血流量，适用于这些患者。应慎用 ACE 抑制剂和利尿剂，直到肾功能稳定或改善。

急性肾衰竭恢复期的患者通常处于高血压状态。这是一种正常的生理反应，不应给予治疗，除非伴随心肌缺血或脑缺血 [40]。

先兆子痫和子痫

除了分娩出胎儿和胎盘以外，胃肠外应用硫酸镁是预防先兆子痫发展为子痫（癫痫和脑病恶化 [12]）的首选治疗。多年来用于治疗妊娠高血压的其他胃肠外药物包括肼屈嗪、酚妥拉明、二氮嗪和拉贝洛尔 [41]。

妊娠期禁用 ACE 抑制剂和血管紧张素受体阻滞剂。第 55 章对此进行了讨论。

药物相互作用

突然停止抗高血压治疗后可能导致严重的反跳性高血压。与该停药综合征相关的药物包括可乐定、甲基多巴、β- 阻滞剂、胍乙啶和利尿剂。反弹程度取决于停药的速度、剂量、肾血管和心脏的功能。应该根据患者的状况重新进行抗高血压治疗，并根据高血压的程度给予相应的处理。

由于单胺氧化酶抑制剂、间接拟交感神经药等药物、麻醉剂以及含酪胺的食物的干扰作用，可以导致高血压急症。最佳的紧急处理是采用 α- 和（或）β- 阻滞剂。

（伊　敏译　刘景院校）

参考文献

1. Erdmann E. The management of heart failure – an overview. *Basic Res Cardiol* 2000; **95**(Suppl 1): I3–7.
2. Cohn JN. Left ventricle and arteries: structure, function, hormones, and disease. *Hypertension* 2001; **37**: 346–9.
3. Spieker LE, Flammer AJ, Luscher TF. The vascular endothelium in hypertension. *Handb Exp Pharmacol* 2006; **176**: 249–83.
4. Egan K, FitzGerald GA. Eicosanoids and the vascular endothelium. *Handb Exp Pharmacol* 2006; **176**: 189–211.
5. Magder S, De Varennes B. Clinical death and the measurement of stressed vascular volume. *Crit Care Med* 1998; **26**: 1061–4.

6. Schulman IH, Zachariah M, Raij L. Calcium channel blockers, endothelial dysfunction, and combination therapy. *Aging Clin Exp Res* 2005; **17**: 40–5.
7. Varon J, Marik PE. The diagnosis and management of hypertensive crises. *Chest* 2000; **118**: 214–27.
8. Rinkel GJ, Feigin VL, Algra A *et al.* Calcium antagonists for aneurysmal subarachnoid haemorrhage. *Cochrane Database Syst Rev* 2005; CD000277.
9. Zanchetti A, Julius S, Kjeldsen S *et al.* Outcomes in subgroups of hypertensive patients treated with regimens based on valsartan and amlodipine: an analysis of findings from the VALUE trial. *J Hypertens* 2006; **24**: 2163–8.
10. De Cicco M, Macor F, Robieux I *et al.* Pharmacokinetic and pharmacodynamic effects of high-dose continuous intravenous verapamil infusion: clinical experience in the intensive care unit. *Crit Care Med* 1999; **27**: 332–9.
11. Saris NE, Mervaala E, Karppanen H *et al.* Magnesium. An update on physiological, clinical and analytical aspects. *Clin Chim Acta* 2000; **294**: 1–26.
12. Altman D, Carroli G, Duley L *et al.* Do women with pre-eclampsia, and their babies, benefit from magnesium sulphate? The Magpie Trial: a randomised placebo-controlled trial. *Lancet* 2002; **359**: 1877–90.
13. James MF, Cronje L. Pheochromocytoma crisis: the use of magnesium sulfate. *Anesth Analg* 2004; **99**: 680–6.
14. Thwaites CL, Yen LM, Loan HT *et al.* Magnesium sulphate for treatment of severe tetanus: a randomised controlled trial. *Lancet* 2006; **368**: 1436–43.
15. Vassalle C, Domenici C, Lubrano V *et al.* Interaction between nitric oxide and cyclooxygenase pathways in endothelial cells. *J Vasc Res* 2003; **40**: 491–9.
16. Alaniz C, Watts B. Monitoring cyanide toxicity in patients receiving nitroprusside therapy. *Ann Pharmacother* 2005; **39**: 388–9.
17. Ferdinand KC. Isosorbide dinitrate and hydralazine hydrochloride: a review of efficacy and safety. *Expert Rev Cardiovasc Ther* 2005; **3**: 993–1001.
18. Frank G. Diazoxide and trimethaphan used? *Chest* 2001; **119**: 316.
19. Prys-Roberts C. Phaeochromocytoma – recent progress in its management. *Br J Anaesth* 2000; **85**: 44–57.
20. Packer M, Coats AJ, Fowler MB *et al.* Effect of carvedilol on survival in severe chronic heart failure. *N Engl J Med* 2001; **344**: 1651–8.
21. Kopecky SL. Effect of beta blockers, particularly carvedilol, on reducing the risk of events after acute myocardial infarction. *Am J Cardiol* 2006; **98**: 1115–9.
22. Stone PH. Review: ACE inhibitors reduce mortality and cardiovascular endpoints in stable coronary artery disease. *ACP J Club* 2006; **145**: 32.
23. Remuzzi G, Ruggenenti P. Overview of randomised trials of ACE inhibitors. *Lancet* 2006; **368**: 555–6.
24. Nickenig G, Ostergren J, Struijker-Boudier H. Clinical evidence for the cardiovascular benefits of angiotensin receptor blockers. *J Renin Angiotensin Aldosterone Syst* 2006; 7(Suppl 1): S1–7.
25. Dicpinigaitis PV. Angiotensin-converting enzyme inhibitor-induced cough: ACCP evidence-based clinical practice guidelines. *Chest* 2006; **129**: S169–73.
26. Beltrami L, Zingale LC, Carugo S *et al.* Angiotensin-converting enzyme inhibitor-related angioedema: how to deal with it. *Expert Opin Drug Saf* 2006; **5**: 643–9.
27. See S. Angiotensin II receptor blockers for the treatment of hypertension. *Expert Opin Pharmacother* 2001; **2**: 1795–804.
28. Bhatia V, Bhatia R, Mathew B. Angiotensin receptor blockers in congestive heart failure: evidence, concerns, and controversies. *Cardiol Rev* 2005; **13**: 297–303.
29. Cooper ME, Webb RL, de Gasparo M. Angiotensin receptor blockers and the kidney: possible advantages over ACE inhibition? *Cardiovasc Drug Rev* 2001; **19**: 75–86.
30. Krum H. Guidelines for management of patients with chronic heart failure in Australia. *Med J Aust* 2001; **174**: 459–66.
31. Packer M. Current role of beta-adrenergic blockers in the management of chronic heart failure. *Am J Med* 2001; **110**(Suppl 7A): S81–94.
32. Gheorghiade M, Eichhorn EJ. Practical aspects of using beta-adrenergic blockade in systolic heart failure. *Am J Med* 2001; **110**(Suppl 7A): S68–73.
33. Moser M, Izzo JL Jr, Bisognano J. Hypertensive emergencies. *J Clin Hypertens* (Greenwich) 2006; **8**: 275–81.
34. Slama M, Modeliar SS. Hypertension in the intensive care unit. *Curr Opin Cardiol* 2006; **21**: 279–87.
35. Mabie WC. Management of acute severe hypertension and encephalopathy. *Clin Obstet Gynecol* 1999; **42**: 519–31.
36. Vaughan CJ, Delanty N. Hypertensive emergencies. *Lancet* 2000; **356**: 411–7.
37. Sokol SI, Kapoor JR, Foody JM. Blood pressure reduction in the primary and secondary prevention of stroke. *Curr Vasc Pharmacol* 2006; **4**: 155–60.
38. Ahmad F, Cheshire N, Hamady M. Acute aortic syndrome: pathology and therapeutic strategies. *Postgrad Med J* 2006; **82**: 305–12.
39. Graham GW, Unger BP, Coursin DB. Perioperative management of selected endocrine disorders. *Int Anesthesiol Clin* 2000; **38**: 31–67.
40. Palmer BF. Impaired renal autoregulation: implications for the genesis of hypertension and hypertension-induced renal injury. *Am J Med Sci* 2001; **321**: 388–400.
41. Watson D. The detection, investigation and management of hypertension in pregnancy. *Aust N Z J Obstet Gynaecol* 2000; **40**: 361.

第 14 部分
代谢平衡

第 84 章

酸碱平衡及紊乱

Thomas J Morgan

理论认识

细胞内酶的结构完整性对于生存是必不可少的。细胞质和细胞器内酶作用位点的质子活性必须严密地控制。在生命受到威胁的危重疾病中，对任何细胞内位点的直接监测仍然是不切实际的想法。临床医生不得不追踪细胞外数据，通常来自于动脉血的检测，已知血浆 pH 值平均高于细胞内 0.6 个 pH 单位。

水的解离和酸 - 碱

Stewart 提醒我们在含水的酸碱平衡中水扮演着中心角色[1]。哺乳动物体内大约 60% 是水。可以说水的行为是我们理解酸碱生理学的基础。水的（简化式）解离式如下：

$$H_2O \longleftrightarrow H^+ + OH^-$$

根据质量作用定律，在任何平衡状态下 $[H^+][OH^-] = Kw\,[H_2O]$，其中 Kw 是温度依赖解离常数。水是巨大的质子池，它的浓度超过两个解离产物浓度的数个数量级（37℃下为 55.5 M 比 160 nM）。当条件有利于质子释放时，如温度升高时，水发生解离且 pH 值下降。当条件不利时，质子会返回其源头，且 pH 升高。

$[H_2O]$ 在数值上占绝对优势的优点是：$[H_2O]$ 可以与 Kw 结合起来生成一个新的常数 K'w。那么平衡方程简化为：

$$[H^+]\ [OH^-] = K'w \qquad \text{方程式 84.1}$$

pH 值和酸碱中性

质子浓度，或者更精确地说是质子的“活性”的负对数被称为 pH 值。在水溶液中，当 $[H^+] = [OH^-]$ 时呈中性，结果（$[H^+]$）[2] = K'w。因此中性的 pH = 0.5 pK'w。在 37℃时，中性 pH 为 6.8，这就是健康状态下正常的平均细胞内 pH 值。细胞周围的细胞外液 pH 呈相对碱性，通常 pH > 7.3。

PaCO_2/pH 关系——临床医生的酸碱“窗口”

有氧代谢每天大约生成 15 摩尔的 CO_2。CO_2 从它的细胞内源头（*P*CO_2 > 50 mmHg）循着分压梯度排到大气中（*P*CO_2 = 0.3 mmHg）。主要出口是肺，通过一个巨大的、永恒更新的血 - 气界面使转运更容易。在此途中，CO_2 与所有的水环境保持平衡。因此，任何体液中的 *P*CO_2 均为平衡值，该值取决于局部 CO_2 生成量、局部血流量、肺泡灌注和肺泡通气。

临床医生将动脉 *P*CO_2（*Pa*CO_2）和动脉 pH 值之间的关系来作为评价酸碱的平台。这是合理的，因为 *Pa*CO_2/pH 曲线是一个基本的生理学特性（图 84.1）。几个因素决定着曲线的形状和位置。

PaCO_2/pH 关系由多个同时存在的方程式确定

在体液中，pH 是一个受 CO_2、其他弱酸和电解质修正的水解离的函数。所有的平衡均遵循质量作用和质量守恒定律，并且必须达到总体电中性状态。非扩散性离子通过细胞膜施加电化学力，即 Gibbs Donnan 效应，影响最

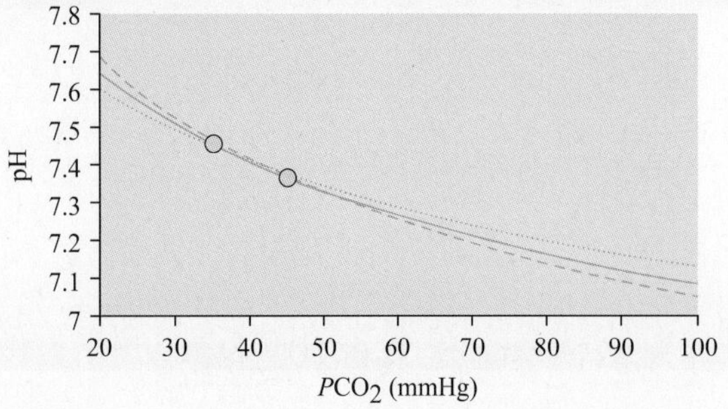

图 84.1 *P*CO_2/pH 关系。实线表示正常体内 *P*CO_2/pH 关系。正常 *Pa*CO_2 范围在两个实心圆圈之间。在圆圈的左侧为逐渐增加的急性呼吸性碱中毒，右侧为逐渐增加的急性呼吸性酸中毒。间断曲线代表正常离体全血关系，虚线曲线代表离体分离血浆的正常关系。公共点为 *P*CO_2 = 40 mmHg

终的酸碱结果。

因此除方程式 1 之外，在任何平衡状态下必须同时满足几个别的方程。相关的方程是：

1. 二氧化碳与水的相互作用

$$CO_2 + H_2O \longleftrightarrow H_2CO_3 \longleftrightarrow H^+ + HCO_3^-$$

通过应用质量作用定律，将［溶解的 CO_2］代入［H_2CO_3］，推演出下列表达式：

$$pH = 6.1 + \log_{10}([HCO_3^-]/\alpha PCO_2)$$ 方程式 84.2

这就是 Henderson-Hasselbalch 方程，其中 α 是血浆 CO_2 可溶性系数（0.03），6.1 是 pKa，即解离常数的负对数。Henderson-Hasselbalch 方程得出了血气中的血浆［HCO_3^-］读数。

2. 碳酸氢根解离成碳酸盐。在平衡状态下：

$$[H^+][CO_3^{2-}] = Keq[HCO_3^-]$$ 方程式 84.3

3. 非挥发性弱酸解离：体液内具有多种浓度的具有弱酸性的非 CO2 生成分子（非挥发性）。换言之，其总体负电荷的改变与 pH 平行。在血浆中，它们主要由白蛋白和少量无机磷酸根组成。在红细胞中则主要为血红蛋白。非常低浓度的非挥发性弱酸也出现在间隙液中，主要为磷酸盐。为了方便，Stewart 将每个室中所有非挥发性弱酸模仿为具有单一阴离子形式（A^-）和单一的共轭碱形式（HA）。

$$HA \longleftrightarrow H^+ + A^-$$

通过应用质量作用定律：

$$[H^+][A^-] = Keq[HA]$$ 方程式 84.4

4. 质量守恒。Stewart 将各个室的非挥发性弱酸总浓度命名为"A_{TOT}"，A_{TOT} = ［HA］+［A^-］。A_{TOT} 是强加的质量常数，它不随 pH 值改变。pH 值的变化仅仅是 HA 和 A^- 之间平衡发生移动的信号。

5. 电中性与 Stewart 提出的强离子与强离子差的概念有关。某些元素像 Na^+、K^+、Ca^{++}、Mg^{++} 和 Cl^- 等在体液中以完全离子化的形式存在。在生理性 pH 值下，还包括了 pKa 值小于等于 4 的阴离子，如硫酸根、乳酸根和 β- 羟丁酸根。Stewart 把表现出这种特征的化合物称为"强离子（strong ion）"。体液中存在过量的强阳离子，被 Stewart 称为强离子差（strong ion difference，SID）。换句话说，SID =［强阳离子］-［强阴离子］。作为"电荷"场，SID 用 mEq/L 为单位。从正常血浆中强离子的测定值计算出的 SID 为 42 mEq/L。

因此，根据电中性定律：

$$SID + [H^+] - [HCO_3^-] - [CO_3^{2-}] - [A^-] - [OH^-] = 0$$ 方程式 84.5

6. Gibbs Donnan 力。这种力通过电位梯度平衡来对抗浓度梯度，改变了跨半透膜的平衡。血浆池（容积 3L）、红细胞池（容积

2L）和细胞间隙（容积 13.5L）各自含有不同浓度的非扩散性阴离子，主要包括白蛋白和血红蛋白。红细胞是捕获这些负电荷的主要场所，从邻近的间隙吸引可扩散性阳离子（如 Na^+、K^+），并排斥可扩散性阴离子（主要为 Cl^-）。但是，有几种阳离子通过能量依赖性跨膜泵拮抗 Donnan 力，不断地在细胞内外进行再分配，以防止细胞肿胀和溶血。重要的是，氯化物作为最主要的阴离子，完全受到 Donnan 效应的影响。

捕获的阴离子具有弱酸特性。任何 pH 移位均可改变其负电荷，进而促使离子在各间隔间再分布，尤其是氯化物。净效应是血浆 SID 随着 $PaCO_2$ 的变化而升高和降低（图 84.2），这就是所谓的 Hamburger 效应的起源。重要的是，离子移位被限制在整个细胞外隙，以致细胞外 SID 不随 PCO_2 而改变。这一点出乎临床医生的意料之外，形成了标准碱剩余的 CO_2 恒定性的基础（见下文）。

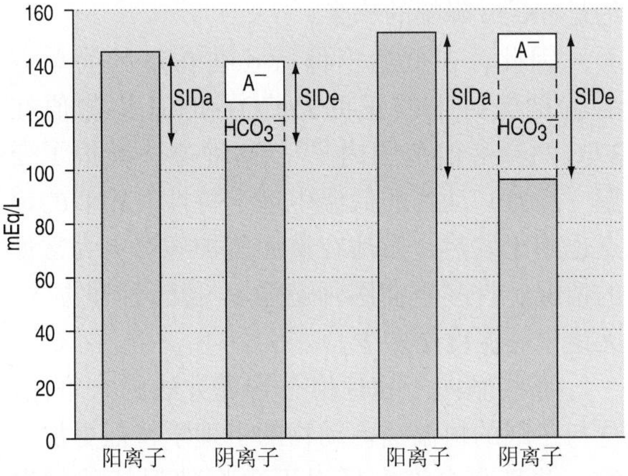

图 84.2 血浆强离子和弱离子的示意图（离体数据来自于用 CO_2 平衡的正常血液）。在左侧，$PCO_2 < 20$ mmHg；在右侧，$PCO_2 > 200$ mmHg 时的相同血液标本。从低碳酸血症向高碳酸血症的变迁使 SIDa 增加，并且由于 Gibbs Donnan 力的改变使得离子在红细胞和血浆之间重分布。SIDe（$[A^-]$ ＋ $[HCO_3^-]$）几乎有相同的升高，$[A^-]$ 和 $[HCO_3^-]$ 也是已知的“缓冲碱”，但 $[A^-]$ 实际上是降低的。注意 SIG = SIDa － SIDe，保持趋近于零

在任何平衡状态下，方程式 1-5 以及 Donnan 平衡必须同时满足。在这一系统内，不能直接改变 pH 和 HCO_3^-，还有 CO_3^{2-}、A^- 和 OH^-，而只能通过强加在系统上的、但不被系统直接改变的任何三个自变量来改变。这三个变量是 SID（总细胞外 SID，不受 Gibbs Donnan 力的影响）、细胞外 A_{TOT} 和 $PaCO_2$，它们受到肺泡通气量从外部进行调节。因此，在动脉血中，pH 是由 $PaCO_2$、细胞外 SID 和细胞外 A_{TOT} 决定。

因此可以看出，对任何个体而言，$PaCO_2$/pH 关系是独一无二的酸碱“标记”（图 84.1），并且最终与细胞外 SID 和 A_{TOT} 共同发挥复杂的作用。

弱离子和缓冲碱

SID 是电荷间隙。由多种共轭碱解离产生的弱离子占据这个间隙。这些离子包括 H^+、OH^-、HCO_3^-、CO_3^{2-}和 A^-。其总的净电荷必须始终等于 SID。但是，HCO_3^- 和 A^- 被认为是“缓冲碱”阴离子，实际上完全占据了它们所在的间隙，这是由于其他离子均以微摩尔 / 升为单位，而质子以纳摩尔 / 升为单位来测定（图 84.2）。因此 SID 不仅决定着缓冲碱浓度，并且在数值上与之保持一致。换言之，SID = $[HCO_3^-]$ ＋ $[A^-]$。基于这个事实，再加上用于计算 A^- 的 Figge 线性近似法 [2]，使我们能够简化血浆的 Stewart 方程，在不牺牲准确性的前提下将其简化为三个 [3]。

$$[A^-] = [Alb] \times (0.123 \times pH - 0.631) + [Pi] \times (0.309 \times pH - 0.469)$$

$$[HCO_3^-] = 0.0301\ \text{“}PCO_2\text{”}\ 10^{(pH-6.1)}$$

$$SIDe = [HCO3^-] + [A^-]$$

[Alb] 是白蛋白浓度，单位为 g/L。[Pi] 是磷酸根浓度，单位为 mmol/L。PCO_2 单位为 mmHg。SIDe 是有效 SID，也即“缓冲碱”（图 84.2）。

根据测定的强离子血浆浓度计算出的 SID 被命名为“显性”SID 或 SIDa（图 84.2）。SIDe

和 SIDa 之间的差别提示在血浆中有未测定的离子存在（见下文）。

SID 和 A_{TOT} 的独立变化

在任何给定的 $PaCO_2$ 下，SID 的降低或 A_{TOT} 的升高均降低 pH，将平衡状态移向代谢性酸中毒。相反的，SID 的升高和 A_{TOT} 的降低产生代谢性碱中毒。许多争论，SID 和 A_{TOT} 的作用相互独立，并且因此应被视为独立的代谢性酸碱变量。通过这个争论，我们可以将强离子酸中毒或碱中毒与高白蛋白血症性（高 A_{TOT}）酸中毒或低白蛋白血症性（低 A_{TOT}）碱中毒结合起来[4]。但是，当根据 SID 设定点来调节 A_{TOT} 时，SID 和 A_{TOT} 之间显示是有关联的。尤其是，SID 似乎在低白蛋白血症时降低，推测是由于肾氯化物的调节所致[5-6]。

酸碱平衡失调如何影响 $PaCO_2$/pH 关系

急性呼吸障碍使标准 $PaCO_2$/pH 曲线的数据点移动，在呼吸性碱中毒时移向左侧，呼吸性酸中毒时移向右侧（图 84.1）。与此相反，代谢性酸碱紊乱［改变细胞外 SID 和（或）A_{TOT}］使整条曲线上移或下移（图 84.3）。下移的曲线意味着在任何给定 $PaCO_2$ 下的 pH 低于正常，即 pH 依赖于 $PaCO_2$——代表或者是原发性代谢性酸中毒，或者是对呼吸性碱中毒的代谢性代偿。而在上移的曲线，在任何给定的 $PaCO_2$ 下 pH 高于正常，表明或者是代谢性碱中毒，或者是继发于呼吸性酸中毒的代偿。

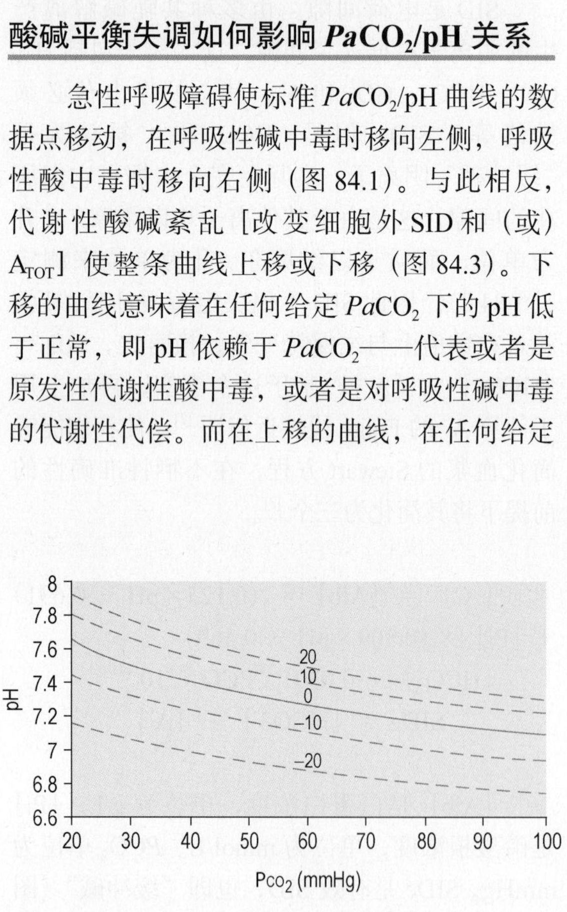

图 84.3 $PaCO_2$/pH 曲线的位移及相关 SBE 值（mEq/L）。代谢性酸碱状态的变化使曲线下移（SBE 负增长）或上移（SBE 正增长）

血气数据的温度校正——"α-稳态管理"法与"pH-稳态管理"法的比较

血气分析在 37℃下进行操作。软件可以将 pH 值和气体张力转化为与患者中心体温相对应的数值，来进行解释和行动。这就是"pH-稳态管理"法。另一种方式是根据在 37℃下的测定值来行动，此即"α-稳态管理"（α-stat）法。

"α"是蛋白质分子中组氨酸部分上的质子化咪唑与总咪唑的比率。在 37℃、正常酸碱条件下，平均细胞内 pH 为 6.8（即 37℃下的中性 pH）。此时 α 大约为 0.55。保持 α 接近 0.55 保护了酶的结构和功能，因而是基本的目标。

"α-稳态"推理可通过血气注射器中的血液进行最好的说明。当放置在冰上时，PCO_2 因其溶解系数增加而下降。因为低碳酸血症和温度诱导的 K'w 降低，造成水的解离减少。因此，存在进行性碱血症，这在血气分析仪中复温后立即恢复。贯穿这一现象的始终，α 保持恒定。原因是温度引起的咪唑的 pKa 降低大约是 pK'w 降幅的一半。

因此，在低温下保持 α 在 0.55 的简单方法就是保持未校正的 $PaCO_2$ 和 pH 检测值在 37℃的参考值范围内[7-8]。这种方法模拟了变温（冷血）动物的低温生理学特性。相似的论点也用于发热，发热在重症监护病房更为常见的情况。许多重症医师遵循 α-稳态管理方法，无论中心温度是多少。

那些倾向于 pH-稳态管理方法的人争论，这与冬眠的恒温哺乳动物的生理学特征更加一致，并且它允许在低温下更好地保持脑的灌注[9]。这个方法被用于一项有影响的关于院外心搏骤停后轻微低温的试验中[10]。

酸碱调节中肾的作用

肾功能缺失会造成进行性的代谢性酸中毒。作为代谢的最终产物，每天产生大约 60 mEq 的强阴离子，尤其是硫酸根，也包括马尿酸根和其他阴离子。肾衰竭时，这些物质的蓄积降低了细胞外 SID。游离水也有同样的作用，使得钠浓度接近氯化物浓度，再次降低 SID。高磷酸盐血症通过 A_{TOT} 升高做出贡献，尽管在急性肾衰竭中常被共存的低白蛋白血症所抵消[11]。

传统上，肾的酸碱内环境稳定被阐述为以下观点，滤过的碳酸氢根的重吸收主要在近端小管，固定酸的排泄是通过尿中缓冲剂的滴定（特别是磷酸盐）和通过铵的排泄来进行，主要在远端小管[12]。

从理化角度而言，肾酸碱内环境稳定的传统分析是容易引起误解的，因为它是以 H^+ 或 HCO_3^- 的“平衡”为基础。H^+ 和 HCO_3^- 是因变量，仅受 PCO_2、SID 和 A_{TOT} 的影响，不受“内对外”平衡表的影响。理化解释很简单。肾通过尿的 SID 来调节细胞外 SID，主要手段是将小管 NH_4^+ 作为调节阳离子与小管 Cl^- 和其他尿的强阴离子配对[13]。肾还通过磷酸盐的排泌来改变 A_{TOT}，这与“可滴定酸度”是完全不同的概念。

酸碱评估——两个“学派”

按照惯例，酸碱平衡紊乱被分为呼吸性（$PaCO_2$）和代谢性（非 $PaCO_2$）。$PaCO_2$ 是无可争议的呼吸性酸碱状态指标。大西洋两岸的两个“学派”，波士顿学派和哥本哈根学派[14]都已经建立了对代谢性酸碱紊乱定性和定量的方法。如果运用得当，两者均可成功地作为导航系统。

Stewart 的概念既不会使传统方法失效，也不会取代传统方法[15–17]，而是帮助我们理解其生理学基础，评价它们的相对优劣，进而扩展它们的应用[18]。SID 本身并不是代谢性酸碱状态的可靠的衡量标准，原因有三：

- 血浆 SID 是唯一能被临床医生测定的 SID，是 Donnan 效应的主体，这意味着它会随着 $PaCO_2$ 发生变化（唯一不随 $PaCO_2$ 变化的 SID 是总细胞外 SID）。
- 在任何间隙里，SIDa 以及某时的 SIDe 来反映真实 SID 是十分不准确的。例如，不可测的强阳离子造成 SIDa 的正偏倚，而像输注的明胶这样的不可测的弱阴离子则会造成 SIDe 的负偏倚。
- 由于代谢性酸碱状态是 SID 和 A_{TOT} 之间相互影响的表现，因此 SID 本身只是这件事的一半。在健康个体中，血浆 SID 为 42 mEq/L 可能是正常的，但是在合并低白蛋白血症（降低 A_{TOT}）时则表示代谢性碱中毒。因此临床尝试追踪 SID 是几乎没有意义。

作为成功的单纯代谢性指标，必须整合细胞外 SID 和 A_{TOT} 的效应，与 $PaCO_2$ 无关。最好的指标（作者的观点）是标准碱剩余（Standard base excess，SBE），这是哥本哈根学派的旗帜。但是，波士顿学派的热心学者们使用经验性血浆碳酸氢根为基础的“经验法则”，能够十分成功地指导分析。

碱剩余和标准碱剩余

1960 年，Siggaard-Andersen 提出了“碱剩余”（BE）的概念[19]。将 pH = 7.4、PCO_2 = 40 mmHg（均在 37℃ 下）时的 BE 值定义为 0。如果 pH ≠ 7.4 或 PCO_2 ≠ 40 mmHg，则 BE 被定义为在保持 PCO_2 在 40 mmHg 的条件下，将 pH 值恢复到 7.4 所需要的可滴定氢离子的浓度。

Astrup、Siggaard-Andersen 和 Engel 等学者以丹麦志愿者的血液为研究材料，在首先加入已知量的酸或碱后，使血液在不同的血红蛋白浓度下与已知的 CO_2 分压进行平衡。这些数据后来被用于生成一个“校正线图”，利用该图和同时测定的 pH、PCO_2 和血红蛋白浓度来判定 BE。

17 年之后，Siggaard-Andersen 发表了 Van Slyke 方程用于计算 BE[20]。该方程来自已知的物理化学关系，据称可以与经验性线图相当。Van Slyke 方程式计算（$\Delta[HCO_3^-]$ + $\Delta[A^-]$）——换句话说，就是与全血缓冲碱浓度正常值的偏差。从 Stewart 的角度来看，缓冲碱和 SID 是可以互换的术语。因此，Stewart 会将 BE 描述为在一般 A_{TOT} 下全血 SID 的异常。

很显然BE在体内失去了CO_2的恒定性，在体内Gibbs Donnan力驱动离子在血管内间隙和间质间隙之间移动。因此，原发性$PaCO_2$改变使BE向相反的方向移动。解决办法是在血红蛋白浓度约为50 g/L时计算BE，这复制了平均细胞外血红蛋白浓度，并从而更加贴近地模拟了细胞外环境[21]。这就是标准碱剩余（SBE）。

作为代谢性酸碱指标，SBE更接近于理想，既可量化，又被证明不依赖于$PaCO_2$[22]。下面是一个有用的公式：

$$SBE = 0.93 \times \{[HCO_3^-] + 14.84 \times (pH - 7.4) - 24.4\}$$

公式中SBE和［HCO_3^-］单位均为mEq/L。考虑到因白蛋白和磷酸盐的变化而引起的血浆A_{TOT}的改变[23]，此公式可被进一步精炼。但是，因为血红蛋白是占优势的弱酸，所以最终结果非常相似。

标准的SBE参考范围为–3.0到+3.0（单位：mEq/L）。如果SBE < –3.0 mEq/L，$PaCO_2$/pH曲线下移。这可能表示或者是原发性代谢性酸中毒，或者是原发性呼吸性碱中毒的代偿，具体是哪种情况取决于$PaCO_2$和pH（见下文）。SBE代表在A_{TOT}不变的情况下将曲线移回正常位置所需的细胞外SID的增加量（见图84.3）。从最初的BE概念来看，这大致是每升细胞外液所需的碳酸氢钠剂量的mmol数。同样，如果SBE > 3.0mEq/L，那么就是一个上移的曲线，或者是代谢性碱中毒，或者是对呼吸性酸中毒的代偿。SBE是在一般A_{TOT}的情况下将曲线移动回正常位置所需的细胞外SID减少量。概念上，它近似于每升细胞外液所需HCL的剂量。因此，SBE就是"细胞外SID剩余"或"SIDex"[24]。

基于碳酸氢根的代谢性酸碱研究方法——波士顿"经验法则"

波士顿"学派"的信徒们从测定的pH和$PaCO_2$来计算血浆［HCO_3^-］，利用临床和实验数据得出的"经验法则"，将计算值与"经验法则"认为的适合于测定$PaCO_2$的［HCO_3^-］进行匹配（表84.1）[25]。其偏移表示代谢性酸碱紊乱。

波士顿方法很大程度上是定性的，因为只专注于血浆碳酸氢根而忽略了缓冲碱集合中的A^-成分（SIDe）（见图84.2）。波士顿经验法则只能告诉我们$PaCO_2$/pH曲线是上移还是下移。它不像SBE，不能告诉我们移动了多少。

酸碱紊乱的分类

原发性酸碱紊乱

原发性酸碱紊乱时PH或高于或低于正常，此种紊乱既可以是呼吸性的（$PaCO_2$），或者是代谢性的。因此我们有了呼吸性和代谢性的酸中毒（acidosis）或碱中毒（alkalosis）。如果血液的PH出现异常，则分别称为酸血症或碱血症。酸血症（acidemia）的血浆pH < 7.35；碱血症（alkalaemia）的血浆pH > 7.45。同时发生属性相反的原发性酸碱紊乱时pH值可能正常。

代偿及其对pH的影响

代偿是对原发性酸碱紊乱的反向反应。它降低了pH紊乱的严重性。当原发的紊乱是呼吸性时（$PaCO_2$），代偿是为代谢性的（SID的肾改变）；如果原发的紊乱是代谢性的（相对于一般A_{TOT}的异常SID），代偿为呼吸性的（$PaCO_2$）。

代谢性代偿

在呼吸性酸碱紊乱中，肾调节细胞外SID是通过调节尿的SID实现的，主要是通过尿的氯化物。在长期低碳酸血症中，存在细胞外SID的代偿性降低，这是由增加尿的SID达到的。在持续性高碳酸血症中，肾减少尿的SID从而增加细胞外SID。慢性呼吸性酸碱紊乱的肾代偿需要时间，但是最终结果非常有效。大部分呼吸性酸碱紊乱的$PaCO_2$均超过25 ~ 80 mmHg的范围，完全性代偿将使动脉pH值回归正常[22, 26-27]。但是，这个过程会需要5天

表 84.1　代偿——机制与规则

紊乱	代偿	简单规则	波士顿规则
未代偿的呼吸性酸中毒和碱中毒	无	SBE：–3.0 ～ +3.0	呼吸性酸中毒：$HCO_3^- = 24 + 0.1 \times (PaCO_2 - 40)$ 呼吸性碱中毒：$HCO_3^- = 24 + 0.2 \times (PaCO_2 - 40)$
代偿的呼吸性酸中毒和碱中毒	呼吸性酸中毒：通过降低尿 SID 升高细胞外 SID 呼吸性碱中毒：通过升高尿 SID 来降低细胞外 SID	pH 正常或 $SBE = 0.4 \times (PaCO_2 - 40)$	呼吸性酸中毒：$HCO_3^- = 24 + 0.35 \times (PaCO_2 - 40)$ 呼吸性碱中毒：$HCO_3^- = 24 + 0.5 \times (PaCO_2 - 40)$
代谢性酸中毒	过度换气降低 $PaCO_2$	$PaCO_2$ = pH 的最后 2 个数字或 $PaCO_2 = 40 + SBE$（$PaCO_2$ 极少＜ 10 mmHg）	$PaCO_2 = 1.5 \times (HCO_3^- + 8)$
代谢性碱中毒	低通气提高 $PaCO_2$	$PaCO_2$ = pH 的最后 2 个数字或 $PaCO_2 = 40 + SBE$（$PaCO_2$ 极少＞ 60 mmHg）	$PaCO_2 = 0.6 \times (HCO_3^- - 24)$

SBE，标准碱剩余；SID，强离子差

时间。

呼吸性代偿

相对而言，代谢性酸碱紊乱的呼吸性代偿更快，但甚少有效。呼吸性代偿永远无法达到 pH 正常。代谢性酸碱紊乱激活了与肺泡通气量相联系的反馈回路，迫使 $PaCO_2$ 向减小 pH 波动的方向变化。脑脊液和血浆 pH 分别作用于中枢和外周化学感受器，驱动该反馈回路。在重度代谢性酸中毒中，分钟通气量经常增加 8 倍以上，导致低碳酸血症来缓解酸血症。相反的，代谢性碱中毒抑制分钟通气量，导致高碳酸血症来减轻 pH 的升高。

在上述两种情况，完整的应答均需 12 ～ 24 小时才能达到，起初完全由外周化学感受器来驱动。由于血浆和脑脊液之间的 SID 平衡是渐进的、而 PCO_2 的平衡是即刻的，因此中枢化学感受器的初始反应较迟缓。

pH 正常而 $PaCO_2$ 异常可能意味着存在两种情况之一。一种情况是存在两种相反的原发性酸碱紊乱，一种呼吸性和一种代谢性并存；另一种情况是呼吸性酸碱紊乱的完全代偿。“正常” $PaCO_2$ 而异常 pH 的组合代表两种原发性酸碱紊乱并存（见表 84.1）。

酸碱“筛查工具”

电间隙（表 84.2）[28]

强阴离子的蓄积降低 SID，引起代谢性酸中毒。除氯化物和现在越来越多的 L- 乳酸以外，其他强阴离子不常规测定。但是，这些强阴离子可能非常有害，需要进行对快速检测和早期干预。重症监护医师使用电“间隙”作为早期预警系统。

阴离子间隙

血浆阴离子间隙（anion gap，AG）是通过 $[Na^+] + [K^+] - [Cl^-] - [HCO_3^-]$ 这个公式计算出来的（单位为 mEq/L），虽然在许多实验室 $[K^+]$ 都被忽略不计了。标准参考范围为 7 ～ 17 mEq/L。AG 表示的是［未测定阴离子］–［未测定阳离子］的量，包括强离子和弱离子。AG 因未测定阴离子而升高，因未测定阳离子而降低。在健康人群中，大部分 AG 含有 A^-，为白蛋白和磷酸根携带的负电荷。AG 随着 A_{TOT} 的波动和严重的 pH 紊乱而改变，其中 A_{TOT} 直接影响 A^-，而 pH 通过 A^- 成分发挥作用（见表 84.2）。当用于它的主要目的时，即筛查未测定强阴离子时，AG 的敏感性和特异性均较低。

白蛋白校正的阴离子间隙（AGc）[4]

AGc 设计用于校正血浆［白蛋白］的变化。其计算式为 AG + 0.25×［40 －（白蛋白）］，假定正常血浆［白蛋白］为 40 g/L。由于白蛋白始终是负电荷属性，并且对 pH 没有调节作用，误差依然存在。这个问题不大，除非在重度碱血症时。

表 84.2　阴离子间隙（AG）、白蛋白校正阴离子间隙（AGc）和强离子间隙（SIG）的影响因素

因素	AG	AGc	SIG
［Pi］↑	↑	↑	–
［Pi］↓	↓	↓	–
pH ↑	↑	↑	–
pH ↓	↓	↓	–
［Ca^{++}］和［Mg^{++}］↑	↓	↓	–
［Ca^{++}］和［Mg^{++}］↓	↑	↑	–
［Alb］↑	↑	–	–
［Alb］↓	↓	–	–
L- 乳酸盐	↑	↑	–
未测定强阴离子（如 D- 乳酸盐、酮酸、水杨酸）	↑	↑	↑
未测定弱阴离子（多聚明胶，骨髓瘤 IgA 带）	↑	↑	↑
未测定强阳离子（锂）	↓	↓	↓
未测定弱阳离子（THAM-H^+，骨髓瘤 IgG 带）	↓	↓	↓
氯化物的高估（溴中毒，高脂血症，高碳酸氢根）	↓	↓	↓
钠的低估（高钠血症）	↓	↓	↓

注释：↑，增加；↓，减少；–，无影响

强离子间隙

强离子间隙（strong ion gap，SIG）的概念是 Jones 于 1990 年提出的 [29]，其他人对此进一步做了发展 [2,30]。其计算式为 SIDa － SIDe，其中 SIDa ＝［Na^+］＋［K^+］＋［Ca^{++}］＋［Mg^{++}］－［Cl^-］－［L- 乳酸盐］，SIDe ＝［A^-］＋［HCO_3^-］。形成“间隙”的未测定离子可能是强离子或弱离子，但是仍沿用“强离子间隙”这一术语。

在没有测量误差的情况下，SIG 应为 0，除非存在未测定离子，这些离子的种类少于 AG 和 AGc（见表 84.2）[28]。作为筛查工具，SIG 的作用是被低估了。其的信息易受到多种被测物的累加变异性的影响。在许多中心，SIG 的正常值为 4 mEq/L 或更高，正性偏倚推测为各地方采用的测量技术和分析参考标准的不同所致。改良的“净未测定离子”（net unmeasured ions，NUI）已经被成功纳入酸碱平衡失调诊断模块，并连接到实验室信息系统中 [31]。

渗透压间隙

渗透压间隙（osmolal gap）是对未测定的具有渗透活性的分子的筛查。其计算式为：测定的渗透压浓度－{.86×（［Na^+］＋［K^+］）＋［尿素］＋［葡萄糖］}。正常渗透压间隙 < 10 mosm/kg。如果存在无法解释的高 AGc，同时存在渗透间隙升高，提示甲醇或乙二醇中毒。但是，大量的其他分子也可提高渗透压间隙。这些分子包括其他醇类、甘露醇和甘氨酸、酮症酸中毒的丙酮和甘油，以及乳酸酸中毒和肾衰竭中的未知溶质。

实践认识

诊断程序

起初，临床医师监测一套血气分析而忽略了如碳酸氢根或标准碱剩余这样的衍生变量。大部分（常常是全部）重要信息能够从测定的变量——$PaCO_2$ 和 pH 获得。

初次调查

1. 采集病史并进行临床体格检查。
2. 通过与 9 种可能的情况之一的 $PaCO_2$ 和 pH 结合进行匹配，对原发性紊乱进行筛查（表 84.3）。

二次调查

1. 如果可以利用，应用“经验法则”（见表 84.1）。这一步是评价任何原发性酸碱紊乱的代偿情况。
2. 注意在原发性酸碱紊乱中没有或者不恰当的呼吸性代偿，并将之鉴定为一个单独的酸碱紊乱。例如，在糖尿病酮症酸中毒中，如果动脉 pH = 7.20 且 $PaCO_2$ = 20 mmHg，患者为伴有正常呼吸性代偿的代谢性酸中毒（见表 84.1）。但是，如果 pH = 7.20 且 $PaCO_2$ = 32 mmHg，则表示代谢性酸中毒伴有呼吸性酸中毒（尽管有低碳酸血症）。值得关注的很大原因是，这发出了呼吸失代偿即将到来的信号。反之，如果在此 pH 值下 $PaCO_2$ = 12 mmHg，则伴有呼吸性碱中毒。
3. 计算 AG 或最好计算 AGc。如果两者中任何一个升高，可能存在未测定阴离子。如果降低或者负值，怀疑为实验室误差，但是还可考虑锂中毒、IgG 骨髓瘤和其他问题（见表 84.2）。
4. 将任何 AGc 的升高与 SBE 或［HCO_3^-］相对比较。升高的 AGc 应伴有 SBE 或［HCO_3^-］相似的下降。如果没有，则考虑存在双重酸碱紊乱。例如，如果 AGc = 20 mEq/L 且 SBE = –15 mEq/L，代谢性酸中毒是由未测定阴离子以及氯化物和钠之间的差异减小相联合引起的（复合的阴离子间隙正常的和升高的代谢性酸中毒）。如果 AGc = 20 mEq/L 而 SBE = 0 mEq/L，则存在复合的代谢性碱中毒和阴离子间隙代谢性酸中毒。
5. 如果 AGc 的升高没有明显的原因，则进行特殊的测定（如 L- 乳酸盐、β- 羟基丁酸盐、D- 乳酸盐、水杨酸盐）。并发渗透压间隙升高提示甲醇和乙二醇中毒。尿的有机阴离子可能显示焦谷氨酸盐[32]。

表 84.3 酸碱状态——初步调查

pH	$PaCO_2$（mmHg）	原发过程
7.35 ~ 7.45	35 ~ 45	无
7.35 ~ 7.45	> 45	1. 慢性呼吸性酸中毒 2. 呼吸性酸中毒合并代谢性碱中毒
7.35 ~ 7.45	< 35	1. 慢性呼吸性碱中毒 2. 呼吸性碱中毒合并代谢性酸中毒
< 7.35	< 35	代谢性酸中毒
< 7.35	> 45	呼吸性酸中毒
< 7.35	35 ~ 45	呼吸性酸中毒，代谢性酸中毒
> 7.45	> 45	代谢性碱中毒
> 7.45	< 35	呼吸性碱中毒
> 7.45	35 ~ 45	呼吸性碱中毒，代谢性碱中毒

临床酸碱紊乱

代谢性酸中毒

在代谢性酸中毒，细胞外 SID 相对于 A_{TOT} 为低。这可以代表［Na^+］和［Cl^-］之间的差异缩小（正常 AGc，表 84.4），或者其他阴离子蓄积（AGc 升高，见表 84.4）。尽管正常 AGc 的酸中毒经常是高氯血症，但［Cl^-］的绝对值并不重要，重要的是该值与［Na^+］的相对差异。

临床特征

临床特征是酸中毒自身的那些特征（表 84.5），伴有个别阴离子的特异性毒性表现。这包括失明和脑水肿（甲酸盐）[33]，结晶尿、肾

表 84.4　代谢性酸中毒的病因

AGc 正常	AGc 升高
盐水输注	L-乳酸中毒
有机阴离子排泄	酮症酸中毒
酮症酸中毒	β-羟丁酸，乙酰乙酸
嗅胶（马尿酸盐，苯甲酸盐）	肾衰竭
丢失具有高 SID 的肠液	硫酸根、马尿酸根、尿酸根、其他有机阴离子
小肠、胰、胆道	
	磷酸根蓄积使 A_{TOT} 升高
尿流肠改道术	乙二醇中毒
高尿 SID	羟乙酸盐，草酸盐
肾小管酸中毒	甲醇中毒
高尿 SID	甲酸盐
低碳酸血症后	焦谷氨酸酸中毒
高尿 SID	焦谷氨酸盐
TPN 和 NH_4Cl 的给药	甲苯（嗅胶）
	马尿酸盐，苯甲酸盐
	短肠综合征
	D-乳酸盐

AGc，白蛋白校正阴离子间隙；SID，强离子差异；TPN，全胃肠外营养

衰竭及低钙血症（草酸盐）[34]，以及由氧化磷酸化解偶联引起的耳鸣、过度换气和发热[35]。

酸血症的有害反应（见表 84.5）在 pH ＜ 7.2 时更加明显。酸血症也有潜在的益处。例如，Bohr 效应增加组织的氧利用率，尽管这种效果会因 2,3- 二磷酸甘油酸盐浓度的下降而迅速抵消。在许多实验性缺氧应激模型中，降低 pH 均具有保护性。因此，在轻微酸血症期间，损害与益处的净结果值得商榷。

输液相关酸中毒[38-39]

静脉内给予大容量盐水引起 AGc 正常的代谢性酸中毒。SBE 很少低于 –10 mEq/L。因适当的呼吸代偿，pH 常常保持在 7.3 以上。一个未能解决的问题是这是否足以引起损害。

表 84.5　代谢性酸中毒的有害效应

降低心肌收缩力，快速性和缓慢性心律失常，全身小动脉扩张，静脉收缩，血容量集中
肺血管收缩，过度换气，呼吸肌衰竭
内脏和肾血流降低
增加代谢率和分解代谢，降低 ATP 合成，降低 2,3-DPG 合成
意识模糊，嗜睡
增加诱生性一氧化氮合酶（iNOS）表达，促炎细胞因子释放
高血糖，高钾血症
细胞膜泵功能障碍
骨丢失，肌萎缩

输液相关酸中毒是由晶体液“有效”的 SID 催发。快速输液改变了血浆 SID，使其接近有效的晶体液 SID，但是也因为稀释了 A_{TOT} 而引起代谢性碱中毒。盐水的 SID 为零（强阳离子 Na^+ 和强阴离子 Cl^- 的浓度相等）。在如此低的 SID 下，快速输注显著地降低了细胞外液 SID，超过了 A_{TOT} 稀释引起的代谢性碱中毒。

对于平衡盐液，部分 Cl^- 必须用 HCO_3^- 替代，或者用经过代谢“消失”的其他强阴离子替代，如乳酸盐、葡萄糖酸盐或醋酸盐。必须替代足够量的氯化物来平衡细胞外液 SID 的下降，以对抗 A_{TOT} 的稀释效应。实验室测定的该数值为 24 mEq/L[38]。

肾小管酸中毒

在肾小管酸中毒（renal tubular acidosis，RTA）中，在细胞外液 SID 减低的情况下尿的 SID 却不适当地升高。这种酸碱紊乱发生在肾小管对 Cl^- 的处理方面，或者是由于近端（4 型）或远端（1 型）铵的产生减低，或近端小管氯化物重吸收增加（2 型）。病因较多（表 84.6）。

除了治疗根本的病因和防治高钙尿症之外，1 型和 2 型 RTA 的治疗基础是给予碳酸氢钠或柠檬酸盐以纠正细胞外液 SID，并使用柠

表 84.6 肾小管酸中毒分型

	1 型	2 型	4 型
机制	受损的远端泌铵功能	近端小管氯化物重吸收增加	高钾血症对近端小管 $NH4^+$ 生成的抑制
某些病因	特发性，高钙尿，两性霉素 B，碳酸锂，风湿性关节炎，Sjögren 病，系统性红斑狼疮，肝硬化，肾移植排异反应，梗阻性尿路病，原发性甲状旁腺功能亢进症，高球蛋白血症	合并其他近端小管缺陷 = Fanconi 综合征，遗传性的，轻链肾病，乙酰唑胺，重金属，氨基糖苷类，丙戊酸盐，化疗，肾移植，淀粉样变性，阵发性夜间血红蛋白尿	降低醛固酮分泌或其敏感性，低肾素血症，肾上腺功能减退，ACE 抑制剂，NSAID，环孢素，肝素，阿米洛利，螺内酯，氨苯蝶啶，喷他脒，糖尿病，梗阻性尿路病，间质性肾病，肾移植排异，无痛性肾病
SBE	可以 < –15 mEq/L	–6 ～ –15 mEq/L	–6 ～ –8 mEq/L
血浆［K^+］	通常低	低	高
应用呋塞米后尿的 pH	> 5.5	< 5.5（$NaHCO^3$ 灌注时出现的碳酸氢盐尿）	常 < 5.5
尿 AG	阳性	阴性	阳性
尿 $NH4^+$	减低	正常或升高	通常减低

AG，阴离子间隙；SBE，标准碱剩余

檬酸钾（不用氯化钾）预防和治疗低钾血症。对于 4 型 RTA 停用相关的刺激性因子，并用盐皮质激素替代疗法治疗肾上腺功能减退。偶尔需要补充碱和呋塞米治疗 [12]。

乳酸酸中毒

此内容在第 15 章讨论。

代谢性酸中毒的处理

处理集中于根本病因。在开始机械通气时，分钟通气量突然降低可以是致命性的。例如，一位患者动脉 pH 为 6.9、$PaCO_2$ 为 10 mmHg，达到最大程度的过度换气。如果 $PaCO_2$ 在开始机械通气时回归“正常”（40 mmHg），动脉 pH 将立即降至 6.7。如果不经意间让 $PaCO_2$ 达到 60 mmHg，则 pH 将为 6.6。

缓冲剂的给药——碳酸氢钠、“carbicarb”和乳酸钠

一般对乳酸酸中毒和有机酸酸中毒而言，证明给予缓冲剂的合理性是比较困难的（见第 15 章）[40]。但是，输注 $NaHCO_3$ 以纠正重度 AGc 正常的酸中毒可能是合适的。其他经常给予 $NaHCO_3$ 的状况包括重度高钾血症、甲醇和乙二醇中毒以及三环类和水杨酸盐过量。1 mmol/kg 的 $NaHCO_3$ 可将 SBE 提高约 3 mEq/L。

给予 $NaHCO_3$ 的目的是提高 SID。因此其活性成分是钠而不是碳酸氢根。不用 NaOH 的唯一理由是该药为碱性（pH 14）。但是，$NaHCO_3$ 中的高 CO_2 含量（CO_{2TOT}）（每 1M 溶液中约为 1028 mmol/L）引起了两个问题：其一需要对 CO_2 不通透的存储器；另一个是产生反常的细胞内呼吸性酸中毒的可能性，这一点已经通过向培养细胞中添加 $NaHCO_3$ 的体外实验得到证实。

一种方法是降低 CO_{2TOT}，作为交换是 pH 将会升高。在 carbicarb（等摩尔碳酸氢钠与碳酸钠配制的溶液）中（CO_{2TOT} = 750 mmol/L、PCO_2 = 2 mmHg、pH = 9.8），半数的单价重碳酸根变为二价的碳酸盐。其作用仍在评估之中。在欧洲，乳酸钠（0.167 M，pH 为 6.9）则是另一个备选药物。乳酸根的作用并不是产生碳酸氢根，而是经过代谢“消失”，留下钠来升高 SID。

加入弱碱（B_{TOT}）也将使 $PaCO_2$/pH 曲线向上移动。THAM-H^+（羟甲基氨基甲烷或氨丁三醇缓冲剂）是一种弱碱，在 37℃下 pKa 为 7.7。THAM-H^+ 提供缓冲碱并使 SBE 增加而不改变细胞外 SID 或 A_{TOT}。THAM 是消耗 CO_2 的，具有较好的细胞通透性，并引起即刻的细胞内代谢性和呼吸性碱中毒。推测在 CSF 中，这种现象的出现晚于其引起呼吸骤停。肾衰竭时存在 THAM 的蓄积。其他问题包括高渗透压浓度、凝血和钾的紊乱以及低血糖。THAM 的应用尚需进一步评价。

最终，应该认识到要引起 $PaCO_2$ 显著增加，$NaHCO_3$ 的给药必须非常迅速（如在 5 分钟给药）[42]。即便如此，$PaCO_2$ 的升高仍然是短暂的，且通常不超过 10 mmHg。如果缓慢给药，给药时间超过 30 ~ 60 分钟以上，$NaHCO_3$ 将对 CO_2 生成和血管内 PCO_2 产生极轻微的影响。例外情况是肺灌注严重减低，如心搏骤停。

其他给予缓冲剂的潜在不良反应包括突然升高血红蛋白 - 氧亲和力、造成高渗状态、降低 [Ca^{2+}] 和 [Mg^{2+}] 以及在有机酸酸中毒缓解时的反弹性碱中毒。

代谢性碱中毒

在代谢性碱中毒中，细胞外液 SID 相对高于 A_{TOT}。代谢性碱中毒为最常见的酸碱紊乱。对于现代的定义，代谢性碱中毒更常见于“混合性”酸碱平衡失调中的一部分。

病因（表 84.7）

代谢性碱中毒可由下列因素引起：

- 尿 SID 减低
- 丢失低 SID 的小肠液
- 获得高 SID 液体

临床特征

高血浆 pH（> 7.55）具有许多不良反应（表 84.8）。当 pH 升高超过 7.55 时，危重病的病死率升高，虽然因果关系与协同关系各占多

表 84.7 代谢性碱中毒——病因

尿 SID 低	肠道丢失低 SID 液体	接受高 SID 液体
袢或噻嗪类利尿剂	幽门狭窄，呕吐，鼻胃管吸出	给予 $NaHCO_3$
高碳酸血症后	绒毛状腺瘤泻药滥用	枸橼酸钠（血浆置换 > 8 单位储存血）
皮质类固醇类		用高 SID 肾置换液（> 35 mEq/L）
原发性盐皮质激素过剩		乳 - 碱综合征
甘珀酸		
甘草次酸（甘草）		
乳 - 碱综合征		
高钙血症		
镁缺乏		
Bartter 综合征和 Gitelman 综合征		

SID，强离子差

表 84.8 重度代谢性碱中毒——多系统影响

中枢神经系统
血管痉挛
癫痫发作
意识模糊，嗜睡
神经肌肉
乏力，抽搐，肌肉痉挛
心血管系统
心律失常——室上性和室性
收缩力下降
呼吸系统
肺泡通气量降低
肺不张，低氧血症
代谢系统
高乳酸血症
[Pi]、[Ca^{++}]、[Mg^{++}] 和 [K^+] 降低
血红蛋白 - 氧亲和力
最初升高（直到被 2，3-DPG 的升高抵消）

大比重尚不明确。

治疗

第一步是去除病因。然而可以开始施行加快细胞外液 SID 降低的措施。这包括：

- 纠正有效血容量不足（减轻皮肤肿胀、体位性低血压、高尿素 / 肌酐比值、尿［Cl^-］＜ 20 mmol/L）。白蛋白制剂能增加 A_{TOT} 并且同时降低 SID，因而可能比盐水更有效[43]。
- 给予 KCl 纠正低钾。这里的活性成分是氯离子。简而言之，在氯离子（强阴离子）过剩时，钾（强阳离子）进入耗竭的细胞内间隙，降低了细胞外 SID。这种解释忽略了伴随的 Gibbs Donnan 现象。
- 乙酰唑胺增加尿 SID（需要适当的肾功能）。
- 给予具有负 SID 的 HCl[44-45]。分钟通气量、高碳酸血症和氧合作用普遍改善（但并非不变）。完全纠正所需 HCl（以 mmol 为单位）的计算方法为 0.3 × SBE × 体重（kg）。HCl 可以用葡萄糖液配制成 0.2M 的溶液，经中心静脉导管持续输注超过 24 小时。建议规律检测 SBE（每隔 4 小时）。HCl 也可以间接地给药，如 NH_4Cl、精氨酸或盐酸赖氨酸。所有药物均需要肝的脱氨基作用。
- 肾替代治疗。

在有效容量不足的情况下发生的代谢性碱中毒被称为“盐水敏感的”，在这种情况下，盐水克服了碱化性肾低血容量反应（低尿 SID）。事实上，如果可以安全地给予足够的盐水，所有代谢性碱中毒均会有所反应。

对代谢性酸中毒，开始机械通气时需要小心。除非减小分钟通气量的设定，否则有可能诱发极度碱血症。

呼吸性酸中毒

病因（表 84.9）

当 CO_2 生成较多并且通气不足时呼吸性酸中毒的风险增加（肺泡扩大或器质性无效腔扩大、因过度充气引起的呼吸肌损害）。

表 84.9　呼吸性酸中毒的某些病因

机制或影响部位	急性	慢性
呼吸中枢抑制	镇静麻醉药品，CNS 损害，CNS 感染，脑干脉管炎或梗死	肥胖通气不足综合征
气道梗阻	吸入性损伤，Ludwig 咽峡炎，喉头创伤	梗阻性睡眠呼吸暂停，声带麻痹，声门下和气管狭窄
机械通气	允许性高碳酸血症	
神经 / 神经肌肉	Guillain-Barré 综合征，重症肌无力，肌松药，蜇刺毒作用，脊髓损伤，急性脊椎灰质炎，危重病虚弱综合征	膈神经损害，类肿瘤综合征，小儿麻痹后综合征
肌肉	肌病，低［K^+］，高［Mg^{++}］，低［Pi］，膈肌损伤，休克	肌营养不良，运动神经元病
胸壁顺应性降低	腹胀，烧伤，气胸，大量胸腔积液	肥胖症，脊柱后凸侧弯，强直性脊柱炎
胸壁完整性 / 几何形状丧失	连枷段	胸廓成形术
小气道阻力升高	哮喘，细支气管炎	慢性阻塞性肺疾病
肺顺应性降低	急性肺损伤，肺炎，肺水肿，脉管炎，出血	肺纤维化

临床特征

这包括酸血症的各种效应（表 84.5）。然而，急性高碳酸血症还有十分重要的中枢神经效应，包括意识模糊、嗜睡、扑翼样震颤、颅内压代偿和增高。高碳酸血症还激活了交感神经 - 肾上腺和肾素 - 血管紧张素系统，降低肾血流、肾小球滤过率和尿量。

治疗

处理要针对根本病因。可能会需要进行无创或有创的机械通气。

呼吸性碱中毒

病因

多种临床情况均可发生呼吸性碱中毒（表 84.10）

临床特征

除了通气不足的并发症外，碱血症的所有多系统效应均会出现。

治疗

治疗应针对根本病因。

表 84.10 诱发呼吸性碱中毒的情况

急性	慢性
低氧血症	妊娠
肝衰竭	高海拔
败血症	慢性肺疾患
哮喘	神经外伤
肺栓塞	慢性肝功能障碍
肺炎，急性肺损伤	
CNS 紊乱——卒中，感染，外伤	
药物——水杨酸盐，选择性 5- 羟色胺再摄取抑制剂	
阿片类和苯二氮䓬类撤药	
机械性过度通气——故意的或无意的	
疼痛，焦虑，精神病	

（刘景院　颜如玉 译　刘景院 校）

参考文献

1. Stewart PA. How to understand acid–base. In: Stewart PA (ed) *A Quantitative Acid–Base Primer for Biology and Medicine*. New York: Elsevier: 1981.
2. Figge J, Mydosh T, Fencl V. Serum proteins and acid–base equilibria: a follow-up. *J Lab Clin Med* 1992; **120**: 713–9.
3. Anstey CM. Comparison of three strong ion models used for quantifying the acid–base status of human plasma with special emphasis on the plasma weak acids. *J Appl Physiol* 2005; **98**: 2119–25.
4. Fencl V, Jabor A, Kazda A *et al.* Diagnosis of metabolic acid–base disturbances in critically ill patients. *Am J Respir Crit Care Med* 2000; **162**: 2246–51.
5. Wilkes P. Hypoproteinemia, strong-ion difference, and acid–base status in critically ill patients. *J Appl Physiol* 1998; **84**: 1740–8.
6. Wooten EW. Analytic calculation of physiological acid–base parameters in plasma. *J Appl Physiol* 1999; **86**: 326–34.
7. Patel RL, Turtle MR, Chambers DJ *et al.* Alpha-stat acid–base regulation improves neuropsychologic outcome in patients undergoing coronary artery bypass grafting. *J Thorac Cardiovasc Surg* 1996; **111**: 1267–79.
8. Stephan H, Weyland A, Kazmaier S *et al.* Acid–base management during hypothermic cardiopulmonary bypass does not affect cerebral metabolism but does affect blood flow and neurological outcome. *Br J Anaesth* 1992; **69**: 51–7.
9. Sakamotot T, Kurosawa H, Shin'oka T *et al.* The influence of pH strategy on cerebral and collateral circulation during hypothermic cardiopulmonary bypass in cyanotic patients with heart disease: results of a randomised trial and real-time monitoring. *J Thorac Cardiovasc Surg* 2004; **127**: 12–19.
10. Bernard SA, Gray TW, Buist MD *et al.* Treatment of comatose survivors of out-of-hospital cardiac arrest with induced hypothermia. *N Engl J Med* 2002; **346**: 557–63.
11. Rocktäschel J, Morimatsu H, Uchino S *et al.* Impact of continuous veno-venous haemofiltration on acid–base balance. *Int J Artif Organs* 2003; **26**: 19–25.
12. Soriano JR. Renal tubular acidosis; the clinical entity. *J Am Soc Nephrol* 2002; **13**: 2160–70.
13. Kellum JA. Determinants of plasma acid–base balance. *Crit Care Clin* 2005; **21**: 329–46.
14. Severinghaus JW. Siggaard-Andersen and the 'Great Trans-Atlantic Acid-Base Debate'. *Scand J Clin Lab Invest* 1993; **214**(Suppl): 99–104.
15. Gluck SJ. Acid–base. *Lancet* 1998; **352**: 474–9.
16. McNamara J, Worthley LI. Acid–base balance: part I. Physiology. *Crit Care Resusc* 2001; **3**: 181–7.
17. McNamara J, Worthley LI. Acid–base balance: part II. Pathophysiology. *Crit Care Resusc* 2001; **3**: 188–201.
18. Kellum JA. Clinical review: reunification of acid–base physiology. *Crit Care* 2005; **9**: 500–7.
19. Siggaard-Andersen O, Engel K. A micro method for determination of pH, carbon dioxide tension, base excess and standard bicarbonate in capillary blood. *Scand J Clin Lab Invest* 1960; **12**: 172–6.
20. Siggaard-Andersen O. The Van Slyke equation. *Scand J Clin Lab Invest* 1977; **37**(Suppl 146): 15–20.
21. Siggaard-Andersen O, Fogh-Andersen N. Base excess or buffer base (strong ion difference) as measure of a non-respiratory acid–base disturbance. *Acta Anesth*

Scand 1995; **39**(Suppl 107): 123–8.
22. Schlichtig R, Grogono AW, Severinghaus JW. Human $PaCO_2$ and standard base excess compensation for acid–base imbalance. *Crit Care Med* 1998; **26**: 1173–9.
23. Wooten EW. Calculation of physiological acid–base parameters in multicompartment systems with application to human blood. *J Appl Physiol* 2003; **95**: 2333–44.
24. Schlichtig R, Grogono AW, Severinghaus JW. Current status of acid–base quantitation in physiology and medicine. *Int Anesthesiol Clin* 1998; **16**: 211–33.
25. Narins RB, Emmett M. Simple and mixed acid–base disorders: a practical approach. *Medicine* 1980; **59**: 161–87.
26. Martinu T, Menzies D, Dial S. Re-evaluation of acid–base prediction rules in patients with chronic respiratory acidosis. *Can Respir J* 2003; **10**: 311–15.
27. Lim VS, Katz AI, Lindheimer MD. Acid–base regulation in pregnancy. *Am J Physiol* 1976; **231**: 1764–70.
28. Morgan TJ. What exactly is the strong ion gap, and does anybody care? *Crit Care Resusc* 2004; **6**: 155–9.
29. Jones NL. A quantitative physicochemical approach to acid–base physiology. *Clin Biochem* 1990; **23**: 189–95.
30. Kellum JA, Kramer DJ, Pinsky MR. Strong ion gap: a methodology for exploring unexplained anions. *J Crit Care* 1995; **10**: 51–5.
31. Lloyd P, Freeborn R. Using quantitative acid–base analysis in the ICU. *Crit Care Resusc* 2006; **8**: 19–30.
32. Dempsey GA, Lyall HJ, Corke CF *et al.* Pyroglutamic acidemia: a cause of high anion gap metabolic acidosis. *Crit Care Med* 2000; **28**: 1803–7.
33. Gonda A, Gault H, Churchill D *et al.* Hemodialysis for methanol intoxication. *Am J Med* 1978; **64**: 749–57.
34. Peterson CD, Collins AJ, Himes MJ *et al.* Ethylene glycol poisoning. *N Engl J Med* 1981; **304**: 21–3.
35. Chapman BJ, Proudfoot AT. Adult salicylate poisoning: deaths and outcome in patients with high plasma salicylate concentrations. *Q J Med* 1989; **72**: 699–707.
36. Bonventre JV, Cheung JY. Effects of metabolic acidosis on viability of cells exposed to anoxia. *Am J Physiol* 1985; **249**: C149–59.
37. Heijnen BH, Elkhaloufi Y, Straatsburg IH *et al.* Influence of acidosis on liver ischemia and reperfusion injury in an in vivo rat model. *J Appl Physiol* 2002; **93**: 319–23.
38. Morgan TJ, Venkatesh B, Hall J. Crystalloid strong ion difference determines metabolic acid–base change during acute normovolaemic haemodilution. *Intensive Care Med* 2004; **30**: 1432–7.
39. Morgan TJ. The meaning of acid–base abnormalities in ICU Part III: Effects of fluid administration. *Crit Care* 2005; **9**: 204–11.
40. Levraut J, Grimaud D. Treatment of metabolic acidosis. *Curr Opin Crit Care* 2003; **9**: 260–5.
41. Levraut J, Giunti C, Ciebiera JP *et al.* Initial effect of sodium bicarbonate on intracellular pH depends on the extracellular nonbicarbonate buffering capacity. *Crit Care Med* 2001; **29**: 1033–9.
42. Levraut J, Garcia P, Giunti C *et al.* The increase in CO_2 production induced by $NaHCO_3$ depends on blood albumin and hemoglobin concentrations. *Intensive Care Med* 2000; **26**: 558–64.
43. Bellomo R, Morimatsu H, French C *et al.* The effects of saline or albumin resuscitation on acid–base status and serum electrolytes. *Crit Care Med* 2006; **34**: 2891–7.
44. Worthley LI. Intravenous hydrochloric acid in patients with metabolic alkalosis and hypercapnia. *Arch Surg* 1986; **121**: 1195–8.
45. Brimioulle S, Berre J, Dufaye P *et al.* Hydrochloric acid infusion for treatment of metabolic alkalosis associated with respiratory acidosis. *Crit Care Med* 1989; **17**: 232–6.

第 85 章

液体和电解质疗法

Anthony Delaney 和 Simon Finfer

患者液体和电解质状态的处理，需要对体液间隙的理解，还有对水和电解质代谢的理解。这些原则的考虑将贯穿于常见液体与电解质紊乱。液体疗法在许多常见临床情况中应用的近期证据也将在本文述及。

液体间隙（表 85.1，图 85.1）

总体液

人体内的水大约占体重的 60%，不同器官具有不同的水含量（表 85.2）。不同个体间水占总体重百分比不同，很大程度上受脂肪组织总量的影响。平均水含量占总体重的百分比，在男性为 60%，女性为 50%。全身水含量占总体重的百分比随着年龄降低，其原因是进行性的肌肉组织减少，导致骨和结缔组织在总体重中占据了更大的百分比[1-3]（表 85.3）。

总体水通常分为两部分：细胞外液（extracellular fluid，ECF）容量和细胞内液（intracellular fluid，ICF）容量[2]。钠平衡调节 ECF 容量，而水平衡调节 ICF 容量。正常情况下钠排泄受多种激素的和物理的细胞外液容量感受器的调节，而正常情况下水平衡受下丘脑渗透压感受器的调节[4]。

表 85.1　体液间隙

体液间隙	容量（ml/kg）	占总体重的百分比（%）
血浆容量	45	4.5
血容量	75	7.5
组织间液容量	200	20
细胞外液容量	250	25
细胞内液容量	350	35
总体液量	600	60

表 85.2　不同组织的含水量

组织	含水量（%）
脑	84
肾	83
骨骼肌	76
皮肤	72
肝	68
骨骼	22
脂肪组织	10

表 85.3　含水量占总体重的百分比

年龄（岁）	男性（%）	女性（%）
10 ～ 15	60	57
15 ～ 40	60	50
40 ～ 60	55	47
＞ 60	50	45

细胞外液

细胞外液被定义为细胞外的所有体液，通常被再分为血浆容量和组织间液容量。正常状态下细胞外液占全身水含量的 40%，占体重的 25%。患有急性或慢性疾病时，细胞内液容量减少，细胞外液容量增加甚至可以超过细胞内液容量。细胞外液容量可分为血浆容量、细胞

图 85.1 体液间隙

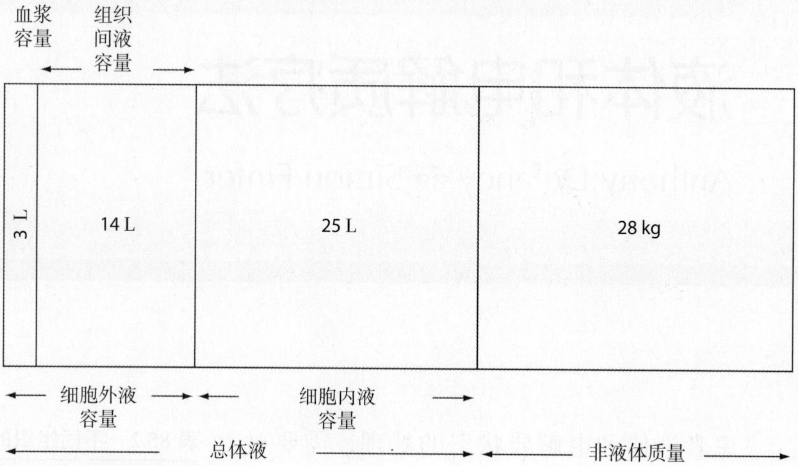

外液容量和组织间液容量。

细胞内液

细胞内液被定义为体内所有位于细胞内的水分，不同于 ECF 间隙，ICF 间隙具有不均匀的、多间隙的自然特性，依据器官或组织的不同，具有不同的 pH 和离子组分。ICF 容量常通过测定全身水含量和 ECF 间隙之间的差异来进行推测。一般认为 ICF 占全身水含量的 60%，占体重的 35%。

跨细胞液

在这个间隙中的体液具有一种共性，即由细胞的转运活动形成。这种体液实质上是细胞外液，并且被认为是组织间液的一部分。其值在 1 ~ 10 L 之间变化，在疾病状态下容量更大（如肠梗阻或肝硬化伴腹水），其形成则以消耗剩余的组织间液容量和血浆容量为代价。

水代谢

通过改变水的摄入和排出来保持水平衡。水的摄入由渴觉控制，而排出则由抗利尿激素（ADH）对肾的作用进行控制。在健康人中，血浆渗透压浓度约为 280 mosm/kg 时，抑制血浆 ADH 到足够低的浓度以允许最大程度的尿液稀释度[5]。高于此值，ECF 张力升高 1% ~ 2% 或全身水含量降低 1 ~ 2 L，引起神经垂体释放 ADH，作用于远侧肾单位以增加水的重吸收。当渗透压浓度达到 295 mosm/kg，血浆 ADH 浓度达到最高[5]。渗透性刺激也可以改变渴觉，并促使意识清醒的可以自行活动的人开始补充水分（饮水），这种反应在预防脱水中的作用比 ADH 的分泌和作用更加重要。因此，在健康人群中，机体的渗透压浓度（也是血清钠）的高限由引起渴觉的渗透阈值决定，而低限由引起 ADH 释放的渗透阈值决定[6]。

由渗透性溶质（如尿素）引起的渗透压浓度的升高不刺激 ADH 释放。低血容量或低血压通过刺激低压和高压压力感受器，也可能引起 ADH 的反应性释放。当血管内容量丢失 30% 以上时，ADH 的释放极为显著。ADH 也可能受疼痛和恶心刺激而释放，此反应被认为是通过压力感受器途径来发挥作用[4]。多种药物也可刺激 ADH 释放（表 85.4）。肾对 ADH 的反应取决于完整的远端肾单位、集合管和高渗性髓质间质。储存或排泄水的能力也取决于远端肾单位的渗透负荷[4]。

需水量

清除每日的溶质负荷和替换每天的不显性失水都需要水（表 85.5）。正常情况下每日排出 600 mosm 的溶质，ADH 的最大和最小分泌将引起尿渗透压浓度从 1200 ~ 30 mosm/kg 的

表 85.4 影响 ADH 分泌的药物

刺激	抑制
尼古丁	乙醇
麻醉品	麻醉品拮抗剂
长春新碱	苯妥英
巴比妥酸盐类	
环磷酰胺	
氯磺丙脲	
氯贝丁酯	
卡马西平	
阿米替林	

变化，尿排出量也在 500 ml/d 到 20 L/d 之间变化。皮肤和肺的失水也是变化的，变化范围从 500 ml/d 到 8 L/d，这取决于体力活动、环境温度和湿度。

渗透压紊乱

张力

重量摩尔渗透压浓度是每千克水中渗透压摩尔数的测量值（osmol/kg 水）。细胞外液的渗透压浓度很大程度上取决于钠盐。溶质过量造成的高渗透压的临床反应，取决于溶质是否平均地分布在全身总水量中（例如，酒精或尿素这样的渗透性溶质）或仅分布于 ECF 中（例如，甘露醇或葡萄糖这样的非渗透性溶质）。对于非渗透性溶质，高渗透压与液体从 ICF 向 ECF 间隙转移有关。由于非渗透性溶质引起的高渗透压浓度被称为高张性。这种情况也可能与血清钠浓度降低有关（见下文）。

水潴留

对于一位 70 kg 的男人，水潴留过剩每 1 L，ECF 平均增加 400 ml，ICF 平均增加 600 ml。渗透压浓度也降低 6 ～ 7 mosm/kg，血清钠降低到 3.0 ～ 3.5 mmol/L。

水缺乏

对于一位 70 kg 的男人，每失水 1 L，ICF 丢失 600 ml，ECF 丢失 400 ml。渗透压浓度也增加 7 ～ 8 mosm/kg，血清钠升高到 3.5 ～ 4.0 mmol/L。

电解质

溶液中的化合物可以是下列二者之一：

- 保持完整的（即未解离的）：这样的化合物被称为非电解质（如葡萄糖、尿素）。
- 解离形成离子：这样的化合物被称为电解质。离子携带电荷（如 Na^+、Cl^-）。带正电荷的离子被吸引向负极或阴极，因而被称为“阳离子”。相反地，带负电荷的离子向正极或阳极靠拢，被称为“阴离子”。每个身体水分间隙中都含有不同成分、不同浓度的电解质（表 85.6）。

钠

钠是 ECF 中最主要的阳离子，占 ECF 渗

表 85.5 每日液体平衡（70 公斤男性在温和气候的静息状态下）

入量（ml）			出量（ml）		
	可见	不可见		可见	不可见
饮水	1000	–	尿	1000	–
食物	–	650	皮肤	–	500
氧化的水	–	350	肺	–	400
			粪便	–	100
总计	1000	1000	总计	1000	1000

表 85.6 体液间隙的电解质成分

电解质	ICF（mmol/L）	ECF（mmol/L）	
		血浆	间隙
钠	10	140	145
钾	155	3.7	3.8
氯	3	102	115
碳酸氢根	10	28	30
钙（离子化）	＜ 0.01	1.2	1.2
镁	10	0.8	0.8
磷酸	105	1.1	1.0

表 85.7 70kg 男性的钠间隙

	总量（mmol）	（mmol/kg）
总体钠	4000	58
非交换骨钠	1200	17
可交换钠	2800	40
细胞内钠	250	3
细胞外钠	2400	35
可交换骨钠	150	2

表 85.8 低钠血症的常见原因

1. **假性结果**
   等渗性
   　高脂血症
   　高蛋白血症
   高渗性
   　高血糖症
   　甘露醇、甘油、甘氨酸或山梨酯过量
2. **水潴留**
   肾衰竭
   肝衰竭
   心力衰竭
   ADH 分泌不当综合征
   药物
   精神性烦渴
3. **水潴留和盐缺失**
   手术后、创伤后或患者大量失液后不适当补液
   肾上腺皮质功能衰竭
   过度利尿

透压浓度的 86%。一位 70kg 重的男子，机体总钠含量为 4000 mmol（58 mmol/kg），并且被分隔在多个间隙（表 85.7）。ECF 的钠浓度在 134 ～ 146 mmol/L 之间变化。细胞内钠浓度根据组织的不同而改变，其范围为 3 ~ 20mmol/L。

标准的西方社会膳食钠摄入约为 150 mmol/ 天，但是每日摄入的钠变化很大，相应的尿失钠的范围从＜ 1 ～＞ 240 mmol/d [7]。钠平衡受到肾激素及 ECF 物理特征的影响。肾对于钠负荷改变的完全调节通常需要 3 ~ 4 天，才能恢复平衡状态。

低钠血症

低钠血症被定义为血清钠低于 135 mmol/L，并按照测量的血清渗透压分为等渗性、高渗性或低渗性三类（表 85.8）。

等渗性低钠血症

正常情况下血浆含 93% 的水和 7% 固体（5.5% 蛋白质、1% 盐和 0.5% 脂质）。如果固相显著升高（如在高脂血症或高蛋白血症中），使用特定量血浆稀释后来分析的任何设备，都将会对所有测定的物质给出虚假的较低数值。这种影响产生了“假性低钠血症”，而且伴有血清渗透压浓度测定结果正常 [8]。通过离子选择电极进行血浆钠测定是不受血浆“固体”容量的影响，因此用这种方法不会出现“假性低钠血症”[8]。

高渗性低钠血症

由于非渗透性溶质（如葡萄糖、甘露醇、甘油或山梨醇）数量增加而形成高渗性的患者，会出现水从 ICF 向 ECF 转移以维持渗透平衡，因而稀释了 ECF 钠。这种反应性低钠血症通常伴有实测渗透压浓度的升高。例如，存在高血糖状态时，葡萄糖每升高 3 mmol/L，血清钠降低 1 mmol/L[9]。

低渗性低钠血症

低钠血症几乎总是由于全身水含量过多

引起，而后者则归咎于过量静脉输注低渗性或能生成水的液体（如 1.5% 甘氨酸、0.45% 盐水或 5% 葡萄糖）或过量摄入水，特别是当循环 ADH 浓度较高时。低钠血症可能极少由可交换钠或钾的丢失引起。可交换钠或钾丢失过多时，在全身水含量不变的情况下，需要大约丢失 40 mmol 钠或钾才能使血清钠浓度降低 1 mmol/L。由于低钠血症可能与全身水含量和全身钠含量的改变均相关，因而 ECF 可以升高（血容量增加）、降低（血容量减低）或表现为无变化（等血容量）[5]。

在健康人群中，在发生水潴留和低钠血症之前，摄入液体达到 15 ～ 20 L 可能是可以耐受的。在精神性烦渴患者中，如果水摄入超过了肾形成稀释尿的能力，就会发生水潴留和低钠血症。在这种紊乱，血浆渗透压超过了尿渗透压。在 ADH 增加的状态下（如低血容量、低血压、疼痛或恶心），或肾对 ADH 的反应发生改变时（即在出现肾、肝、垂体、肾上腺或甲状腺衰竭时），发生水潴留时伴有液体摄入减少。

经尿道前列腺切除术（TURP）综合征

临床特点：接受 TURP 后发生的 TURP 综合征包括低钠血症，心血管紊乱（高血压、低血压、心动过缓），意识状态改变（激动、意识模糊、恶心、呕吐、肌阵挛性和全身性发作）以及在使用甘氨酸溶液时出现视力模糊、失明以及瞳孔散大固定等短暂性视觉障碍。也有记载称该综合征发生在子宫内膜去除术后 [10]。TURP 综合征可以发生在术后 15 分钟内或延迟至 24 小时，通常由于过量吸收了含 1.5% 甘氨酸、渗透压浓度为 200 mosm/kg 的灌洗液引起。也有人记载在使用含有 3% 甘露醇或 3% 山梨醇的灌洗液时发生了低钠血症综合征。当吸收 1.5% 甘氨酸 ＞ 1 L 或 3% 甘露醇或山梨醇 ＞ 2 ～ 3 L 时，通常出现症状 [12]。

过量吸收灌洗液引起总体水含量增加（常与血浆渗透压小幅度降低有关），低钠血症（由于甘氨酸、山梨醇或甘露醇降低 ECF 渗透压浓度中的钠成分）和渗透间隙增加 [12-13]。应用甘氨酸时，其他特征还包括高甘氨酸血症（达到 20 mmol/L，正常血浆甘氨酸浓度范围为 0.15 ～ 0.3 mmol/L），高丝氨酸血症（因为丝氨酸是甘氨酸的主要代谢产物），高氨血症（随着甘氨酸和丝氨酸的脱氨基作用而出现），代谢性酸中毒和低钙血症（由甘氨酸代谢物乙醛酸和草酸盐导致）。使用甘氨酸溶液时，因为甘氨酸是抑制性神经递质，可以自由进入细胞内间隙，高甘氨酸血症在该疾病的病理生理学方面可能比体液渗透压浓度的降低和脑水肿更为重要 [14]。

治疗：治疗很大程度上是支持性的，任何降低血浆渗透压的措施都是基于实测的血浆渗透压而非血钠浓度。如果实测渗透压浓度＞ 260 mosm/kg，并存在轻度神经系统异常，如果患者血流动力学稳定且肾功能正常，通常只需要密切观察和再次确认（如视觉障碍是可逆性的，并且持续不超过 24 小时）。如果患者有低血压和心动过缓，伴有严重的未消除的神经系统异常，则可能需要进行血液透析。高渗性盐水仅用于实测渗透压浓度 < 260 mosm/kg 且存在严重的非视觉的神经学异常时。

ADH 分泌不当综合征（SIADH）

这种综合征是低钠血症的一种形式，其特点是对于正常影响 ADH 分泌的任何渗透性或容量性的刺激，ADH 浓度出现不恰当地增加 [16]。诊断标准和常见诱因分别列于表 85.9 和 85.10。

临床特征：虽然当钠浓度在 125 mmol/L

表 85.9 抗利尿激素分泌不当综合征（SIADH）的诊断标准

低渗性低钠血症
尿渗透压浓度高于血浆渗透压浓度
尿钠排泄超过 20 mmol/L
肾、肝、心脏、垂体、肾上腺和甲状腺功能正常
不存在可以影响 ADH 分泌的低血压、低血容量、水肿和药物等因素
通过限水纠正

表 85.10 抗利尿激素分泌不当综合征（SIADH）的病因学

肿瘤造成的异位 ADH 生成
小细胞支气管癌
胰或十二指肠腺癌
白血病
淋巴瘤
胸腺瘤
中枢神经系统紊乱
脑外伤
脑肿瘤（原发或继发）
脑膜炎或脑炎
脑脓肿
蛛网膜下腔出血
急性间歇性卟啉病
Guillain-Barré 综合征
系统性红斑狼疮
肺部疾病
病毒性、真菌性和细菌性肺炎
结核病
肺脓肿

以上时，通常没有大脑的表现，但是当血浆钠低于 120 mmol/L 时，头痛、恶心、意识模糊、定向障碍、昏迷和癫痫发作等症状通常会逐渐显现出来 [17]。

治疗：最初的治疗应是限制液体，并密切监测血清钠。如果血清钠浓度经限制液体后没有升高，可能需要谨慎地静脉给予等渗或高渗性盐水。由于低钠血症真正持续时间和发病的速度常不清楚，因而症状的有无及其严重程度可以作为积极地纠正低钠血症的启动指标 [17]。用于指导治疗的证据有限，因而在纠正血清钠浓度的最佳速度上没有达成共识。主要关注的是避免由未治疗的癫痫发作或脑水肿以及脱髓鞘改变造成的神经系统损伤 [17]。在缺乏良好证据的情况下，建议提高钠浓度的速度为每小时 0.5 ～ 2 mmol/L。除非进行治疗的临床医师觉得有需要更快速纠正的指征，否则以较慢的速度来纠正血清钠浓度似乎是明智的，而不是以较快的速度。

脑组织盐消耗

脑组织盐消耗（cerebral salt wasting，CSW）是发生在有大脑损伤和肾过度丢失钠和氯的患者中的一种综合征。此综合征的明确病因尚不清楚。尽管低钠血症不是必须的诊断条件，但此综合征常与低钠血症相关 [19]。对于诸如蛛网膜下腔出血、创伤性脑损伤或脑肿瘤这样的脑损伤患者，当尿量增加，并且在没有钠排泄增加的生理学原因的情况下尿钠升高时，疑诊 CSW[19]。此综合征能与 SIADH 相鉴别，因为 CSW 患者有 ECF 耗竭的证据（如液体负平衡、心动过速、红细胞压积升高、尿素升高、中心静脉压减低），而 SIADH 患者 ECF 容量正常或轻度增加 [20]。对患者的治疗包括排除低钠血症和尿量增加的其他原因，补充钠和水的丢失，以及可能用到氟氢可的松。

高张生理盐水

高张生理盐水，最常见的为 3% 盐水，用于症状性低钠血症的治疗。3% 盐水由于渗透压（1000 mosm/L）的原因，必须经中心静脉导管给药，并且小心避免它的可知并发症。高张生理盐水治疗已经报道的并发症包括充血性心力衰竭以及脑桥中央和脑桥外髓鞘破坏（渗透性脱髓鞘综合征）[22-23]。在高张生理盐水给药期间必须密切监测血流动力学和电解质情况。渗透性脱髓鞘作用是否由低钠血症的迅速纠正引起，尚未达成一致意见。

虽然在许多临床情况中已经建议将高张生理盐水作为颅内压增高的治疗方法 [24]，但其应用仍然颇有争议 [25]。最近的一项方法学上可靠的（充分隐蔽的、盲法分组，并使用治疗意向分析）随机临床试验中，包括了 229 名有重度创伤性脑损伤的患者，用 7.5% 盐水 250 ml 进行复苏，与乳酸钠林格液（Hartmann 溶液）相比，并未显示出改善病死率或者功能后果。

血管加压素受体拮抗剂

像利希普坦、托伐坦和 OPC-31260 这样的 V_2 受体拮抗剂，近期已经开发出来。这些制剂来自于一种新的非肽类药物类别，它们与

肾远端小管的 V_2 受体结合，并且阻止血管加压素介导的水通道蛋白的活化，因而促进了水的排泄[27]。这些制剂已经在许多临床情况中作为低钠血症的治疗选项用于试验，包括心力衰竭、肝硬化和 SIADH 等相关的低钠血症[27-28]。目前 V_2 受体拮抗剂在危重疾病的低钠血症处理中扮演的角色尚未明确。

高钠血症

高钠血症定义为血清钠高于 145 mmol/L，总是与高渗透压浓度相关，而且可能由于过量给予钠盐（碳酸氢盐或氯化物）、失水或者钠过剩伴失水（表 85.11）。

表 85.11　高钠血症的病因

缺水
肾外丢失
暴露
消化道丢失（常伴有盐水补液过量）
肾丢失
渗透性利尿——尿素、甘露醇、糖尿
尿崩症
神经源性
创伤后，脂肪栓塞
转移肿瘤、颅咽管瘤、松果体瘤、囊肿
脑膜炎，脑炎
肉芽肿（TB，结节病）
Guillain-Barré 综合征
特发性
肾性
先天性
高钙血症，低钾血症
锂
肾盂肾炎
髓质海绵肾
多囊肾
肾后性梗阻性尿路病
多发性骨髓瘤、蛋白样变性、结节病
盐获得性
高渗性，盐水或碳酸氢盐

过量摄入钠盐较罕见，但静脉输注大量含钠液体在住院患者的治疗中较为常见。高钠血症常出现在急性疾病的恢复期，在此期间，自发性多尿或利尿剂治疗导致游离水的清除比钠的清除更快速。单纯的缺水并不常见，除非对失去知觉或者不能获得水或不能饮水的患者水的入量受限，因为渴觉反应通常会纠正缺水状态。如果发生上述情况，血清钠浓度升高，同时伴有 ECF 和 ICF 的丢失。

临床特征

如果血清钠超过 155 ~ 160 mmol/L（即渗透压浓度＞ 330 mosm/kg），高钠血症通常会引起症状。临床特征包括体温升高、烦躁不安、易激惹、嗜睡、昏睡、意识模糊和昏迷[29]。抽搐不常见。ECF 容量的减少可能使心输出量降低，因而降低肾灌注，导致肾前性肾衰竭。

治疗

对于单纯性缺水，治疗仅需补充水。如果需要静脉给予液体，因为无菌水输注会引起溶血，故常用 5% 葡萄糖或低渗性盐溶液（0.45% 盐水）。极少数病例可能会使用无菌水静脉输注，通过中心静脉导管给药[30]。由于快速再水化可引起脑水肿，血清钠的变化不应大于每小时 0.5 mmol/L[29]。

钾

钾是细胞内主要的阳离子，因而（与其阴离子一起）充当着 ICF 渗透压提供者的角色。钾还在可兴奋组织（如肌肉和神经）的功能发挥中扮演主要角色。由于细胞膜对钾离子的通透性为钠离子的 20 倍，钾对维持静息膜电位的作用极大。钾还影响碳水化合物代谢以及糖原和蛋白质的合成。

男性全身钾含量为 45 ~ 50 mmol/kg（3500mmol/70kg），女性为 35 ~ 40 mmol/kg（2500 mmol/65 kg）；全身钾含量的 95% 为可交换钾。由于 ECF 钾为 3.1 ~ 4.2 mmol/L，总 ECF 钾的范围为 55 ~ 70 mmol。全身钾含量约 90% 在细胞内：8% 在骨骼中，2% 在 ECF

水中，70% 在骨骼肌中。随着年龄的增长（以及肌肉质量的减低），全身钾含量降低。

影响钾代谢的因素

细胞的钾含量受到细胞壁泵漏机制的调节。细胞通过由 Na^+/K^+ ATP 酶驱动的 Na^+/K^+ 泵摄取钾。钾向细胞外的移动由被动力控制（即膜通透性以及钾离子的化学和电梯度）。

酸中毒促使钾从 ICF 向 ECF 移动，而碱中毒则引起反向的移动。高钾血症刺激胰岛素释放，胰岛素促使钾从 ECF 向 ICF 移动，这种效应不依赖于葡萄糖的移动。β_2- 肾上腺素能激动剂通过 c-AMP 依赖的 Na^+/K^+ 泵的激活作用促使细胞摄取钾，而 α- 肾上腺素能激动剂则引起钾从 ICF 向 ECF 移动[31]。醛固酮增加肾排钾；糖皮质激素也是促进尿钾排泄的，其效应可能不依赖于盐皮质激素受体。

正常情况下，降低 ECF 钾浓度的机制（通过增加肾排泄以及钾从 ECF 向 ICF 移动）非常有效。但是，在缺钾时保留钾的机制却不那么有效，特别是与保留钠的机制相比较时。即便存在严重的缺钾，从尿丢失钾的速度仍然达到 10 ～ 20 mmol/d。代谢性碱中毒也增强肾的钾丢失，这是通过促进远侧肾单位的 Na^+/K^+ 泵，而不是 Na^+/K^+ 交换。

低钾血症

低钾血症被定义为血清钾低于 3.5 mmol/L（或血浆钾低于 3.0 mmol/L）。低钾血症可能是因为经口摄入减少、经肾或胃肠道丢失增加或钾从 ECF 向 ICF 转移造成的（表 85.12）。

临床特征

临床特征包括乏力、张力减退、抑郁、便秘、肠梗阻、呼吸衰竭、室性心动过速（特异性的尖端扭转性室速）、房性心动过速甚至昏迷[32]。随着钾缺乏的时间延长及程度加重，由于肾性尿崩症的发生，可能出现横纹肌溶解、口渴以及多尿。ECG 改变相对而言为非特异性改变，包括 PR 间期延长、T 波倒置和明显的 U 波。

表 85.12　低钾血症的诱因

膳食摄入不足（尿 K^+ < 20 mmol/L）
异常的机体丢失
胃肠道（尿 K^+ < 20 mmol/L）
呕吐、鼻胃管吸出
腹泻、瘘管丢失
结肠绒毛状腺瘤
滥用泻药
肾性（尿 K^+ > 20 mmol/L）
Conn 综合征
Cushing 综合征
Batten 综合征
异位 ACTH 综合征
小细胞肺癌
胰腺癌
胸腺癌
药物
利尿剂
皮质类甾醇类
碳氢霉烯类、两性霉素 B、庆大霉素
顺铂
肾小管酸中毒
镁缺乏
间隙移动
碱中毒
胰岛素
Na^+/K^+ ATP 酶兴奋
具有 β_2 效应的拟交感神经药
甲基黄嘌呤
钡中毒
低体温
甲苯中毒
低钾性周期性麻痹
输血后迟发（见第 88 章）

治疗

静脉或口服氯化钾可以纠正低钾血症，特别是在合并代谢性碱中毒时。如果患者同时存在肾小管酸中毒和低钾血症，醋酸钾或枸橼酸钾可能优于氯化钾。正常情况下钾的静脉给药不应超过 40 mmol/h，并且应以每间隔

1 ~ 4h 进行血浆钾监测[33]。在急性心肌梗死合并低钾血症的患者，有人建议静脉补钾以使血清钾维持在 4.0 mmol/L[3-4]。血浆钾浓度应密切监测。

高钾血症

高钾血症被定义为血清钾高于 5.0 mmol/L 或血浆钾高于 4.5 mmol/L。高钾血症可以是假性的（样本误差，如体外溶血）；真性高钾血症可能是由摄入过多、严重的组织损伤、排泄减少或体液间隙转移所致（表 85.13）。

表 85.13 高钾血症的病因

红细胞采集异常
延误分离
标本溶血
血小板增多症
过量摄取
输血后的短暂反应（见第 88 章）
外源性（即 i.v. 或口服 KCl，大量输血）
内源性（即组织损伤）
烧伤、创伤
横纹肌溶解
肿瘤溶解
肾排泄减少
药物
螺内酯、氨苯蝶啶、阿米洛利
吲哚美辛
卡托普利、依那普利
肾衰竭
Addison 病
低肾素性醛固酮减少症
间隙移动
酸中毒
胰岛素缺乏
地高辛过量
琥珀酰胆碱
盐酸精氨酸
高钾血症性周期性瘫痪
氟化物中毒

临床特征

临床特征包括麻刺感、感觉异常、乏力、迟缓性瘫痪、低血压和心动过缓。特征性的 ECG 改变包括 T 波高尖、P 波低平、PR 间期延长（直到发生窦性停搏伴结性心律）、QRS 波群增宽以及出现较深的 S 波。最终，当血清钾达到 7 mmol/L 或以上时，出现正弦波样 ECG 图形，可以进一步恶化出现心搏停止。

治疗

针对基础病因治疗，可以包括透析。有生命危险的高钾血症的快速处理可采用以下方法[35]：

- 10% 氯化钙经静脉给予 5 ~ 10 ml（3.4 ~ 6.8 mmol，用于减轻高钾血症对心脏的影响）
- 碳酸氢钠 50 ~ 100 mmol，静脉注射
- 葡萄糖 50g ＋胰岛素 20 U，静脉注射
- 口服或直肠给予聚磺苯乙烯 A50 g
- 呋塞米 40 ~ 80 mg，静脉注射来利尿

钙

机体内的钙（30 mmol 或 1000 g 或 1.5% 体重）几乎全部（99%）存在于骨骼里。小量但重要的离子型钙存在于 ECF 中，这部分钙对许多细胞活动都有重要意义，包括分泌、神经肌肉冲动形成、收缩功能和凝血。钙的正常日摄取量为 15 ~ 20 mmol，但是只有 40% 被吸收。平均每日尿丢失的钙为 2.5 ~ 7.5 mmol。总 ECF 钙 为 40mmol（2.20 ~ 2.55 mmol/L），以三种形式存在：40%（1.0 mmol/L）与蛋白质（主要是白蛋白）结合，47% 为离子型（1.15 mmol/L），13% 为与柠檬酸、硫酸和磷酸的络合物（0.3 mmol/L）。钙的离子形式是重要的生理学形态，在碱中毒时可急剧减低，因为碱中毒引起大量血清钙与蛋白质结合[36]。虽然血清离子钙可以测定，但通常测定总血清钙，后者可能随血清白蛋白浓度而变化。校正因子可以用于去除血清白蛋白对血清钙的影响。这就是血清白蛋白每升高 1g/L（直到白蛋白达到 40 g/L），在测定的钙浓度上增加 0.02 mmol/L。例如，如果测定血清钙为 1.82 mmol/L，血

清白蛋白为 25 g/L，则校正血清钙 = 1.82 + [（40-25）× 0.02] mmol/L = 2.12 mmol/L。如果可能，建议以离子钙作为危重疾病钙状态的指标 [37]。

低钙血症

低钙血症的常见病因包括甲状旁腺功能减退和假性甲状旁腺功能减退、感染性休克，急性胰腺炎和横纹肌溶解 [38]。血清离子钙减少的临床特征包括抽搐、痛性痉挛、精神改变和心输出量降低。症状性低钙血症应静脉补钙治疗，可用氯化钙或葡萄糖酸钙。应该谨记 1 ml 氯化钙所含元素钙是 1 ml 葡萄糖酸钙的 3 倍，因此在紧急情况下首选氯化钙。钙应该通过中心静脉给药，因为实际应用中发现如果外渗则有造成组织损伤的风险 [38]。

高钙血症

高钙血症的临床特征包括恶心、呕吐、胰腺炎、多尿、烦渴、肌无力、精神紊乱和异位钙化。高钙血症的一些常见病因包括如甲状旁腺功能亢进症和甲状腺毒症等内分泌疾病、肾衰竭、恶性肿瘤、噻嗪类利尿剂和长期制动 [38]。

重度高钙血症（> 3.3 mmol/L）或中度症状性高钙血症需要进行特异性治疗。应寻找引起钙浓度升高的原因，特异性治疗才能保证疗效。一般方法包括用生理盐水恢复血管内容量，之后用袢利尿剂如呋塞米促进钙排泄。对严重病例推荐使用双磷酸盐，如帕米膦酸二钠（30 ～ 90 mg 静脉输注）[39]。可以考虑的其他疗法包括类固醇、降钙素和普卡霉素。

镁

镁是主要的细胞内离子，作为金属辅酶参与大量磷酸转移反应。其在能量的转移、储存和利用方面扮演着至关重要的角色。

人类的全身镁含量为 1000 mmol，血浆浓度范围为 0.70 ～ 0.95 mmol/L。每日口服摄入镁 8 ～ 20 mmol（40% 被吸收），尿丢失镁为 2.5 ～ 8 mmol/d，这是镁排泄的主要途径。

低镁血症

低镁血症是由摄入减少或丢失增加引起（表 85.14）。临床特征包括意识模糊、易激惹、谵妄震颤、抽搐等神经学体征和快速性心律失常。低镁血症常常与抵抗性低钾血症和低钙血症相关。治疗包括静脉注射硫酸镁，负荷量为 10 mmol，给药时间超过 5 分钟，随后剂量为 20 ～ 60 mmol/d。

高镁血症

高镁血症常因过量给予镁盐或在肾衰竭时给予常规剂量的镁所致。临床特征包括嗜睡、反射减弱和昏迷、血管扩张和低血压，还可以出现窦房传导缺陷、房室结阻滞以及心搏停止。治疗的方向是增加镁离子的排泄，可能需要透析。静脉给予氯化钙可用于心脏传导缺陷的快速治疗 [40]。

表 85.14　镁缺乏的病因

胃肠道功能紊乱
吸收不良综合征
消化道瘘
短肠综合征
长时间鼻胃管吸出
腹泻
胰腺炎
胃肠外营养
酒精中毒
内分泌失调
甲状旁腺功能亢进症
甲状腺功能亢进症
Conn 综合征
糖尿病
醛固酮增多症
肾疾病
肾小管酸中毒
急性肾小管坏死的多尿期
药物
氨基糖苷类
羧苄西林、替卡西林
两性霉素 B
利尿剂
顺铂
环孢素

镁疗法

在多种情况下使用镁进行治疗的报告逐渐增加。一项有超过 10 000 名患先兆子痫的妇女参加的随机对照试验证实了镁在预防子痫中的有效性[41]，而且它被推荐作为子痫的治疗药物。在许多情况下，包括心脏手术后和急诊部门，镁已经被用于治疗心房颤动以达到控制心率和恢复窦律的目的[42-43]。无论是静脉应用还是喷雾，镁对于急性重度哮喘患者可能是有益的[44-45]。初步试验还表明，在蛛网膜下腔出血的患者，镁可以预防因血管痉挛导致的迟发性脑缺血[46]。

磷酸盐

虽然机体内的磷酸盐大部分都位于骨骼里，但有 15% 被发现存在于软组织中，如 ATP、红细胞 2，3-DPG，以及其他细胞结构蛋白中，这包括磷脂、核酸和磷蛋白。磷酸盐还是细胞和尿中的的缓冲剂[40]。

低磷酸血症

低磷酸血症可以由摄入减少、排泄增加或细胞内再分布导致（表 85.15）。虽然低磷酸血症可以没有症状，已经描述的临床特征包括感觉异常、肌无力、癫痫发作、昏迷、横纹肌溶解和心力衰竭。当低磷酸血症伴有其他电解质紊乱时，如低钾血症和低镁血症，低磷酸血症可能是再喂养综合征（refeeding syndrome）的一个突出特征。治疗包括密切监测和口服或静脉补充钠或钾的磷酸盐，50 ~ 100 mmol/24h。

高磷酸血症

高磷酸血症通常由于摄入增加或排泄减少引起（表 85.16）。临床特征包括肾钙质沉着症、肾结石和带状角膜病等异位钙化。治疗可能需要血液透析；另外，也可口服氢氧化铝和高渗性葡萄糖溶液以促使 ECF 磷酸盐向 ICF 转移。

液体和电解质补充疗法

一般原则

在危重疾病患者中，许多机体正常的稳态机制都是紊乱的，像饥饿和口渴这样的基本的生命保护性感觉可能被疾病过程或者被镇静这样的治疗废除了。而结果是，危重疾病患者的存活依赖于医护人员给予适当容量的液体、适量的电解质和营养。对水、电解质和营养素的基本需求在第 87 章中讨论。除了基本需求以外，许多危重疾病患者有异常的液体和电解质丢失，这些必须得到补充；举例讨论见下文。

胃肠道丢失

胃肠道（GIT）分泌物的每日容量和成分列于表 85.17，单位为 mmol/L。GIT 液体丢失的临床影响很大程度上由液体的容量和成分来决定，治疗通常着眼于补充丢失量。胃液丢失（如呕吐和鼻胃管吸出）导致水、钠、氢离子、

表 85.15 低磷酸血症的病因

甲状旁腺功能亢进症
维生素 D 缺乏
抗维生素 D 佝偻病
肾小管酸中毒
碱中毒
胃肠外营养
酒精中毒
再喂养综合征

表 85.16 高磷酸血症的病因

横纹肌溶解
肾衰竭（急性或慢性）
维生素 D 中毒
酸中毒
肿瘤溶解
甲状旁腺功能减退症
假性甲状旁腺功能减退症
二磷酸盐治疗
静脉给药过多

表 85.17 消化道每天分泌的容量和电解质组分

电解质（mmol/L）	容量（L）	H^+	Na^+	K^+	Cl^-	HCO_3^-
唾液	0.5 ~ 1.0	0	30	20	10 ~ 35	0 ~ 15
胃	1.0 ~ 2.5	0 ~ 120	60	10	100 ~ 120	0
胆汁	0.5	0	140	5 ~ 10	100	40 ~ 70
胰腺	0.75	0	140	5 ~ 10	70	40 ~ 70
小肠和大肠	2.0 ~ 4.0	0	110	5 ~ 10	100	25

钾和氯的缺失。因此，如果盐水和氯化钾的丢失没有得到正确的补充，则会发生代谢性碱中毒、低钾血症、低血压和脱水。

胰腺和胆道液体丢失（如胰腺瘘或胆瘘）

在这种情况下，如果丢失的碳酸氢盐、钾和盐水没有得到正确的补充，可以引起伴有低钾血症、低血压和脱水的高氯血症性酸中毒。

肠道丢失（如肠瘘或回肠造口术的液体丢失、腹泻和肠梗阻）

如果盐水和钾的丢失没有补充，可造成低钾血症、低血压和脱水。

复苏液

全身性低血压是急性危重疾病的常见特征，一线治疗通常是静脉给予复苏液。临床医生用于维持或扩充血管内容量的可用液体有晶体液、胶体液和血液制品；胶体液和血液制品的特征在第 89 章中讨论。

复苏液的选择是否会影响患者的预后已经成为了一个长期争论的话题。许多 Meta 分析结果的不一致性和不确定性更是给这场争辩火上浇油 [47-50]。目前公布的数据没有为辩论的双方提供任何明确的支持。迄今为止最具说服力的试验——晶体液与白蛋白液体的评估研究，发现在成年患者的异质性群体中，晶体液和白蛋白产生了可以比拟的结果 [51]。对于危重疾患者中具有更高选择性的亚组人群，特定的液体究竟有益还是有害仍未明确。有大量研究人员参与的试验正在进行中，并期望在今后的几年中报告其研究结果。这些试验可以为临床医师合理地选择复苏液提供数据。

（刘景院 颜如玉 译 刘景院 校）

参考文献

1. Edelman IS, Leibman J. Anatomy of body water and electrolytes. *Am J Med* 1959; **27**: 25–77.
2. Gamble J. *Chemical Anatomy, Physiology and Pathology of Extracellular Fluid*. Cambridge, MA: Harvard University Press; 1954.
3. Moore FD, Olesen KH, McMurray JD. *Body Composition in Health and Disease*. Philadelphia: WB Saunders; 1963.
4. Bie P. Osmoreceptors, vasopressin, and control of renal water excretion. *Physiol Rev* 1980; **60**: 961–1048.
5. Humes HD. Disorders of water metabolism. In: Kokko JP, Tannen RL (eds) *Fluid and Electrolytes*. Philadelphia: WB Saunders; 1986: 118–49.
6. Phillips PJ. Water metabolism. *Anaesth Intensive Care* 1977; **5**: 295–304.
7. Intersalt Cooperative Research Group. Intersalt: an international study of electrolyte excretion and blood pressure. Results for 24 hour urinary sodium and potassium excretion. *BMJ* 1988; **297**: 319–28.
8. Weisberg LS. Pseudohyponatremia: a reappraisal. *Am J Med* 1989; **86**: 315–8.
9. Katz MA. Hyperglycemia-induced hyponatremia – calculation of expected serum sodium depression. *N Engl J Med* 1973; **289**: 843–4.
10. Arieff AI, Ayus JC. Endometrial ablation complicated by fatal hyponatremic encephalopathy. *JAMA* 1993; **270**: 1230–2.
11. Gravenstein D. Transurethral resection of the prostate (TURP) syndrome: a review of the pathophysiology and management. *Anesth Analg* 1997; **84**: 438–46.
12. Hahn RG. Fluid and electrolyte dynamics during development of the TURP syndrome. *Br J Urol* 1990; **66**: 79–84.
13. Ghanem AN, Ward JP. Osmotic and metabolic sequelae of volumetric overload in relation to the TURP syndrome. *Br J Urol* 1990; **66**: 71–8.
14. Jensen V. The TURP syndrome. *Can J Anaesth* 1991; **38**: 90–6.

15. Agarwal R, Emmett M. The post-transurethral resection of prostate syndrome: therapeutic proposals. *Am J Kidney Dis* 1994; **24**: 108–11.
16. Bartter FC, Schwartz WB. The syndrome of inappropriate secretion of antidiuretic hormone. *Am J Med* 1967; **42**: 790–806.
17. Reynolds RM, Padfield PL, Seckl JR. Disorders of sodium balance. *BMJ* 2006, **332**: 702–5.
18. Cort JH. Cerebral salt wasting. *Lancet* 1954; **266**: 752–4.
19. Singh S, Bohn D, Carlotti AP *et al.* Cerebral salt wasting: truths, fallacies, theories, and challenges. *Crit Care Med* 2002; **30**: 2575–9.
20. Rabinstein AA, Wijdicks EF. Hyponatremia in critically ill neurological patients. *Neurologist* 2003; **9**: 290–300.
21. Hasan D, Lindsay KW, Wijdicks EF *et al.* Effect of fludrocortisone acetate in patients with subarachnoid hemorrhage. *Stroke* 1989; **20**: 1156–61.
22. Sterns RH, Riggs JE, Schochet SS Jr. Osmotic demyelination syndrome following correction of hyponatremia. *N Engl J Med* 1986; **314**: 1535–42.
23. Martin RJ. Central pontine and extrapontine myelinolysis: the osmotic demyelination syndromes. *J Neurol Neurosurg Psychiatry* 2004; **75**(Suppl 3): iii, 22–8.
24. Bhardwaj A, Ulatowski JA. Hypertonic saline solutions in brain injury. *Curr Opin Crit Care* 2004; **10**: 126–31.
25. White H, Cook D, Venkatesh B. The use of hypertonic saline for treating intracranial hypertension after traumatic brain injury. *Anesth Analg* 2006; **102**: 1836–46.
26. Cooper DJ, Myles PS, McDermott FT *et al.* Prehospital hypertonic saline resuscitation of patients with hypotension and severe traumatic brain injury: a randomized controlled trial. *JAMA* 2004; **291**: 1350–7.
27. Yeates KE, Morton AR. Vasopressin antagonists: role in the management of hyponatremia. *Am J Nephrol* 2006; **26**: 348–55.
28. Palm C, Pistrosch F, Herbrig K *et al.* Vasopressin antagonists as aquaretic agents for the treatment of hyponatremia. *Am J Med* 2006; **119**(7 Suppl 1): S87–92.
29. Adrogue HJ, Madias NE. Hypernatremia. *N Engl J Med* 2000; **342**: 1493–9.
30. Worthley LI. Hyperosmolar coma treated with intravenous sterile water. A study of three cases. *Arch Intern Med* 1986; **146**: 945–7.
31. Sterns RH, Cox M, Feig PU *et al.* Internal potassium balance and the control of the plasma potassium concentration. *Medicine (Baltimore)* 1981; **60**: 339–54.
32. Phelan DM, Worthley LI. Hypokalaemic coma. *Intensive Care Med* 1985; **11**: 257–8.
33. Stockigt JR. Potassium metabolism. *Anaesth Intensive Care* 1977; **5**: 317–25.
34. American Heart Association Guidelines for Cardiopulmonary Resuscitation and Emergency Cardiovascular Care. Part 8: Stabilization of the patient with acute coronary syndromes. *Circulation* 2005; **112**(24 Suppl): IV-89–110.
35. American Heart Association Guidelines for Cardiopulmonary Resuscitation and Emergency Cardiovascular Care. Part 10.1: Life-threatening electrolyte abnormalities. *Circulation* 2005; **112**(24 Suppl): IV-121–5.
36. Thomas DW. Calcium, phosphorus and magnesium turnover. *Anaesth Intensive Care* 1977; **5**: 361–71.
37. Slomp J, van der Voort PH, Gerritsen RT *et al.* Albumin-adjusted calcium is not suitable for diagnosis of hyper- and hypocalcemia in the critically ill. *Crit Care Med* 2003; **31**: 1389–93.
38. Bushinsky DA, Monk RD. Electrolyte quintet: calcium. *Lancet* 1998; **352**: 306–11.
39. Ariyan CE, Sosa JA. Assessment and management of patients with abnormal calcium. *Crit Care Med* 2004; **32**(4 Suppl): S146–54.
40. Weisinger JR, Bellorin-Font E. Magnesium and phosphorus. *Lancet* 1998; **352**: 391–6.
41. Altman D, Carroli G, Duley L *et al.* Do women with pre-eclampsia, and their babies, benefit from magnesium sulphate? The Magpie Trial: a randomised placebo-controlled trial. *Lancet* 2002; **359**: 1877–90.
42. Davey MJ, Teubner D. A randomized controlled trial of magnesium sulfate, in addition to usual care, for rate control in atrial fibrillation. *Ann Emerg Med* 2005; **45**: 347–53.
43. Henyan NN, Gillespie EL, White CM *et al.* Impact of intravenous magnesium on post-cardiothoracic surgery atrial fibrillation and length of hospital stay: a meta-analysis. *Ann Thorac Surg* 2005; **80**: 2402–6.
44. Rowe BH, Bretzlaff JA, Bourdon C *et al.* Intravenous magnesium sulfate treatment for acute asthma in the emergency department: a systematic review of the literature. *Ann Emerg Med* 2000; **36**: 181–90.
45. Hughes R, Goldkorn A, Masoli M *et al.* Use of isotonic nebulised magnesium sulphate as an adjuvant to salbutamol in treatment of severe asthma in adults: randomised placebo-controlled trial. *Lancet* 2003; **361**: 2114–17.
46. van den Bergh WM, Algra A, van Kooten F *et al.* Magnesium sulfate in aneurysmal subarachnoid hemorrhage: a randomized controlled trial. *Stroke* 2005; **36**: 1011–15.
47. Cochrane Injuries Group Albumin Reviewers. Human albumin administration in critically ill patients: systematic review of randomised controlled trials. *BMJ* 1998; **317**: 235–40.
48. Vincent JL, Navickis RJ, Wilkes MM. Morbidity in hospitalized patients receiving human albumin: a meta-analysis of randomized, controlled trials. *Crit Care Med* 2004; **32**: 2029–38.
49. The Albumin Reviewers. Human albumin solution for resuscitation and volume expansion in critically ill patients. *Cochrane Database Syst Rev* 2004; (4): CD001208, pub2.
50. Roberts I, Alderson P, Bunn F *et al.* Colloids versus crystalloids for fluid resuscitation in critically ill patients. *Cochrane Database Syst Rev* 2004; CD000567.
51. The SAFE Study Investigators. A comparison of albumin and saline for fluid resuscitation in the intensive care unit. *N Engl J Med* 2004; **350**: 2247–56.

第 86 章

损伤和感染的代谢反应

Ian K S Tan

损伤和感染引起宿主的高代谢性炎症反应以及代偿性低代谢的低免疫反应。反应的强度与损伤的程度是成比例。其他的疾病因素，如缺血和再灌注或复苏、营养状况、外科手术、输血、药物和麻醉技术、遗传性多态现象以及并存疾病，可以影响这种反应。代谢反应的一些成分，或者对反应的调节失败，都是有害的，而且调整这些炎症反应则可能会改善患者的存活 [1]。

代谢反应的介质

中性粒细胞直接黏附于内皮并移行进入组织，随后经历一次暴发性氧化作用，产生大量自由基（一种带有一个或以上不成对电子的物质）和活性氧（reactive oxygen species，ROS），远远超过自然清除和抗氧化剂的防御能力，如超氧化物歧化酶和谷胱甘肽过氧化酶。这些自由基和 ROS 直接损伤细胞。蛋白酶，花生四烯酸代谢产物（白细胞三烯、血栓烷和前列腺素）以及黏附分子的生成，放大了炎症的级联。诱生型一氧化氮合酶被激活，并生成一氧化氮。组织巨噬细胞接触抗原并被激活。

细胞因子

细胞因子是由激活的免疫细胞释放的可溶解性、非抗体性的调节蛋白，主要引起炎症反应和抗炎反应。损伤和感染引起白细胞、内皮细胞以及成纤维细胞释放细胞因子。1 型 T 辅助（T-helper type 1，TH1）淋巴细胞主要影响细胞介导的免疫，分泌肿瘤坏死因子 -α（tumour necrosis factor-α，TNF-α），白细胞介素 -2（interleukin-2，IL-2）以及干扰素 -γ（interferon-γ，IFN-γ），而 TH2 淋巴细胞影响抗体介导免疫并分泌 IL-4 和 IL-10。TH1/TH2 细胞因子的特性决定免疫刺激 / 免疫抑制的平衡。细胞因子一般以旁分泌的形式发挥其作用，但在严重损伤和感染中，细胞因子进入循环，发挥作用的方式类似激素。应激反应中涉及的细胞因子如下：

- TNF-α：是一种必不可少且数量丰富的近位介质。在内皮素激发后，TNF-α 的浓度峰值早于其他介质。给予 TNF-α 可复现感染性休克的所有特征，包括高代谢、发热、厌食、高血糖、脂肪生成减低、显著的蛋白质分解代谢以及乳酸酸中毒。TNF-α 激活下丘脑 - 垂体 - 肾上腺（hypothalamic-pituitary-adrenal，HPA）轴。可溶性 TNF-α 受体是一种天然的 TNF-α 拮抗剂，浓度也会增加；这可能是一种调节反应，造成了之后的免疫抑制。
- IL-1β（内源性致热原）：产生几乎与 TNF-α 相同的效果，这两种细胞因子的联合效应大于二者之中任意一种单独的效应。IL-1β 是 HPA 轴以及中枢和外周肾上腺素能神经元的有效诱导剂。IL-6 是急性期反应的主要介质。与 TNF-α 和 IL-1β 相似，IL-6 水平与疾病的严重程度及后果相关。IL-8 引起中性粒细胞黏附、趋化并释放酶。IL-2 生成减低。抗炎细胞因子（IL-4、IL-

10、转化生长因子-β）以及拮抗剂（IL-1受体拮抗剂）水平增加。IL-4激活B淋巴细胞。

- 集落刺激因子：刺激造血细胞增殖、中性粒细胞和巨噬细胞生成超氧化物和细胞因子。出现不相称的单核细胞生成超过粒细胞生成。促红细胞生成素的生成受到抑制。
- IFN-γ：刺激纤维增生，上调TNF受体并诱导TNF合成。IL-12和IL-18协同性地诱导IFN-γ生成。在病毒感染可见到诱导IFN-α/β的分泌，并具有促炎症反应性。
- 高迁移率族蛋白B-1（high mobility group box-1，HMGB1）：是一种晚期的促炎症性介质。它可诱导内皮细胞黏附分子的表达，增加肠细胞的通透性，并进一步造成白细胞释放促炎症性细胞因子。
- 抗炎细胞因子在损伤部位蓄积。前列腺素E_2抑制炎症性细胞因子的进一步合成，精胺抑制炎症性细胞因子的释放。转化生长因子-β抑制单核细胞活化。

神经内分泌介质

损伤和感染部位释放的细胞因子触发迷走神经传入冲动到达位于延髓的迷走神经背核（dorsal vagal complex，DVC）。延髓腹侧和蓝斑的突触连接和下丘脑核群，分别激活交感神经系统和HPA轴[2]。高的循环细胞因子水平也可以透过血脑屏障，或影响没有血脑屏障的室周器神经元，如最后区。总体来说，在损伤和感染后可观察到双相反应：初始为神经内分泌“风暴”，之后则下降。应激反应所涉及的一些神经内分泌介质如下：

- 反射性迷走传出神经：分泌乙酰胆碱，与烟碱受体的α_7亚单位结合，抑制免疫细胞合成促炎症性细胞因子。
- 反射性交感传出：增加儿茶酚胺水平，引起心动过速和伴有氧耗量增加的产热反应。依靠组织受体的平衡，发生血流重分布。糖原分解、糖原异生以及脂解也被激发。β_2-肾上腺素能受体的激活降低了促炎症性细胞因子的合成，增加了抗炎症细胞因子的合成。然而，α_2-肾上腺素受体的激活可增加TNF的生成。
- HPA轴：激活导致促肾上腺皮质激素（adrenocorticotropin hormone，ACTH）和皮质醇水平升高，促进糖原异生、蛋白质水解以及脂解。皮质醇主要通过抑制核因子-κB途径，来减弱促炎症性细胞因子过度合成造成的损伤，同时激活抗炎症细胞因子IL-4和IL-10的合成。存在长期危重疾患时，ACTH水平降低，但皮质醇仍然升高，且其分泌的昼夜节律性持久丧失。皮质类固醇结合球蛋白水平降低，游离皮质醇水平可升高。TNF降低糖皮质激素反应，且外周糖皮质激素抵抗在各个组织之间有所不同。
- 生长激素：其水平急剧升高伴脉冲频率增加，但伴发的外周GH抵抗开始出现，并伴有低水平的GH结合蛋白（GH-binding protein，GHBP）和胰岛素样生长因子（insulin-like growth factor-1，IGF-1）。反向调节的IGF结合蛋白（IGF-binding protein，IGFBP-1）水平升高，该指标与死亡率相关。随后，下丘脑刺激丧失以及胃促生长素（一种有效的生长激素促分泌素）水平降低，引起GH爆发幅度大大地下降，但外周GH敏感性恢复[3]。
- 甲状腺轴：呈现出相似的特征，伴有短暂性促甲状腺素（TSH）和甲状腺素（T_4）水平升高，以及T_4向三碘甲状腺原氨酸（T_3）的转化。慢慢地，促甲状腺素释放激素（thyrotrophin-releasing hormone，TRH）分泌减少，导致TSH水平和搏动降低或正常、T_4水平减低和T_3水平进一步下降，被称为“功能正常甲状腺病态综合征”。
- 催乳素（prolactin，PRL）：其水平一过性升高，其后搏动幅度减弱。由于T淋巴细胞功能是催乳素依赖性的，这种现象可以造成晚期免疫能力的丧失。
- 黄体化激素（luteinising hormone，LH）：其水平一过性升高，随后搏动幅度减弱。出现低睾酮和高雌二醇水平[4]。去氢表雄酮水平降低。雌激素抑制促炎症性细胞因子的生成。

- α-黑素细胞刺激激素（α-melanocyte stimulating hormone，α-MSH）：水平升高，通过抑制 NF-κB 途径造成免疫抑制。
- 胰岛素和胰高血糖素：其水平升高，但胰岛素水平低于血糖升高的程度。胰岛素抵抗的特征是糖原合成受损。胰高血糖素：胰岛素的比值升高增加了糖原异生。胰岛素通过抑制 NF-κB 途径而具有抗炎症性质，并防止线粒体超微结构异常，可能是通过抑制高血糖诱导的超氧化物生成而实现的。瘦素水平急剧升高，之后降低。
- 降钙素原：水平升高并保持在较高水平，其水平与疾病的严重程度相关，因此降钙素原已经变成了全身性感染的有用的指标并可指导治疗。然而，降钙素水平变化较大且不一定升高。降钙素超级家族的其他成员中，降钙素基因相关肽（calcitonin gene-related peptide，CGRP）和肾上腺髓质素的水平显著升高；二者有抗炎症性，并促使血管扩张。
- 肾素 - 血管紧张素 - 醛固酮轴：激活引起液体潴留。其后，醛固酮水平降低而肾素仍保持升高。
- 精氨酸血管加压素（arginine vasopressin，AVP）：水平初期升高，之后回到正常或较低水平，无论是否存在持续性休克状态，部分原因是由于储备的激素耗竭。在脓毒症可出现 V_1 受体的下调（介导 AVP 的血管收缩效应）。
- 血管活性肠肽：分泌降低，可能是通过一氧化氮、抑制促炎症性细胞因子生成和刺激 IL-10 分泌造成的后果。

代谢反应

损伤和感染引起的代谢反应，起始于上述介质激活遍布全身的受体。这些受体包括 Toll 样受体 TLR-2 和 TLR-4 以及高度糖基化终产物的受体（receptor for advanced glycation end products，RAGE）。随后 NF-κB 途径的细胞内激活，导致促炎症性细胞因子的基因诱导和 mRNA 生成。儿茶酚胺能够通过蛋白质磷酸化迅速地引起功能改变，这一反应并不需要基因诱导。行为效应，如厌食，可能归因于瘦素水平升高，也会影响代谢反应。代谢反应可以分三个级别加以描述。

细胞代谢事件

在细胞内诱导热休克蛋白（heat shock protein，HSP）合成。许多 HSP 也有结构性表达。HSP 像“分子伴侣”那样发挥作用，辅助其他细胞内蛋白质的组装、分解、稳定和内部转运。HSP 易化了糖皮质激素受体复合物从细胞质向细胞核的易位，并抑制 NF-κB 的活性。HSP 在脓毒症和缺血再灌注中具有细胞保护性作用[5]。

线粒体功能障碍限制了细胞代谢，可能是造成严重损伤和感染后多器官功能障碍的原因。电子传递链复合体受到脓毒症期间产的过量一氧化氮和过氧亚硝酸盐的抑制[6]。此外，多（ADP 核糖）聚合酶 -1［poly（ADP-ribose）polymerase-1，PARP-1］被激活，降低了细胞烟酰胺腺嘌呤二核苷酸（nicotinamide adenine dinucleotide，NADH）含量，后者是 ATP 生成所需的底物。ATP 生成减少可能具有功能性的后果，如膈肌功能障碍[7]。有人提出假说，认为这种“代谢停止”是一种与冬眠相似的适应反应[8]。

当死亡受体受到其配体的吸引，或通过线粒体介导途径，最终可诱发细胞凋亡，或程序性细胞死亡[9]。死亡受体包括 Fas 和 Ⅰ 型 TNF 受体（TNF receptor type I，TNFRI），这种途径激活半胱氨酸酶。线粒体途径，部分是由糖原合酶激酶 -3β 的活化来介导，引起半胱氨酸酶的活化。半胱氨酰基天门冬氨酸蛋白酶 8 和 9 激活半胱氨酰基天冬氨酸蛋白酶 3，后者使得细胞死亡。TNF-α、IL-10、皮质醇和一氧化氮均诱导细胞凋亡。细胞凋亡进一步增加了免疫抑制。很可能的是，生物能衰竭和免疫细胞的细胞凋亡是引起脓毒血血症晚期死亡的主要原因。

中间代谢

蛋白质代谢：IL-1、TNF、相关细胞因子和激素的改变触发了过度的蛋白质分解代谢。谷氨酰胺、丙氨酸和其他氨基酸被从骨骼肌动员出来，被肝细胞和肠黏膜摄取。可出现谷氨酰胺耗竭。还会出现尿素生成及氮损失的增加。支链氨基酸（亮氨酸、异亮氨酸、缬氨酸）水平降低伴外周氧化。源自葡萄糖的能量消耗减低，而来自在 Krebs 循环（三羧酸循环）内氨基酸氧化的能量消耗则增加。

碳水化合物代谢：糖原分解、加速的糖原异生以及外周胰岛素抵抗造成了高血糖。外周组织、损伤区域和白细胞团块的乳酸产生增加，在肝细胞中作为糖原异生的底物。在严重疾病的终末期可出现低血糖。

脂肪代谢：脂解作用增加，伴有三酰甘油和脂肪酸的更新增加，血浆游离脂肪酸水平升高。TNF、IL-1 和 IL-6 降低脂蛋白脂肪酶活性，促发高三酰甘油血症。高密度脂蛋白和低密度脂蛋白（HDL 和 LDL）胆固醇水平均减低。酮症受到抑制，这表明脂肪不是主要的热量来源。脂解生成的甘油进一步促成糖原异生。环加氧酶和脂氧化酶作用于花生四烯酸（一种组织磷脂）生成炎症性白细胞三烯、血栓烷和前列腺素 E_2。

电解质和微量营养素代谢：出现水盐潴留，伴有低钠血症，掩盖了无脂肪组织的损失。蛋白质丢失伴有钾、镁和磷酸盐的丢失。经常出现血清低钙血症与细胞内钙升高。Zn 重新分布到肝和骨髓。Zn 缺乏与损伤 IL-2 生成及伤口愈合有关。硒水平减低，并与死亡率相关。硒对于谷胱甘肽过氧化酶和硫氧还蛋白还原酶防止氧化损伤是必需的。Fe 水平降低。

全身性蛋白质的系统反应

急性期反应是对损伤的全身性反应，其特征为肝蛋白合成的重新定向和血液学改变。防御相关性蛋白质合成增加（蛋白酶抑制剂、纤维蛋白原、C 反应蛋白、结合球蛋白、补体 C3），而血清转运和结合分子的合成减少（白蛋白、转铁蛋白）。急性期反应物的血清水平，如 C 反应蛋白的水平可用于诊断、监测和评估预后。

补体级联反应触发产生膜攻击复合物、化学趋化物（C3a、C5a）、血管活性过敏毒素（C3a、C4a、C5a）、调理素（C3b），刺激中性粒细胞和单核细胞的暴发性氧化作用（C3b）以及中性粒细胞黏附于内皮（C5a）。

TNF-α 诱导白细胞和内皮细胞表面的组织因子表达，触发凝血连锁反应。可出现内源性抗凝物质的耗竭，如抗凝血酶、蛋白 C 以及组织因子途径抑制剂（tissue factor pathway inhibitor，TFPI）。反过来，活化的凝血因子可放大炎症反应。

影响代谢反应的因素

能量平衡和氧输送

高代谢增加了氧需求和氧消耗。毛细血管通透性增加，造成血管内充盈减弱，以及不充分的氧输送能导致无氧代谢和高能磷酸生成不足。在经过充分复苏的患者中，对应激的代谢反应的特征是有氧糖酵解伴乳酸生成，而不是无氧糖酵解[10]。继损伤和复苏之后的细胞肿胀激活了磷脂酶 A_2，扩大了炎症的级联反应[11]。

外科手术和麻醉技术

全面的传入神经元阻滞（躯体神经和自主神经阻滞）（如通过硬膜外麻醉）和微创伤手术，二者均能极大地减弱手术损伤引起的代谢改变，已经被发现与患病率的降低相关[12-13]。改良麻醉、避免气管内插管和维持意识也可能有助于这一作用。

饥饿与营养

单纯的饥饿可产生适应性的代谢减低，以脂肪作为主要燃料，节省蛋白质。相反，损伤和感染造成的高代谢具有显著的蛋白质分解代谢。饥饿与应激的代谢改变相结合可造成低白蛋白血症性营养不良状态。营养不良显然会增加发病率和病死率。然而，现有的营养形式并不足以减少蛋白质分解代谢或增加蛋白质合成，因此能量正平衡常常导致脂肪和体液增加而不是蛋白质增加[14]。

药物和疾病

甾类激素的不良效应包括增加感染率和肌病（特别是联用神经肌肉阻滞剂时）。ICU 中常用的药物，如儿茶酚胺、多巴胺、皮质类固醇、茶碱、钙通道阻滞剂、抗生素和输血等均具有免疫调节作用。如糖尿病等疾病会明确地影响对应激的代谢反应。除了合并症之外，造成疾病的微生物本身即可通过影响细胞因子介质的产生、分泌和清除，或者通过与其受体的相互作用，调节宿主的应答[15]。

遗传多态性

从流行病学研究中可以发现，脓毒症的转归受到的遗传影响很大[16]。不幸的是，对涉及代谢反应介质的特异性遗传多态性的研究普遍都没有什么效力，并且证据也自相矛盾。

继发性损伤

继发性损伤，例如，设备相关性脓毒症、肾支持时非生物相容性膜的使用、呼吸机相关肺损伤、疼痛和低体温，会增加代谢应答的严重程度和持续时间。

代谢应答的价值

细胞因子和神经内分泌介质改变了代谢过程的优先次序，增加参与损伤防御的活性组织的底物供给。炎症集中在损伤区域。心血管的变化将血流转向炎症区域和重要器官，而盐和水潴留维持了整体的灌注。切除交感神经和切除肾上腺的动物，在应激时反应进展较差。依托咪酯可阻断皮质醇合成，当用于 ICU 镇静时与病死率增加有关[17]。

代谢反应的缺点包括增加氧耗量和心肌做功，这对于仅有边缘性心血管储备的患者是有害的。血流从“不重要”的肠道器官离开的再分布，可造成细菌和内毒素的易位进入血循环。高儿茶酚胺水平可引起受损心脏的心律失常。全身性炎症可造成全身组织破坏。高血糖则与感染发生率升高有关。

调节代谢应答

调节代谢反应来加快恢复和降低发病率和病死率是一个广阔的研究领域。在大型多中心试验中，针对感染的代谢应答的特异性细胞因子成分进行靶向治疗，未能显示出始终一致的益处。这就促使了非特异性抑制或清除循环介质治疗方法的发展，或监测“免疫学不协调”以提供个体化的治疗方案。

抗氧化剂显示出了在改善存活方面的希望。用 ω-3 脂肪酸替代炎症介质中的 ω-6 脂肪酸可调节代谢应答。临床上，含有二十碳五烯酸（EPA 或鱼油）、γ- 亚麻酸（GLA 或琉璃苣油）以及抗氧化维生素[18]的肠内营养已经表明可降低病死率。硒防止过度的氧化损伤，但按药理学剂量给药时并未显示出能降低病死率，需要进行更大规模的试验[19]。丙酮酸乙酯是另一种颇有希望的抗氧化剂，能够非酶性地直接中和过氧化物和过氧亚硝酸盐。他汀类药物降低 NF-κB 途径的活化，并抑制超氧化物生成。实验表明，他汀类药物已经显示出延长脓毒症的存活时间[20]，但需要进行人的随机对照试验[21]。

造成肌肉损耗的蛋白质分解代谢具有功能性的后果，如呼吸肌无力。存在损伤时，体重减轻 25% 就可能是致命性的。伤口愈合以及宿主防御的多方面受损增加了医院内感染的风险。已有报道称胃肠外补充谷氨酰胺可降低病死率[22]。在合成代谢因子（GH、IGF-1 和睾酮衍生物）中，GH 在治疗危重疾病的方案中得到了最多的关注。GH 增加了危重疾患异质性群体的病死率[23]。可能是患者的选择、谷氨酰胺缺乏的暴露以及 GH 剂量大［平均 0.1mg/(kg · d)］造成了这种不良后果。联用 GH、IGF-1 和添加谷氨酰胺的胃肠外营养，已经显示出产生了正蛋白质收益[24]。

“强化胰岛素治疗”以获得血糖 4.4 ~ 6.1 mmol/L，可显著地预防急性肾衰竭的发生，并可缩短机械通气支持的时间[25]。过去的一项试验显示的在病死率方面的获益，尚不能确证。频发低血糖可与此项技术相伴随，更深入的研究正在开展。

一项在感染性休克中使用类固醇的 Meta 分析发现，大剂量类固醇短时间给药增加病死率，而小剂量氢化可的松使用 5 ~ 7 天后逐渐减量可改善存活和休克逆转[26]。在最大规模的试验中，发现仅有那些在静脉注射 250 μg 促皮质素后皮质醇升高幅度小于 9 μg/dL 的患者可以获益[27]。考虑到游离皮质醇动力学方面的困难以及在危重疾病中的“肾上腺功能相对减退”的界定，这一发现尚需客观验证。

细胞外液是具有代谢反应作用的介质的液态载体，因此血液净化可调整代谢反应的强度并从而影响后果。一项连续静脉 - 静脉血液滤过的随机对照试验，包括了 425 位伴有急性肾衰竭的 ICU 患者，随机分为超滤剂量为 20 ml/(h · kg)、35 ml/(h · kg) 和 45 ml/(h · kg) 的三组，结果在治疗中断 15 天后存活率分别为 41%、57% 和 58%[28]。上述方法的拓展引起了这样的推断：高容量血液滤过（即加强血浆水交换）可进一步改善存活[29]。

在最初的试验中，发现活化蛋白 C（activated protein C，APC）可以降低严重脓毒症患者的 28 天病死率。但长期随访并未显示出存活率的总体改善，尽管该研究不具备检测这个终点的能力[30]。在病情稍轻的重症患者中，APC 并不影响后果，并且增加严重出血的发生率[31]。APC 不适用于儿科的严重脓毒症。

最合理的方法是监测宿主反应以便进行个体化治疗。虽然 IFN-γ 并没有降低烧伤患者的感染或病死率[32]，但猜测监测 HLA-DR 表达，可能有助于识别那些可能从 IFN-γ 取得最大获益的免疫抑制患者[33]。

（刘鸿宇 译　刘景院 校）

参考文献

1. Russell JA. Management of sepsis. *N Engl J Med* 2006; **355**: 1699–713.
2. Webster JI, Tonelli L, Sternberg EM. Neuroendocrine regulation of immunity. *Annu Rev Immunol* 2002; **20**: 125–63.
3. Van den Berghe G, de Zegher F, Bouillon R. Acute and prolonged critical illness as different neuroendocrine paradigms. *J Clin Endocrinol Metab* 1998; **83**: 1827–34.
4. Van den Berghe G, Baxter RC, Weekers F *et al.* A paradoxical gender dissociation within the growth hormone/insulin-like growth factor I axis during protracted critical illness. *J Clin Endocrinol Metab* 2000; **85**: 183–92.
5. Bruemmer-Smith S, Stubber F, Schroeder S. Protective functions of intracellular heat-shock protein (HSP) 70-expression in patients with severe sepsis. *Intensive Care Med* 2001; **27**: 1835–41.
6. Boulos M, Astiz ME, Barua RS *et al.* Impaired mitochondrial function induced by serum from septic shock patients is attenuated by inhibition of nitric oxide synthase and poly(ADP-ribose) synthase. *Crit Care Med* 2003; **31**: 353–8.
7. Callahan LA, Supinski GS. Sepsis induces diaphragm electron transport chain dysfunction and protein depletion. *Am J Respir Crit Care Med* 2005; **172**: 861–8.
8. Singer M, De Santis V, Vitale D *et al.* Multiorgan failure is an adaptive, endocrine mediated, metabolic response to overwhelming systemic inflammation. *Lancet* 2004; **364**: 545–8.
9. Hotchkiss RS, Osmon SB, Chang KC *et al.* Accelerated lymphocyte death in sepsis occurs by both the death receptor and mitochondrial pathways. *J Immunol* 2005; **174**: 5110–8.
10. Levy B, Gibot S, Franck P *et al.* Relation between muscle Na^+/K^+ ATPase activity and raised lactate concentrations in septic shock: a prospective study. *Lancet* 2005; **365**: 871–5.
11. Cotton B, Guy J, Morris J *et al.* The cellular, metabolic, and systemic consequences of aggressive fluid resuscitation strategies. *Shock* 2006; **26**: 115–21.
12. Rodgers A, Walker N, Schug S *et al.* Reduction of postoperative mortality and morbidity with epidural or spinal anaesthesia: results from overview of randomised trials. *BMJ* 2000; **321**: 1493–7.
13. Lacy AM, Garcia-Valdecasas JC, Delgado S *et al.* Laparoscopy-assisted colectomy versus open colectomy for treatment of non-metastatic colon cancer: a randomised trial. *Lancet* 2002; **359**: 2224–9.
14. Hart DW, Wolf SE, Herndon DN *et al.* Energy expenditure and caloric balance after burn. Increased feeding leads to fat rather than lean mass accretion. *Ann Surg* 2002; **235**: 152–61.
15. Wilson M, Seymour R, Henderson B. Bacterial perturbation of cytokine networks. *Infect Immunol* 1998; **66**: 2401–9.
16. Sørensen T, Nielsen G, Andersen P *et al.* Genetic and environmental influences on premature death in adult adoptees. *N Engl J Med* 1988; **318**: 727–32.
17. Watt I, Ledingham IM. Mortality amongst multiple trauma patients admitted to an intensive therapy unit. *Anaesthesia* 1984; **39**: 973–81.
18. Pontes-Arruda A, Aragao A, Albuquerque J. Effects of

enteral feeding with eicosapentaenoic acid, γ-linolenic acid, and antioxidants in mechanically ventilated patients with severe sepsis and septic shock. *Crit Care Med* 2006; **34**: 2325–33.

19. Angstwurm M, Engelmann L, Zimmermann T *et al.* Selenium in Intensive Care (SIC) study. Results of a prospective randomized, placebo-controlled, multiple-center study in patients with severe systemic inflammatory response syndrome, sepsis, and septic shock. *Crit Care Med* 2007; **35**: 118–26.
20. Merx M, Liehn E, Graf J *et al.* Statin treatment after onset of sepsis in a murine model improves survival. *Circulation* 2005; **112**: 117–24.
21. Majumdar S, McAlister F, Eurich D *et al.* Statins and outcomes in patients admitted to hospital with community acquired pneumonia: population based prospective cohort study. *BMJ* 2006; 333; 999.
22. Novak F, Heyland DK, Avenell A *et al.* Glutamine supplementation in serious illness: a systematic review of the evidence. *Crit Care Med* 2002; **30**: 2022–9.
23. Takala J, Ruokonen E, Webster N *et al.* Increased mortality associated with growth hormone treatment in critically ill adults. *N Engl J Med* 1999; **341**: 785–92.
24. Carroll P, Jackson N, Russell-Jones D *et al.* Combined growth hormone/insulin-like growth factor I in addition to glutamine-supplemented TPN results in net protein anabolism in critical illness. *Am J Physiol Endocrinol Metab* 2004; **286**: 151–7.
25. Van den Berghe G, Wilmer A, Hermans G *et al.* Intensive insulin therapy in the medical ICU. *N Engl J Med* 2006; **354**: 449–61.
26. Minneci P, Deans K, Banks S *et al.* Meta-analysis: the effect of steroids on survival and shock during sepsis depends on the dose. *Ann Intern Med* 2004; **141**: 47–56.
27. Annane D, Sebille V, Charpentier C *et al.* Effect of treatment with low doses of hydrocortisone and fludrocortisone on mortality in patients with septic shock. *JAMA* 2002; **288**: 862–71.
28. Ronco C, Bellomo R, Homel P *et al.* Effects of different doses in continuous veno-venous haemofiltration on outcomes of acute renal failure: a prospective randomised trial. *Lancet* 2000; **355**: 26–30.
29. Ratanarat R, Brendolan A, Piccinni P *et al.* Pulse high-volume haemofiltration for treatment of severe sepsis: effects on hemodynamics and survival. *Critical Care* 2005; **9**: R294–302.
30. Angus D, Laterre P, Helterbrand J *et al.* The effect of drotrecogin alfa (activated) on long term survival after severe sepsis. *Crit Care Med* 2006; **32**: 2199–206.
31. Abraham E, Laterre P, Garg R *et al.* Drotrecogin alfa (activated) for adults with severe sepsis and a low risk of death. *N Engl J Med* 2005; **353**: 1332–41.
32. Wasserman D, Ioannovich JD, Hinzmann RD *et al.* Interferon-gamma in the prevention of severe burns-related infections: a European phase III clinical trial. *Crit Care Med* 1998; **26**: 434–9.
33. Docke WD, Hoflich C, Davis K *et al.* Monitoring temporary immunodepression by flow cytometric measurement of monocytic HLA-DR expression: a multicenter standardized study. *Clin Chem* 2005; **51**: 2341–7.

第 87 章

肠内营养和肠外营养

Richard Leonard

给危重症患者提供营养支持是标准的临床治疗，主要是为了：

- 治疗现存的营养不良
- 减少身体瘦组织的消耗

然而，尽管此项治疗很普遍，但支持它的证据常常是相互矛盾的，而且证据的质量令人大失所望[1]。证据上的失败似乎扩大到对一些结果的争论上，在这里肯定性似乎是与辩论成反比例[2]。必然地，许多人寻求 Meta 分析来澄清这些难题；也许同样不可避免地是[3]：结果通常也是令人失望的。在像肠内和肠外途径喂养的相对优劣性这样的基本问题上，两个最新的 Meta 分析已经产生了相互矛盾的结果[4-5]。似乎医生现在必须决定相信哪一个 Meta 分析，而不是选择哪一个试验来作为处理患者的依据。

随着众多的临床实践指南的出版，上述问题仍持续存在[6-11]，这些指南在重要的领域有所差异，虽然至少有一个在重症监护病房中使用该指南的随机试验——ACCEPT 研究中，显示出病死率降低了 10%，但病死率的降低没有达到统计学显著性[6]。虽然这样的验证并不意味着 ACCEPT 指南的每一部分（图 87.1）都是最佳的，但它对该指南至少提供了某些支持。

营养评估

在 ICU 进行营养状况的客观评估是困难的，因为在一般人群中的评估方法会被疾病进程所扰乱。人体测量的方法，如三头肌皮肤褶皱厚度和上臂中段周径，可能因水肿而使其意义含混不清。自动握力是一种功能性能力的试验，对于失去知觉的患者是毫无用处的。实验室测量，包括转铁蛋白、前蛋白质和白蛋白水平、淋巴细胞计数和皮肤划痕敏感测试，在危重病均是异常的。临床评价——即所谓主观整体评估——在预计患病率方面比客观测定要更好[12]。营养不良的病史特点包括体重减轻、饮食差、胃肠道症状、功能性能力减弱以及与摄入减少相关的诊断。体征包括皮下脂肪丢失、肌肉消耗、外周水肿和腹水。

虽然实验室方法对于危重症患者的营养状态评估价值有限，但重症医生越来越多地参与到接受大型手术的患者的术前评估中。这些患者的血清白蛋白和手术部位与术后并发症的风险密切相关[13]。这增加了通过简单的筛查试验识别术前营养不良并予以治疗，从而改善后果的可能性。

患者的选择和支持的时机

有充分的理由相信为危重症患者提供营养支持比不提供更好。这个信念是基于营养不良、负氮和能量平衡与不良预后的密切相关性，以及禁食饥饿持续足够长的时间必然会导致死亡。而在健康人群中，这种情况需要几个星期才会发生。还有一些直接证据，来自严重头部创伤患者的肠外营养[14]和重症胰腺炎患者术后空肠营养[15]的小规模研究，这些研究中对照组接受少量营养支持或没有营养支持。

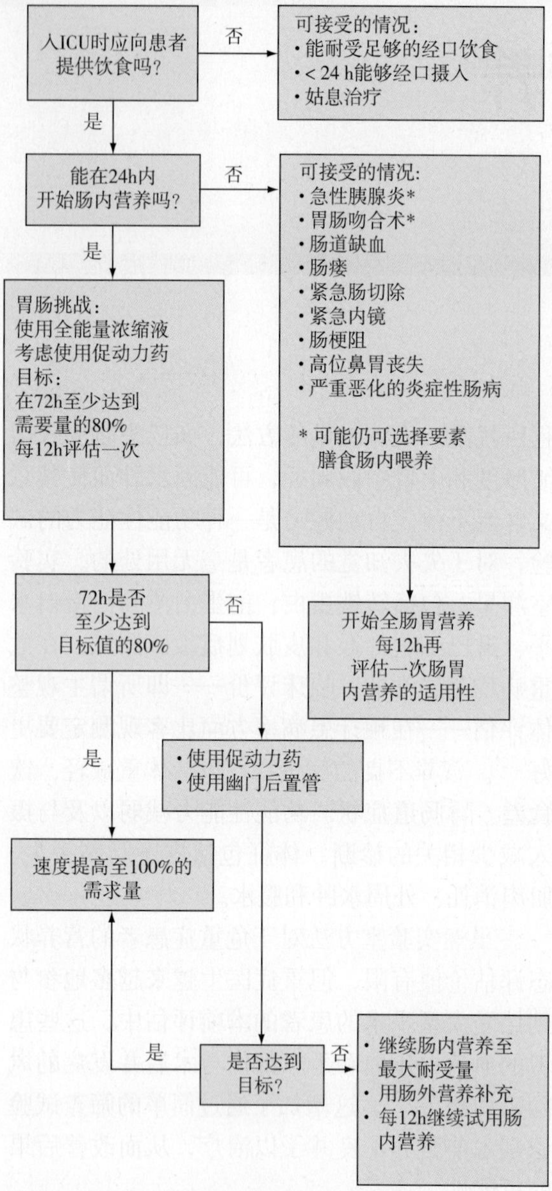

图 87.1 在 ACCEPT 试验中营养支持方案

两项研究均显示接受足够营养的试验组病死率降低。

由此产生两个问题，均与何时应该开始营养支持这个重要问题有关：

- 危重症患者不给予营养支持多长时间是安全的？换句话说，哪种患者会因饥饿时间太长而需要人工喂养，哪种患者可以安全地等到他们能够自己进食？
- 如果患者明显地超过了被认为是合理的任何期限，立即开始喂养是否更好？换句话说，我们应该何时开始喂养？

现在有很好的证据支持早期建立营养支持，趋势是：耐受无营养支持的时间更短，而且在最初的复苏后更快地开始喂养。

在 1997 年，一个由美国国立卫生研究院、美国肠外和肠内营养学会、美国临床营养学会发起的会议推荐：对于任何在 7 ~ 10 天内不太可能恢复经口进食的重症患者，应开始给予营养支持 [10]。这个建议的根据是，在典型的氮损失为 20 ~ 40 g/d 的情况下，饥饿 14 天后可出现危险的瘦组织耗竭。还有人建议最大可接受的延迟为 7 天。一项比较早期（入住 ICU 后的第一个 48 小时）和延迟的肠内营养的 Meat 分析显示，前者的感染并发症减少 [16]。随后的两项 Meat 分析将早期肠内喂养与无人工营养支持、早期肠外喂养与延迟肠内喂养进行比较，均发现早期营养支持的病死率降低 [17]。最后，早期建立肠内喂养是 ACCEPT 研究指南的重要组成部分 [6]。在这项研究中，如果认为患者在下一个 24 小时内不太可能耐受经口进食，则目标是在收住 ICU 后的 24 小时内开始喂养。目前证据的权重在于支持这些更积极的方法 [18]。

危重症的营养需求

能量

在重症疾病中，即使提供了足够的能量和蛋白质，仍然难以避免肌萎缩和氮损失 [19]。这个事实再加上先前对能量需求的估计过高，已经造成摄入量的向下校正，并且这一过程可能仍在进行中。1997 年，美国胸科医师学会（ACCP）发布的指南推荐每日能量摄入为 25 kcal/kg [9]，这个数值仍然是重症患者能量摄取的标准目标。最近，产生了一些顾虑，认为该值可能是有些过高。一项观察性研究发现，接受每日 9 ~ 18 kcal/kg 能量的患者的病死率低于那些摄取量更高或更低的患者[20]。然而，低热量喂食的远期获益尚需前瞻性试验加以证实。此外，至关重要的是要明白，肠内喂养的患者经常无法达到目标摄取量，且显著的喂养不足必然与较差的转归相关[20-22]。

已经尝试调整能量供给以适应危重症患者的个体化需求。通常采用两种方法：间接测热法和预测方程式。

间接测热法是金标准，而且有了专为 ICU 患者设计的装置，使之变得更加简便易行。间接测热法允许测量静息能量消耗（resting energy expenditure，REE）。该数值排除了在收住 ICU 后期升高的体力活动的能量消耗[23]。测热法揭示出与方程计算得出的预测值之间的偏差，以至于在一项研究中有 2/3 的患者要么是喂养不足、要么是喂养过度[24]。另一方面，测热法的使用未能显示出预后得到改善[25]。而且，在个体患者中没有关于测量的 REE 与总能量消耗相关的明确数据。因此，许多单位不使用量热法；如果那么做的话，通常将 1.3 × 测定 REE 作为目标能量供应标准[22]。

有很多方程式据称可以根据重量、性别和年龄预测基础代谢率（basal metabolic rate，BMR）。最著名的是 Harris-Benedict 方程式，沿用至今已超过 80 年。在 1980 年代新衍生出 Schofield 方程式[26]。通过调整一些变量如诊断、发热和活动，校正系数将基础代谢率预计值转化成能量消耗估计值。过去，这些校正因子是过高的，并且可能因此导致过度喂养；现在则主张更保守的方法。英国肠外和肠内营养协会建议：[27]

1. 通过 Schofield 方程式计算出 BMR（表 87.1）
2. 根据应激情况调整 BMR（表 87.2）
3. 针对活动和膳食性产热增加复合因子。

   卧床，不能活动 +10%

   卧床、可以活动 / 坐 +20%

   可在病房活动 +25%

尽管能量消耗的测量或评估很普遍，我们仍然不清楚常规应用能否改善后果。许多临床医生通常会省略上述两个步骤，而只是简单地使用 ACCP 推荐的目标，即 25 kcal/(kg · d)。

表 87.1　不同年龄和性别的基础代谢率（单位：kcal/d）[26]

年龄	女性	男性
15 ~ 18	13.3 W + 690	17.6 W + 656
18 ~ 30	14.8 W + 485	15.0 W + 690
30 ~ 60	8.1 W + 842	11.4 W + 870
> 60	9.0 W + 656	11.7 W + 585

W = 体重，单位为 kg

表 87.2　基础代谢率计算的应激调整[27]

部分饥饿（> 10% 体重丢失）	减 0 ~ 15%
轻度感染、炎症性肠病、术后	加 0 ~ 13%
中度感染、多处长骨骨折	加 10% ~ 30%
严重败血症、多处创伤（机械通气）	加 25% ~ 50%
烧伤（10% ~ 90%）	加 10% ~ 70%

蛋白质

通过测量尿中的尿素氮来评价氮平衡的变异太多，以至于它在 ICU 内估计蛋白质的需求量是没有价值的[28]。由于能够用于合成的膳食蛋白量存在上限[29]，过量摄入膳食蛋白质对于替代氮损失没有益处。因此推荐 ICU 患者每日摄入的氮为 0.15 ~ 0.2 g/ kg；相当于每日的蛋白质摄入量为 1 ~ 1.25 g/kg。严重高分解代谢的人群，如严重烧伤的患者，每日摄入的氮应增至 0.3 g/kg，或大约 2 g/kg 的蛋白质[27]。

微营养素

危重症患者对维生素 A、E、K、硫胺素（维生素 B_1）、B_3、B_6、维生素 C 和泛酸、叶酸的需要量增多[30]。在完全肠外营养（total parenteral nutrition，TPN）时，维生素 B_1、叶酸和维生素 K 特别容易缺乏。肾替代治疗能引起水溶性维生素和微量元素的丢失。除了更常见的铁元素缺乏，重症患者的硒、锌、锰和铜的缺乏也有记述。重症患者微营养素的亚临床缺乏被认为可引起免疫缺陷和降低对氧化应激的抵抗力。重症患者微营养素的推荐需要量通常会因为作者和治疗途径的不同而不同；更加广泛的指南展示在表 87.3 和 87.4 中[30]。对一些化合物的最新但大体类似的建议也是可以采用的[31]。

表 87.3 危重症的维生素需要量[30]

维生素	功能	剂量
维生素 A	细胞生长、夜间视觉	10 000 ～ 25 000 IU
维生素 D	钙代谢	400 ～ 1000 IU
维生素 E	膜抗氧化剂	400 ～ 1000 IU
β- 胡萝卜素*	抗氧化剂	50 mg
维生素 K	凝血因子的活化作用	1.5 μg/（kg · d）
硫胺素（维生素 B_1）	氧化脱羧作用	10 mg
核黄素（维生素 B_2）	氧化磷酸化	10 mg
烟酸（维生素 B_3）	NAD 的一部分，氧化还原反应	200 mg
泛酸	辅酶 A 的一部分	100 mg
生物素	羧化酶活性	5 mg
吡哆辛（维生素 B_6）	脱羧酶活性	20 mg
叶酸	血细胞生成	2 mg
维生素 B_{12}	血细胞生成	20 μg
维生素 C	抗氧化剂，胶原蛋白合成	2000 mg

* 并不是严格意义上的维生素

表 87.4 危重疾病的微量元素需要量[30]

元素	功能	剂量
硒	抗氧化剂、脂肪代谢	100 μg
锌	能量代谢、蛋白质合成、上皮生长	50 mg
铜	胶原交联、血浆铜蓝蛋白	2 ～ 3 mg
锰	神经功能、脂肪酸合成	25 ～ 50 mg
铬	胰岛素活性	200 mg
钴	B_{12} 合成	
碘	甲状腺激素	
铁	血细胞生成、氧化磷酸化	10 mg
钼	嘌呤和嘧啶代谢	0.2 ～ 0.5 mg

肠内和肠外喂养溶液的商业化制剂含有标准量的微量营养素。在此水平之上的特殊抗氧化维生素和其他微量元素的补充将在下面讨论。

水和电解质

水和电解质的需求根据患者的情况有很大的变化；表 87.5 中列出了典型的基础摄取量。

营养途径

如果可能，则给予患者肠内喂养。超过肠外营养途径的优点是：

- 更低的费用
- 更加简单易行
- 感染并发症可能更少

这些似乎是肠内营养仅有的优势。尽管人们还是热衷对其争论[2]，但是对于肠内途径有利于改善疾病预后，以及肠内喂养的这一优势是无可辩驳等广泛流传的这个信条，并没有足够的依据。

提出了两个假说以支持肠内营养的推定的优势。首先，TPN 里面包含的脂质是免疫抑制性的。静脉内输注脂质已知可以抑制中性粒细胞和网状内皮系统功能，对于危重的创伤患者，对比使用含脂质的和不含脂质的 TPN 后发现，后者的并发症发生率低[32]。其次，肠内喂养可以防止感染性并发症的发生。缺乏肠腔内复合营养素的大鼠，随后出现肠绒毛萎

表 87.5 水和电解质需要量［/(kg · d)］

水	30 ml
钠	1 ～ 2 mmol
钾	0.7 ～ 1 mmol
镁	0.1 mmol
钙	0.1 mmol
磷	0.4 mmol

缩和肠相关淋巴组织（gut-associated lymphoid tissue，GALT）的细胞质量减少。禁食的人类显示这种变化程度更轻。GALT 产生的淋巴细胞被重新分布到呼吸道，而且对黏膜免疫做出极大的贡献。在小鼠，TPN 期间丧失了这种作用。

细菌或内毒素跨越受损的黏膜屏障的易位可造成多器官功能衰竭的可能性，已经在动物中进行了广泛的研究。虽然已知 TPN 与人类肠道对大分子的通透性增加有关，不过这似乎并不引起易位[33]。虽然手术后确实出现了易位，而且似乎与脓毒症有关[34]；但是仍不能证明其与多器官功能衰竭的因果关系。事实上，仅在特定人群中发现脓毒症的发病率下降，主要是腹部创伤患者[35-36]，其肠外营养与腹部脓肿和肺炎的高发生率相关。1/3 的研究没有发现差异[37]。头部外伤患者中，有一项试验显示没有影响，还有一项研究则支持两者中的任意一种途径；然而在倾向 TPN 的研究中，肠内营养组表现出严重地喂养不足[14，38-39]。

这些研究都是在 15 年前进行的，而且当时的肠内营养和肠外营养技术均已发生了很大改变。已经发现在胰腺炎使用肠内营养也可以减少感染并发症的发生[40]。相反，在脓毒症并未发现有益处，虽然肠内营养开始的较晚[41]。回顾 31 个比较肠内及肠外营养的临床试验，并没有发现一致性的差异[42]。

许多近期的系统性分析已经得出了与早期报道相互矛盾的结果。一项分析发现肠内喂养的感染性并发症减少，但在病死率没有差异[5]。最新且最有力的 Meta 分析仅参照应用治疗意向性治疗原则的高质量试验。分析显示接受肠外营养的患者的病死率明显地降低了[4]。

同一作者进行了一项对比早期肠内喂养与肠外喂养的前瞻性的特定亚组分析，显示病死率无差异。另一个近期的关于该问题的 Meta 分析也得到了相同的结论[43]。在此基础上，像在 ACCEPT 研究中一样，作者推荐早期使用肠内途径，如果情况不允许则尽快用肠外营养来补救[6，17]。目前似乎营养支持的时机与使用的途径同样重要。

一项有良好效力的比较早期肠外喂养与肠内喂养的随机研究即将开始[18]。然而，鉴于肠内喂养的临床实践优势和经济优势，如果要改变目前使用肠内喂养的偏好，可能需要找到支持肠外喂养的病死率方面的显著差异。

肠内营养

途径

经鼻置管优于经口置管，除了颅底骨折的患者，在这些患者有引起颅内穿通的风险。通常首先使用大内径（12-14 Fr）的鼻胃管。一旦建立喂养且不再需要检测胃残留量时，这个大内径管可以用一根更舒适的细内径管代替。送入细内径管时需要一根通管导丝辅助。开始喂养前所有管路的位置都需要经 X 线检查，因为导管错位并不罕见而且喂养物进入肺部有潜在的致命性。

如果胃排空障碍难以通过胃动力药纠正[6]（见下文）或是在胰腺炎中，鼻空肠管是有益处的。在盲法置管后自然通过幽门是不可靠的，但是通过单次给予红霉素 200 mg 或甲氧氯普胺 20 mg 可能提高其通过性[44]。尽管置管技术的新发展可能很快就会消除这些方法所涉及的后勤上的困难，然而真实可靠的经幽门置管，仍然需要内镜或 X 线透视的辅助。不出意外地，对不同结论的研究的两项 Meta 分析，在有关鼻空肠喂养减少误吸或呼吸机相关肺炎风险的问题上，得出相互矛盾的结果[7,45]。目前，获益有关证据的不明确性，加上置管的费用和后勤上的难度，限制了鼻空肠管对所有患者的常规应用。

在需要长期肠内喂养的患者，经皮胃造口术是建立通路的一个备选方法，通常应用内镜下施行。经皮空肠通路可以通过胃造口术获得，偶尔也可以在剖腹手术时直接安置。

喂养方案

缓慢增加喂养速度未能证明可以避免腹泻

或胃残余量增加。从一开始就以目标摄取量喂养的头部外伤患者，更少发生感染性并发症[46]。但是，目前临床常用的方法是起始以约 30 ml/h 的速度进行喂养，再根据胃残余量判定患者的耐受性，据以逐渐增加至目标摄入量。每 4 小时进行一次抽吸以对此进行评估。连续 2 次胃残余量超过 150 ml 与呼吸机相关肺炎的发生率增加相关[47]；与此相反，其他人发现残余量增加与误吸风险之间没有什么关系[48]。然而，如果胃残余量始终超过 200 ml，促动力药物治疗（甲氧氯普胺 10 mg/8h 或红霉素 250 mg/12h 静脉给药）可以增加对喂养的耐受，尽管这对发病率和病死率没有可以辨别的影响[44]。在难治性病例中，鼻空肠管通常可以成功进行肠内喂养，因为小肠功能的恢复比胃排空快。仍然需要鼻胃管进行胃引流。尽管胃内容量低，但腹泻、腹胀、恶心和呕吐可能提示不耐受。机械通气患者肠鸣音缺失较常见，但不应认为这提示肠梗阻。

细口径管不应进行吸引，因为这可以造成阻塞。已经尝试了多种民间方法以解除管道阻塞，包括灌注可口可乐™果汁和补充胰酶。这些灌注物需要在原位留滞 1 小时或以上。

成分

现有的商业化肠内喂养液的成分极不相同。多聚物膳食含有完整的蛋白质（采集自乳清、肉、大豆分离物和酪蛋白酸盐）和寡糖或多糖形式的碳水化合物。吸收这些物质需要胰酶。

具有特定氮源（氨基酸或肽）的要素膳食在常规应用时并无获益，但是当小肠吸收功能受损时则使喂养成为可能，如胰腺功能不全或长期禁食后。脂质通常是由主要含有长链三酰甘油的植物油提供，但是有些植物油也含有更易吸收的中链三酰甘油。像碳水化合物这样的非蛋白质热量的比例通常为 2/3。

电解质成分的变化较大，有限钠和限钾的配方可以使用。生产商还会加入维生素和微量元素，以便在每一约含 2000 kcal 能量的容积中提供每日需要量。给危重症患者额外提供这些物质中的某一些的可能益处在下文讨论。

并发症

肠内喂养是呼吸机相关肺炎的独立危险因素[49]。由于鼻胃管留置引起的鼻窦炎可能需要将鼻胃管更换成口胃管。细口径管易于错位进入气管，或者引起咽、食管、胃或肠穿孔。经皮内镜胃造瘘术与急症患者较高的 30 天全因死亡率相关，最好避免在急症患者中使用[50]。其他并发症包括插入位置感染、严重的腹壁感染和腹膜炎。通过外科手术进行空肠造口术可引起类似的问题，还可能阻塞肠道。

在 ICU 患者中腹泻常见，特别是接受肠内喂养的患者。腹泻常常是多因素的，可以造成相当大的痛苦和发病率，特别是在患者反复受到水样便污染时。常见原因包括抗生素治疗、难辨梭状芽孢杆菌感染、粪便梗塞和危重症的非特异性影响。偶见的原因包括吸收不良、乳糖不耐受、促胃肠动力药、镁、氨茶碱、奎尼丁和含有山梨醇的药物治疗（如对乙酰氨基酚糖浆和西咪替丁）。肠内喂养的速度也发挥了一定影响作用。必须除外或治疗粪便嵌塞、药物诱导性腹泻和难辨梭状芽孢杆菌感染，而吸收不良可能对要素膳食作出应答。减慢喂养速度有时会有帮助；稀释配方则没有。

代谢性并发症包括电解质异常和高血糖。如果营养支持开始速度过快，严重营养不良的患者有罹患再喂养综合征的风险（见下文）。

肠外营养

当在可接受的时间内不能建立足够的肠内营养时，提示需要肠外营养支持。在某些病例中，完全性胃肠道功能衰竭是很明显的，而在其他病例中，仅在付出相当大的努力进行肠内喂养却失败之后才会变得明显起来。如上所述，越来越多的证据表明，如果不能早期建立肠内喂养，则应采用肠外途径，直到能够进行肠内喂养为止。无论如何，在所有静脉营养的患者中目标是在可能的时候恢复肠内喂养。

肠外营养液可以在无菌条件下由其组成成分制备而来。也有现成的营养液，但是任何必要的添加物必须以同样的方法制备。

在 ICU 患者中每日需要量要持续输注 24 小时。密切的生化和临床监测很重要，特别是在初始时期（表 87.6）。

通路

对用于 TPN 的中央静脉通路的主要忧虑是感染的预防问题。应考虑如下[51]：

- 置管位置：锁骨下通路的感染率低于颈内静脉或者股静脉通路
- 隧道式插管：在颈内静脉通路中可降低感染率，但在短期的锁骨下通路中并无明显影响。不推荐常规使用这种方法。
- 操作者的专业技能和足够的 ICU 护理水平影响感染发生率
- 备皮：在酒精中加 2% 的氯己定是最有效的
- 无菌技术：已知最大程度的无菌屏障程序（口罩、帽子、隔离衣、手套和大垂帘）可以降低导管相关性菌血症发生率达六成。在 ICU 外应用这些预防措施，存在令人不解的抵制。
- 敷料：渗透性聚氨酯透明敷料优于不能渗透的敷料
- 抗菌导管：以氯己定和磺胺嘧啶银、或者利福平和米诺环素涂裹的导管，比标准聚氨酯导管引起菌血症的可能性低好几倍。抗生素涂裹导管的抗感染效果似乎能持续更长时间（抗生素持续 2 个星期，而普通导管只能持续 1 个星期）
- 定期更换导管：未证明可减少导管相关性败血症
- 导丝引导更换：与菌血症的发生率升高相关，在常规应用中这已超过了其减少机械性并发症的作用

表 87.6 全胃肠外营养期间的最小限度的监测（不太稳定的患者可能需要更密集的监测）

护理	体温 脉搏 血压 呼吸频率 液体平衡 血糖（开始喂食后每 4h 一次）
每天（至少）	回顾液体平衡 回顾营养素摄入量 血糖 尿素、电解质和肌酐
每周（至少）	全血象 凝血监测 肝功能试验 镁、钙和磷酸盐 体重
当有指证时	锌 尿酸

在临床实践中，首先使用已存在的中心通路。如果使用了多腔导管，其中一个腔应专用于 TPN 给药而不用于任何其他目的。应避免使用三通，而且每天均应在无菌条件下更换输液装置。对于长期 TPN 者（超过 2 个月），推荐使用带有隧道套囊的或留置皮下静脉导管平台的特化导管。

成分

能量

热量由碳水化合物和脂肪联合提供。两者之间的最佳平衡尚属未知；通常脂肪提供 30% ~ 40% 的非蛋白质能量。另一种方法是，依靠葡萄糖提供几乎所有能量，同时每周给予一次或两次脂质以提供必需脂肪酸。

葡萄糖是首选的碳水化合物，以浓缩液体的形式输注。超过机体代谢葡萄糖的能力时 [脓毒症患者的葡萄糖代谢为 4 mg/(kg · min)] 可导致高血糖、脂肪生成和过量的 CO_2 生成。内源性胰岛素分泌增加以控制血糖水平。然而，许多患者需要额外的胰岛素，特别是糖尿病患者。这可以分开来输注，但是当需要量稳

定时加入TPN中更为安全。对于持续性的高血糖，通过降低葡萄糖输注速度进行处理比加大胰岛素用量更可取。

脂质提供必需脂肪酸（亚油酸和 α 亚麻酸）以及比葡萄糖具有更高密度的能量源。因此可以避免过量给予葡萄糖的并发症。然而，存在由于输注脂质而造成免疫抑制的担忧，这在前面已讨论过。目前的脂质制剂由经甘油和卵磷脂乳化的大豆油构成。

氮

氮是由L-氨基酸的晶体液来提供。现有的商业化制剂在条件必需氨基酸的供应方面有所不同。许多制剂中缺乏谷氨酸、酪氨酸和半胱氨酸，由于其性质不稳定。

微量营养素

维生素和微量元素以适当的量加入到TPN溶液中。维生素 B_1、叶酸和维生素K特别容易消耗，因此可能需要额外添加一定剂量。

电解质

氨基酸制剂中含有的电解质数量不尽相同；可能需要在溶液中额外添加一定剂量。

并发症

肠外营养有可能发生严重并发症。

- 导管相关性败血症：上文所述。中心静脉置管的其他并发症在其他章节讨论
- 电解质异常：包括低磷酸盐血症、低钾血症和低镁血症，特别是在最初的24～48小时内
- 高氯性代谢性酸中毒：可能是由含氯较高的氨基酸溶液引起的。如果有必要，在TPN溶液中加用醋酸盐替代部分氯化物可以解决这个问题
- 反弹性低血糖症：TPN突然中止时可能会出现反弹性低血糖。应经过至少12小时逐渐撤除TPN。如果不能连续给予，则应该开始输注10%葡萄糖并密切监测血糖
- 再喂养综合征：当长期禁食后恢复正常饮食时，可能出现再喂养综合征。它与严重的低磷酸盐血症、低钾血症和低镁血症有关。随着作为底物的葡萄糖的恢复，胰岛素水平升高并且引起细胞摄取这些离子。ATP和2，3-DPG的耗竭导致组织缺氧和细胞能量代谢衰竭。这可表现为心脏和呼吸衰竭，也有报道伴有感觉异常和抽搐。维生素 B_1 缺乏也可能起部分作用
- 肝功能障碍：在TPN期间是很常见。原因包括肝脂肪变性、肝内胆汁淤积和胆囊功能丧失引起的胆道淤泥。首先，需求TPN的疾病问题可也引起肝功能障碍
- 微量元素和维生素缺乏：可以出现（特别是硫胺素、叶酸和维生素K）

营养和特殊疾病

急性肾衰竭

连续性肾替代治疗的出现，意味着在ICU几乎不必再限制膳食的液体和蛋白质。在TPN中使用特殊脂质和氨基酸的配方尚无证据支持，总体而言，在急性肾衰竭时给予正常营养支持是恰当的。

肝病 [10，52]

ICU患者的能量需求并不因存在慢性肝性疾患而有所改变。由于脂解增加，必须谨慎地使用脂质以防止高三酰甘油血症（不超过每日1 g/kg）。慢性肝性脑病患者可能需要限制蛋白质摄入；起始量为0.5 g/(kg · d)，剂量可以谨慎地增加到正常摄入量。肝性脑病的部分原因可归咎于支链氨基酸（branched-chain amino acid，BCAA）的耗竭，这使得大脑对芳香族氨基酸的摄取增加，而芳香族氨基酸可以生成抑制性神经递质。对蛋白质不耐受的患者使用富含BCAA的膳食可以允许摄取更多的蛋白质而不加重脑病。其常规使用尚无指征 [17]。慢性肝病患者的维生素 B_1 和脂溶性维

生素的缺乏比较常见。

暴发性肝功能衰竭减少糖原异生；低血糖是一个常见问题，使得必须输注葡萄糖。其对脂质能够良好耐受。能量和蛋白质的需要量与上文所述相似。BCAA 尚未显示优于标准氨基酸溶液。

呼吸衰竭

脂肪氧化产生的二氧化碳比葡萄糖少。目前已尝试利用这一原理，由脂质提供 50% 的能量摄入来用于辅助患者脱离机械通气，得到的结果比较混杂。避免过度喂养更加重要。

急性胰腺炎

直到最近，TPN 都是治疗急性重症胰腺炎的基石，用以将胰腺刺激降到最低。这一观念随着多项研究的发布而改变，研究表明，与 TPN 相比，空肠喂养是安全、有效的，并且与感染性并发症的减少相关[40]。如果存在吸收不良，要素膳食和胰酶补充则是合理的。尽管胰腺炎患者正在向肠内喂养转变，但是部分患者只能通过静脉喂养。

肥胖

通过比较喂养目标摄取量为< 20 kcal/(kg · d) 或 25 ～ 30 kcal/(kg · d) 的 40 名肥胖患者，来评价肥胖患者从低热量喂养中获得特殊益处的可能性[53]。除了减少 ICU 的住院时间，还没有发现其他获益。目前并没有足够的证据支持肥胖患者的喂养与其他患者有所不同。

辅助营养

特定的物质已经作为喂养溶液的辅助剂，以期调节危重疾病的代谢和免疫反应。虽然这是一个大有希望的领域，但总体而言，在非选择性危重症患者中尚未显示出其有明确的获益。由于一种趋向，即同时研究几种化合物，在异质群体中以任意的剂量给药，然后进行回顾性亚组分析以便证实某种效果，这就使情况变得复杂化了。如果按照已知的治疗窗来对添加物进行各个地评价，证据将会更加清晰明确。这种干预作为药理学事件至少和营养学事件是一样多的，因此也应该像药理学或营养学那样进行研究。

谷氨酰胺

谷氨酰胺是肠细胞和免疫细胞的氧化燃料和核苷酸前体，这些免疫细胞主要是淋巴细胞、中性粒细胞和巨噬细胞。它似乎还调节许多与信号传导和细胞代谢及细胞修复有关的基因表达。在分解代谢疾病中，骨骼肌释放大量的谷氨酰胺来满足这种需要。在这些情况下，它可能成为“条件性要素”，并且易于耗竭，而一旦谷氨酰胺储备耗竭，肠的屏障和免疫功能将受到潜在的不利影响，并且会依次损害重症疾病的持续期间的存活能力。

在危重症中补充谷氨酰胺的证据与营养支持的其他方面一样是自相矛盾的。在肠内喂养的创伤和烧伤患者的小规模早期研究中，显示感染性并发症和 ICU 住院时间均下降了，但是在一项更大规模的非选择性 ICU 患者的研究中，没有发现对任何预后的影响[54]。以前因为稳定性和溶解度的问题，TPN 液不含谷氨酰胺。现在这些问题可以通过使用二肽类克服了，但关于 TPN 期间静脉补充谷氨酰胺的临床研究仍然是相互矛盾的。一项对需要 TPN 的 ICU 患者开展的早期研究显示，补充谷氨酰胺的患者晚期病死率下降，晚期病死率仅在 20 天后才变得明显起来，并可持续 6 个月[55]。荟萃研究提示，大剂量肠外补充谷氨酰胺在病死率方面的获益现在是可以证明的[56]；这需要前瞻性试验进一步证实。同时可以发现，似乎最有可能获益的患者是那些需要 TPN 超过 10 天的患者[55]。

硒

硒对于谷胱甘肽过氧化酶的调节至关重要，而后者是主要的氧自由基清除系统。ICU 患者血浆硒水平低是很常见的，大量小规模研究发现，静脉给予大剂量硒具有潜在获益。一项连续 14 天静脉给予 1000 μg 硒的大规模随机试验中，当剔除违背试验协议的患者后，显示出病死率降低，但是意向性治疗分析并没有达到统计学显著性 [57]。可能很快就会证明肠外途径补充硒对于非选择性的 ICU 患者是有益的。

抗氧化维生素

维生素 A、C 和 E 也参与了对抗氧化性应激的全身性防御，并且对多种联用方式和剂量、含有或不含有硒进行了研究。在没有使用硒的试验中，只有一项肠内使用大剂量维生素 C 和 E 的试验显示出降低病死率；然而，对照组有极高的病死率 [58]。根据现有证据，很难推荐常规补充抗氧化维生素。

精氨酸和免疫营养

精氨酸是一种非必需氨基酸，它是一氧化氮、多胺（对淋巴细胞的成熟很重要）和核苷酸的前体。动物实验提示补充精氨酸时可以加强细胞免疫和提高存活率。现有的几种商品的肠内喂养液结合了 ω-3- 脂肪酸、精氨酸、核苷酸，以及在一个病例中联用谷氨酰胺，以形成所谓的免疫增强膳食。已经在大量的试验中对它们进行了评估，这些试验中几乎没有患者可能是收住在北美以外的 ICU。Meta 分析显示出住院时间和感染发生率的降低，但不能降低病死率 [59-60]。亚组分析显示出给败血症患者补充精氨酸会增加病死率 [60]；当这一发现在败血症亚组患者中复制出来时，这个随机对照试验的中期安全性评估 [61] 导致该试验被提前终止，尽管这可能是一种偶然效应 [17]。

目前看来，这种膳食似乎不能用于败血症患者。虽然在其他组中这种膳食提示有益，特别是进行大手术或遭遇烧伤的患者，支持在 ICU 患者中广泛使用这些膳食的依据几乎没有，除非将来通过将它们的个别成分与有意义的对照组进行前瞻性试验研究，充分有力地证实这一点。

（刘鸿宇 译　刘景院 校）

参考文献

1. Doig GS, Simpson F, Delaney A. A review of the true methodological quality of nutritional support trials conducted in the critically ill: time for improvement. *Anesth Analg* 2005; **100**: 527–33.
2. Marik PE, Pinsky M. Death by parenteral nutrition. *Intensive Care Med* 2003; **29**: 867–9.
3. LeLorier J, Gregoire G, Benhaddad A *et al.* Discrepancies between meta-analyses and subsequent large randomized, controlled trials. *N Engl J Med* 1997; **337**: 536–42.
4. Simpson F, Doig GS. Parenteral vs. enteral nutrition in the critically ill patient: a meta-analysis of trials using the intention to treat principle. *Intensive Care Med* 2005; **31**: 12–23.
5. Gramlich L, Kichian K, Pinilla J *et al.* Does enteral nutrition compared to parenteral nutrition result in better outcomes in critically ill adult patients? A systematic review of the literature. *Nutrition* 2004; **20**: 843–8.
6. Martin CM, Doig GS, Heyland DK *et al.* Multicentre, cluster-randomized clinical trial of algorithms for critical-care enteral and parenteral therapy (ACCEPT). *CMAJ* 2004; **170**: 197–204.
7. Heyland DK, Dhaliwal R, Drover JW *et al.* Canadian clinical practice guidelines for nutrition support in mechanically ventilated, critically ill adult patients. *J Parenter Enteral Nutr* 2003; **27**: 355–73.
8. Jacobs DG, Jacobs DO, Kudsk KA *et al.* Practice management guidelines for nutritional support of the trauma patient. *J Trauma* 2004; **57**: 660–78.
9. Cerra FB, Benitez MR, Blackburn GL *et al.* Applied nutrition in ICU patients. A consensus statement of the American College of Chest Physicians. *Chest* 1997; **111**: 769–78.
10. Klein S, Kinney J, Jeejeebhoy K *et al.* Nutrition support in clinical practice: review of published data and recommendations for future research directions. Summary of a conference sponsored by the National Institutes of Health, American Society for Parenteral and Enteral Nutrition, and American Society for Clinical Nutrition. *Am J Clin Nutr* 1997; **66**: 683–706.
11. Kreymann KG, Berger MM, Deutz NE *et al.* ESPEN guidelines on enteral nutrition: intensive care. *Clin Nutr* 2006; **25**: 210–23.
12. Baker JP, Detsky AS, Wesson DE *et al.* Nutritional assessment: a comparison of clinical judgement and objective measurements. *N Engl J Med* 1982; **306**: 969–72.
13. Kudsk KA, Tolley EA, DeWitt RC *et al.* Preoperative albumin and surgical site identify surgical risk for major postoperative complications. *J Parenter Enteral Nutr* 2003; **27**: 1–19.
14. Rapp RP, Young B, Twyman D *et al.* The favorable effect of early parenteral feeding on survival in head-injured patients. *J Neurosurg* 1983; **58**: 906–12.
15. Pupelis G, Selga G, Austrums E *et al.* Jejunal feeding, even when instituted late, improves outcomes in patients with severe pancreatitis and peritonitis. *Nutrition* 2001; **17**: 91–4.
16. Marik PE, Zaloga GP. Early enteral nutrition in acutely ill patients: a systematic review. *Crit Care Med* 2001; **29**: 2264–70.
17. Doig G, Simpson F. Evidence-based guidelines for

nutritional support of the critically ill: results of a bi-national guideline development conference. Sydney: EvidenceBased.net; 2005.

18. Doig GS, Simpson F. Early enteral nutrition in the critically ill: do we need more evidence or better evidence? *Curr Opin Crit Care* 2006; **12**: 126–30.
19. Streat SJ, Beddoe AH, Hill GL. Aggressive nutritional support does not prevent protein loss despite fat gain in septic intensive care patients. *J Trauma* 1987; **27**: 262–6.
20. Krishnan JA, Parce PB, Martinez A *et al.* Caloric intake in medical ICU patients: consistency of care with guidelines and relationship to clinical outcomes. *Chest* 2003; **124**: 297–305.
21. Rubinson L, Diette GB, Song X *et al.* Low caloric intake is associated with nosocomial bloodstream infections in patients in the medical intensive care unit. *Crit Care Med* 2004; **32**: 350–7.
22. Villet S, Chiolero RL, Bollmann MD *et al.* Negative impact of hypocaloric feeding and energy balance on clinical outcome in ICU patients. *Clin Nutr* 2005; **24**: 502–9.
23. Plank LD, Hill GL. Sequential metabolic changes following induction of systemic inflammatory response in patients with severe sepsis or major blunt trauma. *World J Surg* 2000; **24**: 630–8.
24. Makk LJ, McClave SA, Creech PW *et al.* Clinical application of the metabolic cart to the delivery of total parenteral nutrition. *Crit Care Med* 1990; **18**: 1320–7.
25. Saffle JR, Larson CM, Sullivan J. A randomized trial of indirect calorimetry-based feedings in thermal injury. *J Trauma* 1990; **30**: 776–82.
26. Schofield W. Predicting basal metabolic rate; new standards and review of previous work. *Hum Nutr Clin Nutr* 1985; **39C** 5–41.
27. Working Party of the British Association for Parenteral and Enteral Nutrition. *Current Perspectives on Enteral Nutrition in Adults.* Maidenhead: BAPEN; 1999.
28. Konstantinides FN, Konstantinides NN, Li JC *et al.* Urinary urea nitrogen: too insensitive for calculating nitrogen balance studies in surgical clinical nutrition. *J Parenter Enteral Nutr* 1991; **15**: 189–93.
29. Larsson J, Lennmarken C, Martensson J *et al.* Nitrogen requirements in severely injured patients. *Br J Surg* 1990; **77**: 413–6.
30. Demling RH, DeBiasse MA. Micronutrients in critical illness. *Crit Care Clin* 1995; **11**: 651–73.
31. Shenkin A. Micronutrients in the severely-injured patient. *Proc Nutr Soc* 2000; **59**: 451–6.
32. Battistella FD, Widergren JT, Anderson JT *et al.* A prospective, randomized trial of intravenous fat emulsion administration in trauma victims requiring total parenteral nutrition. *J Trauma* 1997; **43**: 52–8.
33. Sedman PC, MacFie J, Palmer MD *et al.* Preoperative total parenteral nutrition is not associated with mucosal atrophy or bacterial translocation in humans. *Br J Surg* 1995; **82**: 1663–7.
34. MacFie J, O'Boyle C, Mitchell CJ *et al.* Gut origin of sepsis: a prospective study investigating associations between bacterial translocation, gastric microflora, and septic morbidity. *Gut* 1999; **45**: 223–8.
35. Moore FA, Moore EE, Jones TN *et al.* TEN versus TPN following major abdominal trauma – reduced septic morbidity. *J Trauma* 1989; **29**: 916–22.
36. Kudsk KA, Croce MA, Fabian TC *et al.* Enteral versus parenteral feeding. Effects on septic morbidity after blunt and penetrating abdominal trauma. *Ann Surg* 1992; **215**: 503–11.
37. Adams S, Dellinger EP, Wertz MJ *et al.* Enteral versus parenteral nutritional support following laparotomy for trauma: a randomized prospective trial. *J Trauma* 1986; **26**: 882–91.
38. Grahm TW, Zadrozny DB, Harrington T. The benefits of early jejunal hyperalimentation in the head-injured patient. *Neurosurgery* 1989; **25**: 729–35.
39. Young B, Ott L, Twyman D *et al.* The effect of nutritional support on outcome from severe head injury. *J Neurosurg* 1987; **67**: 668–76.
40. Marik PE, Zaloga GP. Meta-analysis of parenteral nutrition versus enteral nutrition in patients with acute pancreatitis. *BMJ* 2004; **328**: 1407.
41. Cerra FB, McPherson JP, Konstantinides FN *et al.* Enteral nutrition does not prevent multiple organ failure syndrome (MOFS) after sepsis. *Surgery* 1988; **104**: 727–33.
42. Lipman TO. Grains or veins: is enteral nutrition really better than parenteral nutrition? A look at the evidence. *J Parenter Enteral Nutr* 1998; **22**: 167–82.
43. Peter JV, Moran JL, Phillips-Hughes J. A metaanalysis of treatment outcomes of early enteral versus early parenteral nutrition in hospitalized patients. *Crit Care Med* 2005; **33**: 213–20.
44. Booth CM, Heyland DK, Paterson WG. Gastrointestinal promotility drugs in the critical care setting: a systematic review of the evidence. *Crit Care Med* 2002; **30**: 1429–35.
45. Marik PE, Zaloga GP. Gastric versus post-pyloric feeding: a systematic review. *Crit Care* 2003; 7: R46–51.
46. Taylor SJ, Fettes SB, Jewkes C *et al.* Prospective, randomized, controlled trial to determine the effect of early enhanced enteral nutrition on clinical outcome in mechanically ventilated patients suffering head injury. *Crit Care Med* 1999; **27**: 2525–31.
47. Mentec H, Dupont H, Bocchetti M *et al.* Upper digestive intolerance during enteral nutrition in critically ill patients: frequency, risk factors, and complications. *Crit Care Med* 2001; **29**: 1955–61.
48. McClave SA, Lukan JK, Stefater JA *et al.* Poor validity of residual volumes as a marker for risk of aspiration in critically ill patients. *Crit Care Med* 2005; **33**: 324–30.
49. Drakulovic MB, Torres A, Bauer TT *et al.* Supine body position as a risk factor for nosocomial pneumonia in mechanically ventilated patients: a randomised trial. *Lancet* 1999; **354**: 1851–8.
50. Abuksis G, Mor M, Plaut S *et al.* Outcome of percutaneous endoscopic gastrostomy (PEG): comparison of two policies in a 4-year experience. *Clin Nutr* 2004; **23**: 341–6.
51. Fraenkel DJ, Rickard C, Lipman J. Can we achieve consensus on central venous catheter-related infections? *Anaesth Intensive Care* 2000; **28**: 475–90.
52. Mizock BA. Nutritional support in hepatic encephalopathy. *Nutrition* 1999; **15**: 220–8.
53. Dickerson RN, Boschert KJ, Kudsk KA *et al.* Hypocaloric enteral tube feeding in critically ill obese patients. *Nutrition* 2002; **18**: 241–6.
54. Hall JC, Dobb G, Hall J *et al.* A prospective randomized trial of enteral glutamine in critical illness. *Intensive Care Med* 2003; **29**: 1710–6.
55. Griffiths RD, Jones C, Palmer TE. Six-month outcome of critically ill patients given glutamine-supplemented parenteral nutrition. *Nutrition* 1997; **13**: 295–302.
56. Heyland DK. Critical care nutrition. Kingston,

Ontario: Critical Care Nutrition; 2006. http://www.criticalcarenutrition.com

57. Angstwurm MW, Engelmann L, Zimmermann T *et al.* Selenium in Intensive Care (SIC): results of a prospective randomized, placebo-controlled, multiple-center study in patients with severe systemic inflammatory response syndrome, sepsis, and septic shock. *Crit Care Med* 2007; **35**: 118–26.
58. Crimi E, Liguori A, Condorelli M *et al.* The beneficial effects of antioxidant supplementation in enteral feeding in critically ill patients: a prospective, randomized, double-blind, placebo-controlled trial. *Anesth Analg* 2004; **99**: 857–63.
59. Heys SD, Walker LG, Smith I *et al.* Enteral nutritional supplementation with key nutrients in patients with critical illness and cancer: a meta-analysis of randomized controlled clinical trials. *Ann Surg* 1999; **229**: 467–77.
60. Heyland DK, Novak F, Drover JW *et al.* Should immunonutrition become routine in critically ill patients? A systematic review of the evidence. *JAMA* 2001; **286**: 944–53.
61. Bertolini G, Iapichino G, Radrizzani D *et al.* Early enteral immunonutrition in patients with severe sepsis: results of an interim analysis of a randomized multicentre clinical trial. *Intensive Care Med* 2003; **29**: 834–40.

第 15 部分

血液学治疗

第 88 章

输血

James P Isbister

成分输血治疗在临床医学中具有非常重要的治疗作用，但是血库和输血医学往往专注于血液成分的供应而非需求（患者的角度）。临床的焦点自然地应该在“什么是对患者最有益的？”而非“什么是对血液供应最有益的？”

对成分血的需求在持续增加。原因包括人口老龄化导致的慢性疾病的增加带来巨大负担，重症监护室（ICU）内疾病严重性日益增加，成分输血的临床指征以及新的血液需求大的外科手术的范围在不断扩大。由于对合理用血给予了极大重视，这种情况得以缓解。

在开血液成分治疗处方时，医生必须准确地鉴别和清晰地了解所面临的临床问题和患者的需要。血液学疾病通常需要成分血治疗，直到基础疾病过程能够得到纠正（例如，急性出血的手术控制，或者对骨髓抑制支持到骨髓功能恢复）。治疗的目的在于控制血液成分缺乏的影响或预防继发性问题。另外的应用指征是被动免疫治疗（如抗 -Rh 抗体预防）或者大剂量静脉免疫球蛋白作为免疫调节治疗。

近年来，对在很多的临床情况下输血起到的作用进行了严格地再评价。细致的风险评估和血液贮存技术的应用，在绝大多数择期外科手术中，已经使“无血的（bloodless）”手术成为可能。积累的大量证据表明，输血是导致较差临床预后的独立危险因素，这给同种异基因输血的适应证及其益处增加了不确定性。很显然，多数输血不仅有指征而且是救命性的。更加关注输血替代品、减少血液暴露的技术，以及对血液成分的质量和直接效力的密切关注，这些措施都是恰如其分的。

习惯上，当存在临床不确定性时，输血被认为是“默认的”决策。输血带来的益处是臆断的，少有或没有证据支持这个猜测的正确性，因此患者可能被毫无必要地置身于潜在的疾病甚至死亡的危险之中。对于应用血液成分治疗而言，对给出决策制定程序可能是有困难的，那些适应证可能是有争议的，或者当没有可使患者获得潜在受益的证据时，没有很好的常识和合乎科学的循证理由支持采取不输血的默认态度[1-2]。如果异基因的成分输血可以避免的话，潜在的危害就不再是一个问题。

不论是循证输血医学，还是血液是无私捐献的事实，都应该确保把血液视为贵重和独特的自然资源，它应当得到妥善地保存和恰当地使用。当存在可能获益的证据时，当血液代用品也已经被考虑过时，当输血的潜在危害已经降低到最低时，输血才能用作治疗。必须权衡输血的潜在危害和利益，而且无论何处都应该将输血的可能利益和风险向患者及家属做出解释。

在考虑使用异基因输血时必须解决下列问题：

- 制定决策的时间是多长？
- 它是一个可选择的决策吗？
- 患者存在的造血的缺陷是什么？
- 对患者最适合的治疗是什么？
- 有异基因输血的替代品吗？
- 使用什么血液成分是有指征的？从何处获得它？
- 这个血液成分应该如何给予和监测其使用

效果？

- 成分输血的潜在危害是什么？
- 不良反应的风险能避免或降至最低吗？
- 血液治疗的费用是多少？
- 医疗决策的信息完全告知患者了吗？

安全和有效的输血需要注意下列细节（图88.1）：

- 明确血液成分的适应证和患者获得的利益
- 患者血型相容性的精确鉴定
- 识别和认真处理高危患者
- 恰当的操作、管理和监测
- 适当数量和质量的血液成分储备
- 与患者/亲属交流输血的风险和利益
- 输血不应与预防疾病相联系
- 知晓输血相关的可能并发症
- 早期诊断和迅速治疗输血相关不良事件
- 准确的医疗文件记录
- 有保证输入血制品质量的流程
- 注意血液储存和储存损害相关问题

血液储存和储存损害

血液从采集的那一刻起就发生了变化，而且采集“损害”（如抗凝、分离、冷藏、保存和储存等）会不断增加直至血液贮存期满[3]。这些变化的程度取决于血液采集技术、特殊的血液成分、防腐剂、容器、储存时间和储存条件。血液成分储存时间的阈值通常由体外研究和体内存活的评估来人为地决定。以浓缩红细胞为例，输入红细胞的存活率应大于75%。

储存引起血液成分的数量和（或）质量的不足，这可能降低输血的效果。与这些储存改变同步发生的是变性物质的蓄积（例如，微小凝集物和促凝血物质），血管活性物质的释放，细胞因子的产生和溶血[4]。血液储存期间发生

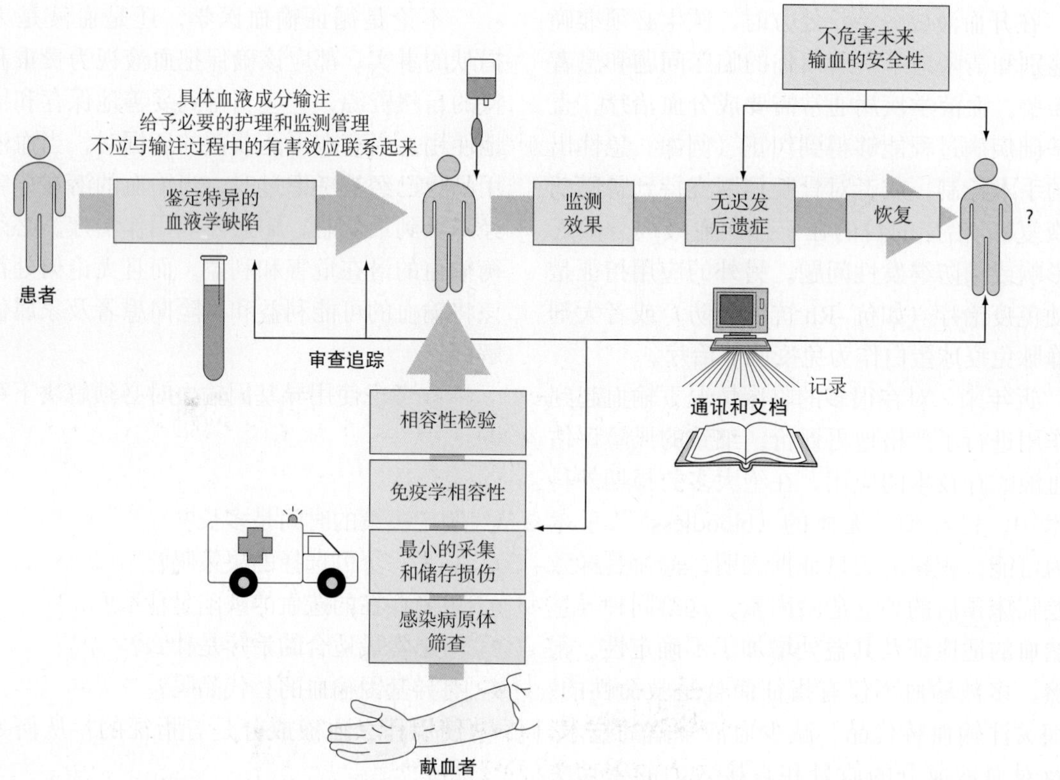

图 88.1 什么是安全输血？

的多数变化与白细胞的存在有关。通过储存前去除白细胞能使这种变化降至最小[5]。红细胞从双凹圆盘状的形状变为带钉状突起的球形红细胞（棘红细胞），并因此导致红细胞柔韧性降低。红细胞的细胞膜也发生了变化，导致在微循环内红细胞黏附于内皮细胞膜表面的趋势增加，尤其是如果存在内皮细胞活化时。如出现全身炎症反应时（如休克或脓毒症）[6]。有证据显示，储存红细胞及血红蛋白在输注后即刻向微循环输送氧气和卸载氧气的功能存在问题，需要几个小时后红细胞的携氧能力和氧输送能力才能恢复到正常水平[7-8]。对于因红细胞存活率降低和（或）功能缺陷而未能达到输血的临床和实验室终点而言，重要的是要区分这主要是由血液储存损害引起的，还是由血液储存的"毒性"效应导致的（图 88.2）。

血液过滤器用于防止血液储存损害及其可能具有的临床意义已经得到承认。170 μm 输血过滤器首先用于输血来防止输血器的堵塞。具有讽刺意味的是，几乎没有关注到纤维蛋白凝块可以危害患者。所幸的是，肺是一个天然的作用非凡的过滤器。急性呼吸窘迫综合征（ARDS）和越南战争，使人们增加了对血液储存期间未过滤的小颗粒聚集物产生积聚的兴趣。理论和动物实验数据都提示这些物质与 ARDS 有关，而且清除 20 ~ 40 μm 大小微粒的微孔过滤器可能具有保护作用。这一作用难以证实，但是小颗粒凝集物过滤器并不足以解决储存损害及其临床影响这个问题。血液在储存前使用去白细胞滤器，从源头防止血液和血小板发生的储存损害，更合乎逻辑且更科学。使用储存前去白细胞技术目前在许多国家是标准做法，尽管它最初是作为预防措施来防止变异型克雅病传播，而并非解决白细胞去除的许多其他适应证[9]。

血液储存损害的临床意义仍存在争议。需要进一步的研究来评估它与 ARDS、多器官功能衰竭（MOF）、血管活性反应等情况及实验室参数改变之间的相关性[7,10-11]。假定血液成分被恰当地采集、储存、运输和输注，但是不管对标准操作程序和一般规则给予多么大的留意，仍然不能保证最终产物的质量[12]。不稳

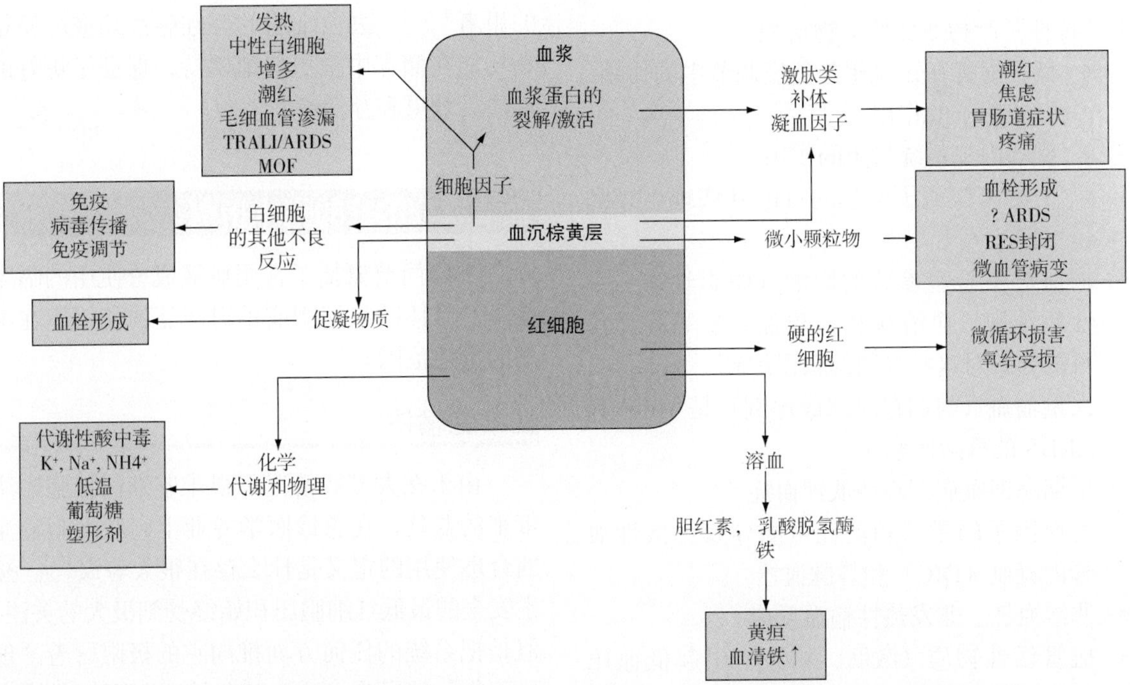

图 88.2　储存损害。ARDS，成人呼吸窘迫综合征；GIT，胃肠道出血；MOF，多器官功能衰竭；RES，网状内皮细胞系统；TRALI，输血相关性急性肺损伤

定细胞型血液产品的这种“假定”的质量，是基于研究数据和对标准操作程序的监测。输血前对个别产品的评估很少被详细述及[8]。公认的是储存的不良反应随时间而增加，而且在调查研究的基础上人为地确定了“分界点（cut off)”。

关于储存损害的可能临床意义，考虑如下：

- 血液成分的数量和质量缺乏
  - 由于血液产品的数量和（或）质量的下降而没有到达预期的终点
  - 在达到效果的过程中需要暴露于数量过多的供体
- 物理特征
  - 低温
  - 化学特征
  - 枸橼酸毒性
  - 酸碱平衡失调
  - 葡萄糖
- 污染
  - 细菌导致内毒素血症或脓毒症
  - 增塑剂
- “毒性”产物或变性产物蓄积
  - 储存损害在输血相关免疫调节中的作用
  - 细胞因子的作用
  - 网状内皮系统封闭的作用
  - 由游离铁离子引起的自由基病理生理的增强
- 输血对实验室参数的影响（如胆红素、中性粒细胞、血清铁和乳酸脱氢酶等升高），可能导致对这些参数的错误解释
- 大量输血（与储存时间成比例）是 MOF 和 ARDS 的危险因素
- 早期高钾血症、晚期低钾血症
- 凝血因子的激活和消耗可能导致弥散性血管内凝血（DIC）和静脉血栓
- 非溶血性、非发热性输血反应
- 血管活性物质（激肽、组胺）引起低血压和循环不稳定

在不稳定的储存血液中白细胞作为“污染物”的作用和储存前去除白细胞的作用

评估白细胞的潜在不良反应存在若干困难，因为白细胞可能对许多血液成分的质量和安全问题负有重要责任[9]。已经证明白细胞的存在可引起一些患者的具体不良反应，例如，非溶血性发热性输血反应、血小板不应性和输血相关性移植物抗宿主病（TAGVHD），但这是少数。在缺乏大样本的随机临床试验的情况下，所有可靠的证据提示储存前常规去除白细胞可以降低输血相关疾病的发生率和病死率，此外还可节省成本[13]。对浓缩红细胞和血小板去除白细胞，缩小了异基因输血免疫调节效应的临床后果。因此，它可以降低部分癌症的复发率、减少术后感染和血流感染、降低 ICU 驻留时间和住院时间。在多数患者，输血相关急性肺损伤是一种多因素疾病，在高风险患者中未去白细胞血液可能只是一个危险因素。那些存在全身炎性反应综合征（SIRS）激活的患者，有发生多器官功能衰竭（MOF）的风险[5,14]。处于特殊风险的患者包括创伤、烧伤、严重出血、休克、脓毒症和接受心肺旁路手术的患者[15,19]。去白细胞的红细胞浓缩液的质量和功能在储存中被更好地保持，保证了更好的输注后效果和存活率[6,20]。

血液成分治疗的临床指南

下面简要概括了常用血液成分使用的临床指南。具体的浓缩物或重组产品的使用不在本书的论述范围。

红细胞输注

由于在大多数情况下很难鉴别红细胞输注带来的益处，在急诊医学专业上，红细胞输注的合理使用的定义是什么存在很大争议[21]。探索安全的最低红细胞压积始终受到极大的关注，但是把系统的任何方面推向它的极限冒着“顶风而行”的风险，这在某些情况下可能是恰当的，但是在其他情况下可能是危险的[22-23]。

在其他方面稳定的患者，当血红蛋白水平大于 100 g/L 时，输注浓缩红细胞可能是不合适的。在另一方面，当血红蛋白水平在 70 ~ 100 g/L 时，如果存在氧输送系统的其他缺陷，如心肺功能障碍，输注红细胞可能是合适的。为减轻氧输送损害的临床症状和体征，以及预防疾病和降低病死率，这些需求都支持输血的决定。当血红蛋白低于 70 g/L，且贫血在短期内不能通过特异性治疗纠正时，输注浓缩红细胞悬液可能是合适的，但是在无症状的患者更低的血红蛋白水平也可接受，尤其是年轻人。

输注血小板

输注血小板可能对存在血小板缺乏或血小板功能异常的患者有利。输注血小板的适应证如下[24]：

预防

- 骨髓衰竭患者：没有出血的相关危险因素时[1]，血小板计数小于 $10 \times 10^9/L$；存在其他的危险因素时血小板计数小于 $20 \times 10^9/L$
- 对于进行外科手术或有创操作的患者，应保持血小板水平在 $50 \times 10^9/L$ 以上
- 在血小板功能异常时，根据临床特征和患者具体情况而定（血小板计数不是一个可靠的输注指征）

出血患者

- 在任何存在出血的患者，骨髓衰竭继发的血小板减少被认为是出血的一个促进因素
- 在大量出血 / 输血的情况下，当血小板计数低于 $50 \times 10^9/L$ 时应输注血小板；存在弥散性血管内凝血时，当血小板计数低于 $100 \times 10^9/L$ 时应输注血小板

下列情况输注血小板一般认为是不恰当的：

- 由免疫介导的血小板破坏引起的血小板减少性紫癜
- 血栓性血小板减少性紫癜和溶血性尿毒综合征
- 非复杂的心脏旁路手术

新鲜冰冻血浆

输注新鲜冰冻血浆（FFP）几乎没有特异的输注指征，但是下列情况输注新鲜冰冻血浆可能是恰当的[25]：

- 在没有特异性凝血因子或重组凝血因子浓缩物时，可用新鲜冰冻血浆来替代单一凝血因子的缺乏
- 治疗急性 DIC 相关的多种凝血因子缺乏
- 遗传性凝血抑制物缺乏患者需要进行高风险的有创操作时，但没有特异凝血因子浓缩物时
- 大量输血后、心脏旁路外科手术后或者肝病患者，存在出血和凝血参数异常时
- 在出现可能致命的出血时，需要快速逆转华法林的抗凝作用，而没有凝血酶原浓缩物时（见 91 章）[26-28]

一般认为下列情况使用新鲜冰冻血浆是不恰当的：

- 低血容量
- 血浆置换治疗，除非血浆置换后计划进行有创操作
- 免疫缺乏状态的治疗

冷沉淀物

冷沉淀物是从新鲜采集的血浆制备的，含有因子Ⅷ、纤维蛋白原、vW 因子、因子ⅩⅢ和纤连蛋白。冷沉淀物最初用于治疗因子Ⅷ缺乏的血友病，但是现在用于治疗先天性或获得性低纤维蛋白原血症，通常用在肝病、创伤、DIC、纤溶亢进和大量输血。

免疫球蛋白

正常人免疫球蛋白是以肌内注射或 / 和静脉输注的形式，来治疗或预防低丙种球蛋白血症患者的感染[29]。静脉输注 IgG 被推荐作为

暴发性脓毒综合征患者的辅助治疗，特别是那些由A组链球菌导致的中毒性休克综合征（toxic shock syndrome，TSS）[30]。

静脉输注免疫球蛋白在一些自身免疫功能疾病的治疗中也有作用，例如，特发性血小板减少性紫癜、自体免疫性多发神经病和其他疾病（见第90章）。

凝血因子浓缩物

供临床使用的血浆蛋白质浓集物的数量在日益增加。一些来自供体的血浆，一些来自基因重组技术。因子Ⅷ和因子Ⅸ浓缩物在血友病治疗中发挥决定性作用，而其他凝血因子浓缩物正处于确立它们的临床疗效和适应证的过程中。抗凝血酶Ⅲ（AT Ⅲ）浓缩物用于治疗由于抗凝血酶Ⅲ缺乏导致的易栓症，日益推崇用于抗凝血酶Ⅲ被消耗的其他疾病（如DIC、MOF）[31]。重组人活化蛋白C具有抗血小板、抗炎和促纤溶酶特性，但是它在严重脓毒症中的治疗作用仍存在争议[32]。

最近引起大家兴趣的是重组活化蛋白和其抑制剂的使用。重组活化Ⅶ因子（rF Ⅶ a）是为存在凝血因子抑制剂的血友病患者开发的。现在rF Ⅶ a已经广泛地“超标签”使用于非血友病出血的控制，但对于其益处和危害的争议颇大[33]。关于rF Ⅶ a用于严重致命性出血的个案和系列病例报告愈来愈多。伴有未能控制的严重出血和凝血病患者，任凭大量输血和外科干预，其病死率依然很高，在这种情况下rF Ⅶ a被用作挽救生命的治疗措施。关于rF Ⅶ a用于各种临床情况的严重出血的对照试验，正在研究之中。当rF Ⅶ a因子与损伤部位的组织因子和活化的血小板表面结合时，启动外源性凝血途径。它在很多的凝血疾病（如大量输血、肝病、血尿、严重血小板减少和血小板疾病）中具有潜在的作用[34]。

异基因输血的可能不良反应

输血反应的病理生理大体上可分为五类（图88.3）：

- 免疫差异：由于供体和受者之间的免疫差异可能发生的输血反应，导致不同程度的血液成分不相容。一般而言，按照反应出现的顺序，受者需要此前已经对供体的细胞或血浆抗原产生了免疫[35]。
- 病原体：多种病原体可能通过同源的血液成分治疗来传播。
- 防腐和储存造成的血液产品改变：可以导致血液成分质和量的缺陷，从而降低输血的效果，并使患者暴露于血液成分中储存蓄积物导致的可能不良后果。
- 技术误差：可以导致的上述所有类别的不良事件。
- 心理：患者及家属的“知情同意”问题和患者的焦虑耐受能力。

从临床不良事件的因果关系角度，根据发生概率将输血的可能作用分为三类（图88.4）：

- 确定的-单因素-输血造成：容易理解和报告的输血危害（例如，免疫的、技术的、感染的危害），一般是单因素的，血液成分输注（通常是一个特异的血液单位）和患者不良后果之间具有1∶1因果关系。ABO血型不相容、输血相关感染、输血相关移植物抗宿主损害（TAGVHD）和由供体白细胞凝集素造成的输血相关急性肺损伤（TRALI），是这一类的代表。
- 不确定的-单因素-输血关联的：一些输血不良后果受到其他损伤、病理生理学或宿主因素等的干扰，但是输血的作用通常能被明确地鉴别。发热、过敏反应、低血压反应、肺水肿、某些输血相关肺损伤、高胆红素血症和巨细胞病毒（CMV）传播，是此类的代表。
- 不确定的-多因素-输血相关的：输血可能是并发症和临床不良后果的一个贡献者。在这种情况下，在单个病例中可能很难直接牵涉到输血，输血也必然不是主要因素。输血导致的免疫调控（TRIM）和储存损害的临床后果，就属于此类。在观察性研究中，输

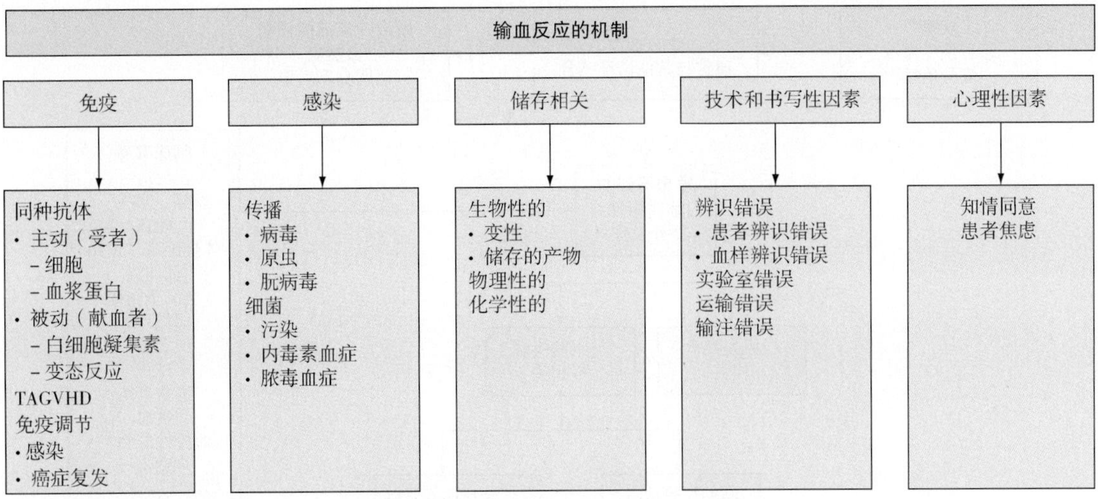

图 88.3 输血不良反应的可能机制。TAGVHD，输血相关的移植物抗宿主病

血在相关不良后果中的作用已经确定，但是不能得到因果关系的可信结论。在缺乏随机临床试验的情况下，累积的证据支持这种因果关系，对异基因输血要有一个更加审慎的态度，要检查输血替代品，提高成分输血质量（特别是红细胞和血小板浓缩悬液）。普遍采用储存前去除白细胞技术，是当前降低输血相关免疫调节（TRIM）和储存损害影响的最重要的和最有效的策略。

血液成分治疗的不良反应可能广泛存在，任何意外临床情况的鉴别诊断通常必须考虑输血，或者作为某种临床现象的数个参与因素中的一个因素（图 88.5）。

发热

轻度发热反应通常不是引起担心的事件，但是寒战和体温超过 38℃时不应该被忽略。绝大多数发热反应现在认为是针对一种或多种输入细胞或血浆成分的免疫反应，通常针对白细胞。

输血相关感染

肝炎

输血后肝炎是同种异基因输血的可能并发症；对供体选择、血清学和核酸检验，确保除

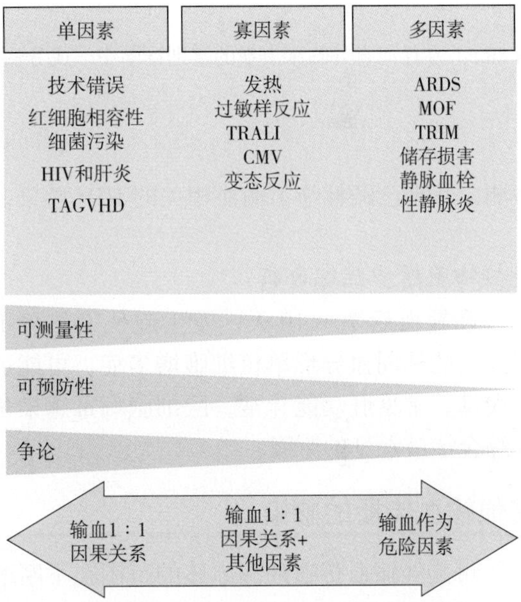

图 88.4 对输血反应的可能性分析的法则。ARDS，急性呼吸窘迫综合征；CMV，巨细胞病毒；MOF，多器官衰竭；TAGVHD，输血相关性移植物抗宿主疾病；TRIM，输血诱导的免疫调节；TRALI，输血相关性急性肺损伤

外有传染性供体。现在几乎可以完全预防输血传播的乙型肝炎和丙型肝炎。

人类免疫缺陷病毒

对供体进行选择、筛查血液的抗体和核酸

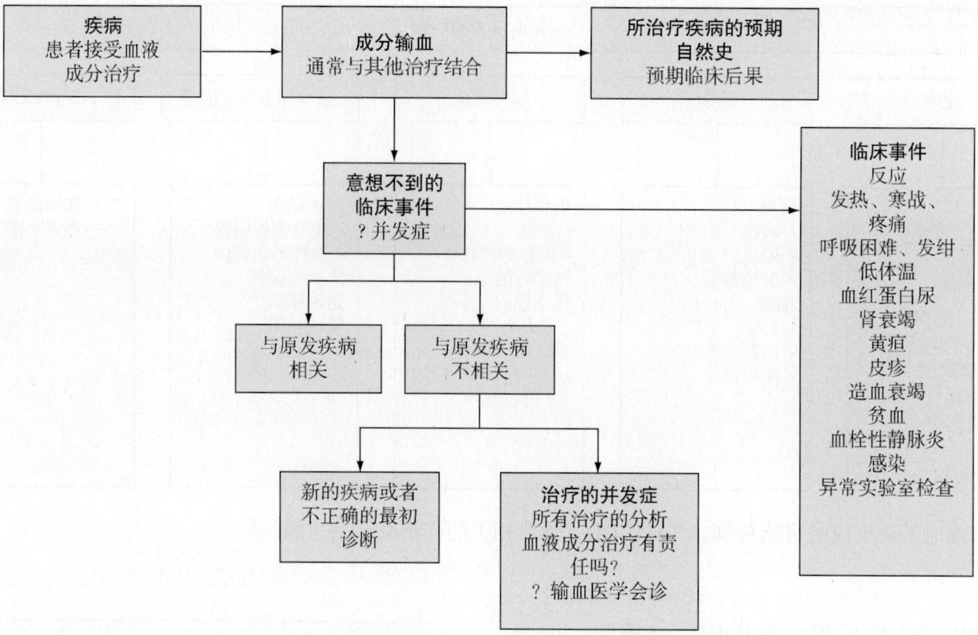

图 88.5 在任何意外临床表现的鉴别诊断中，成分输血的不良反应可能仅是致病因素之一

检测，几乎已经杜绝了输血相关的 HIV 感染。

单核细胞增多症综合征

在输血后 7 ~ 10 天，发生起伏发热伴不同程度的外周血异形单核细胞增多症，可能造成误诊。常见肝功能异常。巨细胞病毒感染是本综合征最常见的原因。

其他输血传播的感染

可能经输血传播的病原体的范围在不断增加，最近一个受到关注的是变异性海绵状脑病（vCJD）。建议读者阅读更多相关的信息 [36-37]。

细菌污染

储存血液的细菌污染通常被认为是暴发性内毒素休克的一个可能原因。尽管是一种罕见的并发症，但仍有发病的报道，特别是与输注浓缩血小板有关，已提高了对这方面的识别 [38-39]。在非麻醉患者，输血相关性细菌性脓毒症的临床特征包括寒战、发热、心动过速和血管性虚脱，伴有明显的恶心、呕吐和腹泻。麻醉的患者可能延迟出现临床症状（发热、心动过速、低血压和发绀），并继发 DIC、肾衰竭和有时出现 ARDS。浓缩血小板需要在室温下储存，这增加了细菌污染的风险。输注前细菌检测被更广泛地提倡作为减小这个问题的一个措施。

溶血性输血反应

大多数严重的急性溶血性输血反应是由于 ABO 血型不相容，具有确定的原因而且是可避免的，与之相对的迟发溶血反应是自然免疫引起的并且不可预防。

首发的症状和体征

急性溶血性输血反应的经典症状和体征，最典型的见于 ABO 血型不相容，包括恐惧、潮红、疼痛（如输注部位、头、胸部、腰骶部和腹部等疼痛）、恶心、呕吐、寒战、低血压和循环衰竭。

凝血功能衰竭

由 DIC 导致的出血倾向的特点是导致严重的广泛性凝血功能衰竭，出现多部位的出血和渗血[40]。由于输血的原因可能是因为出血而给予的，局部出血越来越严重可能是输血不相容的第一个线索，特别是如果患者意识不清或在手术室处于麻醉状态时。

少尿和肾损伤

输血溶血反应可能并发肾衰竭，对肾损伤的预防和肾衰竭的正确处置是非常重要的。如果循环容量和尿量迅速恢复，明确的肾损伤不可能发生。直接由不相容输血导致的急性肾损伤引起患者的死亡是可以预防的，通常存在其他导致预后不良的因素。

贫血和黄疸

出现黄疸或贫血应怀疑严重的溶血性输血反应。

变态反应和过敏样反应

很少认为非细胞型血液成分（血浆和血浆衍生物）是输血不良反应的主要原因。然而，血浆和它的多种成分的复杂性和这些成分加工过程的影响，会引起比通常认识到的更为广泛的潜在不良反应。血浆蛋白质的抗原异质性和存在的抗体使这些血液的非细胞成分引起许多不良反应，目前对此仍然了解甚少，并且在临床实践中常常也未被很好地识别[41]。

关于对血液成分的过敏反应分类的争论已经持续多年。其临床严重程度可以从最轻微的荨麻疹反应或面部潮红，到暴发性心肺功能衰竭和死亡。这些反应中的一部分很可能是真正的过敏反应，但是另一部分的机制不很清楚，过敏样反应这一术语已被使用。为了避免暗示反应的机制，已经使用即刻全身反应（immediate generalized reaction）这个术语。

即刻全身反应的临床综合征被分类如下：

- Ⅰ级
  - 皮肤表现
- Ⅱ级
  - 轻至中度低血压
  - 胃肠道异常（恶心）
  - 呼吸窘迫。
- Ⅲ级
  - 严重低血压，休克
  - 支气管痉挛。
- Ⅳ级
  - 心脏和（或）呼吸骤停

血浆和血浆成分可能通过下列几种病理生理学机制引起不良反应

对正常血浆成分的免疫反应可以通过两种方式发生：

- 血浆蛋白质相对于受体来说是抗原，它们分子上含有表位，与受体功能相同的血浆蛋白质上的表位不同（例如，抗 IgA 抗体）
- 供体血浆中的抗体与受体的血液细胞成分或血浆蛋白质成分起反应

供体血浆的物理化学特征和污染物，如温度、化学添加剂、药物和微小生物，可能导致受体出现反应。

血液和血制品的制备技术和储存条件可能导致的不良反应：

- 代谢产物：代谢产物或细胞释放物的蓄积
- 血浆激活：如一些蛋白质水解系统的激活。重要的是，补体和激肽 / 激肽原系统可能产生血管活性物质和过敏毒素，这些物质可能导致反应。一些明显的血液制品的过敏反应可能是由于输注过程中的血管活性物质引起的。在意识不清患者缺乏主观感觉。在低血容量患者快速输注过程中出现的低血压，可能被解释为容量进一步丧失。一些血浆蛋白质组分已经被报道可产生一过性血压下降，而且可能由于补液随之产生容量负荷过重的风险
- 组胺生成：一些储存血液成分中组胺水平升高，且其水平可能与非发热、非溶血性的输血反应相关。血浆成分、合成胶体和其他药物可以刺激患者释放组胺。
- 细胞因子产生：储存期间产生的细胞因子

可能导致非溶血性输血反应。

- 化学添加剂：有多种化学添加剂（环氧乙烷、甲醛、药物、乳胶）可能导致受体的免疫性或非免疫性反应。

输血相关性移植物抗宿主疾病（TAGVHD）

移植物抗宿主疾病，常见于同种异体骨髓移植，也可能在输血后发生，这是由于输注了具有免疫活性的淋巴细胞促发了针对受体组织的免疫反应[42]。最常见于免疫受损患者，但是也可见于接受了一级亲属直接献血的受体中，偶尔可见于无关的供体与受者，这是由于供体为 HLA 单倍型的纯合体而受体为杂合体。本综合征通常出现在同种异体输血后 3 ~ 30 天，伴有发热、肝功能检查异常、严重的水样腹泻、皮肤红斑疹和进展性全血细胞减少。

输血相关性急性肺损伤（TRALI）

输血相关性急性肺损伤作为一种潜在的严重输血并发症正在受到极大的关注[43-46]。在典型的由血浆中中性粒细胞抗体介导的肺损伤类型中，通常在输血后数小时内出现[47]。不同于绝大多数 ARDS 患者，本病通常在 48 小时内恢复。“典型”输血相关性急性肺损伤的基本病生理，是由供者血浆中存在白细胞凝集素导致的。当补体被激活时，C5a 促进中性粒细胞在肺部微循环中聚集、滞留，造成内皮损伤，引发间质水肿和急性呼吸衰竭。这种典型类型 TRALI 被认识已经超过五十多年，但被认为是一种罕见的异基因血浆输注的并发症。由于白细胞凝集素典型地发生在多产妇女的血浆中，有一个动向是只使用男性供体的新鲜冰冻血浆用于临床血浆输注。

目前公认输血相关急性肺损伤的认知率和诊断率均低，部分是由于缺乏对此综合征的临床警惕性，也是由于对输血可造成或者成为肺损伤的一个致病因素的机制缺乏更广泛的理解[48-49]。TRALI 这一名词现在被扩展到一些患者。在这些患者，输血被认为是促发肺损伤的一个独立危险因素[50-51]。建议读者参考有关输血的更多的近期综述，在本质上，输血正在被认定为是不良临床预后的独立危险因素，TRALI 仅是这些不良后果之一。

输血相关性免疫调节（TRIM）

有证据表明异基因输血对受血者有免疫抑制作用，这意味着异基因输血可能与感染抵抗力和肿瘤复发有关[52-54]。供血者的白细胞很可能在这种免疫调节中发挥最为重要的作用。TRIM 与血液储存损害的临床影响叠加在一起，很可能是异基因输血导致不良临床预后的一个重要机制，这会在下一节讨论。

同种异基因输血是不良临床预后的一个独立危险因素

在过去十余年里，实验室和临床研究已经证实输血是导致患者死亡和发病率升高的一个独立危险因素，也增加了 ICU 入住率、住院时间和额外费用[18-19,55-57]。输血成为问题的一部分而非最佳治疗，这使许多临床医生、医院管理者和患者都感到惊讶，因为过去一直认为输血对出血和贫血患者只会带来好处。这种长期观念现在正受到有力的挑战，目前关于急性失血和贫血患者治疗的讨论，已经明显从集中于输血的范畴转向于优先考虑危重出血的紧急控制上来，并尽量避免输血和（或）将输血降到最低限度。日益增多的证据表明，输血相关免疫调节和储存损害会导致很多临床情况中更差的临床结局[18-19,55,58-63]。

然而，这不可能绝对地得出输血与不好的临床结局存在因果关系的结论。而且储存前去白细胞技术能消除或将这种风险降最低。在强化这种因果关系的同时，更重要的是意识到输血的合理性或有效性的证据很少，而且有证据表明限制红细胞输注的政策不会危害临床效果；实际上，相反的情况亦然[64-65]。因此，在这些问题被解决之前，应采取预防性措施，使用有效的方法来避免或将异基因输血降到最少，并使用适当的患者自体血液保存技术[66]。另外一个与输血相关的问题是如果输血，患者会有更高的静脉血栓栓塞发生率[67]。

严重出血和大量输血

在出血患者中应用血液成分的临床实践指南已有了重新评价 [21,68]。这个指南不再是针对大量输血的处理，而是针对危重出血的处理和避免因大量输血而陷入凝血病的泥潭，此时患者的病情呈螺旋性下降，进入凝血病、酸中毒和低体温的“死亡三联征”。

对急性出血患者处理的再评价，正受到长期教条的挑战。在出血未控制前出血患者对低血压有更大的耐受力，而且在严密注意贫血的临床情况和它对全身和局部氧供影响的情况下，患者能够耐受更低的血红蛋白水平，尤其是在对心脏呼吸功能产生危害时。更多的关注和研究现正在指向清除液体的作用和血浆黏稠度、胶体渗透压和功能性毛细血管密度的重要性 [69]。对安全和有效的血红蛋白为基础的氧载体的研究仍在继续 [70-72]。

丢失大量血液或者存在止血系统缺陷是特殊血液成分治疗的适应证。患者运送、复苏方案、快速和实时诊断技术、创伤团队和早期“损伤控制”手术的进展，改善了急性出血患者的治疗。现在患者因大容量输血而存活下来，但是脓毒症、急性肺损伤和多器官功能衰竭仍然是主要的挑战。现在已越来越认识到输血是一把双刃剑，并且很可能是这些并发症的一个促进因素。其中微循环障碍被认为是病理生理学的中心环节。正如已经讨论过的，储存红细胞和血红蛋白在输注后即刻向微循环输送和释放氧气的能力可能受损的证据，导致储存浓缩红细胞不再自然而然地作为紧急加强氧输送的首选治疗。实际上，近期动物实验数据表明，在低血容量性休克中输注红细胞的直接临床益处在于重建大循环，同时也伴有对微循环中的功能性毛细血管密度产生的不良反应 [73]。

既往健康的患者，在遭受少于其血容量 25% 的急性失血时，恢复有效血容量比替代携氧能力更为重要。血浆容量扩张剂的应用可以排除异基因输血的必要，特别是如果出血能够被控制的情况下。完全输注液体也为输血相容性试验提供了时间。在急性出血和低血容量休克的情况下，血红蛋白水平不是决定需要输注异基因红细胞的主要指征。正常人在血容量缺失 30% 且不补充液体的情况下可以存活，相比较而言，如果保持正常的血容量则丢失 80% 的红细胞仍可存活。最大限度地减少异基因输血很重要，血液稀释及可耐受的贫血是目前临床实践所公认的。然而，血液稀释是有限度的，这不只是从携氧能力的角度。由于反应性周围血管收缩来维持总体外周阻力，导致微循环中的功能性毛细血管密度减少，而显著的血液黏稠度降低则适得其反的。纯液体的作用和血浆黏滞度、胶体渗透压力、电解质组分以及功能性毛细血管密度的重要性是目前研究的主体 [74]。

一般不推荐血液成分治疗的标准化方案，因为每位患者都应进行个体化治疗。对于主张“盲目的”、放在首要的是应用红细胞和凝血成分的成分血治疗原则，特别是新鲜冰冻血浆，冷沉淀物或纤维蛋白原，仍然是个存在争议的问题。随着对危急出血情况中凝血病和低纤维蛋白原血症及纤溶亢进症重要性的更深入理解，有必要对血液成分治疗的方法进行重新分析 [75]。在一开始就总体上保持正常血容量的特定情况下，凝血缺陷是可预见的，而且应当给予合适的血液成分治疗，一个标准化方案可能是合理的。这应当在经过血液病专家和医院输血部门的反复商讨后制定。

凝血功能衰竭在危重出血患者中很常见，而且发病机制是复杂的，是多因素导致的 [76,77]。避免酸中毒和低体温的重要性必须要非常强调，因为凝血病、酸中毒和低体温三联征有极差的预后。严重出血相关凝血病与临床的病理生理学的其他方面有关。将“一般凝血病”含糊地说成是 DIC，这个假设是不正确的，而且可能导致不恰当的治疗决定。建议读者查阅关于这个主题的大量文献，查阅文献后会发现并没有标准的治疗方法 [77]。作者越来越相信，当凝血病发生在严重出血时，其病理生理学应被视为与原发损伤 / 初始事件相关联的，在复苏患者中出现的“继发性”凝血病（例如，大量输注库存血液、血液稀释、低体温、持续的组织低氧血症等）可能加重这个问题。与初始事件相关的凝血病的主要机制可能与创伤、低氧、妊娠、微生物感染、蜇刺毒作用或医源性（抗血栓形成药物）药物有关。在任何情况下，都存在凝血系统的某些方面的激活或抑制，如果了解了这些机制，对治疗会更加了如指掌。确诊通常需要复杂的检查，但是，紧急情况下通常不能等到检查结果回报，可以根据临床证据与极少的实验室信息来开始治疗。

多数创伤患者就诊时就有凝血病，这与低血容量性休克相关，而不是凝血物质消耗或被稀释导致。最近的证据显示，蛋白C系统的过度激活，以及继发性纤溶亢进症引起的继发性低纤维蛋白原血症是很重要的致病机制[78]。除了严重异常的情况外，凝血实验室检查指标与凝血衰竭的临床证据之间的相关性很弱。在接受大量输血的患者中，血小板减少症和血小板功能受损是最显著的血液学异常状况，这种异常的纠正可能与控制微血管出血有关系。大量失血引起的凝血缺陷开始时局限于因子Ⅴ和因子Ⅷ。应进行活化部分凝血活酶时间（APTT）、凝血酶原时间（PT）和纤维蛋白原的测定。但是情况紧急时通常不允许进行其他的特殊凝血因子的测定。标准的凝血功能筛查试验的问题在于，它们不能提供有关止血栓子的实际信息，如大小、结构或稳定性。由于这个原因，对全面检测止血栓子的形成和稳定性的兴趣日益增多，如血栓弹力描记图、血栓形成实验和凝块波形分析，凝块波形分析测量的是常规APTT中光透过的变化[79]。如果检查结果不正常，应当输注新鲜冰冻血浆，如果纤维蛋白原水平低于1 g/L时可给予冷沉淀物或纤维蛋白原浓缩物。对于大量失血患者，在补充了浓缩红细胞和血浆替代品后，可以预防性输注新鲜冰冻血浆。

对于进行性出血伴随相关微血管渗血应采取不同的方法治疗。保证所有明确的凝血功能异常已被纠正。关于新鲜血的作用，以及近期关于重组活化因子Ⅶ（rFⅦa）作用的问题目前正在引起重视[80]。新鲜全血的使用仍存在争议，而且是一个需要讨论的“敏感”主题。新鲜全血的供应可能存在逻辑上、伦理上和安全上的问题需要考虑。多数输血医学专家明确地陈述决无新鲜全血的适应证。在大量出血和存在输血综合征时（对它们的病理生理仍然知之甚少），上述信条可能很难找到辩护的理由，而且特殊的血液成分治疗可能是无效的。

以下内容合理地总结了新鲜血输注的现状：

- 新鲜血提供了立即起作用的携氧能力、补充了容量和凝血因子
- 可能减少患者暴露于异基因供者的数量
- 减少或避免大量输注库存血相关的问题
- 输血相关病毒感染的风险很可能高于经过全面检测库存血
- 控制出血的益处可能与存在立即发挥功能的血小板有关

大量输血的具体为害

大量输血可以用几种方法来定义：

- 在24小时内置换循环容量的血液
- 持续失血在1小时内＞4个单位血液
- 3个小时内丢失50%的循环血容量

任何接受大量血液成分治疗的患者都可能存在严重疾病和具有很多个问题。多数不良反应必须与创伤和多器官功能衰竭结合起来考虑。通常不大可能确定并发症是由于大量输血造成的或加剧的。

枸橼酸中毒

患者对输注枸橼酸盐它的正常机体反应是清除枸橼酸和动用钙离子。在所有有核细胞里，枸橼酸经三羧酸循环被代谢，特别是在肝。当在5分钟内输血超过500 ml时，可见血中的枸橼酸的浓度明显升高；当输注速度减慢时，血中枸橼酸浓度迅速下降。低血压、低血容量、低体温和肝病使枸橼酸代谢受损。碱

中毒、高钾血症、低体温和心脏病可能促发枸橼酸毒性。离子钙水平的微小降低的临床意义仍不清楚，而且这是可以接受的，肝功能正常的体温不低、灌注良好的成年患者可以耐受每 5 分钟输注 1 个单位的血液而无需补充钙离子。输血的速度比输血的总量更加重要。通常每输注 5 个单位血液或新鲜冰冻血浆后静脉给予 10% 葡萄糖酸钙 1 克。这种方案仍存在争议，同时对急性病患者有关钙平衡和细胞功能的关注日益增加。

酸碱平衡和电解质紊乱

酸碱平衡

库存血液含有显著的酸负荷，而且经常在以前就存在或持续存在代谢性酸中毒的情况下使用。库存血中的酸主要来源于抗凝剂中的枸橼酸和储存过程中产生的乳酸。在组织灌注充分时，它们的中间代谢产物可被迅速代谢，从而导致代谢性碱中毒。因此，常规使用碳酸氢钠通常没有必要并且通常是禁忌的。碱促使氧离曲线向左移动，提供大量额外的钠负荷，并抑制枸橼酸输注后钙离子恢复到正常。应当对酸碱平衡情况进行评估，并根据临床表现的程度来给予纠正。然而，当存在持续性低灌注时，枸橼酸和乳酸代谢将被抑制，乳酸产生仍持续存在，可能有指征静脉输注碳酸氢钠和钙离子以纠正酸中毒和低钙。

血清钾

尽管存在争议，库存血中高水平的血清钾不太可能对成人有病理性影响，除非受血者存在急性肾衰竭。然而，输血后 24 小时的低钾血症可能成为问题，这是由于输注的红细胞纠正它们的电解质成分且钾回到细胞内所致。因而，尽管最初的酸中毒和高钾血症可能是大量输血的一个即刻问题，成功复苏的净结果可能是推迟了低钾血症和碱中毒的出现。随着 CPD（枸橼酸 - 磷酸 - 葡萄糖）血液的出现，酸负荷和红细胞储存损害已减少。对这些临床情况波动较大的患者，常规监测酸碱平衡和电解质水平是必要的。

血清钠

由于枸橼酸盐的缘故，全血和新鲜冰冻血浆中的钠含量高于正常血液的水平。当大容量血浆输入电解质紊乱和水潴留的患者（如肾、肝或心脏疾病）时，不要忘记这个问题。

低体温

血液从 4 ℃ 加热到 37 ℃ 需要 1255 千焦（300 千卡）热量，肌肉工作 1 小时可产生与此相同的热量，需要 62 升氧气。低体温破坏乳酸和枸橼酸的代谢，使氧离曲线左移，增加细胞内钾的释放，损害红细胞的变形性，延迟药物的代谢，掩盖临床体征，增加心律失常的发生率，减少心输出量和损害止血功能。因而，当任何输血事件需要快速输注 2 个单位以上血液，应常规使用恒温控制的血液加温设备。

高胆红素血症

黄疸常见于大量输血后，因为大量的输入库存血液，其红细胞可能存活不了，引起不同程度的高胆红素血症。在低血容量和休克期间，肝功能可能受损，尤其是存在脓毒症或多器官衰竭时。将结合胆红素从肝细胞转运至胆小管的过程是一个需要能量的过程，是胆红素转送中重要的限速步骤。因而，尽管来自输注红细胞破坏而增加的胆红素负荷可能是结合胆红素，但也可能存在排泄延迟，导致结合型高胆红素血症。这种反常的结合型高胆红素血症可能被曲解，导致了不必要的检查。也应该考虑血肿吸收的影响和隐匿的输血溶血反应的可能性。

基础免疫血液学

红细胞血清学是一个高度专业化的知识领域，不可能期待临床医生具备超过保证患者安全所必需的基础应用知识。下面是临床医生需要掌握的核心知识的总结。

盐水凝集试验

围绕这个传统血清学技术，已经解决了安

全输注红细胞的问题。红细胞的盐水悬液与血清混合，并且观察凝集现象。盐水凝集试验用于鉴定 ABO 血型，是供体血液相容性试验的技术之一。

直接和间接抗球蛋白试验

在红细胞血清学里，抗球蛋白试验（Coombs 试验）被用于检测 IgG 免疫球蛋白或补体成分。直接抗球蛋白试验（DAT）检测存在于患者循环中红细胞表面的免疫球蛋白或补体成分。在自身免疫性溶血性贫血和新生儿溶血性疾病，以及在溶血性输血反应期间，直接抗球蛋白试验的结果是阳性的。间接抗球蛋白试验（IAT）检测的是存在于患者血浆中的非凝集素抗体，通常是 IgG 型。筛查非典型抗体和输血前相容性试验是 IAT 的主要作用。

规则和不规则（非典型）抗体

ABO 系统的规则同种抗体（同种凝集素）是自然产生的凝集素，存在所有 ABO 血型中（除外 AB 型），依赖于 ABO 簇。O 型血的人具有抗 A 和抗 B 同种凝集素，A 型血具有抗 B 抗体，而 B 型血具有抗 A 抗体。A 型血红细胞是最常见的和最危险的 ABO 不相容性溶血反应的原因。不规则抗体通常不出现在血浆中，但是可能作为自然产生的抗体或作为免疫抗体在部分人中被发现。免疫抗体是由于以前曾经接受输血或妊娠而造成的。自然产生的抗体通常与盐水凝集试验发生反应，尽管它们可能通过输血的刺激而产生，但是通常仅有很小的临床意义。相反，许多免疫不典型抗体具有重要的临床意义，对它们的认识对输血前相容性试验和产前抗体筛查很重要。大多数具有临床意义的免疫非典型抗体是通过 IAT 来检测。

血型抗原的出现频率和免疫原性存在有很大程度的不同。Rh 血型系统的 D 抗原常见，而且具有极高的免疫原性。因此，当一个 Rh 阴性（即 D- 阴性）患者暴露于 D 阳性血液时，有很大的可能性会形成抗 D 抗体。当输血备血时将 D 抗原考虑进来，正是出于这个原因，相比较而言大量的其他红细胞抗原更不常见或者更少具有免疫源性。除 Rh（D）以外，有时是 Kell（K）血型抗原，除非在抗体筛查过程中检测到非典型抗体，关注其他血型抗原是不实际的，或者不必要的。

抗体筛查

输血机构在接到血样时，就会将红细胞进行 ABO 血型和 Rh D 血型的分型，对血清进行不规则抗体筛查。这种筛查包括使用 O 型筛查细胞检测患者血清。筛查组通常包含来自两个 O 型供者的红细胞，包含在人群中出现频率大于 2% 的所有常见红细胞抗原。如果在抗体筛查中检测到不规则抗体，应进行更进一步的血清学检查来确定抗体的特异性。由于这些检查很耗时，当可能时应当有选择性地进行。

交叉配血（相容性试验）

交叉配血试验是在供者细胞和患者血清之间进行的最终的相容性试验。交叉配血试验倾向于过分强调抗体筛查的危害。因先进的血清学知识，在相容性血液的供应中，目前强调的重点集中在最终相容性交叉配血试验之前的步骤。

血型和筛查系统

因为已经假定前相容性试验在输血的血液选择中具有较大的作用，所以重新思考选择性输血的血液供应相关政策。当患者计划要做可能需要输血的择期手术的时候，输血科应当在预期的外科手术之前收集一份凝结的血标本。在常规工作时间应进行前相容性检查，当必须进行要求衔接紧密的大负荷工作时，应有足够的人员来应对所有的紧急情况。

紧急事件中血液供应

当需要在紧迫的环境下迅速地做出临床和实验室决策时，让所有参与者去理解其他人员的难处通常是很困难的。决定给予未配型的、部分配型的血液或等待交叉配血相容的血液并非易事，而且一定的基础血清学知识可以为临床医师阐明血清学家所面临的一些问题。根据紧迫性的程度和对患者以前红细胞血清学的了解程度，可能以不同的安全级别来提供血液。然而，值得强调的是，当一个患者持续出血可能死亡时，给予 ABO 血型相容的非交叉配型的血液是安全和适当的治疗，尤其是如果抗体筛查是阴性时。

万能供体的 O 型血

在正常情况下，O 型血将与所有受者 ABO 血型相容。当红细胞浓缩液经过高滴度 A 型或 B 型溶血素筛查时，可以给予输注，并且仅用于极度紧急情况。如果受血者处于分娩年龄，每次尝试都应该给予 Rh-D 阴性血液，直到患者的血型被确认。

ABO 血型特异性血液

输注正确 ABO 血型的血液，防止发生上面提及的同种凝集素问题。由于这种方法似乎很简单，它的安全性依赖于对血型一丝不苟的留意。以前的血型信息，诸如患者“腕带”血型或者写在患者病历上的“非法定的”血型，都可能是不正确的，如果根据这些信息来给予血液，可能存在严重的危险。

与盐可相容的血液

给予盐 - 相容性血液，从实用目的来看，是给予 ABO 血型特异性血液。

（李 强 刘鸿宇译 李 强校）

参考文献

1. Isbister JP. Decision making in perioperative transfusion. *Transfus Apher Sci* 2002; **27**: 19–28.
2. Isbister JP. Clinicians as gatekeepers: what is the best route to optimal blood use? *Dev Biol (Basel)* 2007; **127**: 9–14.
3. Scott KL, Lecak J, Acker JP. Biopreservation of red blood cells: past, present, and future. *Transfus Med Rev* 2005; **19**: 127–42.
4. Anniss AM, Glenister KM, Killian JJ *et al.* Proteomic analysis of supernatants of stored red blood cell products. *Transfusion* 2005; **45**: 1426–33.
5. Sparrow RL, Patton KA. Supernatant from stored red blood cell primes inflammatory cells: influence of prestorage white cell reduction. *Transfusion* 2004; **44**: 722–30.
6. Anniss AM, Sparrow RL. Storage duration and white blood cell content of red blood cell (RBC) products increases adhesion of stored RBCs to endothelium under flow conditions. *Transfusion* 2006; **46**: 1561–7.
7. Tinmouth A, Fergusson D, Yee IC *et al.* Clinical consequences of red cell storage in the critically ill. *Transfusion* 2006; **46**: 2014–27.
8. Elfath MD. Is it time to focus on preserving the functionality of red blood cells during storage? *Transfusion* 2006; **46**: 1469–70.
9. Blajchman MA. The clinical benefits of the leukoreduction of blood products. *J Trauma* 2006; **60**(6 Suppl): S83–90.
10. Basran S, Frumento RJ, Cohen A *et al.* The association between duration of storage of transfused red blood cells and morbidity and mortality after reoperative cardiac surgery. *Anesth Analg* 2006; **103**: 15–20.
11. Ho J, Sibbald WJ, Chin-Yee IH. Effects of storage on efficacy of red cell transfusion: when is it not safe? *Crit Care Med* 2003; **31**(12 Suppl): S687–97.
12. Hogman CF, Meryman HT. Red blood cells intended for transfusion: quality criteria revisited. *Transfusion* 2006; **46**: 137–42.
13. van Hilten JA, van de Watering LM, van Bockel JH *et al.* Effects of transfusion with red cells filtered to remove leucocytes: randomised controlled trial in patients undergoing major surgery. *BMJ* 2004; **328**: 1281.
14. Despotis GJ, Zhang L, Lublin DM. Transfusion risks and transfusion-related pro-inflammatory responses. *Hematol Oncol Clin North Am* 2007; **21**: 147–61.
15. Jeschke MG, Herndon DN. Blood transfusion in burns: benefit or risk? *Crit Care Med* 2006; **34**: 1822–3.
16. Blumberg N, Fine L, Gettings KF *et al.* Decreased sepsis related to indwelling venous access devices coincident with implementation of universal leukoreduction of blood transfusions. *Transfusion* 2005; **45**: 1632–9.
17. Hebert PC, Fergusson D, Blajchman MA *et al.* Clinical outcomes following institution of the Canadian universal leukoreduction program for red blood cell transfusions. *JAMA* 2003; **289**: 1941–9.
18. Palmieri TL, Caruso DM, Foster KN *et al.* Effect of blood transfusion on outcome after major burn injury: a multicenter study. *Crit Care Med* 2006; **34**: 1602–7.
19. Malone DL, Dunne J, Tracy JK *et al.* Blood transfusion, independent of shock severity, is associated with worse outcome in trauma. *J Trauma* 2003; **54**: 898–905; discussion 907.
20. Sparrow RL, Healey G, Patton KA *et al.* Red blood cell age determines the impact of storage and leukocyte burden on cell adhesion molecules, glycophorin A and the release of annexin V. *Transfus Apher Sci* 2006; **34**: 15–23.
21. Spiess BD. Red cell transfusions and guidelines: a work in progress. *Hematol Oncol Clin North Am* 2007; **21**: 185–200.
22. Carson JL, Ferreira G. Transfusion triggers: how low can we go? *Vox Sang* 2004; **87**(Suppl 2): 218–21.
23. Vallet B, Adamczyk S, Barreau O *et al.* Physiologic transfusion triggers. *Best Pract Res Clin Anaesthesiol* 2007; **21**: 173–81.

24. Guidelines for the use of platelet transfusions. *Br J Haematol* 2003; **122**: 10–23.
25. Stanworth SJ, Brunskill SJ, Hyde CJ *et al.* Appraisal of the evidence for the clinical use of FFP and plasma fractions. *Best Pract Res Clin Haematol* 2006; **19**: 67–82.
26. Lankiewicz MW, Hays J, Friedman KD *et al.* Urgent reversal of warfarin with prothrombin complex concentrate. *J Thromb Haemost* 2006; **4**: 967–70.
27. Baker RI, Coughlin PB, Gallus AS *et al.* Warfarin reversal: consensus guidelines, on behalf of the Australasian Society of Thrombosis and Haemostasis. *Med J Aust* 2004; **181**: 492–7.
28. Schulman S, Bijsterveld NR. Anticoagulants and their reversal. *Transfus Med Rev* 2007; **21**: 37–48.
29. Looney RJ, Huggins J. Use of intravenous immunoglobulin G (IVIG). *Best Pract Res Clin Haematol* 2006; **19**: 3–25.
30. Norrby-Teglund A, Muller MP, McGeer A *et al.* Successful management of severe group A streptococcal soft tissue infections using an aggressive medical regimen including intravenous polyspecific immunoglobulin together with a conservative surgical approach. *Scand J Infect Dis* 2005; **37**: 166–72.
31. Wiedermann CJ, Hoffmann JN, Juers M *et al.* High-dose antithrombin III in the treatment of severe sepsis in patients with a high risk of death: efficacy and safety. *Crit Care Med* 2006; **34**: 285–92.
32. Gardlund B. Activated protein C (Xigris) treatment in sepsis: a drug in trouble. *Acta Anaesthesiol Scand* 2006; **50**: 907–10.
33. Mittal S, Watson HG. A critical appraisal of the use of recombinant factor VIIa in acquired bleeding conditions. *Br J Haematol* 2006; **133**: 355–63.
34. Mathew P, Simon TL, Hunt KE *et al.* How we manage requests for recombinant factor VIIa (NovoSeven). *Transfusion* 2007; **47**: 8–14.
35. Brand A. Immunological aspects of blood transfusions. *Transpl Immunol* 2002; **10**: 183–90.
36. Stramer SL. Current risks of transfusion-transmitted agents: a review. *Arch Pathol Lab Med* 2007; **131**: 702–7.
37. Alter HJ, Stramer SL, Dodd RY. Emerging infectious diseases that threaten the blood supply. *Semin Hematol* 2007; **44**: 32–41.
38. Rao PL, Strausbaugh LJ, Liedtke LA *et al.* Bacterial infections associated with blood transfusion: experience and perspective of infectious diseases consultants. *Transfusion* 2007; **47**: 1206–11.
39. Palavecino E, Yomtovian R. Risk and prevention of transfusion-related sepsis. *Curr Opin Hematol* 2003; **10**: 434–9.
40. Davenport RD. Pathophysiology of hemolytic transfusion reactions. *Semin Hematol* 2005; **42**: 165–8.
41. Gilstad CW. Anaphylactic transfusion reactions. *Curr Opin Hematol* 2003; **10**: 419–23.
42. Oto OA, Paydas S, Baslamisli F *et al.* Transfusion-associated graft-versus-host disease. *Eur J Intern Med* 2006; **17**: 151–6.
43. Swanson K, Dwyre DM, Krochmal J *et al.* Transfusion-related acute lung injury (TRALI): current clinical and pathophysiologic considerations. *Lung* 2006; **184**: 177–85.
44. Popovsky MA. Pulmonary consequences of transfusion: TRALI and TACO. *Transfus Apher Sci* 2006; **34**: 243–4.
45. Goldman M, Webert KE, Arnold DM *et al.* Proceedings of a consensus conference: towards an understanding of TRALI. *Transfus Med Rev* 2005; **19**: 2–31.
46. Nathens AB. Massive transfusion as a risk factor for acute lung injury: association or causation? *Crit Care Med* 2006; **34**(5 Suppl): S14–150.
47. Curtis BR, McFarland JG. Mechanisms of transfusion-related acute lung injury (TRALI): anti-leukocyte antibodies. *Crit Care Med* 2006; **34**(5 Suppl): S118–123.
48. Silliman CC, McLaughlin NJ. Transfusion-related acute lung injury. *Blood Rev* 2006; **20**: 139–59.
49. Silverboard H, Aisiku I, Martin GS *et al.* The role of acute blood transfusion in the development of acute respiratory distress syndrome in patients with severe trauma. *J Trauma* 2005; **59**: 717–23.
50. Croce MA, Tolley EA, Claridge JA *et al.* Transfusions result in pulmonary morbidity and death after a moderate degree of injury. *J Trauma* 2005; **59**: 19–23; discussion 24.
51. Gong MN, Thompson BT, Williams P *et al.* Clinical predictors of and mortality in acute respiratory distress syndrome: potential role of red cell transfusion. *Crit Care Med* 2005; **33**: 1191–8.
52. Blajchman MA. Transfusion immunomodulation or TRIM: what does it mean clinically? *Hematology* 2005; **10**(Suppl 1): 208–14.
53. Blumberg N. Deleterious clinical effects of transfusion immunomodulation: proven beyond a reasonable doubt. *Transfusion* 2005; **45**(Suppl 2): S33–40.
54. Raghavan M, Marik PE. Anemia, allogenic blood transfusion, and immunomodulation in the critically ill. *Chest* 2005; **127**: 295–307.
55. Chang H, Hall GA, Geerts WH *et al.* Allogeneic red blood cell transfusion is an independent risk factor for the development of postoperative bacterial infection. *Vox Sang* 2000; **78**: 13–18.
56. Strumper-Groves D. Perioperative blood transfusion and outcome. *Curr Opin Anaesthesiol* 2006; **19**: 198–206.
57. Dutton RP, Lefering R, Lynn M. Database predictors of transfusion and mortality. *J Trauma* 2006; **60**(6 Suppl): S70–77.
58. Robinson WP 3rd, Ahn J, Stiffler A *et al.* Blood transfusion is an independent predictor of increased mortality in nonoperatively managed blunt hepatic and splenic injuries. *J Trauma* 2005; **58**: 437–45.
59. Miller PR, Croce MA, Kilgo PD *et al.* Acute respiratory distress syndrome in blunt trauma: identification of independent risk factors. *Am Surg* 2002; **68**: 845–50; discussion 850–1.
60. Moore FA, Moore EE, Sauaia A. Blood transfusion. An independent risk factor for postinjury multiple organ failure. *Arch Surg* 1997; **132**: 620–4; discussion 624–5.
61. Taylor RW, O'Brien J, Trottier SJ *et al.* Red blood cell transfusions and nosocomial infections in critically ill patients. *Crit Care Med* 2006; **34**: 2302–8.
62. Koch CG, Li L, Duncan AI *et al.* Morbidity and mortality risk associated with red blood cell and blood-component transfusion in isolated coronary artery bypass grafting. *Crit Care Med* 2006; **34**: 1608–16.
63. Koch CG, Li L, Duncan AI *et al.* Transfusion in coronary artery bypass grafting is associated with reduced long-term survival. *Ann Thorac Surg* 2006; **81**: 1650–7.
64. Hebert PC, Wells G, Blajchman MA *et al.* A multicenter, randomized, controlled clinical trial of transfusion requirements in critical care. Transfusion Requirements

in Critical Care Investigators, Canadian Critical Care Trials Group. *N Engl J Med* 1999; **340**: 409–17.
65. Kwan P, Gomez M, Cartotto R. Safe and successful restriction of transfusion in burn patients. *J Burn Care Res* 2006; **27**: 826–34.
66. McIntyre L, Hebert PC, Wells G *et al.* Is a restrictive transfusion strategy safe for resuscitated and critically ill trauma patients? *J Trauma* 2004; **57**: 563–8; discussion 568.
67. Nilsson KR, Berenholtz SM, Garrett-Mayer E *et al.* Association between venous thromboembolism and perioperative allogeneic transfusion. *Arch Surg* 2007; **142**: 126–32; discussion 133.
68. Practice guidelines for perioperative blood transfusion and adjuvant therapies: an updated report by the American Society of Anesthesiologists Task Force on Perioperative Blood Transfusion and Adjuvant Therapies. *Anesthesiology* 2006; **105**: 198–208.
69. Tsai AG, Cabrales P, Intaglietta M. Blood viscosity: a factor in tissue survival? *Crit Care Med* 2005; **33**: 1662–3.
70. Thyes C, Spahn DR. Current status of artificial O_2 carriers. *Anesthesiol Clin North Am* 2005; **23**: 373–89, viii.
71. Winslow RM. Targeted O_2 delivery by low-p50 hemoglobin: a new basis for hemoglobin-based oxygen carriers. *Artif Cells Blood Substit Immobil Biotechnol* 2005; **33**: 1–12.
72. Tsai AG, Cabrales P, Intaglietta M. Oxygen-carrying blood substitutes: a microvascular perspective. *Expert Opin Biol Ther* 2004; **4**: 1147–57.
73. Tsai AG, Cabrales P, Intaglietta M. Microvascular perfusion upon exchange transfusion with stored red blood cells in normovolemic anemic conditions. *Transfusion* 2004; **44**: 1626–34.
74. Wettstein R, Erni D, Intaglietta M *et al.* Rapid restoration of microcirculatory blood flow with hyperviscous and hyperoncotic solutions lowers the transfusion trigger in resuscitation from hemorrhagic shock. *Shock* 2006; **25**: 641–6.
75. Fries D, Haas T, Klingler A *et al.* Efficacy of fibrinogen and prothrombin complex concentrate used to reverse dilutional coagulopathy – a porcine model. *Br J Anaesth* 2006; **97**: 460–7.
76. Tieu BH, Holcomb JB, Schreiber MA. Coagulopathy: its pathophysiology and treatment in the injured patient. *World J Surg* 2007; **31**: 1055–65.
77. Levy JH. Massive transfusion coagulopathy. *Semin Hematol* 2006; **43**(1 Suppl 1): S59–63.
78. Brohi K, Cohen MJ, Ganter MT *et al.* Acute traumatic coagulopathy: initiated by hypoperfusion: modulated through the protein C pathway? *Ann Surg* 2007; **245**: 812–18.
79. Zwaginga JJ, Sakariassen KS, Nash G *et al.* Flow-based assays for global assessment of hemostasis. Part 2: current methods and considerations for the future. *J Thromb Haemost* 2006; **4**: 2716–17.
80. Hedner U. Mechanism of action of factor VIIa in the treatment of coagulopathies. *Semin Thromb Hemost* 2006; **32**(Suppl 1): 77–85.

第 89 章

胶体和血液制品

Michael Mythen

胶体是一种用于增加血容量的血浆扩容剂。液体静水压和渗透压支配液体跨越半透膜在身体的不同腔隙之间移动（即 Starling 力）。

溶质产生的渗透压是与溶质分子或离子的数量成比例的，而与溶质分子的大小无关。

胶体渗透压是由大分子（胶体分子）产生的渗透压力[1-2]。胶体渗透压可使用膜传导系统来测量，该系统的膜对小离子和水是可自由通透的，但是在很大程度上对胶体分子是不通透的[3]。膜孔的大小和被研究胶体的分子大小分布决定测量值（见图 89.2 和图 89.3）[2-3]。毛细血管壁由上皮细胞组成，小离子如 Na^+ 和 Cl^- 离子可自由通透，但是胶体这样的大分子相对不能通透（图 89.3）。胶体是由大分子组成的均一的非晶体物质，或一种物质的超微颗粒分散在第二种物质中——这种颗粒不会沉淀且不能被普通过滤法或离心法分离出来，就好像血液那样的悬浮液中的颗粒一样[2]。

在实际应用中，胶体是一种输注入血管腔内通过容积输入来扩充血容量的液体[3-4]。晶体液因其成分不同而具有更大的分布容积（表 89.1 和图 89.2）。胶体或血浆替代品的分子量大于 35 kDa，输注后导致血浆渗透压开始升高。胶体的理想特性是：

- 稳定并且有较长保存期
- 不含有致热源、抗原和毒素
- 无传播疾病的风险
- 血浆容量扩张作用可持续几个小时
- 代谢和排泄不会对受体产生不良反应
- 无直接不良反应，如凝血障碍

胶体溶液

有两类主要的胶体——血浆衍生品或半合成品[5]。血浆衍生品包括人白蛋白、血浆蛋白质成分、新鲜冰冻血浆和免疫球蛋白溶液。三种主要类型的半合成胶体分子常用来作为静脉输液——明胶、右旋糖酐类和羟乙基淀粉。所有的胶体都溶解在晶体溶液中。等渗盐水仍是最常用的载体溶液，但是等渗葡萄糖、高涨盐水和等渗平衡电解质溶液也可以使用。

胶体通常不是由均一大小的分子组成。人白蛋白溶液中超过 95% 的白蛋白具有同一分子量。这被描述为单分散。相反的，所有半合成胶体是由不同大小的分子组成，这被描述为多分散[1-2]。分子大小 - 重量之间的关系是相对恒定的，尽管一些胶体可能有相同的分子量而其分子大小并不一致——琥珀酰化明胶和尿素结合明胶具有几乎相同的分子重量，但是琥珀酰化产物经历由负电荷增加导致的构象变化而体积变大了[2-3]。

人白蛋白溶液

人白蛋白被认为是一种理想的胶体，并且通常是评判其他胶体液的参比溶液。人白蛋白是一种天然的单分散胶体。5% 和 20% 的溶液是从人血浆制备，并且加热处理以确保既无肝炎也无 HIV 传播可能。在室温下其保质期相对较短（1 年），但是在 2 ~ 8℃保质期可达 5 年。5% 人白蛋白用于多种临床情况下的低容量血症的治疗。浓缩低盐的 20% 人白蛋白被

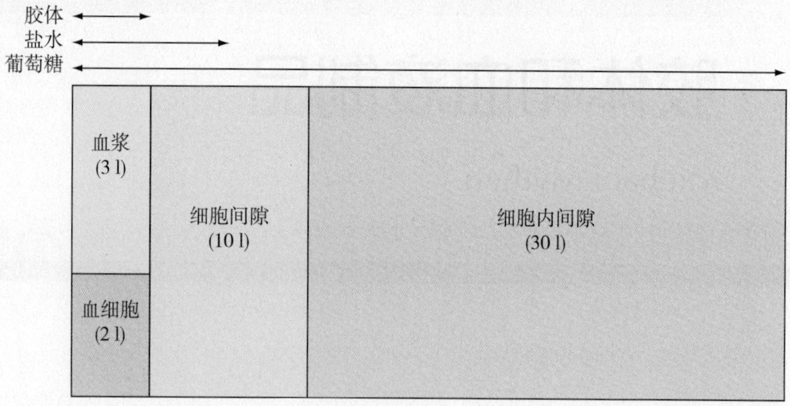

图 89.1 输注等渗的理想的胶体，盐水和葡萄后的简化理论分布容量(Reproduced with permission from Grocott MPW, Mythen MG. Fluid therapy. In: Goldhill DR, Strunin L (eds) Clinical Anaesthesiology. London: Baillie`re Tindall; 1999: 363–81.)

表 89.1 静脉内输注晶体溶液的 pH 值、渗透压和成分的比较

溶液	毫渗量 (mosmol/L)	pH	Na^+ (mmol/L)	Cl^- (mmol/L)	K^+ (mmol/L)	Ca^{2+} (mmol/L)	葡萄糖 (mg/L)	HCO_3^- (mmol/L)	乳酸 (mmol/L)
5% 葡萄糖	252	3.5 ~ 6.5	–	–	–	–	50	–	–
25% 葡萄糖	1260	3.5 ~ 6.5	–	–	–	–	250	–	–
50% 葡萄糖	2520	3.5 ~ 6.5	–	–	–	–	500	–	–
0.9% 盐水	300	5.0	154.0	154.0	–	–	–	–	–
葡萄糖盐水	282	3.5 ~ 6.5	30.0	30.0	–	–	40	–	–
林格液	309	5.0 ~ 7.5	147.0	156.0	4.0	2.2	–	–	–
C. Na lactate*	278	5.0 ~ 7.0	131.0	111.0	5.0	2.0	–	–	29.0
Plasmalyte B	298.5	5.5	140	98	5	–	–	50	–

* 复合乳酸钠：Hartmann 液或乳酸林格液

Reproduced with permission from Grocott MPW，Mythen MG. Fluid therapy. In：Goldhill DR，Strunin L（eds）Clinical Anaesthesiology. London：Baillière Tindall；1999：363-81.

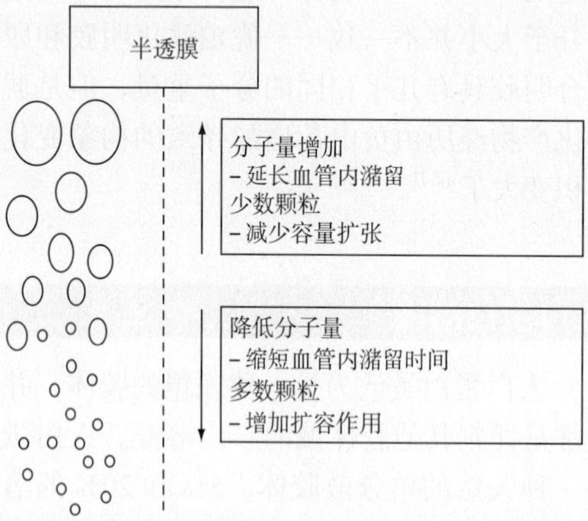

图 89.2 胶体分子大小的多分散性 (Reproduced with permission from Grocott MPW, Mythen MG. Fluid therapy. In: Goldhill DR, Strunin L (eds) Clinical Anaesthesiology. London: Baillie`re Tindall; 1999: 363–81.)

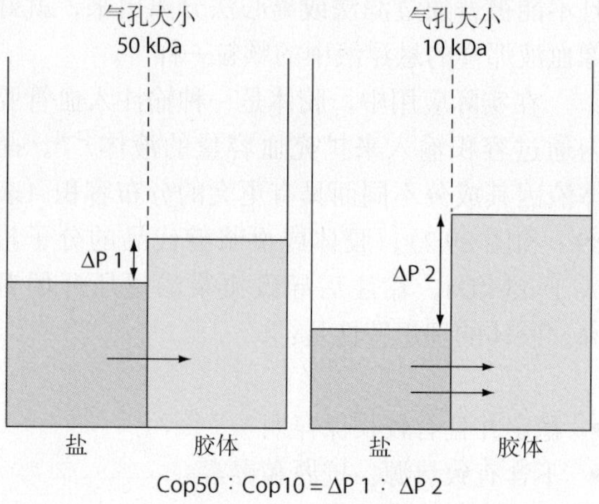

图 89.3 COP50：COP10 比率测量的技术示意图 (Reproduced with permission from Grocott MPW, Mythen MG. Fluid therapy. In: Goldhill DR, Strunin L (eds) Clinical Anaesthesiology. London: Baillie`re Tindall; 1999: 363–81.)

用于治疗存在盐和水负荷过重时的低白蛋白血症（如肝功能衰竭伴腹水）。白蛋白具有公认的优点，包括减轻自由基介导的损伤，但是正常的血浆白蛋白水平的重要性仍不明确[6-8]。

人源化胶体具有很多明显的缺陷。这些产品的价格非常昂贵，并且增加了对传播传染性病原体的担忧，例如，一种与牛海绵状脑病（BSE）相关的新变体 Creutzfeldt-Jakob 病，现有技术不能根除这种病原体。而且一个有极大争议的 Meta 分析的结论也已经引起关注，该分析提示人白蛋白溶液的使用可能与危重患者的病死率增加有关。这些结论或许未被证实[8-9]，但是尚无确定的证据证明使用人白蛋白比价格更便宜的半合成替代物[10-11]或真正的晶体液具有任何优势。然而，后者适用于所有胶体[12-14]。

明胶

明胶是通过牛胶原的水解来制备[15]。最常用的制剂是琥珀酰明胶（佳乐施，Gelofusine）和尿素连接明胶——聚明胶肽（海泳素，Haemaccel）[1-2]。因为聚明胶肽含有大量的钙离子，枸橼酸抗凝血不应通过以前使用过该产品的管路输注；然而，这不适用于 SAGM（盐水 - 腺嘌呤 - 葡萄糖 - 甘露醇）血液。明胶价格相对便宜并且稳定，保质期长。明胶的血浆容量扩张效果大约仅持续 90 ~ 120 分钟[3-4]。它们主要通过肾被清除。

明胶的过敏反应的发生率是可以接受的（< 0.5%），其表现从轻度的皮疹和发热到威胁生命的过敏反应。过敏反应似乎与组胺的释放有关，这可能是明胶直接作用于肥大细胞的结果。明胶似乎对凝血功能的影响最小，并不清楚是否它们有任何影响超过了凝血因子的简单血液稀释。出现与暴露于疯牛病感染的组织相关的新型 Creufzfelat-Jakot 病（nvCJD）的散发病例以来，牛源性明胶产品的安全问题就引起注意。在英国商业上可用的明胶产品来源于美国（被认为没有疯牛病），或来自法国经认证没有疯牛病的群体。英国海绵状脑病咨询委员会得出结论：明胶用于此种情况是安全的。

右旋糖酐类

右旋糖酐类是生物合成的多糖类，是肠膜明串珠菌（Leuconostoc mesenteroides）利用右旋糖酐蔗糖酶从蔗糖合成的[1-2]。这产生了一种高分子量的右旋糖酐，它随后可被酸水解裂开且通过反复的乙醇分馏而产生具有窄的分子量范围的终产物。目前在临床使用的产品以它们的分子量来描述，右旋糖酐 40 和右旋糖酐 70 的分子重量分别是 40 000 和 70 000 Da。

右旋糖酐制剂在室温条件下是稳定的且有长保存期。右旋糖酐 70 作为一种血浆代用品，用于低血容量的治疗，并且静脉内扩容效果至少可持续 6 个小时。右旋糖酐 40 因其对微循环血流和血液凝固方面的作用，而被用于一些外科手术（例如，血管、神经和整形外科手术）。右旋糖酐 40 作为一种“化淤药”使用仍有争议。右旋糖酐 40 不应当作为血浆替代品用于治疗低血容量，尽管它能产生即刻的血浆扩张作用，但是作为小分子量的后果，它也可能阻塞肾小管并导致肾衰竭[5]。

当抗 - 右旋糖酐抗体可能存在时，右旋糖酐可使真正的过敏反应突然发生，这是由于通过乳酸杆菌能合成右旋糖酐，而乳酸杆菌是肠道天然存在的正常共生菌群。右旋糖酐输注，特别是高分子量的产品，也可能促发过敏反应。在治疗前使用单价的半抗原 - 右旋糖酐可以使真正的过敏反应风险降至 1/10。右旋糖酐也与明显的凝血紊乱相关。这些包括：

- 凝血因子的单纯血液稀释
- Ⅷ因子活性的减退
- 纤溶酶原活性增加
- 纤维蛋白溶解增加
- 凝块强度降低
- 血小板功能损害

使用更低分子量的右旋糖酐可以减少红细胞聚集。为避免出血并发症的风险，在输注前凝血功能正常的患者通常推荐的最大剂量是 1.5 g/kg。右旋糖酐的抗凝作用可以作为一种预防血栓栓塞的措施在围术期使用 [1-2,5]。

羟乙基淀粉

羟乙基淀粉（HES）是由支链淀粉的羟乙基化替代物而生成，支链淀粉是一种右旋葡萄糖聚合物，从高粱或玉米中提取 [1-2]。葡萄糖部分上羟乙基替代的特征，影响血液中非特异性淀粉酶对其的水解易感性。C2 到 C6 位上的替代的比例高和整体的高程度替代（葡萄糖部分已经被替代），既阻止了酶降解，又延长了羟乙基淀粉作为血浆扩容剂的有效活性。不同的羟乙基淀粉产品通常由它们的重均分子量（weight-averaged molecular weight，MWw）来描述。它们也通过其替代的程度来划分 [1-5]。高替淀粉（C2/C6 比例为 0.6 ～ 0.7），中替淀粉（C2/C6 比例为 0.5）和低替淀粉（C2/C6 比例为 0.4）。淀粉的使用在不同国家之间是有很大差异的。

在美国，唯一被允许在临床上使用的淀粉是高分子量的（> 450 kDa）羟乙基淀粉，它以溶于生理盐水或者乳酸盐缓冲的、含糖的、平衡的电解质溶液（人造血浆溶液）的形式存在 [16-17]。现在有使用非盐水为基础的淀粉的动向，由于给人类高容量的生理盐水输注与有临床意义的酸碱紊乱有关 [18-21]。特别是，输注生理盐水已经显示可引起高氯血症性代谢性酸中毒；然而，这种现象的发病机制和临床意义仍存争议 [18-22]。存在于平衡电解质溶液中的胶体在美国以外已可以获得。在欧洲，过去 5 年来的趋势已倾向于使用低分子量（130 kDa）的低替淀粉溶解于盐水，最近则溶于平衡电解质溶液中 [23]。淀粉制剂在室温下是稳定的，且保存期长。在血管内的滞留时间与分子重量成比例 [3-4,24]，但是即使是 130 kDa 的低替淀粉也长于 6 小时。

羟乙基淀粉类产品相关不良反应的发生率是可以接受，包括过敏性反应。如果在数天内输注大容量的羟乙基淀粉，其组织沉淀可引起顽固性瘙痒 [25]。给予大容量的羟乙基淀粉是否可导致一部分肾功能不全发生仍是有争议的 [26]。羟乙基淀粉类产品可以导致凝血病 [27-28]。特别是羟乙基淀粉类产品可导致凝血因子Ⅷ（F Ⅷ）水平降低，破坏血小板功能，导致 Von Willebrand 样综合征。这些影响在大容量输注高分子量羟乙基淀粉时更大。在经过用上述新配方的平衡电解质溶液替代后，高分子量羟乙基淀粉对凝血的影响似乎已被减少 [16]。

高渗溶液的作用

近年来，高渗（600 ～ 1800 mosmol）晶体液和胶体液已被用于某些临床情况 [29-33]。这些液体的理论优势是，给予较小的容量就能提供明显的血浆容量扩张。这些溶液的高渗透压吸引组织液进入血管内腔，从而减轻组织水肿，增加血浆容量。高渗晶体液和存在于高渗盐水载体中的胶体液，已经表明在很多临床情况中可达到足够的复苏效果。要达到同样的血浆容量扩张通常需要更小容量的高张溶液。特别是，在有脑水肿风险的那些患者，这些液体通常被认为会减轻脑水肿，并且实际上这些液体在治疗难治性脑水肿中占有一席之地 [31-33]。除了在围术期使用外，还发现高渗溶液可用于烧伤患者的治疗和创伤患者的院前复苏。目前它们仅限于单次剂量给药。

血液替代品——全氟碳和血红蛋白制剂

在将来，人工或半合成的携带氧气的溶液的使用将逐渐成为一种普遍现象 [34]。很多产品已经或正在被评估：全氟碳、改良人血红蛋白（Hb）、改良牛血红蛋白和重组血红蛋白溶液。这些产品不仅具有携氧能力，而且也具有持续的血浆容量扩张能力。不像完整红细胞内血红蛋白，这些产品经常有一个线性氧 - 血红蛋白解离曲线，并且这在肺内氧摄取和在组织内氧释放中作用至今还未清晰地阐明。另外，它们可能具有特殊的药理效果——例如，对无基质的血红蛋白一氧化氮的清除作用导致血管收缩已经被很好认识的。自 2001 年，改良牛血红蛋白溶液（hemopure）已在南非被批准临床应用，但是在世界的其他国家仍未被批准用。

血浆衍生物

新鲜冰冻血浆

新鲜冰冻血浆（FFP）含有正常血浆中的所有凝血因子、白蛋白和免疫球蛋白。一个单位血浆通常是 200 ～ 250ml，至少含有 0.7 IU/ml 的 F Ⅷ（相当于正常水平的 70%）和大约 0.5 克的纤维蛋白原。它被保存在 –50℃的温度下，以便能够保持正常的凝血功能。新鲜冰冻血浆用于替代多种凝血因子的缺乏（例如，肝病、香豆素类抗凝剂使用过量和与大量输血相关的凝血病）[35-37]。初始剂量 12 ～ 15ml/kg 体重（70kg 的成年人需要 4 袋）是合适的。尽管输注新鲜冰冻血浆是有效的，但新鲜冰冻血浆不应该作为血浆容量扩充剂单独用于低血容量的治疗。

冷沉淀物

冷沉淀物通常以六个或单个献血者为单位组成一袋来提供给临床使用。 冷沉淀物通过使用冻融法从新鲜冰冻血浆中制成，收集冷沉淀物并且随后将其混悬在大约 20ml 的血浆中。冷沉淀物中包含大约原血浆单位中 50% 的凝血因子活性（如纤维蛋白原 250 mg、Ⅷ因子 100 IU）。冷沉淀贮存在 -30℃，可以保持稳定长达 1 年[35]。它的治疗指征是凝血功能不良，包括大量出血和 DIC（如果存在微小血管出血伴有纤维蛋白原水平＜ 0.5 g/L 时），以及作为Ⅷ因子浓缩剂的替代物用于治疗 von Willebrand 因子、Ⅷ因子和 VIII 因子缺乏导致的遗产性凝血因子缺乏病[36-37]。对于成年人，输注 3 ～ 4 克纤维蛋白原（大约 16 袋）将提高纤维蛋白原水平 1 g/L。

因子Ⅷ

因子Ⅷ浓缩物是从大量的献血者的血浆中提取的。一冻干小瓶内含有 300 F Ⅷ单位[35]。这种浓缩物经加热或化学处理来灭活 HIV-1 病毒。在 4℃温度下贮存 2 年内可保持稳定。通过色层分离法进一步浓缩纯化得到高纯度 F Ⅷ，对高纯度和中等纯度产品的相对优劣性问题，目前正在进行研究。

重组Ⅷ因子正在越来越多地在世界许多地方被常规使用。应用指征是治疗血友病 A 和血管性血友病[38]。根据出血的严重程度，一次可以给予大约 10 ～ 15 u/kg 的剂量，如果必要可每 12 小时重复一次。

因子Ⅸ

因子Ⅸ浓缩物（凝血酶原浓缩物）含有不同数量的因子Ⅱ、Ⅶ、Ⅸ和Ⅹ，从大量的血浆中提取[35]。它以冻干制剂形式贮存，在使用前用注射用水重新溶解。中等纯度的因子Ⅸ浓缩物用于治疗血友病 B，以及在不能耐受大剂量新鲜冰冻血浆患者中，用来纠正香豆素类抗凝剂过量导致的出血障碍[35]。纯化Ⅸ因子浓缩物现已开始使用，比传统的浓缩物纯化 100 倍，总蛋白质的 75% 为因子Ⅸ。

其他血浆浓缩物

活化因子Ⅶ浓缩物可以用于携带Ⅷ因子或Ⅸ因子抑制物的患者，由于活化因子Ⅶ可以绕过这些因子完成凝血过程[35]。活化因子Ⅶ也被用于治疗严重的危及生命的出血，但其作用还存在争议[39]。其他浓缩物，如抗凝血酶Ⅲ、C1 酯酶抑制剂以及蛋白 C 和 S，可用于缺乏该物质的患者处于风险时的治疗，如外科手术。这些浓缩物的绝大部分已被实验性地用于治疗脓毒症性休克和 DIC，取得了不同程度的成功[40]。

绝大多数血浆因子的重组制剂或者已用于临床或者正在研究中，并且它们将来可能成为标准治疗。在一个大样本人类研究中，重组活化蛋白 C 已经显示出对脓毒症性休克的治疗是有益的（见第 11 章）。

免疫球蛋白

正常的免疫球蛋白制剂是从正常献血者的血浆中制备的。它包含甲型肝炎、麻疹、腮腺炎、水痘、脊髓灰质炎和流行性细菌等的抗体[35]。免疫球蛋白适用于预防和治疗患低免疫球蛋白血症的患者，可能在治疗如血小板减少性紫癜和重症肌无力等自体免疫性疾病方面有作用。特异性免疫球蛋白可用于某些感染性疾病的治疗，包括破伤风、乙型肝炎、风疹、麻疹、狂犬病和带状疱疹。这些品种来源于已知含有高水平特异性 IgG 抗体的血浆，用于主动免疫功能缺陷的患者的预防和治疗。猕猴-D 免疫球蛋白从含有高水平抗 Rh-D 抗体的血浆制备，它可预防 Rh 阴性母亲对可能进入其血液的 Rh-D 阳性细胞致敏。Rh-D 免疫球蛋白主要用于预防新生儿溶血病。

（李　强　刘鸿宇译　李　强校）

参考文献

1. Grocott MPW, Mythen MG. Fluid therapy. In: Goldhill DR, Strunin L (eds) *Clinical Anaesthesiology*. London: Baillière Tindall; 1999: 363–81.
2. Vercueil A, Grocott MP, Mythen MG. Physiology, pharmacology, and rationale for colloid administration for the maintenance of effective hemodynamic stability in critically ill patients. *Transfus Med Rev* 2005; **19**: 93–109.
3. Webb AR, Barclay SA, Bennett ED. In vitro colloid osmotic pressure of commonly used plasma expanders and substitutes: a study of the diffusibility of colloid molecules. *Intensive Care Med* 1989; **15**: 116–20.
4. Lamke LO, Liljedahl SO. Plasma volume changes after infusion of various plasma expanders. *Resuscitation* 1976; **5**: 93–102.
5. Boldt J, Suttner S. Plasma substitutes. *Minerva Anestesiol* 2005; **71**: 741–58.
6. Halliwell B. Albumin – an important extracellular antioxidant? *Biochem Pharmacol* 1988; **37**: 569–71.
7. Vincent JL, Navickis RJ, Wilkes MM. Morbidity in hospitalized patients receiving human albumin: a meta-analysis of randomized, controlled trials. *Crit Care Med* 2004; **32**: 2029–38.
8. Cochrane Injuries Group Albumin Reviewers. Human albumin administration in critically ill patients: systematic review of randomised controlled trials. *BMJ* 1998; **317**: 235–40.
9. Bunn F, Alderson P, Hawkins V. Colloid solutions for fluid resuscitation (Cochrane Review). *The Cochrane Library* 2000; **4**.
10. Stockwell M, Soni N, Riley B. Colloid solutions in the critically ill. A randomized comparison of albumin and polygeline. 1. Outcome and duration of stay in the intensive care unit. *Anaesthesia* 1992; **47**: 3–6.
11. Stockwell M, Scott A, Riley B *et al.* Colloid solutions in the critically ill. A randomised comparison of albumin and polygeline. 2. Serum albumin concentration and incidences of pulmonary oedema and acute renal failure. *Anaesthesia* 1992; **47**: 7–9.
12. Finfer S, Bellomo R, Boyce N *et al.* A comparison of albumin and saline for fluid resuscitation in the intensive care unit. *N Engl J Med* 2004; **350**: 2247–56.
13. Schierhout G, Roberts I. Fluid resuscitation with colloid or crystalloid solutions in critically ill patients: a systematic review of randomised trials. *BMJ* 1998; **316**: 961–4.
14. Choi P, Yip G, Quinonez L *et al.* Crystalloids vs colloids in fluid resuscitation: a systematic review. *Crit Care Med* 1999; **27**: 200–10.
15. Davies MJ. Polygeline. *Dev Biol Stand* 1987; **67**: 129–31.
16. Gan TJ, Bennett-Guerrero E, Phillips-Bute B *et al.* Hextend, a physiological balanced plasma expander for large volume use in major surgery: a randomized phase III clinical trial. *Anesth Analg* 1999; **88**: 992–8.
17. Waters JH, Gottlieb A, Schoenwald P *et al.* Normal saline versus lactated Ringer's solution for intraoperative fluid management in patients undergoing abdominal aortic aneurysm repair: an outcome study. *Anesth Analg* 2001; **93**: 817–22.
18. Reid F, Lobo DN, Williams RN *et al.* (Ab)normal saline and physiological Hartmann's solution: a randomized double-blind crossover study. *Clin Sci (Lond)* 2003; **104**: 17–24.
19. Brill SA, Stewart TR, Brundage SI *et al.* Base deficit does not predict mortality when secondary to hyperchloremic acidosis. *Shock* 1999; **17**: 459–62.
20. Williams EL, Hildebrand KL, McCormick SA *et al.* The effect of intravenous lactated Ringer's solution versus 0.9% sodium chloride solution on serum osmolality in human volunteers. *Anesth Analg* 1999; **88**: 999–1003.
21. Wilkes NJ, Woolf R, Stephens R *et al.* The effects of balanced versus saline based intravenous solutions on acid base status and gastric mucosal perfusion in elderly surgical patients. *Anesth Analg* 2001; **93**: 811–16.
22. Ho AM, Karmakar MK, Contardi LH *et al.* Excessive use of normal saline in managing traumatized patients in shock: a preventable contributor to acidosis. *J Trauma* 2001; **51**: 173–7.
23. Boldt J, Wolf M, Mengistu A. A new plasma-adapted hydroxyethylstarch preparation: in vitro coagulation studies using thrombelastography and whole blood aggregometry. *Anesth Analg* 2007; **104**: 425–30.
24. James MF, Latoo MY, Mythen MG *et al.* Plasma volume changes associated with two hydroxyethyl starch colloids following acute hypovolaemia in volunteers. *Anaesthesia* 2004; **59**: 738–42.
25. Morgan PW, Berridge JC. Giving long persistent starch as volume replacement can cause pruritus after cardiac surgery. *Br J Anaesth* 2000; **85**: 696–9.
26. Zander R, Boldt J, Engelmann L *et al.* [The design of the VISEP trial : Critical appraisal.] *Anaesthesist* 2007; **56**: 71–7.
27. Treib J, Baron JF. Hydroxethyl starch: effects on hemostasis. *Ann Fr Anesth Reanim* 1998; **17**: 72–81.
28. Roche AM, James MF, Bennett-Guerrero E *et al.* A head-to-head comparison of the in vitro coagulation effects of saline-based and balanced electrolyte crystalloid and colloid intravenous fluids. *Anesth Analg* 2006; **102**: 1274–9.
29. Wade CE, Grady JJ, Kramer GC. Efficacy of hypertonic saline dextran fluid resuscitation for patients with hypotension from penetrating trauma. *J Trauma* 2003; **54**(5 Suppl): S144S1448.
30. Oi Y, Aneman A, Svensson M *et al.* Hypertonic saline-dextran improves intestinal perfusion and survival in

porcine endotoxin shock. *Crit Care Med* 2000; **28**: 2843–50.
31. Simma B, Burger R, Falk M *et al.* A prospective, randomized, and controlled study of fluid management in children with severe head injury: lactated Ringer's solution versus hypertonic saline. *Crit Care Med* 1998; **26**: 1265–70.
32. Dubick MA, Bruttig SP, Wade CE. Issues of concern regarding the use of hypertonic/hyperoncotic fluid resuscitation of hemorrhagic hypotension. *Shock* 2006; **25**: 321–8.
33. Shackford SR, Bourguignon PR, Wald SL *et al.* Hypertonic saline resuscitation of patients with head injury: a prospective, randomized clinical trial. *J Trauma* 1998; **44**: 50–8.
34. Farrar D, Grocott M. Intravenous artificial oxygen carriers. *Hosp Med* 2003; **64**: 352–6.
35. McClelland DBL (ed) *Handbook of Transfusion Medicine.* London: HMSO; 1989.
36. Mammen EF. Disseminated intravascular coagulation (DIC). *Clin Lab Sci* 2000; **13**: 239–45.
37. Mythen MG, Machin SJ. Derangements of blood coagulation. In: Hanson GC (ed) *Critical Care of the Surgical Patient.* London: Chapman and Hall; 1997: 185–94.
38. Hambleton J. Advances in the treatment of von Willebrand disease. *Semin Hematol* 2001; **38**: 7–10.
39. Moscardo F, Perez F, de la Rubia J *et al.* Successful treatment of severe intra-abdominal bleeding associated with disseminated intravascular coagulation using recombinant activated VII. *Br J Haematol* 2001; **114**: 174–6.
40. Bernard GR, Vincent JL, Laterre PF *et al.* Efficacy and safety of recombinant human activated protein C for severe sepsis *N Engl J Med* 2001; **344**: 699–709.
41. Greenough A. The role of immunoglobulins in neonatal rhesus haemolytic disease. *BioDrugs* 2001; **15**: 533–41.

第 90 章

治疗性血浆置换和静脉免疫球蛋白免疫调节治疗

James P Isbister

使用放血疗法（bloodletting）移除“疾病体液”已有 2000 多年的历史。尽管在过去此疗法没有合乎逻辑的理论基础，但从血液中清除“有害的”因子仍具有一定道理。现在，关于血浆置换治疗疾病的病理生理基础已有科学的解释[1]。交换输血法（exchange transfusion）在新生儿溶血疾病的处理中起到了革命性作用，为治疗性血浆去除术（therapeutic plasmapheresis）和血浆置换（plasma exchange）铺平了道路，即移除血浆，用白蛋白 - 电解质溶液或新鲜冰冻血浆来置换。

血浆置换最初应用于治疗与恶性副蛋白质血症相关的血液黏滞度增加。目前也用于治疗多种自身免疫性疾病（目前超过 100 种疾病）。虽然如此，因为血浆置换不仅昂贵而且并非没有风险，因此它对许多疾病的治疗作用一直存在争议。

在过去的 20 年中，静脉用免疫球蛋白（intravenous immunoglobulin，IVIG）作为免疫调节剂的应用越来越多，并且已经超过最初在体液免疫缺陷患者中作为替代治疗的应用。这种药物的应用也在本章叙及，因为它现在被用于许多对血浆置换有效的疾病，但是静脉免疫球蛋白治疗的方便性和安全性使其成为优先的选择。然而，静脉免疫球蛋白治疗自身免疫性疾病的基本原理与治疗性血浆置换相似。免疫球蛋白作为免疫调节剂的作用机制仍存在争议，并且就像精细的血浆置换一样，其作用机制可能不止一个。IVIG 的治疗效果，已经在一定范围的疾病的对照试验中得到确定，这包括特发性血小板减少性紫癜、川崎病、Guillain-Barré 综合征、皮肌炎和其他疾病。已有充分的证据证实 IVIG 能够调节 T 细胞、B 细胞和巨噬细胞的免疫反应，不但干扰抗体的产生和降解，而且也调节补体级联反应和细胞因子网络。

血浆置换原理

理论上，血浆置换对于治疗任何致病循环因子导致的疾病均有效。然而这个前提很可能太过于简单化，其他机制可能促成它的有益作用（图 90.1）。血浆置换是一个非特异性过程，它给血浆内部环境带来大量的、可能不希望出现的变化。

自身免疫性疾病的病理生理

自身免疫性疾病起源于免疫调节功能障碍（例如，免疫耐受），导致免疫系统具有自身攻击性。自身免疫疾病的基础体液免疫机制是因针对自身抗原的循环抗体（单独或与环境中的抗原相结合）或循环免疫复合物（它可沉积于不同器官的微循环中，导致器官损害）引起。自身抗体或免疫复合物激活，参与炎症反应的细胞和体液的成分，导致细胞或组织损害。循环蛋白质水解系统包括补体、凝血物质、纤维蛋白溶解物和激肽系统。在细胞方面，包括中性粒细胞和巨噬细胞，嗜酸细胞和嗜碱细胞也发挥一定作用。

自身免疫疾病的各种临床表现更多地与涉及的细胞、组织或器官有关，而不是病理生理

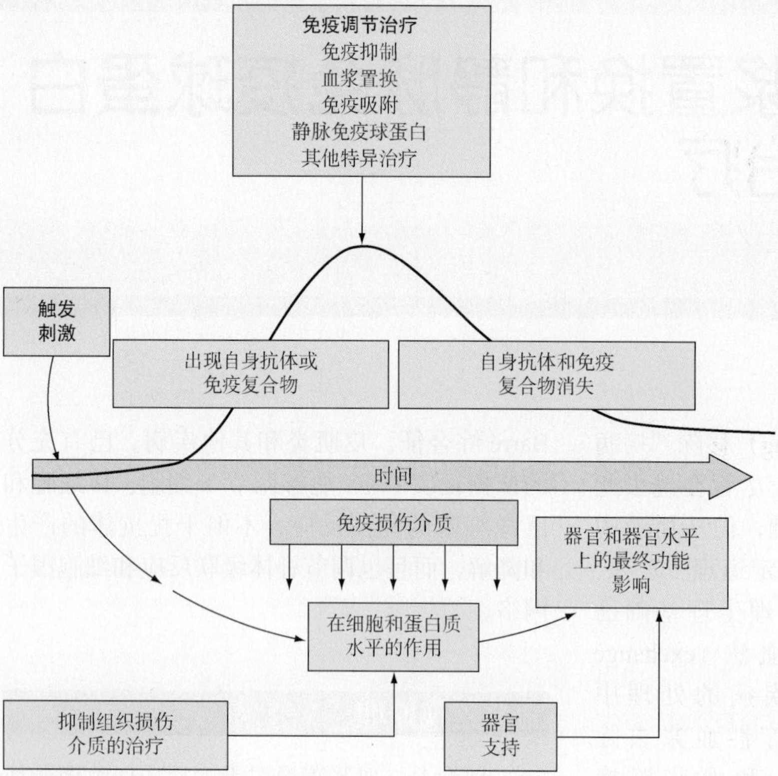

图 90.1 “一次打击”自身免疫疾病的治疗

过程。然而，为了规范化治疗，自身免疫疾病发病的基本病理生理机制必须要理解。尽管宿主防御系统的一些细胞，特别是巨噬细胞和淋巴细胞，可能有特殊的分化以适应个别器官，它们的基本功能在不同的器官之间并无太大差异。

一般而言，自身免疫疾病可以是一种急性发作的、自限性的（“一次打击”）、间歇性或者慢性的持续性疾病。急性自身免疫疾病可能有一个可识别的触发，如感染，伴随有一个 10 天到 3 周的间隔期，直到在循环血液中出现致病性的体液或细胞因子。此时此刻，器官功能损害开始出现，并且出现疾病的临床特征。

疾病的过程可由下列几个因素决定：

- 相关系统的生物功能及其重要性
- 损害的程度
- 受攻击细胞的可替代性或其他方面
- 损伤发作的时间过程

损伤的程度是由下述因素决定的：

- 涉及的抗体或淋巴细胞的特征（例如，抗体亲和力、补体结合能力和滴度）
- 宿主防御系统中其他成分的功能（如中性粒细胞、血小板、蛋白质水解系统和网状内皮系统）
- 存在其他的加重因素（如感染、激素和循环应答）

免疫损伤所涉及的细胞动力学与疾病的最终结果有关系。在自限性自身免疫疾病“燃尽”之后，器官功能的最终恢复，或者慢性自身免疫性疾病的控制，是由细胞替换和恢复到正常功能的能力决定的。

细胞被大体分为三种动力学特征：

- 连续复制细胞：这些细胞在正常状态下连续地被替换。当损伤时，这些细胞很容易被替代，而且如果免疫损伤被清除或控制，会出现细胞的完全替代。典型的见于造血系统、消化道和皮肤的细胞。

- 非连续复制细胞：在正常状况下，这些细胞不经常被替代，但是当损伤时，开始细胞分裂和出现置换。这见于肝细胞、肾小管细胞和神经膜细胞。
- 不复制细胞：当损伤时，这些细胞发生不可替代地破坏，其功能永久丧失。这见于神经细胞、肌肉细胞和肾小球。

任何自身免疫性疾病的临床特征和最终结果可能都是由许多不同的因素决定的，其中包括受累器官在去除或控制了免疫损伤后的修复能力。在许多自限性自身免疫性疾病中，如果受累及细胞是连续复制细胞或间歇复制细胞，只要在疾病的急性期给予受累器官功能以适当的支持和生命支持，完全恢复是可以预期的。例如，急性小管性坏死、急性脱髓鞘、急性肝功能衰竭和一些类型的骨髓再生障碍。然而，在涉及非复制细胞的疾病中，如急性肾小球肾炎，治疗目标是去除免疫损伤或尽可能减缓其破坏效果，从而将受累细胞和长期器官功能的不可逆损害降低到最小。免疫介质可也能诱发疾病，而没有受累细胞的直接破坏。当产生了针对细胞受体的自身抗体、并阻断或破坏这个受体时，会发生这种情况，正像在重症肌无力和甲状腺毒症中见到的那样。

急性和慢性自身免疫性疾病的治疗重点在于将不能修复的终末器官的损害降至最低，以及在急性疾病过程中给患者以支持。这些治疗可能包括：

- 非特异性治疗来抑制效应器的机制，例如，皮质类固醇、抗血小板治疗、非甾体类抗炎药、抗凝剂，以及通过血浆置换或去纤维蛋白法来消除体液效应器的机制
- 通过血浆置换或免疫吸附技术来达到降低循环中体液因子水平的治疗
- 特异的或广谱的免疫抑制剂去抑制或阻断免疫反应，例如，皮质类固醇、细胞毒药物、抗淋巴细胞球蛋白、大剂量静脉 α 球蛋白治疗
- 针对改变网状内皮功能的治疗，这随后可能作用于自身抗体和免疫复合物的清除、或者循环中损害的细胞的清除
- 静脉免疫球蛋白的免疫调节治疗

由于绝大多数疾病是由多因素导致的，因此采用单一方式治疗是不太可能成功的。多种治疗方法必须在分析疾病的基本的病理生理学之后拟订治疗计划。疾病的分期也很重要（表 90.1）。很显然，同停止产生的阶段相比，自身抗体在抗体的产生不断升高时进行血浆置换将会有不同的治疗反应。免疫调节也是一个复杂的过程，治疗可能在免疫机制中的不同位点发挥作用。

在一些情况下，特异的和定向的治疗可能攻击病生理链条中最相关的关键点，但是可能需要全部的多元治疗手段。一般而言，血浆置换是一种权宜手段，需要并用免疫抑制剂来维持控制。对自身免疫性疾病，血浆置换一般来说应当作为免疫调节治疗的第一步，并且限于急性或暴发性发病的情况，也就是自身抗体或免疫复合物引起威胁生命或受累器官损害的并发症。在一些情况，体液因子可能仅是一过性的（“单次抗原打击”疾病），不需要接下来进行免疫抑制治疗（例如，急性感染后多神经炎）。使用利妥昔单抗（一种抗 CD20 抗体）的单克隆抗体治疗越来越多，其在自身免疫性疾病的长期治疗中的作用也正在被认识[23]。

对静脉免疫球蛋白的免疫调节效果的认识和实施，已经导致其在免疫和炎症疾病方面的

表 90.1 血浆置换的基本原理

清除循环中的毒性因子、抗体
单克隆抗体
自身抗体
同种抗体、免疫复合物、化学品、药物
去除炎性介质
替代缺乏的血浆因子
增强药物的作用
增强的网状内皮功能
改变免疫调节
血浆置换对其他治疗模式的增强效果

应用增长呈指数性增长，同时它的应用是人源性血浆产品供应的主要驱动者之一。在绝大多数免疫和炎症疾病，血浆置换都已经被使用，静脉免疫球蛋白也已被使用。静脉免疫球蛋白分离自正常血浆，曾经作为体液免疫缺陷疾病的替代治疗。但是它目前被广泛应用于一些自身免疫和炎症性疾病。对静脉免疫球蛋白在免疫调节作用方面复杂机制的理解，已经取得进展。IVIG 的作用机制涉及免疫球蛋白 Fc 受体的功能和表达的调控，干扰补体系统、细胞因子和免疫球蛋白独特型网络的活化，以及细胞生长的调节。也存在对树突细胞、T 细胞和 B 细胞的活化、分化和效应器的功能等方面产生影响的证据 [4]。

技术问题

目前用于血浆置换的细胞分离器大体上分为两类 [5]：

- 使用离心技术的分离器，也适用于对特殊血液成分的分离和去除（如血浆置换术、血小板采集和白细胞采集）
- 使用膜过滤进行分离的分离器，只能应用于血浆成分的分离

上述两种血浆置换技术都可以与免疫吸附技术相结合，后者可以特异性或非特异性去除免疫球蛋白 [6]。

当血浆被移除后，去除的容量由具有足够胶体活性（如 5% 白蛋白）和适当的电解质成分的溶液来代替。尽管其他血浆蛋白质的水平由于血浆置换而减少，但很少产生具有临床意义的影响。然而，如果大量的血浆被置换，或频繁地进行血浆置换，替代这些血浆蛋白质可能是必需的。在凝血因子缺乏或免疫缺陷的患者，通常需要补充新鲜冰冻血浆。

适应证（表 90.2）

血浆置换对免疫增生性疾病和自身免疫性疾病具有很大的益处。在一些病理生理不清楚的情况下，血浆置换的有益作用可能是因为输注了被置换血浆中缺乏的成分，而不是清除了循环因子。

免疫增生疾病相关的单克隆抗体

单克隆免疫球蛋白是多发骨髓瘤和巨球蛋白血症的典型特征，但是也可能与其他淋巴细胞增生性疾病相关。这些单克隆蛋白质可能与很多疾病相关，其中很多疾病可被血浆置换逆转。

表 90.2　血浆置换可能受益的急性疾病 *

带有单克隆免疫球蛋白的免疫增生性疾病
高黏滞综合征
冷球蛋白血症
多发性骨髓瘤导致的肾衰竭
由于自身抗体或免疫复合物导致的自身免疫病
Goodpasture 综合征
重症肌无力
Guillain-Barré 综合征
慢性炎症性脱髓鞘多发神经病（CIDP）
僵人综合征
系统性红斑狼疮
暴发性抗磷脂综合征
血栓性血小板减少性紫癜
溶血性尿毒综合征
急进性肾小球肾炎
凝血抑制剂
自身免疫性溶血性贫血
天疱疮
类肿瘤综合征
血浆置换可能会收益 ± 毒素的清除的疾病状况
弥散性血管内凝血
多器官功能障碍综合征
严重的脓毒症综合征（如脑膜炎球菌血症）
机制尚未明确的疾病
Reye 综合征
去除与蛋白质结合的大分子量的毒素
百草枯中毒
毒液蜇入？

* 此列表不全，只包括那些相对常见的疾病或那些血浆置换起明确作用的疾病

高黏滞性综合征

与单克隆蛋白质相关的高黏滞性综合征的特有的临床特征包括视觉障碍、神经功能障碍和高血容量，所有上述症状能被血浆置换迅速缓解[7]。

凝血功能紊乱

单克隆蛋白质可能通过对血小板功能的不利影响或对凝血因子的抑制作用而损害凝血功能。血浆置换通常对控制出血有效，对准备外科手术的患者有所帮助。

肾衰竭

在多发骨髓瘤病程中，肾衰竭的出现被认为是预后不良的征象。在绝大多数病例中，肾衰竭的起源是多因素的，但是这些因素中的一些可以通过血浆置换而逆转。存在严重高黏滞性综合征、脱水和高钙血症的患者，在充分水化、碱性利尿和血浆置换后，肾功能是可以恢复的。

这是一个不完全的列表，仅包括那些相对常见的疾病或血浆置换对其具有明确作用的疾病。

免疫疾病

特异性自身抗体介导的疾病

肺出血肾炎综合征

在绝大多数肺出血肾炎综合征（Goodpasture 综合征）患者中，证实循环中存在抗肾小球基底膜抗体。本病典型的表现为暴发性起病，快速进展的肾衰竭和威胁生命的肺出血。早期诊断和强化血浆置换可能对保持肾功能和控制肺出血是必要的。已发展至无尿性肾衰竭的患者很少会出现肾功能的改善[8]。

重症肌无力

在大多数重症肌无力患者，去除胆碱能受体的自身抗体通常都可使临床表现出现好转。血浆置换的有益作用通常是一过性的，这种方法通常是与其他形式的治疗结合起来应用（见 49 章）。血浆置换的主要作用通常体现在肌无力危象出现时、在那些对其他治疗方法抵抗的患者，以及外科手术之前。可以通过胆碱能受体自身抗体检测和呼吸功能试验，来对治疗进行监测。接受血浆置换的患者在治疗过程中可能出现一过性病情恶化，这是由于体力消耗和从循环中清除了药物的结果，应当进行适当的通气支持。静脉免疫球蛋白也可用于治疗重症肌无力[9-11]。

僵人综合征

僵人综合征（stiff-man syndrome，STS）是一种罕见的神经系统障碍，表现为自发的躯干和近端肢体的僵硬和肌电图上的连续性运动单元活动。本病发病机制中对谷氨酸脱羧酶产生的自身抗体基本已被证实。尽管血浆置换对治疗僵人综合征是成功的，但对那些自身抗体阴性的患者可能反应很差[12,13]。

自身免疫性血液病

由直接针对凝血因子的自身抗体引起的凝血功能障碍，可能提出了一个重要的治疗难题。直接针对Ⅷ因子的抗体是最常见的，自发产生或与血友病的替代治疗相关。对存在凝血因子抑制物的患者的一线治疗，通常需要具有活化因子Ⅶ的重组 F Ⅶ a 或者足够的凝血酶原浓缩物来治疗[14]。

免疫复合物疾病

急进性肾小球肾炎

免疫复合物诱导的急进性肾小球肾炎可能单独出现或伴有相关的几种系统性疾病（如系统性红斑狼疮、结节性多发性动脉炎和韦格纳肉芽肿）[15-17]。血浆置换可使肾功能改善，甚至在存在无尿的患者也有效。血浆置换的脱补体和脱纤维蛋白效应可能对临床改善起部分作用。血浆置换对急进性肾小球肾炎的治疗效果很难评价，但是绝大多数有经验的内科医师感觉在暴发性、迅速恶化的患者，血浆置换可使肾功能更快的和完全的恢复。然而，本病的最终预后依赖于恰当的免疫抑制剂去阻断免疫复合物的形成，或者产生刺激的抗原的自发消失。

系统性红斑狼疮（SLE）

血浆置换在急性危及生命的或器官功能损害恶化的系统性红斑狼疮中可发挥作用。肾功能迅速恶化、脑炎和急性暴发性狼疮肺炎是应该考虑进行血浆置换的临床情况[18]。

冷球蛋白血症

很多类型的冷球蛋白血症可能与脉管炎或高黏血症相关。在一些患者，可能表现为急性暴发性起病的皮肤脉管炎、肾衰竭和神经系统损害。在这种情况下，血浆置换应该考虑作为一种紧急的决定性的治疗方法。

其他免疫介导的疾病

肾移植排异

体液免疫机制似乎在超急性同种异体肾移植排异中发挥重要作用。血浆置换 ±IVIG 可能在帮助患者度过急性移植物排异发生是有用的，但是临床实验的结果仍相互矛盾[19-20]。总体观点是血浆置换在少数患者会有帮助，而这些患者目前还不能通过临床或实验室指标提前预知。

血栓性血小板减少性紫癜

血栓性血小板减少性紫癜（Thrombotic thrombocytopenic purpura，TTP）是一种暴发的危及生命的疾病。特征是在小血管内形成血小板微血栓，导致微血管病。本临床综合征表现为血小板减少、微血管病性溶血性贫血、发热、肾衰竭和神经系统功能异常这五联征。腹部症状、肝功能不全和肺部异常也可出现。具有足够的临床特征、血小板减少症和微血管病的表现，即可确定诊断。

TTP 与严重 ADAMTS13 缺乏密切相关，ADAMTS13 具有金属蛋白活性，其靶裂解序列在 von Willebrand 因子（vWF）内。在急性 TTP 和那些慢性复发型患者中，已经证明存在一种针对这个降解 vWF 因子的金属蛋白酶的自身抗体抑制剂。在正常血浆，vWF 经受由特异蛋白酶介导的蛋白质水解，这种裂解蛋白酶的缺乏减少了或者完全丧失对超大 vWF 多聚体的清除，导致血管内血小板的聚集，尤其是在血管内剪切压力集中的部位。这种金属蛋白酶的抑制剂已被证实是一种 IgG 自身抗体。

本病有一个原发的特发性的形式，通常为一种急性起病，很可能有一个潜在的自身免疫机制参与。这种形式可能与很多的前驱感染相关（病毒或细菌）。痢疾志贺菌 1 型和特定大肠杆菌血清型产生的细菌细胞毒素，与 TTP 和溶血尿毒综合征（HUS）相关，很可能是通过细胞因子机制触发血管内皮细胞损伤。TTP 可能与多种药物（细胞毒药物）、毒素和叮咬有关。巨细胞病毒（CMV）、人免疫缺陷病毒（HIV）和疱疹病毒也可能也与起病有关。化疗相关性 TTP/ 溶血尿毒综合征（HUS）正在被越来越多地认识，它们可能与很多细胞毒药物有关。在接受环孢素预防治疗的同种异基因骨髓移植后患者中，严重的微血管病 TTP 已被报道为移植物抗宿主反应的并发症。

TTP 过去在 90% 的患者是致死性疾病，但是随着过去二十多年有效治疗方法的发展，该病的预后已经发生引人注目的改善。使用新鲜冰冻血浆替代的血浆置换已经成为了治疗的基石[21-22]。冷凝蛋白质贫乏血浆（去除 vWF 因子）较使用全新鲜冰冻血浆更有优势。目前绝大多数患者都可能得到缓解，完全治愈现在也很普遍，尽管不幸的是仍可能会出现复发。复发时的临床病情通常比初次发作时要轻，可能不需要非常激进的治疗。

溶血尿毒综合征

溶血尿毒综合征（haemolytic uraemic syndrome，HUS）与 TTP 有很多相似之处，但是不同于在 TTP 的脑部损害，肾损害在微血管病和血小板减少症组合中是标志性的特征[23]。溶血尿毒综合征的治疗方法和预后与 TTP 相似。它通常通常发生在儿童（与细菌或病毒感染相关），在成年人可能很少见，在成年人疾病可能经历一个更慢性的、更凶险的病程。成年患者通常需要进行干预治疗。

炎症性脱髓鞘神经病和 Guillain-Barré 综合征（GBS）

这是一种急性的自限性疾病，本病为急性脱髓鞘神经病（通常出现在病毒感染之后），通常导致患者需要在重症监护病房（ICU）治疗（见第 49 章）。这里的脱髓鞘作用是由感染后自身免疫导致，这包括细胞和体液两种免疫系统攻击髓磷脂。在应用血浆置换和静脉免疫球蛋白治疗 Guillain-Barré 综合征方面已有很多的经验，并且随机对照试验也证实这些治疗对疾病本身和并发症均具有缩短病程的益处。治疗应早期进行 [11,24]。Guillain-Barré 综合征也对大剂量的静脉免疫球蛋白有反应，但这是否应作为一线治疗仍存在争论。由于两种治疗的有效性和安全性是相同的，通常要根据当地的医疗条件和经济状况做出决定 [25]。在一些患者治疗后的恢复可能出现延迟，可能是由于髓鞘再生需要时间。一些患者在接受血浆置换治疗后病情会迅速改善，这提示存在神经阻断因素。慢性炎性脱髓鞘周围神经病（CIPD）与 Guillain-Barré 综合征有关，血浆置换和（或）IVIG 在治疗方面发挥重要作用，在很多患者需要长期治疗。

并发症

血浆置换是一种相对安全的操作，但是由有经验的医生和血浆置换操作者对置换过程进行密切监督是必要的。对血流动力学、生物化学、血液学和血浆置换的免疫效应的深入理解是最为重要的。血浆置换的可能并发症包括液体失平衡、对替代液体的反应、血管迷走反应、致热原反应、低体温、栓塞（空气或微小凝集物）、低钙血症、贫血、血小板减少、凝血功能异常、肝炎、低 γ- 免疫球蛋白血症、和药物的药动学改变。预防和治疗绝大多数并发症通常是易于做到的，但是下列情况需特别提出。

对循环的作用

任何体外操作都可能导致出现循环不稳定。血管内容量改变、血管迷走反射、药物和输注的液体，都可能单独或联合导致循环出现问题。如果没有导致氧气输送缺陷，患者通常能够代偿。然而，如果以前就存在某些缺陷（如血容量改变、血管疾病或肾衰竭），必须进行严密监测。应该始终保持严格的液体和电解质平衡，不论是在血浆置换期间，还是作为每日的监测。

血浆胶体渗透压

绝大多数患者对微小的血浆胶体渗透压波动可产生代偿。具有水肿倾向或者间隙液易于积聚于局部的患者（如颅内压升高、间质性肺水肿、深静脉血栓和肾损害）需要密切关注。

感染

多数正在接受血浆置换的患者已经存在免疫抑制，或者是由于他们的原发疾病或者是因为药物治疗引起。在需要定期的和频繁的血浆置换的患者中，应努力去维持血浆免疫球蛋白的水平。当不用新鲜冰冻血浆作为置换液时，血液的杀菌活性和免疫调节功能可能受到损害，在操作结束时输注至少两个单位新鲜冰冻血浆对提高免疫功能很可能是有利的。在血浆置换过程结束时考虑可能需要给予单剂量静脉用 γ 球蛋白。

凝血

血浆置换导致凝血系统功能紊乱，可能导致出血或血栓形成。这些情况是否发生在很大程度上取决于血浆置换的置换量和频度、以前存在的凝血系统缺陷、抗凝、其他的血栓形成危险因素、置换液种类和有创操作。

对置换液的反应

快速输注任何血液成分可能会导致过敏反应或血管舒缩反应。血浆置换是一种非常独特的情况，血液或血液制品以及血浆代用品以液体复苏的速度输入正常血容量、正常血压的患者体内。

血管内蛋白质的影响

如果血浆蛋白质组分或白蛋白被作为置换液，不仅会使凝血因子和补体成分丢失，而且循环中的各种载体和结合蛋白质也会锐减。这对药物的药动学和药物清除可能会有显著的影响（例如，抗凝血酶Ⅲ水平可能对肝素活性产生影响）。在血浆置换后，由于血浆结合蛋白质减少可能使皮质类固醇的作用增强。

（李　强　刘鸿宇译　李　强校）

参考文献

1. Isbister JP. Plasma exchange: a selective form of bloodletting. *Med J Aust* 1979; **2**: 167–73.
2. Scheinberg M, Hamerschlak N, Kutner JM *et al.* Rituximab in refractory autoimmune diseases: Brazilian experience with 29 patients (2002–2004). *Clin Exp Rheumatol* 2006; **24**: 65–9.
3. Virgolini L, Marzocchi V. Rituximab in autoimmune diseases. *Biomed Pharmacother* 2004; **58**: 299–309.
4. Negi VS, Elluru S, Siberil S *et al.* Intravenous immunoglobulin: an update on the clinical use and mechanisms of action. *J Clin Immunol* 2007; **27**: 233–45.
5. Stegmayr BG. A survey of blood purification techniques. *Transfus Apher Sci* 2005; **32**: 209–20.
6. Ullrich H, Kuehnl P. New trends in specific immunoadsorption. *Transfus Apher Sci* 2004; **30**: 223–31.
7. Mehta J, Singhal S. Hyperviscosity syndrome in plasma cell dyscrasias. *Semin Thromb Hemost* 2003; **29**: 467–71.
8. Shah MK, Hugghins SY. Characteristics and outcomes of patients with Goodpasture's syndrome. *Southern Med J* 2002; **95**: 1411–8.
9. Zhu KY, Feferman T, Maiti PK *et al.* Intravenous immunoglobulin suppresses experimental myasthenia gravis: immunological mechanisms. *J Immunol* 2006; **176**: 187–97.
10. Gajdos P, Chevret S, Toyka K. Intravenous immunoglobulin for myasthenia gravis. *Cochrane Database Syst Rev* 2006(2): CD002277.
11. Green DM. Weakness in the ICU: Guillain–Barré syndrome, myasthenia gravis, and critical illness polyneuropathy/myopathy. *Neurologist* 2005; **11**: 338–47.
12. Shariatmadar S, Noto TA. Plasma exchange in stiff-man syndrome. *Ther Apher* 2001; **5**: 64–7.
13. Cantiniaux S, Azulay JP, Boucraut J *et al.* [Stiff man syndrome: clinical forms, treatment and clinical course]. *Rev Neurol (Paris)* 2006; **162**: 832–9.
14. Abshire T, Kenet G. Recombinant factor VIIa: review of efficacy, dosing regimens and safety in patients with congenital and acquired factor VIII or IX inhibitors. *J Thromb Haemost* 2004; **2**: 899–909.
15. Stegmayr BG, Almroth G, Berlin G *et al.* Plasma exchange or immunoadsorption in patients with rapidly progressive crescentic glomerulonephritis. A Swedish multi-center study. *Int J Artif Organs* 1999; **22**: 81–7.
16. Rahman T, Harper L. Plasmapheresis in nephrology: an update. *Curr Opin Nephrol Hypertens* 2006; **15**: 603–9.
17. Jayne DR, Gaskin G, Rasmussen N *et al.* Randomized trial of plasma exchange or high-dosage methylprednisolone as adjunctive therapy for severe renal vasculitis. *J Am Soc Nephrol* 2007; **18**: 2180–8.
18. Pagnoux C, Korach JM, Guillevin L. Indications for plasma exchange in systemic lupus erythematosus in 2005. *Lupus* 2005; **14**: 871–7.
19. Lehrich RW, Rocha PN, Reinsmoen N *et al.* Intravenous immunoglobulin and plasmapheresis in acute humoral rejection: experience in renal allograft transplantation. *Hum Immunol* 2005; **66**: 350–8.
20. Rocha PN, Butterly DW, Greenberg A *et al.* Beneficial effect of plasmapheresis and intravenous immunoglobulin on renal allograft survival of patients with acute humoral rejection. *Transplantation* 2003; **75**: 1490–5.
21. Brunskill SJ, Tusold A, Benjamin S *et al.* A systematic review of randomized controlled trials for plasma exchange in the treatment of thrombotic thrombocytopenic purpura. *Transfus Med* 2007; **17**: 17–35.
22. Ozkalemkas F, Ali R, Ozkocaman V *et al.* Therapeutic plasma exchange plus corticosteroid for the treatment of the thrombotic thrombocytopenic purpura: a single institutional experience in the southern Marmara region of Turkey. *Transfus Apher Sci* 2007; **36**: 109–15.
23. Amirlak I, Amirlak B. Haemolytic uraemic syndrome: an overview. *Nephrology* 2006; **11**: 213–18.
24. Raphael JC, Chevret S, Hughes RA *et al.* Plasma exchange for Guillain–Barré syndrome. *Cochrane Database Syst Rev* 2002(2): CD001798.
25. Tsai CP, Wang KC, Liu CY *et al.* Pharmacoeconomics of therapy for Guillain–Barré syndrome: plasma exchange and intravenous immunoglobulin. *J Clin Neurosci* 2007; **14**: 625–9.

第 91 章

凝血功能衰竭

James P Isbister

内环境稳态失衡在危重患者中非常常见其发病机制较为复杂，很可能受到很多因素的影响。由于凝血功能衰竭可能使众多内科、外科和产科的疾病变得极为复杂，所以确切的诊断和特异性的治疗可能会很明显地影响治疗结果。通常这一诊断过程需要复杂的实验室分析步骤的协助。而疾病的突发性往往等不及这些实验室检查结果的反馈。所以治疗可能在获得少数实验室检查结果后立即开始。因此最好在专业的血液科医师配合下进行协作治疗。

正常的凝血状态

凝血系统需要精细控制，是宿主防御系统的组成部分。它的作用是在需要时触发充分的凝血，但不会过度凝血。这个系统与宿主防御系统的其他组成部分发生密切的相互作用，包括急性应激反应、炎症、愈合过程和免疫功能。我们对凝血系统的理解正经历着从相互作用的体液因子到一个以细胞为基础的整合系统的转变[1-2]。鉴于调控凝血系统活性的各种治疗方法的存在，我们有必要对凝血系统的结构和功能的核心方面进行总结。

血液从液态到固态的转化过程中涉及的生理变化正不断地被深化理解。血管收缩、血小板栓堵和纤维蛋白凝块为血栓的形成打下基础。而血栓又为凝血过程提供架构（图 91.1），促进破损的血管愈合。凝血酶是凝血系统中一种强有力的蛋白水解酶，它可以将纤维蛋白原转化成可溶性纤维蛋白单体，进而聚合形成纤维蛋白凝块。纤维蛋白原是凝血系统中的主要蛋白质，是这一蛋白水解级联反应的终产物。在这个过程中前凝血蛋白被激活生成强力蛋白水解酶，在辅因子的帮助下，生成活化前驱物，促进凝血过程的放大。聚合纤维蛋白在因子ⅩⅢ的作用下进一步形成稳定的纤维蛋白凝块。开始时凝血酶产生，并与包含组织以小量因子的细胞有关，这一过程随后被转移至激活的血小板表面，在血小板表面产生放大作用。

受伤后，血管收缩减少出血量，以获得启动凝血系统的时间。当大量出血时，低血压作为一种重要的病理机制可以使失血降至最低以保障血栓的稳定。受控的或“可耐受”低血压现在作为一种重要的处理严重出血的方法被广泛接受[3-4]。通过释放与血小板栓子联合发生作用的血管收缩剂，血管收缩被进一步增强。血管内皮细胞通过合成各种不同蛋白质或因子而发挥积极作用。这些因子往往作用于膜表面和（或）与血小板和凝血系统（例如，前列环素、抗凝血酶Ⅲ、纤溶酶原激活剂、VW 因子、血栓调节蛋白、肝素辅因子Ⅱ和一氧化氮）[5]相互作用。继初始血管反应后，成功的凝血取决于足够的有功能的血小板、凝血级联反应及尚未被研究清楚的红细胞和白细胞的参与。

凝血系统通过外源性途径被激活，在此途径中受损害的组织暴露出组织因子（TF）。组织因子是一种膜结合蛋白，存在于包绕血管床的细胞中。因子Ⅶ 和Ⅶa（在血液循环中通常数量很少）结合在激活因子Ⅹ的组织因子上。因子 Ⅹa 与辅因子Ⅴa 相互作用形成凝血酶原复合物，在细胞表面上产生少量的凝血酶。因

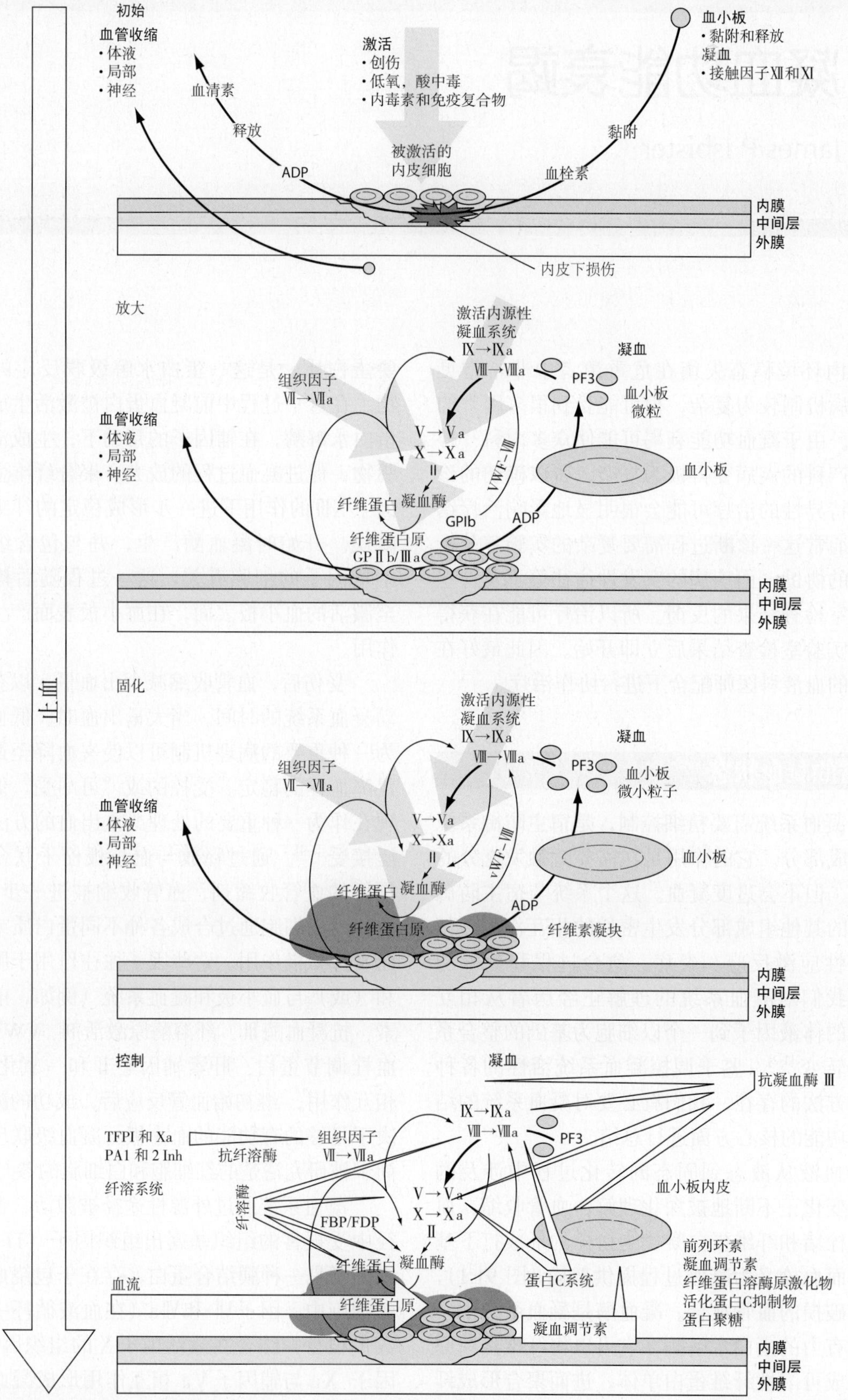

图 91.1 凝血系统的概述。APC，活化蛋白 C；AT Ⅲ，抗凝血酶 Ⅲ；FBP，纤维蛋白原破解产物；FDP，纤维蛋白原降解产物；TFPI，组织因子通路抑制物；vWF，von Willebrand 因子

子Ⅸ 也被组织因子或Ⅶ因子 a 复合物激活；它在凝血的起始阶段并不发挥明显的作用，但是因子也被复合物激活；弥散到已经黏附了 TF-支架细胞位置的近端与特异血小板表面受体和与复合因子Ⅷa 相互作用的血小板。导致血小板表面的Ⅹ因子被直接激活。内源性和外源性凝血途径的概念，更多的是历史和实验室特征的概念，现在已经很清楚这种分类是人为的，但是这个概念在治疗和评估凝血实验检查方面仍有价值。

von Willebrand 因子（vWF）是一种多聚体糖蛋白，通过介导将血小板黏附到暴露的血管内皮下，与主要的血管 / 血小板链接，形成转运蛋白来转运凝血因子Ⅷ，凝血因子Ⅷ从 vWF 上分离下来在被激活的血小板表面同Ⅸa（因子Ⅹ酶复合物）形成复合物来激活因子Ⅹ转化成因子Ⅹa。vWF 进一步从附近的内皮细胞的 Weibel-Palade 小体和血小板的 α- 颗粒释出。血小板通过它们表面的Ⅰb- Ⅸ - Ⅴ糖蛋白复合物与 vWF 相互作用。这减慢了它们沿着内皮下膜移动的速度，使之能够与受体产生相互作用，这导致血小板与胶原蛋白结合。GPⅠa-Ⅰia 受体促进与胶原蛋白黏附，然后 GPⅡb-Ⅲa 能够与 vWF、纤维蛋白原、纤维连接蛋白、玻璃粘连蛋白和和糖蛋白 G 结合，为散在的血小板提供更重要的固定物。血小板栓子形成的初始阶段导致了在受损的内皮下膜上形成单层的血小板层。与被激活的凝血级联系统共同作用，在局部形成凝血酶。凝血酶是一种强有力的血小板激动剂，通过作用于蛋白酶激活受体（PAR）产生止血栓子。止血栓子进一步的延伸需要补充更多的血小板激动剂，如凝血酶和中间介质、ADP 和从血小板直接释放出来的血栓烷 A2。P- 选择素在激活过程中被表达，在血小板 - 血小板黏合的过程中也发挥了作用。

在凝血系统之内和与之平行的是复合物反馈机制，它起微调作用并避免不当和过度激活凝血系统[6-8]。有几种抑制性蛋白质，包括抗凝血酶Ⅲ、血栓调节蛋白、蛋白 C 和 S、组织因子途径抑制剂和纤溶系统，它们在控制纤维形成部位和程度方面都具有很重要的作用。事实上，基于周围环境影响，凝血酶本身的作用是促凝血或抗凝血。过度激活常见于创伤和严重感染，它可以促进系统性激活；但是总体而言，系统可以很好地被控制，活性也可以局限于受刺激的局部区域。此复合防御系统的动荡可能导致很多临床疾病，包括过多的动静脉血栓形成、微小血管阻塞、动脉粥样斑块形成和凝血功能衰竭。

全身凝血状态评估

有一些临床表现可以提示局部或全身凝血系统功能衰竭（图 91.2）。临床病史很重要，特别是有关既往的出血病史、家族史、合并的内科状况和药物治疗情况。外科手术或有创治疗也可能会影响凝血，因而需要引起特别关注。

凝血状态的检测

全血凝集时间和血凝块的检测通常对评估凝血状态不起作用。但是，在急诊情形下，在等待实验室结果的同时，观察在 37℃时血液在玻璃管内的聚集和持续凝集的时间、血凝块的大小、回缩和可能存在的溶解对简单的判断是否存在凝血病也很有帮助。血栓弹力描记图是一个更准确、可控制且可以在病床边对凝血状态进行“整体”评估的方法，但是需要对技术和质量进行密切观察和控制。随着检查技术的不断提高，在临床操作中，实验室凝血状态筛查还是非常可行的。全血计数、凝血酶原时间、活化部分凝血活酶时间、纤维蛋白原水平、D- 二聚体 ± 凝血酶凝集时间（TCT）可以更广泛地筛查多数临床上明显的凝血功能异常[9-11]（图 91.3）。基于这些检查结果，经血液科医生会诊后，可进行进一步的特异性的凝血状态检查（例如，综合研究、因子分析、血小板功能检查和纤维溶解功能的检查）。在广泛的定义包括：

- PT 检测外源性凝血系统的完整性

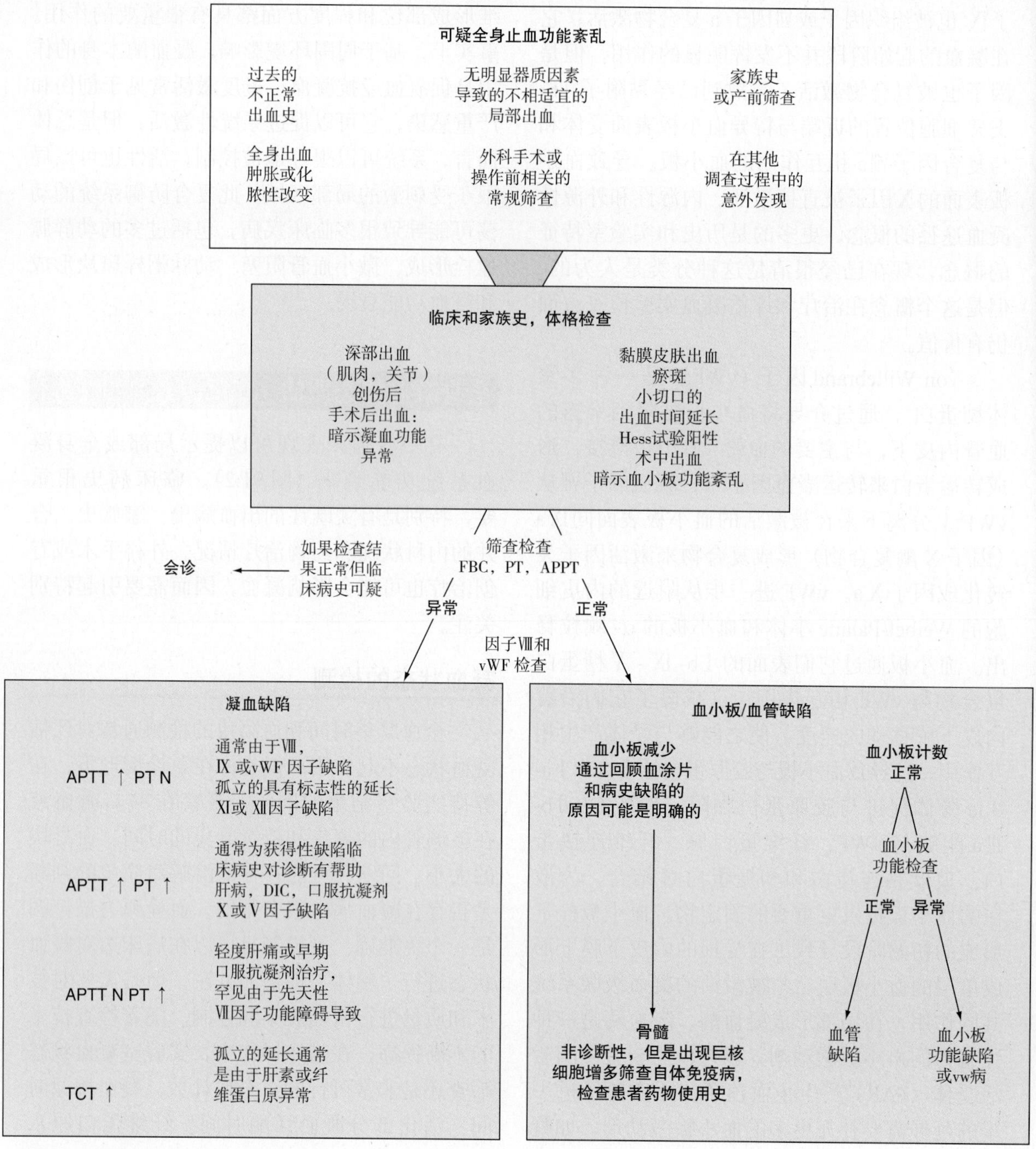

图 91.2 凝血检验

- APTT 检测内源性凝血系统
- TCT 检测纤维蛋白原转化
- D- 二聚体分析测量纤维溶解的片段产物

凝血系统在 37℃时能够最好地发挥功能，实验室凝血检查也在 37℃进行。尽管凝血系统并未受损，同时实验室检查条件也是正常的，但是低体温可能会严重破坏患者的系统性和局部性凝血状态。

对具有潜在的凝血止血功能缺陷的患者进行实验室检查取决于疾病紧急的程度。对于没有明确的凝血功能缺陷的情况紧急的患者给予成分血液是必要的。在可选择的情况下，缺陷可能被准确地确定，对于存在的血液问题，预

图 91.3 可疑凝血缺陷的检查。FDP，纤维蛋白原降解产物

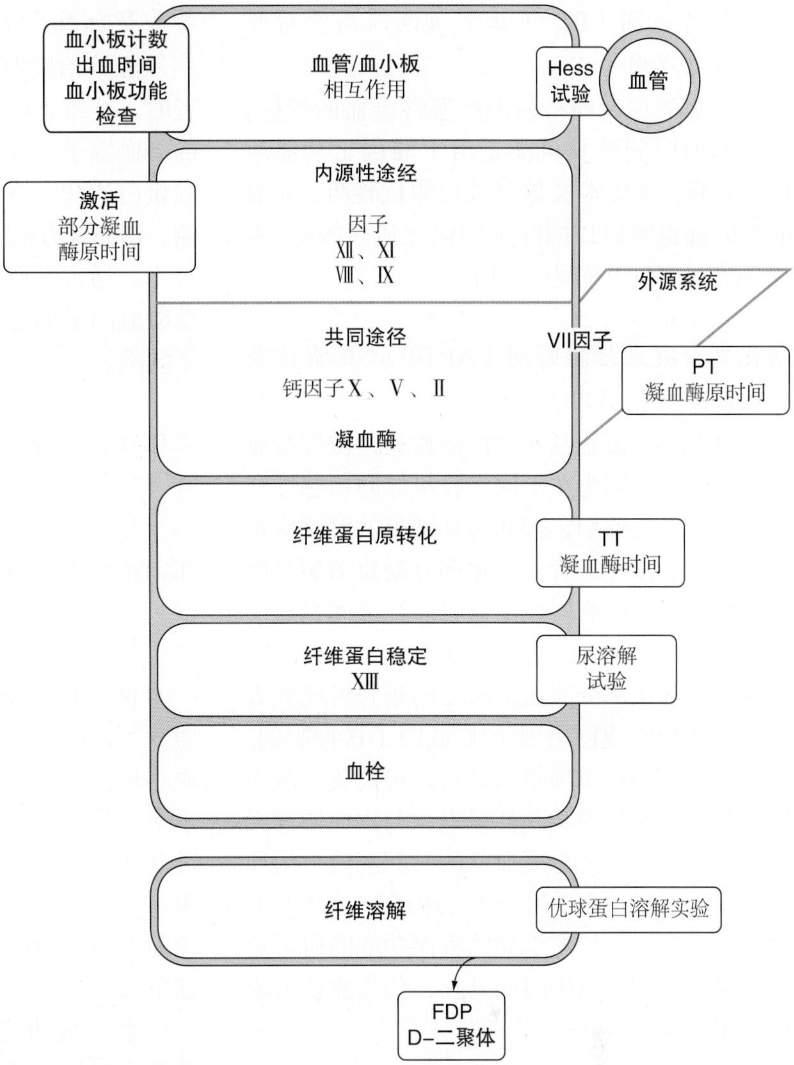

防性或治疗性给予特殊血液成分进行治疗。择期手术前详尽的既往病史了解和实验室筛查可避免未被诊断的凝血功能衰竭。

进行凝血功能检查时，在血液样本收集方面有几个重要的原则。绝大部分样本使用枸橼酸试管收集，管中的抗凝剂数量与收集入管中的血液的量有关。将适当数量的血液加入到试管中并进行轻轻地混合是非常重要的。注意静脉穿刺技术是起决定作用的，需要迅速将标本转送到实验室。由于静脉穿刺导致组织因子污染，血液样本的凝血过程被激活，使检验结果失效。从血管通路中获得的血液标本可能被稀释或被肝素污染。对于一个患者不准确的实验室结果可能比没有结果更危险。

血小板计数（PC）（正常 150 ~ 400×10^9/L）

血小板计数是全血计数中的一部分，由自动细胞计数器完成。通过“指尖”血标本进行准确的血小板计数是可能的。

出血时间（BT）（正常值 3 ~ 9 分钟）

当血小板计数降至 75 ~ 100×10^9/L 以下时，假定血小板功能是正常的，出血时间应相应延长。在微血管 / 血管疾病和一些凝血功能缺陷时，血小板功能有缺陷，出血时间也会被延长。出血时间是一项有创的依赖设备的检查。它不适合用于没有选择性的筛查。基本可以被血小板功能分析仪 PFA-100（R）替代。

凝血酶原时间（PT）（正常值范围高于对照组值 3 秒以内）

凝血酶原时间是检测外源性凝血的指标。凝血酶原时间延长可能是由于Ⅶ因子功能减退、肝病、维生素 K 缺乏或口服抗凝药。凝血酶原时间也可以以国际标准化比值（INR）表示，特别是用于抗凝治疗时。

活化部分凝血活酶时间（APTT）（正常值高于对照组 6 秒以内）

活化部分凝血活酶时间是检验内源性凝血系统的指标。因为在不同实验室之间敏感性和特异性有很大差别，因此对其结果的解读应慎重。在非选择性患者，活化部分凝血活酶时间延长与凝血功能衰竭或出血可能性之间没有明显的相关性。当怀疑患者存在系统性凝血功能障碍时，活化部分凝血活酶时间延长可能代表凝血功能障碍或使用因子Ⅷ 或因子Ⅸ抑制剂。如果有明显的此单项指标延长，可能代表凝血级联反应的接触时相功能减退，与出血倾向无明显相关。活化部分凝血活酶时间和凝血酶原时间延长可能是由于因子Ⅹ、因子Ⅴ 或因子Ⅱ 功能障碍导致。狼疮引起的凝血功能障碍可导致活化部分凝血活酶时间延长，代表血栓形成前状态。

凝血酶凝集时间（TCT）（较正常对照组延长 < 2 秒）

这是一个检测纤维蛋白原最终转化为纤维蛋白的试验。TCT 的延长是由于低纤维蛋白原血症、纤维蛋白原功能异常、肝素的作用及纤维蛋白降解产物的作用。

D- 二聚体（正常值< 0.25 ng/L）

D- 二聚体检查是分析纤维蛋白溶酶分解活动导致的裂解片段。D 二聚体升高可见于手术后、创伤、肾功能损害和静脉血栓形成。D-二聚体水平增高代表纤维溶解过度，见于弥散性血管内凝血。本检查对纤维蛋白溶解很特异，而对原发纤维蛋白原溶解不特异。

特异凝血因子分析

在诊治疑似存在系统性凝血功能衰竭的患者时，纤维蛋白原是最常见的常规方法可检测的凝血因子。要测定纤维蛋白原浓度可用可凝固蛋白质法、终点探测技术或免疫化学方法检测。Clauss 方法是应用最多的纤维蛋白原分析技术。通常在血液科医生会诊后进行检测，其他凝血因子的分析通常用来检测特异性凝血因子缺陷。

优球蛋白溶解时间（ELT）（正常范围 > 90 分钟）

这个实验主要反映了血浆酶原激活物的存在，缩短代表系统性纤溶激活。

血小板功能检查

血小板功能检查用于诊断血小板功能障碍[12-13]。近年来通过血小板功能检查来监测抗血小板治疗已越来越多地引起研究者的兴趣。不幸的是，血小板功能检查缺乏很好的统一标准和很好的质量控制方法。在一些临床工作中，一些更新更简单的血小板功能分析方法在诊断上的应用已被评估，但是它们的价值还存在争议。

血小板功能分析（PFA-100）是一项已被普遍应用的技术。全血被置于一个一次性的试管中，这个试管含有由胶原 / 肾上腺素或胶原 /ADP 形成的包膜，一个显微镜孔被放置其中。在高速剪切力作用下，膜与血接触后，膜使得血小板聚集堵塞小孔。堵塞小孔的时间在终点时被记录，代表结束时间[14]。本项技术简单快捷，但是受很多因素影响，如血小板计数、红细胞压积、ABO 血型和血浆 vW 因子水平。结果正常具有很高的阴性预测价值。本法正在越来越多地成为筛查血小板功能减退的一种受欢迎的方法；然而，假阳性和假阴性结果也可能出现。这项检查比出血时间的敏感性高，后者现已被认为是一项应该废弃的检查。

血栓弹力描记法（TEG）

血栓弹性描记法最初在 50 年前被描述。

但是未能在常规实验室检查中发挥作用。随着技术的提高，特别是标准化和计算机技术的提高，现在 TEG 已成为了一种用于监测凝血状态动力学的有用工具，弥补了长期存在的常规凝血筛查试验的不足。TEG 可以检测血液在低剪切状态下凝集的黏弹性特征。剪切弹性变化的类型提供了关于血凝块形成、生长和已形成的凝块稳定性的动力学参数。TEG 正在越来越多地作为重点检验，提供关于患者的凝血过程中“真正的时间”的信息[15]。

先天性凝血功能减退

先天性出血性疾病相对比较少见，通常限于单一凝血因子缺陷。确定这种缺陷存在很重要，以便于能够术前给予相应的特异性替代治疗或预防特殊的突发性出血发生。

血友病

血友病 A（经典血友病）

血友病 A 是一种由于Ⅷ因子缺陷导致的与因子Ⅹ相关的疾病。血友病治疗的关键步骤是凝血因子的替代疗法[16-17]。凝血因子凝集物或Ⅷ重组因子可以预防出血和控制已经存在的出血。凝血因子的计算是基于 1ml 标准库存血浆中存在一个单位的凝血因子来计算。一个有 3000ml 血浆的个体，循环血液中存在 3000U 的Ⅷ因子。如果此人是血浆中Ⅷ因子的水平小于 1% 的血友病患者，他需要 3000U 的Ⅷ因子来提高其血浆Ⅷ因子的水平达到 100% 的正常水平。

经验证明 15 ～ 20U/kg 体重的剂量可以控制绝大多数关节血肿，但是用于控制肌肉血肿或预防牙龈出血的剂量可高达 30U/kg 体重。严重出血是将凝血因子水平提高到正常的 100% 的指证（如颅内或腹腔内出血），但是对特异剂量的反应在不同患者有很大的差异，经验性的“剂量探索”方法可能是必要的。替代治疗后测量Ⅷ因子水平会很有帮助。Ⅷ因子浓度为 25% 时，控制关节出血应达到的剂量为 15U/kg 体重，Ⅷ因子浓度为 50% 时，预防拔牙后出血的剂量为 30U/kg 体重。当血友病患者进行有创操作时，包括最小的操作如抽取动脉血气分析，也应该给予凝血因子。

在血循环中，Ⅷ因子的半衰期大约为 12 小时。因此，如果想要维持某凝血因子的血浆浓度，就应该每隔 12 小时重复给予一次。凝血因子的分析在接近 12 小时末时进行，以确保凝血过程中可获得充分的所需的凝血因子浓度。也可以通过持续静脉内输注的方法来保证有充足的浓度。

血友病 B（Christmas 病）

血友病 B 的起病原因是由于因子Ⅸ缺乏，较经典血友病少见。总体治疗原则二者相似，需使用Ⅸ因子浓集物或其重组产品。

vW 病

Von Willebrand 病（vWD），是最常见的遗传性凝血功能异常疾病。每 100 万人中有大约 100 例有症状的患者。其出现症状的原因是 vW 因子的数量和质量有缺陷。vWD 患者可能由于血小板功能缺陷出现皮肤黏膜出血，或与血友病相类似的自发性深部组织出血。

vWD 的分类是复杂的，存在争议。治疗可能由其特异的亚型决定，血液病专家会诊是非常重要的[18-19]。其亚型分型可以反映出临床多样性，而亚型主要根据特异性的病生理机制来分型。

在绝大多数患者，去氨加压素（DDAVP）是有效的治疗方法，但是替代治疗对于更罕见的严重亚型可能是必需的。DDAVP 通过释放因子Ⅷ和 vW 因子诱导了止血；出血患者为了促使凝血或在外科手术前 30 分钟内缓慢输注 0.3 μg/kg 的药物。当没有血栓风险作为禁忌证时，给予抗纤维蛋白溶解药物可能也是有用的。如果有替代治疗的指征，应该给予冷沉淀或包含 vW 因子的Ⅷ因子浓集物。

先天性血小板功能异常

先天性血小板功能异常很罕见，最常见的严重疾病是 Glanzmann 血小板缺乏症[20]。输注血小板可以用于治疗急性出血或用于择期外科手术；DDAVP ± 抗纤溶治疗和Ⅶa 重组因子都可对本症起到治疗作用。

获得性凝血功能异常

获得性凝血功能异常通常比先天性凝血功能异常更为复杂，影响因素更多。

想要成功地治疗这些潜在的有生命危险的症状，首要的是要有一个统一的方法，输血治疗不能从其他治疗方法中被孤立出来。

严重出血和大量输血

继发于急性和（或）大量失血和输血的凝血功能障碍的发病机制及其处理仍未搞清楚[21]。创伤性凝血病的特征是黏膜受损。创伤性凝血病是非外科原因出现的黏膜损伤、浆膜表面、伤口和血管穿刺部位的出血。低体温、酸中毒和血液稀释是常见的临床表现，有时候会合并 DIC 的临床特征。典型的情况是，在出现脑外伤、脂肪、羊水或其他强力的促凝血酶原激酶进入循环系统后急性发生 DIC。当内皮炎症或衰竭减少了活化凝血因子的清除时，凝血病的发生可能不是很急。在大量输血时应预防创伤性凝血病的出现，在早期应增加血浆输注治疗，这可能会防止或延迟凝血病的发生。

如果可纠正的凝血系统缺陷被证实，大量输血的严重并发症可能被避免或降至最低（表 91.1）。导致凝血功能衰竭的不同潜在机制的相对重要性是不容易被确定的，但是对可纠正的缺陷的确认是可以避免并发症或将并发症降至最小的关键。凝血功能衰竭很少与输血的量或输血成分相关，但是与打击的性质、低血容量的程度和复苏的时间有关。患有严重凝血病和微小血管出血的创伤患者通常在大量输血前存在不正常的实验室检查指标。除严重异常外，凝血实验室指标很少与凝血衰竭的临床症状相关。血小板减少和血小板功能受损可能是并列的最重要的凝血异常，纠正凝血异常可能与控制微血管出血相关。

表 91.1 继发于大量输血导致的凝血功能衰竭的可能因素

业已存在的凝血功能缺陷
凝血因子、血小板和抑制物的丢失
凝血因子、血小板和抑制物的稀释
由于休克对肝和骨髓功能的影响而导致的骨髓合成功能受损
创伤的影响：弥散性血管内凝血（DIC）和纤维蛋白溶解
血液贮存损害的影响：凝血因子和血小板的消耗，DIC 的加重或沉淀
凝血调节因子的消耗（如抗凝血素Ⅲ、纤维连接蛋白 和蛋白 C）
不相容的输血反应：DIC
低热
枸橼酸毒性作用

大量出血后导致的凝血功能缺陷首先局限于Ⅴ因子和Ⅷ因子。应进行 APTT、PT 和纤维蛋白原分析。但是情况的紧急性通常不允许进行其他的特异性因子分析。如果检查结果异常，应输注新鲜冰冻血浆（FFP）、冷沉淀或凝血因子浓集物。纠正低纤维蛋白血症很可能比原先考虑的更重要[22]。对于因大量出血而使用浓缩红细胞和血浆替代品治疗的患者可使用预防性新鲜冰冻血浆治疗。应当避免、认识低体温，并快速治疗[23]。与大量输注贮存血相关的潜在问题见表 91.2。

当与微血管渗出相关的出血发生时，可采取多种措施，确保所有已明确的凝血功能异常已被纠正。关于新鲜血和目前的重组激活凝血因子Ⅶ作用的问题就出现了[24]。使用新鲜收集的全血仍有争议，这是一个敏感而需要评论的话题[25-26]。提供新鲜全血可能存在逻辑的、伦理的和安全的问题需要考虑。许多输血治疗专家明确地阐明根本就没有需要输注新鲜全血的指征。由于对其病生理仍了解很少，同时特异性成分血治疗可能无效，这个定论可能在治疗大量出血和存在输血综合征时难以站住脚。本文的作者，根据自己的经验和目前存在的证据，认为下述陈述合理地总结了目前新鲜全血输注的情况：

表 91.2 输注贮存成分血的潜在问题

纠正缺陷失败
缺陷的不完全纠正
网状内皮细胞系统的阻断（微小聚集物，凝血）
微血管病理生理（ARDS，MSOF）
自由基病理的加重（白细胞，铁离子）
凝血系统的激活和消耗
高钾血症、低钙血症、低体温
血管活性效应（低血压）
高胆红素血症

表 91.3 肝病性凝血功能障碍

维生素 K 依赖性的凝血因子Ⅱ、Ⅶ、Ⅸ、Ⅹ的缺乏
纤维蛋白原和Ⅴ因子缺乏
去纤维蛋白原血症
弥散性血管内凝血
过度的纤维溶解活性
循环中的抗凝血剂
血小板异常

- 新鲜全血可快速携氧、扩充容量和提供凝血因子
- 可向患者提供同种异体输血的供体为数减少
- 与大量输库存血相关的问题可被降到最低或可以被避免
- 与输血相关的病毒感染的风险比经过全面检测的库存血高
- 控制出血的益处很可能与快速补充具有功能的血小板有关

与肝病相关的凝血功能衰竭

肝几乎是与凝血所有环节和控制凝血相关因子生成都密切相关的器官（表 91.3）。与肝病相关的出血治疗起来可能很困难。可能有一个过度消耗凝血因子、凝血因子和凝血抑制蛋白合成受损的联合作用。纤维蛋白溶解过度激活和活化的凝集因子清除减弱可使问题变得更加严重。此外，大量失血、休克和输血的效应也可使问题变得复杂化。

由于维生素 K 依赖性凝血因子缺陷导致的凝血异常（主要存在于胆汁淤积性肝病的患者），可通过补充维生素 K 治疗而迅速逆转，可能不需要输血。如果凝血异常不能被维生素 K 逆转，可能是因为存在肝细胞破坏，新鲜冰冻血浆是合适的替代治疗[27]。当计划进行择期手术时，预防性应用新鲜冰冻血浆是适合的。在肝病中，低纤维蛋白原水平通常反映疾病进展状况，与预后不良相关，或表明存在弥散性血管内凝血（DIC）。如果纤维蛋白原浓集物不能获得，人血浆冷沉淀物通常是最容易令人接受的用来补充纤维蛋白原的替代品。

弥散性血管内凝血[28]

弥散性血管内凝血（DIC）是一个病理生理过程而不是一种疾病。其临床表现与继发于血浆和凝血系统的凝血物质消耗[29]导致的出血和血管阻塞期间血管内凝血相关。

这个过程的存在可能是由于刺激的持续和（或）天然的凝血抑制物的消耗。不当的、过度的和失控的凝血过程的激活都会导致 DIC 出现。当缺陷只能通过实验室检查确定时，最初表现为充分的代偿。如果初始的凝血异常严重，失控的急性 DIC 的临床综合征可以导致全身出血并伴发终末器官衰竭。代偿性的继发性纤维蛋白溶解在一些患者可能加重出血。

病理生理

弥散性血管内凝血特征为凝血因子和血液循环内血小板的消耗，由于纤维蛋白沉淀导致不同程度的微血管阻塞（图 91.4）。当特征性的血小板和凝血因子消耗出现时，出血可能成为一个主要的特征。

可能导致过度地激活凝血系统的发生机制包括：

- 组织中的促凝血酶原激酶进入到循环血中，激活凝血级联反应，如继发于广泛组织损伤之后、外科手术过程中、恶性肿瘤和急

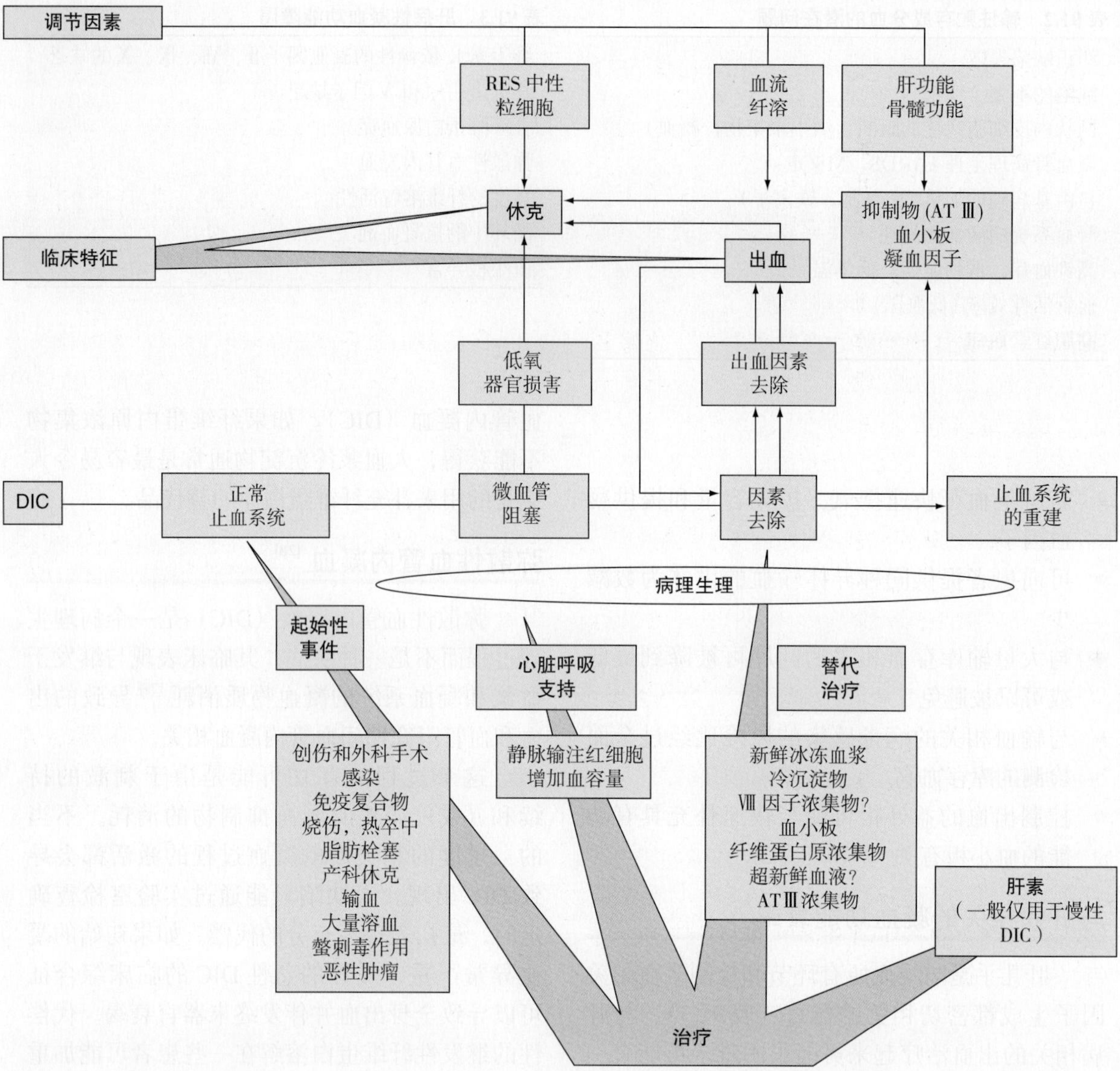

图 91.4 弥散性血管内凝血（DIC）的病生理和治疗。AT Ⅲ，抗凝血酶 Ⅲ；FFP，新鲜冰冻血浆 RES，网状内皮细胞系统

性血管内溶血过程中。

- 血管壁内皮损伤导致血小板由于凝血系统激活而被激活，凝血系统的激活主要通过内源性凝血途径（例如，由于革兰阳性菌释放内毒素导致的脓毒症、病毒感染、大面积烧伤、长时间低压、组织缺氧或酸中毒）。
- 血小板激活的诱发（例如，败血症、病毒血症、抗原 - 抗体复合物诱发血小板激活）。

临床特征

DIC 的临床表现多变。在不同的器官系统，患者可表现为血栓形成、出血或这二者混合出现导致的症状。急性 DIC 主要的临床问题和特征性的临床表现是出血。出血可表现为全身瘀斑或在有创操作和创伤的部位出血（静脉穿刺点和外科伤口）。DIC 的发生可能与很多临床异常有关（表 91.5）。当 DIC 出现在伴有多器官功能衰竭的急症患者时预后很差。在一些患者，DIC 可能是一个濒临死亡的痛苦事件，不应治疗。

实验室发现

实验检查结果可能多变，难以作出解释。尽管凝血检查结果（如 PT、APTT 和 TCT）正常，也可能存在明显的 DIC。最重要的有助于诊断的检查是那些可以提供过度的循环血液中纤维蛋白原转化成纤维蛋白和继发纤维溶解的证据。血小板 - 纤维蛋白凝块在微循环内形成了网状结构，在其间通过的红细胞可能会受到损害，导致红细胞碎片产生和溶血。血涂片可能看到红细胞的片段（微血管病性溶血性贫血），但是这种情况在慢性 DIC，特别是与恶性肿瘤相关的慢性 DIC 中更常见。

诊断通常建立在有证据支持的实验室检查结果联合临床表现（表 91.4）。伴 APTT、PT 、TCT 延长和纤维蛋白降解产物（D- 二聚体检测）增高的血小板减少和低纤维蛋白原血症是支持这个诊断的证据。D- 二聚体检查对纤维素崩解较原发性纤维蛋白原溶解更具特异性。例如，血纤维蛋白肽 A 的增加和抗凝血酶Ⅲ水平的降低大大增加了诊断的可靠性。

在慢性 DIC，实验室检查发现与急性 DIC 的检查结果不同。一些常规凝血功能检查结果是正常的或接近正常的。血小板计数可能是正常的，大多数凝血因子也可能是正常的。然而，这是一种代偿状态，导致凝血成分更新的加快。在这种情况下，D- 二聚体升高，在周围血涂片上可见微血管病性红细胞。

与弥散性血管内凝血相关的功能障碍

弥散性血管内凝血的发生可能与很多临床疾病相关（表 91.5）。

治疗方法

弥散性血管内凝血的治疗方法目前仍存在争议，但是诱发因素的排除和治疗以及与整体复苏治疗相结合是非常重要的。早期认识到弥散性血管内凝血的存在和初始治疗可以使患者生存数小时或数天，以保证有充足的时间来确定诊断和治疗诱发疾病。血制品治疗应用于出血性疾病患者。肝素应有选择性地应用于个别患者。

- 新鲜冰冻血浆（FFP）包含所有的凝血因子和主要的凝血抑制物，抗凝血酶Ⅲ和蛋白 C 均接近正常的数量，如果发生出血可以使用新鲜冰冻血浆[30-31]。
- 冷沉淀包括Ⅷ因子复合物中的所有组成成分，以及纤维蛋白原、XIII因子和以浓集形式存在的纤维蛋白。与新鲜冰冻血浆一起输注 5 到 10 个单位。

表 91.4 弥散性血管内凝血的实验室诊断

分析	早期	晚期
血小板计数	↓	↓↓
活化部分凝血酶原时间（APTT）	↑	↑↑
凝血酶时间（PT）	↑	↑
凝血酶凝集时间（TCT）	↑	↑
纤维降解产物（D- 二聚体芯片）	↑	↑↑
低纤维蛋白原	↓	↓↓
其他凝血因子 Ⅱ、Ⅶ、Ⅷ、X	↓	↓↓
凝血抑制物：抗凝血酶 Ⅲ，蛋白 C	↓	↓↓↓
血涂片	在早期通常正常	红细胞片段 + 在亚急性或慢性病例
备选研究检查：凝血素片段 1+2，凝血素 - 抗凝血素复合物（TAT 复合物），降钙素原（PCT），血纤维蛋白溶酶 - 抗纤维蛋白溶酶复合物（PAP 复合物）	↑	↑

表 91.5 与弥散性血管内凝血相关的疾病

感染
细菌性脓毒症
病毒性出血热
原生动物感染（如疟疾）
创伤
广泛组织损伤
头外伤
脂肪栓塞
恶性疾病
肿瘤
白血病（尤其是前髓细胞）
免疫疾病
移植排异
血型不搭配溶血性输血反应
严重过敏反应
药物反应
体外循环
毒蛇咬伤造成的毒液螫入
血管相关杂症
特大血管瘤
动脉瘤
妊娠相关
脓毒性流产
胎盘早剥
子痫
羊水栓塞
前置胎盘
烧伤
高热
肝病和急性肝坏死

- 如果出现危及生命的出血时，应该输注血小板；然而，这一举措仍存在争议。如果造成 DIC 的初始因素还不明确患者也可能会存在血小板抵抗。
- 使用抗凝血酶Ⅲ浓缩物和其他可能的凝血抑制因子进行替代治疗在治疗过程中也可以发挥重要作用[30]。DIC 出血期的成功治疗很可能在不同程度上依赖于患者“关闭”凝血系统的能力。有效纠正消耗的凝血抑制因子水平、网状内皮阻断剂和受损的或过度的纤维蛋白溶解也是非常重要的。
- 总而言之，肝素应只能应用在最初恰当的替代治疗方案不能控制出血之后。使用肝素时应该慎重考虑，不应在没有相应血液专科医生会诊时做出。即便决定了使用肝素，也应该首先使用小剂量［如首剂 50 ~ 100U/kg 体重，继而使用 10 ~ 15U/(kg · h) 维持量]，再根据临床和实验室检查调整剂量。在某些特殊的临床状况下使用肝素有特殊的价值，比如急性早幼粒细胞白血病、羊水栓塞早期和继发于严重的血型不相容性输血后早期。

突发产科大出血的治疗与其他的 DIC 患者的治疗相似，不同的是产科 DIC 的发生更可能是暴发性的，不可预知的，与更多的凝血因子消耗有关。特别是由于明显的纤维蛋白溶解导致纤维蛋白原减少。对于出血未被迅速控制的一些患者，使用新鲜血可能是合理的。一旦子宫已被清空，出现收缩，凝血衰竭可迅速恢复。在这种情况下人们对重组活化Ⅶa 因子可能具有的作用的兴趣在不断增加。

转归

可能影响 DIC 转归的因素包括：

- 诱因的性质
- 宿主因素（例如，网状内皮系统的状态、凝血抑制物的水平、纤溶酶原活动度、肝合成功能）
- 血栓期和由于出血期导致的休克造成了器官损伤，这种损伤持续的程度

抗血小板治疗

随着抗血小板药物种类的不断增加，抗血小板治疗的临床应用范围不断扩大，不可避免地会导致某些情况下（如创伤、外科手术和有创操作）的医源性出血事件增加。重症监护医师应当知道快速逆转的方法[32-33]。在抗凝控制良好的患者发生的出血现象通常都是由于外科手术、创伤或局部病灶（如消化道溃疡）导

致。其他的出血是由于过度抗凝，有时是药物相互作用的结果。在这些患者中如果要避免出血和血栓形成并发症，择期手术的手术时机就需要做认真地计划。当抗血小板治疗涉及创伤患者时，由于在这些创伤患者存在着原发损伤进展的风险，增加了创伤后并发症和死亡率增加的风险。

口服抗凝药

口服抗凝药诱发可控的维生素 K 依赖的凝血因子（Ⅱ、Ⅶ、Ⅸ和Ⅹ）缺乏，通过测定 PT（INR）延长时间监测抗凝效果。逆转维生素 K 作用的拮抗剂的使用指征依赖于临床状况和治疗指征。逆转过度抗凝依赖于过度激活凝血的程度和是否存在出血表现。在绝大多数患者，不需要进行严格积极的治疗。口服抗凝药可短时间内中断。输注新鲜冰冻血浆可以获得短时间逆转或暂时性逆转。凝血酶原复合物能有效的迅速的逆转华法林的抗凝效果，包括蛋白 C 的纠正，以及在抗凝剂使用过量时可发挥作用。过去关注的关于凝血激活的问题在现在应用的产品中似乎不再是问题。

长时间的缓解需要维生素 K，但是如果计划患者需要转化成在长时间内口服抗凝药，治疗不应当给予过多的剂量。对于绝大部分外科手术或有创操作，INR 在 1.5 倍以内是可接受的安全范围。这通常可通过暂时性停用药物达到。

肝素

随着低分子（LMW）肝素的广泛使用，这个问题现在已变得更复杂了。肝素通过加强天然凝血抑制剂抗凝血素Ⅲ发挥作用。普通肝素作用为中和凝血酶和因子Ⅹa，而低分子肝素主要中和因子Ⅹa。普通肝素的抗凝作用通常通过测定 APTT 的延长时间来检测。低分子肝素不延长 APTT，总体上根据患者体重给药，不通过常规实验室检查监测。当需要监测时，应进行抗因子Ⅹa 分析。

抗血小板药物

抗血小板药物正在越来越多地用于预防和治疗动脉疾病，一些非甾体抗炎药物也是血小板抑制药物。阿司匹林对血小板功能有可逆作用，血小板功能检查可能在服药 10 天后才出现变化。绝大多数的其他非甾体抗炎药物的可逆作用时间持续数小时，偶尔可持续数天。围术期出血通常是轻微的，但是偶尔也可能很严重，需要进行手术处理，必要时应输注血小板。在其他情况下，患者可能已经存在轻微的凝血功能障碍（如 vWD），阿司匹林可能具有协同作用，导致严重的凝血功能衰竭。

氯吡格雷可以通过不可逆性地改变血小板 ADP 受体来选择性抑制 ADP 结合到血小板受体，像这样的血小板凝聚抑制剂随后可以激活 ADP 介导的 GP Ⅱ b/ Ⅲ a 复合物。就如阿司匹林一样，暴露于氯吡格雷中血小板的寿命就会受到影响，正常的血小板功能只有在新的血小板生成之后才能恢复。

抗血栓药物的逆转

当使用华法林的患者出现威胁生命的出血，需要紧急逆转华法林的作用。这时最好使用凝血酶原浓集物（PCC），并联合给予新鲜冰冻血浆，这两者发挥作用主要依靠 PCC 中的Ⅶ因子[34-36]。PCC 优于新鲜冰冻血浆的方面包括能更及时地进行纠正，不需要增加容量负荷，对于依赖维生素 K 的凝血因子有潜在的更好的贮存特征。维生素 K_1 是需要长期维持的逆转药物，但是剂量应该在是否有短期逆转的指征的基础上决定。当有继续使用华法林治疗的指征时，维生素 K_1 的剂量应低于或维持在一个安全范围，而不是治疗剂量，在这个剂量范围中，一旦华法林被重新恢复也不会导致产生耐药性。

给予硫酸鱼精蛋白可立即对肝素活性进行逆转。尽管逆转肝素作用的方案已被引用（例如，1mg 硫酸鱼精蛋白能中和 100 单位肝素），最好在给予初始的 50mg 经验剂量后采取监测 APTT 的方法进行滴定。硫酸鱼精蛋白通过静脉通路被缓慢静注。使用鱼精蛋白是有风险的，因为它本身就有可能破坏凝血，与过敏反应相关。鱼精蛋白不能逆转低分子肝素，重组活化Ⅶ因子a在严重出血的情况下可能发挥作用。

抗血小板药物，特别是乙酰水杨酸（阿司匹林）、氯吡格雷和GPⅡb/Ⅲa抑制物，目前已在预防动脉血栓中发挥核心作用。临床医生现在经常面对平衡与这些药物有关的出血风险，特别是在外科手术围术期，要预防中断使用后发生血栓的风险。在血管外科手术中和在绝大多数出血风险很低情况下可以持续使用乙酰水杨酸。总体推荐在外科手术前5天停止使用氯吡格雷，使血小板贮备的一半再生。尽管在外科手术的开始时停用竞争性的GPⅡb/Ⅲa抑制剂将减少出血的风险，应当强调对于等待紧急心脏血管重建的患者而言，血栓形成是一个明显的危险因素，而围术期出血的风险可以优先考虑。应当使用将患者失血和输血降至最低的治疗技术[37]。血小板浓集物输注在紧急情况下可能是有指征的。

新一代的抗血栓药物

现有抗血栓药物的局限性不断刺激着新的抗凝剂的研究，以期望新药物的活性和安全性都可以大幅度提高[38]。

作用的目标包括：

- Ⅶa因子/组织因子通路抑制剂——重组线虫类抗凝剂c2肽和组织因子通路抑制剂
- Xa因子抑制剂——磺达肝素、艾卓肝素、雷扎沙班
- 使用重组活化蛋白C、可溶性的血栓调节蛋白，抑制Ⅴa因子和Ⅷa因子通路
- 凝血酶抑制剂——水蛭素、比伐芦定、阿加曲班、希美加群、达比加群

与它们的作用模式无关，这些药物全都有导致出血并发症的潜在风险。

对这些新药物中的绝大部分还没有可以逆转其作用的药物，重组活化Ⅶ因子可能在控制出血方面发挥作用，但是需要在使用这些药物过程中对它们的作用和引发出血的风险有更多的经验。

获得性凝血抑制

主要的止血功能衰竭可见于罕见凝血因子抑制剂的影响。Ⅷ因子（最常见）、Ⅸ、Ⅹ、Ⅴ和vW因子的自身抗体均已被报道。如果想要抑制出血，必须采用协调的凝血策略。这些患者对凝血因子替代治疗有抵触，可通过血浆置换和用新鲜冰冻血浆±凝血因子浓缩剂治疗。重组活化Ⅶ因子是否能够发挥作用仍有待证实。

原发性纤维蛋白溶解

这是一种罕见的获得性止血功能异常，实际上是因为循环中纤溶酶对蛋白质分解作用于凝血系统（特别是Ⅷ因子和纤维蛋白原）导致的失控性原发纤维蛋白原溶解。本病可并发于特殊类型的外科手术（如神经外科、肺和前列腺手术）或恶性肿瘤。如果适当的抗纤溶药物和成分血治疗（新鲜冰冻血浆和冷沉淀）是有效的，迅速的诊断这种具有潜在巨大破坏性的止血功能衰竭是必要的。随着链激酶和组织型纤维蛋白溶酶原激活剂治疗动脉和静脉疾病这种治疗方案的发展，过度的溶血等问题可能发生。

体外循环心脏手术

一部分凝血功能异常可能与体外循环有关，更常见于心肺旁路手术，临床医生应该经常平衡出血和血栓形成风险[39]。凝血异常通常总是与旁路时间直接相关，更可能出现在多个瓣膜置换术或二次手术。新鲜血液成分经常在心脏旁路手术中被倡导使用以确保最佳氧气输送和血液成分的凝血功能。凝血功能衰竭通常在手术过程中或手术刚结束后短时间内开始变得明显，应进行适当相应的实验检查以便进行正确的治疗。如果肝素作用已被充分中和，输入大量的血浆制品和血小板是不合适的。在一些患者，增加的纤溶活动也可导致出血。

在体外血循环后可以预期血小板减少。术后血小板计数在绝大多数心脏旁路手术患者很少低于100 000/μl，但是血小板功能缺陷可以导致出血，有时候使用血小板浓缩液是有指征

的。重组Ⅶ因子 a 正在越来越多地被用于控制与心脏手术相关的出血。但在确切推荐前还需更多的证据支持[40]。

血小板减少症和血小板功能缺陷

特发性血小板减少性紫癜（ITP）

ITP 是一种自身免疫性疾病，机体产生针对血小板的自身抗体（IgG），可以使血小板被单核 - 巨噬细胞破坏，尤其是容易在脾处发生此反应。ITP 是儿童和青年人的多发疾病。急性发作型需要与感染后相鉴别，在通常的自然病程中，经数周到数月可恢复。慢性型的病程多样，可自发恢复，但更多的需要特别治疗。

ITP 的治疗仍存在争议[41]。皮质类固醇总体上应被考虑短期使用。在成年人，大多数患者使用皮质类固醇后血小板数量有所升高。在初始一天内使用大剂量（50 ~ 75mg）泼尼松龙发生反应后，剂量逐渐减低。鲜有证据表明皮质类固醇激素可以提高急性病患者的血小板计数。然而，它们在短期减少出血发生是很重要的，出血发生最多见于第一周。大剂量静脉使用免疫球蛋白在绝大多数患者是有效的，特别是在急性暴发性疾病、手术前和妊娠期。

血小板减少性紫癜

血小板减少性紫癜（TTP）是血小板在微小血管内聚集性疾病，导致组织缺血和梗死。红细胞碎片产生、溶血发生、全身血小板凝集导致血小板减少。这种疾病和其治疗将在第 90 章进行更加详细的讨论。

药物诱导的血小板减少症

药物诱导的血小板减少症的临床表现可以像特发性血小板减少性紫癜一样具有多样性。其中一些可能表现为急性和突然发作，并伴有明显的凝血功能衰竭。可以特异性诱发血小板减少的药物包括奎宁（在一些微苦的饮料中含有）、奎尼丁、抗结核药物、肝素、烯丙异丙乙酰脲、噻嗪类利尿药、青霉素类、磺胺、利福平和抗惊厥药物。

肝素诱导的血小板减少和血栓形成综合征（HITTS）是一种重要的且具有潜在生命危险的肝素治疗并发症[42-44]。在肝素治疗后 7 ~ 10 天，发生对肝素的免疫反应。在此期间患者的血小板发生聚集，出现血小板减少；这一反应可以通过许多实验检查证实。与其他药物诱导的血小板减少的原因形成对照，(HITTS）发生与血小板聚集相关的动脉、微血管或静脉血栓形成。避免这种潜在的危险性并发症的最好方法是尽可能短时间的使用肝素，并时刻警惕此综合征的出现。随着低分子肝素的使用，这种情况的发生率有所减少，如果在肝素抗体试验中交叉反应未被证实，低分子肝素或肝素类似物在治疗中可发挥部分作用。

奎宁诱导的免疫性血小板减少和溶血性尿毒综合征（HUS）可能是一种严重的药物反应，其特征是出现寒战、出汗、恶心、呕吐、腹痛、无尿和由于暴露于奎宁或奎尼丁而导致的瘀点状皮疹。奎宁导致的血小板反应性抗体通常能够被鉴别。血浆置换联合肾透析已被认为是有益的辅助治疗。

脓毒症

血小板在炎症反应中发挥了重要的作用，在感染中通常可见血小板反应性增多。然而，如果存在严重的脓毒症，在相关的 DIC 或骨髓抑制的影响下，也可以伴发血小板减少。在危重患者中合并脓毒症、休克、DIC、酒精中毒和营养缺乏都是导致血小板减少的常见因素。

血小板功能缺陷

阿司匹林和其他抗血小板药物的作用在上面已进行了讨论。凝血功能障碍是肾衰竭的常见表现。其机制尚未被完全阐明，但是可以通过透析来纠正。出血时间延长、聚集反应障碍、黏附减弱、血小板 3 因子减少均已被证实。贫血程度和出血时间延长之间的关系通常也可以被证实；可以提高血红蛋白水平以减少出血时间。骨髓发育不良综合征不仅可以造成血小板减少，也可以引起血小板功能减退。因而对这些患者进行任何的外科操作或有创操作均有出血的高风险。β-内酰胺类抗生素也可能导致血小板功能减退。

（李 强 刘 飞译 李 强校）

参考文献

1. Hoffman M, Monroe DM. Coagulation 2006: a modern view of hemostasis. *Hematol Oncol Clin North Am* 2007; **21**: 1–11.
2. Roberts HR, Hoffman M, Monroe DM. A cell-based model of thrombin generation. *Semin Thromb Hemost* 2006; **32**(Suppl 1): 32–8.
3. Duggan JM. Review article: transfusion in gastrointestinal haemorrhage – if, when and how much? *Aliment Pharmacol Ther* 2001; **15**: 1109–13.
4. Bickell WH, Wall MJ Jr, Pepe PE *et al.* Immediate versus delayed fluid resuscitation for hypotensive patients with penetrating torso injuries. *N Engl J Med* 1994; **331**: 1105–9.
5. Verhamme P, Hoylaerts MF. The pivotal role of the endothelium in haemostasis and thrombosis. *Acta Clin Belg* 2006; **61**: 213–19.
6. Tanaka KA, Levy JH. Regulation of thrombin activity – pharmacologic and structural aspects. *Hematol Oncol Clin North Am* 2007; **21**: 33–50.
7. Dahlback B. Blood coagulation and its regulation by anticoagulant pathways: genetic pathogenesis of bleeding and thrombotic diseases. *J Intern Med* 2005; **257**: 209–23.
8. Macias WL, Yan SB, Williams MD *et al.* New insights into the protein C pathway: potential implications for the biological activities of drotrecogin alfa (activated). *Crit Care* 2005; **9**(Suppl 4): –S3–45.
9. Adams M, Ward C, Thom J *et al.* Emerging technologies in hemostasis diagnostics: a report from the Australasian Society of Thrombosis and Haemostasis Emerging Technologies Group. *Semin Thromb Hemost* 2007; **33**: 226–34.
10. Rochon AG, Shore-Lesserson L. Coagulation monitoring. *Anesthesiol Clin* 2006; **24**: 839–56.
11. Soliman DE, Broadman LM. Coagulation defects. *Anesthesiol Clin* 2006; **24**: 549–78, vii.
12. Hayward CP, Eikelboom J. Platelet function testing: quality assurance. *Semin Thromb Hemost* 2007; **33**: 273–82.
13. Cardigan R, Turner C, Harrison P. Current methods of assessing platelet function: relevance to transfusion medicine. *Vox Sang* 2005; **88**: 153–63.
14. Karger R, Donner-Banzhoff N, Muller HH *et al.* Diagnostic performance of the platelet function analyzer (PFA-100(R)) for the detection of disorders of primary haemostasis in patients with a bleeding history: a systematic review and meta-analysis. *Platelets* 2007; **18**: 249–60.
15. Traverso CI, Caprini JA, Arcelus JI. The normal thromboelastogram and its interpretation. *Semin Thromb Hemost* 1995; **21**(Suppl 4): 7–13.
16. Bolton-Maggs PH, Pasi KJ. Haemophilias A and B. *Lancet* 2003; **361**: 1801–9.
17. Bolton-Maggs PH, Stobart K, Smyth RL. Evidence-based treatment of haemophilia. *Haemophilia* 2004; **10**(Suppl 4): 20–4.
18. Mannucci PM. Treatment of von Willebrand's disease. *N Engl J Med* 2004; **351**: 683–94.
19. Laffan M, Brown SA, Collins P *et al.* The diagnosis of von Willebrand disease: a guideline from the UK Haemophilia Centre Doctors' Organization. *Haemophilia* 2004; **10**: 199–217.
20. Hayward CP, Rao AK, Cattaneo M. Congenital platelet disorders: overview of their mechanisms, diagnostic evaluation and treatment. *Haemophilia* 2006; **12** (Suppl 3): 128–36.
21. Hardy JF, de Moerloose P, Samama CM. Massive transfusion and coagulopathy: pathophysiology and implications for clinical management. *Can J Anaesth* 2006; **53**(6 Suppl): –S4–58.
22. Fries D, Innerhofer P, Reif C *et al.* The effect of fibrinogen substitution on reversal of dilutional coagulopathy: an in vitro model. *Anesth Analg* 2006; **102**: 347–51.
23. Ketchum L, Hess JR, Hiippala S. Indications for early fresh frozen plasma, cryoprecipitate, and platelet transfusion in trauma. *J Trauma* 2006; **60**(6 Suppl): –S–8.
24. Levy JH, Fingerhut A, Brott T *et al.* Recombinant factor VIIa in patients with coagulopathy secondary to anticoagulant therapy, cirrhosis, or severe traumatic injury: review of safety profile. *Transfusion* 2006; **46**: 919–33.
25. Kauvar DS, Holcomb JB, Norris GC *et al.* Fresh whole blood transfusion: a controversial military practice. *J Trauma* 2006; **61**: 181–4.
26. Repine TB, Perkins JG, Kauvar DS *et al.* The use of fresh whole blood in massive transfusion. *J Trauma* 2006; **606** Suppl: –S5–69.
27. Ramsey G. Treating coagulopathy in liver disease with plasma transfusions or recombinant factor VIIa: an evidence-based review. *Best Pract Res Clin Haematol* 2006; **19**: 113–26.
28. Toh CH, Hoots WK. The scoring system of the Scientific and Standardisation Committee on Disseminated Intravascular Coagulation of the International Society on Thrombosis and Haemostasis: a 5-year overview. *J Thromb Haemost* 2007; **5**: 604–6.
29. Levi M. Current understanding of disseminated intravascular coagulation. *Br J Haematol* 2004; **124**: 567–76.
30. Wiedermann CJ, Kaneider NC. A systematic review of antithrombin concentrate use in patients with disseminated intravascular coagulation of severe sepsis. *Blood Coagul Fibrinolysis* 2006; **17**: 521–6.
31. Levi M, de Jonge E, van der Poll T. Plasma and plasma components in the management of disseminated intravascular coagulation. *Best Pract Res Clin Haematol* 2006; **19**: 127–42.
32. Pengo V, Pegoraro C, Iliceto S. New trends in anticoagulant therapy. *Isr Med Assoc J* 2004; **6**: 479–81.
33. Kessler CM. Current and future challenges of antithrombotic agents and anticoagulants: strategies for reversal of hemorrhagic complications. *Semin Hematol* 2004; **41**(1 Suppl 1): 44–50.
34. Lankiewicz MW, Hays J, Friedman KD *et al.* Urgent reversal of warfarin with prothrombin complex concentrate. *J Thromb Haemost* 2006; **4**: 967–70.
35. Baker RI, Coughlin PB, Gallus AS *et al.* Warfarin reversal: consensus guidelines, on behalf of the Australasian Society of Thrombosis and Haemostasis. *Med J Aust* 2004; **181**: 492–7.
36. Schulman S, Bijsterveld NR. Anticoagulants and their reversal. *Transfus Med Rev* 2007; **21**: 37–48.
37. Ferraris VA, Ferraris SP, Saha SP *et al.* Perioperative

blood transfusion and blood conservation in cardiac surgery: the Society of Thoracic Surgeons and The Society of Cardiovascular Anesthesiologists clinical practice guideline. *Ann Thorac Surg* 2007; **83** (5 Suppl): -S2–86.

38. Von Heymann C, Schoenfeld H, Sander M *et al.* New antithrombotics – pharmacologic profile and implications for anesthesia and surgery. *Trans Altern Trans Med* 2006; **8**: 164–74.
39. Vincentelli A, Jude B, Belisle S. Antithrombotic therapy in cardiac surgery. *Can J Anaesth* 2006; **53** (6 Suppl): -S89–102.
40. Walsham J, Fraser JF, Mullany D *et al.* The use of recombinant activated factor VII for refractory bleeding post complex cardiothoracic surgery. *Anaesth Intensive Care* 2006; **34**: 13–20.
41. Cines DB, McMillan R. Management of adult idiopathic thrombocytopenic purpura. *Annu Rev Med* 2005; **56**: 425–42.
42. Cines DB, Rauova L, Arepally G *et al.* Heparin-induced thrombocytopenia: an autoimmune disorder regulated through dynamic autoantigen assembly/disassembly. *J Clin Apher* 2007; **22**: 31–6.
43. Levy JH, Hursting MJ. Heparin-induced thrombocytopenia, a prothrombotic disease. *Hematol Oncol Clin North Am* 2007; **21**: 65–88.
44. Selleng K, Warkentin TE, Greinacher A. Heparin-induced thrombocytopenia in intensive care patients. *Crit Care Med* 2007; **35**: 1165–76.

第 92 章

血液系统恶性肿瘤

James P Isbister

血液系统恶性肿瘤的治疗已取得了巨大的进展。近年来，急性白血病的患者的预后已从无有效治疗方法，患者 1 ~ 3 个月死亡到现在许多患者可长时间存活甚至治愈[1-2]。在一些疾病，对患者进行常规治疗的潜力已被认识，包括霍奇金病、儿童急性淋巴细胞白血病、一些高分化的淋巴瘤和成人白血病[3]。这些进展主要是由于多种细胞毒性化疗药物的出现。这些药物可以根除与多种支持治疗相关联的疾病。对于一些患者，“超致死量”药物治疗是必要的，同骨髓移植（自体或异体）一起被称为骨髓“营救”治疗。“工程化的”高度特异和靶向治疗药物正在提供更多的保障（例如，单克隆抗体可以作为慢性髓性白血病的酪氨酸激酶抑制剂）[1]。

对于那些没有治疗经验的医生，不能对恶性血液系统肿瘤进行不切实际的治疗，这一点非常重要。如果患者能够接受充分的支持治疗，并在化疗期间出现严重的粒细胞减少症时对并发症给予治疗，这些患者可以在骨髓移植后的恢复阶段很快得到临床症状的改善。然而，在需要长时间机械通气支持和（或）血液透析的患者，预后很差。如果骨髓功能恢复不佳，应该进行监护支持治疗，如果患者能够在这种危机状况下存活，患者的预期存活时间可达到平均寿命。

分类和病生理

血液造血细胞和淋巴细胞具有很多特性，造血细胞和淋巴组织的独特动力学特征和多种不同的特征可以解释血液恶性肿瘤的复杂性。很多时候，分类方法往往被推荐来“加深”对疾病的理解。但由于其错综复杂性经常使非专业人士困惑不解。就大的概念而言，血液恶性肿瘤被分为：起源于骨髓的白血病或多发性骨髓瘤以及起源于周围淋巴组织的霍奇金淋巴瘤和非霍奇金淋巴瘤（结性和结外性）。

白血病分为急性和慢性，总体而言是根据其临床过程的时间跨度进行分类。总而言之，发病来势凶猛的白血病在临床上表现为发病急且具有恶性病的特征，若不治疗患者可能很快死亡。相对于急性白血病，因慢性白血病的发病过程慢，慢性白血病（良性的）的异常细胞更容易被鉴别出来。基于细胞的起源的多样性，白血病可以分为骨髓起源（如骨髓造血细胞起源的）和淋巴起源（如起源于免疫系统细胞）。

绝大多数急性髓性白血病患者表现为骨髓功能衰竭。急性早幼粒细胞白血病是急性髓性白血病的唯一一个亚型，其典型的临床表现是弥散性血管内凝血（DIC），需要专门的血液学处理[4]，这一病症在儿童中最常见。淋巴瘤是一种复杂的，具有多种不同分类的恶性肿瘤，包括从高度恶性疾病到不需要治疗的低分化疾病。

骨髓发育异常综合征患者包括一系列症状，其主要特点是骨髓发育不良。这是一组多样的潜在恶性的血液疾病，这些血液紊乱可能是更典型的肿瘤起病前的预兆或表现为缓慢进展的骨髓衰竭综合征。它们通常出现在老年人，隐性发病，可有不同的临床表现。

骨髓发育异常可以影响造血过程的所有环节，患者表现为外周血出现一定程度的异常，最常见的包括贫血、血小板减少和中性粒细胞减少。诊断、分类、对病生理的理解和治疗在近些年已经有了很大的变化，非专业人士容易感到困惑也是可以理解的[5-6]。骨髓发育异常综合征的发病率和患病率呈上升趋势。流行病学数据显示该病比先前所认为的更常见，发病率很可能在不断增长，特别是受到人口老龄化的影响以及作为细胞毒性药物化疗的晚期并发症出现。

当血细胞计数相对正常的患者在创伤或术后出现原发的且危及生命的感染或出血时，能否意识到这些相对常见的紊乱情况对治疗非常重要。

血液恶性肿瘤并发症及其治疗

代谢紊乱

在临床表现上，血液系统恶性肿瘤可能与很多代谢异常相关[7]。高尿酸血症和高钙血症是比较容易识别的并发症，它们可能与肾衰竭相关[8]。肿瘤溶血综合征是一种更为罕见的并发症，它们可能自发出现或在治疗的初期出现[9-10]。细胞内容物的突然大量释放，超过了肾的排泄能力，导致高钾血症、高磷血症、高钙血症和偶发的乳酸酸中毒。提前预防此综合征的发展通常需要控制其对代谢的影响，特别是要维持大量静脉补液、碱化尿液和调控别嘌呤醇。近来，静脉给予拉布立酶——一种重组的分解尿酸的药物，与别嘌呤醇相比，它主要作用于已形成的尿酸浓集物——已用于控制抗肿瘤治疗所导致的高尿酸血症[11]。拉布立酶对于患有高铁血红蛋白症和葡萄糖-6-磷酸脱氢酶缺乏的患者是禁用的。

多发性骨髓瘤可能由于肾功能不全、高钙血症、血液高黏滞和高尿酸血症而使病情变得复杂。这些并发症中的绝大多数可使用常规治疗方法进行治疗；然而，由于大量单克隆蛋白质的存在，无论考虑或不考虑血液的高黏滞性，输液治疗都变得很困难。同时应明确是否进行血浆置换（见第90章）。

凝血病

一部分凝血障碍的出现可能与血液系统恶性肿瘤及其治疗有关。其中绝大部分的基本概念在第91章中列出，并描述了诊断和治疗的总体原则。

急性呼吸窘迫综合征

急性（或成人）呼吸窘迫综合征（ARDS）仍是自体免疫过度导致的炎性反应的潜在致死性并发症。因为启动这种疾病过程的介质（细胞因子、中性粒细胞和上皮黏性分子）均起源于造血细胞，所以ARDS可能出现在造血细胞恶性肿瘤患者并不令人感到惊讶。然而，ARDS在中性粒细胞减少并发脓毒症的患者中相对少见，可能是由于在正常情况下本综合征的中心介质是中性粒细胞。ARDS和间质性肺炎可能是由于以下原因导致的：白细胞增多、输血相关性急性肺损伤（TRALI；见第88章）、巨细胞（CMV）病毒感染、DIC、骨髓移植后，有时与化疗和放疗有关。全反式维A酸（ATRA）的使用可能与潜在的致死性ARDS/肺白细胞停滞综合征（维A酸综合征）的发生有关，通常表现为白细胞计数的增加[12]。无论如何，对发热和缺氧（有或没有肺部浸润）症状的早期认识非常重要；另外，用大剂量糖皮质激素治疗可降低发病率和病死率。

化疗不良反应

治疗血液恶性肿瘤的细胞毒性化疗药物使用剂量范围很大，可能更多导致过量中毒而不是抑制骨髓。血液科医生应该意识到这些问题并与重症监护（ICU）医师进行必要的沟通。

骨髓功能衰竭

绝大多数白血病患者都会表现骨髓功能衰竭的实验室检查或临床特征，比如贫血、出血或感染。如果诊断没问题，在诱导缓解后和接下来的化疗过程中骨髓功能衰竭几乎是广泛存在的。

粒细胞缺乏

粒细胞缺乏应按下述标准判断：

- 粒细胞绝对数、下降的速度、最低值和持续时间。

- 粒细胞减少的持续时间是决定治疗和预后的关键因素。患者的粒细胞减少（粒细胞小于 $0.1 \times 10^9/L$）时间大于 10 天需要特别的注意，这些患者需要不同的起始治疗。

出于实际治疗的目的，粒细胞减少被分为以下几组：

- 粒细胞＜ $0.5 \times 10^9/L$
- 粒细胞在 0.5 和 $1.0 \times 10^9/L$ 之间，并有潜在的下降的风险
- 粒细胞在 0.5 和 $1.0 \times 10^9/L$ 之间，粒细胞数量稳定或上升
- 长时间的粒细胞减少

图 92.1 简要说明了在针对因血液系统恶性肿瘤导致的粒细胞减少患者进行治疗时应考虑的众多因素及其治疗方法。表 92.1 列出了可能导致宿主防御系统缺陷的常见微生物。

血液恶性肿瘤的治疗原则

收住 ICU

患有血液恶性肿瘤的患者由于疾病本身或治疗过程使得他们的病情短期或长期内变得很严重。在治疗过程中，他们可能需要重症监护治疗，可能会出现一些危及生命的并发症。患有血液恶性疾病的患者必须被收入重症监护治疗病房的情况是比较少见的。在通常情况下，这些患者被收入 ICU 的目的是由于宿主防御功能存在严重损害，对侵入性操作的耐受性很差。对于严重呼吸道感染或肺炎的患者可能需要机械通气。对于 ICU 工作人员而言，这些患者可能存在具体的问题。绝大多数患者存在严重的骨髓功能衰竭，需要大量的输血支持。在宿主防御功能方面，严重的粒细胞缺乏症是主要问题，可以危及生命的宿主防御系统。由于很多因素的影响，在这些患者中营养问题可能是一个很大的挑战。化疗导致的缺氧、恶心和呕吐、口腔黏膜炎症、高代谢、吸收不良和腹

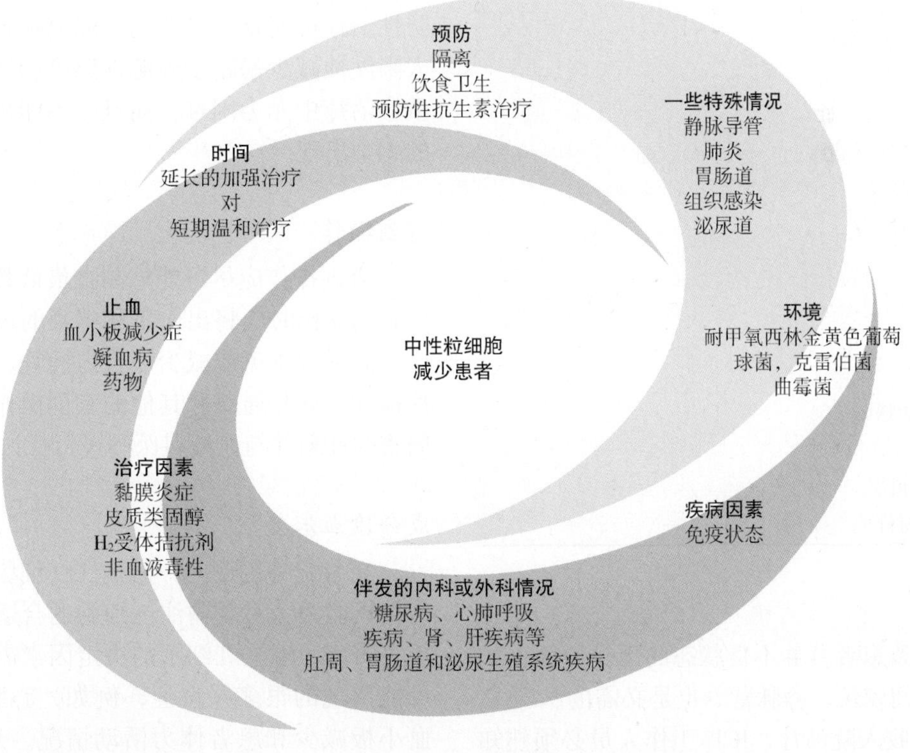
预防
隔离
饮食卫生
预防性抗生素治疗
一些特殊情况
静脉导管
肺炎
胃肠道
组织感染
泌尿道
时间
延长的加强治疗
对
短期温和治疗
止血
血小板减少症
凝血病
药物
中性粒细胞
减少患者
环境
耐甲氧西林金黄色葡萄
球菌，克雷伯菌
曲霉菌
治疗因素
黏膜炎症
皮质类固醇
H_2受体拮抗剂
非血液毒性
疾病因素
免疫状态
伴发的内科或外科情况
糖尿病、心肺呼吸
疾病、肾、肝疾病等
肛周、胃肠道和泌尿生殖系统疾病

图 92.1 中性粒细胞减少患者

表 92.1 与免疫抑制状态相关的微生物

中性粒细胞减少
细菌
革兰阴性杆菌
大肠埃希杆菌
铜绿假单胞菌
肺炎克雷伯菌
不动杆菌属
革兰阳性球菌
表皮葡萄球菌
金黄色葡萄球菌
草绿色链球菌属
真菌
念珠菌
曲霉菌
毛霉菌
细胞免疫功能低下
细菌
李斯特单胞菌
沙门氏菌
分枝杆菌
星形诺卡菌
军团杆菌属
真菌
新生隐球菌
荚膜组织胞浆菌
粗球孢子菌
病毒
水痘带状疱疹病毒
巨细胞病毒
单纯疱疹病毒
原生动物
肺孢子虫
鼠弓形体
隐孢子虫
人免疫功能缺陷
细菌
肺炎链球菌
流感嗜血杆菌

泻只是导致患者营养不良状态的部分原因，如果治疗时间较长，静脉营养也是必需的。

关于收入院治疗，ICU 工作人员必须熟知明确的政策规定及治疗方案。如果患者的预后不佳，特殊的有创操作治疗是不合理的。在特异治疗期间，如果患者对治疗无反应，应进行对症治疗。然而，如果血液恶性肿瘤治愈的可能性较高或能够长时期高质量生存，应确定进行更积极的治疗和更全面的重症监护。

预防感染

预防感染是非常重要的，必须一丝不苟的注意无菌有创操作（如静脉穿刺）。感染可以是内源性的或外源性获得的。大多数患者住院后成为了医院菌群的定植者。然而微生物感染的主要来源是患者本身（例如，来自口咽部、胃肠道、静脉穿刺点、肺和局部损伤部位）。

所有 ICU 工作人员都必须严格遵守感染控制指南。最有效的措施是所有涉及治疗免疫抑制患者的医护人员都应该注意洗手。

其他预防措施包括由有经验的医师进行无菌有创操作、维持环境清洁、给患者配餐、限制使用预防性抗生素等。无须赘述，过多使用抗生素是导致耐药菌出现和医院获得性微生物定植的主要因素。有些人认为，对中性粒细胞减少患者进行经验性治疗的效果并不理想，预防性治疗可能是不必要的。隔离护理是为了最大限度地减少暴露于外源性感染的概率。这在重症治疗中尤为困难，而且并不能预防内源性的感染出现。

有创操作

有创操作应尽可能控制在最低数量，当进行有创操作时应将出血量和感染的风险降至最低。应尽量避免或减少气管内插管。活组织切片检查、动脉通路和其他的有创操作也应进行周密的计划并与血液科医师进行探讨。

成分输血治疗

在骨髓抑制期间，需输注红细胞维持合适的携氧能力。对于输注红细胞的合适时机存在很多争论。输注红细胞的决定因素需要考虑到可能出现的很多并发症，例如，心肺顺应性、血小板减少和患者体力活动情况。总而言之，既定的血红蛋白水平不再是合适的。在一些患者中，更高的携氧量可能是必须的（如急性呼吸衰竭），并需要更高的血红蛋白水平（>120g/L）。更高的血红蛋白水平可以避免气管插管和辅助机械通气。

维持正常的血小板水平是必需的。出现脓毒症时，血小板被迅速消耗，可能需要每天输注血小板，或者采用隔日输注通常也是足够的。患者应每日接受检查以发现凝血功能衰竭的证据（如紫癜、瘀斑、口腔、眼底检查）。输注粒细胞可能对确认的对抗生素治疗无反应的细菌性脓毒症有作用[13]。

抗微生物治疗

发热合并中性粒细胞减少患者

当恶性肿瘤细胞对治疗有了抵抗后，感染是血液系统恶性肿瘤患者死亡的最常见原因。患者通常在白细胞计数< 1.0×10^9/L 时，发生感染的机会增加，当白细胞计数< 0.2×10^9/L 时自发性重度脓毒症成为主要的潜在危及生命的因素。这些患者应当被密切观察有无感染发生，若有必要需要早期治疗。当中性粒细胞< 0.5×10^9/L，任何时候体温高于 38℃应该考虑有严重感染存在，除非有充足的证据排除感染因素存在。高风险患者包括那些患有肺炎、严重黏膜炎症、静脉导管感染以及具有局部脓毒症证据的患者。对于血液系统恶性肿瘤患者和异体骨髓移植患者可能预先存在免疫功能抑制。

预防性使用抗生素治疗的作用因为关注抗生素耐药菌的出现而有很大争议，但是有证据支持预防性使用抗生素[14-15]。早期经验性抗生素治疗，虽无微生物存在证据，但可能会挽救患者生命[16]。特别是骨髓功能在短时间内恢复的患者，其中绝大多数患者的发热会缓解。最终的感染证据通常都未明确。患有粒细胞缺乏症的患者不会表现典型的炎症特征。例如，肺实变可能不出现，蜂窝组织炎或痰液可能无明显临床表现，尿路症状也可能很不明显。为抑制体温和炎症反应，皮质激素的使用也应该被考虑。另外，应始终考虑到非感染性发热（如恶性肿瘤或药物）。

寒战、低血压和休克的出现更能提示革兰阴性菌脓毒症存在。氨基糖苷类与β-内酰胺类抗生素联合治疗患有严重粒细胞减少和长时间粒细胞减少患者的价值已被证实。但是随着革兰阳性菌感染越来越多，革兰阴性菌脓毒症已越来越少。这可能与长时间留置静脉导管、蜂窝织炎、H_2 受体阻滞剂、使用喹诺酮类抗生素作为预防性使用等因素相关。链球菌和葡萄球菌脓毒症可能会很严重，应对高危患者经验性使用万古霉素治疗。表皮葡萄球菌是一种惰性类型的细菌，其导致的脓毒症通常有时间对治疗方案进行调整，绝大多数患者是可以恢复的。

经验性抗生素治疗选择方案

经验性抗生素治疗应当积极选择覆盖革兰阴性菌脓毒症的抗生素，因为革兰阴性菌脓毒症对粒细胞减少患者有潜在的致命威胁[17]。当可能存在胃肠道问题时（如腹腔内或肛周问题时），必须选择包括覆盖厌氧菌的抗生素。当问题局限于口腔时，这通常不是必要的。

感染的性质和部位由一系列因素决定，包括：

- 宿主防御缺陷
- 粒细胞减少的持续时间
- 局部微生物病因学
- 抗生素使用（如预防）
- 止血
- 留置管路（如气管插管、尿管）
- 化疗类型
- 疾病本质
- 患者因素（如肝、肾、呼吸或其他因素）

抗生素使用规则

用于治疗粒细胞减少患者的经验性抗生素使用方案仍未确定，目前也存在争议[17-18]。最初的经验性抗生素治疗方案应覆盖铜绿假单胞菌、大肠埃希菌和克雷伯菌属，根据临床环境决定是否覆盖草绿色链球菌和链球菌（凝固酶阴性和凝固酶阳性）。其他的微生物也应被覆盖，如在培养结果评估后发现的微生物、已知在病房内存在的特殊微生物（如草绿色链球菌）或监测培养结果显示存在的微生物。除非证明表皮葡萄球菌存在，否则没必要使用针对它的抗生素。

单药治疗：使用单一一种第三代头孢菌素（如头孢噻肟、头孢他啶、头孢曲松），在低风险患者中，如粒细胞数量＞0.5 × 10^9/L，预期可保持在＞0.5 × 10^9/L 或中性粒细胞减少时间少于 7 天，可能已足够。碳氢霉烯类（如亚胺培南和美罗培南）可替代第三代头孢类抗生素，对假单胞菌有效，也能单独应用于低风险患者。

双药治疗：加一种氨基糖苷类（庆大霉素、妥布霉素、阿米卡星、奈替米星）的双药治疗被推荐作为标准的初始经验性治疗方案，用于长时间且严重的粒细胞减少而无其他危险因素的患者。

三种药物治疗：使用包括糖肽类药物（万古霉素和替考拉宁）加上氨基糖苷类和头孢菌素类药物在内的三种药物可用于受以下细菌感染的患者：凝固酶阴性葡萄球菌、耐甲氧西林的金黄色葡萄球菌、棒状杆菌属和耐甲氧西林的草绿色链球菌（如留置的中心静脉导管感染、肺炎、皮疹和严重的黏膜炎症）。

必须每日评估和回顾微生物的检查结果。抗生素的治疗应根据微生物的检查结果调整。如果在单药或双药治疗中没有获得有帮助的微生物信息，抗生素治疗方案应进行重新评估；如果在单药或双药抗生素使用后 48 小时评估时无治疗效果，应增加氨基糖苷类药物。如果发热消退且培养结果阴性，应停止使用氨基糖苷类药物。

多重耐药的革兰阴性微生物偶尔可导致一些问题（如一些不动杆菌属细菌），需要用阿米卡星治疗。耐万古霉素的肠球菌也偶尔可见，尽管它可能仅仅是“定植的”，而不是真正的感染原因。必要时应使用噁唑酮类新型抗生素（如利奈唑胺）进行治疗。

使用三种药物治疗的患者，在 72 个小时进行抗生素再评价是恰当的。如果没有效果，可能需要更进一步的检查如胸部 CT 和支气管肺泡灌洗。应根据患者的临床状况考虑抗真菌治疗。真菌感染在伴有严重的长时间中性粒细胞减少患者中是一个逐渐增多的问题[19]，抗真菌治疗的药物越来越多，包括伏立康唑和棘白菌素（卡泊芬净和米卡芬净）。标准的两性霉素现在很少使用。预防性使用新的唑类药物如泊沙康唑。泊沙康唑可以减少曲霉菌属感染的发生率，就像氟康唑治疗念珠菌感染一样。强力的抗曲霉菌属 药物似乎正在导致暴发性真菌感染的出现，如毛霉菌病、足放线病菌和镰刀菌感染。这些属于少见的真菌感染，它们在以前很少见到。

造血生长因子，免疫治疗和粒细胞输注

基因改造造血生长因子现在被广泛用于最大程度降低粒细胞减少的时间和程度。粒细胞和巨噬粒细胞集落刺激因子是糖蛋白类物质，刺激骨髓干细胞的增殖和转化，增加这些稳定的细胞群体的功能。治疗减少了接受化疗患者和造血干细胞移植后患者的治疗周期，并降低了粒细胞减少症的严重程度[20]。造血生长因子不能预防粒细胞减少，但可缩短粒细胞减少的持续时间，其使用很少导致感染性发热出现。对低丙种球蛋白血症的患者输注静脉用免疫球蛋白。如果细菌导致的脓毒症未被治愈或有局部感染播散的证据，粒细胞输注可以发挥治疗作用。

患者亚组

留置静脉导管：留置静脉硅胶导管为感染和非感染并发症提供了培养基。导管相关感染的发生率差异很大。留置的静脉导管增加了粒细胞减少患者和非粒细胞减少患者的感染发生率。凝固酶阴性葡萄球菌是最常见的导管相关败血症的发生原因，但是金黄色葡萄球菌、杆菌属、棒状菌和革兰阴性菌（特别是假单胞属和不动杆菌属）也能够导致导管感染，念珠菌感染可能也是导管相关性的。导管的穿刺部位感染和沿着导管皮下隧道的感染可能是由厌氧菌、分枝杆菌和真菌导致。

如果菌血症被认为与导管有关，应避免立即拔除导管，尤其如果感染是由凝固酶阴性葡萄球菌导致的。甚至革兰阴性菌感染的患者

也经常通过将抗生素注入导管腔内而被成功治愈。对使用多腔导管的患者，因为感染可能被限制在单一腔内，因此抗生素应注入每一个腔内。拔除导管对于某些细菌感染（如杆菌属）通常是必要的，这些细菌即便使用敏感的抗生素也可能不被清除掉，并且有很高的播散发生率。出现穿刺隧道感染的患者通常需要拔除导管。

肺浸润：粒细胞减少的发热患者出现肺浸润时，表明存在很高的治疗失败风险。长时间的粒细胞减少对于感染的预后有明显的负面作用。系统性抗真菌药物被加入到一线治疗中，尤其在高风险患者亚群，可能会提高治疗效果。在治疗免疫力低下患者的过程中，有经验的呼吸科医师的参与是非常重要的。肺部检查如薄层胸部 CT、支气管镜检查、支气管肺泡灌洗 ± 支气管肺泡活检可能是必要的。肺出血可以是突发的，成为威胁生命的肺浸润和呼吸功能不全的原因。这常常发生在严重血小板减少并发感染和存在抗血小板抗体输注血小板的患者身上。

造血干细胞移植

造血干细胞移植治疗正越来越多地在恶性和非恶性疾病的治疗中发挥作用[21]。同种异体造血干细胞移植作为急性白血病的辅助治疗方法成功率显著，正在转化成一种患者能够长期生存和治愈的方法。这项成功的方法现在被延伸到治疗很多血液恶性肿瘤和实体瘤。造血干细胞可以从骨髓吸出或从外周血（通过使用血细胞分离机以及造血生长因子 ± 细胞毒素的化学疗法）获得。同种异体移植具有一些潜在的、严重的、可能致命的并发症，这些并发症与移植物抗宿主病（GVHD）有关[22]。然而，这种方法具有以下优点：使用无需贮藏的正常干细胞；适度的移植物抗宿主反应也具有很好的抗肿瘤效果。当相对正常骨髓可以获得时，自体造血干细胞移植具有特殊的优势，在这种情况下移植物抗宿主不再是问题。

通过骨髓移植治疗恶性肿瘤的原则包括以下几项：

- 肿瘤应对化疗和（或）放疗有反应。
- 使用的化疗药物剂量限制与骨髓毒性有关，与其他器官无关。
- 应有未被污染的，或污染轻微的造血干细胞贮备。
- 在骨髓功能不全期间应有合适的造血支持治疗。
- 应有高质量的临床和实验室设备用于收集和保存造血干细胞。
- 一个完整统一的医疗、护理和技术人员组成的团队是必要的。

记录完整的临床方案、确切有效的实施过程，适当的监测对于成功进行移植也是必要的。在移植过程中的总体治疗方案与接受大剂量化疗的长期中性粒细胞减少患者的治疗相似。

造血细胞移植并发症

造血细胞移植患者出现的呼吸衰竭

呼吸衰竭是进行骨髓移植患者最常见的死亡原因。巨细胞病毒导致的间质性肺炎和特发性肺炎综合征很少发生在移植后细胞减少的早期。与供者细胞类型的血液重建可能是这些肺部并发症出现的必要条件，这说明免疫反应发挥了关键作用。巨细胞病毒性肺炎可以被更昔洛韦有效地预防或治疗，但特发综合征通常是致命的。由于预防和治疗方法的提高，由肺孢子虫、单纯疱疹、水痘带状疱疹或鼠弓形体导致的致死性间质性肺炎和细菌、念珠菌导致的致命性肺炎一样，总体发生率很低。然而，曲霉菌成为了常见的致病原因。长时间的粒细胞缺乏和长时间的糖皮质激素治疗是肺部曲霉菌感染发生的主要危险因素，这种感染通常是致命的，但是可以通过在住院期间提供无菌空气和吸入两性霉素 B 来预防。肺部出血可通过支气管灌洗来诊断，它可能是由移植后的调理不当导致，也可能继发于不同种类的肺部感染。充血性心力衰竭可以导致肺水肿。并发肝部静脉堵塞的患者肺部并发症的发生风险很高。

移植物抗宿主疾病（GVHD）

移植物抗宿主疾病是异体造血干细胞移植的主要并发症，尤其是随着无血缘关系和配型不一致的供体增加GVHD也不断增多[22]。在移植物抗宿主疾病中，免疫反应的靶器官在很久以前就被认为与宿主而不是供体的组织相关性抗原有关。然而，近期在移植物抗宿主疾病中自体抗原已被认识，证实比单纯的同种异体反应更复杂。细胞因子在移植物抗宿主疾病的临床表现中发挥着核心作用。

几乎所有出现移植物抗宿主反应的患者均出现皮疹。其他的特征包括肝和胃肠道功能减退。对于低分化程度的疾病，初始治疗应为全身使用皮质激素。对更严重患者的治疗可以采用一系列药物治疗，如环孢素、抗胸腺细胞球蛋白、他克莫司、甲氨蝶呤、PUVA和沙利度胺。

肝静脉堵塞性疾病

静脉堵塞性疾病可能是造血干细胞移植的主要并发症，主要见于异体移植，它是导致死亡的主要原因[23]。此病的发生是由于肝小静脉发生血栓堵塞。可能是大剂量化疗引起的血管上皮细胞损伤所致。本并发症可表现为体重增加、水肿、腹水、无肝质地变硬的肝大、黄疸，可进展为肝功能衰竭。小剂量肝素或前列腺素预防可能有效。治疗主要是在重症时给予液体支持。给予组织型纤溶酶原激活剂和抗凝血酶Ⅲ复合物治疗已取得成功。

（李　强　刘　飞译　李　强校）

参考文献

1. Smith M, Barnett M, Bassan R *et al.* Adult acute myeloid leukaemia. *Crit Rev Oncol Hematol* 2004; **50**: 197–222.
2. Bassan R, Gatta G, Tondini C *et al.* Adult acute lymphoblastic leukaemia. *Crit Rev Oncol Hematol* 2004; **50**: 223–61.
3. Kuppers R, Yahalom J, Josting A. Advances in biology, diagnostics, and treatment of Hodgkin's disease. *Biol Blood Marrow Transplant* 2006; **12**(1 Suppl 1): 66–76.
4. Arbuthnot C, Wilde JT. Haemostatic problems in acute promyelocytic leukaemia. *Blood Rev* 2006; **20**: 289–297.
5. Vardiman JW. Hematopathological concepts and controversies in the diagnosis and classification of myelodysplastic syndromes. Hematology/the Education Program of the American Society of Hematology. Washington, DC: American Society of Hematology; 2006: 199–204.
6. Schiffer CA. Clinical issues in the management of patients with myelodysplasia. Hematology/the Education Program of the American Society of Hematology. Washington, DC: American Society of Hematology; 2006: 205–10.
7. Filippatos TD, Milionis HJ, Elisaf MS. Alterations in electrolyte equilibrium in patients with acute leukemia. *Eur J Haematol* 2005; **75**: 449–60.
8. Jibrin IM, Lawrence GD, Miller CB. Hypercalcemia of malignancy in hospitalized patients. *Hosp Physician* 2006; **42**: 29–35. http://www.turner-white.com/memberfile.php?PubCode=hp_nov06_malig.pdf.
9. Rampello E, Fricia T, Malaguarnera M. The management of tumor lysis syndrome. *Nature Clin Pract* 2006; **3**: 438–47.
10. Cairo MS, Bishop M. Tumour lysis syndrome: new therapeutic strategies and classification. *Br J Haematol* 2004; **127**: 3–11.
11. Oldfield V, Perry CM. Spotlight on rasburicase in anticancer therapy-induced hyperuricemia. *BioDrugs* 2006; **20**: 197–9.
12. Tallman MS, Andersen JW, Schiffer CA *et al.* Clinical description of 44 patients with acute promyelocytic leukemia who developed the retinoic acid syndrome. *Blood* 2000; **95**: 90–5.
13. Price TH. Granulocyte transfusion: current status. *Semin Hematol* 2007; **44**: 15–23.
14. Craig M, Cumpston AD, Hobbs GR *et al.* The clinical impact of antibacterial prophylaxis and cycling antibiotics for febrile neutropenia in a hematological malignancy and transplantation unit. *Bone Marrow Transplant* 2007; **39**: 477–82.
15. Hart S. Review: antibiotic prophylaxis reduces mortality in patients with neutropenia. *Evid Based Nurs* 2006; **9**: 50.
16. Rolston KV. Management of infections in the neutropenic patient. *Ann Rev Med* 2004; **55**: 519–26.
17. Bal AM, Gould IM. Empirical antimicrobial treatment for chemotherapy-induced febrile neutropenia. *Int J Antimicrob Agents* 2007; **29**: 501–9.
18. Paul M, Yahav D, Fraser A *et al.* Empirical antibiotic monotherapy for febrile neutropenia: systematic review and meta-analysis of randomized controlled trials. *J Antimicrob Chemother* 2006; **57**: 176–89.
19. Bow EJ. Of yeasts and hyphae: a hematologist's approach to antifungal therapy. Hematology/the Education Program of the American Society of Hematology. Washington, DC: American Society of Hematology; 2006: 361–7.
20. Crawford J. Update on neutropenia and myeloid growth factors. *J Support Oncol* 2007; **5**(4 Suppl 2): 27–46.
21. Ljungman P, Urbano-Ispizua A, Cavazzana-Calvo M *et al.* Allogeneic and autologous transplantation for haematological diseases, solid tumours and immune disorders: definitions and current practice in Europe. *Bone Marrow Transplant* 2006; **37**: 439–49.
22. Bacigalupo A. Management of acute graft-versus-host disease. *Br J Haematol* 2007; **137**: 87–98.
23. MacQuillan GC, Mutimer D. Fulminant liver failure due to severe veno-occlusive disease after haematopoietic cell transplantation: a depressing experience. *QJM* 2004; **97**: 581–9.

第 16 部分

移植

第 93 章

器官捐赠

Stephen J Street

重症监护医师常常有责任监护治疗器官移植的接受者，也看到了他们从器官移植中获得的好处。尽管受体案例的复杂性在增加，尽管供体的标准已经扩展，来自逝去的扩展标准供体的器官被使用得越来越多，临床结果还是继续改善，这方面的成功导致对器官移植的需求增加 [1]。但同时，在许多国家创伤性脑损伤的一级预防和治疗效果都得到改进，道路创伤所致死亡的数量继续下降，而在死亡供体器官捐赠中，道路创伤一度是最常见的死亡原因。在控制难治性颅内高压方面开颅减压术特别有效 [2]（从而减少了脑死亡），虽然在总体上，转归是否得到改善，还有待于两项正在进行的临床试验的结果证实。与此相似，基于人群的研究已证明蛛网膜下腔出血的发病率和病死率已经下降 [3]，也许颅内出血的情况也是如此。死于低氧 - 缺血性脑病、脑膜炎等其他一些疾病死亡供者器官捐赠本来就不常见，其治疗效果也已改进。

许多国家（除了美国以外）正经历着脑死亡器官捐赠减少的情况。通过其他策略，包括心脏死亡后捐赠（DCD，以前称为无心跳器官捐赠），活体供体（包括利他主义供者），以及将肝脏劈裂为二用于两个受者的方法等，移植的数量才得以维持，或仅仅略有下降。重症监护医师和其他人承受着需要解决“器官供体缺乏”问题的相当大的压力，但对限制等待器官移植名单的变长却考虑很少。来自富裕国家的对接受器官移植感到绝望的受者参加了到亚洲（尤其是去中国，包括接受被执行死刑的囚徒的器官）、非洲和南美洲去的“移植旅游” [4-5]，尽管这种做法受到广泛的谴责。国际互联网已促成了一种形式的利他主义的但有指导的活体器官捐赠，这也很容易受到商业炒作的影响（如 http//www.matching.donors.com）。其他替代的方法，包括人造器官、异种器官移植、利用干细胞培养器官和组织的工程等也继续在缓慢地进展，但哪一样都还不能投入临床常规应用。

重症监护医师的责任

大部分重症监护医师都支持已逝供者器官捐赠 [6]。那些不支持的重症监护医师也应与其他重症监护医师同事一道作出安排，以照顾好可能的器官供者，并与其家属讨论这个问题 [7]。重症监护医师的责任包括照顾 ICU——器官捐赠发生的场所——内的濒临死亡的患者及其家属。这种“个人顿悟” [9-10] 还没有成为重症监护医学界的共识。

重症监护医师必须确保已逝供者（现在包括因 DCD 逝世者）器官捐赠的所有过程继续是透明的，并将此作为最高标准。这些过程包括对濒死患者及其家人提供照顾、确定死亡、识别实行器官捐赠的可能性，向逝者家人提供器官捐赠的机会，在脑死亡后直到器官取出整个一段时间内维持供者的生理稳定，放弃治疗并确定 DCD 中的死亡，以及对逝者家人提供后续照顾，无论器官捐赠发生与否。

对濒死的患者及其家人的照顾

重症监护医师熟悉如何照顾濒临死亡的患者，包括减少患者的痛苦和维护患者的尊严。

ICU 工作人员对濒死患者的人性的尊重表现在护理人员提供“让患者感到舒适的护理服务”，医务人员继续提供医疗服务和关照，以及工作人员对患者家属表示同情 [11]。

重症监护医师应代表所有治疗团队成员，在与每一个重症监护患者的家人会面之初（如入院后的早晨），就与他们建立起融洽的关系。这对那些面临高死亡和高致残风险的患者的家人来说尤为重要，因为往往在好几天之内，与这些家属见面时需要提供给他们“坏消息”。参加与家属会见的，包括家属们认为应包括在内的人、重症监护医师、几位向家属提供支持的护理人员（最好是照顾患者的“床边护士”）。如果家属希望，参加会见的可以包括牧师、社会工作者和文化卫生工作者。“支持”的角色应与“带来坏消息者”的角色区分开来。与家属的会见应在一间分来的密室里举行，房间应足够大，容得下所有的参加者，远离病床，而且不受打搅。带着明显的同情态度 [11]，重症监护医师应准确地按照顺序描述发生的事件，现实的预后（既然这是可能发生的），以及马上要实施的治疗计划。有些家属会发现 CT 及其他看得到的影像学信息是有帮助的。必须要有足够的时间好回答家属可能提出的任何问题。在会见快结束时，重症监护医师必须确定，家属们对他所说的话都已经理解 [11]，并且对即将实施的治疗计划表示同意。确保 ICU 团队的所有人员提供给家属的讯息是一致的，这样才能使家属始终保持对该团队的信任。最理想的情况是，始终由同一位重症监护医师与家属谈话，但如果这做不到，则至关重要的是：在下次与家属会见之前，一位重症监护医师与其他重症监护医师要进行详细的、毫无隐瞒的讨论。建立了一种相互了解和信任的关系，ICU 团队就能与家属合作，解决那些困难和痛苦的问题，包括放弃重症监护治疗，[12] 患者死亡，以及考虑进行器官捐赠。

尽管接受了所有可行的外科和内科治疗，慢许多患者还是发展到脑干功能丧失。在这些情况下，针对脑部的重症监护治疗（包括镇静药、阿片类药物、神经肌肉阻滞剂、低温疗法和渗透疗法）都应当保留，直到正式评估得出脑死亡的结论。为满足脑死亡评估的前提条件 [7]，必须维持颅外动态平衡。有了这些条件，将来才可能进行器官捐赠。

放弃重症监护治疗，这在澳大利亚的 ICU 中是很常见的 [12-14]。在严重脑损害的情况下，这首先涉及将明确的关于预后的信息收集起来。虽然神经生理学检查和影像学检查能提供重要的支持性信息，在不用镇静药的情况下进行中枢神经系统功能评估仍是一个基本的评断预后的方法。在不用镇静药的情况下评估中枢神经系统功能时，某些患者会表现出脑干功能丧失。如果没有出现脑死亡，却明白无误地出现了毁灭性的脑损害，那么治疗这样的患者的人员（如重症监护医师、神经外科医师等等）对预后应达成一致的看法和一个推荐的治疗计划，该计划可能包括放弃重症监护治疗（如人工气道、通气或正性肌力药物支持、进一步的神经外科治疗）。接下来，重症监护医师应与家属讨论患者的预后和推荐的治疗计划，并努力促成一致的看法。随后可能不得不放弃治疗，原因或者是已看到死亡迫在眉睫，不可避免，或者是即使患者可能存活，但这种转归与患者以前表达过的意愿不一致，或不符合其推定的最大利益。这种限制或放弃治疗的决定是在无恶意或尊重自主权原则的指导下作出的 [15]。合适的做法是，从患者身上撤除重症监护治疗而继续给予“舒适护理”，并向其家属提供支持 [15]。

将来有器官捐赠的可能性，这不应对限制或放弃针对脑部的治疗的决定产生影响。小部分患者于放弃重症监护治疗后不久（亦即一小时内）就会死亡，在这种情况下 DCD 是可能的。一些濒死患者的家属（和 / 或患者本人）自愿提出如果可能的话愿意捐赠器官。在那些看来很可能出现脑死亡或已经出现脑死亡的患者，这种观点一般在作出脑死亡判断以前就已经表述出来了，但也可能在患者仍保留脑干功能时给出，甚至是在作出即将放弃重症监护前才表达出来。重症监护医师应敏感地确认这些，他们应确保如果或当临床条件合适时会重新回到这个问题上来，但不会提示家属。

确定潜在的器官供者

绝大多数有严重脑损害的收入 ICU 的患者，其恢复的可能性很小。确定一些有可逆恢复可能的亚组患者，对他们进行必要的治疗以加速其恢复是合理的治疗原则。然而，存在更极端的情况是当患者恢复的机会很渺茫时，通常不应该收住进 ICU。一些重症监护医师主张收住这些预后很差患者仅仅是为了将来他们可能作为器官的提供者，有时是为了与患者家属对提供器官的方案进行详尽的讨论并获得家属的同意[16]。尽管这种方法似乎能[16]提高器官供体的数量并用来移植，从伦理角度[17]、法律角度[18]和临床医学角度[17]来说反对这种做法的呼声越来越多。

器官捐赠在绝大多数脑死亡确定的情况下是可能进行的。器官捐赠的禁忌证很少，只在脑死亡的极少数患者中存在。这包括存在不能被接受的恶性疾病或感染受者的传染病，或可能的供体器官功能存在不可接受的衰退。绝大多数非颅脑的恶性肿瘤和某些感染（如 HIV）仍是绝对的禁忌证，但是其他的供体因素（如年龄过大、存在近期的细菌性脓毒症[19]、正在治疗的 HSV 脑炎、HCV 或 HBV 血清学阳性[20]以及一些“看似治愈”的恶性疾病）已不再是绝对的禁忌证。重症监护医师应当与合适的代理机构（供体协调者或器官获取组织）讨论具体的问题，而不是直接从医学角度断定不应进行器官捐赠。相似地，以前一些供者捐赠的器官移植后会被排斥，而近年来发现受者的转归是可以接受的[21]，这导致对于器官捐献者的器官特异性禁忌证已有所减少。最后，所有的禁忌证在不同的移植中心还有所差别，并继续变得更加宽容。重症监护医师应首先与供体协调者或合适的代理机构讨论器官的特异性问题，然后再判断具体器官对可能的捐赠和将要进行的移植是否合适。在绝大多数司法机关，合适的权威（例如验尸官或医学检查者）可以在某种情况下（如杀人案）以法律的名义禁止器官捐赠，这个问题也应向供体协调者进行解释。供体协调者应向移植小组阐明任意一个器官的捐赠是否可能，特定器官是否适合，重症监护医师应当确保提供了做决定必需的信息（表 93.1）。

脑死亡的确定

这是一个重症监护医师的临床责任，应当根据合适的实用标准或临床指南（见第 46 章）执行。脑死亡的确定包括几个步骤：

1. 建立已知的导致严重和不可逆结构性脑损伤的标准
2. 排除可能导致混淆的因素
3. 由两位独立临床检查者确定存在深度无反应的昏迷和持续的脑干功能缺失

脑死亡的诊断和确定是有规程的，应当被记录在病历中。当临床检查存在疑惑时（如由巴比妥类药物导致的昏迷），应通过可靠的影像学检查来证实无脑血流[7]。

重症监护医师应当告知患者家属脑死亡的事实及其脑死亡的医疗和法律内涵。如果患者皮肤的表现像是有生命力的，呼吸机维持的胸廓起伏运动和循环支持导致了肢端温暖[24]，那

表 93.1 器官移植团队需获取的信息

年龄、性别、体重、近似身高
医学和一般社会信息（包括合并症、外科、用药史、酒精、吸烟、吸毒、文身、人体穿孔、性行为史和过敏史）
详细的重大疾病临床史（包括心搏骤停史、低血压或低氧血症史、误吸或脓毒症证据）
目前的临床状况（包括生理参数和机械通气和正性肌力药物的支持程度）
目前的检查情况（包括血型、动脉血气分析、胸部 X 线、心电图、血尿素氮、肌酐、电解质、血糖、胆红素、转氨酶、碱性磷酸酶和谷氨酰转肽酶、凝血素比率、活化部分型血酶原时间、血红蛋白、白细胞计数、血小板和全部微生物结果）
其他检查结果可能在晚些时候需要（如超声心动图或纤维支气管镜）

么接受脑死亡是死亡的观念可能是有困难的。一些家属能领会为什么要进行脑死亡的临床检查（注意事先解释可能出现脊髓反射），或当临床检查结果令人糊涂时进行脑部血流检查。这可能帮助他们理解和接受这个诊断的吓人的含意。重症监护医师应当对提供上述选择持开放态度。

在不存在器官捐赠的情况下，在体谅家属的需求时撤离呼吸机支持也是合适的。

心脏死亡后捐赠

心脏死亡后器官捐赠（DCD），以前被称作无心脏跳动捐赠，在许多国家其数量不断增加，但在世界范围内仍未完全开展。来自马斯特里赫特的 Kootstra 和他的研究小组在很久以前就开始倡导心脏死亡后捐赠，描述了四种无心脏搏动的供者；这些定义目前仍在广泛使用。

- 类别 1：来院已经死亡的患者
- 类别 2：心肺复苏已终止的患者
- 类别 3：预期心搏骤停将很快发生的患者
- 类别 4：脑死亡时发生心搏骤停的患者

上述四种情况除第三种外均“无法控制”[25]。

心脏死亡后器官捐赠在世界范围内差异很大。类别 2 供体在在荷兰的经验中是最常见的，但是供体确实来源于上述 4 种情况。在英国、美国、加拿大和澳洲，几乎所有的心脏死亡后供体均来源于上述类别 3（有很少数的是类别 4）。与此形成对比的是，在西班牙，尽管停止 ICU 治疗远远少于荷兰和英国，类别 3 的供者是非常罕见的，患者死亡后立即进行的器官保存措施（包括心肺旁路）会根据之前的同意书立即进行，绝大多数的心脏死亡后供体符合类别 1 和类别 2。近来的心脏死亡后供体倡导者均强调所有的器官捐赠均应在脑死亡被法律接受后实施。尽管器官在循环停止后才切取，仍有一些区别未被讨论，这些否认了过程是完全相同的论断。尽管脑死亡未被法律接受，该综合征在很早以前已被承认（例如，无脑血流[29]在 1956 年已有报道，其临床表现在 1959 年报道[30]）。脑死亡综合征吓人的最终含意（呼吸停止、瞳孔散大固定、多尿、高血糖和自发性体温过低[31]）被重症监护医师和神经内科医师所理解，并在讨论器官捐赠之前告知家属（PB Doak，RV Trubuhovich，个人通讯）。如果一些脑干功能（通常只是气管反射）是存在的，那么就不与家属讨论器官捐赠的问题。对高碳酸血症导致的呼吸停止没有进行检查，但是家属和治疗小组都认为撤离机械通气支持后患者不会出现自主呼吸（尽管一些患者会出现短时间和不充分的自主呼吸）。心搏骤停通常出现在 15 ~ 20 分钟后，在这个时间宣告死亡，肾被切除。

相对于脑死亡后的器官捐赠，在（类别 3）DCD 中讨论器官捐赠时，患者并未达到脑死亡，拔除气管插管后能够很好地呼吸，可能未在可进行器官捐赠的合适时间内死亡。这些区别对于重症监护医师而言具有伦理的和临床的后果，这些将在后面讨论。

延迟的移植器官功能恢复在 DCD 肾移植受者中是更常见的（~ 40% 对 ~ 20%）[32]，但是，受者的远期预后与接受脑死亡供体的患者是相同的[33]。在肝移植患者中，接受 DCD 器官移植的患者的生存率和移植器官存活率均低于接受脑死亡供体者（如移植物 5 年存活率为 52% 对 66%，患者 5 年存活率为 65% 对 72%）[34-35]。这很可能反映了肝不能耐受 15 分钟以上的暖缺血，以及胆道系统的小血管受到冲洗。使用黏性低一些的保存溶液可能改善后一个问题。患者生存与移植物的存活相比，受到的影响更小，但是这以增加再移植频率为代价。接受 DCD 供者的胰腺移植后受者和移植物的预后与接受那些脑死亡供者器官者是相似的[36]。在接受 DCD 供者的移植中，尽管成功的肺，甚至心脏移植都已被报道，迄今为止，标志受者长期转归的经验还是不充分的。

1997 年医学研究院发表报告[37]之后，已经出现大量关于 DCD 的法律、伦理和医疗问题[25,38-39]，最近几年，几个国家发布指南或建议来阐述这些问题[35,40-41]。用于澳洲的建议已被澳大利亚和新西兰重症监护学会编定[7]。

存在许多可能引起争议的问题，包括确保将患者逝世后有可能选择器官捐赠这点告诉逝者家属，在这以前，确保达成一个放弃治疗的共识决定；估计放弃治疗后患者迅速死亡的概率；死亡前使用目的“只是为了器官的利益”的药物（如肝素）和医疗操作（如使用仪器）；放弃治疗的场所（ICU 或手术室）；放弃治疗后家属在场；放弃治疗后使用阿片类和镇静药；将临终关怀的临床责任（包括使用阿片类和镇静药，以及确定死亡）与获取器官的责任区分开来；确定死后摘取器官的时间；若停止治疗后患者未在预定的时间（通常是 1 小时）死亡则放弃一切程序（但仍继续提供舒适护理）；确保整个过程中家属都能得到所有的有关信息和支持；确保所有参加的人员熟悉和接受 DCD 过程；并确保在所有参加的医院中明确针对所有这些问题的合适的方案已经到位。DCD 只发生于有这样的方案的情况下，在这些方案中经过广泛的磋商已达成临床、伦理和社会的共识；如果这些都已经做到，则 DCD 就会得到家属和医院工作人员的好评，也补偿了荷兰和英国脑死亡供者数目的下降，并在一定程度上增加了美国的可用于移植的器官（尤其是肾脏）的数目。

向家属提供捐赠器官的机会

捐赠来自逝去的捐赠者的器官，是发生在生命终末期的活动，通常会涉及重症监护病房。器官捐赠与器官移植涉及的是：患终末期器官功能衰竭的患者接受捐赠的器官。要了解关于器官移植的出版物中经常被忽略或避而不谈的一些重要问题，认识这种区别是必不可少的。器官捐赠从根本上改变了人们在死亡时（甚至在 ICU 里死亡时）的规矩。器官摘取是一种有创过程，在手术室里进行。虽然这种操作是带着尊敬的心情完成的，虽然其程序与在活人身上做手术时一模一样[54]，但一些人还是把它看成是“肢解”。讨论器官捐赠是一种感情色彩强烈的活动，涉及新近丧失亲人的逝者家属和卫生专业人员，并需要思路清晰的敏感的交流，这种讨论发生在逝者家属正在体验亲人死亡的时刻。他们必须在强烈的悲痛中考虑这个问题——没有别的时间。在社会上，人们对器官移植的知识差异极大，对器官捐赠过程的知识那就更少了。有一些逝者家属以前可能根本不知道发生过器官捐赠和器官移植这样的事！与此相似，在社会上对器官捐赠和捐赠意愿的讨论也是千差万别。与自己乐意捐赠器官和代表某位家庭成员表达同意捐赠的意愿相比，“原则上愿意捐赠”的想法得到更大的支持。在家属中讨论器官捐赠问题，这种做法得到宣扬，被视为提高器官捐赠率的一种途径，事实可能就是这样的。然而，一些逝者的家属基于其精神、宗教、或文化信念，强烈地反对器官捐赠[42]。

关于器官捐赠，有几种功利主义的态度，包括这样的观念：器官捐赠是发生于脑死亡的情况下唯一可能的积极转归[43]；以一种功利主义的方式提到死去的或将死的人，说他们是用于移植的器官的来源，这样做是合适的[44]；对许多家庭来说，器官捐赠能减轻失去亲人的痛苦，以及实现逝者从前表述过的意愿应是首要的，或者说确实是唯一的需考虑的问题[45]。一些司法实践通过剥夺家属阻止器官捐赠的机会，并“将控制权还给个人”，从而明确指出，摘取器官是合法的，并常常被认为是升高器官捐赠率的方法。这种假设很可能是错误的[47-48]。虽然许多国家（包括澳大利亚）已经明确规定，个人在死后捐赠器官的意愿等同于合法地表述“同意”。在这种情况中，措辞本身是否合适，这很容易引起争论[10]，因为在患者死亡的那一刻，这个问题就变得“现实”了，加之，任何现存的“以登记为基础的”关于这种意愿的记录，都不大可能符合个人卫生保健问题中的知情同意标准[50]。

“以器官移植为导向的”道德经济学中隐含着一个判断：对家庭来说，同意器官捐献既是可取的，与相反的决定相比，其道德价值（“做得对”）也更高，特别是如果捐献器官是逝者生前表示过的意愿。这个判断谈到在所爱的人死后，正是家庭成员与逝者之间的亲密的人际决定了什么事情应发生在逝者身上，该判断对这种亲密的人际关系含蓄地持否定态度[52]，但现在，许多美国的器官获取组织却明确地承认、实践、和倡导这种判断（S Gunderson，个人通讯）。许多国家的法律允许逝者在生前即就死后是否捐献器官一事表达意愿，但甚至在这些国家，通常的做法也是要征得逝者家人的同意，如果他们反对捐献也不会起诉他们——也就是说，承认对逝者家属的影响是最重要的决定“同意实践”的因素[53]。可是，在许多国家，这导致了“克服家属反对”策略的演变、阐述、和宣传推广。这些针对“家庭丧亲之痛”的“策略”可能带来一些有害的效果，但那些“策略”倡导者考虑不到这些，也不会加以报道，器官捐献的“质量”如何，“成功率”有多高，他们唯一的衡量单位就是器官捐献得以实现这种情况占了多大比例。

重症监护医师应当意识到他们自己对这些事情的观点如何，甚至应当知道那些可能与家属讨论器官捐献问题的人是怎么想的。虽然在澳大利亚洲最先与家属谈起器官捐献问题的人，通常都是重症监护医师，但在其他地方这种情况越来越少见。无论是谁承担讨论的任务，都应当擅长与悲痛中的人交流。在澳洲的临床实践中，患者的疾病进入临终期时，重症监护医师就已经在前几次的家庭会议中与家属建立起一种关系，包括相互信任和尊重的关系。很自然地，这种关系使重症监护医师得以启动并促成对器官捐献的讨论。要明确这种讨论只是提供“器官捐献的选择权”，而不是“获取同意”（或者甚至是“劝说”[55]），讨论的语言不能是胁迫性的，这样重症监护医师就能提供完全的无偏见的信息，在家属们作出决定时给他们提供支持，并且要感谢他们考虑了器官捐献问题，无论他们是否同意捐献。

重症监护医师必须确保，死亡这个事实（在脑死亡的情况下）已得到充分的理解。当（类别Ⅲ）DCD已成为可能时，技术与治疗小组必须实现达成共识协议——在重症监护医师提出可以选择什么器官捐献前治疗措施必须撤除。很明显，这时患者还没有死亡，虽然死亡当然已迫在眉睫。在家属提出选择DCD前，他们对迫在眉睫的死亡也应有从分的理解。

无论在哪种情况之下，重症监护医师都应有足够的时间告知家属可以选择捐献器官以及这意味着什么，回答任何问题，如果必需的话，还要帮助家属作出决定。讨论的内容会包括以前表达过的意愿、以前进行过的家庭讨论，以及患者和家庭成员的价值观和信念。讨论不应是强制性的。具有潜在强制性的语言（如“实现逝者的意愿”“做他想做的事”“这样做了就会有好事来临”）会使本来想实现重症监护医师的意愿的家属重新评价形势，因此应当避免。最后，有些语词从伤心的家属角度听来特别麻木不仁，应当避免使用（如描述获取器官的过程时用“取得”一词而不用“器官摘取”，在描述脑死亡者时用“身体”一词而不用该人的姓名）。如果家属希望，重症监护医师应帮助家属在器官摘取前在患者床边待上一点时间。在这段时间，可以做某些检查（如超声心动图描记术、气管镜检查术），并将此告诉家属。重症监护医师应确保，器官摘取后家属还能得到机会与逝者待一会儿。

维持脑死亡者脑以外的生理功能稳定

就在脑死亡之前，常常有一段时间出现高血压，心动过速，偶尔节律障碍，这些被自主神经活动和儿茶酚胺分泌调控。肺水肿、两心室功能异常以及心肌损害可能出现，但是这些与随后出现的心脏移植物的关系还存在争议[56]。如果这种肾上腺素能现象的治疗被认为是必要的，那么短效的β受体阻滞剂（如艾司洛尔）或仅仅是“中等剂量的”常规β受体阻滞剂应当被使用。在这个过程中，心搏骤停可能很少出现，这种情况通常由于缓慢性心律失常导致，但通常是可逆的。高血压后很快会出现血压下降，伴有明显的交感神经功能减退和儿茶酚胺分泌。低血压在低血容量存在时可能会很严重，导致心搏骤停或移植器官的生存能力丧失，应当立即通过容量复苏和使用强心药物支持治疗。

由于抗利尿激素生成减少导致的尿崩症在

绝大部分患者会很快出现，但并不是所有脑死亡者均如此。温和的低渗性多尿是明显的，如果未得到治疗将很快导致高渗透性和后来的低血容量。其他的激素异常出现在短期内不会产生严重的后果。伴发的脑血流减少导致脑代谢的减少，氧消耗和二氧化碳的产生大约减少25%[57]。这会导致必要的维持正常碳酸水平的分钟通气量降低。同时，其他的能量消耗（产生热量的过程）降低，血管紧张度降低，可能诱发寒战产热加重了低体温进展的风险。

自主活动和脊髓运动反射通常在脑死亡时仍存在[58]。这些反射很少包括奇怪的动作[22,59]，这些动作通常是可重复的。患者家属可能有机会目睹（也许是第二次）这些针对脑死亡的临床检查，应当被告知关于这些应答的可能性（这些反射在第一次检查可能并不会出现），关于这种情况应事先对家属作出解释。这些动作和交感循环反应也可能在手术室里进行器官功能恢复的过程中出现[60]。尽管乙酰胆碱反应在这种情况下不能被阿片类药物抑制，在手术室里仍推荐使用神经肌肉阻滞剂[61]。

对维持生理稳定的建议性策略

脑死亡的出现通常预示着颅内压力的增高（如果进行测量）和脑干功能进行性丧失的体征（昏迷，瞳孔散大）出现，这些特征的出现提示应进行特异支持治疗的早期准备。这种准备包括确保中心静脉通道给予正性肌力药物支持（可能是压力测量），静脉内置管用于快速容量扩张，同时需要外部加热设施（如加热毯）。

机械通气管理

机械通气的目标是维持良好的氧合和正常的碳酸血症，最小的循环抑制和维持循环基本功能，如果可能，充足良好的肺功能使得将来的肺捐赠成为可能。使用适度的潮气量（10 ～ 12 ml/kg）和一个低水平的呼气末正压（PEEP）（5 cmH_2O）可以预防肺不张。最初吸100% 氧气时，PEEP 为 5 cmH_2O 时，氧分压大于 350 mmHg 被认为是肺捐献的必要指标，但是对于捐献者发现氧合指数是 300 或 250 也是可以接受的[62]。如果可能应当避免气道峰压在 30 cmH_2O 以上。通常的肺部治疗包括持续进行体位改变和无菌气管内引流。当肺功能不全很严重时，可能需要更高水平的 PEEP 来预防肺水产生或提供充足的氧供。这些患者在脑死亡检查过程中确定呼吸停止前可能存在一段时间的机械性肺换气不足，如果可以避免严重的低氧血症和循环衰竭，这些患者在呼吸停止过程中进行持续的气道正压通气（CPAP）。

循环管理

循环治疗的目的是在不导致液体负荷过度或过度的血管收缩情况下，维持足够的器官灌注和动脉压，对将来的器官供者不会产生损害。合理的初始血流动力学目标包括血压正常（平均动脉压大于 70 mmHg），心率慢于或等于 100 次 / 分，中心静脉压小于 8 mmHg。几乎总是要进行一些正性肌力药物支持（如 2006 年在澳大利亚和新西兰的 227 名供者中有 92% 需要这种支持[63]）。已经建立了输注正性肌力药物维持血管压力的标准，应当对控制性容量复苏的血流动力学反应进行评估。

正性肌力药物的选择是一个比证据更有争议的主题。不推荐使用多巴胺。去甲肾上腺素通常小于 500 微克 / 小时，在澳大利亚医生更喜欢使用去甲肾上腺素（在 2006 年 208 个供者中的 85% 输注了正性肌力药物[63]），这并没有对受者产生明显的器官功能损害。多巴胺可能加剧肾小管性多尿，在澳大利亚通常不使用（在 2006 年 208 个供者中的 8% 接受了正性肌力药物治疗）。肾上腺素对脑死亡者可能具有特异的增加肾血流的优点[64]，但是它也可能增加血糖水平从而导致渗透性利尿。儿茶酚胺注入可能减少器官的向上调控免疫原性，这在脑死亡者中经常发生，可降低移植肾对受体的急性排斥反应[65]。尽管甲状腺激素的水平在脑死亡后会下降，这很可能是“疾病性甲状腺功能综合征”，甲状腺素替代治疗在脑死亡后不会改善循环功能[66-68]。

皮质类固醇常常在从脑死亡捐赠者身上切除器官之前给予，通常建议增加器官的数目

（以回顾性分析为基础），尤其是那些可以被摘取和移植的胸腔器官[69]。尽管类固醇在实验模型中可以改善血流动力学状态[70]，一个早期的随机的人体研究[71]未显示对肾移植的预后有任何益处。人的脑死亡方面没有单独进行其他类固醇的试验，一个单一的小型类固醇和T3的结合试验似乎同样未显示对循环产生有利影响[72]。

输注血管加压素，至少是使用低剂量，会减少儿茶酚胺类药物来维持动脉压[73]，不会对后面的器官移植带来明显的损害。这是否会导致治疗预后改善还未被确定。后面的报道使用回顾性多元线性回归的分析方法[74-75]，许多研究者现在主张使用所谓的“激素复苏”（结合使用 T_3 类固醇和血管加压素），由于这些文献的研究者是进行的回顾性分析，所以对于他们得出的结论应慎重对待，这些结果应在前瞻性随机临床试验中得到检验[75]。

对过度多尿进行控制将使发展成高渗透压血症[76]、继发于输注大量含糖液而导致的低血容量或高血糖症的风险降至最低。合成的去氨加压素（1-D 氨基酸 -8 D 精氨酸加压素）通常被用于控制糖尿病尿崩症，这似乎比较安全有效[62,77]。

控制糖尿病尿崩症是合理的液体治疗的最重要方面，低血容量应通过液体复苏纠正。在实验中，血液浓度增加出现在脑死亡后早期。对脑死亡患者输注晶体液据报道会使肺功能恶化，在很多情况下单纯使用晶体液复苏要比使用胶体液需要更多的液体[78]。脑死亡时轻度的贫血是可以接受的，但是如果为了器官功能可能恢复而必须要维持红细胞压积在 0.25 左右，则可以输注红细胞。在必要的时候应当给予自由水（每小时 1 ~ 2 ml/kg 的 5% 葡萄糖）以维持血浆胶体渗透压在 280 ~ 310 mosm/kg 范围内，相应的血钠在 155 mmol/L 以下。严重的高渗血症（和可能是不充分的供体治疗标志）与接下来的肝受体的移植物功能不全相关[76]。对糖尿病尿崩症控制失败将导致需要更多的自由水来控制血浆胶体渗透压。如果使用 5% 的葡萄糖来降低渗透压，那么可能会导致高血糖症和渗透性利尿。

代谢管理

氧消耗、二氧化碳生成、产热和葡萄糖氧化在脑死亡患者由于脑代谢活动的丧失[57]而全部减退。容易出现与血管张力降低、寒战反应丧失、暴露于室温下、暖性多尿和室温液体的输注相关的低热。为了明确是否存在脑死亡，核心体温应当被维持在 35℃以上[7,22]。保持较高的环境温度（24℃），使用输液加温器、加热湿化器和环境加热装置。偶尔需要使用小剂量胰岛素来预防高血糖。血钾应被维持在 3.5 mmol/L 以上，但是补钾应慎重，因为脑死亡后的高钾血症是很常见的。纠正低磷血症不会改善脑死亡患者的血流动力学状态[79]。

对于供者家属的善后关怀

对死在 ICU 的患者的家属的常规善后关怀正在被越来越多地推荐[80]。善后关怀已被大多数人很好地接受[11]，具有通过揭示不充分的或不合适的交流等问题来提高对患者家属的善后关怀水平的潜力。

可能有一些关于器官捐献的特异的问题需要阐述，有时通过在治疗后期重症监护医师与患者家属会面的方式完成。绝大多数器官捐献机构在开始阶段即向捐赠器官的家属提供情感支持（这种支持可能会长达数年），向家属提供一些限定范围内的关于器官接受者的匿名信息，在征得捐献器官者家属和器官受者的同意后，接受和促进他们之间的有限度的接触（如通过信件）；不建议进行直接的接触。

（李　强　刘　飞译　李　强校）

参考文献

1. Groth CG, Brent LB, Calne RY *et al.* Historic landmarks in clinical transplantation: conclusions from the consensus conference at the University of California, Los Angeles. *World J Surg* 2000; **24**: 834–43.
2. Aarabi B, Hesdorffer DC, Ahn ES *et al.* Outcome following decompressive craniectomy for malignant

swelling due to severe head injury. *J Neurosurg* 2006; **104**: 469–79.
3. Stegmayr B, Eriksson M, Asplund K. Declining mortality from subarachnoid hemorrhage: changes in incidence and case fatality from 1985 through 2000. *Stroke* 2004; **35**: 2059–63.
4. Canales MT, Kasiske BL, Rosenberg ME. Transplant tourism: outcomes of United States residents who undergo kidney transplantation overseas. *Transplantation* 2006; **82**: 1658–61.
5. Bass D. Kidneys for cash and egg safaris – can we allow 'transplant tourism' to flourish in South Africa? *S Afr Med J* 2005; **95**: 42–4.
6. Pearson IY, Zurynski Y. A survey of personal and professional attitudes of intensivists to organ donation and transplantation. *Anaesth Intensive Care* 1995; **23**: 68–74.
7. Australian and New Zealand Intensive Care Society. *Statement on Death and Organ Donation*, 3rd edn. Melbourne: ANZICS; 2008.
8. Manyalich M, Cabrer C, Valero R *et al.* Transplant procurement management: a model for organ and tissue shortage. *Transplant Proc* 2003; **35**: 2533–8.
9. Streat S, Silvester W. Organ donation in Australia and New Zealand – ICU perspectives. *Crit Care Resusc* 2001; **3**: 48–51.
10. Streat S. Moral assumptions and the process of organ donation in the intensive care unit. *Crit Care* 2004; **8**: 382–8.
11. Cuthbertson SJ, Margetts MA, Streat SJ. Bereavement follow-up after critical illness. *Crit Care Med* 2000; **28**: 1196–201.
12. Streat S. When do we stop? *Crit Care Resusc* 2005; 7: 227–32.
13. Ho KM, Liang J, Hughes T *et al.* Withholding and withdrawal of therapy in patients with acute renal injury: a retrospective cohort study. *Anaesth Intensive Care* 2003; **31**: 509–13.
14. Yaguchi A, Truog RD, Curtis JR *et al.* International differences in end-of-life attitudes in the intensive care unit: results of a survey. *Arch Intern Med* 2005; **165**: 1970–5.
15. Henig NR, Faul JL, Raffin TA. Biomedical ethics and the withdrawal of advanced life support. *Annu Rev Med* 2001; **52**: 79–92.
16. Riad H, Nicholls A, Neuberger J *et al.* Elective ventilation of potential organ donors. *BMJ* 1995; **310**: 714–8.
17. Manara A, Jewkes C. Intensive care units have good reasons not to do it. *BMJ* 1995; **311**: 121–2.
18. F versus West Berkshire Health Authority. 1989: 2 All ER 545–551, HL.
19. Freeman RB, Giatras I, Falagas ME *et al.* Outcome of transplantation of organs procured from bacteremic donors. *Transplantation* 1999; **68**: 1107–11.
20. The Transplantation Society of Australia and New Zealand. Organ allocation protocols. Sydney: TSANZ; 2002. http://www.tsanz.com.au/organallocationprotocols/index.asp.
21. Ojo AO, Hanson JA, Meier-Kriesche H *et al.* Survival in recipients of marginal cadaveric donor kidneys compared with other recipients and wait-listed transplant candidates. *J Am Soc Nephrol* 2001; **12**: 589–97.
22. Wijdicks EF. The diagnosis of brain death. *N Engl J Med* 2001; **344**: 1215–21.
23. Capron AM. Brain death – well settled yet still unresolved. *N Engl J Med* 2001; **344**: 1244–6.
24. Whetstine LM. Bench-to-bedside review. When is dead really dead – on the legitimacy of using neurologic criteria to determine death. *Crit Care* 2007; **11**: 208.
25. Kootstra G, Kievit J, Nederstigt A. Organ donors: heartbeating and non-heartbeating. *World J Surg* 2002; **26**: 181–4.
26. Esteban A, Gordo F, Solsona JF *et al.* Withdrawing and withholding life support in the intensive care unit: a Spanish prospective multi-centre observational study. *Intensive Care Med* 2001; **27**: 1744–9.
27. Sprung CL, Cohen SL, Sjokvist P *et al.* Ethicus Study Group. End-of-life practices in European intensive care units: the Ethicus Study. *JAMA* 2003; **290**: 790–7.
28. Sanchez-Fructuoso AI, de Miguel Marques M, Prats D *et al.* Non-heart-beating donors: experience from the Hospital Clinico of Madrid. *J Nephrol* 2003; **16**: 387–92.
29. Löfstedt S, von Reis G. [Intracranial lesions with abolished passage of x-ray contrast through the internal carotid arteries]. *Opusc Med* 1956; **1**: 199–202.
30. Wertheimer P, Jouvet M, Descites J. Apropos du diagnostic de la mort du système nerveux dans les comas avec arrêt respiratoire traités par respiration artficielle. *Presse Med* 1959; **67**: 87–8.
31. Spence M. *5th Annual Report of the Acute Respiratory Unit, Auckland Hospital 1965–66.* Auckland Hospital Board 1966.
32. Locke JE, Segev DL, Warren DS *et al.* Outcomes of kidneys from donors after cardiac death: implications for allocation and preservation. *Am J Transplant* 2007; 7: 1797–807.
33. Metcalfe MS, Butterworth PC, White SA *et al.* A case-control comparison of the results of renal transplantation from heart-beating and non-heart-beating donors. *Transplantation* 2001; **71**: 1556–9.
34. Lee KW, Simpkins CE, Montgomery RA *et al.* Factors affecting graft survival after liver transplantation from donation after cardiac death donors. *Transplantation* 2006; **82**: 1683–8. Erratum in: *Transplantation* 2007; **83**: 521.
35. Bernat JL, D'Alessandro AM, Port FK *et al.* Report of a national conference on donation after cardiac death. *Am J Transplant* 2006; **6**: 281–91.
36. Salvalaggio PR, Davies DB, Fernandez LA *et al.* Outcomes of pancreas transplantation in the United States using cardiac-death donors. *Am J Transplant* 2006; **6**: 1059–65.
37. Institute of Medicine, National Academy of Sciences. *Non-heart-beating Organ Transplantation: Medical and Ethical Issues in Procurement.* Washington, DC: National Academy Press, 1997.
38. Vanrenterghem Y. Cautious approach to use of non-heart-beating donors. *Lancet* 2000; **356**: 528.
39. Daar AS. Non-heart-beating donation: ten evidence-based ethical recommendations. *Transplant Proc* 2004; **36**: 1885–7.
40. Ridley S, Bonner S, Bray K *et al.* Intensive Care Society's Working Group on Organ and Tissue Donation. UK guidance for non-heart-beating donation. *Br J Anaesth* 2005; **95**: 592–5.
41. Shemie SD, Baker AJ, Knoll G *et al.* National recommendations for donation after cardiocirculatory death in Canada: donation after cardiocirculatory death in Canada. *CMAJ* 2006; **175**: S1.
42. Chapman JR, Hibberd AD, McCosker C *et al.* Obtaining consent for organ donation in nine NSW metro-

politan hospitals. *Anaesth Intensive Care* 1995; **23**: 81–7.
43. Murphy L. Donation – a difficult but most important discussion. *Mich Health Hosp* 1999; **35**: 20–1.
44. Fisher J. An expedient and ethical alternative to xenotransplantation. *Med Health Care Philos* 1999; **2**: 31–9.
45. May T, Aulisio MP, DeVita MA. Patients, families, and organ donation: who should decide? *Milbank Q* 2000; **78**: 323–36, 152.
46. Spital A. Mandated choice for organ donation: time to give it a try. *Ann Intern Med* 1996; **125**: 66–9.
47. Lawlor M, Kerridge I, Ankeny R *et al.* Public education and organ donation: untested assumptions and unexpected consequences. *J Law Med* 2007; **14**: 360–6.
48. Lawlor M, Billson FA. Registering wishes about organ donation may decrease the number of donors. *Med J Aust* 2007; **186**: 156.
49. Woien S, Rady MY, Verheijde JL *et al.* Organ procurement organizations Internet enrolment for organ donation: abandoning informed consent. *BMC Med Ethics* 2006; **7**: E14.
50. New Zealand Health and Disability Commissioner. *Code of Health and Disability Services Consumers Rights.* Wellington: Health and Disability Commissioner; 1996. http://www.hdc.org.nz/files/hdc/code-leaflet.pdf.
51. Cassell J. *Life and Death in Intensive Care.* Philadelphia: Temple University Press; 2005.
52. Klassen AC, Klassen DK. Who are the donors in organ donation? The family's perspective in mandated choice. *Ann Intern Med* 1996; **125**: 70–3.
53. Wendler D, Dickert N. The consent process for cadaveric organ procurement: how does it work? How can it be improved? *JAMA* 2001; **285**: 329–33.
54. Kesselring A, Kainz M, Kiss A. Traumatic memories of relatives regarding brain death: request for organ donation and interactions with professionals in the ICU. *Am J Transplant* 2007; **7**: 211–7.
55. Siminoff LA, Gordon N, Hewlett J *et al.* Factors influencing families' consent for donation of solid organs for transplantation. *JAMA* 2001; **286**: 71–7.
56. Deibert E, Aiyagari V, Diringer MN. Reversible left ventricular dysfunction associated with raised troponin I after subarachnoid haemorrhage does not preclude successful heart transplantation. *Heart* 2000; **84**: 205–7.
57. Bitzani M, Matamis D, Nalbandi V *et al.* Resting energy expenditure in brain death. *Intensive Care Med* 1999; **25**: 970–6.
58. Saposnik G, Bueri JA, Maurino J *et al.* Spontaneous and reflex movements in brain death. *Neurology* 2000; **54**: 221–3.
59. Ropper AH. Unusual spontaneous movements in brain-dead patients. *Neurology* 1984; **34**: 1089–92.
60. Young PJ, Matta BF. Anaesthesia for organ donation in the brainstem dead – why bother? *Anaesthesia* 2000; **54**: 105–6.
61. Fitzgerald RD, Hieber C, Schweitzer E *et al.* Intraoperative catecholamine release in brain-dead organ donors is not suppressed by administration of fentanyl. *Eur J Anaesthesiol* 2003; **20**: 952–6.
62. Gabbay E, Williams TJ, Griffiths AP *et al.* Maximizing the utilization of donor organs offered for lung transplantation. *Am J Respir Crit Care Med* 1999; **160**: 265–71.
63. Excell L, Hee K, Russ GR (eds) ANZOD *Registry Report 2007.* Adelaide: Australia and New Zealand Organ Donation Registry; 2007. http://www.anzdata.org.au.
64. Ueno T, Zhi-Li C, Itoh T. Unique circulatory responses to exogenous catecholamines after brain death. *Transplantation* 2000; **70**: 436–40.
65. Schnuelle P, Lorenz D, Mueller A *et al.* Donor catecholamine use reduces acute allograft rejection and improves graft survival after cadaveric renal transplantation. *Kidney Int* 1999; **56**: 738–46.
66. Goarin JP, Cohen S, Riou B *et al.* The effects of triiodothyronine on hemodynamic status and cardiac function in potential heart donors. *Anesth Analg* 1996; **83**: 41–7.
67. Perez-Blanco A, Caturla-Such J, Canovas-Robles J *et al.* Efficiency of triiodothyronine treatment on organ donor hemodynamic management and adenine nucleotide concentration. *Intensive Care Med* 2005; **31**: 943–8.
68. Randell TT, Hockerstedt KA. Triiodothyronine treatment is not indicated in brain-dead multiorgan donors: a controlled study. *Transplant Proc* 1993; **25**: 1552–3.
69. Follette DM, Rudich SM, Babcock WD. Improved oxygenation and increased lung donor recovery with high-dose steroid administration after brain death. *J Heart Lung Transplant* 1998; **17**: 423–9.
70. Lyons JM, Pearl JM, McLean KM *et al.* Glucocorticoid administration reduces cardiac dysfunction after brain death in pigs. *J Heart Lung Transplant* 2005; **24**: 2249–54.
71. Chatterjee SN, Terasaki PI, Fine S *et al.* Pretreatment of cadaver donors with methylprednisolone in human renal allografts. *Surg Gynecol Obstet* 1977; **145**: 729–32.
72. Mariot J, Jacob F, Voltz C *et al.* Value of hormonal treatment with triiodothyronine and cortisone in brain dead patients. *Ann Fr Anesth Reanim* 1991; **10**: 321–8.
73. Chen JM, Cullinane S, Spanier TB *et al.* Vasopressin deficiency and pressor hypersensitivity in hemodynamically unstable organ donors. *Circulation* 1999; **100**: II244–6.
74. Rosendale JD, Kauffman HM, McBride MA *et al.* Aggressive pharmacologic donor management results in more transplanted organs. *Transplantation* 2003; **75**: 482–7.
75. Rosendale JD, Kauffman HM, McBride MA *et al.* Hormonal resuscitation yields more transplanted hearts, with improved early function. *Transplantation* 2003; **75**: 1336–41.
76. Totsuka E, Dodson F, Urakami A *et al.* Influence of high donor serum sodium levels on early postoperative graft function in human liver transplantation: effect of correction of donor hypernatremia. *Liver Transpl Surg* 1999; **5**: 421–8.
77. Guesde R, Barrou B, Leblanc I *et al.* Administration of desmopressin in brain-dead donors and renal function in kidney recipients. *Lancet* 1998; **352**: 1178–81.
78. Randell T, Orko R, Hockerstedt K. Peroperative fluid management of the brain-dead multiorgan donor. *Acta Anaesthesiol Scand* 1990; **34**: 592–5.
79. Riou B, Kalfon P, Arock M *et al.* Cardiovascular consequences of severe hypophosphataemia in brain-dead patients. *Br J Anaesth* 1995; **74**: 424–9.
80. Campbell ML, Thill M. Bereavement follow-up to families after death in the intensive care unit. *Crit Care Med* 2000; **28**: 1252–3.

第 94 章

肝移植

Elizabeth Sizer 和 Julia Wendon

肝移植对于那些患有急性和慢性终末期肝病而无手术禁忌证的患者而言，是一种革命性的治疗方法。肝移植现几乎已成为常规治疗方法，对于绝大多数接受手术的患者而言，术后仅需在重症监护病房进行短时间的治疗，术后 1 年存活率大于 90%[1-4]。肝移植的手术指征逐渐增加，禁忌证逐渐减少，这导致了等待肝移植的患者数量持续超过器官供体的数量；由于等待移植的时间延长，患者在接受移植前因等待使得病情加重，这增加了手术风险和术后并发症的发生，影响了手术的远期预后[5]。一些创新方案的出现有可能缓解尸体供者器官缺乏这一问题，这些方案包括扩大供者范围，包括以前被认为是不适合的供者（被称为边缘供者）、婴儿和成人活体亲属供者、减少供肝体积和干劈裂技术以及使用“无心跳器官捐献”。

患者选择

目前肝移植的绝对禁忌证相对很少，也没有特别的年龄限制。已制定出关于肝癌和肝移植的指南。此类患者的数量正在不断增长，如果不是不可避免的，在等待合适的尸体供体的过程中，需要进行疾病缓解治疗（经动脉的化学栓塞和射线消融）。

门肺和肝肺综合征目前是一个需要进行移植治疗的有效适应证而非禁忌证[6]。这些患者可能有更复杂的术后过程，特别是如果移植物功能处于临界状态或这些患者可能发展成脓毒症。监测等待的名单中患者是最重要的，以便确定这些患者病情不会逐渐进展，发展为不再适合移植。患者应该具备所需的心肺功能贮备以耐受手术过程。大量的用来准确地预测肝移植手术需要时间的研究正在进行，用于评价终末期肝病的模型（MELD）研究也在不断取得成果。这个系统最初用来评价经颈静脉肝内门体分流术（TIPS）后预期存活率的预测，现在发现其对等待肝移植的患者的预后评估同样有效。一旦多器官功能衰竭在一个等待移植的患者中出现，存活率将减少到 20% ~ 30%，这些患者手术后住院时间经常需要数周到数月[2,7]。

围术期问题

手术技术

在肝移植（OLT）中主要应用的技术包括受体肝切除，供体移植物的血管和胆管重建。

在成人肝移植中两种主要的技术——保留腔静脉的技术（背驮式技术）和使用肝门血管旁路技术（暂时性门腔分流或静脉 - 静脉旁路）。背驮式技术的优势包括在无肝期血流动力学稳定，无需大量输注液体，不需要静脉 - 静脉旁路，因而避免了与之相关的风险和并发症。可以不需要输注大量液体，无肝期时间缩短，总体手术时间缩短。这两种手术方式对肾功能的影响没有差别[8-10]。供体肝动脉直接吻合，使用端端吻合技术，或导管重建。必须要进行门静脉吻合，在绝大多数患者行端端吻合；门静脉血栓已不再是移植的禁忌证。这些患者可能要进行隧道重建或需要跳跃移植物技术。供体血管来源的这些导管和移植物通常都很受欢迎。

所有对患者进行的治疗都应该关注进行的外科操作，这一点是必要的，因为并发症是多种多样的。放射科医师应掌握肝移植术后患者特殊的血管成像技术并能对随后的系列检查作出合理的解释。患者术后的影像学检查不仅提供了血管吻合口的情况，也提供了完整的移植物、减小体积的移植物、右或左侧劈裂的移植物或实际上的辅助移植物的情况。胆道吻合通常行端端吻合，供者胆道直接与受者相接。使用T管已经不再是胆道吻合的标准技术，但是在供者和受者之间的胆道直径有明显差别时可能需要使用T管。一些情况下（如肝外胆道闭锁和原发性硬化性胆管炎）可能妨碍端端胆管吻合，这种情况下可能需要行胆总管空肠吻合术。

劈裂肝移植可以使一个供肝提供给两个受者。最初是一个儿童获得供肝的左外侧部分，一个成人获得其余部分。现在，如果解剖和体积匹配合适，两个成年人可以接受一个供肝。当受者的MELD得分很高，这些劈裂肝移植可能没有那么理想的效果，这增加了具有优先权等待移植物患者的数量。这些移植物发生术后并发症的风险增加，如切面上发生胆漏和血肿[3,11]。

辅助肝移植技术包括部分受体肝切除，移植体积减小的移植物。在技术方面是一项困难的操作技术，门静脉和肝动脉供应必须要重新建立。另外，需要建立一套完全相同的胆道引流系统。通常需要吻合肝静脉流出道。在急性肝衰竭患者，辅助肝移植技术具有明显的潜力。因为本身肝的再生功能可能会消除对供体功能的需要，并有可能停用免疫抑制剂。它在一些遗传性代谢障碍疾病的治疗中也发挥作用，可通过辅助移植物获得足够的代谢功能。辅助肝移植技术最大的优势就是免疫抑制剂的停用，尤其是当患者出现免疫抑制剂所导致的严重并发症或适合的基因治疗可被应用时。当面对急性肝衰竭时，辅助移植的缺点是手术后的治疗过程通常更为复杂；原因是多方面的，可能是由于原先的肝再生持续存在，或者由于使用了更小的供体移植物来试图治疗严重的疾病。

无心脏搏动的移植作为一种可以提高移植器官数量的潜在方式于近期出现[12-13]。肾移植、胰腺移植和肺移植的成功促进了在肝移植领域的应用探索。绝大多数的恢复患者出现在控制性的NHBD患者，例如，在计划停止监护治疗的过程中，暖缺血可被精确地评估，冷缺血可被降至最低。NHBD的早期经验与患者和移植物的存活率低有关，但是最近的经验提示存活率接近存在心脏跳动的供体。然而总是存在持续的对胆道和血管并发症的关注。延长的冷缺血时间与移植物功能不良和胆道并发症相关，相当于热缺血的时间持续30分钟以上[14]。在术后治疗方面，对手术前和围术期相关因素的理解在预测潜在并发症、启动监测和积极处理方面都是非常必要的。

活体相关的移植目前是一种常规的儿科肝移植手术。尽管其应用在尸体供体很多的国家还未开展，其在成年肝移植中所占的比例正在不断增加。使用肝右叶的成人活体相关移植是一种非常有效的方法，存活率很高，但也会伴发明显的并发症。从术后的角度看，重症监护团队可能对供体和受体治疗都要负责。使用右侧肝叶作为供体的供体患者发病率明显高于使用左侧肝叶作为移植物的患者。供体的病死率已被报道。目前报道的存活的相关受体的存活率是令人满意的，12个月的存活率为80%[15-16]。

减少体积的移植肝具有足够的功能是移植取得成功的主要因素。原发性移植物无功能相对罕见，主要关心的问题之一是所谓的“小体积综合征”[15-17]。这首先在肝移植后被认识到，但也可发生在肝切除后。它仍是一个值得讨论的问题，但临床的实质是高胆红素血症，移植物无功能，腹水和与终末器官功能减退/衰竭相关的门脉高压症。临床表现是门脉充血，门脉血流进入肝的残余部分/移植物，出现一系列与之相关的病理生理后果，在组织学水平会出现动脉阻塞的证据。在一些患者，应考虑到肝门静脉血流受限的潜在混合物[18-19]。其他的诱发本综合征的因素包括与受体体重不相适应的移植物重量和低回声移植物。关于本综合征的治疗，绝大多数实验的重点放在最佳的静脉血流和限制 / 预防门脉充血和限制性门脉高压[15,20]。动物实验也验证了肝内血管扩张剂具有很好的效果。本综合征的治疗仍存在争议，但是早期考虑到它的存在可以使临床医生有时间考虑选择治疗方法或进行手术干预。

失血和凝血病

原位肝移植与大量失血相关。失血的原因是多方面的，包括继发于终末期肝病的术前凝血功能障碍、门静脉高压、外科操作技术与既往手术相关的粘连和术中凝血功能障碍。纤溶酶原系统的激活，特别是在无肝期和再灌注期在一些受体中出现。血小板在数量和质量方面的功能障碍也很常见。大量失血和输血的后果是明显的，不仅体现在术后的发病率和病死率，也体现在手术中，当出现急性低容量血症，由于枸橼酸中毒导致的低钙血症，低钾血症，酸中毒和低体温等情况也变得很重要。输血相关性急性肺损伤（TRALI）是一个潜在的严重并发症，其发生机制是由于在供者血浆中形成中性粒细胞抗体。重新认识到大量输血的免疫抑制效果与已经存在免疫功能抑制的人群相关。除了上述问题以外还存在的可能短期内发生的问题是传染风险，如未被确定的病毒感染。

为减少术中对外源性血制品的需求数量已经进行了很大的努力：包括使用细胞回收技术进行自体血回输、监测患者凝血功能状态、使用实验室检测和凝血弹性描记法。可以考虑使用抗纤溶药物如抑肽酶和氨甲环酸。这些治疗似乎可以降低手术中失血量和输血需求，也可能因不增加血小板性血栓并发症或肾功能损害而降低再灌注损伤。

尽管假定所有肝病患者都有出血的风险，仍有一些亚组处于形成血栓前的状态。术前存在门静脉或肝静脉血栓的患者似乎比一般人群具有更高的血栓前变化的风险，存在原发性胆汁性肝硬化和原发性硬化性胆管炎的患者更容易存在血栓前状态。这些患者在手术后早期可能需要抗凝治疗。其他患者，如 Budd-Chiari 综合征患者可能存在已被认识到的血栓前状态，因而需要给予早期抗凝治疗。

再灌注后综合征

再灌注后综合征是一种尚未被研究清楚的现象，它发生在通过门静脉对供肝开始再灌注后。再灌注后综合征的特征是低血压、心动过缓、血管扩张、肺动脉高压、高钾血症以及在一些患者身上出现心搏骤停。病因不清，但是与静脉回流突然增加，血管活性物质释放和低温富含钾离子的保存液可能有潜在的关系。本综合征通常在使用合适的液体复苏和给予电解质后的再灌注前 5 分钟恢复。然而，在大约 30% 的患者持续时间明显延长，必须要使用强心药物和（或）血管活性药物。再灌注后综合征在接受较长时间保存的供体肝移植的受体中常见，也与移植物功能减退相关。

术后监护治疗

器官移植受者的术后监护治疗在一定程度上依赖于术前的合并症，任意一种上述的短期并发症的存在，如受者在手术过程中是否稳定和患者在移植前持续存在的肝衰竭原因。回到 ICU 的情况稳定、移植器官功能良好的受体可很快清醒，脱离呼吸机。气管插管和一些有创监测管线如不需要应立即拔除以降低感染风险，鼓励患者早期活动。对所有生理系统的指标进行严密监测在术后早期是很重要的（表 94.1 和 94.2）。

早期并发症

由于所有患者均需要外科术后监护治疗，一些并发症几乎在所有患者均可能发生 。除了与肝移植相关的特殊并发症以外，这些并发症包括出血和由于手术时间长导致的肺部并发症。这些并发症可分为与手术操作相关的并发症，与患者既往肝病相关的并发症，与免疫抑制剂使用、移植物功能和大量输血相关的并发症。

表 94.1 ICU 中移植后患者的常规检查

	FBC	LFT	凝血	药物水平	培养	超声
第 1 天	√	√	√		如示	除非在临床指定的时间段内，常规超声检查包括 D_1 与 D_5 这段时间内肝动脉，肝静脉和门静脉血流变化
第 2 天	√	√	√	√		
第 3 天	√	√	√	√		

表 94.2 ICU 中移植物功能的监测

	参数	评论
总体	肝灌注	外科学特征
	胆汁产生	质量 ± 量如果原位留有 T 管
	血流动力学	稳定、需要停用血管活性药物
凝血	INR/ 凝血素时间（小时）	在最初 24 小时内，每 8 小时测量一次。此后如无特殊每日一次。PT 值的降低比其实际值更重要。尽管血小板支持通常应该提供，但不能使用新鲜冰冻血浆以便评估移植物功能
生物化学	葡萄糖	低血糖是一个不好的体征。 在最初 24 小时内，每 4 小时测量一次。 血糖正常或需要输注胰岛素的高血糖症是正常的
	动脉血气和乳酸值	每 4 ～ 6 小时检测一次。依赖于通气需要。高乳酸血症和酸碱平衡紊乱应快速纠正。其他碱缺乏原因，如肾小管性酸中毒和高氯血症，应被排除和相应处理
	AST	应当稳步下降（每天下降 50%）。最初的测量值可能反映肝的廓清，因而紧接着可能更高。每天测量。最初的测量值反映了贮存损伤的程度
	胆红素	早期增加可能反映血肿的吸收，不反映移植物功能。如果移植物血型不相匹配应考虑到溶血的存在，定义为过路淋巴细胞综合征
	ALP/GGT	通常正常；增加可能反应胆道并发症或脓毒症性胆汁淤积

心血管

终末期肝病的特征是循环高动力、外周血管阻力低、高心排指数以及循环容量相对减低。绝大多数患者可以进行充分的液体复苏，同时可以使用或不使用增加血管收缩力的血管活性药物来维持足够的灌注压。然而，在一些患者，这种情况可能会一定程度上代偿心肌疾病（在术前不通过有创操作很难发现心肌病）[21-23]。近十年来肝移植数量的大量增加表明心力衰竭对于接受肝移植的患者而言是一个重要的出现临床异常和死亡的原因。所谓的硬化性心肌病，很多不是由于酒精导致，在发病机制上可能是多因素的，可能是由于一氧化氮的过量产生，异常的 β 肾上腺素能受体结构和（或）功能，或一些迄今为止尚未确定的心肌抑制因子导致。无论是什么原因，原位肝移植可以改善对心血管系统的严重影响：出血，第三间隙液体丢失，由于腔静脉梗阻导致的静脉回流受损，低钙血症和酸中毒都可损害心肌收缩功能。正如上述讨论的，再灌注时可导致循环非常不稳定。另外，移植前受体受损的运动耐受力可能会限制冠状动脉缺血的临床重要性，这可能与移植术后相关。

移植术后血流动力学改变也是很常见的；由于血管阻力增加导致的高血压很常见，血管阻力的增加可能是由于正常肝功能的贮备和门静脉压力，也可能是由于钙调磷酸酶类免疫抑制剂导致的高血压效应。处理原位肝移植术后心肌功能不全在很大程度上依赖于经验；利尿剂、减轻后负荷和正压机械通气可能都需要。在更长的时期，需要控制心血管危险因素，许多这样的患者可能需要由于其他系统的功能衰竭和明显的高血压、冠状动脉缺血、糖尿病、高脂血症和肾功能异常数年后才会回到监护病房接受治疗。

肺

肺部并发症很常见，受者发生率在 40% ～ 80%。术前存在损伤（如胸腔积液、低氧血症、肺动脉高压或肝肺综合征）与术后并发症明显相关。与肝移植相关的特殊情况包括有损伤右侧膈神经导致的右侧膈肌麻痹，如果在术中使用血管钳钳夹肝上方的腔静脉可能导致右侧膈神经损伤。最常见的术后问题是胸膜渗出、继发于肝肺综合征的持续存在的分流、肺不张和数天后出现的感染。在这个时期，急性肺损伤和急性呼吸窘迫综合征是相对常见的。其他如输血相关肺损伤等并发症和肺水肿基本上被忽视而很少报道。

如果右侧压力提高，肺门综合征的特异性治疗在术后是必要的，可以确保不继发肝淤血和移植物功能障碍 [6,24-25]。控制肺部压力可能需要很多的治疗选择，这些治疗选择可能与应用于原发肺动脉高压的选择相似。注意潜在的肝毒性需要平衡的控制肺循环压力和提供最佳的移植功能这两者的关系。相似的，肝肺综合征可能需要一段时间恢复，在这段时间内缺氧需要处理和评估。

呼吸系统并发症也可见于肌肉萎缩导致衰弱的患者。相似的，在接受移植前患者存在骨质疏松通常与术后疼痛和咳嗽减少相关。足够的镇痛是很重要的，可使得所有患者能够增加活动提高肺功能。总体而言，延迟撤离呼吸机的处理应遵循常规方法。

神经系统

据报道神经系统并发症的发生从 10% 到 40% 不等。绝大多数神经系统并发症发生在移植术后一个月内。最常见的与持续性移植术后肝性脑病相关的因素是术前存在肝性脑病 [26-27]。原因很复杂，包括肝、代谢、感染、血管和药理学。急性肝衰竭的患者在术后短期内仍存在肝性脑病，在肝移植术后 48 小时内仍存在颅内高压的风险，或者在更长的时间仍存在移植物功能障碍。肝性脑病可以在存在严重移植物功能障碍和（或）原发的移植物无功能的患者进一步发展；患者再次处于脑水肿的风险中。脓毒症、排异（使用大剂量皮质激素治疗）、药物治疗（特别是在 ICU 病房使用镇静剂和镇痛剂）和出现肾衰竭的影响都可能导致意识水平的变化。钙依赖磷酸酶抑制剂与痉挛和意识状态改变之间有特殊的联系。所有这些患者均需要脑部影像学检查来进一步确定其神经系统损害的病因。

其他可能的神经系统并发症包括颅内出血。颅内出血可能与动静脉畸形有关，可能是自发的或者是颅内压监测的并发症，特别在急性肝功能衰竭患者。中枢神经系统感染通常出现在术后稍晚时期，但是应该时刻考虑到其发生的可能性，特别在延长的复杂的术后病程中。所有可能的感染源，包括细菌、病毒、真菌和机会性感染都应该被考虑。中枢神经系统脱髓鞘是一种罕见的但是极具潜在破坏力的并发症，可导致快速的钠离子转移。一些新技术和血滤的应用能够在绝大多数患者中严格控制钠离子转移，这使得中枢神经系统脱髓鞘成为了一种罕见的神经系统并发症。

肾功能不全

尽管在手术过程中尽力避免，肾功能不全仍可能加重，急性肾功能不全是一种相对常见的并发症，发生率在 12% 到 50% 之间 [28-30]，致病因素很多。危险因素包括移植前存在同患疾病（包括高血压、糖尿病、肝肾综合征），肝病的严重程度，术中不稳定，应用血制品，药物毒性和移植物功能障碍。在这些患者中需要肾替代治疗的患者病死率高，移植物存活率更低。为了避免存在的肾损害进一步恶化，具有肾毒性的药物，如钙依赖磷酸酶抑制剂，应尽量避免使用或在肾移植前早期明显减低应用剂量。在排异风险和药物治疗不良反应之间应有一个平衡。吗替麦考酚酯，是一种细胞毒性免疫抑制剂，可在移植后期被取代，以限制或减轻肾功能不全，增加使用白介素-2（IL-2）阻断剂以减少肾功能不全[31]。

肝肾综合征在移植后肝功能正常后可恢复。有大量资料证实这些患者并不会增加监护治疗时间，也不增加死亡率。一些资料表明肝肾联合移植可提高预后效果。原有肾功能障碍的患者与肝肾综合征患者相比，更应进行肝肾联合移植手术[32-33]。有意思的是，对于肝肾联合移植急性排异的风险与肝移植相似，而高于单纯肾移植。

腹腔内高压应时刻警惕，不仅可引起肾功能不全，也会引起心肺功能不全。对此类患者出现腹内压力进行性升高和伴发器官功能障碍时，应早期考虑进行剖腹探查术[34-35]。

原发无功能（PNF）/首发功能减退

本病的发生率为2%～23%，最差的情况需要紧急进行再移植手术。其特征性表现为再灌注时间相关的移植物功能减退，同时伴有高乳酸血症、凝血病、代谢性酸中毒、低血糖、高钾血症和转氨酶的快速提高，伴随全身炎症反应。

首发性移植物功能减退的主要原因是移植物出现缺血性损伤，这取决于使用的保存液的种类、冷缺血和热缺血的时间。原发性无功能的病因仍不清楚[36]。

血管扩张剂前列腺素和抗氧化剂可能在"挽救性治疗"中有一定作用，但是缺乏相关资料。

外科问题

吻合口形成血栓是肝移植不常见的并发症，但导致的症状明显，需要进一步侵入性治疗，甚至需要再次移植。发生在术后早期的肝动脉血栓与PNF的表现相似。血管内径小是一个危险因素，在小儿患者中更常见，其也与如蛋白C缺乏导致的血栓前状态相关。超声是一线筛查方法，常规用于术后即刻检查及出现转氨酶骤然升高时。如果超声检查不能看到血管，患者应进一步做CT血管造影。如果可迅速诊断，可以进行急诊处理，重新建立动脉血流；也可能需要进行急诊再移植。

静脉并发症如门静脉血栓更为少见，通常与手术中的技术性困难、术前疾病的复发或未诊断的血栓形成倾向相关。门静脉血栓通常与门静脉高压和大量腹水相关，但是也可以与移植物功能障碍相关，特别在婴幼儿患者。CT扫描应检查血管，也应提供移植物灌注的信息：当表现为转氨酶水平升高时就可以确定是局部缺血。治疗依赖损伤的严重程度：利尿剂的使用量和血管造影、外科重建或最终的再移植。局部缺血和灌注不良的区域应该在存在转氨酶水平升高的患者特别是接受体积减小或劈裂肝移植的患者中给予密切的注意。肝移植术后胆道并发症相对常见。胆管在正常情况下，2/3的血供由胃十二指肠动脉提供，1/3的血供由肝动脉提供，这使得其在切肝期、再灌注期或手术后都对缺血损伤打击反应敏感。接下来的并发症依赖于胆管吻合的方式和缺血打击的时间。胆管狭窄比胆漏更常见。胆道并发症的处理首先是使用内镜，放置支架和（或）球囊扩张。在体外留有T管的患者，胆道造影可以通过T管进行。在术后早期开腹重建胆道很少见（表94.3、表94.4和表94.5）。胆漏可以在术后从劈裂的移植物断面上见到。胆漏与感染增加和潜在的假性动脉瘤形成的风险相关。

急性排异

急性细胞排异可能发生在移植术后5～7天；排异的临床体征是非特异的，包括发热、移植肝功能减退、血浆转氨酶浓度迅速增加。肝活检是唯一的确诊方法。但是，凝血病是肝活检的相对禁忌证。在一些情况下，经颈静脉活检可解决这个问题。急性排异发生的常规治疗方案是给予大剂量的甲基泼尼松龙，每日1克，连用3天。需与脓毒症或血管完整性问题鉴别；有一些资料提示前降钙素可用于鉴别（表94.6）。

脓毒症和发热

接受移植的患者均易受细菌感染影响：术前微生物定植、外科手术时间长、手术难度大、

表 94.3 原位肝移植的技术操作并发症

并发症	评论
腹腔出血	
吻合口	立即出现
移植物表面（如果切除）	立即出现
由于凝血病导致的广泛渗血	短期出现
假性动脉瘤形成	可能出现在早期或晚期，通常与腹腔内脓毒症和胆漏有关
血管并发症	
肝动脉血栓	早期和晚期
门静脉血栓	早期和晚期；也可能存在门静脉狭窄，比血栓更常见
下腔静脉堵塞	可能发生在肝位或之上或之下
胆道并发症	
胆漏	通常早期
胆道狭窄	通常晚期
乳头功能减退	晚期
Roux-en-Y 吻合口功能异常	通常晚期

表 94.4 技术问题的生化和临床特征

并发症	特征	检查	处理
肝动脉血栓	早期：转氨酶快速升高、凝血病、移植物衰竭	超声、血管造影	血栓切除术、再移植
	鉴别诊断：超急性排异反应、主要的移植物无 / 功能减退		
	晚期：胆道并发症、狭窄、脓毒症、肝脓肿	超声、血管造影	血管成形术
门静脉血栓	早期：移植功能快速减退、急性肝衰竭、腹水、静脉曲张出血	超声，CT，血管造影，MRA	血栓切除术、再移植、保守治疗
	晚期：轻度异常 LFT、门脉高压	血管曲张检查急性门静脉血栓	

切口大、留置尿管、经常需要留置中心静脉置管这些因素结合起来使得患者感染的危险因素大大增加。但是，与十年前相比，感染的总体发生率在减少，可能是由于免疫抑制治疗的进步，使其更适合于患者。脓毒症仍然是肝移植中重要的并且会长期存在的并发症，发生脓毒症需要重新进入重症监护室进行治疗[37-38]。

病原学的流行病学变化不断进展，革兰阳性菌（肠球菌和葡萄球菌）感染的发生目前较革兰阴性菌脓毒症更为常见。多重耐药菌的出现更引人关注，特别是耐甲氧西林的金黄色葡萄球菌（MRSA）、耐万古霉素的肠球菌（VRE）和产超广谱 β 内酰胺酶的革兰阴性微生物。与其他微生物相比由这些复杂耐药微生物导致的与感染相关的病死率明显增高。伊罗维奇肺孢子虫（过去被称作卡氏肺囊虫）和巨细胞病毒感染的发生率降低很可能是调整免疫抑制剂方案及更有效的预防的结果。患者应使用聚合酶链反应（PCR）技术进行病毒感染筛查，包括单纯疱疹病毒（HSV）和巨细胞病毒（巨细胞病毒）。机会性真菌感染目前仍是一个问题，特别在存在环境危险因素的情

表 94.5 ICU 中移植物功能减退的鉴别诊断

原发无功能
保存损伤
排异——超急性 / 急性
血管并发症
胆道并发症
药物诱导的肝功能不全
感染——病毒、细菌、真菌
复发疾病（通常较晚）

况下[39-40]（表 94.7）。

发热

在移植受者中，76% 的发热是由于感染引起的，但是急性排异在鉴别诊断中必须要被考虑。在重症监护室，移植受者的发热原因更可能是感染——通常是院内细菌性感染。在某研究中，肺炎、导管相关菌血症、胆道是重症监护病房里最常见的感染源（41%）。病毒感染占发热原因的 9%，真菌感染占 3%，心内膜炎占 3%。正如上述提及的，病原体流行病学是不断变化的，对本地区的病原和针对病原的抗生素治疗方案进行全面了解是非常重要的。

这些资料对于调查发热的产生，可疑的细菌感染和开始进行抗生素治疗是有提示意义的。然而，也应该认识到免疫抑制的患者对感染的反应并不总是出现发热。

肝移植术后巨细胞病毒感染的治疗

巨细胞病毒感染很少在健康宿主身上产生症状，但是对于移植受体巨细胞病毒感染是主要的发病和死亡原因。它是实体器官移植后的最常见的机会性感染，在没有进行抗病毒治疗

表 94.6 危重医学科病房排异的处理

	评论	特征	肝活检	鉴别诊断	治疗选择
超急性反应	在肝移植术后 1 ～ 10 天罕见	抑制功能迅速减退：AST ＞ 1000、凝血病、酸中毒	出血性坏死	原发无功能 / 功能延迟 肝动脉血栓	再移植 罕见：OKT3、环磷酰胺、血浆除去法（未被证实）
急性排异	30% ～ 70% 平均出现在 7 ～ 9 天	除发热和右上腹疼痛外通常无临床症状 高 AST 和胆红素 凝血和酸碱平衡紊乱	门脉炎症 内皮炎 胆道损伤	脓毒症 血管性 病毒	甲泼尼龙 每日 1 g；使用 3 天

在那些无反应的患者：考虑诊断；如果正确，若诱导药物是环孢素 A、OKT3 或 MMF/ 西罗莫司，考虑使用他克莫司

表 94.7 重症监护病房中的感染

病原	细菌	病毒	真菌	原虫
	切口 医院获得性肺炎 中心静脉脓毒症 UTI 肝 胆汁	HSV 巨细胞病毒 EBV 水痘	念珠菌 曲霉 PCP 隐球酵母	弓形体病 类圆线虫
时间	在任何时间	HSV 在最初几周内 巨细胞病毒 3 ～ 10 周 EB 病毒从 4 周后起 水痘更晚些 在 ALF 或再移植患者上述情况可能发生更早	通常在 4 周后	3 周后

的患者，原位肝移植后巨细胞病毒感染发生率为 23% ~ 85%，这些感染者大约 50% 发展到临床发病。

巨细胞病毒感染最常出现在移植后前 3 个月，发生高峰在术后的第三周和第四周。感染可能无任何临床表现，或出现包括发热、血小板减少性紫癜、中性粒细胞减少、肺炎和肝炎等一系列症状。感染的间接效应对移植物功能的影响大于感染本身。巨细胞病毒感染进一步导致受体的免疫抑制，导致真菌感染的概率增加，也增加了 Epstein-Barr 病毒（EBV）感染的机会，后者进展后可能与移植后淋巴组织增生病相关（PTLD）。巨细胞病毒感染也与排异反应增加有关，尽管这是相互矛盾的。在对已经接受免疫抑制治疗的患者进行移植时，或急性肝衰竭的患者，巨细胞病毒导致的疾病可能在临床早期就会出现。

移植后的巨细胞病毒感染的风险取决于供体和受体的血清学状态；最高的风险与供体阳性 / 受体阴性相关。在高风险患者，被证明的预防策略包括长期静脉（i.v.）或口服（po）更昔洛韦。目前，3 个月使用更昔洛韦是治疗巨细胞病毒感染疾病的金标准。在许多患者，治疗从静脉输液开始，然后转化到口服，以有助于患者出院和康复。没有证据支持加用特异性免疫球蛋白，但是在治疗巨细胞病毒性肺炎时经常要加用。

重症监护移植术后患者的监测和病房环境应当考虑到 HSV、CMV 和 EBV PCR。治疗方案能够根据患者的个体情况需要制订。

病毒性肝炎的治疗

在欧洲和美国，与肝硬化相关的丙肝（HCV）是肝移植最常见的指征。在移植后，HCV 病毒血症是普遍存在的。复发性肝病常见，其病情进展通常更快更凶猛。实际上，肝移植术后 5 年硬化发生率为 20%[41]。那些具有组织学方面复发病史的患者其急性排异率发生也较高。免疫抑制剂，特别是类固醇，直接增加丙肝 RNA 血浆负荷。因而绝大多数的移植在术后尽可能早的使用一种或两种免疫抑制剂方案[42]。然而，尚未阐明的是抗病毒治疗（干扰素和利巴韦林）在移植前和移植后的作用。目前的数据是令人乐观的，尽管它需要大量的工作负荷和支持药物治疗。它在重症监护病房通常并不被采纳。理论上，由于病毒负荷低，早期使用抗病毒药物治疗是有吸引力的，免疫抑制治疗刚刚开始，需要冲击给予类固醇的急性排异相对常见。然而感染和血小板减少的风险经常在早期术后与抗病毒治疗发生冲突。

最初的针对乙肝病毒感染的移植治疗结果是使人泄气的，主要是由于疾病复发迅速且迅速进展到致命的程度。在移植过程中和移植术后，被动的接种乙肝免疫球蛋白免疫（HBIG），移植前使用抗病毒药物抑制病毒大量复制降低再感染率。然而，这些治疗应当在移植后无限期地持续进行以预防疾病的复发。在免疫抑制剂方案的调整方面，关于 HCV 做出评论同样是可行的。

免疫抑制

随着移植领域的进展，新的免疫抑制方案和药物不断出现。然而，对于所有的组合，在最好的排异预防和毒性及药物不良效果之间有一个平衡，但这一平衡常常被打破。急性排异的发生出现在移植后大约 1 周；这像是一个延迟类型的超敏反应，免疫抑制药物在治疗上非常有效。慢性排异发生在移植后数月到数年，其特征为“消失的胆管”综合征，病理机制尚不清，免疫抑制剂药物在很大程度上是无效的[31]。目前，钙依赖磷酸酶抑制剂如环孢素和他克莫司，与类固醇同时使用，形成了肝移植术后主要的药物治疗，在早期其疗效是确定的。它们已经使实体器官移植的结果发生了革命性的变化，但是两种药物的不良反应使其应用受到限制，主要是肾毒性，这使得药物浓度监测成为必要。

在治疗术前存在肝性脑病或肾功能不全，移植术后出现免疫抑制时，这些中毒的表现可能不典型；在这种情况下可以考虑使用没有肾毒性的药物。通常在围术期的开始有一个诱导方案；这通常包含有一个钙依赖磷酸酶抑制剂和类固醇激素，这是由高剂量开始逐渐减低的给药方案。在移植术后，免疫抑制水平需要降低，免疫抑制剂的用量可以被进一步减低。细胞毒药物如硫唑嘌呤或霉酚酸酯（MMF）也可以使皮质类激素和钙依赖磷酸酶抑制剂的用量进一步减少。免疫抑制剂的长期效果不得不考虑，但是在术后短期内则是不相关的。

在这个方案中的另一个变化是使用抗淋巴细胞抗体（ALA）10 ～ 14 天来延迟钙依赖磷酸酶抑制剂的使用：这在肾功能受损的患者中可能是适合的。ALA 通过几种方式干扰了淋巴细胞的功能：通过网状内皮系统强化了活化淋巴细胞的清除，下调了淋巴细胞结合细胞表面受体，减少了淋巴细胞激活和增值。

近来，几种单克隆抗体已开始使用。它们结合在 IL-2 受体，仅出现在激活的 T 细胞上，因而它们有一个更特异的作用模式。这些药物的作用，特别是肾功能不全的患者，正在得到更多的认识。

西罗莫司是一种新的免疫抑制剂，在肾移植和更近一些时候的对钙依赖磷酸酶受体禁忌的肝移植受体中[31]已被广泛应用。西罗莫司在结构上与他克莫司相似，结合于相同的蛋白质，但是环孢素和他克莫司通过抑制 IL-2 基因转录发挥作用，西罗莫司通过阻断受体后信号传递和 IL-2 依赖的增殖发挥作用。除它的免疫抑制作用外，西罗莫司也是一种抗真菌和抗增殖药物。西罗莫司没有神经毒性和肾毒性。然而，它能够提高环孢素 A 和他克莫司的细胞内浓度，间接增加它们的毒性。高脂血症也被记录存在，尽管这可能是对与西罗莫司合用的通常是更高剂量的类固醇方案的一种反应。因为它的抗增殖效应，西罗莫司也可能导致血小板减少、中性粒细胞减少和贫血；也有对它在伤口愈合方面的效果的关注。西罗莫司也需要治疗药物水平监测，不仅是因为血浆浓度具有一个高水平的个体内和个体间的变异，同时也是因为与使用细胞色素 P-450 3A 系统药物的明显相互作用。

所有的免疫抑制方案应当根据患者个体需要制定，在不良反应（长期和短期）和排异风险之间权衡。

再次转入 ICU/ 晚期并发症

肝移植后再次转入 ICU 的原因是多种多样的，与移植后的时间相关。大约 20% 的受体需要再次转入，这与实际上减少的患者和移植物的存活率相关。在移植后的短时间内，由于液体超负荷和感染导致的心肺功能衰竭是重入 ICU 最主要的原因。实际上，当存在高中心静脉压和呼吸急促时，异常的出 ICU 前的胸部 X 线是重入 ICU 的预期影响因素。其他的再次转入的预期因素是年龄、移植前的合成功能、胆红素、术中使用血制品的数量和肾功能不全。移植物功能不全、严重脓毒症和术后外科并发症的治疗是其他重入的原因。出血和胆道吻合口瘘是重入的最常见外科原因。

肝移植治疗急性肝衰竭

急性肝功能衰竭是一临床综合征，表现为急性凝血病、黄疸和肝性脑病；发生原因很多，以死亡率和发病率很高闻名。在选择的患者中行急诊肝移植使本病的临床过程发生了革命性的变化，但是治疗结果有时是令人失望的，经常可导致脑水肿的快速进展、脓毒症和多器官功能衰竭。在这些患者中也存在一个很短的治疗窗口；尽管这些患者有最高的优先权可以获得“边缘”器官，甚至是 ABO 血型不匹配的器官。早期确定预后和移植的合适名单显然是非常重要的。国王学院医院用于急性肝衰竭患者的非存活预后标准是一个较广泛的标准，此标准能够在高危患者中识别出可能发生肝自发性恢复的患者。它在欧洲和美国均有效（表 94.8）。由于原先的标准的进展，使得在这些患者的支持治疗中取得一些进展，而他们的预后价值仍是真实的。

体外肝支持

肝具有代谢、分泌和合成功能，所有这些功能必须在肝衰竭的患者中维持，直到器官可

表 94.8 国王学院医院肝衰竭患者非手术预后预后标准

扑热息痛诱导的	非扑热息痛诱导的
pH < 7.3（不考虑肝性脑病分级），容量复苏后和摄食后 > 24 小时 或 PT > 100 秒（INR > 6.5）和肌酐 > 300 μmol/L 在Ⅲ～Ⅳ级肝性脑病的患者，在 24 小时内发生	PT > 100 秒（INR > 6.5）不考虑肝性脑病分级 或 pH < 7.3 在容量复苏后 或 任何下述三个变量（与肝性脑病相关）： 年龄 < 10 岁或 > 40 岁 病因：非 A、非 B 或药物诱导 黄疸到肝性脑病 > 7 天 PT > 50 秒（INR > 3.5） 血浆胆红素 > 300 μmol/L

以获得或出现再生。人工生物肝的主要成分包括能进行部分正常肝功能的肝实质细胞，将血液从患者身上引出和回输给患者的系统和设计允许在血液和肝细胞之间进行充分交换的膜。

临床试验正在进行中，以评估放置这些设备的场所。在急性肝衰竭患者，使用这些设备作为一个肝移植前的过渡已取得了一些成功，特别是提高神经系统状况和减轻脑水肿[43]。仍需进一步论证的是这些设备可以使用的期限以及这种设备能否作为肝细胞再生之前的替代治疗，从而使得患者可以免于行肝移植。

儿童肝移植

原位肝移植对于终末期肝病儿童是一种治疗选择。肝外胆道闭锁伴 / 不伴原发的 Kasai 胆汁淤积性疾病最适合做移植，闭锁合并或不合并原发的门静脉 - 肠造口术占到婴儿移植患者的 50% 以上。代谢疾病和原发肝肿瘤也是常见的指征。由于在成年受者，终末肝病的多系统效果是常见的，作为先天性综合征（如 Alagille 病）的一部分出现肝疾病，可能使得有创性肝外表现的术前评估变得合理。患者和移植物存活在过去的十年里已经提高，5 年存活率现已超过 80%。由于儿童供体很难获得，促使出现了如减少肝体积，肝劈裂技术和活体供体等革新性技术的出现，这些革新全都扩大了可获得的供体库，减少了等待合适器官的儿童的病死率。

与儿童肝移植相关的最大的问题之一是肝动脉血栓、门静脉血栓和静脉回流障碍等血管并发症的发生率相对较高。这些情况的危险因素包括暴发性肝衰竭，手术时间长，供体 / 受体年龄和体重不匹配，受者年龄小、体重轻和动脉重建技术。为了使这些经常存在的破坏性并发症降至最低，减少风险的措施包括延迟腹壁的首次缝合，维持红细胞压积在 22% ～ 25% 以确保层流，避免使用血小板和血制品与同时使用的抗凝剂相结合。

在一些患有肝疾病的儿童综合征患者观察到相关的心脏、肺或肾功能异常，这可能需要特别的注意和处理，如与 Alagilleqa 综合征相关的肺动脉狭窄。

肝肺综合征

与慢性肝病相关的心血管系统的改变可能导致与慢性肝病和门脉高压有关的心肺疾病。由于高心输出量导致的高血流动力学状态，侧支循环的产生导致的长期存在的门脉高压，与由肝合成或代谢的血管活性成分的不平衡共同作用可能导致通过肺部血管的血流和压力出现有特征性的变化。这可能与低氧血症和直立型低氧血症有关。这种情况的两种结局均是肝肺综合征和门肺高压。这两种情况很罕见但是非常重要，它们与肝移植的风险和长期结果（表 94.9）有很多不同的影响。用于治疗原发肺动脉高压的药物的作用在肝病中仍处于被控制状态的验证中，但是数据却提示具有很大的益处。

对上述两种状况的诊断标准总结在表中。

肝肺综合征

表 94.9 中可见低氧血症在肝肺综合征中出现。低氧是由于毛细血管前和毛细血管后水平的肺内血管扩张，导致通气 / 血流比降低；更少见的原因是在房室交通处存在解剖分流。血管扩张机制的假说之一是肺血管一氧化氮合成酶的过度活动；移植前患者呼出一氧化氮的水平较高，随着本综合征的好转，呼出一氧化氮可减少。此综合征的内科治疗效果令人失望；事实上，绝大多数的移植中心认为本综合征是移植的指征，据报道移植后缓解率可高达 80%。

基于严重程度的风险分级非常重要，大幅增加的围移植期病死率与严重低氧血症和肺血管大量分流有关。总体病死率在 90 天为 16%，在 1 年是 38%。顽固低氧血症是死亡的间接原因，可导致多器官功能衰竭、颅内出血和胆汁渗漏导致的脓毒症。本综合征的缓解可能需要几个月的时间，血管重构是其缓解的主要原因，而不是导致低氧的血管扩张的途径 [25,44]。

肺门高压

高达 20% 的移植前患者存在肺动脉高压；这很可能导致通过肺血管的血流增加，而与阻力增加无关。这些患者在移植手术后可缓解。更严重的综合征是伴有肺血管阻力升高的肺动脉高压（低于 4% 的患者存在）。本综合征的病因复杂，其特征是高血流动力状态伴中心容量增加和肺血栓性肺血管收缩。与本综合征相伴的病理改变与那些原发肺动脉高压有关的症状相匹配，除了在这些患者中存在高心输出量。

根据内科治疗和移植手术的结果反应，门脉高压与肝肺综合征相比有几点不同。肺动脉压力减低和更重要的跨肺梯度（TPG）已引起了注意，尽管至少 3 个月的治疗似乎是必要的，提示重构而不是血管扩张是重要的机制。在治疗方面的一个限制性因素也可能是由于进行性的血小板减少和脾增大。另一点不同是术后风险和移植后预后、缓解与移植无关，进展可能是一个特征。在围术期，平均肺动脉压（MPAP）越高，肺血管阻力（PVR）和 TPG 越大，死亡的风险更大，通常会导致急性右心室失代偿。如果平均肺动脉压大于 35 mmHg 或肺血管阻力大于 250 dyne/(s · cm)，病死率可达 40%。如果平均肺动脉压大于 50 mm Hg，病死率可能高达 100%[24]，甚至已提示一些患者应排除在移植范围外或在手术进行中取消手术。

表 94.9　肝肺综合征的诊断标准和门肺高血压

肝肺综合征	门肺高血压
慢性肝病（± 肝硬化）	门脉高压
动脉低氧血症	平均肺动脉压＞ 25 mmHg
PaO_2 ＜ 75 mmHg (10 kPa) 或 A-aO_2 梯度＞ 20 mmHg	肺动脉闭塞压＜ 15 mmHg
肺内血管扩张	肺血管阻力＞ 120 达因 / (s · cm^5)

（李　强　黄　絜译　冯海波校）

参考文献

1. Roberts MS, Angus DC, Bryce CL *et al.* Survival after liver transplantation in the United States: a disease-specific analysis of the UNOS database. *Liver Transpl* 2004; **10**: 886–97.
2. Habib S, Berk B, Chang CC *et al.* MELD and prediction of post-liver transplantation survival. *Liver Transpl* 2006; **12**: 440–7.
3. Futagawa Y, Terasaki PI. An analysis of the OPTN/UNOS Liver Transplant Registry. *Clin Transpl* 2004: 315–29.
4. Burroughs AK, Sabin CA, Rolles K *et al.* 3-month and 12-month mortality after first liver transplant in adults in Europe: predictive models for outcome. *Lancet* 2006; **367**: 225–32.
5. Fink MA, Berry SR, Gow PJ *et al.* Risk factors for liver transplantation waiting list mortality. *J Gastroenterol Hepatol* 2007; **22**: 119–24.
6. Krowka MJ. Hepatopulmonary syndrome and portopulmonary hypertension: implications for liver transplantation. *Clin Chest Med* 2005; **26**: 587–97.
7. Fusai G, Dhaliwal P, Rolando N *et al.* Incidence and

risk factors for the development of prolonged and severe intrahepatic cholestasis after liver transplantation. *Liver Transpl* 2006; **12**: 1626–33.
8. Reddy KS, Johnston TD, Putnam LA *et al.* Piggyback technique and selective use of veno-venous bypass in adult orthotopic liver transplantation. *Clin Transplant* 2000; **14**: 370–4.
9. Parrilla P, Sanchez-Bueno F, Figueras J *et al.* Analysis of the complications of the piggy-back technique in 1112 liver transplants. *Transplant Proc* 1999; **31**: 2388–9.
10. Cabezuelo JB, Ramirez P, Acosta F *et al.* Does the standard vs piggyback surgical technique affect the development of early acute renal failure after orthotopic liver transplantation? *Transplant Proc* 2003; **35**: 1913–4.
11. Heaton N. Small-for-size liver syndrome after auxiliary and split liver transplantation: donor selection. *Liver Transpl* 2003; **9**: S26–8.
12. Monbaliu D, Van Gelder F, Troisi R *et al.* Liver transplantation using non-heart-beating donors: Belgian experience. *Transplant Proc* 2007; **39**: 1481–4.
13. Muiesan P, Girlanda R, Jassem W *et al.* Single-center experience with liver transplantation from controlled non-heartbeating donors: a viable source of grafts. *Ann Surg* 2005; **242**: 732–8.
14. Deshpande R, Heaton N. Can non-heart-beating donors replace cadaveric heart-beating liver donors? *J Hepatol* 2006; **45**: 499–503.
15. Chan SC, Fan ST, Lo CM *et al.* Effect of side and size of graft on surgical outcomes of adult-to-adult live donor liver transplantation. *Liver Transpl* 2007; **13**: 91–8.
16. Polido WT Jr, Lee KH, Tay KH *et al.* Adult living donor liver transplantation in Singapore: the Asian centre for liver diseases and transplantation experience. *Ann Acad Med Singapore* 2007; **36**: 623–30.
17. Tucker ON, Heaton N. The 'small for size' liver syndrome. *Curr Opin Crit Care* 2005; **11**: 150–5.
18. Chan SC, Lo CM, Liu CL *et al.* Tailoring donor hepatectomy per segment 4 venous drainage in right lobe live donor liver transplantation. *Liver Transpl* 2004; **10**: 755–62.
19. Cheaito A, Craig B, Abouljoud M *et al.* Sonographic differences in venous return between piggyback versus caval interposition in adult liver transplantations. *Transplant Proc* 2006; **38**: 3588–90.
20. Chan SC, Fan ST, Lo CM *et al.* Toward current standards of donor right hepatectomy for adult-to-adult live donor liver transplantation through the experience of 200 cases. *Ann Surg* 2007; **245**: 110–17.
21. Cirrhotic cardiomyopathy: multiple reviews. *Liver Transpl* 2007; **13**: 1060–1.
22. Lee RF, Glenn TK, Lee SS. Cardiac dysfunction in cirrhosis. *Best Pract Res Clin Gastroenterol* 2007; **21**: 125–40.
23. Milani A, Zaccaria R, Bombardieri G *et al.* Cirrhotic cardiomyopathy. *Dig Liver Dis* 2007; **39**: 507–15.
24. Krowka MJ. Evolving dilemmas and management of portopulmonary hypertension. *Semin Liver Dis* 2006; **26**: 265–72.
25. Krowka MJ, Plevak D. The distinct concepts and implications of hepatopulmonary syndrome and portopulmonary hypertension. *Crit Care Med* 2005; **33**: 470.
26. Dhar R, Young GB, Marotta P. Perioperative neurological complications after liver transplantation are best predicted by pre-transplant hepatic encephalopathy. *Neurocrit Care* 2008; **8**: 253–8.
27. Saner F, Gu Y, Minouchehr S *et al.* Neurological complications after cadaveric and living donor liver transplantation. *J Neurol* 2006; **253**: 612–17.
28. Farmer DG, Venick RS, McDiarmid SV *et al.* Predictors of outcomes after pediatric liver transplantation: an analysis of more than 800 cases performed at a single institution. *J Am Coll Surg* 2007; **204**: 904–14; discussion 914–6.
29. Gonwa TA, McBride MA, Anderson K *et al.* Continued influence of preoperative renal function on outcome of orthotopic liver transplant (OLTX) in the US: where will MELD lead us? *Am J Transplant* 2006; **6**: 2651–9.
30. O'Riordan A, Wong V, McQuillan R *et al.* Acute renal disease, as defined by the RIFLE criteria, post-liver transplantation. *Am J Transplant* 2007; **7**: 168–76.
31. Perry I, Neuberger J. Immunosuppression: towards a logical approach in liver transplantation. *Clin Exp Immunol* 2005; **139**: 2–10.
32. Ruiz R, Barri YM, Jennings LW *et al.* Hepatorenal syndrome: a proposal for kidney after liver transplantation (KALT). *Liver Transpl* 2007; **13**: 838–43.
33. Ruiz R, Kunitake H, Wilkinson AH *et al.* Long-term analysis of combined liver and kidney transplantation at a single center. *Arch Surg* 2006; **141**: 735–41; discussion 741–2.
34. Biancofiore G, Bindi L, Romanelli AM *et al.* Renal failure and abdominal hypertension after liver transplantation: determination of critical intra-abdominal pressure. *Liver Transpl* 2002; **8**: 1175–81.
35. Biancofiore G, Bindi ML, Romanelli AM *et al.* Postoperative intra-abdominal pressure and renal function after liver transplantation. *Arch Surg* 2003; **138**: 703–6.
36. Fischer-Frohlich CL, Lauchart W. Expanded criteria liver donors (ECD): effect of cumulative risks. *Ann Transplant* 2006; **11**: 38–42.
37. Philpott-Howard J, Burroughs A, Fisher N *et al.* Piperacillin-tazobactam versus ciprofloxacin plus amoxicillin in the treatment of infective episodes after liver transplantation. *J Antimicrob Chemother* 2003; **52**: 993–1000.
38. Safdar N, Said A, Lucey MR. The role of selective digestive decontamination for reducing infection in patients undergoing liver transplantation: a systematic review and meta-analysis. *Liver Transpl* 2004; **10**: 817–27.
39. Cruciani M, Mengoli C, Malena M *et al.* Antifungal prophylaxis in liver transplant patients: a systematic review and meta-analysis. *Liver Transpl* 2006; **12**: 850–8.
40. Limaye AP, Bakthavatsalam R, Kim HW *et al.* Impact of cytomegalovirus in organ transplant recipients in the era of antiviral prophylaxis. *Transplantation* 2006; **81**: 1645–52.
41. Gringeri E, Vitale A, Brolese A *et al.* Hepatitis C virus-related cirrhosis as a significant mortality factor in intention-to-treat analysis in liver transplantation. *Transplant Proc* 2007; **39**: 1901–3.
42. Llado L, Xiol X, Figueras J *et al.* Immunosuppression without steroids in liver transplantation is safe and reduces infection and metabolic complications: results from a prospective multicenter randomized study. *J Hepatol* 2006; **44**: 710–6.
43. Wai CT, Lim SG, Aung MO *et al.* MARS: a futile tool in centres without active liver transplant support. *Liver Int* 2007; **27**: 69–75.
44. Schiffer E, Majno P, Mentha G *et al.* Hepatopulmonary syndrome increases the postoperative mortality rate following liver transplantation: a prospective study in 90 patients. *Am J Transplant* 2006; **6**: 1430–7.

第 95 章

心肺移植

Cliff J Morgan

第一例成功的心脏移植发生在 1967 年，由南非的 Groote Schuur 医生完成，此后世界各地先进的心脏中心均展开了心脏移植手术。然而，直到 1979 年移植患者的存活率才达到了长期稳定的状态。迄今为止，已有超过 200 个中心完成了超过 70 000 例心脏移植手术。随着免疫抑制治疗、外科技术、排异的诊断和治疗、麻醉以及术后监护治疗水平的提高，心脏移植手术已经有了长足进展，特别是在一些经验丰富和专家云集的重要医学中心。目前心脏移植后患者平均的存活率是术后 1 年 80%，术后 5 年 70%，术后 10 年 50%。

第一例成功的心肺移植术在 1981 年由美国斯坦福大学完成，随后成功开展了心肺联合移植以及单肺和双肺移植，其中绝大多数工作都是在同一个中心完成的，该中心无疑在引领该领域技术发展方面起着重要作用。

随着心肺移植手术成为治疗终末期心肺疾病的标准治疗方法，大量的受者可能会潜在的发展成与其原发病不相关或直接相关的严重疾病。大约 40% 的心脏移植受体在一年之内会重新入院，其中至少 1/3 的患者需要重新入重症监护室[1]。这些患者中的一部分被收入了非移植中心的 ICU，特别是随着进行心脏移植的中心数量明显减少。因而，所有的重症监护病房医护人员都必须熟悉移植受者的治疗原则。

心脏移植

关于心脏移植的最主要问题是围绕供体提供出现的（表 95.1）。完全达到国际认可的标准（表 95.2）的潜在的受体数量大大超过了实际可以获得的供体数量，因此患有严重终末期心力衰竭的患者中绝大多数在得到合适的心脏供体之前就不可避免地死亡了。

肾衰竭患者在接受肾移植前往往采取血透这样的方法，但这对等待心脏移植的患者是不可行的。然而，对于严重心力衰竭的内科和外科治疗已取得了进步，其中一部分是高度特异性的治疗方法，一般机构难于开展，另外一些是常规和普通治疗方法（见表 95.3）。变力性药物如 β 受体激动剂（如多巴酚丁胺），儿茶酚胺类（如肾上腺素）和磷酸二酯酶抑制剂（例如米力农）用来支持衰竭的心脏和循环已被广泛使用，主动脉内球囊反搏术（IABP）也已被使用。这些治疗方案当然对患者有很大的创伤，但是可以被用于患有严重终末期心力衰竭但可能等待移植手术的患者作为抢救方法应用，但是在一些患者如感染等可加重心肌缺血的情况可导严重恶化。因为 β 受体对慢性过度刺激的反应是呈下降趋势的，因此衰竭心脏对 β 受体激动剂的反应可能是令人失望的。在这些患者，磷酸二酯酶抑制剂如米力农和依诺昔酮因为具有细胞内作用位点可能更有效。

尽管存在慢性心力衰竭导致死亡的风险、很高的死亡率和长时间的术后病情处于严重状态，一些在传统医疗中被认为是不能手术的患者仍可能从心脏手术中获益。有时可逆的心肌缺血程度可以通过铊扫描和引导性冠状动脉旁路造影来确定。在一些患者，由于左心室扩张导致的二尖瓣反流可能导致血流动力学方面的

表 95.1 在英国移植登记表对移植手术和患者数量之间的差别的说明

被移植的器官	英国最近几年每年的总数	英国登记的潜在移植受体
心脏	50 ~ 60	90 ~ 100
肺	50	275
心和肺	5	20

Source: www.uktransplant.org.uk.

表 95.2 选择心脏移植受体的标准

临床

- 心力衰竭存活得分（HFSS）[3]，高危因素
- NYHA 分级：Ⅲ / Ⅳ心脏衰竭，所有内科治疗均无效
- 严重的限制性心绞痛，不适合血管重建——外科或内科方法
- 反复发作的有症状的室性心律失常，对内科，外科或电生理治疗无效

生理特征

- 在达到厌氧阈值后，生理性氧消耗峰值小于 10 ml/(kg · min)

排除标准

- 年龄大于 65 岁
- 跨肺梯度（平均肺动脉压 – 平均肺动脉楔压）＞ 15 mmHg（2.0 kPa）或肺循环阻力＞ 5.0 Wood 单位，尽管使用硝酸盐或吸入一氧化氮的标准复苏试验
- 合并终末器官功能异常的胰岛素依赖型糖尿病
- 严重的精神紊乱或智力发育迟滞
- 存在的酒精或药物滥用
- 病态肥胖
- 伴发恶性疾病
- 严重的肝肾疾病，与心脏疾病无关（除非考虑联合器官移植）
- 免疫抑制疾病
- 活动性全身感染

NYHA，纽约心脏协会；PAOP，肺动脉阻滞压力（或“楔”压）；PAP，肺动脉压；PVR，肺血管阻力

明显损害，左心室的重构和二尖瓣的成形可能被证明是有益的。在心脏失代偿很严重的患者，当其他器官功能可以维持时使用机械辅助[4]以支持心脏以获得更多时间使得到供体心脏成为可能（通往移植的桥梁），或在一种病情严重却是短暂的过程（如一些病毒性心肌炎的爆发）时，在一些非常专业的治疗中心获得辅助（“通往恢复的桥梁”）。合乎逻辑的结论是发展永久的机械辅助设备来替代移植，但是这个目标似乎在未来还有很长的路要走。这种治疗方法在商业方面和伦理方面的价值必须要在整体卫生经济中考虑。这些问题仍是最前沿，创伤最大，最消耗危重病治疗资源，需要大量输血和药物，但是结果却获益有限。另一方面，在其他器官的损害已经无可挽回前根据推断在主要心脏疾病治疗中心以外使用有力的机械辅助仍存在争论。

供体和受体

由于尸体供体的减少，在绝大多数国家尸体作为供体的心脏移植正在逐渐减少。关于可以改善器官移植供体数量，关注潜在供体的措施正在被讨论。供体选择的标准在表 95.4 中归纳总结。潜在的心脏供者与受者的 ABO 血型相容性和阴性淋巴细胞交叉配型范围在 80% ~ 120%。HLA 组织类型比较仅在事后获得，仅对预后和理论获益有价值。

移植步骤

治疗心脏移植受体是多方面的，应考虑以下原则：

- 患严重慢性疾病已濒临死亡的患者（和亲属）的整体准备。
- 大型心脏手术的围术期治疗。
- 早期的特殊术后并发症的处理，例如，控制排异，去除免疫抑制剂的不良反应，积极治疗感染。
- 使患者重返社会。

这些患者的麻醉和围术期治疗与其他心脏大型手术并无较大差别，重要的原则在文献中已得到很好的描述[11-13]。然而，同供体心脏协调相关手术时间，切下的供体器官的处理和免疫抑制方案都是重要的因素。器官从供体切下后的保存特别重要，主要的影响因素可能是

表 95.3 对严重心脏衰竭的非移植治疗方法或移植治疗前过渡治疗

治疗形式	注意事项	应用
抗血管紧张素转换酶抑制剂	减少心脏做功，提高心输出量 注意可加重肾衰竭	初始在病房内进行，然后出院继续治疗
β-受体阻滞剂[5-6]	提高 β 受体数量和功能	初始在病房内进行，然后出院继续治疗
使用正性肌力药物	抢救治疗——抢救，有时可使患者重新稳定——需要中心静脉导管	在 CCU 或 ICU 进行
主动脉内气囊反搏术与正性肌力药物联合	用于抢救——可使患者重新稳定，是临时性治疗但为有创治疗	在 CCU 或 ICU 进行
抗心律失常治疗——植入性除颤仪和超前起搏抑制，如再同步[7]	用于复发性或严重的威胁生命的心律失常或导致全省情况不稳定	配备电生理设备的心脏中心
外科干预	途径（如冠状动脉旁路手术）或复杂（如前心室重构，严重二尖瓣反流使心肌病复杂化时行二尖瓣重建）	特殊的心脏中心
心室辅助装置（VAD）[8]	对衰竭心脏行短期和中期机械支持——创伤很大——通常用于维持或进行移植前的过度	特殊心脏中心
完全植入人工心脏[9-10]	更长时间的 VAD——最终可能被移植替代	专门的心脏中心，治疗后患者有可能回到家中

CCU，冠状动脉治疗病房；ICU，重症监护病房

表 95.4 选择心脏移植供体的总体标准

年龄小于 60 岁
达到脑死亡标准
获得家人同意
无感染
无胸部损伤
无长时间的心脏停搏
最小的变力支持
病毒标记物阴性（乙肝、丙肝和 HIV）
无恶性肿瘤（除原发脑瘤）

总的缺血时间应少于 4 小时（极限为 6 小时）。受体可能是从家中过来，胃呈充盈状态。受体可能是欢欣鼓舞的或极度焦虑的，或这二者同时存在。

围术期治疗的细节在不同的中心是不同的，例如，免疫抑制剂的使用时间和确切的预防性选用抗生素，右侧颈内静脉是否需由保留麻醉和术后治疗团队保留，以使心内膜心肌活检更方便地进行。心脏移植受体与其他心脏外科手术术后患者的最大的区别是移植心脏没有神经支配。在从供体切下心脏时心脏失去神经支配，移植到受体后神经不能再生。

去神经心脏的生理学和药理学（表 95.5）

在外科手术中，受体的窦房结被保留，但是经过缝线的部位不起激动移植心脏的作用。供体心脏有它自己的窦房结，但是没有神经支配。这通过心电图上鉴别两个不连续的 P 波是可能的。供者窦房结控制移植心脏的节律。在缺乏自主神经支配的情况下，只有药物或直接作用于心脏的活动能够产生影响。例如，Valsalva 呼吸或颈动脉窦按摩不会影响心率，但是如肾上腺素、去甲肾上腺素和异丙肾上腺素可对心脏形成正性变力和变时影响，β- 受体

表 95.5 去神经支配的心脏的药理学

药物	对受体的效果	机制
地高辛	通常增加心脏收缩力；对窦房结的作用最小	直接的心肌作用；去神经支配
腺苷	四倍增加窦房结和房室结的阻滞作用	去神经支配 超敏
阿托品	无	去神经支配
肾上腺素	增加收缩力和变时性	去神经支配 超敏
去甲肾上腺素	增加心脏收缩力和变时性	去神经支配 超敏感性
异丙肾上腺素	正常变时性效应	
硝酸甘油	无反射性心动过缓	压力反射破裂
奎钠啶	无迷走效应	去神经支配
维拉帕米	房室传导阻滞	直接效果
硝苯地平	无反射性心动过速	去神经支配
β - 受体阻滞剂	增加拮抗效果	去神经支配
泮库铵	无心动过缓	去神经支配
新斯的明，琥珀胆碱	无心动过缓	去神经支配

阻滞剂可以抑制心肌功能。奎尼丁和地高辛可以通过它们的直接作用影响传导性。

失去神经支配的心脏保留其内部控制机制 [14]，例如，对容量负荷试验，正常传导性和未受影响的 α 和 β 肾上腺能受体的正常 Frank-Starling 反应可能会被增强。

冠状动脉保留其对硝酸甘油和代谢需求的收缩反应。它们能够在一段较长的时间后发展成动脉硬化，但是因为失去神经支配，患者感受不到由于缺血或梗死导致的心绞痛。

去神经支配最重要的是导致不典型的运动、低血容量和低血压反应。任何通过静脉回流和循环中的儿茶酚胺增多使心率增快或心肌收缩力增强，从而导致心输出量增加的反应可能会被减弱。在活动过程中，肌肉收缩增加了静脉回流，增加了循环中的儿茶酚胺水平，导致心率增快。这是一个缓慢的反应过程，当运动停止，心率和心输出量随着儿茶酚胺和其反应水平的下降而缓慢下降 [15]。在病理状态下，移植心脏特别依赖充足的灌注量，因而注意前负荷情况是非常重要的。

去神经支配的心脏也对心率的剧烈变化敏感；心律失常不常见，但是可能导致严重的血流动力学问题。心律失常可能是房性的、交界性或室性的，可以是一种干扰表现。如果干扰因素被完全治愈，这些状况可以缓解。偶尔，直接作用于传导系统的抗心律失常药物（如奎尼丁、丙吡胺和普鲁卡因胺）或电转复是必要的。维拉帕米和硝苯地平会增强移植心脏的效果。由于缺少正常的心脏交感神经对血管扩张的反应，低血压和心动过缓可能是很严重的。用于室上性心动过速治疗的腺苷可能会诱导移植心脏出现心搏停止，导致严重的低血压。胺碘酮也已在室性和房性心律失常中成功使用，但是它的轻度负性肌力和血管扩张作用会导致低血压。利多卡因通常在治疗室性心律失常时有效。

术后治疗

大多数病例术后短时间内是平稳的，很像需要进行胸骨切开的“常规”心肺旁路手术术后的机械通气时间和 ICU 停留时间，如果术后恢复顺利，10 ～ 14 天后可以顺利出院。通常需要附加注意的治疗项目包括注意去神经支配、免疫抑制、感染和排异的发现和治疗。

在受者，移植的心脏在获得成功的再灌注

前可能受到缺血损伤的影响，可能需要正性变力，变时性药物，甚至临时机械辅助支持。受者肺血管疾病严重程度可能被低估，与移植心脏右室功能受损相关的肺血管阻力的轻度增加，都可能导致血流动力学不稳或心输出量明显下降的严重后果。因而，在仔细的临床检查和调查的基础上，选择不同的治疗方案用于帮助患者度过这段暂时的不稳定期是必要的（表 95.6）。最复杂的情况需要由超声心动图来辅助进行。

免疫抑制

免疫抑制治疗的方案在不同的中心之间细节方面存在差异，但是原则是相同的[16]。免疫抑制仅在移植前进行诱导，然后与一些药物结合持续应用，以达到最大的效果和最小的毒副作用。当怀疑或证实存在排异反应时应立即给予额外的短期治疗。

早在 1980 年代初开始，被大多数治疗中心使用的治疗方案已发展为三联疗法，包括环孢霉素 A、硫唑嘌呤和糖皮质激素。在 1979 年首次推出环孢霉素 A 是一个进步，但是此药存在明显的问题；除了肝肾毒性外，其消化道吸收和生物利用度不确定（最多仅为 30%），可与许多常用处方药物产生药物相互作用[17]。消化道功能的变化可导致血浆浓度的剧烈变化，以至于达到导致排异发生的水平。药物相互作用导致达到中毒水平。药物的血浆水平应该经常监测，特别在术后早期和出现并发症时。当消化道不能使用时，可在 2 ～ 6 小时经静脉给予口服剂量的 1/3。调整给药方式可以提高药物的生物利用度和稳定的血药浓度[18]。

环孢霉素 A 通过白细胞介素 2 抑制剂在 T 淋巴细胞中发挥作用，因此它的作用非常具有特异性。普乐可复是环孢霉素 A 的替代药，具有相似的作用、毒性和监测需要。硫唑嘌呤是另一种常用药物，它具有更广谱的 T 细胞和 B 细胞抑制作用，因此令人惊奇的是骨髓抑制不是主要的潜在不良反应。常用的口服剂型的静脉替代药物有非常高的刺激性，当不能经口服方式给药时，静脉给药通常是最好的替代方法。霉酚酸酯经常被用来替代硫唑嘌呤。它通过抑制淋巴细胞的嘌呤合成这种特异的方式发挥作用，达到更低的排异发生率，但是其感染的发生风险也更大[19]。糖皮质激素在诱导和治疗突发时非常重要，但是它的剂量应逐渐变

表 95.6　复杂心脏移植受者术后治疗的可能支持选择

治疗	靶向	基础
影响肌肉收缩力的支持治疗，如米力农或肾上腺素	左心室、右心室或左右心室同时收缩力减退	充盈压力增加，心排量降低，超声心动图（TTE 或 TOE）
升压药支持，如去甲肾上腺素	尽管有足够的充盈压和支持性收缩力仍存在低全身动脉压	动脉压力监测，心输出量和 TTE 或 TOE
使用变时性药物进行心率支持（如异丙肾上腺素或米力农）或起搏器	低内源性移植心率	在最初 48 小时内心率小于 90 次 / 分，通常有临床症状，有支持指征
机械支持，如 IABP	左室功能减退，对其他措施无反应	低心排，对药物反应差，TTE 或 TOE
临时心室辅助——RVAD、LVAD 或 BiVAD	右室，左室或双侧心室功能减退	如上述，对更少的有创操作无反应，康复或再移植可能作为一种选择
吸入一氧化氮	右室功能衰竭伴有可逆的右室	充盈压力和肺动脉压力升高，TTE 或 TOE
二次胸骨切开术	怀疑存在大量出血或心脏压塞等严重状况	综合观察特别是基于 TOE

IABP，主动脉内球囊反搏；LAP，左房压（直接或间接）；LV，左室；PAP，肺动脉压；PVR，肺血管阻力；RV, 右室；RVAD、LVAD 或 BiVAD，右、左或双侧心室辅助设备支持；TOE，经食管超声；TTE，经胸廓超声心动描记图

化以使常见的皮质类固醇激素的不良反应降至最低。

使用从不同种属衍生而来的抗胸腺细胞球蛋白（ATG）是传统的治疗排异发生的方法，但是更新的单克隆抗胸腺细胞球蛋白药物[20]可能被证明是更有效的且更少引起过敏的药物。具有特异的毒性更低的新治疗方法包括如达克珠单抗这些药物，它们似乎可以减少排异的发生，但是迄今为止并未发现其能提高生存率。这些药物的复杂性使得在相关的治疗中心做出的所有相关治疗决定（或进行讨论）都是非常重要的。

排异

大多数的受者在移植后最初 3 个月内会出现一次或多次的排异发生。这种风险在成功的移植中可被忽略。诊断可以根据临床表现判断，但是诊断的金标准仍是心内膜的组织活检。在一些中心，当怀疑存在排异时，常规进行组织活检。血管活检的最佳取材部位是右侧颈内静脉，因此这一点在重症治疗选择输液部位时应进行总体考虑。排异的临床表现是非特异性的，包括低氧、体重增加、全身乏力、房性心律失常、心电图低电压和超声心动图提示心功能减退。活检根据国际共识分级，但是一些中心倾向于以更多的算法为基础对有临床表现和免疫反应监测的患者进行判断以决定活检的频率[22-23]。

其他并发症

其他的主要并发症包括感染、恶性肿瘤、移植物动脉硬化或心脏同种移植血管病变。

感染

机会性感染（通常是肺部）在并发症中占很大比例，是再次住院的主要原因。最近的研究报告 45% 的感染为细菌感染，真菌感染比例不到 10%；然而，真菌感染的病死率为 40%，细菌感染导致的病死率不到 10%[24]。目前对于巨细胞病毒（CMV）感染的特征存在不同的观点。一些研究中心认为巨细胞病毒感染已成为一个过去的问题，通过使用更昔洛韦可进行更为有效和早期的预防和治疗[25]。然而，仍有明显的严重急性病毒性疾病的风险存在[26]，在急性病毒血症发作和随后的移植器官损害及 CAV 之间的可能存在联系[27]。

恶性肿瘤

移植受体与同年龄对照组相比，患新发恶性肿瘤的危险因素可增加 100 倍（每年 1% ~ 2%）。主要是皮肤肿瘤（对太阳光照射敏感性大大增加）和淋巴瘤，其他所有的肿瘤也都可能。恶性肿瘤是后期再次入院或死亡的主要原因之一，继发恶性肿瘤的危险因素在最佳免疫抑制治疗的选择中是一个明显而复杂的因素[28]。

心脏同种移植的血管病变（CAV）

这是心脏移植后较长时间后死亡的主要原因，是一种多因素影响的过程，可导致弥漫性闭塞性冠状动脉硬化症[29]。损伤的弥散特征使得通过冠状动脉成型和支架或外科旁路手术再建血管非常困难。也许随着排异控制的提高，巨细胞病毒的治疗和诸如他汀类，钙离子拮抗剂的使用，特异性生长调节因子如干细胞生长因子的应用可能会有帮助。

心 - 肺移植

首例心肺移植（HLT）于 1981 年在斯坦福完成。此后，心肺移植手术用于治疗间质性肺病和肺型高血压。随着单肺或双肺移植的出现，这两种手术的指征有重叠。目前的心肺移植手术指征主要是肺型高血压、Eisenmenger 综合征、终末期肺化脓性疾病或明显的心脏功能衰竭，主要是右心功能衰竭相关的终末期双侧肺部疾病。

选择标准（表 95.7）

除了增加的肺血管阻力，HLT 相关的临床判断，大多与心脏移植的标准相似。受体排除标准也同心脏移植相似，但是可能包括一个更加严格的年龄限制（如 45 岁），以及大剂量糖皮质激素治疗（相对禁忌证），活动

表 95.7 心 - 肺移植：供体选择标准

每一位心脏供者的年龄和 ABO 血型相容性都应与受者相同
供者器官的体积应与受者相近以免肺舒张受限（供者肺过大）或在肺和胸壁之间的体积持续过小（供者肺过小）
供者 在 $FiO_2 = 0.3$ 时，$PaO_2 > 100$ mmHg（13.3 kPa）或 $FiO_2 = 1.0$ 时 $PaO_2 > 300$ mmHg
胸部 X 线正常

性支气管肺真菌病和以前做过胸骨切开、胸膜切开或纵隔放疗。

移植手术

心 - 肺移植在任何定义中均作为一个大型手术。需充分抗凝的心肺旁路手术和明显的胸膜粘连可能将膨胀的肺与胸壁固定在一起，导致术中出血的可能性大大增加，这种风险可持续到术后。保护迷走神经、膈神经和喉返神经这些神经可能是有困难的，当不成功时可导致死亡率明显增加。

术后治疗

与心脏移植患者的治疗相似，但也存在一些区别。患者没有支气管动脉供应或肺神经支配。肺的淋巴引流功能丧失。因而患者在术后早期应维持液体负平衡。积极的病理治疗是必需的，因为失去神经支配使得吻合口（通常在隆突上大约第五支气管环处）以下咳嗽反射消失，所以有时需要支气管镜清除分泌物。一旦分泌物到达主支气管，就可导致咳嗽发生。心脏移植需给予免疫抑制治疗。预防性使用抗生素治疗取决于本治疗中心的策略和受者、供者痰或分泌物的培养结果。排异反应更多表现于肺而不是心脏，因此排异监测包括经常评估肺的状况，这可能需要使用支气管镜活检。

并发症

出血可能是由于在先天性心脏病患者手术切口较大和大的肺血管吻合。其他早期并发症包括吻合口裂开，急性再灌注性肺损伤（如肺水肿）导致长时间的缺血和感染。心肺联合移植的受体感染发生率是心脏移植的三倍，这就导致了其病死率明显升高。感染是最初 6 个月死亡的最主要原因，其次是排异。

免疫抑制

免疫抑制治疗几乎与心脏移植的相似，单肺和双肺移植也很相似。

单侧或双侧肺移植

早期进行的单肺移植（SLT）仅使患者短期存活[31]。然而，随后多伦多治疗组的成功促进了双肺移植的发展[32]，他们采取吻合气管的方法。由于要在患者身上切很大的切口，吻合口出问题的概率很高，为了避免这些问题，发展了双侧序贯肺移植（BSLT），这个方法受到了广泛好评[33]。SLT 适合于无心脏疾病的非化脓性肺部疾病患者（例如，吸烟导致的肺气肿或 α_1- 抗胰蛋白酶缺乏，或纤维化性肺泡炎）。以上疾病也可使用 BLST 治疗，SLT 提供了满意的结果，更有效地使用了有限的供体库。BSLT 适用于化脓性和（或）双侧肺部疾病（如囊性纤维化和双侧支气管扩张）。对于这些情况使用 BSLT 或 HLT 方法的优点是存在矛盾的。使用 HLT 方法，受体的心脏可作为移植物提供给另一个受体。这是一个“多米诺”过程。BLST 方法或多米诺 HLT 方法都最大效率地使用了供体的器官。肺移植可能与肾或肝移植联合进行。

受者可被接受的肺移植年龄上限是 55 岁。对于进行无心肺旁路的 SLT 通常是可行的。BSLT 对 CPB 的要求更高（5% ~ 10%），因为首先移植的肺（通常是右侧）在另一侧肺移植过程中应该可以立即提供通气和气体交换。CPB 增加了术中出血量和术后的胶体液需要量。非心源性肺水肿的发生也随之增加。

失神经支配的肺生理改变

肺似乎保持持续的失神经支配状态。有

证据表明支气管动脉循环和淋巴系统在几周后可再生。呼吸运动不会被失去肺传出神经所影响。呼吸控制通过胸壁传导完成。患者在早期重新获得自主呼吸，通常能够在术后 48 小时撤离呼吸机和拔除气管插管。

依赖低氧驱动的患者可能需要花费时间来达到正常的碳酸水平。动脉血气分析仍倾向于保持正常。在活动中，分钟通气量、潮气量和呼吸频率能够相应增加。支气管活动张力维持不变。在吻合口以下咳嗽反射消失。

术后治疗

患者就像所有接受肺部大手术的患者一样需要一段时间的术后机械通气。应对几乎是不可避免地会出现的一过性肺损伤给予特别的关注，这种损伤可能被感染、过度液体负荷、肺部氧中毒和错误的呼吸机条件设定导致的气压伤或“容积伤”加重。一定程度的气体输送受损或肺泡 - 动脉血氧张力梯度（A-a）DO_2 增加是非常常见的，作为下述并发症的结果其可以被进一步放宽。

移植反应

这种反应出现在移植后数小时内。在胸部 X 线片上移植肺出现浸润影，双肺可有肺水肿的表现，出现支气管周围套袖征。在严重患者，严重急性呼吸窘迫综合征的影像学表现为肺部透亮度的广泛降低。缺血时间和反应的严重程度相关。治疗方法是在可耐受的前提下限制液体。

超急性排异反应

幸运的是这种反应非常罕见。超急性排异反应通常导致移植物急性衰竭，其功能恢复的可能性很小。治疗需要持续的呼吸支持，并考虑再次移植。

早期排异反应

移植肺的排异在绝大多数患者均发生在最初 3 个月，一些患者可能发生得很早。48 ~ 72 小时后出现氧分压恶化和肺部浸润影比起移植反应更有助于提示可能出现排异反应。鉴别早期排异和细菌感染是有困难的。支气管镜灌洗可能有帮助，疑似病例经支气管活检是必要的。对于疑似病例应同时使用冲击剂量皮质激素和抗生素。

痰液潴留

有效镇痛、积极的物理治疗和早期活动对于减少这类问题是必要的。吻合口下分泌物不会刺激产生咳嗽反射和自主咳嗽是很重要的。

肺部感染

早期肺部细菌感染是很常见的，由其他微生物导致的感染发生可能较晚一些。在早期，支气管炎较肺炎更常见。有微生物定植的患者应预防性给予抗生素。

吻合口问题

缺血性吻合口溃疡通常较表浅，但是偶见深层组织缺损最终导致支气管或气管狭窄，在最初几个月需要扩张和（或）支架置入。吻合口裂开是一种罕见但致命的并发症。它可能由于吻合口处真菌侵袭导致。纤维支气管镜检查吻合口并清除局部分泌物在外科手术结束时或回到 ICU 时进行。按照指南可重复进行。

长期并发症

闭塞性支气管炎[35]可能是慢性排异的表现，可能最终导致移植失败。反复发生的假单胞菌或耐甲氧西林的葡萄球菌感染可能是很严重的。在最初的六周后，巨细胞病毒、真菌、原虫或病毒感染为潜在的危险因素。环孢素治疗导致的慢性肾功能不全可能持续存在，但是除非发生其他并发症，这通常不是一个主要的问题。绝大多数患者生活质量很好，很少有并发症。肺移植后生活质量的提高是非常重要的，这是比单纯存活率数据更重要的成功标志[36]。

心肺移植的预后

大量的胸内移植的成功信息可在 www.ishlt.org 网站上和更多传统的出版物上[37]查

到，例如，最近的一篇在英国发表的移植结果的综述[38]。这些数据说明心脏移植后的存活率大大高于心肺联合移植或肺移植。几乎 90% 的心脏移植患者术后三个月时存活，而心肺联合移植和肺移植的 3 个月存活率为 75%。大约 70% 的心脏受体在移植五年后仍然存活；而心肺联合移植和肺移植患者五年存活为 50% 或更低。这些数字会给人留下深刻印象，可能会提高目前的免疫抑制治疗趋势和总体治疗方案，最大的问题还是终末期心肺疾病患者数量和供体器官供应数量不确定之间的总体差异。这是最大的决定因素，即确保患者在他们生命的剩余时间里获益于这一罕见且珍贵机会来得到高质量的医疗服务。

（李 强 黄 絜译 冯海波校）

参考文献

1. Brann WM, Bennett LE, Kekck BM *et al.* Morbidity, functional status, and immunosuppressive therapy after heart transplantation: an analysis of the Joint International Society for Heart and Lung Transplantation/United Network for Organ Sharing Thoracic Registry. *J Heart Lung Transplant* 1998; **17**: 374–82.
2. Hunt SA. 24th Bethesda conference: cardiac transplantation. *J Am Coll Cardiol* 1993; **22**(Suppl 1): 1–64.
3. Aaronson KD, Schwartz JS, Chen TMC *et al.* Development and prospective validation of a clinical index to predict survival in ambulatory patients referred for cardiac transplant evaluation. *Circulation* 1997; **95**: 2660–7.
4. Glenn E, Hill DJ. Advances in mechanical bridge to heart transplantation. *Curr Opin Organ Transplant* 2000; **5**: 126–39.
5. Barnett DB. Beta blockers in heart failure: a therapeutic paradox. *Lancet* 1994; **343**: 557–8.
6. Packer M, Coats AJ, Fowler MB *et al.* Carvedilol prospective randomized cumulative survival study group. Effect of carvedilol on survival in severe chronic heart failure. *N Engl J Med* 2001; **344**: 1651–8.
7. Wasson S, Voelker DJ, Vesom P *et al.* Cardiac resynchronization therapy for CHF. *Postgrad Med* 2006; **119**: 25–9.
8. Rose EA, Gelinjns AC, Moskowitz AJ *et al.* for the REMATCH Study Group. Long-term use of a left ventricular assist device for end-stage heart failure. *N Engl J Med* 2001; **345**: 1435–43.
9. Pennington DG, Oaks TE, Lohmann DP. Permanent ventricular assist device support versus cardiac transplantation. *Ann Thorac Surg* 1999; **68**: 729–33.
10. Stevenson LW, Shekar P. Ventricular assist devices for durable support. *Circulation* 2005; **112**: 111–15.
11. Clark NJ, Martin RD. Anesthetic considerations for patients undergoing cardiac transplantation. *J Cardiothorac Anaesth* 1988; **2**: 519–42.
12. Stein KL, Darby JM, Grenvic A. Intensive care of the cardiac transplant recipient. *J Cardiothorac Anesth* 1988; **2**: 543–53.
13. Cooper DKC, Lidsky NM. Immediate postoperative care and potential complication. In: Cooper DKC, Miller LW, Patterson GA (eds) *The Transplantation and Replacement of Thoracic Organs.* Dordrecht: Kluwer; 1996: 221–8.
14. Borow KM, Neumann A, Arensman FW *et al.* Cardiac and peripheral vascular responses to adrenoreceptor stimulation and blockade after cardiac transplantation. *J Am Coll Cardiol* 1989; **14**: 1229–38.
15. Pope SE, Stinson EB, Daughters CT *et al.* Exercise response of the denervated heart in long term cardiac transplant recipients. *Am J Cardiol* 1980; **46**: 213–8.
16. Hosenpud JD. Immunosuppression in cardiac transplantation. *N Engl J Med* 2005; **352**: 2749–50.
17. Aziz T, El-Gamel A, Keevil B *et al.* Clinical impact of Neoral in thoracic organ transplantation. *Transplant Proc* 1998; **30**: 1900–3.
18. Cooney GF, Jeevanandam V, Choudhury S *et al.* Comparative bioavailability of Neoral and Sandimmune in cardiac transplant recipients over 1 year. *Transplant Proc* 1998; **30**: 1892–4.
19. Kabashigawa J, Miller L, Renlund D *et al.* A randomized controlled trial of mycophenolate mofetil in heart transplant recipients. Mycophenolate Mofetil Investigators. *Transplantation* 1998; **66**: 507–15.
20. Beniaminovitz A, Itescu S, Lietz K *et al.* Prevention of rejection in cardiac transplantation by blockade of the interleukin-2 receptor with a monoclonal antibody. *N Engl J Med* 2000; **342**: 613–9.
21. Hershberger RE, Startling RC, Eisen HJ *et al.* Daclizumab to prevent rejection after cardiac transplantation. *N Engl J Med* 2005; **352**: 2705–13.
22. Billingham ME, Cary NRB, Hammond ME *et al.* A working group for the standardisation of nomenclature in the diagnosis of heart and lung rejection; Heart Study Group. *J Heart Lung Transplant* 1990; **9**: 587–93.
23. Itescu S, Tung TC, Burke EM *et al.* An immunological algorithm to predict risk of high-grade rejection in cardiac transplant recipients. *Lancet* 1998; **352**: 263–70.
24. Aziz T, El-Gamel A, Krysiak P *et al.* Risk factors for early mortality, acute rejection, and factors affecting first-year survival after heart transplantation. *Transplant Proc* 1998; **30**: 1912–4.
25. Vuylsteke A, Wallwork J. The heart-transplanted patient in the intensive care unit: last news before the millennium. *Curr Opin Critical Care* 1999; **5**: 422–6.
26. Singh N. Infections in solid organ transplant recipients. *Curr Opin Infect Dis.* 1998; **11**: 411–7.
27. Valantine HA. Cytomegalovirus infection and allograft injury. *Curr Opin Organ Transplant* 2001; **6**: 305–9.
28. O'Neill JO, Edwards LB, Taylor DO. Mycophenolate mofetil and risk of developing malignancy after orthotopic heart transplantation: analysis of the transplant registry of the International Society for Heart and Lung Transplantation. *J Heart Lung Transplant* 2006; **25**: 1186–91.
29. Ramzy D, Rao V, Brahm J *et al.* Cardiac allograft vasculopathy: a review. *Can J Surg* 2005; **48**: 319–27.
30. Yamaura K, Ito K, Tsukioka K *et al.* Suppression of acute and chronic rejection by hepatocyte growth factor in a murine model of cardiac transplantation – induction of tolerance and prevention of cardiac allo-

graft vasculopathy. *Circulation* 2004; **110**: 1650–7.
31. Derom F, Barbier F, Ringoir S *et al.* Ten-month survival after lung homotransplantation in man. *J Thorac Cardiovasc Surg* 1971; **61**: 835–46.
32. Toronto Lung Transplant Group. Unilateral lung transplantation for pulmonary fibrosis. *N Engl J Med* 1986; **314**: 1140–5.
33. Kaiser LR, Pasque MK, Trulock EP *et al.* Bilateral sequential lung transplantation: the procedure of choice for double lung replacement. *Ann Thorac Surg* 1991; **52**: 438–46.
34. Yacoub MH, Banner NR, Khaghani A *et al.* Heart–lung transplantation for cystic fibrosis and subsequent domino heart transplantation. *J Heart Transplant* 1990; **9**: 459–66.
35. de Hoyos AL, Patterson GA, Maurer JR *et al.* Pulmonary transplantation. Early and late results. *J Thorac Cardiovasc Surg* 1992; **103**: 295–306.
36. Anyanwu AC, McGuire A, Rogers CA *et al.* Assessment of quality of life in lung transplantation using a simple generic tool. *Thorax* 2001; **56**: 218–22.
37. ISHLT. The registry of the International Society for Heart and Lung Transplantation: Twenty third annual report. *J Heart Lung Transplant* 2006; **25**: 869–911.
38. Anyanwu AC, Rogers CA, Murday AJ *et al.* Intrathoracic organ transplantation in the United Kingdom 1995 to 1999; results from the UK cardiothoracic transplant audit. *Heart* 2002; **87**: 449–54.

第 17 部分

儿科重症监护

第 96 章

儿童危重症

Alan W Duncan

此章节关于小儿重症监护旨在帮助专科小儿重症监护中心外的监护人员处理常见的儿科急症。应结合成人的相关章节进行阅读，因为有些区域有共通的兴趣点。一些新生儿的急症会一并提及。

新生儿和婴幼儿不同于成人，他们更容易患严重的疾病、改变对疾病的反应性。尽管如此，它们仍有许多相同点，成人 ICU 中的许多器官监测和支持方法经过修改后成功运用于儿童，甚至在很小的新生儿中都可以应用。

儿童和成人患者的主要不同点将在下面进行描述。

适应性

胎儿为了适应子宫外的生活，会发生显著的生理适应性改变。许多改变直到出生后一段时间才能够完全完成，在此之前，胎儿生理反应可能会再现。一个经典的例子是心肺的发育和随后的循环过渡形式的发展（见下文）。

生长发育

在整个儿童时期，所有的器官系统都会逐渐地生长发育。“小身材知识”已演变以克服儿童重症监护的技术层面。某些部分的生长是非线性的，导致婴儿心肺储备的降低。生理的差异对疾病病程及其管理的影响将在本部分的其他章节分别进行探讨。

发育成熟

出生时，由于许多系统和生化过程的发育尚不成熟，婴儿对病生理应激和药物的应答都与其他年龄组不同。即使在足月的婴儿，体温调节、免疫功能和肾功能在出生时都不成熟。这种不成熟在早产的婴儿中更为明显；例如，肺部表面活性物质的缺乏会引起透明膜病，肝葡萄糖醛酸基转移酶缺乏会引起黄疸。

各种病生理状态

发育异常、天生的代谢异常、容易感染、各种事故和创伤构成了儿科重症广泛的疾病谱。各种适应反应，生长发育，成熟等诸多方面都可以影响对这些疾病的应答。

儿科重症监护

认识到重症患儿的独特性和需要，因此建立了独立的儿科 ICU（PICU）。PICU 不应该被视为是孤立的，而是同院前急救、急诊医疗以及恢复治疗组一起作为整个儿科中心的一部分。至少要采取是最低限度的标准。一般而言，一个 PICU 应提供：

- 可以在短时内找到曾在儿科重症监护培训过的专科医师。
- 有一系列儿科亚专业的支持。
- 具有高级生命支持技术的初级医务人员可立即投入工作。

- 具有儿科重症监护经验的护理团队
- 综合医疗保健专业人员及辅助支持团队
- 从新生儿到青少年各年龄段的专门的高级生命支持设备
- 24 小时检验科、放射科和药剂科服务
- 为特定目标而建立的 PICU，能识别危重症患儿及其家人特殊的生理和情感需求。
- 一个包括教学、继续教育、研究和质量保证的工作计划。

新生儿 ICU 有其特有的需求。

出生时呼吸循环事件

在子宫内生活期间，回到右心房的 60% 的血液直接通过卵圆孔进入左心室和升主动脉。因为大部分血液源于脐动脉，心脏和大脑灌注了充分氧合的血液。肺血管阻力（PVR）比较高，大部分到达右室的血液通过动脉导管进入降主动脉。仅 10% 的右室输出量进入肺，尽管肺无功能，仍需要血液供给营养、供肺脉管系统生长发育。

出生时，脐血管的闭合增加了全身血管阻力（SVR），肺膨胀导致 PVR 显著下降。肺血流增加，导致左房压增高和卵圆孔功能性闭锁。动脉导管随后收缩并最终有血栓形成。

伴随出生时 PVR 的显著降低，肺动脉血管肌层在数周到数月逐渐退化。如果由于先天性心脏病（如室间隔缺损、大动脉导管和动脉干未闭）或持续性低氧血症相关的疾病（如大血管错位）而发生高肺血流量，这种退化就会被受到阻碍。伴随着这些疾病，在儿童早期就可能进展为不可逆的肺血管疾病。

过渡期循环

出生时血液动力的适应性由于许多因素延迟或者逆转。持续的肺动脉高压和胎儿循环通路的开放导致通过卵圆孔和动脉导管的右向左分流（术语称为持续性胎儿循环或者更恰当地称为过渡期循环）。恶性循环可能发生，低氧血症和酸中毒的增加，会使 PVR 增加和进一步分流。除非治疗潜在的紊乱和纠正肺动脉高压，否则很可能进展为死亡。肺循环病理生理学很可能与内源性一氧化氮产生异常相关，而应用一氧化氮治疗也证明是有效的。

过渡期循环的原因

“胎儿”模式会持续是由于：

- 肺容积低（如透明膜病和围生期窒息）
- 肺发育不全（如膈疝和 Potter 综合征）
- 胎粪吸入综合征
- 慢性胎盘功能不全
- 任何原因引起的围生期缺氧和酸中毒
- 脓毒症（如 B 族溶血性链球菌感染）
- 高黏滞综合征

临床特征

与呼吸窘迫程度不成比例的低氧血症是过渡期循环系统的典型特征，提示有先天性发绀型心脏病的可能。病史中没有重大的肺部疾病，必要时可以进行超声心动图以排除器质性心脏病。严重的呼吸窘迫见于继发于肺部疾病的病例。差异性发绀（例如，双下肢的发绀较头颈和右臂明显）可见于导管水平的右向左分流。可以通过同时采集导管前后的动脉血样，进行胎儿经皮血氧分压监测或血氧测定法以确定。

治疗

除了降低 PVR 的治疗之外，潜在基础疾病的治疗（例如，肺透明膜病的表面活性物质治疗）也非常重要。主要的步骤有：

- 保持高浓度吸氧。肺泡氧张力是肺动脉阻力的重要决定因素。突然降低吸入氧浓度会增加通过胎儿通道的分流（即所谓的反跳现象）。
- 用持续气道正压（CPAP）或有呼气末正压（PEEP）正压通气纠正低肺容积状态。
- 纠正代谢性和呼吸性酸中毒。

- 考虑应用肌松剂增强通气以降低 $PaCO_2$ 并引起呼吸性碱中毒。这种措施在肺未成熟时是受限的，并且有气压伤的风险。快速的通气（> 60 次 / 分钟）证明可能有益。
- 通过扩容药物和正性肌力药维持体循环动脉压以降低压力梯度有利于导管分流。
- 如果有指征，用胶体等容稀释血液，以降低过高的黏滞性。
- 肺血管扩张剂的使用，如吸入一氧化氮。

许多中心在这种情况下成功地应用体外膜式氧合（ECMO）。

新生儿的体温调节

人类的体温保持在一个狭窄的范围内波动。在热中性域范围内体温最容易保持稳定，当环境温度的变化在该范围内时，人的代谢率是最低的。一旦环境温度偏离热中性域的范围，就需要通过产热（寒战或无寒战性产热）或蒸发散热来维持体温在正常范围内。新生儿有相对较大的体表面积和体重比并且缺少皮下组织的不利因素，所以调节效率较低（没有寒战或出汗）。

热中性域范围在发育未成熟的婴儿较高，随出生后年龄增长会下降。环境或腹部皮肤温度为 36.5℃时氧耗量最小。当“冷应激”时肩胛间区和肾周的棕色脂肪氧化（无寒战性产热）是主要的产热来源。

体温高于或低于正常，会相应地增加或降低代谢。机体努力维持体温在正常范围内会增加新陈代谢和心肺需求。辐射是新生儿主要散热方式，通过双层的保温箱或伺服控制的辐射加热器可有效地将辐射散热减少到最小。辐射加热器更好地用于危重婴儿的监测和操作。冷应激本身会增加新生儿病死率。在心肺疾病存在时，其可能导致失代偿。

婴儿免疫学

免疫系统包括有：

- 非特异性免疫，包括吞噬作用和炎症反应。
- 特异性免疫，包括细胞介导（T- 细胞）免疫和体液免疫（B- 细胞）（见第 59 章）。二者密切相关，但在新生儿可能都不正常。

新生儿的炎症反应是比较弱的。感染时可能不出现发热反应，细胞免疫（趋化现象和吞噬作用）和体液免疫（补体活性和调理素作用）受损。细胞免疫在胸腺无功能的新生儿（DiGeorge 综合征）完全缺如。然而 T 细胞的功能在正常新生儿是发育良好的。新生儿皮肤同种异体移植的排斥反应很慢，这可能与衰减的炎症反应有关。

B 细胞系统的主要功能是产生抗体，在出生时是未成熟的。经胎盘传递的母体抗体可使新生儿在感染时出现被动免疫。天然免疫的获取是由于乳汁中的免疫球蛋白 A（IgA），对一些获得性胃肠道感染有抵抗作用。总之，免疫系统的未成熟导致 6 个月内婴儿感染易感性显著增加。

新生儿复苏

一些新生儿不能适应从胎儿到子宫外的生活，就需要立即进行心肺脑复苏。1 分钟后进行 Apgar 评分（表 96.1），此评分仍是最广泛接受的评估方法。Apgar 评分满分 10 分，最低 0 分。Apgar 评分和低氧血症、酸中毒的程度呈负相关。有建议用 第 5 分钟 Apgar 评分指导最终的预后，但仍有争议。进行 Apgar 评分一定不能耽搁复苏的进行。

出生窒息

出生窒息的原因可能有：

- 胎盘衰竭——急性或慢性（如毒血症、糖尿病和产前出血）。
- 分娩前母体应用镇静镇痛药物所致的药物抑制作用。
- 产科并发症（如产钳助产、臀位、剖宫产和脐带脱垂）。

表 96.1 Apgar 评分系统

分数	0	1	2
心率	无	＜ 100 次 / 分	＞ 100 次 / 分
呼吸状况	无	哭声微弱	哭
肌肉状况	松软	四肢略屈曲	四肢活动好
对鼻内插入导管的反应	无反应	出现痛苦表情	出现痛苦表情、咳嗽或打喷嚏
皮肤颜色	青紫，苍白	躯体粉红色，四肢青紫	全身粉红

- 胎儿的情况（如多胞胎或早产）。
- 出生后的问题（例如，任何原因引起的出生后呼吸窘迫）。

处理

复苏的原则同其他情况下是一致的。复苏必须分娩后立即开始。尽管一些脑损伤可能发生于子宫内或产时，产后窒息引起的继发性损伤应该避免。

出生时 Apgar 评分在 5 ～ 7 分的婴儿往往患有有轻度窒息并对刺激有反应，需要温和地清理口鼻咽分泌物，必要时进行氧疗。中度窒息（Apgar 评分 3 ～ 4 分）婴儿通常需要储氧面罩通气。判断酸碱状态，在 pH ＞ 7.25 时不要使用碳酸氢钠。重度窒息婴儿（Apgar 评分 0-2 分）需要立即心肺复苏（CPR）。清理气道后，储氧面罩通气后立即经口气管插管进行正压通气。虽然恐惧氧疗的并发症，但是这种情况下必须使用纯氧。如果吸引出的液体含有胎粪，在开始呼吸和应用正压通气之前清理出咽和气管内的分泌物是极其重要的。胎粪吸入综合征通常很难治疗，但可以预防。

脐或外周静脉的静脉通路应立即建立，随后给予 1 ～ 2 mmol/kg 的碳酸氢钠。如果可以获取的话，随后的缓冲治疗应该根据酸碱状态而定。快速或过多输注高渗溶液（如碳酸氢钠或高渗葡萄糖）或容量扩张可能引起突然的颅内出血，特别是早产儿。

窒息的婴儿通常在出生时有容量缺失，应该立即用胶体液（最初 10 ml/kg）进行维护以维持血压。必要时进行体外心脏按压和药物治疗（见下文），以恢复心脏的节律。维持脑灌注压、纠正异常的血生化值以及控制卒中发作的复苏后治疗是需要的，以避免继发性脑损伤。心肌功能异常可继发于窒息。多巴胺或多巴酚丁胺（每分钟 5 ～ 10 μg/kg ）证实可能有益处。

一旦获得一定程度的稳定，经口气管插管应换成经鼻气管插管以安全地固定。尽快通过影像学确定插管的位置。新生儿的气管非常短，支气管内插管相当危险。

鼻子到气管中段（T2）的距离：

- 孕 28 周：7 cm
- 孕 33 周：9 cm
- 足月婴儿：10.5 cm

儿童心跳呼吸停止

大多数儿童本身没有心肌疾病，其发生心脏停止通常是低氧血症和酸中毒的最终结果。最常见的原因有快速进展的上呼吸道梗阻、近乎淹溺、婴儿猝死综合征、肺炎、脓毒症、胃肠炎和大创伤。这样的儿童通常发生的是心脏停搏，如果心电图不能立即获取应该考虑到这个可能性。

心室颤动（VF）可能会出现在以下情况：

- 先天性心脏病
- 心肌病
- 心肌炎
- 中毒（例如，三环类抗抑郁药物的摄入）
- 遗传性 QT 间期延长（Romano-Ward 综合征）

国际复苏联络委员会（ILCOR）发表关于儿童和新生儿的基础及高级生命支持科学的共识声明。儿童心肺复苏的处理将在这册的其他处详细探讨。

血管通路

静脉通路很难建立，特别是在血管塌陷的、低血容量或低体温的儿童。当通常的部位无法建立通路时，颈外静脉可能是一个选择。除了股静脉和颈外静脉之外的中心静脉套管置入术即使在理想情况下也是危险的，在小儿和婴儿心脏停止时不要尝试。两种方法可以考虑：骨内通路或气管内滴注。

骨内通路

这是指输液进入骨髓——一个非塌陷的静脉系统，直接同循环系统沟通。在用狗作为模型的实验中，用这种方法输注的药物与经中心静脉输注的药物同样快地到达中央循环系统。经骨内通路和静脉给予休克的狗输注相同剂量的肾上腺素，其引起的效应是相同的。这项技术简单，快速易学。

骨内输液已经成功地运用于 CPR。

潜在的并发症包括：

- 骨髓炎：复苏后应该建立常规的静脉通路
- 需要截肢的筋膜间隔综合征：这是由于针头错位到肌肉或者通过另一个骨贯通输液到肌肉

谨慎的置管非常重要，密切观察置管的肢体，一旦其他通路建立尽早拔出。

气管内滴注法

气管内滴注法充其量是上述方法都实施不了时勉为其难的替代方法。不要经此途径给予碳酸氢钠和钙剂，因为它们会导致直接的肺损伤。

肾上腺素、利多卡因和阿托品用盐水稀释（新生儿 1ml；婴儿和学龄前儿童 3 ml；年长儿 5 ml)，通过一个通到气管插管内的导管给药到支气管内。

儿科监测

科学技术允许我们将大多成人的监测技术应用到新生儿和儿科中。理想的儿科血流动力学和呼吸系统监测应该是：

- 无创、无痛、容易被儿童接受
- 对儿童构成的风险最小
- 提供与儿童状态相关的可重复的、易理解的特异性数据
- 对患儿状态的改变能迅速作出应答
- 提供连续性的视觉和（或）听觉数据呈现
- 可以适时地报警
- 有记录数据的设备
- 价格便宜而维修费用低廉

动脉插管和压力监测

动脉插管是儿科监护的常规手段，即使在体重＜1 kg 的婴儿。在所有需要连续血压监测和精确的血气采样的重症患儿中均有其指征。在新生儿，穿刺困难可能导致 PaO_2 和 $PaCO_2$ 显著的误差。脐动脉插管常常用于新生儿，尽管存在潜在的血管阻塞性并发症（如下肢缺血、肾血栓形成、坏死性小肠结肠炎以及少见的截瘫)。

应用的外周动脉包括桡动脉、尺动脉、肱动脉、股动脉、胫后动脉和足背动脉。桡动脉和尺动脉或者胫后动脉和足背动脉不能连续地在同侧肢体进行动脉置管。肱动脉和股动脉置管较安全，因为肘部和髋关节有丰富的血管侧支循环。用肝素化的生理盐水（肝素 5U/ml 冲洗液）或 5% 的葡萄糖水连续地 1 ~ 2 ml/h 进行冲洗以保持动脉通路通畅。并发症包括末梢缺血、感染、逆行性栓塞和出血。逆行性栓塞发生在冲洗时，在小婴儿特别危险，主要取决于血管的长度、容量以及注射的容量和速度。对于一个 1.5 kg 的婴儿，快速注射少到 0.5 ml 的溶液到右桡动脉会到达脑循环。由于儿童相对小的血容量，导管的意外脱出引起的出血是明显的。因此仔细的固定是必要的。

中心静脉置管和压力监测

所有中心静脉置管的途径都可以用于婴

幼儿，必须由技术熟练的儿科重症护理人员操作。在紧急情况下股静脉置管往往是最安全的。应用Seldinger技术的置管术大大提高了成功率。超声检查对于确定静脉的精确位置十分有用。当输注多种药物或进行胃肠外营养时推荐使用多腔中心静脉导管。并发症，包括导管相关的脓毒症，与成人的情况相同。通过集束化的方案可以降低这种风险。需要长时间的静脉通路则需要常规更换导管，或手术植入中心静脉装置（如Infusaport、Broviac或Hickman导管）。脐静脉置管、通过静脉窦到达右心房的导管通路在新生儿紧急情况下十分有用。

肺动脉压力监测

肺动脉（PA）压力监测使用流量定向的4和5 FG导管，即使在新生儿都是可行的；可是它是侵入性的，技术难度相对较大，而且其风险比成人的更大。新生儿很少需要，因为肺循环和对治疗的反应通常可以通过右向左分流量间接评估。PA水平的压力测定通常见于患有严重肺病的新生儿。

PA压力监测的主要适应证是先天性心脏病的手术（例如，伴肺动脉高压的室间隔缺损修补术、动脉干和阻塞的完全性肺静脉异位引流）。导管直接或在手术时经右心室流出道插入到PA。在指导机械通气脱机非常有用。

左心房压力监测

左心房压力监测通常用于先心病心脏直视手术后，在手术时直接在左房放置导管即可。

心输出量的测量

小儿心脏输出测定法有染料稀释法、热稀释法或多普勒超声技术。然而，其缺陷也不少，前两种技术有创、是间断性的，只能在限定范围内可重复。在出现心内分流或瓣膜关闭不全时，难以或不能解释其结果。事实上，染料曲线只能用于表示残余心内分流。衍生变量计算的精确性仅能达到流量测定的水平。

最近开发的系统（PiCCO，Pulsion Medical Systems AG，慕尼黑，德国）提供了连续心脏监测，即使在小婴儿。通过间歇的经肺热稀释法和持续的动脉搏动波形分析二者测定心输出量。该系统也提供心脏前负荷、左心室收缩指数，以及胸腔内血容量和血管外肺部积液的估计值。

体温监测

体温监测在婴幼儿重症监护中十分重要。冷应激的预防需要精确测定核心体温和皮温。核心温度-脚趾温度-环境温度梯度提供了敏感的心输出量指数和外周灌注指数（虽然是间接的测定的），但在治疗发热时十分有用。脚趾体温通常在核心体温（鼓膜或食管）和环境温度之间。脚趾温度-核心温度梯度在低心输出量或任何原因引起的血管收缩时增加。脚趾温度可用于评估血管舒张药治疗的有效性。

脉搏血氧测定法

脉搏血氧测定法提供了持续无创动脉血氧饱和度（SaO_2）监测以及低氧血症的早期征象。精确的信息提示如下：

- 氧合血红蛋白解离曲线左移（如胎儿血红蛋白和碱中毒）或右移（如镰刀形红细胞病和酸中毒）
- 出现碳氧血红蛋白（功能性饱和度更准确）
- 伴有中重度去饱和作用（如发绀型心脏病）
- 伴有贫血（血红蛋白浓度高于5 g/dL）
- 皮肤有色素沉着

在极低灌注、活动过度和环境光线迅速变化的情况下，会出现误差。现在一系列的传感器能用于监测所有年龄段的儿童。

经皮 PO_2 和 PCO_2 监测

氧气和二氧化碳从表层的毛细血管网通过灌注良好的皮肤弥散，能分别通过改良的极谱法和玻璃电极进行测量。将电极加热到 43 ~ 45℃，使毛细血管血液动脉化并使毛细血管血流最大化。在适宜的条件下，动脉张力与经皮气体张力相关性良好。由此连续的血气张力监测可应用无创方法监测。$PtCO_2$–PaO_2 梯度和加热元件的输出一直用作微循环的指数。这些设备的精确性主要限于新生儿期。

药物输注

所有用于心血管和呼吸支持的药物都根据体重计算；准确地给药非常关键。精确的药物输注需要精确的设备，其中注射泵最有用。在计算药物稀释量时，潜在的致命性错误的发生可通过应用剂量 / 稀释 / 输液速度指南减小到最小（表 96.2）。

儿童镇痛和镇静

在处理过程中，患儿的疼痛和躁动常常被忽视和低估。婴幼儿通常不能主诉疼痛。过去，一些人认为新生儿不能感觉疼痛。现在已经明确，即使新生儿也拥有痛知觉并对其产生生理和行为反应必需的所有的解剖和神经生化系统。与疼痛和躁动相关的应激反应会增加重症患儿的患病率和病死率。麻醉剂输注、局部阻滞和局麻可应用于所有儿童的镇痛治疗。ICU 中有创操作必须同时应用合适的镇痛。镇静类药物如苯二氮䓬类能减少躁动、减少有害的应激反应和节省麻醉药应用。

新生儿和儿童的紧急转运

重症婴幼儿的监护治疗需要使用专门的转运服务同婴幼儿 ICU 链接。除二次转运外，检索型服务还应该提供专家会诊设备。这种服务机构的仔细的审计对改善患者的预后是必要的。转运服务的目的是扩展重症监护设施到周边的医院，允许有经验的个人在转运到地区医疗中心之前在最适宜的车辆上稳定患者（见第 4 章）。在新生儿转运时，必须作一些特殊的考虑如温度调节和氧监测。优良的紧急转运服务可使新生儿的患病率和病死率明显降低。

儿科重症监护的预后

根据住院标准不同，儿科 ICU 病死率在 5% ~ 15%。如果除外以前有严重残疾的患者，大多数幸存者拥有正常的或接近正常的预期寿命。许多评分系统被开发或改良后用于预测 ICU 患者病死率。这些评分系统允许在不同 ICU，内部审计，为研究目的而进行的患者分层和成本效益分析之间进行比较。儿科病死率风险评分（PRISM）和儿科病死率指数评分（PIM）广泛适用于重症婴幼儿。尽管 PRISM 实行较好，但 PIM 收集数据较易因此不易出错。PIM 的优点是其根据住院时的参数预测病死率，而 PRISM 是根据入院头 24 小时患儿情况最差时刻的参数来预测病死率。因为许多 ICU 患儿的死亡发生在第一个 24 小时内，PRISM 经常记录了死亡的过程而不是预测死亡。专门的评分用于具体的问题，例如，改良的损伤严重度评分（MISS）和儿科创伤评分（PTS）用于儿科创伤，改良的 Glasgow 昏迷评分（GCS）用于神经系统损伤。很多的评分系统用于脑膜炎球菌菌血症，证实的最好的是 Glasgow 脑膜炎球菌败血症预后评分（GMSPS）。

同成人重症监护比较，治疗干预评分（TISS）得分相同的儿童住院时间较短，1 个月病死率较低。另外，死亡者不会消耗不成比例的资源。尽管多器官功能衰竭增加了病死率，但预后比成人好很多。有证据表明儿科 ICU 病死率相对较低，工作负担大的儿科 ICU 的患儿预后优于那些看护患儿少的 ICU 。综合医院应该有在转运到专科儿科 ICU 之前的儿童紧急复苏设备。除非不得已，重症患儿，尤其是那些需要机械通气的患儿，不应该在成人

表 96.2　药物注射稀释表

1. 选择药物输注要求的剂量以 μg/(kg · min)
2. 选择输注泵的输注速度 ml/h（从表格的中部）
3. 计算 50 ml 注射器中药物的毫克数，例如，10kg 儿童，0.1 ~ 2μg/(kg · min)，每小时输注 1 ~ 20 ml：50ml 泵中药物为 0.3 ml/kg（= 3mg）

μg/(kg · min)	0.15mg/kg 50 ml 中	0.3mg/kg 50 ml 中	0.6mg/kg 50 ml 中	1.5mg/kg 50 ml 中	3mg/kg 50 ml 中	6mg/kg 50 ml 中	15mg/kg 50 ml 中	30mg/kg 50 ml 中	60mg/kg 50 ml 中
0.05	1	ml/h							
0.1	2	1	ml/h						
0.2	4	2	1						
0.3	6	3	1.5	ml/h					
0.4	8	4	2	1					
0.5	10	5							
0.6	12	6	3						
0.7	14	7							
0.8	16	8	4						
0.9	18	9			ml/h				
1	20	10	5	2	1				
1.5		15		3	1.5	ml/h			
2		20	10	4	2	1			
3				6	3	1.5			
4			20	8	4	2	ml/h		
5				10	5		1		
6				12	6	3			
7				14	7				
8				16	8	4			
9				18	9				
10				20	10	5	2	ml/h	
12					14	7		1	
14					14	7			
15					15		3	1.5	ml/h
20					20	10	4	2	1
25							5		
30						15	6	3	1.5
40						20	8	4	2
50							10	5	
100							20	10	5
150								15	
200								20	10

去甲肾上腺素

吗啡

肾上腺素

多巴胺　多巴酚丁胺　沙丁胺醇

硝酸甘油

利多卡因

硫喷妥

氯胺酮

硝普钠

每小时泵入最大剂量

10
8
7
7
6

ICU 中超过 24 小时。美国儿科学会、危重症医学协会、英国儿科协会和澳大利亚国立健康与医学研究委员会都发表声明，儿童应该在专科的儿科病房接受特别护理。

（奚晶晶 译 杨 钧 校）

参考文献

1. Kinsella JP, Neish SR, Dunbar ID *et al.* Clinical responses to prolonged treatment of persistent pulmonary hypertension of the newborn with low doses of inhaled nitric oxide. *J Pediatr* 1993; **123**: 103–8.
2. The International Liaison Committee on Resuscitation. The International Liaison Committee on Resuscitation (ILCOR) Consensus on Science with treatment recommendations for pediatric and neonatal patients: pediatric basic and advanced life support. *Pediatrics* 2006; **117**: 955–77.
3. Rosetti VA, Thompson BM, Miller J *et al.* Intraosseous infusion: an alternative route of pediatric intravascular access. *Ann Emerg Med* 1985; **14**: 885–8.
4. Saccheti AD, Linkenheimer R, Liberman M *et al.* Intraosseous drug administration: successful resuscitation from asystole. *Pediatr Emerg Care* 1989; **5**: 97–8.
5. Moscati R, Moore GP. Compartment syndrome with resultant amputation following intraosseous infusion. *Am J Emerg Med* 1990; **8**: 470–1.
6. Bernholtz SM, Pronovost PJ, Lipsett PA *et al.* Eliminating catheter-related bloodstream infection in the intensive care unit. *Crit Care Med* 2004; **32**: 2014–20.
7. McLuckie A, Murdoch IA, Marsh MJ *et al.* A comparison of pulmonary and femoral artery thermodilution cardiac indices in paediatric intensive care patients. *Acta Paediatr* 1996; **85**: 336–8.
8. Goedje O, Hoeke K, Lichtwarck-Aschoff M *et al.* Continuous cardiac output by femoral arterial thermodilution calibrated pulse contour analysis: comparison with pulmonary arterial thermodilution. *Crit Care Med* 1999; **27**: 2407–12.
9. Shann F. Continuous drug infusions in children: a table for simplifying calculations. *Crit Care Med* 1983; **11**: 462–3.
10. Anand KJS, Hickey PR. Pain and its effects in the human neonate and fetus. *N Engl J Med* 1987; **317**: 1321–9.
11. Henning R, McNamara V. Difficulties encountered in transport of the critically ill child. *Pediatr Emerg Care* 1991; 7: 133–7.
12. Pollack MM, Ruttimann UE, Getson PR. Pediatric risk of mortality (PRISM) score. *Crit Care Med* 1988; **16**: 1110–6.
13. Pollack MM, Patel KM, Ruttimann UE. PRISM III: an updated pediatric risk of mortality score. *Crit Care Med* 1996; **24**: 743–52.
14. Shann F, Pearson G, Slater A *et al.* Paediatric index of mortality (PIM): a mortality prediction model for children in intensive care. *Intensive Care Med* 1997; **23**: 201–7.
15. Thompson APJ, Sills JA, Hart A. Validation of the Glasgow meningococcal septicaemia prognostic score: a 10 year retrospective survey. *Crit Care Med* 1991; **19**: 26–30.
16. Yeh TS, Pollack MM, Holbrook PR *et al.* Assessment of pediatric intensive care – application of the Therapeutic Intervention Scoring System. *Crit Care Med* 1982; **10**: 497–500.
17. Wilkinson JD, Pollack MM, Ruttimann UE *et al.* Outcome of pediatric patients with multiple organ system failure. *Crit Care Med* 1986; **14**: 271–4.
18. Pollack MM, Alexander SR, Clarke N *et al.* Improved outcomes from tertiary center pediatric intensive care: a statewide comparison of tertiary and nontertiary care facilities. *Crit Care Med* 1991; **19**: 150–9.
19. Pearson G, Shann F, Barry P *et al.* Should paediatric intensive care be centralized? Trent versus Victoria. *Lancet* 1997; **349**: 1214–7.

第 97 章

儿童上呼吸道阻塞

Alan W Duncan

上呼吸道阻塞（URTO）是婴幼儿呼吸衰竭的一个常见原因。它反映了上呼吸道畸形和疾病的高发生率、气道狭窄以及肺和胸壁的结构性无能。大多数有严重气道梗阻的儿童在其他方面是健康的，专业的处理使其拥有正常的生命预期。不当的处理会导致心肺停止和缺氧性脑损伤。

解剖的差别和临床的相关性

在气道维护、喉镜检查和插管时要考虑到气道解剖和功能的差异。在新生儿，鼻腔的阻力大约占总气道阻力的 42%，明显低于成人的 63%。因此，婴儿必须用鼻子呼吸。会厌是较长的、呈 U 形的、质软下垂，必须经直叶片喉镜抬起才能看见喉进行插管。新生儿喉部在颈部的位置较高（C3-4），稍向前倾斜。在头 3 年中喉逐渐下降，青春期时再次下降，最终位于相对于 C6 的部位。体重低于 6 kg 的婴儿气管的长度在 3.2 ~ 7.0 cm 之间。气管插管的位置要求准确，避免插管意外脱出或支气管内插管。在青春期之前，气道最狭窄的部位是环状软骨环。气道的这个部位最易受损和发生水肿。狭窄的环状软骨环也决定了插管的型号，允许在婴幼儿使用无套囊的插管。

病理生理学

尽管在婴儿气道的直径相对于体重较大，但气道绝对直径是小的，即使小程度的直径减少，也会造成气道阻力的明显增加。例如，新生儿的环状软骨环直径是 5 mm，半径减少 50% 就会导致涡流，需要增加压力（和做功）32 倍以维持呼吸。

症状和体征因梗阻的水平、病因学和患儿的年龄而不同。气道梗阻可能是胸腔外的、胸腔内的或二者结合的。胸腔外梗阻吸气时更为显著，以吸气性喉鸣和吸气延长为特征。影响肺或小气道的胸腔内梗阻呼气时更为显著，以呼气性喉鸣、呼气延长、喘鸣和气体滞留为特征。双期的喉鸣是气管中部梗阻的特征。这些特征反映了呼吸周期时胸膜腔内压和气道压的改变（图 97.1）。胸廓凹陷是呼吸窘迫的重要体征，反映了胸膜腔负压和胸壁顺应性二者的结合。大的胸膜内负压也能传递到肺间质，可能会导致肺水肿。肺心病可继发于慢性梗阻、低氧血症和肺动脉高压。

临床表现

喉鸣是气流紊乱引起的异常嘈杂的呼吸音。它是 URTO 的主要特征。父母经常反映他们的孩子呼吸异常嘈杂、胸廓明显凹陷。喉鸣的音调和时限提示梗阻的程度和水平。

声音的大小也有提示作用。鼻塞会导致鼻音过低。口咽梗阻会引起“烤马铃薯”的声音。声门上的梗阻声音较低沉。患声门疾病的儿童可能会有嘶哑或失音。

胸廓塌陷在梗阻加重时逐渐进展。在大一些的儿童胸廓塌陷不很明显，因为胸壁很稳固。当梗阻加重时，呼吸功增加、辅助肌肉变得活跃。鼻翼（退化的通气肌）开始扇动。发热增

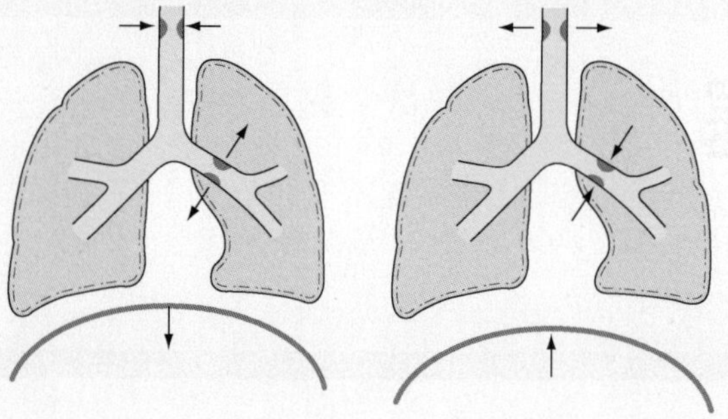

图 97.1 胸腔外（a）和胸腔内（b）气管堵塞的动态变化

加了每分通气量，使梗阻更显严重。婴儿和大一些的儿童能维持增加的呼吸功，而早产儿和新生儿可能很快衰竭，进而出现呼吸暂停。

听诊颈部和喉部可确定梗阻的部位。气道的异物会产生机械性的或拍击样声音。呼吸音降低或消失发生在重度的梗阻。慢性 URTO 是患儿发育停滞、胸廓畸形（漏斗胸）和肺心病的一个原因。一些婴儿出现反复的胸部感染。异常姿势（头仰缩）也是一个特征，特别是婴儿。

最初，气道梗阻的患儿表现为呼吸急促和心动过速。如果梗阻严重并持续存在，最终会发生衰竭，患儿表现为呼吸做功降低、喉鸣和呼吸音减低、躁动、发绀、苍白以及最后出现心动过缓。

病因学

URTO 的病因学分类列在表 97.1 中。新生儿主要是器质性病变所致。而在婴幼儿主要是由于急性炎症性疾病，异物及创伤所致。

诊断

URTO 的病因通常由病史和临床表现决定。上下气道前后位和侧位的影像学检查可提

表 97.1 引起婴儿气管上部堵塞的原因

水平	新生儿	婴儿和儿童
鼻	后鼻孔闭锁	
口咽	面部畸形（Pierre Robin 综合征、Treacher Collins 综合征） 巨舌 囊性淋巴管瘤 会厌囊肿	巨舌 / 舌切除术后 血管性水肿 咽后脓肿 扁桃体和腺肥大 阻塞性睡眠呼吸暂停
喉	小儿喉 双侧声带麻痹 先天性声门下狭窄 声门下血管瘤 喉蹼 喉囊肿	急性喉气管支气管炎（哮吼） 细菌性气管炎 急性会厌炎 插管后水肿和狭窄 喉乳头状瘤 喉部异物 吸入性烧伤 腐蚀剂摄入 外伤
气管	气管软化 血管环	异物 前纵隔肿物（如淋巴瘤）

示软组织水肿或异物。气道的阴影提示固定的狭窄或压迫性损害。在呼吸窘迫明显的患儿，应在 ICU 而不是放射科进行检查。

以前钡餐和主动脉 X 线摄影术用于确诊气管的血管性压迫。计算机断层扫描（CT）在评估固定的病变中起重要作用，例如在评估固有狭窄和外源性压迫中。超声心动图、磁共振成像（MRI）和增强 CT 用于评估血管异常。气管支气管造影能提供近端气管支气管树清晰的解剖轮廓，并可以进行气道的动力学评估。

气道的直接可视化可能是必要的，同时能证明治疗的有效性（如异物的清除）。鼻镜检查，可屈光导纤维喉镜检查、刚性喉镜和支气管镜检查在评估儿童气道时都有一定作用。儿童气道检查应该由专业的儿科中心的有经验的内镜专家、影像学专家和麻醉学专家完成。

血气分析在评估和监测 URTO 时价值有限。一个例外是早期隐袭出现高碳酸血症呼吸衰竭极小的 URTO 婴儿。在呼吸衰竭发生之前不进行干预是非常危险的。在疲乏、换气不足、发绀和高碳酸血症发生之前可能仅表现为轻微的低氧血症。脉氧饱和度监测提供了有用的报警信息。单纯 URTO（无肺病）氧饱和度小于 90% 的患儿应该被关注。

特殊的气道梗阻

会厌炎

会厌炎是一个威胁生命的声门上的病损，在有预防接种疫苗之前，几乎全部由 b 型流感嗜血菌引起。在 b 型流感嗜血菌疫苗接种后，会厌炎的患病率已经显著下降了。偶然的病例由链球菌属、葡萄球菌属、肺炎球菌和脑膜炎球菌引起，也有由病毒引起的。非感染性原因包括腐蚀性物质的摄入和热损伤。

通过病史和临床特征通常很容易诊断。急性发病，高热、毒血症、呼吸音糙。患儿会采取特殊的姿势，喜欢张嘴坐着、流涎增多。舌头通常吐出、不动。通常不咳嗽。这些特征的出现是由于咽部疼痛所致的。由于伴发脓毒症，疾病的严重性经常同气道梗阻的程度不成比例。典型的病例会出现低调的吸气相喉鸣和呼吸相鼾声，伴咳嗽但无发热的非典型病例可能诊断比较困难。

突发完全性的梗阻也不少见，在行咽部检查时将患儿置于仰卧位，或行应力性的操作如插管时可能发生。当怀疑该诊断时，应该在急诊室或 ICU 行坐位颈部 X 线侧位片检查，以确保气道安全。除非有能够立即实施气道插管的人员和设备，否则不能行咽部检查。

处理

胃肠外应用抗生素

因为新出现的氨苄西林耐药（在较低程度上是氯霉素的耐药），所以第三代头孢菌素是首选的抗生素。合适的治疗方案包括头孢噻肟每天 200 mg/kg，共静点 5 天，或头孢曲松首剂 100 mg/kg 静点，24 小时后 50 mg/kg 静点。如果需要较长时期的治疗，复方新诺明通常是有效的肠内抗生素。

解除气道梗阻

除了轻症所有病例都需要在麻醉下插管建立人工气道（见下文）。经鼻气管插管是最理想的处理方法，但须根据现有人员而定，气管造口术也是一个较好的选择。解除气道梗阻的麻醉方法在下文描述。插管的型号根据年龄进行选择（见第 104 章）。当发热减退、患儿不再出现中毒症状，可以拔管。大部分病例可以在 18 小时内拔管。只有那些合并有肺水肿、肺炎或脑组织缺氧（由于延迟治疗）的病例需要插管长于 24 小时。在拔管之前再次检查喉部不是必需的。雾化吸入肾上腺素在这种情况下没有好处，还会加重病情。有时候，会出现肺水肿，这是由于气道梗阻、脓毒症和肺毛细血管通透性增加所致。根据常规原则进行处理。

预防

由流感嗜血杆菌引起的大部分侵袭性感染发生在 5 岁以下儿童。密切接触引起感染的危险性是普通人群的500倍。推荐有b型流感嗜血杆菌感染的家庭的所有成员（包括成人）和另一个小于4岁的孩子应该给予预防性抗生素。一个被接受的方案是口服利福平每天20 mg/kg（最大剂量600 mg），共4天。另一种选择是单剂头孢曲松100 mg/kg肌内注射或静点。

哮吼

哮吼或急性喉气管支气管炎是由于炎症、声门和声门下水肿。儿童上气道最狭窄的部位是声门下区，是环状软骨环的部位。由支气管炎引起的分泌物滞留会构成梗阻。哮吼在6月龄以下儿童不常见，但有潜在的器质性病变时应该注意，如在声门下狭窄或血管瘤在合并感染时。如果患儿既往有哮吼病史或者急性发作后症状持续存在，可行内镜检查确诊。

分为三组：病毒性哮吼、痉挛性喘咳和细菌性气管炎。

病毒性哮吼

病毒性哮吼最主要是由于副流感病毒、呼吸道合胞病毒和鼻病毒引起的，以有前驱症状、低热、犬吠样（哮吼性）咳嗽、声音嘶哑为特征。严重病例气道梗阻进展如图97.2所示。

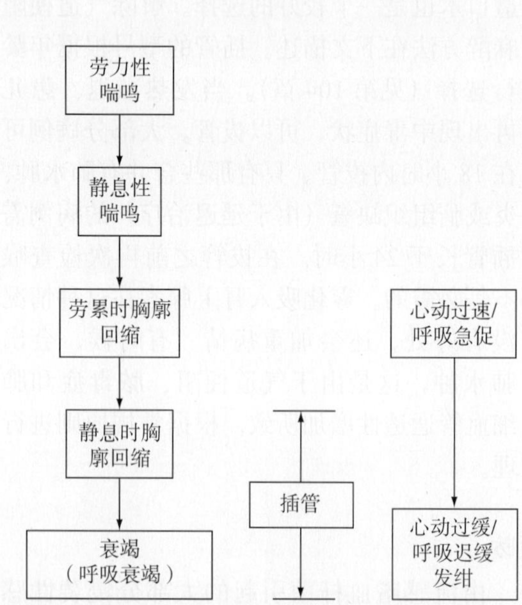

图 97.2 渐进式气管上部堵塞的特征

痉挛性喘咳

痉挛性或再发性喘咳发生在有过敏体质的儿童。通常在晚上突发，没有前驱症状。内镜检查提示声门下黏膜苍白、水肿。这些儿童或许表现为由于小气道气流受限的哮喘和喘鸣，也是一个特征。

细菌性气管炎

细菌性气管炎不常见，但在表现哮吼常见特征的同时伴随高热、白细胞增多和大量脓性分泌物的患儿，应怀疑其发生。由脓性分泌物引起突发严重梗阻的风险较大。常见病原体为金黄色葡萄球菌，但在一些病例也分离出流感嗜血杆菌和A组链球菌。

处理

保持安静很重要，因为烦躁不安会增加分钟通气量、氧消耗以及梗阻的体征。

适当水化：鼓励经口摄入液体避免脱水。鼻饲是禁忌时，静脉补液有时是必要的。水化过度也应该避免。在长时间的严重气道梗阻病例，由于不适当抗利尿激素分泌，可出现低钠血症和惊厥。

氧疗可能会掩盖呼吸衰竭的征象，但是在治疗低氧血症时必须给予。动脉氧饱和度可用于指导氧疗（如保持 $SaO_2 > 90\%$）。氧疗可能会进一步加重患儿的应激。通常对于病情逐渐进展，可能需要气管插管的患儿，需要行氧疗。

皮质类固醇能显著降低哮吼患儿的插管率。对病毒性和痉挛性哮吼均有效。激素也能缩短插管的时间、增加拔管的成功率。地塞米松的剂量是即刻0.6 mg/kg（最大剂量10 mg），如果必要的话，随后（每6小时）0.15 mg/kg。在非常痛苦的患儿，最好肌注或静脉给药确保吸收。吸入激素在轻症病例同样有效。

吸入气体湿化是几十年以来主要的支持性疗法。缺乏证明其有效性的对照研究。Bourchier等的研究未提示此法有益处，并且在许多医疗中心已不再应用。

雾化肾上腺素通常能暂时缓解急性梗阻。

过去曾开发出的用于治疗哮喘的外消旋的肾上腺素（2.25% 溶液，即 1：88 左旋肾上腺素），也可用于该疾病的治疗。肾上腺素雾化疗法适应证是：

- 急性喉气管支气管炎，其缓解通常可维持 1 ～ 2 小时，但如果它促进了分泌物的排出可能会更长时间。对于其是否改变了该病的自然病程尚存在争议。在激素发挥作用之前，是一个有效的暂时性措施。如果在诱导麻醉之前给予，有助于插管时的吸入麻醉的进行
- 痉挛性喘咳，吸入 1 ～ 2 次会使气道梗阻持续缓解
- 内镜检查或插管水肿后，益处通常非常显著
- 在转运时，可让院间转运无插管的患儿更加安全

外消旋肾上腺素的经验性剂量是 0.05 ml/kg 用生理盐水稀释到 2 ml，和氧气雾化。等剂量的高浓度（1%）左旋异构体也可使用。同样剂量的左旋肾上腺素 0.5 ml/kg（最大 5 ml）配成标准的 1：1000 肾上腺素溶液，也同样有效。抗生素仅适用于细菌性气管炎，推荐使用覆盖抗葡萄球菌的抗生素。

气道梗阻的手法解除：这种操作的需要由于早期应用激素而大大降低了。逐渐加重的心动过速、呼吸急促和不安提示需要气管插管。SaO_2 持续小于 90% 是另一个考虑插管的原因。不要等到发展成心动过缓、呼吸徐缓、发绀、耗竭和呼吸衰竭才考虑插管，这一点很重要。血气分析对于指导气管插管价值有限。麻醉后经鼻气管插管是首选。口腔气管插管的型号（内径）要小于根据年龄预计的值 1 mm（表 97.2）。推荐使用穿过插管的导丝以克服声门下区的阻力。清除分泌物后立即换为经鼻气管插管。

当患儿不再发热、分泌物减少、咳嗽或应用正压（25 cmH_2O 或更低）时插管周围漏气，可以拔管。平均置管时间为 5 天。1 岁以下患

表 97.2　发生哮吼时经鼻气管插管导管的型号

年龄	大小
＜ 6 个月	3.0 mm
6 个月 ～ 2 岁	3.5 mm
2 ～ 5 岁	4.0 mm
＞ 5 岁	4.5 mm

儿的插管率和置管时间稍长。在某些情况下需要再插管。需要重复气管插管除外潜在的病损和声门下损伤时应该使用内镜。尽管并发症比较显著，气管造口术在某些情况下是合适的选择。

其他声门上病变

咽后脓肿、扁桃体炎、扁桃体周脓肿、传染性单核细胞增多症以及 Ludwig 咽峡炎都可出现会厌炎的表现。局部的特征通常会提示诊断。咽后脓肿常可通过触诊发现，颈部侧位 X 线也可清楚显示。解除气管梗阻、抗生素、引流以及少见的颈部切开是这些疾病的基本治疗方法。鼻咽插管能解除大部分声门上病损引起的梗阻。急诊情况下，放置喉面罩导气管能挽救生命。尽管扁桃体切除术实施非常有效，也仅在扁桃体梗阻急性期时适用。激素能有效地降低传染性单核细胞增多症的颈部淋巴结病和扁桃体增大，并且反应迅速。

扁桃体和增殖腺的气道梗阻

现在的用于扁桃体和增殖腺切除的保守手术方法导致了过度生长和未处理的慢性上气道梗阻的发生率增加。这些患儿由于并发感染而（如扁桃体炎）引起的严重的急性加重。可表现出伴流涎的中毒状态，类似急性会厌炎。梗阻在睡觉时最显著。在大多数重症病例，用经鼻气管插管或放到扁桃体床旁的鼻咽管解除梗阻是必要的。扁桃体和增殖腺切除术通常在急性期是禁忌，因为增加了出血的风险，但是当感染控制后应该实施。

阻塞性睡眠呼吸暂停综合征

阻塞性睡眠呼吸暂停（OSA）综合征以

睡眠时出现间断的上气道梗阻为特征，表现为鼾声重、鼾声呼吸以及异常不规则的呼吸节律。伴气流不足（呼吸功能不全）或没有气流（梗阻性呼吸暂停）的频繁发作的胸廓运动是一个特征。在快速动眼睡眠期最常见。伴随有不同程度的氧气去饱和。OSA 可能与增大的扁桃体和增殖腺、大悬雍垂或长软腭、巨舌、缩颌或各种神经病变有关。常常见于肥胖的患者。

如果 OSA 严重并拖延，心肺失代偿会发生。慢性低氧血症和高碳酸血症导致肺动脉高压和肺心病。也可出现左心室衰竭和肺水肿。治疗的紧急性由临床表现的形式决定。重症患儿需要立即解除气道梗阻（鼻咽或鼻气管插管）、氧疗和利尿。如果存在细菌二重感染，需要使用抗生素。在病情平稳后需要手术干预。扁桃体切除术和增殖腺切除术通常能使患儿显著获益。即使无明显增大，也最好切除。那些有严重 OSA 的患儿术后需要在儿科 ICU 或监护病房进行观察。当这个手术不能成功完成时，可能需要实施其他的手术操作，如悬雍垂腭咽成形术或气管造口术。对于病程较长，难治性的情况如神经性病变，可选择夜间持续气道正压通气（CPAP）。但该法通常不可行，因为对于幼儿和不配合的患儿难以应用 CPAP 面罩。

Pierre Robin 综合征

此序列征包括有后腭裂、缩颌和相对巨舌症。它是气道梗阻、喂养困难以及新生儿发育停滞的原因。差异性的生长最终使得畸形变得不那么显著。急性气道梗阻能通过将婴儿置于俯卧位、放置鼻咽管或喉面罩导气管得以解除。经鼻气管插管或气管造口术也会偶尔应用。舌 - 唇吻合术曾经应用但现在鲜有使用。

囊状水瘤

虽然在出生时通常很明显，但囊状水瘤是婴儿相对少见的上呼吸道梗阻的原因。该肿瘤由大量扩大的淋巴管组成。它们通常出现在颈部，也可能累及舌和喉组织。偶尔，会扩展到纵隔。气道梗阻可能是由于感染或出血进入气道所致。手术切除是主要的治疗方式，尽管全部切除非常困难、并且易复发。现在也可应用硬化疗法。应用的化合物包括博来霉素乳液或 OK 432。OK 432 是 A 组化脓性链球菌（人源性）低毒菌株培养的产物经冷冻干燥制成的。在严重病例，长久的气管造口术是必需的。

吸入性烧伤

发生在封闭空间的烧伤，以及当出现面部烧伤、鼻毛烧伤及口咽有炭灰时应考虑吸入性损伤。呼吸系统并发症烧伤患儿的主要死亡原因。直接的气道烧伤或燃烧产物的吸入会引起快速进展的水肿。这种情况可能混合小气道和肺损伤并且需要提供足够的镇痛。强烈推荐在紧急情况发展之前及早气管插管。气管插管的固定非常重要，在广泛的颜面部烧伤时可能有一定的难度；需要缝合固定插管到鼻中隔。

声门下狭窄

患有先天性声门下狭窄的新生儿在出生时可能表现出严重的梗阻，需要气管插管。另一些婴儿由于合并感染会出现持续性喘鸣或反复的哮吼。声门下狭窄也可能是长期插管或插管创伤的并发症，以及插管的压力、黏膜缺血和纤维化愈合的结果。可能需要长期的气管插管或气管造口术。也可选择外科手术如环状软骨分离术或喉气管成形术扩大气道。

声门下血管瘤

血管瘤在婴儿期常见，可发生在身体的许多部位。声门下血管瘤通常出现于出生后的第二或第三个月，其解剖定位决定了其重要性。喘鸣通常出现在吸气和呼气双相。哭声嘶哑提示声带受累。梗阻可为重度，哭喊、挣扎或二重感染可加重梗阻的程度。50% 的患儿可见皮肤的血管瘤，如果出现，可为诊断提供线索。确诊依赖于内镜检查。其自然病程决定了在 1 ～ 2 岁间自发消退。其间，可能需要周期性的气道造口术或气管插管来避免梗阻发作。激光手术获得了鼓舞人心的结果。病变内注射激素是有益的。

异物或噎塞

任何发生在 6 个月到 2 岁婴幼儿的急性梗阻都必须除外异物。有神经损伤的年长儿也是高危人群。咽部异物导致作呕、呼吸窘迫和面部充血。喉部异物通常会引起喘鸣、痛苦的咳嗽和失声。也可突发完全性梗阻。常在患儿玩耍或进食时发生。

不使用器械去清除婴幼儿咽喉部异物的技术尚存在争议，而且有一定的难度。美国儿科学会为各年龄患儿制定了操作建议。应用重力的作用使患儿呈前俯位、跨坐，胳膊放在头下面，手支撑下巴。在后面的肩胛骨之间击打四次。如果这样做失败的话，尝试击打胸廓或者用手指抠咽部。后者存在一定的风险，可能会撞击喉部的异物。腹部击打（Heimlich 手法）不推荐用于婴儿，对大于 1 岁的儿童是有用的。在紧急情况下呼气复苏应该尝试，尽管胃扩张的风险很大。清除异物最好的方法是应用喉镜、钳子、吸引器或手指在直视下取出异物。

气管或支气管异物引起持续性咳嗽和喘鸣，以及反复的肺炎。食管上段的异物会压迫气管，出现急性或者更常见的持续性喘鸣。不透射线的异物很容易在放射片上发现，但需同时行前后位和侧位片。对于不透 X 线的异物，钡餐检查可发现。在支气管镜或食管镜下取出异物即可。

前纵隔肿瘤

前纵隔的肿瘤，例如，淋巴瘤，会压迫气管或支气管，引起干咳、喘鸣或哮鸣症状。重度的气道压迫可引起充气过度或肺不张。胸腔积液常见，并可加重呼吸窘迫。这种情况下风险比较高。俯卧位，特别是在取活检麻醉时，常使症状加重。这很可能发生在患有上腔静脉综合征的患儿。体位性症状或流速 - 容量环的发现提示这种风险的存在。超声心动图可提示心脏受压，从而增加了麻醉相关的风险。突发完全性梗阻时必须行前述的标准气管插管术。硬性导管或刚性支气管镜可能需要使用。术后应保留原位气管插管，直到皮质激素类药物和化疗药物使肿块缩小。

解除气道梗阻时的麻醉方法

氧气和氟烷或七氟烷吸入诱导麻醉是气管插管首选的方法。如果无法保证维持气道的通畅，使用肌松剂是危险的。

要点如下：

- 诱导麻醉需要准备有效的吸引器、各种型号的气管插管和合适的导丝。必须做好在突发完全性梗阻时无深麻醉状况下进行气管插管的准备。
- 吸入麻醉在上呼吸道梗阻时宜缓慢，特别是伴发下呼吸道或肺部疾病时。
- 会厌炎时主张在坐位进行麻醉。在诱导后、气管插管之前把患儿放平。
- CPAP 或辅助通气能减轻梗阻（使阻力尽可能减少）以及辅助麻醉诱导。避免胃扩张的发生。
- 只有在深度麻醉（例如，大约吸入氧气和 4% 氟烷 8 ～ 10 分钟）完成时，才能对气管插管患儿进行喉镜检查。也有推荐使用 6% ～ 8% 的七氟烷来进行麻醉的。
- 经口气管插管是最快速和安全的，应作为首选。气管内充分清洁后，要换成经鼻气管插管。如果操作者有信心能够成功进行气管插管和（或）通气，可以使用肌松剂。

经鼻气管插管的护理

URTO 患儿成功的处理要求合适的鼻气管插管护理。患儿通常应该在有足够护理人员的 ICU 看护。在前后位胸部 X 线片上，经鼻气管插管应该放置在锁骨头（T2）水平。1 ～ 6 岁患儿插管的长度（在鼻子测量的厘米数）约为年龄 + 13 cm。必须仔细的进行固定以免发生意外脱管。

鼻气管导管的充分湿化在患儿实施有一定的难度。然而，这对于预防黏稠的分泌物引起插管梗阻非常重要。轻便的热量湿度交换器（HME）是非常有用的（如 Thermovent、Gibeck、Humidvent 和 Portex）。HME 应该每 24 小时更换一次以降低污染和增加的阻力。如果必要的话，可以提供氧气。一些患儿能够耐受连接一个有加湿功能的 T 管。

有效的气管清洗是至关重要的，应该重复进行直到气道清洁。在使用吸引器前滴注盐水（0.5 ~ 1.0 ml）对于清除分泌物可能是必要的。小剂量的镇静剂可用于改善对气管插管的耐受性以及降低自行拔管的风险。咪达唑仑，首剂给予 0.1 ~ 0.2 mg/kg，随后持续输注（每小时 0.05 ~ 0.2 mg/kg）是有效的。特别是在非常小的患儿，建议限制患儿的手臂活动。在一些不安静的小患儿，使用较大剂量的镇静剂和机械通气是安全的。气管插管通常能缓解气道梗阻的症状。使用比其年龄所需的气管插管型号小的患儿，在存在持续高热，增加的每分通气量，使缓解程度较轻。光导纤维支气管镜检查可用于确定气道通畅。对插管的封闭性有怀疑，必须更换或拔除气管插管。

需要插管大于 24 小时的患儿应该开始进行鼻饲喂养。

气管造口术

气管造口术仍是挽救生命的操作，如果不能行气管插管，或者无相应的设备和人员，必须实施气管造口术。对于慢性的气道问题，它是更舒适的，鼻咽清洗更方便，患儿也能及早转出 ICU，最终恢复。最好在气管内麻醉下颈部伸展时进行操作。当不能行气管插管时，气管造口术可以在喉罩麻醉下进行。在第二三气管环之间做一个纵形切口，不用切除软骨。如果在一个良好的窦道形成（4 天后）之前发生意外脱出，固定缝合气管壁侧面到切口辅助再次套管插入。术后应该行胸部 X 线检查以确定气管造口管末端的位置并除外气胸或其他并发症。

近期新建的气管造口的护理类似于气管插管，此外，可能会出现一些不适及气道内出血。第一次气管造口管的更换应该在窦道建立后，通常在 5 ~ 7 天之间。

环甲膜切开术

如果其他操作都不可行，一个大内径的塑料静脉用套管（14- 号或 16- 号）通过环甲膜进入气管能够挽救生命。操作时颈部伸展同气管造口术。预先应该准备一个连接到低压氧供的系统。一种方法就是将套管的中心系到一个塑料的 2 ~ 3 ml 的注射器（没有活塞），连接一个由外径 7.5 mm 的气管插管作为转接连接器，然后连到呼吸回路（如 Jackson Rees 改良的 Ayres T 形管）。在这种情况下通过一个窄的套管进行喷射通气。

（奚晶晶 译 杨 钧 校）

参考文献

1. Westhorpe RN. The position of the larynx in children and its relationship to the ease of intubation. *Anaesth Intensive Care* 1987; **15**: 384–8.
2. Badgwell JM, McLeod ME, Friedberg J. Airway obstruction in infants and children. *Can J Anaesth* 1987; **34**: 90–8.
3. Sofer S, Bar-Ziv J, Scharf SM. Pulmonary edema following relief of upper airway obstruction. *Chest* 1984; **86**: 401–3.
4. Stalcup SA, Mellins RB. Mechanical forces producing pulmonary edema in acute asthma. *N Engl J Med* 1977; **297**: 592–6.
5. Cox MA, Schiebler GL, Taylor WJ *et al.* Reversible pulmonary hypertension in a child with respiratory obstruction and cor pulmonale. *J Pediatr* 1965; **67**: 192–7.
6. Luke MJ, Mehrizi A, Folger GM *et al.* Chronic nasopharyngeal obstruction as a cause of cardiomegaly, cor pulmonale, and pulmonary oedema. *Paediatrics* 1966; **37**: 762–8.
7. Keens TG, Bryan AC, Levinson H *et al.* Development pattern of muscle fibre types in human ventilatory muscles. *J Appl Physiol Respir Environ Exercise Physiol* 1978; **44**: 909–13.
8. Muller NL, Bryan AC. Chest wall mechanics and respiratory muscles in infants. *Pediatr Clin North Am* 1979; **26**: 503–16.
9. Kushner DC, Harris GBC. Obstructing lesions of the larynx and trachea in infants and children. *Radiol Clin North Am* 1978; **16**: 181–94.
10. Siegel MJ, Nadel SN, Glazer HS *et al.* Mediastinal lesions in children. Comparison of CT and MR. *Radiology* 1986; **160**: 241–4.

11. Butt W, Shann F, Walker C *et al.* Acute epiglottitis: a different approach to management. *Crit Care Med* 1988; **16**: 43–7.
12. Kissoon N, Mitchell I. Adverse effects of racemic epinephrine in epiglottitis. *Pediatr Emerg Care* 1985; **1**: 143–4.
13. Soliman MG, Richer P. Epiglottitis and pulmonary oedema in children. *Can Anaesth Soc J* 1978; **25**: 270–5.
14. Travis KW, Todres DI, Shannon DC. Pulmonary edema associated with croup and epiglottitis. *Pediatrics* 1978; **59**: 695–8.
15. Zach M, Erben E, Olinsky A. Croup, recurrent croup, allergy and airways hyper-reactivity. *Arch Dis Child* 1981; **56**: 336–41.
16. Zach MS, Schnall RP, Landau LI. Upper and lower airway hyper-reactivity in recurrent croup. *Am Rev Respir Dis* 1980; **121**: 979–83.
17. Jones R, Santos JI, Overall JC. Bacterial tracheitis. *JAMA* 1979; **242**: 721–6.
18. Super DM, Cartelli NA, Brooks LJ *et al.* A prospective randomized double-blind study to evaluate the effect of dexamethasone in acute laryngo-tracheitis. *J Pediatr* 1989; **115**: 323–9.
19. Koren G, Frand M, Barzilay Z *et al.* Corticosteroid treatment of laryngotracheitis in spasmodic croup in children. *Am J Dis Child* 1983; **137**: 941–4.
20. Tibballs J, Shann FA, Landau FI. Placebo controlled trial of prednisolone in children intubated for croup. *Lancet* 1992; **340**: 745–8.
21. Freezer N, Butt W, Phelan P. Steroids in croup: do they increase the incidence of successful extubation? *Anaesth Intensive Care* 1990; **18**: 224–8.
22. Klassen TP, Feldman ME, Watters LK *et al.* Nebulized budesonide for children with mild to moderate croup. *N Engl J Med* 1994; **331**: 285–9.
23. Bourchier D, Dawson KP, Fergusson DM. Humidification in viral croup: a controlled trial. *Aust Paediatr* 1984; **20**: 289–91.
24. Jordan WS, Graves CL, Elwyn RA. New therapy for postintubation laryngeal edema and tracheitis in children. *JAMA* 1970; **212**: 585–8.
25. Check WA. Does drop in tonsillectomies and adenoidectomies pose new issue of adeno-tonsillar hypertrophy? *JAMA* 1982; **247**: 1229–30.
26. Guilleminault C, Tilkian A, Dement WA. The sleep apnea syndromes. *Ann Rev Med* 1976; **27**: 465–84.
27. Heaf DP, Helms PJ, Dinwiddie MB *et al.* Nasopharyngeal airways in Pierre Robin syndrome. *J Pediatr* 1982; **100**: 698–703.
28. Tanaka K, Inomata Y, Utsunomiya H *et al.* Sclerosing therapy with bleomycin emulsion for lymphangioma in children. *Pediatr Surg Int* 1990; **5**: 270–3.
29. Samuel M, McCarthy L, Boddy SA. Efficacy and safety of OK-432 sclerotherapy for giant cystic hygroma in a newborn. *Fetal Diagnosis Ther* 2000; **15**: 93–6.
30. American Academy of Pediatrics Committee on Accident and Poison Prevention. First aid for the choking child. *Pediatrics* 1988; **81**: 740–2.

第 98 章

儿童急性呼吸衰竭

Alan W Duncan

确诊的或即将发生的呼吸衰竭是入住婴幼儿 ICU 的最常见的原因。众多的器质性和功能性因素使得呼吸衰竭的发生率高，尤其是在 1 岁之前。此外，呼吸衰竭常常是作为那些首先影响其他系统器官的病理结果，如先天性心脏病或中枢神经系统（CNS）疾病。

致病因素

呼吸功能必须满足代谢需求。婴儿的氧消耗大约每分钟 7 ml/kg（大一些的儿童和成人为每分钟 3 ～ 4 ml/kg）。发热、患病和烦躁不安会显著增加氧需求；在周期性呼吸暂停或呼吸抑制期间，$PaCO_2$ 增长的速度是大一些的儿童和成人的两倍。新生儿和婴幼儿的呼吸储备较小，主要源于下列因素。

胸廓未成熟

婴儿的肋骨较短，呈水平状，桶状运动增加了胸廓的前后径、而横径极小。这样，婴儿依赖于膈肌的运动、使腹腔的内容物发生位移，从而增加胸腔的长度和容量。在 12 ～ 18 个月时，随着直立姿势的出现，胸廓的结构和功能随之发生变化。因此膈肌功能的任何损伤（如膈神经麻痹、腹胀）都可能促进呼吸衰竭的发生。

婴儿的胸壁质较软，因此对呼吸运动的支撑作用较弱。骨性结构和软组织的回缩是呼吸窘迫的明显特征，伴随肺顺应性的降低和气道阻力的增加。婴儿胸膜腔内压是 –1 ～ –2 cmH_2O（–0.1 ～ –0.2 kPa），而成人是 –5 ～ –10 cmH_2O（–0.5 ～ –1.0 kPa）。这是由于较高的胸壁顺应性（易于塌陷）和较低的肺弹性回缩力。结果是增加了气道闭合、肺不张和肺内分流的趋势。

在新生儿，膈肌和肋间肌的 1 型肌纤维（慢肌纤维，高氧化）的比例相对较低，所以更容易疲劳。膈肌的质量是相对降低的。在快动眼睡眠期肋间肌活动是受抑制的，进一步会降低通气的有效性。随着负荷的增加，呼吸做功难以维持在较高的水平，最终可能发生耗竭和呼吸暂停。

婴儿的气道

尽管同成人相比婴儿的气道相对值较大，婴儿气道的绝对值是小的、更易发生梗阻。一个体重为 3 kg 的新生儿的气管和支气管直径分别是一个体重是 60 kg 成人的 1/3 和 1/2。无论如何，任何程度的水肿或气道黏液会对婴儿的气道阻力产生较大的影响。

肺部结构

尽管婴儿肺部肺泡的数量是同身体的大小成比例的，但是弥散面积相对小。肺泡表面面积在出生时大约是 2.8 m^2，8 岁时是 32 m^2，成人是 75 m^2。肺泡的数量和表面面积在子宫或出生后早期受损后可能减少，包括呼吸机相关肺损伤。婴儿的肺缺乏允许“旁路通气”的结构通道，使婴儿发生肺不张、肺气肿以及通气 / 血流比异常的风险较高。肺泡间孔在 1 ～ 2 岁间出现，而 6 岁以后才开始通过 Lambert 通道使支气管和相邻肺泡相交通。

感染易感性的增加

免疫系统（细胞免疫和体液免疫）发育的不成熟使得6个月以内的婴儿极易发生感染。新生儿的T细胞不能产生介导T细胞和B细胞之间相互作用的细胞因子。抑制性T细胞与辅助性T细胞相比，具有更大的反应活性。补体的活化在早产儿和足月儿都是受损的。新生儿吞噬细胞的运动性、黏附和趋化作用较弱，但是多形核白细胞的细菌杀伤作用是完整的。另外，多数后天性免疫缺乏症在出生后早期就已经显示出来。

肺功能未成熟

特别是早产儿，其表面活性物质缺乏，导致了肺泡的不稳定、肺不张、肺内分流以及肺顺应性降低。

呼吸控制的不成熟

呼吸中枢的不成熟引起的呼吸驱动不足是导致窒息的一个因素，尤其是早产儿。阿片类镇痛药与小婴儿的呼吸抑制有很大关系。

先天性畸形

呼吸系统的（下呼吸道、肺、胸壁、膈）或相关器官（如心脏、大血管）先天性缺陷的婴儿通常在出生后不久就出现呼吸衰竭。

围生期窒息或损伤

分娩相关的窒息或颅内出血可导致癫痫发作和呼吸抑制。

临床表现

呼吸窘迫的主要表现为呼吸急促、胸壁变形（例如，胸骨和肋骨退缩，肋间、肋骨下和胸骨上间隙后陷）以及辅助呼吸肌的使用（如鼻翼扇动、使用颈肌）。

在小婴儿，昏睡、苍白、窒息、心动过缓和低血压可能是缺氧的首发征象。婴儿期生理性贫血可能会掩盖发绀，但其主要征象是CNS和心血管抑制。以呼吸急促和胸壁退缩为主要表现的呼吸肌做功增加，但难以持续；呼吸徐缓和窒息提示呼吸疲劳。呼气“呻吟”是呼吸窘迫的体征，代表着机体尝试维持呼气末气道正压以防止气道关闭和肺泡塌陷，其相当于成人的吹笛样呼吸。

急性缺氧的年长儿，与成人一样，在CNS和心血管抑制之前表现为心动过速、高血压、意识模糊和烦躁不安。随着CO_2的潴留，患儿可表现为出汗，这一表现在新生儿缺如。

肺动脉高压的发生和通过开放的动脉导管和卵圆孔右向左分流的过渡期循环的再现，可使新生儿的缺氧和酸中毒加重。如果顺其发展而不予处理，低氧血症和酸中毒会不断进展直至死亡。

常规的胸部体格检查应该进行。然而在新生儿价值是有限的，因为即使出现张力性气胸、肺叶塌陷或支气管内插管，听诊呼吸音可能都是一致的。胸部X线检查对于评估病情是必要的。

病因学

急性呼吸衰竭的病因有上呼吸道或下呼吸道梗阻、肺泡疾病、肺部挤压、神经肌肉疾病或损伤（表98.1）。上呼吸道梗阻已在第97章详述。

气管软化、气管狭窄和血管压迫

气管壁的不稳定（气管软化）多与食管闭锁、气管食管瘘和各种的血管异常有关。血管压迫的最常见原因是双主动脉弓、右位主动脉弓复合体、左动脉导管和异常的左锁骨下动脉。这些血管构成了一个血管环，环绕气管和食管。气管前部受压也可能是异常的无名动脉所致。低位的气管软化或气管狭窄的发生与异常的左肺动脉（肺动脉悬带）有关。病变可能会累及到主支气管（支气管软化）。气管软化和支气管软化也可为单纯的气道异常。在这种情况下，任何能导致肺顺应性降低的情况（都

表 98.1　引起婴儿或儿童呼吸功能不全的因素

部位	新生儿	婴儿和儿童
上气道梗阻		
	参见第 103 章	
下气道梗阻		
气管	气管软化	异物
	血管畸形	
	气管狭窄	纵隔肿物
支气管	支气管软化	异物
细支气管	胎粪吸入	
	先天性囊性腺瘤样畸形	急性病毒性细支气管炎
	肺气肿	
肺功能紊乱		
	吸入综合征	肺炎
		囊性纤维化
	透明膜病	
	支气管肺发育不良	吸入综合征
	围生期肺炎	
	肺大出血	先天性心脏病
	肺水肿	溺水
	肺发育不良	外伤
	膈疝	烧伤
		急性呼吸窘迫综合征
肺受压	膈疝	气胸
	气胸	胸腔积液
	修复的脐疝或腹裂	脓胸
神经肌肉疾病		
	膈肌麻痹	中毒
	出生时窒息	脑膜炎
	抽搐	脑炎
	早产儿呼吸暂停	癫痫状态
		外伤
		Guillain-Barré 综合征
		毒液

可使气道梗阻）加重。

在解除梗阻的病因时，分离出血管环、结扎或异常血管复位，都不能立即重建正常的气道结构或稳定性。尽管通过手术可使症状得到缓解，但气管软化仍会持续若干年。气管软化往往通过长时间的经鼻气管插管或气管造口术进行持续气道正压通气（CPAP）得到稳定。气管固定术（tracheopexy）是将气管前壁悬吊于胸骨后表面和大血管，有时候非常有用。气管成形术可用于纠正与完全气管环有关的气道狭窄。很多的支架装置已被开发出来用于复杂的气道情况，并同其他技术一起成功地运用于治疗中。

胎粪吸入综合征

胎粪吸入见于0.3%的活产儿，在足月或过期婴儿最常见。通常有在分娩时出现胎儿窘迫，产程延长或难产的病史。分娩时窒息会导致胎粪进入羊水中。生后的头几次呼吸时，上气道的物质（如羊水、胎粪、胎脂和胎儿鳞屑）会被吸入，导致小气道阻塞、肺不张和阻塞性肺气肿发生。胎粪也会引起化学性肺炎和表面活性物质异常。在恢复过程中，吸入的物质被吸收和吞噬。

临床的体征包括呼吸急促、胸壁退缩和发绀。胸部会过度扩张，纵隔气肿或气胸是常见的并发症。肺动脉高压和持续性胎儿循环也很常见。

胸部X线可见自肺门放散出的斑片或条索影，肺过度扩张，膈肌扁平、胸廓的前后径增加，可帮助明确诊断。如果在婴儿头部娩出后进行第一次呼吸前快速而完全地清理呼吸道，这种情况能大大预防。

大多数的这样的婴儿都需要氧疗。严重受累的婴儿需要控制通气（CMV），由于高压力，通气不均和气胸的风险，导致其应用受限。现在应用表面活性物质（可能会引起短暂的恶化）、吸入一氧化氮和高频振荡通气能改善预后。体外膜式氧合（ECMO）在那些有设备的中心也是有效的，尽管自从以上治疗引进后它的应用在降低。严重的产时窒息导致的大脑受损也构成了总体发病率和病死率的一部分。

先天性囊性腺瘤样畸形

肺的先天性囊性腺瘤样畸形（CCAM）是由于异常的间质增生和孕早期细支气管结构成熟障碍。常为一个肺叶的多个肺囊肿。CCAM通常由产前超声检查发现。一些病例由于梗阻表现为呼吸衰竭，同时其他病例表现为囊肿感染和反复的大叶性肺炎。一些病例是在因其他原因进行胸片检查偶然发现的。一些病例与肾发育不良有关。即使无症状的婴儿也有囊肿扩张或感染的风险，肺叶切除术是适用于所有病例的治疗方法。

肺气肿

先天性肺气肿是以由空气滞留引起的肺叶过度膨胀为特征。多见于一个月以内的婴儿，表现为呼吸急促、喘鸣、呼噜声以及咳嗽。体征包括过清音、吸气量降低以及气管和心脏偏离受累的肺叶。由于病变侧胸廓受累，因此可出现胸部不对称。发绀可能与增加的呼吸窘迫周期有关。相关的心血管畸形、胸廓畸形或肾发育不良也可能存在。

影像学上，受累的肺叶过度膨胀，而其周围的结构受压偏移。50%以上的病例病因不明确，25%由于局限性支气管软骨发育不良，余下原因有黏液栓子、过多的黏液、异常的血管或局限性的狭窄引起的叶支气管梗阻。肺叶切除术是目前确定性的手术治疗方法。正压通气应慎重以防加重肺叶的进一步膨胀。

吸入性肺炎

新生儿误吸可能是由于早产、出生窒息或颅内出血致咽部动作失调或缺乏保护性反射所致。尤其是伴消化道畸形时其发生率高，如食管闭锁、气管食管瘘和食管反流。可导致大小气道的梗阻及肺炎的发生。

肺透明膜病

这是由于肺表面活性物质的缺乏所致。诱发因素有早产、患糖尿病的母体和产时窒息。出生后的低氧血症和酸中毒也会抑制表面活性物质的产生。表面活性物质的缺乏导致肺泡不稳定、肺不张、肺内分流和呼吸功增加。

临床征象在出生后不久就出现，包括呼吸急促、胸壁退缩、呼气呻吟和需氧量递增。X 线检查呈网织颗粒状（毛玻璃样外观），支气管充气征。对于较单纯的病例，疾病呈自限性，4 ～ 5 天消退。呼吸衰竭时需要增加吸入氧浓度分数（FiO_2），CPAP，间歇性指令通气（IMV）或 CMV。CPAP 能改善氧合、呼吸的模式和节律、阻止疾病进展、降低发病率，尤其适于早产儿的早期治疗。持续性肺动脉高压、过渡期循环和需要高气道压的婴儿，吸入一氧化氮和高频振荡通气是有益的。

向气管内滴注表面活性物质能改善氧合和顺应性（尽管在一些病例中最初表现为病情恶化）以及降低气胸的风险、早期病死率和发病率。现应用的两种表面活性物质为：合成的（棕榈胆磷）和牛的（Survanta）或猪的（固尔苏，Curosurf）。

支气管肺发育不良

支气管肺发育不良（BPD），或慢性肺病，可发生于新生儿肺病的幸存患者。它的发生与肺的发育不成熟、高气道压和气压伤有关。肺部结构异常，出现广泛纤维化和囊性变。通常存在有对气道疾病的反应成分，对支气管扩张药和抗炎药物如甾类治疗作出应答。BPD 是婴儿期慢性呼吸衰竭的一个原因，严重的病例在 2 岁之前可进展为肺心病，或死亡。长期的家庭低流量氧疗对降低肺动脉高压可能是必要的。合并细菌和病毒感染会使慢性呼吸衰竭加重并导致进一步的肺损伤。

肺炎

围生期肺炎可由于母体感染经胎盘传播、破膜延迟、产道感染或婴儿室的交叉感染引起。新生儿低下的免疫状态和对侵入性操作的需要都增加了其发生的风险。

临床和影像学特征同肺透明膜病。应该予抗生素（如青霉素和庆大霉素）直到培养阴性排除该诊断。最常见的病原体包括 B 组溶血性链球菌、大肠埃希菌、铜绿假单胞菌、肺炎克雷伯菌和金黄色葡萄球菌。B 组溶血性链球菌感染经常与感染性休克和持续性胎儿循环相关。考虑不到 B 组溶血性链球菌感染（因此立即用青霉素治疗）会导致预后不良。长住新生儿 ICU 的患儿应该注意多重耐药葡萄球菌和革兰阴性杆菌感染。

婴幼儿绝大部分肺炎是病毒源性。常见病毒有呼吸道合胞病毒（RSV），流感病毒 A1，A2 和 B，以及副流感病毒 1 型和 3 型。腺病毒和鼻病毒是少见的。该疾病范围广泛。多数婴幼儿有咳嗽、发热和呼吸急促，胸片有片状实变，但消退也很快。偶尔地也有婴儿由于广泛的肺部病变和显著的坏死发展为威胁生命的呼吸系统疾病。尤其在腺病毒感染时，有时候会发生闭塞性毛细支气管炎和肺纤维化从而导致永久性的肺部损伤。

细菌性肺炎也会发生。肺炎球菌性肺炎常见，通常对合适的抗生素治疗反应显著。葡萄球菌肺炎相对不常见，但是会导致威胁生命的呼吸衰竭，通常与并发症（如脓胸、肺膨出、张力性气胸和其他脏器的化脓）相关。积液穿刺对于诊断十分有用。肺炎旁的胸腔积液（脓胸）可能需要管状胸廓造口术或电视辅助的胸腔镜引流术。滴注血栓溶解剂如尿激酶或组织型纤溶酶原激活物有助于积液消退。有支气管胸膜瘘的严重病例，手术切除坏死区域可提高患儿的生存率。

B 型流感嗜血杆菌也可引起肺炎，常与会厌炎、脑膜炎、心包炎或中耳炎有关。自从引入 B 型流感嗜血杆菌结合疫苗，流感嗜血菌感染的流行已经显著降低了。

革兰阴性杆菌肺炎主要见于长期住院的虚弱的婴儿。气管内或气管切开插管的ICU患儿风险更高。其他机会致病菌感染，如肺囊虫、白色念珠菌、曲霉菌和巨细胞病毒，在免疫抑制状态下也可发生。

肺大出血

经常表现为伴有血经气管、口鼻流出的急性心肺系统衰竭。与严重的出生窒息、肺透明膜病、充血性心脏病、胎儿成红细胞增多症，凝血病和脓毒症有关。这种情况发生在新生儿时，认为主要是由于急性左心室衰竭导致的出血性肺水肿。基本治疗主要包括氧疗、CMV改善潜在的情况和纠正凝血紊乱。

肺水肿

新生儿期肺水肿大部分由于先天性心脏病引起，特别是主动脉狭窄、动脉导管未闭、严重的主动脉狭窄，完全性的肺血管流出道梗阻罕见。由循环超负荷引起的肺水肿也见于胎儿成红细胞增多症、胎盘输血综合征，或者是不恰当的输液治疗。对于婴幼儿，心肌炎是另一个原因。长期的室上性心动过速会导致心室功能障碍和左右心室衰竭，以及肺水肿。

新生儿期肺水肿主要表现为呼吸窘迫、喂养困难，先天性心脏病的特征可能会比较明显。该病的严重程度变化比较大，从伴肺泡动脉血氧梯度增大的呼吸急促到需要紧急支持的威胁生命的呼吸衰竭。胸片通常显示扩大的心脏（除了完全性的肺血管流出道梗阻）和由肺门散开的毛玻璃影。

肺发育不全

该病多与先天性膈疝相关，但双侧肺动脉发育不全也会发生，常与肾发育不全（Potter综合征），有Rh血型不合的婴儿，以及慢性羊水漏相关。也可能以孤立的畸形出现。单侧发育不全常作为单一的异常或者与心血管缺陷相关。

膈疝

先天性膈疝（最常见于左边）导致呼吸衰竭，部分是由于肺压缩但是主要归因于伴随的肺发育不全（同侧的和对侧的）。在没有膈的婴儿，肺发育不全的程度是最严重的。肺功能障碍从轻微到严重。在重症患儿，出生时就可出现危及生命的呼吸窘迫，伴随发绀、肋间凹陷、纵隔移位以及受累侧呼吸音减低或消失。因为它的许多内容物进入到胸腔，通常可见舟状腹。胸片示患侧胸腔出现肠袢，伴随肺压缩和纵隔向健侧移位。

症状出现在生后4小时内的新生儿有重度的肺发育不全，尽管给予最大限度的支持治疗，仍有40%的病死率。那些症状出现在生后4小时之后的新生儿一般都可存活。CMV可能会并发任一侧的张力性气胸和支气管胸膜瘘。伴持续性胎儿循环的肺动脉高压和复杂的CMV对于治疗是一个挑战。很多医疗中心应用ECMO或高频通气用于这些婴儿的治疗。在这种情况下一氧化氮是一种有用的肺血管扩张剂。通常需要长期的通气支持治疗，但患儿的预后较好。

气胸

自发性气胸可能会发生在正常新生儿分娩过程中，或继发于肺透明膜病或胎粪吸入。尤其是在肺发育未成熟、肺发育不全、非均匀性肺疾病（如葡萄球菌肺炎）和以空气滞留为特征的疾病（如胎粪吸入、毛细支气管炎和哮喘）而需要CMV时容易发生张力性气胸。

使用机械通气治疗的患儿，突发病情恶化时都应该怀疑张力性气胸。典型的临床体征在年长儿较明显，但是在新生儿诊断价值有限。可显著影响循环系统，并迅速进展恶化。由于膈肌压迫和腹腔内脏器充血引起的腹胀，以及一侧胸腔过度充气也是有价值的体征。运用明亮的光源进行胸部透视，在新生儿敏感性较高。胸片是必需的，但是应该在细针穿刺或引流后进行。若患儿曾有一侧肺间质气肿，也可提示气胸的部位。

脐疝或腹裂修复术后

当肠道被包进发育不良的腹腔时腹壁缺损的完全修复会引起显著的腹腔内压力增高。膈肌抬高，会压迫肺。另外，下腔静脉受压会导致外周水肿、心输出量降低和少尿（腹腔间隔室综合征）。伴随的麻痹性肠梗阻会进一步增加腹腔内压力。

伴气体交换不足的肺功能障碍，术后可能需要短期的通气支持。若缺损较大，将腹部内容物放到一个假体里使其逐渐降低到腹腔可能是必要的。

膈肌麻痹

膈肌麻痹是心胸外科相对常见的并发症。有时候也可作为先天性异常出现，或者是由于产伤引起的。受累膈肌的麻痹和矛盾运动导致肺潮气量减少、低氧血症和呼吸功增加。在无正压通气时进行 X 线检查，可发现半侧膈肌抬高（正压通气会掩饰影像学诊断）。超声或透视检查可明确矛盾运动。

在伴有其他影响肺功能的疾病时，半侧膈肌麻痹可引起婴儿呼吸衰竭。对 3 岁以下的患儿影响最大，因为其胸壁的不稳定性。CPAP 是增加肺容量、稳定胸廓和减少反常运动的有效方法。对于保守治疗无效的病例，外科膈肌折叠缩短术通常是有效的。

出生窒息

出生窒息可由胎盘衰竭，难产，母体的镇静治疗所致。中枢性的呼吸抑制、惊厥、脑内出血、胎粪吸入和过渡期循环促进了呼吸衰竭的发生。1 分钟 Apgar 评分是评估窒息程度的客观方法；5 分钟 Apgar 评分能指导预后。自主呼吸延迟（> 5 分钟）也作为预后不良的一个征象。进一步的出生后低氧血症、高碳酸血症和脑缺血应该避免。严重窒息的婴儿需要产后 CMV，并予纠正酸中毒和低血容量；必要时可选择正性肌力药维持大脑的血流灌注。预防低血糖和控制惊厥是非常重要的。近期的随机对照试验显示早期局部低温的应用能改善大脑的预后，尽管对于轻中度缺血缺氧性脑病的婴儿价值可能有限。

惊厥

惊厥多见于出生 3 天的新生儿。通常是由于出生窒息、创伤、颅内出血和代谢异常如低血糖或低钙血症和脑膜炎所致。大龄儿童惊厥发作常伴有发热、特发性癫痫、CNS 感染、中毒、创伤和代谢紊乱（如低血糖、低钠血症和低钙血症）。

全身大发作可能引起气道梗阻、误吸、窒息或中枢性呼吸抑制进而引起呼吸衰竭的发生。癫痫大发作时，由于伴随的肌肉活动，氧耗和 CO_2 产生也增加，通气可相对不足。

初期治疗包括确保气道通畅、充分的氧合和通气以及给予抗惊厥药物。发作时大脑和全身氧耗增加，而且难以评估通气情况，因此应给予氧气支持。立即控制惊厥发作很重要，因为即使没有低氧血症，长时的发作（长于 1 小时）也可引起脑水肿并且会导致永久的神经后遗症。后期需明确病因并进行治疗。

早产儿窒息

反复的窒息发作（> 20 秒）常见于早产儿，归因于脑干发育未成熟、低氧血症、化学感受器反应性的改变、膈肌疲劳和主动（快动眼运动）睡眠状态。应该寻找潜在的原因如肺透明膜病、低血糖、误吸、脓毒症、贫血和颅内出血。轻度窒息的患儿存在自主意识或对触觉刺激有反应。重度窒息发作需要储氧面罩通气。茶碱或可卡因（中枢性呼吸兴奋剂）或 CPAP 可减少或预防窒息发作。IMV 在某些情况下是必要的。

很多早产儿也会出现梗阻或混合性（中枢性和梗阻性）窒息、呼吸和气道肌肉组织调控的双重紊乱。婴儿的气道很易塌陷，尤其是屈颈时。非早产儿可能在间歇性的感染或全身麻醉和手术操作后会发生反复的窒息。这种风险持续到孕后期46周，并且需要密切监测。有窒息发作、支气管肺发育不全、贫血或神经疾病病史的婴儿风险更大。其对茶碱或可卡因负荷可产生短暂而显著的反应。维持治疗通常是不必要的。

哮喘持续状态

哮喘是大部分患儿就诊最常见的原因。哮喘是影响气道的炎症性疾病。由于黏膜水肿、黏液堵塞和支气管平滑肌痉挛，可引起气道梗阻。2岁以下的患儿，由于支气管平滑肌尚未完全发育，因此肌肉痉挛的影响相对比较小，而且对支气管扩张剂疗效欠佳。

小儿哮喘的临床和影像学特征及处理同成人（见第35章）。在急性重度哮喘的患儿，如果出现奇脉高于20 mmHg（2.6 kPa），或者患儿对合适的药物治疗无反应，则需要进行血气分析。由于肺内分流和通气/血流不匹配所致的低氧血症，是导致患儿发病和死亡的主要原因。因此高浓度氧疗是很重要的。低碳酸血症是对低氧驱动的适应性应答，这是一个规律；血碳酸正常或 $PaCO_2$ 升高提示病情加重或疲乏，需要加强药物治疗或进行机械通气。

雾化和（或）i.v. β_2-拟交感神经胺类，i.v. 氨茶碱和皮质类固醇是目前主要的药物治疗方法；应该及早进行极量治疗。0.05 mg/kg 的0.5%舒喘灵沙丁胺醇溶液用无菌水稀释到4 ml，氧气雾化吸入，最初2～4小时一次，重度患儿次数可更多。更频繁或者持续的舒喘灵雾化可能会达到更大更持续的缓解。即使在接受 β_2-拟交感神经胺类极量治疗的患儿，吸入异丙托铵也可能是有利的。

一些中心已弃用氨茶碱，因为它有效药浓度范围狭窄而且并未使进行舒喘灵的极量治疗的患儿获益。然而有证据显示对最初治疗无反应的严重急性哮喘患儿的处理中氨茶碱仍占据一席之地。氨茶碱也具有抗炎的特性。5～10 mg/kg 负荷剂量的氨茶碱1小时后可达到治疗范围的血药浓度；低负荷量可能能减少恶心和呕吐的发生。随着患儿年龄的增加，其代谢能力增加，因此需要较高剂量的氨茶碱（每小时0.85 mg/kg，相当于每小时输注氨茶碱1.1 mg/kg）。使用时应该监测其血药浓度（治疗范围是60～110 μmol/L）。

持续输注舒喘灵能降低对CMV的需要。当 $PaCO_2$ 持续增高或高于60 mmHg（8 kPa），应该以5～10 μg/(kg · min) 输注舒喘灵，持续1小时，然后减量至1～2 μg/(kg · min)。对于难治病例输注肾上腺素或异丙肾上腺素［0.05～2 μg/(kg · min)］可能是有益的。

低氧血症和增加的呼吸功可能导致乳酸酸中毒的发生。肾上腺素的输注也与乳酸酸中毒有关。审慎的碳酸氢钠治疗可改善心血管功能和（增加支气管）对氨茶碱和拟交感神经药的反应。异丙肾上腺素和茶碱可能会降低肺血管对低氧产生的收缩反应，借此增加肺内分流、加重低氧血症。舒喘灵在这方面认为是比较好的。

应该特别注意液体平衡。脱水会导致分泌物黏稠，但是也要注意到异常的抗利尿激素（ADH）分泌和肺水肿的风险。

通过积极的内科治疗，很少需要CMV。它的使用应该主要基于临床特征而不是仅靠血气分析。但也不能因为其操作繁琐而完全否定其应用。CMV可能会加重气体滞留，导致低血压或气胸。使呼吸相延长的控制通气（允许存在一定范围内的高碳酸血症）可减少气道压和气体滞留。一项呼气末正压（PEEP）的试验证明能降低内源性PEEP和气体滞留，尽管在成人仍提示PEEP与气体滞留的增加相关。

急性病毒性细支气管炎

细支气管炎常见于6个月以内的婴儿，多由RSV引起。现在明确的可引起细支气管炎的其他病毒包括鼻病毒和人嗜肺病毒。主要表现为咳嗽、低热、呼吸急促和喘鸣。一些婴儿，特别是非早产儿，可发生窒息发作。肋间隙回缩，胸廓过度充气。可有广泛的捻发音。水肿和渗出引起的小气道梗阻，是临床症状产生的主要原因。

其治疗主要包括一般处理和氧疗。如果呼吸窘迫明显，应该禁食并给予静脉输液。1% ~ 2% 的病例会进展为呼吸衰竭。有报道称 CPAP 和（或）氨茶碱治疗能降低呼吸功、降低 $PaCO_2$ 并消除反复的呼吸暂停。雾化吸入肾上腺素可能是有利的。一些病例需要运用 CMV，尤其在合并先天性心脏病的慢性肺病时。有时需要维持气道较高的压力，但要注意随之增加的气胸的风险。抗病毒药利巴韦林在患儿使用有一定的难度，而且也并未改善预后。合并细菌感染较常见，因此在严重病例需要使用广谱抗生素。

继发于先天性心脏病的呼吸衰竭

先天性心脏病的婴儿会发展成呼吸衰竭的原因是多方面的。

心脏病的分类

引起急性呼吸衰竭的先天性心脏病主要分为四大类。

1. 左心梗阻（如重度主动脉狭窄、主动脉弓断离和主动脉缩窄）。这类疾病引起的左室衰竭可导致肺水肿、肺顺应性降低和呼吸衰竭。
2. 严重的左向右分流（如室间隔缺损和动脉导管未闭）。左室容量负荷过多引起肺血流过多导致呼吸衰竭，伴有肺水肿、小气道梗阻、支气管受压或反复感染。缺损的修复可改善肺功能。
3. 缺氧性损害，包括：
   (a) 肺血流梗阻（如法洛四联症和重度肺动脉狭窄）
   (b) 肺循环和体循环并联（如大血管错位）
   (c) 体循环和肺静脉血完全混合（如单一的心室和动脉干）。伴肺血流量降低的病变，肺顺应性是增高的。高压通气会进一步阻碍肺血流，导致缺氧增加，有时候还有二氧化碳潴留。伴肺血流增加的缺氧性病变除了低氧血症（由于混合）还会有肺顺应性降低和气体滞留（由于小气道疾病和支气管受压）。
4. 与大气道压迫或梗阻相关的血管病变（如血管环和异常的左肺动脉）。

并发感染

先天性心脏病，尤其是伴肺血流增加的患儿，常可发生复发性的肺炎和毛细支气管炎。

手术后

呼吸衰竭可发生在心脏病变手术后，主要是由于心输出量降低和肺水肿、急性呼吸窘迫综合征（ARDS）、肺叶不张、胸腔积液、肺炎、膈肌麻痹、呼吸抑制性剂、腹胀和腹水。

溺水

由于吸入性肺炎或缺氧缺血性脑病所致的 CNS 抑制可导致呼吸衰竭。常见的急性胃扩张（与溺水或复苏相关）可能也是一个促成因素。肺水肿继发于水和颗粒物质的吸入，或者胃内容物误吸引起的化学性肺炎。继发性感染有时会导致坏死性肺炎。预防性应用抗生素未证明有益，但也有报导溺水后发生与感染相关的暴发性 ARDS。如果有明显的肺部疾病，应该早期使用广谱抗生素治疗。随后应根据气管吸入物的培养结果调整其治疗。

无论是在淡水还是海水中淹溺的患者通常在入院时都有低血容量、低氧血症和酸中毒。即使在所谓的“干性溺死”，氧疗是也必需的。复苏通常需要扩容、纠正酸中毒和强心治疗。淹溺后的低体温会对大脑有一些保护作用。因此不应该在循环复苏前进行完全的复温。在严重的低体温存在时，复苏时间应该适当延长；然而在适宜的温度环境中，严重的低体温提示长时间的淹溺和预后不良。在这种情况下，复温之前停止复苏治疗可能是恰当的。CMV 通常能显著改善气体交换。

创伤

呼吸衰竭可发生在大脑、脊髓、胸部或腹部损伤后。在出现严重脑损伤时很难发现高位脊髓损伤。出现规律的鼻翼扇动不伴相应的呼吸幅度是一个有用的体征（Duncan 征）。因为胸壁的顺应性，很小的胸壁钝伤可引起严重的肺挫伤。肋骨骨折、血胸和气胸都可能促进呼吸衰竭的发生。膈肌断裂因其临床特征易与张力性气胸混淆，因此常不能及时诊断。CMV 在手术前可有效地使进入胸腔的腹内容物回位并改善气体的交换。在复苏期间必须进行 X 线检查。

急性胃扩张几乎可在所有创伤患儿中见到，类似于急腹症并能加重呼吸衰竭。通过宽口胃管紧急减压能改善心肺功能并降低误吸的风险。

急性呼吸窘迫综合征

ARDS 可发生在所有年龄的儿童中，可由各种直接和间接肺损伤引起。其主要特征是由已知诱发因素所致的呼吸窘迫或衰竭，弥漫性肺部浸润，肺顺应性降低和低氧血症，且不存在左室衰竭。儿童常见的原因包括任何原因引起的休克、肺炎、脓毒症、溺水、误吸和肺挫伤。

中毒

意外中毒呼吸衰竭常见但可预防的原因，尤其是四岁以内的儿童。可发生故意服用过量药物的情况。三环类抗抑郁药、抗组胺药、抗惊厥药和注意缺陷 - 多动障碍（ADHD）用药（可乐定、哌甲酯、右苯丙胺）是现在最常见的影响 CNS 的口服药物。惊厥可能会使病情恶化。

脑膜炎和脑炎

脑膜炎在出生后早期常见。新生儿期后，常见的病原体是流感嗜血菌、脑膜炎奈瑟球菌和肺炎链球菌。在发达国家免疫接种后其发生率已显著降低。快速的诊断和合适的抗生素治疗构成治疗的基础。呼吸衰竭主要与未控制的惊厥、意识改变或颅内压升高（ICP）有关。

脑炎也会引起意识丧失和 ICP。可并发上呼吸道梗阻、肺部误吸和呼吸中枢抑制。虽然怀疑病毒或传染病后可引起该病的发生，但在大多病例中并未发现致病病原体。在排除疱疹性脑炎后应给予抗病毒药物阿昔洛韦。高热、惊厥和脑水肿可使病情复杂化。

Guillain-Barré 综合征

在儿童期 Guillain-Barré 综合征是最常见的多神经炎。上行性麻痹可累及到肋间肌、膈肌和眼球肌肉。起病可较急，48 小时就发生呼吸衰竭。干预建立在临床评估的基础上，包括对咳嗽反射和眼球功能的临床评估、肺活量测定＜ 15 ml/kg, 和有低氧血症的证据（SaO_2 ＜ 90%）。低氧血症的发生相对比较早，主要是由于功能残气量降低、肺不张和肺内分流。$PaCO_2$ 升高是晚期特征，提示肺活量在潮气量，即＜ 5 ～ 7 ml/kg 的范围。如果需要插管 CMV 通常是必要的。除非预计患儿可以迅速恢复，否则应早期行气管切开以使患者舒适、讲话和便于活动。早期静脉注射免疫球蛋白或血浆置换可改善病情。免疫球蛋白易于传递并且安全相对容易给予而且比较安全。其他的并发症主要有自主功能受累（心律失常、血压不稳定）和肠梗阻。必要时可用镇痛剂缓解肌痛。

横贯性脊髓炎的表现与其类似并且治疗的原则相同。神经传递检查和 MRI 对于鉴别这两种疾病是必要的。但是免疫球蛋白治疗和血浆交换对横贯性脊髓炎无效。有报道激素治疗是有益处的。

动物毒素引致的疾病

一些动物的毒液如毒蛇、蜱和蓝环章鱼的毒液具有神经毒性，并会引起肌无力和呼吸功能不全。悉尼漏斗网蜘蛛引起广泛的乙酰胆碱释放，症状类似于抗胆碱酯酶中毒。这些症状包括唾液分泌增多、流泪、出汗、喉头和肌肉痉挛以及肺水肿。进食河豚后河豚毒素可迅速引起麻痹。在澳大利亚和许多其他国家，已有针对很多动物毒素的特异性的抗毒素疗法。在给予抗毒素治疗和患者恢复之前，必须进行支持治疗。

急性呼吸衰竭的处理

在一些病因明确的病例中，病因治疗能够使呼吸衰竭消退（如解除上呼吸道梗阻或逆转药物的抑制作用）。如果不能解除病因，需要进行机械通气直到潜在的病因消除。

一般处理

一般的护理

重症患儿需要护士/患儿比为 1∶1，并且很重要的是护士能熟练地护理机械通气的患儿。这是儿科重症监护室与仅是偶尔照看儿童的普通病房之间一项重要的不同点。

环境温度

体温的维持有重要意义。未成熟的新生儿极易受冷刺激的影响，冷刺激会增加新陈代谢、快速地消耗糖类储备并引起心肺功能恶化。在 20 ~ 25℃的环境中。正常新生儿的氧消耗可增加 3 倍。腹部皮温 36 ~ 36.5℃时，环境温度较适宜。

维持体温稳态的最好的设备是伺服红外线开放加热床。便于对婴儿的观察和护理。在早产婴儿保育箱里，环境温度不太稳定而且护理婴儿比较困难。双层玻璃的早产婴儿保育箱可降低辐射所致的热丢失。大一些的婴儿和儿童可以在标准的婴儿床和病床护理。

姿势

新生儿最好的护理姿势是俯卧位，臀部和膝盖屈曲，头常偏向一侧。这种姿势可消除早产儿的发作性呼吸暂停，同时可降低了胃排空时间，减少呕吐物吸入的发生。但在不稳定需要干预治疗的新生儿，仰卧位是首选。年长儿通常采用其最舒服的姿势，尽管有证据显示和成人一样至少在一些机械通气的患儿俯卧位能改善气体交换。

物理疗法

传统物理疗法中的体位、拍打和震动在儿科 ICU 中的作用未证实。心血管不稳定或 ICP 增高的儿童应用物理疗法应该谨慎。新生儿胸部挤压和震动可导致肋骨骨折和颅内出血可能。物理疗法会引起 PaO_2 显著下降。因此之前应预先增加 FiO_2（有视网膜病变风险的早产儿更应注意）。在婴儿期周期性的轻柔的咽部吸引能清除咽部的分泌物并刺激咳嗽。有效的气囊呼吸、气管吸引和体位对于插管患儿的价值最大。

液体治疗

严重呼吸窘迫时应该禁食，因为氧疗时喂养困难并有腹胀、呕吐和误吸的风险。轻中度呼吸窘迫的婴儿可用鼻胃管。

肺部和气道疾病通常和 ADH 分泌增加引起的液体潴留有关。增加的气道压力（如 CMV 和 CPAP）也会增加 ADH 分泌。通过气管插管或气管切开管进行有效的湿化能预防气道非显性水丢失并减少液体需要量。一定程度地限制液体量对于大多数急性肺疾病的患者是有利的。必须密切监测体内液体的平衡和生化指标。对于长期的呼吸衰竭，尽可能降低呼吸肌的废用程度，为呼吸做功提供足够的能量是必需的。经口或鼻胃管给予高热量的食物一般可耐受。当必须限制液体量时，胃肠外营养就尤其重要，如果有可能长期中断肠道喂养时应该尽早开始胃肠外营养。

监控和评估

熟练的工作人员反复的临床观察对于发现低氧血症的早期体征、加重的呼吸窘迫或呼吸疲劳的发生是必要的。恶化可能代表疾病进展、发生呼吸疲劳或者出现并发症。监控心肺的参数和呼吸治疗对于优化治疗是必要的。

脉搏血氧测定法

脉搏血氧测定法提供了一段时间内的氧合状态（如 SaO_2）。可用于所有年龄的儿童并能避免一些病例动脉插管的需要。它构成了监测重症患儿最低标准的一部分。严重的临床未察觉的去饱和状态能够被确定并采取治疗。

血气分析

血气分析和酸碱状态的测量在心肺功能的评估中是必不可少的。从留置的套管或者外周动脉直接穿刺可获得动脉血。但后一种对儿童来说是比较痛苦的。而且辛苦采集的样本血也许不能精确地反映出真实的血气状态。在非紧急状态下，经皮采血可考虑应用 EMLA 乳膏进行局部麻醉。

外周动脉插管在儿科重症监护室是常规操作，即使在体重轻于 1 kg 的婴儿。它提供了持续的血压监测并降低了采样的误差。桡动脉、尺动脉、肱动脉、股动脉、胫后动脉和足背动脉均可作为插管部位。当经皮的方法失败时应该考虑切开的桡动脉插管。因为有远端肢体缺血的风险，因此即使在不同的时间点，尺和桡或者胫后和足背静脉都不应该在同一肢体置管。肱动脉和股动脉置管相对比较安全，因为肘和髋关节周围侧支循环较丰富。动脉置管的并发症包括远端缺血、感染、冲洗管路时发生的出血和逆行性栓塞。中心静脉血的血气分析还可提示心输出量的水平（混合静脉血氧饱和度）和 PCO_2 的变化。

在急性呼吸衰竭的新生儿，导管前的血管如右桡动脉，是首选。早产儿导管前采样是非常重要的，因为它表明灌注到视网膜的血液的 PaO_2。FiO_2 对于解释所有氧监测形式的信息，是必不可少的。

二氧化碳描记

插管患者呼气末 PCO_2 的监测，可用于评价肺泡通气量。对于严重的肺部疾病其值不能反映动脉 PCO_2（因为肺泡 - 动脉氧分压差较大）。但它可提示其变化趋势，也可提示心输出量的突然降低。

胸部 X 线

小婴儿胸部的临床检查可能价值有限，因此胸部 X 线检查组成了评估的重要部分。前后位仰卧位平片通常可提供基本信息。侧位或卧位平片对于肺部疾病的定位或者明确积气或积液非常有用。检查时应该寻找局部或弥散的肺病、胸腔积液，气压伤的证据，心脏外缘的大小和形状以及有创装置的位置。气管插管应该和第二胸椎或锁骨头平齐，但也要考虑颈部的姿势。足月新生儿由伸展到屈曲，气管插管会深入 1 cm。因为新生儿的气管只有 4 cm 长，因此准确地放置插管非常重要。随着病情的快速变化，可能需要多次进行胸部 X 线检查。

透视

应用光导纤维冷光源的胸部透视对于发现新生儿气胸是一项非常有用的技术。透光见于气胸侧，但是无法定量。双侧气胸可引起混淆。严重间质性肺气肿时，透光度会增加。时间允许时应该进行胸部 X 线检查以证实气胸。

肺活量和最大吸气量

在一些疾病，在如 Guillain-Barré 综合征，对于可以配合的年长儿，测定其肺活量和最大吸气量有一定的价值。肺活量 < 15 ml/kg 或最大吸气量小于 $-25\ cmH_2O$（-2.5 kPa）是插管和辅助通气的指征。这些参数对于指导脱机拔管或拔出套管也是有用的。

特异性的治疗

氧疗

氧疗的形式由患儿的大小和需要的 FiO_2 决定。需要小于 40% 氧气的新生儿可以在保育箱里护理。塑料的头箱可给新生儿和婴儿提供更高浓度的氧气。

年长儿童可耐受大小适当的面罩但是 FiO_2 难以确定。有储气囊的面罩能输送给幼儿高浓度氧气。不安静的儿童不能耐受面罩，吸氧可能是间歇性的。一旦放置，鼻导管通常能很好耐受。后鼻腔单腔管（1 ~ 2 L/min）也是输送氧气有效的办法。应用鼻导管，FiO_2 取决于氧流量、鼻咽大小、有无张嘴呼吸和最大吸气流速。在小于 2 岁的儿童中应用单腔鼻导管，若其流速为每分钟 150 ml/kg 则其 FiO_2 约为 0.5。应用鼻导管难以进行有效的湿化，另外，黏膜和分泌物的干燥也是一个问题。

治疗性操作、物理疗法和处理都可能增加氧耗量并导致低氧血症和病情恶化。选择合适的时机和预先调整 FiO_2 是很重要。

新生儿氧疗的并发症

早产儿视网膜病

早产儿视网膜血管易受高动脉氧张力的收缩血管作用影响。视力障碍主要是由于视网膜纤维增生改变或随后发生的视网膜剥离。虽然绝对安全的氧分压水平上限值和高氧症的持续时间尚不明确，推荐 PaO_2 维持在 50 ~ 80 mmHg（6.6 ~ 10.6 kPa）之间。

支气管肺发育不良

在进行机械通气的新生儿中，其慢性肺功能不全的发生与肺发育未成熟、最大吸气压和其他气压伤或容量伤（volutrauma）明显有关。氧毒性也可能是一个促进因素。另外，慢性低氧血症也是发生肺源性心脏病的一个因素。

气管插管

气管插管可解除气道梗阻，能更精确地控制吸入氧浓度、应用正压通气和气管灌洗。经鼻气管插管是首选，因为更容易固定。经试验测试的聚氯乙烯导管的埋植也可作为选择。但对于需要长期插管的患儿，应进行气管切开。经鼻气管插管的缺点包括破坏了鼻腔加湿机制、引起鼻窦炎、增加气道阻力和有声门下狭窄的风险、损伤咳嗽反射、降低内源性 PEEP 和损伤肺的防御机制。新生儿发生喉损伤的风险与气管插管的时间和反复的插管损伤有关系。在应用正压小于 25 cmH_2O（2.5 kPa）进行通气支持时选择可允许有一定间隙的气管插管型号是合适的。但不适宜用于下列情况：

- 新生儿：无间隙也很少引起并发症，原因尚不明确
- 当气管插管型号小于年龄预期值时，哮吼以及随后发生的漏气提示声门下水肿解除并且是拔管的指征
- 机械通气用于顺应性差的肺，有效的通气支持需要保持密闭的环境—但有发生声门下狭窄的风险。另一种带气囊的气管内插管越来越多用在儿童中

机械通气支持

机械通气

儿童呼吸机在这册书的别处探讨。由于气压伤、容量伤和氧毒性的发生风险，因此要求对呼吸次数、吸气峰压、PEEP、CPAP、流速、吸气时间、分钟通气量和吸入氧浓度进行特殊设置。如果肺功能进行性恶化，应该考虑逐步增加这些参数的设置值。优先选择损害最小的进行设置（例如，增加 FiO_2 比增加 PEEP 更安全）。除非有禁忌证，对所有进行机械通气的患儿推荐 3 ~ 5 cmH_2O（0.3 ~ 0.5 kPa）的 PEEP 以防止气道陷闭。在存在脑血管顺应性降低的情况下，PEEP 与增加的颅内压有关。如果需要应用 PEEP，优先选择氧合维持大脑的血流灌注，但也需考虑到其他的方法。如果发生了气压伤，应该考虑撤除或者减低 PEEP。如果需要维持相同的潮气量，增加 PEEP 的同时需要相应增加最大吸气压。平均气道压是氧合的主要决定因素。氧合主要依赖于呼吸次

数、最大吸气压、流速、吸气时间和 PEEP。

一般而言，缓慢的通气次数（例如，新生儿 30 次 / 分，12 个月以下婴儿 25 次 / 分，儿童 16 ～ 20 次 / 分）和大约 1 秒钟的吸气时间提供了理想的气体交换。较快的呼吸和较短的吸气时间对 1 kg 以下婴儿是有利的。然而缩短的吸气时间与肺容量的减少和肺内分流的增加有关。肺复张的策略对多数肺病很重要，特别是吸痰和其他操作撤除后。

连续气道正压通气

连续气道正压通气（CPAP）通过特殊的环路给自主呼吸的患儿应用恒定的压力梯度进行通气支持。T 管要求比预期的每分通气量高 2 ～ 3 倍的新鲜气流以防止重复呼吸。高于最大吸气流速的空气流速或整合到系统的储气囊有助于 CPAP 的长期维持。

尽管面罩、鼻导管或鼻咽管可以应用，经鼻气管插管仍是应用 CPAP 最安全最有效的方法。面罩、鼻导管或鼻咽管依赖于主要用鼻子呼吸的新生儿；哭喊或用嘴呼吸时正压消失，而且可能发生腹胀。在氧疗时进行血气采样其间出现张口呼吸可能会引起误差。应该应用鼻胃管对胃进行持续减压。

CPAP 的优点如下：

- CPAP 增加了功能残气量（FRC），肺复张，促进肺泡稳定并降低肺内分流。增加 PaO_2 可以减少 FiO_2。
- CPAP 能促进大小气道的稳定。这种稳定作用在气道梗阻、支气管软化和气管软化时十分有用。在哮吼、毛细支气管炎和哮喘患者中也推荐使用 CPAP。
- CPAP 能减少或消除新生儿窒息发作并改善自主呼吸的节律。在任何预防气道塌陷的气管插管患儿中，都应该考虑应用生理量的 CPAP（2 ～ 5 cmH_2O，0.2 ～ 0.5 kPa）。

因为气管插管和呼吸回路的阻力，应用低水平的压力支持通气（PSV）通常对减少呼吸功比较有效。

CPAP 可能会降低心输出量或引起气压伤。尽管确切的机制仍有争议，但 ADH 分泌增加和液体潴留也常见。如果 CPAP 导致过度充气，也会增加肺血管阻力和右心室后负荷。但这种效应通常被 CPAP 能预防肺不张、优化肺容积的有益作用抵消，并最终降低了肺血管阻力。对于未镇静的婴幼儿应用 CPAP 或其他无创呼吸技术而不引起过度的烦躁不安有一定的困难。

镇痛镇静

适当的镇痛镇静可减少烦躁不安和不舒适，并能减少呼吸功（见第 100 章）。对于脑损伤的患儿，适当镇静可以减少咳嗽、紧张、不必要的自主反应并增加了颅内压。在有适当的监测条件下，建议较强的镇静作用（有或无肌松剂）。

并发症

机械通气支持的并发症包括：

- 心输出量降低：气道压增高的循环效应在幼儿不显著。然而在 CMV 开始时进行适当扩容（例如，用 10 ～ 20 ml/kg 的胶体）是需要的，特别是当使用肌松剂时
- 气压伤、容量伤可能会表现为：
  - (a) 间质性肺气肿（PIE），气体存在于肺间质和肺泡外。尽管肺保护性通气策略很大程度降低了 PIE 的发生率，但在早产儿中仍然很常见。PIE 不利于气体交换并且不容易引流。可能产生肺内张力和纵隔移位。但不幸的是，作为始发因素的正压可能需要进一步增加以恢复气体交换。PIE 是气胸的先兆。因此应尽早限制或消除正压。高频振荡通气可能是有益的。偶尔也需要用针刺法或开胸术进行肺减压
  - (b) 气胸
  - (c) 纵隔积气
  - (d) 张力性心包积气偶尔会发生于机械通气的新生儿，需要通过心包穿刺术或限制性胸骨切开引流术进行减压

(e) 气腹，和内脏破裂的鉴别诊断比较困难。需要引流以降低腹腔内压和呼吸窘迫

如果漏气风险很高（如肺发育不全和以气体滞留为特征的病变），必须谨慎应用机械通气。在氧合、血流灌注和酸碱状态较好的情况下，可以耐受一定的高碳酸血症。

脱机

长期机械通气的风险（呼吸机相关肺损伤、呼吸机相关肺炎、气道损伤、高费用）应该同过早脱机拔管的风险相平衡。还应该考虑一些特殊的风险，例如，肺动脉高压、心肌功能障碍和复杂气道。当必须进行机械通气的潜在疾病充分缓解、心血管系统稳定、患儿清醒并有足够的呼吸驱动，可尝试开始脱机。如果需要 FiO_2 高于 0.5 或气道峰值高于 25 cmH_2O（2.5 kPa），不太可能脱机成功。在拔管前 PEEP 应该降低到 5 cmH_2O（0.5 kPa）或者更小。脱机的速度由潜在的病理状态和预期的反应决定。

建议从 IMV 和 PSV 或 CPAP 逐渐过渡。密切注意全身各器官系统的状态，并且通常需要一定程度的限制液体。在脱机期间，应该维持其他形式的循环支持，如正性肌力药和血管扩张剂。随着呼吸功的增加，对心血管系统的要求增高，且可能影响其他重要器官的血流。拔管前患者应该禁食、进行腹部减压。对于长期置管的患者，建议禁食（一些病例需禁食 24 小时以上），以使咽部功能得以恢复。

高频振荡通气

高频通气（HFV）指的是呼吸频率在 4 ~ 15 Hz 之间，潮气量接近或小于解剖无效腔的通气。最常用的 HFV 的方法是高频喷射通气、高频流量阻断和高频振荡通气（HFOV）。相比之下，HFOV（10 ~ 15 Hz）更受到关注，因为其潮气量远低于解剖无效腔的容量。这三种模式通常应用比 CMV 低一些的峰压和平均气道压，都能产生足够的氧合并清除有限制性肺病的婴幼儿和成人患者体内的 CO_2。HFOV 通过加速其扩散和心源性混合，对 CO_2 的清除非常有效。通过维持平均气道压在肺泡开放压临界值之上可以维持氧合作用。避免高容量循环，从而限制进一步的由重复的剪切力所致的肺损伤。

应用 HFOV 和“开放肺策略”的动物实验有说服力地证明了其对 ARDS 的组织学影响小，且较少引起气压伤。尽管在早产儿中应用 HFOV 的多中心试验未能显示获益，许多随机的单中心或救援研究已证明在极低出生体重婴儿较少有气压伤，降低了慢性肺病的发生率以及减少了 ECMO 的需要。许多医疗中心联合使用 HFOV 和一氧化氮治疗导致 ECMO 的使用减少。HFOV 在治疗严重肺气体渗漏综合征中具有重要作用。

（奚晶晶 译　杨　钧 校）

参考文献

1. Muller NL, Bryan AC. Chest wall mechanics and respiratory muscles in infants. *Pediatr Clin North Am* 1979; **26**: 503–26.
2. Keens TG, Bryan AC, Levison H *et al.* Developmental pattern of muscle fibre types in human ventilatory muscles. *J Appl Physiol Respir Environ Exercise Physiol* 1978; **44**: 909–13.
3. Kyocyildirim E, Kanani M, Roebuck D *et al.* Long-segment tracheal stenosis: slide tracheoplasty and a multidisciplinary approach improve outcomes and reduce costs. *J Thorac Cardiovasc Surg* 2004; **128**: 876–82.
4. Kinsella JP, Neish SR, Dunbar ID *et al.* Clinical responses to prolonged treatment of persistent pulmonary hypertension of the newborn with low doses of inhaled nitric oxide. *J Pediatr* 1993; **123**: 103–8.
5. Bose C, Corbet A, Bose G *et al.* Improved outcome at 28 days of age for very low birth weight infants treated with a single dose of a synthetic surfactant. *J Pediatr* 1990; **117**: 947–53.
6. Long W, Corbet A, Cotton R *et al.* A controlled trial of synthetic surfactant in infants weighing 1250 g or more with respiratory distress syndrome. *N Engl J Med* 1991; **325**: 1696–703.
7. Stevenson D, Walther F, Long W *et al.* Controlled trial of a single dose of synthetic surfactant at birth in premature infants weighing 500–699 grams. *J Pediatr* 1992; **120**: S3–12.
8. Jobe A. Pulmonary surfactant therapy. *N Engl J Med* 1993; **328**; 861–8.
9. Park CS, Chung WM, Lim MK *et al.* Transcatheter instillation into loculated pleural effusion: analysis of

treatment effect. *Am J Roentgenol* 1996; **167**: 649–52.
10. Gluckman PD, Wyatt JS, Azzopardi D *et al.* Selective head cooling with mild systemic hypothermia after neonatal encephalopathy: multicentre randomised trial. *Lancet* 2005; **365**: 663–70.
11. Sims C, Johnson CM. Postoperative apnoea in infants. *Anaesth Intensive Care* 1994; **22**: 40–5.
12. Robertson CF, Smith F, Beck R *et al.* Response to frequent low doses of nebulized salbutamol in acute asthma. *J Pediatr* 1985; **106**: 672–4.
13. Yung M, South M. Randomised controlled trial of aminophylline for severe acute asthma. *Arch Dis Child* 1998; **79**: 405–10.
14. Baker JW, Yerger SY, Segar WE. Elevated plasma antidiuretic hormone levels in status asthmaticus. *Mayo Clin Proc* 1976; **51**: 31–4.
15. Stalcup SA, Mellins RB. Mechanical forces producing pulmonary edema in acute asthma. *N Engl J Med* 1977; **297**: 592–6.
16. Tuxen DV. Detrimental effects of positive end-expiratory pressure during controlled mechanical ventilation of patients with severe airflow limitation. *Am Rev Resp Dis* 1989; **140**: 5–9.
17. Sanchez I, De Koster J, Powell RE *et al.* Effect of racemic epinephrine and salbutamol on clinical score and pulmonary mechanics in infants with bronchiolitis. *J Pediatr* 1993; **122**: 145–51.
18. Korppi M, Leinonen M, Koskela M *et al.* Bacterial coinfection in children hospitalized with respiratory syncytial virus infections. *Pediatr Infect Dis J* 1989; **8**: 687–92.
19. Lanteri CJ, Kano S, Duncan AW *et al.* Changes in respiratory mechanics in children undergoing cardiopulmonary bypass. *Am J Respir Crit Care Med* 1996; **152**: 1893–900.
20. Shann F, Gatchalian S, Hutchinson R. Nasopharyngeal oxygen in children. *Lancet* 1988; **1**: 1238–40.
21. Clough JB, Duncan AW, Sly PD. The effect of sustained positive airway pressure on derived cardiac output in children. *Anaesth Intensive Care* 1994; **22**: 30–4.
22. Hamilton PP, Onayemi A, Smyth JA *et al.* Comparison of conventional and high-frequency ventilation: oxygenation and lung pathology. *J Appl Physiol* 1983; **55**: 131–8.
23. DeLemos RA, Coalson JJ, Gerstmann DR *et al.* Ventilation management of infant baboons with hyaline membrane disease: the use of high-frequency ventilation. *Pediatr Res* 1987; **21**: 594–602.
24. Clark RH, Yoder BA, Sell MS. Prospective, randomised comparison of high-frequency oscillation and conventional ventilation in candidates for extracorporeal membrane oxygenation. *J Pediatr* 1994; **124**: 447–54.
25. Clark RH, Gerstmann DR, Null DM *et al.* Prospective randomised comparison of high-frequency oscillatory and conventional ventilation in respiratory distress syndrome. *Pediatrics* 1992; **89**: 5–12.

第 99 章

儿科液体和电解质治疗

Frank A Shann

与成人相比，儿童每公斤体重需要摄入更多的水和电解质；如果异常地脱水或摄入减少儿童更易受脱水的影响。另一方面，由于肾未成熟（在新生儿中）或高水平的抗利尿激素（ADH），儿童排泄水负荷的能力不足，这意味着很容易通过静脉给儿童补了过多的水。有很多优秀关于儿科和新生儿重症监护室水电解质治疗问题的文献综述。

水

足月新生儿含 80% 的水；12 个月月龄时这个数值会降到 60%，然后在整个儿童期几乎一直保持不变。住院患儿的静脉内液体需求展示在表 99.1 和 99.2 中。对活跃的儿童，广泛应用的公式显示在表 99.1 中，它发表于 1957 年，而一些能量消耗的测量方法大约是在 100 年前制定的。公式是非常活泼的儿童在基础代谢率水平的需要量和与低得多的需要量之间的折中——例如，一个住院的 10 kg 的活跃的小孩估计基础代谢率为每天 100 ml/kg，是病孩子每天 50 ml/kg 需要量的两倍（表 99.1）。

表 99.3 表明在重症监护室病情非常重的患儿常常需要少于通常给予的“标准”量的水。例如，如果一个 15 kg 的小孩（“标准”维持液为 50 ml/h，表 99.2）经受了头部损伤并有高水平 ADH 的证据（维持液 × 0.7），有湿化的机械通气（维持液 × 0.75），麻痹（基础状态，维持液 × 0.7），维持肛温在 36℃（维持液 –12%），然后他的总维持液需要量是（50 × 0.7 × 0.75 × 0.7）–12% = 16 ml/h。如果孩子水分过多，最初应该给予更少的水。

非常小的小孩所有的液体都要考虑进去计算，包括药物的容量（碳酸氢盐、葡萄糖和抗生素）和冲洗静脉通路的冲管液（采血标本或给药后）。

表 99.1 至 99.3 中水需要量的估计量只是近似的，应该密切监测重症监护室内所有患儿的水平衡。不幸的是，有规则的、精确测量重症患儿的体重通常是不切实际的，并且水化已经通过以下方式被估计：

- 血清钠浓度
- 皮肤肿胀
- 尿量（最小值为每小时 0.5 ～ 1.0 ml/kg）
- 中心静脉压

对于严重缺血或低氧损伤（如出生窒息、近乎淹溺或心脏停搏）后有少尿的患儿，可以测量尿钠浓度。由急性肾小管坏死引起的少尿症，有必要限制液体入量，尿钠通常在 40 mmol/L 以上。低血容量引起的无尿，尿钠通常小于 20 mmol/L。

钠 [11-12]

钠大部分是细胞外的离子，所以全身总钠很好地由血清浓度代表。它应该是在总的水量和水、钠相对值的背景下进行理解。血钠的急性改变通常是由于身体中水的改变而不是身体中钠的改变。

出生后第 1 ～ 2 天，小早产儿通常尿量很

表 99.1 儿童静脉补液量［ml/(kg·d)］

住院的健康儿童	
＜10 kg	每天 100 ml/kg
10～20 kg	每天 1000 ml +［50 ml/kg×（体重 −10 kg）］
＞20 kg	每天 1500 ml +［20 ml/kg×（体重 −20 kg）］
患病但未气管插管儿童	
＜10 kg	每天 50 ml/kg
10～20 kg	每天 500 ml +［30 ml/kg×（体重 −10 kg）］
＞20 kg	每天 800 ml +［20 ml/kg×（体重 −20 kg）］
有加湿装置的带气管插管儿童	
＜10 kg	每天 35 ml/kg
10～20 kg	每天 350 ml +［20 ml/kg×（体重 −10 kg）］
＞20 kg	每天 550 ml +［12.5 ml/kg×（体重 −20 kg）］

少并有经皮肤的液体丢失。因此他们容易发生高钠血症和高钾血症，应该给予这些婴儿不含钠或钾的 5% 或 10% 葡萄糖溶液。从二月龄起每天 2～4 mmol/kg 的钠和钾通常就足够了，但是一些早产儿由于肾保钠功能受损需要摄入更多的钠。

低钠血症可能由于：

- 由于过多的水摄入全身水增多，特别是在出现高水平 ADH（CNS 疾病）、间歇正压通气（IPPV）、肺病、呕吐、应激时
- 由于利尿治疗、肾保钠功能受损或钠的低摄入（如母乳喂养）引起全身性低钠

表 99.3 对表 99.2 中健康儿童的液体摄入量的调整

减少	调整
带湿化器的	× 0.75
基础状态（如麻痹的）	× 0.7
高 ADH（IPPV，脑损伤）	× 0.7
低体温	−12%/℃
屋内湿度高	× 0.7
肾衰竭	×0.3（+尿量）
增加	
非常活泼+能进食	× 1.5
发热	+12%/℃
室温＞31℃	+30%/℃
高通气	× 1.2
新生儿 早产儿（1～1.5 kg）	× 1.2
保温箱	× 1.5
光疗	× 1.5
烧伤第一天	+4%/1% 的烧伤面积
随后	+2%/1% 的烧伤面积

ADH，抗利尿激素；IPPV，间歇正压通气

急性低钠血症引起脑水肿，有脑疝和死亡或严重脑损伤的大风险。由钠不足引起的低钠血症应该小心地给予钠剂纠正（表 99.4）。然而，低钠血症通常是由于水过多而不是钠缺乏，治疗应该限制水的摄入。如果有症状，可以给予 3% 钠每小时 0.5 ml/kg 来纠正（表 99.4），如果 ADH 增高静脉给予呋塞米 0.5 mg/kg。低钠血症应该缓慢纠正：血钠增高每 24 小时不应超过 8 mmol/L，并且长期低钠血症患儿应该更少。

表 99.2 儿童静脉补液量（ml/h）

	公斤体重											
	3	**5**	**7**	**10**	**15**	**20**	**25**	**30**	**40**	**50**	**60**	**70**
健康的	12	20	30	40	50	60	65	70	80	90	95	100
患病的	6	10	14	20	25	30	35	40	45	55	60	70
带气管插管的	4	7	10	14	17	21	25	28	32	40	45	50

高钠血症可能由于：

- 大量不显性失水（辐射加热器或光疗引起）、腹泻、渗透性利尿（糖尿引起）或液体摄入不足引起全身水减少（脱水）
- 给予大量钠盐（如碳酸氢钠）或盐中毒引起全身钠增多

伴高钠血症脱水的休克应该静推 0.9% 盐水 10 ml/kg 。然后水缺失应该用 0.9% 的盐水缓慢静点纠正，血钠降低才不会超过每小时 0.5 mmol/L 以预防脑水肿。如果是盐摄入引起严重高钠血症不伴脱水，是腹膜透析或血液滤过的指征。

钾

钾离子主要在细胞内，所以全身总钾不能由血清浓度代表。血清钾的浓度依赖 pH 和全身总钾（通常大约为 0.5 mmol/L）。一个小孩在出现碱中毒时有低钾血症不伴全身总钾不足，相反，出现酸中毒时会有钾的大量缺失而不伴低钾血症。输注钾不应该超过每小时 0.3 mmol/kg，并且通常不应该给予严重少尿或无尿患儿。

钙、镁和磷酸盐

儿童的低钙血症发生于：

表 99.4　儿童液体和电解质治疗的剂量和公式

20% 白蛋白	未稀释的：2 ~ 4 ml/kg 用 5% 葡萄糖或生理盐水稀释成 5% 白蛋白：10 ~ 20 ml/kg
碳酸氢盐（缺失的毫摩尔数）	5kg 以下：碱剩余 × 体重（kg）× 0.5（给这个数量的一半） 5kg 以上：碱剩余 × 体重（kg）× 0.3（给这个数量的一半）
血容量	新生儿 85 ml/kg，儿童 70 ml/kg
钙	10% 氯化钙（钙离子 0.7 mmol/ml）：最大初始剂量为 0.2 ml/kg，i.v.，每日 1.5 ml/kg 10% 葡萄糖酸钙（钙离子 0.22 mmol/ml）：最大初始剂量为 0.5 ml/kg，i.v.，每日 5 ml/kg
葡萄糖	低血糖：50% 葡萄糖 1 ml/kg，i.v. 新生儿：第 1 天每分钟 4 mg/kg（10% 葡萄糖每小时 2.4 ml/kg），增加至每分钟 8 mg/kg（低血糖时可最大至每分钟 12 mg/kg） 高钾血症：初始 50% 葡萄糖和胰岛素 0.1U/kg，i.v.，2 ml/kg
镁	氯化镁 0.48 g/5 ml（镁离子 1 mmol/ml）：0.4 mmol（0.4 ml）/kg，每 12 小时一次缓慢静点 50% 硫酸镁（镁离子 2 mmol/ml）：0.4 mmol（0.2 ml）/kg，每 12 小时一次缓慢静点
甘露醇	0.25 ~ 0.5 g/kg（25% 甘露醇 1 ~ 2 ml/kg），每 2 小时一次，i.v. 在血浆渗透压 < 330 mosm/kg 时
红细胞压积	10 ml/kg 升高 Hb 3 g%，1 ml/kg 提升 PCV 1%
钾	每小时最大剂量 0.3 mmol/kg，每日需要量为 2 ~ 4 mmol/kg，1 g KCl = 13.3 mmol K^+。高钾血症：参见葡萄糖
钠	缺失时：3% 盐水每小时 0.5 ml/kg（每 24 小时 Na 最大增长量 为 8 mmol/L）；每日需要量为 2 ~ 6 mmol/kg，1 g NaCl = 17.1 mmol/Na^+
尿量	最小的可接受量为每小时 0.5 ~ 1.0 ml/kg

PCV，血细胞比容

- 患病新生儿出生后头两天
- 母亲患糖尿病的婴儿
- 柠檬酸盐血换血疗法（暂时的影响）
- 镁缺乏
- 喂牛奶（含大量磷酸盐）的婴儿

低钙血症和低镁血症会引起神经过敏、抽搐、心律失常和惊厥。钙和镁的剂量列在表 99.4 中。婴儿标准静脉维持需要量为每天 1 mmol/kg 钙和每天 0.3 mmol/kg 镁。

标准的儿科维持液

“维持液”是一个不恰当的术语，因为这些溶液不能提供维持的热卡或蛋白质的需要（见下面的胃肠外营养）。直到最近，根据活动儿童的水需要量，仍常常给予患儿大量 4% 葡萄糖溶液和大约为 0.2% 盐水低张维持液。这个策略导致了低钠血症的高发生率——并且太多患儿发展为脑水肿导致死亡或严重脑损伤。

一些因素促成了儿童低钠血症的高发病率。

- 通常脱水的总量是估计过高的，而快速给予过多的液体会引起低钠血症，即使给予 0.9% 盐水，由于血管内容积的增加也会引起产生含钠大于 154 mmol/L 的尿液（该量相当于 0.9% 盐水的分量）。
- 广泛使用的计算维持液需要量的公式是基于活泼儿童的需要，而对于患病儿童而言液体太多（表 99.1）。
- 即使没有出现低血容量，多数患病儿童都有抗利尿激素分泌增加，所以当给予大量液体时他们不能排泄过多的水。
- 一些患儿尿液丢失了大量的钠，也许一部分是由于和钠盐一样酮类的排泄。

大家广泛认同应该用等张液，如 0.9% 盐水纠正低血容量，但是也有争论关于应该用低张的 0.2% 盐水还是等张的 0.9% 盐水做维持液。使用 0.2% 盐水的支持者认为这是合理、安全的，提供了液体容量、又决不超出实际需要量，但是支持这一理论的实验室证据有限。使用 0.9% 盐水作为患儿的最初维持治疗（严密监测血清钠）的支持者认为，在实践中这是更可取的，因为很难担保没有给予过多的液体，如果多给的液体是等张的，低钠血症和脑水肿的风险会小些。术中和术后使用等张掖尤其重要，并且无论何时都有脑水肿的高风险（例如，在糖尿病酮症酸中毒或脑损伤患儿）。

有明显低血容量体征的患儿应该静推 0.9% 盐水 5 ~ 10 ml/kg 直到血管内容量恢复，然后再予 0.9% 盐水（以及需要量的钾和葡萄糖）容量如表 99.1 和 99.2 所示（或者按表 99.3 计算）。血清钠浓度应该密切监测。如果血清钠低于 138 mmol/L 并且在下降，0.9% 盐水应该少输。如果血清钠高于 142 mmol/L 并且在上升，应该输注 0.45% 或 0.2% 盐水并谨慎增加输液速率。

应该非常小心避免儿童发生低血糖。低血糖在小婴儿尤其危险，而儿童的高血糖或许比重症监护室的成人少很多危险。

重要的信息是：

- 静推 0.9% 盐水 10 ml/kg 纠正低血容量
- 非常重的患儿需要的维持液量远少于先前认为的量
- 头几天用等张维持液治疗，仔细监测血钠
- 避免低血糖

脱水和休克

如果知道近期体重，体重减轻是脱水程度最好的指南。多数常用的脱水的临床体征在儿童是不准确的，这会导致当不存在脱水时诊断脱水，并过高评价脱水程度。轻度到中度脱水的临床体征仅在 3% ~ 4% 脱水儿童中比较明显。最可靠的体征是：

- 外周灌注减少（表现为苍白或毛细血管回流减低）
- 深呼吸
- 皮肤肿胀减少

休克的儿童建立静脉通路很困难。在这种情况下，胃肠外液体可以快速地给到骨髓中，它是血管内的间隔。选择的常见位置为胫骨上中 1/3 连接处（0 ~ 12 个月），内踝（1-5 岁）和髂嵴（5 岁以上）。0.9 mm（20 G）腰穿针或骨内针可以用；垂直骨面进针，沿长轴旋转着轻轻推进——当针进入骨髓能感觉到阻力轻微减低。前囟未闭的婴儿，上矢状窦是紧急情况下获得静脉通路的极好途径。

休克的治疗应该最初静推 0.9% 盐水 10 ml/kg，然后再推 10 ml/kg 直到血管内容量恢复。休克经快速输液纠正后，缺失的剩余部分在接下来的 48 ~ 72 小时补充，给予维持量的 0.9% 盐水和葡萄糖、氯化钾。这样，一个 5 kg 的小孩由于腹泻（丢失 500 ml）脱水 10%，快速输注等渗盐水 100 ml（20 ml/kg）以恢复循环，剩下的 400 ml 的缺失量在 48 小时内补充。如果维持需要量是 250 ml/d（表 99.1），除了最初的 100 ml 在随后的 2 天应该每天再给予 0.9% 盐水 450 ml（大约 20 ml/h）。此外的异常液体缺失应该用合适的液体补充（见表 99.5）。

伴高血钠脱水的休克应该按以上方法治疗，快速输注等张盐水 10 ~ 20 ml/kg。然后其余的缺失应该用 0.9% 盐水缓慢补充，以便血钠降低不快于 0.5 mmol/L 每小时避免脑水肿。

幽门狭窄引起的脱水存在水、氢离子、氯化物和钾缺失。治疗低血容量应该快速输注 0.9% 盐水 10 ~ 20 ml/kg，然后给予 0.9% 盐水和含 40 mmol/L 氯化钾 5% 葡萄糖溶液每天 50 ml/kg 并严密监测血清电解质和血糖。

水肿

在重症监护室的患儿通常会有水肿。可能是由于：

- 水摄入过多，常伴 ADH 增高（由于 CNS 疾病、IPPV 或肺病）
- 毛细血管渗漏（由于组织缺氧、缺血、酸中毒或脓毒症的效应）
- 低蛋白质血症
- 心力衰竭或肾衰竭

几个可能的原因常会出现在一个孩子身上，并且很难判断哪个是最重要的。有 ADH 增高的水肿患儿血清渗透压小于 270 mmol/kg（伴低钠血症）、尿渗透压大于 270 mmol/kg；合适的治疗是限制液体。另一方面，毛细血管渗漏的水肿患儿，限制液体和尝试清除水（利尿、透析）不太可能治愈水肿，还常引起低血容量；事实上，可能需要大量输液（如血和生理盐水）以维持这些孩子的血管内容量——只

表 99.5　儿童体液的构成

体液	Na^+ mmol/L	K^+ mmol/L	Cl^- mmol/L	HCO_3^- mmol/L	其他
胃液	20 ~ 80	10 ~ 20	100 ~ 150	0	H^+ 30 ~ 120
胆汁	140 ~ 160	3 ~ 15	80 ~ 120	15 ~ 30	
胰液	120 ~ 160	5 ~ 15	75 ~ 135	10 ~ 45	基础状态
空肠液	130 ~ 150	5 ~ 10	100 ~ 130	10 ~ 20	
回肠液	50 ~ 150	3 ~ 15	20 ~ 120	30 ~ 50	
腹泻的液体	10 ~ 90	10 ~ 80	10 ~ 110	20 ~ 70	
汗液					
正常	10 ~ 30	3 ~ 10	10 ~ 35	0	
囊性纤维化	50 ~ 130	5 ~ 25	50 ~ 110	0	
烧伤渗出物	140	5	110	20	蛋白质 30 ~ 50 g/L
唾液	10 ~ 25	20 ~ 35	10 ~ 30	2 ~ 10	未刺激的

有当毛细血管损伤消退水肿才会消失。

晶体液或胶体液

有许多关于对重症患者晶体液或胶体液的相对优劣性有异议的问题的综述。一篇被广泛引用的综述结论为，同晶体液相比，白蛋白增加了 6% 的病死率（95% CI，3% ~ 9%）。然而，随后澳大利亚 6997 例成人的大型研究发现使用生理盐水和 4% 白蛋白总体病死率没有明显不同；使用白蛋白的病死率在脓毒症患者低一些、在创伤患者高一些，但是差别在两亚组都未能达到统计学显著性。当前循证医学分析受澳大利亚大规模研究的严重影响，结论为没有证据显示同便宜的治疗方案如盐水相比白蛋白能降低病死率。

很少有研究比较儿童中晶体液和胶体液的使用，几乎全部的证据来自成人的研究。对儿科和新生儿重症监护室使用白蛋白进行回顾。Meta 分析未建议胶体液优于晶体液，且胶体液更昂贵且传播感染的风险很小。在有更多的证据可用之前，常规使用晶体液似乎更明智，给予严重低蛋白质血症（血清白蛋白低于 25 g/L）患儿浓缩白蛋白，除非低蛋白质是由于慢性营养不良，这时白蛋白不应该给予。

胃肠外营养

“维持液”是一个不合宜的医学术语，尤其是用于小儿童的场合——含氯化钠和氯化钾的 5% 葡萄糖溶液提供了维持量的水、钠、钾和氯化物，但是少或不含热卡、蛋白质、微量元素或维生素。举例来说，每天 100 ml/kg 5% 葡萄糖溶液提供了每天 20 cal/kg（每天 84 kJ/kg），这仅是正常婴儿需要量的 20%（更不必说一个热卡需要量增加的儿童）。估计一个成人每天给 3 升 10% 葡萄糖溶液，其能量储备够他活一年，而一个小早产儿靠每天 75 ml/kg 10% 葡萄糖溶液只能活 11 天。

多数在重症监护室的儿童不能从肠道吸收足够的食物，并且他们的营养储备少，所以他们需要胃肠外营养。然而胃肠外营养很难管理

表 99.6 小儿肠胃外营养的大约需要量

	总液体量 每日 ml/kg*	氨基酸 每日 g/kg			葡萄糖 每日 g/kg			脂肪乳 每日 g/kg				总的需要热卡量 （1kcal = 4.2kJ）
		1	2	3+	1	2	3+	1	2	3	4+	
新生儿	100	1.5	2	2	10	10 ~ 15	15 ~ 20	1	2	2	2 ~ 3	100/kg
＜ 10 kg	100	1.5	2	2	10	10	15 ~ 20	1	2	2	2 ~ 3	100/kg
10 ~ 15 kg	90	1	1.5	2	5	10	15	1	1.5	2	2 ~ 3	1000 + ［50/kg ×（体重 – 10 kg）］
15 ~ 20 kg	80	1	1.5	1.5 ~ 2	5	10	10 ~ 15	1	1	1.5	2 ~ 3	1000 + ［50/kg（体重 – 10 kg）］
20 ~ 30 kg	65	1	1	1 ~ 2	5	10	10 ~ 15	1	1	1	1 ~ 2	1500 + ［20/kg（体重 – 20 kg）］
30 ~ 50 kg	50	1	1	1 ~ 2	5	5 ~ 10	10	1	1	1	1 ~ 2	1500 + ［20/kg（体重 – 20 kg）］

* 住院的活泼患儿的热卡需要量

每天每 kcal/kg 需要的液体为 1 ml/kg；需要量的调整，参见表 99.3［每日总的 kcal/kg 换算为每日 g/kg 为（氨基酸 × 4）+（葡萄糖 × 4）+（脂肪乳 × 10）］

并且对婴幼儿很危险——这样的患儿应该尽早到专门的儿科单元。

儿童胃肠外营养氨基酸、葡萄糖和脂肪的通常需要量列在表 99.6 中。药剂室将氨基酸溶液用葡萄糖混合制成"营养液"。标准的营养液每天提供 4 mmol/kg 钠、3 mmol/kg 钾、7.5 mmol 的钙和磷酸盐（新生儿最大量 12 mmol）。标准液也应该含有 4 mmol/L 的镁，每天 0.2 μmol/kg 锰、0.005 μmol/kg 铬，20 μg/L 羟钴胺素，2 mg/L 维生素 K_1，1 mg/L 叶酸以及多种维生素制剂。短期营养不需要提供氟化物、铁或维生素 A、D 和 E，但是儿童多种维生素制剂应该给予长期胃肠外营养的儿童。20% 脂肪乳作为脂肪给予，通过单独的静脉通路或同其他营养液交替。儿童用营养液含高浓度钙、镁和磷，它们不应该用脂肪乳混合，即使用放在套管前的 Y 型连接管。

应用胃肠外营养的儿童，非常重要的是异常的液体缺失（表 99.5）要用合适的溶液补充（除了营养液之外），并且胃肠外营养开始和结束始终要慢。应用胃肠外营养的儿童移除的静脉套管应该立即重置以避免低血糖反跳。任何时候如果营养液很难得到，应该输注相似量的葡萄糖补充（例如，含 40 mmol/L 氯化钠和 20 mmol/L 氯化钾的 20% 葡萄糖溶液）。

接受胃肠外营养的患儿容易发生：

- 高血糖（有糖尿和脱水）
- 低血糖
- 脓毒症
- 伴组织坏死物的液体外渗
- 血小板减少症
- 低蛋白质血症
- 电解质紊乱
- 酸中毒
- 贫血
- 高脂血症
- 尿毒症
- 胆汁淤积性黄疸

表 99.7　儿童胃肠外营养的监测

每日：检查静脉输液的部位，电解质，酸碱平衡，血清三酰甘油（如果三酰甘油大于 2 ~ 2.5 mmol/L，需降低脂肪输注速度）
每周两次：血红蛋白（如果贫血时输血），血小板，蛋白质
每周：肌酐，镁，钙，磷，胆红素，天门冬氨酸转氨酶
每 8 小时检测血糖直到葡萄糖摄入稳定
每 8 小时检测尿糖（如果大于微量，降低葡萄糖的摄入）
经常测体重（如果可能每日测）

频繁、仔细的监测是基本的（表 99.7）。最初监测应该比表 99.7 建议的更频繁，尤其是早产儿。一旦患儿用于胃肠外营养稳定后监测可以不那么频繁。

（奚晶晶 译　杨　钧 校）

参考文献

1. Winters RW (ed) *The Body Fluids in Pediatrics*. Boston: Little Brown; 1973.
2. Finberg L, Kravath RE, Hellerstein S. *Water and Electrolytes in Pediatrics: Physiology, Pathophysiology and Treatment*, 2nd edn. Philadelphia: Saunders; 1993.
3. Greenbaum LA. Pathophysiology of body fluids and fluid therapy. In: Behrman RE, Kliegman RM, Jenson HB (eds) *Nelson: Textbook of Pediatrics*, 3rd edn. Philadelphia: Saunders; 2004: 191–252.
4. Dell KM, Davis ID. Fluid and electrolyte management. In: Martin RJ, Fanaroff AA, Walsh MC (eds) *Fanaroff and Martin's Neonatal–Perinatal Medicine*, 8th edn. Philadelphia: Mosby; 2005: 695–712.
5. Paut O, Lacroix F. Recent developments in the perioperative fluid management for the paediatric patient. *Curr Opin Anaesthesiol* 2006; **19**: 268–77.
6. Holliday MA, Segar WE. The maintenance need for water in parenteral fluid therapy. *Pediatrics* 1957; **19**: 823–32.
7. Talbot FB. Basal metabolism standards for children. *Am J Dis Child* 1938; **55**: 455–9.
8. Bouzarth WF, Shenkin HA. Is 'cerebral hyponatraemia' iatrogenic? *Lancet* 1982; **1**: 1061–62.
9. Sousulski R, Polin RA, Baumgart S. Respiratory water loss and heat balance in intubated infants receiving humidified air. *J Pediatr* 1983; **103**: 307–10.
10. Harrington JT, Cohen JJ. Measurement of urinary electrolytes – indications and limitations. *N Engl J Med* 1975; **293**: 1241–3.
11. Androgué HJ, Madias NE. Hyponatremia. *N Engl J*

Med 2000; **342**: 1581–9.
12. Androgué HJ, Madias NE. Hypernatremia. *N Engl J Med* 2000; **342**: 1493–9.
13. Choong K, Kho ME, Menon K *et al.* Hypotonic versus isotonic saline in hospitalized children: a systematic review. *Arch Dis Child* 2006; **91**: 828–35.
14. Gennari FJ. Hypokalemia. *N Engl J Med* 1998; **339**: 451–8.
15. Taylor D, Durward A. Pouring salt on troubled waters. *Arch Dis Child* 2004; **89**: 411–4.
16. Hoorn EJ, Geary D, Robb M *et al.* Acute hyponatremia related to intravenous fluid administration in hospitalized children: an observational study. *Pediatrics* 2004; **113**: 1279–84.
17. Moritz ML, Ayus JC. Preventing neurological complications from dysnatremias in children. *Pediatr Nephrol* 2005; **20**: 1687–700.
18. Neville KA, Verge CF, Rosenberg AR *et al.* Isotonic is better than hypotonic saline for intravenous rehydration of children with gastroenteritis: a prospective randomized study. *Arch Dis Child* 2006; **91**: 226–32.
19. Mackenzie A, Barnes G, Shann F. Clinical signs of dehydration in children. *Lancet* 1989; **1**: 605–7.
20. Steele A, Gowrishankar M, Abrahamson S *et al.* Postoperative hyponatremia despite near-isotonic saline infusion: a phenomenon of desalination. *Ann Intern Med* 1997; **126**: 20–5.
21. Gerigk M, Gnehm HE, Rascher W. Arginine vasopressin and renin in acutely ill children: implications for fluid therapy. *Acta Paediatr* 1996; **85**: 550–3.
22. Neville KA, Verge CF, O'Meara MW *et al.* High antidiuretic hormone levels and hyponatremia in children with gastroenteritis. *Pediatrics* 2005; **116**: 1401–7.
23. Cunliffe M, Potter F. Four and a fifth and all that. *Br J Anaesth* 2006; **97**: 274–7.
24. Sterns RH, Silver SM. Salt and water: read the package insert. *Q J Med* 2003; **96**: 549–52.
25. Holliday MA, Friedman AL, Segar WE *et al.* Acute hospital-induced hyponatremia in children: a physiological approach. *J Pediatr* 2004; **145**: 584–7.
26. Hatherill M. Rubbing salt in the wound. *Arch Dis Child* 2004; **89**: 414–8.
27. Sanchez-Bayle M, Alonso-Ojembarrena A, Cano-Fernandez J. Intravenous rehydration of children with gastroenteritis: which solution is better? *Arch Dis Child* 2006; **91**: 716.
28. Kinnala A, Rikalainen H, Lapinleimu H *et al.* Cerebral magnetic resonance imaging and ultrasonography findings after neonatal hypoglycemia. *Pediatrics* 1999; **103**: 724–9.
29. de Ferranti S, Gauvreau K, Hickey PR *et al.* Intraoperative hyperglycemia during infant cardiac surgery is not associated with adverse neurodevelopmental outcomes at 1, 4, and 8 years. *Anesthesiology* 2004; **100**: 1345–52.
30. Steiner MJ, De Walt DA, Byerley JS. Is this child dehydrated? *JAMA* 2004; **291**: 2746–54.
31. Spivey WH. Intraosseous infusions. *J Pediatr* 1987; **111**: 639–43.
32. Shann F. Cannulation of superior sagittal sinus. *Lancet* 2002; **359**: 1700.
33. Scheinkestel CD, Tuxen DV, Cade JF *et al.* Fluid management of shock in critically ill patients. *Med J Aust* 1989; **150**: 508–17.
34. Roberts E. Human albumin administration in critically ill patients: systematic review of randomised controlled trials. *BMJ* 1998; **317**: 235–40.
35. The SAFE Study Investigators. A comparison of albumin and saline for fluid resuscitation in the intensive care unit. *N Engl J Med* 2004; **350**: 2247–56.
36. Alderson P, Bunn F, Li Wan Po A *et al.* Human albumin solution for resuscitation and volume expansion in critically ill patients. *Cochrane Database Syst Rev* 2004; Issue 4, Art No CD0001208.
37. Bohn D, Carcillo JA (eds) The use of albumin in pediatric and neonatal critical care. *Pediatr Crit Care Med* 2001; **2**(Suppl 1): S1–S39.
38. Uhing MR. The albumin controversy. *Clin Perinatol* 2004; **31**: 475–88.
39. World Health Organization. *Management of the Child with a Serious Infection or Severe Malnutrition.* WHO/FCH/CAH/00.1. Geneva: WHO; 2000.
40. Baker RD, Baker SS, Davis AM. *Pediatric Parenteral Nutrition.* New York: Aspen; 1997.
41. Shulman RJ, Phillips S. Parenteral nutrition in infants and children. *J Pediatr Gastroenterol Nutr* 2003; **36**: 587–607.
42. Poindexter BB, Leitch CA, Denne SC. Parenteral nutrition. In: Martin RJ, Fanaroff AA, Walsh MC (eds) *Fanaroff and Martin's Neonatal–Perinatal Medicine*, 8th edn. Philadelphia: Mosby; 2005: 679–93.
43. Heird WC, Driscoll JM, Schullinger JN *et al.* Intravenous alimentation in pediatric patients. *J Pediatr* 1972; **80**: 351–72.

第 100 章

儿童的镇静镇痛

Geoff Knight

所有儿童包括早产儿都会感知并记住疼痛和不适。因此在处理所有重症患儿时应该优先准备足够的镇痛和镇静。

适应证和益处

儿科重症监护室的疼痛可能是手术来源的或由于潜在的疾病或操作（如中心静脉置管、腰穿和拔除引流）。让患儿耐受气管插管和机械通气，镇静常常是必要的。为了让患儿在明亮嘈杂的环境中睡着镇静也是必要的。因为幼儿在检查如超声心动图或 CT 扫描时不太可能合作，镇静通常是必要的以避免过多的活动。

除了它的益处之外，镇静镇痛能抑制伤害刺激引起的不利的生理学反应。镇痛抑制了明显的术后应激反应，显著改善了术后患病率和病死率。

评估

适当的缓解疼痛和镇静依赖于不舒适程度的精确评估。在还没有语言能力、发育迟缓、插管和（或）麻痹或只是不配合的重症患儿尤其困难。全面的评估需要仔细而频繁的考虑许多因素。这些包括伤害性刺激的本身、生理参数的变化（如心率和血压）和主观线索的解释（如面部表情和姿势）。家长的解释是可信的，应该包含在全面评价中。

应该使用疼痛和镇静评估的工具。新生儿和婴儿的评估尤其困难，验证评估工具包括早产儿疼痛分析（PIPP）和 CRIES 评分在这组患者是有用的客观的疼痛评估措施。疼痛多维评估评分（MAPS）是最近确认的评估没有语言能力的患儿术后疼痛的工具。已制定的工具，如面部、腿、活动、哭喊和可安慰性（FLACC）评分，已经修改以提高有认知损伤的儿童的疼痛评估。舒适和修订的舒适“行为”测评用于观察者对 1 ~ 3 岁儿童镇静评分的确认。自我报告测量评分可以用于年长儿童但是这需要一定程度的患儿配合。

处理起来最具挑战性的患儿组是那些肌肉麻痹的。双频谱指数（BIS）作为一种客观方法以提高有限的可以提供解释的临床参数而被关注。儿科重症监护室环境下的有效性研究是有限的，强调了当前评估麻痹患儿镇静的方法很可能不准确。一般而言麻痹患儿镇静过量比镇静不足的错误好一些。

处理路径

不舒适、紧张和疼痛的处理应该是多面性的。近期发布的英国儿科重症协会的意见指南提出对评估和处理策略的证据的详细的分析。

不论何时只要合理，处理可以并且应该开始在患儿入住监护室之前。监护室应该附有有关事先计划的操作或手术和预期的术后病程的清楚的合适年龄的解释。家长的出现在这期间和其他重要时刻对于缓解焦虑和恐惧也很重要。患儿住院期间都应该密切注意潜在的使人痛苦的生理因素，如饥饿和尿潴留。除了这些支持性措施之外，多数患儿需要镇痛或镇静的药物。

镇静镇痛应该根据患儿的特殊要求作出调整。连续评估和频繁调整治疗及其重要，使得随时达到理想的镇静水平和适当的镇痛。这需要医生和护理团队清楚地理解处理的目的和使用药物的药理学。疼痛的缓解应该通过镇痛剂完成，当患者第一需要是缓解疼痛时应该注意避免镇静药物过量（表 100.1）。当重点放在最佳舒适状态时，应该考虑将副反应减少到最小。单药有效但是常联合用药，并且联合给药途径（如 i.v./ 口服，i.v./ 硬膜外）非常有用、避免了单一药物大剂量的副反应。同安眠药为基础的策略相比，近期的趋势朝向镇痛基础的镇静，作为处理呼吸机通气成人患者的方法显示出益处。

表 100.1　镇静镇痛药物的单剂量和输注速度

药物	首剂	输注速度
吗啡	0.1 ～ 0.2 mg/kg，i.v.	10 ~ 40 μg/(kg · h)
芬太尼	1 ~ 2 μg/kg，i.v.	1 ~ 10 μg/(kg · h)
瑞芬太尼	0.1 ～ 0.5 μg/kg，i.v.	0.1 ~ 0.5μg/(kg · min)
咪达唑仑	0.1 ～ 0.2 mg/kg，i.v.，0.5 mg/kg（口服）	50 ~ 200 μg/(kg · min)
氯胺酮	1 ~ 2 mg/kg，i.v.	10 ~ 20 μg/(kg · min)（镇静）4 μg/(kg · min)（镇痛）
丙泊酚	1 ~ 3 mg/kg，i.v.	< 4 mg/(kg · h)（短效）
可乐定	1 ~ 2 μg/kg，i.v.，4 μg/kg（口服）	0.1 ~ 2 μg/(kg · h)
右美托咪定	0.5 ～ 1 μg/kg，i.v.	0.2 ~ 1.0 μg/(kg · h)

一些药物的输注速度是每分钟，另一些是每小时

儿科药理学考虑

应该考虑到儿童和成人药物管理的不同点。药物分布、药物代谢速度和相关的器官血流在儿童中不同，特别是小婴儿。这些不同点会导致自由药物的高浓度和分布容量不同。同成人相比新生儿身体总水量、细胞外液、血容量和心输出量相对多，而体脂明显少。他们的血脑屏障不是很有效，允许一些药物进入大脑。混合功能的氧化酶在 6 个月之前很快发育成熟到成人水平，乙酰化作用和葡萄苷酸化机制在 3 个月之前发育成熟。在近新生儿期肾血流和肾小球滤过率很低。然而在生后第 2 ～ 3 天两者都显著增加，在 5 个月之前达到成人水平。肾小管分泌功能在 6 个月之前达到成人水平。因此大体上药物的代谢和清除在 6 个月之前相对成熟，但是当处理新生儿和小婴儿时需要十分小心。

非阿片类药物

咪达唑仑

咪达唑仑是水溶性的，作用能快速起效。在肝代谢，在 6 个月之前是和成人相当的。标准的静脉镇静剂量是 0.1 ～ 0.2 mg/kg，并且在不舒服的操作如超声心动图和心脏复律时有效。口服（0.5 mg/kg）也有效，尽管镇静作用开始延迟 15 分钟。鼻腔黏膜给药（0.2 mg/kg）在没有建立静脉通路和口服给药不合适的患儿十分有用。尽管咪达唑仑作为单一镇静药用于通气患儿有效，在幼儿（1 ～ 4 岁）通常需要大剂量并且经常加用别的药物。每小时 50 ～ 200 μg/kg，联合应用阿片类药物（吗啡每小时 10 ～ 40 μg/kg）在机械通气时通常有效。剂量相关的呼吸抑制会发生，低血压在低血容量和那些心肌功能降低的患儿比较明显。在持续输注时药物蓄积会发生，特别是小婴儿（6 个月以下）和肝功能障碍的患儿。在新生儿重症监护室使用咪达唑仑是有争议的，因为考虑到它作为新生儿长期镇静药物的安全性和有效性。

氯胺酮

氯胺酮是具有镇静、镇痛和遗忘性质的离解的麻醉剂。通过微粒体酶类发生生物转化。新生儿很少代谢，清除少，消除半衰期婴儿长于大儿童及成人。早产儿在有意识的 51 周龄之前氯胺酮的有效性是有限的，因为增加了麻醉后窒息的风险。初始剂量 1 ～ 2 mg/kg 通常足够引起深度镇静。对心血管的干扰很小，所以氯胺酮作为哮喘持续状态以及血流动力学不稳定如填塞患者的诱导药物特别有用。通气患儿的长期镇静通过持续输注每分钟 10 ～ 15 μg/kg 完成，每分钟 4 μg/kg 输注能达到镇痛作用。伴随使用止涎剂如格隆溴铵帮助控制常见的气道分泌物增加。常见于成人的不良的紧急现象在儿童通常很少发生。传统的方法同时给予苯二氮䓬类以减少这些效应，有很小的可论证的益处。

丙泊酚

丙泊酚是快速作用的安眠剂，广泛用于儿童麻醉和监护室短程和长程镇静。尽管它没有镇痛作用，半衰期短使得它成为有吸引力的镇静药物。半衰期随年龄减少，很可能是由于代谢能力的发展和肝血流增加。镇静能在自主呼吸患者完成，诱导剂量为 1 mg/kg，随后间断给予小剂量每小时 2 ～ 3 mg/kg 能使通气患儿有满意的镇静效果。然而，在 PICU 中应用丙泊酚镇静应该很小心，因为报道的大剂量（每小时 > 4 mg/kg）、长时间（> 29 小时）输注与包括代谢性酸中毒、脂血、心衰、心律失常和死亡组成的临床综合征（丙泊酚输注综合征）有关系。这个综合征的发病机制仍不清楚，尽管已经假定线粒体功能紊乱引起肝脂肪管理混乱。脂血可能是出现问题的早期指示，并且早期血液透析的成功应用是唯一治疗方法。有充分的关切在 PICU 中限制稳定通气患儿短时间镇静时丙泊酚的使用。在出现休克、低氧血症或急性肝功能障碍，或长时间大剂量镇静不推荐使用丙泊酚。应该注意药品厂家反对重症监护儿童镇静使用丙泊酚。

硫喷妥钠

硫喷妥钠在重症患儿中作为麻醉诱导剂很有用，尽管它的低血压反应限制它在休克患儿中的使用。标准剂量是 5 mg/kg，当有低血压风险时应该减量到 2 ～ 3 mg/kg。硫喷妥钠在处理难治的癫痫持续状态很有用，在颅内压升高的困难病例中有作用。在这种病例中，持续输注给药（每小时 1 ～ 5 mg/kg）。蓄积会引起镇静延长。

水合氯醛

水合氯醛是有效的口服催眠镇静药物，无镇痛作用。催眠剂量是 50 mg/kg，适当的镇静可以通过低一些的剂量达到。在一些患儿中胃刺激是一个问题。中毒剂量引起呼吸和心肌收缩力受抑制。不管作用延缓发生的缺点，水合氯醛在操作前给药有用，或者作为通气患儿追加的镇静剂并能诱导夜间睡眠。警惕注意，有证据显示水合氯醛不适合用于急性哮鸣婴儿。

可乐定和右美托咪定

可乐定是 α_2- 肾上腺素能受体激动剂，有显著的神经、神经内分泌和心血管作用，引起镇静、镇痛和减少交感释放。口服给药后快速吸收，半衰期 9 ～ 12 小时。通过肝肾代谢，大约 50% 以原型经尿液排泄。单次口服剂量（4 μg/kg）能提供中等程度疼痛手术的术前镇静和术后镇痛。静脉输注（每小时 0.1 ～ 2 μg/kg）联合咪达唑仑（每小时 50 μg/kg）在通气患儿能起到有效镇静作用而无血流动力学紊乱。可乐定在处理严重创伤性脑损伤后的自主神经爆发和处理阿片戒断也有作用。

右美托咪定是选择性 α_2- 激动剂，有许多可乐定的特性、很少引起呼吸抑制。在肝代谢，成人清除半衰期为 2 小时。能提供术后通气和自主呼吸的成人患者满意的镇静和镇痛作用，有极轻的呼吸或血流动力学紊乱。输注后达到的呼吸稳定有助于以前由于躁动而失败的患者的成功气管插管。厂家认可并推荐成人患者镇静使用最长为 24 小时。儿童群体的研究是有限的。首剂 0.5 ~ 1 μg/kg 随后每小时 0.5 ~ 1 μg/kg 输注能为无创操作提供足够的镇静。首剂 1 μg/kg 随后每小时 0.1 ~ 2 μg/kg，联合阿片类或苯二氮䓬类，显示提高了患者的舒适感并无显著的呼吸抑制。与可乐定一样，在持续输注时有心动过缓发生。

阿片类镇痛药

吗啡

吗啡经常用于提供镇痛作用，并作为机械通气患儿镇静治疗的一部分。新生儿期药动学已证明有明显的变异，但是 1 个月以后的婴儿能有效地清除吗啡所以呼吸抑制作用不应该比成人更易感。清除率和半衰期（2 小时）在 6 个月之前达到成人水平。活性代谢产物经肾排出，因此在肾衰竭时会蓄积。标准的静脉给药剂量是 0.1 ~ 0.2 mg/kg，输注速率是每小时 20 ~ 40 μg/kg 用于有自主呼吸患者术后安全地缓解疼痛。仔细地进行剂量和效力的滴定，可以以较高速率给药，特别是那些机械通气的患儿。患者可控制的镇痛装置在有或无背景量输注时输注固定剂量的阿片类药物，能成功地用于大多数学龄儿童，偶尔在监护室是合适的。特别是鼻痒的组胺释放的不良反应，要求变换阿片类用药，而芬太尼是替换药物。

芬太尼和阿芬太尼

芬太尼在确定的情况下由于它的快速起效及全身和肺血流动力学稳定，在理论上有优于吗啡的优点。单剂量效应的终止是通过再分布。同成人相比，新生儿和婴儿清除更快，在持续输注时不随时间改变。然而长时间输注后，未改变的芬太尼从周边隔室回到循环池，导致最终清除半衰期延长大约为 21 小时。疼痛操作时的有效剂量是 1 ~ 2 μg/kg。在肺血管系统不稳定的患者芬太尼是有用的麻醉药物，因为刺激时肺血管阻力变化平滑。但是它不能预防低氧血症引起的肺血管压力增高。新生儿机械通气时以每小时 1 ~ 5 μg/kg 输注能有效镇静；大一些儿童的麻醉需要每小时 1 ~ 10 μg/kg。注意在新生儿和大一些的儿童，容许量能发展很快。芬太尼作用时间短使得它适合于硬膜外方法。

阿芬太尼由于它作用时间更短，用于非常短时间的操作时的麻醉或镇静具有优点。

瑞芬太尼

瑞芬太尼是具有强效镇痛特性的合成类阿片类药物，作用快速起效，在最初的再分布后，短半衰期大约 8 分钟。通过非特异性酯酶类代谢，因此相对不依赖于肾和肝机制。作用时间短、全身麻醉后快速苏醒，因此促进拔管或评估患者的神经状态。术后的疼痛需要选择一种镇痛方法处理，并且阿片类药物应该在停止瑞芬太尼之前给药。

每分钟 0.1 ~ 0.5 μg/kg 输注在机械通气的成人患者能产生满意的镇痛和镇静作用，并且有证据显示同标准的镇静方案比较瑞芬太尼组机械通气时间更短、脱机更快。尽管瑞芬太尼广泛用于儿童的麻醉但是监护室儿童使用的可用的数据很少。瑞芬太尼不复杂并成功用于早产儿麻醉诱导和机械通气的镇静已有描述。因为代谢相对不依赖于肾和肝机制，瑞芬太尼被考虑用于那些没有持续疼痛的肝和（或）肾功能受损的患者以及需要快速终止镇静的患者。

扑热息痛和非甾体抗炎药

作为镇痛方案的补充，在没有禁忌证的情况下，应该考虑扑热息痛（对乙酰氨基酚）或非甾体抗炎药（NSAID）。

扑热息痛用于轻度到中度疼痛，并且是严重疼痛时阿片类药物的有效补充。尽管肠内制剂有用，但吸收不稳定。静脉制剂 Perfalgan 在重症监护室非常有用，并且显示减少了成人外科矫形术后阿片类药物的需要量、很少有不良反应。儿童和新生儿的数据是有限的。推荐的初始静脉剂量为 15 mg/kg（30 mg/kg 口服或直肠给药），每天的静脉总量应该限制为 60

mg/kg（90 mg/kg 口服）。静脉小剂量（7.5 mg/kg 每 6 小时）推荐用于新生儿。扑热息痛的禁忌证包括肝功能障碍，并且应该注意避免所有儿童的肝损害。

NSAID 也应该考虑为镇痛的补充。然而应该注意关于出血的风险，特别是术后期间和高度应激的患者胃出血更可能发生。酮咯酸（0.6 mg/kg）可以静脉给药，并且当手术后不适宜肠内给药时可能能降低阿片类药物的需要量。

吸入药物

氧化亚氮

氧化亚氮是一种强效镇痛剂。用于监护室短时间的疼痛操作如拔出外科的引流管。用氧气混合的 50% 的氧化亚氮提供给清醒合作患者镇痛。重复或持续使用是不适合的，因为它的毒性，并且幼儿的应用可能会引起患儿的痛苦因为需要使用面罩。

异氟醚

异氟醚曾用于监护室中成人的长时间镇静。因为清除不依赖于肝和肾机制，所以理论上在多数重症患者中有优点。然而异氟醚镇静和神经异常的相关性在儿童中曾有报道。尽管这些异常是可逆的，但仍是一个重要的临床问题，使得这项技术是不适合的。

戒药或脱瘾综合征

阿片类药物戒断是一个公认的问题，症状包括喂养困难、颤抖、兴奋。睡眠差、心动过速、腹泻、大汗、肌张力增高、张力障碍体态和癫痫发作。显著地发生于长时间大剂量输注。输注芬太尼后的戒断风险与输注的时间和总剂量有关。输注超过 5 天或者总剂量＞ 1.5 mg/kg 与高于 50% 的发生率有关。

苯二氮䓬类戒断（兴奋、焦虑、大汗、颤抖）也可以见到，输注咪达唑仑后的风险与总剂量＞ 60 mg/kg 相关。有高风险的患者停止输注时要仔细留心使戒断症状最小化。长时间的药理学处理偶尔需要，正在戒断的患者给药时最好管理。美沙酮、苯二氮䓬类和可乐定可以通过静脉、口服和皮下途径给药。最近的证据建议短程（5 天）阿片类药物戒断程序很成功。尽管戒断是一个严重的问题，但是因为害怕发展为药物依赖也不应该拒绝充足的镇静或镇痛。

局部麻醉

局部麻醉能产生有效的镇痛作用而无全身反应，因此在多数患者尤其是术后患者有显著的优点。在监护室，它能够作为单一方法提供镇痛或者联合静脉药物。中毒的风险是与剂量和依赖于局部血流的吸收速度相关的。酰胺类局麻药（利多卡因、布比卡因）的代谢是通过细胞色素 P-450 系统，并且半衰期在小于 6 个月的婴儿长一些。非结合的药物不会产生镇痛作用但是有潜在的毒性，因为婴儿具有低水平的结合蛋白质——α- 糖蛋白。所以婴儿期局麻药的使用要仔细评估和密切监测。

恩纳（利丙双卡因乳膏）

恩纳（EMLA）是利丙双卡因乳剂，能有效地减少与皮下操作相关的疼痛。需要预先 60 分钟用于皮肤，所以不适于紧急操作。丙胺卡因成分的全身吸收和随后的正铁血红蛋白血症会发生。新生儿由于正铁血红蛋白还原酶相对不足而特别危险，EMLA 在这组患者中应用要慎重。

局部浸润

一些疼痛性操作最理想的镇痛应用谨慎的局部浸润和小量镇静是合理的，尤其是大一些的儿童。应该监测浸润性局麻药的总剂量并且不要超过最大量。利多卡因的总剂量不应该超过 4 mg/kg（如果合用肾上腺素，不超过 7 mg/kg）。

神经阻滞

股神经阻滞是一项简单的技术，在股骨干骨折病例能产生有效的镇痛作用。单次注射大约 3 小时有效，长时间的镇痛可以通过放置在股神经附近的导管以每小时 0.2 ~ 0.3 ml/kg 持续输注布比卡因（0.125%）完成。因为这项技术降低了阿片类药物的需要量，所以对于同时有头部损伤的创伤患者特别有用。

肋间神经阻滞用于儿童开胸和肝移植术后。单次剂量的 0.125% 布比卡因能产生 8 个小时的镇痛作用。剂量应该小心地限制，因为区域内相对的高血流量增加了中毒的风险。通过肋间导管持续输注能使疼痛缓解。在 PICU 需要仔细的监测，特别是关于最大剂量。这项技术有气胸的风险，所以当同时有肺部疾病时应该避免应用。

硬膜外麻醉

骶尾、腰椎和胸椎硬膜外麻醉能有效控制儿童术后疼痛。操作应该由能熟练操作、明晰风险和好处的医生进行。报导并发症的发生率为 1.5 /1 000，最常见穿破硬脑膜和血管内注射。其他的风险包括脊髓损伤、硬膜外感染和过度的运动神经阻滞。6 个月以下婴儿具有最高的风险，因为他们的身体小以及代谢功能不成熟。

多数硬膜外导管在手术室插入，对大多数患儿必须进行全身麻醉。随后需要 PICU 的护理，因为手术本身（如开胸术、肝移植）或因为患者潜在的因素（如神经性障碍、病态肥胖、年龄）。硬膜外麻醉一直用于儿童心脏手术，但没有明显证据表明它优于传统的术后镇痛。在 PICU 开始硬膜外麻醉的详细的适应证包括恰当分布的烧伤（如腹部和下肢）和伴肋骨骨折的胸部钝器伤。禁忌证包括休克、低血容量、脑膜炎、凝血病和局部皮肤感染。

布比卡因是最常用的局麻药。单次剂量不应该超过 2.5 mg/kg，最大输注速率为每小时 0.4 mg/kg（婴儿每小时 0.2 mg/kg）。可以合用阿片类药物（吗啡和芬太尼）、有协同作用，所以局麻药的用量可以减少。硬膜外给予阿片类药物会引起镇静和呼吸抑制。

（奚晶晶译　杨　钧校）

参考文献

1. Anand KJS, Hickey PR. Pain in the foetus and neonate. *N Engl J Med* 1987; **317**: 1321–9.
2. Anand KJS, Ward-Platt MP. Neonatal and paediatric responses to anaesthesia and operation. *Int Anesthesiol Clin* 1988; **26**: 218–25.
3. Anand KJS, Hickey PR. Halothane-morphine compared with high dose sufentanil for anaesthesia and postoperative analgesia in neonatal cardiac surgery. *N Engl J Med* 1992; **326**: 1–19.
4. Hickey P, Hansen DD, Wessell DL *et al.* Blunting of stress response in the pulmonary vasculature of infants by fentanil. *Anesth Analg* 1985; **64**: 1137–42.
5. McNair C, Ballantyne M, Dionne K *et al.* Postoperative pain assessment in the neonatal intensive care unit. *Arch Dis Child Fetal Neonatal Ed* 2004; **89**: F53–541.
6. Ramelet AS, Rees N, McDonald *et al.* Development and preliminary psychometric testing of the Multidimensional Assessment of Pain Scale: MAPS. *Paediatr Anaesth* 2007; **17**: 333–40.
7. Malviya S, Voepel-Lewis T, Burke C *et al.* The revised FLACC observational pain tool: improved reliability and validity for pain assessment in children with cognitive impairment. *Paediatr Anaesth* 2006; **16**: 258–65.
8. Ista E, van Dijk M, Tibboel D *et al.* Assessment of sedation in pediatric intensive care patients can be improved by using the COMFORT 'behavior' scale. *Pediatr Crit Care Med* 2005; **6**: 58–63.
9. Aneja R, Heard AM, Fletcher JE *et al.* Sedation monitoring of children by the Bispectral Index in the paediatric intensive care unit. *Pediatr Crit Care Med* 2003; **4**: 60–4.
10. Playfor S, Jenkins I, Boyles C *et al.* Consensus guidelines on sedation and analgesia in critically ill children. *Intensive Care Med* 2006; **32**: 1125–36.
11. Park G, Lane M, Rogers S *et al.* A comparison of hypnotic and analgesic based sedation in a general intensive care unit. *Br J Anaesth* 2007; **98**: 76–82.
12. Gast-Bakker DH, ven der Werff SD, Sibarani-Ponsen R *et al.* Age is of influence on midazolam requirements in a paediatric intensive care unit. *Acta Paediatr* 2007; **96**: 414–7.
13. Ng E, Taddio A, Ohisson A. Intravenous midazolam infusion for sedation of infants in the neonatal intensive care unit. *Cochrane Database Syst Rev* 2003; CD002052.
14. Chang T, Glazko T. Biotransformation and metabolism of ketamine. *Int Anesthesiol Clin* 1974; **12**: 157–77.
15. Sherwin TS, Green SM, Khan A *et al.* Does adjunctive midazolam reduce recovery agitation after ketamine sedation for pediatric procedures? A randomised, double blind, placebo controlled trial. *Ann Emerg Med* 2000; **35**: 229–38.
16. Playfor SD, Venketash K. Current patterns of propofol use in the United Kingdom and North America. *Paediatr Anaesth* 2004; **14**: 501–4.
17. Festa M, Bowra J, Schell D. Use of propofol in Austra-

lian and New Zealand paediatric intensive care units. *Anaesth Intensive Care* 2002; **30**: 786–93.
18. Jones RDM, Chan K, Andrew LJ. Pharmacokinetics of propofol in children. *Br J Anaesth* 1990; **65**: 661–7.
19. Cornfield DN, Tegtmeyer K, Nelson MD *et al.* Continuous propofol infusion in 142 critically ill children. *Pediatrics* 2002; **110**: 1177–81.
20. Bray RJ. Propofol infusion syndrome in children. *Paediatr Anaesth* 1998; **8**: 491–9.
21. Ahlen K, Buckley CJ, Goodale DB *et al.* The 'propofol infusion syndrome': the facts, their interpretation and implications for care. *Eur J Anaesthesiol* 2006; **23**: 990–8.
22. Cray SH, Robinson BH, Cox PN. Lactic acidaemia and bradyarrhythmia in a child sedated with propofol. *Crit Care Med* 1998; **26**: 2087–92.
23. Mallol J, Sly PD. Effect of chloral hydrate on arterial oxygen saturation in wheezy infants. *Pediatr Pulmonol* 1988; **5**: 96–9.
24. Reimer EJ, Dunn GS, Montgomery CJ *et al.* The effectiveness of clonidine as an analgesic in paediatric adenotonsillectomy. *Can J Anaesth* 1998; **45**: 1162–7.
25. Ambrose C, Sale S, Howells R *et al.* Intravenous clonidine infusion in critically ill children: dose dependent sedative effects and cardiovascular stability. *Br J Anaesth* 2000; **84**: 794–6.
26. Siobal MS, Kallet RH, Kivett VA *et al.* Use of dexmedetomidine to facilitate extubation in surgical intensive care unit patients who failed previous weaning attempts following prolonged mechanical ventilation: a pilot study. *Respir Care* 2006; **51**: 492–6.
27. Berkenbosch JW, Wankum PC, Tobias JD. Prospective evaluation of dexmedetomidine for non-invasive procedural sedation in children. *Pediatr Crit Care Med* 2005; **6**: 435–9.
28. Walker J, Maccallum M, Fischer C *et al.* Sedation using dexmedetomidine in pediatric burn patients. *J Burn Care Res* 2006; **27**: 206–10.
29. Chrystosomou C, Di Filippo S, Manrique AM *et al.* Use of dexmedetomidine in children after cardiac and thoracic surgery. *Pediatr Crit Care* 2006; **7**: 126–31.
30. McRori TI, Lynn AM, Nespecca MK *et al.* The maturation of morphine clearance and metabolism. *Am J Dis Child* 1992; **146**: 972–6.
31. Katz R, Kelly WH. Pharmacokinetics of continuous infusions of fentanyl in critically ill children. *Crit Care Med* 1993; **21**: 995–1000.
32. Vacanti JP, Crone PK, Murphy JP *et al.* The pulmonary haemodynamic response to perioperative anaesthesia in the treatment of high-risk infants with congenital diaphragmatic hernia. *J Pediatr Surg* 1984; **19**: 672–9.
33. Arnold JH, Truog RD, Scavone JM *et al.* Changes in the pharmacodynamic response to fentanyl in neonates during continuous infusion. *J Pediatr* 1991; **119**: 639–43.
34. Friesen RH, Veit AS, Archibald DJ *et al.* A comparison of remifentanil and fentanyl for fast track paediatric cardiac anaesthesia. *Paediatr Anaesth* 2003; **13**: 122–5.
35. Breen D, Karabinis A, Malbrain M *et al.* Decreased duration of mechanical ventilation when comparing analgesia based sedation using remifentanil with standard hypnotic-based sedation for up to 10 days in intensive care unit patients: a randomised trial. *Crit Care* 2005; **9**: R200–10.
36. Pereira E, Silva Y, Gomez RS *et al.* Remifentanil for sedation and analgesia in a pre-term neonate with respiratory distress syndrome. *Paediatr Anaesth* 2005; **15**: 993–6.
37. Sinatra RS, Jahr JS, Reynolds LW *et al.* Efficacy and safety of single and repeated administration of 1 gram intravenous acetaminophen injection (paracetamol) for pain management after major orthopedic surgery. *Anesthesiology* 2005; **102**: 822–31.
38. Kelsall AWR, Ross-Russell R, Herrick MJ. Reversible neurological dysfunction following isoflurane sedation in pediatric intensive care. *Crit Care Med* 1994; **22**: 1032–4.
39. Katz R, Kelly WH, Hsi A. Prospective study on the occurrence of withdrawal in critically ill children who receive fentanyl by continuous infusion. *Crit Care Med* 1994; **22**: 763–7.
40. Fonsmark L, Rasmussen YH, Carl P. Occurrence of withdrawal in critically ill sedated children. *Crit Care Med* 1999; **27**: 196–9.
41. Tobias JD. Tolerance, withdrawal and physical dependency after long-term sedation and analgesia of children in the paediatric intensive care unit. *Crit Care Med* 2000; **28**: 2122–32.
42. Berens RJ, Meyer MT, Mikhailov TA *et al.* A prospective evaluation of opioid weaning in opioid-dependent pediatric critical care patients. *Pediatr Anaesth* 2006; **102**: 1045–50.
43. Wilder RT. Local anesthetics for the pediatric patient. *Pediatr Clin North Am* 2000; **47**: 545–58.
44. Sims C. Thickly and thinly applied lignocaine–prilocaine cream prior to venepuncture in children. *Anaesth Intensive Care* 1991; **19**: 343–5.
45. Johnson CM. Continuous femoral nerve blockade for analgesia in children with femoral nerve fractures. *Anaesth Intensive Care* 1994; **22**: 281–3.
46. Shelly MP, Park GR. Intercostal nerve blockade for children. *Anaesthesia* 1987; **42**: 541–5.
47. Dalens B. Lumbar epidural anaesthesia. In: Dalens B (ed) Regional Anesthesia in Infants, Children and Adolescents. Baltimore: Williams and Wilkins; 1995: 207–48.
48. Dalens B, Khandwala R. Thoracic and cervical epidural anesthesia. In: Dalens B (ed) *Regional Anesthesia in Infants, Children and Adolescents*. Baltimore: Williams and Wilkins; 1995: 249–60.
49. Giaufre E, Dalens B, Gombert A. Epidemiology and morbidity of regional anaesthesia in children: a one year survey of the French-language Society of Pediatric Anesthesiologists. *Anesth Analg* 1996; **83**: 897–900.
50. Biche T, Roue JC, Schlegel S *et al.* Epidural sufentanil during paediatric cardiac surgery: effects on metabolic response and post-operative outcome. *Paediatr Anaesth* 2000; **10**: 609–17.

第 101 章

儿童休克和心脏疾病

Robert D Henning

多数儿童休克由低血容量或脓毒症所导致（表 101.1）。其病因、临床过程、治疗和并发症同成人有所不同：中毒性痢疾和先天畸形（心血管系统）是常见原因，而腹腔感染致脓毒症、胰腺炎和血管梗死性疾病少见。

以下因素影响着儿童休克的流行病学特点：

体液相对较少

由于儿童体液数量相对较少，少量的失血、痢疾致体液丢失或血管外渗漏均意味着血液或细胞外体液（ECF）容量的大量丢失导致休克（表 101.2）。

婴幼儿的免疫系统尚未成熟[2]

婴幼儿的先天宿主防御系统不成熟：其皮肤、呼吸道和消化道黏膜屏障尚不完善，容易被细菌和其毒素侵入。而且整个儿童时期机体分泌产生 IgA 均处在低水平。以下因素使得儿童发生菌血症的易感性增加：

- 低 IgM 和 IgG 水平
- 中性粒细胞黏附，移动和活化能力不足，合并低补体水平（特别是 C3、C9 和 B 因子）
- 单核细胞产生细胞因子少

学龄前儿童对细菌荚膜抗原（如肺炎链球菌、脑膜炎双球菌、嗜血杆菌）仍处于低反应性。低 IgG 浓度、免疫系统发育不成熟、NK 细胞活性不足使得儿童容易被病毒感染，特别是新生儿易患严重的单纯疱疹病毒感染[3]。

特别是对于免疫系统发育不完全的儿童，细胞因子产生不足可能改变其休克的临床特点和病程。这包括了：导致发热的进展、导致多数 T 细胞功能低下、细胞毒性和 B 细胞分化的增殖[4]。

微生物学

新生儿脓毒症性休克致病菌常为金黄色葡萄球菌、B 组溶血性链球菌、肠杆菌、单核细胞增多性利斯特菌或单纯疱疹病毒。

之后整个儿童期，肺炎链球菌、脑膜炎球菌、流感嗜血杆菌、葡萄球菌和肠杆菌是主要的脓毒症性休克致病菌。尽管儿童通过获得免疫使得几乎消灭了 b 型流感嗜血杆菌及 C 群脑膜炎球菌所致的严重脓毒症，但无免疫儿童中仍有病例出现。而且其他血清型同类病原菌所致的脓毒症在获得免疫儿童中也可见到。

在免疫缺陷儿童，葡萄球菌、肠杆菌、假单胞菌、白色念珠菌、真菌和病毒，如巨细胞病毒和水痘病毒，常常导致脓毒症性休克。

严重的先天畸形

具有先天性心脏、肺或神经系统疾病，复杂的先天性畸形，先天性代谢缺陷或遗传性免疫缺陷综合征的儿童易于出现心源性、低血容量性或脓毒症性休克，特别是在出生后的第 2 ～ 3 年。

表 101.1 儿童低血容量性休克病因

出血
明显的出血（体外出血或流入消化道）
隐匿的出血（皮下、颅内、躯干内或四肢）
水电解质丢失
肠道
肾
皮肤
血浆丢失（毛细血管渗漏）
脱水（绝对或相对丢失）

表 101.2 儿童体液组成（ml/kg）[1]

	总体液	细胞外液	细胞内液	血液
分娩前	800	550	300	95
出生	750	450	300	85
1 岁	700	350	350	80
5 岁	650	250	400	75
成人	600	200	400	70

儿童重症脓毒症的其他易患因素

这些易患因素包括：

- 肿瘤和其化学疗法
- 器官移植（特别是骨髓移植）
- 多发伤
- 烧伤
- 长时间 PICU 滞留
- 包括深静脉置管在内的侵入性诊疗手段的使用

病理生理学

休克的病理生理学特点在第 11 章有详细描述，应该同本章内容结合阅读。以下阐述的儿童生理特点影响着其对病理损伤的反应性特点。

心血管系统发育尚不成熟

心肌收缩力储备不足

同成人相比，儿童发育不全的心肌组织所含疏松结缔组织更多，而每克心肌组织所含肌小节却不足；心肌细胞肌原纤维及心肌层心肌细胞的平行排列程度也不如成人；连接心肌细胞收缩偶联的结合蛋白纤维排列更为无序；肌浆网钙的摄取、储存和释放效率低以及细胞膜 Na/Ca 交换泵密度更高意味着刺激兴奋 - 收缩偶联更多地依赖于 Ca^{++} 细胞外液浓度和跨膜 Ca^{++} 通道。

舒张期心肌顺应性低于成人

- 肌浆网摄取和储存钙离子能力不足，肌钙蛋白 I 和 β- 肌球蛋白多于 α- 肌球蛋白均导致心室舒张期延长，顺应性下降。
- 心肌胶原含量高，心肌细胞骨架和间质发育不全进一步降低儿童心室壁舒张的顺应性。
- 同成人相比，无论左或右心室舒张末期容积的增加可导致相对另一心室顺应性的下降：当右心室后负荷急剧增加，使其舒张末期容积增加，将明显影响左心室的充盈和射血效率。

对低氧血症耐受性更强

尽管儿童每克心肌组织所含线粒体数量少，氧化能力低，但是其心肌组织单位氧耗少，具备更多的糖原储备及无氧糖酵解能力，因而其耐缺氧能力更强[7]。葡萄糖是心肌细胞的主要能量供给（尤其是在大龄儿童比长链的脂肪酸更重要），因此低血糖能够导致严重的心肌抑制。

自主神经发育不完善

儿童心脏副交感神经系统相对于交感神经系统发育更为完善，因此儿童对于严重的打击（如低氧血症）更容易出现心动过缓。

儿童心肌 β- 受体少，而 α- 受体多，因此对去甲肾上腺素较成人更为敏感。儿童 α- 受体兴奋更容易，更易引起心动过速而不是心动过缓[8]。

肺循环阻力高[8]

胎儿时期，肺小动脉纤细狭窄，肺静脉阻

力大，因而肺血流不足体循环的十分之一。相对成人，平滑肌层厚会进一步增大肺血管的循环阻力，而且对低氧、酸中毒、高碳酸血症、脓毒症和疼痛等导致的中枢神经性刺激更为敏感。

当出生后，随着第一次呼吸，肺血管平滑肌细胞逐渐放松变成纺锤形。肺循环阻力立即降低，然后在 6 ~ 8 周逐渐接近成人水平，平滑肌组织结构在 3 ~ 4 月龄达到成人标准[9]。当存在肺部疾患，肺静脉高压（如由于主动脉瓣狭窄或肺静脉狭窄）或严重的左向右分流（室间隔缺损或动脉导管未闭），则肺循环高阻力及高度紧张平滑肌细胞不能降低和松弛至正常水平。儿童在肺循环阻力突然升高时容易出现右心功能衰竭。

儿童休克的临床表现

低血容量性休克（表 101.1）

这类患儿往往有体液或血液的丢失，液体摄入不足或肠道相关疾病史。体征有脱水（详见第 99 章）、出血、血肿。低血容量休克的出现意味着血容量丢失超过 30 ml/kg。

自身病理生理性代偿征象：心动过速（表 101.3），脉压差减小，肢端花斑状，冰凉，甚至毛细血管充盈延迟等在休克发生之前即可出现。当血容量丢失达 15% ~ 20%，血压随即下降发生休克，特别在低龄儿中，低血压常常发生较晚（血容量丢失达 15% ~ 20% 后）且突然。任何原因的严重休克均能导致多器官灌注不足（少尿每小时少于 0.5 ml/kg、嗜睡或昏迷、低体温、呼吸急促、乳酸堆积或代谢性酸中毒）。弥散性血管内凝血（DIC）或肝功能损害导致的失血可在休克发生后 6 小时发生。

休克早期，通过给予 20 ml/kg 输血或 0.9% 生理盐水有效扩容，必要时重复给予，能够逆转这些病理生理变化。两次上述扩容治疗机体无反应并且出现心率下降和毛细血管再充盈时间延长（在压迫 5 秒后，正常充盈时间 < 2 秒）提示顽固性休克，病情严重，需要进一步采取治疗措施（见下文）。

表 101.3　儿童正常血压、心率和呼吸频率[10]

年龄	血压 [mmHg (kPa)]	心率 (次 / 分) 第 2 ~ 98 个百分位数	呼吸频率 (次 / 分)
出生	75/40 (10.0/5.3)	125（94 ~ 155）	50
1 岁	95/60 (12.6/8.0)	120（108 ~ 168）	35
2 岁	96/60 (12.8/8.0)	110（90 ~ 152）	25
6 岁	98/60 (13.0/8.0)	110（64 ~ 133）	16
10 岁	110/70 (14.6/9.3)	90（63 ~ 130）	16
14 岁	118/75 (15.7/10.0)	80（61 ~ 120）	16

相关检查（见表 101.4）包括：

- 相对于发病前每天的体重变化
- 严格的液体出入量监测
- 大便常规和潜血及培养
- 对躯体进行 CT 或超声检查发现积液或血液积聚
- 反复进行血常规和凝血功能检查
- 血尿素氮和电解质
- 血尿渗透压

心源性休克

心源性休克常表现为心动过速、低血压、脉搏无力，组织器官灌注不足（见上文）和机体代偿征象。可以见到心肌肥厚、心音低钝和奔马律。出现新的心脏杂音（由于左室扩张致二尖瓣相对关闭不全的二尖瓣收缩期杂音，或心内膜炎致主动脉舒张期杂音）。肺听诊啰音，呼吸急促和哮鸣音提示左心功能衰竭。而右心功能衰竭先出现眼睑、手背和足水肿。儿童右心功能衰竭往往迅速出现肝大，由于儿童颈静脉怒张观察困难，因此肝大是右心衰竭的更可靠体征。

表 101.4 休克患儿临床监测项目

所有休克患儿
动脉血气分析
血电解质、尿素氮、肌酐、血糖、肝功能、乳酸
血红蛋白、血小板计数、白细胞计数及分类
凝血功能（包括纤维蛋白降解产物）
血型
如果休克原因不明确
除外脓毒症：
血培养，经皮外周血及静脉导管采集标本
涂片、革兰染色和培养
中段尿培养或耻骨上穿刺采集标本培养
尿、粪便和鼻咽分泌物采集病毒学检查
脑脊液细菌和病毒培养及特殊微生物 PCR 检测
尿细菌抗原检测
除外心源性休克：超声心动图，心电图，心导管检查
药物检测：尿、胃内容物、血
代谢功能检测：尿氨基酸和有机酸，血氨、血糖
短时促肾上腺皮质激素试验

PCR，聚合酶链反应

表 101.5 儿童心源性休克病因

结构性先天性心脏病
心脏术后
心律失常
心肌缺血缺氧或梗死
心肌病
代谢病
感染
心肌肥大
心内膜弹性纤维组织增生症
瓣膜性心脏病
先天性
感染性疾病
风湿病
外伤
脓毒症
药物中毒
心脏压塞
缩窄性心包炎
心肌或冠状动脉外伤

先天性心脏病临床表现将在下文描述。下列征象的出现（主动脉狭窄股动脉搏动消失或动静脉瘘致头颅、肝或肾血管杂音）可以提示休克的病因（表 101.5），但具有诊断意义的心脏杂音并不是总能听到。

检查项目（表 101.4）应当包括

- 胸部 X 线平片评估心脏大小、肺血管和水肿，同时除外气胸
- 心电图
- 超声心动图
- 一些特殊患儿需要进行 CT、磁共振或心脏导管介入检查

脓毒症性休克

脓毒症性休克往往伴随着循环血容量不足，低心输出量和肢端冰冷。感染性休克早期大龄儿童可能出现心肌收缩力不足，或出现同成人相似的表现：心动过速、呼吸急促、低血压并伴有肢端温热、脉压差增大、心输出量增加。嗜睡或意识丧失，少尿和酸中毒大呼吸提示组织氧合作用不足。

儿童严重的感染常常为低体温，而不是发热。

随着休克发展，由于儿童心室顺应性低，在射血分数降低时不能扩张以满足增加每搏输出量的需要，内毒素，肿瘤坏死因子 -α（TNF-α）和白介素 -1β（IL-1β）（见第 11 章）造成的心肌抑制致心输出量减少较成人更早发生[11-12]。同时由于儿科脓毒症快速发生和严重的毛细血管渗漏导致液体复苏治疗中的血容量不足，进一步降低了心脏前负荷和心输出。基于此，脓毒症儿童常常对强化性液体复苏治疗（第一个小时液体给予＞ 60 ml/kg）反应好。毛细血管内皮受损通透性增强导致含蛋白体液外渗造成的外周组织水肿造成氧气从毛细血管向组织细胞扩散距离增加，使得细胞缺氧更加严重。

休克儿童的多器官功能衰竭

任何原因休克导致的多器官功能衰竭，儿科临床过程和预后同成人的不同点：

- 休克儿童会出现心肌抑制，心室顺应性下降[13]和心输出量减少，与成人不同很少出现临床严重的心律失常。
- 急性肺损伤可以发生在任何年龄段的休克儿童，包括新生儿。由于血供和氧合不足导致呼吸肌疲劳进一步影响气体交换。
- 休克儿童急性肾衰竭常常发生，需要血液净化或腹膜透析，但很少对病死率有显著影响，通常在 50 天内恢复。
- 休克儿童弥散性血管内凝血（DIC）发生率也很高，由于激活了凝血途径，纤溶酶原激活物抑制因子 -1 增加，蛋白 C 和 S、抗凝血酶Ⅲ及血栓调节蛋白水平下降[14]。DIC 会导致其他器官功能衰竭，肝功能受损，由于液体复苏凝血因子稀释作用可出现穿刺部位出血以及导致上消化道出血。
- 严重的骨髓功能衰竭（特别是脓毒症），伴随有贫血、粒细胞减少症、血小板减少症意味着严重的休克和预后不良。
- 休克儿童常常出现胃肠功能衰竭伴随麻痹性肠梗阻。严重的上消化道出血较成人发生率低。其发生原因归咎于经胃黏膜的广泛渗出，取决于对质子泵抑制剂和血小板、凝血因子替代物的反应。
- 血肝转氨酶和胆红素常常升高，但存活患儿在几天内恢复正常。
- 大龄儿童中由于内脏缺血有时会出现非结石性胆囊炎。
- 儿童休克致脑病常常发生昏迷。癫痫发作提示脓毒症并发症的发生，如糖、电解质紊乱，脑膜炎，菌栓或颅内出血。

分布性休克

其主要特征就是低血压，血管舒张和由于毛细血管渗漏导致的低血容量。患儿肢端温呈粉红色、血压低、脉压差增大。可以出现心动过速、少尿和昏迷。其他的表现：过敏（肺部哮鸣音、皮疹、颜面或舌头肿胀），脊髓损伤（心动过缓、四肢轻瘫、肛门括约肌松弛）或药物中毒（病史、药物、用休克无法完全解释的昏迷）（表 101.6）。

表 101.6 儿童分布性休克病因

脓毒症
过敏反应
药源性
神经源性：脊髓损伤

相关检查

见表 101.4。

治疗措施

患儿气道，呼吸（详见第 98 章）和循环应当在最初评估时应该给予保障。其中循环支持治疗首先要满足：

1. 心脑的充足灌注
2. 肾、肝和消化道充足的灌注
3. 肌肉和其他组织器官充足的灌注

保证心脑适当的灌注

保证心脑灌注要求收缩压和舒张压不低于正常年龄血压值的 80%（表 101.3），通过休克早期积极扩充容量和使用血管活性药物。患儿的意识状态是脑灌注是否充足的最好指标，增加冠状动脉灌注可以表现为升高血压同时降低中心静脉压。

前负荷

静脉液体治疗可以给予 20 ml/kg 0.9% 氯化钠或 10 ml/kg 的血或胶体，每 5 ～ 10 分钟重复直到血压、心率、皮肤血管收缩（毛细血管再充盈时间＜ 2 秒）和器官灌注指标（如尿量、意识状态、血 pH 值和乳酸）好转。中心静脉压升高和心、肝体积常用来评估容量是否过大。如果补充超过 40 ml/kg 的晶体液，可采取以下措施：

- 考虑给予血管活性药物（脓毒症和其他分布性休克）
- 监测中心静脉压
- 留置动脉套管进行血压和生化指标的监测

肺动脉导管测量肺毛细血管压和心输出量很少应用于儿童，这是由于：缺乏改善预后的证据[15]，并且并发症多见[16]。由于超声心动能够有效区分舒张期顺应性降低和房室瓣膜功能结构异常，因而通过超声心动无创监测左心和右心前负荷比动脉压测定更实用，但也有对超声操作者经验和技术水平的依赖，以及受主观因素影响的不足[17]。

全身血管阻力调节

脓毒症或低血容量性休克，当扩容在10 min内不能达到正常年龄血压值的80%时，即应采用注入去甲肾上腺素［0.05～2.0 μg/(kg · min)］（如果未建立中心静脉通路可采用骨髓通路输注）。由于血管加压素作用不以下调 α_1- 受体为基础，对于感染性休克，应用血管加压素［0.0003～0.0006 U/(kg · min)］或许可减少去甲肾上腺素的使用剂量。血管加压素不足常常发生于感染性休克[18]以及其他原因导致的顽固性休克[19]。

缩血管药物

如果CVP达到12 mmHg或左室充盈充分仍不能达到满意血压标准，应当加用缩血管正性肌力药物如肾上腺素［0.05～2.0 μg/(kg · min)］、多巴酚丁胺或多巴胺［5～15 μg/(kg · min)］。多巴酚丁胺和多巴胺下调β- 肾上腺素受体，多巴胺消耗心肌去甲肾上腺素的储备，因此这类药物应该尽可能降低其剂量。β- 受体激动剂可以增加游离脂肪酸循环、糖原分解及糖酵解作用[20]，从而增加心肌氧耗。多巴胺还能够抑制婴幼儿促乳素、促甲状腺激素和生长激素的分泌[21]。

婴幼儿心源性休克注射10%葡萄糖酸钙（0.2～0.5 ml/h）能增加血压和心输出量。血清离子钙应当监测。

保证肾、肝和消化道的有效灌注

休克儿童肠道和肝缺血损害人体药物解毒和毒物代谢功能，增加肠源性菌血症和内毒素血症[22]。通过扩充血容量和缩血管药物，低血容量和低心输出量必须得到尽快纠正。一旦心脑灌注得到保证，而收缩血管药物［如肾上腺素、去甲肾上腺素和多巴胺的剂量＞5 μg/(kg · min)］则应当及时减量或停药。

每小时尿量＞0.5 ml/kg或者正常（或呈下降趋势）血浆肌酐浓度是肾灌注充分的最好标志。监测内脏灌注仍然缺乏可靠指标。胃pH值和胃 - 动脉二氧化碳分压差相关性在一定程度上同脓毒症患儿预后具有相关性（但不如血浆乳酸）[23]，而且通过改善肠灌注并不能改善上述指标[24]。食管 - 动脉二氧化碳分压差[25]和近红外分光镜肝扫描技术[26]可能提供更多准确的内脏血流灌注情况监测。

保证肌肉和其他组织器官的有效灌注

进一步的扩容和使用血管扩张剂如米力农，可以改善心肌抑制为主而造成的循环功能障碍，但其适应证同前血压达到正常年龄血压值的80%（表101.3）。达到高水平的心输出量和氧输送尚不能证明对能增加存活率，但可能改善预后。

在没有肺动脉导管的情况下，虽然氧过量因子Ω［SaO_2/（SaO_2–SvO_2）］[28]测定已经用于心内分流儿童的监测，但机体血容量是否充足的传统方法还是监测中心静脉饱和度[27]和血乳酸变化。

降低心源性休克的后负荷

在治疗初期为了保证充足的冠状动脉和脑灌注压，需要给予缩血管药物和输血（血红蛋白达到120 g/L）。当血压达到需要标准（见表101.3），降低心脏后负荷可以增加心输出量。短效扩血管药物如米力农或硝普钠是较好的选择。

对于肺动脉高压（心脏手术后或新生儿顽

表 101.7 儿童脓毒症休克的抗生素治疗

小于 8 周龄	
	氟氯西林静脉输注；每 6 小时 50 mg/kg
	庆大霉素静脉输注；每天 6 mg/kg
	头孢噻肟静脉输注；每 6 小时 50 mg/kg
大龄儿童	
	氟氯西林静脉输注；每 6 小时 50 mg/kg
	庆大霉素静脉输注；每天 6 mg/kg

固性肺动脉高压）致心源性休克患儿给予 1 ~ 10 ppm NO 吸入可以增加右心输出量。对于这组患儿，西地那非和波生坦已被证实有降低肺循环阻力，从而有条件减停 NO[29]。

静脉输注血管扩张剂如硝酸甘油、前列环素（PGI_2）和硝普钠能够降低体循环和肺循环血管阻力。这些药物较 NO 更容易获取，但对肺血管作用相对弱，而且它们常常导致低血压。

完成临床标本采集和相关的检查（表 101.4）后，对于初步诊断脓毒症者应选择合适的抗生素（表 101.7）给予积极的抗感染治疗，拔除更换侵入性的导管并引流积脓。

支持性治疗措施

早期机械通气保证足够的氧合和动脉血 PH 值。机械通气还同时减少了呼吸功及呼吸肌氧消耗，使有限的心输出血氧供给满足重要脏器的需要。气道压力和潮气量应当控制在最小需要量，因为正压通气会影响静脉回流从而降低血压。

其他措施包括：在消耗性凝血功能障碍阶段使用血小板和新鲜冰冻血浆；在明确急性肾衰竭早期开始肾血液透析或腹膜透析支持治疗；使用 H_2 受体拮抗剂或质子泵抑制剂防治上消化道出血。

尚有争议的治疗方法

- 应激剂量皮质醇激素［4 mg/(kg · d)，疗程 5 天］：降低感染性休克整体 28 天病死率和住 ICU、住院期间病死率[30]。
- 粒细胞集落刺激因子：一项随机研究发现能够降低新生儿重症脓毒症和粒细胞缺乏症病死率[31]。
- 多克隆免疫球蛋白静脉注射（IVIG）：一些对照研究证实其能降低病死率[32]。
- 重组杀菌通透性增强蛋白质 21（$rBPI_{21}$）：一项小型研究发现其对脑膜炎球菌所致脓毒症具有增强辅助杀菌的作用[33]。
- 重症脓毒症伴粒细胞减少输注中性粒细胞：一项对照研究发现联合多克隆免疫球蛋白能改善新生儿脓毒症的预后[34]。
- 已经开始抗感染治疗后给予大剂量类固醇激素：已有的 1992 年前的研究未发现有助于改善预后[30]。
- 单克隆抗内毒素、抗细胞因子抗体或白介素 -1 受体抗体：尚无对照研究证实有效[32]。
- 活化蛋白 C：一项对重症脓毒症患儿对照研究未发现改善预后的证据[35]。
- 三碘甲腺原氨酸（T_3）：尽管心脏手术后低心输出量儿童会出现低 T_3，但相关研究未发现 T_3 改善预后可靠证据[36]。
- 体外膜肺氧合（ECMO）循环支持：ECMO 已经用于濒死感染性休克患儿抢救，抢救成功病例见诸报道，但尚无其改善预后的可靠证据[37]。
- 胰岛素严格控制血糖：尚无可靠证据能改善患儿预后。婴儿容易出现低血糖并且对低剂量胰岛素即敏感。应当严密监测休克儿童的血糖。

儿童心功能衰竭

发生心功能衰竭，没有高出正常水平心室舒张末容积，则心输出量无法满足组织代谢需要[38]。

表 101.8 列出了导致儿童心功能衰竭的主要病因。许多病例都存在多项因素共同作用下导致心功能衰竭（如脓毒症加上心脏瓣膜反流和胺碘酮使用不当）。

- 可能的前负荷异常：
- 前负荷过度：即容量负荷，如体循环动静脉畸形、大的室间隔缺损、主肺动脉窗、房室瓣膜反流或液体摄入过多。

- 前负荷不足：如二尖瓣狭窄、心脏压塞、肥厚型心肌病或心室先天发育不全。缺血可能导致心室舒张末期顺应性下降，术后心肌肿胀、脓毒症、心脏移植排斥或心肌病（无论浸润型还是肥大型）。
- 后负荷（心室壁收缩期紧张度）过度：肺动脉瓣狭窄或肺动脉高压能导致右心室后负荷过高；由于主动脉狭窄、主动脉狭窄或发育不全或系统性高血压能导致左心室负荷过高。

（Laplace 定律：T = P × R/2H，T 表示心室壁收缩期紧张度，P 表示心室收缩期间内的压力，R 代表心室半径，H 代表室壁厚度）

- 收缩力不足：如心肌炎、脓毒症或心肌缺血。
- 心率因素：
- 心动过速（如室上性心动过速或房扑时，心室充盈时间不够，心肌工作过度）；
- 心动过缓（如完全性心脏传导阻滞）。

临床表现

儿童心功能衰竭会伴随生长发育不足。喂食当缓慢，喂食过程会导致出汗甚至呼吸困难。常见临床表现有：呼吸急促、心脏扩大、肝大、心脏听诊奔马律、心动过速、肢冷、肢端花斑发绀。会出现肺充血、水肿、空气滞留的临床和 X 线影像学变化（由于气道黏膜水肿和血管扩张导致气道受压：参看室间隔致严重左向右分流）。对于婴儿颈静脉怒张较难观察到。但由于右心压力增加导致肝大出现早，外周水肿为非凹陷性（多见于眼睑、手背和足背）[39]。

临床检查项目

详细病史采集和临床物理诊断后应完善下列检查项目：

- 胸部 X 线片：心脏大小、形态、位置和肺血管情况
- 心电图（ECG），如果需要行动态心电图监测
- 超声心动图（通常经胸廓；其次经食管）包括心脏结构异常，瓣膜狭窄，瓣膜反流和结构，房室腔大小和充盈情况，房室壁厚度，心包积液和心室收缩 - 舒张功能评估，左向右或右向左分流，及肺动脉压力
- 心导管检查：用于评估分流程度，测量压力和检查解剖结构。

其他检查项目：

- CT 血管造影：进行 3 维立体结构重建
- 磁共振血管造影术
- 血气分析；染色体分析；粪便、血和咽拭子病毒培养；尿氨基和酮酸监测；以及心肌活检。

治疗措施[40-41]

婴儿出现心功能衰竭是一种危急状态需要立即住院治疗。治疗措施包括：

- 祛除诱因（高热、感染、贫血或高血压）。
- 诊断并纠正基础疾病（纠正主动狭窄，修复反流瓣膜，纠正心律失常或感染，纠正贫血）。
- 肺和体循环的支持治疗并减少体循环和肺循环充血。
  - 面罩或鼻导管吸氧。
  - 给予利尿剂如呋塞米和螺旋内酯降低心室前负荷和静脉充血。螺旋内酯已被证实可以通过抑制心室重建和增加舒张末期心肌顺应性降低成人心功能衰竭病死率。研究证实儿童心脏手术后呋塞米抵抗少尿可以给予硫胺类利尿药美托拉宗或噻嗪类双氢氯噻嗪。其他措施：限制盐和水摄入量，床头抬高，以及硝酸酯类制剂如硝酸甘油 1 ~ 10 μg/(kg · min)。在急性损伤导致心室流入受阻（如急性心脏压塞）导致的前负荷不足能导致心输出量减少。

- 通过静脉给予米力农［0.25 ~ 0.75 μg/(kg · min)］或硝普钠［0.5 ~ 5.0 μg/(kg · min)］能够降低左室后负荷。当患儿心脏尚能增加其心输出维持所需血压时，血管紧张素转化酶抑制剂（ACEI）可以慎重给予。ACEI 能够通过增加心室工作效能和抑制心室重构从而降低心衰早期和晚期的病死率。由于在心室壁肥厚的情况下主动脉舒张压会降低。对于室间隔缺损或主肺动脉分流的患儿，应用血管扩张剂会加重其容量负荷。
- 气管插管患儿吸入 NO（0.5 ~ 10.0 ppm）减少右心室后负荷。对没有机械通气及停用 NO 的患儿，可以肠内每 6 小时给予西地那非（0.3 mg/kg）或静脉给予前列环素［PGI_2，5 ~ 15 ng/(kg · min)］[29,43]。
- 静脉注射多巴酚丁胺［2 ~ 10 μg/(kg · min)］或肾上腺素［0.02 ~ 0.5 μg/(kg · min)］迅速增加心肌收缩力。β- 肾上腺素能激动剂增加氧耗，心肌做功和心室舒张期顺应性，但可能诱发心律失常。因此这类药物应该使用最低有效量。
- 研究证实，成人严重心衰患者静注左西孟旦负荷量 12.5 μg/kg，10 分钟以上，然后给予 0.2 μg/(kg · min)，24 小时持续泵入能够改善血流动力学和 31 天存活率，显著优于多巴酚丁胺治疗组和联合 β- 受体阻滞剂组 [44]。该药能够改善心肌收缩力但不增加氧耗，也不下调 β- 受体。
- 以舒张功能障碍为主和患儿循环十分稳定足以撤减 β- 受体激动剂的情况下谨慎考虑给予 β- 受体阻滞剂。如果能够耐受短效制剂如艾司洛尔［起始 50 μg/(kg · min) 逐渐增加至 200 μg/(kg · min)］，应当考虑取代长效制剂 [45]。

- 机械通气可以通过气体交换，减少酸血症、呼吸做功和左室后负荷，增加心肌做功能力 [46]。当肺动脉高压是心衰的主要诱因，气管插管和机械通气能够通过增加气体交换和吸入 NO，从而增加右心室输出量。但采用缩短吸气时间和呼气末正压（PEEP；4 ~ 5 cmH_2O）能够避免进一步增加肺循环阻力。
- 镇静和肌松降低机体代谢率和对心输出量的要求。严重心功能衰竭患儿在气管插管之前 30 分钟，经外周静脉给予多巴酚丁胺 10 μg/(kg · min) 能够降低操作过程中发生严重低血压的风险。
- 心室辅助装置（ventricular assist device，VAD）能够帮助非常严重但心室功能可逆的心衰患者或者心脏移植者维持生命数周到数月。当严重呼吸功能衰竭合并严重的心衰，体外膜肺氧合（ECMO）疗法会有帮助。相对于成人，主动脉球囊反搏术对小儿可操作性差并且疗效不理想。

先天性心脏病

有严重的先天性心脏病（CHD）的儿童在明确诊断前就需急诊复苏抢救。适当的治疗措施取决于临床表现形式。所有 CHD 儿童应当尽早咨询心脏病专家。先天性心脏病术后急性衰竭的处理应当基于患儿的基本储备状况，手术情况和病情恶化的原因。

CHD 患儿常表现为以下几种。

出生后头几天的休克

CHD 最常见的原因是左心梗阻性损伤，包括主动脉缩窄伴有或不伴有室间隔缺损、主动脉狭窄和左心发育不全综合征（HLHS）。鉴别诊断包括：心肌病、系统性动静脉畸形（AVM）、败血症、先天性代谢缺陷、贫血、先天性心脏传导阻滞和室上性心动过速。

左心梗阻患儿当动脉导管闭塞后会发生休克。所有的脉搏（特别是股动脉）都减弱或消失。心动过速、呼吸急促、少尿、肢端发冷、代谢性酸中毒、肝大、心脏扩大、肺水肿经常出现。但心脏杂音常常听不到。

急诊处理包括注射前列腺素 E1［起始剂量 10 ng/(kg · min) 根据需要增加到 25 ng/(kg · min)］打开动脉导管通过肺动脉增加动脉血流量，输注多巴胺，给予碳酸氢钠 1 mmol/kg（一小时以上）纠正代谢性酸中毒，机械通气（减少呼吸做功，保持正常血碳酸浓度，防止 PGE_1 致呼吸暂停）[48]。应避免低碳酸血症和高浓度吸氧，因为二者可以降低肺循环阻力导致血液向肺分流从而减少体循环血流。治疗过程中应当保持正常的血糖和血钙浓度。

不发绀的心功能衰竭

在出生后第一周 [47]

主动脉狭窄、心肌病（包括糖尿病母亲产新生儿的阻塞性心肌病）和心内膜弹力纤维增生症、贫血、脓毒症、输液过多、动静脉畸形均可表现为心功能衰竭。临床表现为喂食差、心动过速、呼吸急促、出汗、肝大、心脏扩大、奔马律、喘鸣音和呼气呻吟。流出道狭窄患儿股动脉搏动可能消失，动静脉畸形可能出现在贫血或流出道狭窄的患儿。

急诊处理包括氧疗、利尿剂和液体复苏（到 50% 维持量；详见第 99 章）。严重的心功能衰竭应该给予机械通气和正性肌力药物（具体见上文），同时将患儿移送儿科心脏中心。当股动脉消失或怀疑主动脉瓣狭窄，可考虑给予输注 PGE_1 ［5 ~ 25 ng/(kg · min)］。

在 2 ~ 8 周龄之后

左向右分流患儿（如室间隔缺损，动脉导管未闭，卵圆孔未闭和房室间隔缺损），由于血红蛋白和肺循环阻力降低会出现收缩期杂音和心衰的体征。

急诊处理包括利尿和通过鼻导管或面罩氧疗。输血使血红蛋白浓度达到 13 ~ 14 g/dL 会对减少左向右分流有帮助。如果这些措施不能控制心功能衰竭，手术治疗应当考虑，术前尽可能给予机械通气和输注正性肌力药物（具体参看前文）。

发绀

吸纯氧使血氧分压高于 150 mmHg（20 kPa）几乎可以完全避免发绀性先心病。多数发绀先心病患儿血氧分压低于 60 mmHg（8 kPa）。急诊胸部 X 线平片应当尽快完成。先心病导致发绀常发生在：

- 肺血流减少（如肺动脉瓣闭锁）；
- 肺和体循环各自分离（如大动脉转位）；
- 心脏动静脉血流混合（如异常的肺静脉引流）。

发绀伴有 X 线胸片肺血流减少

这种情况常常由于低于或高于肺动脉瓣水平的狭窄，或法洛四联症造成。出现严重的发绀常常并不伴有心脏杂音或肺喷射样杂音。可以有呼吸急促。胸片提示肺纹理减少以及左心缘肺动脉段凹陷。

急诊处理 [47,49]

新生儿

输注 PGE_1 ［5 ~ 25 ng/(kg · min)］以开通动脉导管和增加肺血流。给予 50% 氧可以小幅增加氧输送，碳酸氢钠纠正代谢性酸中毒。如果 PGE_1 致呼吸暂停应当给予适当的机械通气辅助呼吸。肺充气过多及气道压大于 12 ~ 15 cmH_2O 会进一步减少肺血流。血红白蛋白浓度应当维持在 120 ~ 150 g/L，必要时输血。患儿需要急诊行超声心动扫描检查，多数需要给予 B-T 分流。

1 个月月龄以上患儿

如果血氧分压低于 30 mmHg（4.0 kPa），或法洛四联症患儿给予血浆扩容及 β- 受体阻滞剂仍然发绀发作，应当给以急诊 B-T 分流术。法洛四联症发作急诊治疗包括：高浓度吸氧，膝胸位（大龄儿童）或下肢抬高，给予 20 ml/kg 生理盐水输注，静脉注射吗啡 0.1 mg/kg。如果以上治疗失败，静注艾司洛尔 0.5 mg/kg 然后 50 ~ 200 μg/(kg · min) 持续输注可以降低法洛四联症肺下部阻塞。避免使用正性肌力药物和血管扩张剂。

新生儿发绀伴有肺充血水肿 [47]

最常见的心脏疾病包括：大动脉转位（TGA），单心室，左心发育不全综合征（HLHS），动脉干和完全性肺静脉异位引流（TAPVD）。临床表现包括呼吸急促、心动过速、心脏肥大和肝大。心脏杂音可以听到。鉴

表 101.8　婴儿和青少年常见心功能衰竭原因

新生儿室息出现心功能衰竭
脓毒症
严重的贫血
动脉导管闭塞后左心梗阻性病损（如缩窄、中动脉瓣狭窄、主动脉弓断离、左心发育不全综合征）
肺主动脉窗，动脉干病损
房室瘘
先天性心肌病
心律失常：先天性室上性心动过速或传导阻滞
新生儿持续性肺动脉高压
出生后 8 周内出现心功能衰竭
严重的左向右分流导致（如室间隔缺损、永久性动脉导管未闭、完全性肺静脉引流）
浸润型心肌病
左冠状动脉从肺动脉发源异常
甲状腺功能减退
大龄儿童出现心衰
先天性心脏病
主动脉瓣下狭窄
室间隔缺损伴或不伴主动脉瓣反流
房室瓣膜反流
肺动脉瓣闭锁和室间隔缺损伴有肺主动脉联通
先天性心脏病术后
法洛四联症术后
人工瓣膜梗阻
心室切开术后（如法洛氏四联症）
冠状动脉损伤
体外循环中心肌保护不良
肺或主动脉瓣膜切开术后瓣膜反流
巨大 Blalock-Taussing 分流术
心肌病
感染性、浸润型、神经肌肉性
室息（如溺水、吸入烟雾）
局部缺血（如川崎病）
中毒：急性（如桉树油、卡马西平、维拉帕米、氟卡尼）
中毒：慢性（蒽环霉素）
代谢性疾病（如长链酰基辅酶 A 缺乏症）
心脏移植后排斥反应
瓣膜病（感染性心内膜炎）
心律不齐（室上性心动过速，完全性传导阻滞）
严重红细胞增多症或贫血（血细胞比容＞ 70% 或＜ 50%）
肺源性心脏病（如支气管肺发育异常、脊柱侧凸）
急性肺动脉高压（如肾小球肾炎、溶血性尿毒症综合征）

别诊断包括：肺部疾病如新生儿透明膜病和肺炎，B 组链球菌致脓毒症，以及新生儿持续性肺动脉高压。

急诊处理

酸中毒应当尽快纠正，因此 FiO_2 应当高。如果出现心脏功能衰竭，应该考虑使用机械通气和多巴酚丁胺。静脉输注 PGE_1［5 ~ 25 ng/(kg · min)］适用于几乎所有病例除了小心脏并伴有肺水肿。上述表现提示完全性肺静脉异位引流伴有肺静脉梗阻，使用 PGE_1 会加重肺水肿。这类患儿需要尽快得到儿童心脏专科会诊治疗。大动脉移位的患儿需要给予房间隔气囊造口术，其他病理损伤需要急诊手术治疗。

儿童心律失常 [50]

窦性心动过缓（见表 101.3：不同年龄 2% ~ 98% 百分位的正常心率）

易感因素包括：正常睡眠，低氧血症，酸中毒，低血压，颅内高压，颈脊髓损伤，气管内吸痰和药物如 β- 受体阻滞剂、胺碘酮和地高辛。

处理

除非严重的心动过缓，否则不需处理。纠正诱因。如果窦房结受损，阿托品（20 μg/kg）或异丙肾上腺素［0.1 ~ 0.5 μg/(kg · min)］输注或年长儿童考虑使用经静脉临时起搏器。

快慢（病窦）综合征 [51]

常见心电特点为严重窦性心动过缓伴有交界性逸搏。病窦综合征能够导致晕厥甚至猝死。易感因素包括：

- 先天性房型病损（如 Ebsteinū 畸形和房室间隔缺损）；
- 大的房性手术（如 Fontan 和 Senning 手术）；
- 病毒性心肌炎；
- 先天性窦房结功能不全。

处理

在心房起搏的基础上治疗快速性心律失常。

房室阻滞[52]（表 101.9）

常常无症状，但可能会有疲劳、晕厥或心力衰竭。

处理

- *获得性完全阻滞*应当安装起搏器，不论有无症状，因为逸搏心律是不可靠的。
- *有症状的Ⅱ度或Ⅲ度房室传导阻滞*需要静注阿托品、异丙肾上腺素，如果需要的话给予胸外按压维持直到安装起搏器。
- *婴儿先天性疾病*：如果心率 < 55 次 / 分，不论有无症状均给予临时起搏器治疗，然后植入永久起搏器。
- *大龄先天性疾病患儿*：如果心率 < 55 次 / 分，或有症状，或存在室性逸搏或心室功能障碍，安装临时起搏器，然后植入永久起搏器。

室上性心动过速（SVT）

折返性室上性心动过速

低龄儿童房室间常存在旁路传导，既可以顺向（期前冲动，如 Wolff-Parkinson-Whife 综合征）也可以逆向（无期前冲动，正常 QRS 波）传导冲动。这些房室折返性行动过速可能是阵发性或为持续性。后者在新生儿可能与心功能衰竭有关。

大龄儿童和青少年，折返性通道可能存在于房室结周围，有时与先天性心脏缺损有关，如 Ebstein 畸形、三尖瓣缺损和房室间隔缺损，同样的心脏手术后、心肌炎、脓毒症、酸中毒和儿茶酚胺过量等也能导致折返性心动过速。

处理

婴儿

- 如果休克：
- 面罩吸氧
- 镇静：静注咪达唑仑（0.05 ~ 0.1 mg/kg，i.v.）
- 同步电除颤 1 J/kg
- 如果病情稳定：
- 迷走神经刺激：包括呕吐反射或面部冰水刺激 30 秒。不要采用压迫眼球法。
- 通过经食管或心外膜导联给予超速心房起搏器。
- 快速注射阿糖腺苷 0.05 mg/kg（最多 3 mg），每 2 分钟增加 0.05 mg/kg（最多 3 mg）至最大量 0.25 mg/kg（最多 12 mg）
- 同步电除颤 1 J/kg。复律过程中同步记录心电图，预激可能仅在此时得到揭示。
- 考虑使用胺碘酮或地高辛（若无 WPW）。
- 避免可以导致婴儿休克和心跳停搏的维拉帕米。

大龄儿童

- 同上文。
- 静注维拉帕米 0.1 mg/kg，30 分钟以上，或每 5 分钟静注阿替洛尔 0.05 mg/kg 至心率下降，最大量 2.5mg，然后可以 0.1 mg/kg，每 12 ~ 24 小时给予。

交界性异位心动过速（JET）[50,52]

房室分离和心室率 160 ~ 290 次 / 分伴有窄 QRS 波为其心电图特征。JET 通常发生在心脏手术后，特别是心功能差和手术部位包括了房室结，或者影响了房室结的血供（如 Fontan 手术或室间隔缺损修补术或房室间隔缺损修补术）。术后 JET 可致命，但有自限性，通常在术后 12 ~ 72 小时恢复。

处理措施

- 减少 β- 肾上腺素能刺激：使用低剂量的去甲肾上腺素或血管加压素维持血压。避免使用泮库溴铵作为肌松药。
- 低体温疗法：使体温降至 34 ~ 35℃，2 ~ 3 天，每 12 小时恢复正常体温以判断疗效。
- 输注胺碘酮：头 4 小时 25 μg/(kg · min) 给予，之后 5 μg/(kg · min) 持续，24 小时最大剂量 1.2g
- 可以考虑使用普鲁卡因胺［400 μg/(kg · min)，25 分钟，之后 20 ~ 80 μg/(kg · min)］或普

表 101.9 房室传导阻滞病因

新生儿、青少年和运动员正常变异
心脏结构性异常（房间隔缺损或左心房异构）
心脏术后（如室间隔修补术后或法洛四联症术后）
母体抗体
心肌病、心肌炎（包括风湿性疾病）和肌营养不良
药源性（如卡马西平过量）

罗帕酮［2 mg/kg 静注，2 小时以上，继以 4 μg/(kg · min)］：当心低血压。

- 兴奋迷走神经、阿糖腺苷或超速起搏对 JET 常常效果不理想。

室性异位搏动和室性心动过速

儿童不常见室性心动过速（VT）[51]，但在晕厥、营养不良或心功能衰竭时可以出现。心室率可达 120 ～ 300 次 / 分。QRS 波与窦性节律波形不同。其宽度常超过＞ 0.08 秒。室上性心动过速伴有差异性传导在儿童罕见：宽大畸形波形心动过速 90% 以上是室性心动过速。心搏融合或夺获，出现房室分离和新束支传导阻滞有助于室上性心动过速的诊断。

易感因素包括：先天性心脏病及其手术治疗（如主动脉和主动脉瓣狭窄，伴有左室壁肥大），心肌缺血，二尖瓣脱垂，心肌炎，心肌病，遗传性长 QT 综合征，胸部钝性外伤，低钾血症或低镁血症以及药物中毒（包括地高辛、可卡因、吩噻嗪和三环类抗抑郁药物）。

处理 [50]

患儿出现由于室性心动过速致血流动力学改变，应当考虑同步电除颤。

临时措施：如果心输出量满足要求，静注利多卡因（1 mg/kg）或普鲁卡因胺（详见上文）使室性心动过速转为窦律。这些药物或胺碘酮（见上文）也应用于防止电除颤复律后的复发。在这种情况下，血钾浓度应当维持在 4.5 mmol/L 以上，血镁在 1.0 mmol/L 以上。

（奚晶晶 译　杨　钧 校）

参考文献

1. Friis-Hansen B. Body water compartments in children: changes during growth and related changes in body composition. *Pediatrics* 1961; **28**: 169–81.
2. Lawton AR, Crowe JE. Ontogeny of immunity. In: Stiehm ER, Ochs HD, Winkelstein JA (eds) *Immunologic Disorders in Infants and Children*, 5th edn. Philadelphia: Saunders; 2004: 3–19.
3. Roberton DM. The child who is immunodeficient. In: Robinson MJ, Roberton DM (eds) *Practical Paediatrics*, 4th edn. Edinburgh: Churchill Livingstone; 1998: 3–19.
4. Lewis DB, Wilson CB. Developmental immunology and role of host defences in neonatal susceptibility to infection. In: Remington JS, Klein JO (eds) *Infectious Diseases of the Fetus and Newborn Infant*, 4th edn. Philadelphia: WB Saunders; 1995: 20–98.
5. Epstein D, Wetzel RC. Cardiovascular physiology and shock. In: Nichols DG, Ungeleider RM, Spevak PJ *et al.* (eds) *Critical Heart Disease in Infants and Children*, 2nd edn. Philadelphia: Mosby; 2006: 17–72.
6. Mahony L. Development of myocardial structure and function. In: Allen HD, Gutgesell HP, Clark EB *et al.* (eds) *Moss and Adams' Heart Disease in Infants, Children and Adolescents*, 6th edn. Philadelphia: Lippincott, Williams and Wilkins; 2001: 24–40.
7. Williams CE, Mallard C, Tan W *et al.* Pathophysiology of perinatal asphyxia. *Clin Perinatol* 1993; **20**: 305–25.
8. Anderson PAW, Kleinman CS, Lister G *et al.* Cardiovascular function during development and the response to hypoxia. In: Polin RA, Fox WW, Abman SH (eds) *Fetal and Neonatal Physiology*, 3rd edn. Philadelphia: Saunders; 2004: 635–69.
9. Martin LD, Nyhan D, Wetzel RC. Regulation of pulmonary vascular resistance and blood flow. In: Nichols DG, Ungeleider RM, Spevak PJ *et al.* (eds) *Critical Heart Disease in Infants and Children*, 2nd edn. Philadelphia: Mosby; 2006: 73–112.
10. Davignon A, Rautaharju P, Boisselle E *et al.* Normal ECG standards for infants and children. *Pediatr Cardiol* 1980; **1**: 123–52.
11. Carcillo JA. The failing cardiovascular system in sepsis. In: Chang AC, Towbin JA (eds) *Heart Failure in Children and Young Adults*. Philadelphia: Saunders; 2006: 416–27.
12. Kumar A, Haery C, Parrillo JE. Myocardial dysfunction in septic shock. *Crit Care Clin* 2000; **16**: 251–87.
13. Poelaert J, Declerck C, Vogelaers D *et al.* Left ventricular systolic and diastolic function in septic shock. *Intensive Care Med* 1997; **23**: 553–60.
14. Vincent JL. New therapeutic implications of anticoagulation mediator replacement in sepsis and acute respiratory distress syndrome. *Crit Care Med* 2000; **28**(Suppl 9): S83–5.
15. Tibby SM, Murdoch IA. Measurement of cardiac output and tissue perfusion. *Curr Opin Pediatr* 2002; **14**: 303–9.
16. Thompson AE. Pulmonary artery catheterization in children. *New Horizons* 1997; **5**: 244–50.
17. Levy RJ, Deutschman CS. Evaluating myocardial depression in sepsis. *Shock* 2004; **22**: 1–10.
18. Holmes CL, Patel BM, Russell JA *et al.* Physiology of vasopressin relevant to management of septic shock.

Chest 2001; **120**: 989–1002.

19. Robin JK, Oliver JA, Landry DW. Vasopressin deficiency in the syndrome of irreversible shock. *J Trauma* 2003; **54**: S149–54.
20. Romijn JA, Coyle EF, Sidossis LS *et al.* Regulation of endogenous fat and carbohydrate metabolism in relation to exercise intensity and duration. *Am J Physiol* 1993; **265**(3 Pt 1): E380–91.
21. Van den Berghe G, de Zegher F, Lauwers P. Dopamine suppresses pituitary function in infants and children. *Crit Care Med* 1994; **22**: 1747–53.
22. Lichtman SM. Bacterial translocation in humans. *J Pediatr Gastroenterol Nutr* 2001; **33**: 1–10.
23. Duke TD, Butt W, South M. Predictors of mortality and multiple organ failure in children with sepsis. *Intensive Care Med* 1997; **23**: 684–92.
24. Marshall JC. An intensivist's dilemma: support of the splanchnic circulation in critical illness [comment]. *Crit Care Med* 1998; **26**: 1637–8.
25. Totapally BR, Fakioglu H, Torbati D *et al.* Esophageal capnometry during hemorrhagic shock and after resuscitation in rats. *Crit Care* 2003; 7: 79–84.
26. Schulz G, Weiss M, Bauersfeld U *et al.* Liver tissue oxygenation as measured by near-infrared spectroscopy in the critically ill child in correlation with central venous oxygen saturation. *Intensive Care Med* 2002; **28**: 184–9.
27. Marx G, Reinhart K. Venous oximetry. *Curr Opin Crit Care* 2006; **12**: 263–8.
28. Charpie JR, Dekeon MK, Goldberg CS *et al.* Postoperative hemodynamics after Norwood palliation for hypoplastic left heart syndrome. *Am J Cardiol* 2001; **87**: 198–202.
29. Beghetti M. Current treatment options in children with pulmonary arterial hypertension and experiences with oral bosentan. *Eur J Clin Invest* 2006; **3**: 16–24.
30. Annane D, Bellissant E, Bollaert PE *et al.* Corticosteroids for treating severe sepsis and septic shock. *Cochrane Database Syst Rev* 2004; Issue 1. Art. No. CD002243. http://www.mrw.interscience.wiley.com/cochrane/clsysrev/articles/CD002243/frame.html.
31. Bilgin K, Yarami A, Haspolat K *et al.* A randomized trial of granulocyte–macrophage colony-stimulating factor in neonates with sepsis and neutropenia [see comment]. *Pediatrics* 2001; **107**(1): 36–41.
32. Alejandria MM, Lansang MA, Dans LF *et al.* Intravenous immunoglobulin for treating sepsis and septic shock. *Cochrane Database Syst Rev* 2002; Issue 1. Art. No. CD001090. http://www.mrw.interscience.wiley.com/cochrane/clsysrev/articles/CD001090/frame.html.
33. Levin M, Quint PA, Goldstein B *et al.* Recombinant bactericidal/permeability-increasing protein (rBPI21) as adjunctive treatment for children with severe meningococcal sepsis: a randomised trial. *Lancet* 2000; **356**: 961–7.
34. Mohan P, Brocklehurst P. Granulocyte transfusions for neonates with confirmed or suspected sepsis and neutropaenia. *Cochrane Database Syst Rev* 2003; Issue 4. Art. No. CD003956. http://www.mrw.interscience.wiley.com/cochrane/clsysrev/articles/CD003956/frame.html.
35. Giroir B, Goldstein B, Nadel S *et al.* The efficacy of drotrecogin alfa (activated) for the treatment of pediatric severe sepsis. *Crit Care Med* 2006; **33**: A152.
36. Dimmick S, Badawi N, Randell T. Thyroid hormone supplementation for the prevention of morbidity and mortality in infants undergoing cardiac surgery. *Cochrane Database Syst Rev* 2004; Issue 3. Art. No. CD004220. http://www.mrw.interscience.wiley.com/cochrane/clsysrev/articles/CD004220/frame.html.
37. Leclerc FMD, Leteurtre SMD, Cremer RMD *et al.* Do new strategies in meningococcemia produce better outcomes? *Crit Care Med* 2000; **28**(9 Suppl): S60–3.
38. Braunwald E. Heart failure. In: Braunwald E, Fauci AS, Kasper DL *et al.* (eds) *Harrison's Principles of Internal Medicine*, 15th edn. New York: McGraw Hill; 2001: 1318–29.
39. Altman CA, Kung G. Clinical recognition of congestive heart failure in children. In: Chang AC, Towbin JA (eds) *Heart Failure in Children and Young Adults.* Philadelphia: Saunders; 2006: 201–10.
40. Chang AC, Towbin JA (eds) *Heart Failure in Children and Young Adults.* Philadelphia: Saunders; 2006.
41. Kay JD, Colan SD, Graham Jr TP. Congestive heart failure in pediatric patients. *Am Heart J* 2001; **142**: 923–8.
42. Dickerson HA, Chang AC. Diuretics. In: Chang AC, Towbin JA (eds) *Heart Failure in Children and Young Adults.* Philadelphia: Saunders; 2006.
43. Kageyama K, Shime N, Hirose M *et al.* Factors contributing to successful discontinuation from inhaled nitric oxide therapy in pediatric patients after congenital cardiac surgery. *Pediatr Crit Care Med* 2004; **5**: 351–5.
44. De Luca L, Colucci WS, Nieminen MS *et al.* Evidence-based use of levosimendan in different clinical settings. *Eur Heart J* 2006; **27**: 1908–20.
45. Packer M, Fowler MB, Roecker EB *et al.* Effect of carvedilol on the morbidity of patients with severe chronic heart failure: results of the carvedilol prospective randomized cumulative survival (COPERNICUS) study. *Circulation* 2002; **106**: 2194–9.
46. Dent CL, Nelson DP. Low cardiac output in the intensive care setting. In: Chang AC, Towbin JA (eds) *Heart Failure in Children and Young Adults.* Philadelphia: Saunders; 2006.
47. Penny DJ, Shekerdemian LS. Management of the neonate with symptomatic congenital heart disease. *Arch Dis Child Fetal Neonatal Ed* 2001; **84**: F141–45.
48. Lang P, Fyler DC. Hypoplastic left heart syndrome, mitral atresia and aortic atresia. In: Keane JF, Lock JE, Fyler DC (eds) *Nadas' Pediatric Cardiology*, 2nd edn. Philadelphia: Saunders; 2006.
49. Breitbart RE, Fyler DC. Tetralogy of Fallot. In: Keane JF, Lock JE, Fyler DC (eds) *Nadas' Pediatric Cardiology*, 2nd edn. Philadelphia: Saunders; 2006.
50. Fish FA, Benson DWJ. Disorders of cardiac conduction and rhythm. In: Allen HD, Gutgesell HP, Clark EB *et al.* (eds) *Moss and Adams' Heart Disease in Infants, Children and Adolescents*, 6th edn. Philadelphia: Lippincott Williams and Wilkins; 2001: 482–533.
51. Vetter V. Arrhythmias. In: Moller JH, Hoffman JIE (eds) *Pediatric Cardiovascular Medicine.* New York: Churchill Livingstone; 2000: 833–83.
52. Kanter RJ, Carboni MP, Silka MJ. Pediatric arrhythmias. In: Nichols DG, Ungerleider RM, Spevak PJ *et al.* (eds) *Critical Heart Disease in Infants and Children*, 2nd edn. Philadelphia: Mosby; 2006: 207–41.

第 102 章

儿童神经系统急症

Anthony J Slater

在急诊医学中，最常见的危及患儿生命的是神经系统急症。在发展中国家，创伤是造成大于 1 岁儿童死亡的首位原因，尤其是颅脑创伤。脑、脊髓、外周神经系统的损伤多种多样，需要迅捷识别、果断诊治和有效处理。发生这些急性的神经损伤之后，由于神经组织对损伤的反应不同、发育和成熟度不同、生长和再生的能力不同，成人和儿童会在病生理、临床表现、治疗和预后方面表现出不同的特点。

儿童脑损伤的病生理特点

脑损伤的初始病因常见创伤、缺血、感染和代谢异常等。损伤后常常继发二次损伤，表现为水肿、脑血管自主调节功能障碍、组织缺氧和其他细胞毒反应。针对初级损伤的治疗措施常常只能发挥有限的作用，只有采取正确的复苏措施、避免产生与各种医源性因素相关的并发症，才能使二次损伤的可能性降低。

儿童颅脑损伤的特征如下所述。

弥漫的脑水肿

儿童颅脑损伤后最早常常表现为弥漫的脑水肿，主要原因是广泛的脑血管扩张，而不是神经元水肿。如果没有其他严重的脑部受损，脑水肿常常在 1 ~ 2 天后缓解。如果加上脑挫裂伤、多灶性出血，血管性的脑水肿可以迁延数日。

脑血流和脑代谢变化

脑灌注压（CPP）代表了平均动脉压（MAP）和颅内压（ICP）之间的差异。

$$CPP = MAP - ICP$$

如果脑损伤后自主调节机制被打乱，CPP 即成为决定脑血流的主要因素，在损伤严重的部位尤其是这样。儿童的 CPP 应该在什么水平最为理想，现在还没有定论。MAP 的正常值在新生儿是 40 mmHg，在成人可以到 90 mmHg。一般可以根据年龄与年龄相应的血压来确定目标 CPP。如成人患者的治疗目标可以是保持 CPP 在 70 mmHg，而对于一名 5 岁的患儿，CPP 的目标可以是 50 mmHg。

发生血管源性脑水肿时，动脉压可能增高并加重脑肿胀。但如果应用降压药（例如血管扩张剂），又会干扰体内的自主调节机制，是否采取降压措施，应慎重考虑。

婴儿期大脑的重量占体重 12%，到了成人期，这一比例只占 2% ~ 3%。由此看出，小儿的脑组织对氧和葡萄糖的需求十分旺盛，糖原储备容易耗竭。鉴于在某些重症疾病如败血症时，常常合并低血糖，所以血糖监测应列为常规。

低血容量

儿童血容量相对较少，在发生颅脑损伤出血时，很容易出现低血容量休克。例如，一名 5 kg 的婴儿，血容量是 400 ml，当出血量达 100 ml 时，即可造成休克。低血容量休克时，需马上快速输注扩容液体 20 ml/kg，以保证足够的脑灌注。

儿童生长的特点与颅脑损伤

儿童身材比较矮，而头部占整个躯体的比

例较大，因此比成人更易于遭受损伤。初学走路的婴幼儿，身高往往刚及机动车车头，这个年龄段蹒跚学步时发生交通意外，颅脑损伤很常见。婴儿期颈肌力弱不易支撑较大的头部，在发生交通事故及家庭暴力时，由于惯性，头部可能处于前伸的状态，易于受伤。猛力摇晃婴儿，也可能使脑组织受到挤压、脆弱的颅内静脉破裂出血。

骨骼发育

生后第一年，颅骨较薄，前囟和骨缝没有闭合。2 岁以后，骨缝闭合，颅骨增厚。在年幼儿童受到剧烈的撞击伤后，骨性保护较弱，而另一方面，由于颅骨的刚性较差，可以通过扩张变形缓冲撞击损伤[1]。

不明原因的昏迷

原因不明的昏迷患儿可以通过一系列程序进行诊断和处理。尤其应注意识别那些危及生命的情况和某些可早期治疗的疾病（表 102.1）。

表 102.1　儿童昏迷的病因

结构性	代谢性
创伤	癫痫发作后状态
意外伤害	感染
强加	脑膜炎
脑积水	脑炎
出血	药物和毒物
动静脉畸形	缺氧缺血
微动脉瘤	休克
肿瘤	生物化学的
肿瘤	低血糖
脑脓肿	电解质紊乱
	钠 / 水
	钙
	酸碱平衡紊乱
	过热
	肝衰竭
	溶血尿毒综合征
	遗传代谢病
	Reye 综合征

初步处理

最初的复苏步骤应该从快速评估气道、呼吸和循环状态开始。如果初步评估发现异常，应立即采取措施予以纠正。建立静脉通路之后，要马上取血进行常规化验，包括血糖。低血糖的患儿需要马上静脉推注 25% 葡萄糖 2 ml/kg，或 10% 葡萄糖 5 ml/kg，以避免低血糖脑病的发生。

在进行最初的急救的同时，要获取患儿相关的既往史和现病史，对患儿进行详细的神经系统检查和一般体格检查。实时准确地记录患儿意识状态的变化非常重要，明显的病情恶化常常易于识别。Glasgow 昏迷评分（GCS）是很好的评价工具。儿童随生长发育对外界对外界的刺激反应不同，所以应采用改良的儿童 GCS 评分表（表 102.2）。在完成临床评估之后，才能推断出恰当的诊断，制定进一步检查治疗的方案。导致昏迷的因素很多。例如，患重症胃肠炎的患儿可能出现高热、低渗性脱水、代谢性酸中毒和低血容量休克，这些都可以引起昏迷。

机械通气

昏迷状态的患儿进行机械通气的指征：

- 上气道梗阻或咽反射消失
- 呼吸暂停，呼吸衰竭
- 昏迷程度迅速加深
- 出现 ICP 进行性增高的表现（如心动过缓、高血压、瞳孔对光反射异常以及定位体征）

开始机械通气后，应该下胃管使胃排空，每 5 分钟监测血压。如果患儿昏迷迅速进展，应考虑是否有 ICP 增高。颅内高压时可以使患儿处于轻度的过度通气状态，静脉注射甘露醇 0.25 g/kg。20%（3.4 mmol/ml）高张生理盐水

表 102.2　儿童格 Glasgow 昏迷评分

格拉斯哥评分（4 ~ 15 岁）		小儿 Glasgow 评分（< 4 岁）	
反应	评分	反应	评分
睁眼		睁眼	
自动	4	自动	4
言语反应	3	言语反应	3
疼痛反应	2	疼痛反应	2
对疼痛无反应	1	对疼痛无反应	1
最佳运动反应		最佳运动反应	
能够听从指令	6	自发运动或能够听从指令	6
因局部疼痛而运动	5	因局部疼痛而运动或对刺激有回缩	5
因疼痛而屈曲回缩	4	因疼痛而屈曲回缩	4
去皮质样僵硬回缩	3	去皮质样僵硬回缩	3
去皮质样伸展	2	去皮质样伸展	2
对疼痛刺激无反应	1	对疼痛刺激无反应	1
最佳言语反应		最佳言语反应	
语言定向力良好	5	清醒，恰当的发声、短句、单词	5
言语混乱	4	词句较正常减少，自发哭闹易激惹	4
言语错误	3	只在疼痛刺激时有哭闹	3
发出不能理解的声音	2	疼痛时呻吟	2
疼痛无反应	1	疼痛无反应	1

0.5 ml/kg 也可以迅速降低 ICP[2]。病情相对稳定之后，可以给患儿适当的镇静和麻醉措施。使用肌松药可以避免患儿产生呼吸机对抗，但肌松药可能会妨碍神经功能评估，所以，如果需要较长时间使用肌松药，最好给患儿监测 ICP。过度通气只是在复苏早期短期使用的一种手段，最终目标应通过监测呼气末 CO_2 和 ICP 使患儿的 $PaCO_2$ 缓慢恢复至正常偏低水平。治疗中要特别注意维持正常的血容量和 CPP。

颅脑计算机体层摄影术（CT）

如果患儿昏迷伴有局灶体征，或诊断不甚明确，应进行颅脑 CT 检查。创伤后出现意识障碍者也应行 CT。在全身麻醉的状态下，应注意有呼吸抑制的风险，但一般而言全麻的患儿也是能够顺利完成 CT 检查的。CT 过程中患儿如果出现移动，可能影响成像质量，但如果给患儿使用镇静剂，就要小心呼吸抑制和误吸的风险。

腰椎穿刺

怀疑脑膜炎或脑炎的患儿应行腰椎穿刺（LP）确诊。腰穿的风险和禁忌证详见“细菌性脑膜炎”部分。

其他检查

其他检查包括动脉血气分析、血电解质、血糖、尿素氮和肌酐、肝功能、血氨、血和脑脊液中的乳酸和丙酮酸、尿液分析，以及对血和尿液标本进行药物、毒物筛查。

特异治疗

临床表现和辅助检查的结果对治疗有指导作用。发生低血糖后，经初步处理后，还需要以合适浓度的葡萄糖持续静点，定时监测血糖，确保不再出现血糖波动。单纯疱疹病毒脑炎临床表现多种多样，脑脊液检查结果正常不能排除该病。只要患儿不能排除疱疹病毒感染，就应该开始阿昔洛韦治疗。

癫痫持续状态

惊厥性癫痫持续状态（CSE）的定义是持续惊厥发作超过30分钟以上，或惊厥间期意识无恢复超过30分钟以上[3]。儿童常见的CSE病因是：

- 长时间的热性惊厥
- 癫痫首次发作、癫痫治疗撤药过程中、癫痫合并其他疾病（发热最为多见）
- 中枢神经系统感染（脑炎或脑膜炎）
- 代谢紊乱（低血糖、低血钠、低血钙）
- 创伤

病理生理学

长时间的惊厥发作会导致多种病生理变化。在惊厥30分钟内的最初阶段，机体表现为一系列代偿反应。如果惊厥持续30 ~ 60分钟，机体的各种反应将进入失代偿阶段。代偿期的生理变化包括心率加快、血压增高、儿茶酚胺释放增多、心输出量加大。脑组织的变化包括脑血流加快、对葡萄糖和氧的利用增加。30 ~ 60分钟后，维持内环境稳态的代偿机制不能维系，进入失代偿期，此时会出现血压下降、心输出量减低、低血糖、代酸、电解质紊乱和横纹肌溶解现象。脑部的变化主要是自主调节机制失效，脑血流减少以及对氧和葡萄糖的利用减少。数小时后将出现大脑能量代谢衰竭，并导致继发性的脑损伤[4]。

兴奋性氨基酸和脑损伤

CSE后最常见的获得性脑损伤是中央颞区硬化。有证据表明，兴奋和抑制性氨基酸的释放与神经元损伤的病生理过程有关。其中最重要的是谷氨酸聚集并激活N-甲基-D天冬氨酸（NMDA）受体，导致钙离子内流，触发了多种细胞毒性反应，最终致使细胞死亡[5]。

治疗

此类神经系统急症的治疗，首先应注意保持呼吸道通畅和供氧。儿童期大部分惊厥可在较短时间内自发缓解。如果持续时间超过5分钟，来诊时惊厥仍未停止，就应采取措施终止发作以避免代谢紊乱和缺血造成神经元损伤。应该早期发现和处理低血糖。如果静脉通路不易建立，可以考虑肌注、滴鼻、灌肠和骨髓输液（i.o.）等其他给药途径。在惊厥发作的20分钟内给予苯二氮䓬类药物，控制惊厥的效果优于惊厥发作30分钟以后给药[6]。因此对于持续惊厥发作的儿童，推荐在急救车赶到时就应给药，而不是等到转运到医院再给药[7]。抗惊厥的药物治疗如下所述：

苯二氮䓬类

常用地西泮、咪达唑仑和劳拉西泮。

地西泮起始剂量为0.2 mg/kg，i.v./i.o.，可以重复使用，最大量每次0.5 mg/kg。如果静脉通路无法建立，可以灌肠给药。剂量为0.5 mg/kg，比一般静脉用量稍大。超量使用可导致过度镇静和呼吸抑制，需及时处理。

劳拉西泮（0.05 ~ 0.1 mg/kg，i.v.）镇静作用比地西泮更强，半衰期更长，引起呼吸抑制较少见[8-9]。

咪达唑仑和氯硝西泮也有效。如果静脉输液通路未能建立，咪达唑仑肌内注射或点鼻可以替代地西泮灌肠[10-12]。如患儿被送入急诊室时仍惊厥不止，在肌注咪达唑仑0.2 mg/kg后5分钟内有83%的患儿的惊厥得到控制，在10分钟时有93%的患儿的惊厥得到控制[13]。对于发生顽固难治CSE的儿童，可以采用咪达唑仑持续静点（每分钟1 ~ 8 μg/kg）[14-16]。

苯妥英钠

当苯二氮䓬类药物无效时，可使用苯妥英钠，用法是20 mg/kg，静脉注射，时间大于30分钟，继以维持量（新生儿期以后每8小时

4 mg/kg）。它的镇静作用和呼吸抑制极轻微，但对新生儿不适用，对已经接受该药维持量的患者也不适用。由于给药缓慢，对于全面性发作的 CSE 可能很难快速起效，必要时可考虑是否应用硫喷妥钠（见下文）。磷苯妥英是苯妥英的前体，可以肌注或静注，静注时刺激反应较小[17]。这一药物在儿童 CSE 的治疗价值尚不明确[18]。

苯巴比妥

若苯妥英钠无效或禁忌，可以采用苯巴比妥（20 mg/kg，i.v.，注射时间超过 30 分钟）。不良反应是呼吸抑制和低血压，与苯二氮䓬类合用时不良反应更为明显。如果惊厥不止，在人工通气的前提下仍然可以对患儿再次给药。

硫喷妥钠

苯二氮䓬类无效时，可以采用硫喷妥钠 2 ～ 5 mg/kg 缓慢静注，继以每小时 1 ～ 5 mg/kg，通过中心静脉持续静点。用药前应准备好气管插管和机械通气设备，还应准备正性肌力药物以对抗其可能出现的心肌抑制作用。若连续使用，要监测血药浓度。使用肌松药时应选择短效剂型，避免掩盖惊厥发作。控制惊厥发作常用的硫喷妥钠一般在麻醉剂量水平。

副醛

在处理 CSE 时，常使用副醛灌肠（0.4 ml/kg，与等量橄榄油混合）[18]。与地西泮灌肠一样，这种措施可以在静脉输液通路难以建立时使用。

其他治疗

要保护惊厥状态中的患者防止自伤。严重的呼吸酸中毒和代谢性酸中毒都很常见。通过采取尽快控制惊厥、保持气道通畅、供氧的措施可予避免。惊厥控制后，要仔细寻找病因。详问病史至关重要。CT 扫描有助于发现结构异常。如果患儿惊厥后出现昏迷，应考虑进行腰椎穿刺。如果意识状态改善，不伴 ICP 增高表现，通过腰椎穿刺可以证实或排除脑膜炎。如果诊断不甚明确，应注意鉴别病毒性脑炎（如单纯疱疹、肠道病毒），代谢性脑病，中毒和外伤。

预后

CSE 的预后取决于原发病。神经发育正常的儿童，因发热导致的 CSE，大多预后良好，死亡率为 0 ～ 2%[19]。文献报道这类患儿继发神经功能缺陷和认知障碍的比例也很低[5]。如果是急性症状性的 CSE（指 CSE 继发于神经系统疾病如感染或创伤），病死率可达 12% ～ 16%，神经系统后遗症发生率超过 20%[19]。

细菌性脑膜炎

病理生理学

细菌性脑膜炎（bacterial meningitis，BM）最常见的感染途径是鼻咽部的病原菌播散入血，继而进入血脑屏障，感染脑膜。儿童期 BM 最常见的致病菌是肺炎链球菌、脑膜炎双球菌和流感嗜血杆菌。新生儿期常见的病原菌是 B 组链球菌、大肠杆菌和利斯特菌。脑膜炎的其他较少见的感染途径包括颅底骨折、慢性中耳炎和先天皮毛窦的感染等。

起病初期大脑表面弥漫充血，继之由于多种机制导致脑缺血。局部的血管炎可引起血栓形成和局灶性脑梗死，血管痉挛也很常见。脑膜炎时脑水肿的机制既包括细胞毒性、血管源性和脑血流调节的异常。严重脑水肿时，ICP 明显增高，脑灌注减少，致使出现弥漫的大脑缺血损伤。

临床特征

儿童 BM 的典型临床表现是发热、头痛、畏光、颈强直和呕吐。病史可有数天，但在暴发性流脑的病例，从起病到急骤进展为昏迷、死亡可能只有短短数小时。新生儿和小婴儿的临床表现不典型，以全身的非特异症状为主，如嗜睡、拒乳、面色苍灰等，可伴随全面性或部分性惊厥发作及呼吸暂停。结核性脑膜炎往往是亚急性起病，多见伴有神经系统局灶体征。

BM 常常伴有各种并发症。早期常见脓毒症性休克和弥散性血管内凝血（DIC）。水和电解质代谢紊乱也很多见，尤其是低钠血症和低血糖症。部分性和全面性惊厥也相对较为多见，有时可以转为癫痫持续状态。恢复期可以出现硬膜下积液和脑积水。

辅助检查

为确诊 BM，并指导抗生素治疗，患者需要行腰椎穿刺检查脑脊液常规、生化、培养、细菌抗原鉴定和药物敏感试验。大多数 BM 的小儿行腰穿检查都是安全的，但在 ICP 增高的患者，因为有发生脑疝的危险，需慎重考虑能否穿刺[20]。对于儿童，鉴别有无颅内高压有时比较困难，所以如果出现下述临床表现时，一般建议先经验性选择抗生素治疗，暂缓腰穿操作：

- 意识障碍
- 去皮质状态
- 神经系统定位体征
- 其他颅内压增高表现
- 严重的凝血病

CT 检查正常并不能排除 ICP 增高[20]。因此，应该由临床表现决定能否进行腰穿，而不能依据影像学结果。除了 ICP 增高，呼吸循环功能不稳定、严重的凝血障碍也应列为腰穿的禁忌证。

如果暂时不能行腰穿检查，可以通过其他辅助检查协助诊断细菌感染，如血和尿的细菌培养、细菌抗原测定和聚合酶链反应（PCR）等[21-22]。

治疗

复苏

重症患儿需要紧急复苏，昏迷患儿应行气管插管和机械通气，以避免出现气道梗阻和呼吸衰竭。休克患儿应快速扩容。脓毒症性休克的患儿扩容后还需要血管活性药物的支持。

脑复苏

BM 时脑复苏的措施与其他原因导致的脑损伤时类似。主要应保证脑组织充分的氧供、控制颅内压、维持脑部代谢稳定。ICP 监测的价值尚有争议。有一些临床病例对照研究支持 ICP 的监测，但选择的样本量较小。到目前为止，对于 ICP 监测的利弊和 BM 治疗中 ICP 的控制目标，还没有大规模的临床试验报道。

抗生素治疗

对于脑膜炎，抗生素初始治疗通常根据经验选用广谱抗生素，同时应参考对病原菌的判断和耐药情况的监测。对于 1 个月以内的婴儿常常选用氨苄西林加头孢噻肟。年龄大于 1 个月的患儿常选用三代头孢菌素（头孢噻肟或头孢曲松）[23]。如果是对青霉素和头孢菌素耐药的肺炎链球菌，在细菌培养和药敏结果回报之前，可以选择万古霉素，当确定为头孢菌素耐药的肺炎链球菌脑膜炎时，应联用三代头孢和万古霉素。因为万古霉素不易透过血脑屏障，所以治疗脑膜炎时一般不单用。必要时还可以考虑是否添加利福平[24]。

辅助治疗

有关于细菌性脑膜炎辅助治疗的实验室研究有很多，在临床中最常应用的是地塞米松。地塞米松最好在抗生素治疗第一剂之前就开始使用，可以用 48 小时（每 12 小时给予 0.4 mg/kg）[25]。有证据表明，地塞米松可以减少神经系统后遗症和感音性耳聋的发生率，在流感嗜血杆菌脑膜炎时，尤其推荐使用[26-27]。随着疫苗接种的开展，目前耐药的肺炎链球菌感染更为多见，所以使用地塞米松的利弊可能需要重新评估。目前仍推荐对于大于 6 周的脑膜炎患儿应使用地塞米松。

液体治疗

休克时最初的扩容步骤应该快速、足量，但扩容之后的液体治疗尚有争议，选择输液的张力和速度都很重要。含钠浓度较低（含 0.18% ~ 0.3% 氯化钠）的葡萄糖氯化钠溶液在刚开始输注时，与血浆是等张的，但葡萄糖进入体内后很快被代谢利用，剩余的盐水相对于脑循环是低张的，这有可能加重脑水肿。因此，在细菌性脑膜炎时，推荐使用 0.45% 或 0.9% 的氯化钠，葡萄糖浓度为 5%[29-30]。

治疗 BM 时，一般推荐限制液体入量。低钠血症很常见，原因主要是抗利尿激素异常分泌综合征（SIADH）。近期的研究表明，ADH 增高可能是机体对低血容量的一种应答[31]，BM 合并低钠血症的患儿，比血钠正常的患儿脱水症状更明显[32]。相对于限制液量而言，液体治疗更重要的目标是维持正常的血钠和 ADH 水平[31, 33]。

尽管这些临床研究表明，限制液体入量不一定对儿童 BM 有利。但如果患儿确实合并 SIADH，限制液体是非常重要的，如果持续输液有可能导致患儿血钠水平进一步降低。因为低钠可引致惊厥发作、加重脑水肿，所以这种并发症有潜在的生命危险。在 BM 治疗的最初 24 ～ 48 小时，要密切监测患儿的血钠水平。

药物预防

如果 5 岁以下小儿接触了脑膜炎球菌和流感嗜血杆菌感染的患者，而又没有进行过疫苗接种，就有必要服用预防药物。可以应用利福平（10 mg/kg ，最大量 600 mg bid），脑膜炎球菌可以用 2 天，流感嗜血杆菌可以用 4 天。新生儿每日剂量是 10 mg/kg。孕妇可以单次肌注头孢曲松（250 mg）。环丙沙星（15 mg/kg，最大量 750 mg）单剂量治疗也有效[34]。

转归

细菌性脑膜炎的病死率和致残率较高。儿童 BM 总体病死率 5% ～ 10%，需要机械通气的患儿病死率可高达 30%，存活者中 33% 的患儿有神经系统后遗症[35]。

预防

通过疫苗接种，在发达国家，流感嗜血杆菌脑膜炎的发病率明显减低[36-37]。初步的临床试验表明，通过七价肺炎球菌疫苗的接种，儿童侵袭性肺炎链球菌感染发生率已减低[38]。在英国和澳大利亚，通过接种 C 型脑膜炎球菌结合疫苗，也减少了感染脑膜炎球菌的婴儿重症病例[39-40]。

脑炎

脑炎常见的病原包括肠道病毒、支原体、巨细胞病毒、疱疹病毒、EB 病毒、腺病毒和副流感病毒。在世界范围内流行较广的是各种虫媒病毒如澳大利亚脑炎病毒、乙型脑炎病毒、圣路易斯病毒。这些病毒性脑炎可以出现严重的脑水肿，存活者发生神经系统后遗症的概率很高。

脑炎的主要临床表现是急性起病、发热、惊厥、可伴有局灶的神经系统症状、意识障碍甚至昏迷。患儿可能出现躁动不安。脑脊液检查提示细胞数增多、病程早期分类以中性粒细胞为主。当疑诊脑炎时，应确定是否为疱疹病毒感染，因为这种病毒是可以治疗的。脑电图、CT 和磁共振检查对诊断有一定帮助。磁共振成像比 CT 更为敏感，尤其是在病程的早期。脑脊液 PCR 有助于快速确定感染病原[41-42]。一旦诊断病毒性脑炎，早期应用阿昔洛韦有助于改善预后。

肠道病毒是小儿病毒性脑炎中常见的重要病原。肠道病毒脑炎可以导致横贯性脊髓炎和 Guillain-Barré 综合征，临床出现急性迟缓性麻痹[43]。Pleconaril（抗病毒药物）对肠道病毒感染（包括中枢神经系统感染）有效，可望成为新型的抗病毒药物[44]。婴幼儿患病毒性脑炎后，预后一般较年长儿的差[45]。

非创伤性颅内出血

非创伤性颅内出血（ICH）在儿童期并不多见。动静脉畸形（AVM）是最常见的病因，其次是微动脉瘤（表 102.3）[46]。临床表现与成人类似，可以出现突发剧烈头痛、意识障碍和惊厥发作。常常通过 CT 就可以确诊。如果出现了 ICP，应常规给予降颅压处理。对于局部病灶和梗阻性脑积水的处理，需要请神经外科医师进行评估。

诊断ICH之后，需要进一步进行凝血功能、血小板计数、血管造影等明确病因。血管造影可以通过CT、共振血管成像（MRA）、数字减影等技术完成。有时脑血管造影可有助于鉴别畸形或肿瘤。对于AVM，可以考虑外科手术或血管介入治疗。AVM患儿需要长期随访，他们出现再出血的可能性高于成人[47]。某些药物治疗（如钙离子拮抗剂）已被用于预防成人脑动脉瘤引起的出血，但还没有用于儿童的报道。ICH的后遗症可有偏瘫、失语、癫痫和脑积水。

缺氧缺血性脑病

病因学

新生儿期以外常见的缺氧缺血性脑病的病因常见于：

- 幸免于婴儿猝死综合征
- 溺水
- 意外事故，如药物中毒、勒颈窒息
- 外伤

表 102.3 儿童自发颅内出血的病因

血管畸形
动静脉畸形
毛细血管扩张
海绵状血管畸形
静脉畸形
动脉瘤“颅内小动脉瘤”
真菌感染
创伤
凝血功能障碍血小板减少
血友病
抗凝治疗
肿瘤神经胶质瘤
高血压

病理学

脑的正常代谢需要有持续不断的氧和葡萄糖供给。葡萄糖通过有氧代谢，可以产生足量的高能腺苷三磷酸（ATP），以维持神经元细胞膜的完整性和正常功能。葡萄糖无氧酵解只能产生乳酸和很少的ATP（是有氧代谢的1/18）。神经元并没有贮存ATP的功能，缺氧后就会迅速出现神经元细胞能量代谢衰竭。如果缺氧合并缺血，除了能量代谢障碍外，还会出现代谢废物堆积，会进一步加重细胞损伤。缺血超过10秒钟，就有可能出现昏迷，超过2分钟，就有可能出现不可逆的脑损伤。

当脑血流开始恢复时，会从低灌注状态转为相对高灌注状态，并持续一段时间。动物实验表明，缺血后的低灌注时期，脑的代谢需求决定了脑血流的情况[48]。缺氧缺血会导致细胞毒性脑水肿，除非缺血十分严重，一般不会发生非常显著的ICP。

治疗

缺氧缺血脑损伤的治疗原则与其他脑损伤类似。首要的措施是迅速进行有效的心肺复苏，预防继发性脑损伤。对于在医院外发生心搏骤停的病例，应实施充分的复苏，同时寻找病因。复苏后的处理对于预后十分重要。昏迷的患儿，伴有肌张力增高或减低，Glasgow评分（GCS）＜8分时，最好应给予机械通气。建议在最初的1～2天给予镇静措施，尽管其优越性尚未在试验中证实[49]。机械通气的目标是维持二氧化碳分压正常，避免出现过度通气，因为低碳酸血症可能导致进一步的脑缺血。由于毛细血管渗漏综合征，体液丢失，会出现循环功能障碍或低血容量，造成血流动力学紊乱。应保证循环血量，给予正性肌力药物，改善循环状况。通过血流动力学监测，决定血管活性药物的个体化方案。

在心搏骤停之后，患儿常常出现低体温，随后的数小时内可能出现发热，发热提示可能预后不良[50]。应采取措施避免和应对体温增高。有证据显示，32～34℃的亚低温治疗可以改善预后。有两项成人心脏卒中[51-52]和两项新生儿窒息的临床研究表明[53-54]：在起病后 12 ~ 72 小时内应用亚低温治疗，可以改善患者的神经系统预后。目前还没有应用于儿童的报道，但如果患儿在缺氧缺血后出现了昏迷，应把亚低温作为一项治疗的措施来考虑。高血糖也提示不良预后，它是损伤严重程度的标志物之一，建议采取积极措施避免其发生。ICP 监测的价值有限，因为只有非常严重的病例，才会出现明显的颅内高压，而这类患者常常预后很差[55]。

预后

决定预后的相关因素包括：

- 缺血时间
- 脑代谢率
- 复苏效果

儿童发生溺水时，头部被迫快速降温，在这种情况下，无论缺血时间长短，都应予足够的和充分的复苏。在这些病例中，缺血导致心动过缓，由于“潜水反射”的原理，血液会优先供给脑部。一般而言，医院外发生的心脏卒中往往很难幸存，即便 CPR 非常及时，如果在被送入医院时已心跳停止，生存概率几近渺茫[56]。但溺水后人体会出现低体温，反而会对患儿产生保护作用，而常有奇迹发生。所以对于那些迅速进入低温状态的病例，建议持续不懈地进行 CPR。这类患儿在被送入医院时如果仍能保持一定的心脏输出，肢体也能对疼痛刺激可产生屈伸反应，常常预后较好，能够恢复。如果患儿病因是窒息，体温正常，肌张力松弛，对疼痛刺激无反应，则病死率较高，或遗留严重的神经系统后遗症。这类患儿的病情常常会在数日内进行性恶化，脑水肿进行性加重[55]。昏迷超过 24 小时提示预后不良，很难康复[57]。如果患儿在缺血性损伤后一周末，有神经系统后遗表现，其康复的概率比创伤造成的同等程度的脑损伤要低。

有很多检查手段被用以辅助判断神经系统的预后。躯体感觉诱发电位（SEP）可在床旁进行操作，有较好的预测价值。有一份针对 109 名严重脑损伤患儿的临床研究表明，如果能够恰当地选择患儿，双侧 SEPs 缺失对于不良预后的阳性预测值是 100%（95% CI，92% ~ 100%）[58]。

Guillain-Barré 综合征

临床特征

Guillain-Barré 综合征（GBS）是造成儿童急性迟缓性瘫痪最重要的原因之一。大部分患儿表现出典型的上行性、对称性、迟缓性麻痹。也部分不典型患儿表现为嗜睡、运动发育落后。部分患儿病情进展迅速，因呼吸衰竭、延髓性麻痹、严重的自主神经功能障碍和进行性肌无力等，需要进入重症监护室（ICU）治疗。感觉缺失一般较轻微，常是短暂的。背痛和腿痛很常见，是神经根受刺激造成的，是临床特征之一[59]。这种疼痛往往比较剧烈，并且难以控制。少数病例可能出现视盘水肿和脑病[60]。成人可发生深静脉血栓形成和动脉栓塞，但儿童少见。

辅助检查

在静脉滴注免疫球蛋白之前，应行腰穿。典型的脑脊液改变是白细胞 $< 10 \times 10^6$，蛋白质明显增高，但是蛋白质在起病一周内也可能是正常水平。早期进行神经电生理检查，神经传导可能是正常的。GBS 可以根据髓鞘或轴索损伤、感觉或运动受累等神经生理学情况分为几种亚型[61]。部分患儿抗神经节苷脂抗体增高。

临床诊断不确定时，要进行脑和脊髓影像学检查，同时也应注意鉴别有无中枢感染。

治疗

加强呼吸管理是减少 GBS 病死率和致残率的最基本的措施。有 1/3 以上的患儿需要机械通气支持。需要机械通气的早期预警指标包括呼吸费力、疲乏、咳嗽无力、进行性延髓麻痹。出现高碳酸血症则已是晚期征象，需要极力避免。对于能够配合的较大儿童，在急性进展期应监测肺活量（FVC）。如果 FVC 低至 15 ~ 20 ml/kg 以下，有必要考虑机械通气。临床应密切监测病情变化，在机械通气时可能很多患儿需要采取适度的过度通气。如果患者需要较长时间才能恢复，则最好行气管切开，而不是通过经鼻气管内插管长期进行机械通气。这样患者的舒适度更高，患者还可以通过插管附近的气漏和压力气流说出声音来。如果肺活量不到 12 ml/kg，最大吸气负压不到 20 cmH_2O（2 kPa），就不要考虑撤机。

自主神经功能障碍是 GBS 儿童死亡和致残的重要原因之一。气管插管的有创操作、诱导麻醉、加之缺氧，可诱导严重的心律失常。此外，还可见到血压波动、尿潴留和胃肠道功能紊乱等。

血浆置换（PE）和 IVIG 是 GBS 的有效治疗。其适应证包括病情急骤进展、已出现呼吸抑制或肌力迅速减低不能行走。在成人的临床试验中，这些措施的疗效获得了很好的验证[63-65]。在儿童患者中，PE 和 IVIG 的疗效尚缺乏大规模的临床试验加以佐证。与之相关的小规模临床回顾性研究总结了很多关于这些免疫治疗的临床经验，但结果各异[66-70]。因为 PE 对于技术水平要求很高，相形而下 IVIG 更加易于实施，而成为儿童患者的一线治疗措施。IVIG 的适应证取决于各项功能受抑制的程度和疾病进展的速度。临床的神经病理学分型或抗体筛查结果与是否应用 IVIG 无关。目前尚缺乏联合应用 PE 和 IVIG 的临床依据[71]。

疼痛是 GBS 的基本特征之一，有其神经病理学基础。可以使用对乙烯氨基酚和非甾体类抗炎药镇痛，能够治疗神经性疼痛的药物，如加巴喷丁、卡马西平和阿米替林等，同样可以使用。

对于需要长期机械通气治疗的清醒的患儿来说，由于情绪不稳定、语言障碍、对各种操作的恐惧和家庭配合问题都对治疗造成了不小的障碍，需要一支训练有素的团队来应对这一挑战。

预后

相对而言，儿童 GBS 患者比成人预后要好。如果在起病后 18 天内，病情度过极期逐渐好转，则患者有望获得完全恢复。文献报道，有患者在非常漫长的平台期之后，最终也获得了完全康复[72]。需要机械通气的患儿也可以预后良好，是否需要机械通气并不是决定预后的危险因素[66]。有些亚急性起病的病例反而出现了病情的反复和永久性的神经损伤。

代谢性脑病

约 0.1% 的婴儿患有遗传代谢病，急性代谢性脑病是遗传代谢病在儿童期起病的方式之一[73-74]。一般而言，新生儿期货婴儿早期就会发病，症状常常不特异，可以出现嗜睡、喂养困难和呕吐等。较大的婴儿和儿童可能会表现为慢性脑病，临床表现为惊厥、长束征、听力障碍和发育落后。

诊断途径

详细地询问病史和体格检查常常可为我们提供代谢性疾病的诊断线索。家族史和药物接触史的询问至关重要，例如，丙戊酸可以导致 Reye 样综合征。以下辅助检查对诊断颇有帮助：血气分析、血糖、血氨、血清乳酸、尿液代谢筛查、尿酮体。乳酸酸中毒和低血糖常常与一系列疾病有关，比如败血症，如果代谢指标持续异常，就需要在代谢病专家和临床生物化学家的共同参与下做进一步检查。

乳酸酸中毒的患者应检查乳酸 / 丙酮酸之比和尿液生化学分析，往往能对诊断提供帮助（表 102.4）。

评估

代谢性昏迷的分期可以参照 Lovejoy 制定的 Reye 综合征分期（表 102.5）[75]。

治疗

最初的治疗非常重要，酸中毒和低血糖等代谢紊乱应予纠正。急性颅内压增高时应采用机械通气，此时是否应用 ICP 监测目前尚有争议。高氨血症时要限制蛋白质摄入。血氨持续增高时，要考虑应用精氨酸和苯甲酸钠。输注含葡萄糖和脂肪乳的静脉营养有助于减少分解代谢，缓解代谢障碍。严重的高氨血症和酸中毒时可以考虑透析。研究表明，持续静脉血滤的效果优于腹膜透析[76]。

Reye 综合征和 Reye 样综合征

Reye 综合征非常罕见，患者几乎都是儿童。临床特征是急性脑病、脑水肿、以肝为突出的内脏脂肪变性。典型病例表现为顽固呕吐、进行性脑病，与水痘后服用阿司匹林有关。当出现高氨血症和肝酶增高两倍以上增高，但胆红素水平正常时，应考虑该病的诊断。2 岁以下的患者易于出现低血糖，治疗措施应针对于纠正血糖、监测神经系统症状和处理 ICP 增高。

临床有一些病例与典型的 Reye 综合征十分相似。有 10% 最初被诊断为 Reye 综合征的患者最终发现是一些先天遗传病[77]。所以仔细地进行遗传代谢病筛查是非常必要的。

应用串联质谱法可以在新生儿期疾病未表现出临床症状之前就筛查出多种遗传代谢病。对于脂肪酸氧化障碍（如中链酰基辅酶 A 脱氢酶缺乏，MCAD）和氨基酸代谢异常（如甲基丙二酸血症）的筛查尤为有利[78]。

脊髓损伤

发生率

儿童脊髓损伤相对少见，只占所有脊髓损伤的 5% 以下。严重颅脑损伤的儿童中，约有 5% 合并颈椎损伤。在交通事故中死亡的患儿中，尤其是那些发生心跳呼吸骤停的病例，或还未送至医院就已死亡的病例，大多数都有 C3 以上脊髓断裂，特别是在与延髓连接处的断裂[79-80]。

病因学

儿童脊髓损伤的最常见的原因就是意外交通事故（包括行走时被撞），也可见于坠落、潜水等情况下受伤。运动损伤不常见。

病理生理

儿童脊髓损伤的类型与成人有所不同。在脊髓损伤后不出现影像学异常（SCIWORA）的情况，几乎只有儿童才会发生（在整个脊髓损伤中占 20% ~ 60%）。这些患儿发生完全性神经功能丧失的概率很高。10 岁以内的患儿的脊髓损伤最常见发生于颈 1 颈 2 节段，可以发生寰枢椎半脱位、合并骨骼和肌肉损伤以及 SCIWORA 和严重的脊髓损伤。C4 以下的下颈段损伤比上颈段少见，患者多是低龄儿童[81]，损伤常常不止发生于一个平面。寰枢椎半脱位

表 102.4 代谢性疾病的生化标记物

生化标记物	疾病
低血糖	有机酸尿症
	甲基丙二酸血症
	Reye 综合征
	脂肪酸氧化障碍
	MCAD
酮症酸中毒	糖尿病
	有机酸尿症
乳酸酸中毒	线粒体脑肌病
	呼吸链疾病
	丙酮酸羧化酶缺乏症
高氨血症（超出正常值 2 ~ 3 倍）	Reye 综合征
	尿素循环障碍
	脂肪酸氧化障碍
	MCAD
	有机酸尿症
	中链酰基辅酶 A 脱氢酶

表 102.5 代谢性脑病的分期

分期	昏迷	疼痛	反应反射
1	嗜睡	正常	正常
2	激惹	易变	瞳孔光反射迟钝
3	昏迷	去皮质状态	瞳孔光反射迟钝
4	昏迷	去大脑状态	瞳孔光反射迟钝
5	昏迷	肌张力松弛	瞳孔反射消失

Adapted from NIH, modification of Lovejoy.[75]

对神经功能的影响不算太大，韧带损伤比高位颈椎的损伤更容易引致永久性的神经功能缺陷[82]。在十几岁的患者中，由于骨质发育较为成熟，损伤类型也与成人较为接近，常表现为低位颈椎损伤和胸部外伤[83-84]。

临床特征

对于不同年龄的儿童来说，脊髓损伤后的即时效应是相似的。如果加上头部外伤，将使临床判断非常困难，有可能延误脊髓损伤的诊断。昏迷患儿是否有脊髓损伤的诊断线索如下：

- 损伤平面以下迟缓性瘫痪、自主运动和腱反射消失
- 换气不足，异常胸部运动（原因是肋间肌麻痹而膈神经未受损伤，气道并没有梗阻）
- C3 以上的损伤可见呼吸暂停伴有节律的鼻翼翕动（Duncan 指征）
- 由于失去脊髓交感神经支配，出现与低血压不相适应的心动过缓和损伤平面以下的皮肤毛细血管扩张
- 阴茎频繁异常勃起

脊髓及其周围软组织的创伤常常有明显的临床征象，比如咽部或喉部后方出现血肿就是一种提示。脊髓休克较常见，表现为暂时性脊髓功能完全丧失，恢复可能需要 3 ~ 5 天，反射也会逐渐恢复，最初恢复的常常是球海绵体反射和肛反射。有些损伤是不完全的，比如 Brown-Sequard 脊髓半侧切除、脊髓前部或中心压迫综合征在这个阶段也表现为这种情况。

辅助检查

危重患儿应立即实施心肺复苏、气管插管，紧急进行全脊柱 X 线检查以鉴别有无骨折、关节脱位和半脱位。在急性期和恢复期，都可以进行 MRI 检查，能够鉴别有无出血、挫裂伤、脊髓压缩。CT 对于骨骼损伤、脊髓血肿、骨折、异物等有更强的分辨能力。SCIWORA 是在 MRI 技术广泛应用之前做出的一种定义。对于多数 SCIWORA 而言，MRI 依旧可能是正常的，而一旦经 MRI 证实有髓内的病变，就很有可能发生永久性神经系统损伤[85-86]。躯体感觉诱发电位也有助于评价脊髓损伤，对于昏迷的患儿尤为适用。

治疗

首要的治疗措施是开放气道、机械通气和维持循环。气管插管后，如果颈部受伤后的稳定性不明，需要有经验的助手协助保证头颈部制动，避免屈曲和仰伸。脊髓高位损伤后，交感神经截断可以导致低血压，即便低血容量的问题纠正以后，血压依旧会偏低。损伤部位越高或患者年龄越小，越容易出现严重的低血压。如果在恢复血容量后仍有低血压，就应给予患者血流动力学监测和应用血管活性药物（如去甲肾上腺素）。20% 的患儿可能合并多处复合伤，这时大多需要通过外科手术来保护脊髓功能。如果在创伤后 2 ~ 3 天都需要使用肌松药，要尽量避免使用丁二酰胆碱，因其可引起致死性的高钾血症。

目前对是否使用类固醇激素尚有争议，在这方面并没有专门针对儿童的研究。有两项成人的随机对照试验表明大剂量甲泼尼龙在创伤后 8 小时内应用（初始剂量 30 mg/kg，之后每小时 5.4 mg/kg，持续 24 ~ 48 小时）有助于改善预后[87-88]。这一结论有一定的局限性，并未被广泛接受[89-91]。

当同时有脑损伤时，预防二次损伤的发生至关重要。因为创伤后自主调节机制丧失，所以要特别注意保证脊髓的血液灌注。通过颅骨钳、轴向牵引、矫形支架等，使患儿体位固定。手术治疗也存在争议，因为经过减压手术后能够改善患儿神经系统预后的临床依据很少。如果给完全性脊髓损伤的儿童患者进行椎板切除术和减压，会使病死率明显增高。

对于接近成年人的青少年患者来说，要采取预防措施避免脊髓损伤后发生静脉血栓栓塞。青春期前患者发生静脉血栓栓塞的概率是很低的（约 1%），所以在这个年龄段，采取常规的预防措施的风险 - 受益比还是未知的[92]。在权衡是否实施时应该向这方面的专家团队请教。最佳的康复需要一个理想的团队来实现，其中包括矫形外科医师、神经外科医师、康复科医师、护士、理疗师、精神科医师、社会工作者和教师等的集体参与。

预后

总体而言，儿童脊髓损伤的预后优于成人。有一份研究总结了 113 例发生脊柱损伤的儿童，55 例（48%）未出现神经系统后遗症。有 38 例（34%）是不完全损伤，其中 23 例（20%）最终完全恢复，11 例（10%）有改善[79]。有 20 例（18%）是完全性脊髓损伤，其中 4 例有所恢复，3 例死亡。在另一个规模较小的研究中，44% 有神经系统后遗症，21% 有 SCIWORA，11% 是急性、完全性和永久性损伤。有 SCIWORA 的 18 例患儿中，4 例有永久性和完全性的神经系统功能缺陷[82]。

（汤亚楠　奚晶晶 译　伊　敏 校）

参考文献

1. Mann KS, Chan KH, Yue CP. Skull fractures in children: their assessment in relation to developmental skull changes and acute intracranial hematomas. *Childs Nerv Syst* 1986; **2**: 258–61.
2. Suarez JI, Qureshi A, Bhardwaj A *et al.* Treatment of refractory intracranial hypertension with 23.4% saline. *Crit Care Med* 1998; **26**: 1118–22.
3. Hanhan UA, Fiallos MR, Orlowski JP. Status epilepticus. *Pediatr Clin North Am* 2001; **48**: 683–94.
4. Lothman E. The biochemical basis and pathophysiology of status epilepticus. *Neurology* 1990; **40**(S2): 13–23.
5. Scott RC, Surtees RAH, Neville BGR. Status epilepticus: pathophysiology, epidemiology, and outcomes. *Arch Dis Child* 1998; **79**: 73–7.
6. Lewena S, Young S. When benzodiazepines fail: how effective is second line therapy for status epilepticus in children? *Emerg Med Australas* 2006; **18**: 45–50.
7. Dieckmann RA. Is the time overdue for an international reporting standard for convulsive paediatric status epilepticus? *Emerg Med Australas* 2006; **18**: 1–3.
8. Chiulli DA, Terndrup TE, Kanter RK. The influence of diazepam or lorazepam on the frequency of endotracheal intubation in childhood status epilepticus. *J Emerg Med* 1991; **9**: 13–7.
9. Appleton RE, Sweeney A, Choonara I *et al.* Lorazepam vs. diazepam in the treatment of epileptic seizures and status epilepticus. *Dev Med Child Neurol* 1995; **37**: 682–8.
10. Chamberlain JM, Altieri MA, Futterman C *et al.* A prospective, randomized study comparing intramuscular midazolam with intravenous diazepam for the treatment of seizures in children. *Pediatr Emerg Care* 1997; **13**: 92–4.
11. Mahmoudian T, Zadeh MM. Comparison of intranasal midazolam with intravenous diazepam for treating acute seizures in children. *Epilepsy Behav* 2004; **5**: 253–5.
12. McIntyre J, Robertson S, Norris E *et al.* Safety and efficacy of buccal midazolam versus rectal diazepam for emergency treatment of seizures in children: a randomised controlled trial. *Lancet* 2005; **366**: 205–10.
13. Lahat E, Aladjem M, Eshel G *et al.* Midazolam in treatment of epileptic seizures. *Pediatr Neurol* 1992; **8**: 215–6.
14. Rivera R, Segnini M, Baltodano A *et al.* Midazolam in the treatment of status epilepticus in children. *Crit Care Med* 1993; **21**: 991–4.
15. Koul RL, Raj Aithala G, Chacko A *et al.* Continuous midazolam infusion as treatment of status epilepticus. *Arch Dis Child* 1997; **76**: 445–8.
16. Yoshikawa H, Yamazaki S, Abe T *et al.* Midazolam as a first-line agent for status epilepticus in children. *Brain Dev* 2000; **22**: 239–42.
17. Wheless JW. Paediatric use of intravenous and intramuscular phenytoin: lessons learned. *J Child Neurol* 1998; **13**: S11–4.
18. Appleton R, Choonara I, Martland T *et al.* The Status Epilepticus Working Party. The treatment of convulsive status epilepticus in children. *Arch Dis Child* 2000; **83**: 415–9.
19. Raspall-Chaure M, Chin RF, Neville BG *et al.* Outcome of paediatric convulsive status epilepticus: a systematic review. *Lancet Neurol* 2006; **5**: 769–79.

20. Rennick G, Shann F, de Campo J. Cerebral herniation during bacterial meningitis in children. *BMJ* 1993; **306**: 953–5.
21. Seward RJ, Towner KJ. Evaluation of a PCR-immunoassay technique for detection of *Neisseria meningitidis* in cerebrospinal fluid and peripheral blood. *J Med Microbiol* 2000; **49**: 451–6.
22. Newcombe J, Cartwright K, Palmer WH *et al.* PCR of peripheral blood for diagnosis of meningococcal disease. *J Clin Microbiol* 1996; **34**: 1637–40.
23. Feigin RD, Pearlman E. Bacterial meningitis beyond the neonatal period. In: Feigin RD, Cherry JD (eds) *Textbook of Pediatric Infectious Diseases.* Philadelphia: WB Saunders; 1998: 400–29.
24. Chavez-Bueno S, McCracken GH. Bacterial meningitis in children. *Pediatr Clin North Am* 2005; **52**: 795–810.
25. Odio CM, Faingezicht I, Paris M *et al.* The beneficial effects of early dexamethasone administration in infants and children with bacterial meningitis. *N Engl J Med* 1991; **324**: 1525–31.
26. McCracken GH, Label MH. Dexamethasone treatment for bacterial meningitis in infants and children. *Am J Dis Child* 1989; **143**: 287–9.
27. Schaad UB, Lips U, Gnehm HE *et al.* Dexamethasone therapy for bacterial meningitis. *Lancet* 1993; **342**: 457–61.
28. McIntyre PB, Berkey CS, King SM *et al.* Dexamethasone as adjunctive therapy in bacterial meningitis. A meta-analysis of randomised clinical trial since 1988. *JAMA* 1997; **278**: 925–31.
29. Duke T, Molyneux EM. Intravenous fluids for seriously ill children: time to reconsider. *Lancet* 2003; **362**: 1320–3.
30. Duke T. Fluid management of bacterial meningitis in developing countries. *Arch Dis Child* 1998; **79**: 181–5.
31. Powell KR, Sugarman LI, Eskenazi AE *et al.* Normalisation of plasma arginine vasopressin concentrations when children with meningitis are given maintenance plus replacement fluid therapy. *J Pediatr* 1990; **117**: 515–22.
32. Bianchetti MG, Thyssen HR, Laux-End R *et al.* Evidence for fluid volume depletion in hyponatraemic patients with bacterial meningitis. *Acta Paediatr* 1996; **85**: 1163–6.
33. Singhi SC, Singhi PD, Srinivas B *et al.* Fluid restriction does not improve the outcome of acute meningitis. *Pediatr Infect Dis* 1995; **14**: 495–503.
34. Cuevas LE, Kazembe P, Mughogho GK *et al.* Eradication of nasopharyngeal carriage of *Neisseria meningitidis* in children and adults in rural Africa: a comparison of ciprofloxacin and rifampicin. *J Infect Dis* 1995; **171**: 728–31.
35. Madagame ET, Havens PL, Bresnahan JM *et al.* Survival and functional outcome of children requiring mechanical ventilation during therapy for acute bacterial meningitis. *Crit Care Med* 1995; **23**: 1279–83.
36. McIntyre PB, Chey T, Smith WT. The impact of vaccination against invasive *Haemophilus influenzae* type b disease in the Sydney region. *Med J Aust* 1995; **162**: 245–8.
37. Adams WG, Deaver KA, Cochi SL *et al.* Decline of childhood *Haemophilus influenzae* type b (Hib) disease in the Hib vaccine era. *JAMA* 1993; **269**: 221–6.
38. Whitney CG, Farley MM, Hadler J *et al.* Decline in invasive pneumococcal disease after the introduction of protein–polysaccharide conjugate vaccine. *N Engl J Med* 2003; **348**: 1737–46.
39. Balmer P, Borrow R, Miller E. Impact of meningococcal C conjugate vaccine in the UK. *J Med Microbiol* 2002; **51**: 717–22.
40. Booy R, Jelfs J, El Bashir H *et al.* Impact of meningococcal C conjugate vaccine use in Australia. *Med J Aust* 2007; **186**: 108–9.
41. Aurelius E, Johansson B, Skoldenberg B *et al.* Rapid diagnosis of herpes simplex virus encephalitis by nested polymerase chain reaction assay of cerebrospinal fluid. *Lancet* 1991; **337**: 189–92.
42. Troendle-Atkins J, Demmler GJ, Buffone GJ. Rapid diagnosis of herpes simplex encephalitis by using polymerase chain reaction. *J Paediatr* 1993; **123**: 376–80.
43. McMinn P, Stratov I, Nagarajan L *et al.* Neurological manifestations of enterovirus 71 infection in children during an outbreak of hand, foot, and mouth disease in Western Australia. *Clin Infect Dis* 2001; **32**: 236–42.
44. Rotbart HA, Webster AD. Treatment of potentially life-threatening enterovirus infections with Pleconaril. *Clin Infect Dis* 2001; **32**: 228–35.
45. Koskiniemi M, Vaheri A. Effect of measles, mumps, rubella vaccination on pattern of encephalitis in children. *Lancet* 1989; **1**: 31–4.
46. Al-Jarallah A, Al-Rifai MT, Riela AR *et al.* Nontraumatic brain hemorrhage in children: etiology and presentation. *J Child Neurol* 2000; **15**: 284–9.
47. Stein BM, Wolpert SM. Arteriovenous malformation of the brain II: current concepts and treatment. *Arch Neurol* 1980; **37**: 69–75.
48. Michenfelder JD, Milde JH. Post-ischaemic canine cerebral blood flow appears to be determined by cerebral metabolic needs. *J Cereb Blood Flow Metab* 1990; **10**: 71–6.
49. International Liaison Committee on Resuscitation. International consensus on cardiopulmonary resuscitation and emergency cardiovascular care science with treatment recommendations. Part 6: Paediatric basic and advanced life support. *Resuscitation* 2005; **67**: 271–91.
50. Zeiner A, Holzer M, Sterz F *et al.* Hyperthermia after cardiac arrest is associated with an unfavorable neurologic outcome. *Arch Intern Med* 2001; **161**: 2007–12.
51. Bernard SA, Gray TW, Buist MD *et al.* Treatment of comatose survivors of out-of-hospital cardiac arrest with induced hypothermia. *N Engl J Med* 2002; **346**: 557–63.
52. Hypothermia after Cardiac Arrest Study Group. Mild therapeutic hypothermia to improve the neurologic outcome after cardiac arrest. *N Engl J Med* 2002; **346**: 549–56.
53. Shankaran S, Laptook AR, Ehrenkranz RA *et al.* Whole-body hypothermia for neonates with hypoxic–ischemic encephalopathy. *N Engl J Med* 2005; **353**: 1574–84.
54. Gluckman PD, Wyatt JS, Azzopardi D *et al.* Selective head cooling with mild systemic hypothermia after neonatal encephalopathy: multicentre randomised trial. *Lancet* 2005; **365**: 663–70.
55. Sarnaik AP, Preston G, Lieh-Lai M *et al.* Intracranial perfusion pressure in near-drowning. *Crit Care Med* 1985; **13**: 224–7.
56. Schindler MB, Cox PN, Jarvis A *et al.* Factors influencing outcome from out of hospital paediatric cardiopulmonary arrest. *Anaesth Intensive Care* 1995; **23**: 381–2.

57. Kriel RL, Krach LE, Luxenberg MG *et al.* Outcome of severe anoxic/ischaemic brain injury in children. *Paediatr Neurol* 1994; **10**: 207–12.
58. Beca J, Cox PN, Taylor MJ *et al.* Somatosensory evoked potentials for prediction of outcome in acute severe brain injury. *J Pediatr* 1995; **126**: 44–9.
59. Manners PJ, Murray KJ. Guillain–Barré syndrome presenting with severe musculoskeletal pain. *Acta Paediatr* 1992; **81**: 1049–51.
60. Cole GF, Matthew DJ. Prognosis in severe Guillain–Barré syndrome. *Arch Dis Child* 1987; **62**: 288–91.
61. Hadden RD, Cornblath DR, Hughes RA *et al.* Electrophysiological classification of Guillain–Barré syndrome: clinical associations and outcome. *Ann Neurol* 1998; **44**: 780–8.
62. Pritchard J. What's new in Guillain–Barré syndrome? *Pract Neurol* 2006; **6**: 208–17.
63. Van der Meche FGA, Schmitz PIM, Dutch Guillain–Barré Study Group. A randomised trial comparing intravenous immune globulin and plasma exchange in Guillain–Barré syndrome. *N Engl J Med* 1992; **326**: 1123–9.
64. Hughes RAC, Raphaël J-C, Swan AV *et al.* Intravenous immunoglobulin for Guillain–Barré syndrome. *Cochrane Database Syst Rev* 2006; Issue 1. Art. No. CD002063.
65. Raphaël JC, Chevret S, Hughes RAC *et al.* Plasma exchange for Guillain–Barré syndrome. *Cochrane Database Syst Rev* 2002; Issue 2. Art. No. CD001798.
66. Jansen PW, Perkin RM, Ashwal S. Guillain–Barré syndrome in childhood: natural course and efficacy of plasmapheresis. *Pediatr Neurol* 1993; **9**: 16–20.
67. Lamont PJ, Johnston HM, Berdoukas VA. Plasmapheresis in children with Guillain–Barré syndrome. *Neurology* 1991; **41**: 1928–31.
68. Shahar E, Leiderman M. Outcome of severe Guillain–Barré syndrome in children: comparison between untreated cases versus gamma-globulin therapy. *Clin Neuropharmacol* 2003; **26**: 84–7.
69. Ortiz-Corredor F, Pena-Preciado M. Use of immunoglobulin in severe childhood Guillain–Barré syndrome. *Acta Neurol Scand* 2007; **115**: 289–93.
70. Vajsar J, Sloane A, Wood E *et al.* Plasmapheresis vs intravenous immunoglobulin treatment in childhood Guillain–Barré syndrome. *Arch Pediatr Adolesc Med* 1994; **148**: 1210–12.
71. Hughes RA, Wijdicks EF, Barohn R *et al.* Practice parameter: immunotherapy for Guillain–Barré syndrome: report of the Quality Standards Subcommittee of the American Academy of Neurology. *Neurology* 2003; **61**: 736–40.
72. Briscoe DM, McMeniman LB, O'Donohoe NV. Prognosis in Guillain–Barré syndrome. *Arch Dis Child* 1987; **62**: 733–5.
73. Neville BGR. Paediatric neurology. In: Walton J (ed) *Brain's Diseases of the Nervous System*. Oxford: Oxford Medical Publications; 1993: 453–77.
74. Chaves-Carballo E. Detection of inherited neurometabolic disorders. A practical clinical approach. *Pediatr Clin North Am* 1992; **39**: 801–19.
75. National Institutes of Health Conference on Reye's Syndrome. Diagnosis and treatment of Reye's syndrome. *JAMA* 1981; **246**: 2441.
76. Schaffer F, Straube, Oh J *et al.* Dialysis in neonates with inborn errors of metabolism. *Nephrol Dial Transplant* 1999; **14**: 918–19.
77. Green A, Hall S. Investigation of metabolic disorders resembling Reye's syndrome. *Arch Dis Child* 1992; **67**: 1313–17.
78. Andresen BS, Dobrowolski SF, O'Reilly L *et al.* Medium-chain acyl CoA dehydrogenase deficiency (MCAD) mutations identified by MS/MS-based screening of newborns differ from those observed in patients with clinical symptoms: identification and characterization of a new, prevalent mutation that results in mild MCAD deficiency. *Am J Hum Genet* 2001; **68**: 1408–18.
79. Hadley MN, Zabramski MD, Browner CM *et al.* Paediatric spinal trauma. Review of 122 cases of spinal cord and vertebral column injuries. *J Neurosurg* 1988; **68**: 18–24.
80. Swan PK, Bohn DJ, Sides CA *et al.* Cervical spine damage associated with severe head injury in the paediatric patient: implications for airway management. *Anaesth Intensive Care* 1987; **15**: 115–6.
81. Givens TG, Polley KA, Smith GF *et al.* Pediatric cervical spine injury: a three year experience. *J Trauma* 1996; **41**: 310–14.
82. Ruge JR, Sinson GP, McLone DG *et al.* Pediatric spinal injury: the very young. *J Neurosurg* 1988; **68**: 25–30.
83. Birney TJ, Hanley EN. Traumatic cervical spine injuries in childhood and adolescence. *Spine* 1989; **14**: 1277–82.
84. McCall T, Fassett D, Brockmeyer D. Cervical spine trauma in children: a review. *Neurosurg Focus* 2006; **20**: E5.
85. Dare AO, Dias MS, Li V. Magnetic resonance imaging correlation in pediatric spinal cord injury without radiographic abnormality. *J Neurosurg* 2002; **97**(S1): 33–9.
86. Liao CC, Lui TN, Chen LR *et al.* Spinal cord injury without radiological abnormality in preschool-aged children: correlation of magnetic resonance imaging findings with neurological outcomes. *J Neurosurg* 2005; **103**: 17–23.
87. Bracken MB, Shepard MJ, Collins WF *et al.* A randomized controlled trial of methylprednisolone or naloxone in the treatment of acute spinal cord injury: result of the Second National Acute Spinal Cord Injury Study. *N Engl J Med* 1990; **322**: 1405–11.
88. Bracken MB, Shepard MJ, Holford TR *et al.* Administration of methylprednisolone for 24 or 48 hours or tirilazad mesylate for 48 hours in the treatment of acute spinal cord injury: results of the third National Acute Spinal Cord Injury randomized controlled trial. *JAMA* 1997; **277**: 1597–604.
89. Short DJ, El Masry WS, Jones PW. High-dose methylprednisone in the management of acute spinal cord injury – a systematic review from a clinical perspective. *Spinal Cord* 2000; **38**: 273–86.
90. Hurlbert RJ. The role of steroids in acute spinal cord injury: an evidence-based analysis. *Spine* 2001; **26**: S39–46.
91. Sayer FT, Kronvall E, Nilsson OG. Methylprednisolone treatment in acute spinal cord injury: the myth challenged through a structured analysis of published literature. *Spine J* 2006; **6**: 335–43.
92. Jones T, Ugalde V, Franks P *et al.* Venous thromboembolism after spinal cord injury: incidence, time course, and associated risk factors in 16,240 adults and children. *Arch Phys Med Rehabil* 2005; **86**: 2240–7.

第 103 章

儿童创伤

Neil T Matthews

儿童创伤的处理原则与成人不同，与成人相比，儿童创伤受损的机制、临床表现和辅助检查都有相应的年龄特点。创伤是 1 岁以上儿童死亡最常见的病因，在 1 岁以内则是仅次于先天异常和婴儿猝死综合征的第三位病因[1]。与年龄相关的行为，决定了创伤的原因和受损的类型，比如，坠落和暴力伤害更常见于年幼儿童，而年长儿更常见交通意外。一般而言，由于儿童体型较小，创伤后撞击力相对比较集中，可导致严重的内脏损伤，但是由于小儿骨骼尚未完成骨化，骨折相对少见，创伤儿童发生低体温的可能性更大。总体上，儿童创伤较为多见的类型是钝伤造成的多器官受损。

与成人一样，创伤后发生死亡最常见于以下三个时间段：

- 受伤后数分钟，常常由于气道阻塞、失血过多和脑部致命损伤而死亡
- 在复苏和转运的数小时内，常常由于气道阻塞、误吸、大量失血和头部损伤而死亡
- 创伤后数天到数周常因头部损伤及其并发症而死亡

创伤后最初的 ABC 复苏步骤已如专门章节所述。需要注意的是，建立静脉输液通路可能比较困难，必要时可以使用骨髓输液的方法[2]。

预防策略

儿童创伤救治需要一套特殊的应急系统，以降低其病死率和发病率[3]。关于其预防措施有一些新的策略（表 103.1），主要包括：

- 创伤监控、预防措施的研究、相关立法、公共安全教育活动
- 对养护者实施教育计划
- 对创伤治疗进行全国性的协调管理

头部损伤

75% 的儿童在接受钝器伤后可出现明显的头部损伤[5]，其中又有 70% 可导致死亡。病因各有不同，因年龄而异，常见的有幼儿的坠落、虐待，年长儿的交通事故（包括自行车）等。

评估

评估儿童昏迷可使用改良的 Glasgow 昏迷评分（GCS），以避免因为主观判断而造成评分的偏差。如果应用成人的 GCS 去评估儿童，5 岁以下的患者难以在言语应答和运动应答上得分正常，此时可以参考以下标准作为正常值：

- 6 个月 9 分
- 12 个月 11 分
- 5 岁 13 ～ 14 分

如上所述，有两种办法可以对 GCS 进行改良：改变评分系统或降低总分要求（如去除某些评分类别）[6]，但后一种办法有可能使结果无法进行比较。

如表 103.2 所示，婴幼儿常用改良的 GCS。在实际工作中，这个改良的评估方法应

表 103.1　预防策略[4]

儿童外伤	预防策略
机动车事故——乘客	儿童汽车座椅
	座椅安全带
	汽车设计
	气囊
机动车事故——步行者	学校安全教育项目
自行车	头盔
	单独的人行道
操场	器材结构设计
	柔软的表面
溺水	池塘加围栏
烧伤	烟雾报警器
	水龙头调节器
	可燃织物有关的立法
中毒	预防性的包装
暴力	手枪的立法
	心理咨询和干预

用于婴幼儿时，仍存在精确度和重复性方面不甚满意的问题。临床对患者的评估重点应放在患者是否有脑水肿或颅内压（ICP）增高的表现上（表 102.3）。

治疗

治疗重点是维持适宜的脑血流和氧供，这样才能将初级脑损伤引起的继发性脑损伤减至最低水平，同时预防损伤引起的继发性脑缺血和 ICP 增高引起脑疝形成。

- 应注意密切观察有无意识障碍迅速加深及脑疝征象出现。
- 保持气道通畅、供氧，优化呼吸管理，必要时气管插管。
- 出现通气不足、惊厥发作和 ICP 增高（表 103.3）表现时要在使用肌松药和镇静药的前提下进行机械通气。
- 低血容量会导致患儿病死率增高，注意维持正常体循环。

表 103.2　改良的儿童 Glasgow 昏迷评分

Glasgow 昏迷评分			改良的婴幼儿 Glasgow 昏迷评分		
活动度	最佳应答	分数	活动度	最佳应答	分数
睁眼	自发睁眼	4	睁眼	自发睁眼	4
	对言语有应答	3		对言语有应答	3
	对疼痛有应答	2		对疼痛有应答	2
	无应答	1		无应答	1
言语	言语有针对性	5	言语	低声软语地说，含糊不清地说	5
	言语混乱	4		哭，易激惹	4
	用词不当	3		在疼痛刺激时会哭	3
	能发出无意义的声音	2		疼痛时呻吟	2
	无应答	1		无应答	1
运动	能够听从指令	6	运动	自发运动	6
	能定位刺激致痛的位置	5		对触摸刺激有回缩	5
	因疼痛而回缩	4		因疼痛而回缩	4
	异常屈曲	3		遇疼痛刺激则肢体屈曲	3
	伸展应答	2		遇疼痛刺激则肢体伸展	2
	无应答	1		无应答	1

表 103.3 颅内压增高的征象

意识障碍
呼吸节律、血压、脉搏改变
头围增大（18 个月以下）
前囟膨隆紧张
运动障碍
脑神经麻痹
去皮质或去大脑僵直
呕吐
头痛
视盘水肿（晚期）

- 儿童脑血流的自主调节机制的确切范围并不明确，所以小儿血压的管理也有一定的难度[7]。低血容量主要是因为大量失血（尤其是头皮撕裂），而不是脑损伤。液体治疗的目标是维持正常的复苏血容量。
- 因为可能导致不良预后，应避免使用低张含糖液体[8]。
- 关于亚低温对于儿童创伤的保护作用的临床试验，目前仍在进行之中。
- 可以用伺服 - 控制冷却毯来保持体温避免过热，同时注意空气湿化。体温每增高 1℃，脑代谢率将增高 5%[9]。
- 保持头部中立位，以维持较好的大脑静脉回流，床位水平利于保持较好的脑灌注压[10]。
- 可以用苯妥英钠（20 mg/kg，i.v.）控制惊厥，相对于巴比妥类和苯二氮䓬类，它对中枢神经系统的抑制作用较小。惊厥会增加脑血流和氧耗，但是对于瘫痪的患儿，常常不容易监测他们是否有惊厥发作。持续脑电监测系统较为复杂，床旁监测的结果有时不易解释，临床应用受到一定限制。2 岁以下的儿童创伤后更容易出现惊厥[11]，但是，预防性使用抗惊厥药物并不能改善远期预后[12]。
- 通过光导纤维反射系统持续监测颈静脉血氧饱和度的方法，能够指示有无大脑低灌注和缺血[13]。但是装置过于复杂，儿童使用有一定困难，尤其是导管位置不易确定，目前这一技术尚未在儿童患者中常规开展。

诊断性检查

血气分析、血糖、渗透压、血电解质、血钙、血镁、血磷、全血细胞计数和交叉配血等检查应作为急诊处理时的支持性检查。

头颅和颈椎（后前位、侧位和 C1–C2 节段），胸部，骨盆都需要进行 X 线摄片。前囟未闭的小儿可以行头颅超声测量脑室宽度、探测有无颅内出血。尤其适合于对病情不稳定难于搬动的患儿做反复监测。

除非需要紧急外科处理，一般较为平稳的患儿都可以实施计算机颅脑体层摄影术（CT），能够观测到脑脊液（CSF）量的多少、基底池的形态、有无脑疝或脑组织移位，还可看到有无充血、水肿、脑出血、挫裂伤和骨折。CT 正常不能除外 ICP 增高。相对于成人，儿童较少需要清除颅内出血[5]。以下征象提示预后不良：

- 硬膜下出血（提示其下的脑组织有严重创伤和损伤）
- 大脑基底池消融和中线移位
- 灰质与白质的区别缺失或反转

脑灌注压

维持患儿的脑灌注压（CPP）非常重要，但是儿童 CPP 的最低值尚未确定。CPP 决定于体循环压力和 ICP，其数值随年龄而异。对于年幼儿来说，血压对于 CPP 的影响更大。小儿收缩压的正常值如下：

6 个月是 85 mmHg（11.3 kPa）
2 岁是 95 mmHg（12.6 kPa）
7 岁是 100 mmHg（13.3 kPa）[14]

小儿正常的 ICP 也较成人为低[15]，2 岁时低于 5 mmHg（0.67 kPa），5 岁时低于 10 mmHg（1.3 kPa）。在年幼儿童，低血容量对 CPP 和预后的不良影响相对更为严重[16]，低血压可能是脑缺血最主要的原因。在青少年患者，治疗目标是维持 CPP 为 60 ～ 70 mmHg

（8.0 ~ 9.3 kPa），保证血容量和血压正常（必要时使用升压药）。CPP 低于 40 mmHg（5.3 kPa）将使存活率减低。年幼儿童的治疗目标应随年龄而行调整。

颅内压

儿童创伤后 ICP 增高的机制如表 103.4 所示。ICP 持续增高不缓解最终的结局是脑缺血和脑疝形成。常见的脑疝类型有海马沟回疝、小脑扁桃体疝、小脑上疝（颅后窝压力增高）和颅外疝（穿过颅骨缺损）。脑疝形成的征象与 ICP 增高类似（表 103.3）。

颅内压测定

出现颅内高压或有颅内高压潜在危险时（如 GCS 小于 8 分）、或使用肌松药后症状可能不典型时，应行 ICP 监测。儿童的监测装置技术要求更高，硬膜下的导管和颅内的换能器安放时要更加小心。脑室内置管可以引流 CSF，但是由于脑室窄小，置放的难度很高。如果脑室结构已经破坏，则监测数据很难解释。拉力应变技术相对较为简单，可用来监测 ICP。

降颅压的措施

ICP 增高以后，小儿的机体有一系列代偿机制（表 103.5）。18 个月以下的婴幼儿，可以通过头围的增长而使颅内压增速减缓。因为这种代偿使临床对颅内压增高的征象识别造成一定障碍，所以头围监测十分重要。ICP 会随颅内容物体积的变化而变化。

过度通气对减缓 ICP 增高有利。但是，通气过度也会造成脑缺血，所以低碳酸血症应在适度水平，$PaCO_2$ 最好维持在 35 ~ 40 mmHg（4.7 ~ 5.3 kPa）。脱离过度通气状态应缓慢进行，以避免 ICP 反弹增高 [19]。在维持循环血容量的前提下，应适当限制液体入量。

甘露醇（0.25 ~ 0.50 g/kg，缓慢 i.v.）通过提高渗透压而产生高渗脱水作用，能够减轻脑水肿。它的作用机制还包括减低血液黏稠度和抑制脑血管收缩。应该监测血液渗透压以避免出现高渗状态。

呋塞米（1 mg/kg）可使脑组织脱水、减少 CSF 分泌，但大量使用甘露醇和呋塞米造成过度利尿可能会影响循环。儿童使用高张盐水（3%）能够减低 ICP，在复苏时使用可能有利。必要时也可考虑实施脑室内 CSF 引流。对于难治性颅内压增高的患者，控制性头部降温也能降低 ICP，但远期预后尚不确定。头部外伤后如果 ICP 顽固性增高无法控制时，建议行外科手术减压或处理挫裂伤 [5]，有助于改善局灶脑水肿的预后。

脊髓损伤

儿童脊髓损伤相对少见，8 岁以下的小儿脊柱的解剖构造上有些特点，如借助韧带和关节的屈伸，它在受到外力时更易变，肌肉支持相对薄弱，关节面是水平的。另外，脑部体积相对较大，增大了动量，C2 ~ C3 常常是受力的支点，而成人是 C4 ~ C5。所以儿童颈椎损伤一般都在 C4 以上。而乘车时使用安全带，则使儿童腰段脊髓受伤的可能性增加 [20]。

表 103.4　颅内压增高机制

颅内血容量增多	颅内出血（硬膜、硬膜下、蛛网膜下、脑实质）
	大脑充血（创伤后 1 ~ 2 天 [17]）
	脑血流增多（$PaCO_2$ 增高，PaO_2 降低，惊厥发作）
	脑水肿（创伤 2 天以后 [18]）
	脑室内出血后脑积水

表 103.5　儿童颅内压增高时的生理代偿机制

脊髓蛛网膜下腔脑脊液增多
颅内静脉系统受压
CSF 重吸收增多
CSF 产生减少
硬脑膜、未闭合的前囟和皮肤膨隆紧张（18 个月以下的婴幼儿）

评估

临床评估小儿脊髓损伤难度较大，影像学检查发现的正常解剖变异和与年龄有关的骨化特点常常会使判断造成困难。儿童脊髓损伤中，不伴放射学异常的脊髓损伤（SCIWORA）发生率有 10% ~ 20%[21]。体感诱发电位对诊断有帮助。只有在进行影像学检查（包括非急性期行磁共振成像）和反复仔细的体格检查之后，才可谨慎地除外脊髓损伤。

治疗

损伤发生之后，脊髓即应视为处于不稳定状态，直至确诊。在以下情况时，创伤后必须立即克服各种困难，使患儿体位固定：

- 已出现脊髓神经功能受损的症状和体征
- 意识障碍
- 精神状态改变
- 意外伤害发生于高速状态或从高处坠落（包括溺水）
- 严重的头部或胸部外伤

在进行下一步措施之前，要一直保持体位固定状态，如果影像学表现正常，仍要注意有无外周神经受损的表现、有无脊髓牵拉痛。

小儿发生脊髓损伤之后，最初可能很难决定是把患儿收入儿童 ICU，还是专门的脊柱外科病房为好。其决定因素主要是患儿的年龄和脊柱受损后的稳定状态。诚然，婴儿不能收住于成人的脊柱外科病房，但如果是年长儿，就可能更需要有一个脊柱方面的专业团队进行医疗救治。如果患者通过外科处理已使脊柱固定并保持稳定，则最好在儿科病房中进行进一步治疗和康复[22]。整个治疗过程涉及多学科的合作。对于受压部位要小心护理，排泄大小便需要进行训练，同时要注意患儿的营养和关节废用性挛缩等问题。高钙血症（表现为呕吐、厌食、恶心、乏力）常对临床造成困扰，有时很难控制。青少年患者常常感到心情沮丧，出现抑郁状态。如果是高位脊髓损伤，可以使用下颏控制的电动轮椅、便携式的简易呼吸器和各种电脑遥控环境控制装置等各种先进设备，提高生活自理能力，改善生活质量。

胸部创伤

虽然儿童胸部创伤的发生率较低，但是因为常常合并多器官受损，所以可引起较高的病死率[23]。主要的创伤原因是交通事故，穿通伤是不多见的。儿童胸腔较小，胸壁更有弹性，能够传递更大的动量到胸腔内结构，所以即便没有出现肋骨骨折或连枷胸，却依然有更高的概率发生肺挫裂伤。

与成人一样，创伤后的上气道梗阻、张力性气胸、连枷胸、心脏压塞和大量血胸等情况（见第 69 章）严重危及生命，需要紧急处理。有潜在致命危险的情况有气道撕裂、肺挫裂伤、主动脉破裂、膈肌撕裂、食管穿孔和心肌挫伤等。CT 增强和血管造影术可以用来诊断小儿主动脉破裂。

腹部创伤

腹部创伤一般是钝器伤所致[24]，因为涉及多系统受损，识别起来比较困难。腹部创伤死亡率相对较高，为了降低病死率就应该尽量避免漏诊[25]。儿童的腹壁和胸廓能够给腹内脏器提供的保护作用有限。肝和脾是相对较大的器官，暴露于肋缘下方，并不需要很大的外力就能使之受损。如果有明显的外伤，常常提示损伤较重，但如果没有外伤，也并不能除外内部脏器受损。交通事故中，座椅安全带常常是导致儿童腹部创伤的重要原因。

放射影像学技术的进步使儿童腹部钝器伤的治疗水平获得提高[26]。患儿需要在儿科重症监护室进行严密监测，并且需要能够在出现危险情况时进行紧急干预，比如剖腹手术（表 103.6）。

- 腹部超声能够发现腹腔游离积液[27]和腹腔内出血。

表 103.6 儿童外伤剖腹探查指征[28]

严重休克
持续出血不止
按 40 ml/kg 扩容后血流动力学指标仍不稳定
穿通伤
消化道穿孔
腹膜炎征象
胰腺损伤

- 增强 CT 可用于临床怀疑腹部创伤或体格检查有疑问时，它能够检查腹腔实质脏器和泌尿系，也能发现腹膜内出血和游离气体。
- 诊断性腹腔灌洗价值有限，唯一的适应证是有不明原因的持续出血，而此时又有腹外的损伤需要紧急处理，或此时需要一段较长的观察期，或当时无法进行超声或 CT 检查。

非意外伤害

非意外伤害较常发生于年幼儿童，包括身体侵犯、性侵犯和精神虐待和忽视（尤其是监护不当、缺少必要地营养和疾病照顾）。鉴别损伤是否源于虐待需要有较高的专业知识和警惕性，否则就会比较困难。

注意以下能够提示虐待的病史：

- 无法解释创伤发生的原因
- 考虑到小儿的生长发育水平，提供的病史和持续出现的损伤不一致
- 反复的多重的损伤
- 据说损伤是小儿自己造成的
- 延迟就医

需要进行详细的体格检查，鉴别创伤的类型[29]。多发的瘀斑分为不同的时期，不同的年龄有各自的特点。烫伤常见的类型是强制性浸入热水（腹股沟处相对较轻）和烟头烫伤。如果颅脑损伤合并视网膜出血、硬膜下出血或骨折等，就应该怀疑到是否有儿童虐待。通过眼科检查发现视网膜出血常常提示虐待伤，但不能作为诊断依据[30]。颅内损伤常见硬膜下出血和蛛网膜下腔出血，发病率和病死率都较高。对于反复虐待伤导致的多重损伤，全身 X 线和骨扫描可以发现不同愈合时期的骨折。

发生非意外伤害之后，需要有一个多学科联合的儿童保护机构处理所面临的医疗、法律和心理问题。同时还要注意，患儿的其他同胞是否也受到了不安全因素的威胁。

转运

即便创伤发生在离医院很远的地方，但如果在院前能够由训练有素的团队进行正确的固定和转运，预后依然是乐观的[31]。如果转运期间措施不当，则很容易发生二次损伤[32]。有必要在一个地区安排一些能够起转接作用的人员梯队，以使地区中偏远和中心地带的患者都能得到安全有效的转运。最初的处理人员必须掌握熟练的技能，能够应对各种严重的创伤。转运过程的医护水平，要和儿童 ICU 中的救治水平相当。

基层医院处理儿童创伤的经验和技能相对匮乏，所以应该建立一种高效的院前急救和转运模式，能够把患儿从基层医疗机构安全地转运到上级医院 PICU 进一步救治。

脑死亡

儿童脑死亡有不同的定义[33]。有报道认为，新生儿 EEG 显示等电位线时，临床仍可见保存有部分脑功能。在 ICP 并不显著增高的情况下，依然可以发生脑死亡。在脑死亡时，部分脑区仍有血液供应，但脑电图是电静息。此外，在临床长期处于无反应状态的患儿，仍有可能部分恢复脑功能。所以在判断脑死亡时，一定要观察足够长的时间，反复进行诊断性检查，还要非常强调病史和临床表现的重要性。

美国儿科学会规定了较长的观察期，需要有两次独立的脑电图证实，或有一次脑电图和一次核素脑血管造影证实，观察期随年龄而定：

- 1 岁以上——12 小时观察
- 1 个月到 12 个月——24 小时观察
- 7 天到 2 个月——48 小时观察
- 7 天以下——尚无建议

澳大利亚和新西兰重症医疗协会对 2 个月以下的脑死亡提出建议：确定脑死亡需要相当谨慎，观察时程应该因人而异[34]。但事实上，对于观察时程的确定还缺乏有力证据，因此，有必要研究新生儿和婴儿的脑血流成像结果。确定脑死亡的最重要因素是造成昏迷的原因，和这种状态的不可逆性。应该给患者家属足够长的时间来接受最终诊断，同时应该与其讨论器官捐献的问题。可以让家属看到诊断脑死亡的体格检查过程，这样对他们会有所帮助。

器官捐献

在宣布脑死亡和决定器官捐献的过程中，应注意处理好救治团队和患者亲属的以下情感问题：

- 如果患儿确实无望恢复，则应考虑向患者家庭宣布脑死亡。
- 之前所做的一切脑复苏措施，均已宣告无效。
- 如果有器官捐献的意愿，为了评价大脑功能，应撤除某些可能干扰判断的治疗。

救治团队需要从脑复苏中转为撤除支持以宣布脑死亡，并制订器官复苏的方案为器官捐献做准备。在这一时刻，医护人员将承受巨大的心理压力。

父母和亲属需要面对以下问题：

- 孩子的离去是非常无奈的事情
- 死亡是无法避免的悲剧
- 可能会对救治过程产生质疑
- 考虑是否放弃治疗
- 接受残酷的事实，孩子虽然看上去与生时无异，但实际上已经脑死亡了
- 潜意识中可能会有追责或内疚的心理，可能导致家庭成员间的冲突

在询问父母关于器官捐赠的事宜时要注意了解以下问题：

- 父母已得知死亡是确定的事
- 愿意施善于人
- 之前曾在家庭内部讨论过器官捐献的问题
- 知道患者生前的心愿

以下因素常常导致捐献失败：

- 父母对诊断还半信半疑
- 没有从健康团队处得到足够的咨询和信息
- 怕孩子被肢解

放弃治疗

如果患儿濒临死亡，无论对患儿亲属还是救治团队都会造成极大的情绪影响。创伤常常是猝不及防突然降临，在进入重症监护室之前，家长就已进入极度哀伤的心理状态。所以安抚家长和亲属的工作，从事件发生的最初阶段就应该开始进行。任何儿童的死亡都是一种无可奈何的悲剧，必要的情感沟通和支持十分重要。医护人员知道，有时候放弃治疗可能是一种更为恰当的选择。在这一过程中，维持生命的尊严，并帮助患儿亲属度过哀伤，是重症监护室的团队应有的重要使命之一[35]。

（汤亚楠　奚晶晶 译　伊　敏 校）

参考文献

1. Krug EG, Sharma GK, Lozana R. The global burden of injuries. *Am J Public Health* 2000; **90**: 523–6.
2. Smith R, Davis N, Bouamra O *et al.* The utilisation of intraosseous infusion in the resuscitation of paediatric major trauma patients. *Injury* 2005; **36**: 1034–8.
3. Potoka DA, Schall LC, Gardner M *et al.* Impact of pediatric trauma centres on mortality in a statewide system. *J Trauma* 2000; **49**: 237–45.
4. Maconochie I. Accident prevention. *Arch Dis Child*

2003; **88**: 275–7.
5. Lam WH, Mackersie A. Paediatric head injury: incidence, aetiology and management. *Paediatr Anaesth* 1999; **9**: 377–85.
6. Simpson D, Reilly P. Paediatric coma scale. *Lancet* 1982; **2**: 450.
7. Kokoska ER, Smith GS, Pittman T. Early hypotension worsens neurological outcome in pediatric patients with moderately severe head trauma. *J Pediatr Surg* 1998; **33**: 333–8.
8. Michaud LJ, Rivara FP, Longstreth WT *et al.* Elevated initial blood glucose levels and poor outcome following severe brain injuries in children. *J Trauma* 1991; **31**: 1362–6.
9. Ross AK. Pediatric trauma. *Anesthesiol Clin North America* 2001; **19**: 309–37.
10. Feldman Z, Kanter MJ, Robertson CS *et al.* Effect of head elevation on intracranial pressure, cerebral perfusion pressure, and cerebral blood flow in head-injured patients. *J Neurosurg* 1992; **76**: 207–11.
11. Hahn YS, Chyung C, Barthel MJ *et al.* Head injuries in children under 36 months of age. Demography and outcome. *Childs Nerv Syst* 1988; **4**: 34–40.
12. Temkin NR, Dikmen SS, Winn HR. Management of head injury. Posttraumatic seizures. *Neurosurg Clin N Am* 1991; **2**: 425–35.
13. Dearden NM, Midgley S. Technical considerations in continuous jugular venous oxygen saturation measurement. *Acta Neurochir Suppl (Wien)* 1993; **59**: 91–7.
14. Horan MJ. Report of the second task force on blood pressure in children. *Pediatrics* 1987; **79**: 1–25.
15. Welch K. The intracranial pressure in infants. *J Neurosurg* 1980; **52**: 693–9.
16. Raju TN, Vidyasagar D, Papazafiratou C. Cerebral perfusion pressure and abnormal intracranial waveforms: their relation to outcome in birth asphyxia. *Crit Care Med* 1981; **9**: 449–53.
17. Bruce DA, Alavi A, Bilaniuk L *et al.* Diffuse cerebral swelling following head injuries in children: the syndrome of 'malignant brain edema'. *J Neurosurg* 1981; **54**: 170–8.
18. Snoek JW, Minderhoud JM, Wilmink JT. Delayed deterioration following mild head injury in children. *Brain* 1984; **107**: 15–36.
19. Havill JH. Prolonged hyperventilation and intracranial pressure. *Crit Care Med* 1984; **12**: 72–4.
20. Newman KD, Bowman LM, Eichelberger MR. The lap belt complex: intestinal lumbar spin injury in children. *J Trauma* 1990; **30**: 1140–4.
21. Slack SE, Clancy MJ. Clearing the cervical spine of paediatric trauma patients. *Emerg Med J* 2004; **21**: 189–93.
22. Sherwin ED, O'Shanick GJ. The trauma of paediatric and adolescent brain injury: issues and implications for rehabilitation specialists. *Brain Inj* 2000; **3**: 267–84.
23. Peclet MH, Newman KD, Eichelberer MR *et al.* Thoracic trauma in children: an indicator of increased mortality. *J Pediatr Surg* 1990; **25**: 961–6.
24. Cooper A, Barlow B, DiScala C *et al.* Mortality and truncal injury: the pediatric perspective. *J Pediatr Surg* 1994; **29**: 33–8.
25. Holmes JF, Sokolove PE, Brant WE *et al.* Identification of children with intra-abdominal injuries after blunt trauma. *Ann Emerg Med* 2002; **5**: 500–9.
26. Erin S, Shandling B, Simpson J *et al.* Nonoperative management of traumatised spleen in children. *J Pediatr Surg* 1978; **13**: 117–9.
27. Akgur FM, Aktug T, Olguner M *et al.* Prospective study investigating routine use of ultrasonography as the initial diagnostic modality for the evaluation of children sustaining blunt abdominal trauma. *J Trauma* 1997; **42**: 626–8.
28. Rance CH, Singh SJ, Kimble R. Blunt abdominal trauma in children. *J Paediatr Child Health* 2000; **36**: 2–6.
29. Vandeven AM, Newton AW. Update on child physical abuse, sexual abuse, and prevention. *Curr Opin Pediatr* 2006; **18**: 201–5.
30. Bechtel K, Stoessel K, Leventhal JM *et al.* Characteristics that distinguish accidental from abusive injury in hospitalised young children with head trauma. *Pediatrics* 2004; **114**: 165–8.
31. Pearson G, Shann F, Barry P *et al.* Should paediatric intensive care be centralised? Trent versus Victoria. *Lancet* 1997; **349**: 1213–7.
32. McNab JM. Optimal escort for interhospital transport of pediatric emergencies. *J Trauma* 1991; **31**: 205–9.
33. Fishman MA. Validity of brain death criteria in infants. *Pediatrics* 1995; **96**: 513–5.
34. Australian and New Zealand Intensive Care Society. *Recommendations Concerning Brain Death and Organ Donation*, 2nd edn. Melbourne: ANZICS; 1998.
35. Matthews NT. Issues of withdrawal of therapy and brain death in paediatric intensive care. *Crit Care Resusc* 1999; **1**: 7–12.

第 104 章

儿科重症监护仪器

James Tibballs

本章讨论儿科和新生儿重症监护的仪器和功能。比如仪器如何使用。但仅限一些重要仪器，并未列出详尽清单。

未尽讨论仪器包括用于气溶胶吸入治疗、麻醉、支气管镜心血管监护、心输出量测定、超声心动图、超声脑电监测、体外膜式氧合、心室辅助装置、家庭机械通气、高压治疗、负压通气、一氧化氮治疗、膈神经起搏用于休克治疗机械装置、吸引装置以及进行气管切开术或环甲状软骨切开术所用的仪器。

所有仪器的购买、使用和保养都应依照当地标准和生产商使用说明。医护人员应当阅读所有仪器的指南，并学习安全使用。

为满足市场对控制感染安全的需要和减少灭菌花费，许多仪器包括喉镜、复苏包和通气回路均为一次性产品。使用者遵守这些条例以进行质量控制。

气道管理

气管插管

管道类型

聚氯乙烯或硅胶管适用于长期置管。当使用合适尺寸和调节气囊压力时，无气囊和有气囊的管道在安全性方面几乎无差别。气囊应充以能维持密闭的最小气量，并每隔 4 ～ 8 小时检查一次。应当记录气囊内压力。但是，气囊减少了有效管道直径，应当适用于气流。高容量低压力的气囊导管可应用于青春期后的患儿，此时气管的环状肌区已扩大，不再是特别危险的狭窄区域。在肺顺应性差的状态下，高气道阻力或可预见的换管困难（如面部烧伤），可以从一开始就应用气囊导管。

管道的曲线应当符合 Magill 型——弯曲的，但是不是预铸的或可以改变直径的。预铸管（如 Rae 和 Childs）使吸引困难，并且自动规定了与直径和周径相关的长度。不均匀直径管（例如 Cole 和 Oxford）可能损坏声带，并且不能预防管道进入支气管。

- 为了正确定位，插管必须不透射线
- 所有的管子都应有长度标记，并有一个“默菲孔”，即在远端有一侧孔，如果管子尖端顶着气管壁时，也可以使气体流动。

管道型号

在置管时，应有一系列可供选择的型号，比预期型号稍大或稍小的型号都应准备好。根据体重和年龄选择型号（表 104.1 和表 104.2）。根据儿童年龄计算内径的公式为年龄（岁）每（4 + 4）毫米 。

必须选择正确的内径，以避免气道黏膜受压发生缺血或溃疡，并将吸引局限于管道内。正确的型号将不仅保证在中等强度的吸引压力（25 cmH_2O，2.5 kPa）下仅有小的漏气，而且能保证肺充分的吸气和呼气。当肺顺应性差时，允许使用不漏气的无气囊管道或气囊管道使肺充气。

位置

经口或经鼻管均可使用。道在急症复苏

表 104.1　早产儿经口气管插管和经鼻气管插管的长度

体重（g）	孕周（周）	经口长度（cm）	经鼻长度（cm）
750	24 ~ 25	5 ~ 5.5	6.5
1000	27	5.5	7
1500	30 ~ 31	6	8
1750	31 ~ 32	6.5	8.5
2000	33	7	9
2250	34 ~ 35	7 ~ 7.5	9.5
2500	35 ~ 36	7.5	9.5 ~ 10
2750	36 ~ 37	8	10.5
3000	37 ~ 38	8 ~ 8.5	10.5
3500	40	9	11 ~ 11.5

气管内插管内径：体重＜1 kg，2.5 mm；1 ~ 3.5 kg，3.0 mm；＞3.5 kg，3.5 mm

表 104.2　婴儿和儿童气管插管型号（内径）和经口气管插管和经鼻气管插管的长度

体重 / 年龄	型号（mm）	经口长度（cm）	经鼻长度（cm）
出生体重 3.5 kg	3.0	9	11 ~ 11.5
1 ~ 6 个月	3.5	9.5 ~ 11	12 ~ 13
6 ~ 12 个月	4.0	11.5 ~ 12	13 ~ 14
2 ~ 3 岁	4.5	13 ~ 13	15 ~ 16
4 ~ 5 岁	5.0	14 ~ 14	17 ~ 18
6 ~ 7 岁	5.5	15 ~ 15.5	19
8 ~ 9 岁	6.0	16 ~ 16	20
10 ~ 11 岁	6.5	17 ~ 17	21
12 ~ 13 岁	7.0	18 ~ 18	22
14 ~ 16 岁	7.5	19	23

时，以及仅需短时留置插管（如在中心静脉置管麻醉时）最好使用经口插管。在长期应用自主或机械通气时应首选经鼻置管。

对于清醒的患者，经鼻置管更舒适和易管理，易于固定于面部，但是有危险，包括鼻窦感染和鼻翼坏死。经口管道难于固定，不舒适，易被昏迷或半昏迷的患者咬住而致堵塞。

管道长度（深度）

气管内管尖部应当位于气管中部，以使意外脱管或管道进入支气管的风险降低。通过腋下听诊检查管道位置是否正确，置管后立即进行胸部 X 线检查、并在之后每日进行胸部 X 线检查 [1]。在置管时，目测到的管道通过声门的深度仅供正常位置参考，因为当喉镜取出后，头从仰伸位恢复时，管道会自然深入一点 [2]。

经口管道或经鼻管道的长度（深度），在早产儿根据体重或孕周选择（见表 104.1），在婴儿或儿童根据年龄选择（见表 104.2）。经口管道的长度是由嘴唇计算，经鼻管道的长度是鼻腔口计算。对于经口管道，2 岁以上的正确深度可依下公式计算：年龄（岁）/2 ＋ 12 cm；对于经鼻管道计算公式为：年龄（岁）/2 ＋ 15 cm。不论何管道，置管深度都应记录并标记于管道上。

喉镜

除了新生儿和婴儿之外，成人 Macintosh 弯型叶片适用于儿科患者，新生儿和婴儿需要直型叶片从喉入口前方挑起相对大的会厌。一个直型叶片，如 Miller 叶片（0 号或 1 号）或 Seward 叶片，或者有中线翼缘（Magill，Robertshaw，Oxford 或 Wisconsin）的直型叶片，也是用于这一目的。后一种叶片挑起舌头，使咽暴露，但是使得使用吸引器、导引器或钳子等器械的空间变得狭小。

吸引导管

有 5、6、8、10 和 12FG 型号可用。吸引管应足够大以去除分泌物，但是不能大到阻塞气管导管或气管切开管腔（表 104.3）。有不同的型号供选择——不同点在于吸引口数量及位置不同（末端吸口和侧吸口均需要），并且尖端是成角或直形的。成角尖端较易于进入左主支气管。需要光滑平整的孔边。一次性使用的吸引导管最多在 24 小时内可以再次使用，不会增加引起肺炎的风险 [3]。闭合吸引系统可以不用从呼吸机断开，可用于一氧化氮治疗、严

表 104.3　推荐吸引管

ETT 气管插管内径（mm）或气管造口术	推荐的吸引管（FG）
2.5	5
3.0	6
3.5 ~ 5.5	8
6.0 ~ 6.5	10
7.0 及以上	12

ETT，气管导管

重肺疾病或频繁吸引。

口咽气道

一系列由聚氯乙烯构成并有金属嵌件的 Guedel 气道（型号为 000、00、0、1、2 和 3）可用于下列情况：气道太小可能被舌面阻塞或使舌后坠梗阻气道；气道太大可能进入食管。当沿着颊部放置时正确的型号，由唇中央延伸至下颌角。鼻咽气道适用于年长儿童，但是任何型号都有可能因为进入支气管而受阻。长度应当是从鼻尖至耳屏前。

喉罩气道

适用于新生儿、婴儿和儿童体重（kg）的型号是：

- 1 号　　< 5 kg
- $1^1/_2$ 号　　5 ~ 10 kg
- 2 号　　10 ~ 20 kg
- $2^1/_2$ 号　　20 ~ 30 kg
- 3 号　　30 ~ 50 kg
- 4 号　　50 ~ 70 kg
- 5 号　　70 ~ 100 kg
- 6 号　　> 100 kg

在儿科重症监护中起到候补作用，在麻醉时的气道，心肺复苏时和缓解上气道梗阻急症时作用有限。

机械通气

复苏者“气囊”回路

常常需要通过面罩或气管插管进行手动肺扩张。可用两种装置：充气式和自动充气式气囊。

充气式气囊

下面以 Jackson-Rees 改良的 Ayre T 形管为例。为了避免在手控通气操作时的重复呼吸，对于儿童，气流必须超过 220 ml/(kg · min)，对于婴儿气流必须超过 3 升 / 分。精确控制吸入气氧浓度是可能的，特别是对于有发生氧介导的眼晶状体后纤维增生风险的早产儿很有益处。但是，相当的经验是必要的，以向气管插管的婴儿提供充分的通气，又要避免气压伤。回路既无一个瓣膜又无其他减压装置。压力计应当组合在回路中以避免气压伤。

自动充气式气囊

这种气囊设计来提供连接于面罩或气管内插管 / 气管切开插管的正压通气。通过一个单向鸭嘴瓣、弹性盘 / 球瓣或隔板 / 叶瓣避免重复呼吸。

Laerdal 包系列（婴儿、儿童、成人）代表了这些装置。一个减压瓣（婴儿和儿童型号）在 35 cmH_2O（3.5 kPa）时开启。一个压力监测器可整合到回路中。补充的氧气进入通气囊（连接或不连接储气囊），当气管插管下有自发通气时，它们的运转可以认为是一个潮气量的可视监测器。但是，活瓣可能为自发通气提供过度的阻力，并且不应用它通过一个松松的放在面部的面罩，为有自发通气的患者补充氧气。

用 Laerdal 和 Partner 气囊，当 5 ~ 15 升 / 分的氧气进入未与患儿连接的气囊时，少量的氧气（0.1 ~ 0.3 升 / 分）从患儿瓣膜流出[4]。这一瓣膜不可能开启，除非面罩很好地密闭于面颊上。释放的氧气浓度取决于氧气地流量、储气囊的使用和减压瓣的压力状态（是开启的或关闭的）。

- 当使用储气囊和氧气流量大于分钟通气量时，释放的氧气浓度是 100%。
- 没有储气囊，释放的氧气浓度仅为 50%，尽管氧流量是两倍的分钟通气量。
- 当进入婴儿复苏囊的氧流量是 10 升 / 分时，不用储气囊时释放氧气浓度为 85% ~ 100%

其他的自动充气式气囊包括 Combibag、Ambu、AirViva 和 Hudson RCI。

面罩

面罩应当密闭于面颊并且有最小的无效腔。

- 对于新生儿，Rendell-Baker Soucek 面罩（0 号和 1 号）或者 Bennett 面罩（1 号或 2 号）最合适。
- 对于婴儿和年幼儿童，较大的 Rendell-Baker Soucek 面罩（2 号和 3 号）或小的有充气边的面罩，如 CIG 面罩（2 号和 3 号）或者 MIE 面罩（0 号和 1 号）都合适。
- 对于年长儿童，首选有充气边的面罩

体部折叠形成有边的面罩更难使用。

呼吸机

传统的呼吸机

一些呼吸机是专门为新生儿和婴儿设计制作的。少数成人呼吸机也能用于儿童。除了呼吸机的一般要求，儿科呼吸机应当有如下功能：

- 低的回路气量、顺应性和阻力
- 呼吸机和回路内小的无效腔
- 对自发呼吸时的气流有快速反应时间
- 重量轻的回路
- 吸气时间调整不依赖于吸呼比值
- 呼吸机频率最高达 60 次 / 分（不包括高频通气能力）
- 可变气流至少达 2 ~ 3 L/(kg · min)
- 电子显示吸气压力波形
- 低潮气量的精确测定

一般的呼吸机分类、它们的操作特点和它们的通气模式已有建议[5]。在此，仅简单描述，以进行功能的描述和比较几种呼吸机。

呼吸机可以根据功能分类为压力、容量、流量或时间控制型。这些是自变量或控制变量。因为仅有一个变量能在给定的时间内被调控，即预先确定，波形的剩余部分即为因变量。假如压力、容量或流量不是预先确定的，呼吸机就被假定为是时间控制的，此时只有吸气和呼吸相的时间是可调控的。

- *压力控制*：当阻力或顺应性改变时，压力波形不会变化，但是容量波形会变化。
- *容量和流量控制器*：当阻力或顺应性改变时，容量的波形不会变化，但是压力波形会变化。在容量控制器中，容量被监测，并被用于调控，鉴于它不是位于流量调控器中。在流量控制器，流量被用于调控。
- *时间控制器*：当阻力或顺应性改变时，不论压力还是容量的波形都会变化。

这些概念使我们能够理解通气的模式，并解释床边肺机械力学，即阻力、顺应性、时间常数等。自变量的调控方式可能是一个开放回路系统，在这一系统中当吸气达到目标值时，没有反馈发生；或者是一个闭式回路系统或伺服控制系统，在这一系统中自变量根据吸气进程而不断变化。

当吸气时，双重控制可能使用，并且可能从一个自变量变动到另一个自变量。例如，鸟牌 VIP Gold 呼吸机（Bird VIP Gold）的容量确定压力支持（VAPS ）模式中，当预先设定的潮气量不能达到时，调控就从压力变为流量调控。另一个例子是，使用 Drager Evita 4 的 Pmax 功能，假如流量控制压力限度达到时，调控就转到压力，同时监测潮气量，并且吸气时间增加，直到达到预先设定的潮气量。

状态参数

吸气时间的初始方式（触发）、持续吸气（限定参数）、呼气初始（切换）和持续呼气是状态参数。吸气初始，或触发，可以由机器或患者控制。通常，触发是时间的流逝或由患者压力或流量产生的。自主通气时的流量触发更为省力，并且比其他变量能更好地耐受，特别是当流量传感器位于气管插管内。控制呼吸是通过预先设定的频率或最小分钟通气触发的。自发呼吸是通过患者初始的，并且通过肺的机械力学或呼吸驱动终止的。吸气状态的量化是通过时间、压力或容量表现出来的。呼气的初始（吸气的终止）或切换是通过时间、压力、容量或流量的流逝产生的。呼气常单独通过压力维持。

通气模式可能基于如下属性进行描述。通过调控参数驱动。不能想当然地认为厂商指定的模式术语会精确地定义仪器的功能或默认仪器的使用很简单明了。不同厂商之间，术语不一定能互换使用。尽管许多关键技术可能是一样的，但出于竞争的目的各个厂商之间的仪器还各有优缺点。一些呼吸器的能力可以如下定义：

- 控制器参数（压力、容量、双重）
- 控制呼吸模式与自发呼吸相比较，CMV 是持续指令通气（传统的 IPPV）
  - SIMV 是同步间歇指令通气
  - CSV 是持续自主通气
- 指令呼吸的状态参数，特别是触发和切换参数
- 是否自主呼吸得到辅助

如果存在条件参数，这些改变通气模式的行动——例如，根据时间流逝给予叹气式呼吸，或在 SIMV 模式或指令分钟通气模式，从患者触发呼吸变化为机器触发呼吸。

容量 / 流量模式适用于肺顺应性和阻力是变量的情况。在这些情况下，达到吸气峰压是一个颇有价值的观察资料。但是，当压力限度出现时，上述信息丢失。因为相对易于操作，包括流量控制、时间触发、压力限度和时间切换在内的一种模式常常被使用。然而，相对小的泄露可能严重损坏潮气量、平均气道压力和氧合。大的泄露也可能延迟达到压力预设值，直到吸气切换的后期。因此，显示容量和压力波形是有帮助的。但是，一些呼吸机提供泄露补偿（如鸟牌 VIP Gold）气流应达到 2 UL/(kg · min)，使在吸气早期达到预设压力。在间歇指令通气自主呼吸做功时，对于吸气流速峰值，这一流速也适宜。

在回路中的压力应当在气管插管的近端监测。痰痂形成或接口扭转而产生的气管插管阻力的变化对潮气量有很大的负面影响[6]。

新生儿和婴儿潮气量小（5 ~ 50 ml），因此当气管插管周围和呼吸机 - 湿化器回路间发生气体泄露时，易于出现肺泡低通气。而且，内在的顺应性和回路可压容量可能超过潮气量。当肺的顺应性和阻力异常时，小的潮气量难于设定和维持[7]。

大多数的新生儿重症监护病房（neonatal intensive care unit，NICU）使用压力控制模式，在肺透明膜病时以最小的气压伤达到充分的氧合[8]。对于新生儿和 0.5 ~ 5.0 kg 体重的婴儿，压力控制模式比容量控制模式更适宜。压力控制型呼吸机，根据肺和气道的特点产生可变气流。

在新一代呼吸机上可以观察到新生儿呼吸管理的改进，其在气道压力、气道气流或腹部运动的吸气触发变化，并且只有极短的触发延迟[9]。此前，呼吸机不能应对患有呼吸窘迫综合征的新生儿非常短的吸气时间（平均值 0.31 秒，SDU 0.06 秒）[10]。患儿触发的通气（patient-triggered ventilation，PTV）允许同步呼吸，并且有更好的气体交换，避免患儿对抗呼吸机和减少对神经肌肉阻滞剂的需求[11-12]。适用于儿科的呼吸机包括 Bear Cub 2001，Bear Cub 750vs，Bird T Bird，Bird VIP Gold，Drager Babylog 8000（plus），Drager Evita 4，Evita XL，Infant star 950，Sechrist IV-100B，Sechrist IV-200 SAVI，Siemens Servo 900C，Siemens Servo 300，Siemens Servo-i，Viasys Avea，SLE 5000。

高频通气呼吸机

提供至少4倍正常频率的呼吸，可以分为5型：

- 高频正压呼吸（high-frequency positive-pressure ventilation，HF-PPV）
- 高频喷射通气（high-frequency jet ventilation，HFJV）
- 高频流速中断（high-frequency flow interruption，HFFI）
- 高频振荡（high-frequency oscillation，HFO）
- 高频叩击通气（high-frequency percussive ventilation，HFPV）

与传统呼吸窘迫的机械通气方式相比，15 Hz的高频振荡能够达到较好的气体交换，并且气压伤较少[13-14]。例如，Sensor Medics和3100A和3100B（成人）以及Humming系列模式，最新的是Atom Humming V。后者也有同步间歇指令通气模式。高频喷射通气呼吸器的例子是Bunnell Life Pulse喷射呼吸机，其被用于与传统呼吸机相连，为自发呼吸，提供呼气末正压和湿化的气体。高频正压呼吸机的例子是Nellcor Puritan-Bennett Infant Star 950，其运转类似流量阻断器。

转运呼吸器

尽管手动复苏囊可以用于现场至医院、医院间和医院内的转运，急需使用以转运为目的的呼吸机确保持续的呼吸和心肺功能稳定。使用机械来实现通气，也可以使医务人员参加其他的任务。不论是气动的或电动的，其必须是简洁、轻便、结实，易于操作，同时能满足多种患者疾病的需求的标准通气模式，与ICU患者的需求一致。电动的呼吸机应当包括外接电源和电池电源。

呼吸机应当能在提供SIMV的同时有时间或流量切换和流量或压力触发，无创通气，持续正压（continuous positive airway pressure，CPAP）和PEEP，以及提供21%～100%的氧气。频率、吸气时间、流量、潮气量和压力的调控应当是独立的。其不应当受到海拔的影响，并且能在MRI环境中运转。其应当整合了低压和高压、呼吸暂停、连接错误报警。所有这些目的是困难的，但是并非不可能达到。例如，Drager Oxylog 2000，Pulmonetic Systems LTV1000和Newport HTSO。

无创通气（non-invasive ventilation，NIV）

“BiPAP”（双层气道正压）通气或非气管插管下的CPAP的应用已经成为儿科重症监护中的重要部分。尽管专利商品名为Respironics，“BiPAP”已经成为无创呼吸的同义词。其与双相气道正压（biphasic positive airway pressure，BIPAP）是截然不同的，它是一些传统呼吸机上的模式，其允许在机械通气的所有时相中有自发通气。CPAP或BiPAP可能通过鼻接口、有吊带、有或没有下颌系带（帽子）的鼻面罩、口鼻（整个面部）面罩给予。其他接口设备，例如，小面罩、鼻枕、鼻垫、口件/唇封带和头带，较少用于儿科。

CPAP常用于缓解上气道梗阻或改善肺部疾病的氧合。BiPAP常被用于在慢性低通气状态时提供呼吸，如先天性中枢低通气综合征、神经肌肉病、囊性纤维化移植前和在急性状态下，如哮喘、肺炎和肺水肿下。CPAP和BiPAP用于使用有创通气前和拔管后。尽管单机运用，BiPAP机器的主要目的是用于有梗阻性睡眠的窒息症患者（成人），而不是用于生命支持。结果，许多机器不能通过气管插管或气管造口术提供呼吸支持，但是这一能力也是一种优点，可用为机械呼吸器的备选模式。

BiPAP的突出特点是对气漏的自动的一口气接一口气的补偿作用，并且有与患者做功同步的通过气流或时间触发和循环的能力。可能将装置设定到提供自发（辅助）模式、时间（指令）模式或一种结合模式。当气道吸气正压（inspiratory positive airway pressure，IPAP）设定在与气道呼气正压（expiratory positive airway pressure，EPAP）相同时，提供CPAP。

CPAP 的机器包括 Tranquility（Healthdyne）和 CPAP S6 系列（Resmed）。BiPAP 的机器包括 BiPAP S/T、S/T-D、S/T-D 30、Harmony 和 Synchrony 系列（Respironics），KnightStar 335（Nellcor-Puritan-Bennett）和 Sullivan VPAP II 和 VPAP II ST（Resmed）不适用于＜ 30 kg 的儿童。

氧气治疗和监测

氧气管

6，8 和 10 FG 的氧气管可供选择，放置在与鼻胃管相同的鼻孔避免气道阻力。6 FG 适用于新生儿，8 FG 用于婴儿和小儿童，10 FG 用于年长的儿童。应当意识到，氧气管放置在鼻咽部可以提供小量的 PEEP，也确实可以这样应用。

不推荐使用双通道鼻管。过多的气流可能引起胃扩张。对于婴儿，气流速度应当通过低流量计调节，0 ～ 2.5 L/ 分渐增。

氧气面罩

婴儿和幼童不能很好耐受面罩，更适合使用氧气导管。

头罩和暖箱

对于未插管的新生儿和婴儿，透明塑胶头罩是给予高浓度氧气的最佳方式。准确的氧治疗是可以实现的，但是重复呼吸、热量损失和干燥是潜在的问题。为了避免重复呼吸，可以使用已确定氧浓度的高流量（10 ～ 12 升 / 分）新鲜气体。将低流量 100% 的氧气引入头罩（获得降低浓度）可能会引起重复呼吸和高碳酸血症。如果只有 100% 的压缩氧气，可以用一个 Venturi 装置和 100% 氧气获得较低浓度的氧气。闭式暖箱的相对大容量不能达到氧气的高浓度，但是有限的氧疗，可以达到最高 60%。

氧气分析仪

通过氧气分析仪，调节暖箱或头罩进行氧疗是必需的。这些装置使用极谱法或原电池（微燃电池）作为氧气传感器。极谱法需要能源（电池或电源），买时较贵但是运转便宜，并且反应时间较快[13,16]。推荐整合一个报警器。感应电极应当紧贴患儿头部。

如果应用氮气，需要能监测低氧混合物的氧气分析仪——例如，在左心发育不良综合征的 Norwood 修复后，为增加肺血管阻力。

经皮血气分析仪

在儿科患者，经皮气压与动脉气压相等。但是，在新生儿轻度高氧血症时，通过 $P\text{tCO}_2$ 会低估 $P\text{aO}_2$[17]。经皮气压值有赖于动脉气压和血流。当正常容量充足血流时，$P\text{tCO}_2$ 反映 $P\text{aO}_2$，$P\text{tCO}_2$ 反映 $P\text{aO}_2$。然而，在循环衰竭时，当 $P\text{aO}_2$ 正常时，$P\text{tCO}_2$ 的降低反映了流量的降低[18]。同样，当循环衰竭时，$P\text{tCO}_2$ 超过 $P\text{aCO}_2$，并且是依赖的流量。典型的经皮单一电极双重功能是 Hewlett Packard Virida tcpO_2/tcCO_2 和 Sensormedics FasTrac $S\text{aO}_2$/CO_2 监测仪。

持续脉搏氧饱和度（Spo_2）已经演变成为了新生儿和儿科重症监护的主要部分。经皮脉搏血氧饱和度比经皮部分压力监测更加方便。每一个患儿都应当有脉搏氧饱和度仪。脉搏氧饱和度能探测低氧，而不是高氧。它们不能被用于精确地氧疗，精确氧疗需要血或经皮部分压力监测。在低氧时（$S\text{aO}_2$，＜ 75%），脉搏血氧的准确性较差[20]。有许多仪器可控选择。

血气分析仪

在许多新生儿和儿科情况下，为了更好地管理，经常的血气分析是必需的。血气分析仪必须用小容量（＜ 0.2 ml）。这一仪器应当在 ICU 内，因此实验和结果都不会延迟。床边的手持仪器可控选择，如 i-Stat。

呼吸暂停监测仪器

婴儿呼吸暂停常由于上气道梗阻、惊厥或胃食管反流[21]，尽管可能是特发性的并且常与早产相关。在睡眠和喂奶时，短时间（＜ 15

秒）的呼吸停止是正常的。在重症监护时，呼吸暂停的监测和治疗有赖于心血管的监护和护士的观察。在家或病房，观察可能比 ICU 少，呼吸暂停可能通过用婴儿身下的床垫内的压力传感器探测到，或者用肺电阻抗，其通过皮肤电极的横膈移动引起阻力变化。中枢性呼吸暂停是通过这些器械早期监测，但是，梗阻性呼吸暂停，导致矛盾性呼吸做功，会较晚探测到。一些仪器整合到心电监测中，当低氧血症和横膈动度存在时，心动过缓是低氧血症的证据，在梗阻性呼吸暂停中是有用，但是晚期体征。误报警并不常见。

体温调节

辐射式保暖台和闭式暖箱

新生儿和婴儿的体温调节是非常重要的，以避免寒冷应激并能维持适中环境[22]。有数种加热器和闭式暖箱以满足转运、抢救、重症监护和日常护理的需要。开放式辐射保暖台（如 Drager Babytherm 8000 OC 、Air Shields Vickers IICS-90、Datex Ohmeda 婴儿暖箱系列）更适用于重症监护。适宜的辐射暖箱应整合：

- 伺服控制头部加热器械，并有过热报警
- 充分的区域活动倾斜床
- 透明的塑料折边
- 充分的照明
- 可调节高度
- X 线检查装备
- 光疗装备

额外的装备可能包括瓶装氧气和空气、正压、复苏和吸引装置。

闭式暖箱不太适用于重症监护，因为使用受限，但是可以用于转运。加热是通过传导床垫。双壁婴儿暖箱（如 Air-Shields Isolette C2000）减少了热量损失、快速达到预设温度、不会产生额外的空气流动或噪声水平，不会出现二氧化碳聚集[23]。用这些型号进行氧疗和机械通气是可能的，但是用所有开放式辐射暖箱技术上更容易。

对流和温度传导

循环液体的床垫和充气毯维持预设体温，可能用于低体温治疗（心脏停搏或头颅受伤），或在低温或高温损伤之后恢复正常体温。

湿化器

儿科患者的呼吸回路的充分湿化是非常重要的。除非充分湿化，相对窄的气管和气管切开易于被挤压和阻塞。水和热量的损失可以通过充分的湿化避免。体温下，高流量的加热湿化提供接近 100% 的湿化（44 mg H_2O/L 气体，47 mmHg），并是首选的。它们易于改用到呼吸环路、面罩和气管造口术、形管回路和氧气头罩中。当用于呼吸回路时，重要的是意识到它们影响内在顺应性和可压缩涡流，其不仅对预设容量还对预设压力呼吸器产生误差。理想状态下，对于小于 10 kg 体重的婴儿，顺应性不应超过 1.0 ml/cm 水柱[24]。

一些方法用于维持包括气塞系统、平行填充系统、漂浮系统和捏夹系统的水平[5]。基于上述的理由，自动维持恒定水平的系统是首选的。伺服控制的合并也是重要的。一个电热调节器探头整合到接近的吸气回路中，加热吸气支以确保气体以体温进入患儿体内。然而，因为一些热量损失可能沿着吸气支损失，更多的沿着呼吸支损失（是未加热的），显著的冷凝发生。一个聚水器应当加入回路，以收集凝集水，特别是呼吸支，位置取决于患儿，避免患儿再吸入。这些水，尽管存在被气道细菌潜在的污染可能，但是不会产生院内感染的风险，可以流入湿化器，湿化器的高温抑制了细菌的生长。回路可能很少更换。伺服控制加热湿化器的例子是 Puritan-Bennett Cascade II 和 Fisher 及 Paykel MR600、700、720、850 系列。

冷凝型湿化器或人工鼻在重症监护中起作用。它们是被动湿化器，捕捉呼出气体水蒸气和热量，允许它们在吸入时再使用（加热和湿化交换器，HME）。有数种仪器，一些加入过滤器和（或）深水望远镜的原料，使其分为加热湿化交换过滤器（HMEF）、深水望远加热和湿化交换器（HHME）和深水望远加热和湿化交换过滤器（HHMEF）。对于自主呼吸的患者，湿化器也常加入气管造口术或气管导管中，或短期插入呼吸器回路的吸气支，如转运时。它们不能全部代替湿化器。HME 提供 1/4 ～ 1/3 的相对湿度[5]，而 HHME/HHMEF 提供 1/2 ～ 1/3 的相对湿度[5]。这些仪器的问题包括随着使用时间长，阻力和无效腔而且功能变差。对于不同的患者（成人、儿童和新生儿）必须使用适宜的型号。它们不适用于低体温、分泌物黏稠、血性分泌物或需要经常更换的患者。它们不应用于加热水湿化器的连接，因为会有潜在的回路阻塞危险。它们不应用于湿化，以及加氧，虽然厂商认可，但加氧可能损害机器的功能。

未加热的加湿器、泡沫、泡沫分散器和喷射型是无效率的，并且在重症监护环境中使用受限。其他型号的加湿器，如喷射雾化器和超声雾化器在重症监护中完全没作用。

其他仪器

输液装置

数种电子器械已用于克服重力静脉输入的缺陷。他们保证了持续和准确输入预设容量。这些器械有广泛的临床应用和用于控制张力药物、激素和静脉营养的输入。功能和使用是变化的[25-26]。

容量泵

在压力下，这些常规流速，输送预设容量。一些情况下，输送不顺利。它们使用密闭一次性的盒式带。气泵的危险是很小的，报警提示输入失败。高至 999 ml/h 和低至 1 ml/h 是可能的。例如，IVAC Neo-mate 565，Alaris Medical Systems Gemini PC-1、PC-2，Abbott Lifecare 5000‘Plum’Pump 和 B/Braun Infusomat fm。

推注泵和驱动

这些适用于以浓缩形式的非常低速度张力液输入（低至 0.1 ml/h）。它们是电动的和（或）电池驱动的。后者适用于转运中，小型模型适用于流动使用。器械适用于动脉内输入、肌内注射 / 皮下注射或胃肠道喂养，特别适用于新生儿和婴儿。它们不适用于大容量输入，并且没有外溢保护，除非加入了压力过高报警。一般来说，泵使用规定的注射器，除非重新定标。一些品牌的注射器不能运转顺利。在低流量下（＜ 1 ml/h，输入的顺应性依赖于输送药物的垂直放置的泵[27]。

注射输入泵的举例：B/Braun Perfusor，Graseby 3100，IVAC Alaris P3000，P6000，Alaris asena GH。

间接测定血压

在危重新生儿和婴儿，在心血管监测方面，血压测定是很重要的。在心血管系统不稳定时，首选持续直接动脉测量，但是充分的监测可以通过多普勒超声（如 Roche Arteriosonde）或用示波信号微处理分析（如 Critikon Dinamap，Nippon-Colin，Ohio NIMP，Narco Scientific，以及 Vita-Stat，Kenz BPM）。后一种仪器提供收缩压、舒张压和平均动脉压的时间 - 自动分析，在限定的心率范围。许多便携式监护仪提供额外的数据，如有创血压监测、心电图、心率、血氧饱和度、二氧化碳分析仪、呼吸频率和温度（如 Nellcor Propaq，Datascope Passport，Schiller Argus TM-7，S & W Diascope，BCI 6100）。

持续无创血压可以通过 Ohmeda Finapres 无创血压监测仪监测。在新生儿[28]、婴儿和儿童[29]，用这一无创血压监测的血压与同时通过动脉内血压监测值相关性良好。一般来说，收缩压仅会低估 2 ～ 4 mmHg（0.3 ～ 0.5 kPa），而收缩压会高估相同的数字。静脉淤滞和桡神经受压是常见的并发症[30]。

鼻胃管

在所有插管和（或）呼吸辅助的患儿，鼻胃管是能避免误吸和提供营养和药物的有用方法。可选的型号范围：新生儿 5 ~ 6FG；8FG 用于婴儿；10FG 用于幼儿和 12FG 用于年长儿童。

血浆置换 / 血流滤过

一般说，在透析治疗中描述的方法适用于婴儿和儿童。尽管分静脉或动脉和静脉——可能置管，常见进行这些操作，通过双腔管置入大静脉（股静脉、颈静脉和锁骨下静脉），例如，进行持续静脉 - 静脉血液透析（CVVH，CVVHD）血浆置换或血液灌注。通过血液泵，在 0 ~ 1 岁的婴儿，需要 6.5 FR 管达到血流 25 ~ 40 ml/min 的速度，年幼儿童用 8.5 FR 管达到 30 ~ 60 ml/min，年长儿童 > 8 岁用 11 FR 管达到 50 ~ 100 ml/min（例如，Gambro MPM 10，Kimal ultra 或 Infomed HF400）。

通常，过滤速度接近 1/3 血流速度，而在滤出液中的分子大小由滤器决定。为了去除达到 30 000 Daltons 的分子，使用 Gambro FH 22、55、66、77 或 88。为了去除达到 3 百万道尔顿的分子，使用 Gambro PF1000 或 PF2000。

除颤

休克除颤仪首选双相波形，应当给予 1 或 2J 的能量，并逐渐增加至成人量。

（韩彤妍　奚晶晶 译　伊　敏 校）

参考资料

1. Greenbaum DM, Marshall KE. The value of routine daily chest X-rays in intubated patients in the medical intensive care unit. *Crit Care Med* 1982; **10**: 29–30.
2. Bosman YK, Foster PA. Endotracheal intubation and head posture in infants. *South Afr Med J* 1977; **52**: 71–8.
3. Scoble MK, Copnell B, Taylor A *et al.* Effect of reusing suction catheters on the occurrence of pneumonia in children. *Heart Lung* 2001; **30**: 225–33.
4. Carter BG, Fairbank B, Tibballs J *et al.* Oxygen delivery using self-inflating resuscitation bags. *Pediatr Crit Care Med* 2005; **6**: 125–8.
5. Branson RD, Hess DR, Chatburn RL. *Respiratory Care Equipment.* Philadelphia: Lippincott Williams and Wilkins; 1999.
6. Abrahams N, Fisk GC, Vonwiller JB *et al.* Evaluation of infant ventilators. *Anaesth Intensive Care* 1975; **3**: 6–11.
7. Simbruner G, Gregory GA. Performance of neonatal ventilators: the effects of changes in resistance and compliance. *Crit Care Med* 1981; **9**: 509–14.
8. Reynolds EOR, Taghizadeh A. Improved prognosis of infants mechanically ventilated for hyaline membrane disease. *Arch Dis Child* 1974; **49**: 505.
9. Greenough A, Milner AD. Respiratory support using patient triggered ventilation in the neonatal period. *Arch Dis Child* 1992; **67**: 69–71.
10. South M, Morley CJ. Respiratory timing in intubated neonates with respiratory distress syndrome. *Arch Dis Child* 1992; **67**: 446–8.
11. Hird MF, Greenough A. Patient triggered ventilation using a flow triggered system. *Arch Dis Child* 1991; **66**: 1140–2.
12. Cleary JP, Bernstein G, Mannino FL *et al.* Improved oxygenation during synchronized intermittent mandatory ventilation in neonates with respiratory distress syndrome: a randomized, crossover study. *J Pediatr* 1995; **126**: 407–11.
13. Ogawa Y, Miyasaka K, Kawano T *et al.* A multicenter randomized trial of high frequency oscillatory ventilation as compared with conventional mechanical ventilation in preterm infants with respiratory failure. *Early Human Dev* 1993; **32**: 1–10.
14. HiFO study group. Randomized study of high-frequency oscillatory ventilation in infants with severe respiratory distress syndrome. *J Pediatr* 1993; **122**: 609–19.
15. Shann F, Gatachalian S, Hutchinson R. Nasopharyngeal oxygen in children. *Lancet* 1988; **2**: 1238–40.
16. Cole AGH. Small oxygen analysers. *Br J Hosp Med* 1983; **29**: 469–71.
17. Martin RJ, Robertson SS, Hopple MM. Relationship between transcutaneous and arterial oxygen tension in sick neonates during mild hyperoxaemia. *Crit Care Med* 1982; **10**: 670–2.
18. Tremper KK, Shoemaker WC, Shippy CR *et al.* Transcutaneous oxygen monitoring of critically ill adults with and without low flow shock. *Crit Care Med* 1981; **9**: 706–9.
19. Tremper KK, Shoemaker WC, Shippy CR *et al.* Transcutaneous PCO_2 monitoring on adult patients in the ICU and operating room. *Crit Care Med* 1981; **9**: 752–5.
20. Carter BG, Carlin JB, Tibballs J *et al.* Accuracy of two pulse oximeters at low arterial hemoglobin–oxygen saturation. *Crit Care Med* 1998; **26**: 1128–33.
21. Brown LW. Home monitoring of the high-risk infant. *Clin Pediatr* 1984; **11**: 85–100.
22. Hull D, Chellappah G. On keeping babies warm. In: Chiswick ML (ed) *Recent Advances in Perinatal Medicine.* Edinburgh: Churchill Livingstone; 1983: 153–68.
23. Bell EF, Rios GR. Performance characteristics of two double-walled infant incubators. *Crit Care Med* 1983; **11**: 663–7.
24. Holbrook PR, Taylor G, Pollak MM *et al.* Adult respiratory distress syndrome in children. *Pediatr Clin North Am* 1980; **27**: 677–85.
25. Shyam VSR, Tinker J. Recent developments in infu-

sion devices. *Br J Hosp Med* 1981; **25**: 69–75.
26. Dickenson JR. Syringe pumps. *Br J Hosp Med* 1983; **29**: 187–91.
27. Weiss M, Banziger O, Neff T *et al*. Influence of infusion line compliance on drug delivery rate during acute line loop formation. *Intensive Care Med* 2000; **26**: 776–9.
28. Lui K, Doyle PE, Buchanan N. Oscillometric and intra-arterial blood pressure measurements in the neonates: evaluation and comparison of methods. *Aust Paediatr J* 1982; **18**: 32–4.
29. Savage JM, Dillon MJ, Taylor JFN. Clinical evaluation and comparison of the infrasonde, arteriosonde and mercury sphygmomanometer in measurements of blood pressure in children. *Arch Dis Child* 1979; **54**: 184–9.
30. Showman A, Betts EK. Hazard of automatic noninvasive blood pressure monitoring. *Anesthesiology* 1981; **55**: 717–19.

第 105 章

儿科中毒

James Tibballs

流行病学

儿童期中毒发病率的高峰是 1 ～ 4 岁。常发生于家中，包括误吞处方药、非处方药或家居用品。在澳大利亚，每年大约 3500 例幼儿因此而住院。这种形式的中毒被错误地称为“意外的”，因为这是不完善的监管或不正确的储存毒物的结果。如果及时住院治疗，病死率很低，住院时间也短（1 ～ 3 天）。在这些情况下，必须严加看护，以保证在治疗时，不会再发生额外的危险。

偶尔，儿童期的中毒是由于摄入倒出来的化学药物这样的真正意外，或者是儿童虐待综合征的一部分（代理人型 Munchausen 综合征），或者是医源性的，例如父母在家弄错药物或者医护人员在医院错误的给药。大约 5% 的住院患儿会发生用药错误。在年长儿童，自己服毒通常是为了处理他们的心理境况或者自杀，或者是滥用药品。所有中毒的情况都需要治疗措施。

诊断

在儿科通过父母或看护者提供的病史，中毒的诊断通常并不困难。尽管常为单一中毒，但应当考虑到数种或多重中毒。偶尔在就诊时诊断不明。任何儿童若具有不可解释的意识不清、震颤、呼吸微弱、低血压或者有代谢紊乱等表现，都应进行排除性诊断。

重要的中毒知识是不可缺少的。许多毒物或者一些类型的毒物，即便是一片或一勺，对于年幼儿童都是潜在致命的。这些包括阿片类药物（美沙酮、丁丙诺啡、复方苯乙哌啶片）、樟脑、奎宁衍生物、三环类抗抑郁药、可乐定、磺脲类药物、水杨酸类和钙通道阻滞剂。

治疗选择

根据毒物、中毒的严重程度（根据观察到的和预期的毒物影响来判定）、摄入量、摄入和出现症状的时间间隔及有或者没有解毒药，来确定治疗。

治疗的选择包括：回家、急诊科或病房短时观察、重症监护或药物治疗。治疗的强度要与中毒的严重程度相适应，避免治疗不足和治疗过度。

处理原则

处理中毒的四个基本原则是：

- 支持生命功能
- 确定诊断
- 清除身体的毒物
- 使用解毒药。少数毒物有解毒药（表 105.1）

个别毒物可能需要特殊措施。详细内容查看毒物学教科书。

儿童期绝大多数中毒是经口摄入。正确选择胃肠道的净化技术，是达到无并发症的痊愈的关键。选择包括诱导呕吐、洗胃、活性炭、全

表 105.1 一些严重中毒的解毒剂

毒物	解毒剂	注释
苯丙胺类	艾司洛尔静脉注射 500 μg/kg，给药历时 1 分钟，然后每分钟 25 ~ 200 μg/kg 拉贝洛尔静脉注射 0.15 ~ 0.3 mg/kg 或酚妥拉明静脉 0.05 ~ 0.1 mg/kg，每 10 分钟给一次	治疗过速性心律失常 治疗高血压
苯二氮䓬类	氟马西尼静脉注射 3 ~ 10 μg/kg，1 分钟后重复一次，然后每小时 3 ~ 10 μ/kg	特异受体拮抗剂。谨防抽搐
β- 受体阻滞剂	胰高血糖素 7 μg/kg 静脉注射，然后每分钟 2 ~ 7 μg/kg 异丙肾上腺素，静脉注射，每分钟 0.05 ~ 3 μg/kg 去甲肾上腺素，静脉注射，每分钟 0.05 ~ 1 μg/kg	刺激非儿茶酚胺 cAMP（首选解毒剂） 谨防 β_2 低血压 受体拮抗剂
钙通道阻滞剂	10% 氯化钙，0.2 ml/kg，静脉注射	受体拮抗剂
一氧化碳	100% 氧气吸入	降低碳氧血红蛋白。可能需要高压氧
氰化物	依地酸二钴 4 ~ 7.5 mg/kg，静脉给药 羟钴胺素（维生素 B_{12}），静脉注射 70 mg/kg 亚硝酸戊酯 0.2 ml 吸入，直至 3% 亚硝酸钠 0.13 ~ 0.33 ml/kg，静脉注射 4 分钟以上。然后，25% 硫代硫酸钠 1.65 ml/kg（最大 50 ml），在 3 ~ 5 min 静脉注射	给药后给予 50% 葡萄糖 50 ml 静脉注射 注意过敏、高血压 谨防低血压 亚硝酸盐类形成高铁血红蛋白 - 氰化物复合物 谨防高铁血红蛋白 > 20% 硫代硫酸盐从高铁血红蛋白 - 氰化物形成无毒硫氰酸盐
地高辛	硫酸镁 25 ~ 50 mg/kg（0.1 ~ 0.2 mmol/kg），静脉注射 地高辛 Fc 抗体静脉注射：紧急——每 25 片（每片 0.25 mg）10 小瓶，每 5 mg 酏剂 10 小瓶；稳定状态：瓶数 = 血清地高辛浓度（ng/ml）× BW（kg）/100	在肌膜拮抗地高辛 结合地高辛
麦角胺	硝普钠每分钟 0.5 ~ 5.0 μg/kg；静脉输注 肝素 100 U/kg 静脉注射，然后每小时 10 ~ 30 U/kg	治疗血管收缩，持续监测血压 监测部分凝血活酶时间
铅	二巯丙醇（BAL）75 mg/m² 肌内注射，每 4 小时一次，共 6 剂。然后静脉依地酸二钠钙（EDTA），如果血液铅水平 > 3.38 μmol/L，给予 1500 mg/m² 输注 5 天以上 如果无症状且血液铅水平 2.65 ~ 3.3 μmol/L，依地酸二钠钙每日输注 1000 mg/m²，共 5 天，或口服二巯基丁二酸 350 mg/m²，每 8 小时一次，共 5 天，然后每 12 小时一次，共 14 天	螯合剂
肝素	鱼精蛋白 1 mg/100U 肝素	直接中和
铁	如果血清铁 > 90 μmol/L（500 μg/dL），或者 > 63 μmol/L（350 μg/dL）且有症状，脱铁敏每小时 15 mg/kg，共 12 ~ 24 h	缓慢给予，谨防过敏反应

表 105.1　一些严重中毒的解毒剂（续）

毒物	解毒剂	注释
甲醇，乙二醇，乙二醇醚	乙醇静脉注射。负荷量 10 ml/kg，用 5% 葡萄糖稀释至 10%，静脉注射；然后每小时 0.15 ml/kg，维持血液水平 0.1%（100 mg/dL） 甲吡唑（4- 甲基吡唑）15 mg/kg，在 30 分钟内给予，然后每 12 小时 1 次、每次 10 mg/kg，共 4 次	与毒物竞争醇脱氢酶 抑制醇脱氢酶
正铁血红蛋白血症	亚甲蓝 1 ～ 2 mg/kg，静脉注射数分钟以上	使正铁血红蛋白降解为血红蛋白
阿片类	纳洛酮 0.01 ～ 0.1 mg/kg 静脉注射，然后每小时 0.01 mg/kg	直接受体拮抗剂
有机磷酸酯和氨甲酸酯类	阿托品 20 ～ 50 μg/kg，每 15 分钟静脉注射 1 次，直至分泌物消失 解磷定 25 mg/kg，在 15 ～ 30 分钟静脉注射，然后每小时 10 ～ 20 mg/kg，共 18 小时或以上。不用于氨基甲酸盐	阻滞毒蕈碱性效应 使胆碱酯酶复活
扑热息痛	N- 乙酰半胱氨酸 150 mg/kg，用 5% 葡萄糖稀释后，经 60 分钟静脉输注；然后每小时 10 mg/kg，共 20 ～ 72 小时 或 口服 140 mg/kg，然后每 4 小时 70 mg/kg、共 17 剂（在 68 小时总量共 1330 mg/kg）	恢复谷胱甘肽对代谢产物的抑制。如果血清扑热息痛在 2 小时超过 1500 μmol/L，在 4 小时超过 1000 μmol/L，在 8 小时 500 μmol/L，在 12 小时 200 μmol/L，在 20 小时 40 μmol/L。注意过敏反应
吩噻嗪类肌张力失常	苯扎托品静脉或肌内 0.01 ～ 0.03 mg/kg	阻止多巴胺再摄取
钾	10% 氯化钙 0.2 ml/kg，静脉缓慢注射 碳酸氢钠 1 mmol/kg，静脉输注 葡萄糖 0.5 g/kg 加胰岛素 0.05 U/kg，静脉注射 沙丁胺醇气雾剂 0.25 mg/kg 聚磺苯乙烯 0.5 ～ 1 g/kg，口服或直肠用	对抗心脏效应 降低血清钾（轻度作用），注意低血钙 降低血钾（作用快速、显著） 监测血浆葡萄糖 降低血清钾（作用快速、显著） 吸收钾（作用缓慢）
磺脲类	葡萄糖 奥曲肽 1 ～ 2 μg/kg，每 8 小时 1 次	抑制胰岛素释放
三环类抗抑郁药	碳酸氢钠 1 mmol/kg，静脉输注，维持血 pH ＞ 7.45	降低心脏毒性

肠灌洗或这些技术的联合应用。这些技术的有效性、适应证、禁忌证、不良反应以及并发症讨论如下。在图 105.1 中列出了处理的全面计划。

处理的关键点是最初识别患者是处于“意

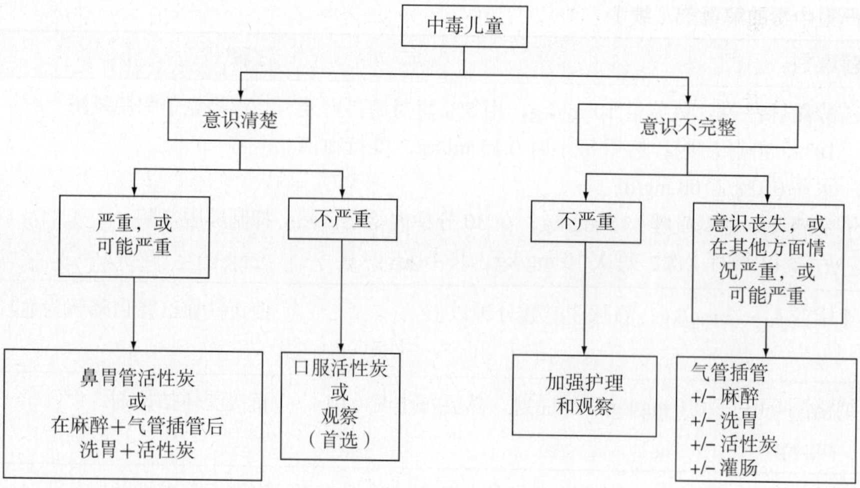

图 105.1 中毒儿童的一般处理

识清晰”状态或者“意识欠清晰”状态。习惯上，处理有赖于对咽反射存在与否的判断，但是实际工作中很少做此检查。因为吸入性肺炎是中毒处理的常见特征，尤其是在（但不仅限于）中枢神经系统抑制的患者，把所有迟钝的患者都视为存在咽反射功能不全是明智的。

基于如下两个事实，应该始终对于是否尝试清除毒物作出判断：

- 绝大多数儿童期中毒仅用支持治疗或者不用治疗即可痊愈
- 吸入性肺炎比大多数中毒更为严重

偶尔，有指证使用活性炭血液灌流、血浆滤过或血液滤过从循环中清除毒物。

诱导呕吐

诱导呕吐在医院的应用正在快速消失且不应常规应用。它不能改善预后，而且可能会降低活性炭、口服解毒药和全肠灌洗等替代治疗的效果。

其具体禁忌证包括意识完全丧失或即将丧失、摄入腐蚀性或烃类化合物。

吐根糖浆已经取代其他损害更大的物质作为催吐剂。它包含生物碱，主要是吐根碱和吐根酚碱，通过刺激中枢催吐化学感受区或者通过刺激胃黏膜而诱发呕吐。

吐根的效果很有限，并随着摄入时间减弱。尽管多数儿童（93% ~ 100%）在 25 分钟内会引起呕吐，但呕吐出的胃容量相对较少（28%），即便是在摄入毒物后立即给予。此外，固体颗粒仍滞留在胃中，或者甚至可能被推入十二指肠。

在药物摄入的实验中，如果摄入实验药物后 5 分钟给予吐根，50% ~ 83% 的实验药物被清除，但是如果在 30 分钟或 60 分钟给予吐根，仅能清除 2% ~ 44% 的实验药物。在儿科扑热息痛中毒时，如果在摄入后 60 分钟内给予吐根诱发出呕吐，4 小时后血浆药物水平大约是对照组的 50%；但是如果在摄入后 90 分钟后再诱发呕吐，则没有益处。同样，如果在家中给予吐根，在摄入后平均 26 分钟诱导呕吐，与在医院平均 83 分钟后给予吐根相比，扑热息痛的血浆药物水平降低大约 50%。

在成人，吐根作用有限，即便立即给予也收效甚微。

诱导呕吐似乎优于洗胃，但是差于活性炭。在水杨酸盐中毒的儿童，呕吐是洗胃效果的 2 倍。在成人志愿者中，吐根诱发的呕吐发生在摄入药物后平均 19 分钟，清除掉 54% 的示踪剂，相比而言在摄入后相当的时间进行洗胃仅去除 30%。

使用吐根的潜在并发症：

- 随时间逝去而失去有效性
- 长时间呕吐（17%）
- 腹泻（13%）
- 精神萎靡（12%）

更为严重的，但是少见的并发症包括：

- 胃、食管或脑出血
- 纵隔积气
- 吸入性肺炎，即使在意识清晰的状态下也可出现
- 呕吐的延迟发作，如果在意识丧失后发生则是致命的
- 过度滥用可导致心脏毒性，以及与反复呕吐相关的后遗症

批评者主张诱导呕吐仅仅是增加工作量，延长在急诊科的滞留时间，增加并发症，而且对摄入毒物后超过 1 小时就诊的患者并无益处。重要的是，吐根不改变到达急诊时仍清醒的患者的临床结局。

诱导呕吐已经在很大程度上被急诊科抛弃，但是在家中使用是安全的，并且减少相关的儿科急诊的就诊量。美国权威的儿科健康组织和近半数的中毒中心的医生，仍然推荐在家中使用诱导呕吐。尽管在毒物信息中心 20% 的病例恰当地被推荐使用吐根，但它很少导致副作用。

总结

在医院内，诱导呕吐没有实际作用。即使当儿童在明显中毒后较早就诊，仍首选口服或者经鼻胃管饲活性炭。不论何时诱导呕吐都必须用于意识清晰的儿童，并且期望当呕吐发生时是意识完全清晰的。

洗胃

在中毒患者的处理中，洗胃的地位也已经逐渐降低。它是一种侵入性操作，且效用尚有质疑。此外，洗胃有潜在的危害，应当只用于那些在致命性中毒后马上就诊的儿童，例如摄入铁或秋水仙碱。

洗胃是将大内径的口胃管或鼻胃管置入胃中，并反复注入液体，通常使用水，但是一些权威人士主张用生理盐水或 1/2 张的生理盐水。经口途径是首选的，因为这可以减少创伤损害的可能性，但是可能必需使用口咽导气管以防止牙齿咬合而使管道阻塞。如果毒物是液体，可使用较小的管道。传统上，洗胃时儿童应当置于左侧卧位以限制胃排空，但是决定胃排空的是胃内容物的容量而不是体位。

在志愿者身上进行的治疗性物质的试验研究中，向药物过量受害者的胃内注入液体药物或者液体物质的试验研究报告在 5 分钟时洗胃可去除 90%，10 分钟时洗胃可去除 45%，19 分钟时洗胃可去除 30% 的药物，在摄入后 1 小时可减少 20% ~ 30% 的吸收率或生物利用度。当摄入片剂药物后 5 分钟洗胃，不能阻止吸收，推测是因为药片还没有崩解。在真实的药物过量的情况下，在入院 4 小时内洗胃使扑热息痛血清浆水平降低 39%。

摄入片剂的洗胃效果较差，即便使用大孔径的胃管，因为片剂不能被清除，并且灌洗可促进其推进入十二指肠。在有症状的患儿中，单独洗胃与洗胃加活性炭相比，增加了吸入性肺炎，而不改变在急诊科或者 ICU 内的气管插管时间或居留时间，并且，除非在摄入药物后 1 小时内进行，否则是没有益处的。在一项急性药物过量洗胃的前瞻性随机对照试验中，虽然在方法学上受到批评，但仍提示在先应用活性炭时，洗胃对意识迟钝患儿的预后没有影响。

禁忌证

- 意识不完全清晰的患儿（除非已经气管插管），由于有吸入性肺炎的风险——甚至在意识完全清晰时也是不容忽视的
- 摄入腐蚀性物质后，因为有穿孔的风险
- 摄入烃类或石油化工产品后，因为有肺炎的风险

并发症

- 吸入性肺炎
- 水中毒
- 口咽的小创伤（罕见胃 - 食管穿孔）
- 洗胃液体灌入支气管

在意料之中，婴儿和儿童从来不能完全地配合洗胃，因此增加了并发症的风险和心理创伤的程度。

如果有洗胃的适应证，例如有威胁生命的中毒，建议进行快速诱导麻醉并气管插管。应当尽可能使用最大直径的经过润滑的胃管，其直径类似于恰当规格的气管导管，并且确认胃管在胃内位置正确。使用小容量（1 ~ 2 ml/kg）加温的自来水反复洗胃，直至澄清。但是，大多数水应当被吸出，以避免低钠血症。

活性炭

活性炭能吸附多数药物，被认为是“通用解毒剂”。主张将活性炭作为大多数中毒的唯一治疗，虽然它在轻微中毒被过度使用。对于大多数毒物，没有关于有效性的数据。

经过化学和热处理，活性炭的表面积可增加到大约 950 m^2/g 和 2000 m^2/g，前者即所谓的低表面积活性炭，后者即超级活性炭。后者吸附扑热息痛效果更好，而且味道较好。喝活性炭是不愉快的，并且在 20% 的中毒儿童引起相关呕吐。

在有症状中毒患者的治疗中，活性炭优于诱导呕吐和洗胃。其效果随摄入后的时间递减。在志愿者中，摄入实验药物后 5 分钟应用活性炭可使药物吸收减少 85% ~ 100%，在 30 分钟减少 40% ~ 75%，在 60 分钟 30% ~ 50%。在中毒后平均 98 分钟（标准差为 44）或超过 2 小时，活性炭则完全无效。

研究提示单独使用活性炭与结合催吐或洗胃使用，效果是一样的。然而，联合用法有更高的误吸发生率，联合用法的误吸发生率为 8.5%，而单用活性炭则没有。活性炭在无症状的中毒患者中未显示出益处。

通过增加吸附、阻断肝肠循环而达到后吸附清除以及从胃肠道黏膜去除药物（“胃肠道透析”），重复给予活性炭能增强一些药物的清除率。虽然有多个实验和临床实践的报道（表 105.2），但没有确切的证据显示这个治疗降低病死率或患病率。仅在由卡马西平、氨苯砜、苯巴比妥、奎宁或茶碱等引起的危及生命的中毒中，应当考虑应用多剂量的活性炭。

合适的单剂量是 1 ~ 2 g/kg。儿童多剂量方案是从 1 ~ 2 g/kg 开始，随后是每 4 ~ 6 小时 0.25 ~ 0.5 g/kg。另一种选择是每小时 0.25 ~ 0.5 g/kg，应用 12 ~ 24 小时。

禁忌证

- 存在肠梗阻
- 意识不完全清晰的患者，除非已经气管插管
- 不能吸附的物质——例如，强腐蚀性的酸和碱，氰化物，金属（铁、锂、汞、铅），酒精，二醇类，石油蒸馏物（不是全部）和芳香油类。

并发症

吸入活性炭可引起严重的甚至致命的肺炎、闭塞性细支气管炎和成人呼吸窘迫综合征。气管内滴入活性炭引起肺微血管的通透性显著增加和动脉血气紊乱。

便秘是活性炭治疗后的常见并发症，但所幸的是肠梗阻少见。不建议另外使用导泻剂（例如山梨醇或硫酸镁），因为虽然活性炭通过肠道的时间减少了，但它的疗效降低，并且可能发生致命性的水电解质紊乱。

全肠道灌洗

用等渗透压的聚乙二醇和电解质溶液灌肠，在降低实验药物吸收方面是有效的，摄入后 1 小时全肠道灌洗可使吸收减少 24% ~ 67%，在摄入后 4 小时可达 73%。但是，未显示最终能改善中毒患儿的预后。该技术仅限用于缓释剂型或肠溶型药物，并且在理论上仍然是摄入铁、铅、锌（不能被活性炭吸收的物质）、违禁药物的小包和锂等的治疗选择。当延迟就诊时，此时毒物已经通过胃之后，全肠

表 105.2 通过多剂量活性炭能清除和不能清除的药物 [45]

在试验和临床研究中清除增加	在志愿者研究中清除增加	在试验和临床研究中清除不增加
卡马西平	阿米替林	阿司咪唑
氨苯砜	右丙氧芬	氯磺丙脲
苯巴比妥	洋地黄毒苷	多塞平
奎宁	地高辛	丙咪嗪
茶碱	丙吡胺	甲丙氨酯
	纳多洛尔	甲氨蝶呤
	苯妥英钠	保泰松
	苯妥英钠	丙戊酸钠
	吡罗昔康	妥不霉素
	索他洛尔	万古霉素

（详见上文）

道灌洗可能是有用的。

如果灌肠与活性炭联合使用，灌洗液可以被活性炭吸附，并且导致与先期给予的活性炭结合的药物被解析出来。然而，在缓释型茶碱中毒的实验模型中，全肠道灌洗不增加活性炭的益处。

合适的方案是每小时约 30 ml/kg 共 4 ～ 8 小时，直到直肠流出液澄清。另一个方案是每小时 25 ml/kg 可以安全应用 5 天（合计 44.3 升）。但是在模拟中毒中，总共 3L 液体灌肠和 8L 液体是一样的效果。

禁忌证

过程中有误吸危险：

- 意识不完全清晰
- 肠道闭塞或肠梗阻

处理计划

处理的总体计划参见图 105.1，但是根据实际情况，每一例中毒患者都需要特异的处置计划。主要的决定因素是意识状态，它与误吸的风险有关。除此以外，还有就诊的时间、是否有有效解毒剂，以及曾用何种方式去除毒物等。

具体物质的中毒

像成人一样，儿童也可因常见的处方药、非处方药及某种物质引起中毒。毒物很可能在家中表现出它们的效应。在一项调查中，需要住院治疗的最常见药物中毒是苯二氮䓬类、抗惊厥药、抗帕金森病药物、扑热息痛（对乙酰氨基酚）、大多数的镇静药、抗抑郁药和心血管药物。但是，因儿童好奇的天性，正常时并无危害的药物也可能导致中毒，即使与成人相似的中毒，其处理也截然不同，在此扼要介绍。

纽扣电池或圆盘电池

摄入后可能导致电损伤，以及潜在的腐蚀性、中毒性或压力性损伤。有许多类型的电池含有许多种物质：最重要的是锂、汞和氢氧化钾。

食管的嵌塞是最重要的情况；这可能导致食管穿孔和气管 - 食管瘘或主动脉 - 食管瘘。嵌塞的电池必须尽快用内镜取出。锂电池较大且更容易发生嵌塞，它比其他电池具有更高的电压。一旦电池表面浸入食管液中，电解随即开始。其后果是局部和周围组织的破坏，包括气管。在阴极产生强碱，在阳极产生强酸。汞电池更可能碎裂，但是汞中毒非常罕见。

为了消除食管和气管的损害，并且保证胃内或远端肠道内的电池被去除，充分的随诊是必要的。

石油蒸馏物

许多的石油蒸馏物的后续产品被用于工业和家用的用途。摄入这些烃类化合物可能引起中枢神经系统毒性（包括反应迟钝和惊厥）、胃肠道刺激、偶见的肝肾毒性和肺炎。

肺炎是最严重的，它可发生在摄入或以后的呕吐期间。尽管存在差异，但这些物质都有较低的表面张力，这能使它们在临近的黏膜表面快速分散，这包括呼吸道黏膜。最好的例子是汽油、煤油、打火机油、灯油和矿物油精。任何摄入石油蒸馏物的儿童，都必须评价肺炎的可能，这应包括临床体检、胸部X线和至少需要无创性的氧合功能测量，例如脉搏血氧测定。尽管大多数摄入石油蒸馏物的儿童不发生肺炎，但这个并发症可能在30分钟内发作，并快速进展为严重的肺部疾病。为了除外这个并发症，进行恰当时间的临床观察（6小时）是必需的。石油蒸馏物的摄入量与肺毒性的严重程度之间的相关性较差。

故意吸入挥发性烃类如汽油或气雾状油漆，对心肌组织有额外的毒性，包括致死性的快速型心律失常，可能是因为它们能增强机体对内源性儿茶酚胺的敏感性。故意吸入油漆烟雾（通常通过塑料袋）被称为“镀铬”。

芳香油类

从特定的植物提炼的油类，是含有萜类、醇类、醛类、酮类和酯类的混合物，它在居家生活有多种用途。尽人皆知的有桉树属、松节油、香茅、丁香、白千层属、薄荷、冬青和薰衣草等植物精油。一般来说，这些物质小剂量可引起意识抑制、胃肠道易激惹、肝功能损害和肺炎（如被吸入）。各种都有不同的毒性。例如，仅5 ml桉树油或者15 ml松节油即可引起意识状态抑制。

不应进行诱发呕吐，并且只有当气道被保护后才能洗胃。

铅

在摄入后儿童对于铅中毒比成人更加敏感，可能是由于对铅的吸收更好。

急性铅中毒通常发生在摄入铅盐、金属异物或含铅产品后，例如涂料、传统药物或化妆品。由铅盐引起的急性中毒可造成心血管系统衰竭和脑病。

慢性铅中毒可能出现在摄入含铅的水、吸入含铅汽油气体或被污染的室内灰尘。慢性铅中毒引起多器官功能障碍，包括神经肌肉功能障碍和脑病。

在近期摄入铅盐的病例中，治疗包括胃肠净化。可能有指证使用螯合剂。在摄入含铅异物的病例，应进行多次拍摄X线检查，以确保异物完全消除，否则就有外科手术去除的指征。在多发嵌入射击碎片的病例和所有慢性中毒的病例，应当监测血清铅水平以指导螯合疗法（表105.1）。

扑热息痛（对乙酰氨基酚）

这是最常见的引起儿童中毒的药物，包括意外、医源性或者故意过量等情况。药物过量有可能导致肝衰竭，偶尔导致肾衰竭。扑热息痛中毒可延迟发作，最长可达数天。因此，通常没有必要进行紧急胃肠净化，但是对于急性大量服药表现者进行胃肠净化则是无可非议的。其毒性一部分是由药物的肝代谢产物（N-乙酰-对-苯醌亚胺）引起，正常情况下内源性谷胱甘肽促进N-乙酰-对-苯醌亚胺转化为无毒物质，当内源性谷胱甘肽被耗竭时，有毒性的N-乙酰-对-苯醌亚胺将会蓄积。通过给予解毒剂N-乙酰半胱氨酸可以确保提供充足的谷胱甘肽，N-乙酰半胱氨酸是谷胱甘肽的前体，可以经静脉或口服给予（表105.1）。

根据摄入后就诊的时间，以及药物剂量，来决定治疗方案。如果在摄入后1小时内就诊，在等待血清扑热息痛水平检查结果期间，有效的胃部清除或给予活性炭可能是所需要的全部。相反，如果摄入后几小时就诊，根据血清扑热息痛水平，优先采取给予解毒剂，尽管 N- 乙酰半胱氨酸可以通过口服或静脉给药，但首选静脉给药。近乎同时给予活性炭可能有一些益处，但是活性炭也可能诱发呕吐或解析，因而降低了解毒剂的效果。如果在中毒后很多小时以后就诊，则没有应用活性炭的指征，根据血清扑热息痛浓度水平，如有必要可口服给予解毒剂。在所有病例中，肝功能障碍的证据是给予解毒剂的指征。

普遍认为，扑热息痛的单次中毒剂量达到 150 mg/kg 这个阈值，则有指征给予 N- 乙酰半胱氨酸，虽然建议在 6 岁以下儿童若单次剂量小于 200 mg/kg，可以安全地在家处理。然而，在反复给予低于 150 mg/kg 剂量的情况下，扑热息痛的肝毒性在儿童及成人中有较高的病死率。不幸的是，慢性药物过量中毒在儿科机构并不罕见。

没有充分的数据肯定地支持在儿童 N- 乙酰半胱氨酸给药的方案。应该测量时间相关的扑热息痛的血清水平，并且参照解毒药使用指南（见表 105.1）去做，这个指南是基于单次中毒剂量的成人数据制定的。对于 1 ~ 5 岁的儿童，当摄入单次超量的酏剂后 2 小时，血浆扑热息痛水平 > 225 mg/L（1500 μmol/L）是应用解毒剂的指征。如果不能监测血浆扑热息痛浓度水平，摄入的单次剂量 > 150 mg/kg，或在慢性中毒后出现肝功障碍，应当使用解毒剂。

N- 乙酰半胱氨酸的不良反应发生率大约 8%，抗组织胺药和暂时停药对其有作用。

铁

小剂量的元素铁（> 20 mg/kg）对儿童是有毒性的。摄入少量铁片剂可能达到这个剂量。最初的影响是胃肠道症状，这可能包括胃糜烂，随后往往在间隔 6 ~ 24 小时后发生心血管衰竭，然后出现多器官衰竭（包括脑病）和肝肾衰竭，一直到摄入后 48 小时。除了一般支持措施之外，特殊处理应该包括做腹部 X- 线检查以确定是否存在未吸收的药片，在此情况下，洗胃或全肠道灌洗可能有效。活性炭没有作用。应根据血清铁水平和临床状况，指导使用脱铁敏进行螯合治疗（表 105.1）。

腐蚀性物质

在一项 743 例儿童的研究中，由摄入自动洗碗机洗涤剂引起食管烧伤的发生率是 59%，苛性钠为 55%，排水沟清洁剂为 55%。所有都是强碱，并且腐蚀性。洗碗剂以液体、粉末或片剂等形式存在，常常被接入开放式洗碗机。可发生咽和食管的刺激、烧伤或腐蚀。也可能有眼和皮肤的毒性。任何有摄入腐蚀性物质病史的儿童，不论是否有临床征象，都应当考虑食管镜检查并且随访观察，因为症状和体征与食管烧伤之间相关性差，且可发生显著的食管损害而没有更多的近端损伤。

（韩彤妍　焦以庆 译　刘景院 校）

参考文献

1. Cripps R, Steel D. Childhood poisoning in Australia. Australian Government, Australian Institute of Health and Welfare. http://www.nisu.flinders.edu.au/pubs/reports/2006/injcat90.php.
2. Kaushal R, Bates DW, Landrigan C *et al.* Medication errors and adverse drug events in paediatric inpatients. *JAMA* 2001; **285**: 2114–20.
3. Michael JB, Sztajnkrycer MD. Deadly pediatric poisons: nine common agents that kill at low doses. *Emerg Med Clin North Am* 2004; **22**: 1019–50.
4. Haddad LM, Shannon MW, Winchester JF. *Clinical Management of Poisoning and Drug Overdose*, 3rd edn. Philadelphia: WB Saunders; 1998.
5. Ellenhorn MJ, Schonwald S, Ordog G *et al. Ellenhorn's Medical Toxicology*, 2nd edn. Baltimore: Williams and Wilkins; 1997.
6. Bates N, Edwards N, Roper J *et al. Paediatric Toxicology.* London: Macmillan; 1997.
7. Krenzelok EP, McGuigan M, Lheur P. Position statement: ipecac syrup. American Academy of Clinical Toxicology; European Associations of Poisons Centres and Clinical Toxicologists. *J Toxicol Clin Toxicol* 1997; **35**: 699–709.
8. Corby DG, Decker WJ, Moran MJ *et al.* Clinical comparisons of pharmacologic emetics in children. *Pediatrics* 1968; **4**: 361–4.
9. Saetta JP, March S, Gaunt ME *et al.* Gastric emptying procedures in the self-poisoned patient: are we forcing gastric content beyond the pylorus? *J Roy Soc Med* 1991; **84**: 274–6.
10. Neuvonen PJ, Vartiainen M, Tokola O. Comparison of activated charcoal and ipecac syrup in prevention of

drug absorption. *Eur J Clin Pharmacol* 1983; **24**: 557–62.
11. Tenenbein M, Cohen S, Sitar DS. Efficacy of ipecac-induced emesis, orogastric lavage, and activated charcoal for acute drug overdose. *Ann Emerg Med* 1987; **16**: 838–41.
12. Curtis RA, Barone J, Giacona N. Efficacy of ipecac and activated charcoal/cathartic. Prevention of salicylate absorption in a simulated overdose. *Arch Intern Med* 1984; **144**: 48–52.
13. Danel V, Henry JA, Glucksman E. Activated charcoal, emesis, and gastric lavage in aspirin overdose. *BMJ* 1988; **296**: 1507.
14. McNamara RM, Aaron CK, Gemborys M *et al.* Efficacy of charcoal cathartic versus ipecac in reducing serum acetaminophen in a simulated overdose. *Ann Emerg Med* 1989; **18**: 934–8.
15. Vasquez TE, Evans DG, Ashburn WL. Efficacy of syrup of ipecac-induced emesis for emptying gastric contents. *Clin Nucl Med* 1988; **13**: 638–9.
16. Bond GR, Requa RK, Krenzelok EP *et al.* Influence of time until emesis on the efficacy of decontamination using acetaminophen as a marker in a pediatric population. *Ann Emerg Med* 1993; **22**: 1403–7.
17. Amitai Y, Mitchell AA, McGuigan MA *et al.* Ipecac-induced emesis and reduction of plasma concentrations of drugs following accidental overdose in children. *Pediatrics* 1987; **80**: 364–7.
18. Saincher A, Sitar DS, Tenenbein M. Efficacy of ipecac during the first hour after drug ingestion in human volunteers. *J Toxicol Clin Toxicol* 1997; **35**: 609–15.
19. Boxer L, Anderson FP, Rowe MD. Comparison of ipecac-induced emesis with gastric lavage in the treatment of acute salicylate ingestion. *Ped Pharmacol Ther* 1969; **74**: 800–3.
20. Young WF Jr, Bivins HG. Evaluation of gastric emptying using radionuclides: gastric lavage versus ipecac-induced emesis. *Ann Emerg Med* 1993; **22**: 1423–7.
21. Tandberg D, Diven BG, McLeod JW. Ipecac-induced emesis versus gastric lavage: a controlled study in normal adults. *Am J Emerg Med* 1986; **4**: 205–9.
22. Albertson TE, Derlet RW, Foulke GE *et al.* Superiority of activated charcoal alone with ipecac and activated charcoal in the treatment of acute toxic ingestions. *Ann Emerg Med* 1989; **18**: 56–9.
23. Czajka PA, Russell SL. Nonemetic effects of ipecac syrup. *Pediatrics* 1985; **75**: 1101–4.
24. Kornberg AE, Dolgin J. Pediatric ingestions: charcoal alone versus ipecac and charcoal. *Ann Emerg Med* 1991; **20**: 648–51.
25. Foulke GE, Albertson TE, Derlet RW. Use of ipecac increases emergency department stays and patient complication rates. *Ann Emerg Med* 1990; **17**: 402.
26. Kulig K, Bar-Or D, Cantrill SV *et al.* Management of acutely poisoned patients without gastric emptying. *Ann Emerg Med* 1985; **14**: 562–7.
27. Bond GR. Home use of syrup of ipecac is associated with a reduction in pediatric emergency department visits. *Ann Emerg Med* 1995; **25**: 338–43.
28. Manoguerra AS, Cobaugh DJ, Guidelines for the Management of Poisoning Consensus Panel. Guidelines on the use of ipecac syrup in the out-of-hospital management of ingested poisons. *Clin Toxicol* 2005; **43**: 1–10.
29. Marchbanks B, Lockman P, Shum S *et al.* Trends in ipecac use: a survey of poison center staff. *Vet Hum Toxicol* 1999; **41**: 47–9.
30. Wrenn K, Rodewald L, Dockstader L. Potential misuse of ipecac. *Ann Emerg Med* 1993; **22**: 1408–12.
31. Doran S, Jones KL, Andrews JM *et al.* Effects of meal volume and posture on gastric emptying of solids and appetite. *Am J Physiol* 1998; **275**: R1712–8.
32. Auerbach PS, Osterich J, Braun O *et al.* Efficacy of gastric emptying: gastric lavage versus emesis induced with ipecac. *Ann Emerg Med* 1986; **15**: 692–8.
33. Grierson R, Green R, Sitar DS *et al.* Gastric lavage for liquid poisons. *Ann Emerg Med* 2000; **35**: 435–9.
34. Lapatto-Reiniluoto O, Kivisto KT, Neuvonen PJ. Gastric decontamination performed 5 min after ingestion of temazepam, verapamil and moclobemide: charcoal is superior to lavage. *Br J Clin Pharmacol* 2000; **49**: 274–8.
35. Underhill TJ, Greene MK, Dove AF. A comparison of the efficacy of gastric lavage, ipecacuanha and activated charcoal in the emergency management of paracetamol overdose. *Arch Emerg Med* 1990; **7**: 148–54.
36. Merigian KS, Woodard M, Hedges JR *et al.* Prospective evaluation of gastric emptying in the self-poisoned patient. *Am J Emerg Med* 1990; **8**: 479–83.
37. Pond SM, Lewis-Driver DJ, Williams GM *et al.* Gastric emptying in acute overdose: a prospective randomised controlled trial. *Med J Aust* 1995; **163**: 345–9.
38. Whyte IM, Buckley NA. Progress in clinical toxicology: from case reports to toxicoepidemiology. *Med J Aust* 1995; **163**: 340–1.
39. Roberts JR, Gracely EJ, Schoffstall JM. Advantage of high-surface-area charcoal for gastrointestinal decontamination in a human acetaminophen ingestion model. *Acad Emerg Med* 1997; **4**: 167–74.
40. Fischer TF, Singer AJ. Comparison of the palatabilities of standard and superactivated charcoal in toxic ingestions: a randomized trial. *Acad Emerg Med* 1999; **6**: 895–9.
41. Osterhoudt KC, Durbin K, Alpern ER *et al.* Risk factors for emesis after therapeutic use of activated charcoal in acutely poisoned children. *Pediatrics* 2004; **113**: 806–10.
42. Neuvonen PJ, Elonen E. Effect of activated charcoal on absorption and elimination of phenobarbitone, carbamazepine and phenylbutazone in man. *Eur J Clin Pharmacol* 1980; **17**: 51–7.
43. Anderson BJ, Holford NHG, Armishaw JC *et al.* Predicting concentrations in children presenting with acetaminophen overdose. *J Pediatr* 1999; **135**: 290–5.
44. Yeates PJ, Thomas SH. Effectiveness of delayed activated charcoal administration in simulated paracetamol (acetaminophen) overdose. *Br J Clin Pharmacol* 2000; **49**: 11–14.
45. Anonymous. Position statement and practice guidelines on the use of multi-dose activated charcoal in the treatment of acute poisoning. American Academy of Clinical Toxicology; European Association of Poisons Centres and Clinical Toxicologists. *J Toxicol Clin Toxicol* 1999; **37**: 731–51.
46. Ohning BL, Reed MD, Blumer JL. Continuous nasogastric administration of activated charcoal for the treatment of theophylline intoxication. *Ped Pharmacol* 1986; **5**: 241–5.
47. Arnold TC, Willis BH, Xiao F *et al.* Aspiration of activated charcoal elicits an increase in lung microvascular permeability. *J Toxicol Clin Toxicol* 1999; **37**: 9–16.
48. Palatnick W, Tenenbein M. Activated charcoal in the

treatment of drug overdose. *Drug Safety* 1992; **7**: 3–17.
49. Smith SW, Ling LJ, Halstenson CE. Whole bowel irrigation as a treatment for acute lithium overdose. *Ann Emerg Med* 1991; **29**: 536–9.
50. Tenenbein M, Cohen S, Sitar DS. Whole bowel irrigation as a decontamination procedure after acute drug overdose. *Arch Intern Med* 1987; **147**: 905–7.
51. Kirshenbaum LA, Mathews SC, Sitar DS *et al.* Whole-bowel irrigation versus activated charcoal in sorbitol for the ingestion of modified-release pharmaceuticals. *Clin Pharmacol Ther* 1989; **46**: 264–71.
52. Tenenbein M. Position statement: whole bowel irrigation. American Academy of Clinical Toxicology; European Association of Poisons Centres and Clinical Toxicologists. *J Toxicol Clin Toxicol* 1997; **35**: 753–62.
53. Scharman EJ. Methods used to decrease lithium absorption or enhance elimination. *J Toxicol Clin Toxicol* 1997; **35**: 601–8.
54. Makosiej FJ, Hoffman RS, Howland MA *et al.* An in vitro evaluation of cocaine hydrochloride adsorption by activated charcoal and desorption upon addition of polyethylene glycol electrolyte lavage solution. *J Toxicol Clin Toxicol* 1993; **31**: 381–95.
55. Burkhart KK, Wuerz RC, Donovan JW. Whole bowel irrigation as adjunctive treatment for sustained-release theophylline overdose. *Ann Emerg Med* 1992; **21**: 1316–20.
56. Kaczorowski JM, Wax PM. Five days of whole-bowel irrigation in a case of pediatric iron ingestion. *Ann Emerg Med* 1996; **27**: 258–63.
57. Olsen KM, Gurley BJ, Davis GA *et al.* Comparison of fluid volumes with whole bowel irrigation in a simulated overdose of ibuprofen. *Ann Pharmacother* 1995; **29**: 246–50.
58. Hoy JL, Day LM, Tibballs J *et al.* Unintentional poisoning hospitalizations among young children in Victoria. *Inj Prev* 1999; **5**: 31–5.
59. Tibballs J, Wall R, Velandy Koottayi S *et al.* Tracheo-oesophageal fistula caused by electrolysis of a button battery impacted in the oesophagus. *J Paediatr Child Health* 2002; **38**: 201–3.
60. Litovitz T, Schmitz BF. Ingestion of cylindrical and button batteries: an analysis of 2382 cases. *Pediatrics* 1992; **89**: 747–57.
61. Anas N, Namasonthi V, Ginsburg CM Criteria for hospitalizing children who have ingested products containing hydrocarbons. *JAMA* 1981; **246**: 840–3.
62. Tibballs J. Clinical effects and management of eucalyptus oil ingestion in infants and young children. *Med J Aust* 1995; **163**: 177–80.
63. Buckley NA, Whyte IM, O'Connell DL *et al.* Oral or intravenous N-acetylcysteine: which is the treatment of choice for acetaminophen (paracetamol) poisoning? *J Toxicol Clin Toxicol* 1999; **37**: 759–67.
64. Bond GR, Krenzelok EP, Normann SA *et al.* Acetaminophen ingestion in childhood – cost and relative risk of alternative referral strategies. *J Toxicol Clin Toxicol* 1994; **32**: 513–25.
65. Heubi JE, Barbacci MB, Zimmerman HJ. Therapeutic misadventures with acetaminophen: hepatotoxicity after multiple doses in children. *J Pediatr* 1998; **132**: 22–7.
66. Schiodt FV, Rochling FA, Casey DL *et al.* Acetaminophen toxicity in an urban county hospital. *N Engl J Med* 1997; **337**: 1112–17.
67. Hynson JJ, South M. Childhood hepatotoxicity with paracetamol doses less than 150 mg/kg per day. *Med J Aust* 1999; **171**: 497.
68. Smilkstein MJ, Bronstein AC, Linden C *et al.* Acetaminophen overdose: a 48 hour intravenous N-acetylcysteine treatment protocol. *Ann Emerg Med* 1991; **20**: 1058–63.
69. Schmidt LE, Dalhoff K. Risk factors in the development of adverse reactions to N-acetylcysteine in patients with paracetamol poisoning. *Br J Pharmacol* 2001; **51**: 87–91.
70. Bautista Casasnovas A, Estevez Martinez E, Varela Cives R *et al.* A retrospective analysis of ingestion of caustic substances by children. Ten-year statistics in Galicia. *Eur J Pediatr* 1997; **156**: 410–14.
71. Cornish LS, Parsons BJ, Dobbin MD. Automatic dishwasher detergent poisoning: opportunities for prevention. *Aust N Z J Public Health* 1996; **20**: 278–83.
72. Krenzelok EP, Clinton JE. Caustic esophageal and gastric erosion without evidence of oral burns following detergent ingestion. *JACEP* 1979; **8**: 194–6.

第 106 章

儿童心肺复苏

James Tibballs

本章着重于婴儿和儿童基础和高级心肺复苏（图 106.1）。“新生儿”的复苏要点也给予列出（图 106.2）。这一建议是基于几家权威的复苏组织出版的指南，这些指南都在国际复苏协会的指导下进行了广泛的科学评价。

本章旨在主要供医院中的医护人员（保健人员）使用。为了在掌握知识的基础上加强能力，建议接受专业的儿科心肺复苏课程培训，例如高级儿科生命支持（advanced paediatric life support，APLS）或者儿科高级生命支持（paediatric advanced life support，PALS）课程。本章应当作为第 17 章（成人心肺复苏）、第 96 章（儿童重症）和 104 章（儿童重症监护设备）的补充。

根据生理学、体格和年龄的组合，“儿科”这个术语内存在差异。对于新生儿、婴儿、小（幼）儿和大（年长）儿童，在 CPR 的许多方面是不同的。“新生儿（newly-born）”是指从出生到出生后数小时婴儿。“婴儿（infant）”是指新生儿期后直至 12 月龄的婴儿。其他的术语如新生儿（newborn）和初生婴儿（neonate），没有区别。小（幼）儿童是指学龄前和小学低年级，即 1 ～ 8 岁的儿童。大（年长）儿童是指小学高年级，即 9 至 14 岁的儿童。14 岁以上的儿童可以作为成人来对待，但是他们没有像成人那样的心室颤动倾向。

流行病学

婴儿和儿童心肺骤停的原因很多，而是包括任何原因的低氧血症或低血压或者两者兼有。常见的原因是创伤（机动车交通事故、溺水、跌落、烧伤、枪伤），药物过量和中毒，呼吸疾病（哮喘、上气道梗阻、肺实质疾病），手术后（特别是心脏手术后），脓毒症和婴儿猝死综合征。超过 10% 的新生儿由于各种各样的情况，需要多种形式的复苏，最常见的情况是出生窒息。

基础生命支持

气道和呼吸的评估

当确定患者对触觉和听觉刺激无反应、呼吸不正常且无运动，应进行气道开放和评估呼吸。评估患者的气道和呼吸，可在仰卧位或侧卧位有效地进行。

首先应去除在咽部造成气道阻塞的明显原因。例如呕吐物或血液等液体，应该使用 Yankauer 吸引器吸出。固体或半固体物质，例如食物颗粒或异物，应当使用器械去除，例如 Magill 钳。由于在意识迟钝状态下，气道阻塞的最常见原因是舌，应当进行抬高舌的急救手法。这个手法是头向后倾斜、下巴举起和下颌拉伸。头部倾斜和下巴举起经常被组合应用。如果存在或怀疑有颈部损伤，头部倾斜和下颏举起都不应该使用。在建立气道后，通过观察胸部和腹部的运动、听和感觉来自口鼻的呼出气体（看、听、感觉），来评估是否存在足够的呼吸。如果患者有足够的呼吸，应将患者置于侧卧的昏迷体位。

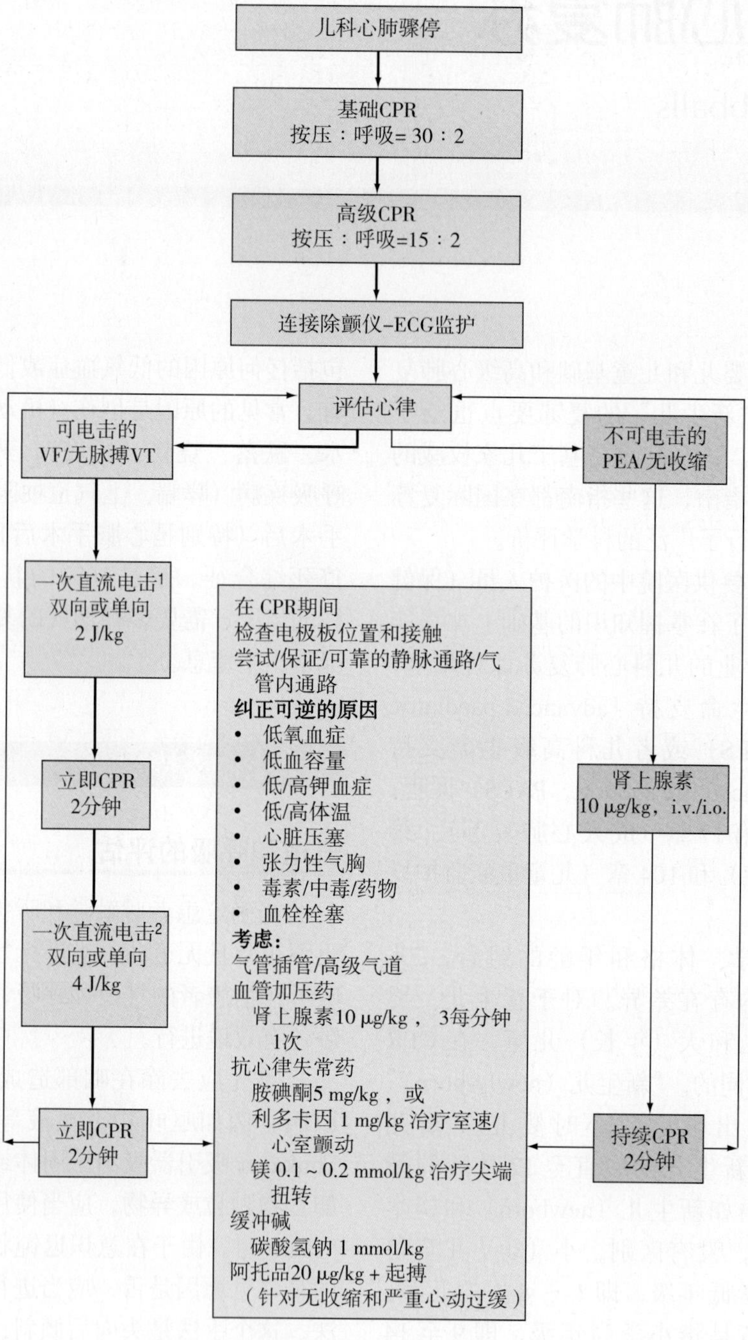

[1] 对于目击的心脏骤停，在首次除颤时放弃连续电击 (2, 4, 4 J/kg)

[2] 如果需要进一步电击，应该采取单次电击4 J/Kg

图 106.1 儿科复苏。PEA，无脉电活动；VF，心室颤动；VT，室性心动过速
(Reproduced with permission from the Australian Resuscitation Council, Melbourne.)

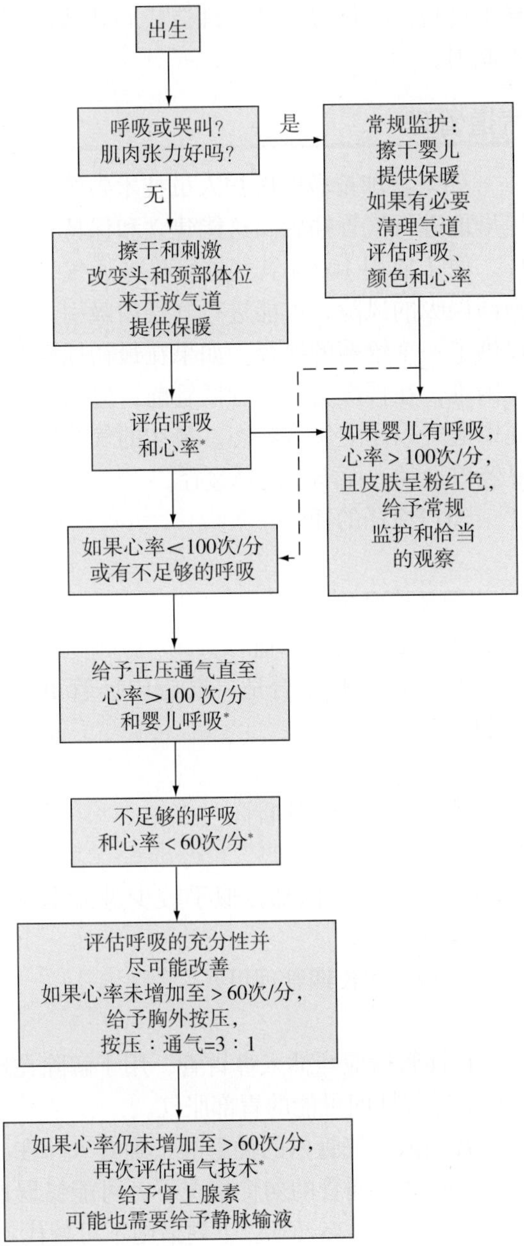
出生
呼吸或哭叫？
肌肉张力好吗？
是
无
常规监护：
擦干婴儿
提供保暖
如果有必要
清理气道
评估呼吸、
颜色和心率
擦干和刺激
改变头和颈部体位
来开放气道
提供保暖
评估呼吸
和心率*
如果婴儿有呼吸，
心率＞100次/分，
且皮肤呈粉红色，
给予常规
监护和恰当
的观察
如果心率＜100次/分
或有不足够的呼吸
给予正压通气直至
心率＞100 次/分
和婴儿呼吸*
不足够的呼吸
和心率＜60次/分*
评估呼吸的充分性并
尽可能改善
如果心率未增加至＞60次/分，
给予胸外按压，
按压：通气=3：1
如果心率仍未增加至＞60次/分，
再次评估通气技术*
给予肾上腺素
可能也需要给予静脉输液

*在各个时期可能需要考虑支气管插管

图 106.2　新生儿复苏 (Reproduced with permission from the Australian Resuscitation Council, Melbourne.)

人工呼吸（呼气复苏）

如果没有恰当的呼吸，应当立即行人工呼吸（呼气复苏）或球囊面罩通气。没有证据支持合适的初始呼吸次数。然而，所有的复苏组织都建议至少 2 次呼吸，有的提出直至 5 次。当维持好气道时，应当给予超过 1 ~ 1.5 秒的缓慢呼吸，能保证足够的空气以达到恰当的胸腔充气。在所有儿童，可以进行捏住鼻孔的口对口技术。在新生儿和婴儿，推荐口对口和鼻的技术，但是如果复苏者口小，可选口对鼻的技术。缺乏胸部起伏可能意味着气道阻塞，需要重新调整头和颈的位置。

评估生命或循环体征

如果没有“生命体征”或“循环体征”（无反应、无适当的呼吸、没有运动），或者 10 秒内不能检测到脉搏或是不充分（＜ 60 次 / 分），应当开始体外心脏按压。尽管在指南中对非专业人员的 CPR，检查脉搏已经被抛弃，因为他们没有能力可靠地检查脉搏，但在指南中对于医护人员仍然保留了检查脉搏。触诊任何大动脉搏动（颈动脉、肱动脉、股动脉）都是可以的。

体外心脏按压（ECC）

对于不同体格的婴儿和儿童使用的技术不同，但是在所有患者中，按压深度都是他们胸廓前后径的 1/3。对新生儿和婴儿，经常应用两种技术。在“双指法”中，使用中指和示指。这一技术被教给非专业人员来进行，并且也是单人急救时的首选方法。“双拇指法”，双手从胸部的上方或下方环绕胸部，双拇指相对、并列或重叠放置于前胸。使用这一技术，复苏者必须注意避免在充气时限制患儿的胸廓运动。在早产儿和小婴儿，复苏者的环绕手指可达到并稳定患儿脊柱，不能限制胸部充气。使用这两种技术，胸部按压的位置位于剑突上胸骨部位或者双乳头连线下一指的位置。

不论单手或双手都可用于婴儿和儿童，这主要取决于患者胸廓和复苏者手的大小关系。对于幼儿，可用单手掌根部进行心外按压。对于年长儿童，可使用类似成人的双手技术。在所的年龄组中，按压的部位是“胸部的中心”—胸骨的下部。每个循环中大约 50% 的时间应该用于按压。

按压频率及按压与通气比例

医院内通常有两位（或更多）救护者，婴儿和儿童的按压与通气的比例应该为 15 ∶ 2。每按压 15 次应停顿一下，用人工呼吸或任何类型的通气面罩给予 2 次通气。在第二次呼气时再给予胸外按压。其目标是是达到每分钟 5 个循环，即大约是 75 次按压和 10 次呼吸。如果循环恢复，但是呼吸仍不充分，通气次数应当增加但要避免低碳酸血症，它可能导致大脑缺血。当仅有一位救护者时，可使用非专业人员的 30 ∶ 2 比例，目标是达到每 2 分钟 5 个循环，即每分钟 75 次按压给予 5 次通气。

对于婴儿和儿童，按压频率应当是 100 次 / 分，即每 0.6 秒按压 1 次或者每秒大约 2 次按压。这并不意味着每分钟实际做 100 次胸外按压。当在按压间插入通气，实际按压频率将少于每分钟 100 次。

如果经气管插管保护了气道，按压和通气的严格协调一致就不是很重要：通气可能要克服胸外按压所强加的阻力。在这种情况下，每分钟可达到 100 次按压，但是通气应当限制在大约每分钟 10 ～ 12 次，并且尽可能由动脉血气分析来指导。

对于新生儿，推荐的目标是达到每分钟 90 次按压和 30 次通气，即按压与通气的比例为 3 ∶ 1。

高级生命支持

一旦有实施可能，应立即使用球囊面罩或者气管内插管，开始进行带有氧气的机械通气。尽管首选气管插管（见下文），但不应将宝贵的时间浪费在多次不成功的尝试中。最初有效的球囊面罩通气是成功的儿科 CPR 的必备条件。婴儿、幼儿和年长儿童应该使用适宜型号的球囊。500 ml 容量的球囊适用于新生儿。插入口咽通气道（Guedel 通气道）可能使球囊面罩通气更加容易。尽可能早地建立静脉通路和心电图监测。此后的治疗应在心电监护的指导下进行。应该寻找和处理造成心肺骤停的根本原因。

气道管理

如果参加抢救的医护人员技术熟练，应当尽早地进行气管插管。这能建立和保持气道通畅，便于使用 100% 氧气进行机械通气，降低肺部误吸的风险，可能进行气管内吸引，而且提供了一个给药的途径。如果在最初插管时遇到困难，在再次尝试气管插管前，应当用球囊面罩通气以建立氧合状态。最初的气管插管应是经口途径，而不是经鼻途径。

经口途径的插管：

- 比经鼻途径更快
- 较少引起创伤和出血
- 如果首次选择不合适，气管内插管更容易更换

另一方面，经鼻插管：

- 更易于固定于面部，似乎较少进入支气管或意外脱管。
- 对于转运和长期管理更好。

在插管后应当插入鼻胃管，用于解除在球囊面罩通气期间可能的胃部胀气。

必须证实气管内的插管的正确置入。在心肺骤停的紧急插管的匆忙情况下，可能错误地插入食管或插入支气管。下列措施不可替代：

- 在气管插管时，直视下观察气管插管的尖端通过声门
- 通过在双腋下听诊，证实双肺均有空气进入
- 连续观察通气时胸廓的起伏

推荐在最初插管后通过二氧化碳描记图或者比色法 CO_2 检测，来确认气管内插管的位置正确，只有存在有效的肺部血流量时才能实现 CO_2 的排泄。这就意味着除非自发心输出量恢

复或体外心脏按压是有效的，否则 CO_2 不能被检测到。应当用脉搏氧饱和度或测定动脉氧分压来确定氧合作用。

插管型号

- 2.5 mm 管用于＜ 1kg 的早产儿
- 3.0 mm 用于 1 ～ 3.5 kg 婴儿
- 3.5 mm 用于＞ 3.5 kg 婴儿和 6 月内婴儿
- 4 mm 用于 7 月～ 1 岁婴儿
- 1 岁以上儿童，型号通过下列公式计算：型号（mm）＝年龄（岁）/4 ＋ 4

应备有不同大小的气管插管。正确型号的插管应当在使用中等压力时允许少量的泄漏，但也能保证恰当的肺部充气。

插管应插入到具体的深度以避免意外脱管或插入支气管。在喉镜下评估置入深度是不可靠的，因为插管时颈部是伸展的。当喉镜移开时，头位于中立位或俯屈位，插管的深度会增加。

经口插管从唇正中测量气管插管置入的合适深度为：

- 足月新生儿 9.5 cm
- 6 月婴儿 11.5 cm
- 1 岁幼儿 12 cm

经口插管置入深度的选择公式是：深度（cm）＝型号（mm）×3。1 岁后的插管深度公式是：深度（cm）＝年龄（岁）/2 ＋ 12。这一年龄段经鼻插管的适宜深度是：深度（cm）＝年龄（岁）/2 ＋ 15。拍胸片时头保持中立位，导管的尖端应当在锁骨连线水平。

在心肺骤停的情况下，可以用喉罩气道（LMA）来建立气道。但是，其在预备机械通气中的作用仍不确定。同球囊面罩通气一样，其不能保护气道避免误吸。尽管学习置入喉罩气道比学习气管插管更容易，但是不应代替球囊面罩通气的培训。喉罩气道不适于长期使用或者转运期间使用，那时首选气管插管。

心电图

心电图应用导联线或除颤电极板来显示。根据存在的心电节律情况，进行药物治疗或者立即直流电击。

循环通路

根据专业人员的能力，应立即尝试通过外周静脉或中心静脉建立循环通路。任何部位均可接受，在手背、腕部、前臂、肘窝、胸壁、足和踝上寻找可视的或可触及的外周静脉。在婴儿，头皮静脉是可取的，并且脐静脉可以在生后大约 1 周内使用。在 CPR 时，颈外静脉通常是扩张的，但可能由于气管插管而阻碍静脉置管。也可选择股静脉、锁骨下静脉或颈内静脉置管，但在此时进行存在困难或者危险性。在大隐静脉、深静脉或贵要静脉的进行外科切开是有价值的技能，有时在创伤大量失血时需要使用。任何已经置入的有功能的静脉通路都可以应用，只要它不含有激发心肺骤停的药物或电解质。

骨内注射

如果不能快速地建立静脉通路，则大约 60 秒内，应当建立骨内通路。这一通路可用于任何年龄的患者，并可提供快速、安全和可靠的循环通路。它可作为任何肠外药物和液体输入的合适通路。

最好选用有套管的金属针（例如一次性的骨内针），尽管具有内套管的短腰穿针也可满足使用。虽然许多部位可以用于骨髓注射，但是最易于辨别的是胫骨上段或下段的前内侧平面，特别是 6 岁以下儿童。穿刺的部位在前者是前粗隆下数厘米，后者是内踝上数厘米。将穿刺针的柄握于掌心，手指紧握于距离针尖约 1 厘米的针。垂直于骨面穿刺，并且旋转着使针穿过骨皮质。阻力突然消失标准着已经进入骨髓腔。通过抽吸出骨髓来确认针的位置正确（可用于生化和血液病学检查），但通常不可能进行。骨内注射枪（Wais Med Ltd）可根据患者体型事先设定好的距离，将针注射入骨髓，使婴儿、儿童和成人的骨内注射更为容易。

应通过注射器来给予扩容剂，以达到快速恢复循环容量，并且使药物快速进入中心循环。最佳方式是用三通连接 10 ml 注射器后连接静脉管道，以避免骨内针意外地拔出。

应当小心地操作以避免并发症，特别是皮肤渗出、腿的骨筋膜室综合征和骨髓炎。禁忌证包括局部创伤和感染。

气管内给药

如果既没有静脉通路，也没有骨内通路，则可以通过气管内插管给予脂溶性药物——肾上腺素、阿托品、利多卡因和纳洛酮。尽管这些药物通过此途径的最佳剂量尚不知道，动物模型研究提示应当是静脉剂量的 10 倍。药物应当用生理盐水稀释，在婴儿稀释至 2 ml，幼儿至 5 ml，年长儿童至 10 ml。最简单且可行的方法是用注射器（去除针头）直接将药物喷入气管内插管，用球囊使药物分散于气管树的各处。

碳酸氢钠或钙盐不能通过气管内途径给予，因为它们会损坏气道。

直流电击

除颤应当用儿科电极板，截面积为 12 ~ 20 cm^2 适用于 10 kg 以下体重的儿童。对其他儿童，成人型号的电极板（50 ~ 80 cm^2）也能满足需要，前提条件是电极板不会互相接触。可选能量水平应当能提供 0.5 ~ 4 J/kg 的剂量。应当选择最接近的剂量。一个电极板置于左侧腋中线正对剑突或乳头的位置，另一个电极板置于胸骨上部的右侧和锁骨下方的胸壁处。需要使用导电糊（仅限于电极板下区域）或凝胶垫并施压固定，以为心脏提供最适的能量而不引起皮肤烧伤。单相波和双相波除颤仪的电击剂量是一样的。

在治疗难治性心律失常时，应排除设备故障。在难治性心律失常，前后位放置电极板（一个在心尖部、一个在左侧肩胛部）可能更有效。右位心可伴有先天性心脏病，电极板的位置应当相应调整。

单相波和双相波自动体外除颤仪（AED）使用较小的能量剂量（大约 50 J 或更少）可用于 1 ~ 8 岁儿童（体重约 10 ~ 25 kg）。成人 150 ~ 200 J 的能量剂量可用于 8 岁以上或者体重在 25 kg 以上的儿童。AED 不建议用于婴儿，因为它不能可靠地区分心室颤动和心动过速，并且由此产生有害的直流电击。

救护者应当避免在除颤操作时意外地电击自己和同事。保证在放电时，他们与患者没有直接或间接的身体接触。只有当电极板放在患者胸部时才充电。如果需要在电极板充电后取消直流电击，应当在放置回支架前进行放电。

具体心律失常的治疗

以下讨论需要进行机械通气和胸外心脏按压的具体心律失常。无脉心律失常的治疗总结于图 106.1 中。

在复苏过程中应当寻找心律失常的可逆原因并给予处理。例如：

- 引起心动过缓的低氧血症或低血压可能对机械通气作出应答
- 钙通道阻滞剂的毒性可以使用静脉注射或骨内注射钙剂来治疗（10% 氯化钙，0.2 ml/kg，10% 葡萄糖酸钙 0.7 ml/kg）
- 高钾血症可以用钙盐来拮抗，然后降低血钾水平可使用小剂量胰岛素（0.05 U/kg）+ 葡萄糖（0.5 g/kg）、沙丁胺醇，碳酸氢钠、过度通气或联合应用

所有药物都应当用等张液体冲入循环。为了避免这些药物失活，药物不应在注射器或输入管道中被混合。

心搏停止或心动过缓

心搏停止和低血压的心动过缓（< 60 次/分）应当用肾上腺素 10 μg/kg 静脉注射或骨内注射。如果这些途径不能得到，肾上腺素 100 μg/kg 应当通过气管内插管（ETT）来给药。

无反应的心搏停止应该每 3 ~ 5 分钟使用

1 次相同剂量的肾上腺素（10 μg/kg 静脉注射或骨内注射，100 μg/kg 气管插管内给药）来治疗。在特殊情况下（如 β- 阻滞剂中毒），可能需要更高剂量，一直到 200 μg/kg 静脉注射或骨内注射，但是不能常规使用，因为其不能改善预后且可能诱发并发症（停搏后心肌功能障碍、高血压、心动过速）。在新生儿，开始的弹丸剂量是 100 ～ 300 μg/kg。

反复发生的心动过缓或心搏停止，可能需要肾上腺素以每分钟 0.05 ～ 3μg/kg 持续输入：每分钟剂量＜ 0.3 μg/kg 是 β- 肾上腺素能占优势；每分钟剂量＞ 0.3 μg/kg 是 α- 肾上腺素能占优势。输入到一个安全的大血管内。如果没有恢复窦性心律，静脉注射或骨内注射碳酸氢钠 1 mmol/kg 可能是有用的，但是它不允许与肾上腺素混合给药，因为在碱性溶液中儿茶酚胺会被灭活。

窦性心动过缓、窦性停搏伴交界性或室性自主心律以及房室传导阻滞，是在儿科实践中最常见的临终前心律失常。如果不处理，心动过缓将进展为心搏停止。

由于迷走神经兴奋引起的心动过缓应当通过停止刺激和（或）静脉注射或骨内注射阿托品 20 μg/kg（最小剂量 100 μg）来处理，但是持续的迷走神经介导的心动过缓应当使用肾上腺素 10 μg/kg 静脉内或骨内注射来治疗。

当具有设备条件，如果存在窦房结功能不全或心脏传导阻滞时，心动过缓可使用起搏治疗（经食管、经皮、经静脉、经心外膜），但是起搏在心搏停止时没有帮助。

心室颤动和无脉室性心动过速

心室颤动或无脉室性心动过速的初始剂量是 2 J/kg 单次非同步电击，随后立即重新开始胸外心脏按压。如果心室颤动或室性心动过速仍持续，给予 4 J/kg 单次电击，每次电击之间应间隔 2 分钟的胸外心脏按压。

目睹的（监护到的）室颤或无脉室性心动过速，应当使用非同步直流电击来治疗，开始以 2 J/kg 电击，进而以 4 J/kg 连续 3 次电击。救护者应当将电极板保持在胸前，并且准备好给予一连串快速连续的 3 次电击，停顿仅用于确认心律。在直流电击前可给予一次心前区重击，但是其有效性尚未被证实。

恢复窦性心律失败，应给予肾上腺素 10 μg/kg 静脉或骨内注射或 100 μg/kg 气管内给药，并且间隔一个周期的胸外按压后给予另一次 4 J/kg 的电击。持续的（难治的）或复发的心室颤动或室性心动过速，也可以在单次直流电击间使用抗心律失常药物治疗（胺碘酮、利多卡因和镁）。不论是否有其他药物治疗，肾上腺素应当每隔 3 ～ 5 分钟给药 1 次。利多卡因的剂量是 1 mg/kg 静脉注射或骨内注射，如果成功则随后以每分钟 20 ~ 50 μg/kg 持续输注。胺碘酮的剂量是每次 5 mg/kg 静脉注射或骨内注射，可以重复给予，直至最大剂量 15 mg/kg。25 ～ 50 mg/kg（0.1 ～ 0.2 mmol/kg）适用于多形性室速（间断扭转性室速）。血管加压素可作为肾上腺素的替代，尚未在儿童 CPR 中进行充分的研究。

有脉室性心动过速

血流动力学稳定的室性心动过速可以用抗心律失常药物治疗，例如胺碘酮（5 mg/kg 经 20 ～ 60 分钟静脉内给药）或者普鲁卡因（15 mg/kg 在 30 ～ 60 分钟静脉内给药）。两种药物都延长 QT 间期，不能同时给药。如果出现尖端扭转型室性心动过速，可以用镁剂（25 ～ 50 mg/kg，0.1 ～ 0.2 mmol/kg 静脉内给药）治疗。如果需要心脏电复律，应当在镇静或麻醉下，以 0.5 ～ 2 J/kg 的能量进行同步电复律。

电机械分离和无脉电活动

正常的心电图复合波而没有脉搏和循环被称为电机械分离（electromechanical dissociation，EMD）。如果不治疗，心电图开始恶化到异常心电图，但是仍可辨认，此时称为无脉电活动（pulseless electrical activity，PEA）。两种情况都应视为心搏停止来处理，其原因应查明并且治疗。

室上性心动过速

室上性心动过速（SVT）是儿童和婴儿期最常见的自主性心律失常。它可引起威胁生命的低血压。在婴儿 SVT 的心率通常在 220 ~ 300 次 / 分之间，儿童更少。QRS 复合波通常是窄的（< 0.08 秒），使之时常很难与窦性心动过速（ST）辨别。然而，窦性心动过速是疾病的其他特征的一部分，而室上性心动过速是单独的疾病，并且窦性心动过速的心率是随着活动或者刺激而变化的，而室上性心动过速的频率是一致的。在两种节律中，P 波难以辨认。SVT 伴随异常传导（宽大 QRS）可能类似于室性心动过速（VT）。

如果血流动力学稳定（适当的灌注和血压），室上性心动过速的初始治疗应当是刺激迷走神经。对于婴儿和幼儿，应用充满冰水的塑料袋敷在面部通常是有效的。年长儿童可以用颈动脉窦按摩或者进行 Valsalva 动作（即用细吸管吹气）来治疗。如果不成功，给予腺苷 100 μg/kg 快速静脉推注（最大剂量为 6 mg），可加倍达 200 μg/kg。如果仍无效，给予同步直流电复律，开始用 0.5 J/kg 的能量，如果未能成功则在镇静和麻醉下将能量逐渐加至 2 J/kg。如果室上性心动过速伴随血流动力学不稳定（即低血压），立即进行电复律（同步 0.5 ~ 2 J/kg），虽然迷走神经刺激或腺苷（静脉内或骨内注射）可以使用，但以不延误电复律为条件。维拉帕米不应当用于治疗婴儿的室上速，并且应避免用于儿童，因为它可引起低血压和心脏抑制。

复苏后护理

复苏后应提供支持治疗，直到重要器官的功能恢复。这可能需要几天或更长时间的氧疗、机械通气、正性肌力药和血管加压药输注、肾支持、胃肠外营养和其他治疗。婴儿和儿童的恢复通常比较缓慢，因为心肺停搏常继发于长时间的全身缺血或低氧血症，这意味着在心肺停搏前其他器官也受到了损伤。

应特别关注于确保合适的脑血流灌注和良好的氧供。过度通气对此没有帮助。治疗性复苏后低体温（33 ~ 36℃）最后维持 3 天，可改善神经系统预后。非故意造成的低体温的患者，假如体温在 33℃以上，不应积极复温，但是高体温应积极治疗。在人工低温期间应使用镇静剂或 / 和肌肉松弛剂防止寒战，惊厥应积极寻找并应用抗惊厥药物治疗，并且要调查心肺骤停的原因且恰当治疗，例如败血症或药物过量。

应当寻找 CPR 的并发症，尤其是如果病情出现再次恶化。应当进行胸部 X 线检查以检查气管内插管的位置、排除气胸、肺萎陷、挫伤或误吸，以及检查心影轮廓，尽管超声心动图检查对于检查心脏收缩力和排除心包积液更好。检测血红蛋白、pH、血气、电解质和血糖也是非常重要的。

心肺复苏的停止

儿科 CPR 的长期预后很差，但是如果只是呼吸停止或者发生在医院内心肺骤停则预后较好。决定停止 CPR 应当基于多个因素来考虑，这包括复苏的持续时间、对治疗的反应、停搏前患者的状态、可能补救的因素、如果最终成功的可能预后、与患者熟悉的人员的意见以及父母的愿望。一般而言，除非存在低温或者药物中毒，如果经过 30 分钟全面且准确到位的 CPR 和数剂肾上腺素后仍然失败，正常存活几乎不太可能。在新生儿，如果在 10 ~ 15 分钟内 CPR 未能建立自主循环，终止治疗是恰当的。在复苏期间，应保持与家庭成员的信息沟通，允许或要求他们在场，如果他们想要在场的话。

复苏后工作人员的管理

不幸的是，发生在医院的心肺骤停常常是难以预料。例如，在急诊室内濒死的患者突然不告而来，在病房内患者的情况迅速恶化，或者当灾祸突然出现在麻醉过程。这些情况检验着急救准备、培训能力和个人技能，以及机构的组织性。明智的做法是监控绩效以改进工作，而且不忽视这些事件对急救人员造成的心理影响。应该鼓励就一些敏感文件举办吹风会。

（韩彤妍　焦以庆 译　刘景院 校）

参考文献

1. Australian Resuscitation Council, Melbourne. Guidelines 12.1–12.7, 13.1–13.10. http://www.resus.org.au.
2. American Heart Association. Pediatric advanced life support. *Circulation* 2005; **112**: 167–87.
3. European Resuscitation Council Guidelines for Resuscitation 2005. Section 6. Paediatric life support. *Resuscitation* 2005; **67**(Suppl 1): S97–133.
4. International Liaison Committee on Resuscitation. Consensus on resuscitation science and treatment recommendations. Part 6. Paediatric basic and advanced life support. *Resuscitation* 2005; **67**: 271–91.